U0254705

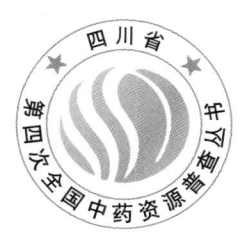

四川省
中药资源志要

sichuansheng
zhongyao ziyuan zhiyao

主编 方清茂 赵军宁

四川科学技术出版社

图书在版编目（CIP）数据

四川省中药资源志要 / 方清茂, 赵军宁主编. —成都：四川科学技术出版社, 2020.3

ISBN 978-7-5364-9760-3

Ⅰ.①四… Ⅱ.①方… ②赵… Ⅲ.①中药资源 – 中药志 – 四川 Ⅳ.①R281.471

中国版本图书馆CIP数据核字（2020）第043639号

四川省第四次全国中药资源普查丛书

四川省中药资源志要
SICHUANSHENG ZHONGYAO ZIYUAN ZHIYAO

主　编　方清茂　赵军宁

出 品 人　钱丹凝
责任编辑　戴　玲
封面设计　韩建勇
责任出版　欧晓春
出版发行　**四川科学技术出版社**
　　　　　成都市槐树街2号　邮政编码 610031
　　　　　官方微博：http://e.weibo.com/sckjcbs
　　　　　官方微信公众号：sckjcbs
　　　　　传真：028-87734039
成品尺寸　**210 mm × 285 mm**
印　　张　78　字数1800千　插页3
印　　刷　成都蜀通印务有限责任公司
版　　次　2020年4月第1版
印　　次　2020年4月第1次印刷
定　　价　520.00元

ISBN 978-7-5364-9760-3

邮购：四川省成都市槐树街2号　邮政编码：610031
电话：028-87734035

《四川省第四次全国中药资源普查丛书》编辑委员会

《四川省中药资源志要》编辑委员会

主　编

方清茂　四川省中医药科学院　博士、研究员

赵军宁　四川省中医药科学院　博士、研究员、博士生导师

副主编

舒光明　四川省中医药科学院　研究员

张　浩　四川大学　教授、博士生导师

黎跃成　四川省食品药品检验检测研究院　主任中药师

祝之友　四川省洪雅县中医院　主任医师

李青苗　四川省中医药科学院　博士、研究员

编　委（以姓氏笔画为序）

马逾英　成都中医药大学　教授、博士生导师

王光志　成都中医药大学　副教授、硕士生导师

王洪苏　四川省中医药科学院　硕士、助理研究员

方清茂　四川省中医药科学院　博士、研究员

龙　飞　成都中医药大学　教授、硕士生导师

古　锐　成都中医药大学　教授、硕士生导师

曲春梅　四川省中医药科学院　助理研究员

齐景梁　四川省食品药品检验检测院　副主任药师

伍丕娥　四川省食品药品检验检测院　主任药师

朱　烨　西南医科大学　副教授

刘显福　甘孜州食品药品检验所　副主任药师

李青苗　四川省中医药科学院　博士、研究员

李　军　四川省中医药科学院　副研究员

李　敏　成都中医药大学　教授、博士生导师

严铸云　成都中医药大学　教授、博士生导师

肖　特　四川省中医药科学院　助理研究员

吴　萍　四川省中医药科学院　助理研究员

张　浩　四川大学　教授、博士生导师

张　美　四川省中医药科学院　副研究员

序　一

　　中药资源是中医药事业传承和发展的物质基础，是关系国计民生的战略性资源。新中国成立以来，我国相继组织实施过三次全国性中药资源普查。为履行国家中医药管理局关于组织开展全国中药资源普查，促进中药资源保护、开发和合理利用的职能，国家中医药管理局以项目支撑工作方式组织开展了第四次全国中药资源普查工作。

　　四川省素有"中医之乡，中药之库"的美誉，四川省委、省政府高度重视中医药事业发展，把中医药列为推动全省经济发展重点产业之一。2011 年 11 月 11 日，四川省在全国率先启动实施了第四次全国中药资源普查（试点）工作。整合全省政产学研等方面的资源，开展各县域中药资源调查、与中药资源相关传统知识调查，中药资源动态监测信息和技术服务体系、中药材种子种苗繁育基地和种质资源库建设，服务四川省中药资源可持续利用、中医药事业和社会经济发展。

　　由《四川省中药资源志要》《四川省道地药材生产区划》《四川省常用中药材原色图谱》《广义中药学导论——中药大品种与大健康产业发展思路与路径》《四川省中药材信息服务与购销指南》《四川省中医药传统知识》等组成的丛书，以第四次全国（四川省）中药资源普查取得的第一手资料为主，参考吸收了全省历次普查成果和相关研究资料，通过系统地研究整理，全面反映了四川省本次普查的最新成果。既有普查工作的实践、又有基础资料的汇集，既有鲜明的专业特点，也有明显的科普特色，极大地丰富了四川省中医药学文献宝库。这套丛书的出版发行，必将对四川及全国的中药资源保护与利用、科研、教学、生产等工作发挥重要的指导作用。

　　丛书即将付梓，乐为之序！

博士

中国工程院院士

中国中医科学院院长

第四次全国中药资源普查试点工作专家指导组组长

序　二

四川省位于中国大陆地势三大阶梯中的第一级和第二级，即处于第一级青藏高原和第二级长江中下游平原的过渡带，横跨青藏高原、云贵高原、秦巴山地与横断山脉四大地貌区。四川得天独厚的地理气候孕育了丰富的中药资源，形成了优质的道地药材，为中医临床用药和中药工业化生产提供了丰富的优质药源。四川中药工业占全省医药工业半壁河山，不仅是我省的传统特色产业，更是优势产业。根据国家中医药管理局总体部署，在全国第四次中药资源普查试点工作专家组组长黄璐琦院士指导下，四川省于2011年在国家率先启动第四次中药资源普查试点工作。这是进入新世纪后的第一次全国性中药资源"家底勘察"，对于做好中药资源管理、确保中药质量、维护人民健康和发展中医药事业具有十分重要的意义。

四川省第四次中药资源普查已经历时七年，全部工作预计在2020年结束。四川省中医药管理局专门成立了"四川省普查办公室和专家委员会"，由四川省中医药科学院赵军宁研究员作为技术负责人，组织全省力量，全面开展全省181个区县中药资源普查工作。通过普查工作进一步准确、全面摸清了我省中药资源的家底。迄今为止，四川省有据可查的中药资源分布数量达7290种，品质优良、历史悠久的道地药材86种，堪称中国省区之最。同时，还依托四川省中医药科学院建设中药材种子种苗繁育基地、省级中药资源动态监测中心，依托成都中医药大学建设国家中药种质资源库，为四川作为我国著名"中医之乡，中药之库"的中药产业发展提供了更为强劲的发展动力。

根据最新资源普查成果编辑的《四川省中药资源志要》《四川省道地药材生产区划》《四川省常用中药材原色图谱》《四川省中药材信息服务与购销指南》《四川省中医药传统知识》《广义中药学导论——中药材大品种培育思路与方法》《中国姜黄属中药材研究》《羌活研究》等，不仅为中医药事业发展提供坚实的科学支撑，也必将对全省乃至全国的中药资源的可持续发展发挥积极的推进作用。

中药资源普查需要爬山涉水，身临其境，是异常艰辛的工作。我在1960年曾参加全国首次中药资源普查，赴四川省甘孜藏族自治州普查，是有亲身体会的。这次四川省在全国统一部署下开展的第四次中药资源普查，在人员的选拔、现代技术方法的运用，资源实况的精细调查分析等各方面，都已经达到新时代的先进水平，取得的成果是令人鼓舞的，这正应验了朱熹《观书有感》中的那句名言："问渠那得清如许，为有源头活水来"。中药资源普查，正是"源头活水"，任重道远，在本系列丛书即将付梓之际，作为四川省第四次中药资源普查顾问、中药资源战线的老同志，我非常高兴为之作序。

万德光

成都中医药大学教授、博士生导师

首届国家级教学名师、全国名老中医药专家

2018年12月

前 言

中药材是中医药事业传承和发展的物质基础，是关系国计民生的战略性资源。建国以来，我国相继在50年代、70年代、80年代分别进行过三次全国性中药资源普查。距离最近的1983~1987年第三次全国中药资源普查已有30余年。近年来，我国中药产业快速发展，中药资源用量急剧增加，不少资源濒危，环境的巨大变化也致使中药资源分布和栖息地发生改变，中药资源可持续利用面临巨大压力。家底不清、信息不对称，令中药资源保护措施和产业政策制定依据不足。2011年国家启动第四次中药普查试点工作，经过七年试点，2017年第四次全国中药资源普查已全面推开。这不仅是进入新世纪后的第一次全国性中药资源"家底勘察"，更肩负着新时代国家战略使命。新时代、新征程、新要求，切实把中医药这一祖先留给我们的宝贵财富继承好、发展好、利用好，做好中药资源管理、确保中药质量，对于维护人民健康和发展中医药事业具有十分重要的意义。

四川盆地跨青藏高原、云贵高原、秦巴山地与横断山脉四大地貌区之间，得天独厚的地理气候孕育了丰富的中药资源，为我国著名的"中医之乡，中药之库"。按照国家中医药管理局的要求，2011年11月11日，四川省人民政府在成都市召开了"全省中药资源普查试点工作动员会议"。四川省作为全国第一批启动的6个试点省之一，率先启动了中药资源普查试点工作，为全国第四次中药资源普查试点工作的全面展开拉开了序幕。2017年12月27日，四川省召开第四次全国中药资源普查培训暨工作启动会，标志着四川省第四次全国中药资源普查正式启动实施并向纵深发展，不仅实现了四川21个市（州）全覆盖，同时配套建设了国家基本药物所需中药材种子种苗繁育四川基地、全国中药资源动态监测四川信息与技术服务中心、中药种质资源四川库"三大技术平台"，对于做好中药资源保护，贯彻落实国家多项事业、产业规划，加强成果转化和建设中药资源保护与利用长效机制提供了有力支撑。

四川省第四次中药资源普查第一批中药资源普查试点7个市（州），25个试点县于2011年11月18日正式启动。2013年与2014年四川省分别启动了第二批10个县与第三批11个县的中药资源普查试点工作。我省第一批普查试点工作，2017年12月通过了国家验收。迄今已经完成了1 764个样地调查、52 920个样方调查、17 044种药用植物品种的调查（含重复品种）；采集植物标本123 000多份，制作植物标本91 000多份；完成了2 118种药材、800多种中药材种子的收集；拍摄中药材图片与普查工作照51万多张，拍摄短片1 300个；开展传统知识调查290次，参加人员1 200多人。2018~2020年正在开展102个县工作，实现了四川省21个市（州）所有县、区的全覆盖。

《四川省中药资源志要》是根据第四次全国中药资源普查工作最新成果，整理、参考四川省第三次中药资源普查资料和四川各地、市、州提供的中药资源名录，以及《中国中药资源志要》等资料编著而成。鉴于2007年四川省的行政区域调整。我们根据第四次全国中药资源普查数据对《中国中药资源志要》中记载四川有分布的种进行了查证，原来分布在重庆市而现在四川省行政区域范围内没有分布的资源不再收录入本书之中。在整理药用植物资源资料的同时，增补了菌类、藻类、地衣、苔藓等资源品种200多种，经过整理与补充，本书收录了我省中药资源7 290种，其中高等植物194科，6 066种；蕨类44科，353种；菌类等257种，动物573种，矿物41种。每个资源种均记载了中文名、地方名、拉丁学名、生态环境、分布、药用部位、中药名、性味、功能、用途、附注等项内容。相对于四川省第三次中药资源普查统计（中药资源种类为4 103种，其中植物3 962种，动物108种，矿物33种），本次普查与整理工作发现我省中药资源的种类有了大幅度的增加，其中药用植物增加了2 714种，药用动物增加了465种，矿物增加了8种。本书统计的中药资源种类增加的原因主要有3个，一是因为1984年开展的第三次中药资源普查，省普查办公室与各市州普查办公室同步统计资料，大量的市州统计数据没有加入到全省统计的资源数据中。二是民族药物如藏药等的资料是在普查完成几年后才完成的准确数据统计，没有加入全省的统计数据中。三是菌类药物在四川省普查中几乎没有统计。本书补充收集整理这三个方面的数据，因此，全省中药资源统计数量有了大幅度的增加。本书进一步准确、全面摸清了我省中药资源的家底，如此丰富的中药资源新纪录也为四川作为我国著名"中医之乡，中药之库""道地药材之乡"锦绣画卷再添浓墨重彩，为我省中药产业的发展提供了更为广阔的发展空间，有助于推动中药资源生态平衡和中医药产业可持续发展。

本书在编写过程中，得到了姜荣兰、张浩、舒光明、钟廷瑜、唐世平、伍丕娥、祝之友等专家的大力帮助，甘孜藏族自治州（以下简称甘孜州）药品食品检验所刘显福、阿坝藏族羌族自治州（以下简称阿坝州）科技交流中心徐建祥等同志提供第三次中药资源普查的本地区资料。在本书的审定过程中，得到韩忠成、张忠辉、李涛等领导和万德光、赵润怀、蔡少青、张本刚、印开蒲、刘建全等专家的不吝赐教和指正，在此一并致谢。

由于编者水平有限，若有遗漏之处，希望广大中药资源的工作者能够给编者提供更多的资料与信息，以便我们再版修订之时，加以补充完善。

方清茂　　赵军宁

2018年10月于成都

编写说明

　　本书是在开展第四次全国中药资源普查工作的基础上，整理四川省第三次中药资源普查资料，参考各地、市、州提供的中药资源名录及《中国中药资源志要》等资料编著而成。

　　本书收载了四川省药用植物、动物、矿物等中药资源及部分从国外、外省引进栽培、饲养的中药资源共计7 290种，其中高等植物194科，6 066种；蕨类44科，353种；菌类等257种，动物573种，矿物41种。

　　本书收载的种类，按各自的分类系统排列，属及属以下单位以学名的拉丁字母为序。药用植物中藻类、菌类、地衣、苔藓类采用国内分类系统；蕨类采用秦仁昌（1978）分类系统；裸子植物采用郑万均（1978）分类系统；被子植物采用恩格勒（1964）分类系统；药用动物采用约翰逊（1977）分类系统排列。药用矿物按化合物属性归类。

　　每个资源种记载了中文名、地方名、拉丁学名、生态环境、分布、药用部位、中药名、性味、功能、用途、附注等项内容。

　　中文名一般以《中国中药资源志要》的名称为准。地方名则收载并保留了各个地方、各个民族的当地名称。《黄帝四经》说："形名已立，声号已建，则无所逃迹匿正矣"，地方名比较准确地反映了中药资源的形态、当地特殊功效等内涵。中药名与拉丁学名也以《中国中药资源志要》《中国药典》中记载并使用的名称。

　　生态环境项，简要记述了该资源分布的海拔高度、地形地貌、生长环境、伴生植物、寄主、土壤等。

　　分布项，广布种的分布范围包括地区、市、州，如全川、盆地、甘孜州、宜宾市等，同时注明了主要的分布市县。分布较窄的指至县，特别狭窄的分布种也可指至具体的乡镇；道地药材列出主产地。分布县不明确的种注明分布于四川省。

　　药用部位，多部位入药者，主要药用部位在前，其余按根、茎、叶、花、果、种子的顺序排列。

　　性味功能项，以《中国中药资源志要》《中国药典》中记载的为准，突出地方用药特色。无性味功能者只列出用途。书中的病名，以中医传统病症名称为主，部分采用了现代西医的病名。

　　附注项，包括功效相同或相似种，民族药物，国家重点保护种类，代用品及混淆品种，引进种，新资源分布及其他必要说明等内容。珍稀濒危保护动植物进行了附注。本书收录了大量的珍稀濒危动物，是为了说明四川省中药资源的丰富程度，能够不用动物药就最好不用，药王孙思邈说"夫杀生求生，去生更远"。

　　本书在编写过程中，整理了大量第三次中药资源普查各市（州）的本底资料，由于引用的地方较多，没有在原文中添加引用标注，而是在参考文献中注明了引用的资料名称。

　　为了便于使用，本书前面有科名索引，书后附有中药资源汉语笔画索引与拉丁名索引。

目　录

药　用　植　物

藻类植物

菌类植物

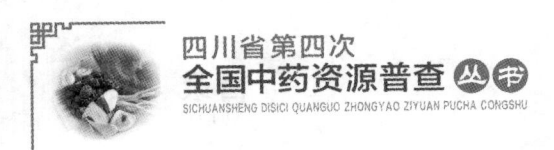

地衣植物

苔藓植物

蕨类植物

裸子植物

被子植物/双子叶植物

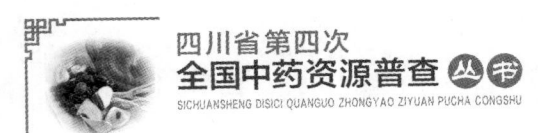

单子叶植物

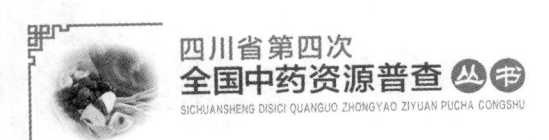

药 用 动 物

无脊椎动物

脊椎动物

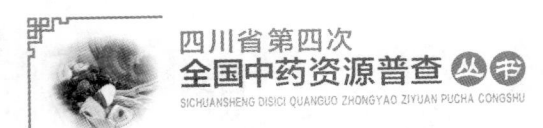

人 类

药 用 矿 物

药 用 植 物

藻类植物

念珠藻科 Nostocaceae

地木耳

地耳、地邋遢、葛仙米（峨眉山）

为念珠藻科植物 *Nostoc commune* Vauch. 的全株。

生于海拔800 m以上的阴湿的山坡、土坎、岩石上。分布于乐山、雷波、金阳、普格、甘洛、南充市、洪雅、达州市、峨眉山、什邡。

清热解毒、健脾利湿、明目益气、收敛，用于目赤红肿、目翳、脱肛、肺热咳嗽、烫火伤、夜盲症。

小球藻科 Chlorellaceae

蛋白核小球藻

为小球藻科植物 *Chlorella pyrenoidsa* Chick. 的藻体。

生于水沟、池塘、沼泽。分布于全川。

清热解毒。

小球藻

为小球藻科植物 *Chlorella vulgaris* Beij. 的藻体。

生于水沟、池塘、沼泽。分布于全川。

用于肾虚、肝炎、水肿、贫血、泄泻。

栅藻科 Scenedesmaceae

斜生栅藻

为栅藻科植物 *Scenedesmus obliqnus*（Turp.）Kütz. 的藻体。

生于湖泊、池塘、沟渠等水中。分布于全川。

清热解毒

刚毛藻科 Cladophoraceae

团集刚毛藻

为刚毛藻科植物 *Cladophora glomerata*（L.）Kütz. 的藻体。

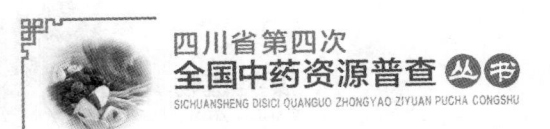

生于溪边、水沟、湖泊、池塘。分布于全川。

消炎、解毒。

双星藻科 Zygnemataceae

长形水绵

水绵。

为双星藻科植物 *Spirogyra longata*（Vauch.）Kütz. 的藻丝体。

生于池塘、湖泊、溪沟、水田。分布于全川。

用于丹毒、漆疮、烧烫伤。

光洁水绵

水绵。

为双星藻科植物 *Spirogyra nitida*（Dillw.）Link 的藻丝体。

生于池塘、湖泊、溪沟、水田。分布于全川。

用于丹毒、漆疮、烧烫伤。

菌类植物

假丝菌科 Reticulariaceae

粉瘤菌

为假丝菌科植物 *Lycogala epidendrum*（L.）Fries 的子实体。

春至秋季生于阔叶林的腐木上。分布于四川省。

消炎止痛，用于外敷。

霜霉科 Peronosporaceae

禾生指梗霉

糠谷老。

为霜霉科植物 *Sclerospora graminicola*（Sacc.）Schroet. 的病菌穗。

秋季生于粟穗、玉米、狗尾草穗上。分布于全川。

清热利湿、利尿消肿，用于体虚浮肿、痢疾、淋证、小便湿痛。

曲霉科 Eurotiaceae

红曲

为曲霉科植物 *Monascus purpureus* Went. 的菌丝体、孢子。

生于乳制品中，可以人工培养。分布于眉山。

活血止痛、消食和胃，用于瘀血腹痛、产后恶露不净、食积饱胀、痢疾、跌打损伤。

麦角菌科 Clavicipitaceae

麦角

为麦角菌科麦角 *Claviceps purpurea*（Fr.）Tul. 的菌核。

寄生于小麦上。分布于全川。

用于子宫出血、产后出血不止、偏头痛。

大蝉草

蝉茸菌、蝉花、虫花。

为麦角菌科植物 *Cordyceps cicadae* Sching 感染蝉科昆虫山蝉 *Tibicens flammatus*（Distant）. 致死的幼虫复合体。

生于针叶林下及树林草丛中、竹林下。分布于泸州、雷波、金阳、普格、喜德、洪雅、达州市、巴中市等地。

明目散翳、疏风散热、透疹、熄风止痉，用于夜啼、心悸、小儿惊痫、外感风热、发热头昏、麻疹初起与透发不畅、青盲、目赤肿痛、翳膜遮睛。

凉山虫草

为麦角菌科植物 *Cordyceps liangshanensis* Zang，Hu et Liu 寄生在蝙蝠蛾科昆虫幼虫上的子座及幼虫尸体的复合体。

生于筇竹等竹林下，分布于雷波、美姑、屏山、叙永、古蔺、兴文、越西。

补肺益肾、补精益髓，用于虚喘劳嗽。

蛹草

北虫草。

为麦角菌科植物 *Cordyceps militaris*（L.）Link 的复合体。

生于海拔 2 700 ~ 3 300 m 的针叶林下。分布于阿坝州松潘毛儿盖、牟泥沟、康定。

益肺肾、补精髓、止咳化痰，用于肺结核、老人虚弱、贫血虚弱。

大囊团虫草

为麦角菌科植物 *Cordyceps ophioglossoides*（Ehrh. ex Fr.）Link 寄生在蝙蝠蛾科昆虫幼虫上的子座及幼虫尸体上的复合体。

生于竹林下、栎树林下。分布于雷波、屏山、叙永、古蔺、美姑。

活血调经，用于血崩、月经不调。

冬虫夏草

虫草、夏草冬虫、牙尔眼根母（藏名）。

为麦角菌科真菌冬虫夏草菌 *Cordyceps sinensis*（Berk）Sacc. 寄生在蝙蝠蛾科昆虫幼虫上的子座及幼虫尸体上的复合体。

生于海拔 3 500 ~ 4 700 m 的高山积雪、排水良好的高寒草甸、灌木丛。分布于甘孜州、九寨沟、茂汶、金川、小金、马尔康、理县、松潘、若尔盖、黑水、冕宁、木里、美姑、雷波、金阳、昭觉、越西、绵阳、什邡、大邑、宝兴、石棉、汉源、天全、平武、洪雅、峨眉山等地。

益肺肾、补精益髓、益气、止血、化痰、止痨咳，用于自汗盗汗、阳痿遗精、病后久虚不复、腰膝酸痛、火咳虚喘、痨伤咯血。

注：本品为川产道地药材，主产于康定、德格、小金、石渠、白玉、甘孜、理塘等地。

蝉茸菌

蝉花。

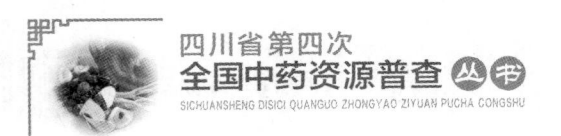

为麦角菌科植物 *Cordyceps sobolifera* Berk. et Br. 的全体。

生于竹林或杂木林下。分布于全川，宁南、雷波、金阳、普格、喜德、宜宾、屏山、峨眉山等地。

明目散翳、散风热、宣肺、镇静、透疹、定痉，用于外感风热、咳嗽喑哑、麻疹透发不畅、风疹瘙痒、小儿惊痫、目赤翳障、疔疮肿毒、破伤风。

稻绿核菌

为麦角菌科植物 *Ustilaginoidea virens* （Cooke）Tak. 的菌核及分生孢子。

寄生于水稻、玉米等植物的穗上。分布于全川。

杀菌、消炎、利咽，用于乳蛾、白喉。

肉座菌科 Hypocreaceae

竹生肉球菌

竹菌。

为肉座菌科植物 *Engleromyces goetzii* P. Henn. 的子座。

生于海拔 2 000～3 500 m 的高山针叶林和针阔混交林下的多种竹竿上。分布于四川省西部、西南部。

清热解毒、抗菌消炎，用于痄腮、乳蛾、咽喉痛、胃炎、胃溃疡、水肿、疔肿痈毒。

竹黄

为肉座菌科植物 *Shiraia bambusicola* P. Henn. 的子座及孢子。

生于竹类的竿上、枝上。分布于全川。

祛风利湿、舒筋活络、止咳、止痛、散瘀活血、通经，用于中风、小儿惊风、胃痛、顿咳、牙痛、咳嗽痰喘、关节痛。

鹿角菌科 Xylariaceae

叉状炭鹿角

为鹿角菌科植物 *Xylaria furcata* Fr. 的菌核。

生于林下、山坡。分布于宜宾。

补心肾（屏山）、利水渗湿（兴文），用于跌打损伤、利尿通淋（长宁）。

黑柄鹿角菌

乌丽参、地炭棍、菌柱香（屏山）、香茯苓（叙永）、乌灵参（叙永、宜宾、长宁）、一枝香（宜宾、长宁、兴文）、黑柱香（屏山）、茯苓香（叙永），雷震子（峨眉山），炭角菌。

为鹿角菌科植物 *Xylaria nigripes* （Kl.）Sacc. 的菌核。

生于林下、山坡的白蚁废巢中。分布于全川，屏山、宜宾、长宁、叙永、兴文、洪雅、大竹、邻水、渠县、峨眉山、峨边。

镇静安神、利湿、健脾除湿、补气补肾，用于失眠、惊悸、脾虚食少、失血过多、乳少、胃下垂、疝气。又补心肾、强筋壮骨。利水渗湿（兴文），用于跌打损伤、利尿通淋（长宁）。

地炭笔

为鹿角菌科植物 *Xylaria snachezii* Lloyd. 的菌核。

生于林下、山坡的白蚁废巢中。分布于乐山、洪雅。

镇静安神、利湿、滋补心肾、强筋壮骨。

核盘菌科 Sclerotiniaceae

核盘菌

为核盘菌科植物 *Sclerotinia sclerotiorum*（Lib.）de Bary 的菌核发酵物。

生于蔬菜地中。分布于全川，康定、绵竹、达州、宜宾等地。

抑制肿瘤。

羊肚菌科 Morohellaceae

顶羊肚菌

为羊肚菌科植物 *Morchella angusticeps* Peck. 的子实体。

生于阔叶林地上及林缘旷地，有栽培。分布于金川、青川、康定、金堂、九寨沟等地。

化痰理气、益肠胃，用于消化不良、痰多气短。

粗柄羊肚菌

为羊肚菌科植物 *Morchella crassipes*（Vent.）Pers. 的子实体。

生于阔叶林地上及林缘旷地。分布于四川省。

化痰理气、益肠胃，用于消化不良、痰多气短。

小羊肚菌

为羊肚菌科植物 *Morchella deliciosa* Fr. 的子实体。

生于阔叶林地上及林缘旷地。分布于四川省。

化痰理气、益肠胃，用于消化不良、痰多气短。

羊肚菌

为羊肚菌科植物 *Morchella esculenta*（L.）Pers. 的子实体。

生于阔叶林地上及林缘旷地。分布于金川、康定、峨边黑竹沟等地。

化痰理气、益肠胃，用于消化不良、痰多气短。

黑粉菌科 Ustilaginaceae

粟奴

谷子黑穗、粟黑粉菌。

为黑粉菌科植物 *Ustilago crameri* Koern 的菌瘿。

寄生于高粱、小米等植物的穗上。分布于全川。

利湿除烦、除懑、利小肠，用于心烦胸闷。

玉米黑粉菌

大烟包、玉米黑穗、棒子包、包谷火烟包。

为黑粉菌科真菌玉米黑穗 *Ustilago maydis*（DC.）Corda 的孢子堆。

寄生于玉米等植物的穗上。分布于全川，包括康定、达州市、巴中市。

清热利胆、利肝胆、益肠胃、助消化、通便、止血、解毒（炒食），用于热毒、温毒、热极发狂、预防和治疗肝胆系统疾病和胃肠道溃疡。

麦散黑粉菌

麦子黑粉、麦奴、黑疸、撒滞嘎（藏名）、麦子火烟包。

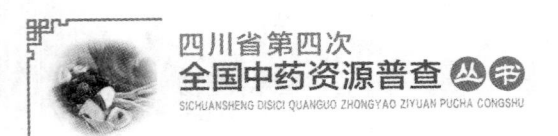

为黑粉菌科植物 *Ustilago nuda*（Jens.）Rostr. 的菌瘿、孢子粉。

寄生于小麦、青稞等植物的穗上。分布于全川，包括稻城、乡城、炉霍、道孚、达州市、巴中市等。

清热解毒、发汗止痛、解表，用于烦热、天行时疫。制剂麦奴丸，用于伤寒及时气温病和颈痛、无汗、热极、烦闷、口禁。

藏医：止血、止痛、缩宫，用于子宫出血、偏头痛。

菰黑粉菌科 Yeniaceae

菰黑粉菌

为菰黑粉菌科植物 *Yenia esculenta*（P. Henn.）Liou 的菌瘿。

生于菰的幼茎中，使幼茎膨大。分布于全川。

除目赤、祛热、解酒毒、利二便，用于风热目赤、二便不利。

木耳科 Auriculariaceae

木耳

黑木耳、耳子。

为木耳科植物 *Auricularia auricular judae*（Bull.）J. Schröter. 的全株。

寄生于杂木的腐木上。分布于全川，主要分布于宜宾、泸州、金阳、雷波、越西、洪雅、宣汉、万源、通江、南江、峨眉山、剑阁；主产于青川、九寨沟、峨边等地。

清热凉血、益气强身、活血祛瘀、止血、止痛、补血、补脾，用于肺热咳嗽、肠炎痢疾、泌尿系统感染、痔疮出血。

注：本品为川产道地药材，主产于青川、九寨沟。

毛木耳

黑木耳、耳子。

为木耳科植物 *Auricularia polytricha*（Mont.）Sacc. 的全株。

寄生于杂木的腐木上。分布于全川，峨眉山、峨边黑竹沟。

益气强身、活血祛瘀、止血止痛（峨眉山）。利水除懑、除湿、利小便，用于心烦心乱。

银耳科 Tremellaceae

金耳

黄金银耳。

为银耳科植物 *Tremella mesenterica* Fr. 的子实体。

生于栎树及其他阔叶树的朽木上。分布于道孚、炉霍、洪雅、汶川。

益肺化痰、平喘止咳、降压，用于肺痨、虚劳咳嗽、感冒、痰多、气喘、高血压。

银耳

为银耳科植物 *Tremella fuciformis* Berk. 的子实体。

寄生于海拔2000m以下杂木（青杠等）的腐木上。分布于全川，主要分布于通江、万源、南江、越西、峨边等地。

强精补肾、滋阴润肺、生津、止咳、清热、润肠，用于肺热咳嗽、肺燥喉痒、咯痰带血、久咳、肋部疼痛、肺痿、产后虚弱、月经不调、大便秘结、下血、新久痢疾。又补脾开胃、益气清肠。

注：本品为川产道地药材，主产于通江县。

革菌科 Thelephoraceae

粗毛硬革菌

为革菌科植物 *Stereum hirsutum*（Willd.）Fr. 的子实体。
生于林中。分布于四川省。
抗菌。

掌状革菌

为革菌科植物 *Thelephora palmata*（Scop.）Fr. 的子实体。
生于林中。分布于峨边黑竹沟。
抗癌。

莲座革菌

为革菌科植物 *Thelephora vialis* Schw. 的子实体。
生于林中。分布于四川省。
舒筋活络、追风散寒，用于风湿关节痛。

珊瑚菌科 Clavariaceae

杯冠瑚菌

为珊瑚菌科植物 *Clavicorona pyxidata*（Pers ex Fr.）Doty. 的全株。
生于海拔 3 500 m 左右的混交林腐木上。分布于九龙。
和胃气、祛风、破血、缓中。

美丽枝瑚菌

为珊瑚菌科植物 *Ramaria formosa*（Fr.）Quél. 的全株。
生于海拔 3 300～3 500 m 的混交林中。分布于九龙。
泻下。

树头发

人头发。
为珊瑚菌科植物 *Pterula umbrinella* Bres. 的全草。
生于海拔 3 000 m 以上的高山密林中。分布于金阳、普格、雷波、越西、甘洛、喜德。
消肿止痛、接骨、润肺止咳。

鸡油菌科 Cantharellaceae

鸡油菌

为鸡油菌科植物 *Cantharellus cibarius* Fr. 的子实体。
秋季生于混交林下。分布于德格、康定、甘孜州。
清目、利肺、益肠胃，用于视力失常、夜盲、呼吸及消化道感染。

小鸡油菌

为鸡油菌科植物 *Cantharellus minor* Peck 的子实体。
秋季生于混交林下。分布于峨边黑竹沟。
清目、利肺、益肠胃，用于视力减退、夜盲、泄泻。

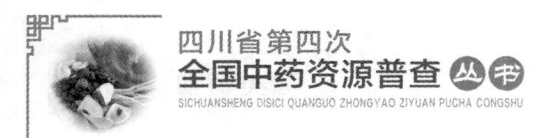

齿菌科 Hydnaceae

珊瑚状猴头菌

为齿菌科植物 *Hericium coralloides*（Scop. ex Fr.）Pers. ex Gray. 的子实体。
生于阔叶林树种的朽木上。分布于四川省。
助消化、利五脏、滋补、抗癌。

猴头菌

为齿菌科植物 *Hericium eriaceus*（Bull. ex Fr.）Pers. 的子实体。
生于海拔 3 700 m 以下的胡桃、栎等的朽木上。分布于雅江、甘孜州东部、南部。
助消化、利五脏、滋补、抗癌（皮肤癌）。

褐盖肉齿菌

为齿菌科植物 *Sarcodon fuligineoalbus*（Fr.）Quél. 的子实体。
生于海拔 3 650 m 的针阔混交林下。分布于康定。
清热、消炎、杀菌、抗癌。

翘鳞肉齿菌 肉齿菌

为齿菌科植物 *Sarcodon imbricatus*（L. ex Fr.）Karst. 的子实体。
生于海拔 3 800 ~ 4 200 m 的针阔混交林下。分布于稻城、雅江。
清热、消炎、抗癌。

牛排菌科 Fistulinaceae

肝色牛排菌

为牛肝菌科植物 *Fistulina hepatica*（Schaeff.）Fr. 的子实体。
生于阔叶树的朽木上。分布于四川省。
抗癌。

牛肝菌科 Boletaceae

大条孢牛肝菌

为疣孢牛肝菌科植物 *Boletellus projectellus* Murrill. 的子实体。
生于林下。分布于峨边黑竹沟。
抗癌。

小牛肝菌

为牛肝菌科真菌 *Boletus cavipes*（Opat.）Kalchbr. 的子实体。
生于海拔 3 500 m 的针叶林或针阔混交林下。分布于道孚、康定、九龙。
追风散寒、舒筋活络，用于腰腿痛、手足麻木、经络不舒。

红脚牛肝菌

为牛肝菌科真菌 *Boletus Quéletii* Schulz. 的子实体。
生于海拔 3 600 m 的混交林下。分布于道孚、峨边黑竹沟。
抗肿瘤。

美味牛肝菌

白牛肝菌、大脚菇。

为牛肝菌科真菌 *Boletus edulis* Bull. ex Fr. 的子实体。

生于针阔混交林下。分布于康定、道孚、新龙、炉霍、德格。

健脾消积、补虚、止带、清热除烦、养血和中、追风散寒、舒筋活血、补虚提神、抗肿瘤、预防流感，用于腰腿痛、手足麻木、筋骨不舒、白带、不孕症。

褐圆孔牛肝菌

为牛肝菌科植物 *Gyroporus castaneus*（Bull. ex Fr.）Quél. 的子实体。

生于海拔 2 300～3 100 m 的阔叶林下。分布于康定。

抗肿瘤。

黄粉末牛肝菌

为牛肝菌科植物 *Pulveroboletus ravenelii*（Berk. et Curt.）Murr. 的子实体。

生于海拔 3 600～3 700 m 的混交林下。分布于康定、峨边。

祛风除湿、消炎止痛，用于风湿关节痛、外伤出血。

点乳牛肝菌

为牛肝菌科植物 *Suillus granulatus*（Fr.）Kuntze 的子实体。

生于海拔 3 100 m 的杉树等混交林下。分布于九龙。

抗肿瘤。

褐环乳牛肝菌

为牛肝菌科植物 *Suillus luteus*（L. ex Fr.）Gray 的子实体。

生于松林或混交林下。分布于四川省。

用于大骨节病。

松塔牛肝菌科 Strobilomycetaceae

绒柄松塔牛肝菌

为松塔牛肝菌科植物 *Strobilomyces floccopus*（Vahl. ex Fr.）Karst. 的子实体。

生于林下。分布于峨边黑竹沟。

抗癌。

多孔菌科 Polyporaceae

烟色烟管菌

为多孔菌科植物 *Bjerkandera fumosa*（Pers. ex Fr.）Karst. 的子实体。

生于阔叶林的朽木上。分布于四川省。

用于子宫癌。

黄薄孔菌

圆孢地花。

为多孔菌科植物 *Bondarzewia montana*（Quél）Sing. 的子实体。

生于冷杉林下。分布于名山。

用于解野蘑菇中毒。

毛革盖菌

毛云芝菌。

为多孔菌科植物 *Coriolus hirsutus*（Wulf. ex Fr.）Quél. /*Polyporus hirsutus*（Wulf.）Fr. 的子实体。

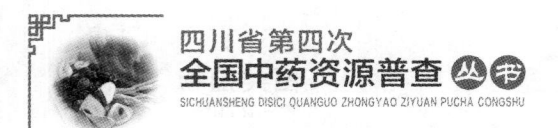

生于海拔 3 700 m 的阔叶树的枯树干上。分布于康定、理塘。

祛风除湿、清肺止咳、祛腐生肌。

单色革盖菌

为多孔菌科植物 *Coriolus unicolor*（Bull. ex Fr.）Pat. 的子实体。

生于阔叶树的朽木、枯树干上。分布于屏山老君山。

抗肿瘤，用于多种肿瘤。

彩绒革盖菌

云芝。

为多孔菌科植物 *Coriolus versiclor*（L. ex Fr.）Quél. ∕ *Trametes versiclor*（Fr.）Pil. 的子实体。

生于青杠林、杂木林下。分布于洪雅、泸定、康定、九龙、道孚。

健脾利湿、清热解毒、抗肿瘤，用于湿热黄疸、胁痛、纳差、倦怠乏力、多种肿瘤、白血病、慢性支气管炎、慢性肝炎。

隐孔菌

树疙瘩。

为多孔菌科植物 *Cryptoporus volvatus*（Peck）Schear. 的子实体。

生于海拔 1 800 ~ 3 100 m 的针叶及阔叶树的树干上。分布于雅江、九龙、峨边黑竹沟。

止咳平喘、消炎，用于咳嗽痰喘、气管炎。

粗糙拟迷孔菌

为多孔菌科真菌 *Daedaleopsis confragosa*（Bort. ex Fr.）Schroet. 的子实体。

生于桦、杨、栎、柳、木荷等的腐木上。分布于峨边黑竹沟。

抗癌。

棱孔菌

为多孔菌科植物 *Favolus alveolaris*（Bosc ex Fr.）Quél. 的子实体。

生于针叶及阔叶树的树干上。分布于峨边黑竹沟。

抗癌。

粉肉层孔菌

为多孔菌科植物 *Fomes cajanderi* Karst. 的子实体。

生于针叶及阔叶树的树干上。分布于峨边黑竹沟。

抗癌。

木蹄层孔菌

为多孔菌科植物 *Fomes fomentarius*（Fr.）Kickx∕*Pyropolyporus fomentarius*（L. ex Fr.）Teng. 的子实体。

生于海拔 3 100 m 的桦树树干上。分布于康定、道孚、炉霍、峨边、黑竹沟。

消积、化瘀、抗癌，用于食道癌、胃癌、子宫癌、小儿食积。

药用拟层孔菌

为多孔菌科植物 *Fomitopsis officinalis*（Vill. ex Fr.）Bond. et Sing. 的子实体。

生于针叶及阔叶树的树干上。分布于峨边、黑竹沟。

温肺化痰、祛风除湿、降气平喘、消肿利尿，用于咳嗽痰喘、胃痛、石淋、咽喉痛、牙周炎、毒蛇咬伤。

松生拟层孔菌

为多孔菌科植物 *Fomitopsis pinicola*（Sw. ex Fr.）Karst. 的子实体。

生于针叶及阔叶树的树干上。分布于峨边黑竹沟。

抗癌。

杨拟层孔菌

为多孔菌科植物 *Fomitopsis populinus.* 的子实体。

生于杨树等阔叶树的树干上。分布于峨边黑竹沟。

抗癌。

红拟层孔菌

为多孔菌科植物 *Fomitopsis rosea*（Alb. et Schw. ex Fr）Karst. 的子实体。

生于阔叶树的树干上。分布于峨边黑竹沟。

抗癌。

盘状拟层孔菌

为多孔菌科植物 *Fomitopsis scutellata*（Schwein.）G. Cunn. 的子实体。

生于阔叶树的树干上。分布于峨边黑竹沟。

抗癌。

树舌

基腐灵芝、老木菌、皂角菌（峨眉山）、平盖灵芝。

为多孔菌科植物 *Ganoderma applanatum* Pat. 的子实体。

生于杂木林中及腐烂的木材上。分布于全川，如洪雅、峨眉山、崇州、峨边黑竹沟、金川。

清热解毒，用于痨伤吐血、痔疮、胃癌、食道癌。

有柄树舌

为多孔菌科植物 *Ganoderma applanatum* Pat. var. *gibbosum*（Nees）Teng. 的子实体。

生于杂木林中及腐烂的木材上。分布于峨边黑竹沟。

清热解毒，用于痨伤吐血、痔疮、胃癌、食道癌。

紫芝

灵芝、木灵芝、菌灵芝（南充）。

为多孔菌科植物 *Ganoderma japonicum*（Fr.）Lioyd/*G. sinense* Zhao，Xu et Zhang. 的子实体、孢子。

生于松林、青杠林、枫香树等林中腐烂的木材上。分布于乐山、广安、岳池、苍溪、阆中、南充、洪雅等地。

补虚健胃、补脾、滋补强壮、安神，用于虚劳咳嗽、神经衰弱、身体虚弱、夜不安眠、胃脘疼痛、心绞痛。

层迭树舌

为多孔菌科植物 *Ganoderma lobatum*（Schwein.）G. F. Atk. 的子实体。

生于杂木林中及腐烂的木材上。分布于峨边黑竹沟。

清热解毒，用于痨伤吐血、痔疮、胃癌、食道癌。

灵芝

赤芝、红芝、木灵芝、菌灵芝（绵阳）、灵芝草。

为多孔菌科植物 *Ganoderma lucidum*（Leyss ex Fr.）Karst. 的子实体、孢子。

生于腐烂的木材、树桩旁，多见于腐朽的青杠树、杂木林下。分布于全川，宜宾、长宁、金阳、木里、米易、昭觉、美姑、白玉、理塘、泸定、丹巴、九龙、绵阳市、洪雅、开江、达州、大竹、邻水、渠县、宣汉、巴中、峨眉山、剑阁、屏山等地。

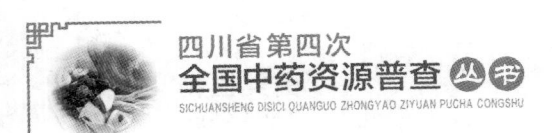

补虚健胃、宁心安神、健脾、滋阴、健脑、强壮、消炎、利尿、益肾、解误食毒菌中毒，用于神经衰弱、慢性肝炎、慢性气管炎、矽肺、白细胞减少、高血压、冠心病、胃痛、慢性风湿性关节炎、乳腺炎、鼻炎、头晕、食欲不振、虚劳咳嗽、气喘、失眠、消化不良。

注：本品为川产道地药材，主产于峨眉山、九寨沟。

冷杉黏褶菌

为多孔菌科植物 *Gloeophyllum alietinum.* 的子实体。
生于阔叶林下。分布于峨边黑竹沟。
抗癌。

黏褶菌

褐黏褶菌。
为多孔菌科植物 *Gloeophyllum subferrugineum*（Berk.）Bond. et Sing. 的子实体。
生于海拔 3 800 m 左右的松、杉等的朽木上。分布于康定。
祛风除湿、顺气。

大奇果菌

为多孔菌科植物 *Grifola gigantea*（Pers.）Pilát. 的子实体。
生于林下。分布于峨边黑竹沟。
抗癌。

彩孔菌

为多孔菌科植物 *Hapalopilus nidulans*（Fr.）P. Karst. 的子实体。
生于林下。分布于峨边黑竹沟。
抗癌。

异担孔菌

为多孔菌科植物 *Heteropoba sidion* sp. 的子实体。
生于林下。分布于峨边黑竹沟。
抗癌。

毛蜂窝菌

为多孔菌科植物 *Hexagonia apiaria*（Pers.）Fr. 的子实体。
生于龙眼、荔枝等树的树干上。分布于四川省。
宣肠、健胃、止酸，用于胃气痛、消化不良。

薄皮纤孔菌

为多孔菌科植物 *Inonotus cuticularis*（Bull. ex Fr.）Karst. 的子实体。
生于桦木及其他阔叶树的朽木上。分布于四川省。
益神、顺气、祛风、止血。

厚盖纤孔菌

为多孔菌科植物 *Inonotus dryadeus*（Pers. ex Fr.）Murr. 的子实体。
生于桦木及其他阔叶树的朽木上。分布于峨边黑竹沟。
抗癌。

耙齿菌

为多孔菌科植物 *Irpex ciunamomes.* 子实体。
生于阔叶或针叶树的枯木上。分布于峨边黑竹沟。

抗癌。

硫色多孔菌

为多孔菌科植物 *Laetiporus sulphureus*（Fr.）Murr. 的子实体。

生于海拔 3 400 m 的腐木上。分布于雅江、峨边黑竹沟。

调节机体免疫力、健体、抵抗疾病、抗肿瘤、驱蚊、虻。

桦革间菌

桦褶孔菌。

为多孔菌科植物 *Lenzites betulina*（L.）Fr. 的子实体。

生于桦木等阔叶树的朽木上。分布于邛崃天台山、峨边黑竹沟。

祛风散寒、舒筋活络，用于手足麻木、腰腿痛。

贝状木层孔菌

为多孔菌科植物 *Phellinus conchatus*（Pers. ex Fr.）Quél. 的子实体。

生于阔叶树的朽木上。分布于四川省。

活血、消积、解毒。

密集木层孔菌

为多孔菌科植物 *Phellinus densus*（Lloyd）Teng. 的子实体。

生于楝树、榆树等阔叶树的朽木上。分布于四川省。

杀虫、解毒，用于疳积、血吸虫毒。

淡黄木层孔菌

为多孔菌科植物 *Phellinus gilvus*（Schw.）Pat. 的子实体。

生于海拔 4 100 ~ 4 200 m 的阔叶树及针叶树的朽木上。分布于理塘。

健胃、补脾、祛湿。

针木层孔菌

为多孔菌科真菌 *Phellinus igniarius*（L. ex Fr.）Quél. 的子实体。

生于阔叶树的朽木上。分布于四川省。

止血、活血、和胃、止泻，用于脾虚泄泻、癥瘕积聚、瘰疬、带下病、妇人劳伤、血淋、脱肛。

松木层孔菌

为多孔菌科植物 *Phellinus pini*（Fr.）Quél. 的子实体。

生于阔叶树的朽木上。分布于峨边黑竹沟。

抗癌。

桦滴孔菌

为多孔菌科植物 *Piptoporus betulinus*（Bull ex Fr.）Karst. 的子实体。

生于海拔 3 200 m 左右的桦木树干上。分布于道孚、康定。

抗菌、消炎、抗肿瘤。

雅致多孔菌

为多孔菌科植物 *Polyporus elegans*（Bull.）Fr. 的子实体。

生于阔叶树的朽木及枯枝上。分布于四川省。

舒筋活络、追风散寒，用于经络不通、腰腿疼痛、四肢麻木。

雷丸

竹苓、来丸（南充）。

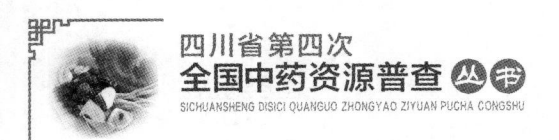
为多孔菌科植物 *Polyporus mylittae* Cooke et Mass. / *Omphalia lapidescens* Schroch. 的子实体。

生于竹林、桐子树、棕榈等的根茎或根上。分布于全川，雷波、金阳、越西、甘洛、南充市、洪雅、峨眉山、屏山。

除热、消积、杀虫，用于小儿疳积、虫积腹痛、皮肤瘙痒、瘾疹疼痛。用于诸虫、蛔虫、钩虫、绦虫、脑囊虫，祛胃热。

猪苓

猪屎苓、野猪粪、地乌桃。

为多孔菌科植物 *Polyporus umbellatus* Fr. 的菌核。

生于海拔 500～2 900 m 的桦木、柞树、槭树等杂木林下、竹林下、蕨菜地中。分布于绵阳、阿坝州、什邡、雷波、普格、金阳、昭觉、康定、茂汶、汶川、理县、金川、洪雅，九寨沟、南江、达州市、峨眉山、旺苍等地栽培。

利水渗湿、消肿通淋，用于小便不利、水肿胀满、泌尿系统感染、脚气、泄泻、淋浊、带下。

注：本品为川产道地药材，主产于九寨沟玉瓦乡、马家乡与南江县。本品为国家三级保护植物。

茯苓

撒轮（藏名）。

为多孔菌科植物 *Poria cocos*（Schw.）Wolf. 的菌核、茯苓皮、茯神。

生于松林下的老松树根部。分布于普格、雷波、越西、喜德、甘洛、金阳、宁南、盐源、攀枝花、米易、稻城、广安、岳池、阆中、苍溪、仪陇、洪雅、达州市、巴中市、峨眉山、古蔺、叙永等地。

利水渗湿、健脾安神、补中、宁心安神、消肿，用于体虚浮肿、湿停水肿、小便不利、小便淋漓、梦遗白浊、脾胃虚弱、脾虚湿困、痰饮、腹泻、咳嗽多痰、恶心、心慌、头昏、心神不安、失眠。茯苓皮利水消肿，用于水肿。茯神安神宁心，用于心神不宁、健忘、心悸。

藏医：利尿、止血，用于水肿、腹胀、呕吐、出血。

裂褐层孔菌

为多孔菌科植物 *Pyropolyporus rimosus*（Berk.）Teng 的子实体。

生于阔叶树树干上。分布于四川省。

化瘀、止血、和胃、止泻，用于癥瘕积聚、崩漏、带下病、脾虚泄泻、疳积、瘰疬。

环纹硬孔菌

为多孔菌科植物 *Rigidoporus zonalis*（Berk.）Imazeki. 的子实体。

生于阔叶树的树干上。分布于峨边黑竹沟。

抗癌。

朱红栓菌

朱红层孔菌。

为多孔菌科植物 *Trametes cinnabarina*（Jacq.）Fr. / *Pyropolyporus cinnabarinus*（Jacq. ex Fr.）Karst. 的子实体。

生于桦树树干上。分布于道孚、九龙、峨边黑竹沟。

除湿、消炎、清热解毒、止血、抗肿瘤，用于咳嗽痰喘、风湿关节痛、外伤出血。

血红栓菌

为多孔菌科植物 *Trametes cinnabarina*（Jacq.）Fr. var. *sanguine*（L. ex Fr.）Pilat/ *T. sanguinea*（L. ex Fr.）Lloyd. 的子实体。

生于阔叶树的朽木上。分布于四川省。

祛风除湿、行气、止血、止痒，用于咳嗽痰喘、风湿关节痛、外伤出血。

皱褶栓菌

为多孔菌科植物 *Trametes corrugate*（Pers.）Bres. 的子实体。

生于阔叶树的朽木上。分布于四川省。

镇惊、祛风、止血、活血、止痒。

紫椴栓菌

为多孔菌科植物 *Trametes palisoti*（Fr.）Imaz. 的子实体。

生于阔叶树的朽木上。分布于四川省。

祛风、止痒。

白干酪菌

为多孔菌科真菌白干酪菌 *Tyromyces albidus* Schaeff. 的子实体。

生于树干、木桩上。分布于峨边黑竹沟。

抗癌。

硫色干酪菌

为多孔菌科真菌硫色干酪菌 *Tyromyces sulphureus*（Bull. ex Fr.）Donk. 的子实体。

生于树干、木桩上。分布于四川省。

抵抗疾病、调节机体、增进健康。

口 磨科 Tricholomataceae

假蜜环菌

榛磨、密磨（峨眉山）、蜜环菌。

为口磨科植物 *Armillaria mellea* Fr. 的子实体。

生于阔叶树的树桩及树干上。分布于全川，如康定、九龙、理塘、稻城、泸州、乐山、眉山市、峨眉山、峨边。

强筋壮骨、舒风活络、明目、利肺、益肠胃、抗癌，用于眼炎、夜盲症、视力下降、皮肤干燥、呼吸道与消化道感染、羊痫风、佝偻病、腰腿疼痛、半身不遂。

发光假蜜环菌

为口磨科植物 *Armillaria tabescens*（Scop ex Fr.）Sing. 的菌丝体。

生于阔叶树的树桩及树干上。分布于稻城。

消炎解毒，用于慢性肝炎、胆囊炎、肠痈、中耳炎。

肉色杯伞

为口磨科植物 *Clitocybe geotropa*（Fr.）Quél. 的子实体。

生于阔叶树的树桩及树干上。分布于峨边黑竹沟。

抗肿瘤。

杯伞

为口磨科植物 *Clitocybe infundibuliformis*（Schaeff. ex Fr.）Quél. 的子实体。

生于阔叶树的树桩及树干上。分布于峨边黑竹沟。

抗肿瘤。

冬菇

毛柄小火焰菇、金针菇。

为口磨科植物 *Flammulina velutipes*（Curr. ex Fr.）Sing. 的子实体。

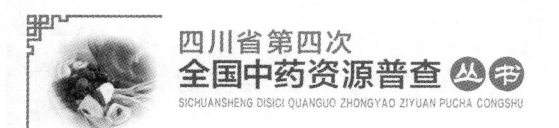

生于阔叶树朽木上。分布于稻城、康定、峨边黑竹沟。

利肝脏、益肠胃、抗癌、降低胆固醇、防治胃肠道疾病、促进儿童生长发育，用于肝炎、慢性胃炎。

漆蜡蘑

为口磨科植物 *Laccaria laccata*（Scop. ex Fr.）Berk. et Br. 的子实体。

生于阔叶树的朽木上。分布于峨边黑竹沟。

抗癌。

香菇

为口磨科植物 *Lentinus edodes*（Berk.）Sing. 的子实体。

生于阔叶树的朽木上，有栽培。分布于凉山州、阿坝州、甘孜州、峨边、旺苍。

化痰、理气、助消化，用于佝偻病、乳蛾、麻疹不透、高血压、贫血、小便失禁、毒菌中毒。

洁丽香菇

为口磨科植物 *Lentinus lepideus*（Fr. ex Fr.）Fr. 的子实体。

生于海拔 3 600 m 的松林的朽木上。分布于雅江、峨边。

调节机体、增进健康、增强抵抗力、避孕，辅助治疗乳腺癌、前列腺癌。

簇毛香菇

为口磨科植物 *Lentinus torulosus*（Pers. ex Fr.）Lloyd. 的子实体。

生于阔叶树的朽木上。分布于道孚、雅江。

追风散寒、舒筋活络。

硬毛香菇

为口磨科植物 *Lentinus strigosus*（Schw.）Fr. 的子实体。

生于海拔 3 650 m 的阔叶树的朽木上。分布于九龙。

用于疮毒、梅毒、无名肿毒、抗肿瘤。

高环柄菇

为口磨科植物 *Lepiota procera*（Scop. ex Fr.）Gray 的子实体。

生于林下、草地。分布于四川省。

助消化、增进健康。

大白桩菇

为口磨科植物 *Leocopaxillus giganteus*（Sow. ex Fr.）Sing. 的子实体。

生于阔叶林、竹林下。分布于泸定、九龙、丹巴。

用于肺结核。

硬柄小皮伞

为口磨科植物 *Marasmius oreades*（Bilt. ex Fr.）Fr. 的子实体。

生于林下、草地。分布于峨边黑竹沟。

用于腰腿疼痛、手足麻木。

止血扇菇

为口磨科植物 *Panellus stypticus*（Bull. ex Fr.）Karst. 的子实体。

生于阔叶树的朽木上。分布于四川省。

止血，用于外伤出血。

野生革耳

革耳。

为口磨科植物 *Panus rudis* Fr. 的子实体。

生于阔叶树的朽木上。分布于峨边黑竹沟。

用于疗肿疮毒。

金顶侧耳

为口磨科植物 *Pleurotus citrinopleatus* Sing. 的子实体。

生于阔叶树的朽木上。分布于峨眉山。

滋补强壮，用于虚弱、阳痿、痢疾。

糙皮侧耳

为口磨科植物 *Pleurotus ostreatus*（Jacq. ex Fr.）Quél. 的子实体。

生于阔叶树的朽木上。分布于康定、九龙、道孚、峨边。

追风散寒、舒筋活络、降低胆固醇、降血压、预防动脉粥样硬化、抗肿瘤，用于手足麻木、经络不舒、腰腿疼痛、自主性神经紊乱。

发霉小奥德菇

为口磨科植物 *Qudemansiella mucida*（Schrad. ex Fr.）Hohn. 的子实体。

生于海拔 2 700～3 600 m 的栎树、桦树等腐木上。分布于雅江、康定、九龙、泸定、峨边黑竹沟。

抗菌、抗肿瘤。

鸡枞菌

鸡菌、伞把菇（峨眉山）、斗鸡菇。

为口磨科植物 *Termitomyces albuminosus*（Berk.）Heim. /*Collybia albuminosa*（Berk.）Petch. 的子实体。

生于荒草坡白蚁窝边。分布于泸州、乐山、西昌、洪雅、峨眉山、米易、九龙、泸定、稻城、峨边。

益胃、清神，用于痔疮、胃纳停滞、痔疮出血、肠痈下血。

黄褐口磨

为口磨科植物 *Tricholoma fulvum*（DC. ex Fr.）Rea. 的子实体。

生于林下、草地。分布于峨边黑竹沟。

抗癌。

松口磨

松茸。

为口磨科植物 *Tricholoma matsutake*（Ito. et Imai）Sing. 的子实体。

生于海拔 3 700 m 的林下、草地。分布于康定、峨边黑竹沟。

化痰、理气、强身、止痛、益肠胃、抗癌，用于糖尿病。

竹林拟口磨

为口磨科植物 *Tricholomopsis bambusina* Hongo. 的子实体。

生于海拔 3 600 m 的针叶林下。分布于九龙。

抗癌。

宽褶拟口磨

为口磨科植物 *Tricholomopsis platyphylla*（Pers. ex Fr.）Sing. 的子实体。

生于海拔 3 600 m 的针叶林下。分布于峨边黑竹沟。

抗癌。

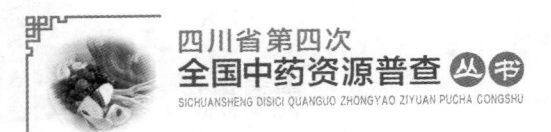

裂褶菌科 Schizophyllaceae

裂褶菌

为裂褶菌科植物 *Schizophyllum commune* Fr. ex Fr. 的子实体。

生于海拔 1 200～3 200 m 的核桃树腐木上。分布于泸定、康定、峨边黑竹沟。

滋补强身、清肝明目、抗肿瘤，用于白带过多、神经衰弱、头昏耳鸣、虚汗。

鹅膏科 Amanitaceae

片鳞鹅膏

为鹅膏科植物 *Amanita agglutinata*（Berk. ex Curt.）Sing. 的子实体。

生于海拔 3 300 m 的阔叶林地上。分布于九龙、峨边黑竹沟。

舒筋活络、追风散寒。

橙盖鹅膏

为鹅膏科植物 *Amanita caesarea*（Scop. ex Fr.）Pers. ex Schw. 的子实体。

生于阔叶林地上。分布于峨边黑竹沟。

抗癌。

毒鹅膏

死亡帽、毒伞。

为鹅膏科植物 *Amanita phalloides*（Vaill. ex Fr.）Secr. 的子实体。

生于阔叶林地上。分布于峨边黑竹沟。

抗癌、杀虫。

高大环柄菇

为鹅膏科植物 *Macrolepiota procera*（Scop. ex Fr.）Sing. 的子实体。

生于阔叶林地上。分布于峨边黑竹沟。

抗癌。

光柄菇科 Pluteaceae

草菇

为光柄菇科植物 *Volvariella voluacea*（Bull. ex Fr.）Sing. 的子实体。

生于稻草堆上。分布于峨边黑竹沟。

消暑祛热、抗癌，用于高血压、牙龈出血、皮疹、坏血病、肿瘤。

粉褶覃科 Entolomataceae

巨大粉褶覃

为粉褶覃科植物 *Entoloma abortivum* Berk. et Curt. 的子实体。

生于阔叶林地上。分布于稻城。

抗癌。

晶盖粉褶覃

为粉褶覃科植物 *Entoloma clypeatum*（L. ex Fr.）Kumm. 的子实体。

生于阔叶林地上。分布于康定。

抗癌。

蘑菇科（伞菌科）Agaricaceae

蘑菇

四孢蘑菇。

为蘑菇科植物 *Agaricus campestris* L. ex Fr. 的子实体。

生于海拔 3 200～3 400 m 的混交林地的粪上。分布于九龙、甘孜。

预防脚气病，用于身体疲劳、食欲不振、消化不良、身体衰弱、贫血症、糙皮病等。

双四孢蘑菇

为蘑菇科植物 *Agaricus porus*（Lange）Sing. 的子实体。

栽培。分布于全川。

降压、安神、消食，用于消化不良、高血压、肾虚。

松覃

松白覃。

为蘑菇科植物 *Armillaria matsutake* Ito. et Imai. 的子实体。

寄生于林木上。分布于乐山、洪雅。

清热利湿、搜风，用于小便淋涩、淋浊、风湿骨痛。

金钱菌

构菌、冻菌（峨眉山）。

为蘑菇科植物 *Collybia velutipes* Fr. 的子实体。

寄生于杂木林树上。分布于峨眉山、洪雅。

清热益胃、利肝、抗癌、抗痨，用于肝硬化腹水、胃癌。

墨汁鬼伞

为蘑菇科植物 *Coprinus atramentarius*（Bull.）Fr. 的子实体。

雨后生于海拔 3400m 左右的田边、路旁、草地。分布于道孚、稻城、峨边黑竹沟。

化痰理气、益肠胃、消肿解毒，用于消化不良、无名肿毒。

毛头鬼伞

为蘑菇科植物 *Coprinus comatus*（Mull. ex Fr.）Gay 的子实体。

雨后生于海拔 1 800～2 800 m 的田边、路旁、草地。分布于九龙、峨边黑竹沟。

化痰理气、益肠胃、消肿解毒，用于消化不良、无名肿毒。

丝膜菌科 Cortinariaceae

环柄丝膜菌

蜜环丝膜菌

为丝膜菌科真菌 *Cortinarius armillatus*（Fr.）Fr. 的子实体。

生于林下。分布于峨边黑竹沟。

抗癌。

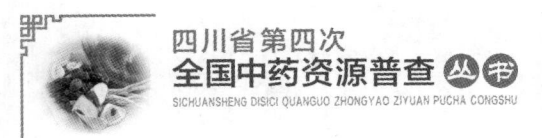
侧丝膜菌

为丝膜菌科植物 *Cortinarius latus*（Pers.）Fr. 的子实体。

生于林下。分布于峨边黑竹沟。

抗癌。

黄丝盖菌

为丝膜菌科植物 *Inocybe fastigiata*（Schaeff.）Fr. 的子实体。

生于林下。分布于峨边黑竹沟。

抗癌、抗湿疹。

桩菇科 Agaricaceae

卷边桩菇

为桩菇科植物 *Paxillus involutus*（Batsch.）Fr. 的子实体。

生于海拔 3 400 m 的林中、林缘草地。分布于道孚、峨边黑竹沟。

追风散寒、舒筋活络。

球盖菇科 Strophariaceae

多脂鳞伞 黄伞

为球盖菇科植物 *Pholiota adiposa*（Fr.）. 的子实体。

生于海拔 3 000 m 的混交林腐木上或枯枝落叶上。分布于泸定、峨边黑竹沟。

抗肿瘤、抗菌。

红菇科 Russulaceae

浓香乳菇

为红菇科植物 *Lactarius camphorates* Bull. 的子实体。

生于海拔 1 600 m 的阔叶林下。分布于泸定。

抗肿瘤。

松乳菇

为红菇科植物 *Lactarius deliciosus*（L. ex Fr.）Gray 的子实体。

生于松叶林下。分布于峨边黑竹沟。

强身、益肠胃、止痛、理气化痰、驱虫、抗癌、抗肿瘤，用于糖尿病。

红汁乳菇

为红菇科 *Lactarius hatsudake* Tan. 的子实体。

生于海拔 3 600 ~ 4 200 m 的阔叶林下。分布于康定、稻城、理塘、德格。

抗肿瘤。

多味乳菇

环纹苦乳菇。

为红菇科植物 *Lactarius insulsus* Fr. 的子实体。

生于海拔 3 600 ~ 3 770 m 的阔叶林下。分布于康定。

祛风散寒、舒筋活络，用于腰腿痛、手足麻木。

辣乳菇

为红菇科植物 *Lactarius piperatus*（L. ex Fr.）Gray 的子实体。

生于阔叶林下。分布于峨边黑竹沟。

祛风散寒、舒筋活络，用于腰腿痛、四肢抽搐、手足麻木，抗癌。

变紫乳菇

为红菇科植物 *Lactarius uvidus*（Fr.）Fr. 的子实体。

生于阔叶林下。分布于峨边黑竹沟。

抗癌。

绒白乳菇

为红菇科植物 *Lactarius vellereus*（Fr.）Fr. 的子实体。

生于海拔 3 700 m 的阔叶林下。分布于康定、峨边黑竹沟。

用于四肢抽搐、手足麻木、筋骨疼痛。为舒筋丸主要原料。

多汁乳菇

为红菇科植物 *Lactarius volemus*（Fr.）Fr. 的子实体。

生于海拔 2 500～3 300 m 的阔叶林下。分布于九龙、康定。

清肺、胃热、抗肿瘤。

烟色红菇

为红菇科植物 *Russula adusta*（Pers.）Fr. 的子实体。

生于海拔 3 000～3 700 m 的林下。分布于康定。

抗肿瘤。

革质红菇

为红菇科植物 *Russula alutacea*（Pers.）Fr. 的子实体。

生于海拔 3 500 m 的混交林下。分布于炉霍、峨边黑竹沟。

舒筋活络、祛风散寒，用于腰腿痛、手足麻木、筋骨不舒、四肢抽搐。

蓝黄红菇

为红菇科植物 *Russula cyanoxantha*（Schaeff.）Fr. 的子实体。

生于海拔 2 000～4 000 m 的林下。分布于稻城、泸定、康定。

抗肿瘤。

美味红菇

为红菇科植物 *Russula delica* Fr. 的子实体。

生于海拔 4 000～4 100 m 的林下。分布于理塘、康定。

抗肿瘤。

密褶红菇

为红菇科植物 *Russula densifolia*（Secr.）Gill. 的子实体。

生于林下。分布于四川省。

用于筋骨疼痛、四肢麻木、抽搐。

小红菇

毒红菇。

为红菇科植物 *Russula emetica*（Schaeff. ex Fr.）Pers. ex S. F. Gray. 的子实体。

生于林下。分布于峨边黑竹沟。

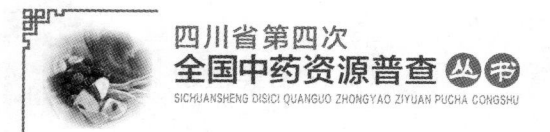

抗肿瘤。

臭黄红菇

臭菌菇。

为红菇科植物 *Russula foetens*（Pers.）Fr. 的子实体。

生于海拔 2 700 ~ 3 700 m 的林下。分布于甘孜州各县、峨边黑竹沟。

舒筋活络、祛风散寒，用于手足麻木、四肢抽搐、筋骨酸痛。

全缘红菇

为红菇科植物 *Russula integra*（L.）Fr. 的子实体。

生于林下。分布于道孚、理塘、雅江、稻城。

舒筋活络、祛风散寒。

鳞盖红菇

为红菇科植物 *Russula lepida* Fr. 的子实体。

生于海拔 2 700 m 的林间草地。分布于康定、峨边黑竹沟。

抗肿瘤。

黑红菇

为红菇科植物 *Russula nigricans*（Bull.）Fr. 的子实体。

生于海拔 3 700 m 的阔叶林下。分布于康定。

追风散寒、舒筋活络、抗肿瘤，用于手足麻木、四肢抽搐、筋骨酸痛。

变绿红菇

为红菇科植物 *Russula virescens*（Schaeff.）Fr. 的子实体。

生于针阔混交林、阔叶林的林下。分布于峨边黑竹沟。

清热明目、舒筋活络、泻肝火，用于眼目不明、内热、妇女气郁。

鬼笔科 Phallaceae

短裙竹荪

竹荪。

为鬼笔菌科植物 *Dictyophora duplicata*（Bose）Fisch. 的子实体。

生于竹林下。分布于乐山、宜宾、古蔺、长宁、屏山、叙永等地。

滋补强壮。全株配沙参、丹皮炖鸡或猪蹄服治疗血虚头晕、眼花（叙永）。

竹荪

竹参。

为鬼笔菌科植物 *Dictyophora indusiata*（Vent. ex Pers.）Fisch. 的子实体。

生于杂木林、竹林下。分布于乐山、宜宾、长宁、屏山、雷波、洪雅、峨眉山等地。

滋补强壮、补心肾、强筋骨、固化疗，用于放疗、化疗所致的白细胞减少等症。

杂色竹荪

为鬼笔菌科植物 *Dictyophora multicolor* Berk. et Br. 的子实体。

生于阔叶林、竹林下。分布于长宁。

用于脚气病。

白鬼笔

为鬼笔菌科植物 *Phallus impudicus* L. ex Pers. 的子实体。

雨后生于林下。分布于四川省。

活血、止痛，用于风湿骨痛。

深红鬼笔

鸡屎菌。

为鬼笔菌科植物 *Phallus rubicundus*（Bosc）Fr. 的子实体。

生于阔叶林、竹林下。分布于乐山、洪雅、峨眉山。

有毒，清热解毒、消肿、生肌，外用于痈肿疮毒。

田头格柄笼头菌

为鬼笔菌科植物 *Simblum clathroides* Kawam. var. *gracile* Liou et Hwang 的子实体。

生于田间、草地。分布于四川省。

用于食道癌、胃痛。

柄灰包科 Tulostomataceae

鬼笔状钉灰包

为柄灰包科植物 *Battarraea phalloides*（Dicks.）Pers. 的孢子体。

秋季生于草地上。分布于四川省。

清肺、利咽、消肿、止血，用于感冒咳嗽、咽喉痛、喑哑、外伤出血。

灰包菌科（马勃科）Lycoperdaceae

长根静灰球菌

为灰包菌科植物 *Bovistella radicata*（Dur. et Mont.）Pat. 的子实体。

生于林下、旷野。分布于四川省。

清肺利喉、止血、消肿，用于肺热咳嗽、咽喉痛、衄血、外伤出血。

大口静灰球菌

为灰包菌科植物 *Bovistella sinensis* Lloyd 的子实体。

生于海拔 4 100～4 300 m 的草地上。分布于什邡、理塘、石渠。

止血、解毒、消肿，用于咳嗽、咽喉肿痛、扁桃体炎。

头状秃马勃

为灰包菌科植物 *Calvatia craniiformis*（Schw.）Fr. 的子实体。

生于草坡、林下。分布于四川省。

消炎、生肌、消肿、止痛。

大马勃

大秃马勃、马勃、灰包菌、帕哇各各（藏名）。

为灰包菌科植物 *Calvatia gigantia*（But ex Pers.）Lloyd 的子实体。

生于海拔 1 500～4 200 m 的草坡、草原、丛林下。分布于泸州、乐山、德格、甘孜、九龙、白玉、炉霍、雅江、丹巴、石渠、稻城、理塘、乡城、茂汶、九寨沟、松潘、若尔盖、红原、金川、马尔康、小金、理县、眉山市、峨眉山。

清热解毒、凉血止血、消肿止痛、清肺利喉，用于慢性扁桃体炎、喉痹咽痛、咳嗽失音、吐血、衄血、外伤出血、疮肿、疔疮流水、流脓、食道及胃肠道出血、感冒咳嗽。

藏医：清热解毒、利咽、止血，用于扁桃体炎、喉痛、声音嘶哑、咯血、吐血、鼻衄、创伤出血、烫

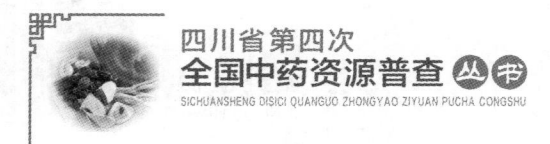

伤。

紫马勃

为灰包菌科植物 *Calvatia lilacina*（Mont. et Berk.）Lloyd 的子实体。

生于草坡、林下。分布于宜宾、乐山、兴文、眉山市、达州市、巴中市、峨眉山、峨边黑竹沟。

清热解毒、利咽、凉血止血、消炎杀菌，用于咽喉肿痛、扁桃体炎、肺热咳嗽、咯血、衄血。外用于外伤出血、痔疮出血、冻疮。

日本拟秃马勃

臭球蕈、灰包菌、马屁包、灰包子。

为灰包菌科植物 *Lanopila nipponica*（Kawam）Y. Kob ex Y. Asch. 的子实体。

生于阴湿的草坡、丛林、竹林下。分布于金阳、雷波、普格、越西、甘洛、南充市、眉山市、巴中市。

清肺热、解毒利咽、散血止血，用于咽喉肿痛、肺热咳嗽、失音、咯血、衄血、痄腮、热毒痈疮、外伤出血。

网纹马勃

网纹灰包、马皮泡、埃覃、马勃、有柄马勃、马屁包、灰包子。

为灰包菌科植物 *Lycoperdon perlatum* Pers. /*L. gemmatum* Batsch. 的子实体。

生于海拔 3 700 m 以下的草坡、丛林下。分布于古蔺、康定、道孚、理塘、炉霍、峨边、金阳、雷波、普格、越西、甘洛、绵阳市、洪雅。

清肺、利咽、消肿、止血、解毒，用于咳嗽失音、咽喉肿痛、腮腺炎、肺热咳嗽、咯血、衄血等症。

小马勃

小灰包、马勃。

为灰包菌科植物 *Lycoperdon pusillum* Batsch ex Pers. 的子实体。

生于海拔 2 700 m 以下的草坡、丛林下。分布于峨眉山、乐山、眉山市、木里、越西、宁南、道孚、炉霍、峨边黑竹沟。

清热解毒、清肺、利咽、凉血、止血，用于咽喉肿痛、咳嗽、咯血、腮腺炎、痔血。

白刺灰包

马勃（南溪）。

为灰包菌科植物 *Lycoperdon wrightii* Berk. et Curt. 的子实体。

生于草坡、丛林下。分布于南溪。

消炎杀菌，用于咽喉肿痛（南溪）。

硬皮马勃菌科 Sclerodermataceae

彩色豆马勃

为硬皮马勃科植物 *Pisolithus tinctorinus*（Pers.）Coker. et Couch 的子实体。

生于松林、沙砾地、草地。分布于四川省。

消肿、止血，用于消化道出血、外伤出血、冻疮。

大孢硬皮马勃

为硬皮马勃科植物 *Scleroderma bovista* Fr. 的子实体。

生于林中、草地，多与树木形成菌根。分布于四川省。

消肿、止血，用于外伤出血、消化道出血。

光硬皮马勃

马勃。

为硬皮马勃菌科植物 *Scleroderma cepa* Pers. 的子实体。

生于林中、草丛中。分布于广元、绵阳。

收敛、消肿、止血、清热解毒，用于乳蛾、外伤出血、痔疮出血。

粗硬皮马勃

马勃、多根硬皮马勃。

为硬皮马勃菌科植物 *Scleroderma polyrhizum* Pers. 的子实体。

生于林中、草地、石隙。分布于木里、绵阳。

消肿、收敛止血、清热解毒，用于外伤出血。

地星科 Geastraceae

量湿地星

地蜘蛛、山蟹。

为地星科植物 *Geastrum hygrometricum* Dr. Pers. 的孢子。

生于山坡、林下。分布于盐源、康定、稻城、德格、南充市、射洪、甘孜州。

清肺热、消炎、活血、止血，用于支气管炎、肺炎、鼻衄、音哑、咽喉炎、外伤出血、冻疮流水。

尖顶地星

地星、地蜘蛛、土星菌。

为地星科植物 *Geastrum triptex*（Jungh）Fisch. 的孢子。

生于林下。分布于甘孜、德格、峨边黑竹沟。

清肺利喉、解毒、消肿止血。

豆包菌

为地星科植物 *Pisolithus tinctorius*（Pers.）Cooke et Couch 的全体。

生于林下、山坡。分布于彭州。

消肿止血，用于冻疮流水、痈肿、疔毒、瘀血肿痛、无名肿毒、消化道出血、外伤所致的各种出血症。

鸟巢菌科 Nidulariaceae

粪生黑蛋巢

为鸟巢菌科植物 *Cyathus stercoreus*（Schw.）de Toni 的子实体。

生于粪土、堆肥、垃圾、田野。分布于金堂。

健胃、止痛，用于胃痛、消化不良。

隆纹黑蛋巢

为鸟巢菌科植物 *Cyathus striatus* Willd. ex Pers. 的子实体。

生于朽木或腐殖土上。分布于四川省。

健胃、止痛，用于胃痛、消化不良。

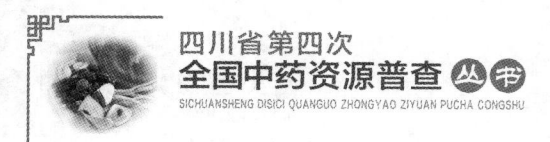
暗色孢科 Dematiaceae

稻尾孢

为暗色孢科植物 *Cerospora oryzae* Miyake 的孢子。

生于水稻叶上。分布于全川。

抗腹水癌。

丛梗孢科 Moniliaceae

白僵蚕

白僵菌。

为丛梗孢科植物 *Beauveria bassiana*（Bals.）Vuill 感染的僵蚕。

寄生于昆虫的幼虫、蛹、成虫体上。分布于盆地丘陵地区。

祛风镇惊、消炎化痰，用于惊风、痉挛抽搐、头痛、咽喉痛、乳蛾、皮肤瘙痒、丹毒。

地衣植物

石蕊科 Cladoniaceae

筛石蕊

为石蕊科植物 *Cladonia aggregata*（Sw.）Ach. 的地衣体。

生于地上、草丛，常与苔藓混生。分布于四川省。

用于提取抗生素。

太白花

山岭石蕊。

为石蕊科植物 *Cladonia alpestris*（L.）Rabht. 的枝状体。

生于岩石上。分布于什邡、达州市、巴中市、木里、宁南。

平肝潜阳、调经止血，用于头昏目眩、高血压、虚劳、偏头痛、鼻衄、崩漏、月经不调、白带。

金刷把

撒脱丽邦嚓（藏名）、松石蕊（达州市）。

为石蕊科植物 *Cladonia fallax* Abbayes 的枝状体。

生于高山树干基部。分布于德格、达州、巴中、通江、南江、越西、木里、宁南、盐源、美姑、喜德。

用于癫痫、精神分裂症、头目眩晕、神经衰弱、跌打损伤、烧烫伤。

藏医：镇静、消炎、收敛、止痛。

细石蕊

太白鹿角、撒脱丽邦嚓（藏名）。

为石蕊科植物 *Cladonia gracilis*（L.）Willd. 的枝状体。

生于岩石上、树干基部。分布于什邡、德格。

镇静、止痛、收敛，用于癫痫、精神分裂症、头目眩晕、神经衰弱、跌打损伤、烧烫伤。

藏医：镇静、消炎、收敛、止痛。

石蕊

雪茶、地花。

为石蕊科植物 *Cladonia rangiferina*（L.）Web. 的枝状体。

生于海拔 2 500 ~ 3 500 m 岩石上、腐殖土、沙质土上。分布于乐山、甘孜州、雷波、美姑、金阳、甘
洛、越西、什邡、洪雅、峨眉山、盐源、宁南、金阳。

清热解毒、解表、除湿、凉血、养肝、明目，用于肺热咳嗽、衄血、吐血、痈疽肿毒。

雀石蕊

为石蕊科植物 *Cladonia stellaria*（Opiz）Pouzar et Vezda 的枝状体。

生于高山草丛中、地上、针叶林下。分布于四川省。

平肝、健胃、调经、止血，用于眩晕、偏头痛、五脏虚劳、月经不调、带下病、衄血、高血压。

林生石蕊

雪茶、石蕊。

为石蕊科植物 *Cladonia synatica*（L.）Hoffm. 的枝状体。

生于海拔 2 500 m 的岩石上。分布于峨眉山、甘孜州、凉山州。

清热解毒、解表、除湿、凉血，用于肺热、咳嗽、吐血、痈疽肿毒等。

珊瑚枝科 Stereocaulaceae

裸珊瑚枝

为珊瑚枝科植物 *Sterocaulon exutum* Nyl. 的地衣体。

生于裸露的岩石上。分布于四川省。

凉血、降压、止血，用于吐血、衄血、高血压。

梅衣科 Parmeliaceae

冰岛衣

为梅衣科植物 *Cetraria ialandica*（L.）Ach. 的地衣体。

生于高山草丛、岩石上。分布于四川省。

调肠胃、助消化。

鲍藓

石花（绵阳）。

为梅衣科植物 *Cetraria ornata* Mull Arg. 的全株。

生于林下阴湿处。分布于南充、绵阳市。

清热、凉血、利尿，用于外伤出血、火淋、风湿痒疹等。

金丝刷

红雪茶。

为梅衣科植物 *Lethariella cladonioides*（Nyl.）Krog. 的地衣体。

生于高山针叶林的树上、朽木上。分布于稻城。

镇静安神、消炎止痛。

金丝带

为梅衣科植物 *Lethariella zahlbruckneri*（Dr.）Krog. 的地衣体。

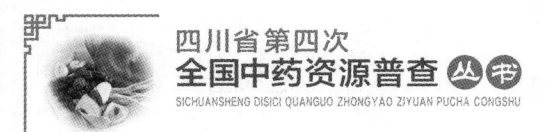

生于高山针叶林的树上、朽木上。分布于四川省。

祛风除湿，用于劳伤、腰腿疼痛。

藻纹梅花衣

石花、石衣、石苔、乳花、梅藓、石梅衣、多哲麦朵（藏名）。

为梅衣科植物 *Parmelia saxatilis* Ach. 的全体。

生于海拔 1 000～3 500 m 的桦树及岩石上。分布于金川、九寨沟、理县、黑水、茂县、汶川、小金、德格、丹巴、稻城。

养血、明目、补肾、利尿、清热解毒、利湿、止崩漏，用于膀胱湿热、黄疸、风湿腰痛、崩漏、视物模糊，外用于皮肤瘙痒、脚癣、小儿口疮、白癜风。

藏医：清热、止血，用于崩漏、外伤出血，鲜品用于烫伤。

梅衣

白石花、石花、石衣、虾膜皮、多哲麦朵（藏名）。

为梅衣科植物 *Parmelia tinctorum* Despr. 的叶状体。

生于海拔 300～3 000 m 的树干或岩石上。分布于康定、泸定、新龙、德格、道孚、开江、达州。

清热解毒、凉血，用于无名肿毒、外用适量，用菜油调敷患处。

藏医：清热、止血、解毒，用于崩漏、外伤出血，鲜品用于烫伤。

松萝科 Usneaceae

亚洲树发

头发菜、黑丝草（达州市）。

为松萝科植物 *Alectoria asiatica* Du et Rictz. 的丝状体。

生于树上。分布于开江、通江、南江。

滋补肝肾、收敛止汗，用于头昏、心悸、肾虚体弱、遗精、盗汗，外用于黄水疮。

节松萝

环裂松萝、海风藤、树挂、老君须、山挂面、欧拐（藏名）。

为松萝科植物 *Usnea diffracta* Vain. 的丝状体。

生于海拔 2 500 m 以上的冷杉树上。分布于绵阳、乐山、昭觉、美姑、金阳、布拖、宜宾、泸州、什邡、石渠、德格、甘孜、乡城、九龙、洪雅、万源、通江、南江、峨眉山。

清肝明目、祛风除湿、通络、止咳化痰、止血、清热解毒，用于头痛、肝风头目昏花、目赤、咳嗽痰多、感染头痛、疟疾。用于肺结核、慢性支气管炎、烧伤、子宫颈糜烂、阴道滴虫，外用治中耳炎、疮疖、淋巴结核、创伤感染、术后伤口感染等（甘孜州、达州市）。

藏医：清热解毒、止咳化痰，用于咳嗽痰多、潮热、瘰疬、乳腺炎、外伤感染。

花松萝

为松萝科植物 *Usnea florida* Wigg. 的丝状体。

生于冷杉树等高山森林树枝上。分布于昭觉、布拖、美姑。

有小毒，清热解毒、止血。

长松萝

海风藤、白布罗嗦、蜈蚣松萝、天蓬草、山挂面、醒别、欧拐（藏名）。

为松萝科植物 *Usnea longissima* Ach. 的丝状体。

生于海拔 1 500～4 200 m 的冷杉树等高山森林树枝上。分布于茂县、金川、九寨沟、绵阳、昭觉、美姑、金阳、布拖、木里、盐源、冕宁、德格、泸定、峨眉、炉霍、泸定、丹巴、德格、康定、雅江、理塘、得荣、乡城、九龙、石渠、白玉、道孚、新龙、绵阳市、洪雅、通江、峨眉山。

镇静、安神、补肝益肾、强心利湿、滋补心肾、祛风除湿、通络、清热解毒、止血、舒筋活血、拔毒生肌、驱虫、止咳化痰，用于风湿骨痛、风湿关节炎、颈淋巴结核、跌打损伤、刀伤、疮疖、肺热咳嗽、温病初起发烧、口渴、肺结核、慢性支气管炎，外用治中耳炎。

藏医：清热解毒、止咳化痰，用于外伤感染、咳嗽痰多、潮热、瘰疬、乳腺炎。

粗皮松萝

为松萝科植物 *Usnea montis-fuji* Mot. 的丝状体。

生于冷杉树上。分布于四川省。

清热止痛、止血生肌、驱蛔虫，用于外伤出血、跌打损伤、无名肿毒、风湿关节痛。

毛盘松萝

龙须菜（泸定）。

为松萝科植物 *Usnea steineri* A. Zahlbr. 的丝状体。

生于冷杉树上。分布于康定、泸定。

食用。

地茶科 Thamnoliaceae

雪地茶

为地茶科植物 *Thamnolia subuliformis*（Ehrh.）W. Culb. 的地衣体。

生于高寒山地的地上、草丛中。分布于四川省西部。

清热、解渴、醒脑、安神。

地茶

太白茶、高山白菜、雪茶、太平茶、蛔样地衣。

为地茶科植物 *Thamnolia vermicularis*（Ach.）Asahina. 的地衣体。

生于海拔 2 800～5 100 m 的荒草坡、石头表面。分布于乐山、什邡、德格、丹巴、得荣、道孚、石渠、九寨沟、茂县、若尔盖、壤塘、金川、松潘、黑水、小金、洪雅、开江、峨眉山、布拖、盐源、木里、喜德、西昌、美姑、越西、盐边。

清热解毒、养心安神、醒脑、明目，用于中暑、心中烦热、阴虚潮热、肺痨、虚劳骨蒸、肺热咳嗽、癫痫狂躁、神经衰弱、高血压、哮喘、小儿口疮。

藏医：清热、醒脑、生津、明目，用于热病、口渴、神疲、眼花。

牛皮叶科 Stictaceae

光肺衣

为牛皮叶科植物 *Lobaria kurokawae* Yoshim. 的地衣体。

生于岩石、地上及树干上。分布于四川省。

消食健胃、消炎止痛、利水，用于消化不良、水肿。

肺衣

兜衣、石龙皮、老龙皮、石龙衣。

为牛皮叶科植物 *Lobaria pulmonaria* Hoffm. 的全株。

生于海拔 2 800 m 以上的高山岩石及树干上。分布于彭州、木里、盐源、美姑、洪雅。

清热、利湿、生肌、止血、健脾、祛风，用于风湿痹痛、跌打损伤。

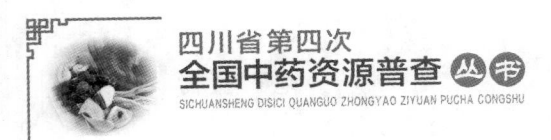

网肺衣

老龙皮、老牛皮、石龙皮、龙皮菜。

为牛皮叶科植物 *Lobaria retigera* Trev. 的叶状体。

生于潮湿地上。分布于德格、泸定、康定、丹巴、雅江、稻城、万源、南江、峨眉山。

健脾利水、祛风止痒，用于消化不良、小儿疳积、肾炎水肿、腹水、皮肤瘙痒。

牛皮叶

为牛皮叶科植物 *Sticta miyoshiana* Mull. -Arg. 的地衣体。

生于潮湿地上、岩石上。分布于四川省。

健脾利湿。

老龙皮

牛皮叶。

为牛皮叶科植物 *Sticta pulmonacea* Ach. 的全株。

生于潮湿地上。分布于全川。主要分布于乐山、金川、壤塘、马尔康、理县、茂县、汶川、小金。

健脾利湿、清热解毒、明目。

苔藓植物

泥炭藓科 Sphagnaceae

大泥炭藓

石花。

为泥炭藓科植物 *Sphagnum cymbifolium* Ehrh. 的全株。

生于海拔 3 800 m 的高山箭竹林下。分布于布拖、什邡。

清热。

白齿泥炭藓

为泥炭藓科植物 *Sphagnum girgensohnii* Russ. 的全株。

生于林地沼泽或冷杉林下。分布于阿坝州、泸定。

清热、明目、止血、止痒。

泥炭藓

为泥炭藓科植物 *Sphagnum palustre* L. 的植物体。

生于沼泽。分布于四川省。

清热、明目、止血、止痒。

粗叶泥炭藓

为泥炭藓科植物 *Sphagnum squarrosum* Crom. 的植物体。

生于林地沼泽或积水林地。分布于四川省。

清热、明目、止血、止痒。

曲尾藓科 Dicranaceae

梨柄曲尾藓

为曲尾藓科植物 *Campylopus fragilis*（Brid）B. S. G. var. *pyriformis*（Schultz.）Agstr. 的全株。

生于阴湿林下朽木上。分布于四川省。

用于跌打损伤、老年虚咳、风湿麻木。

多蒴曲尾藓

为曲尾藓科植物 *Dicranum majus* Turn. 的全株。

生于阴湿林下朽木上。分布于乐山、洪雅。

清热解毒、止咳祛痰，用于肺热咳嗽、痈肿疮毒、肺痨咳喘。

山毛藓

为曲尾藓科植物 *Oreas martiana*（Hopp. et Hornsch.）Brid. 的全株。

生于高山地上。分布于四川省。

祛风除湿、清热养阴、止血、安神、镇痛，用于风湿麻木、阴虚潮热、肾虚、癫痫、外伤出血。

葫芦藓科 Funariaceae

葫芦藓

石松毛、牛毛七、红孩儿（达州）。

为葫芦藓科 *Funaria hygrometrica* Hedw. 的全株。

生于海拔 3 000 m 以下的潮湿地上及岩石上。分布于乐山、凉山州、南充市、洪雅、达州市、峨眉山、泸定、稻城、乡城、得荣、巴塘。

清热解毒、凉血止血、除湿止痛、活血，用于跌打损伤、痨伤吐血、肺痈吐血、风湿痹痛。

壶藓科 Splachnaceae

并齿藓

为壶藓科植物 *Tetraplodon mnioides*（Hedw.）B. S. G. 的全株。

生于鸟粪和动物尸体上。分布于稻城。

镇静安神，用于中风、痫症、心悸。

真藓科 Bryaceae

真藓

为真藓科植物 *Bryum argenteum* Hedw. 的全株。

生于屋边、山坡、岩石上、火烧后的林地。分布于稻城。

清热解毒，用于痢疾、鼻窦炎。

暖地大叶藓

岩谷伞、回心草、铁脚一把伞（达州）。

为真藓科植物 *Rhodobryum giganteum* Par. 的全株。

生于海拔 1 200 m 以上的潮湿林地。分布于乐山、邛崃、崇州、峨眉、洪雅、宣汉、万源、南江、峨眉山、盐边。

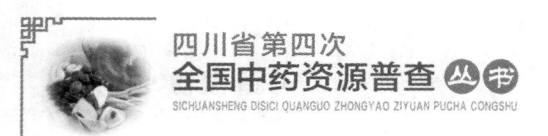

清热解毒、凉血止血、疏风明目，用于肺热、咳嗽、肝风目翳。又养心安神、清肝明目，用于心悸、神经衰弱、目赤肿痛。

大叶藓

小青药。

为真藓科植物 *Rhodobryum roseum*（Hedw.）Limpr. 的全株。

生于山坡林下、岩石上、朽木等潮湿处。分布于凉山州各县。

养心安神、活血祛瘀、壮阳，用于肾虚、阳痿、心悸、外伤出血。

提灯藓科 Mniaceae

提灯藓

尖叶提灯藓。

为提灯藓科植物 *Mnium cuspidatum*（Hedw.）T. Kop. /*Plagiomnium cuspidatum* 的全草。

生于林下、溪边阴湿处。分布于南充。

清热、凉血止血，用于吐血、鼻血、尿血、崩漏等症。

珠藓科 Bartramiaceae

泽藓

为珠藓科 *Philonotis fontana*（Hedw.）Bird. 的全株。

生于海拔 800～3 200 m 的林下岩石上、沼泽地。分布于四川省。

清热解毒，用于烧烫伤、乳蛾、咽喉痛、疮疖痈肿。

木毛藓科 Spiridentaceae

木毛藓

木毛衣。

为木毛藓科植物 *Spiridens reinwardtii* Nees. 的全株。

生于潮湿岩石上。分布于乐山、洪雅。

清热解毒、消肿止痛，用于肺热咳嗽、烧烫伤。

万年藓科 Climaciaceae

万年藓

为万年藓科植物 *Climacium dendroides*（Hedw.）Web et Mhr. 的全草。

生于潮湿处。分布于宣汉、万源、南江、喜德。

活血祛瘀，用于跌打损伤、目生云翳与红丝。

白齿藓科 Leucodontaceae

偏叶白齿藓

为白齿藓科植物 *Leucodon secundus*（Harv.）Mitt. 的全株。

生于林下岩石上、树干上。分布于稻城。

散瘀消肿、止血、止痛。

蔓藓科 Meteoriaceae

毛扭藓

为蔓藓科植物 *Aerobryidium filamentosum*（Hook.）Fleisch. 的全株。

生于树干、岩石上。分布于四川省。

清热解毒，用于烧烫伤。

羽藓科 Thuidiaceae

大羽藓

为羽藓科植物 *Thuidium cymbifolium*（Doz. et Molk.）Doz. et Molk. 的全株。

生于海拔 500～3 300 m 的林地、路旁的树干、岩石上。分布于稻城、乡城、得荣、凉山州、阿坝州、成都市。

祛腐生肌、清热解毒。

柳叶藓科 Amblystegiaceae

长叶牛角藓

为柳叶藓科植物 *Cratoneuron commutatum*（Hedw.）Roth. 的全体。

生于水边的钙土上，流水经过的石灰岩或沼泽地。分布于道孚。

藏医：宁心安神，用于心慌、心跳。

薄网藓

为柳叶藓科植物 *Leptodictyum riparium*（L. ex Hedw.）Warnst. 的全株。

生于湿草地、池塘中。分布于四川省。

清热利湿。

绢藓科 Entodontaceae

密叶绢藓

为绢藓科密叶绢藓 *Entodon compressus*（Hedw.）C. Muell. 的全株。

生于高山区的树干基部、石灰岩上。分布于四川省。

利尿，用于水肿病。

灰藓科 Hypnaceae

大灰藓

为灰藓科植物 *Hypnum plumaeforme* Wils. 的全株。

生于松林、山坡、草地、石灰岩上。分布于四川省。

清热凉血，用于咯血、吐血、衄血、血崩。

鳞叶藓

为灰藓科植物 *Taxiphyllum taxirameum*（Mitt.）Fleisch. 的全株。

生于低山林下、岩石上、树干基部。分布于四川省。

消炎、止血，用于外伤出血。

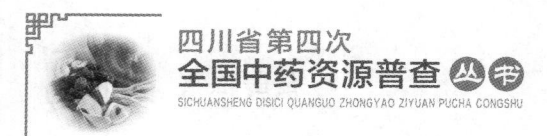

金发藓科 Polytrichaceae

波叶仙鹤藓

为金发藓科植物 *Atrichum undulatum*（Hedw.）P. Neauv. 的全株。
生于山地阴湿处、路旁山坡、成丛。分布于四川省。
抗菌。

东亚小金发藓

为金发藓科植物 *Pogonatum inflexum*（Lindb.）Lac. 的全株。
生于海拔 1 300 m 以下的林缘、路旁土坡。分布于全川。
镇静、安神、止血，用于失眠、癫狂、跌打损伤、吐血。

金发藓

小松柏、土马鬃、矮松树、立筋草（南充）、大金发藓。
为金发藓科植物 *Polytrichum commune* Hedw. 的全株。
生于山坡林下阴湿地上。分布于乐山、美姑、雷波、甘洛、洪雅、峨眉山。
清热解毒、凉血化血、利尿通便、活血止血、祛风除湿、镇咳，用于风湿关节痛、肺痨吐血、肺热咳嗽、阴虚盗汗。败毒、止血、补脾、润肠（峨眉山）。

桧叶金发藓

为金发藓科植物 *Polytrichum juniperinum* Willd. ex Hedw. 的全株。
生于高山干燥的红松、云杉、落叶松林下。分布于四川省西部。
消炎、抗菌、抗癌。

小口小金发藓

为金发藓科植物 *Polytrichum microstomum*（Schwaegr.）Brid. 的全株。
生于阴湿岩壁上。分布于越西、普格、西昌。
利尿通便、活血止血（越西）。

耳叶苔科 Frullaniaceae

串珠耳叶苔

为耳叶苔科植物 *Frullania tamarisci*ssp.（L.）Dum. moniliata（Reinw. Bl. et Nees）Kamim. 的全株。
生于山地林下、阴坡岩石上。分布于四川省。
补肾、清心明目，用于目赤肿痛。

瘤冠苔科 Aytoniaceae

石地钱

为瘤冠苔科植物 *Reboulia hemisphaerica*（L.）Raddi 的全株。
生于干燥土坡、石壁、石缝中。分布于稻城、得荣。
清热止血、消肿解毒，用于外伤出血、跌打肿痛。

蛇苔科 Conocephalaceae

蛇苔

地皮斑。

为蛇苔科植物 *Concephalum conicum*（L.）Dum. 的全株。

生于阴湿地上。分布于乐山、洪雅、宣汉、通江、南江、峨眉山。

清热解毒、消肿止痛，用于痈疮肿毒、蛇虫咬伤、烧烫伤、外伤骨折、疔疮。

白点蜈蚣衣

多则（藏名）。

为蛇苔科植物 *Physcia aipolia*（Ehrh.）Hampe 的全体。

生于海拔 2 000～3 100 m 的树上、岩石上。分布于巴塘。

藏医：清热止血，用于崩漏。

地钱科 Marchantiaceae

毛地钱

为地钱科植物 *Dumortiera hirsuta*（Sw.）Reinw.，Bl. et Nees 的全株。

生于阴暗潮湿处、石壁上。分布于四川省。

清热解毒、拔毒、生肌。

地钱

石锅巴、石云块（合江）、地黄花（长宁）、地梭罗、地浮萍、一团云、龙眼草、巴骨龙、石灵芝（绵阳）。

为地钱科植物 *Marchantia polymorpha* L. 的全株。

生于潮湿地上、阴湿岩石上。分布于全川，乐山、合江、长宁、凉山州、石渠、稻城、乡城、南充市、绵阳市、洪雅、邻水、大竹、达州、峨眉山。

清热解毒、生肌止血、拔毒、祛瘀，用于烫火伤、癣、疮痈肿毒、刀伤、骨折、烂脚疮、臁疮、慢性骨髓炎、毒蛇咬伤。烘干研粉调菜油敷，治下肢溃疡以及刀伤骨折。全体研末吞水治水泄（长宁）。

蕨类植物

石杉科 Huperziaceae

中华石杉

为石杉科植物 *Huperzia chinensis*（Christ.）Ching 的全株。

生于林下树上、阴湿的石上。分布于石棉。

祛风除湿、清热、消肿止痛，用于关节酸痛、跌打损伤、缠腰火丹、瘰疬。

皱边石杉

为石杉科植物 *Huperzia crispata*（Ching.）Ching 的全株。

生于林下树干、石上。分布于洪雅、天全。

化瘀、止血、固肾涩精、益气。

峨眉石松

千层塔、虱子草。

为石杉科植物 *Huperzia emeiensis*（Ching et H. S. Hung）Ching et H. S. Hung/ *Lycopodium omeiensis* Ching et H. S. Hung 的全草。

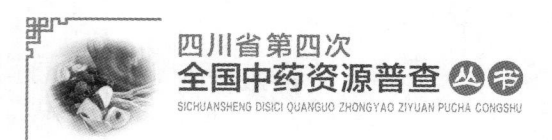
生于灌木丛中。分布于峨眉、洪雅。

祛风、胜湿、活血、活络止痛、收敛止血、解毒消肿、灭虱，用于风湿痹痛、腰膝酸软、跌打损伤。

小杉兰

为石杉科植物 *Huperzia selago*（L.）Bernh. ex Schrank. et Mart. /*Lycopodium selago* L. 的全草。

生于海拔 1 200～2 200 m 的针叶林、阔叶林下、灌木丛中。分布于峨眉山、金川、崇州。

祛风除湿、续筋止血、消肿止痛，用于风湿疼痛、跌打损伤、外伤出血、瘾疹、蛇咬伤。

蛇足石杉

矮杉树（屏山、叙永、合江）、千层塔、千年矮（珙县）、虱子草（高县、长宁、合江、叙永）、还魂草（高县、南充）、毛青杠（叙永）、万年青（古蔺）、蛇足草。

为石杉科植物松 *Huperzia serrata*（Thunb.）Trev. /*Lycopodium serratum* Thunb. 的全草。

生于海拔 2 200 m 以下的密林沟谷岩石上、林下等潮湿地。分布于乐山、屏山、叙永、合江、珙县、高县、长宁、古蔺、邛崃、崇州、雷波、美姑、金阳、广安、岳池、洪雅、开江、达州、大竹、邻水、渠县、宣汉、平昌、万源、峨眉山、名山、天全、雅安、石棉、峨边。

清热解毒、消肿止痛、退热、除湿、散瘀、收敛止血、止带，用于肺炎、肺痈、劳伤吐血、肺热咳嗽、瘀血肿痛、风湿麻木、痔疮便血、白带、跌打损伤、痈疖肿毒、毒蛇咬伤、烧烫伤。

虱婆草

为石杉科植物 *Huperzia serrata*（Thunb.）Trev. f. *intermedia*（Nakai）Ching. 的全株。

生于林下、岩石上等阴湿处。分布于四川省。

用于肺痨。

马尾石松

金丝条马尾杉、捆仙绳。

为石杉科植物 *Phlegmariurus fargesii*（Hertter.）Ching/ *Lycopodium siebodium* Miq. 的全株。

生于林中树干、地上。分布于雅安、荥经、芦山、犍为。

祛风除湿、舒筋活络，用于风湿骨痛、肌肉痉挛、跌打损伤。

有柄马尾杉

为石杉科植物 *Phlegmariurus hamiltonii*（Spreng.）Love et Love var. *petiolauts*（Clarke）Ching 的全株。

生于林中树干、地上。分布于四川省。

舒筋活络、利水渗湿，用于腰痛、跌打损伤、水肿。

石松科 Lycopodiaceae

矮小石松

伸筋草（峨眉）。

为石松科植物 *Diphasiatrum veitchii*（Christ.）Holub. 的全草。

生于疏林下、向阳山坡。分布于峨眉、荥经、汶川。

祛风除湿、通经活络、消炎镇痛，用于腰腿痛、关节痛、刀伤、跌打损伤、烧烫伤。

藤石松

石藤子石松。

为石松科植物 *Lycopodiastrum casuarinoides*（Spring.）Holub. 的全草。

生于海拔 300～1 200 m 的山坡灌木丛、林缘、灌木丛、林下、岩石上。分布于全川，屏山、合江、古蔺、江安、叙永、长宁、大邑、广安、岳池、武胜、南充、洪雅、开江、大竹、邻水、雷波、荥经。

舒筋活血、消炎镇痛、祛风除湿、散寒，用于风湿麻木、筋骨疼痛、脚转筋痛、扭伤瘀血、乙型脑炎后遗症、小儿麻痹症、月经不调。

单穗石松

多穗石松、松筋草（洪雅）、伸筋草（达州市）、杉蔓石松（峨眉）。

为石松科植物 *Lycopodium annotinum* L. 的全草。

生于针叶林、针阔混交林下、潮湿草丛中。分布于峨眉山、洪雅、达州市、金阳。

清热解毒、活血、止痛。舒筋活络、祛风除湿，用于风湿骨痛、跌打损伤、筋骨疼痛、肢体麻木（洪雅、达州）。止血、续筋，用于跌打损伤，外伤出血（峨眉）。

垂穗石松

石松、伸筋草（屏山、叙永、长宁）、筋骨草、藏猫草（合江、纳溪、隆昌）、铺地蜈蚣（峨眉）、灯笼草、舒筋草（彭州）

为石松科植物 *Lycopodium cernuum* L. / *Phalhinhaea cernua*（L.）Franco et Vasc. 的全草。

生于海拔2 200 m以下的灌木丛、沟谷、路旁酸性土、林下岩石上。分布于乐山、泸州、内江、邛崃、洪雅、达州、大竹、邻水、峨眉山、越西、宁南、盐源、雅安、彭州、峨边。

祛风除湿、舒筋活络、活血止痛、止血，用于肺热咳嗽、周身麻木、风湿疼痛、拘挛、脚膝冷痛、肝炎、痢疾、风疹、目赤、吐血、衄血、便血、跌打损伤、烫火伤、脚转筋。用于尿路感染（达州市）。用于小儿疳积（彭州）。

石松

伸筋草、藏猫草（兴文、叙永）、老虎草（古蔺）、野人草（叙永）、血筋草（屏山）、过山龙、宽筋藤、金腰带、蓑衣草（南充）。

为石松科植物 *Lycopodium clavatum* L. /*L. japonicum* Thunb. 的全草。

生于海拔2 200 m以下的灌木丛中及潮湿林下。分布于古蔺、叙永、筠连、珙县、江安、兴文、宜宾、屏山、彭州、什邡、邛崃、泸定、康定、丹巴、广安、岳池、武胜、苍溪、绵阳市、金川、九寨沟、阿坝州、洪雅、开江、大竹、邻水、渠县、宣汉、巴中、万源、峨眉山、峨边、雅安市、美姑、布拖、金阳等凉山州各县。

舒筋活血、祛风除湿、散寒消肿、活络止痛、强壮、利尿通淋，用于风寒湿痹、风湿疼痛、筋骨不利、关节酸痛、拘挛麻木、四肢软弱、脚膝冷痛、水肿、脚转筋、肝炎、痢疾、外伤出血、跌打损伤、经闭、痛经。

地刷子石松

地刷子、狼鸡草、舒筋草（叙永）、风藤草（古蔺）、大伸筋草、花柏枝（屏山）、过江龙、扁枝石松。

为石松科植物 *Lycopodium complanatum* L. / *Diphasiatrum complanatum*（L.）Holub. 的全草。

生于海拔2 800 m以下的向阳山坡林下及潮湿草丛中。分布于全川，叙永、兴文、古蔺、屏山、美姑、雷波、金阳、洪雅、渠县、邻水、宣汉、雅安、米易、会东、会理、西昌、石棉、峨边、峨眉、筠连、青川、凉山州各县。

疏风胜湿、舒筋活络、活血、利尿通经、散瘀止痛、消炎，用于风湿痹痛、麻木不仁、筋骨疼痛、淋病、干咳无痰、水肿、肝炎、痢疾、关节酸痛、外伤出血、跌打损伤、烧烫伤、月经不调。用于疯狗咬伤（合江）。

玉柏石松

玉松柏、伸筋草、舒筋草。

为石松科植物 *Lycopodium obscurum* L. 的全草。

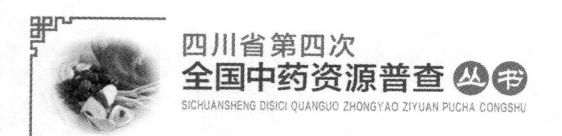

生于海拔 800～2 700 m 的向阳山坡及灌木丛中。分布于乐山、汶川、茂县、理县、彭州、什邡、布拖、金阳、洪雅、峨眉山、泸定、雷波、金阳、布拖、越西、芦山、汉源、石棉。

舒筋活血、祛风散寒、利尿通经、除湿止痛，用于痨伤吐血、风湿痛、神经痛、四肢关节疼痛、跌打损伤。

柄叶石松

杉树叶、矮杉树（合江）、千层塔。

为石松科植物 *Lycopodium petiolatum* Hert. 的全草。

生于海拔 1 000 m 以上的灌木丛中。分布于屏山、古蔺、合江、叙永、洪雅、乐山。

清热解毒，用于蛇咬伤、跌打损伤。又祛风除湿、活血通络，用于风湿骨痛、跌打损伤。用于咳嗽气紧（叙永）。

万年松

为石松科植物 *Lycopodium pulcherrimum* Wall. 的全草。

生于灌木丛中。分布于天全、雅安、名山、宝兴。

用于麻疹。

四川石松

为石松科植物 *Lycopodium sutchuenianum* Herter. 的全草。

生于灌木丛中。分布于绵阳、广元。

清热解毒、止血、消肿。

卷柏科 Selaginellaceae

大叶卷柏

为卷柏科植物 *Selaginella bodinieri* Hieron. ex Christ 的全草。

生于山坡阔叶林中。分布于峨边。

清热利湿、舒筋活络、抗癌，用于风热咳嗽、水肿、跌打损伤、癌肿。

毛枝卷柏

地柏枝、拔云丹、岩白草、布朗卷柏。

为卷柏科植物 *Selaginella braunii* Baker 的全草。

生于潮湿草丛中。分布于开江、大竹、邻水、宣汉、巴中、通江。

清热解毒、消肿、止咳，用于黄疸、烧烫伤、肺痨咳嗽。

鞘舌卷柏

缘毛卷柏、装饰卷柏。

为卷柏科植物 *Selaginella compta* Hand.-Mazz. 的全草。

生于山坡林缘阴湿处、岩石边。分布于得荣、巴塘、丹巴。

清热利湿、通经活络，用于胆囊炎、黄疸、痢疾、泄泻、肺痈、风湿关节痛、烧烫伤。

蔓生卷柏

蔓出卷柏。

为卷柏科植物 *Selaginella davidii* Franch. 的全草。

生于海拔 2 400 m 以下的潮湿草丛中。分布于乐山、洪雅、万源、宁南、普格、会东、西昌、越西、木里、昭觉。

清热解毒、舒筋活络、止痛，用于风湿性关节炎、筋骨疼痛、跌打损伤。

薄叶卷柏

卷柏叶、地柏香（长宁）、爬山草（筠连）、细蕨萁（江安）、地柏枝、地柏叶（峨眉山）。

为卷柏科植物 *Selaginella delicatula*（Desv. ex Poir.）Alston 的全草。

生于海拔 300~1 500 m 的林下、路旁、潮湿草丛中。分布于屏山、合江、古蔺、叙永、长宁、筠连、宜宾、兴文、合江、江安、乐山、洪雅、峨眉山、峨边。

清热解毒、活血祛瘀、止痛，用于无名肿毒、风湿骨痛。祛风退热，用于小儿惊风、麻疹（宜宾）。

深绿卷柏

石打穿、铺地卷柏（合江）、莲叶卷柏（宜宾）、岩上柏、地卷柏（高县）、小过江龙。

为卷柏科植物 *Selaginella doederleinii* Hieron. 的全草。

生于海拔 400~2 300 m 的林下、溪边、潮湿草丛中。分布于合江、珙县、古蔺、宜宾、屏山、高县、乐山、洪雅、开江、渠县、宣汉、平昌、巴中、峨眉山、天全、宝兴、峨边、马边。

祛风胜湿、消肿止痛、清热解毒、抗癌、止血、止咳、消炎，用于风湿痹痛、风寒咳嗽、跌打损伤、肝硬化、盗汗、烫火伤、痔疮出血。又用于癌症、肺炎、扁桃体炎、眼结膜炎、乳腺炎（达州）。

兖州卷柏

地柏枝（古蔺、高县、高县、合江、隆昌）、凤凰衣（合江）、红烧伤（屏山）、地柏桠（南充）、地柏叶（峨眉山）。

为卷柏科植物 *Selaginella involens*（Sw.）Spring 的全草。

生于海拔 300~3 500 m 的阴湿山坡疏林下、石壁、草丛中。分布于全川，泸州、乐山、九寨沟、黑水、汶川、理县、古蔺、高县、合江、隆昌、屏山、南溪、叙永、崇州、彭州、什邡、雷波、南充市、洪雅、达州、渠县、平昌、万源、峨眉山、泸定、雷波、普格、冕宁、喜德、德昌、布拖、昭觉、石棉、宝兴、天全、峨边、马边。

清热解毒、消炎止痛、凉血止血、活络止痛、利胆、镇咳、化痰定喘、利水消肿、利尿，用于肝炎、胆囊炎、感冒咳嗽、吐血、衄血、脱肛、下血、痰咳、哮喘、黄疸、水肿、淋病、带下、烫火伤、羊痫风、外伤出血。又治疗精神分裂症。

地柏

石打穿（绵阳）、翠云草（万源）。

为卷柏科植物 *Selaginella kraussiana*（G. kunze）A. Br. 的全草。

生于山区阴湿的岩石边。分布于绵阳市、万源。

清热解毒、凉血止血、镇咳祛痰、祛瘀散结，用于肺热咳嗽、火烫伤、内脏出血、外伤出血、疮痈肿毒、痔疮、癌症初起。地柏配半枝莲、排风藤、蜂房、苡仁治癌症初起。

细叶卷柏

鸡脚草。

为卷柏科植物 *Selaginella labordei* Hieron. 的全草。

生于海拔 1 500~2 500 m 的潮湿林下、草丛中。分布于九寨沟、金川、茂县、黑水、理县、松潘、乐山、洪雅、万源、通江、峨眉山、峨边。

清热解毒、平喘、消炎、退热、凉血止血、祛风除湿、杀菌，用于肺热咳嗽、伤风鼻塞、肝炎、胆囊炎、小儿高热惊厥、哮喘、浮肿、小儿疳积、口腔炎、鼻渊、月经过多、外伤出血、咯血、衄血、血淋、风湿痹痛、烧烫伤、小儿惊风、毒蛇咬伤。

江南卷柏

地柏枝、鸡爪连（宜宾）、岩柏枝（达州）。

为卷柏科植物 *Selaginella moellendorfii* Hieron. 的全草。

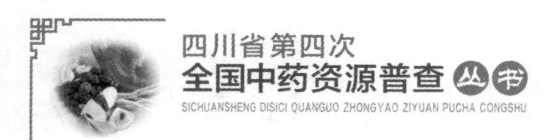
生于海拔2 300 m以下的阴湿的岩石、林下、溪边、草丛中。分布于泸州、乐山、宜宾、合江、屏山、什邡、崇州、邛崃、彭州、雷波、金阳、绵阳市、洪雅、宣汉、南江、峨眉山、峨边。

清热解毒、通淋、止血、利湿、消炎、利尿,用于肺病咯血、感冒咳嗽、肝炎、胆囊炎、肠炎、痢疾、吐血、痔血、便血、衄血、血崩、黄疸肝炎、全身浮肿、淋病、小儿惊风、跌打损伤、烧烫伤,外用于创伤出血。又治肝炎、疥疮(宜宾)。

伏地卷柏

宽叶卷柏。

为卷柏科植物 *Selaginella nipponica* Franch. et Sav. 的全草。

生于海拔700~2 600 m的路边草丛中、岩石上。分布于茂县、汶川、九寨沟、乐山、彭州、邛崃、洪雅、开江、达州、大竹、邻水、宣汉、巴中、万源、通江、雅江、稻城、丹巴、理塘、道孚、马边、峨边。

清热解毒、利湿、舒筋活络、止血、止咳,用于急性黄疸型肝炎、胆囊炎、肠炎、痢疾、肾炎、水肿、肺结核咯血、疔肿、吐血、痔疮出血、风湿痹痛、腰膝酸软、跌打损伤、淋病、烫火伤、外伤出血。

垫状卷柏

万年青、地柏枝、卷柏、九死还魂草、长生不死草。

为卷柏科植物 *Selaginella pulvinata*(Hook. et Grev.)Maxim. 的全草。

生于海拔1 200~4 200 m的干旱岩石上及路边草丛中。分布于金川、九寨沟、理县、壤塘、马尔康、茂县、汶川、乐山、普格、金阳、雷波、绵阳市、洪雅、万源、汉源、甘孜州、凉山州、天全、石棉、宝兴、芦山、汉源、峨边。

清热止血、活血通经、活络止痛、散瘀、催产,用于血崩、肠风下血、尿血、跌打损伤、难产、子宫出血、便血、脱肛。又清热利湿、疏肝明目,用于风湿肿痛、下肢水肿、经闭腹痛(洪雅)。炒炭止血(达州市)。

疏叶卷柏

为卷柏科植物 *Selaginella remotifolia* Spring 的全草。

生于海拔2 600 m以下的路边草丛中、岩石上。分布于雷波、峨眉山、天全、峨边、马边。

清热解毒、消炎止血、祛湿利尿,用于疮毒、狂犬咬伤、烧烫伤。

圆枝卷柏

红枝卷柏。

为卷柏科植物 *Selaginella sanguinolenta* Spring 的全草。

生于海拔1 200~5 300 m高山干旱岩石上。分布于金川、马尔康、九寨沟、茂县、理县、松潘、黑水、乐山、甘孜州、美姑、越西、甘洛、木里。

清热利湿、止血,用于肝炎、痢疾、外伤出血。

旱地卷柏

旱生卷柏。

为卷柏科植物 *Selaginella stauntoniana* Spring 的全草。

生于路边草丛中。分布于乐山、洪雅。

收敛、凉血、止血,用于吐血、衄血、咳血。

卷柏

还魂草、万年青、俄曲深得尔磨(藏名)。

为卷柏科植物 *Selaginella tamariscina*(Beauv)Spring 的全草。

生于海拔3 200 m以下的干旱岩石、河岸。分布于全川,九龙、康定、德格、稻城、丹巴、新龙、泸定、雅江、乡城、绵阳市、洪雅、雷波、金阳、会东、普格、会理、石棉。

　　生品活血通经、破血、清热止血、活络止痛，用于血崩、肠风下血、尿血、子宫出血、便血、脱肛、经闭、癥瘕、产后出血、跌打损伤。炒炭止血。

　　藏医：收敛止血、通经活血、利尿，用于便血、痔疮、崩漏、闭经、难产、腹胀水肿、癥瘕、骨折。

翠云草

　　地柏枝（高县、长宁）、岩柏（高县）、小爬岩草（屏山）、地虱子（珙县）、兰地柏（峨眉山）。

　　为卷柏科植物 *Selaginella uncinata*（Desv.）Spring 的全草。

　　生于海拔 1 000 m 以下的地山潮湿林下、草丛中。分布于全川，宜宾、合江、屏山、高县、长宁、珙县、南溪、古蔺、叙永、筠连、彭州、雷波、美姑、洪雅、峨眉山、峨边。

　　清热解毒、祛湿利尿、消瘀、止血、利胆，用于急性黄疸型肝炎、胆囊炎、肾炎水肿、痢疾、风湿痹痛、便血、咳嗽吐血、喉痛、痔漏、刀伤、烫火伤。治肺结核（高县）；捣敷用于狗咬伤（屏山）。研末调菜油搽烂疮久不收口（长宁）。

木贼科 Equisetaceae

问荆

　　马草、小木贼（江安）、土麻黄、羊胡草（叙永）、马草（叙永、南溪）、水笔筒（合江）、马草（绵阳）、笔头草、节节草、锁眉草（峨眉）。

　　为木贼科植物 *Equisetum arvense* L. 的全草。

　　生于海拔 2 300 m 以下的田边、沟边、荒野、坡地。分布于全川，金阳、长宁、兴文、隆昌、合江、江安、叙永、南溪、珙县、隆昌、高县、古蔺、邛崃、彭州、崇州、什邡、峨眉、乡城、新龙、泸定、白玉、稻城、炉霍、甘孜、德格、理塘、南充市、绵阳市、若尔盖、茂县、理县、汶川、九寨沟、眉山市、达州市、巴中市、峨眉、峨边、马边。

　　清热解毒、利尿消肿、止咳、凉血止血，用于吐血、鼻衄、便血、咯血、痔疮出血、血崩、倒经、咳嗽气喘、肾炎、白带、淋病、小便不利、月经过多、眼睛红肿、尿路感染。发汗解表（合江）；去潮热、散云翳（南溪）。

笔管草

　　马浮草、木贼（珙县）、壳草、马浮草（古蔺）、笔杆草（兴文）、促测（藏名）、柔弱木贼。

　　为木贼科植物 *Equisetum debile* Roxb. /*Hippochaete debilis*（Roxb.）Ching 的全草或根茎。

　　生于田边、沟边湿润处。分布于全川，珙县、古蔺、兴文、合江、长宁、屏山、叙永、雷波、金阳、普格、绵阳市、眉山市、康定、道孚、稻城、西昌、汉源。

　　清热、疏风热、退翳、明目、利湿、收敛止血，用于目赤胀痛、翳膜胬肉、急性黄疸型肝炎、淋病、血尿、衄血、外感风寒表证。散风热、退翳、止血、利尿（凉山州）

　　藏医：用于便血、崩漏。根茎用于头昏、高血压。

散生问荆

　　马尾草、马浮草（古蔺）、小马草（屏山）、擦草（峨眉山）。

　　为木贼科植物 *Equisetum diffusum* D. Don. 的全草。

　　生于海拔 600 m 以上的田边、沟边潮湿处。分布于乐山、古蔺、屏山、昭觉、金阳、雷波、普格、眉山市、峨眉山、泸定、康定、丹巴、稻城。

　　祛风、清热解毒、利尿、消积，目赤肿痛、淋证、风湿痹痛。又全草煎水服用于衄血及眼生云翳。

笔头草

　　木贼、锉草、毛头草、笔筒草、锁眉草（绵阳）、擦草、贼草（峨眉）。

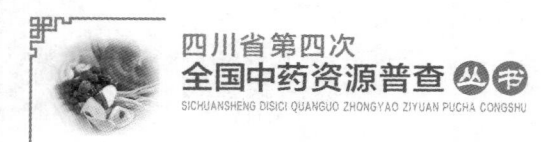

为木贼科植物 *Equisetum hiemale* L. / *Hippochaete hiemale*（L.）N. Borher. 的全草。

生于海拔 2 500 m 以下的田边、沟边。分布于全川，邛崃、稻城、道孚、九龙、炉霍、丹巴、康定、泸定、得荣、乡城、苍溪、阆中、广安、岳池、武胜、金川、九寨沟、茂县、眉山市、宣汉、通江、南江、稻城、炉霍、白玉、石渠、康定、布拖、天全、峨边、马边。

解热、解肌、退目翳、疏风热、收敛止血、利尿，用于目赤肿痛、角膜云翳、肠风下血、痔疮下血、脱肛、血痢、疟疾、喉痛、痈肿。

沼泽问荆

笔管草、犬问荆。

为木贼科植物 *Equisetum palustre* L. 的全草。

生于海拔 2 100 m 以下的田边、沟边。分布于泸州、乐山、眉山市、峨眉山、康定、泸定、丹巴、九龙、峨边、马边。

清热解毒、利水、止血、止咳，用于目赤肿痛、月经过多、崩漏。

多枝木贼

节节草、土木贼（江安、隆昌）、马草（纳溪）、木贼（筠连）、笔杆草（长宁）、木麻黄、草麻黄、木贼草。

为木贼科植物 *Equisetum ramosissimum*（Desf.）Milde. / *Hippochaete ramosissimum*（Desf.）Böerner 的全草。

生于海拔 500～2 900 m 的田边、沟边、小溪边、潮湿处。分布于九寨沟、金川、茂县、理县、乐山、江安、隆昌、纳溪、筠连、长宁、叙永、邛崃、彭州、什邡、雅江、石渠、得荣、泸定、九龙、康定、德格、稻城、道孚、南充、达州市、巴中市、峨眉山、宁南、盐源、昭觉、金阳、雷波、普格、峨边、马边。

清热解毒、利尿、清肝明目、祛风除湿、疏风利湿、退翳、泻火、止咳祛痰，用于感冒、急性黄疸型肝炎、胆囊炎、目赤肿痛、风热头痛、咽喉肿痛、暴发火眼、翳膜遮睛、淋浊、鼻衄、便血、尿血、牙痛、泌尿系统感染、尿路结石、痢疾、水肿、血崩。捣敷脚扭伤。

藏医：用于便血、崩漏。

瓶尔小草科 Ophioglossaceae

小叶瓶尔小草

一支箭。

为瓶尔小草科植物 *Ophiglossum parvifolium* Grev. 的全草。

生于海拔 3 800 m 以下的潮湿草地、田埂。分布于茂县、九寨沟、理县、马尔康、邛崃、稻城、乡城、理塘、道孚、德格、石渠。

清热解毒、消痈肿、止痛。

尖头瓶尔小草

一支箭、二郎箭、一支线（合江）。

为瓶尔小草科植物 *Ophiglossum pedunculosum* Desv. 的全草。

生于低海拔的潮湿草地、田埂、灌木丛下。分布于合江、筠连、长宁、江安、自贡、乐山、布拖、昭觉、雷波、会东、越西、普格、青神、洪雅、丹棱、开江、达州、大竹、邻水、宣汉、平昌、巴中、峨眉山。

清热解毒、消痈肿、活血散瘀，用于乳痈、疥疮身痒、跌打损伤、蛇咬伤、瘀血肿痛、疮毒、犬伤。用于提脓拔毒（长宁）。

钝头瓶尔小草

一支箭、矛盾草、有梗瓶尔小草。

为瓶尔小草科植物 *Ophiglossum petiolatum* Hook. 的全草。

生于海拔 3 000 m 以下的潮湿草地、田埂。分布于茂县、汶川、理县、九寨沟、金川、小金、黑水、邛崃、喜德、绵阳市、九龙、理塘、稻城、乡城、石棉、汉源。

清热解毒、消痈肿、补肾助阳、补气、解毒，用于毒蛇咬伤、疮肿、乳痈、胃痛、痈肿、无名肿毒。

心叶瓶尔小草

一支箭（屏山）、小青盾。

为瓶尔小草科植物 *Ophiglossum reticulatum* L. 的全草。

生于潮湿草地、田埂。分布于泸州、乐山、屏山、南充市、眉山市、峨眉山、丹巴、凉山州、芦山。

清热解毒、消肿散痈，用于瘰疬、红肿、痈疮肿痛、疥疮身痒、蛇咬伤、小儿惊风、盘肠疝气、犬伤、跌打损伤。

狭叶瓶尔小草

一支箭（兴文、绵阳）、蛇咬子（汉源）。

为瓶尔小草科植物 *Ophiglossum thermale* Kom. 的全草。

生于潮湿草地、田埂。分布于宜宾、乐山、兴文、彭州、崇州、南充市、绵阳市、眉山市、达州、通江、峨眉山、冕宁、喜德、汉源、峨边。

清热解毒、消痈肿、活血祛瘀，用于跌打损伤、毒蛇咬伤、犬伤、胃痛、痈肿。

注：本品为国家三级保护植物。

瓶尔小草

一支箭、矛盾草、独叶一支枪、蛇咬子、顿庵（藏名）。

为瓶尔小草科植物 *Ophiglossum vulgatum* L. 的全草。

生于海拔 300 ~ 2 900 m 的潮湿灌木丛、草地、田埂、河岸。分布于阿坝州、泸州、内江、乐山、古蔺、彭州、美姑、昭觉、雷波、宁南、盐边、木里、德格、新龙、石渠、稻城、乡城、泸定、丹巴、得荣、南充市、绵阳市、九寨沟、松潘、茂县、黑水、汶川、理县、马尔康、金川、小金、眉山市、万源、南江、峨眉山、芦山、汉源、天全、石棉、名山、荥经、峨边。

清热解毒、消痈肿、止痛、凉血、镇痛，用于小儿肺炎、脘腹胀痛、肺热咳嗽、感冒发烧、结膜炎、湿热腹泻、劳伤吐血、肺痈、黄疸、胃痛、痧证腹痛、淋浊、痈肿疮毒、蛇虫咬伤、跌打损伤。外用于急性结膜炎、眼睑发炎。

藏医：补益精气，用于腰腿痛、阳痿。

松叶蕨科 Psilotaceae

松叶蕨

岩灵芝、石刷把（合江、南溪、屏山、绵阳、峨眉）、铁刷把（合江、隆昌）、石棕、刷把连（峨眉）。

为松叶蕨科植物 *Psilotum nudum*（L.）Griseb. 的全株。

生于海拔 2 000 m 以下的悬崖陡壁岩石上。分布于内江、自贡、乐山、江安、屏山、荣县、合江、南溪、长宁、隆昌、彭州、雷波、广安、岳池、武胜、苍溪、阆中、南部、南充、绵阳市、洪雅、开江、达州、大竹、邻水、平昌、通江、峨眉山、富顺。荣县 2 015 年普查发现的新分布地区。

活血祛瘀、祛风除湿、舒筋活络、通经、止血止痛，用于久年咳嗽、风湿痹痛、风湿骨痛、妇女经闭、痨伤吐血、跌打损伤、内伤出血、风湿麻木、风疹身痒。

注：为国家二级保护植物。

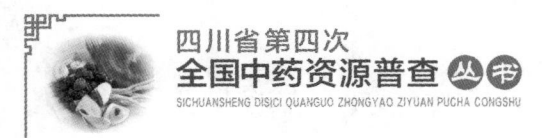
阴地蕨科 Botrychiaceae

西南小阴地蕨

一朵云（屏山），薄叶阴地蕨

为阴地蕨科植物 *Botrychium daucifolium* Wall. 的全草。

生于林下、沟边、灌木丛下。分布于泸州、屏山、叙永、石棉、越西。

补虚润肺、化痰、解毒、平肝清热、镇咳，用于肺热咳嗽、气血血虚、疟腮、乳痈、跌打损伤、毒蛇咬伤、狂犬咬伤。

绒毛阴地蕨

为阴地蕨科植物 *Botrychium lanuginosum* Wall 的全草。

生于海拔 1 800～2 600 m 的常绿杂木林下、灌木丛。分布于普格、宁南、冕宁、峨边。

清热祛风、补虚润肺，用于虚劳咳嗽、肺痨、顿咳、蜂螫、蛇咬伤、疮毒。

长柄阴地蕨

为阴地蕨科植物 *Botrychium longipedunculatum* Ching 的全草。

生于林下。分布于邛崃。

清热解毒、平肝散积。

扇羽阴地蕨

高山独脚蒿（洪雅）。

为阴地蕨科植物 *Botrychium lunaria*（L.）Sw. 的全草。

生于海拔 1 000～4 000 m 的草丛、草坡。分布于峨眉山、洪雅、康定、泸定、峨边。

清热解毒、杀虫，用于犬伤、毒蛇咬伤。

药用阴地蕨

蕨萁细辛（雷波）。

为阴地蕨科植物 *Botrychium officinale* Ching 的全草。

生于海拔 1 500～2 100 m 的竹林、林下阴湿处。分布于彭州、雷波、天全、丹巴、屏山。

清热解毒、平肝散积、镇咳、退烧，用于头晕、头痛、咳血、火眼、目翳、疮疡肿毒。泡酒服治跌打，蒸蛋吃补气血（屏山）。以其为主要原料制成的"小儿喜"，用于小儿上感、咽炎、扁桃体炎、腮腺炎、下颌淋巴结炎。

劲直阴地蕨

穗状假阴地蕨。

为阴地蕨科植物 *Botrychium strictum* Underw./*B. strictus*（Underw.）Holub 的全草。

生于海拔 1 000～2 300 m 的林下。分布于通江、南江。

清热解毒，用于毒蛇咬伤。

四川阴地蕨

为阴地蕨科植物 *Botrychium sutchuenense* Ching 的全草。

生于林下。分布于邛崃。

清热解毒、平肝散积。

阴地蕨

蛇不见、一朵云、春不见（南充）、独脚蒿（峨眉山）。

为阴地蕨科植物 *Botrychium ternatum*（Thunb.）Sw. 的全草。

生于海拔 500~2 200 m 的阴湿草坡、灌木丛下。分布于邛崃、什邡、乐山、普格、越西、宁南、岳池、广安、苍溪、南充、洪雅、大竹、邻水、巴中、万源、峨眉山、芦山、天全、峨边。

清热解毒、平肝散积、补肾、明目、滋阴润肺、止咳平喘，用于肺结核、痈肿疮毒、蛇伤咬伤、跌打损伤、目翳、癥瘕、咳嗽气喘、体虚头晕、肾虚、带下、脱发。

蕨萁

独金鸡、春不见、一朵云（达州）、大独脚蒿（峨眉）。

为阴地蕨科植物 *Botrychium virginanum*（L.）Sw. 的全草。

生于海拔 300~2 500 m 的草坡。分布于乐山、洪雅、开江、万源、通江、南江、泸定、汉源、峨边、马边。

清热解毒、平肝散结、补虚润肺、止咳平喘、滋肾益肝、消肿，用于肺痈、结膜炎、吐血、劳伤、颈淋巴结核、神经衰弱、无名肿毒，外敷痈肿疮毒、蛇虫咬伤。

莲座蕨科 Angiopteridaceae

福建莲座蕨

马蹄蕨。

为莲座蕨科植物 *Angiopteris foriensis* Hieron. 的根茎。

生于海拔 1 000 m 以下的林下阴湿处。分布于名山、宝兴、雅安、天全。

祛风解毒、止血。

峨眉观音莲座蕨

观音莲、犁蹄（屏山、叙永、高县、兴文）、小观音莲（叙永）、南荆叶（合江）、贯众（长宁）、半边莲（峨眉山）。

为莲座蕨科植物 *Angiopteris omeiensis* Ching 的根茎。

生于海拔 1 000 m 以下的林下阴湿处。分布于峨眉、屏山、叙永、高县、珙县、长宁、兴文、宜宾、合江、江安、筠连、洪雅。

祛风镇惊、解毒、止血、活血利尿、除风湿、利小便，用于风湿骨痛、肺病热咳、小儿高热不退、小便不利、血痢、痈肿热毒。治蛇咬伤、哮喘、痄腮（宜宾、南溪）。

有柄莲座蕨

观音莲、半边莲（峨眉山）。

为莲座蕨科植物 *Angiopteris petiolulata* Ching 的根茎。

生于海拔 1 000 m 以上的林下阴湿处。分布于峨眉山、筠连、洪雅。

祛风镇惊、活血利尿、清热解毒、止血、消肿、止咳、散结，用于肺炎咳嗽、小儿高热不退、腮腺炎、痈疖、瘰疬、蛇咬伤、骨折。

中华莲座蕨

观音莲、半边莲（峨眉山）。

为莲座蕨科植物 *Angiopteris sinica* Ching 的根茎。

生于海拔 1 000 m 以上的林下阴湿处。分布于峨眉山、洪雅。

祛风、解毒、止血、镇惊、活血利尿，用于肺炎咳嗽、小儿高热不退。

云南莲座蕨

为莲座蕨科植物 *Angiopteris yunnanensis* Hieron. 的根茎。

生于海拔 1 000 m 以下的林下阴湿处。分布于乐山、洪雅。

安神、活血通络，用于风湿痹痛、跌打损伤。

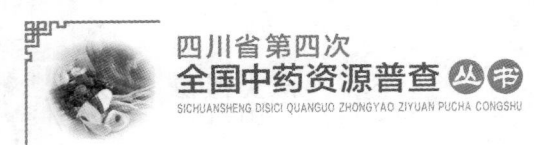

紫萁科 Osmundaceae

分株紫萁

为紫萁科植物 *Osmunda asiatica*（Fernald.）Ohwi 的根茎。

生于沼泽地或潮湿林下。分布于雷波。

清热解毒、止血、镇痛、利尿、杀虫，用于痢疾、麻疹、衄血、便血、外伤出血、崩漏、绦虫病、钩虫病、蛲虫病。

桂皮紫萁

为紫萁科植物 *Osmunda cinnamomea* L. 的根茎。

生于海拔 3 000 m 以下的潮湿林下。分布于全川，什邡、若尔盖、红原、黑水、松潘、九寨沟、达州市、巴中市、峨边。

杀虫、清热解毒、散瘀、止血、利尿，用于流感、气管炎、疮痈肿毒、虫积腹痛、崩漏、便血、痢疾、功能性子宫出血、小便不利。

绒紫萁

紫萁。

为紫萁科植物 *Osmunda claytoniana* L. var. *pilosa*（Wall.）Ching 的根茎。

生于海拔 3 400 m 的林缘、潮湿林下。分布于泸定、康定。

舒筋活络，用于筋骨疼痛。

紫萁

贯众、月亮草（珙县、合江）、金鸡草（筠连）、高脚贯众（南充）、大叶狼衣（阿坝州）、广东苔（峨眉）。

为紫萁科植物 *Osmunda japonica* Thunb. 的根茎、叶。

生于海拔 3 000 m 以下的林下、草地、灌木丛酸性土。分布于全川，彭州、什邡、邛崃、阿坝州、珙县、长宁、兴文、屏山、古蔺、筠连、高县、南溪、隆昌、合江、昭觉、美姑、金阳、宁南、普格、甘洛、南充市、茂县、汶川、理县、九寨沟、金川、黑水、松潘、眉山市、峨眉山、宝兴、泸定、九龙、康定、汉源、荥经、雅安、峨边、马边。

杀虫、清热解毒、凉血止血、活血散瘀、利大小便，用于风热感冒、流感、流脑、湿热斑疹、吐血、衄血、肠风便血、血痢、血崩不止、带下、痄腮肿痛、疮疡肿毒、虫积腹痛、湿热下痢。并杀蛔虫、绦虫、蛲虫、钩虫。叶用于水肿、淋病、脚气。根泡酒用于劳伤吐血、产后出血、崩漏。

华南紫萁

马肋巴（宜宾）、牛肋巴（长宁）。

为紫萁科植物 *Osmunda vachellii* Hook. 的根茎。

生于山地、草丛、林下。分布于合江、宜宾、长宁、峨边、古蔺。

杀虫、清热解毒、止血、凉血。

瘤足蕨科 Plagiogyriaceae

桃叶瘤足蕨

为瘤足蕨科植物 *Plagiogyria attenuata* Ching 的叶。

生于路旁。分布于邛崃。

祛风清热。

镰叶瘤足蕨

斗鸡草、牛肋巴。

为瘤足蕨科植物 *Plagiogyria distinctissima* Ching 的全草。

生于海拔 1 800 m 以下的灌木丛、林下。分布于乐山、邛崃、江安、珙县、筠连、眉山市、峨眉山、峨边。

清热散寒、疏风、发表止咳，用于外感咳嗽、疼痛、流感。清热，用于全身瘙痒（筠连）

华中瘤足蕨

为瘤足蕨科植物 *Plagiogyria euphlebia*（kunze）Mett. 的全草。

生于灌木丛、林下。分布于宜宾、屏山。

清热散寒、发表止咳。清热，用于全身瘙痒（筠连）

华东瘤足蕨

为瘤足蕨科植物 *Plagiogyria japonica* Nakai 的根状茎。

生于海拔 1 400 m 以下的灌木丛、林下。分布于雅安、峨眉、长宁。

清热解毒、消肿止痛，用于流感、扭伤。

耳形瘤足蕨

小牛肋巴（叙永）、斗鸡草（眉山市）。

为瘤足蕨科植物 *Plagiogyria stenoptera*（Hance）Diels 的全草、根茎。

生于海拔 1 000～3 000 m 的灌木丛、林下。分布于乐山、邛崃、筠连、屏山、叙永、宜宾、眉山市。

全草清热散寒、发表止咳。根茎用于感冒头痛。

海金沙科 Lygodiaceae

海金沙

左转藤、筋骨藤（长宁、古蔺）、斑鸠窝（屏山、宜宾）、黄荆搭（合江）、转转藤（珙县）、细风藤（南充）。

为海金沙科植物 *Lygodium japonicum*（Thunb.）Sw. 的全草、孢子。

生于荒坡灌木丛中、林下、河滩石砾地。分布于全川，金阳、雷波、甘洛、南充市、绵阳市、眉山市、达州市、巴中市、峨眉山、凉山州、雅安市。

孢子（海金沙）清热解毒、消肿、止血利湿、利水通淋，用于尿路感染小便不利、尿路结石、白浊、白带、肝炎、肾炎水肿、膀胱炎、咽喉肿痛、疟腮、肠炎、痢疾、皮肤湿疹、带状疱疹、血淋、砂淋。用于风湿痛、筋骨疼痛（古蔺）。乳痈（屏山）；咳嗽（江安）；黄水疮（宜宾）。鲜叶捣烂用于烫火伤（凉山州）。全草（左转藤）清热解毒、利尿除湿、活血通络，用于小便涩痛、筋骨疼痛、肺痨咳嗽。

小叶海金沙

为海金沙科植物 *Lygodium microphyllum*（Cav.）B. Br. /*L. scandens*（L.）Sw. 的孢子。

生于灌木丛中、林下。分布于洪雅。

清热利湿、通淋止痛，用于热淋、石淋、血淋、尿道涩痛。

柳叶海金沙

为海金沙科植物 *Lygodium salicifolium* Presl. 的孢子。

生于荒坡、村边、林下。分布于邛崃。

清热利湿、通淋。

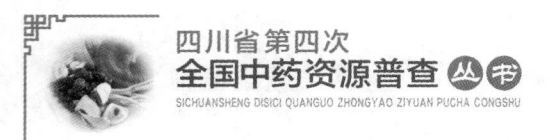

里白科 Gleicheniaceae

芒萁

竹鸡草、火灵芝、大蕨萁、参窝草（峨眉山）。

为里白科植物 *Dicranopteris dichotoma* (Thunb.) Berhn. 的全草、根茎、嫩髓心。

生于草坡、低山松林下。分布于全川，乐山、雷波、南充市、洪雅、达州、平昌、巴中、通江、峨眉山、名山、天全、石棉、峨边。

全草清热解毒、活血祛瘀、消肿、凉血止血、利尿除湿、止咳，用于烧烫伤、红肿疼痛、血崩、血淋、热淋、白带、小便涩痛、阴部湿痒。根茎清热解毒，用于肺热咳嗽、跌打骨折、狂犬病、蛇伤、蜈蚣咬伤。嫩髓心止血，用于鼻出血、妇女崩带、尿道炎、外伤出血。

铁芒萁

为里白科植物 *Dicranopteris linearis* (Burhn.) Underw. 的全草。

生于草坡、山坡酸性土。分布于夹江、屏山。

清热解毒、散瘀消肿、止血，用于痔疮、血崩、衄血、跌打损伤、风湿瘙痒、烧烫伤、狂犬、蛇咬伤。

中华里白

为里白科植物 *Diplopterygium chinensis* (Ros.) Devol/*Hicriopteris chinensis* (Ros.) Ching 的全草。

生于海拔 400~1 200 m 的溪边、林缘。分布于崇州、峨边。

清热凉血，用于接骨。

里白

大蕨萁。

为里白科植物 *Diplopterygium glaucum* (Thunb. ex Houtt.) Nakai 的根状茎及髓部。

生于海拔 1 500 m 以下的林下、沟边。分布于泸定、雅安、凉山州、乐山、广元、峨边、马边。

行气、止血、接骨，用于胃痛、衄血、骨折。

光里白

为里白科植物 *Diplopterygium laevissimum* (Christ) Nakai 的根状茎。

生于海拔 1 900 m 左右的阔叶林下。分布于峨边、马边。

行气、止血、接骨，用于胃脘胀痛、跌打骨折、鼻衄。

膜蕨科 Hymenophyllaceae

顶果膜蕨

滚龙草（叙永）、小地柏枝（合江）。

为膜蕨科植物 *Hymenophyllum khasyanum* Hook. et Bak. 的全草。

生于海拔 1 500 m 以下的岩石、林下阴湿处。分布于合江、叙永、古蔺、峨边。

全株止血生肌，用于外伤出血。

蕗蕨

为膜蕨科植物 *Mecodium badium* (Hook. et Grev.) Cop 的全草。

生于海拔 400~1 600 m 林下阴湿岩石上。分布于筠连、天全、道孚。

消炎生肌，用于烧烫伤、痈疖、外伤出血。

小果蕗蕨

为膜蕨科植物 *Mecodium microsorum*（V. D. B.）Ching 的全草。

生于海拔 2 100 m 以下的林下。分布于什邡、洪雅、泸定、稻城、峨边。

健胃、消积、消胀，用于脘腹胀痛、食积纳差。

四川蕗蕨

为膜蕨科植物 *Mecodium szechuanense* Ching 的全草。

生于海拔 2 300～2 500 m 的针阔混交林下。分布于邛崃、峨边。

祛风除湿。

瓶蕨

热水莲

为膜蕨科植物 *Vandenboschia auriculata*（Bl.）Cop. 的全草。

生于海拔 2 700 m 以下的树上、林下、灌木丛下。分布于乐山、宜宾、洪雅。

健胃、消积、消胀，用于脘腹胀痛、食积纳差。止血生肌，用于外伤出血（宜宾、邻水）

城口瓶蕨

为膜蕨科植物 *Vandenboschia fargesii* Christ. 的全草。

生于阴湿林下、灌木丛下。分布于都江堰、甘洛。

解热清凉，用于吐血、便血、淋浊。

漏斗瓶蕨

地柏枝（长宁）、乌蕨根（叙永）、热水莲（峨眉山）。

为膜蕨科植物 *Vandenboschia neseana*（Crist）Ching 的全草。

生于林下阴湿处、常绿阔叶林上。分布于邛崃、宜宾、长宁、叙永、美姑、甘洛、邻水、峨眉山。

清热解毒、止咳化痰、健脾消食、利尿、开胃。

华东瓶蕨

地枝莲。

为膜蕨科植物 *Vandenboschia orientalis* C. Chr. 的全草。

生于林下、溪边岩石上。分布于雅安、兴文、长宁、合江、达州。

清热解毒、健脾消食、止血生肌，用于肺热咳嗽、消化不良、外伤出血、疮疖肿毒。

姬蕨科 Hypolepidaceae

姬蕨

为姬蕨科植物 *Hypolepis punctata*（Thunb.）Mett. 的全草。

生于海拔 500～2 300 m 的林下阴湿处。分布于大竹。

清热解毒、收敛止痛，用于烧烫伤、外伤出血。

蕨科 Pteridiaceae

蕨

蕨根，蕨萁，萝麻盲威热（藏名）。

为蕨科植物 *Pteridium aquilinum*（L.）Kubn var. *latiusculum*（Desv.）Underw. ex Heller 的嫩苗、根状茎。

生于海拔 1 600 m 以下的林缘、荒坡。分布于全川，兴文、古蔺、德昌、会理、道孚、南充市、绵阳市、洪雅、南江、峨眉山、泸定、康定、丹巴、九龙、雅江、峨边。

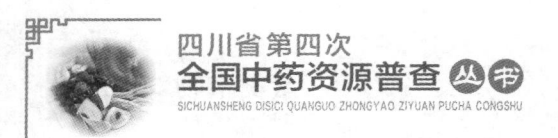

根祛风除湿、清热利尿、驱虫、解热、安神、降压、利尿、健脾胃、化痰止咳，用于黄疸、湿热白带、痢疾、肠风下血、消化不良、热毒、肺热咳嗽、腹痛、湿疹、关节炎、高血压、蛔虫病、痔疮。嫩叶祛风湿、利尿、清热、滑肠、降气、化痰，用于食膈、气膈、肠风热毒、高血压、头昏失眠。茎（蕨菜）解疮毒并治脱肛及作驱虫剂。

藏医：清热解毒、杀虫，用于肠寄生虫、热病发疹。

毛轴蕨

为蕨科植物 *Pteridium revolutum*（Bl.）Nakai 的根状茎。

生于海拔 600～3 000 m 的阳坡、疏林。分布于泸定、康定。

祛风除湿、解热利尿、驱虫，用于风湿关节痛、淋证、脱肛、疮毒、蛔虫病。

蚌壳蕨科 Dicksoniaceae

金毛狗

金毛狗脊、毛犬（南充）。

为蚌壳蕨科植物 *Cibotium barometz*（L.）J. Sm. 的根茎、绒毛。

生于海拔 300～2 000 m 的灌木丛中、林下阴湿处酸性土壤。分布于全川，宜宾、兴文、叙永、长宁、古蔺、高县、南溪、雷波、金阳、甘洛、苍溪、阆中、广安、岳池、洪雅、峨眉山、宝兴、雅安、峨边。

根茎补肝肾、舒筋壮骨、强腰膝、除风湿、健腰脚、利关节、利尿，用于腰背酸痛、腰脊强痛、脚膝无力、风湿寒痹、遗尿、遗精、白带。绒毛止外伤出血。

注：本品为川产道地药材，主产于乐山、宜宾、泸州、凉山州。

碗蕨科 Dennstaedtiaceae

碗蕨

为碗蕨科植物 *Dennstaedtia scabra*（Wall.）Moore. 的全草。

生于海拔 1 000～2 500 m 的林下、溪边。分布于泸定、峨边。

清热解表，用于感冒头痛。

边缘鳞盖蕨

黑鸡婆。

为碗蕨科植物 *Microlepia marginata*（Houtt.）C. Chr. 的全草。

生于海拔 300～1 900 m 的灌木丛、溪边。分布于泸定、峨边。

清热解毒，用于痈疮疖肿。

粗毛鳞盖蕨

为碗蕨科植物 *Microlepia strigosa*（Thunb.）Presl 的全草。

生于海拔 1 700 m 以下的林下石灰岩上。分布于雷波、雅安、天全。

祛湿热，用于流感、肝炎。

鳞始蕨科 Lindsaeaceae

鳞始蕨

猪鬃草（叙永、江安）、土黄连、猪毛七（高县）、还魂草（南溪）、陵齿蕨。

为鳞始蕨科植物 *Lindsaea cultrata*（Willd.）Sw. /*L. odorata* Roxb. 的根状茎及全草。

生于海拔 2 000 m 以下的林下。分布于彭州、乐山、叙永、屏山、宜宾、长宁、兴文、合江、筠连、南溪、高县、古蔺、洪雅。

清热解毒、利尿、消肿、止血、杀虫，用于风热感冒、虫积腹痛。祛风除湿（南溪）。

团叶鳞始蕨

为鳞始蕨科植物 *Lindsaea orbiculata*（Lam.）Mett. 的全草。

生于海拔 500 ~ 1 100 m 的溪边林下、岩石上。分布于泸定。

抗菌消炎、收敛止血、镇痛，用于枪弹伤、痢疾、疮疖。

乌蕨

野黄连、乌韭、细脚鸡（兴文）、细黄连、地柏枝（合江、峨眉）、山黄连（高县）、细股黄连（屏山）、毛毛一枝蒿、金鸡尾（达州）。

为鳞始蕨科植物 *Stenoloma chusana*（L.）Ching 的全草。

生于海拔 1 800 m 以下的田边、路旁、草丛、灌木丛中。分布于全川，乐山、彭州、邛崃、崇州、兴文、合江、屏山、古蔺、南溪、长宁、珙县、高县、宜宾、筠连、雷波、金阳、洪雅、开江、大竹、邻水、渠县、宣汉、平昌、巴中、峨眉山、天全、雅安、名山、荥经、芦山、峨边、马边。

清热解毒、退黄利湿、消炎止痛、止血、通乳，用于风热感冒、扁桃体炎、腮腺炎、肠炎、肝炎、中暑发痧、泄泻、痢疾、白浊、白带、咳嗽、吐血、便血、尿血、牙疳、痈肿、食物中毒、乳痈、疔毒、丹毒、湿疹。治烧伤、烫伤（长宁）。

骨碎补科 Davalliaceae

大膜盖蕨

为骨碎补科植物 *Araiostegia immersa*（Wall. ex Hook.）Presl 的全草。

生于林下、河边岩石上。分布于甘洛、盐边。

清热解毒。

鳞轴小膜盖蕨

为骨碎补科植物 *Araiostegia perdurans*（H. Christ）Cop. 的全草。

生于海拔 1 500 ~ 3 400 m 的林下、河边岩石上。分布于全川，雷波、甘洛、冕宁、盐源、洪雅、泸定、康定。

清热解毒、凉血、祛风除湿，用于流感、感冒、湿热黄疸、风湿骨痛、咳嗽、炎症、痢疾。

美小膜盖蕨

为骨碎补科植物 *Araiostegia pulchra*（Don.）Cop. 的根状茎。

生于海拔 2 300 ~ 4 100 m 的林下、树干、河边岩石上。分布于九龙、理塘、盐源、木里。

用于蛔虫病。

骨碎补

为骨碎补科植物 *Davallia mariesii* Moore ex Baker 的根茎。

附生于海拔 700 m 以下的石上。分布于泸州。

壮骨、补骨、祛风湿、活血止痛。

阴石蕨

骨碎补。

为骨碎补科植物 *Humata repens*（L. f.）Diels 的根茎。

附生于海拔 500 ~ 1 900 m 的溪边、林下、树干、岩石上。分布于洪雅。

清热解毒、凉血、祛风除湿，用于湿热黄疸、风湿痹痛。

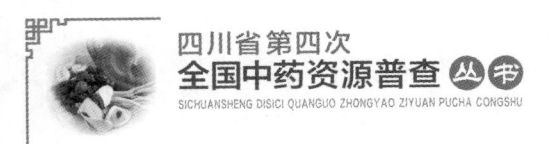

圆盖阴石蕨

石蚕、石伸筋（峨眉）。

为骨碎补科植物 *Humata tyermannii* T. Moore 的根茎。

附生于海拔 1 700 m 以下的树干、岩石上。分布于峨眉、洪雅。

清热凉血、祛风除湿、利尿，用于风湿痹痛、湿热黄疸、肾虚腰痛、月经不调。

肾蕨科 Nephrolepidaceae

肾蕨

蜈蚣草、凤凰蛋（叙永、合江、长宁、宜宾）、天鹅抱蛋（合江）、石黄皮（江安）、篦子草（峨眉）。

为肾蕨科植物 *Nepholepis cordifolia* （L.）Presl／*N. auriculata* （L.）Trimen 的全草、块根。

附生于海拔 800 m 左右的石上、溪边林下、树干上。分布于乐山、泸州、内江、雷波、叙永、合江、长宁、宜宾、江安、南溪、屏山、筠连、甘洛、洪雅、邻水、峨眉、荣县。

全草清热利湿、消肿解毒、清肺止咳、软坚消积、温补，用于感冒发热、肺结核咯血、黄疸、淋浊、小便涩痛、痢疾、疝气、乳痈、瘰疬、烫伤、刀伤、肠炎、腹泻。块根治咳嗽吐血、疳积、血淋。块根健脾补肾（凉山州）。

凤尾蕨科 Pteridaceae

猪鬃凤尾蕨

猪毛草、金鸡尾（宜宾）、细凤尾草（古蔺）。

为凤尾蕨科植物 *Pteris actiniopteroides* Chist 的全草。

生于海拔 600～2 000 m 的石灰岩上。分布于乐山、邛崃、宜宾、古蔺、洪雅、宣汉、平昌、大竹、峨眉山、泸定、阿坝州、雅安、成都、汉源、名山、芦山。

清热解毒、利水通淋、祛痰、止咳、健脾胃、杀虫、利小便，用于犬咬伤、烫火伤、刀伤。

大凤尾蕨

金鸡尾、双凤尾（绵阳）、大叶井口边草。

为凤尾蕨科植物 *Pteris cretica* L. 的全草。

生于低山潮湿的沟边、岩石上。分布于绵阳市。

清热利湿、凉血止血、解毒，用于咳嗽咯血、淋浊、带下、菌痢、肠炎、黄疸、咽喉肿痛、腮腺炎、劳伤、跌打损伤。

粗糙凤尾蕨

井口边草。

为凤尾蕨科植物 *Pteris cretica* L. var. *laeta* （Wall.）C. Chr et Tard-Blot／*Pteridium laeta* Wall 的全草。

生于海拔 1 800 m 以下的林下、沟边、岩石上。分布于汶川、茂县、九寨沟、理县、泸定、九龙。

消炎解毒、利水止痢、活络，用于痢疾、泄泻、肝炎、咽喉痛、小便淋痛、肾炎、水肿、风湿痛、跌打肿痛、痈疮疖肿。消炎利尿、舒筋接骨，用于肝炎、咽喉痛、痢疾、肠炎、尿路感染、疮疖、骨折（阿坝州）。

掌叶凤尾蕨

凤尾草、小凤尾草（宜宾）、指状凤尾蕨。

为凤尾蕨科植物 *Pteris dactylina* Hook. 的全草、根茎。

生于石灰岩上。分布于成都、宜宾、洪雅、甘孜州、美姑、金阳、昭觉、布拖、喜德、峨边。

清热解毒、利水通淋、利尿，用于肺热咳嗽、肠炎痢疾、小儿痢疾、小儿惊风、虫积腹痛。

岩凤尾蕨

鸡爪风、金鸡脚、三角莲（筠连）。

为凤尾蕨科植物 *Pteris deltodon* Baker 的全草。

生于海拔 1 500～2 200 m 的石灰岩缝。分布于乐山、邛崃、泸州市、筠连、洪雅、峨眉山、泸定、雷波。

清热解毒、解表，用于痢疾、淋病、疟疾。

刺齿凤尾蕨

为凤尾蕨科植物 *Pteris dispar* Kunze 的全草。

生于海拔 900 m 以下的疏林、石缝。分布于屏山、乐山、芦山。

清热解毒、止血、散瘀生肌，用于泄泻、痢疾、痄腮、风湿痛、疮毒、跌打损伤、蛇咬伤。

剑叶凤尾蕨

井边茜、凤尾草、三叉草（峨眉）。

为凤尾蕨科植物 *Pteris ensiformis* Burm. 的全草。

生于海拔 1 500 m 以下的石灰岩缝。分布于峨眉山、洪雅、邻水、冕宁、雅安。

清热解毒、消食、利水、止痢、利尿、消炎，用于咽喉肿痛、黄疸型肝炎、乳腺炎、小便不利、腮腺炎、淋证、痢疾。

溪边凤尾蕨

为凤尾蕨科植物 *Pteris excelsa* Gaud. 的全草。

生于海拔 600～2 700 m 的溪边、林下。分布于邛崃。

清热利湿，用于肝炎。

狭叶凤尾蕨

为凤尾蕨科植物 *Pteris henryi* Christ 的全草。

生于海拔 600～2 000 m 的石缝中、墙上。分布于邛崃、泸定、康定、峨边。

清热解毒。

井栏边草

乌脚鸡、凤尾草（古蔺、江安）、金鸡尾（长宁、南溪、绵阳）、倒生莲（南溪）、脚蛇草（合江）、鸡脚板（长宁）、大井口边草、双凤尾（绵阳）、金鸡蕨（达州）、野鸡尾（峨眉）。

为凤尾蕨科植物 *Pteris multifida* Poir. 的全草。

生于海拔 2 800 m 以下的潮湿岩缝、水边。分布于全川，什邡、邛崃、凉山州、南充市、绵阳市、金川、茂县、九寨沟、黑水、松潘、眉山市、开江、达州、邻水、宣汉、平昌、峨眉山、泸定、康定、天全、芦山、汉源、峨边。

清热利湿、解毒、凉血利水、消肿、收敛止血、强筋活络、止痢止泻、生肌，用于黄疸型肝炎、肠炎、痢疾、咳嗽咯血、淋浊、带下、咽喉肿痛、吐血、衄血、便血、尿血、扁桃体炎、腮腺炎、痈肿疮毒、湿疹、小便短赤涩痛、白带、劳伤、跌打损伤、泌尿系统感染、高热抽搐、遗精。治小儿抽风（叙永）；止牙痛（长宁）；枯疮、乳痈初起（青川）。

凤尾蕨

大井口边草、凤尾草（合江）、野鸡尾。

为凤尾蕨科植物 *Pteris nervosa* Thunb. 的全草。

生于海拔 400～3 200 m 的林下、路旁岩石缝中。分布于全川，乐山、成都、合江、宜宾、珙县、叙

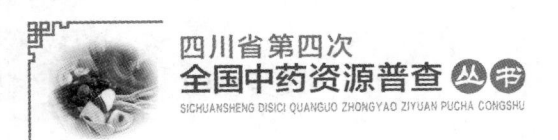

永、兴文、彭州、崇州、什邡、美姑、雷波、金阳、洪雅、邻水、宣汉、平昌、巴中、南江、峨眉山、荥经、雅安、天全、名山、峨边。

清热解毒、利水通淋、祛风、除湿止血、定惊，用于黄疸型肝炎、支气管炎、泻痢、水肿、淋浊、月经不调、扁桃体炎、烫火伤。治癣疾、痞块（叙永）。

密毛蕨

为凤尾蕨科植物 *Pteris revolutum*（Bl）Nakai 的根状茎。

生于林下、路旁岩石缝中。分布于巴中、布拖。

清热解毒，用于疮毒。

半边旗

半边风。

为凤尾蕨科植物 *Pteridium semipinnata* L. 的全草、根。

生于海拔 900 m 以下的阴湿林下、草丛中。分布于乐山、纳溪、合江、宜宾、筠连、金阳、雷波、美姑、南充市、绵阳市、洪雅、开江、峨眉山、中江。

清热解毒、活血消肿、熄风镇惊、化湿、收敛止血、生肌、止痛，用于跌打损伤、细菌性痢疾、背痛、蛇伤、热痢、痈疖、肠炎、黄疸型肝炎、结膜炎，外伤出血、疮疡肿毒、湿疹。根清热化湿、平肝熄风，用于痢疾、毒疮、中风等症。

蜈蚣草

黑舒筋草、牛肋巴、铁脚萁（叙永）、舒筋草（绵阳）、狗脊、长叶甘草蕨（阿坝州）。

为凤尾蕨科植物 *Pteridium vittata* L. 的全草。

生于海拔 2 800 m 以下的阴湿林下、路边、屋旁、石缝。分布于全川，乐山、成都、阿坝州、筠连、叙永、合江、珙县、长宁、隆昌、兴文、邛崃、彭州、崇州、凉山州、甘孜州、南充市、绵阳市、金川、壤塘、九寨沟、小金、马尔康、洪雅、渠县、宣汉、巴中、南江、峨眉山、中江、宝兴、汉源、雅安、天全、峨边、马边。

清热解毒、舒筋活络、活血、利尿、祛风除湿、止痛、退热、消肿、杀虫，用于流感、痢疾、疥疮、皮肤瘙痒、寒湿筋骨疼痛、风湿骨痛、小便下血、毒蛇咬伤、腹痛、痔疮、痢疾、蜈蚣咬伤、无名肿毒、跌打损伤。

三叉凤尾蕨

西南凤尾蕨。

为凤尾蕨科植物 *Pteridium wallichiana* Agardh. 的全草。

生于海拔 800~3 000 m 的山坡林下、溪边湿地。分布于金川、壤塘、马尔康、九寨沟、黑水、峨边。

清热止血，用于痢疾、外伤出血。

中国蕨科 Sinopteridaceae

银粉背蕨

钢丝草、尊莫热惹（藏名）、通经草、金牛草、白兰地草（阿坝州）。

为中国蕨科植物 *Aleuritopteris argentea*（Gmel.）Fée 的全草。

生于海拔 1 000~3 500 m 的石灰岩缝、岩坎沟坎、向阳干燥草坡。分布于乐山、邛崃、金川、九寨沟、小金、理县、茂县、甘孜州、美姑、雷波、金阳、米易、盐源、会东、越西、德昌、洪雅、万源、峨眉山、芦山、汉源、峨边。

活血调经、补虚、散瘀、解毒、消肿、止咳化痰、健脾利湿、止血，用于月经不调、闭经腹痛、肺结核咳嗽、咯血、痢疾下血、带下、利尿通乳（凉山州）。

— 54 —

藏医：解毒、退烧，用于食物及药物中毒、感冒发烧。

无银粉背蕨

为中国蕨科植物 *Aleuritopteris argentea*（Gmel.）Fée var. *obscura*（Christ）Ching 的全草。

生于海拔 1 800 m 以下的石灰岩缝、岩坎沟坎。分布于四川北部。

活血散瘀、消肿解毒，用于经闭目赤、痈肿疔毒。

华北粉背蕨

为中国蕨科植物 *Aleuritopteris kuhnii*（Milde）Ching 的全草、根状茎。

生于海拔 3 400 m 以下的疏林石灰岩缝、岩坎沟坎。分布于泸定。

润肺止咳、消炎止血，用于咳血、外伤出血。

粉背蕨

水郎鸡（峨眉山）、白极石。

为中国蕨科植物 *Aleuritopteris pseudofarinosa* Ching et S. W. Wu/*A. farinosa*（Forssk.）Fée. 的全草。

生于海拔 600～3 000 m 的石灰岩缝、岩坎沟坎。分布于巴塘、普格、米易、峨眉山、洪雅、金阳、美姑、雷波、木里、德昌、西昌、峨边。

止咳化痰、健脾利湿、补虚、舒筋活络、利湿止痛、活血调经，用于肺热咳嗽、咳嗽痰喘、痢疾、腹痛、消化不良、带下病、瘰疬、跌打损伤、蛇咬伤、赤痢、便血。

绒毛粉背蕨

为中国蕨科植物 *Aleuritopteris subvillosa*（Hook.）Ching 的全草。

生于海拔 2 800 m 以下的杂木林石上、向阳山坡。分布于美姑、木里、泸定、康定、雅江、稻城、理塘、得荣、炉霍、白玉、峨边。

清热解毒、利尿、通乳。

毛轴碎米蕨

为中国蕨科植物 *Cheilanthes chusana*（Hook.）Ching et Sing 的全草。

生于海拔 300～900 m 的林下阴湿处。分布于渠县、达州。

清热解毒、止泻、利尿、止血、散血，用于痢疾、小便不利、喉痛、蛇咬伤、痈疖肿疡。

黑足金粉蕨

高山金粉蕨。

为中国蕨科植物 *Onychium contiguum*（Wall.）Hope. 的全草。

生于海拔 1 600～3 500 m 的溪边、阴湿林缘。分布于邛崃、金川、汶川、茂县、理县、黑水、泸定、康定、九龙、稻城、道孚。

清热解毒、利尿下乳、止血。用于农药中毒、木薯中毒、外伤出血（阿坝州）。

中华金粉蕨

乌蕨、黑鸡尾、小野鸡尾、地柏枝（古蔺、合江、隆昌、长宁、达州）、细蕨萁（叙永、兴文）、细叶阉鸡尾（宜宾）、金粉蕨（绵阳）、山黄连、仙鸡尾（峨眉）。

为中国蕨科植物 *Onychium japonicum*（Thunb.）Kze. 的全草。

生于海拔 1 900 m 以下的山区湿润肥沃的林下、溪边。分布于全川，阿坝州、甘孜州、古蔺、合江、隆昌、长宁、叙永、兴文、宜宾、屏山、筠连、高县、纳溪、什邡、盐源、木里、德昌、金阳、南充市、绵阳市、洪雅、开江、达州、大竹、宣汉、万源、通江、南江、峨眉山、泸定、九龙、石棉、宝兴、天全、马边、峨边。

清热解毒、利湿、燥湿、泻火、凉血止血、消肿止痛，用于风热感冒、咽喉肿痛、牙痛、吐血、便血、火眼、痔疮、黄疸型肝炎、外伤出血、菌痢、丹毒、痈肿疮毒、小便淋涩、急性胃肠炎、痢疾。外用

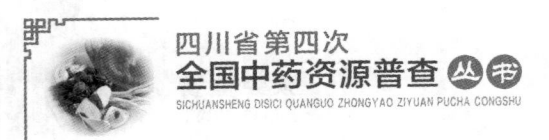

于烫火伤。

粟柄金粉蕨

山黄连。

为中国蕨科植物 *Onychium lucidum*（Don.）Spring 的全草。

生于海拔 2 000 m 以下的路旁、灌木、林下。分布于邛崃、乐山、洪雅、名山、石棉。

清热利湿、解毒、止血、镇痛，用于疔痈疮毒、小便淋涩。

狭叶金粉蕨

山黄连（洪雅）、蚀盖金粉蕨。

为中国蕨科植物 *Onychium tenuifrons* Ching. 的全草。

生于海拔 800～2 100 m 的酸性林下阴湿处。分布于乐山、洪雅、泸定、九龙、稻城、甘洛、美姑、宁南、普格、西昌、会东。

清热利湿、镇痛，用于痈肿疮毒、瘰疬等。

旱蕨

仙鸡尾、岩鸡草（凉山州）。

为中国蕨科植物 *Pellaea nitidula*（Wall.）Bak. 的全草。

生于海拔 2 400 m 以下的林下石上。分布于泸州、凉山州、屏山、古蔺、筠连、泸定、康定、峨边。

清热凉血（古蔺）。煎水服治风寒周身疼痛（凉山州）。

西南旱蕨

为中国蕨科植物 *Pellaea smithii* C. Chr. 的根状茎。

生于海拔 1 200～2 500 m 的干旱河谷灌木丛下石缝中。分布于泸定、康定。

除湿、清热利尿。

铁线蕨科 Adiantaceae

毛足铁线蕨

为铁线蕨科植物 *Adiantum bonatianum* Brause. 的全草。

生于海拔 3 400 m 以下的溪边石上。分布于泸定、九龙、冕宁。

清热解毒、利尿、止痢，用于痢疾、淋证、淋浊、乳痈。

团羽铁线蕨

猪鬃七、猪毛针（筠连）、猪鬃草（屏山、高县）、猪毛七、棕草、水猪毛七、猪毛肺筋草（阿坝州）。

为铁线蕨科植物 *Adiantum capillus - junonis* Rupr. 的全草。

生于海拔 2 500 m 以下的潮湿石灰岩下或墙缝中。分布于乐山、彭州、筠连、屏山、高县、雅江、康定、丹巴、白玉、稻城、泸定、南充、绵阳市、茂县、汶川、金川、理县、九寨沟、洪雅、万源、峨眉山、泸定、凉山州、石棉、荥经、宝兴、名山、雅安、峨边、马边。

清热解毒、利尿通淋、祛风除湿、活血止痢、凉血、止咳平喘、舒筋活络、补肾止咳，用于痢疾、血淋、尿闭、肺热咳嗽、咳喘吐血、小便不利、淋浊、肾炎水肿、红崩、乳腺炎、烫火伤、伤痛、乳痈、瘰疬、癥瘕、虫蚊咬伤、痢疾、淋浊、颈淋巴结核、牙痛、遗精。治肝炎（屏山）；捣烂调烟油治黄水疮（青川）；捣烂调面粉敷烫火伤，外敷治毒蛇咬伤。

铁线蕨

猪鬃草（纳溪、合江）、猪毛七（长宁、宜宾、屏山）、石鸡儿、水白果、水猪毛七（合江、南充）、俄玛夏（藏名）。

为铁线蕨科植物 *Adiantum capillus-veneris* L. 的全草。

生于 300～2 800 m 的石灰岩岩石上、潮湿林下、石缝中、石壁。分布于全川，金阳、宁南、雷波、甘洛、长宁、宜宾、屏山、纳溪、南溪、古蔺、什邡、芦山、稻城、雅江、康定、丹巴、白玉、泸定、南充市、达州市、巴中市、石棉、天全、宝兴、芦山、汉源、峨边、马边。

清热解毒、消肿、止咳平喘、利尿止血，用于感冒发热、肺热咳嗽、肺结核、淋巴结核、哮喘、吐血痰、痨伤吐血、牙痛、腹泻、跌打损伤、胃痛、肝炎、肠炎、痢疾、尿路感染、急性肾炎水肿、乳腺炎、淋症、小儿高烧惊厥、小便不利。外用于疔疮、烫火伤。

藏医：清热、愈创，用于疮疖、外伤疼痛。

深裂铁线蕨

猪鬃草、猪毛七（珙县、江安）。

为铁线蕨科植物 *Adiantum capillus-veneris* L. *forma dissecta*（Mast et Gelot）Ching. 的全草。

生于岩石上。分布于全川，珙县、江安、筠连、叙永、兴文。

止咳平喘、利尿止血（珙县）；用于哮喘、淋病（江安）；刀伤（江安）。

鞭叶铁线蕨

有尾铁线蕨。

为铁线蕨科植物 *Adiantum caudatum* L. 的全草。

生于海拔 1 200 m 以下的林下、石缝。分布于绵阳市、巴中。

清热凉血、利水通淋、利湿消肿，用于肺热咳嗽、咯血、乳腺炎、风火牙疼、黄水疮、小便不利、淋浊、肾炎水肿。

白背铁线蕨

猪鬃草（古蔺）、俄玛夏（藏名）、碎叶猪鬃草（阿坝州）。

为铁线蕨科植物 *Adiantum davidii* Franch. 的全草。

生于海拔 300～3 400 m 的溪边岩石上、灌木丛中。分布于乐山、成都、阿坝州、凉山州、古蔺、炉霍、九龙、泸定、康定、丹巴、石渠、德格、新龙、南充市、九寨沟、金川、若尔盖、理县、黑水、红原、洪雅、宝兴、石棉、峨边、马边。

清热解毒、祛风除湿、通淋消肿、利尿、舒筋活络、补肾止咳、通乳，用于肺热咳嗽、吐血、劳伤身痛、血淋、尿闭、遗精、风湿痹痛、淋浊、带下、痢疾、乳腺炎、风痒湿疹、瘰疬。

藏医：清热、愈创，用于疮疖、外伤疼痛。

普通铁线蕨

猪鬃草（洪雅）。

为铁线蕨科植物 *Adiantum edgeworthii* Hook. 的全草。

生于海拔 700～2 500 m 的林下石缝、岩坎。分布于乐山、邛崃、泸定、洪雅、康定、木里、峨边、马边。

清热解毒、利尿通淋、祛风除湿，由于肺热咳嗽、痈肿疮毒、小便淋浊、风湿痹痛。

肾盖铁线蕨

红盖铁线蕨、团盖铁线蕨。

为铁线蕨科植物 *Adiantum erythochlamys* Diels. 的全草。

生于海拔 800～1 800 m 的林下湿地或岩石上。分布于芦山、雅安、峨眉、兴文、苍溪。

利水通淋，用于瘰疬溃疡、淋证。

长盖铁线蕨

为铁线蕨科植物 *Adiantum fimbriatum* Christ／*A. smithianum*（C. Chr.）Ching 的全草。

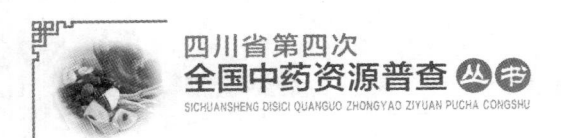

生于海拔 2 500~3 200 m 的潮湿林下、山坡林下或石缝中。分布于康定、雅江、巴塘、稻城、乡城、得荣、道孚、泸定、九龙、理塘、白玉、德格、石渠、若尔盖、红原、阿坝、壤塘、黑水、金川、普格、布拖。

利尿、通经、祛痰，用于尿路感染、支气管炎、月经不调、咳嗽痰喘、淋证。

止咳平喘、利尿止血（凉山州）。

扇叶铁线蕨

黑骨头、过坛龙、猪毛七（隆昌、纳溪）、旱猪毛七（宜宾、峨眉）。

为铁线蕨科植物 *Adiantum flabellulatum* L. 的全草。

生于海拔 3 200 m 以下的酸性红土中。分布于乐山、邛崃、阿坝州、纳溪、南溪、宜宾、隆昌、眉山市、峨眉山、石渠、白玉、泸定、荣县。

清热祛瘀、活血通淋、舒筋活络、利湿、消肿、消积，用于急性传染性肝炎、肺热咳嗽、风湿痹痛、小便淋浊、痢疾、腹泻、砂淋、吐血、便血、瘰疬、跌打损伤、烫伤、外伤出血、疔疮。

假鞭叶铁线蕨

小蕨萁草（古蔺）。

为铁线蕨科植物 *Adiantum malesianum* Ghatak 的全草。

生于溪边石缝中。分布于全川，古蔺、屏山、筠连、雷波、甘洛。

外用枯疮。

单盖铁线蕨

单盖铁线蕨为铁线蕨科植物 *Adiantum monochlamys* Eaton 的根状茎、叶。

生于林下潮湿岩石上。分布于宜宾、古蔺。

清热解毒、消炎、化痰，用于肺热咳嗽、肺痨吐血、痈肿疮毒、痢疾、淋浊、疥癣。

灰背铁线蕨

铁扇子，铁钉耙（峨眉）。

为铁线蕨科植物 *Adiantum myriosorum* Baker 的全草。

生于海拔 1 300 m 以下的林下、灌木丛。分布于乐山、洪雅、宣汉、万源、通江、甘洛、越西、芦山、宝兴、天全、荥经、石棉、峨边。

清热解毒、行气活血、祛瘀、利尿通淋，用于风湿痹痛、跌打损伤、淋证、泌尿系统感染、肾炎水肿、小便不利、黄疸型肝炎、痢疾、白带、风湿骨痛、肺热咳嗽、小儿高烧、痈肿初起、月经不调、吐血、血尿、崩漏。

掌叶铁线蕨

特扇子、孔雀尾（绵阳）、铜丝草、铁丝草（阿坝州）、铁钉耙（峨眉）。

为铁线蕨科植物 *Adiantum pedatum* L. 的全草。

生于海拔 350~3 300 m 的阴湿林中、岩石上、灌木丛中。分布于乐山、崇州、什邡、彭州、若尔盖、九寨沟、茂县、汶川、理县、马尔康、泸定、康定、乡城、绵阳市、洪雅、平昌、南江、峨眉山、峨边。

清热解毒、活血祛瘀、利水渗湿、通淋、调经止痛，用于肺热咳嗽、小儿高热、泌尿系统感染、小便不利、血尿、风湿肿痛、痢疾、黄疸型肝炎、白带、月经不调、吐血、崩漏、牙痛、热淋、跌打损伤、肾炎水肿、肝炎、乳痈、疮痈初起。

菲律宾铁线蕨

半月形铁线蕨。

为铁线蕨科植物 *Adiantum philippense* L. 的全草。

生于林下潮湿岩石上。分布于德昌。

活血祛瘀、利尿通乳、止咳。

细叶铁线蕨

为铁线蕨科植物 *Adiantum venustum* Don 的全草。

生于山坡林下。分布于宜宾、越西、会理、德昌、冕宁、西昌、盐源、甘洛。

用于胃痛、吐血。

裸子蕨科 Hemionitidaceae

尖齿凤丫蕨

马力胯、马肋巴（峨眉）、过山龙。

为裸子蕨科植物 *Coniogramme affinis*（Wall.）Hieron. 的全草。

生于海拔 1 200 ~ 3 500 m 的灌木林下、混交林下。分布于峨眉山、洪雅、泸定、稻城、峨边。

清热解毒、凉血、消炎、强筋续骨，用于风湿痹痛、跌打损伤。

南岳凤丫蕨

为裸子蕨科植物 *Coniogramme centrochinensis* Ching 的全草。

生于林缘。分布于邛崃。

解毒止痒。

紫柄凤丫蕨

马力胯、马肋巴（峨眉）、中华凤丫蕨、普通凤丫蕨。

为裸子蕨科植物 *Coniogramme intermedia* Hieron.／*C. sinensis* Ching 的根茎。

生于海拔 2 800 m 以下的阴湿林下、灌木林下。分布于乐山、崇州、金川、壤塘、马尔康、南充市、洪雅、邻水、大竹、通江、宣汉、峨眉山、稻城、泸定、康定、丹巴、普格、雷波、峨边。

补肾涩精、祛风除湿、清热解毒、凉血、消炎、强筋续骨、理气止痛，用于肾虚腰痛、妇女白带、淋证、风湿痹痛、风湿性关节炎、跌打损伤。又清热解毒、凉血、消炎、强筋续骨。

凤丫蕨

马力胯、马肋巴（峨眉）、散血莲。

为裸子蕨科植物 *Coniogramme japonica*（Thunb.）Diels 的全草、根状茎。

生于海拔 1 800 m 以上的灌木林下。分布于峨眉、洪雅、开江、达州、平昌、雅安、峨边。

清热解毒、凉血、消炎、强筋续骨，用于风湿痹痛、跌打损伤。祛风除湿、活血止痛、清热解毒，用于风湿筋骨疼痛、跌打损伤、瘀血腹痛、经闭、目赤肿痛、肿毒初起、乳腺炎。

乳头凤丫蕨

散血莲。

为裸子蕨科植物 *Coniogramme rosthornii* Hieron. 的全草、根茎。

生于海拔 1 300 m 以上的沟边阴湿处。分布于乐山、高县、珙县、古蔺、兴文、长宁、筠连、洪雅、通江、南江、康定、泸定、丹巴、九龙、甘洛、布拖、盐边。

清热解毒、活血止血、祛风除湿，用于目赤肿痛、眉棱骨痛、风湿关节痛、闭经、乳痈、肿毒、血淋。

耳叶金毛裸蕨

耳形川西金毛裸蕨（阿坝州）。

为裸子蕨科植物 *Gymnopteris bipinnata* Christ var. *auriculata*（Fr.）Ching 的根茎。

生于海拔 1 000 ~ 2 000 m 的岩壁、林下、石上。分布于金川、九寨沟、茂县、万源、康定、九龙、雅

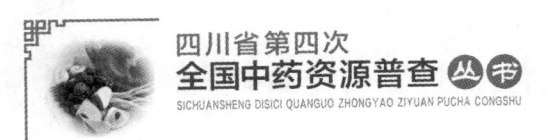

江、雷波、峨边。

清热解毒、镇惊止痛、止血、止痒，用于热病高烧、肺炎、小儿惊风、头昏、跌打损伤肿痛、鼻衄、外伤出血、风毒、疮疡。

金毛裸蕨

土知母、猫耳朵草（阿坝州）。

为裸子蕨科植物 *Gymnopteris vestita*（Wall）Underw. 的根茎、全草。

生于海拔 800～2 500 米的溪边阴湿处。分布于金川、小金、理县、康定、丹巴、九龙、稻城、乡城、理塘、冕宁、汉源。

消炎退热，用于伤寒高热。全草用于胃气痛。

水蕨科 Parkeriaceae

水蕨

岂、水松草。

为水蕨科植物 *Ceratopteris thalictroides*（L.）Brongn. 的全草。

生于沼泽、湿地。分布于筠连。

活血、散瘀、拔毒、解毒，用于痞积、痢疾、胎毒、跌打损伤。

蹄盖蕨科 Athyriaceae

中华短肠蕨

为蹄盖蕨科植物 *Allantodia chinensis*（Bak）Ching 的全草。

生于海拔 300～550 m 的石缝、林下。分布于崇州、喜德。

清热解毒、驱虫。

假蹄盖蕨

为蹄盖蕨科植物 *Athyriopsis japonica*（Thunb.）Ching 的全草。

生于海拔 1 500 m 以下的山谷林下、路旁湿地。分布于泸定、峨边。

清热消肿，用于肿毒、乳痈、目赤肿痛。

翅轴蹄盖蕨

小旋鸡尾、细股黄连（屏山）、细蕨萁（长宁）、石韦（洪雅）。

为蹄盖蕨科植物 *Athyrium delavayi* Christ 的根茎、全株。

生于海拔 600～1 800 m 的灌木林下。分布于乐山、崇州、筠连、屏山、兴文、长宁、洪雅、峨眉山、峨边。

清热解毒、抗菌消炎、利尿通淋、消肿、止痛，用于烫火伤、咳嗽、流感流脑、淋证。

长江蹄盖蕨

为蹄盖蕨科植物 *Athyrium iseanum* Ros. 的全草。

生于海拔 2 000 m 以下的林下阴湿处、石上。分布于泸定、峨边。

止血、解毒，用于疮毒、衄血、痢疾、外伤出血。

华东蹄盖蕨

为蹄盖蕨科植物 *Athyrium nipponicum*（Mett.）Hance 的根茎。

生于海拔 2 500 m 以下的平原、丘陵阴湿处。分布于泸定、康定、九龙、布拖。

清热解毒、消肿止血，用于痈毒疔肿、痢疾、衄血、蛔虫病。

光蹄盖蕨

为蹄盖蕨科植物 *Athyrium otophorum*（Miq.）Koidz. 的根茎。

生于林下阴湿处。分布于峨眉山。

清热解毒、消炎。

华中蹄盖蕨

为蹄盖蕨科植物 *Athyrium wardii*（Hook.）Makino 的根茎。

生于灌木林下。分布于洪雅、布拖、富顺。

清热解毒、抗菌消炎，用于流感流脑。

单叶蹄盖蕨

假石韦、斩龙剑、小石剑（峨眉）、茅叶蹄盖蕨。

为蹄盖蕨科植物 *Diplazium lanceum*（Thunb.）Presl. 的根茎、全草。

生于灌木丛下。分布于乐山、宜宾、高县、隆昌、南溪、长宁、筠连、洪雅、开江、峨眉山。

全草凉血、止血、消肿利尿、通淋、清热解毒、明目，用于风热感冒、肺结核咯血、血痢、带下、肺结核、肺痈疡、小儿高热不退、痢疾、小便不利、咳痰带血、热淋、尿血、目赤肿痛。利尿排石（高县）。根状茎解毒、消肿，用于毒蛇咬伤。

锡兰双盖蕨

裂叶双盖蕨。

为蹄盖蕨科植物 *Diplazium zeylanicum*（Hook.）Moore 的全草。

生于海拔 1 400 m 以下的林下、溪边石上、灌木丛下。分布于四川省。

清热凉血、利尿通淋，用于肺痨咯血、乳痈、淋证。

华中介蕨

小叶山鸡尾巴草。

为蹄盖蕨科植物 *Dryoathyrium okuboanum*（Makino）Ching 的叶。

生于海拔 500～1 800 m 的林下阴湿处。分布于泸定、康定、凉山州、雅安、成都。

清热解毒。

峨眉介蕨

为蹄盖蕨科植物 *Dryoathyrium unifurcatum*（Bak.）Ching 的叶、根茎。

生于海拔 1 300 m 左右的林下阴湿处。分布于峨眉、洪雅、泸定、布拖。

叶清热解毒、消肿，用于下肢疖肿。根茎清热解毒、驱虫，用于风热感冒、血痢、带下、虫积腹痛。

峨眉蕨

为蹄盖蕨科植物 *Lunathyrium acrostichoides*（Sw.）Ching 的根茎。

生于海拔 1 400～3 000 m 的阴湿石上、岩壁、灌木丛下。分布于峨眉、金川、马尔康、壤塘、小金、冕宁、汉源、峨边。

清热解毒、止血、驱虫、预防流感，用于流感、痢疾、蛔虫。解表消炎、杀菌（峨眉）。

华中峨眉蕨

为蹄盖蕨科植物 *Lunathyrium centro-chinense* Ching 的叶。

生于林下阴湿处。分布于峨眉、阿坝州、洪雅、泸定。

清热解毒、消肿，用于下肢疖肿。

假双盖蕨

为蹄盖蕨科植物 *Triblemma lancea*（Thunb.）Ching 的全草。

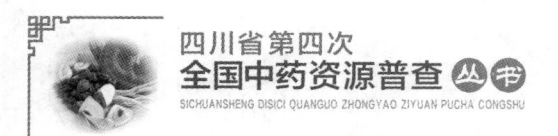

生于海拔 1 600 m 以下的溪边、林下酸性土中。分布于都江堰、峨眉山、天全。

利尿通淋、消炎解毒、排石健脾、止血镇痛,用于淋证、石淋、感冒高热、小儿疳积、肺痨咳血、跌打损伤、疮疖、烧烫伤、蛇咬伤、骨哽喉。并拔竹、木刺入肉。

铁角蕨科 Aspleniaceae

华南铁角蕨

为铁角蕨科植物 *Asplenium austrochinense* Ching 的全草。

生于林下阴湿处。分布于峨眉、洪雅、峨边。

清热解毒、利湿、止血,用于肺热咳嗽、胃肠出血、外伤出血、跌打损伤。

剑叶铁角蕨

为铁角蕨科植物 *Asplenium ensiforme* Wall ex Hook. et Grev. 的全草。

生于海拔 800 ~ 2 400 m 的林下树干上、石上。分布于米易。

用于胃脘痛。

切边铁角蕨

地柏枝(洪雅)。

为铁角蕨科植物 *Asplenium excisum* Presl. 的全草。

生于林下阴湿处。分布于峨眉、洪雅。

清热解毒、利湿、止血,用于肺热咳嗽、肠胃出血、外伤出血、跌打损伤等。

云南铁角蕨

为铁角蕨科植物 *Asplenium exiguum* Bedd. var. *yunnanense*(Franch.)Ching/ *A. yunnanense* Franch. 的全草。

生于海拔 1 400 ~ 3 300 m 的山谷、溪边、林下阴湿处。分布于雷波、金阳、美姑、喜德、西昌、九龙、木里、德格、石渠、雅江、康定、冕宁、石棉、芦山、洪雅、泸定、丹巴、小金、金川、马尔康、宝兴、九寨沟。

清热、利尿、通乳、接骨,用于感冒高热、子痫、小便涩痛、淋证、乳汁不通、乳蛾、痢疾、麻疹、疮毒、跌打骨折、外伤出血。

厚叶铁角蕨

大石韦、旋鸡尾(叙永)。

为铁角蕨科植物 *Asplenium griffithianum* Hook. 的全草、根状茎。

生于海拔 800 ~ 2 400 m 的山坡岩石或林下阴湿处。分布于叙永、合江。

全草清热解毒、利尿通淋。根状茎清热解毒、利尿通淋、消炎,用于黄疸、高热、烧烫伤。

虎尾铁角蕨

地柏枝。

为铁角蕨科植物 *Asplenium incisum* Thunb. 的全草。

生于海拔 1 600 m 以下的岩石上、灌木林下。分布于乐山、洪雅、通江。

清热解毒、利尿通淋、平肝镇惊、止痛、熄风,用于肝炎、小儿惊风、湿热黄疸、尿赤涩痛、牙痛、毒蛇咬伤。

宝兴铁角蕨

为铁角蕨科植物 *Asplenium moupinense* Franch. 的全草。

生于林下、岩石等阴湿处。分布于宝兴、泸定、康定、九龙、雅江。

清热解毒，用于痢疾、蜈蚣咬伤。

倒挂铁角蕨

倒挂草。

为铁角蕨科植物 *Asplenium normale* D. Don 的全草。

生于海拔 600~2 500 m 的密林下、岩坎石缝。分布于峨眉山、洪雅。

活血、祛瘀、镇痛，用于风湿骨痛、跌打损伤。

北京铁角蕨

铁杆地柏枝、风火草、地柏枝、小叶鸡尾草、小凤尾草（阿坝州）、两面快（合江）、臁疮药（峨眉）。

为铁角蕨科植物 *Asplenium pekinense* Hance 的全草。

生于海拔 400~4 200 m 的溪边岩石上、阴湿处、沟边。分布于全川，乐山、彭州、九寨沟、金川、茂县、汶川、理县、屏山、古蔺、合江、洪雅、宣汉、平昌、巴中、峨眉山、泸定、康定、稻城、九龙、理塘、乡城。

清热凉血、止咳化痰、利膈、止血，用于感冒咳嗽、肺结核、外伤出血、咯血、病毒、疮毒、臁疮。

胎生铁角蕨

铁骨莲。

为铁角蕨科植物 *Asplenium planicaule* Wall. 的全草。

生于海拔 800~1 100 m 的密林下、石上、灌木林下。分布于乐山、成都、洪雅、甘洛、西昌、米易、德昌。

清热解毒、凉血止血、除湿，用于腰膝酸痛、跌打损伤、淋病。

西南铁角蕨

为铁角蕨科植物 *Asplenium praemosum* Sw. 的全草。

生于林下树干、岩石上等阴湿处。分布于泸定、康定、稻城、九龙、理塘。

清热利尿、消炎，用于痢疾、泄泻、咽喉痛、淋巴腺炎、小便涩痛、淋证、腱鞘炎。

长生铁角蕨

树林珠、石黄连、刷把七（筠连）、苦蕨萁（叙永）、倒生莲、倒灵芝（合江、南充）、倒生根（屏山）、猫儿草、风水草（古蔺）、岩柏香、两面快（长宁）、土灵芝（兴文）、倒地抽（珙县）、岩刷把（筠连）。

为铁角蕨科植物 *Asplenium prolongatum* Hook. 的全草。

生于海拔 400~2 000 m 的灌木林下、树干上、潮湿岩石上。分布于乐山、崇州、邛崃、筠连、叙永、合江、古蔺、长宁、兴文、珙县、宜宾、雷波、南充市、洪雅、开江、大竹、邻水、宣汉、平昌、峨眉山、天全。

清热解毒、止血、活血、散瘀、续筋、祛风湿、通关节、镇惊平肝，用于肺痨吐血、衄血、胁肋疼痛、湿热黄疸、吐血、风湿疼痛、肠炎、尿路感染、崩漏、咳嗽痰多、黄肿、跌打损伤、筋骨疼痛、痢疾、血淋，外用于骨折、刀伤出血。治毒蛇咬伤（屏山）；烫伤（筠连）。又清热解毒、镇惊、平肝，用于肝炎（凉山州）。利尿通乳，用于乳汁不通（达州）。

华中铁角蕨

孔雀尾、石芫荽（绵阳）、烟叶凤尾（阿坝州）。

为铁角蕨科植物 *Asplenium sarelii* Hook. 的全草。

生于海拔 1 500~3 000 m 的林下、石缝、岩壁等阴湿处。分布于金川、壤塘、马尔康、绵阳市、洪雅、西昌、宁南、甘洛、越西、喜德、美姑。

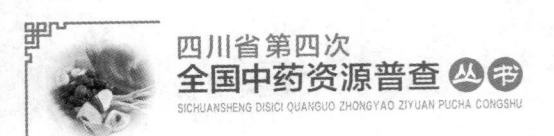

清热消炎、燥湿、解毒、凉血、止血生肌、利湿、活血散瘀，用于黄疸、咳嗽、扁桃体炎、腮腺炎、肠炎、月经不调、带下、跌打损伤、痢疾、疔疮、外伤出血、烫火伤，外用于皮肤湿疹。

石生铁角蕨

野黄连。

为铁角蕨科植物 *Asplenium saxicola* Ros. 的全草。

生于溪边、岩石上。分布于筠连。

清热润肺、消炎利湿，用于肺痨、小便涩痛、跌打损伤、疮痈。

铁角蕨

石林珠、石灵子（南充）、猪鬃七（达州、峨眉）。

为铁角蕨科植物 *Asplenium trichomanes* L. 的全草。

生于海拔400～4 000 m的林下阴湿山谷岩石上。分布于乐山、筠连、彭州、金阳、雷波、美姑、南充市、洪雅、宣汉、南江、峨眉、马边、峨边。

清热利湿、止血散瘀、利水通淋、补肾、调经、止痛，用于痢疾、淋病、白带、月经不调、疮疥、疔毒、跌打损伤、肾虚腰痛、小便淋涩、阴虚盗汗、遗精，外用于蛇咬伤、疔疮、热疖。

三翅铁角蕨

篦子草（合江）、石林珠。

为铁角蕨科植物 *Asplenium tripteropus* Nakai. 的全草。

生于海拔800～3 000 m的石上、林下阴湿处。分布于叙永、合江、兴文、古蔺、开江、达州、宣汉、平昌、巴中、万源、通江、峨眉山、彭州、屏山。

清热解毒、渗湿、止血、利水通淋、活血散瘀、止痛，用于痢疾、淋病、白带、月经不调、疮疥、疔毒、跌打损伤、腰痛。全草泡酒服治腰疼、风湿关节炎（屏山）。

半边铁角蕨

黑猪毛七。

为铁角蕨科植物 *Asplenium unilaterale* Lam. 的全草。

生于海拔1 100 m的阴湿石坎缝中。分布于乐山、洪雅、邻水、峨边。

清热利水、调经止痛、利水通淋，用于风湿痹痛、跌打损伤、淋证。清肺止咳、舒筋活络，用于肺热咳嗽、百日咳、跌打损伤、疮疡等（邻水）。

变异铁角蕨

铁公鸡（阿坝州）。

为铁角蕨科植物 *Asplenium varians* Wall. Ex Hook. Et Grev. 的全草。

生于海拔600～4 600 m的阴湿岩石或树上。分布于金川、小金、汶川、美姑、南江、泸定、康定、雅江、德格。

止血生肌，外敷治刀伤、骨折。

狭翅铁角蕨

为铁角蕨科植物 *Asplenium wrightii* Eaton ex Hook. 的根状茎。

生于海拔1 100 m以下的林下阴湿处、溪边岩石上。分布于筠连。

用于疮疡肿毒。

水鳖蕨

为铁角蕨科植物 *Scolopendrium delavayi*（Franch.）Tard-Blot/ *Sinephropteris delavayi*（Franch.）Mickel 的全草。

生于海拔800～1 700 m的林下阴湿岩石上、岩洞脚下。分布于泸定、阿坝州、凉山州、绵阳、广元、宁南、木里、盐边、石棉。

收敛、止痢，用于痢疾。又清热利湿、止咳，用于肾炎水肿、肺热咳嗽。

肿足蕨科 Hypodematiaceae

肿足蕨

金毛狮子草。

为肿足蕨科植物肿足蕨 *Hypodematium crenatum*（Forck）Kuhn. 的根茎。

生于海拔 1 000～1 800 m 的石灰岩缝中。分布于峨眉山、洪雅、渠县、南江、西昌、雷波、盐边、会东、甘洛、越西、美姑、峨边。

清热解毒、凉血止血、拔毒生肌、祛风利湿，用于瘰疬、痢疾、痈肿疮毒、风湿骨痛、疮毒、外伤出血。

金星蕨科 Thelypteridaceae

星毛蕨

为金星蕨科植物 *Ampelopteris prolifera*（Retz.）Cop. 的全草。

生于海拔 1 000 m 以下的向阳溪边、河滩。分布于四川省。

清热、止痢，用于胃炎、痢疾。

渐尖毛蕨

舒筋草、蕨其莲（长宁）。

为金星蕨科植物 *Cyclosorus acuminatus*（Houtt.）Nakai 的全草。

生于海拔 900～1 200 m 的灌木林下。分布于乐山、长宁、洪雅、甘洛。

清热解毒，用于狂犬病咬伤、烧伤、小儿疳积。用于风湿骨痛、手指麻木（洪雅）。

干旱毛蕨

牛肋巴（洪雅）。

为金星蕨科植物 *Cyclosorus aridus*（Don）Tagawa 的根茎。

生于海拔 1 800 m 以下的林下。分布于乐山、洪雅。

清热解毒，用于狂犬咬伤。

齿牙毛蕨

小牛肋巴、篦子舒筋草、黑舒筋草（峨眉）。

为金星蕨科植物 *Cyclosorus dentatus*（Forsk）Ching 的根茎、全草。

生于海拔 1 200 m 的林下。分布于乐山、南充市、洪雅、开江、渠县、峨眉山。

根茎舒筋活血、散瘀止痛。全草除湿散寒、舒筋活络，用于风湿筋骨疼痛、手指麻木、跌打损伤、瘰疬、痞块、狂犬咬伤。

华南毛蕨

大风寒。

为金星蕨科植物 *Cyclosorus parasiticus*（L.）Farwell 的全草。

生于海拔 800 m 以下的林下、溪边湿地。分布于筠连、康定、雅安。

祛风除湿、清热、止痢，用于风湿筋骨痛、感冒、痢疾。

圣蕨

铁甲草。

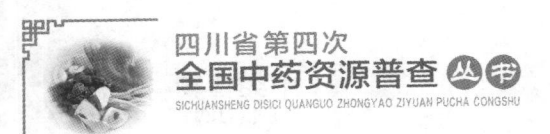

为金星蕨科植物 *Dictyocline griffithii* Moore 的根状茎。

生于海拔 1 400 m 以下的林下、溪边湿地。分布于长宁、屏山、雷波。

用于虚痨内伤、小儿惊风。

羽裂圣蕨

为金星蕨科植物 *Dictyocline wilfordii*（Hook.）J. Smith 的根状茎。

生于海拔 300～1 500 m 的林下、溪边湿地。分布于屏山、雷波、峨眉。

用于虚痨内伤、小儿惊风。

金星蕨

毛毛蛇。

为金星蕨科植物 *Parathelypteris glanduligera*（Kunze.）Ching 的叶。

生于海拔 1 500 m 以下的山坡疏林下。分布于长宁、雷波、峨眉、都江堰、峨边、马边。

清热、止血、止痢，用于烧烫伤、吐血、痢疾。

中日金星蕨

毛毛蛇。

为金星蕨科植物 *Parathelypteris nipponica*（Franch. et Sav）Ching 的叶。

生于海拔 400～2 500 m 的山坡疏林下、路旁。分布于泸定、海螺沟、峨边。

消炎、止血，用于外伤出血。

延羽卵果蕨

延羽针毛、金鸡蛋（高县）、猪鬃草。

为金星蕨科植物 *Phegopteris decursive-pinnata*（Van Hall）Fée 的根茎、全草。

生于海拔 1 000～1 800 m 的阴湿石灰岩缝中。分布于乐山、什邡、邛崃、筠连、合江、长宁、高县、洪雅、通江、南江、峨眉山、雷波、雅安。

清热解毒、消炎利湿、收敛、消饱胀，用于水湿腹胀、疮疡溃烂、痈肿疮毒、疮口久不收口等。

红色新月蕨

为金星蕨科植物 *Pronephrium lakhimpurense*（Ros.）Holtt. 的根状茎。

生于海拔 400～1 000 m 的疏林、溪边湿地。分布于峨眉山。

清热消炎、止血，用于跌打损伤、疮疡肿毒、外伤出血。

披针新月蕨

地苏木、蕨萁钻石黄、大牛肋巴、鸡血七（南充）、冷蕨萁（峨眉）。

为金星蕨科植物 *Pronephrium penangianum*（Hook.）Holtt./*Abacopteris penangiana*（Hook）Ching 的全草、根状茎、叶。

生于海拔 3 600 m 以下的疏林、溪边湿地。分布于都江堰、乐山、彭州、屏山、长宁、古蔺、雷波、南充市、洪雅、开江、宣汉、平昌、巴中、通江、南江、峨眉山、天全、名山、峨边。

全草祛风除湿、调经止痛、活血祛瘀，用于风湿关节痛、跌打损伤、气滞、瘀血肿痛、月经不调、崩带、跌打损伤。根茎通经活络、理气、利湿、散瘀，用于痨伤、胃气痛、痢疾、血凝气滞、崩漏。叶用于血凝气滞。

镰片假毛蕨

为金星蕨科植物 *Pseudocyclosorus falcilobus*（Hook.）Ching 的叶、根状茎。

生于海拔 300～1 100 m 的溪边、路旁湿地。分布于峨边。

叶清热解毒、抗菌消炎，用于痢疾、烧烫伤。根状茎用于杀虫。

贯众叶溪边蕨

为金星蕨科植物 *Stegnogramma cyrtomioides*（C. Chr.）Ching 的根状茎。

生于海拔 1 500 m 以下的溪边。分布于雅安。

用于内伤、眩晕。

乌毛蕨科 Blechnaceae

乌毛蕨

贯众（南溪）、冷蕨萁（高县）。

为乌毛蕨科植物 *Blechnum orientale* L. 的根状茎。

生于海拔 1 300 m 以下的溪边、路旁草丛、荒坡。分布于乐山、高县、南溪、合江、筠连、宜宾、洪雅。

清热解毒、活血散瘀、抗菌、杀虫、止血，用于预防流感、乙脑、烫火伤、吐血、衄血、疮痈肿毒、风热感冒。嫩叶捣敷用于消肿、拔毒、生肌。

荚囊蕨

锯草、铁角萁。

为乌毛蕨科植物 *Struthiopteris eburnean*（Christ）Ching 的全草。

生于海拔 500～1 800 m 的林缘干旱石上。分布于邛崃、崇州、峨边。

清热解毒、散瘀消肿，用于淋证、跌打损伤、疔疮痈肿。

狗脊蕨

狗脊贯众、牛肋巴（长宁）、大贯众（古蔺）。

为乌毛蕨科植物 *Woodwardia japonica*（L. f.）Sm. 的根状茎。

生于海拔 800 m 以下的林下阴湿处、荒坡、灌木丛中、溪边。分布于乐山、长宁、古蔺、雷波、美姑、甘洛、南充市、洪雅、峨眉山、峨边、马边。

根茎祛风湿、壮腰膝，用于腰腿痛、痢疾、蛇伤、清热、杀虫，风热、流感、温热斑疹。清热解毒、预防流感、麻疹虫。又止血、驱虫、散瘀，用于绦虫、蛲虫、湿热疮毒、崩漏下血。

东方狗脊蕨

贯众。

为乌毛蕨科植物 *Woodwardia orientalis* Sw. 的根状茎。

生于海拔 700～2 600 m 的溪边、林下或灌木丛中。分布于雷波、美姑、甘洛、内江。

清热解毒、活血散瘀、止血杀虫。

单芽狗脊蕨

贯众、牛肋扇（峨眉）。

为乌毛蕨科植物 *Woodwardia unigemmata*（Makino）Nakai 的根状茎。

生于海拔 400～3 000 m 的林下阴湿处、荒坡、灌木丛中。分布于全川，合江、兴文、筠连、珙县、高县、彭州、什邡、邛崃、南充市、洪雅、开江、大竹、宣汉、平昌、巴中、南江、万源、峨眉山、泸定、冕宁、雷波、美姑、甘洛、雅安市。

清热解毒、预防流感、麻疹、止血、驱虫，用于绦虫、蛲虫、流行性乙型脑炎、流感、子宫出血、湿热疮毒、崩漏下血。又根茎祛风湿、壮腰膝，用于腰腿痛、痢疾、蛇伤。

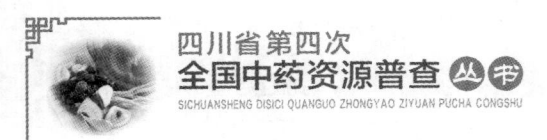

球子蕨科 Onocleaceae

东方荚果蕨

巴来马、大叶蕨。

为球子蕨科植物 *Matteuccia orientalis*（Hook.）Trev. 的根状茎。

生于海拔700~2 600 m 的灌木丛中、林下。分布于兴文、宜宾、宣汉、万源、峨边、马边。

清热解毒、凉血、止血、止痒，用于风热感冒、湿热斑疹、吐血、衄血、肠风便血、血痢、血崩、带下、头癣。并杀蛔虫、蛲虫、绦虫。

荚果蕨

黄瓜香、鼠头蕨、贯众（峨眉）。

为球子蕨科植物 *Matteuccia struthiopteris*（L.）Todaro 的根状茎及叶柄基部。

生于海拔900~3 200 m 的灌木丛中。分布于甘洛、雷波、金阳、洪雅、峨眉山、峨边。

清热解毒、杀虫，用于风热感冒、蛔虫腹痛、跌打损伤。

岩蕨科 Woodsiaceae

耳羽岩蕨

耳羽草。

为岩蕨科植物耳 *Woodsia polystichoides* Eaton 的根状茎。

生于海拔2 700 m 以下的岩石缝中。分布于峨眉山、洪雅。

清热解毒、杀虫，用于四时感冒、流脑、蛔虫病。舒筋活络、补血活血（峨眉）。

桫椤科 Cyatheaceae

桫椤

树蕨、贯众（长宁）。

为桫椤科植物 *Cyathea spinulosa*（Wall. ex Hook.）R. M. Tryon. 的茎、叶、孢子。

生于沟边疏林。分布于犍为、沐川、叙永、雷波、长宁、筠连、合江、屏山、洪雅、邻水、峨眉山、荣县、洪雅。

祛风除湿、强筋骨、活血止痛、清肺胃热、止咳，用于流感、肺热咳嗽、慢性支气管炎、吐血、风火牙疼、风湿关节痛、肾炎水肿、跌打损伤、腰痛。叶泡酒杀菌、治湿疹，用于湿疹、蚊虫叮咬。孢子泡酒具有补益、乌发功效。

注：本品为国家二级保护植物。

鳞毛蕨科 Dryopteridaceae

中华复叶耳蕨

为鳞毛蕨科植物 *Arachniodes chinensis*（Rosenst）Ching 的根茎、叶柄。

生于阴湿林下。分布于邛崃、乐山。

清热解毒、止血。

复叶耳蕨

冷蕨萁、乳痈草、鸡老壳（阿坝州）。

为鳞毛蕨科植物 *Arachniodes fortune* J. Sm. 的根状茎。

生于海拔 1 500～2 100 m 的山坡、林缘、溪边。分布于茂县、汶川、理县、九寨沟、金川、雷波。

清热解毒、祛风止痒、活血祛瘀、止血杀虫，用于高血压、头晕、头痛、蛔虫病、钩虫病。

斜方复叶耳蕨

巨蕨草、复叶巨蕨（洪雅）。

为鳞毛蕨科植物 *Arachniodes rhomboidea*（Wall.）Ching 的根茎、叶柄。

生于海拔 1 200 m 以下的阴湿林下、溪边石缝。分布于邛崃、乐山、洪雅、资中。

清热解毒、止血、消肿止痛，用于风湿关节炎、关节肿痛。

长尾复叶耳蕨

为鳞毛蕨科植物 *Arachniodes simplicior*（Makino）Ohwi. 的根茎。

生于海拔 400～1 800 m 的阴湿林下、灌木丛中。分布于四川省。

清热解毒，用于内热腹痛。

镰叶贯众

镰羽贯众。

为鳞毛蕨科植物 *Cyrtomium balansae*（Christ）C. Chr. 的根茎。

生于海拔 1 600 m 以下的溪边、林缘。分布于成都、越西、盐边、古蔺。

清热解毒、止血。

刺齿贯众

大昏鸡头、大乌骨鸡（峨眉）。

为鳞毛蕨科植物 *Cyrtomium caryotideum*（Wall）Presl. 的根茎。

生于海拔 400～2 900 m 的山谷阴湿处、沟边林下。分布于崇州、彭州、峨眉山、广元、洪雅、通江、德昌、金阳。

清热解毒、散瘀、杀虫，用于肺痿咳嗽、淋巴结核、痈肿疮毒、水肿。

全缘贯众

大乌骨鸡（峨眉）、大昏鸡头。

为鳞毛蕨科植物 *Cyrtomium falcatum*（L. F.）Presl. 的根状茎。

生于海拔 1 000 m 以上的潮湿沟边、林下。分布于什邡、通江、峨眉山、洪雅。

清热解毒、驱虫、收敛生肌、散瘀，用于流感、流脑、蛔虫腹痛。

贯众

昏鸡头、鸡脑壳、鸡头草（南充）、乌骨鸡（峨眉）。

为鳞毛蕨科植物 *Cyrtomium fortunei* J. Sm. 的根状茎。

生于海拔 400～2 300 m 的阴湿的沟边、林下、石灰岩上。分布于全川，邛崃、金阳、雷波、南充市、绵阳市、洪雅、开江、达州、宣汉、平昌、巴中、万源、通江、南江、泸定、康定、马边、峨边。

清热解毒、凉血止血、熄风、镇静安神、祛风止痒、驱虫、活血祛瘀、利湿、养血平肝，用于感冒、热病、斑疹、湿热疮毒、阿米巴痢疾、疟疾、肝炎、肝阳眩晕头痛、吐血、便血、血崩、脾虚白带、乳痈、乳腺炎、麻疹、流感、流脑、瘰疬、跌打损伤、高血压。并杀蛔虫、蛲虫、绦虫。头目眩晕，用本品炖鸡或者猪头肉服。犍为民间医生认为昏鸡头具有很好的治疗脑血管疾病及脑血栓的作用。

多羽贯众

为鳞毛蕨科植物 *Cyrtomium fortunei* J. Sm. *form polypterum*（Diels）Ching 的根状茎。

生于沟边、林下。分布于四川省。

清热解毒、凉血、降压，用于头晕、头痛、高血压。

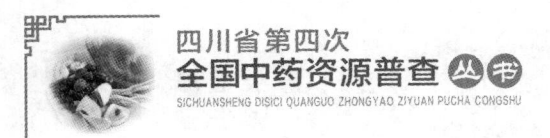

大羽贯众

大昏鸡头、小贯众（达州）、大乌骨鸡（峨眉）。

为鳞毛蕨科植物 *Cyrtomium macrophyllum* Tagawa. 的根状茎。

生于海拔 1 000 ~ 3 500 m 的灌木丛下。分布于彭州、什邡、乐山、广元、兴文、长宁、叙永、屏山、洪雅、开江、达州、宣汉、平昌、巴中、万源、通江、南江、峨眉山、泸定、宁南、盐边、马边、峨边。

清热解毒、散瘀、驱蛔虫、凉血止血，用于肺痨咳嗽、淋巴结核、蛔虫、鼻衄、牙痛、便血、血崩、外伤出血、漆疮、头癣、痈肿疮毒、水肿、预防流脑、跌打损伤。

线羽贯众

为鳞毛蕨科植物 *Cyrtomium urophyllum* Ching 的根状茎。

生于沟边、林下。分布于峨眉山。

清热解毒、散热。

阔羽贯众

昏鸡头（珙县）。

为鳞毛蕨科植物 *Cyrtomium yagamamotoi* Tagawa。的根状茎。

生于山地林下、灌木丛下。分布于珙县、筠连、合江、屏山。

清热解毒、驱蛔虫，用于预防流脑、跌打损伤。

多鳞鳞毛蕨

热热切哇（藏名）。

为鳞毛蕨科植物 *Dryopteris barbigera*（Hook. f.）O. Kunze 的根茎。

生于海拔 3 600 ~ 4 700 m 的阔叶林下阴湿草地。分布于道孚、得荣、色达、稻城。

驱虫。

藏医：清热、利水、消除瘀血和肿块。

两色鳞毛蕨

为鳞毛蕨科植物 *Dryopteris bissetiana*（Bak）. C. Chr. 的根茎。

生于山谷阴湿林下、沟边。分布于乐山、洪雅。

清热解毒、消肿止痛。捣烂外敷无名肿毒、毒疮。

阔鳞鳞毛蕨

毛贯众（合江）。

为鳞毛蕨科植物 *Dryopteris championii*（Benth）C. Chr. ex Ching. 的根茎。

生于海拔 300 ~ 1 500 m 的林下、灌木丛中。分布于合江、会东、甘洛。

清热解毒、止咳平喘、杀虫、止血，用于钩虫病、预防感冒、大便下血。

中华鳞毛蕨

昏鸡头（洪雅）。

为鳞毛蕨科植物 *Dryopteris chinensis*（Bak）Koids. 的根茎。

生于阴湿林下。分布于乐山、成都、洪雅。

清热解毒、消肿止痛、驱虫，用于绦虫病。

粗茎鳞毛蕨

绵马贯众、昏鸡头（洪雅）。

为鳞毛蕨科植物 *Dryopteris crassirhizoma* Nakai 的根茎。

生于海拔 300 ~ 1 200 m 的阴湿林下。分布于乐山、崇州、洪雅。

驱虫，用于肠道寄生虫。捣烂治毒疮。

暗鳞鳞毛蕨

桫椤鳞毛蕨。

为鳞毛蕨科植物 *Dryopteris cycadina*（Franch. et Sav.）C. Chr. 的根茎。

生于海拔 500～2 500 m 的常绿阔叶林下。分布于盐边、都江堰、峨眉山、雅安。

驱虫、止血，用于蛔虫病、崩漏。

黑足鳞毛蕨

鳞毛贯众。

为鳞毛蕨科植物 *Dryopteris fuscipes* C. Chr. 的根状茎。

生于海拔 1 000 m 左右的潮湿林下。分布于峨眉山、长宁、洪雅、泸定、雷波。

清热解毒、收敛生肌，用于痈毒、疮毒。根茎去鳞毛加白糖捣烂敷毒疮溃烂久不收口。

狭顶鳞毛蕨

为鳞毛蕨科植物 *Dryopteris lacera*（Thunb）O. Kuntze. 的根茎。

生于林缘、灌木丛。分布于平武、马尔康、冕宁。

清热、活血、杀虫，用于跌打损伤、痢疾、绦虫病。

美丽鳞毛蕨

为鳞毛蕨科植物 *Dryopteris laeta*（Kom.）C. Chr. 的根茎。

生于海拔 1 000～2 800 m 的沟谷灌木丛中。分布于雷波、布拖、西昌。

除风湿、强筋骨、降血压、清热解毒，用于腰背酸痛、头晕、高血压。

厚叶鳞毛蕨

为鳞毛蕨科植物 *Dryopteris lepidopoda* Hayata 的根茎。

生于海拔 2 300～2 500 m 的山地阔叶林下。分布于马边。

清热解毒、杀虫，用于绦虫病。

无盖鳞毛蕨

鳞毛贯众。

为鳞毛蕨科植物 *Dryopteris scottii*（Bedd）. Ching. 的根状茎。

生于潮湿林下。分布于洪雅、泸定。

清热解毒、止咳平喘，用于感冒、咳嗽气喘、便血。

变异鳞毛蕨

为鳞毛蕨科植物 *Dryopteris varia*（L.）O Kuntze 的根茎。

生于林下溪边、石缝。分布于马边。

清热止痛，用于内热腹痛。

刺叶耳蕨

为鳞毛蕨科植物刺叶耳蕨 *Polystichum acanthophyllum*（Franch.）Christ 的全草。

生于海拔 2 300～2 800 m 的山坡石上。分布于木里、宁南。

止血、解毒，用于便血、衄血、崩漏。

尖齿耳蕨

贯众（洪雅）。

为鳞毛蕨科植物 *Polystichum acutidens* Christ 的全草。

生于海拔 400～2 500 m 的山谷潮湿林下。分布于乐山、洪雅、汉源、泸定、巴塘、石渠、甘洛、峨边。

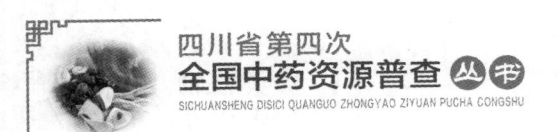

止血，用于便血、鼻血。又清热解毒、杀虫，用于肺痿咳嗽、淋巴结核、痈肿疮毒。用于水肿（洪雅）。

角状耳蕨

牛毛七。

为鳞毛蕨科植物 *Polystichum alcicorne*（Baker）Diels 的全草。

生于海拔 1 500 m 以下的山坡、潮湿林下。分布于珙县、叙永、筠连。

活血、祛风、止血（叙永）；用于刀伤、粪毒（筠连）。

布朗耳蕨

为鳞毛蕨科植物 *Polystichum braunii*（Spenn.）Fée 的全草、根状茎。

生于高山林下、湿地。分布于理县米亚罗。

止血、杀虫、清热解毒，用于衄血、轻粉中毒、头疮、白秃、痄腮、蛲虫。全草用于斑疹。

鞭叶耳蕨

为鳞毛蕨科植物 *Polystichum craspedosorum*（Moxing）Diels 的全草。

生于林缘钙质岩石上。分布于崇州。

清热解毒、活血止痛、消肿利尿。

对生耳蕨

为鳞毛蕨科植物 *Polystichum deltodon*（Baker）Diels 的全草。

生于海拔 750～1 800 m 的山坡、潮湿林下。分布于合江、屏山、珙县、泸定、峨边。

活血止痛、消肿利尿。

线鳞耳蕨

为鳞毛蕨科植物 *Polystichum discretum*（Dom）Diels 的全草。

生于海拔 2 300～2 800 m 的山坡、潮湿林下、石缝中。分布于九寨沟、黑水、茂县、松潘、盐源、峨边。

活血、消肿、止血。

丽江耳蕨

为鳞毛蕨科植物 *Polystichum lichiangense*（C. H. Wight）Ching 的全草。

生于海拔 4 000 m 以下的山坡灌木丛、草地。分布于乡城、红原、色达、得荣。

清热解毒、凉血、止血、杀虫、止痒，用于外伤出血、便血、蛔虫病。

黑鳞耳蕨

为鳞毛蕨科植物 *Polystichum makinoi* Tagawa 的叶、根状茎。

生于海拔 900～1 200 m 的林下湿地。分布于甘洛、盐源、峨边。

叶、根状茎用于下肢疖肿、刀伤出血。根状茎清热解毒、消炎、止痢，用于痢疾。

单列耳蕨

为鳞毛蕨科植物 *Polystichum monotis*（Christ）C. Chr. 的全草。

生于潮湿林下、石缝中。分布于崇州。

活血、止痛、消肿利尿。

宝兴耳蕨

为鳞毛蕨科植物 *Polystichum moupinense*（Franch.）Bedd. 的全草。

生于高山林下湿地。分布于宝兴、九龙、雅江、炉霍、乡城、康定、峨边。

用于胃病、食物中毒。

革叶耳蕨

新裂耳蕨、凤凰尾巴草（阿坝州）。

为鳞毛蕨科植物 *Polystichum neolobatum* Nakai 的根状茎。

生于海拔 1 000 ~ 2 200 m 的阴湿林下、灌木丛中。分布于峨眉山、金川、九寨沟、茂县、汶川、小金、黑水、金阳、洪雅、泸定、丹巴、马边、峨边。

清热解毒、消炎止痛、利水通淋、驱虫，用于肺热咳嗽、虫积腹痛、虚痨、内热腹痛。

峨眉耳蕨

草苓子（洪雅）、石黄连。

为鳞毛蕨科植物 *Polystichum omeiensis* C. Chr. 的全草。

生于海拔 800 ~ 1 500 m 的溪边、潮湿岩石、树上。分布于金阳、雷波、洪雅、峨眉山。

清热解毒、止泻、止痢，用于各种疮毒、乳痈、腹泻。

棕鳞耳蕨

为鳞毛蕨科植物 *Polystichum polyblepharum*（Rom.）Presl 的根状茎。

生于林下、溪沟边。分布于宝兴。

清热解毒，用于痢疾、泄泻、乳痈、下肢疖肿。

多鳞耳蕨

为鳞毛蕨科植物 *Polystichum setiferum*（Forsk.）Moore et Woynar 的根状茎。

生于山地林下、溪沟边的酸性土上。分布于峨眉山。

清热解毒，用于流感、痢疾、麻疹。

陕西耳蕨

小贯众（阿坝州）。

为鳞毛蕨科植物 *Polystichum shensiense*Christ 的全草。

生于海拔 2 000 ~ 3 200 m 的石上、林缘。分布于什邡、崇州、金川、九寨沟、茂县、汶川、雅江、道孚、理塘、稻城、乡城。

活血止痛、消肿利尿、清热解毒、驱虫止血、预防流感与脑膜炎，用于蛲虫病、功能性子宫出血、吐血。

中华耳蕨

为鳞毛蕨科植物 *Polystichum sinense* Christ 的根状茎。

生于海拔 2 000 ~ 4 000 m 的林下、溪边、岩石上。分布于金川、若尔盖、壤塘、红原、阿坝、康定、雅江、乡城、峨边。

清热解毒、止血。

密鳞耳蕨

为鳞毛蕨科植物 *Polystichum squarrosum*（D. Don.）Fee 的根状茎。

生于海拔 2 000 ~ 2 400 m 的河谷杂木林下、岩石上。分布于康定、稻城、宝兴、普格、峨边。

清热解毒、杀虫、止血，用于流感、赤痢、麻疹、肠道寄生虫、吐血、便血、崩漏。

三叉耳蕨

为鳞毛蕨科植物 *Polystichum tripteron*（Kunze.）Presl 的全草。

生于海拔 400 ~ 2 300 m 的林下、溪边。分布于峨眉山。

清热解毒、利尿通淋，用于内热腹痛、痢疾、淋浊。

对马耳蕨

毛鸡脚、贯众、小叶金鸡尾巴草（阿坝州）。

为鳞毛蕨科植物 *Polystichum tsus - simense*（Hook）J. Sm. 的全草及根茎。

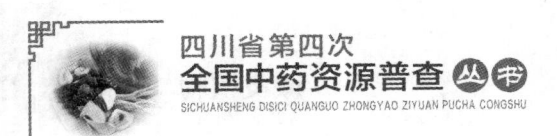

生于海拔 400 ~ 3 200 m 的阴湿灌木丛下、林下。分布于合江、筠连、峨眉山、南充市、九寨沟、汶川、金川、理县、洪雅、宣汉、巴中、通江、南江、泸定、宁南。

清热解毒、清利头目、散瘀、止泻，用于外感咳嗽、扁桃体炎、肠炎、痢疾、肿毒初起、乳痈、腹泻、湿热腹痛、下肢疖肿。

三叉蕨科 Aspidiaceae

膜边肋毛蕨

为三叉蕨科植物 *Ctenitis clarkei* (Baker.) Ching 的根状茎。

生于海拔 2 000 ~ 3 500 m 的混交林、针叶林湿地、岩石上。分布于泸定海螺沟、雅安、凉山州、乐山、峨边。

杀虫、解毒，用于绦虫病。

虹鳞肋毛蕨

为三叉蕨科植物 *Ctenitis rhodolepis* (Clarke.) Ching 的根状茎。

生于海拔 500 ~ 3 600 m 的林下石缝中。分布于筠连、峨眉山、马边。

用于风湿骨痛。

大齿叉蕨

为三叉蕨科植物 *Tectaria coadunatum* (J. Sm) C. Chr. 的全株。

生于林下、岩石上。分布于筠连、长宁、珙县、叙永。

全株清热解毒，治疮毒（叙永）。

下延三叉蕨

独角莲、一匹莲。

为三叉蕨科植物 *Tectaria decurrens* (Presl) Cop. 的全株。

生于海拔 500 m 以下的山谷林下、溪边湿地。分布于四川省。

清热解毒，用于疔疮痈毒。

实蕨科 Bolbitidaceae

长叶实蕨

鸭公尾（合江）、三步跳（长宁）、石韦莲（筠连）。

为实蕨科植物 *Bolbitis heteroclita* (Presl) Ching 的全草。

生于海拔 1 500 m 的荒坡、沟边、石上。分布于乐山、合江、南溪、宜宾、筠连、长宁、洪雅、峨眉山。

清热解毒、凉血止血，用于肺热咳嗽、咯血、衄血、蛇咬伤、痢疾、吐血、跌打损伤。

双扇蕨科 Dipteridaceae

中华双扇蕨

收山虎（长宁）、黄金伞（合江）。

为双扇蕨科植物 *Dipteris chinensis* Christ 的根茎。

生于海拔 800 ~ 2 100 m 的林下、灌木丛阴湿处。分布于长宁、合江。

祛风湿（合江）。

水龙骨科 Polypodiaceae

肢节蕨

龙头席、岩蕨萁、牛肋巴（长宁）。

为水龙骨科植物 *Arthromeris lehmannii*（Mett）Ching 的全草。

生于海拔 500～2 900 m 的林下岩石、树干上、灌木丛下。分布于乐山、长宁、兴文、宜宾、古蔺、洪雅、峨边。

祛风除湿、活络止痛、消积滞、降火、通大便，用于食积胃痛、腹胀便秘、风湿筋骨疼痛、坐骨神经痛、目痛、牙痛、头痛、便秘。

多羽肢节蕨

蚂蟥连、过山龙、石连姜。

为水龙骨科植物 *Arthromeris mairei*（Brause）Ching 的全草。

生于海拔 1 400～2 600 m 的灌木丛下、松林下、石缝中。分布于乐山、雷波、洪雅、巴中、万源、峨眉山、泸定、康定、稻城、冕宁。

清热解毒、祛风除湿、活络止痛、散寒、消食、降火、利尿通淋，用于肺热咳嗽、风寒感冒、风湿痹痛、胃痛、小便短赤、尿血、血淋等。解蛇毒，用于预防蛇咬伤等（达州）。

掌叶线蕨

为水龙骨科植物 *Colysis digitata*（Baker）Ching 全草。

生于山坡林下、沟边、林缘。分布于金阳。

用于跌打损伤。

线蕨

为水龙骨科植物 *Colysis elliptica*（Thuk）Ching 的根茎。

生于海拔 800 m 以下的山坡林下、沟边、林缘。分布于邛崃。

祛风除湿、止痛。

胄叶线蕨

石凤丹（筠连）。

为水龙骨科植物 *Colysis hemitoma*（Hance）Ching 的根茎、全株。

生于海拔 600 m 以下的林下湿地、岩石、林缘。分布于彭州、筠连、长宁、宜宾、荣县。

根茎祛风除湿、止痛。全株发表散寒（长宁）。

矩圆线蕨

一叶青（长宁）、大石韦（南溪、叙永）。

为水龙骨科植物 *Colysis henryi*（Bak）Ching 的全草。

生于海拔 600～2 000 m 的林下、阴湿岩壁上。分布于乐山、南溪、珙县、叙永、兴文、古蔺、长宁、合江、筠连、崇州、邛崃、峨边。

清热利尿、通淋，用于咳血、尿血。

丝带蕨

石箭、大捆仙绳（峨眉）。

为水龙骨科植物 *Drymotaemium miyoshianum* Makino 的全草。

附生于树上或岩石上。分布于什邡、雷波、美姑、洪雅、峨眉、峨边。

清热镇痛、镇惊、祛风除湿，用于小儿惊风、风湿痹痛、高热烦渴。

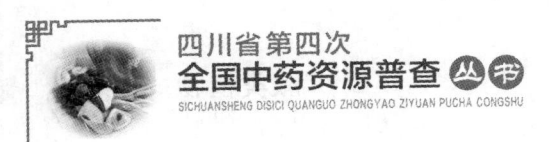
肉质伏石蕨

为水龙骨科植物 *Lemmaphyllum carnosum* Presl 的全草。

生于树干或岩石上。分布于筠连。

活血散瘀、润肺止咳、清热解毒，用于小儿惊风、肺热咳嗽、风湿骨痛、骨折、中耳炎、毒蛇咬伤。

伏石蕨

为水龙骨科植物 *Lemmaphyllum microphyllum* Presl 的全草。

生于海拔 500～1 500 m 的树干或岩石上。分布于越西、甘洛、盐边。

凉血止血、润肺止咳、清热解毒，用于肺热咳嗽、肺脓疡、肺热咳血、黄疸、跌打损伤、衄血、尿血、便血、血崩、乳痈、痞块、痢疾。

抱石莲

石瓜子（绵阳、合江）、小旋鸡尾（筠连）、痞子药（叙永）、瓜子金（合江）、石指甲（屏山）、一匹草（江安）、金星草（阿坝州）。

为水龙骨科植物 *Lepidogyammitis drymoglossoides*（Bak）Ching. 的全草。

附生于海拔 2 100 m 以下的阴湿树上或岩石上。分布于峨眉山、茂县、汶川、理县、九寨沟、彭州、什邡、邛崃、内江、筠连、珙县、长宁、兴文、叙永、屏山、合江、古蔺、宜宾、江安、雷波、金阳、绵阳市、达州市、巴中市、泸定、雷波、金阳。

清热凉血、解毒、化痰、祛风除湿、利水、散瘀、强筋壮骨、舒筋活络、镇痛，用于小儿高热、痄腮、咽喉肿痛、胆囊炎、痞块臌胀、肺结核、咯血、淋巴结炎、肝炎、疔疮、虚劳咳嗽、瘰疬、淋浊、尿血、疔痈、疮痈肿毒、风湿骨痛、刀伤出血、跌打损伤、痞块。煮甜酒服治膀胱疝气（屏山）。补益精气（峨眉）。

长叶骨牌蕨

为水龙骨科植物 *Lepidogyammitis elongata* Ching. 的全草。

生于林缘。分布于崇州。

凉血、解毒。

中间骨牌蕨

黎叶骨牌蕨、金星蕨。

为水龙骨科植物 *Lepidogyammitis intermedia* Ching. 的全草。

生于阴湿树干、岩石上。分布于什邡、邛崃。

全草补脾益气，用于鼻痛。凉血、解毒（什邡）。

甘肃骨牌蕨

为水龙骨科植物 *Lepidogyammitis kansuensis* Ching. 的全草。

生于林缘。分布于崇州、邛崃。

凉血、解毒。

骨牌蕨

为水龙骨科植物 *Lepidogrammitis rostrata*（Bedd.）Ching 的全草。

生于树干与岩石上。分布于峨眉山雷音寺等地。

清热、利尿、除烦，用于淋漓、癃闭、热咳、心烦、淋症、感冒、疮肿。

狭叶瓦韦

为水龙骨科植物 *Lepisorus angustus* Ching 的全草。

附生于海拔 2 000～2 500 m 的树上或岩石上、屋脊上。分布于九寨沟、小金、金川、汶川、茂县、丹巴、泸定、马边、峨边。

利尿、通经、消肿、止痛，用于尿路感染、月经不调、跌打损伤。

黄瓦韦

京山瓦韦、旋鸡尾。

为水龙骨科植物 *Lepisorus asterolepis* Ching 的全草。

附生于阴湿树上或岩石上。分布于乐山、康定、丹巴、乡城。

祛风除湿、通淋止带。

两色瓦韦

七星丹、旋鸡尾。

为水龙骨科植物 *Lepisorus bicolor*（Takeda）Ching 的全草。

生于海拔 1 000~3 000 m 的高山针叶林树上或阴湿岩石上。分布于乐山、崇州、古蔺、兴文、叙永、筠连、布拖、越西、金阳、洪雅、泸定、康定、丹巴、九龙、理塘、稻城、冕宁、会理。

清热解毒、清火、消炎、止痛，用于喉痛、肠炎、烫火伤、痢疾。又利尿、通淋、发表，治肾炎（叙永）。

网眼瓦韦

扎别穷哇（藏名）、高山石韦（洪雅）。

为水龙骨科植物 *Lepisorus clathratus*（Clarke）Ching 的根状茎。

生于海拔 1 500~3 500 m 的阴湿岩壁上、树上、瓦缝、林间空地。分布于雷波、美姑、甘洛、甘孜、石渠、德格、道孚、洪雅、白玉、峨边。

清热利尿、消肿止痛、祛风除湿、平肝明目、止血、通经络、利尿通淋，用于风气肿毒、暑温、肾炎、肝炎、肺热、风湿、劳伤、淋症、崩漏等。

藏医：用于脓疮、烧伤。

扭瓦韦

一匹草（阿坝州）。

为水龙骨科植物 *Lepisorus contortus*（Christ）Ching 的全草。

生于海拔 1 000~3 600 m 的阴湿山沟、林下、树干。分布于邛崃、茂县、九寨沟、汶川、理县、南江、泸定、九龙、理塘、稻城、乡城、越西、喜德、会理、峨边。

清热解毒、利尿通淋、消炎、止血、止痛，用于肾炎水肿、泌尿系统感染、尿路结石、肺热咳嗽、支气管哮喘、咽喉炎。

高山瓦韦

石豇豆。

为水龙骨科植物 *Lepisorus eilophyllus*（Diels）Ching 的全草。

生于高山阴湿树干、岩石上。分布于乐山、洪雅、泸定。

祛风除湿、通淋止带，用于风湿、劳伤、淋证、崩漏。

大瓦韦

为水龙骨科植物 *Lepisorus macrosphaerus*（Bak）Ching 的全草。

生于海拔 800~2 300 m 的树干、阴湿岩石上。分布于乐山、什邡、洪雅、泸定、康定、九龙、昭觉、越西、西昌、马边、峨边。

清热解毒、消炎、止痛、散风、止咳、利尿通淋，用于肺热咳嗽、肚腹臌胀、淋证。

小瓦韦

为水龙骨科植物 *Lepisorus macrosphaerus*（Bak）Ching var. *asterolepis*（Bak.）Ching 的全草。

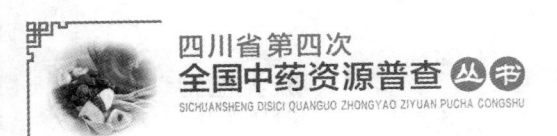
生于阴湿岩石上。分布于乐山、洪雅、木里、盐源、峨边。

清热解毒、散风、止咳、利尿通淋，用于肺热咳嗽、肚腹臌胀、淋证。

有边瓦韦

为水龙骨科植物 *Lepisorus maginatus* Ching 的全草。

生于海拔 1 500 ~ 3 000 m 的阴湿林下、岩石上。分布于金川、壤塘、小金、马尔康、理县、泸定、康定、丹巴、九龙。

清热解毒、利尿通经、除湿，用于小便短赤、臌胀、便秘、血崩。

粤瓦韦

为水龙骨科植物 *Lepisorus obsoure-venuiosus*（Hayata）Ching/*Polypodium obscure-venulosum* Hayata 的全草。

生于阴湿林下、岩石上。分布于西昌、盐源、会东、木里。

清热解毒、利尿消肿、止血、止咳。

多鳞瓦韦

为水龙骨科植物 *Lepisorus oligolepidus*（Baker.）Ching 的全草。

生于海拔 2 300 m 的阴湿林下、岩石上。分布于泸定、冕宁、峨边。

清热解毒、健脾利湿、止咳、止血，用于肺痨、头痛、腹痛、淋证、小儿疳积、外伤出血。

长瓦韦

为水龙骨科植物 *Lepisorus pseudonudus* Ching 的全草。

生于海拔 3 400 m 以下的阴湿林下、石缝。分布于泸定、康定、宁南、越西、峨边。

清热利湿、消肿止血，用于肺热咳嗽、痢疾、淋浊、尿血、内伤出血、外伤出血、金疮。

川西瓦韦

为水龙骨科植物 *Lepisorus soulieanus*（Christ）Ching 的全草。

生于海拔 1 300 ~ 3 000 m 的林下、阴湿岩石上。分布于九寨沟、汶川、理县、康定、道孚、甘孜。

解毒消肿、利尿通淋、凉血止血、止痛，用于水肿、淋病、痈肿疮疖、咳嗽吐血、赤白痢疾、外伤出血。

瓦韦

七星草、旋鸡尾、扎别切哇、扎别（藏名）、金鸡尾、石茅莲（南充）、骨牌草（峨眉）。

为水龙骨科植物 *Lepisorus thunbergianus*（Kaulf）Ching 的全草。

生于海拔 3 000 m 以下的阴湿的林下岩石上、树干或瓦缝。分布于乐山、崇州、长宁、宜宾、兴文、叙永、合江、筠连、古蔺、茂县、九寨沟、松潘、黑水、马尔康、布拖、雷波、美姑、金阳、德格、南充市、绵阳市、洪雅、开江、邻水、宣汉、万源、南江、峨眉山、泸定、德格、新龙、九龙、马边、峨边。

清热解毒、利尿、凉血止血、止痢、通淋、熄风、化痰止咳、消肿止痛、平肝明目、通经，用于淋病、痢疾、肺热咳嗽、风气肿毒、暑湿、疟疾、尿路感染、吐血、牙疳、小儿惊风、肺热咳嗽、咯血、血尿、走马疳、肝炎、热淋、肾炎水肿、结膜炎、口腔炎、咽炎、百日咳、眼结膜炎、痈疽发背。治蛇伤（宜宾）；治烫伤（筠连）。

藏医：用于脓疮、烧伤。

阔叶瓦韦

七星草、拟瓦韦。

为水龙骨科植物 *Lepisorus tosaensis*（Makino）H. Ito 的全草。

生于海拔 1 700 m 以下的林下、阴湿岩石上。分布于乐山、洪雅、喜德、普格、雷波。

凉血止血、利水通淋，用于五淋、带下、瘰疬、血痢。

乌苏里瓦韦

为水龙骨科植物 *Lepisorus ussuriensis*（Regel et Maack）Ching 的全草。

生于海拔 800 m 以下的阴湿树干、岩石上。分布于美姑。

祛风、利尿、活血、止咳，用于风湿骨痛、小便淋痛、咳嗽、惊风、月经不调、跌打损伤。

攀援星蕨

金鸡尾

为水龙骨科植物 *Microsorum buergerianum*（Miq）Ching 的全草。

附生于海拔 500～900 m 的树干上或岩石上。分布于泸州。

利尿、止血、清热利湿，用于淋证、黄疸、筋骨痛。

羽裂星蕨

观音莲（峨眉）。

为水龙骨科植物 *Microsorum dilatatum*（Bedd）Sledge 的全草。

生于海拔 600～2 000 m 的山坡、林下、树干、岩石上。分布于兴文、叙永、峨眉、洪雅、宣汉、南江。

清热解毒、利尿通淋、祛湿、活血散瘀，用于尿血、湿热痢疾、风湿、跌打损伤、痈肿疮毒、小便不利。

江南星蕨

七星剑、金鸡尾（南溪、绵竹、什邡）、旋鸡尾、鸡公尾、凤尾草（合江）、排骨草、大叶排骨草、五星剑。

为水龙骨科植物 *Microsorum fortunei*（Moore）Ching 的全草。

生于海拔 1 800 m 以下的树干、岩石上、山坡、林下。分布于南溪、纳溪、高县、珙县、隆昌、宜宾、长宁、筠连、屏山、古蔺、江安、合江、叙永、乐山、邛崃、彭州、什邡、绵竹、美姑、雷波、甘洛、金阳、甘孜州、苍溪、仪陇、南充、洪雅、达州市、巴中市、峨眉山、康定、峨边。

清热解毒、利湿、凉血止血、利尿通淋、退热，用于肺痈、五淋带下、尿路感染、肺热咳嗽、淋巴结核、痢疾、淋浊、风湿、乳痈、疮疖、瘰疬、阳毒未溃、小便不利、崩带、吐血、衄血、蛇伤、白带、小儿惊风、小儿高热。补肾壮阳（什邡）。

滇星蕨

上树草。

为水龙骨科植物 *Microsorum hymenodes*（Kunze）Ching 的全草。

附生于树干上或岩石上。分布于越西、雷波、荥经、峨眉山。

清热止咳、活血散瘀、消肿，用于肺热咳嗽、淋浊、跌打损伤。

膜叶星蕨

光石韦。

为水龙骨科植物 *Microsorum membranaceum*（Don）Ching 的全草。

附生于海拔 2 000 m 以下的阴湿岩石上。分布于泸定、九龙、越西、盐边、会东、喜德、会理、木里。

清热利尿、散瘀消肿、止血、接骨，用于小便涩痛、淋证、跌打损伤、外伤出血、疔毒痈肿。

星蕨

二郎剑。

为水龙骨科植物 *Microsorum punctatum*（L.）Cop. 的全草。

附生于海拔 500～1 100 m 的树干上或墙缝中。分布于宝兴。

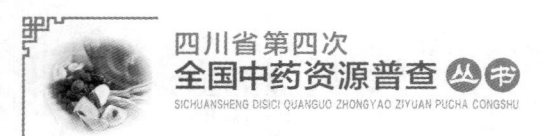

清热利尿，用于淋证、痢疾、跌打损伤。

扇蕨

金沙箭（峨眉）。

为水龙骨科植物 *Neocheiropteris palmatopedata*（Baker.）Christ. 的根。

生于海拔 1 500～2 700 m 的密林、岩石上、阴坡潮湿处。分布于喜德、普格、甘洛、盐源、宁南、木里、洪雅、峨眉山、九龙、石棉。

祛风除湿、理气止痛，用于肺痨、肺痈、瘰疬、寒湿便秘。

注：本品为国家二级保护渐危种。

盾蕨

兰蕨草、大旋鸡尾、青竹标（屏山）、大金刀、梳子草。

为水龙骨科植物 *Neolepisorus ovatus*（Bedd）Ching 的全草、叶。

生于海拔 600～2 100 m 的山坡、林下、溪边。分布于峨眉山、成都、合江、珙县、筠连、宜宾、屏山、美姑、洪雅、开江、宣汉、通江。

清热解毒、利尿通淋、除湿、散瘀、通窍、凉血、止血，用于肾炎水肿、肺结核、尿路感染、肺痈、瘰疬、白带、吐血、血淋、痈毒、跌打损伤、烫伤。

三角叶盾蕨

羽裂盾蕨、蓝蕨草（峨眉）、观音针。

为水龙骨科植物 *Neolepisorus ovatus*（Bedd）Ching f. *deltoidea*（Baker）Ching/ *N. deltoidea*（Baker）Ching 的全草。

生于山坡、林下、石缝。分布于峨眉山、宜宾、屏山、古蔺、高县、崇州、邛崃、洪雅、达州市、巴中市、美姑。

清热除湿、散瘀、通窍、凉血、止血、利水、止痛、消肿，用于肺热咳嗽、肺痈、瘰疬、白带、吐血、鼻衄、大便出血、劳伤疼痛、血淋、痈毒、跌打损伤、烫伤。

蟹爪叶盾蕨

大金刀。

为水龙骨科植物 *Neolepisorus ovatus*（Bedd）Ching f. *doryopteris*（Christ）Ching 的全草。

生于岩石上、林下。分布于古蔺、叙永、合江。

清热除湿、散瘀、通窍、凉血、止血，用于吐血、血淋、痈毒、跌打损伤、烫伤。

光亮密网蕨

为水龙骨科植物 *Phymatodes lucida*（Roxb.）Ching 的根茎。

生于林下阴湿处。分布于屏山。

活血、止痛、接骨、消肿，用于跌打损伤、骨折。

灰鳞假瘤蕨

为水龙骨科植物 *Phymatopsis albopes*（C. Christensen & Ching）Ching 的根状茎、全草。

生于的林下树干、岩石上。分布于金阳。

祛风除湿。

交连假瘤蕨

三角风（洪雅）。

为水龙骨科植物 *Phymatopsis conjuncta* Ching 的全草。

生于海拔 2 000 m 以下的林下、水沟边。分布于乐山、洪雅、布拖、西昌、盐源、会东。

清热凉血、利尿通淋，用于肺热咳嗽、咽喉肿痛、乳肿、痢疾。

黑鳞假瘤蕨

为水龙骨科植物 *Phymatopsis ebenipes*（Hook）J. Smith 的根状茎。

生于林下树干、岩石上。分布于四川省。

清热解毒，用于狂犬咬伤。

大果假瘤蕨

金星草。

为水龙骨科植物 *Phymatopsis griffithiana*（Hook）J. Sm. 的全草。

生于海拔 1 300 ~ 3 200 m 的林下水沟边、岩石上。分布于乐山、洪雅。

清热凉血、利尿通淋，用于肺热咳嗽、咽喉肿痛、乳肿、痢疾。

金鸡脚

三角风（古蔺、宜宾）、铁扫把（屏山）、鹅掌金星草、七星草、小凤尾、凤尾金星草（峨眉）。

为水龙骨科植物 *Phymatopsis hastata*（Thunb）Kitag ex H. Ito 的全草。

附生于海拔 3 300 m 以下的阴湿林下、岩石上。分布于全川，古蔺、屏山、筠连、长宁、合江、宜宾、江安、高县、叙永、隆昌、纳溪、汶川、九寨沟、黑水、茂县、理县、内江、彭州、崇州、邛崃、美姑、金阳、普格、西昌、米易、会东、会理、南充、绵阳市、洪雅、达州市、巴中市、峨眉山、泸定。

清热解毒、利水通淋、止咳、除湿、凉血、利尿、祛风、消炎止痛，用于伤寒热病、烦渴、小儿惊风、乳肿、咽喉肿痛、扁桃体炎、细菌性痢疾、慢性肝炎、肠炎、小便不利、血淋、便血、痈肿、疔疮、淋浊、湿热带下、小儿支气管炎、风湿关节痛、毒蛇咬伤、膀胱炎、尿路结石、小儿夜啼。治跌打损伤（宜宾）。

陕西假密网蕨

为水龙骨科植物 *Phymatopsis shensiensis*（Chirst）Ching 的全草。

附生于海拔 1 300 ~ 3 400 m 的树干、岩石上。分布于什邡、泸定、康定、稻城、丹巴、金阳、宁南。

通淋、消肿，用于淋浊、水肿。

细柄假密网蕨

三角风。

为水龙骨科植物 *Phymatopsis tenuipes* Ching 的全草。

附生于岩石上。分布于乐山、洪雅。

清热解毒、止咳、除烦、除湿，用于小儿惊风、乳肿、咽喉肿痛。

三裂弗蕨

三出假瘤蕨。

为水龙骨科植物 *Phymatopsis trisecta*（Baker）Ching 的全草。

生于树干、岩石上。分布于美姑。

清热解毒、凉血、消炎、利湿，用于水肿、咽喉痛、暑热、湿热带下病、疔毒疖肿。

维氏假瘤蕨

为水龙骨科植物 *Phymatopsis veitchii*（Baker）H. Ito 的根状茎。

生于树干、岩石上。分布于四川省。

调气、除湿，用于风湿痛、脚气、小儿冷气腹痛。

光亮瘤蕨

石生姜。

为水龙骨科植物 *Phymatosorus cuspidatus*（D. Don）Pic. Serm. / *Phymatodes cuspidata*（D. Don）Alston 的根

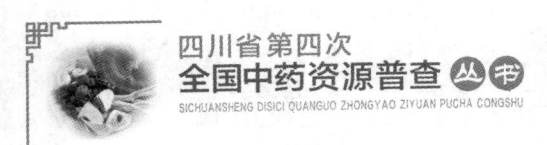

茎。

生于海拔1 500 m的林下石灰岩阴湿处。分布于四川省。

活血止痛、消肿、接骨，用于风湿骨痛、腰肌劳损、丹毒、小儿疳积、肝炎、跌打损伤。

瘤蕨

密网蕨。

为水龙骨科植物 *Phymatosorus scolopendria*（Burm.）Pic. Serm 的根茎。

生于林下阴湿处。分布于盐源。

用于腰痛、接骨。

友水龙骨

骨碎补、细牛肋巴（屏山）。

为水龙骨科植物 *Polypodiodes amoenum* Wall. 的全草、根茎。

附生于海拔400~2 950 m的树干、岩石上。分布于乐山、屏山、洪雅、南江、峨眉山、泸定、丹巴。

全草清热解毒、消肿止痛，用于痢疾、淋病、白浊、淋证。根茎强筋壮骨、活血止痛，用于风湿、骨节疼痛、骨折。益肾、续骨、泻湿、通经（峨眉）。

红杆水龙骨

为水龙骨科植物 *Polypodiodes amoenum* Wall. var. *clucloxii* Ching 的全草。

附生于阴湿岩石上。分布于崇州。

清热化湿，治淋病、白浊。

柔毛水龙骨

为水龙骨科植物 *Polypodiodes amoenum* Wall. var. *pilosa* Ching 的根茎。

附生于阴湿岩石上。分布于甘洛、会理、普格、会东、喜德、昭觉、康定、丹巴、稻城。

化湿、清热通淋、祛风。

川水龙骨

石蚕。

为水龙骨科植物 *Polypodiodes dielsieanum* C. Chr. 的全草。

附生于海拔1 100~2 300 m的林下阴湿岩石上。分布于乐山、洪雅、泸定。

清热解毒、消肿止痛，用于跌打损伤、淋病、痢疾。

水龙骨

青石莲、岩尾七（长宁）、骨碎补（绵阳、峨眉）。

为水龙骨科植物 *Polypodiodes nipponicum* Mett. 的全草、根茎。

附生于海拔2 300 m以下的阴湿岩石上。分布于乐山、彭州、珙县、宜宾、长宁、越西、洪雅、开江、大竹、邻水、平昌、峨眉山、马边。

全草清热解毒、消肿止痛，用于跌打损伤、淋病、痢疾。根茎化湿、清热、祛风、通络、利尿、行气活血，用于痧秽、泄泻、痢疾、淋病、白浊、风痹、腰痛、火眼、疮肿、小儿惊风、荨麻疹、尿路感染。补肾、行血、祛风、止痛，用于肾虚牙痛、腰痛、跌打损伤、骨折、劳伤、风湿骨痛。益肾、续骨、泻湿、通经（峨眉）。

中华水龙骨

假水龙骨、鸡爪七。

为水龙骨科植物 *Polypodiodes pseudo – amoenum* Ching. 的根茎。

附生于树干、阴湿岩石上。分布于崇州、万源。

清热解毒、祛风除湿，用于风湿关节痛、咳嗽、小儿高烧、淋病、白浊。

光石韦

石韦、大石韦。

为水龙骨科植物 *Pyrrosis calvata*（Bak.）Ching 的全草。

附生于海拔 400 ~ 1 700 m 的阴湿岩石上、灌木丛、树干。分布于全川，甘孜州、茂县、汶川、理县、凉山州、屏山、筠连、叙永、崇州、甘洛、绵阳市、洪雅、宣汉、南江、通江、峨眉山、峨边。

清热止咳、除湿、泻肺热、利尿通淋、收敛止血，用于肺热咳嗽吐血、腹泻、小便不利、尿路感染、尿路结石、肾炎水肿、颈淋巴结核、淋浊、吐血、尿血、外伤出血、淋病、刀伤出血。

北京石韦

华北石韦。

为水龙骨科植物 *Pyrrosis davidii*（Gies.）Ching 的全草。

附生于海拔 300 ~ 1 800 m 的树干或阴湿岩石上。分布于绵阳、峨边。

清热止咳、利水通淋。

毡毛石韦

石韦。

为水龙骨科植物 *Pyrrosia drakeana*（Franch.）Ching 的全草。

附生于海拔 1 200 ~ 2 800 m 的树干或阴湿岩石上。分布于乐山、金川、九寨沟、汶川、小金、松潘、什邡、邛崃、崇州、金阳、雷波、布拖、宁南、九龙、丹巴、泸定、康定、绵阳市、洪雅、达州、巴中、万源、通江、南江、峨眉山、峨边。

清热止咳、利水通淋、止血、通淋，用于小便癃闭、淋浊、痢疾、吐血、尿血、外伤出血、尿路感染、尿路结石。

西南石韦

为水龙骨科植物 *Pyrrosia gralla*（Gies.）Ching 的全草。

附生于海拔 1 000 ~ 2 000 m 的树干或石缝中。分布于九寨沟、金川、汶川、理县、小金、泸定、康定、九龙、稻城、丹巴、盐源、木里、峨边。

清热利尿、止血，用于尿道炎、肾炎水肿、膀胱炎、外伤出血等。

阔叶石韦

为水龙骨科植物 *Pyrrosia inaequalis*（Christ.）Ching 的全草。

附生于的树干或石缝中。分布于四川省。

收敛止血、利尿通淋，用于淋证、外伤出血、水肿。

石韦

小石韦、金背条匙、石剑箬。

为水龙骨科植物 *Pyrrosia lingua*（Thunb.）Farw. 的全草。

附生于海拔 1 300 m 以下的树干或岩壁、石缝中。分布于全川，康定、稻城、泸定、雅江、九龙、丹巴、阿坝州、凉山州、屏山、古蔺、筠连、金阳、雷波、越西、布拖、宁南、洪雅、达州、万源、通江、南江、峨眉山、马边、峨边。

清热利尿、利水通淋、排石、清肺泄热、止咳、止血，用于淋病、尿血、尿路结石、肾炎水肿、崩漏、膀胱炎、尿路感染、哮喘、咯血、衄血、吐血、痢疾、肺热咳嗽、慢性气管炎、刀伤、痈疽、烫伤、脱力虚损。

矩圆石韦

金飘石韦（叙永）、石韦。

为水龙骨科植物 *Pyrrosia martini*（Christ）Ching 的全草。

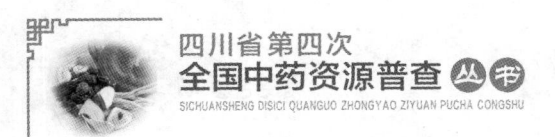

附生于树干或岩石上。分布于叙永、长宁、兴文、珙县、泸定。

清热解毒、利尿通淋，用于肾炎、刀伤、烫伤。

柔软石韦

为水龙骨科植物 *Pyrrosia mollis*（Kze）Ching 的全草。

附生于海拔 2 300 m 以下的树干或石缝中。分布于屏山、金阳。

利尿通淋、清热除湿、止血，用于淋病、外伤出血。

大叶柔软石韦

为水龙骨科植物 *Pyrrosia mollis*（Kze）Ching var. *mollossima*（Kze）Ching 的全草。

附生于海拔 2 300 m 以下的树干或石缝中。分布于甘洛、越西

用于淋证、外伤出血。

有柄石韦

石韦、长柄石韦（阿坝州）、小石韦（峨眉山）。

为水龙骨科植物 *Pyrrosia petiolosa*（Christ.）Ching 的全草。

附生于海拔 2 300 m 以下的树干或阴湿岩石上。分布于全川，甘孜州、茂县、汶川、理县、黑水、雷波、美姑、金阳、古蔺、宜宾、江安、隆昌、南充市、绵阳市、洪雅、达州市、巴中市、峨眉山、泸定、康定、丹巴、九龙、峨边。

清热除湿、止咳、利水通淋、止血祛瘀，用于小便不利、淋漓涩痛、肺热咳嗽、烫火伤、崩漏下血、吐血、尿血、淋证、尿路结石、尿路感染、功能性子宫出血、哮喘、外伤出血。用于痢疾（宜宾）。

庐山石韦

石韦、金腰带、大石韦（屏山）、光板石韦、大叶下红、岩人树（阿坝州）。

为水龙骨科植物 *Pyrrosia sheareri*（Bak.）Ching 的全草。

附生于海拔 500～2 500 m 的树干或岩石上。分布于全川，白玉、金川、九寨沟、茂县、汶川、小金、凉山州、古蔺、屏山、兴文、叙永、筠连、南充市、绵阳市、洪雅、开江、邻水、渠县、宣汉、汉源、峨眉山、雷波、会东、昭觉、甘洛、越西、布拖、宁南。

祛风除湿、清热利尿、利水通淋、止血、止咳，用于慢性支气管炎、胃炎、尿道炎、膀胱炎、淋证、尿路结石、肾炎、小便出血、菌痢、小便癃闭、淋浊、吐血、尿血、外伤出血。

石蕨

鸭舌石韦、石豇豆（峨眉）。

为水龙骨科植物 *Saxiglossum angustissium*（Gies）Ching 的全草。

附生于海拔 600～1 200 m 的阴湿树干或岩石上。分布于峨眉山、泸州市、绵阳市、洪雅、宣汉、巴中、万源、通江、南江。

清热凉血、止血、健脾利湿、利尿通淋，用于肺胃出血、鼻血、疝气肿痛、小便不利、尿路感染、目赤肿痛、咽喉肿痛、肺热咳嗽、崩漏、白带、小儿疳积、咯血、吐血、跌打损伤。

槲蕨科 Drynariaceae

中华槲蕨

骨碎补、爬岩姜、甲络热热、别降热热（藏名）、秦岭槲蕨、渐尖槲蕨。

为槲蕨科植物 *Drynaria baronii*（Christ）Diels 的根状茎。

附生于海拔 1 300～2 500 m 的树上、石缝或岩石上。分布于全川，金阳、美姑、昭觉、宁南、冕宁、木里、色达、甘孜州、金川、若尔盖、小金、壤塘、洪雅、峨眉山、宝兴、汉源、天全、峨边。

补肾续骨、坚骨、活血止血、止痛、泻湿、通经，用于风湿关节痛、肠风下血、跌打损伤、腰膝酸

痛、肾虚火泻。

藏医：补骨补肾、活血止痛、除湿通经。

川滇槲蕨

爬岩姜、云南槲蕨。

为槲蕨科植物 *Drynaria delavayi* Christ 的根状茎。

附生于树上或岩石上。分布于会理、冕宁、盐边、越西、喜德、德昌、九龙、康定、峨边。

补肾强骨、续筋止痛，用于肾虚腰痛、耳鸣耳聋、牙齿松动、跌扑闪挫、筋骨折伤。外治斑秃、白癜风。

槲蕨

骨碎补、爬岩姜（筠连）、石岩姜、树莲姜（洪雅）。

为槲蕨科植物 *Drynaria fortunei* (Kze.) J. Sm. 的根状茎。

附生于海拔 1 800 m 以下的树上或岩石上。分布于全川，甘孜州、筠连、宜宾、屏山、古蔺、叙永、合江、隆昌、江安、南溪、高县、兴文、纳溪、长宁、彭州、邛崃、什邡、金阳、雷波、南充市、洪雅、邻水、开江、达州、宣汉、平昌、巴中、万源、通江、南江、峨眉山、金阳、雅安市、峨边。

补肾续骨、强筋健骨、活血止血、止痛、祛风除湿、通经，用于跌打损伤、肾虚久泻及腰痛、风湿痹痛、风湿关节痛、牙痛、头风痛、骨折、瘀血肿痛。

注：本品为川产道地药材，主产于宜宾。

毛槲蕨

为槲蕨科植物 *Drynaria mollis* Bedd. 的根状茎。

生于草坡或岩石上。分布于越西、美姑。

补肾壮骨、活血止痛。

光叶槲蕨

石莲姜槲蕨、石莲姜、骨碎补、爬岩姜（绵阳）。

为槲蕨科植物 *Drynaria propinqua* (Wall.) J. Smith 的根状茎。

附生于海拔 500~2 500 m 的树上或岩石上。分布于峨眉山、茂县、汶川、九寨沟、黑水、松潘、金川、小金、绵阳市、洪雅、冕宁。

补骨续骨、补肾行血、祛风通经、活血止痛、祛湿通经，用于风湿性关节炎、耳鸣、齿痛、下痢、骨折、腰痛、跌打损伤、风湿骨痛、肾虚火泻。

崖姜蕨

为槲蕨科植物 *Pseudodrynaria coronans* (Wall.) Ching 的根状茎。

生于海拔 1 900 m 的雨林岩石上、树干上。分布于平武。

祛风湿、强壮筋骨、舒筋活络，用于跌打损伤、骨折、风湿关节痛。

剑蕨科 Loxogrammaceae

中华剑蕨

石龙。

为剑蕨科植物 *Loxogramme chinensis* Ching 的全草。

生于海拔 2 000 m 的树干或阴湿岩石上。分布于洪雅、峨眉山、盐源、昭觉。

清热解毒、消痈排脓，用于无名肿毒、乳腺炎、淋病、尿路结石。

石虎

匙叶剑（洪雅）。

为剑蕨科植物 *Loxogramme grammitoides*（Bak.）C. Chr. 的全草。

附生于海拔 1 200 m 的岩石上。分布于乐山、洪雅。

清热解毒、消肿排脓，用于无名肿毒、乳腺炎、尿路结石。

柳叶剑蕨

七星蕨。

为剑蕨科植物 *Loxogramme salicifolia*（Makino）Makino 的全草。

附生于海拔 1 200 m 以下的岩石上。分布于峨眉山、万源、南江、普格、越西。

清热解毒、利尿，用于膀胱炎、乳腺炎、尿道炎、血尿。

褐柄剑蕨

为剑蕨科植物 *Loxogramme saziran* Tagawa 的全草。

生于林下。分布于崇州、甘洛、雷波、盐源。

祛风除湿。

书带蕨科 Vittariaceae

细柄书带蕨

为书带蕨科植物 *Vittaria filipes* Ching 的全草。

生于海拔 3 200 m 以下的林下阴湿处或附生于树上。分布于乐山、雷波、洪雅、盐边。

活血、理气、止痛、调经，用于肝胃气痛、痨伤、筋骨疼痛、月经不调、跌打损伤。

书带蕨

为书带蕨科植物 *Vittaria flexuosa* Fée 的全草。

生于海拔 500～2 300 米的林下阴湿处。分布于珙县、越西。

用于小儿急惊风、妇女干血痨、退目翳、接骨。

平肋书带蕨

树韭菜

为书带蕨科植物 *Vittaria fudzinoi* Makino 的全草。

生于海拔 1 300～2 800 m 的阴湿岩石上。分布于乐山、邛崃、洪雅、泸定、普格、荥经、宝兴、芦山、峨边。

清热利水、消肿止痛，用于劳伤吐血、胁肋疼痛、目赤肿痛。

车前蕨科 Antrophyaceae

长柄车前蕨

金线标（峨眉）。

为车前蕨科植物 *Antrophyum obovatum* Baker 的全草。

附生于海拔 1 500～2 300 m 的林下岩石上。分布于峨眉山、洪雅。

清热解毒、活血行瘀，用于筋骨疼痛、跌打损伤、乳腺炎、乳痈、痈肿疮毒等。

萍科 Matsileaceae

萍

四叶菜、田子草、四眼草、四瓣草（绵阳）。

为萍科植物 *Marsilea quadrifolia* L. 的全草。

生于温暖平静的水田、池塘。分布于全川，彭州、乐山、泸州、金阳、雷波、普格、南充市、绵阳市、眉山市、达州市、巴中市、峨眉山、峨边。

清热解毒、安神、利水消肿、止血、清肝明目、调经止带、截疟，用于头晕头痛、风火牙疼、高烧不退、痈疖肿毒、脚气水肿、白带、风热目赤、肾炎浮肿、肝炎、痢疾、消渴、吐血、衄血、热淋尿血、泌尿系统感染、神经衰弱、痈疮、痔疮、瘰疬、水肿脚气。叶炒蛋服治虚劳咳嗽（宜宾）。治毒蛇咬伤（古蔺、绵阳）。炒猪肝服治两眼昏暗、小儿疳积（长宁）。

槐叶萍科 Salviniacae

槐叶萍

蜈蚣草。

为槐叶萍科植物 *Salvinia natans*（L.）All. 的全草。

生于水田、池塘。分布于全川，彭州、邛崃、乐山、泸州、金阳、雷波、普格、会东、宁南、盐源、绵阳市、眉山市、开江、达州、峨眉山、雅安。

清热解毒、调经止带、活血止痛、除湿消肿，用于虚劳发热、痈肿疔毒、瘀血肿痛、浮肿、疔疮、湿疹、火烫伤。外敷治疗疮丹毒烫伤。

满江红科 Azollaceae

满江红

红浮萍。

为满江红科植物 *Azolla imbricata*（Roxb）Nakai 的全草。

生于稻田、池塘。分布于全川，合江、纳溪、金阳、雷波、普格、西昌、甘洛、昭觉、南充市、绵阳市、眉山市、达州市、巴中市、峨眉山。

祛风解表、发汗利尿、透疹、除湿、止消渴，用于风寒感冒、全身发痒、风湿疼痛、风瘙瘾疹、麻疹透发不出、水肿、小便不利、癣疮、火烫伤、关节肿痛。

裸子植物

苏铁科 Cycadaceae

苏铁

铁树花、铁甲松（南充、绵阳）。

为苏铁科植物 *Cycas revoluta* Thunb. 的花、叶、根、种子。

栽培。分布于全川，泸定、康定、雅安、成都，主产于攀枝花。

叶理气活血、收敛止血、平肝祛风、止咳，用于胃气痛、内脏出血、久泻、经闭、难产、咳嗽、吐血、跌打损伤、刀伤、癌症。花活血祛瘀、祛风除湿、补肾固精、止带、止咳、消导、通经，用于咳嗽痰多、痢疾、刀伤、吐血、咳血、跌打损伤、遗精、滑精、虚寒白带、肾虚腰痛、筋骨疼痛、外伤出血。

华南苏铁

为苏铁科植物 *Cycas rumphii* Miq. 的花、叶、根。

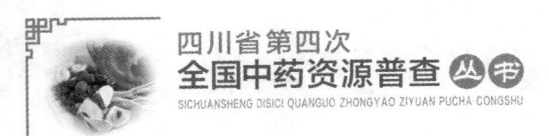

栽培。分布于全川，峨眉山。

调经理气、活血、收敛止血、平肝祛风、止咳、消导，用于痰多咳喘、痢疾、刀伤、外伤出血。

银杏科 Ginkgoaceae

银杏

白果树、公孙树。

为银杏科植物 *Ginkgo biloba* L. 的种仁、叶、树枝。

生于海拔 1 500 m 以下的山地，多栽培。分布于全川，金阳、雷波、甘洛、普格、泸定、康定、南充市、峨眉山、江油。

白果敛肺气、止咳平喘、止带浊、缩小便、止带，用于咳嗽、哮喘、白带、白浊、遗精、淋病、小便频数，外用于鸡眼、足疣。树枝烧灰调油搽牛皮癣、铜钱癣。叶活血化瘀，用于心脑血管病。叶活血止痛、止咳喘，用于冠状动脉硬化性心脏病、心绞痛、血清胆固醇过高、痢疾、象皮肿、咳嗽气喘、灰指甲、鸡眼、漆疮肿痒。

注：本品为国家一级保护植物。

松科 Pinaceae

苍山冷杉

为松科植物 *Abies delavayi* Franch 的种子。

生于山坡、林中。分布于越西、盐源等县。

理气散寒，用于发痧气痛、胸腹冷痛、小肠疝气。

黄果冷杉

唐嚓、松醒（藏名）。

为松科植物 *Abies ernestii* Rehd. 的树脂。

生于海拔 2 700～3 700 m 的山坡、林中。分布于道孚、洪雅、泸定、康定、丹巴、雅江、巴塘、稻城、得荣、道孚、新龙、白玉、色达、九龙、理塘、乡城、炉霍、甘孜、德格、峨边。

理气、温中、散寒、止痛，用于脘腹冷痛、疝气腹痛。

藏医：止痢，用于肾炎、湿毒、痢疾、淋病。

冷杉

冷杉果、峨眉冷杉。

为松科植物 *Abies fabri* (Mast) Craib 的球果。

生于海拔 2 700 m 以上的高山、林中。分布于峨眉、甘孜州、阿坝州、冕宁、德昌、木里、泸定、康定、九龙、马边、峨边、绵竹、安县、宝兴、石棉、天全、洪雅。

理气散寒、止痛。

巴山冷杉

为松科植物 *Abies fargesii* Franch. 的果实。

生于海拔 1 500～3 700 m 的高山山区。分布于松潘、米易、峨边。

平肝熄风、调经活血、止血、安神定志，用于高血压、头痛、头晕、心神不安、月经不调、崩漏带下。

岷江冷杉

为松科植物 *Abies faxoniana* Rehd. et Wils. 的根、球果、树干内皮。

生于海拔 2 500 ~ 3 900 m 的山坡林中。分布于什邡、九寨沟、金川、茂县、理县、壤塘、黑水、宁南、泸定、康定、丹巴、道孚、雅江、马边、峨边。

根、球果祛风除湿、止血。树干内皮用于痢疾、脱肛、气滞腹胀。

雪松

为松科植物 *Cedrus deodara*（Roxb.）G. Don 的树干、枝叶。

栽培。分布于成都、甘孜州、阿坝州、凉山州。

祛风活络、消肿生肌、活血止血。

铁坚油杉

为松科植物 *Keteleeria davidiana*（Bertr.）Beissn. 的种子。

生于海拔 600 ~ 1 500 m 的多石山地。分布于苍溪、万源。

驱虫、消积、抗癌。

云南油杉

为松科植物 *Keteleeria evelyniana* Mast. 的根皮。

生于海拔 700 ~ 2 600 m 的松林、山坡栎树林中。分布于喜德、越西、金阳、甘洛、会理、西昌、宁南、泸定、九龙。

消肿止痛、活血祛瘀、解毒生肌，用于跌打损伤、骨折、疮痈、漆疮。

落叶松

为松科植物 *Larix gmelinii*（Rupr.）Rupr. 的树干内皮。

生于海拔 1 300 ~ 2 200 m 的山地林中。分布于理县、红原、茂县、汶川。

治痢疾、脱肛、气滞腹胀。

大果红杉

红杉、落叶松、唐玛拽兴（藏名）。

为松科植物 *Larix potaninii* Batal. 的树皮。

生于海拔 1 400 ~ 2 800 m 的针叶林带。分布于巴塘、理塘、丹巴、道孚、炉霍、雅江、木里、德昌、冕宁、甘孜州、峨边。

用于痢疾、脱肛及气滞、腹胀。

藏医：用于肚子胀痛、大便带血和酸奶样灰白物、大便时疼痛（德格）。

川西云杉

康藏云杉、西康云杉、水平杉。

为松科植物 *Picea balfouriana* Rehd. et Wils. 的果实。

生于海拔 2 300 ~ 4 100 m 的寒冷棕色森林地。分布于德格、石渠、新龙、乡城、稻城、雅江、白玉、康定、丹巴、九龙、理塘、巴塘、得荣、道孚、炉霍、甘孜、色达。

紫果云杉

为松科植物 *Picea purpurea* Mast. 的果实。

生于海拔 2 600 ~ 3 800 m 的山地、针叶林下。分布于红原、九寨沟、理县、马边。

祛痰、止咳、平喘。

华北云杉

青扦。

为松科植物 *Picea wilsonii* Mast. 的节、树皮、叶、花粉、树脂。

生于海拔 2 600 ~ 3 800 m 的针阔混交林。分布于马边、峨边。

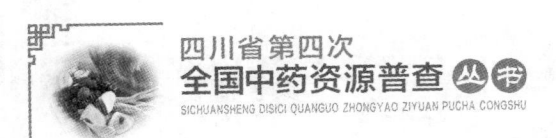

功效同华山松。种子润肺、止咳、安神、通便，用于肺热咳嗽、肠燥便秘。嫩枝止血生肌。松花粉祛风益气，用于血虚头昏、外敷湿疮。松节及松节油祛风燥湿、舒筋活络，用于风湿寒痹、筋骨疼痛。松香生肌止痛、燥湿杀虫，用于疥癣、湿疮瘙痒。松脂用白酒熬炼后，用红糖、蜂蜜加工成丸子，久服强身健体、提升人体免疫力与抵抗力，用于一切慢性疾病与虚劳损伤之症。

华山松

青松（洪雅）、五须松（峨眉山）。

为松科植物 *Pinus armandii* Franch. 的种子、嫩枝、花粉、松节、松节油、松香。

生于海拔2 500 m以下的山坡。分布于乐山、古蔺、合江、崇州、九寨沟、茂县、汶川、黑水、理县、凉山州、洪雅、峨眉山、会理、甘洛、德昌、越西、昭觉、会东、泸定、康定、丹巴、九龙、稻城、马边、峨边。

白皮松

松塔、白果松、虎皮松。

为松科植物 *Pinus bungeana* Zucc. Ex Endl. 的球果。

栽培。分布于泸州、雅江。

祛风、止咳、平喘，用于咳嗽痰喘。

高山松

西康油松、西康赤松。

为松科植物 *Pinus densata* Mast. 的枝干结节、花粉、叶。

生于海拔2 600~3 500 m的高山阳坡、河岸。分布于白玉、木里、冕宁、美姑、泸定、康定、丹巴、九龙、雅江、理塘、稻城、乡城、道孚、新龙、巴塘、峨边。

松节用于风湿疼痛、牙痛、神经衰弱。花粉收敛、止血，用于诸疮糜烂、创伤出血。叶祛风通络、活血消肿、止痛、安神，用于风湿痛、牙痛、跌打损伤、高血压、肾虚、水肿。

赤松

日本赤松、灰果赤松、短叶赤松、辽东赤松。

为松科植物 *Pinus densiflora* Sieb. et Zucc. 的枝干结节。

生于山坡、石砾地。分布于雅江、稻城、白玉。

祛风除湿、舒筋活络、止痛，用于风湿性关节炎、大骨节病、转筋挛急、腰腿痛、跌打肿痛。

巴山松

为松科植物 *Pinus henryi* Mast. 的松节油。

生于海拔1 200~2 000 m的山地。分布于通江、平武。

外用于肌肉酸痛、关节痛。

华南五针松

广东松、松树。

为松科植物 *Pinus kwangtungensis* Chun ex Tsiang 的树脂。

生于海拔700~1 600 m的山地。分布于泸定。

松脂用白酒熬炼后，用红糖、蜂蜜加工成丸子，久服强身健体、提升人体免疫力与抵抗力，用于一切慢性疾病与虚劳损伤之症。

马尾松

松节、山松、台湾赤松、铁甲松（阿坝州）。

为松科植物 *Pinus massoniana* Lamb. 的枝杆结节、根、树皮、松果、松子、松针、松花、松香。

生于海拔1 100~1 500 m的石砾地、岩石缝、向阳山坡。分布于全川，金川、壤塘、小金、九寨沟、茂县、马尔康、什邡、邛崃、彭州、雷波、南充市、绵阳市、洪雅、峨眉山。

松节、根皮祛风燥湿、舒筋通络、活血消肿、止血生肌、宣痹止痛，用于夜盲症、风湿骨痛、下肢骨烧痛、历节风痛、转痉挛急、脚气痿软、鹤膝风。松节用于提取松节油。根、松节祛风除湿、活络止痛，风湿骨痛、跌打损伤。树皮用于肠风下血，煅后生肌。松果松子用于痔疮。

松针安神、解毒、活血止血、利气血、预防流感、流脑，用于失眠、维素C缺乏症、脚气水肿、跌打损伤、气痛发痧、肝胃燥气、胡豆黄。松花粉润心肺、收敛止血，外用于刀伤、湿疹、黄水疮、皮肤糜烂、脓水淋漓。松香排脓生肌、除湿杀虫，用于风痛、痈疽恶疮、秃子。

西藏长叶松

喜马拉雅长叶松、松树。

为松科植物 *Pinus roxburghii* Sarg. 的树脂。

生于山坡。分布于泸定。

燥湿祛风、生肌止痛。

注：本品为珍稀植物。

油松

松节。

为松科植物 *Pinus tabuliformis* Carr. 的枝秆结节、叶、松脂、球果、花粉。

生于向阳山坡。分布于绵阳、泸州、稻城、泸定、峨边。

松节祛风、燥湿、舒筋、通络，用于关节风痛、转痉挛急、脚气痿软、鹤膝风、跌打瘀血，用松节油新浴之后搽，或加少许白矾调和后擦。松叶祛风除湿、杀虫止痒，用于风湿痿痹、跌打损伤、失眠、浮肿、湿疮、疥癣。松花粉收敛、止血，用于胃、十二指肠溃疡、咳血，外用于黄水疮出液久不结痂、外伤出血。松仁润肺、滑肠，用于肺燥咳嗽、慢性便秘。

黑松

松花粉。

为松科植物 *Pinus thunbergii* Parl. 的花粉。

栽培于海拔 300～900 m 的地区。分布于泸县、纳溪。

燥湿、祛风、生肌止痛、收敛、止血，用于痈疖疮疡、湿疹、外伤出血、烧烫伤。

云南松

松树、马尾松。

为松科植物 *Pinus yunnanensis* Franch. 的叶、节、根皮、嫩枝、花粉、嫩果。

生于向阳山坡。分布于昭觉、宁南、会东、西昌、米易、普格、泸定、康定、九龙、稻城、乡城、得荣、峨边。

松节祛风除湿、活络止痛，用于腰腿痛、大骨节病、跌打肿痛。叶祛风活血、解毒止痒。树梢解毒，用于木薯、钩吻肿毒。花粉收敛、止血，用于胃肠溃疡、咳血、外伤出血。树脂用于肌肉酸痛、关节痛。

地盘松

矮子松。

为松科植物 *Pinus yunnanensis* Franch var. *pygmaea*（Hsüeh）Hsüeh, Comb. 的根皮。

生于向阳山坡。分布于金阳、昭觉、布拖、美姑、木里、盐源。

活血通经、接骨止痛。

铁杉

南方铁杉。

为松科植物 *Tsuga chinensis*（Franch.）Pritz. 的根、叶。

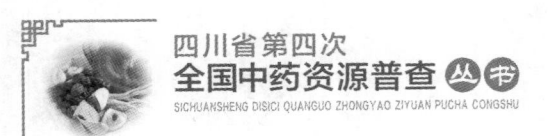
生于海拔 1 200~3 000 m 的山地。分布于冕宁、德昌、泸定、康定、丹巴、九龙、马边。

祛风除湿。

注：本品为珍稀濒危植物。

杉科 Taxodiaceae

柳杉

孔雀杉。

为杉科植物 *Cryptomeria fortune* Hookrenk ex Otto et Dietr. 的树皮、叶、种子。

栽培于海拔 400~1 500 m 的山坡。分布于全川，乐山、泸定、康定、成都、雷波、昭觉、西昌、宜宾、长宁、彭州、大邑、崇州、昭觉、眉山市、峨眉山、峨边等地。

树皮清热解毒、杀虫止痒，用于疮癣。叶和种子治咳嗽。

杉木

杉树、杉树根（南充市）。

为杉科植物 *Cunninghamia lanceolata* Hook. 的皮、根、种子、心材、嫩枝、油、果实。

栽培于海拔 2 500 m 以下的向阳山坡、丘陵。分布于全川，如乐山、泸定、康定、彭州、崇州、雷波、南充市、茂县、汶川、理县、九寨沟、黑水、眉山市、峨眉山、凉山州、峨边等地。

种子用于疝气、遗精、白癜风、乳痈。嫩枝用于漆疮。根皮散瘀消肿、行气止痛，用于疝气痛、脚痛、发痧腹痛，外敷金疮疥癣。根止血、接骨、利湿，用于刀伤、骨折、蜈蚣伤、白带、淋浊。树皮祛风燥湿、收敛止血，用于风湿毒疮、水肿、脚气、刀伤、漆疮、跌打血瘀。油用于妇女白带。心材、树枝避秽、止痛、散湿度、下逆气，用于漆疮、风湿毒疮、脚气、奔豚、心腹胀痛。果实用于白癜风。

水杉

为杉科植物 *Metasequoia glyptostroides* Hu et Cheng 的叶、果。

生于海拔 400~1 000 m 的路边、山坡，为栽培。分布于全川，泸定、康定、乐山、成都、眉山市、峨边等地。

清热解毒、消炎、杀虫，用于瘰疬、疥癣。

注：本品为二级保护植物。

柏科 Cupressaceae

侧柏

侧柏叶。

为柏科植物 *Biota orientalis*（L.）Endl/*Platycladus orientalis*（Linn）Franch. 的根皮、枝叶、种子、树脂。

栽培于海拔 2 500 m 以下的向阳山坡、丘陵。分布于全川，德阳、遂宁、简阳、中江、纳溪、泸县、长宁、什邡、昭觉、雷波、金阳、丹巴、乡城、得荣、九龙、泸定、南充市、眉山市、马边、峨眉山、凉山州等地。

根、枝叶清热、凉血、收敛止血、利尿、健胃、解毒散瘀、祛风湿、消肿、清肺止咳，用于各种热证出血，如咳血、吐血、衄血、尿血、便血、崩漏下血、胃肠道出血、功能性子宫出血、风湿痹痛、细菌性痢疾、高血压、丹毒、烫伤、慢性支气管炎。种子滋补强壮、补心脾、宁心安神、止汗、润肠通便，用于神经衰弱、惊悸失眠、健忘、虚汗、遗精、便秘、盗汗、素体阴虚、老年及产后大便秘结。树脂用于疥癣、癞疮、秃疮、黄水疮、丹毒。树皮用于烫伤、烂疮。

干香柏

千里香、千柏杉、云南柏、滇柏。

为柏科植物 *Cupressus duclouxiana* Hickel 的叶、种子。

生于海拔 1 400～3 300 m 的干旱山坡、山地。分布于泸定、康定、理塘、稻城、乡城、得荣、泸定、德昌、马边、峨边。

叶凉血、止血，用于跌打损伤。种子养血安神。

柏木

柏树、垂柏、黄柏、柏、香柏树子。

为柏科植物 *Cupressus funebris* Endl. 的根白皮、叶、果、树脂、种子。

栽培于海拔 2 800 m 以下的山坡、丘陵、屋边、圆林。分布于全川，泸定、康定、德阳、遂宁、简阳、宜宾、泸州、邛崃、崇州、雷波、昭觉、泸定、南充市、茂县、汶川、理县、金川、眉山市、峨眉山、凉山州、峨边等地。

枝叶止痛、止血、生肌，用于吐血、心气痛、血痢、筋缩症、烫伤、痔疮、外伤出血、黄癣。果祛风、安神、清热解毒、凉血止血，用于感冒头痛发热、烦躁、小儿寒热高烧、胃痛、吐血、衄血。根白皮用于烫伤、跌打损伤。种子祛风、清热、安神、凉血、止痛止血，用于风寒感冒头痛发热、胃痛、小儿高热、烦躁、吐血、腹泻、鼻衄。树脂祛风、解毒、生肌镇痛、燥湿，用于风热头痛、白带、淋浊、痈疽疮疡、外伤出血。

福建柏

为柏科植物 *Fokienia hodginsii*（Dunn）Henry et Thomas 的心材。

生于海拔 800～1 800 m 的混交林、林缘。分布于古蔺、雷波。

用于脘腹疼痛、嗝噎、气逆、呕吐。

注：本品为国家二级保护植物。

刺柏

刺松。

为柏科植物 *Juniperus formosana* Hayata 的根。

栽培于海拔 3 400 m 以下的山坡、丘陵。分布于全川，泸定、康定、丹巴、九龙、乐山、九寨沟、汶川、松潘、茂县、若尔盖、眉山市、会理、越西、布拖、会东、峨边等地。

清热解表、透疹，用于肺痿咳嗽、麻疹不透。

圆柏

松柏、刺柏、桧柏。

为柏科植物 *Sabina chinensis*（L.）Ant. 的枝叶。

栽培于海拔 3 900 m 以下的向阳山坡、丘陵。分布于全川，泸定、康定、乐山、德阳、遂宁、简阳、兴文、长宁、屏山、眉山市、峨眉山、峨边等地。

枝叶祛风除湿、凉血止血、活血、祛瘀、消肿、利尿，用于风寒感冒、跌打损伤、外伤出血、血淋、石淋、风湿骨痛、咯血、荨麻疹、肿毒初起。

蜜枝圆柏

细枝圆柏、深山柏、细枝柏。

为柏科植物 *Sabina convallium*（Rehd. et Wils.）Cheng et W. T. Wang 的枝叶。

生于海拔 2 500～3 700 m 的山地林中。分布于康定、丹巴、理塘、道孚、甘孜、新龙、白玉、石渠、色达、巴塘、乡城、炉霍、小金、金川、理县、壤塘、汶川、石渠、德格。

凉血、行气、祛风、利小便。

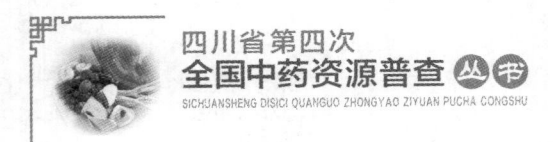

垂枝香柏

玉筑则哇（藏名）。

为柏科植物 Sabina pingii（Cheng et Ferre）Cheng 的枝叶。

生于海拔 2 600~4 900 m 的山坡，常与云杉混生。分布于泸定、康定、雅江、九龙、理塘、巴塘、稻城、道孚、炉霍、甘孜、新龙、白玉、德格、石渠、乡城、峨边。

藏医：利尿、泻火，用于肾炎、淋病、浮肿、风湿、炭疽病。

香柏

为柏科植物 Sabina pingii（Cheng et Ferre）Cheng var. wilsonii（Rehd）Cheng et L. K. Fu/S. squamata（Buch. -Ham.）Antoine var. wilsonii（Rehd）Cheng f. et L. K. Fu/Juniperus pingii W. C. Cheng ex Ferre var. wilsonii（Rehder）Silba 的枝叶。

生于海拔 3 000~4 000 m 的针叶林、山坡灌木林中。分布于马边、红原、若尔盖、金川、小金、理县、黑水、松潘、峨边。

理气。外敷，治跌打损伤、扭伤、骨折。

甘川圆柏

为柏科植物 Sabina potaninii Kom 的种子。

生于干旱山坡，分布于巴塘、道孚、炉霍、稻城、德格。

用于肾炎、脓髓干疮、感染性伤口。

祁连山圆柏

为柏科植物 Sabina przewalskii Kom. 的叶。

生于海拔 2 600~4 000 m 的山坡。分布于松潘、红原、黑水、九寨沟、茂县。

止血、镇咳、祛风除湿，用于吐血、衄血、风湿关节痛。

方枝柏

方香柏、巴麻、速巴（藏名）。

为柏科植物 Sabina saltuaria（Rehd. et Wils）Cheng et W. T. Wang 的枝叶、球果所熬的膏。

生于海拔 2 400~4 300 m 的山地。分布于康定、九龙、雅江、得荣、巴塘、新龙、白玉、德格、丹巴、理塘、乡城、道孚、甘孜、马边、峨边。

清热祛湿，用于风湿性关节炎、肾炎、月经不调。

藏医：利尿、泻火，用于肾炎、淋病、浮肿、风湿、炭疽病。

鳞桧

峨沉香、高山柏、香柏。

为柏科植物 Sabina squamata（Buch. -Ham.）Ant. 的根。

生于海拔 1 600~4 000 m 的山坡林中。分布于乐山、美姑、德昌、宁南、布拖、金阳、越西、德格、泸定、康定、丹巴、九龙、理塘、石渠、雅江、巴塘、稻城、白玉、新龙、炉霍、洪雅、峨眉山、马边、峨边。

清热透疹、利小便、健胃止痢、抗菌止血，用于跌打损伤、麻疹不透、痢疾腹痛。

山柏

岩刺柏、团香、柏香。

为柏科植物 Sabina squamata（Buch. -Ham.）Ant. var. fargesii Cheng f. et Fu 的叶。

生于海拔 3 000~3 400 m 的冷杉林及林缘、山坡林中。分布于崇州、普格、稻城、德昌、宁南、布拖。

祛风除湿、止痛，用于风湿关节炎。

大果圆柏

西藏圆柏、玉筑则哇（藏名）。

为柏科植物 *Sabina tibetica* Kom. 的枝叶。

生于海拔 2 500～4 600 m 的山坡林中。分布于若尔盖、红原、汶川、马尔康、金川、小金、德格、康定、理塘、乡城、炉霍、新龙、石渠、色达、雅江、巴塘、稻城、道孚、甘孜。

祛风除湿、止血，用于吐血、衄血、风湿关节痛。

藏医：利尿、泻火，用于肾炎、淋病、浮肿、风湿、炭疽病。

叉子圆柏

沙地柏、双子柏、新疆圆柏。

为柏科植物 *Sabina vulgaris* Ant. 的枝叶、球果。

生于山坡、林中。分布于新龙、巴塘。

枝叶祛风除湿，活血止痛，用于风湿性关节炎、类风湿性关节炎、布氏杆菌病、皮肤瘙痒。球果用于小便不利、迎风流泪、视物不清、头痛。

滇藏方枝柏

喜马拉雅圆柏、小果方枝柏、巴麻、速巴（藏名）。

为柏科植物 *Sabina wallichiana* （Hook. f. et Thoms.）Kom. 的枝叶。

生于山坡林中。分布于什邡、稻城、乡城、炉霍、九龙、巴塘、新龙、白玉、理塘、德格、宁南、布拖、越西、德昌。

藏医：利尿、泻火，用于肾炎、淋病、浮肿、风湿、炭疽病。

竹柏科／罗汉松科 Podocarpaceae

罗汉松

土杉。

为竹柏科植物 *Podocarpus macrophyllus* （Thunb）D. Don 的根、叶、皮、果实。

栽培于海拔 2 000 m 以下的庭圆。分布于全川，泸定、康定、新都、峨眉、乐山、南充市、眉山市、名山、荥经。

根、叶、皮清热解毒、顺气止痛，用于胃脘气痛、疥癣。果实行气、活血、补中益气、止血、杀虫，用于胃气痛、跌打损伤。皮杀虫，外用治癣。

短叶罗汉松

为竹柏科植物 *Podocarpus macrophyllus* （Thunb）D. Don var. *maki* Endi. 的根、叶、皮、果实。

栽培于山坡、庭圆。分布于成都市。

功效同罗汉松。

竹柏

为竹柏科植物 *Podocarpus nagi* （Thunb）Zoll. Et Mor. Ex Zoll. 的叶。

栽培于海拔 1 600 m 以下的庭圆、山坡。分布于成都市。

止血、接骨、消肿，用于骨折、外伤出血、风湿痹痛。

百日青

罗汉松。

为竹柏科植物 *Podocarpus neriifolius* D. Don 的根、叶、皮。

生于杂木林中，或栽培于海拔 2 000 m 以下的庭圆。分布于乐山、眉山市、峨眉山。

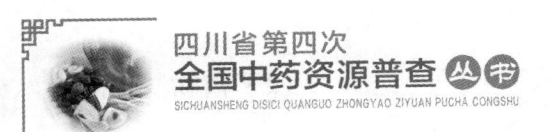

清热解毒、补中益气、止血、顺气止痛、杀虫，用于胃脘气痛、疥癣。

粗榧科/三尖杉科 Cephalotaxaceae

三尖杉

粗榧叶、蛇杉树（纳溪）、硬头枫（古蔺）、吊岩杉（屏山）、扁柏（峨眉）。

为粗榧科植物 *Cephalotaxus fortunei* Hook. f. 的枝、叶、种子。

生于海拔 2 000 m 以下的杂木林、冷杉疏林中。分布于乐山、兴文、高县、纳溪、古蔺、长宁、屏山、甘洛、美姑、普格、冕宁、九龙、康定、泸定、广安、岳池、武胜、蓬安、苍溪、阆中、洪雅、荥经、芦山、石棉、峨边。

全株凉血、活血、抗癌，用于肺痨咳嗽、跌打损伤、白血病。叶行气、止痛、止血（高县）；下胎（古蔺）。润肺止咳、消积杀虫，用于肺燥咳嗽、咽喉肿痛。枝叶含粗榧碱抗肿瘤，用于淋巴肉瘤、肺癌。种子驱虫、消积，用于蛔虫病、钩虫病、食积腹胀。

高山三尖杉

为粗榧科植物 *Cephalotaxus fortunei* Hook. f. var. *alpina* Li 的枝、叶、种子。

生于杂木林、冷杉疏林中。分布于盐源、九龙、阿坝州。

功效同三尖杉。

篦子三尖杉

花枝杉、扁柏（峨眉）。

为粗榧科植物 *Cephalotaxus oliveri* Mast. 的枝、叶。

生于海拔 1 300 ~ 2 000 m 的杂木林中。分布于乐山、泸州、崇州、峨眉、洪雅、马边。

凉血、润肺止咳、消积、清热活血、抗癌，用于肺痛咳嗽、跌打损伤、癌症、白血病。

注：本品为国家二级保护渐危种。

粗榧

土香榧、红壳松（阿坝州）。

为粗榧科植物 *Cephalotaxus sinensis*（Rehd. et Wils.）Li. 的枝、叶、种子。

生于海拔 800 ~ 2 500 m 的林中、山坡向阳处。分布于乐山、成都、茂县、汶川、九寨沟、理县、金川、小金、新龙、冕宁、盐源、会理、马边。

驱虫、消积、抗癌，用于食积、恶性肿瘤、淋巴肉瘤、胃癌。

宽叶粗榧

中国粗榧。

为粗榧科植物 *Cephalotaxus sinensis*（Rehd. et Wils.）Li. var. *latifolia* Cheng et L. K. Fu 的枝、根皮、枝叶。

生于林中、山坡向阳处。分布于茂县、马边、峨边。

祛风湿、抗癌，用于淋巴癌、白血病。种子润肺止咳、驱虫、消积，用于食积、咳嗽、蛔虫病、钩虫病、咳嗽。

红豆杉科 Taxaceae

穗花杉

为红豆杉科植物 *Amentotaxus argotaenia*（Hance）Pilger. 的种子。

生于海拔 300 ~ 1 000 m 的溪边、林中。分布于邛崃。

驱虫、消积。

注：本品为珍稀濒危植物。

红豆杉

血柏。

为红豆杉科植物 *Taxus chinensis*（Pilg）Rehd. 的种子。

生于海拔 800~2 000 m 的杂木林及针阔混交林中。分布于泸定、康定、九龙、乐山、泸州、汶川、茂县、马尔康、黑水、小金、美姑、新龙、洪雅、峨眉、大邑、雷波、崇州、芦山、名山、宝兴、汉源、马边、峨边。

驱虫、消积，用于食积、蛔虫病、痢疾。

注：本品为一级保护植物。

南方红豆杉

黄瓜米树（合江）。

为红豆杉科植物 *Taxus mairei*（Lemee et Lévl）S. T. Hu ex Liu 的种子。

生于海拔 700~2 500 m 的林中。分布于泸定、康定、丹巴、九龙、泸州、大邑、会理、峨边。

种子驱虫、消积。

云南红豆杉

为红豆杉科植物 *Taxus yunnanensis* Cheng et L. K. Fu 的种子、树皮。

生于海拔 1 500~3 400 m 的林中。分布于凉山州、洪雅、泸定、康定、九龙，主产于木里。

种子散寒、止痛、杀虫、消食、驱虫，用于蛔虫病、痢疾。树皮含紫杉醇，具有抗癌作用。

注：本品为珍稀濒危一级保护植物。

巴山榧子

为红豆杉科植物 *Torreya fargesii* Franch. 的种子。

生于林中。分布于崇州。

驱虫、消积、润燥。

麻黄科 Ephedraceae

木贼麻黄

麻黄。

为麻黄科植物 *Ephedra equisetina* Bge. 的茎及根。

生于海拔 2 500~3 000 m 的高山向阳山坡草地、山坡灌木丛中。分布于金川、茂县、理县、九寨沟、小金、马尔康、壤塘、黑水、甘孜州、昭觉、盐源、宁南、南充、九龙、乡城、炉霍、理塘。

茎发汗解表、镇咳、平喘利尿，用于风寒感冒、发热无汗、咳喘、水肿；根收汗。

山岭麻黄

矮麻黄。

为麻黄科植物 *Ephedra gerardiana* Wall. 的茎及根。

生于高山向阳山坡草地。分布于普格、九龙。

茎发汗、镇咳、平喘；根收汗。

垫状山岭麻黄

为麻黄科植物 *Ephedra gerardiana* Wall. var. *congesta* C. Y. Cheng 的茎及根。

生于高山向阳山坡草地。分布于理塘、稻城、布拖、乡城、石渠。

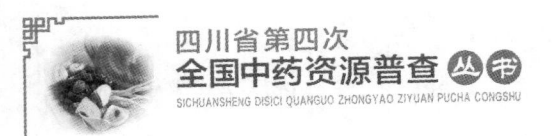
茎发汗、镇咳、平喘；根收汗。

中麻黄

为麻黄科植物 *Ephedra intermedia* Schrenk ex Ney. 的茎及根。

生于海拔 1 500～2 000 m 的向阳山坡草地、河边、田地。分布于九寨沟、汶川、理县、茂县、金川、甘孜州、凉山州、南充、新龙、石渠、峨边。

茎发汗、镇咳、平喘、利尿，用于风寒感冒、发热恶寒无汗、伤寒表实证、头痛、鼻塞、骨节疼痛、咳嗽气喘、风水浮肿、小便不利、风邪顽痹、皮肤风疹瘙痒；根收汗，用于体虚自汗、盗汗。

丽江麻黄

为麻黄科植物 *Ephedra likiangensis* Florin 的茎及根。

生于向阳山坡草地、灌木丛。分布于金阳、白玉、炉霍、德格、稻城、道孚、新龙、巴塘、乡城、甘孜、普格、木里。

茎发汗、镇咳、平喘；根收汗。

匍枝丽江麻黄

扎测、测栋（藏名）。

为麻黄科植物 *Ephedra likiangensis* Florin f. mairei (Florin) C. Y. Cheng 的茎及根。

生于向阳山坡草地、沙地。分布于德格、道孚、九龙、巴塘、理塘、泸定、道孚、布拖、盐边。

茎发汗、镇咳、平喘、利水，用于伤寒表实、发热恶寒、无汗、头痛；根收汗。

藏医：清心、肝、脾之新旧热证及血热、利水、止血、止喘，用于身热、感冒、月经过多、外伤流血。

矮麻黄

川麻黄、扎测、测栋（藏名）。

为麻黄科植物 *Ephedra minuta* Florin 的茎及根。

生于海拔 2 500～4 000 m 的高山向阳山坡草地。分布于阿坝州、什邡、德格、康定、道孚、色达、峨边。

茎发汗、镇咳、平喘、利水，用于伤寒表实、发热恶寒、无汗、头痛；根收汗。

藏医：清心、肝、脾之新旧热证及血热、利水、止血、止喘，用于身热、感冒、月经过多、外伤流血。

异株矮麻黄

为麻黄科植物 *Ephedra minuta* Florin var. *dioeca* C. Y. Chong 的茎及根。

生于高山向阳山坡草地。分布于理塘、康定、稻城、乡城、道孚。

茎发汗、镇咳、平喘、利水，用于伤寒表实、发热恶寒、无汗、头痛；根收汗。

藏医：清心、肝、脾之新旧热证及血热、利水、止血、止喘，用于身热、感冒、月经过多、外伤流血。

单子麻黄

为麻黄科植物 *Ephedra monosperma* Gmel ex Mey. 的茎及根。

生于海拔 4 500 m 以下的干燥向阳山坡草地。分布于阿坝州、什邡、九龙、西昌、道孚、石渠、色达、康定、甘孜。

茎发汗、镇咳、平喘；根收汗。

西藏麻黄

为麻黄科植物 *Ephedra saxatilis* Royle ex Florin 的茎及根。

生于高山向阳山坡草地。分布于稻城、乡城、理塘。

茎发汗、镇咳、平喘；根收汗。

草麻黄

为麻黄科植物 *Ephedra sinica* Stapf. 的茎及根。

生于干燥向阳山坡草地。分布于阿坝州、凉山州、南充、乡城、白玉、德格、理塘。

茎发汗、镇咳、平喘；根收汗。

被子植物/双子叶植物

木麻黄科 Casuarinaceae

木麻黄

驳骨松、木贼麻黄（泸县）。

为木麻黄科植物 *Casuarina equisetfolia* Forst. 的枝叶。

栽培。分布于成都、泸县、宜宾、宁南、米易。

发汗、平喘、利尿、祛风除湿，用于风寒感冒、寒证喘咳、水肿等症。

杨梅科 Myricaceae

毛杨梅

杨梅（长宁）。

为杨梅科植物 *Myrica esculenta* Buch. -Ham. 的根皮、树皮。

生于海拔 2 500 米以下的林中、低山、河谷。分布于泸州、长宁、江安、内江、普格、德昌。

根皮消炎、收敛、止泻、止血、止痛、散瘀，用于痢疾、肠炎、崩漏、痈痛；树皮止痒、止痢（长宁）。

云南杨梅

矮杨梅。

为杨梅科植物 *Myrica nana* Cheval. 的果皮。

生于林中。分布于会东、西昌、德昌、米易。

消炎、收敛、凉血、止血、化痰。

杨梅

为杨梅科植物 *Myrica rubra*（Lour.）Sieb. et Zucc. 的皮、果、核仁。

生于海拔 1 500 m 以下的林中。分布于凉山州、攀枝花、合江、古蔺、南溪。

果生津止渴、和胃消食，用于烦渴、吐泻、痢疾、腹痛。根理气、止血、化瘀，用于胃痛、积食、呕吐、疝气、吐血、血崩、痔血、外伤出血、跌打损伤、牙痛、烫伤、恶疮、疔癞。皮化痰、涩肠、凉血、止血、解毒，用于痢疾、跌打损伤、目翳、牙痛、烫火伤、恶疮疔癞。核仁用于脚气。

胡桃科 Juglandaceae

山核桃

为胡桃科植物 *Carya cathayensis* Sarg. 的种仁、根皮、外果皮。

栽培于河谷路边。分布于马边。

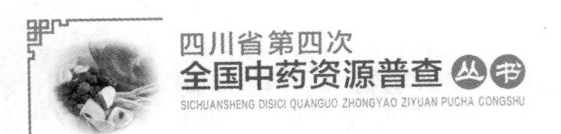
种仁滋补强壮、润肺通便。根皮用于脚癣。外果皮用于皮肤癣。

美国山核桃

为胡桃科植物 *Carya illinoinensis*（Wangenh.）K. Koch 的种仁。

栽培。分布于成都、雅安。

滋补强壮、润肺通便。

青钱柳

山麻柳、铁盖（高县）。

为胡桃科植物 *Cyclocarya paliurus*（Batal.）Iljin 的树皮、叶、果。

生于海拔 500 ~ 2 500 m 的林中。分布于高县、洪雅、青川、沐川、峨边黑竹沟。

树皮、叶清热活血、消肿止痛，用于无名肿毒、痈肿疮毒。果行气止痛，用于胃痛（高县）。叶茶用于糖尿病。

毛叶黄杞

为胡桃科植物 *Engelhardtia colebrookiana* Lindl. exWall 的根、茎皮。

生于山坡、林中。分布于德昌、宁南、冕宁。

收敛、消炎。

黄杞

为胡桃科植物 *Engelhardtia roxburghiana* Wall. 的皮。

生于海拔 1 500 m 以下的林中。分布于威远、合江、仁寿、青神、古蔺、沐川。

行气、化湿、导滞。

野核桃

山核桃、野胡桃。

为胡桃科植物 *Juglans cathayensis* Dode 的种仁、油、叶、鲜根皮、鲜外果皮。

生于海拔 800 ~ 2 000 m 的林中。分布于九寨沟、茂县、汶川、理县、金川、邛崃、什邡、内江、乐山、筠连、宜宾、雷波、宁南、美姑、甘洛、石棉、九龙、泸定、康定、洪雅、峨眉山、马边、峨边、青城山。

种仁补益气血、润燥化痰、益命门、利三焦、温肺润肠，用于虚寒咳嗽、下肢酸痛。油为缓泻剂，能驱除绦虫，外用治皮肤疥癣、疔疮、腋臭。鲜根皮煎汤洗治脚丫湿痒。鲜外果皮捣汁搽牛皮癣。叶与树皮清热解毒、杀虫（峨眉山）。

胡桃楸

核桃楸。

为胡桃科植物 *Juglans mandshurica* Maxim. 的种仁、青果、树皮。

生于山坡、山谷。分布于大竹、邻水、达州、宣汉、通江、南江。

种仁敛肺定喘、温肾润肠，用于肺虚咳嗽、肾虚腰痛、便秘、遗精、阳痿。青果止痛，用于胃痛、十二指肠溃疡、胃痛，外用于神经性皮炎。树皮清热解毒，用于菌痢、骨结核。

注：本品为国家珍稀濒危植物。

胡桃

核桃、打尔卡、打尔嘎醒打俄（藏名）、羌桃（阿坝州）。

为胡桃科植物 *Juglans regia* L. 种仁、叶、壳、花、油、根、树青皮、核桃隔、外果皮、内果皮、嫩枝。

生于海拔 3 200 m 以下的山坡、屋边。分布于全川，阿坝州、崇州、乐山、凉山州、泸县、长宁、甘孜州、南充市、眉山市、达州市、巴中市、峨眉山、峨边。

种仁补肾固精、强腰、润肺定喘、润肠、定喘化痰，用于肾虚喘咳、腰痛脚软、体弱、头昏耳鸣、阳痿、遗精、小便频数、石淋、大便燥结、老年慢性气管炎、中耳炎。叶，消肿止痒，治白带、疥疮、象皮肿。核桃壳用于血崩、乳痈、疮癣。核桃花泡酒涂猴子。嫩枝用于瘰疬、疥疮、淋巴结核、子宫颈癌。胡桃油用于绦虫、疥癣、冻疮、聤耳。根杀虫、攻毒，用于老年牙痛，兼补气。树青皮用于水痢、肾囊风、麻风结节、全身发痒。核桃隔（分心木）固肾涩精，用于肾虚遗精、滑精、遗尿、崩漏下血。外果皮（青龙衣）消肿、止痒，用于头癣、牛皮癣、痈肿疮疖、秃疮。内果皮用于血崩、乳痈、疥癣。树皮止痛、降逆，用于胃痛、避孕。俗话，"吃核桃补脑"。

藏医：种仁补肝肾、定喘化痰、润肺、涩精，用于龙病、咳嗽、腰膝酸痛、便秘、乳少、手脚痉挛、四肢萎缩。油外搽脱发。

化香树

山麻柳。

为胡桃科植物 *Platycarya strobilacea* Sieb. et Zucc. 的树皮、叶、果。

生于海拔 500～2 500 m 以下的林中。分布于泸州、乐山、崇州、什邡、古蔺、宜宾、洪雅、龙泉、达州市、巴中市、中江、峨眉山、会理、会东、宁南、泸定、九龙、马边、峨边。

树皮清热解毒、消肿。叶解毒、杀虫、杀蛆、消肿散瘀，用于淋巴结核、阴疽、疔疹、骨结核、疤骨流痰有赘骨，用叶半斤捣烂泡冷水，将患处浸入药水中数小时，可以取出赘骨。叶治癞疮及痈疽初起。果、叶、根、皮理气祛风、消肿止痛、燥湿杀虫，用于内伤胸胀、腹痛、筋骨疼痛、痈肿、湿疮、疥癣。

湖北枫杨

为胡桃科植物 *Pterocarya hupehensis* Skan 的叶、皮。

生于海拔 1 000～1 500 m 的溪边、林中。分布于茂县、汶川、理县、小金、眉山市、甘洛、昭觉、美姑、喜德、泸定、雷波。

解毒、杀虫，用于顽癣、恶疮、龋齿、疥疮、烫伤。

华西枫杨

麻柳叶。

为胡桃科植物 *Pterocarya insignis* Rehd. et Wils. 的叶、树皮。

生于海拔 1 100～2 500 m 的林中。分布于泸定、康定、宜宾、绵阳、乐山、凉山州、眉山市、马边、峨边。

解毒、杀虫，用于龋齿、疥疮、烫伤。

枫杨

麻柳叶。

为胡桃科植物 *Pterocarya stenoptera* C. DC. 的叶、皮、果、根皮。

生于海拔 1 500 m 以下的林中、溪边、河岸。分布于全川，成都、郫县、崇州、邛崃、泸州、乐山、南充市、美姑、越西、得荣、绵阳市、眉山市、达州市、巴中市、峨眉山、马边、峨边。

叶截疟、解毒、杀虫、杀蛆及杀孑孓、杀钉螺，用于慢性气管炎、关节痛、疮疽痈肿、疥癣风痒、皮肤湿疹、烫火伤、疟疾、痒疹、牙痛、烂脚丫、粪毒、血吸虫。果散寒止咳、煎水洗天疱疮。根皮用于疥癣、牙痛、风湿筋骨痛、烫火伤。皮治龋齿病。

杨柳科 Salicaceae

响叶杨

白杨树。

为杨柳科植物 *Populus adenopoda* Maxim. 的根皮、树皮、叶。

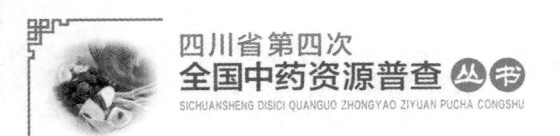

生于海拔 2 500 m 以下的路旁。分布于绵阳、雅安、乐山、雅江、眉山市、峨眉山、泸定。

祛风止痛、驱虫，用于风湿骨痛、接骨、虫积腹痛。根皮活血散瘀、止痛，用于跌打损伤、瘀血肿痛。树皮用于风痹、四肢不遂。叶用于龋齿。

加拿大杨

白杨（达州）。

为杨柳科植物 *Populus canadensis* Moench 的雄花序。

栽培。分布于渠县、万源、峨边。

化湿、止痢，用于菌痢、急性肠炎。

青杨

为杨柳科植物 *Populus cathayana* Rehd. 的根皮、树皮、枝叶。

生于海拔 1 500 ~ 2 600 m 的沟谷、河岸、阴坡。分布于康定、木里、昭觉、普格、马边、峨边。

祛风、散瘀。

山杨

白杨、响杨、玛朶（藏名）。

为杨柳科植物 *Populus davidiana* Dode 的根皮、树皮。

生于海拔 600 ~ 2 000 m 的路旁、向阳山坡、沟谷。分布于雅安、普格、越西、甘洛、阿坝州、凉山州、道孚、甘孜州、马边、峨边。

根皮祛风行瘀、消痰。树皮凉血解毒、清热止咳、驱虫杀虫、镇痛，用于肺热咳嗽、风火牙痛、妇女白带、高血压、蛔虫病之腹痛、小便淋漓。用香油调后搽敷秃疮、疥癣。

藏医：清热解毒，用于肺病、疮疡、脓肿、天花、荨麻疹。

大叶杨

为杨柳科植物 *Populus lasiocarpa* Oliv. 的树皮。

生于海拔 1 200 ~ 2 500 m 的路旁、向阳山坡。分布于稻城、得荣、泸定、九龙、德格、马边、峨边。

解乌头中毒。

冬瓜杨

为杨柳科植物 *Populus purdomii* Rehd. 的叶、皮、根。

生于海拔 1 500 ~ 3 000 m 的山地、沟边、路旁。分布于九寨沟、金川、小金、茂县、理县、马尔康、汶川、黑水、松潘、泸定、康定、丹巴、九龙、峨边。

祛风除湿、散瘀消肿。

云南白杨

为杨柳科植物 *Populus yunnanensis* Dode 的根。

生于海拔 1 000 米以上的山地、沟边、路旁。分布于泸定、康定、乡城、稻城、得荣、美姑、西昌、马边、峨边。

清热解毒、杀虫。

垂柳

吊杨柳、小叶柳。

为杨柳科植物 *Salix babylonica* L. 的花、枝叶、根及须根、柳絮、柳屑、树皮、寄生。

生于沟边、河岸。分布于全川，泸定、康定、丹巴、九龙、乡城、稻城、南充市、绵阳市、阿坝州、眉山市、达州市、巴中市、峨眉山。

柳枝条及须根祛风利尿、消肿止痛、清热解毒、透疹、除湿，用于风湿性关节炎、风湿筋骨疼痛、气虚带下、牙龈肿痛、瘀疹透发不畅、白带、淋病、小便不利、传染性肝炎、疔疮、风肿疔毒、乳腺炎、甲状腺肿、丹毒、烫伤、牙痛、龋齿。柳叶祛风利湿，用于慢性支气管炎、尿道炎、膀胱炎、膀胱结石、高血压，外用于关节肿痛、痈疽肿毒、皮肤瘙痒、灭蛆、杀孑孓。根利水、通淋、祛风除湿，用于风湿拘挛、筋骨疼痛、湿热带下、淋病、白浊、水肿、黄疸、湿疹、牙痛、烫伤、黄水湿疮。柳絮（具毛种子）止血、祛湿、溃痈。柳屑（蛀屑）主风瘙肿痒、瘾疹、湿气腿肿。种子止血、祛湿、溃痈，用于吐血、湿痹、四肢挛急、膝痛、痈疽脓成胀痛不溃、创伤出血。花祛风利湿、止血、散瘀，用于风水、黄疸、咳血、吐血、便血、血淋、妇女经闭、齿痛。树皮祛风除湿、消肿止痛，用于风湿骨痛、风肿瘙痒、黄疸、淋浊、乳痈、牙痛、烫伤。树上的寄生用于鼽病。柳枝以清明节（古谷雨节）采，效果最佳。

中华柳

为杨柳科植物 *Salix cathayana* Diels 的枝叶。

生于海拔 1 500～3 300 m 的山坡。分布于稻城、峨边。

用于感冒发热。

沙柳

为杨柳科植物 *Salix cheilophila* Schneid. 的叶、皮。

生于海拔 750～3 600 m 的山坡、湿地、河岸。分布于阿坝州、甘孜州、峨边。

祛风、解表、清热消肿，用于麻疹初起、斑疹不透、皮肤瘙痒、慢性风湿。

银叶柳

为杨柳科植物 *Salix chienii* Cheng 的根。

生于山坡、路旁。分布于稻城。

清热解毒、祛风止痒，用于感冒发热、咽喉肿痛、皮肤瘙痒。

毛脉柳

腹毛柳。

为杨柳科植物 *Salix delavayana* Hand. et Mazz. 的叶、根。

生于河岸。分布于宜宾、雅安、凉山州、稻城、乡城、峨边。

清热除湿、祛风止痛。

巫山柳

为杨柳科植物 *Salix fargesii* Bürk. 的根、须根、叶。

生于海拔 1 400～1 600 m 的山坡、林中、河岸。分布于崇州、什邡。

祛风除湿、止痛。

紫枝柳

为杨柳科植物 *Salix heterochroma* Seem. 的根、须根。

生于河岸。分布于崇州、什邡、稻城、峨边。

祛风除湿、止痛。

小叶柳

山杨柳、红腊蜡、翻白柳、高山柳皮、宗麻窃哇、郎麻（藏名）。

为杨柳科植物 *Salix hypoleuca* Seem. 的根、皮。

生于海拔 1 400～2 700 m 的河岸、山坡、灌木丛。分布于什邡、茂县、九寨沟、理县、小金、金川、石渠、道孚、泸定、丹巴、甘孜、九龙、马边、峨边。

祛风除湿、止痛、活血化瘀，用于风湿骨痛、瘩伤、疔疮、风湿冷痛、蛇头疔、四肢骨折疼痛。

藏医：解热，用于妇科病。

丝毛柳

宗麻窃哇、郎麻（藏名）。

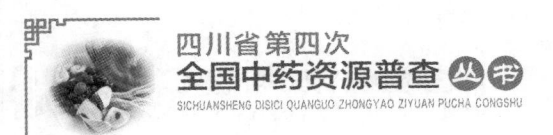

为杨柳科植物 *Salix luctuosa* Levl. 的根、须根。

生于河岸。分布于泸定、康定、彭州、乐山、德格、洪雅、冕宁、马边、峨边。

祛风除湿、利尿消肿、止痛、活血化瘀，用于风湿骨痛、淋病、丹毒、痨伤、疔疮、风湿冷痛、蛇头疔。

藏医：解热，用于妇科病。

旱柳

为杨柳科植物 *Salix matsudana* Koidz. 的根、须根、皮、枝、种子、叶。

生于河岸。分布于泸定、康定、丹巴、巴塘、道孚、甘孜、乐山、成都、九龙、稻城、得荣、乡城、德格、宁南、西昌。

根、须根、皮、枝及种子清热除湿、止痛，用于急性膀胱炎、小便不利、关节炎、黄水疮、疮毒、牙痛。叶散风祛湿、清实热，用于黄疸型肝炎、风湿性关节炎、湿疹。

龙爪柳

为杨柳科植物 *Salix matsudana* Koidz *f. tortuosa*（Vilm.）Rehd. 的枝叶。

栽培于庭院。分布于西昌。

祛风、利尿、清热、止痛。

小穗柳

乌柳（稻城）、小红柳。

为杨柳科植物 *Salix microstachya* Turcz. 的根、须根。

生于海拔 2 500～3 000 米的河岸、沙地。分布于金川、若尔盖、红原、黑水、小金、马尔康、理县、汶川、稻城。

清热、泻火、顺气，用于风火牙痛、急性腰扭伤。

山柳

为杨柳科植物 *Salix pseudotangii* C. Wang 的根、须根。

生于河岸。分布于邛崃。

清热解毒、除湿止痛。

红皮柳

为杨柳科植物 *Salix purpurea* L. 的根、枝叶、皮。

生于海拔 1 000 m 以下的山地、河边、草地、灌木丛、砂地。分布于德格。

根用于乳痈诸肿，捣烂贴患处。枝叶清热解毒。皮用于金疮诸痛。

山黑柳

为杨柳科植物 *Salix tetradenia* Hand. et Mazz. /*S. guebrianthiana* Schneid. 的根、须根。

生于河岸。分布于凉山州。

清热解毒、除湿止痛。

秋华柳

为杨柳科植物 *Salix variegata* Franch. 的枝、叶。

生于河岸。分布于宜宾、内江、绵阳、邛崃、什邡、崇州、德格、雷波、会理、泸定、马边。

祛风利湿、止痛。

皂柳

山杨树。

为杨柳科植物 *Salix wallichiana* Anderss. 的根。

生于海拔 1 100 ~ 3 900 m 的山坡、林中。分布于宜宾、峨眉山、越西、德昌、甘孜州、马边、峨边。疏风清热、祛风除湿、止痛。

桦木科 Betulaceae

桤木

桤木梢、水青冈、抽刀红（峨眉）、罗拐木（阿坝州）。

为桦木科植物 *Alnus cremastogyne* Burk. 的嫩枝叶、树皮。

生于海拔 500 ~ 3 000 m 的沟边、河谷、路旁。分布于全川，泸定、康定、邛崃、宜宾、乐山、阿坝州、雷波、布拖、美姑、德昌、越西、九龙、绵阳市、眉山市、达州市、巴中市、峨眉山、马边、峨边。

清热解毒、凉血止血、利水通淋、止泻、止痢、降火、收敛、平肝利气，用于吐血、衄血、水泻、热淋、肝炎、胆囊炎、肾炎、腹泻、崩症、肠炎、痢疾、风火赤目、小儿腹泻绿色稀便、痢疾。外用于黄水疮。

川滇桤木

为桦木科植物 *Alnus ferdinandi-coburgii* Schneid. 的树皮、叶。

生于海拔 1 500 ~ 3 000 m 的山坡、河岸、湿地。分布于泸定、九龙、昭觉、越西。

解毒、清热、利湿。

日本桤木

为桦木科植物 *Alnus japonica* (Thund) Steud. 的嫩枝、叶、树皮。

生于山坡河谷、路旁。分布于稻城。

清热降火、止血、止泻，用于鼻血、水泻。外用治外伤出血。

毛桤木

为桦木科植物 *Alnus lanata* Duthie ex Bean 的嫩枝叶。

生于海拔 1 600 ~ 2 300 m 的向阳山坡、荒地、沟边。分布于泸定、康定、乐山、眉山市。

清热解毒、凉血、止血、止泻、利尿、止痛，用于风火牙疼、目赤肿痛、痢疾、鼻衄。

尼泊尔桤木

蒙自桤木、旱冬瓜。

为桦木科植物 *Alnus nepalensis* D. Don 的嫩枝叶、树皮。

生于海拔 700 ~ 3 600 m 的山坡、林中、沟边。分布于凉山州、宜宾、攀枝花、筠连、米易、稻城、九龙、泸定、峨边。

嫩枝叶清热解毒、凉血、止血、止泻。树皮消炎止泻、利水、接骨、清热解毒、舒筋络、祛风湿，用于细菌性痢疾、腹泻、风湿骨痛、跌打骨折。树皮去粗皮用蜂蜜炒后煎水服止咳（米易）。

红桦

为桦木科植物 *Betula albo-sinensis* Burk. 的树皮、芽。

生于海拔 1 000 ~ 3 400 m 的山坡杂木林中、山坡湿润地。分布于泸定、康定、丹巴、雅江、越西、马边、峨边。

清热利湿、解毒，用于胃病。

华南桦

为桦木科植物 *Betula austro-sinensis* Chun ex P. C. Li 的树皮、芽。

生于海拔 1 000 ~ 1 800 m 的山坡杂木林中。分布于合江、峨边。

解热。

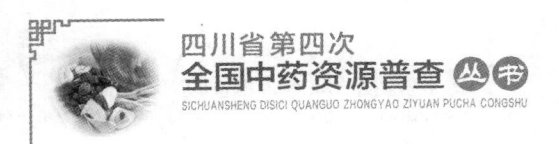

高山桦

约磨（藏名）。

为桦木科植物 *Betula delavayi* Franch. 的树皮、叶、果实。

生于林中、向阳山地。分布于泸定、康定、九龙、雅江、得荣、丹巴、乡城、德格、白玉、稻城、道孚、峨边。

树皮消炎、清热。

藏医：叶清热、利疮；果实用于关节病。树皮（煅炭）用于腹泻，泡油中滴耳，治耳聋。

香桦

为桦木科植物 *Betula insignis* Franch. 的根。

生于海拔 1 400~1 800 m 的山坡杂木林中。分布于美姑、泸定、丹巴、马边、峨边。

用于狂犬咬伤、泄泻。

亮叶桦

桦树皮、桦稿、桦树（峨眉山、叙永）。

为桦木科植物 *Betula luminifera* H. Winkl. 的树皮、嫩枝叶。

生于海拔 500~2 500 m 的阳坡林中。分布于泸定、康定、九龙、宜宾、雷波、冕宁、洪雅、万源、平昌、南江、峨眉山、叙永、南充、马边、峨边。

树皮清热解毒、利尿消肿。嫩叶清热利尿，用于水肿，外用于疥毒。树皮清热利尿、除湿消炎，用于小便不利、水肿、食积停滞、黄疸、时行热毒、疮及风疹（南充）。

白桦

桦木、桦树、红华、桦皮树。

为桦木科植物 *Betula platphylla* Suk. 的树皮。

生于海拔 400~4 200 m 的林中、向阳山地。分布于甘孜州、九寨沟、金川、松潘、茂县、理县、黑水、马尔康、小金、乡城、理塘、冕宁、木里、马边、峨边。

清热利湿、消肿解毒、消炎、祛痰止咳，用于急性扁桃体炎、支气管炎、肺炎、尿路感染、急性乳腺炎。外用于烫伤、痈疖肿毒。

糙皮桦

为桦木科植物 *Betula utilis* D. Don 的树皮。

生于海拔 1 700~4 200 m 的向阳山坡、林中。分布于什邡、茂县、黑水、松潘、九寨沟、汶川、雷波、美姑、甘孜州、马边、峨边。

清热利湿、解毒，外用于烧烫伤、痈疽肿毒。

华千金榆

为桦木科植物 *Carpinus cordata* Bl. var. *chinensis* Franch. /*C. chinensis* (Franch) Pei 的根皮、果穗。

生于海拔 500~2 500 m 的阴坡、山谷杂木林中。分布于通江、南江、松潘、茂县、汶川、峨边、马边。

根皮用于疲倦劳乏、跌打损伤、痈疮肿毒、淋证。果穗用于健胃消食。

川黔千金榆

长穗鹅耳枥。

为桦木科植物 *Carpinus fangiana* Hu 的根皮。

生于海拔 700~2 100 m 的山谷杂木林中。分布于乐山、美姑、峨边。

清热解毒、消肿止痛，用于跌打损伤、痈肿疮毒。

川陕鹅耳枥

千筋树。

为桦木科植物 *Carpinus fargesiana* H. Winkl. 的根、茎皮、嫩枝。

生于海拔 1 000 ~ 2 000 m 的山地林中。分布于泸定、康定、丹巴、九龙、越西、宝兴、石棉、名山、芦山、峨边。

根与茎皮解毒、散瘀。嫩枝清热降火、止血、止泻。

华鹅耳枥

小果千斤榆（达州市）、大穗鹅耳枥。

为桦木科植物 *Carpinus fargesii* Franch 的根皮。

生于林中。分布于宣汉、平昌、巴中、通江、凉山州、乐山、眉山市。

清热解毒、消肿止痛、活血祛瘀，用于跌打损伤、痈肿疮毒。

云南鹅耳枥

为桦木科植物 *Carpinus monbeigiana* Hand. et Mazz. 的根皮。

生于海拔 1 700 ~ 2 800 m 的林中。分布于宜宾、凉山州、攀枝花。

用于跌打损伤。

鹅耳枥

穗子榆。

为桦木科植物 *Carpinus turczaninowii* Hance 的树皮、叶。

生于海拔 1 410 m 的山地林中。分布于马边大风顶。

用于跌打损伤。

雷公鹅耳枥

为桦木科植物 *Carpinus viminea* Wall. 的根皮。

生于林中。分布于峨眉山、洪雅、马边、峨边。

清热解毒、消肿止痛，用于跌打损伤、痈肿疮毒。

华榛

为桦木科植物 *Corylus chinensis* Franch. 的种仁。

生于海拔 1 000 ~ 2 500 m 的林中。分布于乐山、洪雅、冕宁、德昌、康定、马边。

调中、开胃、明目，用于目赤肿痛、视物昏花。

注：本品为国家三级保护植物。

藏刺榛

为桦木科植物 *Corylus ferox* Wall. var. *thibetica* Franch. 的果实、种仁。

生于海拔 1 500 ~ 3 000 m 的山坡林中。分布于泸定、康定、乐山、德昌、阿坝州、泸定、马边、峨边。

果实滋补强壮。种仁用于痢疾、咳喘。

川榛

山板栗。

为桦木科植物 *Corylus heterophylla* Fisch ex Bess. var. *sutchuensis* Franch. 的果仁。

生于海拔 700 ~ 2 500 m 的山地林中。分布于宜宾、阿坝州、古蔺、平昌、金阳、泸定、马边、峨边。

调中、开胃、明目、滋补强壮，用于病后体虚、食少瘦乏、食欲不振。

毛榛

为桦木科植物 *Corylus mandshurica* Maxim. 的雄花穗、果仁。

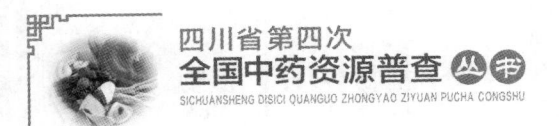
生于海拔 400~1 500 m 的林中及河谷灌木丛中。分布于泸定、九寨沟。

雄花穗收敛、消肿。果仁益气、开胃、明目。

滇榛

为桦木科植物 *Corylus yunnanensis*（Franch）A. Camus 的种仁。

生于海拔 2 000~2 700 m 的林中及河谷灌木丛中。分布于凉山州、泸定、康定、九龙、马边、峨边。

健脾、开胃、滋补。

虎榛子

为桦木科植物 *Ostryopsis davidiana* Decne. 的果实。

生于海拔 800~2 400 m 的林中及山坡。分布于若尔盖、九寨沟、茂县、峨边。

清热利湿。

滇虎榛

为桦木科植物 *Ostryopsis nobilis* Balf. f. et Smith 的果实。

生于海拔 2 500~3 300 m 的杂木林中。分布于得荣、乡城。

接骨、止血。

壳斗科 Fagaceae

锥栗

榛子。

为壳斗科植物 *Castanea henryi*（Skan）Rehd. et Wils. 的果实。

生于海拔 600~2 000 m 的杂木林中。分布于峨眉山、洪雅。

益气健脾、止泻，用于脾虚泄泻、热病纳呆。

板栗

栗、板栗壳。

为壳斗科植物 *Castanea mollissima* Bl. 的种子、总苞、外果皮、内果皮、花、树皮、根、叶。

生于海拔 2 500 m 以下的杂木林中。分布于全川，宜宾、泸州、乐山、邛崃、崇州、什邡、阿坝州、雅安、雷波、甘洛、越西、泸定、都江堰、南充市、眉山市、达州市、巴中市、峨眉山、凉山州。

种子养胃健脾、滋阴补肾、益气、强筋、活血止血、清热、止痢、消食、祛风除湿，用于反胃、泄泻、腰脚酸软、肾虚腰痛、吐血、衄血、便血、金疮、折伤肿痛、筋骨扭伤、瘰疬。总苞健脾、止泻，用于丹毒、红肿、百日咳。栗花收敛、止泻，用于泻痢、便血、瘰疬、小儿消化不良、痢疾、久泻不止。树皮用于癞疮、口疮、漆疮。根行血调经，用于偏坠疝气、血痹、风湿性腰腿痛。外果皮养胃、止血，用于反胃、鼻衄、便血。内果皮用于瘰疬、骨鲠。叶收敛解毒，用于喉疔火毒，外用于漆疮。树皮用于丹毒、癞疮、口疮、打伤。

茅栗

锥栗、金栗、野栗子、毛凹栗子（阿坝州）。

为壳斗科植物 *Castanea seguinii* Dode 的果实、皮。

生于海拔 700~2 000 m 的向阳山坡、杂木林中。分布于乐山、茂县、九寨沟、汶川、金川、洪雅。

健脾、止泻、收敛，用于脾虚泄泻、胃病体虚纳差。

小栲

为壳斗科植物 *Castanopsis carlesii* Hayata var. *spinulosa* Chang 的总苞。

生于杂木林中。分布于邛崃。

消肿止泻、清热消炎。

瓦山栲

为壳斗科植物 *Castanopsis ceratacantha* Rehd. et Wils. 的种子、叶。

生于海拔 700 ~ 2 500 m 的杂木林中。分布于乐山、洪雅、马边。

健脾补肾、除湿热，用于胃脘胀痛、腹泻。

锥

桂林栲。

为壳斗科植物 *Castanopsis chinensis*（Sprengel）Hance 的种子、叶、壳斗。

生于海拔 1 500 m 的杂木林中。分布盐源、马边。

健胃补肾、除湿热。

高山锥

为壳斗科植物 *Castanopsis delavayi* Franch. 的根、茎皮、果实。

生于海拔 500 ~ 2 800 m 的山坡林中。分布于冕宁、会理、德昌、马边、峨边。

根、茎皮收敛、止血、解毒，用于泄泻。果实用于心悸、耳鸣、腰痛。

丝栗栲

栲。

为壳斗科植物 *Castanopsis fargesii* Franch. 的总苞。

生于海拔 500 ~ 1 800 m 的林中。分布于邛崃、崇州、洪雅、马边、峨边。

消肿、收敛止泻、清热消炎，用于胃炎、腹痛。

毛果栲

元江栲。

为壳斗科植物 *Castanopsis orthacantha* Franch. 的种子、叶。

生于海拔 1 800 ~ 2 700 m 的林中。分布于洪雅、盐源、冕宁、西昌、马边。

健脾、除湿，用于胃脘胀满、腹泻、腰腿酸软、痈肿疮毒等。

峨眉栲

扁刺栲。

为壳斗科植物 *Castanopsis platyacantha* Rehd. et Wils. 的种子、叶。

生于海拔 1 000 ~ 2 400 m 的杂木林中。分布于峨眉、邛崃、冕宁、马边。

健脾、补肾、除湿热。

黄青冈

为壳斗科植物 *Cyclobalanopsis delavayi*（Franch.）Schott. 的树皮。

生于海拔 1 200 ~ 2 500 m 的山地林中。分布于会东、普格、会理、攀枝花。

平喘，用于哮喘。

滇青冈

为壳斗科植物 *Cyclobalanopsis glaucoides* Schott. 的树皮。

生于海拔 1 500 ~ 2 600 m 的山坡、石灰岩、山地林中。分布于会东、会理、金阳、盐边、稻城、石棉、马边。

消乳肿。

苦槠

为壳斗科植物 *Castanopsis sclerophylla*（Lindl.）Schott. 的种子、树皮、叶。

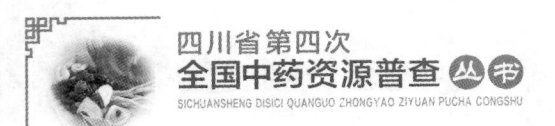

生于海拔 1 600 m 的山坡杂木林中。分布于马边。

种子止泻痢、除恶血、止渴。树皮及叶止血。

钩锥

为壳斗科植物 *Castanopsis tibetana* Hance 的果实。

生于海拔 400 ~ 900 m 的湿润杂木林中。分布于峨边。

用于痢疾。

米心水青冈

为壳斗科植物 *Fagus engleriana* Seem. 的根、茎皮。

生于海拔 1 200 ~ 2 500 m 的山坡、沟边。分布于美姑、万源、峨眉、马边。

收敛止泻、解毒消炎。

水青冈

长柄山毛榉。

为壳斗科植物 *Fagus longipetiolata* Seem. 的壳斗。

生于海拔 1 000 ~ 2 500 m 的阴湿山坡、林中。分布于乐山、洪雅、雷波、马边、峨边。

健脾、消食、理气止痛，用于目赤肿痛、疝气、胃脘胀痛。

白皮柯

甜茶。

为壳斗科植物 *Lithocarpus dealbatus* Rehd. 的总苞、花序。

生于海拔 1 300 ~ 3 500 m 的山坡湿润密林中。分布于冕宁、德昌、达州、南江。

总苞消肿止泻、清热消炎。花序顺气消食、健胃杀虫，用于食积腹胀、虫积不化。

柯

为壳斗科植物 *Lithocarpus glaber*（Thunb.）Nakai 的树皮韧皮部。

生于海拔 800 m 以下的山坡林中。分布于四川省。

用于大腹水病。

绵柯

灰背栎。

为壳斗科植物 *Lithocarpus henryi*（Seem.）Rehd. et Wils. 的果实。

生于海拔 1 000 m 左右的林中。分布于万源、峨眉山。

祛风除湿。

圆锥柯

为壳斗科植物 *Lithocarpus paniculatum* Hand. -Mazz. 的总苞。

生于海拔 1 000 m 以下的林中。分布于邛崃、崇州。

消肿止泻、清热消炎。

多穗柯

甜茶（洪雅）。

为壳斗科植物 *Lithocarpus polystachyus*（Wall.）Rehd. 的果实、叶。

生于海拔 400 ~ 1 400 m 的向阳山坡、林中。分布于洪雅、米易、德昌。

滋阴补肾、清热止泻、祛风，用于湿热痢疾、头目昏痛、腰膝酸痛。叶中所含的根皮苷，具有降血糖、降血脂、抗癌的功效。

箭杆柯

为壳斗科植物 *Lithocarpus viridis* Rehd. et Wils. 的花、叶。

生于海拔 1 000～1 800 m 的向阳山坡之林中。分布于乐山、洪雅、雷波、美姑、马边。

祛风除湿、顺气止痛、消食，用于食积腹胀、虫积腹痛、风湿痹痛。

麻栎

青杠花、青杠转、青杠碗、毛猴儿、虫菠萝。

为壳斗科植物 *Quercus acutissima* Carr. 的果实、果壳。

生于海拔 900～2 800 m 林中、路旁、溪边。分布于泸州、内江、茂县、汶川、马尔康、金川、九寨沟、理县、合江、南充市、洪雅、大竹、平昌、南江、峨眉山。

消肿解毒、利湿、涩肠固脱、止泻，用于泻痢脱肛、痔血。树皮用于泻痢、瘰疬、恶疮。果实及果壳收敛止血、涩肠固脱、消痈、消肿解毒，用于哮喘、乳房红肿、肠炎、痢疾、泻痢脱肛、肠风下血、痔疮下血、崩中带下。

槲栎

为壳斗科植物 *Quercus aliena* Bl. 的根、树皮、壳斗、叶。

生于海拔 800～2 600 m 的向阳山地。分布于泸定。

根、树皮与壳斗收敛、止泻，用于痢疾。叶用于恶疮。

巴郎栎

青杠、川滇高山栎、们卡拉（藏名）。

为壳斗科植物 *Quercus aquiolioides* Rehd. et Wils. 的叶、种子、根茎。

生于海拔 2 600～4 500 m 的山地、林中。分布于稻城、道孚、泸定、康定、丹巴、九龙、理塘、巴塘、乡城、得荣、新龙、白玉、色达、汶川、小金、西昌、峨边。

清热解毒，用于寒热夹杂、泻痢肠炎及哮喘。

藏医：根茎健胃、止泻、调经，用于胃病、消化不良、痢疾、发烧、腹泻。

橿子栎

为壳斗科植物 *Quercus baronii* Skan 的叶、根皮。

生于海拔 1 200 m 的山地。分布于松潘、黑水、九寨沟。

根皮用于牙痛、黄疸。叶用于肿毒、难产。

小叶栎

为壳斗科植物 *Quercus chenii* Nakai 的枝、壳斗。

生于海拔 1 500 m 以下的林中。分布于乐山、泸定。

收敛、止泻。

小枝青冈

细叶青冈。

为壳斗科植物 *Quercus ciliaris* Huang et Y. T. Chang/*Cyclobalanopsis gracilis*（Rehd. et Wils.）Cheng et T. Hong 的根、树皮。

生于海拔 500～2 500 m 的山坡灌木丛中。分布于通江、南江、青川、平武、松潘、茂县、都江堰、汶川、大邑、天全、泸定、洪雅、峨眉山、雷波、合江、古蔺。

用于腰痛。

黄稠

为壳斗科植物 *Quercus delavayi*（Franchet）Schottky 的树皮。

生于山坡灌木丛中。分布于冕宁。

用于哮喘。

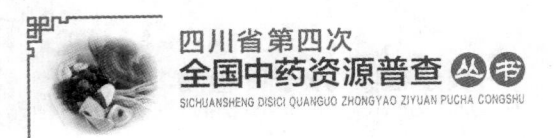

大叶青杠

柞栎、赤龙皮、青杠、槲树（阿坝州）。

为壳斗科植物 *Quercus dentata* Thunb. 的果皮、树皮。

生于海拔 300 ~ 2 600 m 的向阳干旱山坡、林中。分布于甘洛、盐源、宁南、茂县、汶川、理县、黑水、小金、马尔康、九寨沟、泸定、康定、峨边、安岳。

果皮清热解毒、涩肠止泻。树皮用于恶疮、颈淋巴结核、痢疾、肠风下血。

白栎

青杠、青杠碗（长宁）、饭青杠（筠连）。

为壳斗科植物 *Quercus fabri* Hance 的带虫瘿总苞、果实。

生于海拔 1 500 ~ 1 800 m 的河滩灌木丛、林中。分布于筠连、长宁、纳溪、成都、越西、雷波、洪雅、邻水、泸定、康定、九龙。

带虫瘿总苞健脾消积、理气、清火、清热明目，用于疝气、疳积、火眼赤痛、急性结膜炎。

川滇山栎

为壳斗科植物 *Quercus franchetii* Skan 的茎内皮。

生于海拔 1 200 ~ 2 600 m 的山地、松林中。分布于会理、米易。

止咳、定喘，用于感冒。

川西栎

为壳斗科植物 *Quercus gilliana* Rehd. et Wils. 的全株。

生于海拔 2 400 ~ 3 100 m 的山地、林中。分布于甘洛、美姑、喜德、泸定、康定、雅江、道孚、稻城、白玉、峨边。

用于痢疾。

橡子树

枹栎、家青杠。

为壳斗科植物 *Quercus glandulifera* Bl. 的果实、虫瘿。

生于海拔 1 000 m 左右的林中。分布于成都、屏山、峨边。

养胃、健脾。虫瘿用于治疗癌症（屏山）。

短柄枹栎

为壳斗科植物 *Quercus glandulifera* Bl. var. *brevipetolata* Nakai 的果实。

生于海拔 600 ~ 1 800 m 的山坡林中。分布于崇州、邛崃、什邡、内江、洪雅、泸定、峨边。

养胃、健脾，用于骨软、腰痛、反胃、泄泻。

辽东栎

蒙卡拿（阿坝州）。

为壳斗科植物 *Quercus liaotungensis* Koidz. 的果实。

生于海拔 600 ~ 3 000 m 的山坡、林中。分布于若尔盖、九寨沟、松潘、茂县、黑水、泸定。

健脾止泻、收敛止血，用于脾虚腹泻、痔疮出血、脱肛。

小叶青冈

为壳斗科植物 *Quercus myrsinaefolia* Bl. 的种子、树皮、叶。

生于海拔 1 700 m 左右的林中。分布于马边。

种子止泻痢、除恶血、止渴。树皮、叶止血。

高山栎

为壳斗科植物 *Quercus semicarpifolia* Smith 的叶、种子。

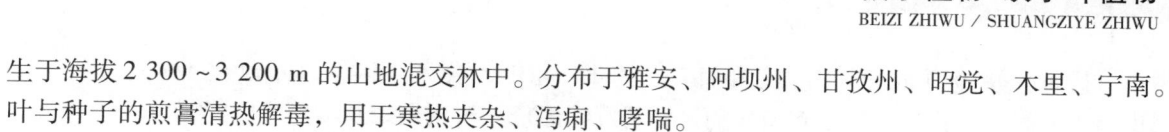

生于海拔 2 300～3 200 m 的山地混交林中。分布于雅安、阿坝州、甘孜州、昭觉、木里、宁南。
叶与种子的煎膏清热解毒，用于寒热夹杂、泻痢、哮喘。

刺叶栎

为壳斗科植物 *Quercus spinosa* David 的叶。
生于海拔 1 000～3 300 m 的山地、林中。分布于宁南、昭觉、泸定、康定、丹巴、九龙、道孚。
用于肝炎。

栓皮栎

青杠碗、白麻栎。
为壳斗科植物 *Quercus variabilis* Bl. 的果实、果壳。
生于海拔 600～1 900 m 的林中。分布于绵阳、南充、乐山、泸定、洪雅、宣汉、巴中、通江、峨眉山、布拖、甘洛、美姑、冕宁、普格、德昌、马边、峨边。
健胃、收敛、利湿消肿、止泻涩肠、止咳平喘、止痢，用于痔疮、恶疮、痈肿、哮喘、咳嗽、水泻，外用于头癣、湿疹。

榆科 Ulmaceae

糙叶树

为榆科植物 *Aphananthe aspera*（Bl.）Planch. 的根皮、树皮。
生于海拔 1 400～2 500 m 的山坡、河边。分布于康定、马边、峨边。
舒筋活络、止痛，用于腰部损伤酸痛。

紫弹树

为榆科植物 *Celtis biondii* Pamp. 的茎叶及根皮。
生于海拔 1 000 m 以下的山坡、林中，分布于筠连、道孚、巴中、南江、甘洛、甘孜州、峨边。
清热解毒、祛痰、利小便，用于小儿脑积水、小儿头颅软骨、小儿解频、腰骨酸痛、乳腺炎、疮毒溃烂。

小叶朴

棒棒木、黑弹朴。
为榆科植物 *Celtis bungeana* Bl. 的树干、树皮、枝条。
生于海拔 1 500～2 800 m 的向阳山坡、平原。分布崇州、阿坝州、南充市、康定、丹巴、巴塘、稻城、道孚、峨边。
祛痰、平喘、清热止咳，用于风热咳嗽、慢性支气管炎等症。

珊瑚朴

为榆科植物 *Celtis julianae* Schneid. 的茎叶。
生于山坡、路旁。分布于广元。
用于咳喘。

黄果朴

为榆科植物 *Celtis labilis* Schneid. 的树干。
生于灌木林中。分布崇州。
祛痰、平喘、止咳。

朴树

为榆科植物 *Celtis sinensis* Pers. 的根皮、叶、树皮。

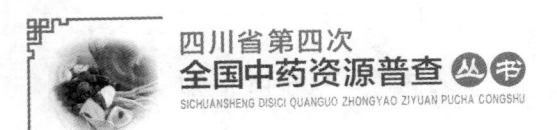

生于海拔 500 ~ 1 000 m 的林中。分布宜宾、泸州、乐山、洪雅、平昌、峨眉山、峨边。

根皮温中、散寒、止痛，用于腰膝疼痛。叶捣汁涂漆疮。树皮调经及治荨麻疹。

滇朴

为榆科植物 *Celtis tetrandra* Roxb. 的根皮。

生于海拔 700 ~ 2 700 m 的山地沟谷、林缘、灌木丛中。分布于成都、峨眉山、马边。

用于腰痛、漆疮。

青檀

为榆科植物 *Pteroceltis tatarinowii* Maxim. 的茎叶。

生于 1 500 ~ 2 000 m 的石灰岩山地、花岗岩山地、溪边。分布于康定、马边。

祛风、止血、止痛。

狭叶山麻黄

水麻花、玄麻桐（合江）。

为榆科植物 *Trema angustifolia* Bl. 的皮。

生于林中。分布于阿坝州、成都、合江。

舒筋活络、止痛，用于跌打损伤。

尖叶山麻黄

光叶山麻黄。

为榆科植物 *Trema cannabina* Lour. 的根皮。

生于低山林中。分布于宜宾。

健脾利水、化瘀生新。

山油麻

沙泡（筠连）。

为榆科植物 *Trema dielsiana* Hand. -Mazz. 的根、叶。

生于海拔 800 m 以下的向阳山坡、灌木丛中。分布于阿坝州、成都、筠连、古蔺。

清热凉血、止痛止血，用于疖毒。

麻椰树

水麻柳（屏山）、羽脉山麻黄。

为榆科植物 *Trema laevigata* Hand. -Mazz. 的皮、叶。

生于海拔 1 800 m 以下的山坡、沟边。分布于宜宾、盐源、冕宁、宁南、会理、甘洛、雷波、乐山、屏山、洪雅、泸定、九龙。

清热泻火，杀虫，用于头痛、风火虫牙、火积腹痛（屏山）。

山麻黄

为榆科植物 *Trema orientalis* （L. ） Bl. 的根、叶。

生于海拔 1 500 ~ 1 800 m 的阴湿沟谷、山坡、林中。分布于德昌、米易、宁南、九龙。

消肿止痛、散瘀。

毛枝榆

为榆科植物 *Ulmus androssowii* Litw. var. *virgata* （Planch. ） Gurdz. 的树皮、叶。

生于海拔 1 200 ~ 1 800 m 的山坡、山谷阔叶林中。分布于西昌、木里、普格。

树皮接骨、消肿、止血，用于外伤出血、跌打损伤。叶用于水肿。

兴山榆

为榆科植物 *Ulmus bergmanniana* Schneid. 的果、叶、树皮。

生于海拔 500～1 300 m 的林中。分布于道孚。

果实安神、止血、利水，用于神经衰弱、失眠、浮肿。叶用于水肿。树皮用于胃病。

西蜀榆

为榆科植物 *Ulmus bergmanniana* Schneid. var. *lasiophylla* Schneid. 的叶上虫瘿。

生于海拔 1 600～2 000 m 的林中。分布于泸定、康定。

用于毒蛇咬伤。

杭州榆

为榆科植物 *Ulmus changii* Cheng 的果。

生于海拔 600 m 以下的山麓、路旁、沟边。分布于西昌。

祛痰、杀虫、利尿。

玄榔木

为榆科植物 *Ulmus kunmingensis* W. C. Cheng 的根皮。

生于山坡、岩石地、林中。分布于西昌、越西。

止血、消肿、接骨。

大果榆

为榆科植物 *Ulmus macrocarpa* Hance 的果。

生于海拔 500～2 500 m 的山坡、岩石地、林中。分布于若尔盖、红原、壤塘、马尔康、阿坝、黑水、邛崃。

祛痰、利尿、杀虫、消积，用于虫积腹痛、小儿疳积、痢疾、面黄无色、疥癣、恶疮。

榔榆

小叶榆、柳叶榆（洪雅）、秋榆（峨眉）。

为榆科植物 *Ulmus parvifolia* Jacq. 的根皮、茎白皮、果实。

生于海拔 1 100 m 的山坡、路旁。分布于内江、阿坝州、江安、洪雅、万源、峨眉山。

根皮清热解毒、消肿，用于瘰疬、痢疾、跌打损伤。茎白皮收敛、止血，用于各种外伤出血、胃肠出血、尿血。根浸酒用于跌打损伤。果实安神、健脾，用于神经衰弱、失眠、食欲不振。皮、叶安神、利尿，用于神经衰弱、失眠、体虚浮肿。

榆

白榆、榆钱。

为榆科植物 *Ulmus pumila* L. 的皮、叶、果实。

生于海拔 2 800 m 以下的山坡、田边、路旁。分布于全川，宜宾、乐山、南充市、泸定、康定、九龙、得荣、道孚。

皮、叶、果实用于神经衰弱、体虚白带、小便不利、虚肿。树皮利尿通淋、消肿，用于石淋。花用于小儿癫痫、小便不利、淋浊、水肿、痈疽发背、丹毒。果实、种子清热杀虫，用于妇女白带、小儿疳积羸瘦。

榉树

为榆科植物 *Zelkova serrata* (Thunb.) Makino 的树皮、叶。

生于海拔 800 m 以下的山坡、灌木丛。分布于宣汉。

树皮清热安胎，用于感冒、疼痛、肠胃湿热、痢疾、妊娠腹痛。叶清热，用于疔疮。

大果榉

为榆科植物 *Zelkova sinica* Schneid. 的树皮。

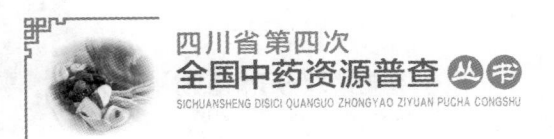

生于山坡疏林中。分布于茂县。

生肌止血，用于烧烫伤。

桑科 Moraceae

藤构

谷皮藤、构皮麻。

为桑科植物 *Broussonetia kaempferi* Sieb. et Zucc. 的果实、嫩枝叶、树汁、根皮。

生于海拔 1 500 m 以下的山坡、溪边、林缘、林中。分布于崇州、内江、宜宾、乡城、峨边。

果实清肝明目、补肾壮阳。嫩枝叶、树汁解毒杀虫、利尿，用于虚肿、神经性皮炎。根皮散瘀止痛、祛风活血，用于跌打损伤、风湿痹痛、腰痛。

小构树

藤构、野构皮（叙永）、女谷、谷皮树、鸡骨皮（汶川）。

为桑科植物 *Broussonetia kazinoki* Sieb. et Zucc. 的果实、嫩枝叶、树汁、根皮、根、树皮、叶。

生于海拔 600～2 000 m 的阴湿林中。分布于什邡、邛崃、叙永、九寨沟、汶川、茂县、金川、理县、乡城、达州市、巴中市、雷波、越西、盐源、九龙、青川、峨边。

果实清肝明目、补肾壮阳。嫩枝叶、树汁解毒杀虫、利尿，用于虚肿、神经性皮炎。根皮与根散瘀止痛、祛风活血、清热凉血、利湿，用于咳嗽吐血、水肿、血崩、跌打损伤、风湿痹痛、腰痛。叶、树皮解毒杀虫，外用于神经性皮炎、顽癣。

构树

楮实子、谷浆树、楮树。

为桑科植物 *Broussonetia papyrifera*（Linn.）Hér. ex Vent. 的果实、树枝、树皮、树白皮、乳汁、叶。

生于海拔 2 500 m 以下的向阳的林中。分布于全川，成都、泸州、阿坝州、内江、乐山、雅安、金阳、雷波、美姑、宁南、普格、昭觉、越西、西昌、木里、南充市、眉山市、达州市、巴中市、峨眉山、泸定、康定、丹巴、九龙、稻城、马边、峨边。

果实（楮实子）清肝明目、滋阴补肾、壮阳、利水消肿、清热、利尿、强筋壮骨，用于腰膝酸软、虚劳、肾虚阳痿、腰膝酸软、水肿腹胀、视力减退、目昏、目翳、水气浮肿、老年咳嗽、精少。树皮祛风活血、利尿，用于风湿痹痛、跌打损伤、虚肿、皮炎。树白皮行血、止血，用于水肿气满、气短咳嗽、肠风血痢、妇人血崩。乳汁利水消肿、解毒，用于水肿，外涂治癣疾。叶清热、凉血、利水，用于吐血、衄血，外伤出血、水肿、痢疾。树枝清热利湿，用于风疹、目赤肿痛、小便不利。树皮利水消肿止血，用于水肿、气短咳嗽、肠风血痢、血崩（甘孜州）。嫩根及根皮清热凉血、祛湿散瘀，用于咳血、血崩、水肿、筋骨酸痛、跌打损伤（甘孜州）。

大麻

火麻仁、火麻、索玛纳保、索玛然扎（藏名）。

为桑科植物 *Cannabis sativa* L. 的种子、叶、根、果穗、茎叶、花枝、茎皮部纤维。

生于海拔 3 500 m 以下的荒地、地边、林缘，有栽培。分布于南充、绵阳、内江、古蔺、长宁、南溪、会理、凉山州、甘孜州、阿坝州、眉山市、达州市、巴中市、峨眉山、广元市、康定、稻城。

种仁滋养润燥、滋阴、通便、滑肠、通淋、活血、养颜，用于肠燥津亏便秘、消渴、热淋、风痹、痢疾、月经不调、疥疮、癣癞以及热病后期、年老、体弱、产妇等津血亏损的肠燥便秘。叶用于痢疾、气喘、蛔虫病。根祛瘀、止血，用于淋病、血崩、带下、难产、胞衣不下、跌打损伤。花祛风、活血，用于风病肢体麻木、遍身苦痒、妇女经闭。果祛风止痛、镇痉，用于痛风痹症、癫狂、失眠喘咳。茎叶及花能镇痛、麻醉、有毒，宜慎用（会理）。种仁下血散瘀、除痹、破积、催生（南川）。果穗祛风止痛、解痉，

用于痛风、痹证、癫狂失眠。花祛风活血，用于风疾麻木、遍身若痒、经闭（甘孜州）。叶平喘、杀虫，用于气喘、驱蛔虫、疟疾（甘孜州）。皮部纤维祛瘀、利水，用于跌打损伤、热淋胀痛。

藏医：种子滋补增力，用于体弱、乏力、大便燥结。茎叶镇静、镇痛，用于癔病、神经病、胃痉挛、偏头痛。

构棘

穿破石、刺桑（筠连）、莨芝。

为桑科植物 *Cudrania cochinensis* (Lour.) Kudo et Masam. 的根、果。

生于海拔 500～1 000 m 的河谷及灌木丛中。分布于内江、宜宾、筠连、高县、南充、雷波。

根祛风、调经、止咳祛痰、清热利湿、活血、止血，用于风湿关节痛、黄疸、淋浊、臌胀、闭经、劳伤、咳血、跌打损伤、疔疮痈肿。果调气、利水、消食，用于疝气。

柘树

山荔枝、穿破石、柞叶树。

为桑科植物 *Cudrania tricuspidata* (Carr.) Bur. 的根、叶、果实、茎叶、木材、树皮与根皮、根。

生于海拔 2 000 m 以下的向阳荒地、山坡、路旁、林中。分布于汶川、茂县、理县、九寨沟、小金、成都、宜宾、乐山、乡城、洪雅、达州、邻水、南江、峨眉山、雷波、昭觉、泸定、九龙、乡城、荥经、雅安。

果实清热凉血、舒筋活络，用于跌打损伤。茎叶消炎止痛、祛风活血，用于肺结核、湿疹、慢性腰痛、跌打损伤、疖肿、急性关节扭伤。木材凉血、杀虫，用于妇女崩中血结、月经过多、疟疾。树皮及根皮养肾固精、凉血、舒筋、祛风、活血、调经止痛，用于流行性腮腺炎、肝炎、肺结核、腰腿痛、疮疖、血崩、遗精、咳血、吐血、跌打损伤、癌症。根清热、祛风利湿、活血散瘀、止咳化痰，用于肺结核、淋浊、闭经、劳伤咳血、风湿性腰腿痛、黄疸、跌打损伤、骨折。根与叶清热解毒、凉血、散结、通便，用于风湿痹痛、月经不调、痢疾（洪雅）。

石榕树

为桑科植物 *Ficus abelii* Miq. 的叶。

生于溪边。分布于雷波。

消肿止痛、祛腐生新，用于乳痈、刀伤。

天仙果

为桑科植物 *Ficus beecheyana* Hook. et Arn. / *F. erecta* Thunb 的根、茎叶、果实。

生于山坡林下、溪边。分布于筠连、冕宁。

根祛风除湿、健脾益气、活血，用于劳倦乏力、食少、月经不调、脾虚、带下病。茎叶补中益气、健脾化湿、强筋壮骨、活血解毒，用于风湿关节痛、中气虚弱、气血衰微、跌打损伤。果实用于痔疮。

无花果

为桑科植物 *Ficus carica* L. 的花托、根、叶、果实。

生于海拔 2 300 米以下的山坡、灌木丛中。分布于全川，凉山州、绵阳、成都、乐山、泸定、康定、丹巴、南充市、荥经、金川、九寨沟、茂县、汶川、小金、峨眉山。主要栽培于崇州、绵阳市、眉山市、达州市、巴中市、峨边等地。

花托清热解毒、通络下乳、健胃、止咳润肠，用于咳喘、肠炎、痢疾、便秘、痔疮、喉痛、痈疮疥癣、肠风下血。叶解毒止痛，用于痔疮、肿毒、心痛。根与叶舒筋散瘀、消肿、止泻，用于筋骨疼痛、瘰疬、痔疮、肠炎、腹泻，外用于疮肿。果补血养阴、止血、通乳、润肠止咳、滋阴、止泻痢、抗癌，用于气短、头晕、痔疮下血、口苦咽干、大便秘结、妇女缺乳。根用于痔疮下血，炖肉服补虚及治泄泻及肠道内寄生虫（泸县、纳溪）。

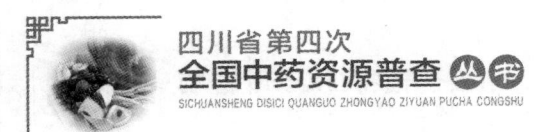
注：本品为川产道地药材，主产于崇州市。

蒲叶念珠榕

为桑科植物 *Ficus chartacea* Wall ex King var *torulosa* King 的根、果实。

生于灌木丛、山坡。分布于雷波、甘洛、美姑、布拖、昭觉、米易、德昌。

滋阴润肺、祛风凉血。

小叶榕

为桑科植物 *Ficus concinna* Miq. 的叶。

栽培。分布于全川，成都、内江、宜宾、泸州。

清热解毒、消痈、止咳，用于肺热咳嗽、痈肿疮毒。

台湾榕

为桑科植物 *Ficus formosana* Maxim./f. *taiwanicola* Maxim 的全株。

生于溪边、灌木林中。分布于成都、泸州、邛崃、什邡。

祛风除湿、通经活络。

冰粉果

为桑科植物 *Ficus foveolata* Wall. 的根、果。

生于林中。分布于攀枝花、成都、冕宁、德昌、木里、会理、盐边。

壮阳、固精、解毒。

黄毛榕

为桑科植物 *Ficus fulva* Reinw. 的根。

生于林中。分布于宜宾、泸州。

健脾益气、祛风除湿。

冠毛榕

树地瓜。

为桑科植物 *Ficus gasparriniana* Miq. 的根。

生于林中。分布于内江、宜宾、成都。

健脾益气、祛风除湿。

菱叶冠毛榕

树地瓜、斑鸠籽（合江、筠连、叙永）、山枇杷（合江）。

为桑科植物 *Ficus gasparriniana* Miq. var. *laceratifolia*（Lévl. et Vant.）Corner 的根及果。

生于林中。分布于合江、叙永、宜宾、隆昌。

根及果实下乳、收敛，用于红白痢疾、淋证肿痛、乳少、九子溃烂、痔疮。根治蛇咬伤（合江、江安）；根补虚损（筠连、隆昌）。

绿叶冠毛榕

小果榕。

为桑科植物 *Ficus gasparriniana* Miq. var. *viridescens*（Lévl. et Vant.）Corner 的根。

生于山坡林下阴湿处、溪边灌木丛。分布于四川省。

祛风行气、健脾利湿，用于风湿关节痛、消化不良、带下病、溃疡久不收口。

斜叶榕

为桑科植物 *Ficus gibbosa* Bl./ *F. tinctora* Forst. f. var. *gibbosa*（Bl）Corner 的树皮、根皮、嫩叶、果实。

生于山谷湿热林中。分布于金阳、雷波。

树皮清热、解痉，用于感冒、高热抽搐、泻痢。根皮用于腹痛。嫩叶用于皮癣。果实用于溃疡。

尖叶榕

树地瓜、斑鸠果（长宁）。

为桑科植物 *Ficus henryi* Warb. et Diels 的果实、根。

生于海拔 500~700 m 的灌木丛、林中。分布于乐山、邛崃、崇州、宜宾、长宁、筠连、纳溪、眉山市、邻水、宣汉、巴中、通江、雷波、雅安、宝兴、天全、名山。

果实清热利湿，用于风湿关节炎、急慢性支气管炎。根与果下乳收敛、止血，用于跌打损伤，煎水或泡酒服（长宁）。

异叶榕

奶浆果、斑鸠果、斑鸠食子（合江）、牛奶子（宜宾、泸县）、寡鸡蛋（叙永）、异叶天仙果、上树地瓜（南充）。

为桑科植物 *Ficus heteromorpha* Hemsl. 的果实、根。

生于海拔 700~1 500 m 的温暖湿润的林中。分布于全川，九寨沟、松潘、茂县、汶川、小金、乐山、泸州、宜宾、南充市、眉山市、达州市、巴中市、峨眉山、宁南、盐源、甘洛、普格、布拖、金阳、米易、越西、美姑、泸定、马边、峨边。

根及果实补气健脾、清热、收敛、补血、下乳，用于脾胃虚弱、缺乳、痔疮出血、白带。根炖肉吃催乳（合江）。根治虫牙痛（叙永）。根治痔疮（泸县、宜宾）。根治咳嗽（江安）。

裂叶榕

牛奶子、树地瓜、斑鸠食子（峨眉山）。

为桑科植物 *Ficus laceratifolia* Lévl. et Vant. 的果实、根。

生于海拔 600~1 300 m 的林中、灌木丛。分布于乐山、南充市、眉山市、开江、达州、大竹、渠县、平昌、宣汉、巴中、通江、南江。

果实清热解毒、收敛止血、通络下乳，用于红白痢疾、淋证肿痛、乳少、九子溃烂、痔疮。根清热解毒，用于痢疾、尿路感染、颈淋巴结核、痔疮。

黄桷树

黄龙须（江安）。

为桑科植物 *Ficus lacor* Buch.-Ham./*F. virens* Art. var. *sublanceolata* (Miq.) Corner 的叶、根、乳汁、气生根。

生于河边、路旁、垭口、石滩。分布于全川，乐山、泸州、成都、宜宾、隆昌、南充市、绵阳市、眉山市、达州、邻水、渠县、峨眉山、凉山州。

根祛风除湿、清热解毒、发表透疹、通络、行气消肿，用于风湿痹痛、四肢麻木、跌打损伤、疥癣、风热感冒、扁桃体炎、眼结膜炎、疟疾、百日咳、麻疹不透。乳汁治疥癣、血风癣、腮腺炎。叶祛风、消肿止痛、续筋骨，用于筋骨疼痛、风眼流泪、皮肤瘙痒、外用于跌打肿痛。气生根称为黄龙须，行气消肿、祛风除湿、除寒，用于风湿麻木、风湿筋骨痛、跌打损伤、瘰疬。

爬藤榕

网藤、黄鸡婆（筠连）、巴岩藤（泸县）、冰粉子（叙永）、小冰粉（宜宾）、吊岩风、岩刷子（筠连、南充）、铁黄桷（宁南）。

为桑科植物 *Ficus martini* Lévl. et Vant. 的根茎。

生于沟边、岩石。分布于泸州、乐山、宜宾、眉山市、达州市、巴中市、峨眉山、宁南、美姑、雅安。

祛风除湿、舒筋活血、行气消肿、止痛，用于风湿筋骨疼痛、神经痛、跌打损伤、消化不良、气血亏

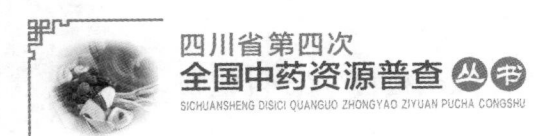

虚、慢性关节痛风。全身痛（宜宾），强筋壮骨（屏山）。

琴叶榕

为桑科植物 *Ficus pandurata* Hance 的根、叶。

生于山坡灌木丛、疏林中。分布于甘洛、安岳、龙泉驿。

行气活血、舒筋活络、调经，用于腰背酸痛、跌打损伤、乳痈、痛经、疟疾。

劈荔

爬墙果、巴岩藤、络石藤（高县）。

为桑科植物 *Ficus pumila* L. 的茎叶、果、根茎。

生于海拔 1 200 m 以下的灌木林中。分布于内江、宜宾、彭州、邛崃、高县、隆昌、筠连、长宁、南充市、眉山市、开江、大竹、平昌、巴中、万源、南江、越西、宁南、普格、雷波、金阳。

果（花托）通乳、利湿、益气补血、补肾固精、活血、消肿解毒，用于乳汁不下、阳痿、遗精、经闭、淋浊、乳糜尿、久痢、痔血、肠风下血、痈肿、疔疮、痔疮。茎叶祛风除湿、活血通络、祛风散热、解毒，用于风湿痹痛、泻痢、淋病、喉痛、关节痛、恶疮、疥癣、痈肿疮疖、跌打损伤。根茎祛风除湿、通经活络，用于风湿痹痛、肾虚腰膝疼痛、乳汁不通。

菩提树

为桑科植物 *Ficus religiosa* L. 的根、叶。

引种栽培。分布于荣县、峨眉山。

根祛风除湿，清热解毒，用于风湿骨痛、感冒、扁桃体炎、眼结膜炎。叶消肿止痛。外用治跌打肿痛。

爬藤榕

珍珠莲、冰粉子。

为桑科植物 *Ficus sarmentosa* Buch. -Ham. . ex. J. E. Sm. 的种子、藤、根。

生于田坎、路边、灌木林中。分布于峨眉山、洪雅、达州市、巴中市、德昌、会理。

种子清热解毒、祛风除湿、通乳，用于肺痛咳嗽、暑热口渴等。藤与根祛风除湿、消肿解毒、杀虫，用于风湿性关节炎、乳腺炎、疮疖、癣。

珍珠莲

冰粉子、野冰粉、斑鸠籽（筠连）、石黄桷（江安）、木莲藕（南川）、水粉树。

为桑科植物 *Ficus sarmentosa* Buch. -Ham. . ex. J. E. Sm. var. *henryi* Corner 的根、种子、花托。

生于海拔 2 500 m 以下的灌木林中。分布于乐山、内江、凉山州、洪雅、长宁、叙永、宜宾、筠连、江安、珙县、崇州、稻城、泸定、九龙。

根清热解毒、祛风通络、消肿杀虫，用于风湿性关节炎、乳痈、慢性关节痛风、疮、疥癣。果（花托）用于睾丸偏坠、内痔、便血。种子为冰粉清凉饮料（彝族）

爬岩榕

为桑科植物 *Ficus sarmentosa* Buch. -Ham. . ex. J. E. Sm. var. *impressa* Corner 的种子。

生于海拔 600～1 400 米的岩石上、灌木林中。分布于邛崃、崇州、宜宾、凉山州。

清热解毒、祛风通络。

尾尖爬岩榕

长尾爬岩榕、吊岩风（古蔺）、爬岩榕（古蔺）、水条粉（屏山）。

为桑科植物 *Ficus sarmentosa* Buch. -Ham. . ex. J. E. Sm. var. *lacrymans* Corner 的全株。

生于海拔 500～1 400 m 的山谷岩石上、灌木林中。分布于邛崃、宜宾、凉山州、古蔺、屏山。

全株清热解毒、祛风通络，用于风湿关节炎（古蔺、巫溪）。

竹叶榕

为桑科植物 *Ficus stenophylla* Hemsl. 的全株。

生于林中。分布于凉山州、大竹。

祛痰止咳、行气活血、祛风除湿，用于咳嗽、胸痛、跌打肿痛、肾炎、风湿骨痛、缺乳。

地瓜藤

过山龙（屏山、绵阳）、捆仙绳（合江）、野地瓜。

为桑科植物 *Ficus tikoua* Bur. 的藤、虫瘿、果、根、茎叶、花、全草。

生于海拔 2 500 m 以下的荒坡、地坎、山坡、岩隙。分布于全川，九寨沟、松潘、茂县、汶川、小金、内江、宜宾、屏山、古蔺、兴文、叙永、筠连、高县、南溪、都江堰、稻城、雷波、金阳、布拖、九龙、泸定、康定、南充市、绵阳市、眉山市、达州市、巴中市、峨眉山、凉山州、峨边。

全草祛风除湿、通经活络、利水消肿、清热利湿、止泻，用于风湿身痛、关节疼痛、腹部肿胀、水积腹泻、乳汁不通、牙龈肿痛、痔疮、痈疽肿毒、急性胃肠炎、痢疾、白带、经闭、感冒、咳嗽、风湿筋骨疼痛、小儿消化不良、胃与十二指肠溃疡、尿路感染。果清热解毒、祛风除湿，用于咽喉肿痛。根清热利湿、收敛，用于腹泻、痢疾、瘰疬、遗精、白带、痔疮。茎叶清热、利湿、活血、解毒，用于风热咳嗽、水肿、黄疸、风湿疼痛、经闭带下、跌打损伤、痢疾、痔疮出血、无名肿毒。虫瘿研末兑甜酒治痔疮（古蔺、屏山）。根用于乳腺炎、下乳（江安、兴文）。藤用于牙痛及通经、止带（江安、隆昌）。花用于遗精、滑精。果实农历六月初成熟，"六月六，地瓜熟"。

笔管榕

大叶榕树、山榕（阿坝州）。

为桑科植物 *Ficus wightiana* Wall. /*F. varens* Ait. 的叶、根。

生于海拔 1 000 ~ 2 000 m 的林下、灌木林中。分布于汶川、黑水、理县、茂县、金川、盐源、九龙。

清热行气、除湿消疹、解毒，用于漆疮、鹅口疮、乳痈。

啤酒花

为桑科植物 *Humulus lupulus* L. 的雌花序。

生于海拔 2 300 ~ 2 800 m 的沟边、路旁、荒坡、草丛中。分布于达州、九寨沟、金川、汶川、茂县、黑水。

清热利尿、凉血祛疹、镇静安神、健胃，用于消化不良、腹胀、浮肿、膀胱炎、肺结核、失眠。

华忽布花

为桑科植物 *Humulus lupulus* L. var. *cordifolia*（Miq.）Maxim. 的雌花序。

生于海拔 1 000 ~ 2 000 m 的沟边、路旁、荒坡、草丛中。分布于四川省。

健胃消食、镇静利尿、抗痨，用于消化不良、不思饮食、癔病、失眠、痨病。

葎草

锯锯藤、拉拉藤（宜宾、兴文、绵阳）、五匹叶、一支箭（长宁）、大锯锯藤（南充）。

为桑科植物 *Humulus scandens*（Lour.）Merr. 的全草、花、根、果穗。

生于海拔 2 200 m 以下的荒坡、草丛、岩壁、河边。分布于全川，九寨沟、汶川、茂县、理县、松潘、金川、九龙、南充市、绵阳市、眉山市、达州市、巴中市、峨眉山、昭觉、越西、米易、会理、峨边。主产于成都。

全草清热解毒、凉血、止痢、利尿祛痰、消瘀、健胃、消炎杀菌，用于感冒发热、淋病、小便不利、疟疾、腹泻、湿热痢疾、肺结核潮热、肺脓疡、肺炎、癫疝、痔疮、疮痈肿毒、瘰疬、急性胃炎、膀胱炎、湿疹、毒蛇咬伤、尿路结石、淋浊尿血、疝气、痧证腹痛、消化不良、水泻、肺结核潮热盗汗。花治肺结核。根用于石淋、疝气、瘰疬。果穗用于肺结核、潮热、盗汗。

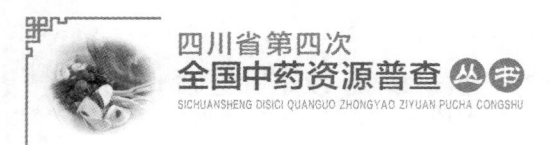

桑

桑叶、桑树、达醒、深醒（藏名）。

为桑科植物 *Morus alba* L. 的叶、芽、果、嫩枝、根皮、虫瘿、桑沥。

栽培于田坎、山坡、路旁。分布于全川，凉山州、金阳、布拖、雷波、越西、甘洛、九龙、丹巴、得荣、理塘、泸定、康定、道孚、乡城、绵阳市、眉山市、达州市、巴中市、峨眉山。

桑叶除风除湿、凉血、利水、清热明目、疏风散热，用于风热感冒、头痛、目赤、口渴、肺热咳嗽、咽痛、风热咳嗽、风痹、瘾疹、肝阳上亢引起的头痛头昏、下肢象皮肿。桑芽代茶饮，退热、明目。

桑根治惊痫、筋骨痛、高血压、目赤、鹅口疮。

桑椹补肝益肾、熄风滋补、滋阴补血、明目，用于血虚之头目眩晕、失眠健忘、肝肾阴亏、消渴、血虚津少之便秘、目暗、耳鸣、神经衰弱、瘰疬、关节不利、须发早白、贫血。桑虫瘿治鹤膝风。桑白皮泻肺、止咳平喘、行水消肿，用于肺热咳嗽、吐血、水肿腹胀、脚气、小便不利、糖尿病、伤口久而不愈。

嫩枝祛风活络、清热利水、平肝、利关节，用于风湿性关节炎、风热痹痛、四肢拘挛、脚气、浮肿、肌体风痒、风湿麻木、高血压。桑枝作柴火煎药，可以增加药力。桑沥用于大风疥疮、生眉发。

藏医：桑椹养阴清热，用于骨热病。桑枝泻热、清骨热。桑木熬膏，用于妇科病。

注：本品为川产道地药材，主产于四川省丘陵地区南充、乐山等地。

鸡桑

岩桑、崖桑皮、野桑（屏山）。

为桑科植物 *Morus australis* Poir. 的叶、果、枝、根皮。

生于海拔 2 500 m 以下的河岸、田坎、山坡、路旁。分布于南充、绵阳、乐山、道孚、邛崃、崇州、什邡、绵阳市、茂县、九寨沟、汶川、理县、金川、眉山市、峨眉山、会东、盐源、越西、会理、喜德、会东、泸定、康定、丹巴、九龙、雅江、巴塘、稻城、得荣、道孚、新龙、峨边。

叶清热解表、止咳，用于感冒咳嗽。根泻肺火、利小便，用于肺热咳嗽、衄血、水肿、腹泻、黄疸。枝与根皮祛风除湿、清热止咳、泻肺、利水消肿，用于肺热咳嗽、头痛。

华桑

崖桑皮。

为桑科植物 *Morus cathayana* Hemsl. 的叶、果、枝、根皮。

生于海拔 500～1 800 m 的田坎、山坡、路旁。分布于南充、乐山、绵阳、崇州、汶川、茂县、金川、达州、开江、德昌、越西。

桑枝清热止咳、祛风除湿、清肺泻胃、凉血燥湿。根皮泻肺平喘、利水消肿（达州）。

长果桑

为桑科植物 *Morus laevigata* Wall. 的根皮。

生于海拔 2 000～2 400 m 的山坡、路旁、灌木林中。分布于九寨沟、小金、理县、金川、德昌、越西。

祛风除湿，用于风湿关节炎。

蒙桑

为桑科植物 *Morus mongolica* Schneid. 的叶、桑枝、桑白皮、桑椹。

生于海拔 2 000～2 400 m 的田边、山坡、路旁、灌木林中。分布于九寨沟、汶川、金川、小金、茂县、乐山、南江、盐边、布拖、普格、宁南、泸定、稻城、康定、雅江、马边、峨边。

叶疏风清热、清肝明目、凉血，用于风热感冒、头痛、目赤、口渴、发热咳嗽、风痹、瘾疹、下肢象皮肿。枝疏风清热、通络。桑枝、桑白皮、桑椹的功效同桑。

荨麻科 Urticaceae

序叶苎麻

为荨麻科植物 *Boehmeria clidemioides* Miq. var. *diffusa* Hand. -Mazz. 的全草、根、根状茎。

生于海拔 1 800 m 以下的山坡、路旁、沟边阴湿处。分布于什邡、会东、喜德、会理、米易、西昌、宁南、泸定、九龙、稻城、马边、峨边。

根、根状茎祛风解毒、止痒消肿、止血安胎。全草祛风除湿，用于水肿。

密球苎麻

为荨麻科植物 *Boehmeria densiglomerata* W. T. Wang 的全草。

生于海拔 300~800 m 的山谷灌木丛。分布于达州、开江、峨眉、珙县、长宁、纳溪、合江、洪雅、崇州、名山、雅安。

用于跌打损伤。

散生苎麻

为荨麻科植物 *Boehmeria diffusa* Wedd. 的根茎、根。

栽培。分布于内江、邛崃、什邡、乐山。

止血安胎、外治痈肿。

野麻

麦麸草、细野麻（阿坝州）。

为荨麻科植物 *Boehmeria gracilis* C. H. Wight 的全草。

生于海拔 500~2 000 m 的溪边、沟边、荒草坡。分布于内江、九寨沟、松潘、茂县、汶川、理县、乐山、泸定。

清热解毒、祛风除湿、止痒，用于湿毒、皮肤湿疹、瘙痒、疮毒。

大叶苎麻

山火麻、水天麻（阿坝州）、火麻风（峨眉）、水活麻。

为荨麻科植物 *Boehmeria grandifolia* Wedd/*B. longispica* Steud. 的全草。

生于海拔 1 500~2 500 m 的沟边、山坡、林缘、阴湿处，有栽培。分布于九寨沟、松潘、金川、理县、若尔盖、乐山、眉山市、达州、渠县、通江、峨眉山、成都、南充。

清热解毒、利湿退黄、祛风除湿、止痛、接骨、解表寒，用于湿热黄疸、风湿筋骨疼痛。

苎麻

家麻（南充）、元麻、圆麻（峨眉）。

为荨麻科植物 *Boehmeria nivea*（L.）Gaud. 的根、叶、皮、花。

生于海拔 2 800 m 以下的山坡、路旁、地边、草丛，多栽培。分布于全川，阿坝州、成都、绵阳、攀枝花、南充市、绵阳市、眉山市、达州市、巴中市、峨眉山、凉山州，主产于大竹。

根清热解毒、活血消肿、凉血止血、利尿、散瘀、安胎，用于热病大渴、麻疹高热、大狂、血淋癃闭、吐血、胎漏下血、尿血、淋浊、肾炎水肿、赤白带下、丹毒痈肿、跌打损伤、蛇虫咬伤、风湿关节痛、外伤出血、尿路感染。叶凉血、止血、散瘀，用于咯血、吐血、血淋、尿血、肛门肿毒、赤白带下、跌扑瘀血、创伤出血、乳痈、丹毒。皮清烦热、利小便、散瘀止血，用于瘀血、心烦、小便不利、肛门肿痛、血淋、创伤出血。花清心利肠胃、散瘀。

长叶苎麻

为荨麻科植物 *Boehmeria penduliflora* Wedd. Ex Long 的根、茎尖。

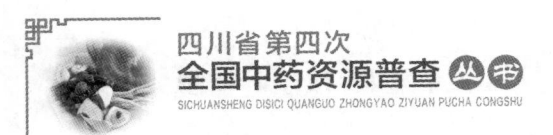

生于海拔 500 ~ 2 000 m 的山坡、沟边阴湿处。分布于四川省西南部。

根用于骨折、感冒、风湿关节痛。茎尖用于头风痛、发烧。

悬铃叶苎麻

为荨麻科植物 *Boehmeria platanifolia*（Maxim）Franch. et Sav. / *B. tricuspis*（Hance）Makino 的全草、根、叶。

生于屋边。分布于内江、宜宾、乐山、泸州、达州。

疏风解表、活血生肌，用于跌打损伤等症。

水苎麻

为荨麻科植物 *Boehmeria platyphylla* D. Don var. *macrostachya*（Wight）Wedd. /*B. macrophylla* Hornem. 根、叶。

生于屋边。分布于达州。

解表、生肌，用于跌打损伤、痔疮、发烧等症。

毛叶水苎麻

为荨麻科植物 *Boehmeria platyphylla* D. Don var *tomentosa*（Wedd.）Wedd 的全草。

生于屋边。分布于合江、德昌、金阳。

祛风止痛（合江）。

小赤麻

为荨麻科植物 *Boehmeria spicata* Thunb. 的根。

生于低山、丘陵、岩石上、沟边阴湿处。分布于四川省。

用于跌打损伤、痔疮。

密毛苎麻

毛叶水苎麻。

为荨麻科植物 *Boehmeria tomentosa* Wedd. 的全草。

生于海拔 1 500 ~ 2 400 m 的山坡、屋边。分布于四川省西南部。

祛风止痛。

赤麻

为荨麻科植物 *Boehmeria tricuspis*（Hance）Makino 的根。

生于海拔 2 500 m 以下的林缘、路旁、沟边阴湿处。分布于金川、壤塘、茂县、汶川、理县、乐山。

凉风止痒、清热活血、祛风止痛，用于风疹、疱疹、皮肤瘙痒、疔疮、风湿麻木、跌打损伤。

阴地苎麻

阴地序叶苎麻。

为荨麻科植物 *Boehmeria umbrosa*（Hand. et Mazz.）W. T. Wang/ *Bohmeria clidemioides* Miq var. *umbrosa* Hand. et Mazz. 的全草、根、叶。

生于沟边阴湿处。分布于内江、绵阳、乐山、眉山市、会东。

清热解毒、祛风除湿，用于肠痈、经闭、泄泻、风湿痛、瘾疹、皮肤瘙痒、湿疹、痘疹、风湿痹痛。根清热利尿、凉血安胎。叶止血、解毒。

微柱麻

虫蚁菜。

为荨麻科植物 *Chamabainia cuspidata* Wight 的全草。

生于海拔 1 000 ~ 2 400 m 的山坡林下、沟边、屋边。分布于昭觉、雷波、会理、攀枝花、叙永。

行气止痛、止血生肌、利湿，用于刀伤、痢疾。

水麻

水冰麻（屏山）、冬里麻、米麻子（峨眉）。

为荨麻科植物 *Debregeasia edulis*（Sieb. et Zucc.）Wedd/*D. orientalis* C. J. Chen 的全草。

生于海拔 3 500 m 以下的沟边、河谷、山坡、岩边。分布于全川，汶川、九寨沟、茂县、理县、小金、凉山州、宜宾、叙永、合江、屏山、古蔺、彭州、邛崃、稻城、泸定、得荣、广安、岳池、武胜、营山、蓬安、仪陇、苍溪、阆中、眉山市、开江、达州、大竹、宣汉、平昌、巴中、通江、南江、峨眉山、甘孜州、马边、峨边。

枝叶、根清热解毒、解表、利湿、行气活血、祛瘀、祛风散寒、凉血止血、止咳、透发麻疹，用于小儿惊风、麻疹不透、风湿性关节炎、咳血痢疾、跌打损伤、毒疮、妇女腰中包块、痈疖肿毒、蛇咬伤。全株活血逐瘀（合江）；全株用于痨伤（屏山）。叶透疹，根行气（南充）。全草清热解毒、利湿退黄，用于湿热黄疸、烫伤（眉山）。

长叶水麻

为荨麻科植物 *Debregesia longifolia*（Barm. f.）Wedd. 的根、叶。

生于海拔 1 400 m 的林下、沟边。分布于宜宾、什邡、邛崃、崇州、丹巴、洪雅、雷波、盐边、德昌、马边、峨边。

清热利湿、活血定痛、止血，用于跌打损伤、疮痈肿毒、皮肤瘙痒。

短齿楼梯草

为荨麻科植物 *Elatostema brachydontum*（H-M）W. T. Wang 的全草。

生于海拔 600～1 200 m 的林下阴湿岩缝。分布于宜宾。

祛风除湿、清热解毒。

骤尖楼梯草

为荨麻科植物 *Elatostema cuspidatum* Wight 的全草。

生于林下。分布于乐山、雅安。

清热、消肿解毒、祛风除湿。

梨序楼梯草

仙马杆、飘刀杆（峨眉）。

为荨麻科植物 *Elatostema ficoides* Wedd. 的茎叶。

生于林下。分布于峨眉山。

解暑热。

锐齿楼梯草

为荨麻科植物 *Elatostema herbaceifolium* Hayata 的全草。

生于海拔 450～1 400 m 的溪边岩石、山洞、林下。分布于通江、南江、达州、中江、广元、剑阁、平武。

消炎、拔毒、接骨。

掌叶蝎子草

红活麻。

为荨麻科植物 *Elatostema heterophylla* Decne 的根。

生于林下。分布于峨眉山。

祛风除湿、活血消肿、止痛。

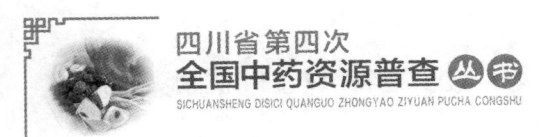

楼梯草

总苞楼梯草、到老嫩、半边伞。

为荨麻科植物 *Elatostema involucratum* Franch. et Sav. 的全草。

生于海拔 2 000 m 以下的沟边、石上、灌木丛、林下。分布于绵阳、南充、乐山、峨眉山、马边。

清热解毒、镇痛解毒、利湿退黄。

狭叶楼梯草

为荨麻科植物 *Elatostema lineolatum* Wight var. *majus* Wedd. 的全草。

生于海拔 1 000 m 以上的阴湿林下。分布于成都、乐山、洪雅。

清热解毒、接骨，用于疮痈肿毒、蛇虫咬伤、外伤骨折。

多序楼梯草

为荨麻科植物 *Elatostema macintyrei* Dunn 的全草。

生于沟边、林下阴湿处。分布于宜宾。

清热解毒、行气活血。

异叶楼梯草

为荨麻科植物 *Elatostema monandrum*（D. Don.）Hara 的全草。

生于海拔 2 100 ~ 3 000 m 的石上、沟边、林下阴湿处。分布于九龙。

清热利湿、解毒消肿，用于风湿痛、痢疾、跌打损伤、无名肿毒。

长圆楼梯草

为荨麻科植物 *Elatostema oblongifolium* Fu 的全草。

生于海拔 350 ~ 1 500 m 的沟边、林下阴湿处。分布于天全、峨眉。

清热解毒。

钝叶楼梯草

为荨麻科植物 *Elatostema obtusum* Wedd. 的全草。

生于海拔 700 ~ 3 500 m 的林下。分布于乐山、洪雅、泸定、阿坝州。

清热解毒、祛瘀止痛，用于痈肿疮毒、跌打损伤、蛇伤。

宽叶楼梯草

为荨麻科植物 *Elatostema platyphyllum* Wedd. 的全草。

生于沟边、林下阴湿处。分布于江安、长宁。

清热解毒。

小叶楼梯草

为荨麻科植物 *Elatostema parvum*（Bl.）Miq. 的全草。

生于海拔 1 000 ~ 2 800 m 的沟边、林下阴湿处、石上。分布于雷波、洪雅。

清热利湿、活血消肿。

石生楼梯草

为荨麻科植物 *Elatostema rupestre*（Haml）Wedd. 的全草。

生于海拔 1 000 m 以上的林下、沟边。分布于崇州、什邡、乐山、洪雅、宁南、盐源、甘洛、会东、越西、美姑、峨边。

清热解毒、接骨，用于痈肿疮毒、虫蛇咬伤、外伤骨折。

无梗楼梯草

为荨麻科植物 *Elatostema sessile* Forest 的全草。

生于林下、灌木丛阴湿处。分布于冕宁、美姑、雷波、越西、甘洛。

行血消肿、止痛。

庐山楼梯草

血虎七。

为荨麻科植物 *Elatostema stewardii* Merr. 的全草。

生于海拔 700～1 400 m 的沟边、林下。分布于乐山、洪雅、长宁。

清热解毒、祛瘀止痛,用于痈肿疮毒、跌打损伤、蛇咬伤。

托叶楼梯草

为荨麻科植物 *Elatostema stipulosum* Hand. -Mazz. 的全草。

生于海拔 600～2 000 m 的山坡、林下阴湿处。分布于九寨沟、汶川、茂县、小金。

清热解毒、祛风除湿,用于痢疾、风湿痛、黄疸水肿。

石螃蟹

为荨麻科植物 *Elatostema surculosum* Wight 的根、茎。

生于林下、灌木丛阴湿处。分布于会理、甘洛、普格、布拖。

清热利湿、消肿止痛。

疣果楼梯草

毛果楼梯草。

为荨麻科植物 *Elatostema trichocarpum* Hand. -Mazz. 的全草。

生于沟边、林下。分布于邛崃、什邡。

清热解毒、祛瘀止痛。

伞叶楼梯草

为荨麻科植物 *Elatostema umbellatum* (Sieb. et Zucc.) Bl. 的全草。

生于林下。分布于崇州。

清热解毒、祛瘀止痛。

大叶楼梯草

偏刀菜、赤车使者(洪雅)。

为荨麻科植物 *Elatostema umbellatum* (Sieb. et Zucc.) Bl var. *majus* Maxim 的全草。

生于海拔 800 m 的林下。分布于乐山、洪雅。

清热解毒、祛瘀止痛、利湿消肿,用于痢疾、黄疸、水肿、骨折。

棱果蝎子草

红活麻(洪雅)。

为荨麻科植物 *Girardinia suborbiculata* C. J. Chen *subsp. grammata* (C. J. Chen) C. J. Chen. 的全草、根。

生于屋边、林缘。分布于内江、宜宾、彭州、洪雅。

清热解表、活血消肿、止痛、祛风除湿,用于风湿痹痛、类风湿关节炎。

掌叶蝎子草

红活麻。

为荨麻科植物 *Girardinia heterophylla* Decne 的根、全株。

生于向阳的屋边、林缘。分布于南充、成都、乐山、屏山、古蔺、宜宾。

根祛风解表。活血消肿、平肝熄风,用于头风痛、高血压、风湿关节痛、痒疮、湿疹。全株祛风解表、利气消痰,用于四肢麻木(宜宾)。

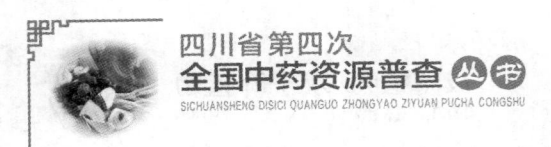

大蝎子草

为荨麻科植物 *Girardinia palmata*（Forsk）Gaud. /*G. diversifolia*（Link.）Friis 的根、叶。

生于海拔 800 ~ 1 300 m 的灌木丛中。分布于宜宾、乐山、眉山市、达州市、木里、米易、昭觉、宁南、康定、九龙、雅江、道孚、白玉、马边。

祛风解表、止咳、活血消肿、泻火解暑，用于伤风咳嗽、疮疡肿毒、风湿麻木、筋骨疼痛、咳嗽吐血、劳伤腰痛、水肿、痒疮、头风、头昏、高血压。

珠芽艾麻

红活麻（古蔺）。

为荨麻科植物 *Laportea bulbifera*（Sieb. et Zucc.）Wedd. 的全草、根。

生于海拔 3 500 m 以下的林下、沟边、灌木丛中。分布于内江、宜宾、阿坝州、古蔺、崇州、宁南、会东、普格、美姑、甘洛、越西、布拖、雷波、盐源、泸定、稻城、雅江。

全草用于疳积。根祛风通络、解毒、活血。

中华艾麻

为荨麻科植物 *Laportea bulbifera*（Sieb. et Zucc.）Wedd var. *sinensis* Chien 的全草。

生于灌木丛中。分布于什邡、崇州、邛崃、雷波、屏山、宣汉、通江、南江。

全草祛风通络、清热解毒、活血、利水，用于蛇伤、跌打损伤、水肿、风湿麻木、瘫痪。根舒筋活络，用于劳伤乏力。

艾麻

大叶蝎子草、红活麻（洪雅）。

为荨麻科植物 *Laportea macrostachya*（Maxim）Ohwi 的全草。

生于海拔 2 300 m 以下的灌木丛中、沟边。分布于九寨沟、汶川、小金、茂县、理县、金川、乐山、眉山市、盐边、马边、峨边。

祛风通络、解毒消肿、通络止痛，用于腰膝疼痛、麻木不仁、风痹抽搐、水肿、蛇虫咬伤。

顶花艾麻

红活麻。

为荨麻科植物 *Laportea terminalis* Wright 的根。

生于海拔 1 000 m 左右的灌木丛中。分布于乐山、什邡、眉山市、峨眉山。

祛风除湿、通络、活血消肿、止痛，用于风湿骨痛、跌打损伤、月经不调。

假楼梯草

为荨麻科植物 *Lecanthus peduncularis*（Royle）Wedd. 的全草。

生于海拔 1 300 ~ 2 800 m 的沟边林下。分布于宜宾、美姑、雷波、邛崃、什邡、崇州、乐山、洪雅、乡城。

清热解毒、祛瘀止痛、祛风止痒，用于风湿骨痛、痢疾腹痛、无名肿毒。

水丝麻

为荨麻科植物 *Maoutia puya*（Wall）Wedd. 的根、皮。

生于低山、丘陵的灌木丛、沟边。分布于宁南、盐边、米易、昭觉。

皮治呕吐；根治手足麻木。

糯米藤

糯米草、生扯拢。

为荨麻科植物 *Memorialis hirta*（Bl.）Wedd. 的全草、根。

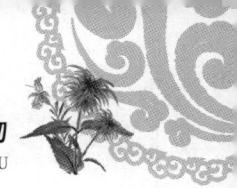

　　生于海拔 500～2 000 m 的山地、林下、荒坡、草丛、灌木丛、沟边、石缝。分布于全川，彭州、什邡、邛崃、崇州、内江、泸州、汶川、茂县、九寨沟、金川、理县、凉山州、南充市、绵阳市、眉山市、达州市、巴中市、峨眉山、峨边。

　　全草清热利水、解毒消肿、止血、健脾消食、补肾、强筋、生肌，用于疔疮、痈肿、瘰疬、痢疾、妇女白带、小儿疳积、脾胃虚弱、腹泻、男子虚弱、妇女白带、吐血、乳腺炎、外伤出血。用于肝炎（叙永）。

　　根健脾益气、和胃止呕、止带、消疳，用于脾虚久泻、气短头晕、白带、小儿疳积（嗝食，绵阳、都江堰）。

花点草

　　花兰草（眉山）。

　　为荨麻科植物 *Nanocnide japonica* Bl. 的全草。

　　生于山地林下阴湿处。分布于乐山、眉山市、平武。

　　清热解毒、通经活血，用于风湿关节疼痛、骨折、痢疾。

毛花点草

　　扇子草、雪药（南充）。

　　为荨麻科植物 *Nanocnide pilosa* Miq. / *Nanocnide lobata* Wedd. 的全草。

　　生于阴湿荒地、岩边、石缝。分布于合江、崇州、什邡、眉山市、开江、达州、宣汉、峨眉山、甘洛、金阳。

　　清热解毒、镇痛、通经活血、凉血止血，用于虚劳咳嗽、疮毒、痱疹、烫火伤、咳嗽痰血、潮热、鹤膝风、肢节疼痛。

紫麻

　　大叶水麻、水麻泡（合江）。

　　为荨麻科植物 *Oreocnide frutescens* (Thunb) Miq. 的全草。

　　生于海拔 1 000 m 以下的阴湿荒地。分布于合江、邛崃、乐山、绵阳、洪雅。

　　清热解毒、凉血、止血，用于跌打损伤、小儿麻疹、各种出血。

墙草

　　为荨麻科植物 *Parietaria microns* Ledeb. 的全草。

　　生于海拔 4 000 m 以下的林下、石上阴湿处。分布于内江、宜宾、康定、乡城、道孚。

　　清热解毒、拔脓消肿。

赤车使者

　　为荨麻科植物 *Pellionia radicans* (Sieb. et Zucc.) Wedd. 的全草。

　　生于海拔 600～2 500 米的沟边、林下阴湿处石上。分布于合江、乐山、雷波。

　　祛瘀、消肿、止痛、解毒，用于挫伤血肿、牙痛、疖子、毒蛇咬伤。

蔓赤车

　　为荨麻科植物 *Pellionia scabra* Benth. 的全草。

　　生于海拔 1 500 m 以下的山谷沟边、林下潮湿处。分布于峨眉山、屏山。

　　清热解毒、活血散瘀，用于眼热红肿、疖腮、扭挫伤、牙痛、缠腰火丹、经闭、毒蛇咬伤。

绿赤车

　　为荨麻科植物 *Pellionia viridis* C. H. Wight 的全草。

　　生于海拔 650～1 900 m 的沟边、林下、草丛中。分布于宜宾、内江、乐山、雷波。

　　祛瘀、消肿、止痛。

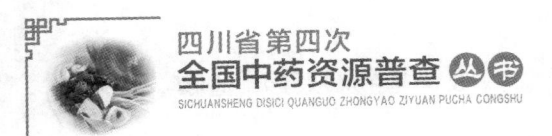
圆瓣冷水花

为荨麻科植物 *Pilea angulata*（Bl.）Bl. 的全草。

生于海拔 400～1 200 m 的山地、林下阴湿处。分布于峨眉山。

清热解毒、祛风除湿、安胎。

长柄冷水花

为荨麻科植物 *Pilea angulata*（Bl.）Bl. *subsp. petiolaris*（Sieb. et Zucc.）C. J. Chen 的全草。

生于山地、林下阴湿处。分布于雅安、天全、荥经、洪雅。

祛风活血。

花叶冷水花

为荨麻科植物 *Pilea cardierei* Gagnep. et Guill. 的全草。

栽培。分布于成都、眉山。

清热解毒、利尿，用于疮疖肿毒。

波缘冷水花

为荨麻科植物 *Pilea cavaleriei* Lévl. 的全草。

生于海拔 300～1 300 m 的山地、林下、岩石等阴湿处。分布于邻水。

清热解毒、润肺止咳、消肿，用于跌打损伤、烫火伤、肺痨、哮喘、疖肿。

粗齿冷水花

扇子草，水泡草、水麻叶（合江），紫绿草（峨眉山）

为荨麻科植物 *Pilea fasciata* Franch 的全草。

生于海拔 1 400 m 左右的林下阴湿处、沟边。分布于彭州、什邡、叙永、合江、屏山、乐山、雷波、洪雅、峨眉山、宁南、木里、会理、米易、汉源、马边、峨边。

理气、止痛、止血、祛风湿，用于胃气痛、烫火伤（洪雅）。清热解毒、镇痛（峨眉山）。

日本冷水花

红水草。

为荨麻科植物 *Pilea japonica* Hand. -Mazz. 的全草。

生于海拔 1 900 m 以下的山谷、石上、林下阴湿处。分布于峨眉、洪雅、泸定、雅安。

清热解毒、调经利尿。理气止痛，用于胃气痛、烫火伤（洪雅）。

隆脉冷水花

鼠舌草、急尖冷水花。

为荨麻科植物 *Pilea lomatogramma* Hand. et Mazz. 的全草。

生于海拔 1 000～1 600 m 的林下阴湿处。分布于宜宾、乐山、雷波。

清热解毒、凉血散瘀，用于烧烫伤、凉寒腹痛。

大叶冷水花

白活麻、水麻（叙永）。

为荨麻科植物 *Pilea martini*（Lévl.）Hand. et Mazz. 的全草。

生于海拔 800～1 600 m 的沟边、林下阴湿处。分布于邛崃、雅安、乐山、叙永、会东、越西、昭觉、普格、木里、米易、德昌、泸定、康定、丹巴、九龙、稻城、乡城、雅江、马边、峨边。

清热解毒。捣烂敷疮毒（叙永）。

念珠冷水花

为荨麻科植物 *Pilea monilifera* Hand. et Mazz. 的全草。

生于溪边、林下阴湿处。分布于雷波。

清热解毒、利湿。

透茎冷水花

水麻叶。

为荨麻科植物 *Pilea mongolica* Wedd 的根茎。

生于海拔 1 300 m 以下的林下阴湿处。分布于绵阳、凉山州、泸州、峨眉山、洪雅、峨边。

清热解毒、调经利尿。理气止痛，用于胃气痛、烫火伤（洪雅）。

柴麻

水麻、冷水花、土甘草、水麻叶（阿坝州）。

为荨麻科植物 *Pilea notata* C. H. Wright 的全草。

生于海拔 3 000 m 以下的林下阴湿处。分布于邛崃、九寨沟、松潘、黑水、茂县、汶川、宜宾、眉山市、开江、达州、邻水、宣汉、通江、峨眉山、雷波、宝兴、芦山、雅安、马边。

清热解毒、活血消肿、凉血、止血、利湿、止咳化痰、退黄，用于跌打损伤、烫伤、痈疽肿毒、关节炎、荨麻疹等。

镜面草

为荨麻科植物 *Pilea peperomioides* Diels 的全草。

生于山谷林下阴湿处、沼泽，有栽培。分布于四川省西南部、成都。

消炎解毒，用于丹毒、接骨。

矮冷水花

为荨麻科植物 *Pilea peploides*（Gaud）Hook. et Arn. 的全草。

生于低山山地、路旁、林下阴湿处。分布于泸州、凉山州、乐山、中江。

清热解毒、镇痛。

西南冷水花

到老嫩（古蔺）、筋草荸（金阳）。

为荨麻科植物 *Pilea plataniflora* C. H. Wright 的全草、根。

生于海拔 1 200 m 以下的林下阴湿处。分布于古蔺、金阳、洪雅、邻水、渠县、巴中、通江、南江、宁南、美姑、甘洛、盐源、盐边、峨边。

全草用于风寒湿痹、筋骨疼痛、痰火痿软、手足麻木。根清热解毒、活络止痛、除风湿、凉血、止血，用于风寒湿痹、手脚麻木、跌打损伤。全草清热解毒、止咳化痰，用于风热咳嗽、痈疮肿毒（巴中）。

粗齿冷水花

为荨麻科植物 *Pilea sinofasiata* C. J. Chen 的全草。

生于海拔 800~2 500 m 的沟边、草丛、林下阴湿处。分布于乐山、泸定、古蔺。

清热、理气、止痛。

三角叶冷水花

为荨麻科植物 *Pilea swinglei* Merr. 的全草。

生于沟边、石上阴湿处。分布于乐山。

清热、理气、止痛。

疣果冷水花

为荨麻科植物 *Pilea verrucosa* Hand. et Mazz. 的全草。

生于溪边阴湿处。分布于雷波、峨眉山、九龙。

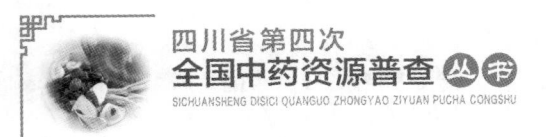

用于疮疖痈肿。

雅致雾水葛

为荨麻科植物 *Pouzolzia elegans* Wedd. 的根、叶。

生于海拔 1 100 ~ 1 800 m 的荒坡、草地、灌木丛。分布于乐山、西昌、甘洛、布拖、雷波、泸定、九龙。

清热、理气、止痛。

红雾水葛

大黏药。

为荨麻科植物 *Pouzolzia sanguinea*（Bl.）Merr. 的根、叶。

生于干旱山坡草丛、灌木丛、山野潮湿处。分布于合江、宜宾、内江、盐边、德昌、布拖、西昌、马边。

祛风除湿、强筋骨、舒筋络，用于膝眼风、骨折、止痢疾（合江）。

雾水葛

为荨麻科植物 *Pouzolzia zeylanica*（L.）Benn. 的全草。

生于海拔 300 ~ 1 300 m 的草地、田边、荒坡。分布于叙永。

拔脓消肿，捣烂敷患处（叙永）。

藤麻

为荨麻科植物 *Procris laevigata* Bl. /*P. wightiana* Wall. 的全草。

生于山野潮湿处、山地林下、沟边。分布于宜宾。

清热解毒、散瘀消肿。

狭叶荨麻

为荨麻科植物 *Urtica angustifolia* Fisch. ex Hornem. 的全草。

生于海拔 2 000 ~ 3 000 m 的山坡、沟边、林缘等潮湿处。分布于若尔盖、红原、阿坝、黑水、九寨沟、松潘、茂县、金川、小金。

祛风除湿、凉血，用于风湿骨痛、产后抽风、小儿惊风。

麻叶荨麻

为荨麻科植物 *Urtica cannabina* L 的全草。

生于海拔 2 600 m 以下的干燥山坡、沙丘、潮湿处。分布于阿坝州。

祛风除湿、凉血。

齿叶荨麻

为荨麻科植物 *Urtica dentata* Hand. et Mazz. 的全草。

生于潮湿处。分布于阿坝州、崇州、邛崃、布拖。

祛风除湿、凉血。

荨麻

裂叶荨麻、血活麻。

为荨麻科植物 *Urtica fissa* Pritz. 的全草。

生于海拔 2 600 m 以下的山地林中、路旁等潮湿处。分布于九寨沟、金川、若尔盖、壤塘、茂县、彭州、古蔺、宜宾、合江、乐山、洪雅、开江、达州、宣汉、平昌、巴中、万源、通江、南江、峨眉山、昭觉、越西、西昌、喜德、泸定、雅江、马边、峨边。

清热解毒、清肺止咳、祛风除湿、凉血、止痛、止痒，用于风湿骨痛、皮肤瘙痒、肺热咳嗽、产后抽风、小儿吐乳，煎水洗荨麻疹、捣烂敷疮疖（合江）。

高原荨麻

为荨麻科植物 *Urtica hyperborea* Jacq. et Wedd. 的全草。

生于海拔 3 500～4 800 m 的山地林下、草地、溪边潮湿处。分布于稻城、石渠、理塘。

祛风除湿、解痉、活血、解虫毒。

宽叶荨麻

为荨麻科植物 *Urtica laetevirens* Maxim. 的全草、果实。

生于海拔 3 700 m 以下的林下、山谷、灌木丛等潮湿处。分布于阿坝州、甘孜州各县、什邡、西昌、冕宁、布拖、甘洛、喜德、普格、峨边。

全草祛风定惊、消食通便、除湿凉血，用于风湿关节痛、产后抽风、小儿惊风、小儿麻痹后遗症、高血压、消化不良、大便不通、荨麻疹、蛇咬伤。

藏医：果实、全草散寒、祛风、温胃，用于龙病之久热、胃寒、消化不良、水肿、外伤。

粗根荨麻

为荨麻科植物 *Urtica macrorrhiza* Hand. -Mazz. 的全草。

生于山地、沟边、屋边等潮湿处。分布于乐山、洪雅。

清热凉血、祛风除湿、消肿解毒，用于风湿痹痛、产后抽风、荨麻疹。

滇藏荨麻

为荨麻科植物 *Urtica mairei* Lévl. 的全草、果实。

生于海拔 1 500～3 400 m 的山谷、林下、荒野等潮湿处。分布于盐源、甘孜州各县。

全草祛风定惊、消食通便，用于风湿关节痛、产后抽风、小儿惊风、小儿麻痹后遗症、高血压、消化不良、大便不通、荨麻疹、蛇咬伤。

藏医：果实、全草散寒、祛风、温胃，用于龙病之久热、胃寒、消化不良、水肿、外伤。

咬人荨麻

青活麻（绵阳）、荨麻。

为荨麻科植物 *Urtica thunbergiana* Sieb. et Zucc. 的全草。

生于海拔 1 200 m 以下的阴湿肥沃的山坡、沟边、林下。分布于邛崃、美姑、雷波、昭觉、普格、宁南、绵阳市。

祛风除湿、止咳化痰、清热、止痒，用于风湿骨痛、肺热咳嗽，外洗皮肤痒疹。

三角叶荨麻

为荨麻科植物 *Urtica triangularia* Hand. -Mazz. 的全草。

生于山地潮湿处。分布于阿坝州、康定、稻城、乡城、道孚、石渠、色达、雅江。

祛风除湿、消肿解毒。

山龙眼科 Proteaceae

银桦

野槐花、龙须木（筠连）。

为山龙眼科植物 *Grevillea robusta* A. Cunn. 的花、叶。

生于路边。分布于攀枝花、凉山州、米易、石棉、汉源、成都、新都、乐山、内江、宜宾、筠连、洪雅、峨眉山、西昌、冕宁、泸定、康定。

清热解毒、理气、祛风除湿、活血止痛，用于风湿骨痛、跌打损伤。

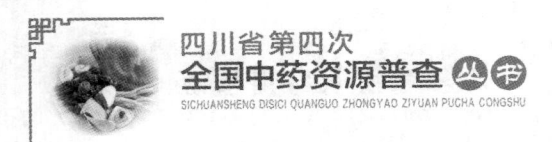

铁青树科 Olacaceae

青皮木

青皮树。

为铁青树科植物 *Schoepfia jasminodora* Sieb. et Zucc. 的全株、根、枝。

生于海拔 500～2 000 m 的灌木林。分布于宜宾、冕宁、盐边、西昌、叙永、开江、平昌、泸定。

全株祛风除湿、散瘀消肿、止痛，用于急性风湿性关节炎、跌打肿痛。根及枝用于骨折。

檀香科 Santalaceae

沙针

豆瓣香、小透骨消、香疙瘩（峨眉山）。

为檀香科植物 *Osyris wightiana* Wall ex Wight 的根、叶。

生于海拔 600～2 700 m 的山谷河石坡。分布于凉山州、攀枝花、乐山、雅安、洪雅、峨眉山、泸定、康定、丹巴、九龙、巴塘、得荣。

调经止痛、祛风除湿，用于月经不调、感冒头痛、外伤骨折。清热解毒、止血安胎（峨眉山）。

檀梨

为檀香科植物 *Pyrularia edulis*（Wall.）A. DC. 的茎皮、种子。

生于海拔 1 200～2 700 m 的常绿阔叶林中。分布于都江堰、天全、荥经。

茎皮用于跌打损伤。种子用于烧烫伤。

百蕊草

地石榴、地刷把（南充）、白乳草、小草（阿坝州）。

为檀香科植物 *Thesium chinense* Turcz. 的全草。

生于海拔 500～2 800 m 的沙地、荒坡，寄生于蒿类植物的根上。分布于茂县、九寨沟、金川、理县、汶川、苍溪、阆中、广安、岳池、乐山、洪雅、达州市、巴中市、宁南、盐源、冕宁、雅江。

清热解毒、利湿、退疸、补肾涩精，用于肺炎、肺脓肿、扁桃体炎、上呼吸道感染、肾虚腰痛、头昏、遗精、滑精、水肿、黄疸型肝炎、急性乳腺炎、淋巴结核、膀胱炎、肾虚腰痛、骨折。

喜马拉雅百蕊草

露柱百蕊草。

为檀香科植物 *Thesium himalense* Royle 的全草。

生于山地疏林下。分布于稻城、乡城、道孚、新龙、白玉、德格。

清热解痉、利湿消痞，用于小儿肺热咳喘、咳嗽痰喘、肝炎、小儿疳积、腓肠肌痉挛、风湿骨痛、血小板减少性紫癜。

长叶百蕊草

为檀香科植物 *Thesium longifolium* Turcz. 的全草。

生于山坡、林缘。分布于康定、稻城、乡城。

杀虫、止痒、止痢、祛风清热、解痉，用于感冒、中暑、小儿风热咳嗽、惊风。

急折百蕊草

狗牙草（古蔺）、百蕊草、俄搓色保（藏名）。

为檀香科植物 *Thesium refractum* Mey. 的全草。

生于海拔 1 200～3 200 m 的松林、灌木丛、杂木林中。分布于古蔺、昭觉、泸定、康定、稻城、乡城、得荣、德格、阿坝州、雅江、乡城、白玉、筠连、若尔盖、金川、红原、壤塘、马尔康、达州市、巴中市、凉山州。

清热解毒、补肾、祛风利湿、解痉、消疳，用于感冒、中暑、支气管炎、小儿疳积、小儿肺炎、咳嗽、惊风、腓肠肌痉挛、风湿疼痛、血小板减少性紫癜。根行气、活血、通乳。

藏医：清热、通脉，用于脉热、心脏病。

桑寄生科 Loranthaceae

栗寄生

为桑寄生科植物 *Korthalsella japonica*（Thunb.）Engl. 的茎、枝叶、花。

寄生于海拔 2 000 m 以下的樟科、山茶科、冬青等树上。分布于邛崃、甘洛、九寨沟、金川、汶川、理县、小金、洪雅、巴中、康定、得荣。

祛风除湿、养血安神、活血止痛，用于风湿关节炎、风湿骨痛、跌打损伤、骨折。

大苞寄生

大苞桑寄生。

为桑寄生科植物 *Loranthus maclurei* Merr. 的全株。

寄生于海拔 2 100～2 800 m 的灌木丛中、杂木树上。分布于小金、马尔康、九寨沟、汶川、金川、理县、茂县。

用于风湿腿疼。

桑寄生

红花寄生。

为桑寄生科植物 *Loranthus parasitica*（L.）Merr. /*Scurrula parasitica* L. 的全株。

寄生于海拔 1 000 m 以下的树上。分布于筠连、长宁、隆昌、纳溪、合江、洪雅、巴中、古蔺、凉山州。

补肝益肾、强筋壮骨，用于腰膝痛、胎漏、跌打损伤。又祛风湿、安胎、降血压，用于风湿关节炎、坐骨神经痛、高血压、四肢麻木、胎动不安、先兆流产、跌打；开胃健脾，用于胃气冷痛、肚痛腹泻，炖肉吃治气管炎（纳溪）。

小红花寄生

为桑寄生科植物 *Loranthus parasitica*（L.）Merr. var. *graciliflora*（Wall. ex DC.）H. S. Kiu/*Scurrula parasitica* L. var. *graciliflora*（Wall. ex DC.）H. S. Kiu 的全株。

寄生于海拔 1 000 m 以下的树上。分布于大竹、达州、邻水、威远。

补肝益肾、祛风湿、养血、安胎、降压，用于风湿痹痛、腰酸软、下肢麻木、胎动不安。

北桑寄生

为桑寄生科植物 *Loranthus tanakae* Franch. et Sav. /*L. europaeus* Jacq. 的茎、枝叶。

寄生于海拔 2 000～2 300 m 的林下、杂木树上。分布于九寨沟、汶川、金川、理县、茂县。

祛痰、止痢、祛风、消肿、补气血。

栎木寄生

毛叶桑寄生、桑寄生（绵阳）、柿寄生（峨眉）。

为桑寄生科植物 *Loranthus yadoriki* Sieb. et Zucc. 的全株。

寄生于海拔 1 500～2 000 m 的栎树、桑树、松树上。分布于叙永、南溪、宜宾、古蔺、邛崃、彭州、崇州、得荣、南充市、绵阳市、九寨沟、汶川、金川、理县、茂县、洪雅、达州市、巴中市、峨眉山、布拖、普格。

补肝肾、通络强筋、祛风除湿、养血安胎、降血压、壮骨，用于风湿腰膝酸痛、筋骨痿软、风寒湿痹、四肢麻木、腰肌劳损、小儿麻痹后遗症、高血压、血管硬化、四肢麻木、妊娠腰痛、肾炎、胎漏血崩、胎动不安、下乳、习惯性流产。止咳、化痰（叙永）；用于腹泻、白带（南溪）。

四肢麻木：当归、女贞子、淫羊藿、白术泡酒服。

灰毛桑寄生

灰背毛叶桑寄生、梨木寄生（屏山）、寄生、桑寄生。

为桑寄生科植物 *Loranthus yadotiki* Sieb. et Zucc. var. *hupehanus* Lecomte /*Taxillus sutchuenensis*（Lecomte）Danser var. *duclouxii*（Lecomte）H. S. Kiu 的全株。

寄生于梨树上。分布于珙县、兴文、高县、宜宾、筠连、屏山、达州、邻水、宣汉、平昌、通江、峨眉山、雷波。

补肝肾、强筋骨、除风湿、通经络、益气安胎，用于腰膝酸痛、筋骨痿弱、偏枯脚气、风湿寒痹、胎漏血崩、产后乳汁不下。

鞘花

杂寄生、杉寄生（叙永）、寄生子（合江）。

为桑寄生科植物 *Macrosolen cochinchinensis*（Lour.）Van Tiegh. /*Elytranthe fordii*（Hance）Merr. 的茎、叶、全株。

生于海拔 1 600 m 以下的平原、丘陵、荒坡。分布于叙永、筠连、合江、江安、纳溪、长宁、宜宾、乐山、洪雅、峨边。

祛风除湿，用于风湿麻木、骨痛、跌打损伤；风寒咳嗽（叙永、筠连）；用于肝、腹痛、疝气（筠连、纳溪宜宾）；安胎（合江、江安、筠连）；小儿抽风（筠连）。

松柏钝果寄生

为桑寄生科植物 *Taxillus caloreas*（Diels.）Danser 的带叶茎枝。

寄生于海拔 900 ~ 3 000 m 的针叶林、针阔混交林中。分布于九龙、雅安、凉山州。

用于风湿关节痛、哮喘、肺痨、胃痛。

广寄生

桑寄生。

为桑寄生科植物 *Taxillus chinensis*（DC.）Danser 的带叶茎枝。

寄生于桑树、青杠等树上。分布于乐山、内江、凉山州等地。

祛风除湿、止痛。

柳叶钝果寄生

桑寄生。

为桑寄生科植物 *Taxillus delavayi*（Von Tiegh.）Slanser 的带叶茎枝。

寄生于海拔 1 800 ~ 3 800 m 的阔叶林、针阔混交林树上。分布于泸定、九龙、雅江、乡城、白玉、稻城、丹巴、会东、盐源、西昌、宁南、木里、甘洛、马边、峨边。

舒筋活络，用于胎动、风湿腰痛。

毛叶桑寄生

毛叶钝果寄生、寄生泡。

为桑寄生科植物 *Taxillus nigrans*（Hance）Danser 的全株、带叶茎枝。

寄生于海拔 1 300 m 的山地、丘陵、河谷之栎树上。分布于叙永、纳溪、古蔺、泸县、南充等地。

祛风除湿、安胎下乳、止咳化痰、安神镇痛。

四川桑寄生

为桑寄生科植物 *Taxillus sutchuenensis*（Lecomte）Danser 的带叶茎枝。

寄生于海拔 1 900 m 以下的杂木林及其他树上。分布于绵阳、自贡、崇州、泸定、康定、稻城、木里等地。

消肿止痛、祛风湿、安胎，用于疮疖、风湿筋骨痛、胎动不安。

滇藏钝果寄生

为桑寄生科植物 *Taxillus thibetensis*（Lecomte）Danser var. *albus* Wu 的带叶茎枝。

寄生于海拔 700～2 700 m 的树上。分布于叙永、邛崃、名山、雅安、宝兴、荥经。

解毒止咳、消炎，用于小儿中蛊毒、腹内坚痛、面目青黄、淋露不尽、咳嗽、小便淋痛。

扁枝槲寄生

螃蟹夹、栗寄生、桐寄生（峨眉山）。

为桑寄生科植物 *Viscum articulatum* Burm. f. 的全株。

寄生于海拔 1 200 m 以下的油桐树、栎树、松、杂木树上。分布于全川，彭州、邛崃、什邡、越西、雷波、洪雅、达州市、巴中市、叙永、合江、古蔺、峨眉山、凉山州。

全株祛风除湿、活络止痛、补肝肾、强筋骨、益气安胎、杀虫止痒、消积下食，用于风湿关节痛、虚劳咳嗽、红崩白带、产后气痛、小儿惊风、腰膝疼痛、胎动、血崩、跌打损伤；风湿麻木（长宁）；妇女干病、肠风下血（宜宾）；和血安胎（南溪）；清热利尿（纳溪）。止痢（合江）。牛皮癣（南充）。

槲寄生

寄生树、寄生草（阿坝州）、螃蟹夹（达州）。

为桑寄生科植物 *Viscum coloratum*（Kom.）Makai 的枝叶。

寄生于海拔 500～3 000 m 的桦木、柳、枫树上。分布于乐山、广元、绵阳、若尔盖、松潘、小金、马尔康、九寨沟、汶川、金川、理县、茂县、洪雅、会东、盐源、米易、西昌。

祛风除湿、补肝肾、强筋骨、通经络、安胎、降压，用于腰膝酸痛、筋骨痿弱、偏枯、脚气、风寒湿痹、胎漏、血崩、产后乳汁不下、跌打损伤、胎动不安、高血压。

柿寄生

为桑寄生科植物 *Viscum diospyrosiclum* Hayata 的全株。

寄生于海拔 1 000 m 以下的平原、山地阔叶林中之柿、梨、樟、油桐上。分布于古蔺。

祛风舒筋、止咳、清热、消炎，用于肺痨、吐血、风湿痛、胃痛、乳疮、小儿咳嗽。

绿茎槲寄生

为桑寄生科植物 *Viscum nudum* Danser 的全株。

寄生于海拔 2 150～3 800 m 的山地阔叶林中之杨柳、榛、花椒、桦木、柳、枫树上。分布于泸定、丹巴、康定。

祛风湿、安胎、降压。

马兜铃科 Aristolochiaceae

川南马兜铃

宜宾防己。

为马兜铃科植物 *Aristolochia austroszechuanica* C. P. Chien et C. Y. Cheng 的根。

生于山坡、林下。分布于宜宾、泸州、凉山州。

清热解毒、排脓。

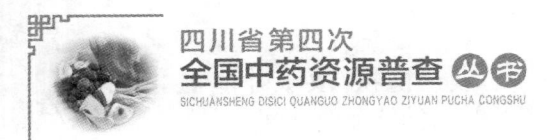

钙生马兜铃

为马兜铃科植物 Aristolochia calcicola C. Y. Wu 的根、果。

生于杂木林下。分布于越西。

顺气止痛、止咳化痰。

四川朱砂莲

朱砂莲。

为马兜铃科植物 Aristolochia cinnabarina C. Y. Cheng et J. L. Wu 的根茎。

生于海拔 1 000 m 的灌木林中。分布于宜宾、泸州、乐山、洪雅。

清热解毒、消肿散瘀、定痛，用于红白痢疾、咽喉肿痛、蛇虫咬伤。

扁茎马兜铃

长叶马兜铃。

为马兜铃科植物 Aristolochia championii Merr et Chun /A. compressocaulis Z. L. Yang 的根、茎。

生于海拔 1 200 ~ 1 700 m 的山坡杂木林下。分布于古蔺、叙永、宁南、会理。

行气止痛，用于脘腹痛。又清热解毒，用于泄泻、痢疾、疰腮。

北马兜铃

马兜铃。

为马兜铃科植物 Aristolochia contorta Bge. 的果实、藤。

栽培。分布于成都、峨眉山。

果实止咳化痰。藤行气活血、利水消肿，用于脘腹痛、关节痹痛、妊娠水肿。

马兜铃

青藤香（纳溪、筠连、长宁、泸县、高县、江安、隆昌、古蔺）、天仙藤（高县）、蛇参（合江、南充、达州）、青木香（绵阳市）、斗苓（峨眉）。

为马兜铃科植物 Aristolochia debilis Sieb. et Zucc. 的叶、枝、根（青藤香）、藤（天仙藤）、果（马兜铃）。

生于海拔 1 500 m 以下的稀疏灌木丛中、林缘。分布于全川，纳溪、筠连、长宁、泸县、高县、江安、隆昌、古蔺、珙县、合江、美姑、雷波、越西、广安、岳池、苍溪、阆中、南部、南充、绵阳市、开江、达州、大竹、邻水、渠县、宣汉、平昌、巴中、峨眉山、马边。

根（青藤香）行气止痛、解毒消痈、消肿、散瘰疬，用于胃脘气滞的脘腹疼痛、消化不良、呕吐、胸腹胀痛、腹痛、腹泻、发痧、肠炎下痢、高血压、疝气、毒蛇咬伤、痈肿、瘰疬、疔疮、皮肤瘙痒或湿烂。藤（天仙藤）行气化湿、活血止痛、强筋骨、祛风湿、消肿，用于胃痛、疝气痛、妊娠水肿、产后血瘀腹痛、风湿疼痛、肩背疼痛。果（马兜铃）清肺、化痰止咳、降气平喘，用于肺热咳嗽、咯血、痰多、咳嗽失音、痰结喘促、痔漏肿痛。

广防己

为马兜铃科植物 Aristolochia fangchii Y. C. Wu 的根、果。

生于海拔 500 ~ 1 000 的山坡密林中、杂木林下。分布于四川省。

祛风止痛、清热利水，用于风湿痹痛、下肢水肿、小便淋痛。

优贵马兜铃

罂勒嘎（藏名）、小马兜铃。

为马兜铃科植物 Aristolochia gentilis Franch 的根茎。

生于海拔 2 000 ~ 2 500 m 的峡谷林下阴湿处或山坡林下。分布于康定。

清热除湿、排脓止痛、行水下乳，用于湿热小便不利、尿血、阴道滴虫、湿疹、荨麻疹、风湿关节

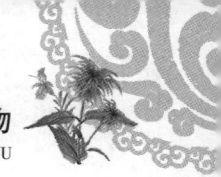

痛、湿热痈滞身肿、五淋、小便不利、恶疮。

藏医：清热、凉血，用于血病、肺热、六腑热以及由此引起的疼痛。

滇南马兜铃

为马兜铃科植物 *Aristolochia henryi* Hemsl 的根。

生于峡谷林下阴湿处或山坡林下。分布于宁南。

消肿止痛、截疟。

异叶马兜铃

广元防己、青藤香（平昌、万源、白沙）、青木香（巴中、通江）。

为马兜铃科植物 *Aristolochia heterophylla* Hemsl/*A. kaempferi* Willd f. *heterophylla*（Hemsl.）S. M. Hwang 的枝、叶、根。

生于海拔 1 000 m 的疏灌木丛中。分布于乐山、广元、遂宁、绵阳、洪雅、宣汉、平昌、巴中、万源、通江、南江、苍溪、仪陇、峨眉山、峨边。

枝叶清热解毒、散瘀消肿、活血止痛、祛风除湿、理气、利水、止咳化痰、平喘、降血压，用于咳嗽气喘、脘腹胀痛、疝气痛、痈肿、高血压、红白痢疾、咽喉肿痛、蛇虫咬伤。根利水消肿、祛风止痛，用于水肿、小便淋痛、脚气浮肿、风湿关节痛。

大叶马兜铃

青木香（筠连）。

为马兜铃科植物 *Aristolochia kaempferi* Willd 的根。

生于疏灌木丛中。分布于筠连、古蔺、屏山、合江、珙县、叙永、长宁、江安、兴文。

清热解毒，用于头晕、喉痛、胃痛、腹痛、疮疥、刀伤、蛇伤、骨髓炎。又行气止痛，为骨结核散主要原料。

广西马兜铃

地檀香。

为马兜铃科植物 *Aristolochia kuangsiensis* Chun et How ex C. F. Liang 的根。

生于海拔 600 ~ 1 500 m 的山坡、河谷中。分布于马边大风顶。

清热止痛，用于咽喉痛、胃痛、腹痛、疮疖、刀伤。

凉山马兜铃

地檀香。

为马兜铃科植物 *Aristolochia liangshanensis* Z. L. Yang 的根。

生于海拔 2 200 ~ 3 500 m 的山坡乱石林中。分布于盐源、米易、会理。

理气止痛，用于腹痛。

木通马兜铃

关木通、淮通。

为马兜铃科植物 *Aristolochia manshuriensis* Komar 的茎。

生于海拔 2 200 米的阴湿林下或灌木丛。分布于青川、芦山、汉源。

清热解毒、行气止痛。

朱砂莲

为马兜铃科植物 *Aristolochia minutissima* C. Y. Cheng 的全草。

生于灌木丛、林缘。分布于峨眉山、马边、名山。

清热解毒、行气止痛、消肿。

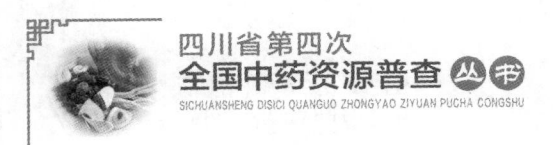

柔毛马兜铃

通管道。

为马兜铃科植物 *Aristolochia mollis* Dunn 的根。

生于阴湿林下或灌木丛。分布于屏山、筠连、兴文、叙永、合江、邛崃、宜宾、宁南。

祛风除湿、行气止痛，用于胃痛、腹痛、风湿关节痛。清热解毒、收敛镇痛，用于中暑腹痛、胃痛、下痢、风湿、关节痛、毒蛇咬伤、高血压、皮肤湿疹（宁南）。治疗胃痛神效（屏山）。

绵毛马兜铃

寻骨风。

为马兜铃科植物 *Aristolochia mollissima* Hanse 的全草。

生于海拔 850 m 以下的田坎、地边、阴湿林下。分布于泸州、宜宾、越西、宁南、普格、布拖、昭觉、会东。

祛风、活血、行气止痛、消肿解毒。

穆坪马兜铃

淮通、冕宁防己、大木通（屏山）、木香马兜铃、淮木通、青木香、罢勒嘎（藏名）、大寒药（凉山州）。

为马兜铃科植物 *Aristolochia moupinensis* Franch 的藤、根。

生于海拔 1 600～3 700 m 的阴湿林下、次生林灌木丛中。分布于屏山、筠连、崇州、什邡、邛崃、大邑、峨眉、屏山、绵竹、昭觉、越西、木里、会东、冕宁、康定、泸定、马边、峨边。

清热除湿、排脓止痛、行水下乳、通经，用于湿热小便不利、尿血、阴道滴虫、湿疹、荨麻疹、风湿关节痛、湿热痛滞身肿、五淋、小便不利、恶疮。

藏医：清热、凉血，用于血病、肺热、六腑热以及由此引起的疼痛。

线叶马兜铃

小地檀香。

为马兜铃科植物 *Aristolochia neolongifolia* J. L. Wu & Z. L. Yang 的根。

生于海拔 900～1 300 m 的山坡灌木丛。分布于峨眉山洪椿坪等地。

清热解毒、行气止痛，用于心腹痛、胃痛、蛇咬伤。

卵叶马兜铃

大寒药。

为马兜铃科植物 *Aristolochia ovatifolia* S. M. Hwang 的根。

生于海拔 1 000～2 500 m 的阴湿林下或灌木丛。分布于会东。

止痛、解毒。

川西马兜铃

山豆根。

为马兜铃科植物 *Aristolochia thibetica* Franch/*A. kaempferi* Willd f. *thibetica*（Franch.）S. M. Hwang 的根。

生于疏林中、林缘、灌木丛。分布于康定、芦山、峨眉、甘洛、西昌、米易、宁南。

散瘀止痛、消食健胃、顺气、通乳，用于脘腹冷痛。

粉质马兜铃

箭叶马兜铃、黄木香、青藤香（古蔺）。

为马兜铃科植物 *Aristolochia transsecta*（Chatt）. C. Y. Wu 的根。

生于灌木丛中、竹林下。分布于乐山、古蔺、叙永、洪雅、峨眉山。

清热、解热、祛风除湿、理气、活络止痛，用于风寒湿痹、胸肋疼痛、菌痢、急性胃肠炎、疮疖、肿痛、蛇伤。

块茎马兜铃

白朱砂莲、雷响草（宜宾）。

为马兜铃科植物 *Aristolochia tuberosa* C. F. Liang 的块根。

生于海拔 1 600 m 以下的山坡、次生林灌木丛中。分布于珙县、宜宾、雷波。

块根清火消肿、散血止痛、解蛇毒，用于红白痢疾，胸腹喉痛、毒蛇咬伤、胃痛。

管花马兜铃

鸡肠细辛、九龙藤、青药、钻山虎（宜宾）、鼻血雷（开江）、蛇参（达州）。

为马兜铃科植物 *Aristolochia tubiflora* Dunn 的根。

生于海拔 1 700 m 以下的灌木丛中、林下。分布于合江、宜宾、开江、达州、万源、南江、喜德、普格、甘洛、昭觉、雷波、木里、宁南。

清热解毒、理气止痛、止咳平喘、止血消肿，用于痢疾、伤暑腹痛、痈肿疮毒、肺热咳嗽、蛇伤。

短尾细辛

苕叶细辛、接气草（峨眉）。

为马兜铃科植物 *Asarum caudigerellum* Cheng et Yang 的全草。

生于海拔 1 600 ~ 2 100 m 的林下。分布于绵阳、乐山、成都、洪雅、峨眉山、峨边。

祛风散寒、发表、镇咳祛痰、止痛、利水开窍，用于风寒头痛、齿痛、鼻渊。

圆叶细辛

尾花细辛、蛇干草、翻天印（筠连）、苕叶细辛（兴文）、土细辛（达州）。

为马兜铃科植物 *Asarum caudigerum* Hance 的全草。

生于海拔 1 600 m 以下的林下阴湿处。分布于雷波、乐山、筠连、叙永、宜宾、合江、兴文、珙县、泸县、古蔺、屏山、邛崃、洪雅、达州、邻水、峨眉山、芦山。

祛风散寒、利水开窍、发表、镇咳祛痰、镇痛，用于风寒头痛、齿痛、鼻渊、疮毒、腰痛、跌打损伤、感冒头痛、四肢麻木。

花叶尾花细辛

为马兜铃科植物 *Asarum caudigerum* Hance var. *cardiophyllum*（F.）Cheng et Yang 的全草。

生于海拔 1 500 m 的灌木或竹林下。分布于乐山、达州、邻水。

祛风散寒、利水开窍、祛痰、止咳、散瘀消肿，用于风寒咳嗽、支气管炎、哮喘、肾炎、跌打损伤。

双叶细辛

拐拐细辛（通江）、主根子细辛（万源）。

为马兜铃科植物 *Asarum caulescens* Maxim. 的全草。

生于海拔 1 200 ~ 1 700 m 的灌木丛或林下。分布于万源、通江、雷波、绵阳、凉山州、泸州。

发表散寒、温肺祛痰、祛风止痛，用于一切疹气痛、胸腹痛、周身酸痛。

花脸细辛

杜衡、青城细辛、翻天印、咳药（汉源）。

为马兜铃科植物 *Asarum chingchengense* Cheng et Yang/*A. splendens*（Maekawa）C. Y. Chen et C. S. Yang 的全草。

生于林下阴湿处。分布于泸州、什邡、邛崃、都江堰、峨眉山、汉源、泸定、雅安、凉山州、绵阳、广元、泸州、峨边。

发表散寒、镇咳祛痰、止痛，用于劳伤。

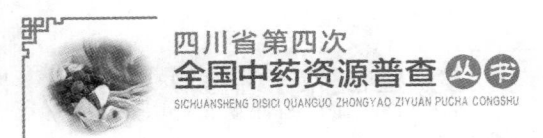
皱冠细辛

为马兜铃科植物 *Asarum crispulatum* C. S. Yang 的全草。

生于岩壁缝隙。分布于邻水。

祛风散寒、止痛。

铜钱细辛

为马兜铃科植物 *Asarum debile* Franch. 的全草。

生于海拔 1 300 ~ 2 300 m 的林下、山谷湿地。分布于南江。

祛湿、顺气、散寒、止痛，用于感冒风寒、风湿痹痛。

川滇细辛

牛蹄细辛。

为马兜铃科植物 *Asarum delavayi* Franch. 的全草。

生于海拔 800 ~ 1 600 m 的林下阴湿处、岩石上。分布于绵阳、广元、乐山、邛崃、崇州、洪雅、峨眉山、雅安市、雷波。

祛风散寒、发表、镇咳祛痰、止痛、开窍利水，用于风寒头痛、齿痛、鼻渊。

绿背白脉细辛

为马兜铃科植物 *Asarum fargesii* Franch. /*A. chinense* Franch f. *fargesii* (Franch.) D. Y. Cheng et C. S. Yang 的全草。

生于海拔 1 000 ~ 1 500 m 的林下、山谷湿地。分布于万源。

行气、止痛、散血。

杜衡

土细辛。

为马兜铃科植物 *Asarum forbesii* Maxim. 的全草。

生于海拔 800 m 以下的沟边、林下。分布于绵阳。

祛风散寒、止痛、温肺祛痰。

地花细辛

花脸细辛、花叶细辛、土细辛。

为马兜铃科植物 *Asarum geophilum* Hemsl. 的根及根茎。

生于林下阴湿处。分布于泸定。

用于风寒咳嗽。

马蹄香

桃叶七（通江）。

为马兜铃科植物 *Asarum henryi* Oliv. 的全草。

生于林下阴湿处。分布于通江。

温中散寒、理气镇痛，用于胃寒腹痛、关节痛、疮疡等症。

北细辛

辽细辛。

为马兜铃科植物 *Asarum heteropoides* F. Schm. var *mandshuricum* (Maxim) Kitag. 的全草。

栽培。分布于绵阳。

祛风散寒、止痛。

注：本品为国家三级保护植物。

喜马拉雅细辛

南坪细辛、水细辛、土细辛、苕叶细辛、盆草细辛、西南细辛、打莫（藏名）、毛细辛。

为马兜铃科植物 *Asarum himalaicum* Hook f. et Thoms. 的全草。

生于海拔 1 300 ~ 3 200 m 的灌木丛、林下肥沃处。分布于全川，峨眉、九寨沟、美姑、金阳、甘洛、宁南、越西、普格、雷波、九龙、丹巴、茂县、汶川、黑水、松潘、理县、康定、泸定、丹巴、九龙、石棉、汉源、荥经、芦山、马边、峨边。

祛风散寒、利水、润肺止咳、开窍止痛、祛痰，用于风寒头痛、鼻渊、肺寒咳嗽、风湿痹痛。外用于牙痛。

藏医：散寒、止痛，用于感冒头痛、风湿痛、牙痛。

长花细辛

为马兜铃科植物 *Asarum longiflorum* Cheng et Yang 的全草。

生于草丛中。分布于自贡、彭州。

祛风散寒、止痛。

大叶马蹄香

翻天印（高县、叙永）、蛇干草（兴文）、花脸细辛（叙永、纳溪）、马蹄细辛、苕叶细辛、荞叶细辛、大花细辛。

为马兜铃科植物 *Asarum maximum* Hemsl. 的全草。

生于海拔 600 ~ 800 m 的潮湿灌木林下、竹林草丛中。分布于全川，叙永、长宁、纳溪、珙县、泸县、高县、江安、筠连、兴文、宜宾、屏山、合江、古蔺、苍溪、阆中、南部、西充、南充、广安、武胜、岳池、绵阳市、洪雅、开江、大竹、邻水、平昌、万源、通经、雷波。

祛风止痛、发表散寒、开窍利水、止咳平喘、活血解毒，用于风寒感冒、头痛、肺寒咳喘、风湿骨痛、跌伤、鼻渊、齿痛、淋巴结核、瘰疬（全草研末，调蛋清敷）。晒干粉调盐水外敷毒蛇咬伤；炖肉吃治牙痛（屏山）。

峨眉细辛

土细辛。

为马兜铃科植物 *Asarum omeiense* Cheng et Yang 的全草。

生于林下阴湿处、竹林。分布于峨眉、洪雅。

祛风散寒、发表、镇咳祛痰、止痛、开窍利水，用于风寒头痛、齿痛、鼻渊。

长毛细辛

毛细辛、白毛细辛。

为马兜铃科植物 *Asarum pulchellum* Hemsl. 的全草。

生于海拔 700 ~ 1 700 m 的灌木林中、竹林下。分布于乐山、邛崃、什邡、洪雅、邻水、宣汉、峨眉山。

祛风散寒、行气止痛、镇咳祛痰、发表、开窍利水，用于风寒头痛、齿痛、鼻渊、劳伤、胃痛、腹痛。

慈菇叶细辛

金耳环、山慈菇。

为马兜铃科植物 *Asarum sagittarioides* C. F. Liang 的全草。

生于海拔 450 ~ 700 m 的林下阴湿处。分布于绵阳、乐山、彭州。

祛风散寒、止痛温肺。

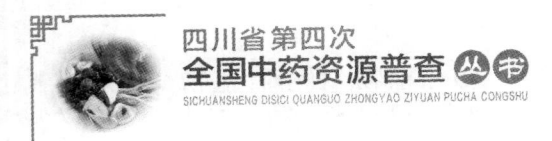
华细辛

土细辛（绵阳）、西细辛、北细辛。

为马兜铃科植物 *Asarum sieboldii* Miq. 的全草。

生于海拔 1 500～2 500 m 的灌木丛、林下阴湿处。分布于广元、九寨沟、茂县、汶川、理县、通江、南江、马边。

祛风胜湿、发表散寒、温肺祛痰、行水、开窍、活血止痛、镇痛，用于风寒感冒头痛、身痛、鼻渊、齿痛、肺寒咳嗽、痰多气喘、风湿筋骨疼痛、腰酸背痛。

注：本品为国家三级保护植物。

粉绿藤

老蛇藤。

为马兜铃科植物 *Pachygone sinica* Diels 的全株。

生于低山的山坡灌木丛中或岩壁，分布于绵阳市。

祛风除湿、活血镇痛，用于风湿疼痛、手脚麻木、腰肌劳损。

马蹄香

为马兜铃科植物 *Saruma henryi* Oliv. 的根、根状茎、叶。

生于海拔 1 000～1 600 m 的山谷林下阴湿处。分布于通江。

根及根状茎温中散寒、理气镇痛，用于胃气痛、心前区痛、关节痛。叶用于疮疡。

蛇菰科 Balanophoraceae

宜昌蛇菰

为蛇菰科植物 *Balanophora henryi* Hemsl. 的全草。

生于海拔 600～1 700 m 的杂木林、灌木林下。分布于宁南、冕宁。

用于吐血、鼻衄、外伤出血。

简鞘蛇菰

葛菌、寄生黄（阿坝州）、葛花、山狗球（峨眉）。

为蛇菰科植物 *Balanophora involucrata* Hook. f. 的全草。

生于海拔 1 000～3 600 m 的青杠林、灌木林、云杉、铁杉、栎树林中。分布于峨眉、茂县、黑水、九寨沟、松潘、洪雅、宣汉、万源、宁南、普格、美姑、昭觉、木里、盐源、康定、泸定、石棉、荥经、马边、峨边。

清热解毒、养血、清肺、理气健脾、利湿、止痛，用于胃气痛、黄疸、痔疮、刀伤出血。清热解毒、凉血、止血、固肾涩精，用于咳嗽咯血、血崩、痔疮肿痛、头昏、胃痛（达州）。用于癌症（康定）。

日本蛇菰

红血莲、葛菌、葛花、山狗球（峨眉）。

为蛇菰科植物 *Balanophora japonica* Makino 的全草。

生于海拔 1 500～2 300 m 的杂木林、灌木林下。分布于乐山、泸州、什邡、泸定、茂县、汶川、理县、小金、黑水、洪雅、巴中、万源、通江、南江、峨眉、雷波、甘洛、冕宁、宁南、西昌、米易、盐边、会东、雅安市、峨边。

清热解毒、凉血、止血、养血、清肺、醒酒、暖胃止痛，用于胃寒疼痛、小儿包皮水肿、杨梅疮、风湿斑疹、肺热咳嗽、肺痨吐血、血崩、月经不调、痔疮肿痛。清热解毒、强心利尿，用于肝炎、肝阳上亢、头痛头昏、胃痛、心绞痛、肾虚腰痛（巴中）。

疏花蛇菰

为蛇菰科植物 *Balanophora laxiflora* Hemsl. 的全草。

生于海拔 660 ~ 1 800 m 的山坡密林。分布于泸定、天全。

清热凉血，用于痔疮、虚劳出血、腰痛。

蛇头七

为蛇菰科植物 *Balanophora multinoides* Hay 的全草。

生于灌木林下。分布于叙永、兴文、雷波。

清热解毒，用于咳嗽吐血、血崩、痔疮出血（兴文）；解酒（綦江、雷波）。

多蕊蛇菰

葛菌、木菌、观音莲（叙永）、木林宝（长宁）、葛花、山狗球（峨眉）。

为蛇菰科植物 *Balanophora polyandra* Griff. 的全株。

生于海拔 1 000 ~ 2 500 m 的灌木林下。分布于乐山、叙永、筠连、长宁、宜宾、峨眉山。

全草清热解毒、养血清肺（长宁、峨眉）；用于乳头发炎（叙永）、头昏（开县）、月经不调（巫溪）。又全株滋阴补肾益肝，用于血虚、淋病、血浊、阳痿、淋证。

蓼科 Polygonaceae

金线草

山蓼子（古蔺）、天蓬伞（南川）、蓼子七（南充）。

为蓼科植物 *Antenoron filiforme*（Thunb.）Boborty et Vautier 的全草。

生于海拔 500 ~ 1 200 m 的溪边、草丛、杂木林下。分布于乐山、绵阳、广元、古蔺、成都、苍溪、阆中、南部、广安、眉山市、开江、达州、大竹、邻水、渠县、宣汉、平昌、巴中、峨眉山、越西、西昌。

全草散瘀行血、祛风除湿、理气、凉血止血、消肿止痛，用于肺结核咯血、风湿骨痛、跌打损伤、痨伤吐血、咳血、崩漏、子宫出血、淋巴结核、胃痛、痢疾、跌打损伤、骨折、腰痛。

短毛金线草

水陵七（长宁）、四不像、宗子羊（筠连）、老蛇莲（云阳）、蓼子七（奉节、雷波）。

为蓼科植物 *Antenoron neofiliforme*（Thunb.）（Nakai）Hara 的全草、根。

生于海拔 600 ~ 1 200 m 的杂木林下。分布于乐山、绵阳、广元、古蔺、高县、珙县、屏山、叙永、兴文、筠连、长宁、宜宾、邛崃、峨眉、雷波、甘洛、喜德、昭觉、普格、冕宁、眉山市、大竹、宣汉、万源、通江、南江、峨边。

根活血通经、凉血止血、散瘀、抗菌、消炎、祛风除湿、理气止痛，用于月经不调、跌打损伤、痢疾、血崩、风湿骨痛。泡酒服治蛇伤、堕胎（云阳）；治筋骨疼痛、接骨（峨眉）。

金荞麦

苦荞麦、天荞麦、野南荞、野荞麦、野荞头、开金锁。

为蓼科植物 *Fagopyrum cymosum*（Trev.）Meissn. /f. *dibotrys*（D. Don.）Hara 的根茎。

生于海拔 600 ~ 1 200 m 的阴湿、肥沃的路边、林下。分布于全川，筠连、隆昌、南溪、古蔺、屏山、叙永、长宁、兴文、泸县、合江、高县、雅江、南充市、绵阳市、眉山市、开江、达州、大竹、通江、渠县、万源、平昌、巴中、峨眉山、大邑、凉山州、泸定、康定、九龙。

清热解毒、活血散瘀、补脾健胃、祛风利湿、燥湿、软坚散结，用于脾胃虚弱、胸中结块、小儿疳积、牙痛、肺脓肿、扁桃体炎、咽喉肿痛、痈疮、瘰疬、肝炎、肺痈、消化不良、淋巴结核、喉痹、乳痛、筋骨酸痛、头风、胃痛、菌痢、白带、头风、胃瘤、胃炎、痛经、跌打损伤。并治疯狗咬伤、毒蛇咬

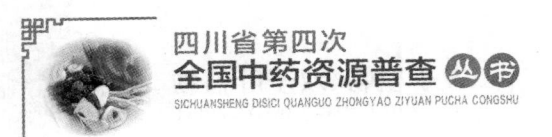
伤、疖肿、皮肤外部感染、皮肤深部脓肿。

荞麦

甜荞、荞子、花荞、流注草（阿坝州）。

为蓼科植物 *Fagopyrum esculentum* Moench 的种子、全草、根及根茎。

生于海拔 1 200～3 500 m 的林边、屋边、田间、路旁，有栽培。分布于凉山州、阿坝州、甘孜州、宜宾、泸州、崇州、彭州、南充市、开江、达州、邻水、万源、通江、峨眉山、峨边。

种子下气消积、开胃、祛风、健胃消食、清热解毒、消肿散结、收敛止汗、消炎、利头目，用于偏头痛、扁桃体炎、白带、疮肿、绞肠痧证、胃肠积滞、胃痛、痢疾、劳伤、腰腿痛、跌打损伤、疮痈肿毒、慢性泄泻、噤口、痢疾、赤游丹毒、痈疽发背、瘰疬、烫火灼伤。和荸荠捣敷脚上鸡眼；烙饼食治黄汗染衣。茎叶降血压、止血，用于高血压、毛细管脆弱性出血、预防中风、视网膜出血、肺出血。

细梗荞麦

为蓼科植物 *Fagopyrum gracilipes*（Hemsl.）Dammer 的种子、全草。

生于海拔 300～2 000 m 的山坡、路旁、林下、河滩地、田间。分布于乐山、普格、德昌、雷波、西昌、昭觉、美姑、越西、泸定、丹巴、巴塘、乡城、得荣。

种子开胃、宽肠。全草清热解毒、活血散瘀、健脾利湿。

苦荞麦

万年荞、野荞麦（阿坝州）。

为蓼科植物 *Fagopyrum tataricum*（L.）Gaertn. 的根及根茎。

生于海拔 700～3 000 m 的林下、屋边、田边、草丛、山坡。分布于自贡、宜宾、崇州、什邡、邛崃、石渠、白玉、泸定、康定、丹巴、稻城、雅江、甘孜、德格、新龙、九龙、乡城、阿坝州、木里、会东、峨边。

理气止痛、健胃利湿、解毒消肿，用于胃痛、消化不良、痢疾、劳伤、腰腿疼痛、跌打损伤、疮痈肿毒。

竹节蓼

为蓼科植物 *Homalocladium platycladium*（F. Muell）Bailey/*Muelhenbeckia platycladium*（F. Muell）Bailey 的茎、叶。

栽培或生于草丛中。分布于乐山、宜宾、资中、泸州、达州市。

清热解毒、散瘀消肿，用于痈疽肿毒、跌打损伤、蛇虫咬伤。

肾叶山蓼

为蓼科植物 *Oxyria digyna*（L.）Hill 的全草。

生于海拔 2 000～3 600 m 的高山草丛、山谷沟边、山坡、草丛中。分布于壤塘、金川、小金、马尔康、什邡、崇州、木里、盐源、泸定、康定、丹巴、九龙、理塘、稻城、乡城、汉源、峨边。

清热利湿，用于肝气不舒、肝炎、坏血病。

中华山蓼

红马蹄乌。

为蓼科植物 *Oxyria sinensis* Hemsl 的全草。

生于山谷沟边、山坡、草丛中。分布于会东、宁南、昭觉、甘洛、普格、越西、美姑、盐源、木里、会东、雷波、茂县、汶川、泸定、理县、九寨沟。

清热解毒、利湿，用于肝气不舒、肝炎、坏血病。

头状蓼

为蓼科植物 *Polygonum alatum* Buch. – Ham. 的全草、根状茎。

生于海拔 500~2 700 m 的沟谷、溪边、山坡、草丛中。分布于九寨沟、金川、茂县、理县、汶川、邛崃。

全草清热利湿。根状茎活血止痛、止血、止痢。

两栖蓼

阿罗足罗（藏名）。

为蓼科植物 *Polygonum amphibium* L. 的全草。

生于海拔 2 500 m 以下的河滩、山坡、沟谷阴湿处、湖泊、河流浅水。分布于九寨沟、茂县、理县、金川、小金、黑水、汶川、成都、道孚、甘孜、炉霍。

活血止痛、止痢、清热利湿，用于痢疾、脚浮肿、疔疮。

藏医：清热通便。

干型两栖蓼

为蓼科植物 *Polygonum amphibium* L. var. *terrrestra* Leyss. 的全草。

生于河滩、山坡、沟谷。分布于平昌。

清热利湿，用于脚气浮肿、痢疾、疔疮。

抱茎蓼

红孩儿（通江）、蓼子七（万源）。

为蓼科植物 *Polygonum amplexicaule* D. Don 的根状茎。

生于海拔 1 000 米以上的杂木林中、灌木林下。分布于万源、通江、布拖、冕宁、泸定、九龙。

活血祛瘀、行气止痛、止泻，用于跌打损伤、胃肠炎、菌痢。

中华抱茎蓼

红孩儿。

为蓼科植物 *Polygonum amplexicaule* D. Don var. *sinense* Forb et Hemsl. 的全草。

生于海拔 1 300~1 500 m 的杂木林中、灌木林下。分布于乐山、崇州、洪雅。

活血行气、止痛，用于跌打损伤、肺痨咳嗽、菌痢。

木藤蓼

为蓼科植物 *Polygonum aubertii* L. Henry 的全草。

生于海拔 500~2 000 米的向阳沟边、路旁。分布于得荣、木里。

清热解毒、调经止血，用于痢疾、消化不良、胃痛、月经不调。

萹蓄

铁鱼鳅（叙永、高县、江安）、拐子草、撬杆草（合江）、大萹蓄（泸县）、乌蓼、扁竹、细拉撒（藏名）、竹节草（南充）、大铁马鞭（阿坝州）。

为蓼科植物 *Polygonum aviculare* L. 的全草。

生于海拔 3 700 m 以下的荒地、路旁、田野、水边湿地。分布于全川，凉山州、甘孜州、阿坝州、南充市、眉山市、达州市、巴中市、峨眉山、峨边。

清热解毒、利尿、通淋、解毒杀虫、燥湿止痒，用于小便淋漓不畅、尿道热痛、热淋、癃闭、湿热黄疸、阴蚀、妇女阴疮、疮痈肿毒、白带、蛔虫腹痛、牙痛、疳积、痔肿、肾炎水肿、湿疮、泌尿系统感染、结石、细菌性痢疾、疥癣湿痒。驱蛔虫、蛲虫。

藏医：治肠炎。

多茎萹蓄

大萹蓄。

为蓼科植物 *Polygonum aviculare* L. var. *vegetum* Ledeb. 的全草。

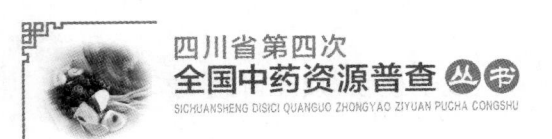

生于荒地、路旁、田野、水边湿地。分布于达州市、巴中市、凉山州、绵阳、广元、彭州。

清热利尿、通淋。又功效同萹蓄。

毛蓼

水蓼、水线花、飞疔药（峨眉）。

为蓼科植物 *Polygonum barbatum* L. 的全草。

生于海拔 1 000 m 以下的沟边、路旁。分布于乐山、成都、眉山市、巴中、峨眉山、宁南、米易。

拔毒生肌、通淋，用于痈肿疮毒、尿路感染、恶疮、疥癣。

细刺毛蓼

红蓼（子）、蓼子草、辣蓼子。

为蓼科植物 *Polygonum barbatum* L. var. *gracile* (Danser) Steward 的全草。

生于海拔 500 ~ 1 000 m 沟边、路旁。分布于乐山、南充、苍溪、广安、武胜、眉山市、开江、达州、大竹、渠县、宣汉、万源、通江、雷波。

散寒止痛、活血化瘀，用于外感风寒、羊毛疗、肛门发痒、麻疹不透、肿毒疮疖、跌打损伤。

拳蓼

拳参、紫参、草河车、四头参、刀枪药（阿坝州）。

为蓼科植物 *Polygonum bistorta* L. 的全草。

生于海拔 2 300 ~ 2 500 m 的山坡、草丛中。分布于乐山、成都、九寨沟、松潘、黑水、理县、德格、康定、德昌、木里、普格、会理。

清热解毒、凉血止血、散结消肿，用于肝炎、肠炎、慢性支气管炎、痢疾、破伤风、痈肿、瘰疬、痔疮出血、子宫出血。

丛枝蓼

太阳草、辣子草（合江）。

为蓼科植物 *Polygonum caespitosum* Bl. 的全草。

生于海拔 700 ~ 2 000 m 的荒坡、路旁。分布于乐山、古蔺、合江、古蔺、洪雅、大竹、冕宁、普格。

健脾、除湿、消积，用于腹痛、泄泻、痢疾。又清热解毒、活血散瘀、利水通淋，用于跌打损伤、肠炎痢疾、小便短赤（洪雅）。

钟花蓼

猪蓼草、曲玛孜（藏名）、小大黄、白大黄。

为蓼科植物 *Polygonum campanulatum* Hook. f. 的全草。

生于海拔 1 200 m 左右的灌木林下、田间。分布于乐山、道孚、泸定、九龙、眉山市、峨眉山、宁南。

清热解毒、活血散瘀、利尿通淋、消肿、破血，用于无名肿毒、阴疽、瘰疬及月瘕病、跌打损伤、肠炎痢疾、小便短赤。

藏医：泻水、散瘀、止痛，用于跌打损伤、湿热、疮疡等。

头花蓼

太阳草（筠连）、岩扇花（宜宾）、走游草（长宁）、小蛇下巴（合江）、小晕药（古蔺）、痧子草（屏山）、铜矿草（峨眉）。

为蓼科植物 *Polygonum capitatum* Buch. -Ham. ex. D. Don 的全草。

生于海拔 3 000 m 以下的荒地、坎边。分布于宜宾、筠连、长宁、合江、古蔺、屏山、泸县、乐山、峨眉山、雷波、越西、泸定、马边、峨边。

清热解毒、利湿、通淋、活血散瘀，用于痢疾、肾盂肾炎、膀胱炎、尿路结石、风湿痛、跌打损伤、

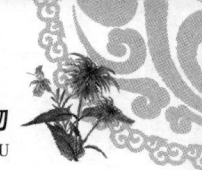

疮疡、湿疹、肠炎痢疾、小便短赤。用于咳嗽（宜宾）；泡酒服治走游风（长宁）。为酒饼原料。

火炭母

晕药、黄鳝藤（长宁、合江、南充）、铁栏杆、蛇下巴、猫眼睛（合江）、雪青（洪雅）。

为蓼科植物 *Polygonum chinensis* L. 的全草、根。

生于海拔 1 200～2 200 m 的向阳潮湿的荒地坎、林缘、水沟、青杠林下。分布于全川，凉山州、九龙、南充市、眉山市、达州市、巴中市、峨眉山、马边、峨边。

全草清热解毒、利湿消滞、凉血、通淋、祛风、止痒、熄风镇惊，用于感冒、咽喉炎、白喉、百日咳、血虚头昏、泄泻、黄疸、虚弱、头晕、小儿惊搐、妇女白带、痈肿湿疮、跌打损伤、耳鸣、耳聋、痢疾、肠炎、肝炎、消化不良、扁桃体炎、风热咽痛、毒蛇咬伤、霉菌性阴道炎、乳腺炎、疖肿疮疡、皮肤瘙痒。全草拔毒生肌，用于脓肿（雷波）。全草平肝熄风、清热解毒、止头昏，用于头昏、高血压、白喉、肝炎、肠炎、咽喉肿痛。根益气行血、祛风解热，用于气虚头昏、耳鸣、耳聋、白带、跌打损伤。

九斤锤

晕药（达州）。

为蓼科植物 *Polygonum chinensis* L. var. *umbellatum* Makino 的全草。

生于向阳潮湿的荒地坎、林缘、水沟、青杠林下。分布于开江、达州、大竹、渠县、宣汉、平昌、万源、南江。

活血消肿、祛风解毒、止痛，用于跌打损伤、产后全身痒、疮疖等症。

毛脉蓼

朱砂莲（万源）、朱砂七（南充）。

为蓼科植物 *Polygonum cillinerve*（Nakai.）Ohwi. ／*P. multiflorum* Thunb. var. *ciliinerve*（Nakai）Steward 的块根。

生于海拔 800～1 800 m 的山坡、沟边、路旁、石缝。分布于绵阳、广元、万源、崇州、苍溪、阆中、广安、武胜、岳池。

清热解毒、活血镇痛，用于急性胃痛、急性菌痢、月经腹痛、吐血便血、腹泻、蜂窝痈疖。

卷茎蓼

为蓼科植物 *Polygonum convolvulus* L. 的根。

生于山坡、草地。分布于甘洛。

清热解毒。

虎杖

花斑竹、黄秧台（兴文、叙永）、土地榆（叙永）、川筋龙、酸汤杆、活血莲（南充）、花通（绵阳）。

为蓼科植物 *Polygonum cuspidatum* Sieb. et Zucc. 的根茎。

生于海拔 2 800 m 以下的向阳湿润的水沟边、灌木丛等阴湿处。分布于全川，美姑、雷波、九龙、南充市、绵阳市、阿坝州、眉山市、达州市、巴中市、峨眉山、马边、峨边。

清热利湿、通淋、祛风解毒、凉血破瘀、活血、通经、收敛利尿、退黄，用于肺炎、风湿筋骨疼痛、湿热黄疸、黄疸型肝炎、淋浊带下、血滞经闭、产后恶露不下、癥瘕积聚、痔漏下血、痢疾、扁桃体炎、咽喉肿痛、尿路感染、阴道炎、热痢下重、跌打损伤、痈疖肿毒、头晕贫血、烫火伤、手足拘挛、筋骨痛。治烧伤（宜宾、叙永、古蔺）。外用治疮毒（凉山州）。

注：本品为川产道地药材，主产于峨眉、洪雅。

牛皮消蓼

藤藤黄、毛血藤。

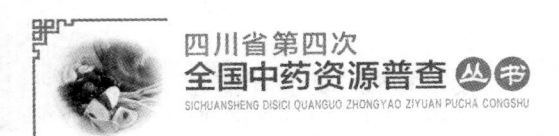

为蓼科植物 *Polygonum cynanchoides* Hemsl. 的全草、根。

生于海拔 750 ~ 1 200 m 的山坡、草地。分布于古蔺、珙县、叙永、乡城、通江、南江、甘洛、雷波。

敛肺止咳、行气化湿、镇痛清热、健胃，用于肺痨咳嗽、吐血、百日咳、胃痛食胀、风湿性关节疼痛、黄疸型肝炎、肝炎高烧（古蔺）。

齿翅蓼

为蓼科植物 *Polygonum dentato-alatum* F. Siscmidt ex Maxim. 的全草。

生于海拔 500 ~ 2 000 m 的山坡灌木丛、荒地、河岸。分布于乡城。

用于目赤。

叉分蓼

酸不溜、分枝蓼、尼阿罗（藏名）。

为蓼科植物 *Polygonum divaricatum* L. 的块根。

生于海拔 3 000 ~ 3 900 m 的高原山坡、草地、灌木丛中。分布于金川、壤塘、马尔康、阿坝、若尔盖、红原、甘孜州、道孚、红原、德格。

清热、散瘿、消积、止泻，用于大小肠积热、瘿瘤、热泻、腹痛。藏医：祛寒、温肾，用于肠炎、胃炎、腹泻、寒疝、阴囊出汗、大小肠及脏器之热证。

红藤蓼

红伸筋草。

为蓼科植物 *Polygonum emodi* Meissn. 的全草。

生于山坡草地。分布于凉山州各县。

舒筋活血，用于跌打损伤、风湿痛。

辣蓼

辣子草、蓼子草。

为蓼科植物 *Polygonum flaccidum* Meissn. 的全草。

生于 500 ~ 800 m 的水沟边、灌木丛中。分布于乐山、德阳、眉山市。

清热解毒、止痢，用于痢疾、便血、虫积、腹痛。

翼蓼

为蓼科植物 *Polygonum giraldii* Dammer. / *Pteroxygonum giraldii* Dammer et Diels 的块根。

生于海拔 600 ~ 3 500 m 的山坡灌木丛、河岸。分布于九寨沟、松潘、金川、茂县、理县。

清热解毒、止血、止痛，用于腹泻、痢疾、腰腿痛、便血、崩漏。外用于烧烫伤、疮疖、狂犬咬伤。

水蓼

辣蓼、拐子药（古蔺）、曲仔扎嘎（藏名）、红辣蓼、水辣蓼（阿坝州）。

为蓼科植物 *Polygonum hydropiper* L. 的全草、根叶。

生于海拔 4 400 m 以下的水沟边、灌木丛下、湿地。分布于全川，古蔺、筠连、彭州、美姑、越西、甘洛、稻城、乡城、得荣、康定、丹巴、绵阳市、金川、若尔盖、红原、马尔康、小金、洪雅、大竹、宣汉、通江、南江、峨眉山、马边、峨边。

化湿行滞、祛风消肿、活血祛瘀、通络止痛、利尿、止痢，用于痧证腹痛、吐泻转筋、泄泻、痢疾、风湿痹痛、脚气、疮痈肿毒、疥癣、跌打损伤、功能性子宫出血。全草为酒饼原料。全草清热燥湿、散瘀解毒，用于痢疾、肠炎、疮痈肿毒、跌打损伤。全草发汗解表、除湿、消食导滞、杀虫止痒，用于感冒、菌痢、肠炎、食欲不振、疔毒、湿疹、顽癣等（峨眉）。

藏医：增温、杀虫，用于胃寒、痔疮、虫病。

蚕茧草

为蓼科植物 *Polygonum japonicum* Meissn. 的茎叶。

生于河滩、山坡、沟谷。分布于达州、平昌、通江。

可作农药。鲜茎叶汁杀豆蚜虫、红蜘蛛。

愉悦蓼

为蓼科植物 *Polygonum jucundum* Meissn. 的全草。

生于海拔 300～2 700 米的山坡草丛、路旁、沟边。分布于喜德、雷波、宁南。

用于泄泻。

酸模叶蓼

旱田蓼、大蓼子草（屏山）、辣蓼草、白辣蓼、大马蓼（阿坝州）。

为蓼科植物 *Polygonum lapathifolium* L. 的全草、果实。

生于海拔 500～3 000 m 的水沟边、荒坡阴湿处。分布于全川，宜宾、兴文、叙永、珙县、石渠、九龙、白玉、九寨沟、汶川、理县、黑水、松潘、眉山市、达州、大竹、宣汉、万源、巴中、峨眉山、凉山州、康定、道孚、甘孜、峨边。

全草活血祛瘀、消肿止痛、通络止痛、散寒除湿、活血、止痢、透疹，用于寒滞腹痛、痢疾、肠炎、急性扁桃体炎、麻疹不透、肿疡、跌打损伤、风湿痹痛、痈肿疮毒、痢疾腹痛、蛇伤、蜂螫伤。果实消瘀破积、止痛利尿、健脾利湿，用于肋腹癥瘕、水臌、胃痛、腹胀、脾肿大、失眠、疮肿、瘰疬。

绵毛酸模叶蓼

蓼子草。

为蓼科植物 *Polygonum lapathifolium* L. var. *salicifolium* Sibth. 的全草。

生于 3 200 m 以下的水沟草地、低洼湿地。分布于普格、喜德、昭觉、西昌、盐源、九龙。

祛风利湿、清热解毒、止血、消滞。

黄斑酸模叶蓼

蓼子草。

为蓼科植物 *Polygonum lapathifolium* L. var. *xanthophyllum* Kung 的全草。

生于海拔 500～1 500 m 的草地、荒坡。分布于邛崃。

清热利尿。

长鬃蓼

水红花。

为蓼科植物 *Polygonum longisetum* De Bruyn 的全草。

生于海拔 3 000 m 以下的路边、荒坡。分布于屏山、宜宾、兴文、长宁、筠连、合江、珙县、叙永、泸县、纳溪、什邡、崇州、邛崃、乐山、洪雅、泸定、康定。

活血祛瘀、消肿、通络止痛、散寒，用于跌打损伤、风湿痹痛、痈肿疮毒、痢疾腹痛。用于麻疹、羊毛疔（泸县）。

大花蓼

为蓼科植物 *Polygonum macranthum* Meissn. 的全草。

生于海拔 700 m 以下的山坡、路旁、草丛、荒坡。分布于喜德。

用于风湿关节痛、跌打损伤、痢疾、泄泻。

圆穗蓼

小地黄。

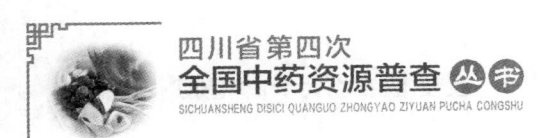

为蓼科植物 *Polygonum macrophyllum* D. Don/*P. sphaerostachum* Meisn 的根状茎。

生于海拔 1 500～4 700 m 的山坡草丛、高山草地。分布于九寨沟、金川、松潘、茂县、小金、汶川、马尔康、德格、新龙、理塘、石渠、乡城、万源、甘孜州、会东、马边、峨边。

清热解毒、收敛止血、活血散瘀、止痛、止痢，用于湿热痢疾、胃炎、胃与十二指肠溃疡、痢疾、肠炎、月经不调、红崩、白带、泄泻、口腔炎、咽喉肿痛、肺结核、咳血，外用于热毒疮痈、痔疮、无名肿毒、烫火伤、跌打损伤、外伤出血。

小头蓼

为蓼科植物 *Polygonum microcephalum* D. Don 的全草。

生于海拔 1 500～1 800 m 的林下、路旁草丛中。分布于崇州。

消炎止血。

小蓼

为蓼科植物 *Polygonum minus* Huds. 的全草。

生于海拔 1 900 m 的山坡路旁、溪边。分布于西昌、喜德、甘洛、雷波。

清热解毒、利湿止痒，用于痢疾、泄泻；外用于湿疹、瘰疬。

绢毛蓼

尼罗（藏名）。

为蓼科植物 *Polygonum molle* D. Don. 的全草。

生于海拔 3 000～4 000 m 的荒地、水边。分布于道孚、理塘、泸定、石渠、稻城、新龙、得荣、甘孜、白玉、康定、九龙。

藏医：清大小肠热（德格）。

何首乌

马肝石（阿坝州）、涩疙瘩（峨眉）、夜交藤。

为蓼科植物 *Polygonum multiflorum* Thunb. 的块根、叶、藤。

生于海拔 300～2 800 m 的山坡、灌木丛、荒坡、林下、屋侧、石缝。分布于全川，雷波、布拖、普格、金阳、九龙、雅江、泸定、康定、南充市、绵阳市、阿坝州、眉山市、达州市、巴中市、峨眉山、凉山州、马边、峨边。

酒制首乌（块根）补肝肾、益气补血、养血、益精、祛风、养心安神，用于肝肾阴亏、神经衰弱、须发早白、贫血、血虚头晕耳鸣、腰膝软弱、筋骨酸痛、肾亏遗精、白带、久疟、久痢、慢性肝炎、痈肿、瘰疬、肠风、痔疾、老年血管硬化、高血压、头昏眼花、失眠。叶用于疮肿、疥癣、瘰疬。藤（夜交藤）养心安神、祛风通络、养血，用于神经衰弱、失眠梦多、贫血、痨伤、周身痠痛、肤痒、多汗、血虚、身痛、瘰疬、风疮疥癣。块根生用润肠、解毒消痈、散结，用于血虚肠燥便秘、血虚风疹、痈疥、淋巴结核。

注：本品为川产道地药材，主产于攀枝花、乐山、宜宾、万源。

尼泊尔蓼

猫儿眼睛、水荞子（古蔺）、小昏药、拐脚兰（高县）、扬尘草（合江）、细脚兰（叙永）、让玛（藏名）、野荞子（汶川）。

为蓼科植物 *Polygonum nepalense* Meissn. 的全草。

生于海拔 2 500 m 以下的沟边、草坡、地坎。分布于全川，如九龙、稻城、乡城、石渠、康定、丹巴、道孚、甘孜、雅江、南充市、九寨沟、汶川、小金、马尔康、金川、理县、茂县、眉山市、达州市、巴中市、峨眉山、宁南、雷波、昭觉、马边、峨边。

清热解毒、利水通淋、收敛涩肠，用于肠炎、喉痛目赤、牙龈肿痛、赤痢、大便失常、风湿性关节疼痛、肠痈、肺痈、跌打损伤、红白痢疾。

藏医：止寒泻、止痛，用于泻痢、腹痛、大便如水。

节蓼

猪蓼子草、大马蓼（南充）。

为蓼科植物 *Polygonum nodosum* Pers. 的全草。

生于海拔 600~1 400 m 的沟边、路旁阴湿处。分布于屏山、南充市。

消肿散瘀、破血、解热毒，用于无名肿毒、疮肿、阴疽、瘰疬及月瘕病。

红蓼

水红花子、牛虱子、牛虱婆（高县）、荭草、蓼子草（绵阳）。

为蓼科植物 *Polygonum orientale* L. 的全草、花、果实。

生于海拔 4 300 m 以下的荒地、屋边、水边。分布于全川，乐山、泸州、崇州、什邡、彭州、宜宾、南充市、绵阳市、眉山市、达州、邻水、平昌、巴中、万源、通江、南江、峨眉山、冕宁、康定、炉霍、甘孜、色达。

全草祛风利湿、活血、散瘀、消渴、消肿、祛热、清肺化痰、祛热明目、止痛、接骨，用于风湿关节炎、疟疾、疝气、脚气、疮肿、月经不调、经闭腹痛、跌打损伤，外用于接骨。花健脾开胃，用于心胃气痛、痢疾、痞块、小儿疳积。果消瘀破积、健脾利湿、降气平喘、止痛、利尿，用于肋腹癥瘕、水臌、胃痛、食少腹胀、肝硬化腹水、颈淋巴结核、火眼、疮肿、瘰疬、咳嗽、糖尿病、小腹包块、大便秘结、痰鸣气喘、肝胃气痛、盆腔炎。

红茎蓼

草血竭、让布（藏名）。

为蓼科植物 *Polygonum paleaceum* Wall. 的根及根茎。

生于海拔 1 800~3 700 m 的高山草地、灌木丛、荒坡、草丛中。分布于乐山、彭州、昭觉、美姑、布拖、凉山州、康定、道孚、雅江、理塘、甘孜、马边。

活血、散瘀、止痛、止血、祛痰、消肿、调经、止痢、下气止痛，用于慢性胃炎、胃与十二指肠溃疡、食积、癥瘕积聚、月经不调、浮肿、跌打损伤、外伤出血、无名肿毒、妇女火痨病，外用涂蛇咬伤。

藏医：调经止泻、温胃，用于消化不良、痢疾、腹泻、月经不调。

杠板归

蛇倒退、猫抓刺、贯叶蓼。

为蓼科植物 *Polygonum perfoliatum* L. 的全草。

生于海拔 1 700 m 以下的荒坡、杂草丛、溪边。分布于全川，峨边。

清热解毒、利尿消肿、活血散瘀、利水、化脓生肌、止咳、止痒，用于风火赤眼、上呼吸道感染、肠炎、痢疾、湿热黄疸、百日咳、丹毒、疥癣、黄水疮、瘰疬、带下、肾盂肾炎、肾炎水肿、痔漏、瘘管。治疟疾（重庆）；外用于毒蛇咬伤（古蔺、江安、绵阳市、南川、重庆）；治哮喘、眼生云翳（叙永）。

桃叶蓼

为蓼科植物 *Polygonum persicaria* L. 的全草。

生于海拔 1 000 m 以下的河岸、沟边、路边。分布于邛崃、达州。

发汗、除湿、消食、止泻。

松林蓼

峨眉蓼、蓼子七。

为蓼科植物 *Polygonum pinetorum* L. 的全草。

生于海拔 1 000~3 000 m 的针阔混交林下、山沟、路边阴湿处。分布于什邡、布拖、甘洛、越西、金

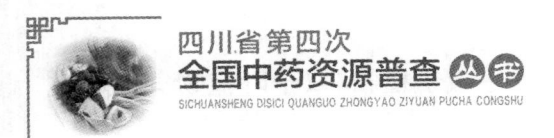

阳、喜德、峨眉山、洪雅。

发汗、除湿、消食、止泻。又清热解毒、利湿退黄，用于湿热黄疸、赤淋。

腋花蓼

小萹蓄、习见蓼。

为蓼科植物 *Polygonum plebeium* R. Br. 的全草。

生于低山、丘陵的荒地、杂草丛、路旁。分布于邛崃、乐山、广元、绵阳市、普格、眉山市、峨眉山、宁南、冕宁、会东、普格。

利水、通淋、化浊杀虫、清热解毒、除湿，用于尿路感染、淋浊、虫积腹痛。

多穗蓼

为蓼科植物 *Polygonum polystachyum* Wall. ex Meissn. 的全草。

生于海拔 3 800～4 000 m 的荒坡、草地。分布于乐山、康定、石渠。

祛风除湿、清热解毒、杀虫。

赤茎散

花脸晕药、散血丹、羽叶蓼。

为蓼科植物 *Polygonum runcinatum* Buch. -Ham. et D. Don 的全草、根茎。

生于海拔 1 000～3 500 m 的沟边、林下、荒坡，有栽培。分布于乐山、阿坝州、凉山州、彭州、什邡、昭觉、美姑、布拖、南充市、眉山市、万源、峨眉山、泸定、峨边。

全草清热解毒、消炎、活络止痛、消肿、止血、止痛，用于痈疽、蛇咬伤、痢疾、白带、经闭腹痛、乳痈、蚊虫咬伤、跌打损伤、劳伤腰痛、无名肿毒、疮疖、风湿性关节炎。根散瘀消肿、补血调经，用于月经不调、跌打损伤。

华赤茎散

花蓼子草、过桥草、白叶昏药（屏山）、蛇丝金盘（古蔺）、接骨莲、罗拐风（筠连）、荞杆七、花脸荞（叙永）。

为蓼科植物 *Polygonum runcinatum* Buch. -Ham. et D. Don. var. *sinense* Hemsl. 的全草。

生于海拔 1 300～3 500 m 的山坡。分布于乐山、屏山、古蔺、筠连、合江、叙永、兴文、泸县、高县、珙县、江安、什邡、洪雅、凉山州、泸定。

清热消肿、祛风除湿、解毒、利尿、止痢、活血、舒筋，用于高热神昏、肺痨咳嗽、烫火伤、瘰疬、痈疖肿毒、跌打损伤、风湿痹痛、月经不调、淋证。治毒蛇咬伤、哮喘（叙永、涪陵）。

大箭叶蓼

飞白草。

为蓼科植物 *Polygonum sagittifolium* Lévl. et Vant 的全草。

生于海拔 800～1 500 m 的河滩、山坡、沟谷。分布于开江、达州、大竹、平昌、万源。

清热解毒，用于蛇咬伤。

刺蓼

为蓼科植物 *Polygonum senticosum*（Meisn）Franch. et Sav. 的全草。

生于海拔 1 000 m 以下的山坡草丛中。分布于万源。

清热解毒、利尿消肿、活血散瘀、利水、化脓生肌、止咳、止痒，用于风火赤眼、上呼吸道感染、肠炎、痢疾、湿热黄疸、百日咳、丹毒、疥癣、黄水疮、化管生肌、瘰疬、带下、肾盂肾炎、肾炎水肿、痔漏、瘘管。

西伯利亚蓼

酸不留、剪刀股。

为蓼科植物 *Polygonum sibiricum* Laxm. 的全草。

生于海拔 3 900 m 以下的山坡草丛中。分布于壤塘、金川、若尔盖、山坡、九寨沟、红原、德格、道孚、理塘、巴塘、稻城、道孚、甘孜、石渠、雅江、色达、炉霍。

清热解毒、祛风除湿、利水消肿。

箭叶蓼

走游草、雀翘、蛇舌藤（古蔺）、鱼刺草（叙永）、钩钩草（峨眉）。

为蓼科植物 *Polygonum sieboldii* Meissn. 的根茎、全草。

生于海拔 1 800 m 以下的荒坡、沟边。分布于乐山、古蔺、叙永、洪雅、达州、大竹、邻水、宣汉、南江、峨眉山、冕宁、越西、甘洛、昭觉、布拖、西昌、德昌、普格。

根茎清热解毒、祛风除湿、舒筋活血，用于跌打损伤、风湿痹痛、淋证。全草泡酒治风湿跌打（叙永），用于肠炎、痢疾、蛇犬咬伤、疮疖肿毒、瘰疬、带状疱疹（巫溪）。

山岭蓼

翅柄蓼。

为蓼科植物 *Polygonum sinomontanum* Sam 的根茎。

生于海拔 3 100 ~ 3 800 m 的高山草坡、路旁、灌木丛。分布于德格、康定、雅江、理塘、巴塘、稻城、得荣、丹巴、乡城、甘孜、白玉。

藏医：清热解表、消肿，用于感冒之肺热咳嗽、脉有热者、静脉突出、自觉灼痛之黑脉病，捣敷疮疡之红肿疼痛。

水湿草

走游草（长宁）、蛇须草（筠连）、接骨藤（兴文）、桐油草、血藤（古蔺）。

为蓼科植物 *Polygonum strigosum* R. Br 的根状茎、全草。

生于高山草地。分布于阿坝州、长宁、筠连、宜宾、兴文、古蔺、峨眉。

根状茎清热解毒、收敛止血。全草用于九子烂疡、伤科消肿（长宁）。蛇咬伤（筠连）；走游风（宜宾）；治风湿（峨眉）；消水肿（古蔺）。

支柱蓼

九牛造、红三七、扭子七（南充、阿坝州）、荞苗七（绵阳）、鸡血七（达州）。

为蓼科植物 *Polygonum suffultum* Maxim. 的根茎。

生于海拔 1 200 ~ 3 700 m 的山区灌木丛、路边、林缘的阴湿肥沃处，有栽培。分布于全川，峨边、彭州、邛崃、什邡、崇州、峨眉、美姑、甘洛、九龙、泸定、道孚、康定、苍溪、广安、绵阳市、九寨沟、汶川、金川、小金、茂县、理县、黑水、松潘、洪雅、邻水、宣汉、万源、南江、木里、马边、峨边。

散血、收敛止血、补中、利湿、行气、活血调经、止痛生肌、行瘀、接骨、祛风除湿，用于跌打损伤、风湿骨痛、内伤吐血、劳伤吐血、便血、崩漏、月经不调、外伤出血、痢疾、脱肛。治头痛（涪陵）；叶治心口痛（峨边）。

细穗支柱蓼

为蓼科植物 *Polygonum suffutum* Maxim var. *pergracile* (Hemsl) Sam. 的根茎。

生于海拔 3 900 m 以下的林下、山坡。分布于成都、乐山、泸定、道孚。

活血、行瘀、接骨。

戟叶蓼

为蓼科植物 *Polygonum thunbergii* Sieb. et Zucc. 的根茎、全草。

生于海拔 1 800 m 以下的山坡。分布于崇州、乐山、兴文、筠连、雷波、会东、西昌、稻城、平昌、万源、通江、南江、马边、峨边。

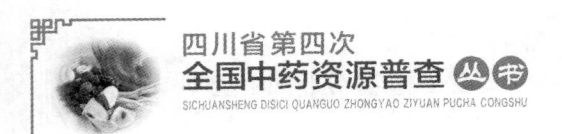

根茎清热解毒、凉血止血。全草止泻、镇痛，用于偏头痛、湿热头痛、跌打损伤、闭经、腹泻、肠炎、痢疾、蛇犬咬伤（巫溪）；治小儿疳积（雷波）。

蓼蓝

蓼大青。

为蓼科植物 *Polygonum tinctorium* Ait. 的茎叶。

栽培于海拔 4 200 m 以下的地区。分布于宣汉、昭觉、布拖、理塘、稻城、炉霍。

清热解毒、凉血消斑，用于温病发热、发斑发疹、肺热喘咳、吐血衄血、喉痹、热痢、黄疸、疟腮、丹毒、口疮、痈肿。

黏毛蓼

为蓼科植物 *Polygonum viscosum* Buch. 的根茎。

生于低海拔地区的路旁、水边、山坡。分布于邛崃、乐山、越西、雷波、布拖、冕宁。

清热解毒、凉血止血。

珠芽蓼

野高粱、帮让（藏名）、猴子七（阿坝州）、一口血（达州、峨眉）。

为蓼科植物 *Polygonum viviparum* L. 的根茎。

生于 1 500～4 800 m 的高山山坡草地、灌木丛中。分布于金川、若尔盖、九寨沟、汶川、茂县、理县、红原、甘孜州、凉山州、什邡、乐山、洪雅、万源、峨眉山、马边、峨边。

清热解毒、活血、止血、行瘀、消肿止痛、止痢、止泻，用于扁桃体炎、肠炎、胃炎、痢疾、吐血、衄血、白带、血崩、痈疖肿毒、月经不调、跌打损伤、外伤出血、痢疾、腹痛、肠风下血。

藏医：止泻、镇肠寒痛，用于胃病、消化不良、培根病、小儿腹泻、胃肠溃疡。

苞叶大黄

水黄、杂迴麻（藏名）。

为蓼科植物 *Rheum alexandrae* Balalin 的根茎。

生于海拔 3 500～4 500 m 的山沟湿处、高山、草地。分布于巴塘、稻城、丹巴、甘孜、炉霍、乡城、理塘、泸定、康定、九龙、乡城、道孚、新龙。

藏医：祛黄水、消肿，用于刀伤疮疡。

滇边大黄

曲玛孜（藏名）、小大黄、白大黄。

为蓼科植物 *Rheum delavayi* Franch. 的全草。

生于海拔 2 800～4 700 m 的高山草地、多石草坡。分布于稻城、康定、九龙、雅江、理塘、乡城、石渠、白玉、新龙、德格、雷波。

活血、散瘀、消肿、破血，用于无名肿毒、阴疽、瘰疬及月瘕病。

藏医：泻水、散瘀、止痛，用于跌打损伤、湿热、疮疡等。

牛尾七

红马蹄乌、小大黄（阿坝州）、马蹄窝（峨眉）、雪清、雪三七。

为蓼科植物 *Rheum forrestii* Diels 的根茎。

生于海拔 700～3 500 m 的岩脚下、林缘。分布于乐山、九寨沟、茂县、汶川、理县、马尔康、松潘、峨眉山、洪雅、盐源、宁南、美姑、木里、甘洛、昭觉、德昌、布拖。

清热解毒、破积、行瘀、舒筋活血、止血、补五脏、通经，用于咽喉肿痛、腮腺炎、大便秘结、跌打损伤、外伤出血。清热解毒、润肠通便、破积通经、行瘀、补五脏、除风湿、消痈排脓，用于癫痫（洪雅）。

河套大黄

为蓼科植物 *Rheum hotaoense* C. Y. Cheng et Kao 的根。

生于潮湿的山坡、草地，有栽培。分布于红原、松潘、九寨沟。

消食化滞、通腑泄热，用于食积不化、脘腹胀满、腹痛泄泻不爽、热结便秘。

亚大黄

曲扎（藏名）、拉萨大黄。

为蓼科植物 *Rheum lhasaense* A. J. Li et P. K. Hsiao 的根茎。

生于海拔 3 000 ~ 5 600 m 的牧区阴坡灌木丛或石缝中。分布于甘孜、道孚。

藏医：活血祛瘀、健胃消食、泻下消炎、泻疫疠、强心利尿，用于咽喉肿痛、外敷痈疮及毒蛇咬伤。

丽江大黄

曲扎（藏名）。

为蓼科植物 *Rheum likiangensis* Sam 的根茎。

生于海拔 3 400 ~ 3 600 m 的阴坡灌木丛或石缝中。分布于德格、乡城、普格。

藏医：活血祛瘀、健胃消食、泻下消炎、泻疫疠、强心利尿，用于咽喉肿痛、外敷痈疮及毒蛇咬伤。

大黄

药用大黄、南大黄、迥扎、曲迥、杂迥、拉迥、君木扎（藏名）。

为蓼科植物 *Rheum officinale* Baill. 的根茎及根。

生于海拔 1 200 ~ 4 000 m 的高山、草地，有栽培。分布于宣汉、南江、通江、绵阳、彭州、汉源、石棉、通江、北川、凉山州、稻城、九龙、德格、巴塘、泸定、巴塘、康定、阿坝州、马边。

清热解毒、通经、泻湿热、破积滞、行瘀血、泻下通里，用于实热便秘、谵语发狂、食积痞满、里急后重、瘀停经闭、时行热疫、急性阑尾炎、急性传染性肝炎、血瘀经闭、暴眼赤痛、吐血、衄血、腹痛、牙痛、阴黄、水肿、淋浊、痈疡肿毒、疔疮、烫火伤、急性结膜炎。

藏医止泻、舒筋、对外伤性脓血起收敛作用，用于中毒性发热、脏器发热、胆热病、培根病、泻下、实热便秘、湿热黄疸、血瘀经闭、痈肿疮毒。

注：本品为川产道地药材，主产于北川、青川、平武、万源。

掌叶大黄

迥杂、曲炯、杂炯、拉炯、峻（藏名）、北大黄、天水大黄（阿坝州）。

为蓼科植物 *Rheum palmatum* L. 的根茎。

生于海拔 2 500 ~ 3 900 m 的高山、草地，有栽培。分布于甘孜州、凉山州、成都、阿坝州、汉源、石棉、宝兴、德格、泸定、康定、峨眉山、峨边。

清热解毒、通经、泻湿热、破积滞、行瘀血、泻下通里，用于实热便秘、谵语发狂、食积痞满里急后重、瘀停经闭、时行热疫、急性阑尾炎、急性传染性肝炎、血瘀经闭、暴眼赤痛、吐血、衄血、腹痛、牙痛、阴黄、水肿、淋浊、痈疡肿毒、疔疮、烫火伤、急性结膜炎。

藏医止泻、舒筋、对外伤性脓血起收敛作用，用于中毒性发热、脏器发热、胆热病、培根病、泻下、实热便秘、湿热黄疸、血瘀经闭、痈肿疮毒。

注：本品为川产道地药材，主产于色达、康定、甘孜、黑水、壤塘、理县、茂县、汶川、金川。

小大黄

曲玛孜（藏名）、白大黄。

为蓼科植物 *Rheum pumilum* Maxim. 的全草。

生于海拔 3 900 ~ 4 500 m 的高山阴坡、山地林缘或草坡。分布于德格、白玉、泸定、理塘、稻城、石渠、色达。

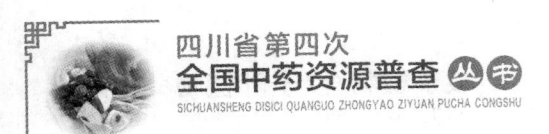

活血、散瘀、消肿、破血，用于无名肿毒、阴疽、瘰疬及月癥病。

藏医：泻水、散瘀、止痛，用于跌打损伤、湿热、疮疡等。

穗序大黄

曲杂、亚大黄。

为蓼科植物 *Rheum spiciforme* Royle 的根及根茎。

生于海拔 3 500～3 800 m 的高山草坡、灌木丛、乱石堆潮湿处。分布于德格、甘孜州。

消炎、泻下、愈创，用于大便秘结、炎症、伤口不愈。德格藏医用于腹痛、降血压、大便干燥、泻蛊热。

唐古特大黄

为蓼科植物 *Rheum tanguticum* Maxim. ex Balf. 的根茎。

生于海拔 3 500～4 300 m 的高山、草地，有栽培。分布于若尔盖、石渠、色达、阿坝县。

清热泻火、行瘀。

注：本品为川产道地药材，主产于德格、色达、若尔盖、阿坝县、石渠县。

酸模

牛耳大黄。

为蓼科植物 *Rumex acetosa* L. 的根、全草。

生于海拔 4 000 m 以下的灌木丛、荒地、向阳山坡。分布于乐山、阿坝州、凉山州、乡城、白玉、理塘、炉霍、万源、甘孜州、马边、峨边。

清热解毒、利尿通便、凉血、杀虫、退黄、利湿、止痛，用于皮肤病、热痢、淋病、小便不通、便秘、吐血、内出血、内痔出血、恶疮、疥癣、疔疮、湿疹、神经性皮炎。

皱叶酸模

牛耳大黄、土大黄（泸县）。

为蓼科植物 *Rumex crispus* L. 的根、叶。

生于海拔 300～3 900 m 的路边、沟边。分布于乐山、成都、宜宾、泸县、雅江、乐山、茂县、汶川、九寨沟、黑水、泸州、开江、宣汉、峨眉山、道孚、雅江、峨边。

根清热凉血、退黄、利湿、止痛、化痰、止咳、通便杀虫，用于急性肝炎、慢性气管炎、吐血、血崩、功能性子宫出血、血小板减少性紫癜、大便结燥、痢疾、疥癣、疔疮、外痔、急性乳腺炎、黄水疮、疖肿。并治劳伤咳嗽、外用搽癣（宜宾）。叶清热解毒、利大便，用于咳嗽无痰、头晕。

齿果酸模

牛耳大黄（峨眉）。

为蓼科植物 *Rumex dentatus* L. 的根。

生于海拔 400～3 300 m 的路边、荒坡。分布于乐山、九寨沟、松潘、黑水、泸州、邻水、渠县、平昌、宣汉、峨眉山、冕宁、会东、西昌、会理、美姑、布拖、泸定、九龙、峨边。

清热解毒、润肠通便、杀虫、凉血止血，用于功能性子宫出血、吐血、咯血、鼻衄、牙龈出血、胃、十二指肠出血、便血、紫癜、便秘、水肿，外用于疥癣、疮疖、脂肪性皮炎。

铁蒲扇

血大黄、土大黄（屏山）、血筋大黄（泸县）、红大萝、大晕药（古蔺）。

为蓼科植物 *Rumex domesticus* Hartm 的根。

生于荒坡。分布于屏山、古蔺、纳溪、合江、宜宾、泸县。

清热解毒、止咳化痰，用于头晕、大便结燥、咳嗽、疮癣等。

川滇土大黄

石菠菜、大酸浆草、戟叶酸模。

为蓼科植物 *Rumex hastatus* D. Don 的全株。

生于海拔 1 600 ~ 3 200 m 的灌木丛、荒坡、草地。分布于宜宾、会东、盐源、康定、稻城、得荣、九龙、雅江、雷波。

用于跌打损伤。

羊蹄

牛耳大黄。

为蓼科植物 *Rumex japonicus* Houtt 的根及全草。

生于海拔 4 300 m 以下的沟边、田坎、地边。分布于筠连、高县、古蔺、平昌、巴中、通江、九龙、理塘、马边、峨边。

清热、通便、利水、止血、杀虫，用于大便结燥、淋浊、鼻衄、黄疸、吐血、肠风、功能性子宫出血、秃疮、疥癣、痈肿、跌打损伤、血小板减少性紫癜、慢性肝炎、肛门周围炎，外用于痔疮、急性乳腺炎、黄水疮、疖肿、皮癣。并治小儿急性肝炎（高县）。

长刺酸模

血大黄。

为蓼科植物 *Rumex maritimus* L. 的根。

生于路边、荒坡。分布于峨眉山报国寺。

清热解毒、润肠通便。

尼泊尔酸模

血大黄、土大黄、牛耳大黄、学虻（藏名）。

为蓼科植物 *Rumex nepalensis* Spreng 的根、全草、叶、果实。

生于海拔 4 100 m 以下的草地、路边、荒地、地旁、屋侧。分布于全川，乐山、茂县、汶川、黑水、九寨沟、彭州、崇州、什邡、邛崃、合江、筠连、兴文、屏山、凉山州、德格、稻城、石渠、乡城、炉霍、理塘、九龙、道孚、南充市、绵阳市、达州、宣汉、万源、通江、南江、峨眉山、甘孜州、马边、峨边。

全草清热解毒、润肠通便、利水、凉血止血、杀虫，用于大便结燥、淋浊、黄疸、吐血、衄血、白带、湿热痢疾、肠风、功能性子宫出血、神经性皮炎、秃疮、疥癣、痈肿、跌打损伤、烧伤、外伤出血、牙痛、顽癣。根清热、退黄、利湿、止痛。叶清热解毒、通便，用于肠风便秘、小儿疳积、舌肿、疥癣。果实用于赤白痢疾、妇人血气。

藏医：清热解毒、活血消肿，用于大便秘结、疗疮肿毒、湿热痢疾、子宫炎症。

巴天酸模

土大黄（大竹）。

为蓼科植物 *Rumex patientia* L. 的根。

生于海拔 1 700 ~ 4 000 m 的山坡、草地潮湿处。分布于大竹、道孚。

生品活血散瘀、止血、清热解毒、润肠通便，用于跌打损伤、内出血、紫癜、烫火伤、脓疮、癣、阑尾炎、慢性肠炎、大便秘结。酒制品止泻、补血。

疏花酸模

牛耳大黄。

为蓼科植物 *Rumex remotiflorus*（Sam.）A. J. Li 的全草。

生于地边、屋侧。分布于全川，凉山州。

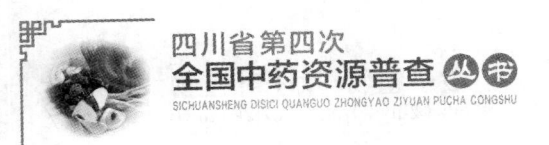

清热解毒。

藜科 Chenopodiaceae

千针苋

为藜科植物 *Acroglochin persicarioides*（Poir.）Moq. 的全草。

生于海拔 3 200 m 以下的草丛、路旁。分布于布拖、美姑、喜德、越西、昭觉、宁南、西昌、泸定、康定、道孚、稻城。

清热凉血、透疹。

莙达菜

红牛皮菜。

为藜科植物 *Beta vulgaris* L. var. *cicla* L. 的茎叶。

生于海拔 2 000 m 以下的山地，多栽培。分布于全川，泸定、康定、九龙、得荣、峨边、峨眉山。

清热解毒、行瘀止血、活血调经、祛风，用于感冒发热、湿热痢疾、痔疮下血、麻疹透发不畅，热毒下痢、闭经、淋浊、痈肿、虫咬伤、伤折。

红莙达菜

红牛皮菜。

为藜科植物 *Beta vulgaris* L. var. *ohio* L. f. *rubra* S. Y. Chen Mess 的茎叶。

生于海拔 2 000 m 以下的山地，多栽培。分布于开江、达州、大竹、渠县、南江。

清热止血、解毒、解表透疹，用于麻疹初起、吐血、月经不调等症。

藜

灰灰菜、例（藏名）。

为藜科植物 *Chenopodium album* L. 的全草。

生于 4 000 m 以下的干燥、瘦瘠的路边、田边、地中。分布于全川，昭觉、金阳、美姑、理塘、九龙、乡城、泸定、康定、甘孜、色达、白玉、丹巴、稻城、德格、道孚、南充市、绵阳市、阿坝州、达州市、巴中市、峨眉山、凉山州、马边、峨边。

清热利湿、疏风、解毒、杀虫、止泻、止痒透疹、祛风镇惊，用于风热感冒、痢疾、肠炎、腹泻、湿疮、皮肤湿热痒疹、毒虫咬伤、麻疹不透、齿若、癫症、高烧。嫩叶作蔬菜食用。

清热解毒、漱齿、杀蚜虫，外用于皮肤瘙痒、麻疹不透、癫疯疣痣，煎洗虫疣。

土荆芥

苏青蒿（江安、长宁）、牛尿蒿（南溪）、菊叶香藜（阿坝州）、臭草（峨眉）。

为藜科植物 *Chenopodium ambrosioides* L. 的全草。

生于海拔 3 000 m 以下的向阳田边、路边、草丛中。分布于全川。

祛风清热、解毒杀虫、通经止痛、除湿止痒、消肿、止痛，用于皮肤风湿痹症、痛经、皮肤湿疹、皮肤瘙痒、脱肛、子宫脱垂、蛇虫咬伤。并驱钩虫、蛔虫、蛲虫。

刺藜

为藜科植物 *Chenopodium aristatum* L. 的全草。

生于海拔 1 000 ~ 3 000 m 的田边、路边。分布于九寨沟、金川、小金、汶川、茂县、九龙、木里、雷波、乡城。

祛风止痛、止痒，用于过敏性皮炎、荨麻疹。

香藜

为藜科植物 *Chenopodium botrys* L. 的全草。

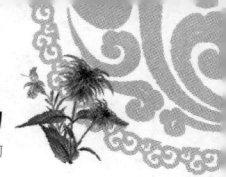

生于海拔 1 500 ~ 2 500 m 的山坡、草丛中。分布于九寨沟、阿坝州、稻城。

用于皮肤湿疹。

菊叶香藜

为藜科植物 *Chenopodium foetidum* Schrad. 的全草。

生于海拔 400 ~ 4 000 m 的山坡、路旁。分布于九寨沟、松潘、金川、黑水、小金、九龙、石渠、德格、丹巴、乡城、白玉、稻城、新龙、理塘、巴塘、道孚、康定、甘孜、美姑、会理、盐源、木里、布拖、越西、昭觉。

清热利湿、止痒。用于跌打损伤、扭伤（阿坝州）。

灰绿藜

灰苋菜（阿坝州）。

为藜科植物 *Chenopodium glaucum* L. 的全草。

生于海拔 2 000 ~ 3 500 m 的草丛、山坡、路旁。分布于金川、马尔康、壤塘、小金、德格、甘孜、石渠、康定、新龙。

清热利湿、止痒透疹、止泻杀虫，用于风热感冒、痢疾、腹泻、皮肤瘙痒、麻疹不透、毒虫咬伤。

细穗藜

为藜科植物 *Chenopodium gracilispicum* Kung 的全草。

生于是山坡草地、林缘、河边。分布于万源。

用于皮肤过敏。

杂配藜

大叶藜。

为藜科植物 *Chenopodium hybridum* L. 的全草。

生于海拔 2 000 ~ 3 600 m 的山坡草丛、山坡、路旁。分布于金川、马尔康、松潘、红原、若尔盖、丹巴、乡城、道孚、康定。

调经、止血，用于月经不调、功能性子宫出血、吐血、衄血、咯血、尿血。

小藜

灰灰菜、水落藜（阿坝州）。

为藜科植物 *Chenopodium serotinum* L. 的全草。

生于 2 500 ~ 3 000 m 的田间、地边、草丛中。分布于茂县、黑水、汶川、理县、马尔康、小金、金川、松潘、九寨沟、崇州、南充市、会理、普格、宁南、冕宁、喜德、盐边、峨边。

清热解毒、利湿、杀虫、止泻、止痒透疹、祛风镇惊、退烧，用于风热感冒高烧、湿疮、皮肤痒疹、疮疡肿毒、毒虫咬伤、齿若、癫症。

市藜

为藜科植物 *Chenopodium urbicum* L. 的全草。

生于荒山、草地。分布于乐山、乡城、石渠、稻城、新龙、德格。

清热、利湿、杀虫。

地肤子

铁扫把、黄蒿、地面草、白地草（阿坝州）。

为藜科植物 *Kochia scoparia*（L.）Schrad. 的果实。

生于海拔 3 200 m 以下的山坡、草丛中，多栽培。分布于全川，雷波、布拖、南充市、金阳、绵阳市、茂县、小金、马尔康、金川、若尔盖、达州市、巴中市、峨眉山、凉山州、新龙、峨边。

清湿热、利小便、通淋、祛风、除湿止痒、杀虫，用于湿热疮疡、荨麻疹、湿热小便不利、淋病、带

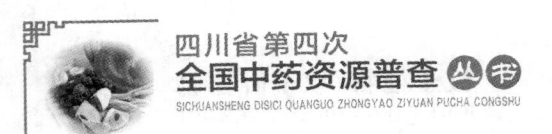

下、疝气、湿疹、风疹、喉痛、疮毒、疥癣、阴部湿痒。种子研末蒸鸡肝吃治眼雾（会理）。

猪毛菜

打测尔（藏名）。

为藜科植物 *Salsola collina* Pall. 的全草。

生于海拔 550~4 500 m 的河边、地边、路旁、山地、荒地、盐碱地。分布于全川，茂县、汶川、小金、马尔康、金川、若尔盖、金阳、雷波、道孚、石渠、新龙、德格、炉霍、乡城、巴塘、康定、甘孜。

降血压，用于高血压、头痛。藏医用于咳嗽、头痛、发烧及各种炎症。

菠菜

为藜科植物 *Spinacia oleracea* L. 的全株、种子。

栽培。分布于全川。

全草养血、止血、润燥、敛阴、平肝止渴、滋阴补肾、润肠通便，用于衄血、便血、高血压、坏血病、头痛、目眩、风火赤眼、消渴引饮、大便涩滞、糖尿病。种子祛风明目、利肠胃开通关窍。

碱蓬

灰绿碱蓬。

为藜科植物 *Suaeda glauca* Bge. 的全草。

生于山坡、草地。分布于石渠、西昌。

清热、消积。

番杏科 Aizoaceae

番杏

法国菠菜。

为番杏科植物 *Tetragonia tetragonioides*（Pall.）Kuntze 的全草。

栽培，分布于安岳、邛崃等地。

清热解毒、祛风消肿，用于肠炎、败血症、疔疮红肿、风热目赤。

苋科 Amaranthaceae

土牛膝

粗毛牛膝、倒扣草。

为苋科植物 *Achyranthes aspera* L. 的根、全草。

生于海拔 800~2 800 m 以下的路边、草丛、荒坡。分布于乐山、绵阳、九寨沟、金川、马尔康、理县、茂县、汶川、彭州、屏山、雷波、金阳、宁南、甘洛、普格、德昌、九龙、泸定、乡城、开江、南江、马边、峨边。

根清热解毒、利尿、通淋、活血、强筋骨，用于尿血、妇女经闭、风湿关节痛、感冒发热、痢疾、扁桃体炎、肾炎、白喉、痈肿、疟疾、喉痛、脚气、淋病、水肿、跌打损伤、泌尿系统结石。全草清热解表、活血、利水，用于感冒发热、痢疾、疟疾、喉痛、脚气、淋病、水肿、跌打损伤。

台湾牛膝

为苋科植物 *Achyranthes aspera* L. var. *rubro-fusca*（Wight）J. D. Hooker 的根。

生于路边、草丛、荒坡。分布于西昌。

通经活络、清热解毒。

牛膝

怀牛膝、白牛膝。

为苋科植物 Achyranthes bidentata Bl. 的根、全草。

生于海拔 300～3 200 m 的阴湿林下、路边、原野，有栽培。分布于全川，筠连、长宁、叙永、泸县、古蔺、屏山、兴文、宜宾、合江、高县、南溪、江安、什邡、邛崃、崇州、普格、美姑、金阳、甘洛、泸定、九龙、稻城、丹巴、得荣、白玉、巴塘、彭州、南充市、绵阳市、理县、茂县、小金、金川、九寨沟、渠县、宣汉、平昌、巴中、通江、峨眉山、马边、峨边。

根生用活血散瘀、祛风除湿、强筋骨、利尿、清热解毒、通利关节、消痈肿、破瘀通络、利腰膝、引血下行、催生、下死胎，用于淋病、尿血、腹中包块、腰膝关节痠痛、下肢风湿疼痛、阴虚火亢之牙龈肿痛、吐血、咯血、衄血、高血压、脑溢血、小便淋痛、血瘀经闭、难产、癥瘕、胞衣不下、产后瘀血腹痛、喉痹、咽喉肿痛、风湿关节痛、脚气、水肿、痢疾、疟疾、白喉、痈肿、跌打损伤。酒制根补肝肾、强筋骨，用于肝肾不足、腰膝酸痛、四肢拘挛、痿痹。茎叶祛湿通络，用于寒湿痿痹、腰膝疼痛、久疟、淋病。

柳叶牛膝

红牛膝。

为苋科植物 Achyranthes longifolia Makino 的根。

生于荒地、平原、丘陵、屋边、路旁、林缘。分布于全川，古蔺、屏山、宜宾、长宁、兴文、叙永、合江、高县、彭州、什邡、南充市、开江、达州、南江、峨眉山、什邡、昭觉、普格、喜德、雷波、美姑、马边、峨边。

根活血散瘀、祛风除湿、利尿、通利关节、破瘀通络、利腰膝、引血下行、排脓，用于腹中包块、腰膝关节痠痛、下肢风湿疼痛、阴虚火亢之牙龈肿痛、吐血、咯血、衄血、高血压、脑溢血、小便淋痛、血瘀经闭、难产。

补肝肾、强筋骨（古蔺）。

红柳叶牛膝

为苋科植物 Achyranthes longifolia Makino f. rubra Mo 的根。

生于荒地、平原、丘陵、屋边、路旁、林缘。分布于达州、大竹、平昌、巴中、万源、通江、绵竹。

功效同柳叶牛膝。

白花苋

绢毛苋。

为苋科植物 Aerva sanguinolenta（L.）Bl. 的全草。

生于低山山坡疏林下、阴湿地边。分布于阿坝州、成都、筠连、合江、高县、雷波。

活血散瘀、清热除湿，用于月经不调、血瘀崩漏、经闭、跌打损伤、风湿关节痛、湿热黄疸、痢疾、角膜云翳。又清热解毒、利尿、利咽，用于咽喉肿痛、痈疮。

锦绣苋

为苋科植物 Alternanthera bettzickiana（Regel.）Nichols. 的全株。

栽培于庭院。分布于成都、米易、西昌。

清热解毒、凉血、止血、消积逐瘀。

喜旱莲子草

螃蜞菊、革命草、过江藤（合江）、空心莲子草、水花生。

为苋科植物 Alternanthera philoxeroides（Mart）. Griseb. 的茎叶。

生于水沟、池塘、土地。分布于全川。

清热解毒、利尿、消肿排脓，用于流感、流行性出血热、结膜炎、乙脑、麻疹、病毒性肝炎、咳嗽吐血、咽喉肿痛、肺热咳嗽、疮疖、痢疾、肠风下血、淋病、痈疽肿毒、湿疹、狂犬咬伤。并泻火利水，用

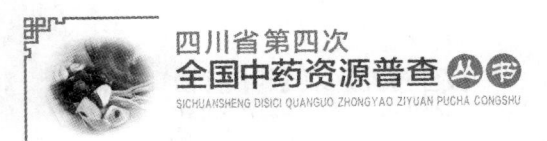

于牙痛（泸县）。

莲子草

水牛膝、虾钳菜（泸县）、水苋菜、水马齿苋（绵阳）。

为苋科植物 *Alternanthera sessilis*（L.）DC. 的全草。

生于水沟、池塘、土地。分布于乐山、兴文、泸县、甘洛、雷波、南充市、绵阳市、眉山市、邻水、峨眉山。

清热解毒、凉血止痢、利尿、拔毒、泻火、利水、通便消肿、通淋、杀虫，用于咳嗽吐血、鼻衄、便血、湿热痢疾、肠风下血、淋病、牙痛、痈疽肿毒、小便不利、黄疸型肝炎、肿毒、湿疹、疥疮。

凹头苋

野苋菜、猪苋。

为苋科植物 *Amaranthus ascendens* Loisel /*A. lividus* L. 的全草、种子、根。

生于海拔 1 400～2 500 m 的阴湿的溪边、荒地。分布于乐山、合江、纳溪、理县、茂县、九寨沟、黑水、汶川、金川、马尔康、眉山市、达州市、巴中市、雷波、西昌、金阳、峨边、邛崃、泸定。

清热解毒、凉血止痢、止痛、收敛、利尿，用于明目、小便不利、痢疾、目赤、乳痈、痔疮出血。种子明目、利大小便、去寒热。鲜根清热解毒。

尾穗苋

天星苋、老枪谷。

为苋科植物 *Amaranthus caudatus* L. 的根。

栽培于海拔 2 000 m 以下的地区。分布于邛崃、屏山、古蔺、高县、南溪、泸定、宁南、会理、甘洛、丹巴。

滋补强壮，用于小儿疳积、虚损、头昏、四肢无力。

绿穗苋

为苋科植物 *Amaranthus hybridus* L. 的全草。

生于田埂、沟边湿地。分布于九龙、石棉。

清热解毒、利湿止痒。

仙米菜

为苋科植物 *Amaranthus hybridus* L. var. *hypochondriacus*（L.）H. Rob. 的全草。

生于田埂、沟边湿地。分布于越西、昭觉、美姑。

消食、健胃、止痒。

繁穗苋

红天须子（茂县）。

为苋科植物 *Amaranthus paniculatus* L. 的全草。

生于海拔 1 500～2 300 m 的山坡、路旁。分布于茂县、汶川、金川、九龙、昭觉、越西、会东。

消肿止痛，用于跌打损伤、骨折肿痛、恶疮肿毒。

反枝苋

野苋菜。

为苋科植物 *Amaranthus retroflexus* L. 的全草。

生于海拔 1 500～2 900 m 的田野、路旁。分布于成都、茂县、汶川、小金、理县、马尔康、屏山、泸定、乡城、九龙、康定、得荣、筠连。

止泻、解毒、止血、清肝热、消食，用于腹水、痢疾、痔疮、肿痛出血。

刺苋

野苋菜。

为苋科植物 *Amaranthus spinosus* L. 的全草。

生于海拔 300～800 m 的荒地。分布于乐山、眉山市、甘洛。

清热解毒、利湿消肿，用于痢疾、便血、疮肿。

苋

雁来红、苋菜子、红苋菜、老少年。

为苋科植物 *Amaranthus tricolor* L. ／*A. mangostanus* L. 的全株或嫩叶、根、种子。

栽培于海拔 1 500 m 以下的地区。分布于全川，普格、甘洛、越西、泸定、康定。

全草及嫩叶退热、解毒、明目去翳、止血、清热利湿、消肿，用于痢疾、吐血、血崩、目翳、便血、疮肿。根清热、凉血解毒、止泻，用于细菌性痢疾、肠炎、红崩白带、痔疮、吐血。种子清肝明目，用于火眼、角膜云翳、眼雾不明、目赤肿痛。

皱果苋

血苋、野苋菜、野苋。

为苋科植物 *Amaranthus viridis* L. 的全草。

栽培于海拔 3 400 m 以下的地区。分布于乐山、南充市、眉山市、宁南、喜德、丹巴、甘孜。

清热解毒、祛风止血、消痈散结，用于急性肠炎、痢疾、痈疮疔毒、痔疮、牙疳、蛇虫咬伤。

青葙

青葙子、野鸡冠花、白鸡冠花（金川）。

为苋科植物 *Celosia argentea* L. 的种子、花、茎叶。

生于海拔 600～1 400 m 的向阳山坡、田边、水沟边，有栽培。分布于全川，金阳、雷波、泸定、南充市、绵阳市、九寨沟、汶川、金川、眉山市、达州市、巴中市、峨眉山、宁南、普格、甘洛、岳池。

种子清肝明目、凉血止血、泻肝火、祛风热、退翳、降血压，用于目赤肿痛、云翳遮睛、眼目瘙痒、高血压、鼻衄、皮肤风热瘙痒、疥癣、眼雾、痔漏下血、赤白带下、吐血、咳血、血淋、妇女崩中。茎叶清热解毒、止血止痛、燥湿、杀虫、祛风热、明目、止血、降血压，用于风瘙身痒、疮疥、痔疮、刀伤出血、毒疮出血、目赤肿痛、高血压、鼻衄。花序清肝凉血、明目去翳，用于吐血、头风、目赤、月经不调、血崩、血淋、白带。

鸡冠花

为苋科植物 *Celosia cristata* L. 的种子、花。

栽培于海拔 1 500 m 以下的地区。分布于全川，泸定、南充市、眉山市、达州市、巴中市、峨眉山、宁南、普格、泸定、康定。

花清热、凉血止血、消炎、止带、止痢、收敛，用于痔漏下血、赤白下痢、肺热吐血、咳血、血淋、血崩、久泻、久痢、赤白带下（赤者用赤色，白者用白色）、功能性子宫出血。种子凉血止血、祛风止带、止痢，用于痔疮、肠风下血、赤白痢疾、崩带淋浊、妇人阴部疮及火疮、吐血、衄血、血崩、荨麻疹、痔疮下血、白带。茎叶治痔疮痢疾、吐血、衄血、荨麻疹。

浆果苋

为苋科植物 *Cladostachys frutescens* D. Don／ *C. amaranthoides* Lam 的全株。

生于海拔 2 200 m 以下的山坡林下、灌木丛。分布于会东。

祛风利湿，用于风湿关节痛、泄泻、痢疾。

头花杯苋

麻牛膝、头花蒽草。

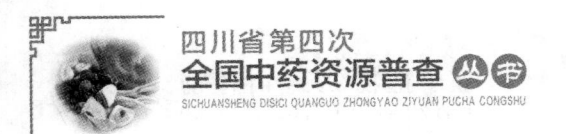
为苋科植物 *Cyathula capitata* (Wall) Moq. 的根。

生于海拔 1 700～2 300 m 的荒地，有栽培。分布于乐山、洪雅、喜德、甘洛。

补肝肾、祛风除湿、活血止痛、通经，用于腰膝疼痛、血淋、经闭、跌打损伤。

川牛膝

板参、家牛膝（叙永）。

为苋科植物 *Cyathula officinalis* Kuan 的根。

生于海拔 800～2 600 m 的荒地，有栽培。分布于全川，宝兴、天全、金口河、西昌、宜宾、古蔺、合江、叙永、彭州、邛崃、什邡、金阳、普格、越西、甘洛、布拖、九龙、泸定、金川、壤塘、茂县、九寨沟、马尔康、若尔盖、洪雅、宣汉、石棉、峨边。

祛风除湿、活血通经、祛瘀、催产、引产下行、补肝肾，用于风湿腰膝酸痛、脚萎痉挛、血淋、血尿、妇女经闭、大骨节病、小儿麻痹、牙痛、吐血、衄血、尿痛、血瘀、胎衣不下、产后瘀血腹痛、跌打损伤。

注：本品为川产道地药材，主产于宝兴、金口河、天全。

绒毛杯苋

川牛膝（绵阳）。

为苋科植物 *Cyathula tomentosa* Moq. 的根。

生于荒地、原野。分布于绵阳市。

祛风除湿、活血通经，用于风湿腰膝酸痛、脚萎痉挛、血淋、血尿、妇女经闭、大骨节病、小儿麻痹、尿痛、血瘀、胎衣不下、产后瘀血腹痛。

千日红

滚水花（纳溪）。

为苋科植物 *Gomphrena globosa* L. 的全草、花序。

生于海拔 300～2 500 m 的田野，有栽培。分布于全川，南部、阆中、南充、九寨沟、汶川、金川、眉山市、达州市、巴中市、峨眉山、西昌、泸定、康定、中江。

全草清热解毒、消肿散结、止咳定喘、平肝明目，用于头风、目痛、气喘咳嗽、痢疾、百日咳、小儿惊风、瘰疬、疮疡、跌打损伤、高血压。花止咳平喘、祛风、清肝、退热明目，用于支气管炎、目赤头痛、羞明畏光、视物不清、头晕头痛、小儿痫风、头风痛、小便不利、哮喘、小儿腹胀。

巴西人参

为苋科植物 *Pfaffia paniculata* (Mart.) Kuntze 的根。

栽培，分布于青川。

滋补壮阳、降血糖、抗疲劳、降血压、降血脂，用于疲劳综合征、体质虚弱、前列腺炎、糖尿病、高血压、高血脂、失眠。

紫茉莉科 Nyctaginaceae

黄细心

为紫茉莉科植物 *Boerhavia diffusa* L. 的根。

生于干旱的路旁、草丛中。分布于会东、木里、雷波。

活血散瘀、强筋骨、调经、消疳，用于筋骨痛、腰腿痛、月经不调、带下病、脾肾虚浮肿、小儿疳积。

光叶子花

宝巾、三角梅。

为紫茉莉科植物 *Bougainvillea glabra* Choisy 的花。

栽培。分布于宜宾、泸州、凉山州、攀枝花、成都、泸定、康定、九龙。

调和气血，用于妇女赤白带下、月经不调。

喜马拉雅紫茉莉

罢珠、阿夏更达（藏名）、中华山紫茉莉。

为紫茉莉科植物 *Mirabilis himalaica*（Edgew）Helm. / *Oxybaphus himalaica*（Edgew）Helm 的根。

生于海拔 700~4 100 m 的草坡、沟谷、林缘、山坡。分布于甘孜州、金川、小金、马尔康、汶川、理县、茂县、壤塘、德格。

补益脾肾、利水，用于肾炎水肿、淋病。

藏医：增胃温、暖肾、生肌、长气力、利尿、排石、敛"黄水"，用于胃寒、肾寒、下身寒、阳痿、浮肿、膀胱结石、腰痛、关节痛、黄水病、淋病。

紫茉莉

胭脂花、粉子头、胭脂粉。

为紫茉莉科植物 *Mirabilis jalapa* L. 的块根、叶、种子。

生于海拔 2 800 m 以下的河边灌木丛、荒地，有栽培。分布于全川，雷波、南充市、绵阳市、金川、九寨沟、松潘、茂县、理县、黑水、马尔康、眉山市、达州市、巴中市、峨眉山、泸定、康定。

根补脾养血、收敛止血、清热利湿、消肿解毒、利尿、活血散瘀、止带，用于尿路感染、前列腺炎、脾虚白带、糖尿病、痨伤体虚、崩漏下血、淋浊、带下、肺痨吐血、痈疽发背、急性关节炎、头昏目眩、五淋、妇女崩带，捣敷痈疖、疮痈肿痛、跌打损伤。叶治痈疖、疥癣、创伤。种子粉可去面部斑痣、粉刺。又根利尿泻热、活血散寒。种子内胚乳治黄水疮（阿坝州）。

商陆科 Phytolaccaceae

商陆

水萝卜、山萝卜、山苞谷（古蔺）、肥鸡苗（合江）、山萝、地萝（达州）、见肿消、巴俄嘎保（藏名）。

为商陆科植物 *Phytolacca acinosa* Roxb. / *P. eculenta* Van Houtte 的块根、花、叶。

生于海拔 3 400 m 以下的草丛、山坡、荒地、溪边、地边。分布于全川，布拖、昭觉、雷波、金阳、稻城、得荣、理塘、雅江、九龙、泸定、康定、丹巴、稻城、得荣、南充市、金川、九寨沟、茂县、汶川、马尔康、理县、黑水、小金、壤塘、松潘、眉山市、达州市、巴中市、峨眉山、凉山州、马边、峨边。

根通二便、泻水、凉血散结、利水通淋、消肿、解毒，用于慢性支气管炎、水肿胀满之实证、肝硬化腹水、小便不利、肿毒、脚气、血小板减少性紫癜、喉痹、痈肿、恶疮、子宫颈糜烂。根外敷用于痈肿疔疮、跌打损伤。花用于人心昏寒、多忘喜误。叶为蔬菜，具有消肿的作用。

藏医：清热解毒，用于中毒性炎症、口臭、呕逆。

垂序商陆

土红参（江安、兴文）。土洋参（筠连）、大红参（隆昌）。

为商陆科植物 *Phytolacca americana* L. 的根。

生于林间、荒地、路边。分布于全川，凉山州。

逐水解毒、利水消肿，用于慢性肾炎、肋膜炎、心囊水肿、腹水、脚气等一般水肿、白带。

多蕊商陆

为商陆科植物 *Phytolacca polyandra* Batalin 的根。

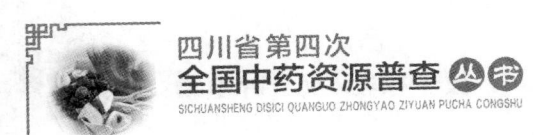

生于海拔 1 800 ～ 3 400 m 的林间、荒地、路边。分布于绵阳、广元、九龙、道孚、稻城、马边、峨边。

逐水解毒。

粟米草科 Molluginaceae

龙须海棠

太阳草。

为粟米草科植物 *Mesembryanthemum* spectabile Haw. 的全草。

栽培。分布于全川。

清热解毒、消肿排脓，用于疮痈、乳痈。

粟米草

地杉树。

为粟米草科植物 *Mollugo pentaphylla* L. 的全草。

生于海拔 600 m 左右的河边、田边旷野。分布于乐山、叙永、南溪、高县、泸县、宜宾、金阳、南充市、洪雅、开江、达州、邻水、宣汉、平昌、峨眉山、甘洛、米易、金阳。

清热解毒、利水除湿，用于感冒、腹痛、泄泻、红白痢疾、扁桃体炎、皮肤热疹、火眼、毒蛇咬伤、痈疮肿毒。又祛风除湿、收敛、止血止痛，用于腹泻腹痛、目赤肿痛、热疹（洪雅、峨眉）。

马齿苋科 Portulacaceae

大花马齿苋

松叶牡丹、草杜鹃（眉山）、琛格日（藏名）。

为马齿苋科植物 *Portulaca grandiflora* Hook. 的全草。

生于海拔 2 500 m 以下的田埂、路旁，有栽培。分布于乐山、叙永、康定、达州市、峨边、成都。

清热利湿、凉血解毒、消痈排脓、止痛，用于细菌性痢疾、急性胃肠炎、急性阑尾炎、乳腺炎、痔疮出血、白带、咽喉肿痛、烫伤，外用于疔疮肿毒、湿疹、带状疱疹、跌打损伤。孕妇忌用。

藏医：清热解毒，用于痢疾、创伤、外敷疮肿。

马齿苋

九头狮子草（合江、泸县）。

为马齿苋科植物 *Portulaca oleracca* L. 的全草。

生于海拔 3 000 m 以下的向阳湿润肥沃的田间、地边、路旁。分布于全川，金阳、雷波、布拖、越西、南充市、绵阳市、九寨沟、汶川、茂县、理县、金川、眉山市、达州市、巴中市、峨眉山、凉山州、康定、泸定、丹巴、九龙、乡城、得荣、马边、峨边。

清热解毒、止痢、消炎、抗菌消肿、散血止血、利湿消积、杀虫，用于热痢脓血、热淋、血淋、带下、痈肿、恶疮、丹毒、瘰疬、菌痢、夜盲症、脚气、百日咳、痔疮出血、乳痈、子宫出血、带状疱疹。

四裂马齿苋

小齿马齿苋、琛格日（藏名）。

为马齿苋科植物 *Portulaca quadrifida* L. 的全草。

生于海拔 2 700 m 以下的路旁、田野肥沃处。分布于乡城、康定。

清热利湿、止痢、杀菌，用于痢疾、肠炎、腹泻、湿热性黄疸、内痔出血、乳汁不足、小儿疳积、黄水疮。

藏医：清热解毒，用于痢疾、创伤、外敷疮肿。

土人参

土高丽参（长宁、南充）、土洋参（古蔺）、水人参、参草。

为马齿苋科植物 *Talinum paniculatum*（Jacq.）Gaertn. 的根、叶。

生于房前、屋后、耕地边。分布于全川，乐山、南充、长宁、筠连、宜宾、泸县、兴文、合江、屏山、古蔺、隆昌、高县、江安、成都、什邡、邛崃、彭州、雷波、布拖、美姑、康定、南充市、眉山市、达州市、巴中市、峨眉山、凉山州。

补中益气、健脾消食、润肺、生津止咳、止渴、补气、催乳、调经、滋补强壮，用于热病伤津、气虚乏力、脾虚劳倦、泄泻、肺痨咳痰带血、眩晕潮热、盗汗、体虚自汗、月经不调、带下、乳汁不足。

落葵科 Basellaceae

落葵

西洋菜、染绛叶（高县）、木耳菜（米易）、豆腐菜、土三七、藤七、藤儿七、藤儿菜（达州、巴中）。

为落葵科植物 *Basella rubra* L. / *B. alba* L. 的全草、叶、花汁。

栽培于海拔 1 600 m 以下的地区。分布于全川。

清热解毒、凉血滑肠、消中、散热、利大小便，用于大便秘结、小便短涩、痢疾、便血、斑疹、疔疮。花汁为清热解毒药，解痘毒，又治乳头破裂。全草接骨续筋、解毒止痛，用于跌打损伤、骨折、脉管炎、烫火伤、脾虚水肿、痈肿疮毒。

落葵薯

藤三七、零余子。

为落葵科植物 *Boussingaultia gracilis* Miers var. *pseud-aselloides* Bailey/*Andredera cordifolia*（Tenore）Steenis 的珠芽。

栽培于海拔 1 500 m 以下的地区。分布于全川，筠连、高县、屏山、兴文、合江、长宁、泸县、凉山州。

滋补、强腰膝、消炎止痛、补肾、活血调经、消肿散瘀、接筋骨，用于腰膝痹痛、病后体虚、跌打损伤、骨折。

石竹科 Caryophyllaceae

髯毛蚤缀

圆叶丝石竹（阿坝州）。

为石竹科植物 *Arenaria barbata* Franch. 的根。

生于海拔 1 500 ~ 3 000 m 的草地、落叶林下。分布于九寨沟、茂县、金川、汶川。

清热凉血。

硬尖叶蚤缀

为石竹科植物 *Arenaria forrestii* Diels 的全草。

生于草地、河滩。分布于稻城、乡城。

清热、利湿。

海子山蚤缀

雪灵芝、阿仲嘎保（藏名）。

为石竹科植物 *Arenaria haitzeshanensis* Y. W. Tsui 是全草。

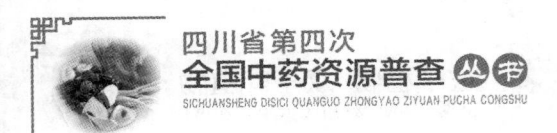

生于海拔 3 800~5 000 m 的高山草甸、砾石滩。分布于德格、巴塘、康定。

滋阴养血、益肾壮骨、清热解毒、利胆除黄，用于肺燥咳嗽、咳血、血虚风痹、肾虚眩晕、流感、黄疸、淋病、筋骨疼痛、肺炎。

藏医：退烧、止咳、降血压、滋补，用于肺炎、淋病、淋巴结核、高血压、子宫病。德格藏医用于降压、肺炎、肺结核。

甘肃蚤缀

雪灵芝、阿仲嘎保（藏名）、草灵芝。

为石竹科植物 *Arenaria kansuensis* Maxim. 的全草。

生于海拔 3 500~5 000 m 的湿润的草地、山坡、岩石上。分布于甘孜州、九寨沟、茂县、壤塘、黑水、理县、马尔康、若尔盖、小金、凉山州、新龙、理塘、德格、绵阳市、红原、木里。

清热解毒、利湿、利胆退黄、滋阴养血，用于肺热咳嗽、血虚风痹、肾虚头晕目眩、筋骨疼痛、流感、肺炎。

藏医：退烧、止咳、降血压、滋补、养血益肾，用于肺炎、淋病、淋巴结核、高血压、子宫病、流感、黄疸、筋骨疼痛。德格藏医用于降压、肺炎、肺结核。

苔藓状蚤缀

为石竹科植物 *Arenaria musciformis* Wall. 的全草。

生于干旱山坡。分布于金川。

清热解毒。

四齿蚤缀

为石竹科植物 *Arenaria quadridentata* F. N. Williams 的全草。

生于海拔 3 000~3 800 m 的山坡、路旁草丛中。分布于乐山、洪雅、洪雅、阿坝州、峨边。

清热凉血、消肿，用于肺热咳嗽、咯血、跌打损伤。

红花无心菜

细乌拉普扪（藏名）。

为石竹科植物 *Arenaria rhodantha* Pax et Hoffm 的全草。

生于海拔 3 800~5 500 m 的草地、流石滩。分布于德格、稻城、乡城、石渠、理塘、巴塘。

藏医：消食，用于肉食中毒。

粉花无心菜

细乌拉普扪（藏名）。

为石竹科植物 *Arenaria roseiflora* Sprague 的全草。

生于海拔 4 500~5 600 m 的草地、流石滩、河滩。分布于德格、道孚。

藏医：消食，用于肉食中毒。

蚤缀

鹅不食草、雀儿蛋、小无心菜（阿坝州）、鸡肠子（洪雅）。

为石竹科植物 *Arenaria serpyllifolia* L. N. William 的全草。

生于海拔 4 200 m 以下的湿润肥沃的地边、路旁、荒地。分布于泸州、九寨沟、金川、马尔康、小金、理县、乐山、芦山、南充市、绵阳市、达州市、巴中市、峨眉山、凉山州、宝兴、汉源、石棉、马边、峨边。

清热解毒、明目退翳、清肺化痰、止咳平喘、止血利尿，用于肺热咳嗽、肺结核、肺痨咯血、急性结膜炎、麦粒肿、咽喉肿痛、肝炎、膀胱湿热、小便不利。又祛风除湿、通关开窍，用于风湿骨痛、麻木、鼻炎、目翳、咳嗽痰多、疟疾、齿痛。

云南蚤缀

为石竹科植物 *Arenaria yunnanensis* Franch. 的全草。

生于海拔 3 000 ~ 4 100 m 的林下、草丛、路旁。分布于道孚、会理、米易、木里、盐源、泸定、康定、理塘、德格、峨边。

用于妇科病、关节疼痛。

短瓣花

为石竹科植物 *Brachystemma calycinum* D. Don 的带根全草。

生于山间灌木丛、田间、路旁。分布于四川省西部。

清热解毒、舒筋活络，用于白喉、风湿痹痛、跌打损伤、月经不调、病后虚弱。

卷耳

为石竹科植物 *Cerastium arvense* L. 的全草。

生于海拔 2 000 ~ 4 000 m 的林缘、草丛中。分布于九寨沟、金川、茂县、理县、峨边。

滋补肝肾。

簇生卷耳

卷耳草、鹅秧菜（峨眉）、女娄菜、泻尕曲杂（藏名）。

为石竹科植物 *Cerastium caespitosum* Gilib. 的全草。

生于海拔 200 ~ 2 300 m 的荒地、田间、林缘、路旁。分布于全川，甘孜州、茂县、汶川、乐山、什邡、巴塘、洪雅、宣汉、万源、通江、南江、峨眉山、会东、德昌、峨边。

清热解毒、消肿止痛、利尿通淋，用于感冒、乳痈初起、疔疮肿毒、小便涩痛。散瘀止痛、祛风除湿、利尿消肿，用于骨折、跌打损伤、风湿关节痛、小儿疳积、疝气、肺结核、颈淋巴结核、头风痛、肾炎水肿、泌尿系统感染、疮疡疖肿、蛇虫咬伤（达州市）。

藏医：用于炎症和脱肛。

高山卷耳

缘毛卷耳。

为石竹科植物 *Cerastium furcatum* Cham et Schlech. 的全草。

生于海拔 2 500 ~ 3 500 m 的高山草甸、林下、溪边。分布于壤塘、茂县、金川、小金、汶川、理县、邛崃、峨边。

解毒消肿。

毛蕊卷耳

为石竹科植物 *Cerastium pauciflorum* Stev ex Ser. var. *oxalidiflorum* Ohwi 的全草。

生于海拔 1 500 ~ 2 900 m 的林下路旁等潮湿地。分布于茂县、汶川、九寨沟、黑水、理县、金川、马尔康。

清热利湿、止血。

黏毛卷耳

瓜子草、婆婆指甲菜、大鹅秧菜（峨眉）。

为石竹科植物 *Cerastium viscosum* L. 的全草。

生于灌木丛、草丛中。分布于乐山、眉山市、峨眉山。

清热利湿、解毒消肿、降压、解表，用于高血压、小便淋涩、乳痈、痈肿疮毒。

鄂西卷耳

为石竹科植物 *Cerastium wilsonii* Takeda. 的叶。

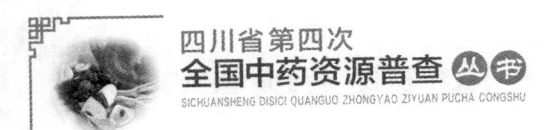

生于海拔 1 000～1 600 m 的山坡、林缘、路旁湿沙地。分布于四川省。

用于火疮。

狗筋蔓

筋骨草、抽筋草、九股草、老贯筋（古蔺）、铁栏杆（南川、南充）、麻桔梗（泸定）、九股牛（眉山）。

为石竹科植物 *Cucubalus baccifer* L. 的全草、根。

生于海拔 3 700 m 以下的灌木丛、草丛中。分布于全川，屏山、古蔺、叙永、筠连、泸定、雷波、崇州、什邡、彭州、乐山、美姑、越西、九龙、稻城、丹巴、康定、南充、眉山市、峨眉山、凉山州、康定、泸定、马边、峨边。

全草接骨生肌、祛瘀止痛、祛风除湿、镇惊、补虚弱、续筋骨、利尿消肿，用于骨折、跌打损伤、风湿关节痛、肾炎水肿、泌尿系统感染、疮疡疖肿、淋巴结核、小儿疳积、疝气、头风痛。治蛇咬伤（筠连、南川）；根用于小儿高热（筠连）；全草利水通淋（叙永）；泡酒治筋骨疼痛（雷波）。

日本狗筋蔓

鹅儿肠。

为石竹科植物 *Cucubalus baccifer* L. var. *japonicus* Miq. 的全草。

生于海拔 1 000 m 左右的山沟、灌木丛、草丛中。分布于乐山、眉山市。

清热解毒、接骨生肌、止痛、祛痰止咳，用于跌打损伤、骨折、风湿关节疼痛、小便癃闭。

东北石竹

为石竹科植物 *Dianthus amurensis* Jacq 的全草。

生于荒山。分布于泸州、成都、乐山。

利尿。

须苞石竹

金蝴蝶（兴文）、银胡豆（叙永）、竹节梅（古蔺）、五彩石竹。

为石竹科植物 *Dianthus barbatus* L. 的全草。

生于林下。分布于古蔺、宜宾、屏山、兴文、合江、长宁。

活血调经、通络，用于月经不调（叙永）。

麝香石竹

为石竹科植物 *Dianthus caryophyllus* L. 的地上部分。

栽培。分布于峨眉山。

清热利尿、破血、通便。

石竹

瞿麦、竹叶梅（峨眉）。

为石竹科植物 *Dianthus chinensis* L. 的全草。

生于海拔 3 000 m 以下的山坡、林下、灌木丛中，有栽培。分布于全川，茂县、汶川、马尔康、金川、九寨沟、理县、眉山市、大竹、宣汉、渠县、峨眉山、西昌、会理、泸定、康定、丹巴、九龙。

清热消炎、利水、通经、破血，用于急性尿道炎、膀胱炎、膀胱结石、水肿、淋病、妇女外阴瘙痒、糜烂、月经不调、皮肤湿疹、痈肿。

瞿麦

杂马夏、亚格玛（藏名）、大石竹（阿坝州）、竹叶梅（峨眉）、不肖侧尔（若尔盖）。

为石竹科植物 *Dianthus superbus* L. 的全草、根。

生于海拔 3 000 m 以下的草丛，有栽培。分布于全川，宜宾、长宁、雷波、丹巴、康定、道孚、炉霍、九龙、新龙、苍溪、南部、绵阳市、茂县、九寨沟、若尔盖、理县、马尔康、黑水、红原、眉山市、巴中、万源、喜德、马边、峨边。

清热利水、破血通经、利尿通淋，用于泌尿系统感染、小便淋漓热痛、结石、小便不利、淋病、尿血、水肿、经闭、痈肿、目赤障翳、浸淫疮毒、食道癌、直肠癌、目赤肿痛、带状疱疹、月经不调、夜盲症、皮肤瘙痒、湿疹、疮毒等症。

藏医：清热抗菌、排脓破血、通经消痈、去翳明目，用于尿路感染、血闭阴疮。

长萼瞿麦

长筒瞿麦。

为石竹科植物 *Dianthus superbus* L. var. *longicalycinus*（Maxim.）Williams/ *D. longicalycinus* Miq. 的全草、根。

生于海拔 2 000～3 800 m 的山坡草地、路旁。分布于康定、丹巴、九龙、稻城、道孚、炉霍。

清热利水、破血通经，用于泌尿系统感染、结石、小便不利、淋病、尿血、水肿、经闭、痈肿、目赤障翳、浸淫疮毒。

荷莲豆

青钱草、一串钱（宜宾）、筋骨草（兴文）、破铜钱（汉源）、粉丹草（西昌、米易）、惊拌藤（峨眉）、野花生。

为石竹科植物 *Drymaria cordata*（L.）Willdd. 的全草。

生于沟边草丛中。分布于纳溪、屏山、长宁、宜宾、叙永、兴文、筠连、合江、乐山、米易、西昌、汉源、洪雅、峨眉山、会理、德昌、喜德、雷波、普格、西昌、米易、宁南、荥经、汉源、宝兴、天全、石棉。

清热解毒、利湿，用于疮疖、痈肿、黄疸、疟疾、风湿脚气、蛇虫咬伤。治肝炎、小儿疳积（宜宾）。消肿、通乳（叙永）。捣烂兑酒敷跌打损伤（汉源）。全草炖鳖甲养阴滋补（叙永），煎蛋吃治眼病（米易）。

薄蒴草

为石竹科植物 *Lepyrodiclis holosteozides* Fisch et Mey. 的全草。

生于海拔 1 200～3 500 m 的草地、草丛中。分布于若尔盖、红原、阿坝、松潘、马尔康、石渠。

活血散瘀，用于跌打损伤、热淋、小便不利。

剪夏罗

金钱花、婆婆针线包（合江）、一枝蒿（筠连）。

为石竹科植物 *Lychnis coronata* Thunb. 的全草、根、叶、花。

分布于 1 000 m 以下的向阳山坡，为栽培。分布于全川，合江、筠连、眉山市、峨眉山。

全草清热止泻、祛风除湿、止渴，用于风湿骨痛、跌打损伤。根治疗关节不利、腹泻。花或叶研末调蜂蜜敷蛇缠腰疮。

喜马剪秋萝

为石竹科植物 *Lychnis himalayensis*（Rohrb.）Edgew. et Hook. f. 的全草、根。

生于向阳山坡、草地。分布于宁南、越西、美姑。

全草捣烂拌油用于灌耳心。根揉水洗一切疮毒。

剪秋罗

散血花（眉山）、散血沙（峨眉）。

为石竹科植物 *Lychnis senno* Sieb. et Zucc. 的全草。

分布于 2 000 m 以下的向阳山坡，为栽培。分布于全川，峨眉山。

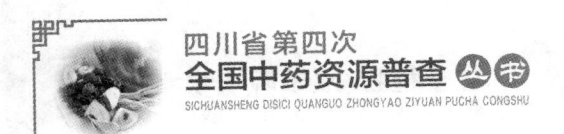

清热解毒、祛风除湿、解热、镇痛、散血、止泻，用于风湿骨痛、跌打损伤。

鹅肠菜

牛繁缕、鹅儿肠、抽盖草（阿坝州）。

为石竹科植物 *Malachium aquaticum* Fries/*Myosoton aquaticum*（L.）Moench/*Stellaria aquatica*（L.）Scop 的全草。

生于海拔 1 400～2 700 m 的灌木丛、林缘、田间、路旁。分布于全川，乐山、邛崃、崇州、九寨沟、洪雅、峨眉山、木里。

清热解毒、活血祛瘀、祛风、解表寒、舒筋活络，用于痈疽、痈疮肿毒、牙痛、小儿食积、大肠出血、痢疾、高血压。鲜嫩苗催乳、净血。

女娄菜

罐罐花、对叶草。

为石竹科植物 *Melandrium apricum*（Turcz）Rohrb. 的全草。

生于海拔 300～2 500 m 的路旁、山坡灌木丛、草丛中。分布于金川、茂县、九寨沟、理县、若尔盖、叙永、兴文、普格、乡城、炉霍、万源、盐边、马边、峨边。

补血调经、活血、益气健脾、下乳、行水、利湿，用于月经不调、产妇气血不足、乳少、小儿疳积、体虚浮肿、痈肿、肺病。

短瓣女娄菜

为石竹科植物 *Melandrium brachypetalum*（Hom）Fenzl 的全草。

分布于雅江、乡城、得荣。

调经补血，用于妇女月经不调。

簇生女娄菜

泻尕曲杂（藏名）。

为石竹科植物 *Melandrium caespitosum*（Bur. et Fr.）F. N. Williams 的全草。

生于灌木丛、潮湿处。分布于巴塘。

清热解毒。藏医：用于炎症和脱肛。

大花女娄菜

陆苏（藏名）。

为石竹科植物 *Melandrium grandiflorum*（Franch）Tsui 的全草。

生于海拔 2 500～3 800 m 的草坡、地边、荒地。分布于德格、稻城、凉山州。

藏医：清热、通淋、止痛，用于痛经、扭伤、痈疮。

变黑女娄菜

泻尕曲杂（藏名）。

为石竹科植物 *Melandrium nigrescens*（Edgew.）F. N. Williams 的全草。

生于海拔 2 100～4 300 m 的河谷疏林、灌木丛和地旁、潮湿处。分布于德格。

清热解毒。藏医：用于炎症和脱肛。

清骨藤

瓦草、四川黏萼女娄菜、瓦片草（洪雅）。

为石竹科植物 *Melandrium viscidulum*（Fr.）Hand. et Mazz. var. *szechuanensis*（Wills.）Hand. – Mazz/*Silene szechuanense* Williams 的全草。

生于灌木丛、地旁潮湿处。分布于宁南、盐源、普格、石棉。

有小毒，清热解毒、利水通淋、止痛、镇咳、通窍，用于肺病、肺热、咳嗽、风湿骨痛。

金铁锁

独钉子、昆明沙参。

为石竹科植物 *Psammosilene tunicoides* W. C. Wu et C. Y. Wu 的根。

生于海拔 1 500 ~ 3 900 m 的松林、草坡、灌木丛边缘、向阳荒地。分布于宁南、会东、稻城、米易、越西、金阳、布拖、普格、稻城、木里、巴塘、乡城、得荣。

祛风活血、散瘀止痛、止血、消炎，用于跌打损伤，风湿疼痛，胃痛；外用治创伤出血。

藏医：活血、止痛，用于骨折疼痛、外伤出血。

注： 本品为国家二级保护植物。

蔓假繁缕

为石竹科植物 *Pseudostellaria davidii* Pax 的块根。

生于海拔 3 200 m 以下的山地、林下阴湿处。分布于乐山。

滋阴强壮、补气生津。

孩儿参

异花假繁缕、太子参。

为石竹科植物 *Pseudostellaria heterantha* Pax et Hoffm 的块根。

生于海拔 800 ~ 4 100 m 的山谷、山坡林下阴湿处。分布于乐山、德格、天全、泸定、乡城、得荣、色达、洪雅。

补肺健脾、滋阴强壮、补气生津，用于肺虚咳嗽、脾虚食少、心悸自汗、盗汗、口渴、肝炎、神经衰弱、小儿病后体虚无力。

假繁缕

矮小孩儿参。

为石竹科植物 *Pseudostellaria maximowicziana* Pax 的全草。

生于海拔 3 900 m 以下的阴湿处。分布于全川，峨眉山、乡城、康定、理塘。

滋阴强壮、补气生津、健脾、利湿，用于妇女疳积、热病体虚。

狭叶孩儿参

为石竹科植物 *Pseudostellaria sylvatica*（Maxim）Pax et Hoffn. 的全草。

生于海拔 2 400 ~ 3 400 m 的林下、灌木丛阴湿处。分布于泸定、康定、九龙。

清热解毒。

漆姑草

羊儿草（叙永、合江、兴文）、观音草、蔓水草（成都）、针包草、珍珠草、地榆、针线包（峨眉）。

为石竹科植物 *Sagina japonica*（Sw.）Ohwi/*Sagina maxima* A. Gray 的全草。

生于海拔 4 600 m 以下的林下潮湿处、草地、田间、路旁。分布于全川，珙县、古蔺、合江、兴文、筠连、屏山、崇州、邛崃、什邡、彭州、茂县、汶川、理县、九寨沟、绵阳、乐山、峨眉、越西、喜德、雷波、道孚、稻城、康定、南充市、绵阳市、洪雅、达州市、巴中市、凉山州、泸定、乡城、德格、马边、峨边。

散结消肿、清热解毒、排脓生肌、止痒、拔毒，用于肺痨吐血、颈淋巴结核、溃烂久不愈合、白血病、漆疮、秃疮、痈肿、瘰疬、龋齿、小儿积乳、跌打内伤、疮毒红肿。外用于漆疮（南充）。治狗咬伤（峨眉）。

肥皂草

为石竹科植物 *Saponaria officinalis* L. 的全草。

栽培。分布于全川，峨眉。

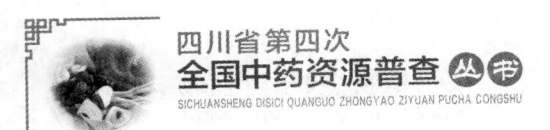

清热解毒、排脓生肌、利湿，用于菌痢、瘰疬、疮痈肿毒。

腺萼蝇子草

达泻苏巴（藏名）。

为石竹科植物 *Silene adenocalyx* F. N. Williams 的根。

生于山坡草丛中。分布于道孚、得荣。

清热利尿、通经，用于小便不利、尿痛、尿血、闭经。

藏医：用于麻木、麻痹。

麦瓶草

香炉草、米瓦罐、净瓶（阿坝州）。

为石竹科植物 *Silene conoidea* L. 的全草。

生于海拔 1 000～3 000 m 的田野、路旁、草地，有栽培。分布于若尔盖、金川、九寨沟、茂县、红原、理县、汶川、乐山、石渠、康定、新龙、道孚、洪雅、通江、峨眉山、喜德、宝兴、马边。

养阴和血、凉血止血、补虚疗、调经，用于肺结核出血、虚劳咳嗽、咯血、衄血、吐血、尿血、月经不调、跌打损伤。又清热解毒、排脓生肌（洪雅）。

蝇子草

脱力草、蛇王草、鹤草。

为石竹科植物 *Silene fortunei* Vis. 的全草。

生于海拔 400～3 600 m 的山坡草丛中。分布于九寨沟、松潘、茂县、黑水、乐山、万源、通经、南江、炉霍、雅江。

清热利湿、补虚活血、解毒消肿、利咽，用于虚劳发热、疳积发热、咽喉肿痛、尿路感染、跌打损伤、痢疾、肠炎、蛇咬伤、白带、痢疾。

长梗蝇子草

为石竹科植物 *Silene gracilicaulis* C. L. Tang var. *longipedicellata* C. L. Tang 的根。

生于海拔 2 500～2 800 m 的山坡草丛中。分布于四川省。

破血、清热、利尿。

大花蝇子草

为石竹科植物 *Silene grandiflora* Franch. 的全草。

生于山地。分布于四川省。

止痛、清热、通淋。

喜马拉雅蝇子草

为石竹科植物 *Silene himalayaensis*（Rohrb.）Majumder 的全草、花、果实。

生于海拔 3 000～3 500 m 的灌木丛、阳坡、草地。分布于德格、甘孜。

健脾、利尿、通乳、调经、补血。

湖北蝇子草

为石竹科植物 *Silene hupehensis* C. L. Tang 的根。

生于海拔 1 200～2 700 m 的林间岩石上、草丛中。分布于四川省。

用于跌打损伤、周身疼痛。

旱麦瓶草

为石竹科植物 *Silene jenisseensis* Willd. 的根。

生于海拔 3 000～3 500 m 的山坡、高山草丛中。分布于若尔盖、阿坝、红原、黑水、白玉、普格、宁南。

清热凉血，用于阴虚潮热、虚劳骨热、久疟、小儿疳积。

麦参

洱源蝇子草。

为石竹科植物 *Silene lankongensis* Franch. 的根。

生于海拔 1 700～3 200 m 的山坡草地。分布于宁南、木里、布拖、美姑、雷波、普格、喜德、布拖。

清热解毒。

石生蝇子草

紫萼女娄菜、瓦草、山女娄菜、地糖参（长宁）、大老贯草（古蔺）、对节草（筠连）。

为石竹科植物 *Silene tatarinowii*（Regel）/*Melandrium tatarinowii*（Regel）Tsui 的全草、根。

生于海拔 1 200～2 900 m 的山坡、路旁。分布于金川、壤塘、马尔康、小金、丹巴、乐山、长宁、古蔺、叙永、筠连、洪雅。

清热解毒、除湿利尿、通淋、止痛，用于咽喉肿痛、中耳炎。根作为滋补药（长宁）。

细蝇子草

达泻苏巴（藏名）、九头草。

为石竹科植物 *Silene tenuis*. Willd. 的根。

生于海拔 2 200～2 800 m 的山坡草丛中。分布于道孚、得荣、宁南、木里。

清热利尿、通经，用于小便不利、尿痛、尿血、闭经。藏医：用于麻木、麻痹。

紫茎九头草

为石竹科植物 *Silene tenuis* Willd. var. *rubescens* Franch. 的根。

生于山坡草丛中。分布于昭觉、宁南、普格。

清热利尿、通经。

拟漆姑草

为石竹科植物 *Spergularia marina* Grised/*S. salina* J. et C. Presl. 的全草。

生于田野、碱地、草丛中。分布于乐山、洪雅、宝兴。

清热解毒、祛风除湿，用于痈肿疮毒、内伤、跌打损伤、犬伤。

雀舌草

卜地龙（长宁）、小老筋、瓜子草（古蔺）、天蓬草、寒草（阿坝州）、小红娘（宝兴）、石灰草、抽筋草（梓潼、剑阁）、吴檀。

为石竹科植物 *Stellaria alsine* Grimm. /*S. uliginosa* Murr. 的全草。

生于海拔 4 000 m 以下的向阳田地、路旁、溪边。分布于长宁、合江、古蔺、乐山、茂县、汶川、理县、九寨沟、邛崃、什邡、崇州、洪雅、雷波、越西、绵阳市、德格、石渠、宝兴。

祛风散寒、解毒，用于伤风感冒、痢疾、痔漏、跌打损伤。续筋接骨、活血止痛，用于风湿骨痛、疮痈肿毒（绵阳市）。

中国繁缕

为石竹科植物 *Stellaria chinensis* Regel 的全草。

生于海拔 500～2 500 m 的草地。分布于乐山、九龙、稻城、白玉、德格、康定、理塘、甘孜、道孚、石渠、丹巴、乡城、洪雅。

清热解毒、消肿、凉血止血，用于痢疾、肺热咳嗽、咯血。

叉歧繁缕

为石竹科植物 *Stellaria dichotoma* L. 的全草。

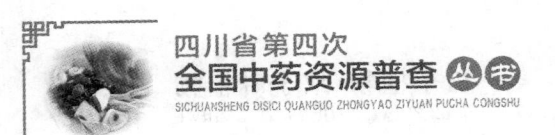

生于海拔 1 200～1 800 m 的石砾地、山坡草丛中。分布于理县、黑水、茂县、汶川、金川、崇州。
清热凉血，用于肺结核发热、久疟发热、盗汗骨蒸。

异色繁缕

翻白繁缕。

为石竹科植物 *Stellaria discolor* Turcz. 的全草。

生于海拔 1 500～2 800 m 的山坡草丛、石缝中。分布于九寨沟、壤塘、小金、马尔康、金川。

排脓拔毒，用于颈淋巴结核。

禾叶繁缕

为石竹科植物 *Stellaria graminea* L. 的全草。

生于海拔 1 000 m 以上的林下石缝、山坡草丛中。分布于越西、天全、茂县、松潘。

清热解毒、化痰、止痛、催乳。

繁缕

鹅肠草、鹅儿肠。

为石竹科植物 *Stellaria media*（L.）Cyr. 的全草、根。

生于海拔 3 900 m 以下的路边、田地、草丛中。分布于全川，金川、壤塘、九寨沟、小金、马尔康、筠连、合江、乡城、稻城、南充市、绵阳市、洪雅、达州市、巴中市、峨眉山、凉山州、泸定、康定、丹巴、道孚、马边、峨边。

清热解毒、活血、凉血止血、利尿、祛瘀、下乳、催生，用于产后瘀滞腹痛、风火牙痛、肺热咳嗽、乳汁不多、暑热呕吐、痢疾、小儿高热、牙痛、肺胃出血、鼻衄、肠痈、淋病、恶疮、跌打损伤、子宫收缩痛、乳腺炎、疮痈肿痛。

鹅肠繁缕

鸡肠繁缕。

为石竹科植物 *Stellaria neglecta* Weihe. 的全草。

生于海拔 900～1 200 m 的田边、路旁、山坡、草地。分布于康定、筠连、峨眉山。

解毒祛瘀、清热利尿、下乳，用于痔疮肿痛、肠痈、热淋。

峨眉繁缕

为石竹科植物 *Stellaria omeiensis* C. Y. Wu et Y. W. Tsui. 的全草。

生于草丛中。分布于峨眉、邛崃、崇州、什邡。

清热解毒。

石生繁缕

筋骨草（屏山）、白筋骨草、老贯筋（宜宾）、石灰草（南充）、地精草。

为石竹科植物 *Stellaria saxatilis* Buch-am. 的全草。

生于海拔 600～2 700 m 的山地、荒坡、草丛中。分布于九寨沟、金川、小金、屏山、古蔺、宜宾、乐山、彭州、邛崃、南充市、洪雅、达州市、巴中市、峨眉山、凉山州、雅安、宝兴、芦山、峨边。

平肝熄风，用于肝风头痛、中风不语、口眼㖞斜、小儿惊风。又煎蛋服治包块。全草祛风除湿、舒筋活血、通关节、清热、通络止痛、续筋接骨，用于风湿筋骨痛、跌打损伤、肢体麻木、黄疸型肝炎、月经不调、痛经、风湿痹痛（洪雅）。

伞花繁缕

为石竹科植物 *Stellaria umbellata* Turcz. 的全草。

生于山坡草地。分布于马尔康、红原。

清热解毒、化瘀止痛。

武冈繁缕

巫山繁缕。

为石竹科植物 *Stellaria wushanensis* Williams var. *trientaloides* Hand. et Mazz. 的全草。

生于海拔 1 200～1 600 m 的山谷岩缝。分布于四川省。

用于小儿疳积。

云南繁缕

千针万线草。

为石竹科植物 *Stellaria yunnanensis* Franch 的全草。

生于海拔 2 100～4 000 m 的阴湿山坡、路旁、沟边。分布于凉山州、攀枝花、康定、乡城、甘孜、德格。

健脾补肾、养肝，用于体虚贫血、精神不振、头晕心慌、耳鸣眼花、潮热、遗精、月经不调、带下淋漓、小儿疳积。

麦篮菜

王不留行。

为石竹科植物 *Vacaria segetalis*（Neck）Garcke 的种子。

生于海拔 1 000～1 400 m 的山地、路旁、田边，有栽培。分布于全川，九寨沟、丹巴、峨眉山。

活血调经、通经下乳、消肿敛疮、催产、定痛，用于血滞经闭、行经腹痛、脉络阻滞、乳汁不通、痈疽肿毒、血淋、金疮出血、前列腺炎、泌尿系统结石。

金鱼藻科 Ceratophyllaceae

金鱼藻

松藻、细草（南充）、软草。

为金鱼藻科植物 *Ceratophllum demersum* L. 的全草。

生于海拔 2 300～3 400 m 的沼泽、池塘、水沟。分布于九寨沟、金川、乐山、宜宾、泸州、雷波、石渠、稻城、南充市、眉山市、南江、峨眉山、稻城、石渠、宝兴。

清热解毒、凉血止血、活血散瘀，用于内伤吐血、肠风下血、发热烦渴、疮肿。常配仙鹤草、见血清等研末，童便送下。

睡莲科 Nymphaeaceae

荇菜 莼菜

为睡莲科植物 *Brasenia schreberi* J. F. Gmel. ／*Nymphoides peltatum*（Gmel.）O. Kuntze 的全草。

生于海拔 1 200～1 800 m 的水田中，分布于雷波。

全草清热解毒、利尿、消肿、止呕。用于高血压、胃痛、呕吐、寒热、热淋、痈肿、火丹。

芡实

鸡老壳。

为睡莲科植物 *Euryale ferox* Salisb 的种子、叶、茎、根。

栽培。分布于全川，江安、长宁、南充市、眉山市、大竹、邻水、渠县、平昌、巴中、峨眉山。

补脾益气、补肾固精、止泄，用于肾亏遗精、淋浊、白带、小便不禁、脾虚泄泻、久泻。叶治胎衣不下、吐血。茎止烦渴、除虚热。根治疝气、白浊、白带、无名肿毒。

莲

莲米、藕、荷。

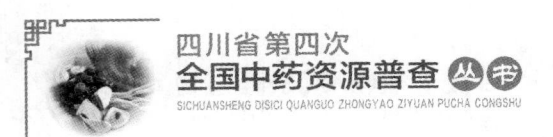

为睡莲科植物 *Nelumbo nucifera* Gaertn 的莲米、莲藕节、莲心、莲须、莲蓬、荷叶、叶柄。

栽培于海拔 1 800 m 以下的地区。分布于全川。

种子（莲米）养心益肾、利脾、止泻、涩精，用于脾虚食少、肾虚不固、慢性腹泻、久痢不止。藕节收敛止血、消瘀、解毒，用于吐血、衄血、咳嗽带血、肠风下血、产后瘀血腹痛等。莲心清心火、除烦、疗痔漏。莲须（雄蕊）清心固肾、止血、固精，用于夜梦遗精、白带、尿频、遗尿。莲蓬（花托）消瘀、止血，用于痔疮、脱肛、产后胎衣不下。荷叶升清降浊、消暑解热、止泻止血，用于暑热头胀、胸闷食少、脾虚久泻、崩中下血。叶柄（荷梗）清暑热、调气宽胸，用于夏暑受湿、胸闷不畅。藕润燥、养胃、止呕、止血，用于胃热呕吐、咯血、咳血、便血、尿血。

萍蓬草

水莲花。

为睡莲科植物 *Nuphar pumilum*（Hoffm.）DC. 的根、种子。

生于水边、池塘。分布于名山。

补虚止血，用于神经衰弱、刀伤。种子补脾厚肠。

睡莲

子午莲、水荭花（长宁）。

为睡莲科植物 *Nymphaea tetragona* Georgi 的花、全草、根状茎。

栽培。分布于全川。

全草清热利湿、敛汗、祛风镇静，用于盗汗骨蒸、虚火牙痛、口渴心烦、肺痨咳嗽、月经不调、崩漏带下、小儿惊风、肺炎、疮毒。花清暑镇惊、安神，用于高血压。全草配青蒿、雄黄治毒蛇咬伤（长宁）。根状茎祛风、镇惊、安神，用于小儿惊风（布拖）。

三白草科 Saururaceae

裸蒴

白侧耳根（筠连）、狗笠耳。

为三白草科植物 *Gymnotheca chinensis* Decne 的全草。

生于阴湿草地。分布于筠连、长宁、兴文。

清热解毒、止带，用于乳疮、跌打损伤及蜈蚣咬伤。

白苞裸蒴

白侧耳根（屏山）。

为三白草科植物 *Gymnotheca involucrata* Pei 的全草。

生于海拔 2 000 m 以下的阴湿草地。分布于宜宾、屏山、邛崃、崇州、乐山、洪雅、邻水、渠县、平昌、峨眉山。

清热解毒、活血化瘀、止咳、止带、消痈排脓、祛暑、利水，用于肺痨咳嗽、跌打损伤、腹胀水肿、白带、白浊、小便涩痛。

蕺菜

鱼腥草、猪鼻孔（泸县）、猪屁股、侧耳根、一面红（屏山）、白侧耳根（达州）。

为三白草科植物 *Houttuynia cordata* Thunb. 的全草。

生于海拔 2 500 m 以下的潮湿的山坡、林下、田埂。分布于全川，昭觉、美姑、雷波、九龙、丹巴、泸定、康定、稻城、南充市、雅安市、绵阳市、九寨沟、茂县、汶川、眉山市、达州市、巴中市、峨眉山、凉山州、马边、峨边。

清热解毒、利水通淋、利尿消肿、除湿消痈、止咳、健胃、排脓，用于肺炎、肺脓疡、肺痈咳嗽吐

血、气管炎、湿热疮毒、热淋、疟疾、水肿、淋病、白带、痈肿、痔疮、脱肛、湿疹、秃疮、疥癣、肠炎、痢疾、肾炎、扁桃体炎、蜂窝织炎、中耳炎、肾结石、毒蛇咬伤，外用于疮毒红肿。成都中医用于治疗肺癌。

注：本品为川产道地药材，主产于雅安市。

三白草

白面姑、白节参（江安）、晕头根（古蔺）、白花莲（宜宾）、大昏药（叙永）、三白根、百节藕（南充）、塘边藕（峨眉山）。

为三白草科植物 *Saururus chinensis*（Lour）Baill 的全草、花。

生于沟边、水边等潮湿处。分布于绵阳、邛崃、彭州、乐山、宜宾、夹江、雷波、西昌、南充、绵阳市、洪雅、达州市、巴中市、峨眉山、马边、峨边。

清热解毒、利湿消肿、化痰、健脾，用于脾虚、水肿、脚气、黄疸、淋浊、带下、痈肿、疔毒、白带、肾炎水肿、肺热咳嗽、尿路结石。治牙痛、预防狂犬病（江安）；消痞块（夹江）；治神经衰弱（屏山）；捣敷刀伤及跌打损伤（雷波）。

胡椒科 Piperaceae

石蝉草

为胡椒科植物 *Peperomia dindygulensis* Miq. 的全草。
生于阴湿的岩石上、灌木丛下。分布于布拖、甘洛。
清热化痰、利水消肿、祛瘀散结。

豆瓣绿

一柱香、豆瓣还魂草（筠连）、石还魂（峨眉）、小耗子尾。

为胡椒科植物 *Peperomia tetraphylla*（Forst. f. ）Hook. et Arn. 的全草。

生于海拔 1 300～2 700 m 的阴湿的岩石上、灌木丛下。分布于古蔺、雷波、会理、米易、甘洛、布拖、美姑、宜宾、彭州、邛崃、康定、石棉、泸定、乐山、屏山、筠连、泸定、康定、绵阳市、洪雅、万源、通江、南江、峨眉山、雅安市。

清热、润肺止咳化痰、活血止痛、祛瘀散结、祛风除湿、止痛，用于肺结核、瘰疬、咳嗽、哮喘、风湿痹痛、痢疾、中暑、腹泻、疳积、跌打损伤、支气管炎、骨折、痛经。彭州市中医用于治疗乳腺增生、乳腺癌、良性肿瘤。

竹叶胡椒

为胡椒科植物 *Piper bambusaefolium* Tseng 的全株。
生于林下。分布于邛崃。
祛风湿、通经络。

腺脉蒟

为胡椒科植物 *Piper bavinum* L. 的全株。
生于林下。分布于成都。
祛风湿、通经络。

蒌叶

为胡椒科植物 *Piper betle* L. 的全株。
生于林下。分布于米易、雅安、古蔺、安岳。
温中、下气、散结、消痰、散寒止痛、呕吐、催泻。

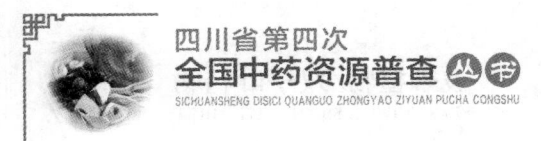

苎叶蒟

芦子兰。

为胡椒科植物 *Piper boehmeriaefolium* (Miq.) C. DC 的全株。

生于林下。分布于雷波。

祛风散寒、理气止痛。

海南蒟

为胡椒科植物 *Piper hainanense* Hemsl. 的全草。

生于林下岩石上。分布于平昌。

祛风湿、通经络、强腰膝、除痹、止痛、止咳,用于风寒感冒、咳嗽气喘风湿痹痛、扭挫伤、跌打胸腹痛、风湿麻木、筋骨疼痛、续筋。

山蒟

爬岩香、上树风(阿坝州)、海风藤。

为胡椒科植物 *Piper hancei* Maxim. 的全株。

生于海拔 1 000 ~ 1 500 m 的石上、林下。分布于自贡、汶川、茂县、理县。

祛风湿、通经络、强腰膝,用于风湿痛、风寒骨痛、腰膝无力、肌肉萎缩、咳嗽气喘。

海风藤

细叶青娄藤。

为胡椒科植物 *Piper kadsura* Ohwi 的全株。

生于林下。分布于南充、泸州、宝兴、雅安、石棉。

祛风湿、通经络。

荜拔

为胡椒科植物 *Piper longun* L. 的果穗。

生于林下。分布于米易。

镇痛健脾。

短蒟

野胡椒。

为胡椒科植物 *Piper mullesua* D. Don. 的果实。

生于林下。分布于凉山州。

顺气、止痛。

峨眉胡椒

石南藤、巴岩香(巴中)。

为胡椒科植物 *Piper omeiense* Tseng sp. nov. 的全株。

生于林下。分布于乐山、巴中、万源。

祛风湿、通经络、强腰膝、除痹、止痛、止咳,用于风寒感冒、咳嗽气喘风湿痹痛、扭挫伤、跌打胸腹痛、风湿麻木、筋骨疼痛、续筋。

芦子

为胡椒科植物 *Piper paepuloides* Roxb. 的全株。

生于林下。分布于德昌。

温中散寒、活络止痛、解毒消肿。

绒毛胡椒

石南藤、巴岩香、爬岩香(绵阳)、毛蒟。

为胡椒科植物 *Piper puberulum*（Benth）Maxim. 的全株。

生于阴湿的林下与岩石处。分布于南充、阿坝州、凉山州、彭州、屏山、古蔺、绵阳市、洪雅、开江、邻水、大竹、宣汉、通江、峨眉山。

理气、活血止痛、补肾壮阳、祛风除湿、通经络，用于肾虚阳痿、虚寒白带、风湿痹痛、胃痛、牙痛、筋骨疼痛、风湿麻木、蛇伤、产后风痛。

瓦氏胡椒

石南藤、毛山蒟。

为胡椒科植物 *Piper wallichii*（Miq）Hand. et Mazz. 的全株。

生于海拔 600~1 200 m 的林下。分布于绵阳、纳溪、古蔺、叙永、合江、兴文、宜宾、长宁、江安、筠连、南溪、邛崃、开江、达州、邻水、大竹、渠县、石棉、天全、芦山。

祛风湿、通经络、强腰膝、除痹、止痛、止咳，用于风寒感冒、咳嗽气喘风湿痹痛、扭挫伤、跌打胸腹痛、风湿麻木、筋骨疼痛、续筋。

湖北胡椒

石南藤。

为胡椒科植物 *Piper wallichii*（Miq）Hand. et Mazz. var. *hupehense* Hand. et Mazz. 的全株。

生于林下。分布于乐山、金阳、眉山市、米易、甘洛、越西、宁南、德昌、峨边。

祛风湿、通经络、止痛、解毒，用于风湿骨痛、腰痛、热淋。

金粟兰科 Chloranthaceae

狭叶金粟兰

为金粟兰科植物 *Chloranthus angustifolius* Oliv. 的根茎。

生于海拔 650~1 200 m 的山坡、岩石下、林下阴湿处。分布于宣汉。

用于劳伤。

安徽金粟兰

为金粟兰科植物 *Chloranthus anhuiensis* K. F. Wu 的全草。

生于林下阴湿处。分布于开江、达州、通江、南江等地。

清热解毒、舒筋活络、祛风止痛，用于跌打损伤、风湿腰痛、毒蛇咬伤。

鱼子兰

为金粟兰科植物 *Chloranthus elatior* Link 的全草。

生于林下阴湿处。分布于乐山、都江堰、眉山市。

祛风除湿、消肿止痛、清热解毒、抗菌消炎，用于恶疮。

丝穗金粟兰

为金粟兰科植物 *Chloranthus fortune* Solm-aub 的全草。

生于林下阴湿处。分布于凉山州。

祛风除湿、消肿止痛。

宽叶金粟兰

四块瓦、四大天王、四儿风（阿坝州）、血灵仙、银线草（达州）。

为金粟兰科植物 *Chloranthus henryi* Hemsl. 的全草。

生于海拔 600~1 500 m 的灌木丛、林下阴湿处。分布于汶川、茂县、理县、九寨沟、金川、彭州、邛崃、什邡、崇州、雅安、苍溪、广安、岳池、阆中、绵阳市、洪雅、开江、达州、渠县、宣汉、万源、

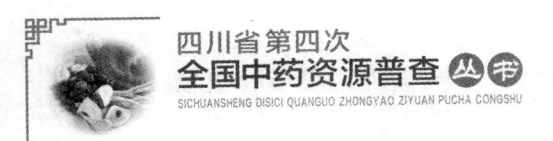

峨眉山、雷波、马边、峨边。

祛风除湿、消肿止痛、活血散瘀、散寒止咳、理气，用于痛经、筋骨疼痛、风湿骨痛、牙痛、骨折、疮痈肿毒、跌打损伤、风寒咳嗽。

全缘金粟兰

四大天王、鱼子兰（洪雅）。

为金粟兰科植物 *Chloranthus holostegius* Pei et Shan 的全草。

生于海拔 800~1 100 m 的林下阴湿处。分布于乐山、泸州、凉山州、雅安、眉山市、万源、峨眉山、马边。

祛风除湿、消肿止痛、止咳、散血、理气，用于风寒咳嗽、风湿关节痛、疮痈肿毒、牙龈肿痛、跌打损伤。活血调经、散瘀止痛（峨眉）。

银线草

假细辛、四块瓦（绵阳）。

为金粟兰科植物 *Chloranthus japonicus* Sieb. 的全草。

生于潮湿沟边、林下。分布于昭觉、越西、西昌、金阳、绵阳市、通江。

祛风除湿、消肿止痛、活血、散寒止咳、解毒，用于痛经、筋骨疼痛、风湿骨痛、跌打损伤、风寒咳嗽。

多穗金粟兰

四大天王（达州）。

为金粟兰科植物 *Chloranthus multistachys* Pei 的全草。

生于海拔 1 000~1 500 m 的林下阴湿处。分布于邛崃、绵阳、古蔺、兴文、屏山、泸定、大竹、邻水、平昌、巴中、宣汉、通江、南江、峨边。

活血散瘀、祛风除湿、解毒、消肿止痛，用于跌打骨折、腰腿痛、感冒、白带、疖肿、皮肤瘙痒、毒蛇咬伤。

及己

四块瓦。

为金粟兰科植物 *Chloranthus serratus* (Thunb.) Roem. et Schult. 的全草。

生于林下阴湿处。分布于凉山州、洪雅。

清热解毒、抗菌消炎、消肿止痛，用于风湿痹痛、牙痛、骨折、痈肿疮毒、跌打损伤。

四川金粟兰

株兰、四块瓦（筠连）、四大天王（合江）。

为金粟兰科植物 *Chloranthus sessilifolius* K. F. Wu 的全草。

生于海拔 800~1 100 m 的林下阴湿处。分布于乐山、筠连、叙永、合江、长宁、古蔺、珙县、成都、宜宾、洪雅、马边、峨边。

祛风除湿、消肿止痛、活血散瘀，用于风湿关节疼痛、疮痈肿毒、牙龈肿痛、跌打损伤。并治风寒咳嗽、哮喘。

金粟兰

鱼子兰（长宁）、珠兰（峨眉）。

为金粟兰科植物 *Chloranthus spicatus* (Thunb.) Makino 的全草。

生于林下阴湿处，有栽培。分布于乐山、成都、长宁、叙永、眉山市、峨眉山。

祛风除湿、消肿止痛、接筋骨，用于风湿疼痛、牙痛、痈肿疮毒、骨折、癫痫、跌打损伤、刀伤出血。

草珊瑚

接骨金粟兰、肿节风、铜脚灵仙（叙永）、九节风（长宁）、红金开喉箭、大排风草（峨眉）、独脚灵仙。

为金粟兰科植物 *Sarcandra glabra* (Thunb.) Nakai 的全草。

生于海拔 2 100 m 的林下、山沟、路旁等阴湿处。分布于邛崃、崇州、乐山、雅安、峨眉、叙永、长宁、宜宾、屏山、古蔺、雷波、越西、金阳、岳池、苍溪、广安、绵阳市、洪雅、大竹、邻水、平昌、万源等地。

清热解毒、祛风除湿、消肿止痛、抗菌消炎、消痈散结、活血、接骨，用于肺炎、咽喉肿痛、痈肿疮毒、急性阑尾炎、肠胃炎、菌痢、风湿骨痛、跌打损伤、痈疽肿毒、癌肿。治痞、痔漏、肠风下血、喉痹、扁桃体炎（峨眉）；接骨（高县）。

昆兰树科/领春木科 Eupteleaceae

领春木

扇耳树。

为昆兰树科植物 *Euptelea pleiospermum* Hook. f. et Thoms. 的花、皮。

生于海拔 900～3 600 m 的溪边杂木林、疏林中。分布于九寨沟、茂县、金川、理县、马尔康、乐山、崇州、邛崃、泸定、九龙、康定、丹巴、洪雅、会东、甘洛、昭觉、美姑、越西、雷波、喜德、马边、峨边等地。

清热、消痈定痛、接骨，用于各种疼痛、跌打损伤、无名肿毒。

注：本品为国家珍稀濒危植物。

连香树科 Cercidiphyllaceae

连香树

为昆兰树科植物 *Cercidiphyllum japonicum* Sieb. et Zucc. 的果实。

生于海拔 1 200～2 600 m 的山坡、山谷。分布于雷波、喜德、峨眉、洪雅、泸定、康定、丹巴、九龙、马边、峨边。

用于小儿惊风、抽搐肢冷。

注：本品为国家二级保护植物。

毛茛科 Ranunculaceae

短柄乌头

雪上一枝蒿、崩射（藏名）。

为毛茛科植物 *Aconitum brachypodum* Diels 的块根。

生于海拔 2 800～5 500 m 的砾石山坡、疏林、高山草丛中。分布于凉山州、阿坝州、绵阳、德格、康定、甘孜。

消炎止痛、祛风镇痛、除湿，用于跌打损伤、骨折、风湿骨痛、牙痛、疮疡肿毒、毒蛇咬伤、扭伤。

藏医：清热退烧、止痛，用于流行性感冒、疮疖痈疽、食物中毒、耳朵疾病、消臌胀。

注：本品为珍稀濒危植物。

曲毛短柄乌头

为毛茛科植物 *Aconitum brachypodum* Diels var. *crispulum* W. T. Wang 的块根。

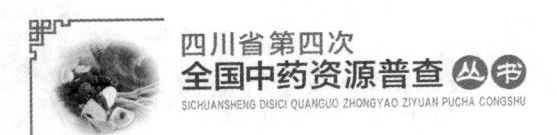

生于山坡、草地、灌木丛。分布于四川省西南部。

消炎止痛、祛风镇痛、除湿，用于跌打损伤、骨折、风湿骨痛、牙痛、疮疡肿毒、毒蛇咬伤、扭伤。

展毛短柄乌头

雪上一枝蒿。

为毛茛科植物 Aconitum brachypodum Diels var. laxiflorum Fletch et Lauener 的块根。

生于海拔 3 000 ~ 4 000 m 的山坡、草地、灌木丛。分布于冕宁、木里、米易、越西、德格、康定、甘孜、峨边。

消炎止痛、祛风镇痛、除湿，用于跌打损伤、骨折、风湿骨痛、牙痛、疮疡肿毒、毒蛇咬伤、扭伤。

短距乌头

为毛茛科植物 Aconitum brevicalaratum（Finet et Gagnep.）Diels 的块根。

生于山坡、草丛中。分布于盐边。

外用于无名肿毒。

弯喙乌头

翁嘎（藏名）。

为毛茛科植物 Aconitum campylorrhynchum Hand. et Mazz. 的块根。

生于海拔 2 000 ~ 4 200 m 的山坡灌木丛、高山草丛中。分布于凉山州、马尔康、茂县、理县、若尔盖、丹巴、泸定。

镇痛，用于风寒湿痹、四肢拘挛、半身不遂、消炎抗毒。解酒毒、祛风湿（凉山州）。

乌头

草乌、川乌、附子、蛾蛾儿花（峨眉）。

为毛茛科植物 Aconitum carmichaeli Debx. 的块根、子根。

生于海拔 700 ~ 3 000 m 的山坡草地，有栽培。分布于全川，叙永、屏山、古蔺、兴文、高县、马边、九寨沟、若尔盖、理县、茂县、松潘、洪雅、峨眉山、凉山州、马边。川乌栽培于青川、布拖、安县、北川、金阳、越西、甘洛、美姑、苍溪、阆中、广安、岳池、开江、达州、渠县、宣汉、万源、通经、南江。

乌头祛寒散风、搜风胜湿、散寒止痛、祛痰、消肿、麻醉，用于风寒湿痹、风湿关节疼痛、中风瘫痪、膝关节肿胀疼痛、局部麻痛、破伤风、头风、脘腹冷痛、痰癖、气块、冷痢、喉痹、痈疽、疔疮、瘰疬、风冷牙痛。附子回阳救逆、补火助阳、散寒止痛、补肾壮阳、镇痛，"为回阳救逆第一品药"，用于阴盛格阳、大汗亡阳、吐泻厥逆、肢冷脉微、心腹冷痛、冷痢、脚气水肿、风寒湿痹、阳痿、宫冷、虚寒吐泻、阴寒水肿、阳虚外感、阴疽疮疡以及一切沉寒痼冷之疾。

注：川乌与附子为川产道地药材，栽培，主产于江油市。附子的优质种源基地为凉山州布拖县、平武、青川，"江油附子布拖种"。

黔川乌头

毛短柄乌头。

为毛茛科植物 Aconitum cavaleriei Lévl. et Vant. 的块根。

生于山坡、草地。分布于峨眉山、屏山。

用于胃病。

苍山乌头

为毛茛科植物 Aconitum contortum Finet et Gagnep. 的块根。

生于海拔 3 400 m 左右的灌木丛、林缘。分布于崇州。

补肾壮阳、镇痛、祛风除湿。

粗花乌头

粗花毛短柄乌头。

为毛茛科植物 *Aconitum crassiflorum* Hand. et Mazz. 的块根。

生于海拔 3 100 ~ 4 200 m 的山坡、草地、灌木丛。分布于木里、雅江、稻城、道孚。

用于胃气痛、跌打损伤。

紫乌头

都拉（彝族名）、藤乌头。

为毛茛科植物 *Aconitum episcopale* Lévl. 的块根。

生于海拔 2 400 ~ 2 900 m 的高山阴湿处、荒山、草地。分布于金阳、美姑、盐边、乐山、攀枝花、泸定、康定。

祛风除湿、活血、散瘀、消肿止痛。解乌头毒（彝族）。

镰形乌头

为毛茛科植物 *Aconitum falciforume* Hand. et Mazz. 的块根。

生于海拔 2 500 ~ 4 500 m 的高山草地、高山草丛中。分布于茂县、汶川、理县、金川、九寨沟、炉霍、理塘、泸定、康定、理塘、雅江、甘孜。

祛风散寒，用于风湿关节疼痛。

伏毛铁棒锤

扪青（藏名）。

为毛茛科植物 *Aconitum flavum* Hand. -Mazz. 的块根和茎叶。

生于海拔 2 000 ~ 4 800 m 的高山草丛、灌木丛、山坡。分布于德格、九寨沟、金川、红原、若尔盖、马尔康、喜德、木里、雅江、巴塘、德格、色达、峨边。

块根活血祛瘀、祛风除湿、止痛消肿、拔毒，用于跌打损伤、风湿关节痛、腰腿痛、牙痛、食积腹痛、痛经、痈疮肿毒、淋巴结核、冻疮、毒蛇咬伤。茎叶用于跌打损伤、痈肿疮疖。

藏医清热、退烧、止痛，用于流行性感冒、疮疖痈疽、食物中毒。

展毛大渡乌头

为毛茛科植物 *Aconitum franchetii* Finet et Gagnep. var. *villosulum* W. T. Wang 的块根、叶。

生于山坡、草地。分布于康定。

祛风除湿、温经止痛，用于风寒湿痹、关节痛、心腹冷痛、寒疝作痛、麻醉止痛。

叶清热止痛，用于热病发热、泄泻腹痛、头痛、牙痛。

丽江乌头

为毛茛科植物 *Aconitum forrestii* Stapf 的块根。

生于海拔 3 100 m 左右的山坡、草地、灌木丛中。分布于木里。

增强体力、解毒，用于风湿痛。

膝瓣乌头

为毛茛科植物 *Aconitum geniculatum* Fletcher et Lauener 的块根。

生于灌木丛、林缘。分布于崇州、布拖、普格。

补肾、壮阳、祛风镇痛、除湿。

露蕊乌头

丝拉那保曼巴、罗贴巴（藏名）。

为毛茛科植物 *Aconitum gymnandrum* Maxim. 的块根、叶、花。

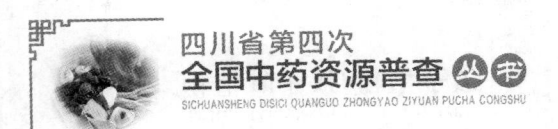

生于海拔 2 400~4 300 m 的草地沟边、路旁、灌木丛。分布于阿坝州、乡城、白玉、炉霍、稻城、石渠、理塘、色达、道孚、德格。

祛风除湿、温经镇痛。根用于关节疼痛、风寒湿痹、肢体疼痛、麻木，外用于恶疮癞子。花用于麻风。叶内服驱虫，研末撒布治疥癣。

藏医用于肝病、淋病、胃病。德格藏医解毒，用于食物中毒之吐泻。

瓜叶乌头

草乌、藤乌。

为毛茛科植物 *Aconitum hemsleyanum* Pritz. 的块根。

生于海拔 800~2 200 m 的灌木丛、林缘。分布于乐山、崇州、峨眉、苍溪、广安、岳池、阆中、洪雅、会理、冕宁、布拖、宁南、峨边。

祛风除湿、散寒止痛、补肾壮阳、活血行瘀、开窍、镇痛、发汗、利尿，用于风湿关节疼痛、膝关节肿胀疼痛、局部麻痛、风冷牙痛、无名肿毒、跌打损伤。

拳距瓜叶乌头

草乌、血乌（峨眉）。

为毛茛科植物 *Aconitum hemsleyanum* Pritz. var. *circinatum* W. T. Wang 的块根。

生于海拔 2 400~3 000 m 的灌木林中。分布于乐山、洪雅、峨眉山、雷波、美姑、布拖、木里、德昌、普格、康定。

祛风胜湿、活血、行瘀、开窍，用于风湿瘫痪、跌打损伤。

川鄂乌头

草乌。

为毛茛科植物 *Aconitum henryi* Pritz. 的块根。

生于海拔 1 000~2 000 m 的灌木丛、林缘。分布于邻水、宣汉、万源、通江、南江。

补肾、壮阳、镇痛、祛风除湿、散寒止痛、镇痉，用于风湿冷痛、跌打损伤、阴疽初起（骨结核）。

展毛川鄂乌头

为毛茛科植物 *Aconitum henryi* Pritz. var. *villosum* W. T. Wang 的块根。

生于山坡、草地、灌木丛。分布于四川省东北部。

祛风除湿、活血行瘀血，用于跌打损伤、风湿痛。

拟鞘状乌头

秀丽乌头。

为毛茛科植物 *Aconitum jucundum* Diels 的块根。

生于灌木丛、林缘。分布于巴中、宣汉、通江。

祛风除湿、消肿止痛、活血散瘀，用于风湿腰痛、骨折、跌打损伤、劳伤、疮疖、瘰疬。

工布乌头

雪上一枝蒿。

为毛茛科植物 *Aconitum kongboense* Lauener 的块根。

生于海拔 3 000~4 300 m 的高山草地、灌木丛、栎树林下。分布于康定、理塘、巴塘、稻城、道孚、石渠、乡城、甘孜。

祛风除湿、消炎止痛用于风湿骨痛、牙痛、跌打损伤。

白喉乌头

麻布七、草乌。

为毛茛科植物 *Aconitum leucostomum* Worosch. 的块根。

— 188 —

生于海拔 1 500 ~ 3 500 m 的山坡林下、草丛中。分布于茂县、汶川、理县、九寨沟、金川、马尔康。
镇痛、除湿，用于风湿关节疼痛。

凉山乌头

为毛茛科植物 *Aconitum liangshanicum* W. T. Wang 的块根。

生于高山树林、荒山、草地。分布于金阳、美姑、昭觉、越西、冕宁、喜德。

止血、镇痛、祛风除湿。

贡嘎乌头

草乌、麻布七（洪雅）。

为毛茛科植物 *Aconitum liljiestrandii* Hand. et Mazz. 的块根。

生于海拔 1 500 ~ 4 600 m 的荒山、草地。分布于乐山、新龙、洪雅、康定、雅江、理塘、石渠、泸
定、稻城。

活血、散瘀、消肿止痛，用于跌打损伤、风湿骨痛、胃脘胀痛。

小白撑

为毛茛科植物 *Aconitum nagarum* Stapf var. *heterotrichum* Fletch. et Lauener 的块根。

生于草甸、山坡、草丛中。分布于米易。

有大毒，祛风散寒、活络止痛。

船盔乌头

榜嘎、耕都独麦、扎底被卡（藏名）。

为毛茛科植物 *Aconitum naviculare*（Bruhl.）Stapf 的全草。

生于海拔 3 200 ~ 5 000 m 的高山草甸、高山碎石坡。分布于德格。

清热利湿，用于胃炎、肠炎。

藏医清热解毒，用于肝炎、胆囊炎、肺热、肠热、流行性感冒、食物中毒、肉食中毒、传染性疾病、
胆病、高烧、发热。

铁棒锤

为毛茛科植物 *Aconitum pendulum* Busch/*A. szechenyianum* Gay 的块根、茎叶。

生于海拔 2 800 ~ 4 900 m 的高山灌木丛、草丛中。分布于阿坝州、雅江、巴塘、乡城、炉霍、甘孜、
道孚、白玉、色达、德格、稻城、石渠、凉山州、什邡、金阳、布拖、九寨沟、红原、小金、马尔康、理
县、黑水、若尔盖。

有剧毒，祛瘀、祛风散寒、除湿止痛、理气活血，用于风湿腰腿痛、疝气腹痛、胃痛、心悸、跌打损
伤、瘰疬疥疮、牙痛、食积腹痛、妇女痛经、经闭、痈肿。

多裂乌头

为毛茛科植物 *Aconitum polyschistum* Hand. et Mazz. 的块根。

生于海拔 3 500 m 左右的高山荒山、草地。分布于美姑、木里、泸定。

麻醉镇痛、除湿消肿。

雷波乌头

为毛茛科植物 *Aconitum pseudohuiliense* Chang 的块根。

生于海拔 3 700 m 的山坡、草地。分布于雷波、崇州。

祛风散寒、除湿止痛、活血散瘀。

美丽乌头

为毛茛科植物 *Aconitum pulohellum* Hand. -Mazz. 的块根。

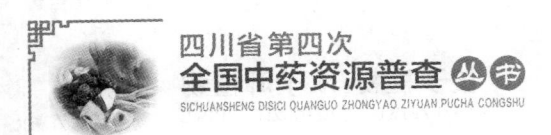

生于海拔 2 800～5 700 m 的山坡、草丛中。分布于凉山州、金川、壤塘、马尔康、小金、理县、若尔盖、木里、泸定、康定、九龙、理塘、稻城、乡城、德格。

活血散瘀、通经止痛，用于腰肌劳伤、软组织损伤、关节扭伤、风湿性关节疼痛、肋间神经痛。

岩乌头

为毛茛科植物 *Aconitum racemulosum* Franch. 的块根。

生于海拔 1 600～2 300 m 的山坡、草丛中。分布于甘洛。

用于跌打损伤；外用于疮肿。

巨苞岩乌头

岩乌头（洪雅）。

为毛茛科植物 *Aconitum racemulosum* Franch. var. *grandibracteolatum* W. T. Wang 的块根。

生于海拔 2 300～2 800 m 的灌木丛中、林下。分布于峨眉山、洪雅。

祛风胜湿、活血行瘀，用于风湿痹痛、跌打损伤。

圆叶乌头

岩乌头。

为毛茛科植物 *Aconitum rotundifolium* Kar. et Kir. 的块根。

生于海拔 3 000～3 500 m 的山坡、灌木丛、草丛中。分布于若尔盖、红原、九寨沟、松潘、阿坝。

用于跌打损伤、痛肿。

花葶乌头

墨七（南川）、川芎连（彭水）、朱砂七（武隆）、一口血（阿坝州）。

为毛茛科植物 *Aconitum scaposum* Franch. 的块根、全株。

生于海拔 1 100～2 500 m 的阴湿沟边、草丛中。分布于九寨沟、松潘、黑水、茂县、乐山、彭州、古蔺、兴文、屏山、邻水、万源、宣汉、通江。

根祛风、除湿、镇痛、活血散瘀，用于骨气痛、骨折、跌打损伤。全株治月经不调（兴文）。

荨麻叶花葶乌头

等叶花葶乌头。

为毛茛科植物 *Aconitum scaposum* Franch. var. *hupehanum* Rap. 的块根。

生于海拔 1 700～3 400 m 的山坡林下阴湿处。分布于什邡、美姑、昭觉、甘洛、布拖、普格、盐源、康定、丹巴、雅江。

用于关节及肋骨疼痛、胃痛。

鞘柄乌头

墨七（南川）、地雷公（叙永）、虎掌草（荥经）、裂叶花葶乌头、活血莲、峨山草乌（峨眉）。

为毛茛科植物 *Aconitum scaposum* Franch. var. *vaginatum* (Pritz) Rap. 的块根。

生于草丛中。分布于叙永、崇州、南江、峨眉、洪雅。

根有毒，活血调经、散瘀、行气止痛，用于跌打损伤、骨折肿痛、肺热咳嗽、月经不调、哮喘。熬水或泡酒服治头晕（叙永）。

缩梗乌头

铁棒七。

为毛茛科植物 *Aconitum sessiliflorum* (Finet et Gagnep.) Hand. – Mazz. 的块根。

生于海拔 3 500～4 300 米的山坡、草地。分布于康定。

祛风胜湿、活血行瘀，用于风湿痹痛、跌打损伤。

高乌头

麻布七、统天袋、穿心莲乌头（万源）。

为毛茛科植物 *Aconitum sinomontanum* Nakai 的块根。

生于海拔 1 500 ~ 3 500 m 的林下、草丛中。分布于乐山、九寨沟、壤塘、金川、理县、邛崃、道孚、洪雅、万源。

祛风散寒、除湿止痛、理气活血、祛瘀、消肿，用于风湿腰腿痛、痧气腹痛、胃痛、心悸、跌打损伤、瘰疬、骨折、劳伤、疮疖。

拟缺刻乌头

为毛茛科植物 *Aconitum sinonapelloides* W. T. wang 的根。

生于海拔 4 000 ~ 5 000 m 的草甸、山坡、草丛中。分布于昭觉、德格。

有大毒，祛风散寒、镇痛。

华北乌头

为毛茛科植物 *Aconitum soongaricum* Stapf. var. *angustius* W. T. Wang 的块根。

生于海拔 1 500 ~ 4 000 m 的高山草地、灌木丛中。分布于茂县、汶川、理县、小金。

祛风胜湿、散寒止痛、开痰、消肿，用于风寒湿痹、中风瘫痪、破伤风、头风、脘腹冷痛、气块、冷痢。

松潘乌头

铁棒七、铁棒锤（绵阳）、金牛七、藤草乌（阿坝州）。

为毛茛科植物 *Aconitum sungpanense* Hand-azz. 的块根。

生于海拔 1 200 ~ 3 000 m 的高山向阳草地、灌木丛中。分布于九寨沟、若尔盖、理县、红原、壤塘、松潘、绵阳市、通江、南江。

祛风除湿、消肿、祛瘀、解痉、麻醉、败毒、活血散瘀、镇痛，用于顽固性风湿关节疼痛、跌打损伤、痈疽肿毒、劳伤、无名肿毒。茎叶杀蛆。

甘青乌头

雪乌、唐古特乌头、雪乌、榜嘎、耕都独麦、扎根被（藏名）。

为毛茛科植物 *Aconitum tanguticum* Stapf 的块根、全草。

生于 3 200 ~ 5 200 m 的高山草甸、流石滩。分布于九寨沟、壤塘、若尔盖、小金、理县、白玉、道孚、炉霍、石渠、德格、色达、木里、泸定、康定、理塘、稻城、乡城、得荣、峨边。

清热解毒、消炎止痛，用于胃肠炎。

藏医清热解毒，用于肝炎、胆囊炎、肺热、肠热、流行性感冒、食物中毒、肉食中毒、传染性疾病、胆病和发热。德格藏医用于退烧、消炎、止血、解毒、治流感。

毛果甘青乌头

为毛茛科植物 *Aconitum tanguticum* Stapf var. *trichocarpum* Hand-Mazz. 的块根、全草。

生于海拔 3 300 ~ 4 800 m 的高山草地、林缘。分布于德格、石渠、康定、峨边。

温中散寒、祛风止痛、散瘀止血。全草用于发热、肺炎。

康定乌头

为毛茛科植物 *Aconitum tatsiense* Finet et Gagnep. 的块根。

生于海拔 2 300 ~ 3 800 m 的高山灌木丛、草地中。分布于稻城、泸定、理塘、巴塘、道孚、康定、越西、九寨沟、金川、小金、壤塘、峨边。

祛风散寒、活血镇痛，用于跌打损伤、风湿筋骨寒痛。

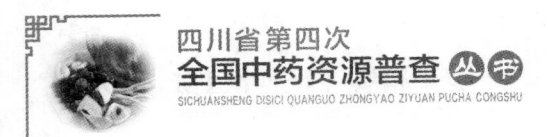

黄草乌

为毛茛科植物 *Aconitum vilmorinianum* Kom. 的块根。

生于草丛中。分布于越西、盐边、盐源、绵阳、崇州。

祛风镇痛、除湿、散寒，用于跌打损伤、风湿痛、手足厥冷。

深裂黄草乌

西南乌头。

为毛茛科植物 *Aconitum vilmorinianum* Kom var. *altifidum* W. T. Wang 的块根。

生于海拔 2 600 ~ 3 000 m 的高山草丛、灌木丛中。分布于九寨沟、松潘、黑水、红原、理县、彭州、会东、泸定。

祛风散寒、除湿止痛。

展毛黄草乌

黄草乌。

为毛茛科植物 *Aconitum vilmorinianum* Kom var. *patentipilum* W. T. Wang 的块根。

生于高山草丛中。分布于会东、盐源。

祛风镇痛。

类叶升麻

鸡爪七（叙永）、绿豆升麻（达州市）、小绿升麻（峨眉）。

为毛茛科植物 *Actaea asiatica* Hara 的根茎、全草。

生于海拔 500 ~ 3 700 m 的理县、灌木林下、沟边。分布于全川，九寨沟、茂县、金川、汶川、马尔康、黑水、叙永、什邡、达州市、峨眉山、普格、布拖、昭觉、甘洛、雷波、美姑、越西、泸定、康定、马边、峨边。

根茎清热解毒、止咳、祛风解表，用于感冒头痛、百日咳，外用于犬咬伤。全草祛风除湿、活血，用于跌打损伤（叙永）。

短柱侧金盏花

水黄连。

为毛茛科植物 *Adonis brevistyla* Franch. 的根茎。

生于海拔 1 900 ~ 3 500 m 的山坡、草地、林缘。分布于木里、冕宁、昭觉、布拖、美姑、康定。

用于黄疸、咳嗽、哮喘、热毒。

蓝侧金盏花

贾子豆罗（藏名）。

为毛茛科植物 *Adonis coerulea* Maxim. 的全草。

生于海拔 2 300 ~ 4 500 m 的林间空地、水沟、高山溪流边、山坡。分布于德格、石渠、康定。

外用于疥疮和牛皮癣等皮肤病、肿瘤。与酥油合用治麻风病。

狭瓣侧金盏花

为毛茛科植物 *Adonis davidii* Franch 的根茎。

生于海拔 2 500 ~ 3 000 m 的高山溪流边。分布于马尔康、黑水、理县、峨边。

用于充血性心力衰竭。

蜀侧金盏花

毛黄连。

为毛茛科植物 *Adonis sutchuenensis* Franch. 的根茎。

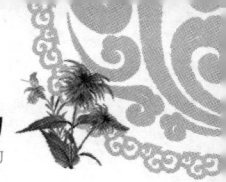

生于海拔 1 100 ~ 3 300 m 的山坡、林下、灌木丛、草地。分布于黑水、马尔康、金川。

清热燥湿、健胃、镇静、强心，用于痈肿疮毒、目赤肿痛、呕吐、泻痢、心悸不眠、癫痫。

毛果银莲花

为毛茛科植物 *Anemone baicalensis* Turcz. 的叶。

生于海拔 500 ~ 3 100 m 的高山阴湿处。分布于九寨沟、茂县、若尔盖、马尔康、理县、金川、黑水。

解毒、杀虫。

卵叶银莲花

为毛茛科植物 *Anemone begoniifolia* Lévl. et Vant. 的全草。

生于海拔 650 ~ 1 000 m 的密林、阴湿沟边、岩石。分布于四川南部。

消肿接骨、止血生肌，用于风湿关节疼痛；外用于疮毒。

银莲花

为毛茛科植物 *Anemone cathayensis* Kitag. 的全草。

生于海拔 1 000 ~ 3 500 m 的灌木丛、高山草地。分布于茂县、九寨沟、黑水、松潘、汶川、理县、彭州、什邡。

用于风湿骨痛、跌打损伤、骨折肿痛。

西南银莲花

岩牛尿草（筠连）、铜骨七（南川）、吊脚七（巫溪）、芹寒草（峨眉）、白接骨连（荥经）、鹅掌草、草乌子（峨眉山）。

为毛茛科植物 *Anemone davidii* Franch. 的全草、根及茎叶。

生于海拔 950 ~ 3 500 m 的林缘。分布于彭州、邛崃、什邡、乐山、筠连、古蔺、峨眉、荥经、雷波、布拖、越西、美姑。

全草镇痛、祛风除湿。根及茎叶活血、止痛、消肿、解毒，用于跌打损伤、风湿痛、口疮、坐板疮。根茎补肾扶阳、行气活血、止痛（峨眉）。

滇川银莲花

为毛茛科植物 *Anemone delavayi* Franch. 的根茎。

生于海拔 2 000 ~ 3 400 m 的草丛、高山路旁。分布于九寨沟、松潘、茂县、甘洛、九龙、马边、峨边。

活血祛瘀、补肾壮阳，用于跌打损伤、腰肌劳损、阳痿。

展毛银莲花

银莲花、素嘎罢（藏名）。

为毛茛科植物 *Anemone demissa* Hook. f. et Thoms. 的叶。

生于海拔 1 500 ~ 4 800 m 的疏林、草坡、灌木丛。分布于德格、茂县、汶川、若尔盖、理县、马尔康、甘孜州。

祛风除湿，用于风湿性关节炎。

藏医：消炎、除温、升温逐寒、催吐胃酸，用于各种淋病、关节积黄水、病后体温不足、各种寒证痞结，外治蛇伤。

云南银莲花。

为毛茛科植物 *Anemone demissa* Hook. f. et Thoms var. *yunnanensis* Franch. 的全草。

生于海拔 3 000 ~ 4 600 m 的高山草坡。分布于乐山、冕宁、泸定、理塘、稻城、乡城。

祛风止痛。

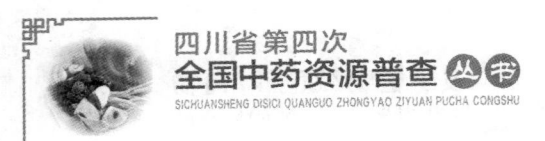
林荫银莲花

蜈蚣三七、草乌子、鹅掌草（洪雅、峨眉）。

为毛茛科植物 *Anemone flaccida* Fr. Schmidt 的根茎。

生于海拔 1 200～3 100 m 的山地、林边、灌木丛。分布于峨眉山、洪雅、宁南、雷波、泸定、峨边。

祛风胜湿、清热解毒，用于风湿痹痛、痈疽发背等。

打破碗花花

野棉花、土羌活（长宁）、化食药（会理）。

为毛茛科植物 *Anemone hupehensis* Lemoine 的全草及根。

生于海拔 3 500 m 以下的低山草坡、路旁、沟边、土坎。分布于全川，宜宾、长宁、合江、筠连、叙永、兴文、古蔺、屏山、会理、崇州、邛崃、什邡、美姑、泸定、九龙、南充市、九寨沟、金川、茂县、汶川、小金、洪雅、达州市、巴中市、峨眉山、凉山州、马边、峨边。

全草有毒，清热解毒、杀虫、消积、活血消肿，用于顽癣、秃疮、子子、钉螺、疣。根杀虫、消积、消肿解毒、清热、排脓生肌、散瘀利湿、止血，用于支气管炎、肺结核、牙痛、秃疮、疟疾、颈淋巴结核、食积脘腹胀痛、瘀滞疼痛、子宫内膜炎、小儿疳积、痢疾、痛疥、疮肿、瘰疬、跌打损伤、蛔虫病；消食（屏山）；用于疯狗咬伤（南川）。

水棉花

白背湖北银莲花。

为毛茛科植物 *Anemone hupehensis* Lemoine f. *alba* W. T. Wang 的叶、根。

生于海拔 1 200～3 500 m 的山坡、草地、沟边。分布于峨边。

清热除湿、活血祛瘀，用于痢疾、淋证、难产、风湿关节痛、食积、胃痛。

秋牡丹

野棉花。

为毛茛科植物 *Anemone hupehensis* Lemoine var. *japonica*（Thunb）Bowles et Stearn 的根。

生于低山草坡、路旁、沟边、土坎。分布于绵阳市。

根清热解毒、杀虫、杀蛆及子子、钉螺，用于阿米巴痢疾、细菌性痢疾、跌打损伤、蛔虫、子宫内膜炎。外用于腐蚀疣子。

叠裂银莲花

银莲花、素嘎罢、索尔登巴（藏名）。

为毛茛科植物 *Anemone imbricata* Maxim. 的花、茎及叶。

生于海拔 2 500～5 300 m 的高山草地、灌木丛。分布于若尔盖、金川、阿坝、壤塘、红原、石渠、德格、道孚、甘孜州。

清热解毒、消肿，用于痈肿疮疡、烧伤。

藏医：消炎、除温、升温逐寒、催吐胃酸，用于各种淋病、关节积黄水、病后体温不足、各种寒证痞结，外治蛇伤。

凉山银莲花

为毛茛科植物 *Anemone liangshanica* W. T. Wang/*Anemone trullifolia* Hook. f. et Thoms. var. *liangshanica*（W. T. Wang）Ziman & B. E. Dutton 的根。

生于海拔 2 800～3 600 m 的高山草地。分布于乐山、雷波。

清热解毒、消肿散结。

钝叶银莲花

为毛茛科植物 *Anemone obtusiloba* D. Don 的全草。

生于海拔 2 900 ~ 4 200 m 的高山草地、铁杉林下。分布于什邡、昭觉、泸定、康定、九龙、甘孜、德格、石渠。

补血、散寒、消积。

狭裂银莲花

为毛茛科植物 *Anemone obtusiloba* D. Don var. *angustlima* W. T. Wang 的全草。

生于高山草地、林下。分布于会东、喜德、普格、昭觉、越西。

补血暖体、消积排脓。

钝裂银莲花

卵叶银莲花。

为毛茛科植物 *Anemone obtusiloba* D. Don subsp. *ovalifolia* Brühl 的全草。

生于海拔 1 900 ~ 5 000 m 的林下、林边。分布于昭觉、木里、越西、普格、布拖、昭觉、会东、喜德、泸定、康定、九龙、稻城、乡城、道孚、新龙、德格、石渠、色达、雅江、巴塘、甘孜。

补血暖体、消积排脓。

草玉梅

鬼打青、狗足迹（古蔺）、虎掌草、老虎草、五朵云、溪畔银莲花、苏嘎（藏名）。

为毛茛科植物 *Anemone rivularis* Buch. – Ham. 的根、全草。

生于海拔 900 ~ 4 900 m 的沟边、沼泽地、河滩、草地、林荫。分布于乐山、古蔺、叙永、昭觉、布拖、德格、理塘、九龙、白玉、稻城、石渠、巴塘、色达、泸定、康定、丹巴、茂县、汶川、若尔盖、金川、理县、马尔康、洪雅、峨眉山、凉山州、马边、峨边。

清热解毒、祛风胜湿、舒筋活血、化瘀、消肿止痛，用于咽喉肿痛、扁桃体炎、喉蛾、痄腮、瘰疬、结核、痈疽、肿毒、疟疾、牙痛、风湿疼痛、胃痛、跌打损伤、急性肝炎。又敷狗咬伤。消炎止痛、舒筋活络（凉山州）。

藏医：补血、暖体、消积、祛湿、愈创、排脓、温胃化痞，用于胃寒、痞块、蛇咬伤、病后体温不足、淋病、关节积黄水、黄水疮、慢性气管炎、末梢神经麻痹、催吐胃酸。德格藏医用于助消化、止痒、炎症、皮肤病、癌症、疹子、疥癣。

小花草玉梅

鬼打青。

为毛茛科植物 *Anemone rivularis* Buch-am. var. *barbulata* Turcz. / *A. rivularis* Buch-am. var. *flor-inore* Maxim. 的根、全草。

生于海拔 900 ~ 3 000 m 的沟边、高山阴湿处。分布于若尔盖、壤塘、黑水、理县、茂县、南江、通江、峨边、理县、松潘、九寨沟、平武。

清热解毒、利湿、散瘀镇痛、消肿止痛，用于咽喉肿痛、扁桃体炎、喉炎、牙痛、胃痛、肝炎、痢疾、白带、风湿痛、无名肿毒、跌打损伤、骨折。又消食、截疟、消炎散肿，用于肝炎、筋骨痛、淋证、水肿；外用于瘀肿日久不散。

大火草

野棉花。

为毛茛科植物 *Anemone tomentosa* Péi 的根茎。

生于海拔 700 ~ 3 400 m 的山地、草坡、路旁、灌木丛中。分布于九寨沟、金川、若尔盖、茂县、红原、马尔康、乐山、普格、越西、会东、雅江、道孚、康定、丹巴、德格、洪雅、峨眉山。

清热解毒、祛风胜湿、活血消肿、行瘀、消积杀虫、止血，用于风湿痹痛、疟疾、小儿疳积、痢疾、痈疖疮肿、瘰疬、跌打损伤、蛔虫病、顽癣、疟疾、痨伤咳喘。

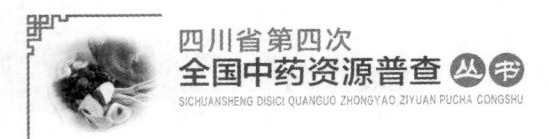

条叶银莲花

然苏（藏名）。

为毛茛科植物 *Anemone trullifolia* Hook. f. et Thoms var. *linearis*（Briihl）Hand-azz. 的花、根。

生于海拔 2 500～5 000 m 的高山草地。分布于木里、康定、理塘、稻城、乡城、道孚、炉霍、德格、石渠、色达、巴塘、新龙、白玉。

藏医：止咳，用于慢性气管炎、末梢神经麻痹。

野棉花

满天星、铁蒿（阿坝州）。

为毛茛科植物 *Anemone vitifolia* Buch-am. 的花、茎及叶。

生于海拔 1 200～4 000 m 的溪边、高山山地。分布于全川，九寨沟、茂县、汶川、金川、理县、马尔康、成都、郫县、雅安、彭州、米易、康定、理塘、马边、峨边等地。

清热除湿、活血祛痰，用于痢疾、肠炎、蛔虫病、钩虫、疟疾、跌打损伤、风湿关节痛、疮疡。

无距耧斗菜

官前胡、野前胡。

为毛茛科植物 *Aquilegia ecalcarata* Maxim. 的全草、根。

生于海拔 1 200～4 000 m 的溪边、林缘沟边。分布于若尔盖、理县、九寨沟、黑水、乐山、什邡、石渠、泸定、雅江、乡城、泸定、康定、九龙、巴塘、道孚、新龙、白玉、德格、色达、甘孜、洪雅、万源、南江、峨眉山、冕宁、雷波、越西、天全、峨边。

清热解毒、生肌排脓、拔毒、解表，用于肠痈下血、肺痈咳吐浓痰、感冒头痛、黄水疮久不收口、烂疮。

短距耧斗菜

细距耧斗菜。

为毛茛科植物 *Aquilegia ecalcarata* Maxim f. *semicalcarata* Hand-Mazz. 的全草。

生于海拔 2 000～4 200 m 的高山林缘、地边。分布于九寨沟、金川、壤塘、马尔康、什邡、白玉、理塘、德格、康定、道孚、新龙。

清热解毒、散瘀止血，用于疮痈肿毒、跌打损伤、功能性子宫出血。

秦岭耧斗菜

为毛茛科植物 *Aquilegia incurvata* Hsiao 的全草。

生于海拔 800～2 800 m 的草地、林下。分布于四川省东北部。

祛瘀生新、镇痛祛风，用于瘀血、跌打损伤。

甘肃耧斗菜

为毛茛科植物 *Aquilegia oxysepala* Trautv. et Mey var. *kansuensis* Brühl 的根、全草。

生于海拔 1 000～4 000 m 的山坡草地、林下湿地。分布于昭觉、喜德、美姑、越西、雷波、泸定、康定。

根活血，用于劳伤。全草用于感冒。

耧斗菜

为毛茛科植物 *Aquilegia vividiflora* Pall. 的全草、种子、花。

生于海拔 1 000～1 500 m 的灌木丛、林下湿地。分布于汶川、茂县、理县、金川。

清热解毒、调经、止血。种子与花用于烧伤。

紫花耧斗菜

为毛茛科植物 *Aquilegia vividiflora* Pall f. *atropurpurea* Kitaga 的全草。

生于海拔 1 500～3 000 m 的林下、灌木丛等湿地。分布于金川、壤塘、若尔盖、九寨沟、马尔康、洪雅。

外敷恶疮脓肿。

华北耧斗菜

为毛茛科植物 *Aquilegia yabeana* Kitag. 的全草。

生于海拔 2 000～2 500 m 的高山草丛中。分布于茂县、金川、汶川、理县、黑水。

用于月经不调、功能性子宫出血。

裂叶星果草

一颗星、铁星拌（长宁）、蛇丝金盘（兴文）、棉花莲（屏山）、水黄莲（古蔺）、鸭脚黄连（峨眉山）。

为毛茛科植物 *Asteropyrum cavaleriei*（Lévl. et Vant.）Drumm. et Hutch. 的根茎、全草。

生于海拔 1 100～2 400 m 的林下阴湿处。分布于乐山、长宁、屏山、叙永、崇州、邛崃、彭州、邻水、大竹、峨眉山、芦山、天全、雅安、荥经、宝兴、雷波、峨边。

根茎清热、利胆、除湿、止痛、止痢，用于热病、腹痛、痢疾、黄疸。全草用于风湿、跌打损伤（长宁），清肝胆湿热（屏山）；外敷疔疮、恶疮、蛇咬伤（叙永）。

星果草

为毛茛科植物 *Asteropyrum peltatum* Drumm. et Hutch. 的根茎。

生于海拔 1 200～3 000 m 的林下阴湿处。分布于什邡、宣汉、宝兴、天全、峨边。

清热、利胆、活血镇痛、祛风除湿，用于跌打损伤、风湿骨痛。

单叶升麻

贝茜花、铁破锣（屏山）、猴儿七（峨眉）、小马蹄草（凉山州）、滇豆根、土细辛（绵阳）、白细辛、马蹄细辛（峨眉山）。

为毛茛科植物 *Beesia calthaefolia* Ulbr. 的全草、根茎。

生于海拔 1 000～4 000 m 的林下阴湿处。分布于九寨沟、汶川、茂县、理县、黑水、松潘、美姑、越西、冕宁、古蔺、普格、乐山、彭州、什邡、邛崃、崇州、屏山、峨眉、绵阳市、洪雅、泸定、康定、九龙、雅安市、峨边。

祛风胜湿、清热解毒、发表祛痰、活血止痛、镇痛，用于风寒感冒头痛、身痛、肺寒咳嗽、痰多气喘、风湿筋骨疼痛、腰痛酸痛、目赤肿痛、咽喉痛、头晕、牙痛、跌打损伤、疮疖、阴疽。根茎祛风散热、清热解毒。

毛柄水毛茛

为毛茛科植物 *Betrachium trichophyllum*（Chaix）F. Sohultz. 的全草。

生于海拔 2 500～3 100 m 的山谷沟边、溪边。分布于九寨沟、黑水、马尔康、金川、若尔盖。

外用于各种毒疮痈肿。

鸡爪草

为毛茛科植物 *Calathodes oxycarpa* Sprague 的根茎、全草。

生于海拔 3 300 m 以下的针阔叶林下阴湿处、荒山草地。分布于乐山、什邡、美姑、金阳、洪雅、峨眉山、冕宁、布拖、昭觉、越西、宁南、泸定。

祛风除湿、解毒消炎、散结定痛，用于风湿痹痛、鹤膝风、瘰疬、风湿麻木、鸡爪风。

驴蹄草

土细辛（绵阳）、马蹄叶（峨眉）。

为毛茛科植物 *Caltha palustris* L. 的全草。

生于海拔 2 500 ~ 4 200 m 的高山沼泽地、灌木丛中。分布于茂县、汶川、黑水、若尔盖、金川、乐山、什邡、彭州、稻城、泸定、雅江、绵阳市、洪雅、松潘、峨眉山、凉山州、甘孜州、宝兴、汉源、石棉、雅安、天全、峨边。

除风散寒、消肿排脓、清热利湿、解毒，用于头目昏眩、周身疼痛、中暑、尿路感染、烧烫伤、毒蛇咬伤。祛风胜湿、发表祛痰、活血止痛、镇痛，用于风寒感冒头痛、身痛、肺寒咳嗽、痰多气喘、风湿筋骨疼痛、腰背酸痛（绵阳市）。

空茎驴蹄草

为毛茛科植物 *Caltha palustris* L. var. *barthei* Hance 的全草。

生于海拔 2 500 ~ 4 500 m 的林下、灌木丛、高山沼泽地。分布于什邡、泸定、九龙、雅江、理塘、稻城、乡城、得荣、新龙、康定、巴塘、道孚、若尔盖、九寨沟、茂县、金川、壤塘、马尔康、峨边。

除风散寒，用于头目眩晕、周身筋骨疼痛。

花葶驴蹄草

麦朵色清、当喔呷热（藏名）、金莲花。

为毛茛科植物 *Caltha scaposa* Hook. f. et Thoms. 的全草。

生于海拔 2 500 ~ 4 500 m 的高山沼泽地、草甸、山谷沟边。分布于金川、壤塘、红原、若尔盖、马尔康、茂县、小金、理县、黑水、甘孜州、乐山、洪雅。

除风散寒、消肿排脓、养筋骨，用于头伤、筋骨疼痛、头目昏眩、创伤感染。

藏医：愈疮、止脉热、清上半身之热，用于脓肿。

大叶升麻

金龟草、绿升麻、小升麻（峨眉山）、金草（甘洛）。

为毛茛科植物 *Cimicifuga acerina* Tanaka 的根茎。

生于海拔 1 100 ~ 2 600 m 的林下。分布于乐山、洪雅、邻水、万源、南江、峨眉山、甘洛。

清热解毒、祛风、活血止痛、升阳退疹，用于肺痨咳嗽、中气下陷、斑疹不透、劳伤吐血。祛瘀消肿、镇痛降压，用于跌打损伤、痈疮肿毒、高血压（达州）。

升麻

绿升麻、当更那保（藏名）。

为毛茛科植物 *Cimicifuga foetida* L. 的根茎。

生于海拔 1 500 ~ 4 500 m 的半阴林边草坡、林缘、灌木丛中。分布于全川，崇州、越西、甘洛、美姑、雷波、泸定、道孚、阿坝州、甘孜州、凉山州、洪雅、邻水、宣汉、万源、汉源、峨眉、马边、峨边。

祛风散热、清热解毒、升阳举陷、发表透疹，用于时气疫疠、头痛寒热、喉痛、口疮、斑疹不透、麻疹不透、中气下陷、久泻久痢、脱肛、妇女崩带、子宫下坠、痈肿疮毒。

藏医解毒、退烧、强心。

注：本品为川产道地药材，主产于汶川、茂县、九寨沟。

多小叶升麻

为毛茛科植物 *Cimicifuga foetida* L. var. *foliolosa* Hsiao 的根茎。

生于海拔 1 600 ~ 3 900 m 的林边草坡、林缘、灌木丛中。分布于稻城、道孚、德格、炉霍、白玉、乡城、石渠、康定、冕宁。

用于流感发热、咽喉肿痛等。

南川升麻

升麻。

为毛茛科植物 *Cimicifuga nanchuanensis* Hsiao 的根茎。

生于海拔 1 100 m 左右的林边草坡。分布于乐山、什邡、雷波。

祛风解毒、升阳透疹。

单穗升麻

升麻、绿升麻（峨眉）。

为毛茛科植物 *Cimicifuga simplex* Wormsk. 的根茎。

生于海拔 1 100 ~ 3 900 m 的湿润肥沃的林边草坡、林缘。分布于乐山、彭州、越西、甘洛、绵阳市、洪雅、峨眉山、盐源、木里、喜德、冕宁、西昌、康定、峨边。

祛风解毒、升阳举陷、透疹、解表散风，用于麻疹初起、牙痛、腮腺炎、脱肛、子宫脱垂。

星叶草

为毛茛科植物 *Circaeaster agrestis* Maxim. 的全草。

生于海拔 2 300 ~ 4 100 m 的山坡林下、崖壁下。分布于德格、乡城、泸定、康定、稻城、乡城、得荣、道孚、色达。

止痛、利痰。

注：本品为国家二级保护植物。

甘川铁线莲

伊盲纳保（藏名）、黑色铁线莲。

为毛茛科植物 *Clematis akebioides* Hort et Veitch 的藤茎。

生于海拔 1 700 ~ 3 700 m 的山坡、林下、灌木丛中。分布于邛崃、道孚、九龙、白玉、稻城、新龙、乡城、理塘、雅江、炉霍、康定、丹巴、巴塘、色达。

清热、消炎、通经。

藏医：健胃、排脓、消痞，用于消化不良、脓疮痞块，但是对胆不利。

女娄

为毛茛科植物 *Clematis apiifolia* DC. 的藤茎。

生于海拔 1 000 m 以下的林边。分布于彭州、乐山、泸州。

清热、消炎、通经。

钝齿铁线莲

川木通、大木通、麻沙藤（叙永）。

为毛茛科植物 *Clematis apiifolia* DC var. *obtusidentata* Rehd. et Wils. 的藤茎。

生于海拔 400 ~ 3 200 m 的山地林边。分布于古蔺、叙永、崇州、邛崃、通江、凉山州。

清热利水、除湿、活血通乳、清心降火、消肿，用于小便赤涩热痛、口疮、心烦、口腔炎、脚气浮肿、湿热癃闭、肾炎水肿、尿路感染、咽喉痛、失音、耳聋、风湿关节炎、淋病、乳汁不通、经闭。又泡酒治跌打损伤（叙永）。

粗齿铁线莲

木通、小木通（古蔺）、川木通（屏山）、母猪藤（兴文）、花叶木通（叙永）。

为毛茛科植物 *Clematis argentilucida*（Lévl. Et Van）W. T. Wang 的茎、叶、藤。

生于海拔 450 ~ 3 200 m 的高山灌木丛中。分布于九寨沟、松潘、黑水、乐山、兴文、屏山、古蔺、叙永、什邡、彭州、金阳、洪雅、达州市、巴中市、峨眉山、凉山州、南充市、马边、峨边。

茎叶清热利水、杀虫、解毒，用于失音声嘶、虫疮久烂及难产横生。藤茎行气活血、祛风、止痛、通利血脉，用于跌打损伤、瘀血疼痛、风湿性筋骨痛、肢体麻木。藤茎利尿消肿、通经下乳（金阳）。清热利湿、通血脉，用于急性肾炎、肾盂肾炎、膀胱炎、小便不利、湿热癃闭、淋病、经闭、乳汁不通（南

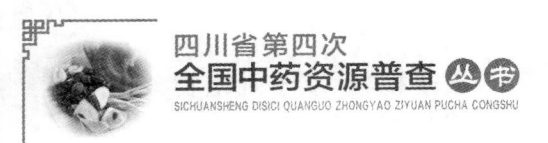

充市）。

小木通

川木通、山木通、花叶木通（南充市）。

为毛茛科植物 *Clematis armandii* Franch. 的藤茎。

生于海拔 3 000 m 以下的山地林边。分布于全川，长宁、筠连、江安、都江堰、彭州、峨眉、大邑、崇州、什邡、邛崃、南充、广安、岳池、苍溪、阆中、洪雅、开江、大竹、邻水、宣汉、巴中、万源、西昌、盐边、宁南、冕宁、马边、峨边。

清热利水、除湿、活血通乳、通利血脉、清心降火、消肿，用于小便赤涩热痛、口疮、心烦、口腔炎、脚气浮肿、湿热癃闭、肾炎水肿、尿路感染、咽喉痛、失音、耳聋、风湿关节炎、淋病、乳汁不通、月经闭止。

注：本品为川产道地药材，主产于都江堰、彭州、雷波、天全，金阳、喜德、越西。

短尾铁线莲

小木通。

为毛茛科植物 *Clematis brevicaudata* DC. 的根、叶。

生于海拔 450~3 200 m 的山坡林下、灌木丛中。分布于盐边、宁南、康定、九龙、巴塘、得荣、炉霍、稻城、乡城、道孚、峨边。

除湿热、通血脉、利小便，用于五淋、淋证、腹中胀满。

毛木通

为毛茛科植物 *Clematis buchananiana* DC. 的全株。

生于海拔 1 500~3 800 m 的山坡林下、灌木丛中。分布于米易、盐边、会东、喜德、普格、宁南、西昌、康定、巴塘。

消炎、利尿、止痛。

威灵仙

灵仙、黄金细辛（合江）、铁脚灵仙（江安）、黑骨藤（古蔺）。

为毛茛科植物 *Clematis chinensis* Osbeck 的根及根茎、叶。

生于海拔 2 300 m 以下的向阳的山坡林边、路旁、沟边。分布于全川，合江、江安、隆昌、古蔺、宜宾、屏山、邛崃、什邡、南充市、绵阳市、茂县、汶川、九寨沟、黑水、理县、小金、金川、洪雅、开江、巴中、通江、南江、峨眉山、会东、宁南。

根与藤行气活血、祛风除湿、通经活络、利水、消痰湿、散癖积、止痛，用于风湿关节痛、风湿骨痛、四肢麻木、经脉拘挛、屈伸不利、跌打损伤、痛风顽痹、腰膝冷痛、脚气、疟疾、癥瘕积聚、破伤风、扁桃体炎、肝炎、鱼骨哽喉、丝虫病。根泡酒治牙痛、角膜溃疡。叶消炎解毒，用于咽喉炎、急性扁桃体炎。

金毛铁线莲

木通、金线木通、山棉花（万源）。

为毛茛科植物 *Clematis chrysocoma* Franch. 的全株、花。

生于海拔 1 000~3 200 m 的山坡林边。分布于乐山、洪雅、万源、凉山州、泸定、康定、甘孜、峨边。

清热利水、通淋、祛湿、解毒、利尿、活血化瘀，用于肾炎水肿、小便不利、风湿关节炎、经闭、跌打损伤、骨折、杨梅疮、失音等。花止血、止带，用于鼻衄、崩漏、白带，外用于烧烫伤。

平坝铁线莲

喉痛药、小木通（江安）。

为毛茛科植物 *Clematis clarkeana* Lévl. et Vant. 的根。

生于山地林边。分布于兴文。

清热解毒、利尿，用根一钱泡水吞咽治喉痛。

川滇铁线莲

为毛茛科植物 *Clematis clarkeana* Lévl. et Vant. var. *stenophylla* Hand. et Mazz. 的根。

生于山地林边。分布于甘洛、宁南、西昌、盐边、冕宁、马边、峨边。

清热解毒、舒筋活血。

合柄铁线莲

为毛茛科植物 *Clematis connata* DC. 的根。

生于海拔 2 000 ~ 3 400 m 的溪边、沟边、林中。分布于木里、越西、美姑、康定、泸定、稻城、乡城、得荣。

用于哮喘。

滑叶藤

小木通。

为毛茛科植物 *Clematis fasciculiflora* Franch. 的根、叶、皮。

生于海拔 1 000 ~ 2 700 m 的山坡林下、灌木丛中。分布于会东、泸定。

行气消炎、祛瘀生新、祛风除湿，用于气滞腹胀、风湿筋骨痛、跌打损伤；外用于骨折、疮疖、乳痈红肿、刀伤出血。

山木通

木通、剪刀藤（江安）、糠头花、粗糠藤（合江）、川木通（江安）。

为毛茛科植物 *Clematis finetiana* Lévl. et Vant. 的根、茎叶。

生于海拔 1 500 ~ 2 500 m 的灌木丛、山坡草丛中。分布于茂县、汶川、九寨沟、理县、乐山、江安、筠连、合江、长宁、珙县、高县、屏山、古蔺、纳溪、洪雅、平昌、巴中、盐边、越西。

祛风利湿、活血、清热解毒、利尿通淋、止痛，用于风湿关节痛、肠胃炎、疟疾、乳痈、目生星翳、杨梅疮、失音、上呼吸道感染、咽喉肿痛、热结膀胱之小便不利、跌打损伤肿痛。并治淋巴结核（兴文）。通乳（高县）。

铁线莲

山木通。

为毛茛科植物 *Clematis florida* Thunb. 的全株。

生于灌木丛、山坡草丛中。分布于南江、马边。

利尿、理气、通便，用于小便不利、腹胀、经闭，外用于关节肿痛、蛇虫咬伤。

褐紫铁线莲

为毛茛科植物 *Clematis fusca* Turcz. 的全草。

生于海拔 1 500 ~ 3 000 m 的山坡草丛中。分布于茂县、汶川、松潘、黑水、九寨沟。

活血、祛瘀、消肿、止痛。

扬子铁线莲

为毛茛科植物 *Clematis ganpiniana*（Lévl. et Vant）Tamura 的茎。

生于海拔 400 ~ 3 300 m 的山坡、溪边、林下、灌木丛中。分布于康定、阿坝州、凉山州、乐山、成都。

用于四肢麻木、风湿关节痛、小便淋痛。

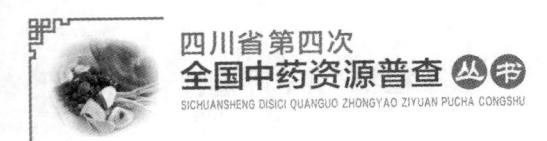
毛叶扬子铁线莲

为毛茛科植物 *Clematis ganpiniana*（Lévl. et Vant）Tamura var. *subsericea*（Rehd. et Wils）C. T. Ting 的茎叶。

生于海拔 1 200 ~ 2 400 m 的山地阳坡。分布于宁南、泸定、巴塘、雅江。

除湿热、利尿。

小蓑衣草

小花木通。

为毛茛科植物 *Clematis gouriana* Roxb. ex DC. 的茎。

生于海拔 1 800 m 以下的山坡、溪边、林下、灌木丛中。分布于九寨沟、北川。

行气活血、祛风湿、止痛，用于跌打损伤、瘀滞疼痛、风湿筋骨痛、利水。

金佛铁线莲

为毛茛科植物 *Clematis gratopsis* W. T. Wang 的全株。

生于海拔 1 700 m 以下的灌木丛、山坡草丛中。分布于达州、大竹、平昌、南江。

行气活血、祛风湿、止痛，用于风湿性筋骨痛、跌打损伤、瘀血疼痛、肢体麻木。

单叶铁线莲

木通、小木通（峨眉）。

为毛茛科植物 *Clematis henryi* Oliv. 的根及根茎。

生于海拔 2 400 m 以下的山坡林中、溪边。分布于九寨沟、金川、茂县、理县、黑水、小金、乐山、洪雅、峨眉山、会东、马边、峨边、长宁。

清热、燥湿、利水、通利血脉、行气、通络止痛、活血消肿，用于风湿痹痛、破伤风、胃气痛、疝气、痛经、小儿惊风、跌打损伤、颈淋巴结核、腮腺炎、失眠。

大叶铁线莲

女萎。

为毛茛科植物 *Clematis heracleifolia* DC. 的全草。

生于海拔 2 000 m 以下的山坡、路旁、林中。分布于绵阳市。

清热利尿、活络、消痈，用于小便不利、喉痹、关节肿痛、疮痈肿毒。

黄花铁线莲

狭叶灰绿铁线莲。

为毛茛科植物 *Clematis intricata* Bge. 的全草。

生于海拔 1 900 ~ 3 000 m 的山坡、路旁、灌木丛、草丛中。分布于九寨沟、金川、茂县、理县。

祛风除湿，用于风湿性关节炎、痒疹、疥癞。

细木通

木通。

为毛茛科植物 *Clematis kerriana* Drumm. et Craib 的茎。

生于山坡路旁。分布于乐山、汉源。

泻火行水、通利血脉。

巴山铁线莲

为毛茛科植物 *Clematis kirilowii* Maxim. var. *pashanensis* M. C. Chang 的根、根状茎。

生于海拔 1 400 m 以下的山坡、溪边、林下、灌木丛中。分布于四川省东部。

用于四肢麻木、跌打损伤、鱼骨鲠喉。

披针叶铁线莲

为毛茛科植物 *Clematis lancifolia* Bur. et Franch. 的根。

生于海拔 1 500～3 000 m 的山坡林下、草丛中。分布于德昌、西昌、米易、金阳、白玉、康定。

清热解毒、杀虫。捣烂外用治疟疾。

毛蕊铁线莲

川木通、丝瓜花。

为毛茛科植物 *Clematis lasiandra* Maxim. 的藤茎。

生于海拔 500～3 000 m 的山坡灌木丛中。分布于崇州、宣汉、甘洛、喜德、泸定、康定、白玉、峨边。

舒筋活血、祛湿止痛、解毒利尿，用于筋骨疼痛、无名肿毒。又清热、消炎、通经。

锈毛铁线莲

褐毛铁线莲。

为毛茛科植物 *Clematis leschenaultiana* DC. 的全株、叶。

生于海拔 500～1 200 m 的山坡灌木丛中。分布于峨眉山。

用于风湿骨痛、毒蛇咬伤、目赤肿痛、小便淋痛。叶用于疮毒、角膜炎。

长瓣铁线莲

木通（汶川）。

为毛茛科植物 *Clematis macropetala* Maxim. 的藤茎。

生于海拔 1 800～2 600 m 的山坡灌木丛中。分布于汶川、茂县、黑水、理县。

茎利尿通淋。全草消食健胃、散结。

毛柱铁线莲

小木通、粗糠藤（叙永）、木通（峨眉）。

为毛茛科植物 *Clematis meyeniana* Walp. 的藤茎。

生于海拔 3 000 m 以下的山坡疏林中。分布于泸州、峨眉山、彭州、叙永、洪雅、雷波、会东、昭觉、西昌。

清热利湿、消炎、利尿、活血、利水通淋、通利血脉，用于水肿、淋病、妇女乳痈。

绣球藤

川木通、花木通、百花木通、山木通、淮木通（达州）。

为毛茛科植物 *Clematis montana* Buch-am. ex DC. 的藤茎。

生于海拔 1 200～4 000 m 的林中、山坡灌木丛中、路边。分布于全川，屏山、高县、峨眉、彭州、什邡、布拖、美姑、冕宁、德昌、苍溪、阆中、九寨沟、汶川、茂县、理县、金川、洪雅、巴中、万源、南江、宝兴、青川、泸定、康定、九龙、得荣、甘孜、峨边。

清热利湿、祛风除湿、通经活络、消炎、利尿、活血、利水通淋、通乳、消肿，用于湿热癃闭、肾炎水肿、小便涩痛、月经不调、脚气湿肿、淋病、妇女乳痈、经闭。

　　注：本品为川产道地药材，主产于泸定、理县、康定、冕宁。

大花绣球藤

川木通。

为毛茛科植物 *Clematis montana* Buch-am. ex DC. var. *grandiflora* Hook. 的藤茎。

生于海拔 1 000～3 600 m 的山坡灌木丛中。分布于峨眉山、什邡、邛崃、崇州、洪雅、泸定、康定、九龙。

清热利湿、利水通淋、消炎、利尿，用于水肿、淋病、妇女乳痈。

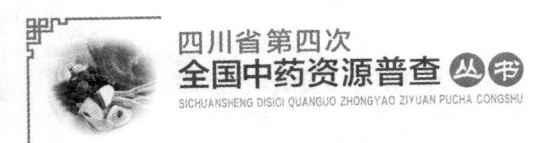
小叶铁线莲

为毛茛科植物 *Clematis montana* Buch-am. var. *sterilis* Hand. et Mazz. 的藤茎。

生于海拔 3 200 m 以下的山坡灌木丛中。分布于宁南、昭觉、会东、越西、稻城、九龙。

利尿消肿、通经下乳。

晚花绣球藤

川木通、迷散藤（长宁）。

为毛茛科植物 *Clematis montana* Buch-am. var. *wilsonii* Sprague 的藤茎。

生于海拔 1 000 ~ 3 600 m 的山坡灌木丛中。分布于泸州、乐山、雷波、长宁、屏山、古蔺、马边、洪雅、峨眉山、宁南、冕宁、普格、会理、葛仙山。

全草清热利湿、利水通淋、消炎、利尿，用于水肿、淋病、妇女乳痈。捣烂搽癣，塞鼻孔内治鼻塞不通（马边）。

秦岭绣球藤

为毛茛科植物 *Clematis obscura* Maxim. 的全株。

生于海拔 400 ~ 2 600 m 的山谷阴湿处、山坡灌木丛中。分布于乐山。

用于痛风。

宽柄铁线莲

为毛茛科植物 *Clematis otophora* Franch ex Finet et Gagnep. 的茎。

生于海拔 1 200 ~ 2 000 m 的山坡林缘、灌木丛中。分布于四川省东部。

通经利尿、镇痛。

裂叶威灵仙

羽叶铁线莲。

为毛茛科植物 *Clematis parviloba* Gardn. et Champ. 的根。

生于海拔 500 ~ 3 200 m 的山坡林下、灌木丛中。分布于会东、泸定。

祛瘀、利尿、解毒。

钝萼铁线莲

云南小木通。

为毛茛科植物 *Clematis peterae* Hand-azz. 的全草、藤茎。

生于海拔 600 ~ 3 500 m 的草地、山坡阴湿处。分布于九寨沟、若尔盖、红原、马尔康、金川、美姑、万源、凉山州、泸定、九龙、丹巴、古蔺。

全草清热、利尿、利湿、活血止痛，用于热淋、肾炎水肿、尿路感染、风湿痛、经闭、跌打损伤、小便不利、鼻塞不通、癣疥。藤茎利尿消肿、通经下乳（美姑）。

毛果铁线莲

为毛茛科植物 *Clematis peterae* Hand. -azz. var. *trichocarpa* W. T. Wang 的藤茎。

生于海拔 600 ~ 2 600 m 的山坡、山谷、溪边灌木丛、路旁。分布于盐边、九龙。

祛风利湿、活血解毒。

须蕊铁线莲

川木通、木通。

为毛茛科植物 *Clematis pogonandra* Maxim. 的藤茎。

生于海拔 1 000 ~ 3 600 m 的灌木丛、山坡林边。分布于彭州、峨眉山、洪雅、喜德、甘洛、昭觉、布拖、越西、泸定、康定、九龙、峨边。

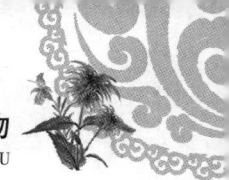

清热利湿、利水通淋、消炎、利尿、通经，用于水肿、淋病、妇女乳痈。

美花铁线莲

白花铁线莲、伊猛嘎尔保（藏名）。

为毛茛科植物 *Clematis potaninii* Maxim. 的藤茎。

生于海拔 1 400 ~ 4 000 m 的山坡。分布于金川、马尔康、壤塘、理县、汶川、茂县、康定、丹巴、九龙、道孚、稻城、南江、甘洛、越西、米易、峨边。

祛风除湿、清热、止痢、消食。

藏医：清心降火、利尿通淋，用于口舌生疮、乳汁不通、肠炎痢疾、肾炎淋病、水肿经闭。

西南铁线莲

为毛茛科植物 *Clematis pseudopogonandra* Finet et Gagnep. 的藤茎。

生于海拔 2 700 ~ 4 300 m 的溪边、山沟、林下、灌木丛中。分布于康定、雅江、稻城、乡城、色达。

清热利尿，用于水肿、小便涩痛、淋证、口舌生疮、久痢脱肛、乳汁不足。

五叶铁线莲

为毛茛科植物 *Clematis quinquefoliolata* Hutch. 的藤茎。

生于海拔 1 000 ~ 1 800 m 的溪边、山沟、山坡、灌木丛中。分布于洪雅、峨眉山。

祛风利湿、活血解毒、温中理气、散瘀止痛，用于偏头痛、神经痛、面神经麻痹、鱼骨鲠喉、跌打损伤。

毛茛铁线莲

为毛茛科植物 *Clematis ranunculoides* Franch. 的根、全草。

生于海拔 500 ~ 3 400 m 的溪边、山沟、林下、灌木丛中。分布于普格、喜德、德昌、雷波、盐边、盐源、布拖、泸定、康定、九龙、稻城、白玉、峨边。

清热解毒、祛瘀活络、利尿，用于疔痈、尿闭、乳痈、跌打损伤。

长花铁线莲

伊盲色保（藏名）。

为毛茛科植物 *Clematis rehderiana* Craib 的茎、叶。

生于海拔 1 500 ~ 4 200 m 的阳坡、沟边、林缘、林下。分布于茂县、汶川、理县、巴塘、康定、丹巴、雅江、稻城、乡城、得荣、道孚、炉霍、德格、木里。

清热利尿、除湿止痛，用于热淋、小便不利、肠炎、痢疾、风湿寒痹。

藏医：提升胃温、破穿肿瘤、托脓，用于炭疽病、培根病、肿瘤、引黄水、止泻、消化不良、腹部包块、疮伤、溃烂。

曲柄铁线莲

为毛茛科植物 *Clematis repens* Finet et Gagnep. 的全株。

生于海拔 1 300 ~ 2 500 m 的山坡灌木丛中。分布于什邡、峨边。

凉血、降火、解毒，用于风湿骨痛、痛风。

甘青铁线莲

遗芒、遗芒茶保（藏名）。

为毛茛科植物 *Clematis tangutica*（Maxim）Korsh. 的藤茎、全草、叶、花。

生于海拔 2 500 ~ 4 900 m 的高山草丛、山坡灌木丛中。分布于彭州、甘孜州、若尔盖、壤塘、红原、阿坝、金川。

藤茎清热、消炎、通经。全草健胃、消食、排脓、消痞块，用于消化不良、恶心、疔疮、痞块。叶用于皮炎。花内服用于胃寒痛、腹胀痛。

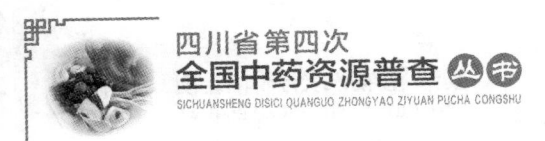
盘柄铁线莲

大木通、川木通、金钱木通、杯柄铁线莲。

为毛茛科植物 *Clematis trullifera* Finet. 的藤茎、全草。

生于海拔 2 000～3 100 m 的山地、沟边、土坎。分布于美姑、盐源、普格、德昌、冕宁、布拖、甘洛、泸定、巴塘、康定、峨边。

消炎、清热、通经、通淋利尿、通乳。

柱果铁线莲

小木通、木通、川木通（峨眉山）。

为毛茛科植物 *Clematis uncinata* Champ. 的藤茎、叶、根。

生于海拔 3 000 m 以下的山地疏林中。分布于宜宾、古蔺、合江、叙永、纳溪、乐山、崇州、彭州、峨眉、洪雅、邻水、渠县、万源、通江、南江。

清热、消炎、通经、利湿、利水通淋、利尿，用于水肿、淋病、妇女乳痈。泡酒服治跌打损伤（峨眉）。根祛风除湿、舒筋活络、镇痛，用于风湿性关节炎、牙痛、鱼骨哽喉。叶用于外伤出血。

皱叶铁线莲

革叶铁线莲、大木通（南充）。

为毛茛科植物 *Clematis uncinata* Champ. var. *coriacea* Pamp. 的藤茎、全株。

生于海拔 500～2 000 m 的山谷林下。分布于崇州、南充、通江。

藤茎清热、消炎、通经。全株祛风除湿、活血止痛，用于风湿骨痛、跌打损伤。

尾叶铁线莲

为毛茛科植物 *Clematis urophylla* Franch. 的藤茎。

生于海拔 400～3 000 m 的林缘、山坡灌木丛中。分布于宁南、泸定、康定、稻城。

祛风利湿、活血解毒。

小齿铁线莲

为毛茛科植物 *Clematis urophylla* Franch. var. *obtusiuscula* Schneid. 的藤茎。

生于海拔 2 000 m 左右的山坡灌木丛中。分布于邛崃。

清热、消炎、通经。

云南铁线莲

为毛茛科植物 *Clematis yunnanensis* Franch. 的茎。

生于海拔 2 000～3 000 m 的山谷、溪边、山坡灌木丛中。分布于德昌、宁南、木里、冕宁、会东、西昌。

清热利湿、利尿、通经，用于小便短赤。

飞燕草

为毛茛科植物 *Consolida ajacis*（L.）Schur. 的全草。

生于低山的山坡、荒地、路旁草丛中。分布于绵阳市。

祛风除湿、消痈、杀虫、杀蛆、杀孑孓，用于风湿骨痛、麻木、寒湿阴疽、跌打扭伤。

黄连

味连、鸡爪连。

为毛茛科植物 *Coptis chinensis* Franch. 的根茎、须根、叶、叶柄。

生于海拔 900～2 000 m 的山地林下阴湿处。分布于盆周山区，峨眉、洪雅、彭州、大邑、宜宾、合江、长宁、什邡、邛崃、汶川、雷波、美姑、甘洛、苍溪、广安、岳池、开江、大竹、宣汉、万源、通

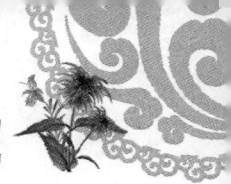

江、南江等地。主要栽培于峨眉、洪雅、彭州、沙湾、大邑等地。

清热燥湿、泻火解毒、消炎、杀虫、止泻、止痢，用于时行热毒、高烧烦躁、神昏谵语、热盛心烦失眠、痞满呕逆、菌痢、热泻腹痛、肺结核、吐血、衄血、下血、消渴、疳积、蛔虫病、百日咳、咽喉肿痛、火眼、口疮、痈疽肿毒、湿疹、烫火伤。

注：本品为国家三级保护植物。

草黄连

野连。

为毛茛科植物 *Coptis chinensis* Franch var. *stolonifera* S. L. Zhang 的根茎。

栽培于海拔 900 ~ 1 700 m 的林下阴湿处。分布于峨眉山。

清热燥湿、解毒、消炎、止痢。

三角叶黄连

雅连、黄连。

为毛茛科植物 *Coptis deltoidea* C. Y. Cheng et Hsiao 的根茎。

生于海拔 1 200 ~ 2 500 m 的岩石壁阴湿处，有栽培。分布于盆周山区，峨眉、洪雅、雷波、沙湾、芦山等地。

清热燥湿、泻火解毒、消炎、杀虫、止泻、止痢，用于时行热毒、高烧烦躁、神昏谵语、热盛心烦失眠、痞满呕逆、菌痢、热泻腹痛、肺结核、吐血、衄血、下血、消渴、疳积、蛔虫病、百日咳、咽喉肿痛、火眼、口疮、痈疽肿毒、湿疹、烫火伤。

注：本品为川产道地药材，主产于峨眉、洪雅等地。

峨眉黄连

野连、岩莲、凤尾连（峨眉）。

为毛茛科植物 *Coptis omeiensis* C. Y. Cheng 的根茎。

生于海拔 900 ~ 1 700 m 的岩石壁阴湿处。分布于盆周山区，峨眉、洪雅、雷波等地。

清热燥湿、泻火解毒、消炎、杀虫、止泻，用于时行热毒、高烧烦躁、神昏谵语、热盛心烦失眠、痞满呕逆、菌痢、热泻腹痛、肺结核、吐血、衄血、下血、消渴、疳积、蛔虫病、百日咳、咽喉肿痛、火眼、口疮、痈疽肿毒、湿疹、烫火伤。

注：本品为国家二级保护植物。

云南黄连

云连、鸡爪黄连（古蔺、合江）。

为毛茛科植物 *Coptis teetoides* C. Y. Cheng 的根茎。

生于 1 300 ~ 1 700 m 的高山林下阴湿处。分布于盆周山区，古蔺、筠连、叙永、合江、宜宾、兴文、邛崃、洪雅等地。

清热燥湿、泻火解毒、消炎、杀虫、止泻，用于时行热毒、高烧烦躁、神昏谵语、热盛心烦失眠、痞满呕逆、菌痢、热泻腹痛、肺结核、吐血、衄血、下血、消渴、疳积、蛔虫病、百日咳、咽喉肿痛、火眼、口疮、痈疽肿毒、湿疹、烫火伤。

注：本品为国家重点保护植物。

白蓝翠雀花

为毛茛科植物 *Delphinium albocoeruleum* Maxim. 的全草。

生于海拔 2 000 ~ 4 500 m 的林下阴湿处。分布于九寨沟、金川、若尔盖、红原、德格、白玉、石渠。

祛风镇痛，用于风湿疼痛、肠炎。杀虫治癣，外用于痈疮。

还亮草

鱼灯苏、蛇含草。

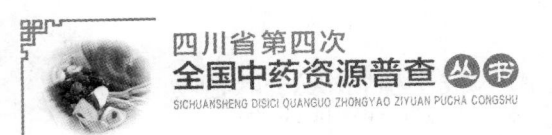
为毛茛科植物 Delphinium anthriscifolium Hance 的全草。

生于海拔 2 800 m 以下的林下、荒坡林缘。分布于全川，宜宾、叙永、什邡、崇州、邛崃、南充市、茂县、汶川、九寨沟、金川、马尔康、洪雅、开江、达州、大竹、宣汉、巴中、通江、南江、峨眉山。

祛风利湿、解毒镇痛、活络通络、止痛，用于风湿筋骨疼痛、鹤膝风、偏瘫、中风、半身不遂、痈疮癣癫。治咳嗽（叙永）。杀虫止痒（阿坝州）

卵瓣还亮草

为毛茛科植物 Delphinium anthriscifolium Hance. var. calleryi（Franch.）Finet et Gagn. 的全草。

生于海拔 1 300 m 以下的丘陵、山地、灌木丛、荒坡林缘。分布于四川省。

用于便秘、痈疮肿毒、跌打损伤。

大花还亮草

为毛茛科植物 Delphinium anthriscifolium Hance var. majus Pamp. 的全草。

生于海拔 1 100 m 以下的荒山阳坡、山谷、沟边、石缝。分布于四川省东部。

用于痢疾、泄泻；外用于止血。

巴塘翠雀花

夏岗巴、夏岗（藏名）。

为毛茛科植物 Delphinium batangense Finet et Gagnep. 的全草。

生于海拔 3 400 ~ 5 200 m 的山地草坡。分布于德格、稻城、乡城、道孚、巴塘。

全草消肠炎、止腹泻。根泡酒镇痛、除风湿，外敷疮癣。

藏医：清热、止泻痢，用于肠热腹泻、痢疾、肝胆热等。

川西翠雀花

铁脚草乌、小乌头、峨山草乌（峨眉）、川黔翠雀花。

为毛茛科植物 Delphinium bonvalotii Franch. 的全草。

生于海拔 1 700 ~ 3 500 m 的阴湿灌木丛中。分布于泸州、峨眉、彭州、崇州、叙永、洪雅、泸定、康定、九龙、峨边。

祛风镇痛、活血止痛，用于风湿关节疼痛、疮痈肿毒、瘰疬。根用火煅后泡酒治跌打损伤（叙永），治中风出汗、除湿痹、疗腹泻、疝气、痛疽、疥癫（峨眉）。

囊距翠雀花

为毛茛科植物 Delphinium brunonianum Royle 的全草。

生于海拔 4 500 ~ 6 000 m 的高山草地。分布于四川省西部。

凉血解毒、祛风止痒，用于各种传染病；外用于疥癣、皮疹、皮肤瘙痒、蛇咬伤。

蓝翠雀花

滴木沙、夏岗巴、夏岗（藏名）。

为毛茛科植物 Delphinium caeruleum Jacq. ex Camb 的地上部分、根。

生于 2 100 ~ 5 400 m 的、砂砾地、山坡草地。分布于乐山、石渠、炉霍、德格、洪雅、木里、壤塘、阿坝、康定、巴塘、乡城、新龙、雅江、理塘、白玉。

散寒、通经络，用于风湿痹痛、咳喘吐浓痰、肠热腹泻、胆病、肝病。又全草消肠炎、止腹泻。根泡酒镇痛、除风湿，外敷疮癣。

藏医：清热、止泻痢，用于肠热腹泻、痢疾、肝胆热等。

弯距翠雀花

为毛茛科植物 Delphinium campylocentrum Maxim. 的全草。

生于高山草地。分布于什邡、白玉。

用于肠热腹泻、胆病、肝病。

尾裂翠雀花

为毛茛科植物 *Delphinium caudatolobum* W. T. Wang 的全草。
生于海拔 3 000 ~ 5 000 m 的高山草地。分布于九寨沟、若尔盖、红原、壤塘、甘孜、德格。
用于冷痛、泄泻、胃痛。

黄毛翠雀花

夏规苏巴（藏名）。
为毛茛科植物 *Delphinium chrysotrichum* Finet et Gagnep 的地上部分。
生于海拔 3 400 ~ 5 500 m 的雪线附近的碎石地带。分布于巴塘、康定、德格。
用于炭疽病、消肿。藏医：用于肠热腹泻、胆病、肝病、头疮、炭疽、风湿、热性疼痛、癫痫。

谷地翠雀花

峨眉草乌、四川飞燕草。
为毛茛科植物 *Delphinium davidii* Franch. 的根。
生于海拔 1 100 ~ 1 500 m 的山坡草地。分布于九龙、冕宁、泸定。
镇痛、除风湿，用于中风半身不遂、风湿筋骨疼痛；外用敷痈疮癣癫。

滇川翠雀花

小草乌。
为毛茛科植物 *Delphinium delavayi* Franch. 的根。
生于 2 600 ~ 3 500 m 的山坡草地、荒地、疏林。分布于木里、汉源、马边、峨边。
祛风除湿、散寒止痛、通络散瘀，用于风湿关节痛、胃痛、跌打损伤。

须花翠雀花

白升麻。
为毛茛科植物 *Delphinium delavayi* Franch. var. *pogonanthum*（Hand. et Mazz.）W. T. Wang 的根。
生于海拔 2 600 ~ 3 800 m 的山坡草地。分布于九龙、会东、冕宁、理塘、稻城。
清热解表、升阳，用于风热头痛、水泻。

密花翠雀花

为毛茛科植物 *Delphinium densiflorum* Duthie et Hoch 的全草、根。
生于海拔 2 500 ~ 3 500 m 的高山草地。分布于若尔盖、红原、马尔康、理县、黑水。
解乌头中毒。

法氏翠雀花

草乌（绵阳）。
为毛茛科植物 *Delphinium fargesii* Franch 的根。
生于林缘、林中及阴湿草地。分布于绵阳市。
根温通经络、祛风除湿，用于风湿骨痛、麻木、瘫痪。

短距翠雀花

为毛茛科植物 *Delphinium forrestii* Diels 的根、地上部分。
生于海拔 3 800 ~ 5 400 m 的林缘、林中及阴湿草地。分布于崇州、白玉、雅江、石渠、理塘、稻城、乡城、峨边。
根通经络、祛风除湿、止痛。地上部分用于肠热腹泻、肝病、胆病。

秦岭翠雀花

云雾七。

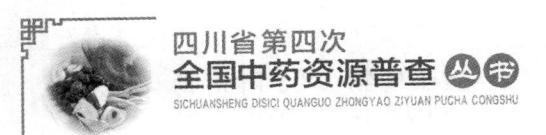

为毛茛科植物 *Delphinium giraldii* Diels 的根。

生于海拔 1 000 ~ 3 000 m 的山坡草丛、林缘。分布于成都、九寨沟、金川、壤塘、若尔盖、马尔康、邻水、南江。

通经络、活血止痛，用于头痛、腰背痛、腹痛、劳伤。

翠雀花

飞燕草、夏规别（藏名）。

为毛茛科植物 *Delphinium grandiflorum* L. 的全草、根。

生于海拔 2 700 ~ 4 000 m 的高山草坡、林缘。分布于九寨沟、金川、马尔康、新龙、石渠、德格、色达、西昌、盐源、泸定、巴塘、道孚、马边、峨边。

清热泻火、止痛、杀虫，用于风火牙痛、关节痛、疮痈，外用灭虱、蝇、蛆。

藏医：清热、解邪毒，用于瘟病时疫、毒病、皮肤病。

腺毛翠雀花

为毛茛科植物 *Delphinium grandiflorum* L. f. *glandulosum* W. T. Wang 的全草。

生于海拔 3 000 ~ 4 000 m 的高山草坡、石砾地。分布于九寨沟、松潘、黑水、茂县、若尔盖。

清热泻火、止痛、杀虫。

光序翠雀花

为毛茛科植物 *Delphinium kamaonense* Huth 的地上部分。

生于海拔 3 000 m 左右的山坡草地。分布于德格、炉霍。

用于肠热腹泻、胆病、肝病。

展毛翠雀花

夏岗巴、夏冈、希吐（藏名）。

为毛茛科植物 *Delphinium kamaonense* Hunth var. *glabrescens* W. T. Wang 的全草。

生于海拔 2 500 ~ 4 200 m 的高山草坡、草地。分布于若尔盖、红原、理县、炉霍、德格、白玉、道孚、巴塘、稻城、理塘、甘孜。

全草消肠炎、止腹泻。根泡酒镇痛、除风湿，外敷疮癣。

藏医：清热、止泻痢，用于肠热腹泻、痢疾、肝胆热等。

金沙翠雀花

为毛茛科植物 *Delphinium majus*（W. T. Wang）W. T. Wang 的根。

生于山坡草地。分布于美姑、布拖、喜德、普格、甘洛、西昌。

散寒、通经络、止咳、止痛。

软叶翠雀花

尕罢底、夏冈巴、夏冈（藏名）。

为毛茛科植物 *Delphinium malacophyllum* Hand. et Mazz. 的全草。

生于海拔 4 000 ~ 5 500 m 的高山草坡。分布于德格、石渠。

藏医清热、止泻痢，用于肠热腹泻、痢疾、肝胆热病。

单花翠雀花

为毛茛科植物 *Delphinium monanthum* Hand. et Mazz. /*D. candelabrum* Ostenf. var. *monanthum*（Hand. et Mazz.）W. T. Wang 的全草。

生于海拔 3 000 ~ 3 800 m 的高山草坡、石砾地。分布于九寨沟、若尔盖、红原、金川、壤塘、德格。

温中、止泻，用于胃肠冷痛、泄泻。

峨眉翠雀花

铁脚草乌、峨山草乌（峨眉）。

为毛茛科植物 *Delphinium omeiense* W. T. Wang 的全草。

生于海拔 1 700～3 300 m 的阴湿灌木丛中。分布于峨眉山、洪雅、昭觉。

清热解毒、化痰、止咳、祛风除湿、活血止痛，用于风湿关节痛、痈肿疮毒、瘰疬。

粗距翠雀花

为毛茛科植物 *Delphinium pachycentrum* Hemsl 的地上部分。

生于海拔 4 000～4 500 m 的山坡、草地。分布于白玉、康定、九龙、道孚、德格。

用于肠热腹泻、胆病、肝病。

黑水翠雀花

为毛茛科植物 *Delphinium potaninii* Huth 的全草、根。

生于海拔 1 500～4 100 m 的林下、灌木丛中。分布于茂县、汶川、理县、九寨沟、黑水、石渠、道孚。

全草有毒、镇痛，用于头痛、腹痛，泡酒服治劳伤。根活血止痛、祛风除湿，用于跌打损伤、风湿疼痛、小儿惊风、肺炎、癫痫、蛔虫病、胃痛。

宽萼翠雀花

假美丽翠雀花、夏岗巴、夏冈（藏名）。

为毛茛科植物 *Delphinium pseudopulcherrimum* W. T. Wang 的全草。

生于海拔 4 000～5 000 m 的高山草坡。分布于道孚。

全草消肠炎、止腹泻。根泡酒镇痛、除风湿，外敷疮癣。

藏医：清热、止泻痢，用于肠热腹泻、痢疾、肝胆热等。

三果大通翠雀花

夏岗巴、夏冈（藏名）。

为毛茛科植物 *Delphinium pylzowii* Maxim. var. *trigynum* W. T. Wang 的全草。

生于海拔 3 500～4 500 m 的高山草甸。分布于石渠、巴塘、德格、色达、甘孜。

全草消肠炎、止腹泻。根泡酒镇痛、除风湿，外敷疮癣。

藏医：清热、止泻痢，用于肠热腹泻、痢疾、肝胆热等。

川甘翠雀花

为毛茛科植物 *Delphinium souliei* Franch. 的地上部分。

生于海拔 3 500～4 800 m 的灌木丛、高山草甸、高山流石滩。分布于丹巴、康定、道孚、德格、石渠、泸定。

用于肠热腹泻、胆病、肝病。

唐古拉翠雀花

为毛茛科植物 *Delphinium tangkulaense* W. T. Wang 的根。

生于海拔 2 500～3 500 m 的高山草坡、灌木丛。分布于若尔盖、红原、马尔康、壤塘。

有毒，用于小儿惊风、风湿关节炎、疮疡。

康定翠雀花

虎图辩。

为毛茛科植物 *Delphinium tatsienense* Franch. 的根。

生于海拔 1 700～3 800 m 的山坡草地、向阳石缝。分布于雅江、康定、泸定、丹巴、九龙、稻城、道

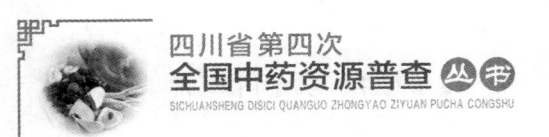
孚、理塘、宁南、会东、喜德、西昌、冕宁、盐源、米易、昭觉。

温中散寒，用于小儿肚寒疼痛、劳伤疼痛。

长距翠雀花

夏岗巴档保、洛赞巴、洛赞青保（藏名）。

为毛茛科植物 *Delphinium tenii* Lévl. 的地上部分。

生于海拔 2 200～3 600 m 的高山草甸。分布于丹巴、巴塘、乡城、得荣。

藏医：清热、止泻、止痛，用于肠热腹泻、腹胀腹痛。

澜沧翠雀花

夏规别（藏名）。

为毛茛科植物 *Delphinium thibeticum* Finet et Gagnep. 的地上部分。

生于海拔 2 800～4 500 m 的草坡、疏林、山坡草地。分布于稻城、德格、乡城、巴塘。

用于肠热腹泻、胆病、肝病。

藏医：清热、解邪毒，用于瘟病时疫、毒病、皮肤病。

川西翠雀花

尕罢底、夏冈巴、夏冈（藏名）。

为毛茛科植物 *Delphinium tongolense* Franch. 的全草。

生于海拔 2 100～4 200 m 的林缘、疏林、草坡。分布于宁南、康定、泸定、丹巴、雅江、乡城、巴塘、得荣、道孚、理塘、稻城。

藏医清热、止泻痢，用于肠热腹泻、痢疾、肝胆热病。

毛翠雀花

白狼毒（刷金寺）、达莫吉觉、嘎夏得洛（藏名）。

为毛茛科植物 *Delphinium trichophorum* Franch. 的根、茎叶。

生于海拔 1 900～4 800 m 的山坡、草地、高山灌木丛中。分布于若尔盖、红原、理县、炉霍、道孚、理塘、德格、巴塘、雅江、理塘、稻城、乡城、白玉、色达、盐边、马边、峨边。

根有毒，镇痛、除风湿，外敷疮痈、疥癣。茎叶退烧、止泻，用于感冒发烧。德格藏医用于止血、消炎、生肌，用于感冒。

三小叶翠雀花

为毛茛科植物 *Delphinium trifoliolatum* Finet et Gagnep. 的根。

生于海拔 1 500～1 600 m 的山坡林下、林缘。分布于四川东南部。

用于周身疼痛、跌打损伤。

云南翠雀花

为毛茛科植物 *Delphinium yunnanensis* Franch. 的根。

生于海拔 1 400～2 400 m 的草坡、灌木丛中。分布于金阳、冕宁、会理、喜德、布拖、普格、宁南、西昌。

散寒、通经络、止咳、止痛。

耳状人字果

母猪草、硬秆水黄连（叙永）、肺经草（江安）。

为毛茛科植物 *Dichocarpum auriculatum*（Franch）W. T. Wang et Hsiao 的全草。

生于海拔 700～3 000 m 的灌木丛阴湿处。分布于阿坝州、乐山、叙永、兴文、长宁、屏山、宜宾、江安、峨眉、崇州、什邡、邛崃、洪雅、雷波、峨边。

清热解毒、活血祛瘀、化痰止咳、祛风胜湿、止痛，用于风湿关节痛、痈肿疮毒、瘰疬、肺热咳嗽、

痢疾。治母猪风、肛门发痒、泡水洗火眼（峨眉）

基叶人字果

地五加。

为毛茛科植物 *Dichocarpum basilare* W. T. Wang et Hsiao 的全草。

生于灌木丛阴湿处。分布于宜宾。

全株熬水服治风湿（宜宾）。

蕨叶人字果

岩节速。

为毛茛科植物 *Dichocarpum dalzielii*（Drumm. et Hutch）W. T. Wang et Hsiao 的根状茎。

生于海拔 750～1 600 m 的山地密林下、沟边、灌木丛阴湿处。分布于宝兴、天全。

消肿解毒，用于劳伤腰痛；外用于红肿疮毒。

纵肋人字果

人字果。

为毛茛科植物 *Dichocarpum fargesii* W. T. Wang 的根。

生于林下阴湿处。分布于乐山、洪雅。

养血柔肝、行气止痛，用于胁肋疼痛、脘腹胀满、消化不良、目赤肿痛。

小花人字果

为毛茛科植物 *Dichocarpum franchetii*（Fine et Gagnep）W. T. Wang /*D. adiantifolium*（Hook. f. et Thoms）W. T. Wang et Hsiao 的根、全草。

生于海拔 1 300～3 200 m 的山地林下、沟边阴湿处。分布于邛崃、峨边。

根清热解毒。全草用于消化不良、目赤肿痛。

人字果

为毛茛科植物 *Dichocarpum sutchuanense*（Franch）W. T. Wang et Hsiao 的全草。

生于海拔 1 800 m 左右的山坡、山谷、灌木丛阴湿处。分布于雷波。

清热解毒、消肿。

三小叶人字果

三脚蝉、羊不吃（筠连）。

为毛茛科植物 *Dichocarpum trifoliolatum* W. T. Wang et Hsiao 的全草。

生于灌木丛阴湿处。分布于筠连、珙县。

清热解毒、祛风湿。

水葫芦苗

九百棒、三角海棠（洪雅）、曲茹巴拉（藏名）。

为毛茛科植物 *Halerpestes sarmentosus* Kom. 的全草。

生于海拔 1 200～4 000 m 的林下阴湿处、沼泽地、盐碱地。分布于乐山、巴塘、乡城、炉霍、德格、道孚、新龙、白玉、石渠、理塘、稻城、洪雅、峨眉山。

清热解毒、化痰止咳、利水消肿、祛风除湿、凉血止血，用于肺痈咳嗽、周身浮肿、关节炎和各种水肿等症。

藏医：消水肿、消痈肿、消除风湿性关节炎。

三裂碱毛茛

为毛茛科植物 *Halerpestes tricuspis*（Maxim）Hand. -azz. 的全草。

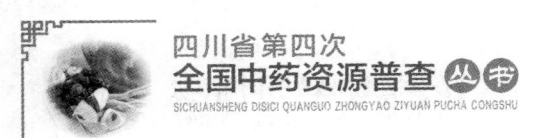

生于海拔 3 000~5 000 m 的盐碱地草地。分布于四川西北部。

解毒、利水祛湿。

铁筷子

九百棒。

为毛茛科植物 *Helleborus thibetanus* Franch. 的根。

生于海拔 1 100~3 700 m 的阴湿草地、山地疏林中。分布于乐山、茂县、汶川、理县、九寨沟、黑水、康定。

清热解毒、活血化瘀、消肿止痛，用于膀胱炎、尿道炎、疮疖肿毒、跌打损伤、劳伤、小便涩痛、淋证。

川鄂獐耳细辛

三角海棠、峨眉獐耳细辛、獐牙菜（洪雅）。

为毛茛科植物 *Hepatica henryi* Steward/*Hepatica yamatutai* Nakai 的全草。

生于海拔 1 300~2 500 m 的林下阴湿处。分布于峨眉山、洪雅。

清热止血、止泻，用于痨伤。又发表解热，用于风热感冒。

独叶草

为毛茛科植物 *Kingdonia uniflora* Balf. f. et. W. W. Smith 的全草。

生于海拔 2 500~3 900 m 的冷杉林下、杜鹃灌木丛中。分布于峨眉山、泸定、九龙。

活络、健胃、祛风。

鸭趾花

为毛茛科植物 *Oxygraphis glacialis* Bunge 的全草。

生于海拔 3 000~5 200 m 的溪边、河谷、高山草地。分布于壤塘、九寨沟、金川、若尔盖、红原、黑水、甘孜州。

疏风散寒、开窍通络，用于头痛、头伤。

拟耧斗菜

假耧斗菜。

为毛茛科植物 *Paraquilegia microphylla*（Royle）J. R. Drumm. et Hutch. 的地上部分、根、种子。

生于海拔 3 000~5 200 m 的悬崖岩石上、高山草地。分布于茂县、汶川、理县、松潘、冕宁、木里、西昌、喜德、甘孜州、宝兴、天全、峨边、德格、炉霍、道孚、新龙、泸定、白玉、巴塘。

地上部分活血散瘀、止痛、拔除异物、下死胎、止血，用于跌打损伤、外伤出血、子宫出血、刀枪伤、接骨。根、种子用于乳痈、恶疮痈疽。

藏医：止痛、退烧、催产、止血，用于跌打损伤、胞衣不下、出枪弹、下死胎、干黄水。

白头翁

为毛茛科植物 *Pulsatilla chinensis*（Bunge）Regel 的根、茎叶、花。

生于海拔 2 000~3 200 m 的平原、山坡草丛、林缘、干旱坡地。分布于宝兴、内江、凉山州。

根清热解毒、凉血止痢，用于热毒血痢、阴痒症、带下病、阿米巴痢疾。茎叶暖腰膝、强心。花用于疟疾寒热。

野牡丹

丹皮、红花牡丹、滇牡丹、柏马玛保、柏玛杂醒、柏玛罢醒（藏名）。

为毛茛科植物 *Paeonia delavayi* Franch. 的根皮。

生于海拔 2 300~3 700 m 的山地阳坡、草丛、林下。分布于盐源、冕宁、稻城、九龙、得荣、雅江、巴塘。

清热凉血、活血散瘀，用于热入血分发斑、惊痫、吐血、衄血、便血、骨蒸劳热、经闭、跌打损伤。又清热解毒、止痛。

藏医：杀虫、消炎、解毒、润泽肌肤，用于炎症、发烧、炭疽、皮肤病。

狭叶牡丹

丹皮、红花牡丹、柏马玛保、柏玛杂醒、柏玛罢醒（藏名）。

为毛茛科植物 *Paeonia delavayi* Franch. var. *angustiloba* Rehd. et Wils. 的根皮。

生于海拔 2 800～3 700 m 的林下。分布于盐源、冕宁、德昌、道孚、雅江、康定、巴塘。

清热凉血、活血散瘀，用于热入血分发斑、惊痫、吐血、衄血、便血、骨蒸劳热、经闭、扑损。清热解毒、止痛。

藏医：杀虫、消炎、解毒、润泽肌肤，用于炎症、发烧、炭疽、皮肤病。

芍药

白芍。

为毛茛科植物 *Paeonia lactiflora* Pall. 的根。

生于海拔 2 800 m 以下的山坡灌木丛、山地林下，有栽培。分布于全川，宜宾、长宁、泸县、兴文、纳溪、彭州、什邡、南充市、茂县、汶川、理县、九寨沟、黑水、马尔康、金川、小金、眉山市、达州市、巴中市、峨眉山、泸定、康定。

根养血柔肝、缓中止痛、敛阴收汗、平抑肝阳，用于血虚肝旺、头目眩晕、肝气不舒、胸痛、肋痛、胃痛、腹痛、痛经、胸腹胁肋疼痛、泻痢腹痛、自汗、盗汗、阴虚发热、血虚月经不调、崩漏带下、腓肠肌痉挛、手足拘挛疼痛。又凉血行瘀、止痛消肿。

注：本品为川产道地药材，主产于中江、渠县。

毛果芍药

为毛茛科植物 *Paeonia lactiflora* Pall. var. *trichocarpa* Stern 的根。

生于海拔 2 000～3 000 m 的高山草地、灌木丛中。分布于九寨沟、若尔盖、金川、马尔康、松潘、茂县、泸定。

养血柔肝、缓中止痛、敛阴，用于血虚肝胆引起的头晕、头痛、胸胁痛、痢疾、阴虚发热、月经不调、痛经、崩漏带下。腓肠肌痉挛疼痛。

黄牡丹

丹皮。

为毛茛科植物 *Paeonia lutea* Franch. 的根皮。

生于海拔 2 500～3 500 m 的林下。分布于盐源、德昌、冕宁、石棉、木里。

清热解毒、止痛。

注：本品为国家二级保护植物。

美丽芍药

赤芍、狗头赤芍（峨眉）、杂拉毒（藏名）。

为毛茛科植物 *Paeonia mairei* Lévl. 的根。

生于海拔 1 000～2 800 m 的山坡林缘、阴坡林下。分布于全川，邛崃、泸定、洪雅、峨眉山、西昌、宁南、普格、美姑、昭觉、布拖、越西、甘洛、泸定。

清热养血、柔肝、活血行瘀、通经、消肿止痛、凉血，用于月经不调、痛经、瘀滞经闭、疝瘕积聚、腹痛、肋痛、衄血、血痢、肠风下血、目赤痈肿、跌打损伤。

藏医：根杀虫、消炎、解毒，用于炎症、发烧、炭疽病、乌头中毒。花润颜色，用于皮肤病与炎症。

草芍药

赤芍、山芍药、野芍药、土白芍、岩豆七（叙永）。

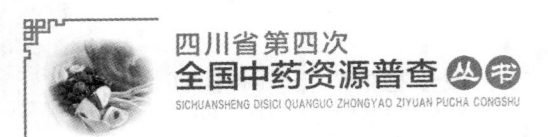

为毛茛科植物 *Paeonia obovata* Maxim. 的根。

生于海拔 2 600 m 以下的阴坡林下。分布于叙永、成都、彭州、泸定、丹巴、万源、通江、越西、丹巴。

清热、活血、行瘀、消肿止痛、凉血，用于月经不调、痛经、瘀滞经闭、疝瘕积聚、腹痛、肋痛、衄血、血痢、肠风下血、目赤痈肿、关节肿痛。炖肉服治五劳七伤、咳嗽（叙永）。

毛叶草芍药

赤芍。

为毛茛科植物 *Paeonia obovata* Maxim. var. *willmottiae* Stern 的根。

生于海拔 2 400 ~ 3 000 m 的山坡草丛、阴坡林下。分布于全川，康定、若尔盖、九寨沟、松潘、茂县、理县、金川、南江、丹巴、雅江。

清热、活血、降气、行瘀、消肿止痛、凉血，用于月经不调、痛经、瘀滞经闭、疝瘕积聚、腹痛、肋痛、衄血、血痢、肠风下血、目赤痈肿。

紫斑芍药

丹皮。

为毛茛科植物 *Paeonia papaveracea* Andr/*P. suffruticosa* Andr var. *parpaveracea*（Andr.）Kerner 的根皮。

生于海拔 1 100 ~ 2 800 m 的草地、高山林下。分布于九寨沟、若尔盖、理县、马尔康、金川、小金、绵阳、泸定。

清热凉血、活血散瘀，用于热入血分发斑、惊痫、吐血、衄血、便血、骨蒸劳热、经闭、跌打损伤、高血压、神经性皮炎、过敏性鼻炎。

藏医：杀虫、消炎、解毒、润泽肌肤，用于炎症、发烧、炭疽、皮肤病。

牡丹

丹皮、粉丹皮、木芍药、洛阳花、拉堆玛保（藏名）。

为毛茛科植物 *Paeonia suffruticosa* Andr. 的根皮。

栽培，生于海拔 300 ~ 2 500 m 的灌木丛、林下。分布于全川，彭州、大竹、泸县、宜宾、南溪、凉山州、道孚、眉山市、达州市、巴中市、峨眉山、盐源、泸定、康定、金川。

清热凉血、和血散瘀、调经、解毒、止痛，用于热入血分、温病发热、热病斑疹、失血症、热病后期、热伏阴分、夜热早凉、发斑、惊痫、吐血、衄血、便血、骨蒸劳热、经闭、痛经、月经不调、腹胀包块、疔疮痈肿、癥瘕、跌打损伤、中风、血热斑疹、急性阑尾炎、血瘀痛经、高血压、神经性皮炎、过敏性鼻炎、动脉硬化、肿瘤（达州）。

藏医：清热解毒，用于炎症、梅毒、梅毒性鼻炎、虫病、突发高热、炭疽病、解乌头毒。

注：本品为川产道地药材，主产于彭州、西昌。

矮牡丹

丹皮。

为毛茛科植物 *Paeonia suffruticosa* Andr. var. *spontanea* Rehd. 的根皮。

栽培。分布于全川，绵阳、邛崃。

清热解毒、止痛。

注：本品为国家三级保护植物。

四川牡丹

丹皮、红花牡丹、柏马玛保、柏玛杂醒、柏玛罢醒（藏名）。

为毛茛科植物 *Paeonia szechuanica* Fang 的根皮。

生于海拔 1 800 ~ 3 100 m 的山坡灌木丛中。分布于金川、茂县、九寨沟、汶川、马尔康、小金、理

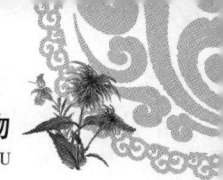

县、黑水、崇州、康定、丹巴。

清热凉血、活血散瘀，用于热入血分发斑、惊痫、吐血、衄血、便血、骨蒸劳热、经闭、跌打损伤。又清热解毒、止痛。

藏医：杀虫、消炎、解毒、润泽肌肤，用于炎症、发烧、炭疽、皮肤病。

注：本品为国家三级保护植物。

川赤芍

赤芍、牛尾赤芍（峨眉）、红花一把香、然都玛保（藏名）。

为毛茛科植物 *Paeonia veitchii* Lynch 的根。

生于海拔 1 400 ~ 3 700 m 的高山灌木丛中、林下、阴暗处。分布于崇州、越西、美姑、金阳、喜德、甘洛、甘孜、雅江、石渠、泸定、康定、新龙、九龙、炉霍、道孚、德格、金川、壤塘、茂县、九寨沟、黑水、理县、马尔康、小金、眉山市、汉源、峨眉山、红原、松潘、马边、峨边。

清热凉血、活血通经、行瘀、消肿止痛、泻肝火，用于热入营血、温毒发斑、吐血、月经不调、痛经、瘀滞经闭、疝瘕积聚、腹痛、肝郁胁痛、衄血、血痢、肠风下血、目赤痈肿。

藏医：清热凉血、散瘀止痛、杀虫、消炎，用于瘟毒发斑、吐血衄血、目赤肿痛、肿郁胁痛、经闭痛经、癥瘕积聚、腹痛、跌打损伤、痈肿疮疡。

注：本品为川产道地药材，主产于甘孜州、阿坝州。

毛果川赤芍

赤芍。

为毛茛科植物 *Paeonia veitchii* Lynch var. *leiocarpa* W. T. Wang 的根。

生于海拔 2 200 ~ 2 800 m 的林下。分布于崇州、木里、丹巴。

清热凉血、活血行瘀。

单花芍药

赤芍。

为毛茛科植物 *Paeonia veitchii* Lynch var. *uniflora* K. Y. Pan 的根。

生于海拔 2 500 ~ 3 800 m 的林下、高山灌木丛中。分布于凉山州、若尔盖、红原、九寨沟、黑水、金川、德格、道孚、白玉、甘孜、泸定、盐边、木里、盐源、喜德。

清热、活血、行瘀、消肿止痛、凉血，用于月经不调、痛经、瘀滞经闭、疝瘕积聚、腹痛、胁痛、衄血、血痢、肠风下血、目赤痈肿。

毛脉川赤芍

毛脉芍药、赤芍。

为毛茛科植物 *Paeonia veitchii* Lynch var. *woodwardii* Stern 的根。

生于山坡林缘。分布于凉山州、道孚、炉霍。

清热、活血、行瘀、消肿止痛、凉血，用于月经不调、痛经、瘀滞经闭、疝瘕积聚、腹痛、胁痛、衄血、血痢、肠风下血、目赤痈肿。

披针毛茛

解权（藏名）。

为毛茛科植物 *Ranunculus amurensis* Kom. 的全草。

生于海拔 2 800 ~ 4 000 m 的草甸、沟边、沼泽地。分布于德格。

藏医：提胃温、敛溃、消痞、引流"黄水"，干腹水，用于胃寒性消化不良、腹水、喉炎、痞块、黄水病、浮肿、关节积黄水、淋病等。

鸟足毛茛

老虎脚迹、吉察（藏名）。

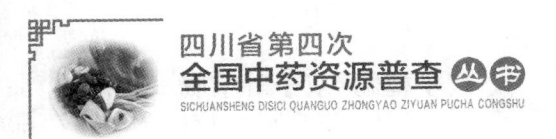
为毛茛科植物 *Ranunculus brotherusii* Freyn 的全株、根、叶。

生于 2 500~4 000 m 的高山草地。分布于乐山、茂县、九寨沟、金川、若尔盖、壤塘、红原、马尔康、美姑、德昌、冕宁、木里。

全株通经活络。根与叶祛风湿消痞块。全草用于脓痢、泻腹水。

藏医：全草用于腹水、浮肿、咽喉肿痛、积聚肿块。

高原毛茛

解杈（藏名）、辣子草（洪雅）。

为毛茛科植物 *Ranunculus brotherusii* Freyn var. *tanguticus*（Maxim）Tamura/ *R. tanguticus* Ovcz. 全草。

生于海拔 2 500~4 600 m 的草甸、沟边、沼泽地。分布于德格、道孚、甘孜州、阿坝州、洪雅、峨眉山、峨边。

清热解毒、利湿消肿，用于风湿麻木、痈肿疮毒。藏医：提胃温、敛溃、消痞、引流"黄水"，干腹水，用于胃寒性消化不良、腹水、喉炎、痞块、黄水病、浮肿、关节积黄水、淋病等。

禺毛茛

毛茛、狗脚迹（屏山）、辣子草（古蔺）、血叩草（洪雅）、自叩草（峨眉）。

为毛茛科植物 *Ranunculus cantoniensis* DC. 的全株。

生于海拔 500~2 500 m 的平原、丘陵、沟边、湿地。分布于古蔺、屏山、乐山、峨眉山、洪雅、泸定、雅江。

祛风除湿、消肿排脓，外用治目翳、湿热黄疸、发汗、散寒、截疟（屏山）。治小儿口腔炎（古蔺）。清热解毒、利湿（峨眉）。

茴茴蒜

小虎掌草、山辣椒、嘎穷结泽（藏名）、辣子草。

为毛茛科植物 *Ranunculus chinensis* Bunge 的全草。

生于海拔 700~3 000 m 的山坡草地、溪边湿地。分布于金川、壤塘、马尔康、理县、小金、乐山、道孚、康定、雅江、炉霍、稻城、得荣、泸定、筠连、绵阳市、宁南、普格、德昌、会东、甘洛、峨边。

消炎、截疟、退肿、杀虫，用于肝炎、肝硬化、腹水、疟疾、疮癞、牛皮癣。又全草解毒消痈、行瘀止痛，用于云翳、痈疽未溃、跌打损伤、顽癣、疟疾等症。

藏医：德格藏医用于肿瘤。

西南毛茛

为毛茛科植物 *Ranunculus ficariifolius* Lévl ex Vant. 的全株。

生于海拔 1 000~4 000 m 的林缘、沟边、山坡草地。分布于成都、得荣、康定。

利湿消肿、止痛杀虫。

砾地毛茛

为毛茛科植物 *Ranunculus glareosus* Hand. et Mazz. 的全株。

生于海拔 3 600~5 000 m 的高山流石滩、石砾地。分布于乐山、泸定、乡城、德格、色达。
通经活络。

毛茛

辣子草、鸭脚板草、水狼牙草（南充）、地纽子（峨眉）。

为毛茛科植物 *Ranunculus japonicus* Thunb. 的全草。

生于海拔 3 600 m 以下的沟边、湿地。分布于全川，昭觉、南充、绵阳市、阿坝州、眉山市、达州市、巴中市、峨眉山、凉山州、泸定、丹巴、康定、马边、峨边。

祛风除湿、消肿排脓、止痛、明目退翳、解毒、截疟、杀虫，用于胃痛（外敷胃俞、肾俞，灼热为

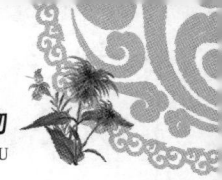

止）、风湿关节痛、骨结核、瘰疬、疟疾（发作前 6 小时外敷大椎穴）、黄疸（外敷手臂三角肌下）、淋巴结核、翼状胬肉、角膜云翳（外敷手腕脉门处，左敷左，右敷右，双眼敷双手）、外痔、痈疽未溃、跌打损伤、顽癣、头风痛。攻毒蚀疮、杀虫、截疟（阿坝州）。

棉毛茛

为毛茛科植物 *Ranunculus membranaceus* Royle 的全草、种子。

生于海拔 4 000～5 000 m 的流石滩、石砾地草地。分布于若尔盖、德格。

温中祛寒、健胃消食、利水。

云生毛茛

为毛茛科植物 *Ranunculus nephalogenes* Edgew. 的全株。

生于海拔 2 600～5 500 m 的沼泽、高山草地。分布于若尔盖、壤塘、红原、九寨沟、金川、德格、甘孜州、峨边。

清热解毒、利尿，用于风热感冒、尿路感染、痈疮肿毒、痒疹。

藏医：提胃温、敛溃、消痞、引流"黄水"，干腹水，用于胃寒性消化不良、腹水、喉炎、痞块、黄水病、浮肿、关节积黄水、淋病等。

肉根毛茛

为毛茛科植物 *Ranunculus polii* Franch. 的全株。

生于海拔 3 000～3 400 m 的灌木丛、潮湿草地。分布于茂县、汶川、理县、金川、九寨沟、黑水。

清热解毒、疏风止痒、止血、止痢。

石龙芮

胡草、田胡椒（洪雅）、野芹菜（南充）。

为毛茛科植物 *Ranunculus sceleratus* L. 的全草、果。

生于溪边湿地。分布于全川，南充、乐山、合江、筠连、成都、眉山市、达州市、巴中市、峨眉山、凉山州、马边、峨边。

全草有毒，清热解毒、杀虫、消痈、行瘀止痛、消肿、散结、截疟，用于云翳、跌打损伤、顽癣、痈疥肿毒、淋巴结核、疟疾（发作前 6 小时外敷大椎穴）、下肢溃疡、肿毒、瘰疬、寄生虫，外敷大椎穴痈肿。果治心热烦渴、阴虚失精、风寒湿痹。并作发汗药（洪雅）。全草祛风除湿、行血止痛，用于风寒湿痹、心腹气滞、疟疾，外用于痈肿恶疮、毒蛇咬伤（南充）。

扬子毛茛

鹅脚板、辣子草、狗脚迹、水芹菜、山芹菜、山海椒（合江）、鸭脚板草、水狼牙草（南充）。

为毛茛科植物 *Ranunculus sieboldii* Miq. 的全草。

生于海拔 2 500 m 以下的溪边、湿地。分布于全川，屏山、古蔺、合江、筠连、宜宾、泸县、叙永、江安、南充市、茂县、汶川、理县、金川、眉山市、达州市、巴中市、峨眉山、盐源、冕宁、金阳、马边。

清热解毒、消痈、活血行瘀、通络、止痛，用于疟疾（发作前 6 小时外敷大椎穴）、云翳、头风痛、瘿肿、外痔、毒疮、跌打损伤。祛风寒、治咳嗽（屏山）。利水消肿（合江）；通经、活血、敷恶疮、蛇咬伤（泸县）；治牙痛（宜宾）；外敷治眼痛（江安）。拔毒、生肌、止血（峨眉）。

三出叶毛茛

为毛茛科植物 *Ranunculus ternatus* Thunb. 的块根。

生于路旁、灌木丛、潮湿草地。分布于西昌。

清热解毒、散结消瘀、化痰结，用于淋巴结核。

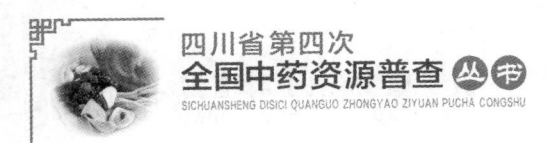

云南毛茛

为毛茛科植物 *Ranunculus yunnanensis* Franch. 的全株。

生于海拔 3 100 ~ 4 800 m 的山坡、灌木丛、潮湿草地。分布于会理、米易、普格、布拖、九龙、稻城、乡城、理塘。

清热解毒。

天葵

天葵子、千年耗子屎（南充）、紫背天葵、天葵子（达州）。

为毛茛科植物 *Semiaquilegia adoxoides* Makino 的块根。

生于海拔 600 m 以下的山垭、田坎、乱石堆中。分布于全川，筠连、珙县、南充市、绵阳市、洪雅、达州市、巴中市、峨眉山、越西、峨边。

清热解毒、消肿散结、利水通淋、利尿，用于风湿骨痛、尿路结石、痈肿、瘰疬、气结、疔疮、乳腺炎、扁桃体炎、淋巴结核、小便不利、淋浊、带下、肺虚咳嗽、疝气腹痛、毒蛇咬伤、癫痫、疮毒、小儿惊风、跌打损伤。

黄三七

长果升麻、野黄连。

为毛茛科植物 *Souliea vaginata* Franch. 的根、全草。

生于海拔 2 200 ~ 4 500 m 的沟谷、桦木、落叶松林下。分布于成都、白玉、泸定、康定、巴塘、乡城、炉霍、得荣、理塘、稻城、木里、盐边、宝兴。

泻火燥湿、解毒消炎、清心除烦，用于眼结膜炎、咽炎、口腔炎、骨蒸潮热、心悸心慌、烦躁不安、肠炎、痢疾、痈疮肿毒。

尖叶唐松草

修修草（叙永）、水黄连（古蔺）。

为毛茛科植物 *Thalictrum acutifolium*（Hand. et Mazz.）Boivin 的全草、根及根茎。

生于海拔 2 000 ~ 2 300 m 的阴湿山谷林边。分布于九寨沟、汶川、茂县、理县、金川、古蔺、屏山、叙永、兴文、达州、邻水。

全草清热燥湿、利胆除黄，用于湿热黄疸、周身黄肿。根及根茎治下痢腹痛、目赤肿痛。熬水治小儿脐带风（叙永）；清热解毒（古蔺）。

直梗高山唐松草

莪枷促（藏名）。

为毛茛科植物 *Thalictrum alpinum* L. var. *elatum* Ulbr. 的全草、根。

生于海拔 2 500 ~ 5 400 m 的高山草地、灌木丛、沼泽地。分布于金川、壤塘、阿坝、红原、若尔盖、乡城、德格、稻城、石渠、雅江、道孚、康定、理塘、巴塘、白玉、会理、木里、布拖、昭觉、越西。

全草清热解毒，用于小儿疳积、小儿惊风、疮肿、目赤、痒疹、痢疾、肠炎。根用于胸闷呕吐。

藏医：清热解毒、分清浊、促熟、敛散，用于诸热证、疮证、炭疽病。

白蓬草

为毛茛科植物 *Thalictrum aquilegifolium* L. 的全草。

生于山坡草地、林缘。分布于越西、马边。

清热解毒、除风寒。

狭序唐松草

为毛茛科植物 *Thalictrum atriplex* Finet et Gagnep. 的根茎及根。

生于海拔 2 300 ~ 4 200 m 的山坡草地、林缘。分布于道孚、稻城、康定、九龙、理塘、巴塘、乡城、甘孜、色达、德格、石渠。

清热燥湿、解毒，用于痢疾、肠炎、传染性肝炎、感冒、麻疹、痈肿、疮疖。

贝加尔唐松草

马尾莲、长柱唐松草。

为毛茛科植物 *Thalictrum baicalense* Turcz. 的根及根茎。

生于海拔 2 500~3 500 m 的阴湿高山草丛中。分布于茂县、九寨沟、金川、壤塘、若尔盖。

清热燥湿、止痢，用于湿热痢疾、痈肿疮疖、湿疹。

长柱贝加尔唐松草

长柱唐松草。

为毛茛科植物 *Thalictrum baicalense* Turcz. var. *megalostigma* Boiyin/*T. megalostigma*（Boivin）W. T. Wang 的根及根茎。

生于海拔 2 200~3 000 m 的高山草丛中。分布于金川、壤塘、宝兴、石渠、稻城、越西、丹巴、康定、峨边。

清热燥湿、解毒，用于痢疾、肠炎、传染性肝炎、感冒、麻疹、痈肿、疮疖。

星毛唐松草

淡色马尾连、马尾莲。

为毛茛科植物 *Thalictrum cirrhosum* Lévl. et S. H. Wang 的根及根茎。

生于高山草丛中。分布于普格、美姑、越西。

清热燥湿、止痢。

高原唐松草

马尾莲、藏药唐松草、榨啊中、俄振（藏名）。

为毛茛科植物 *Thalictrum cultratum* Wall. 的根及根茎。

生于海拔 1 700~4 000 m 的高山草丛中、灌木丛、沟边、林下。分布于甘孜州、阿坝州、乐山、石渠、道孚、会理、普格。

清热燥湿、止痢、解毒，用于热盛烦心、痢疾、肠炎、传染性肝炎、感冒、麻疹、痈肿、疮疖。

藏医：杀虫、止痢，用于关节炎。根用于炭疽病。

偏翅唐松草

洛毒（藏名）、马尾莲。

为毛茛科植物 *Thalictrum delavayi* Franch. 的根、根茎、全草。

生于海拔 1 600~3 600 m 的山地灌木丛中、荒坡、路旁、林缘、沟边。分布于壤塘、金川、马尔康、理县、小金、喜德、泸定、炉霍、白玉、稻城、康定、九龙、乡城、得荣、道孚、新龙、石渠、雅江、理塘、巴塘、筠连、宁南、冕宁、布拖、美姑、会理、马边、峨边。

清热解毒、燥湿泻火、祛风，用于胃肠热证、赤痢、肠炎、急性黄疸型肝炎、白带、牙龈肿痛、急性结膜炎、疮肿。又发汗、消瘀、散毒、散气，亦可代黄连使用。

藏医：用于疔毒。

西南唐松草

为毛茛科植物 *Thalictrum fargesii* Franch. 的全草。

生于海拔 600~2 400 m 的山地灌木丛中。分布于成都、马边。

清热解毒、燥湿泻火。

滇川唐松草

小马尾莲、高山马尾莲（阿坝州）、马尾连（峨眉）。

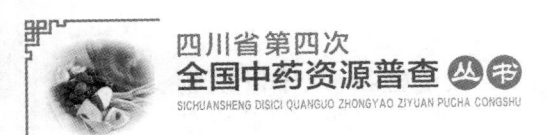

为毛茛科植物 *Thalictrum finetii* Boivin 的根及根茎。

生于海拔 1 000～4 300 m 的向阳山坡、高山草地。分布于九寨沟、若尔盖、红原、阿坝、松潘、乐山、泸定、康定、九龙、巴塘、稻城、乡城、白玉、新龙、道孚、洪雅、峨眉山、美姑、喜德、昭觉、会理。

清热燥湿、泻火解毒、消炎止痢，用于痢疾、目赤肿痛、血淋、肠炎、传染性肝炎、感冒、麻疹、痈肿、疮疖。

香毛唐松草

则纳保（藏名）、腺毛唐松草。

为毛茛科植物 *Thalictrum foetidum* L. 的根、全草。

生于海拔 1 100～4 400 m 的溪边、高山路旁、草地、林下。分布于九寨沟、金川、壤塘、马尔康、理县、道孚、德格、康定、雅江、理塘、巴塘、稻城、乡城、得荣、石渠、甘孜、白玉。

清热燥湿、泻火解毒，用于湿热黄疸、泻痢、疮痈肿毒、目赤肿痛、风湿热痹、传染性肝炎、痈肿疮疖。

藏医：清热解毒、燥湿泻火、凉血、止泻，用于口腔炎症、腹泻。

多叶唐松草

马尾莲。

为毛茛科植物 *Thalictrum foliolosum* DC. 的全草。

生于海拔 1 500～3 500 m 的林下、灌木丛、山地草坡。分布于乐山、内江、凉山州、泸定、马边、峨边。

清热祛风。

华东唐松草

软水黄连、水黄连（绵阳）。

为毛茛科植物 *Thalictrum fortunei* S. Moore 的全草。

生于海拔 700～1 200 m 的溪边、草丛、林下阴湿处。分布于成都、绵阳市。

清热解毒、燥湿泻火，用于肠炎、痢疾、黄疸、火眼。

多腺唐松草

金丝马尾莲。

为毛茛科植物 *Thalictrum glandulosissimum* W. T. Wang et S. H. Wang 的根及根茎。

生于海拔 2 500 m 的山地草坡。分布于甘洛、宜宾。

清热解毒、止痢。

盾叶唐松草

岩扫把、倒地掐（峨眉）、倒地挡（南充）。

为毛茛科植物 *Thalictrum ichangensis* Lecoyer. ex Oliv. 的全草或根。

生于海拔 800～2 500 m 的溪边、山谷沟边。分布于茂县、汶川、理县、马尔康、黑水、古蔺、南充市、洪雅、达州市、巴中市、峨眉山、雷波。

根清热泻火、解毒、活血消肿，用于小儿惊风抽搐、黄疸型肝炎、蛔虫腹痛、鹅口疮、丹毒、游风、跌打损伤、骨折肿痛、肠炎。全草祛风散寒、渗利湿热、明目，用于风热头昏目痛、目翳、湿热黄疸、肠炎、痢疾（巴中）。

爪哇唐松草

马尾莲、扎岗色尔波（藏名）。

为毛茛科植物 *Thalictrum javanicum* Bl. 的根、全草。

生于海拔 1 000 ~ 3 800 m 的沟边阴湿处、向阳山坡。分布于若尔盖、九寨沟、壤塘、金川、乐山、屏山、稻城、泸定、康定、理塘、洪雅、通江、南江、峨眉山、盐源、喜德、米易、西昌、布拖、峨边。

根清热解毒、燥湿活络、祛风利湿、消炎止痢，用于痢疾、疟疾寒热、肠炎、传染性肝炎、感冒、麻疹、痈肿、疮疖、瘀血肿痛、目赤肿痛、血淋。全草清热解毒、祛风、凉血、消炎、止痢，用于结膜炎、传染性肝炎、痈肿疮疖。并治牙痛、急性皮炎、湿疹（屏山、巴中）

微毛爪哇唐松草

为毛茛科植物 *Thalictrum javanicum* Bl. var. *puberulum* W. T. Wang 的根、根茎、全草。

生于海拔 2 000 ~ 3 700 m 的沟边阴湿处。分布于理塘、九龙、稻城、康定、越西、盐边、冕宁、布拖、盐源、普格、会东、甘洛、木里、峨边。

清热燥湿、止痢、解毒，用于痢疾、肠炎、传染性肝炎、感冒、麻疹、痈肿、疮疖。

长喙唐松草

为毛茛科植物 *Thalictrum marcorhynchum* Franch. 的带根全草。

生于海拔 850 ~ 2 900 m 的山地林中、山谷灌木丛中。分布于昭觉、越西。

用于伤风感冒。

小果唐松草

硬头黄（叙永）、岩风七、飞蛾七（南川）。

为毛茛科植物 *Thalictrum microgynum* Lecoy. 的全草。

生于海拔 700 ~ 2 800 米的山地林下、草坡、林缘。分布于成都、叙永。

清热解毒、燥湿。治痨伤（南川）。

亚欧唐松草

为毛茛科植物 *Thalictrum minus* L. 的根。

生于海拔 2 000 ~ 2 700 m 的山坡路旁、林缘草地、石缝。分布于普格、会理、木里、康定。

清热凉血、理气消肿，用于痢疾、泄泻。

东亚唐松草

水黄连、硬秆子黄连、黄脚鸡、猪毛七（叙永）、野黄连（江安）、马尾连（隆昌）、小唐松草、秋唐松草。

为毛茛科植物 *Thalictrum minus* L. var. *hypoleucum*（Sieb. et Zucc.）Miq. /*T. thunbergii* DC. 的根。

生于丘陵、山地林缘、山谷沟边。分布于叙永、纳溪、高县、南溪、江安、隆昌、乐山、南充市、达州市、巴中市、西昌、越西。

清热解毒，用于牙痛、急性皮炎、湿疹。并治湿热痢疾（叙永、南溪）；泡酒治跌打损伤（叙永）。退火、消炎、止泻、清热解毒，用于小儿高热、惊风、肺炎、百日咳（越西）。

峨眉唐松草

倒水莲、水黄连（峨眉）、硬秆子黄连（宜宾）、钻山猫。

为毛茛科植物 *Thalictrum omeiensis* W. T. Wang et S. H. Wang 的根。

生于海拔 720 ~ 2 400 m 的灌木丛中。分布于峨眉、洪雅、宜宾、兴文、长宁、筠连、屏山、甘洛、越西。

清热解毒、祛风除湿，用于疟疾寒热、头晕、目痛及腹痛泻痢。并治眼雾、耳聋、消皮面肿、杀虫、小儿急性肝炎（峨眉）。

瓣蕊唐松草

为毛茛科植物 *Thalictrum petaloideum* L. 的全草。

生于海拔 2 500 ~ 3 900 m 的高山阴湿处、草地。分布于九寨沟、金川、若尔盖、松潘、康定。

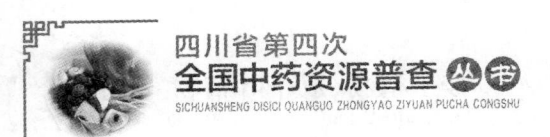

清热解毒、燥湿、疏风，用于痢疾、肠炎、口舌生疮、目赤肿痛、热毒疮痈、湿疹、急性扁桃体炎、上呼吸道感染、风湿热痹。

拟散花唐松草

长柄唐松草。

为毛茛科植物 *Thalictrum przewalskii* Maxim. 的全草、果实。

生于海拔 1 300 ~ 3 700 m 的高山草地。分布于金川、壤塘、理县、若尔盖、道孚、康定、德格、石渠、色达。

清热解毒、燥湿、退黄，用于湿热痢疾、黄疸、目赤肿痛、风湿热痹、热毒疮肿、肝炎、肝肿大、肝包虫。

多枝唐松草

软杆子水黄连（茂县、九寨沟）、水黄连（洪雅、峨眉）。

为毛茛科植物 *Thalictrum ramosum* Boivin 的全草。

生于海拔 550 ~ 2 500 m 的溪边、低山林中。分布于九寨沟、茂县、若尔盖、理县、乐山、成都、苍溪、阆中、广安、南部、西充、南充、岳池、洪雅、达州、大竹、邻水、渠县、宣汉、峨眉山、布拖、越西。

清热解毒、消痰祛湿、明目消肿、利水通淋，用于痢疾、腹痛、湿热泻痢、黄疸、目赤肿痛、传染性肝炎、急性结膜炎、痈肿疮毒，外用于骨折、痈疖肿毒。

网脉唐松草

为毛茛科植物 *Thalictrum reticulatum* Franch. 的根。

生于海拔 2 200 ~ 3 000 m 山坡路旁、林缘草地、石缝。分布于木里、道孚、丹巴、九龙、雅江、理塘、稻城。

用于感冒、咳嗽。

粗壮唐松草

为毛茛科植物 *Thalictrum robustum* Maxim. 的根。

生于海拔 950 ~ 2 100 m 的山坡林中、沟边、阴湿草地。分布于雷波、平武。

用于痢疾、泄泻。

芸香叶唐松草

枷促哇、枷促麻（藏名）。

为毛茛科植物 *Thalictrum rutaefolium* Hook f. et Thoms. 的根及根茎。

生于海拔 3 300 ~ 5 100 m 的高山草丛、灌木丛、河滩、山坡。分布于乐山、巴塘、甘孜、德格、石渠、康定、九龙、雅江、理塘、稻城、乡城。

清热燥湿、止痢、解毒，用于痢疾、肠炎、传染性肝炎、感冒、麻疹、痈肿、疮疖。

藏医：清热解毒、消炎、清浊热、分清浊、促熟、敛疮，为清诸热的甘露，用于炭疽病。

短梗箭头唐松草

水黄连、硬杆子黄连、马尾连（长宁）、黄脚鸡、水黄连（重庆）。

为毛茛科植物 *Thalictrum simplex* L. var. *brevipes* Hara 的全草、根。

生于海拔 800 m 的山坡路旁、草地、沟边、湿地、林缘。分布于成都、乐山、宜宾、高县、长宁、泸县、洪雅、峨眉山。

全草清热解毒、利水通淋、利湿、燥湿泻火。根清湿热、解毒，用于黄疸、痢疾、哮喘、麻疹、肺炎、鼻疳、目赤、热疮、腹痛。并治月经痛（宜宾）。

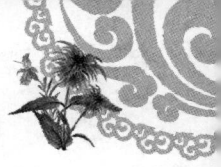

鞭柱唐松草

为毛茛科植物 *Thalictrum smithii* Boivin 的全草。

生于海拔 2 300~4 000 m 的山地林缘、草坡、田边。分布于德格、石渠、雅江、理塘、稻城、乡城、道孚、巴塘。

用于头晕、腹痛、下痢。

石砾唐松草

杂啊中（藏名）。

为毛茛科植物 *Thalictrum squamiferum* Lecoy. 的全草。

生于海拔 3 600~5 100 m 的石砾地、河滩、草甸。分布于德格、新龙、康定、理塘、稻城、道孚。

藏医：解热、止咳，用于感冒咳嗽、发烧、咽喉热毒。

毛发唐松草

珍珠莲。

为毛茛科植物 *Thalictrum trichopus* Franch. 的全草。

生于海拔 500~2 500 m 的高山灌木丛中。分布于乐山、洪雅、盐源、宁南、雷波。

清热解毒、消炎祛湿、利水通淋、消肿定痛，用于小儿高热惊风、痢疾、痈肿疮毒。

钩柱唐松草

为毛茛科植物 *Thalictrum uncatum* Maxim. 的全草。

生于海拔 3 000~3 500 m 的高山灌木丛中、溪边。分布于茂县、壤塘、金川、马尔康、理县、汶川、九龙、乡城、稻城、康定、理塘、道孚、炉霍。

清热燥湿、解毒、消炎止痢，用于痢疾、肠炎、传染性肝炎、感冒、麻疹、痈肿、疮疖、跌打损伤。

弯柱唐松草

臭虫草。

为毛茛科植物 *Thalictrum uncinulatum* Franch. 的全草、根。

生于海拔 1 500~3 200 m 山坡草地、林缘、阴湿草地。分布于乐山、叙永、雅江、凉山州、泸定。

清热解毒、燥湿，用于痢疾、肠炎、传染性肝炎、感冒、麻疹、痈肿、疮疖。根泡酒治跌打损伤。

帚枝唐松草

为毛茛科植物 *Thalictrum virgatum* Hook. f. et Thoms. 的根。

生于海拔 2 300~3 800 m 山地林下、岩石上。分布于稻城、康定、九龙、雅江、宁南、雷波、木里、越西、会理、普格。

用于胃病。

川陕金莲花

为毛茛科植物 *Trollius budda* Schipcz. 的全草。

生于海拔 1 700~2 400 m 的高山灌木丛、草地。分布于万源。

活血、破血，用于跌打损伤、瘀血肿痛。

金莲花

为毛茛科植物 *Trollius chinensis* Bunge 的全草。

生于海拔 2 500~3 500 m 的高山灌木丛、草地。分布于若尔盖、九寨沟、壤塘、金川、小金、茂县、黑水。

清热解毒，用于扁桃体炎、急性结膜炎、急性鼓膜炎。

矮金莲花

麦朵色清（藏名）。

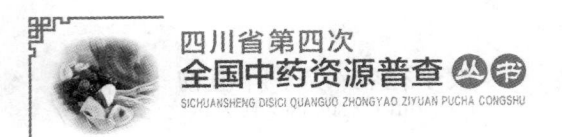

为毛茛科植物 *Trollius farreri* Stapf 的全草。

生于海拔 2 800 ~ 4 500 m 的高山灌木丛、草地。分布于九寨沟、茂县、壤塘、石渠、德格、稻城、道孚、巴塘、丹巴、白玉、乡城、新龙、甘孜、炉霍、泸定、康定、木里。

除风散寒、消肿排脓、养筋骨，用于头伤、筋骨疼痛、头目昏眩、创伤感染。又用于无名肿毒、伤风感冒、创伤出血。

藏医：愈疮、止脉热、清上半身之热，用于脓肿。

小金莲花

为毛茛科植物 *Trollius pumilus* D. Don 的花。

生于海拔 3 800 ~ 5 000 m 的高山草地。分布于炉霍。

止血消炎、愈创解毒，用于疮疖痈疽及外伤。

显叶金莲花

为毛茛科植物 *Trollius pumilus* D. Don var. *foliosus* W. T. Wang 的花。

生于海拔 3 000 ~ 3 500 m 的高山草地、草丛中。分布于若尔盖、红原、马尔康、理县、阿坝。

晒干研末撒布用于化脓创伤。

青藏金莲花

为毛茛科植物 *Trollius pumilus* D. Don var. *tanguticus* Brühl 的根。

生于海拔 3 000 ~ 4 000 m 的河滩、草地。分布于稻城、理塘。

清热凉血、理气消肿，用于痢疾、泄泻。

毛茛状金莲花

崩色（藏名）。

为毛茛科植物 *Trollius ranunculoides* Hemsl. 的全草、花。

生于海拔 2 900 ~ 5 600 m 的高山灌木丛、草地、河滩。分布于九寨沟、壤塘、金川、茂县、若尔盖、理县、小金、马尔康、稻城、白玉、德格、道孚、色达、泸定、康定、九龙、理塘、乡城、炉霍、甘孜、新龙、石渠、雅江、巴塘、冕宁、盐边、峨边。

全草清热解毒、散寒解表、活血消肿，用于风湿麻木、淋巴结核、鸡爪风、疮痈肿毒、口疮、喉痛、牙龈肿痛、耳痛、目赤肿痛、跌打损伤。花用于化脓创伤。

藏医止血消炎、愈创解毒，用于黄水疮、疮疖痈疽、外伤、各种中毒性疾病、传染病、热证、胆病。德格藏医内服用于疮疡，外用于刀伤。

云南金莲花

鸡爪草、毛红莲。

为毛茛科植物 *Trollius yunnanensis*（Franch）Ulbr. 的全草。

生于海拔 2 600 ~ 4 000 米 m 的高山草地、草丛等阴湿处。分布于茂县、九寨沟、松潘、黑水、金川、理县、美姑、布拖、普格、理塘、稻城、康定、丹巴、九龙、乡城、凉山州、马边、峨边。

发表散寒、消积、止咳，用于无名肿毒、伤风感冒、风湿麻木、颈淋巴结核。

覆裂云南金莲花

鸡爪草、毛红莲。

为毛茛科植物 *Trollius yunnanensis*（Franch）Ulbr. var. *anemonifolius*（Bruhl）W. T. Wang 的全草。

生于海拔 2 500 ~ 3 800 m 的高山草地。分布于理塘、稻城、九龙、康定。

发表散寒、消积、止咳，用于无名肿毒、伤风感冒。

尾囊草

石燕子、尾囊果。

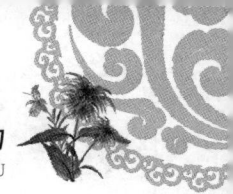

为毛茛科植物 *Urophysa henryi*（Oliv.）Ulbr. 的根及全草。

生于海拔 2 500 ~ 3 000 m 的草地、高山岩缝中。分布于古蔺、茂县、汶川、理县。

活血散瘀、截疟，用于吐血、便血、跌打损伤、痢疾。泡酒治痨伤吐血（古蔺）。

距瓣尾囊草

为毛茛科植物 *Urophysa rockii* Ulbr. 的全草。

生于溪边潮湿处、干旱石灰岩壁上。分布于江油、彭州。

消炎止痛、祛风除湿。注为国家一级珍稀保护植物。

木通科 Lardizabalaceae

木通 预知子

为木通科植物 *Akebia quinata*（Thunb）Decne. 的茎、果实。

生于海拔 300 ~ 2 600 m 的山坡疏林中。分布于乐山、洪雅、平昌、会理、泸定、丹巴、九龙、稻城、马边。

果实疏肝理气、活血利尿、利水通淋，用于肝胃气痛、赤白痢疾、疝气、小便涩痛、水肿。

根与茎清热利尿、通经活络、镇痛、排脓、通乳，用于泌尿系统感染、小便不利、风湿关节痛、月经不调、红崩白带、乳汁不通。

三叶木通

预知子。

为木通科植物 *Akebia trifoliata*（Thunb）Koidz. 的茎、果实、种子、根。

生于海拔 2 500 m 以下的灌木林中。分布于全川，南溪、江安、茂县、汶川、理县、九寨沟、洪雅、达州市、巴中市、峨眉山、德昌、米易、泸定、马边、峨边。

茎泻火利水、通利血脉、通乳，用于小便赤涩、淋浊、水肿、胸中烦热、喉痹、遍身拘痛、妇女经闭、乳汁不通、风湿性关节痛、红崩白带。果疏肝理气、健脾和胃、补肝益肾、活血止血、利尿止痛、除烦，用于肝胃气痛、胃热食呆、消化不良、腹痛、痢疾、疝气、烦渴、赤白痢疾、腰痛、肋痛、痛经、子宫下坠、遗精、白带、月经不调。种子催生、解药毒，用于五劳七伤、气块、发落、蛇虫咬伤。根祛风行气、利尿、活血，用于风湿关节痛、小便不利、胃肠气胀、疝气、经闭、跌打损伤。种子补五劳七伤，用于祛痞气块、天行温疾、消宿食、止烦渴、利小便、催生、解药毒、中恶失音、发落、一切蛇虫咬伤。

白木通

预知子、八月瓜、八月扎。

为木通科植物 *Akebia trifoliata*（Thunb）Koidz var. *austratis*（Diels）Rehd. 的茎、果实、种子、根。

生于海拔 3 000 m 以下的肥沃、湿润的半向阳的荒野溪边、路旁、山坡林缘。分布于全川，古蔺、屏山、合江、泸县、兴文、筠连、长宁、宜宾、高县、纳溪、隆昌、珙县、康定、泸定、九龙、南充市、茂县、理县、汶川、洪雅、邻水、峨眉山、冕宁、西昌、会东、越西、昭觉、雷波、峨边。

茎、根舒筋活络、祛风除湿、泻火利水、通利血脉，用于风湿骨痛、关节屈伸不利、慢性腰背肌肉劳损、小便涩痛、肝胃气痛、膀胱炎、尿道炎、肾炎水肿、乳汁不通、跌打损伤。根止咳化痰，用于咳嗽痰多。果疏肝固肾、止痛，用于胃痛、睾丸肿痛、腰痛、月经不调、子宫脱垂、疝气、白带、遗精。

矮杞树

猫儿屎、鬼头子（青川）、鬼指甲（平武）、猫屎瓜（达州）、猫儿子。

为木通科植物 *Decaisnea fargesii* Franch. 的果实、根。

生于海拔 1 000 ~ 2 600 m 的杂木林中。分布于阿坝州、乐山、成都、洪雅、天全、屏山、古蔺、筠连、叙永、平昌、宣汉、万源、通江、南江、峨眉山、凉山州、泸定、康定、九龙、马边、峨边。

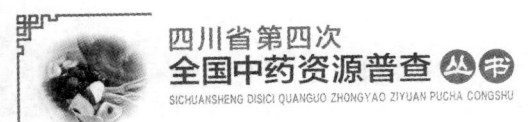

根清肺止咳、祛风除湿，用于肺痨咳嗽、风湿关节痛。果润燥，煎浓茶用汁搽患处，用于皮肤皲裂、大便干燥（叙永）；果煎水洗肛门发痒（巫溪）。清热解毒、消肿、收敛、止血（峨眉）

狭叶八月瓜

牛姆瓜。

为木通科植物 *Holboellia angustifolia* Wall. 的果实。

生于海拔 1 300 m 的杂木林下。分布于绵阳、峨眉山、洪雅。

清热解毒、止痢、除湿、理气活血，用于胁肋胀满、胃脘气痛、肺痨咳嗽。

鹰爪枫

破骨风（万源）。

为木通科植物 *Holboelia coriacea* Diels 的根、果实。

生于海拔 500～1 200 m 的林缘。分布于绵竹、安县、万源、盐源、雷波、越西。

祛风活血，用于风湿筋骨痛。果实顺气。

五叶瓜藤

蒸藤（古蔺、叙永）、紫花牛姆瓜（峨眉）。

为木通科植物 *Holboellia fargesii* Reaub. 的藤茎、根、果。

生于海拔 1 200～3 000 m 的林中。分布于成都、古蔺、叙永、合江、乐山、洪雅、开江、大竹、邻水、南江、峨眉山、会东、木里、德昌、雷波、普格、泸定、康定、丹巴、雅安、峨边。

藤茎祛风除湿、活血止痛、宽胸行气、通经、清热润肺，用于肺热咳嗽、风湿麻木、跌打损伤、风湿筋骨痛、痛经、胸腹臌胀。根消肿（叙永）。果破血，用于妇科病。果实清热解毒、止痢（峨眉）。

牛姆瓜

八月瓜。

为木通科植物 *Holboellia grandiflora* Reaub. 的藤茎、根。

生于海拔 3 000 m 以下的杂木林中。分布于成都、古蔺、筠连、长宁、叙永、兴文、凉山州、泸定、康定、丹巴、九龙、马边、峨边。

祛风除湿、活血祛瘀（长宁）。通肠理气（屏山）。

八月瓜

五风藤。

为木通科植物 *Holboellia latifolia* Wall. 的藤茎、果实。

生于山地杂木林中、灌木丛中。分布于四川省。

利湿、通乳、解毒、止痛，用于小便淋痛、脚气浮肿、乳汁不通、胃痛、风湿痛、跌打损伤。

大血藤

血通、红藤、五花血藤（兴文、绵阳）、豇豆血藤（高县）、血木通（绵阳）。

为木通科植物 *Sargentodoxa cuneata*（Oliv.）Rhed. et Wils. 的茎、根。

生于海拔 1 200 m 的灌木丛、山坡疏林潮湿处。分布于全川，兴文、古蔺、叙永、屏山、泸县、长宁、合江、江安、珙县、纳溪、高县、苍溪、阆中、广安、南部、西充、岳池、绵阳市、洪雅、达州市、巴中市、峨眉山、昭觉、芦山、荥经、雅安、天全、宝兴。

祛风除湿、活血通经、补虚、败毒、消痈、清热消痈、杀虫，用于风湿痹痛、风湿骨痛、麻木拘挛、急慢性阑尾炎、赤痢、肠痈、血淋、月经不调、痛经、疳积、虫痛、跌打损伤。

串果藤

为木通科植物 *Sinofranchetia chinensis*（Franch）Hemsl. 的茎。

生于海拔 2 600 m 以下的山谷、阔叶林中。分布于峨眉山、洪雅、昭觉、泸定、康定、雷波、马边、峨边。

清热利湿、通经活络，用于风湿痹痛、跌打损伤。

短药野木瓜

为木通科植物 *Stauntonia brachyanthera* Hand. et Mazz. 的根、果。

生于林缘灌木丛中。分布于叙永、长宁、筠连、宜宾、兴文、雷波。

行气止痛、活血通络（叙永）。

野木瓜

五叶木通。

为木通科植物 *Stauntonia chinensis* DC. 的茎、叶。

生于林缘灌木丛中。分布于成都。

散瘀止痛、利尿消肿。

小檗科 Berberidaceae

峨眉小檗

三颗针、小檗皮、泻哇（藏名）。

为小檗科植物 *Berberis aemulans* Schneid. 的根及根皮。

生于海拔 2 900 ~ 3 100 m 的林下、山坡路旁、灌木丛中。分布于峨眉、成都、德格、金川、壤塘、洪雅。

清热燥湿、泻火解毒、消炎抗菌、止痛，用于急性肠炎、痢疾、黄疸、急性肾炎、瘰疬、肺炎、结膜炎、扁桃体炎、口腔炎、热淋、齿痛、痈疮肿毒、血崩、瘟疫、眼病、跌打损伤。

藏医：敛诸毒、干黄水、利目、止泻、清旧热。小檗膏治各种寒证。

锥花小檗

三颗针、小黄连刺、老鼠刺（茂县）。

为小檗科植物 *Berberis aggregata* Schneid. 的根及茎枝。

生于海拔 1 000 ~ 3 000 m 的林下、山坡灌木丛中。分布于茂县、汶川、九寨沟、若尔盖、黑水、理县、石渠、白玉、九龙、雅江、万源、会理。

清热燥湿、泻火解毒，用于急性肠炎、痢疾、黄疸、急性肾炎、瘰疬、肺炎、结膜炎、扁桃体炎、口腔炎、痈疮肿毒、血崩。外用于中耳炎、目赤肿痛、外伤感染。

拟刺红珠

为小檗科植物 *Berberis ambrozyana* Schneid. 的根。

生于海拔 3 000 ~ 4 000 m 的山坡、田埂、路旁。分布于泸定、康定、理塘、稻城、道孚、德格、石渠、雅江。

清热解毒，用于痢疾。

美丽小檗

三颗针。

为小檗科植物 *Berberis amoena* Dunn 的根。

生于海拔 1 600 ~ 2 500 m 的石山灌木丛中。分布于稻城、盐源。

清热解毒、泻火。

黄芦木

三颗针。

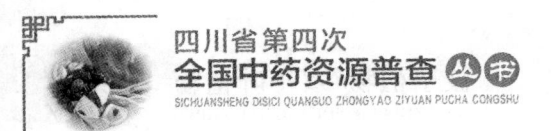

为小檗科植物 *Berberis amurensis* Rupr. 的根。

生于海拔 1 000～2 800 m 的山地林缘、灌木丛中。分布于茂县、汶川、理县、越西。

清热燥湿、泻火解毒。

深黄小檗

黑果小檗。

为小檗科植物 *Berberis atrocarpa* Schneid. 的根。

生于山地灌木丛、疏林。分布于剑阁、都江堰、宝兴、邛崃。

清热利湿、散瘀止痛、凉血，用于黄疸、痢疾、目赤、跌打损伤。外用于刀伤。

短柄小檗

为小檗科植物 *Berberis brachypoda* Maxim. 的根。

生于海拔 1 300 m 左右的山坡灌木丛、山沟、林下。分布于松潘、九寨沟。

清热燥湿、泻火解毒，用于痢疾、咽喉痛、口疮、湿疹、疖肿。

粉叶小檗

三颗针、单花小檗。

为小檗科植物 *Berberis candidula* Schneid. 的根。

生于海拔 2 500～300 米的山地林缘。分布于峨眉、成都、洪雅、喜德、越西。

清热燥湿、泻火解毒、消炎止痛，用于赤白痢疾、口舌生疮、热淋、齿痛。

皖赣小檗

安徽小檗。

为小檗科植物 *Berberis chingii* Cheng 的根。

生于灌木丛、山地林缘。分布于越西、木里、喜德。

清热解毒。

秦岭小檗

为小檗科植物 *Berberis circumserrata* Schneid. 的根、茎、叶。

生于海拔 2 600～3 000 m 的灌木丛、山地林缘。分布于西昌、甘洛、美姑、越西、宁南、德昌、米易、喜德、木里、盐源。

清热解毒，功效同十大功劳。

直穗小檗

三颗针、黄刺皮。

为小檗科植物 *Berberis dasystachya* Maxim. 的根、茎皮。

生于海拔 1 500～3 800 m 的山地灌木丛中。分布于红原、小金、壤塘、金川、九寨沟、汶川、茂县、若尔盖、阿坝、理县、成都、道孚、乡城、德格、稻城、昭觉、峨边。

清热燥湿、泻火解毒，用于热痢、便血、湿热黄疸、下肢肿痛、潮热盗汗、风火目痛、口糜舌疮、乳腺炎及痈疮初起。

鲜黄小檗

为小檗科植物 *Berberis diaphana* Maxim. 的根。

生于海拔 2 300～4 200 m 的高山灌木丛中、砂砾地。分布于甘孜州、阿坝州、越西、甘洛、马边、峨边。

清热解毒、消肿止痛。

细脉小檗

为小檗科植物 *Berberis dictyoneura* Schneid. 的根皮。

生于海拔 2 600～3 900 m 的山地灌木丛中。分布于康定、丹巴、雅江、巴塘、炉霍、石渠。

清热解毒，外用于目赤。

刺红珠

三颗针。

为小檗科植物 *Berberis dictyophylla* Franch. 的根及茎枝。

生于海拔 2 300～4 200 m 的山野、山地灌木丛中。分布于九寨沟、汶川、理县、松潘、茂县、新龙、稻城、康定、雅江、理塘、得荣、炉霍、新龙、白玉、巴塘、乡城、会理、马边、峨边。

清热燥湿、泻火解毒、消炎抗菌，用于急性肠炎、痢疾、黄疸、急性肾炎、瘰疬、肺炎、结膜炎、扁桃体炎、口腔炎、目赤、吐血劳伤、痈疮肿毒、血崩。

置疑小檗

为小檗科植物 *Berberis dubia* Schneid. 的根皮、茎皮。

生于海拔 1 800～4 000 m 的阳坡、山地灌木丛中。分布于四川省西部。

清热解毒，用于目赤、咽喉痛、泄泻、痢疾、痈疽肿毒。

小檗

三颗针。

为小檗科植物 *Berberis faberi* Schneid. 的根。

生于海拔 2 000～2 500 m 的山地灌木丛中。分布于峨眉、洪雅。

清热燥湿、泻火解毒、消炎止痛，用于赤白痢疾、口舌生疮、热淋、齿痛。

大叶小檗

三颗针、刺黄连、昆明小檗。

为小檗科植物 *Berberis ferdinand-oburgii* Schneid. 的根及茎皮、叶。

生于海拔 1 300～2 300 m 的山地灌木丛中。分布于乐山、叙永、兴文、筠连。

清热燥湿、泻火解毒。叶煎水洗烧伤（筠连）。

大黄檗

三颗针。

为小檗科植物 *Berberis francisc-erdinandi* Schneid. 的根。

生于海拔 1 300～3 700 m 的山地灌木丛中。分布于成都、康定、丹巴、稻城、白玉、色达。

清热燥湿、泻火解毒。

湖北小檗

三颗针、兰果小檗。

为小檗科植物 *Berberis gagnepainii* Schneid. 的根。

生于海拔 2 000～2 900 m 的山地灌木丛中。分布于乐山、金川、茂县、汶川、黑水、九寨沟、理县、甘洛、泸定、康定、丹巴、九龙。

清热燥湿、泻火解毒。

蓝果小檗

三颗针、泻哇（藏名）。

为小檗科植物 *Berberis gagnepainii* Schneid var. *lanceifolia* Ahrendt/*B. veitchii* Schneid. 的根。

生于山地灌木丛中。分布于峨眉山、丹巴、达州市、巴中市、九龙。

清热燥湿、泻火解毒，用于急性肠炎、痢疾、黄疸、急性肾炎、瘰疬、肺炎、结膜炎、扁桃体炎、口腔炎、痈疮肿毒、中耳炎、血崩、瘟疫、眼病。

藏医：敛诸毒、干黄水、利目、止泻、清旧热。小檗膏治一切寒证。

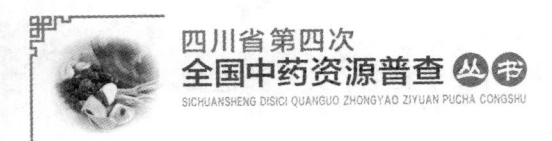
毛脉小檗

为小檗科植物 *Berberis giraldii* Hesse 的根。

生于海拔 1 200～1 700 m 的林下、山地灌木丛中。分布于万源。

清热解毒、降火。

巴东小檗

三颗针、川鄂小檗。

为小檗科植物 *Berberis henryana* Schneid. 的根。

生于海拔 500～3 200 m 的山地灌木丛中。分布于乐山、成都、宣汉、会东、昭觉、泸定、峨边。

清热燥湿、泻火解毒，用于急性肠炎、痢疾、黄疸、白带、关节肿痛、痈肿疮疡、口疮、咽炎、结膜炎、黄水疮。

叙永小檗

三颗针、老鹰刺（叙永）。

为小檗科植物 *Berberis hsuyunensis* Hsiao et Sung 的根及茎皮。

生于山地灌木丛中。分布于叙永、古蔺、甘洛。

清热燥湿、泻火解毒、止痛。用于腹泻（叙永）。

川滇小檗

三颗针、巴拉打尕、尼尕任、哈任打（藏名）。

为小檗科植物 *Berberis jamesiana* Forrest et W. W. Sm. 的根及茎皮、花、枝叶、果实。

生于海拔 2 300～4 000 m 的林缘、山坡灌木丛中。分布于阿坝州、兴文、江安、合江、长宁、纳溪、昭觉、美姑、普格、道孚、九龙、雅江、巴塘、道孚、峨边。

清热燥湿、泻火解毒、散瘀，用于急性肠炎、痢疾、黄疸、咽痛、目赤、跌打损伤、急性肾炎、瘰疬、肺炎、结膜炎、扁桃体炎、口腔炎、痈疮肿毒、血崩。代黄连用。

藏医：清（旧）热解毒、燥湿、收敛镇痛，用于消化不良、腹泻、眼痛、关节痛、淋病、遗精、白带、黄水病、痢疾、尿路感染、肾炎、疮疖、结膜炎。德格藏医用于肝炎、黄疸、胆囊炎。

豪猪刺

三颗针。

为小檗科植物 *Berberis julianae* Schneid. 的根。

生于海拔 500～2 300 m 的山地、灌木丛、山坡。分布于全川，凉山州、甘孜州、小金、汶川、茂县、九寨沟、松潘、理县、南充市、绵阳市、洪雅、邻水、峨眉山、峨边。

清热燥湿、泻火解毒、抗菌消炎，用于痢疾、肠炎、牙痛、咽喉肿痛、疮痈肿毒、跌打损伤、腹痛、下痢、火眼目赤、热淋、肠风下血、腹泻、肝硬化腹水、泌尿系统感染、进行肾炎、扁桃体炎、口腔炎、支气管肺炎，外用于中耳炎、目赤肿痛、外伤感染。

昆明小檗

为小檗科植物 *Berberis kunmingensis* C. Y. Wu 的根。

生于灌木丛、山地林缘。分布于德昌、木里。

清热、消炎、抗菌。

屏山小檗

为小檗科植物 *Berberis pingshanensis* Sung et Hsiao 的根。

生于海拔 800 m 左右的灌木丛、山地林缘。分布于屏山。

清火、消炎、抗菌。

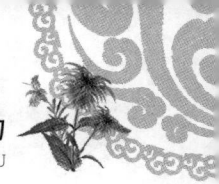

被子植物／双子叶植物
BEIZI ZHIWU / SHUANGZIYE ZHIWU

细叶小檗

三颗针、刺黄柏、针雀、酸狗奶子（阿坝州）。

为小檗科植物 *Berberis poiretii* Schneid. 的根及茎。

生于海拔 1 000 ~ 1 500 m 的山坡路旁、溪边。分布于茂县、九寨沟、汶川、理县、炉霍、乡城。

清热燥湿、泻火解毒、抗菌消炎，用于急性肠炎、痢疾、黄疸、急性肾炎、瘰疬、肺炎、结膜炎、扁桃体炎、关节肿痛、阴虚发热、骨蒸、盗汗、痈肿疮疡、口腔炎、痈疮肿毒、血崩、黄水疮。

刺黄花 三颗针

为小檗科植物 *Berberis polyantha* Hemsl. 的根。

生于海拔 2 100 ~ 3 600 m 的阴坡荒地。分布于乐山、泸定、康定、丹巴、九龙、雅江、白玉、德格。

清热燥湿、泻火解毒。

血红小檗

为小檗科植物 *Berberis sanguine* Franch. 的根、茎皮。

生于海拔 3 000 m 左右的山地路旁、山坡向阳处。分布于木里、米易、会东、普格、峨边。

根清热解毒、杀菌。

刺黑珠

三颗针、铜针刺、刺黄连、黑石珠（峨眉）。

为小檗科植物 *Berberis sargentiana* Schneid. 的根及茎皮。

生于海拔 1 000 ~ 2 600 m 的杂木林边、山地灌木丛中。分布于乐山、屏山、宜宾、叙永、古蔺、合江、汶川、九寨沟、茂县、理县、黑水、金阳、布拖、普格、洪雅、峨眉山、宁南、金阳、布拖、普格、峨边。

清热燥湿、泻火解毒、散瘀、抗菌消炎，用于赤痢、口舌生疮、热淋、齿痛、黄疸、咽痛、目赤、跌打损伤。

华西小檗

三颗针、刺黄连（巴中）。

为小檗科植物 *Berberis silv-aroucana* Schneid. 的根及根皮。

生于海拔 2 000 ~ 3 500 m 的高山灌木丛中。分布于若尔盖、红原、理县、汶川、白玉、巴中、通江、马边、峨边。

清热燥湿、泻火解毒，用于湿热泄泻、目赤肿痛、咽喉肿痛、牙龈肿痛、湿疹、急性肠炎、痢疾、黄疸、急性肾炎、瘰疬、肺炎、结膜炎、扁桃体炎、口腔炎、痈疮肿毒、血崩。

猫刺小檗

三颗针、假豪猪刺。

为小檗科植物 *Berberis soulieana* Schneid. 的根及茎皮。

生于海拔 600 ~ 3 000 m 的荒山坡。分布于合江、兴文、万源、普格、甘洛、西昌、雷波、峨边。

清热燥湿、泻火解毒、消炎、消肿止痛，用于肝炎、口舌生疮、小便淋漓、烫伤。

芒齿小檗

三颗针。

为小檗科植物 *Berberis triacanthophora* Fedde 的根。

生于海拔 900 ~ 1 000 m 的荒山坡。分布于峨眉山、洪雅。

清热燥湿、泻火解毒、消炎止痛，用于赤白痢疾、口舌生疮、热淋、齿痛。

疣枝小檗

为小檗科植物 *Berberis verruculosa* Hemsl et Wils. 的根。

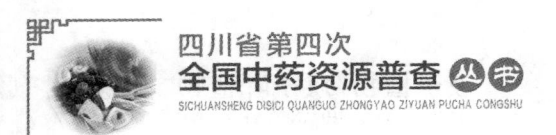

生于海拔 2 000 ~ 3 500 m 的高山草地、山地灌木丛中。分布于泸定、康定、九龙、峨边。

清热祛火。

金花小檗

三颗针、小黄连刺（阿坝州）、吉尕尔（藏名）。

为小檗科植物 *Berberis wilsonae* Hemsl. et Wils. 的根及茎皮。

生于海拔 1 500 ~ 3 900 m 的山地灌木丛中、河滩、路旁。分布于峨眉山、小金、金川、若尔盖、汶川、理县、茂县、美姑、雷波、冕宁、喜德、木里、普格、越西、得荣、理塘、乡城、九龙、稻城、炉霍、道孚、泸定、康定、丹巴、德格、洪雅、马边、峨边。

清热燥湿、泻火解毒、散瘀、排脓生肌，用于湿热泄泻、目赤肿痛、咽喉肿痛、牙龈肿痛、湿疹、急性肠炎、痢疾、黄疸、急性肾炎、瘰疬、肺炎、热淋、结膜炎、扁桃体炎、口腔炎、痈疮肿毒、血崩、咽痛、目赤、跌打损伤。

藏医：清（旧）热解毒、燥湿、收敛镇痛，用于消化不良、腹泻、眼痛、关节痛、淋病、遗精、白带、黄水病、痢疾、尿路感染、肾炎、疮疖、结膜炎。德格藏医用于肝炎、黄疸、胆囊炎。

西南小檗

三颗针、鄂西小檗。

为小檗科植物 *Berberis zanlanscianensis* Pamp 的根。

生于灌木丛中。分布于成都、雷波、冕宁、喜德、木里。

清热燥湿、泻火解毒。

山荷叶

为小檗科植物 *Diphylleia grayi* Fr. Schmidt 的根。

生于海拔 2 000 ~ 2 500 m 的林下阴湿处。分布于茂县、汶川、九寨沟、黑水、金川、宝兴。

用于跌打损伤、扭伤。健胃（宝兴）。

南方山荷叶

为小檗科植物 *Diphylleia sinensis* Li 的根。

生于海拔 3 500 m 以下的林下阴湿处、混交林中、山谷沟边。分布于康定、黑水、峨边。

祛风除湿、破瘀散结、解毒、活血止痛，用于风湿关节痛、骨蒸痨热、月经不调、疮痈肿毒、毒蛇咬伤。

小八角莲

八角莲、金盘（峨眉）。

为小檗科植物 *Dysosma difformis* (Hemsl et Wils) T. H. Wang 的根。

生于海拔 300 ~ 1 800 m 的向阳山坡、灌木丛、密林下。分布于泸州、峨眉山、汶川、理县、茂县、洪雅、昭觉。

清热解毒、排脓生肌、行气、祛风、活血散瘀、消肿，用于毒蛇咬伤、无名肿毒、乳痈、瘰疬、菌痢、热毒疮痈、跌打损伤、乳腺癌、肺炎、支气管炎。

乌云伞

为小檗科植物 *Dysosma lichuanensis* Z. Cheng 的根。

生于沟谷林下阴湿处。分布于成都。

活血祛瘀、解毒。

贵州八角莲

为小檗科植物 *Dysosma majorensis* (Gagnep.) Ying 的根茎。

生于山谷、山坡杂木林下阴湿处。分布于天全。

滋阴补肾、清肺润燥、拔毒消肿、止痛，用于劳伤筋骨痛、体虚、胃痛。

六角莲

八角莲。

为小檗科植物 *Dysosma pleiantha*（Hance）Woods. 的根茎。

生于海拔 1 000～2 000 m 的阔叶林下阴湿处。分布于成都、乐山、雷波、洪雅、芦山、宝兴、天全。

活血解毒、化痰、散结、祛瘀消肿，用于肿毒疮毒、乳痈、瘰疬、乳癌、跌打损伤。

川八角莲

八角莲、红金盘、蛇丝金盘（叙永）、乌云金盘（古蔺）、乌云盖顶（合江）。

为小檗科植物 *Dysosma veitchii*（Hemsl et Wils）Fu ex Ying 的根及根茎。

生于海拔 1 000～1 500 m 的常绿与落叶混交林下。分布于叙永、古蔺、筠连、合江、兴文、乐山、绵阳、美姑、甘洛、越西、洪雅、通江、峨眉山、石棉、雅安、宝兴、荥经、马边、峨边。

清热解毒、化痰散结、行气、祛风、祛瘀消肿，用于痈肿疮毒、疔疮、瘰疬、乳痈、乳癌、喉蛾、跌打损伤、蛇咬伤。

八角莲

白金盘（筠连、合江）、隔山七（奉节）、蛇丝金盘、蟠龙七（广安）、金魁莲（南充）、大八角莲（洪雅）。

为小檗科植物 *Dysosma versipellis*（Hance）M. Cheng 的根茎、叶。

生于海拔 1 000～2 000 m 的阔叶林、竹林下、山谷阴湿处。分布于叙永、筠连、合江、古蔺、屏山、高县、珙县、长宁、宜宾、江安、纳溪、乐山、成都、苍溪、阆中、广安、洪雅、达州市、巴中市、峨眉山、名山、芦山、宝兴、峨边。

清热解毒、排脓生肌、祛痰散结、散风、消肿、活血祛瘀、杀虫，用于外感头痛、腹痛、小儿惊风、痨伤咳嗽、吐血、胃痛、瘿瘤、瘰疬、痈肿、癌肿、疔疮、跌打损伤、蛇咬伤、久年不溃的臁疮、白秃疥癣。叶治哮喘、背痛溃烂。

注：本品为国家三级保护植物。

尖叶淫羊藿

淫羊藿、粗毛淫羊藿。

为小檗科植物 *Epimedium acuminatum* Franch. 的地上部分。

生于海拔 1 200～2 400 m 的路旁。分布于成都、峨眉山、屏山、古蔺、洪雅。

温肾壮阳、强筋壮骨、祛风除湿，用于吐血、跌打损伤、小儿惊风、阳痿不举、小便淋漓、风湿痹痛。

心叶淫羊藿

淫羊藿。

为小檗科植物 *Epimedium brevicornum* Maxim. 的地上部分。

生于海拔 2 300 m 以下的路旁。分布于越西、喜德、甘洛。

温肾壮阳、强筋壮骨。

华西淫羊藿

淫羊藿、宝兴淫羊藿、川滇淫羊藿。

为小檗科植物 *Epimedium davidii* Franch. 的地上部分。

生于海拔 3 000 m 以下的路旁、林下及林缘。分布于成都、越西、会东、盐边、西昌、雷波、布拖、木里、美姑、泸定、康定、石棉、宝兴。

温肾壮阳、强筋壮骨。

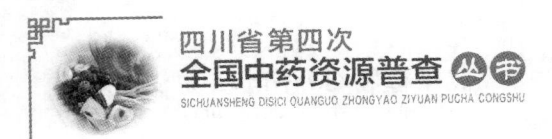

长柄淫羊藿

淫羊藿、川西淫羊藿。

为小檗科植物 *Epimedium elongatum* Kom. 的全草。

生于海拔 2 300 ~ 3 700 米 m 的路旁。分布于成都、绵阳市、康定、丹巴。

温肾壮阳、强筋壮骨、祛风除湿，用于阳痿遗精、筋骨拘挛、半身不遂、腰膝无力、风湿腰腿痠痛、风湿痹痛、四肢不仁、健忘、失眠。

方氏淫羊藿

为小檗科植物 *Epimedium fangii* Stearn 的全草。

生于海拔 1 600 ~ 2 800 m 的山坡、灌木丛中。分布于峨眉山。

补肾壮阳，功效同淫羊藿。

川鄂淫羊藿

淫羊藿。

为小檗科植物 *Epimedium fargesii* Franch. 的地上部分。

生于山地针阔混交林中、路旁。分布于成都。

温肾壮阳、强筋壮骨。

朝鲜淫羊藿

淫羊藿。

为小檗科植物 *Epimedium grandiflorum* Morr/*E. koreanum* Nakai 的地上部分、根。

生于海拔 1 000 ~ 3 000 m 的林下、灌木丛、路旁。分布于成都、泸州、若尔盖、茂县、汶川、松潘、九寨沟、汶川、理县、丹巴、洪雅、峨眉山、布拖、美姑、雷波、宝兴、汉源、芦山、石棉、峨边。

温肾壮阳、强筋壮骨、祛风除湿，用于阳痿不举、早泄、小便淋漓、风湿关节筋骨拘挛、半身不遂、腰膝无力、四肢不仁、更年期高血压病。根用于虚淋、白浊、白带、月经不调、小儿雀盲、痈疽成脓不溃。

黔岭淫羊藿

为小檗科植物 *Epimedium leptorrhizum* Stearn/*E. macranthum* Morr et Decne 的地上部分。

生于林下。分布于绵阳。

温肾壮阳、强筋壮骨。

膜质淫羊藿

为小檗科植物 *Epimedium membranaceum* K. Meyer 的全草。

生于海拔 1 100 ~ 2 800 m 的灌木丛、林下。分布于平武、北川、阿坝、会东、雷波。

补肾壮阳，功效同淫羊藿。

茂汶淫羊藿

为小檗科植物 *Epimedium platypetalum* K. Meyer 的全草。

生于海拔 1 600 ~ 2 800 m 的山坡、灌木丛中。分布于茂县、汶川、峨眉山、泸定。

补肾壮阳，功效同淫羊藿。

柔毛淫羊藿

淫羊藿。

为小檗科植物 *Epimedium pubescens* Maxim. 的地上部分、全草。

生于路旁。分布于成都、宜宾、南溪、隆昌、达州市、巴中市。

地上部分温肾壮阳、强筋壮骨。全草祛风除湿、固肾壮阳，用于腰痛、神经衰弱（宜宾、南溪、达

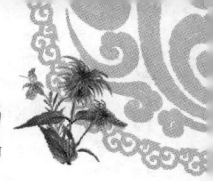

州）。

注：本品为川产道地药材，主产于都江堰、广元、巴中。

箭叶淫羊藿

淫羊藿、三枝九叶草、罐儿花、铁杆金银花（叙永）、叫格机（古蔺）、羊合叶（阿坝州）。

为小檗科植物 *Epimedium sagittatum* Maxim. 的地上部分、根。

生于海拔 400 ~ 2 000 m 的沟边、路旁、林下、岩石边等阴湿处。分布于全川，筠连、珙县、江安、高县、叙永、古蔺、长宁、合江、兴文、喜德、南充市、绵阳市、茂县、汶川、理县、洪雅、达州市、巴中市、峨眉山、宁南、冕宁、盐源、喜德、雅安、名山、宝兴、芦山、峨边。

温肾壮阳、强筋壮骨、祛风除湿，用于阳痿遗精、小便淋漓、筋骨拘挛、半身不遂、腰膝无力、风湿腰腿痠痛、风湿痹痛、四肢不仁、哮喘咳嗽、健忘、失眠、神经衰弱。根用于白浊、白带、月经不调、小儿雀盲、痈疽成脓不溃。

注：本品为川产道地药材，主产于都江堰、彭州。

光叶淫羊藿

淫羊藿。

为小檗科植物 *Epimedium sagittatum* Maxim var. *glabratum* T. S. Ying 的地上部分。

生于沟边。分布于成都。

温肾壮阳、强筋壮骨。

巫山淫羊藿

为小檗科植物 *Epimedium wushanense* Ying 的全草。

生于海拔 300 ~ 1 700 m 的山坡、林下、路旁。分布于万源、巴中、达州、苍溪、旺苍。

补肾壮阳、祛风止咳。

类叶牡丹

红毛七、海椒七（叙永）、通天桥（屏山）。

为小檗科植物 *Lecontice robustum* Diels／*Caulophyllum robustum* Maxim. 的根及根茎。

生于海拔 900 ~ 3 000 m 的竹林、灌木林下。分布于全川，叙永、屏山、绵竹、雷波、布拖、甘洛、宁南、美姑、泸定、九龙、理塘、绵阳市、茂县、汶川、理县、黑水、洪雅、宣汉、万源、南江、峨眉山、雅安、芦山、宝兴、峨边。

祛风除湿、活血祛瘀、消肿、调经、通络、理气止痛，用于风湿筋骨疼痛、跌打损伤、妇女月经不调、胃腹冷痛、腹中包块、跌打损伤、痛经。并治红崩白带、肠风下血、鼻渊、接骨（峨眉）。

阔叶十大功劳

刺黄柏、老鼠刺、土黄柏（阿坝州）、高山刺黄柏（峨眉）、西格（藏名）。

为小檗科植物 *Mahonia bealei* Corr. 的全株、叶、根茎。

生于海拔 1 000 ~ 2 900 m 的沟边、荒地、灌木丛中。分布于全川，茂县、理县、黑水、九寨沟、稻城、雅江、南充市、洪雅、达州市、巴中市、宝兴、峨眉、普格、会理、盐边、昭觉、雷波、越西、石棉、名山、雅安、峨边。

全株清热凉血、止咳化痰、补虚，用于肺痨咳血、骨蒸潮热、头晕耳鸣、腰酸腿软、心烦、目赤。叶滋阴清热、止咳化痰，用于肺痨咳血、感冒、骨蒸潮热、头晕耳鸣、腰酸腿软心烦、目赤。根茎清热燥湿、泻火解毒，用于细菌性痢疾、湿热泻痢、黄疸型肝炎、肺痨咳嗽、咯血、急性胃肠炎、传染性肝炎、肺炎、支气管炎、咽喉肿痛、目赤肿痛、肾火牙痛。

藏医：清热解毒、敛"黄水"，用于黄水病、腹泻、眼目红肿、热性病、疮疖。

湖北十大功劳

刺黄柏。

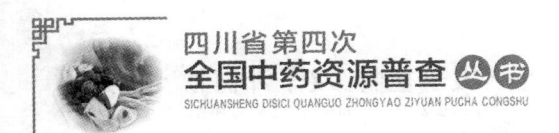

为小檗科植物 *Mahonia confusa* Sprague 的全株、根及茎。

生于海拔 1 000 ~ 2 000 m 的林缘、路旁。分布于乐山、古蔺、合江、叙永、成都、洪雅、开江、平昌、渠县。

全株清热凉血、止咳化痰，用于肺痨咳嗽、骨蒸劳热、目赤肿痛。根及茎清热泻火、凉血解毒，用于肺结核、支气管炎、头昏、耳鸣、流感、热痢、腹泻、黄疸、吐血、目赤、翳膜、喉痛、牙痛、疔疮。

宽苞十大功劳

为小檗科植物 *Mahonia eurybracteata* Takeda 的根。

生于山坡、林中。分布于四川省。

清肺热、泻火。

黄十大功劳

刺黄芩。

为小檗科植物 *Mahonia flavida* Schneid. 的全株。

生于林缘、路旁。分布于筠连。

清热利湿、消肿解毒、泻火、止咳化痰，用于黄疸、热痢、淋浊、目赤肿痛、骨蒸劳热、头晕耳鸣、风湿痹痛、痈疮肿毒、肺结核咳嗽、咯血、肠炎、腹泻、黄疸型肝炎。

十大功劳

刺黄柏、细叶十大功劳。

为小檗科植物 *Mahonia fortunei* Fedde 的全株。

生于海拔 500 ~ 1 300 m 的林缘、路旁。分布于全川，隆昌、江安、南溪、叙永、泸县、古蔺、兴文、绵阳市、洪雅、巴中、通江、峨眉山、凉山州、荥经、名山、芦山、天全。

清热利湿、消肿解毒、泻火、止咳化痰，用于黄疸、热痢、淋浊、目赤肿痛、骨蒸劳热、头晕耳鸣、风湿痹痛、痈疮肿毒、肺结核咳嗽、咯血、肠炎、腹泻、黄疸型肝炎。

甘平十大功劳

刺黄柏。

为小檗科植物 *Mahonia ganpinensis* Fedde 的全株。

生于海拔 500 ~ 2 000 m 的林缘、路旁。分布于峨眉山、南充市、绵阳市、洪雅、普格、金阳、绵竹。

根茎清热泻火、止咳化痰，用于黄疸型肝炎、骨蒸劳热、肺痨咳嗽、咯血、目赤肿痛、肠炎、腹泻、咯血。

细梗十大功劳

刺黄柏。

为小檗科植物 *Mahonia gracilipes* Fedde 的全株。

生于海拔 500 ~ 2 000 m 的林缘、路旁、山地灌木丛中。分布于峨眉山、屏山、泸县、普格、金阳、洪雅、雅安、名山、宝兴。

清热凉血、止咳化痰、利湿、解毒消肿、消炎、止痢，用于肺痨咳嗽、骨蒸劳热、目赤肿痛、黄水疮。

会理十大功劳

为小檗科植物 *Mahonia huiliensis* Hand. et Mazz. 的根、皮。

生于林缘、路旁。分布于米易、会理、木里。

清热解毒、燥湿。

华南十大功劳

刺黄柏、阔叶十大功劳（绵阳）。

为小檗科植物 *Mahonia japonica* DC. 的全株。

生于海拔 1 200 ~ 2 500 m 的向阳山坡林下、灌木丛中。分布于茂县、汶川、九寨沟、松潘、黑水、绵阳市。

全株清热凉血、滋阴清热、止咳化痰、泻火，用于肺结核咳嗽咯血、感冒、肠炎腹泻、黄疸型肝炎、目赤肿痛。根、茎用于细菌性痢疾、急性胃肠炎、传染性肝炎、痈疖肿毒、烧烫伤。

多齿十大功劳

峨眉十大功劳。

为小檗科植物 *Mahonia polydonta* Fedde 的全株。

生于林缘、路旁。分布于甘洛。

清热解毒。

南天竹

南竹子、钻石黄（泸县、古蔺、峨眉）、月母寒（屏山）、山黄连（南充市）。

为小檗科植物 *Nandina domestica* Thunb. 的全株。

野生于钙质土壤的石缝及山坡，有栽培。分布于全川，泸定、康定。

清热解毒、凉血、止咳化痰、平喘、祛风除湿、活血止痛、强筋壮骨，用于风热头痛、肺热咳嗽、咳嗽气喘、百日咳、湿热、噎膈、腹胀泻痢、牙痛、湿热黄疸、风湿痹痛、火眼、疮疡、瘰疬、疟疾、脾肿。

鬼臼

桃儿七、小叶莲、八月瓜、外莫赛、民嘎罢整扎力、罢玛路露、峨磨色、黑地（藏名）。

为小檗科植物 *Podophyllum emodi* Wall. var. *chinense* Sprague/*P. hexandrum*（Royle）Ying 的根茎、根、叶、果实。

生于海拔 2 500 ~ 4 300 m 的高山林下、灌木丛中。分布于甘孜州、金川、九寨沟、若尔盖、茂县、黑水、理县、马尔康、木里。

根状茎与根解毒、止咳、活血解毒、定痛、祛风除湿，用于风湿疼痛、跌打损伤、胃痛、风寒咳嗽、月经不调、铁棒锤中毒、肿瘤。果实健脾理气、安胎，用于痢疾腹痛、劳伤咳嗽、胎气不安、月经不调、白带。

藏医：果实调经活血、止痛，用于血分病、月经不调、子宫癌、胎盘不下、下死胎、筋脉病、肾病。根茎、根、叶清热解毒，外治跌打损伤、皮肤病、黄水疮。德格藏医用果、根之膏治月经不调、闭经。

注： 本品为国家三级保护植物。

防己科 Menispermaceae

衡州乌药

土巴戟，樟叶防己。

为防己科植物 *Cocculus laurifolius* DC. 的根。

生于山区林下阴湿处。分布于乐山、洪雅、盐源、昭觉、冕宁。

祛风通络、解毒止痛，用于风湿痹痛。

密毛木防己

为防己科植物 *Cocculus lenissimus* Gagnep. 的根。

生于山区林下阴湿处。分布于盐边。

祛风散寒、除湿、调气。

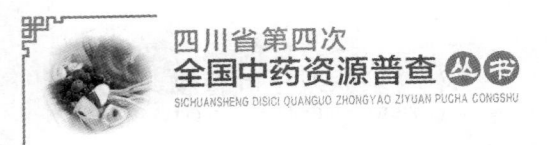
木防己

药碗子、内消（屏山）、钻山猫（筠连）、土豆根（纳溪、宜宾、长宁、筠连）、土巴戟（洪雅）、青藤（峨眉）。

为防己科植物 *Cocculus orbiculatus*（Linn）DC. ／ *C. trilobus*（Thunb）DC. 的根。

生于海拔 300 ~ 2 500 m 的路旁、林缘、岩壁及灌木丛中。分布于乐山、宜宾、长宁、筠连、纳溪、屏山、古蔺、普格、金阳、广安、岳池、武胜、苍溪、阆中、南部、南充、汶川、茂县、理县、黑水、洪雅、达州市、巴中市、峨眉山、凉山州、峨边。

祛风利湿、解毒消肿、利尿、行气消肿、降压、止痛，用于痧证腹痛、风湿关节痛、半身不遂、肾炎水肿、尿路感染、风湿性关节炎、神经炎、心胃冷气痛、脚气肿痛、小便不利、高血压、疮痈肿毒、毒蛇咬伤。并治喉头炎症及堕胎（筠连）。抗癌（纳溪）。又补肾益精、强筋止痛，用于湿热脚气、痈肿疮毒、疥癣（洪雅、峨眉）。

毛木防己

为防己科植物 *Cocculus orbiculatus*（L. ）DC. var. *mollis*（Wall. ex Hook. f. et Thoms. ）Hara 的根、藤。

生于山区林下阴湿处。分布于宁南。

有毒，除风湿、止痛。

毛叶轮环藤

银不换。

为防己科植物 *Cyclea barbata*（Wall）Miers 的根茎。

生于荒坡、沟边。分布于乐山、洪雅。

清热解毒、利湿通淋、散瘀止痛，用于风热感冒、咽喉肿痛、跌打损伤。

轮环藤

土豆根、山豆根（江安、兴文、宜宾、珙县）、透山龙（筠连、屏山、高县）、过山龙（江安）、防己、土防己、粉防己（达州、通江）。

为防己科植物 *Cyclea racemosa* Oliv. 的根。

生于海拔 300 ~ 2 500 m 的林缘、地边。分布于乐山、成都、江安、兴文、宜宾、珙县、筠连、屏山、高县、叙永、古蔺、纳溪、泸县、茂县、金川、九寨沟、汶川、理县、黑水、洪雅、达州市、巴中市、峨眉山、天全、芦山、荥经、宝兴、雷波。

清热解毒、顺气止痛、除湿、杀虫，用于咽喉肿痛、疮肿、胃炎、痈疽肿痛、狗咬伤、牙痛、蛇虫咬伤、胃气痛、发痧、腹痛、腹泻。

峨眉轮环藤

为防己科植物 *Cyclea racemosa* Oliv. f. *emeiensis* Lo et S. Y. Zhao 的根。

生于海拔 800 ~ 1 600 m 的山坡、灌木丛、林缘、地边。分布于峨眉山净水等地。

清热解毒、理气止痛，用于腹痛、吐泻、风湿痛、毒蛇咬伤。

四川轮环藤

广藤（古蔺）。

为防己科植物 *Cyclea sutchuensis* Gagnep. 的根。

生于荒坡、沟边。分布于古蔺、叙永。

根祛风除湿，用于风湿关节痛（古蔺）。

秤钩风

小青藤。

为防己科植物 *Diploclisia affinia*（Oliv）Diels 的藤茎。

生于山坡、灌木丛、林下。分布于宜宾、叙永、高县、珙县、泸县、开江、达州、宣汉、通江。
清热解毒、祛风除湿，用于风湿骨痛、尿路感染、蛇咬伤。

蝙蝠葛

土豆根、粉防己（达州）。

为防己科植物 *Menispermum dauricum* DC. 的根、全株。

生于海拔 1 200～1 500 m 的林缘。分布于乐山、南充市、洪雅、平昌、万源、峨眉山。

清热解毒、消肿止痛、除湿、消胀顺气、截疟、杀虫，用于咽喉肿痛、疮痈肿毒、急性咽炎、扁桃体炎、发烧、咳嗽、胃肠炎、胃痛腹胀、疟疾。祛风除湿、引气利水，用于膀胱水肿、脚气湿肿、风湿关节痛。

细圆藤

小广藤、广藤（合江、屏山、长宁）、椅子藤（叙永）。

为防己科植物 *Pericampylus glaucus*（Lam）Merr. 的藤、根。

生于海拔 700～1 300 m 的灌木丛中。分布于乐山、屏山、叙永、合江、长宁、洪雅、邻水、宣汉、峨眉山、雷波。

藤调经活络、祛风除湿、镇惊、止痛，用于小儿惊风、破伤风。根祛风除湿、理气、解毒、杀虫，用于风湿麻木、肺病、咽喉肿痛、蛇咬伤（达州、宜宾）。并杀寸白虫。

峨眉细圆藤

为防己科植物 *Pericampyllus omeiensis* Lien. 的藤、根。

生于林中、灌木丛中。分布于峨眉山。

藤调经活络、祛风除湿、镇惊、止痛，用于小儿惊风、破伤风。根祛风除湿、理气、解毒、杀虫，用于风湿麻木、肺病、咽喉肿痛、蛇咬伤（达州、宜宾）。并杀寸白虫。

青藤

防己、广藤、通气藤（洪雅）、大豆藤、风龙（峨眉）、淮通（峨眉、开县）、青藤（万源）、青淮通（开江）。

为防己科植物 *Sinomenium acutum*（Thunb）Rehd. et Wils. 的根藤。

生于海拔 700～1 300 m 的灌木丛中。分布于峨眉、洪雅、筠连、叙永、兴文、洪雅、开江、邻水、平昌、万源、甘洛、雷波、马边、峨边。

祛风除湿、利水通淋、行气、消肿、止痛，用于风湿痹痛、四肢浮肿疼痛、肝硬化腹水、鹤膝风、水肿、脚气、神经痛、牙痛、蛇伤。并杀寸白虫、涂癣癞。

毛青藤

青广藤（叙永）、青风藤（屏山）、大风藤（古蔺）、紫果青藤、青藤（万源）。

为防己科植物 *Sinomenium acutum*（Thunb）Rehd. et Wils. var. *cinereum*（Diels）Rehd. et Wils. 的藤。

生于海拔 700～1 300 m 的灌木丛中。分布于古蔺、叙永、屏山、平昌、万源、通江、冕宁、盐源、德昌、盐边、米易。

祛风、利尿、消肿、止痛，用于咽喉炎症、跌打肿痛、胃痛。

金线吊乌龟

白药子、山乌龟、嘎保漆途（藏名）。

为防己科植物 *Stephania cepharantha* Hayata ex Yamam. 的块根。

生于海拔 700～2 700 m 的灌木丛、林下、沟边、岩边。分布于乐山、成都、泸定、稻城、得荣、九龙、洪雅、甘洛、昭觉、芦山、荥经、雅安、峨边。

清热解毒、凉血止血、散瘀消肿、消炎止痛，用于急性肝炎、细菌性痢疾、急性阑尾炎、胃痛、咽痛

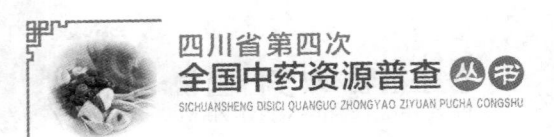

喉痹、瘰疬、癥瘕、咳嗽、吐血、衄血、金疮出血、内出血、跌打损伤、热毒痈肿。

藏医：解毒、敛毒、泻毒、杀虫、催吐，用于疮痈及中毒、炭疽病。

一文钱

地不容、小寒药。

为防己科植物 *Stephania delavayi* Diels. 的块根。

生于海拔 700～2 600 m 的灌木丛中。分布于峨眉山、成都、洪雅、会东、会理、甘洛、康定。

清热解毒、利水、消炎止痛、排脓，用于痈疽、胃痛、肿痛、疟疾。

雅丽千金藤

为防己科植物 *Stephania elegans* Hook. f. et Thoms. 的根。

生于山地常绿阔叶林中。分布于宁南。

祛风利水、消肿解毒。

地不容

为防己科植物 *Stephania epigea* H. S. Lo 的块根。

生于山地常绿阔叶林中。分布于成都市、会东、木里。

清热解毒、截疟、镇静、止痛，用于疟疾、胃痛、腹痛、风湿关节痛、痈疽肿毒。

江南地不容

牛尾香、

为防己科植物 *Stephania excentrica* H. S. Lo 的块根。

生于海拔 1 700 m 以下的林中、灌木丛中。分布于古蔺、叙永、米易、普格、泸定、稻城、雅江、得荣。

泡酒服治跌打损伤。磨酒服治腹痛、腹泻、消痞块（叙永）。治小儿尿血（古蔺）；并治痨伤（米易）

铜锣七

草质千金藤、乌龟梢、乌龟条。

为防己科植物 *Stephania herbacea* Gagnep. 的块根。

生于海拔 1 700～2 300 m 的石缝、林中。分布于成都、九龙、马边、峨边。

散瘀、消肿止痛。

桐叶千金藤

汝兰、牛筋藤、千金藤（洪雅）、山乌龟（峨眉）。

为防己科植物 *Stephania hernandifolia* Walp. 的根。

生于 1 200～1 700 m 的林中。分布于峨眉山、洪雅。

清热解毒、祛风除湿、通经、消积，用于风湿痹痛、腮腺炎、痢疾、腹痛。

千金藤

山乌龟。

为防己科植物 *Stephania japonica*（Thunb.）Miers 的根茎。

生于海拔 1 200～1 700 m 的沟边、路旁。分布于乐山、宁南、美姑、甘洛、金阳、洪雅、峨边。

清热解毒、祛风除湿、利尿消肿、止痛，用于蛇咬伤、风湿痹痛、腮腺炎、痢疾、腹痛。

粪箕笃

为防己科植物 *Stephania longa* Lour. 的块根。

生于山地常绿阔叶林中。分布于雷波。

清热解毒、利水消肿。

汝兰

地乌龟（峨眉、达州）、山乌龟（叙永）、瓜儿防己（开县）、大叶血藤、汉防己（达州）。

为防己科植物 *Stephania sinica* Diels 的块根。

生于海拔 1 200～1 700 m 的灌木丛中。分布于峨眉、攀枝花、叙永、屏山、兴文、古蔺、筠连、洪雅、邻水、万源、盐边、宁南、普格、木里、会东、德昌。

清热解毒、散瘀消肿、健胃止痛、祛风除湿，用于风湿痹痛、腮腺炎、感冒咳嗽、咽痛、口舌生疮、呕吐腹泻、痢疾腹痛、胃痛、痈疽肿毒、跌打损伤。泡酒服可消痞（叙永）。

高原千金藤

西南千金藤。

为防己科植物 *Stephania subpeltata* H. S. Lo 的全株。

生于山坡路旁、湿地、石上。分布于宁南、甘洛。

消肿止痛，用于痈肿疮毒。

四川千金藤

山豆根、土豆根。

为防己科植物 *Stephania sutchuensis* H. S. Lo 的根。

生于海拔 1 000～1 500 m 的灌木丛、林缘。分布于峨眉山、兴文、洪雅。

清热解毒、祛风除湿、杀虫消积、消痈排脓，用于急性扁桃体炎、腮腺炎、乳腺炎、咽喉炎、胃痛。

纤梗青牛胆

金果榄。

为防己科植物 *Tinospora capillipes* Gagnep. 的块根。

生于 1 500 m 以下的荒坡灌木丛中。分布于乐山、崇州、洪雅。

清热解毒，用于急性扁桃体炎、乳腺炎、咽喉炎。

青牛胆

金果榄、地苦胆、山慈菇（叙永、绵竹）、铁打杵（峨眉）、地胆（南充）、地苦胆。

为防己科植物 *Tinospora sagittata*（Oliv）Gagnep. 的块根。

生于海拔 300～1 400 m 的灌木丛、石缝、林缘。分布于峨眉、叙永、纳溪、珙县、宜宾、兴文、合江、南溪、江安、古蔺、高县、屏山、邛崃、什邡、彭州、南充市、绵阳市、洪雅、达州市、巴中市。

清热解毒、消痈散结、止咳、利咽、止痛，用于急性扁桃体炎、咽喉肿痛、乳腺炎、喉炎、口腔炎、腮腺炎、阑尾炎、痈疽疔疮、淋巴结核、急慢性肠炎、菌痢、胃痛腹痛、热咳失音、毒蛇咬伤、烫火伤、小便不通、瘰疬。

注：本品为川产道地药材，主产于乐山、雅安、宜宾、泸州、凉山州。

木兰科 Magnoliceae

川八角

为木兰科植物 *Illicium fargesii* Finet et Gagnep. 的果实、叶。

生于常绿阔叶林中。分布于筠连、洪雅、峨边。

行气止痛、止呕。

红茴香

土八角。

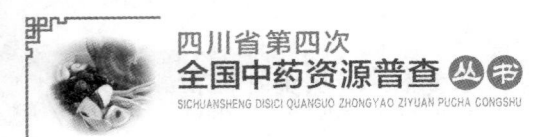

为木兰科植物 *Illicium hengryi* Diels 的果实。

生于海拔 800 m 左右的疏林中。分布于邛崃、泸州、广元、绵阳、乐山、合江、古蔺、叙永、洪雅、达州市、巴中市、峨眉山、越西。

果实镇咳、顺气止痛、温胃止呕、杀虫，用于胃寒作呕、膀胱疝气、胸前胀痛、小腹胀痛。

莽草

野八角。

为木兰科植物 *Illicium lanceolatum* A. C. Smith 的根、根皮。

生于阴湿树林中。分布于凉山州。

有毒。祛风除湿、散瘀止痛，用于风湿关节痛、腰腿痛。叶用于外伤出血。

小八角

为木兰科植物 *Illicium micranthum* Dunn 的全株。

生于山谷溪边。分布于峨眉山。

祛瘀止痛、温中散寒，用于跌打肿痛、风湿痹痛、无名肿毒、蛇咬伤。

云南八角

为木兰科植物 *Illicium yunnanensis*（Fr.）Fin et Gagnep. 的果实、皮、叶。

生于海拔 800 ~2 300 m 的常绿与落叶阔叶林中。分布于筠连、金阳、昭觉、甘洛、会东、会理、德昌。

果实行气止痛。皮、叶散瘀消肿、接骨生肌、排脓止痛、杀虫。

中国南五味子

大血藤。

为木兰科植物 *Kadsura chinensis* Hance 的根、茎。

生于海拔 500 m 左右的林中。分布于峨眉山。

通经活血、强筋壮骨，用于风湿痹痛、跌打损伤。

冷饭团

南五味、血藤（兴文）、大血藤（峨眉）、黑老虎。

为木兰科植物 *Kadsura coccinea*（Lem.）A. C. Smith 的果实、茎、根。

生于海拔 1 300 m 以下的疏林中。分布于成都、雅安、广元、宜宾、乐山、兴文、合江、长宁、筠连、江安、洪雅、峨眉山。

果实接骨散瘀消肿，用于风湿骨痛、腹痛。藤茎及根祛风止痛、行气活血、散瘀、消肿、接骨、强筋壮骨，用于风湿关节痛炎、跌打肿痛、刀伤、胃痛、产后瘀滞腹痛。

异叶南五味子

风藤、过气藤、地血香。

为木兰科植物 *Kadsura heteroclita*（Roxb.）Craib 的根、藤、果实。

生于山谷林中。分布于凉山州、芦山。

根、藤、果实祛风除湿、活血化瘀、行气止痛，用于风湿疼痛、胃脘胀痛、痛经、跌打损伤。果实补肾宁心、止咳祛痰，用于肾虚腰痛、失眠健忘、咳嗽。

南五味子

南蛇风、长梗南五味子。

为木兰科植物 *Kadsura longepedunculata* Finet et Gagnep. 的根、叶、种子、果实。

生于海拔 1 000 m 左右疏林中。分布于达州、雅安、乐山、宜宾、什邡、崇州、邛崃、苍溪、阆中、广安、岳池、武胜、洪雅、峨眉山、布拖、越西、荥经、天全、石棉、汉源、峨边。

根祛风除湿、活血止痛、通经、强筋壮骨、行气，用于腹胀气痛、经痛、风湿关节炎、中风瘫痪、小儿麻痹、心气痛、跌打损伤、胃痛，外用于蛇咬伤。叶和蜜捣敷痈疽背疮，并敷刀伤。种子止咳。果实用于肺虚气喘、盗汗、遗精。

多子南五味子

大风藤、白叶大血藤、北大血藤。

为木兰科植物 *Kadsura polysperma* Yang 的根茎。

生于海拔 1 300 m 左右的林中。分布于峨眉山、洪雅。

通经活血、强筋壮骨、祛风除湿，用于风湿痹痛、跌打损伤。

鹅掌楸

马褂木、鹅儿掌、鸭脚板。

为木兰科植物 *Liriodendron chinense*（Hemsl）Sarg. 的树皮、根。

生于海拔 500～1 300 m 的灌木林中，有栽培。分布于峨眉山、都江堰、古蔺、宜宾、筠连、洪雅、宣汉、什邡。

根祛风散寒、除湿行水、强筋壮骨。树皮祛风除湿、止咳、行气，用于风湿关节痛、肌肉萎缩、风寒咳嗽、气急、呕吐、四肢浮肿、口渴。

注：本品为国家二级保护植物。

凹叶厚朴

厚朴。

为木兰科植物 *Magnolia biloba*（Rehd. et Wils.）Cheng 的皮、花。

栽培于海拔 700～2 000 m 的山地。分布于全川。

温中下气、燥湿消积、芳香化湿，用于脾胃湿气阻滞、胸腹痞满胀痛、反胃、呕吐、宿食不消、痰饮喘咳、寒湿泻痢、纳呆。花理气、化脾胃湿浊，用于胸闷。

注：本品为川产道地药材，主产于都江堰、彭州。野生者为国家二级保护植物。

望春花

为木兰科植物 *Magnolia biondii* Pamp. 的花蕾。

栽培于海拔 1 000～1 500 m 的山区。分布于北川等地。

散上焦风热，用于头痛、鼻塞流涕。

滇藏玉兰

为木兰科植物 *Magnolia campbellii* Hook. f. et Thoms. 的花蕾、树皮。

生于海拔 2 300～3 300 m 的山区。分布于四川西南部。

祛风通窍、温中下气、燥湿化痰，用于感冒头痛、鼻塞流涕、三叉神经痛。树皮功效同厚朴。

夜合花

含笑花（洪雅）。

为木兰科植物 *Magnolia coco* Coun DC. 的花蕾。

栽培于海拔 1 000 m 左右的山区。分布于全川，洪雅、雅安。

清痰、益肺、理气、祛风散寒、开窍宣肺，用于咳嗽、痛经、鼻渊。

山玉兰

为木兰科植物 *Magnolia delavayi* Franch. 的花蕾、树皮。

生于海拔 1 400～1 500 m 的林下、杂木林中，有栽培。分布于康定、凉山州、马边。

温中理气、止痛、健脾，用于消化不良、胃脘痛、呕吐、腹胀、腹痛。花用于鼻炎、鼻窦炎、咳嗽。

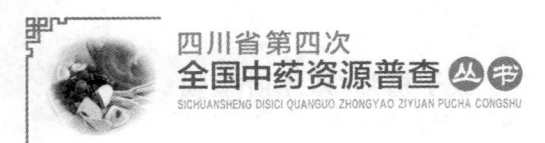

玉兰

辛夷花。

为木兰科植物 *Magnolia denudata* Desr. 的花蕾。

栽培于海拔 2 600 m 以下的山区。分布于全川，泸定、康定。

清痰、益肺、理气、祛风散寒、开窍宣肺，用于咳嗽、痛经、鼻渊。

紫玉兰

辛夷。

为木兰科植物 *Magnolia denudata* Detr var. *purpurascens* Rehd. et Wils. 的花蕾。

栽培于海拔 1 000 m 左右的山区。分布于全川。

祛风散寒、开窍宣肺，用于感冒头痛、鼻渊流臭脓、耳窍不通。

红花木兰

为木兰科植物 *Magnolia diva* Stapf 的花蕾。

生于树皮、杂木林中。分布于越西。

祛风散寒、通肺窍。

荷花玉兰

辛夷花。

为木兰科植物 *Magnolia grandiflora* L. 的花蕾。

栽培于海拔 1 500 m 左右的山区。分布于全川，泸定、康定。

祛风散寒、开窍宣肺，用于风寒头痛、鼻渊。

辛夷

牛心花（高县、珙县）、紫玉兰（洪雅）。

为木兰科植物 *Magnolia liliflora* Desr. 的花蕾、树皮、花。

栽培于海拔 1 000～2 500 m 的山区、林下。分布于全川，筠连、叙永、珙县、兴文、九寨沟、汶川、茂县、洪雅、峨眉山、盐边、天全。

花蕾祛风散寒、开窍宣肺，用于头痛、鼻渊、鼻窦炎、鼻塞不通、齿痛。树皮温中散寒、行气、燥湿、消痞，用于胸腹痞满、反胃呕吐、黄疸、酒渣面疮、阴下湿痒、重舌、痈疽、水肿。花治鱼哽、骨哽。

厚朴

川朴、油朴、朴花（阿坝州）。

为木兰科植物 *Magnolia officinalis* Rehd. et Wils. 的皮、花、种子、果实。

栽培于海拔 600～2 100 m 的山区。分布于盆周山区，主产于都江堰、平武、宝兴、芦山、美姑、雷波、喜德、汶川、茂县、九寨沟、洪雅、峨眉、宣汉、万源、泸定。

皮温中下气、燥湿消积、和胃止呕，用于胸腹痞满胀痛、反胃、呕吐、宿食不消、痰饮喘咳、寒湿泻痢。花、果理气宽胸、化脾胃湿浊，用于胸闷、感冒咳嗽。种子理气、温中、消食。树皮降压、祛痰、止痛（凉山州）。花晒干后醇化，用于治疗肺癌、鼻咽癌，改善精神病症状（都江堰）。

注：本品为川产道地药材，主产于都江堰、彭州。野生者为国家二级保护植物。

凹叶木兰

辛夷、姜朴（洪雅）。

为木兰科植物 *Magnolia sargentiana* Rehd. et Wils. 的树皮。

生于海拔 1 500～2 000 m 的林中。分布于洪雅、峨眉、宝兴、宣汉、邛崃、天全、乐山、荥经、芦山、马边、峨边。

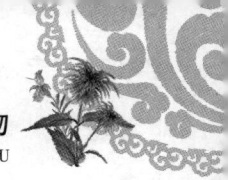

温中散寒、行气、燥湿、消痰、和胃、止呕顺气，用于胸腹痞满、反胃呕吐。

湖北木兰

辛夷、川姜朴、武汉木兰、武当玉兰。

为木兰科植物 *Magnolia sprengerii* Pamp. 的树皮、花蕾。

栽培。分布于全川，主产于北川、南江、达州、大竹、宣汉、汉源、青川、峨边。

温中和胃、止呕顺气。花蕾散寒解表、开窍，用于感冒头痛鼻塞、急性鼻炎、副鼻窦炎、肥厚性鼻炎、鼻咽癌等。

川滇木兰

峨眉白兰花、川姜朴、西康木兰。

为木兰科植物 *Magnolia wilsonii* Rehd. 的树皮。

生于海拔 3 500 m 以下的林中。分布于会东、盐源、越西、宁南、甘洛、泸定、康定、汉源、马边。

温中和胃、止呕顺气、除满。

注： 本品为国家三级保护植物。

木莲

野厚朴、大叶泡（古蔺）、土厚朴（古蔺、叙永、合江）。

为木兰科植物 *Manglietia fordiana* (Hemsl) Oliv. 的果。

生于山坡林下、灌木丛中。分布于叙永、合江、古蔺。

树皮捣烂外敷用于接骨、散瘀血。煎水或研粉吞服治痛经（古蔺）。

红花木莲

姜朴（宜宾）、鸡骨皮（米易）。

为木兰科植物 *Manglietia insignis* (Wall.) Bl. 的树皮、枝皮。

生于海拔 1 300～3 000 m 的山坡林下、灌木丛中。分布于米易、宜宾、屏山、德昌、会东、古蔺。

树皮捣烂外敷用于接骨、散瘀血。煎水或研粉吞服治痛经（古蔺）。

注： 本品为国家三级保护植物。

四川木莲

岩朴、柴朴（峨眉）。

为木兰科植物 *Manglietia szechuanica* Hu 的树皮、根皮。

生于海拔 1 300～2 000 m 的林中。分布于峨眉山、雷波、屏山、马边、洪雅、峨边。

温中散寒、行气、燥湿、消痰、和胃、止呕顺气，胸腹痞满、反胃呕吐。

白兰

白兰花、黄桷兰。

为木兰科植物 *Michelia alba* DC. 的花蕾。

栽培于海拔 500～1 500 m 的山区。分布于宁南、峨眉山、眉山市、大竹、泸定、康定。

止咳化痰、调气除秽、行气消胀、除湿止带、祛风通窍、收敛、消炎，用于支气管炎、妇女白带、白浊、气滞腹胀、急性鼻炎、冻疮。

黄兰

黄桷兰。

为木兰科植物 *Michelia champaca* L. 的花蕾。

栽培于海拔 1 000 m 以下的地区。分布于全川，盐边。

行气、化浊、收敛、消炎利湿、止带，用于前列腺炎、支气管炎、妇女白带、冻疮。

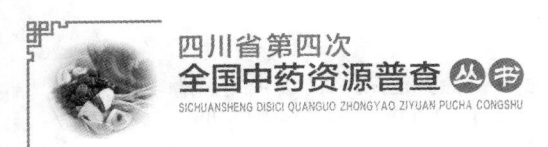
含笑花

为木兰科植物 *Michelia figo* (Lour.) Spreng. 的花蕾、叶。

生于海拔 1 300~1 500 m 的向阳山坡杂木林中，有栽培。分布于泸定、康定。

花蕾功效同白兰花，并用于月经不调。叶用于跌打损伤。

云南含笑

皮带香、皮袋香。

为木兰科植物 *Michelia yunnanensis* Franch. ex Finet et Gagnep. 的花蕾。

生于向阳山坡杂木林中。分布于会理、会东、米易。

喉炎、鼻炎、结膜炎。

五味子

北五味子。

为木兰科植物 *Schisandra chinensis* (Turcz) Baill. 的果实。

生于海拔 1 300~2 000 m 的向阳杂木林、阴湿杂木林中。分布于九寨沟、茂县、汶川、理县、金川、美姑、金阳、雷波、洪雅、马边、峨边。

敛肺、滋肾、生津、收汗、涩精，用于肺虚咳、泻痢、口干、自汗、劳伤羸瘦、梦遗、久泻盗汗、久痢。

注：本品为国家三级保护植物。

金山五味子

花血藤、达智（藏名）、灰色五味子。

为木兰科植物 *Schisandra glaucescens* Diels 的果实、藤。

生于海拔 2 500~3 700 m 的林缘、灌木丛中。分布于康定。

果实清肺、补虚。敛肺、滋肾、止汗、止泻、涩精，用于咳喘、自汗、盗汗、遗精、久泻、神经衰弱。藤用于劳伤及甲状腺肿。

藏医：通四肢血脉、止吐泻、助消化，用于肠炎腹泻、昏晕、呕吐、呃逆、气痛、四肢无力。

峨眉五味子

血藤（屏山、南充）、秤砣泡（叙永）、黄茶泡、挂花面（合江）、五香气藤（长宁）、五味子（珙县）、西五味子、川五味子（绵阳市）、饭耙藤（峨眉）、翼梗五味子。

为木兰科植物 *Schisandra henryi* C. B. Clarke 的果实、根茎、藤。

生于海拔 600~2 200 m 的向阳、肥沃的林中或灌木林中。分布于全川，屏山、叙永、合江、古蔺、长宁、宜宾、筠连、兴文、高县、珙县、江安、邛崃、崇州、峨眉、苍溪、阆中、广安、岳池、武胜、绵阳市、九寨沟、汶川、理县、茂县、金川、洪雅、开江、大竹、邻水、渠县、宣汉、通江、盐源、天全、名山、荥经、芦山、马边、峨边。

根茎与藤祛风除湿、通经活络、活血止痛、强筋壮骨，用于风湿关节痛、风湿骨痛、麻木拘挛、五痨七伤、血管阻塞性脉管炎、跌打损伤、经闭。果实养血、敛肺滋肾、涩精止泻、生津敛汗、消瘀、理气、止咳，用于肺虚喘咳、遗精、遗尿、泄泻、阴虚盗汗、气虚津枯、消渴、失眠健忘、劳伤吐血、月经不调、跌打损伤。

云南五味子

白五味子。

为木兰科植物 *Schisandra henryi* Clarke var. *yunnanensis* A. C. Smith 的果实、根茎、藤。

生于向阳、肥沃的林中或灌木林中。分布于会东。

果敛肺补肾、涩精止汗。根藤舒筋活血、止痛生肌。

披针叶五味子

香石藤、达智（藏名）。

为木兰科植物 *Schisandra lancifolia*（Rehd. et Wils）A. C. Smith 的全草、果实。

生于海拔 2 300～3 500 m 的针阔混交林、灌木丛中。分布于泸定、康定、九龙、昭觉、木里、越西、甘洛、盐边、美姑、喜德、石棉、马边、峨边。

全草止血、接骨、祛瘀消肿，用于跌打损伤、骨折。叶外用治创伤出血。果敛肺、滋肾、止汗、止泻、涩精，用于咳喘、自汗、盗汗、遗精、久泻、神经衰弱。

藏医：通四肢血脉、止吐泻、助消化，用于肠炎腹泻、昏晕、呕吐、呃逆、气痛、四肢无力。

小花五味子

为木兰科植物 *Schisandra micrantha* A. C. Smith 的根。

生于向阳、肥沃的林中或灌木林中。分布于天全、芦山、宝兴、石棉、汉源。

祛风利湿、理气止痛，用于风湿骨痛、跌打损伤、胃痛、月经不调、肾炎。

滇藏五味子

五味子。

为木兰科植物 *Schisandra neglecta* A. C. Smith 的果实。

生于海拔 1 300～3 000 m 的山坡、杂木林中。分布于冕宁、昭觉、会东、盐源、木里、盐边、普格、泸定、峨边。

果实功效同五味子。茎藤舒筋活血、止痛生肌。

合蕊五味子

铁箍散、小血藤、香巴戟。

为木兰科植物 *Schisandra propinqua*（Wall.）Baill. 的全株、根、叶。

生于海拔 500～2 200 m 的灌木丛、岩壁或乱石堆上。分布于全川，青白江、石棉、邛崃、彭州、崇州、越西、绵阳市、洪雅、康定、雅安市。

全株与根行气活血、止痛散瘀、解毒消肿、祛风止痛、补肾、强筋壮骨，用于肾虚腰痛、筋骨痿软、遗精、阳痿、遗尿、白带、虚寒胃痛、痨伤吐血、风湿骨痛、跌打损伤。叶解毒消肿，用于疮痈肿毒。

五香藤

为木兰科植物 *Schisandra propingua*（Wall.）Baill var. *intermedia* A. C. Smith 的全株、根、叶、果实。

生于向阳的石缝、山坡灌木丛中。分布于四川省。

根、藤茎舒筋活血、止痛、消肿，用于风湿麻木、跌打损伤、月经不调、疮毒、毒蛇咬伤。叶外用于外伤出血。果实用于肾虚。

铁箍散

香巴戟（古蔺）、钻骨风（宜宾）、小血藤、钻石风、秤砣根（南充）。

为木兰科植物 *Schisandra propingua*（Wall.）Baill var. *sinensis* Oliv. 的根、茎、叶。

生于海拔 2 000 m 以下的山坡、灌木丛、林中。分布于成都、石棉、古蔺、屏山、宜宾、隆昌、得荣、泸定、南充市、达州市、巴中市、峨眉山、盐源、宁南、越西、马边、峨边等地。

根、茎、叶行气止痛、活血散瘀、祛风消肿、补肾、强筋壮骨，用于跌打损伤、风湿麻木、筋骨疼痛、痨伤吐血、血栓阻塞性脉管炎、小儿麻痹、经闭、腹胀、痈肿、胃痛、月经不调、瘰疬、肾虚腰痛、遗精阳痿、遗尿、白带。叶解毒消肿，用于疮痈肿毒。

毛叶五味子

西五味子、味味藤（叙永）、毛五味子。

为木兰科植物 *Schisandra pubescens* Hemsl. et Wils. 的果实、藤。

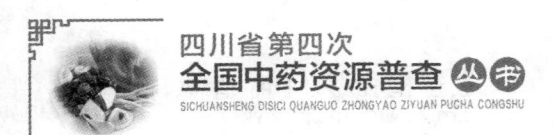

生于林中。分布于成都、甘洛、古蔺、屏山、宜宾等地。

果实敛肺、滋肾、生津、止泻。藤舒筋活血，用于跌打损伤。

毛脉五味子

为木兰科植物 *Schisandra pubscens* Hemsl. et Wils. var. *pubinervis* A. S. Smith 的果实。

生于海拔 1 200 ~ 2 700 m 的灌木林中。分布于彭州、崇州、筠连、洪雅、峨眉山等地。

敛肺、滋肾、生津、止泻、止咳，用于肺燥咳嗽、高血压、风湿痹痛。

红花五味子

五味子。

为木兰科植物 *Schisandra rubriflora* Rehd. et Wils. 的果实。

生于海拔 2 900 m 以下的林中。分布于崇州、什邡、甘洛、美姑、盐边、冕宁、西昌、昭觉、阿坝州、乐山、泸定、康定、九龙、马边、峨边等地。

敛肺、滋肾、生津、止泻。

满山香

圆药五味子。

为木兰科植物 *Schisandra sphaerandra* Stapf 的果实。

生于海拔 2 100 ~ 3 000 m 的向阳、肥沃的林中或灌木林中。分布于越西、布拖、喜德、木里、泸定、九龙、稻城。

镇咳、滋养、强壮、止泻、止汗。

华中五味子

五味子。

为木兰科植物 *Schisandra sphenanthera* Rehd. et Wils.. 的果实、藤茎。

生于海拔 1 200 ~ 2 900 m 的林缘、路边、灌木林中。分布于崇州、彭州、邛崃、什邡、乐山、德阳、古蔺、叙永、高县、峨边、美姑、越西、冕宁、米易、木里、洪雅、达州、大竹、宣汉、巴中、万源、泸定、康定、天全、荥经、石棉、马边、峨边等地。

果实敛肺、滋肾、生津、止泻、止咳，用于虚咳、气喘、盗汗。藤茎行气活血、散瘀止痛，用于痨伤吐血、风湿骨痛、跌打损伤（洪雅）。

注：本品为国家三级保护植物。

淡色球蕊五味子

圆药五味子、达智（藏名）。

为木兰科植物 *Schisandra sphenanthera* Rehd. et Wils. f. *pallid* A. C. Smith 的果实。

生于海拔 2 500 ~ 3 500 m 的针阔混交林、灌木丛中。分布于稻城、得荣、喜德、金阳、泸定、九龙、峨边。

敛肺、滋肾、止汗、止泻、涩精，用于咳喘、自汗、盗汗、遗精、久泻、神经衰弱。

藏医：通四肢血脉、止吐泻、助消化，用于肠炎腹泻、昏晕、呕吐、呃逆、气喘、四肢无力。

番荔枝科 Annonaceae

依兰

为番荔枝科植物 *Canaga odorata*（Lamk.）Hook. f. et Thoms. 的花。

栽培。分布于四川省。

用于头痛、目赤痛风。

腊梅科 Calycanthaecae

腊梅

腊梅花。

为腊梅科植物 *Chimonanthus praecox*（L.）Link 的花蕾、根及茎。

栽培于海拔 300～1 500 m 的地区。分布于全川，泸定、康定、南充市、眉山市、达州市、巴中市、峨眉山。

花清热解毒、祛风除湿、活血止痛、解暑生津、除烦、开胃散郁、润肺止咳，用于风湿关节痛、跌打损伤、暑热口渴心烦、热病燥渴、暑热头晕、小儿肺热、百日咳、呕吐、胸闷、咳嗽、麻疹、烫火伤。花浸菜油中搽烫火伤。根及茎理气、活血解毒、止咳平喘，用于风寒感冒、哮喘、劳伤咳嗽、腰肌劳损、胃痛、腹痛、风湿痹痛、疮疖肿毒、跌打损伤、刀伤出血。

狗爪腊梅

腊梅。

为腊梅科植物 *Chimonanthus praecox*（L.）Link var. *typicus* Makino 的花蕾。

栽培于海拔 300～1 500 m 的地区。分布于全川。

解暑、生津，用于热病燥渴、烫伤火伤。

樟科 Lauraceae

红果黄肉楠

小楠木、黄果黄肉楠、老鹰茶（合江）。

为樟科植物 *Actinodaphne cupularis*（Hemsl.）Gamble 的根、叶。

生于海拔 400～1 300 m 的林中。分布于崇州、邛崃、兴文、筠连、合江、古蔺、乐山、洪雅、邻水、宣汉、万源、南江、峨眉。

清热解毒、消炎，用于溃疡、脚癣、烫伤、痔疮出血。

扬子黄肉楠

为樟科植物 *Actinodaphne lancifolia*（Sieb. et Zucc.）Meissn. var. *sinensis* Allen 的根。

生于林中。分布于芦山。

用于胃冷气痛、血痢、关节痛风、劳力过度、胸闷不舒。

柳叶黄肉楠

山桂花、白樟木（凉山州）。

为樟科植物 *Actinodaphne lecomtei* Allen 的根。

生于海拔 1 800 m 以下的林中。分布于峨眉山、洪雅、雷波、昭觉。

祛风除湿、活血调经、行气止痛，用于风湿骨痛、跌打损伤。

峨眉黄肉楠

山桂花、二龙皮（合江）、大叶泡（兴文）、牛心子（长宁）、山枇杷（珙县）、长叶桂（峨眉）。

为樟科植物 *Actinodaphne omeiensis*（Liou）Allen 的根皮、树皮。

生于海拔 1 400～1 700 m 的林中。分布于峨眉、洪雅、合江、宜宾、兴文、屏山、长宁、叙永、筠连、珙县、雷波。

根皮祛风除湿、活血调经、行气止痛，用于风湿骨痛、跌打损伤。树皮煎水洗疮毒。

毛果黄肉楠

为樟科植物 *Actinodaphne trichocarpa* Allen 的根。

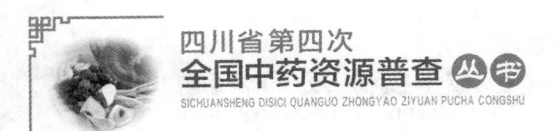

生于海拔 800 m 以上的林中。分布于成都、乐山。

用于风湿骨痛、跌打损伤。

无根藤

没娘藤。

为樟科植物 *Cassytha filiformis* L. 的全草。

生于山坡、草地。分布于布拖、普格。

有小毒，清热利湿、凉血、止血。

毛桂

山桂枝。

为樟科植物 *Cinnamomum appelianum* Schewe 的树皮、全株。

生于海拔 400 ~ 1 400 m 的灌木丛、疏林中。分布于四川省。

全株散寒，用于风湿。树皮理气止痛，用于受寒胃脘痛、泄泻、腰膝痛、跌打肿痛。

猴樟

香樟。

为樟科植物 *Cinnamomum bondinieri* Lévl. 的根皮、果实。

生于海拔 700 ~ 1 400 m 的林中。分布于乐山、洪雅、巴中、万源、会理、西昌、普格、越西。

祛风除湿、温中行气、散寒止痛，用于胃肠炎、风寒感冒、风湿麻木、劳伤疼痛、腹中痞块、胎动不安、痨伤，外用于烫火伤。

狭叶阴香

狭叶樟。

为樟科植物 *Cinnamomum burmanii*（Nees）Bl. var. *linearifolium* N. Chao/ *C. burmanii*（Nees）Bl. var. *angustifolium*（Hemsl）Allen 的根皮。

生于海拔 1 200 m 以下的林中。分布于乐山、泸州、洪雅。

舒筋活血、散寒止痛，用于风湿痹痛、跌打损伤、骨折。

樟

樟脑、香樟、香樟根（南充）、甲沉香（南充）。

为樟科植物 *Cinnamomum camphora*（L.）Presl. 的全株、根、皮、果。

生于海拔 1 800 m 以下的向阳山坡，有栽培。分布于全川，成都、隆昌、兴文、纳溪、合江、泸县、古蔺、金阳、雷波、南充市、绵阳市、眉山市、大竹、南江、峨眉山、凉山州、泸定、康定、马边、峨边。

全株用于心腹胀痛、痛风、跌打损伤。根、皮、果祛风散寒、除湿、行气、消肿止痛、开窍避秽、消食化滞、镇痉，用于风湿腰腿痛、风湿骨痛、寒湿关节疼痛、扭挫伤、感冒头痛、胃寒腹痛、脚气、疥癣、跌打损伤、骨折。果用于腹痛吐泻、食积腹胀、风寒湿痹、跌打损伤、克山病、酒精中毒、胃肠炎、消化不良、胀满。甲沉香为多年朽烂的樟木船底板，降气避恶、宽隔止呕，用于胸胁痞满、胃腹疼痛、疝痛、嗝噎呕吐。

肉桂

桂枝。

为樟科植物 *Cinnamomum cassia* Presl. 的嫩枝、皮。

栽培。分布于泸县、南溪、马边。

桂皮发表解肌、温经通脉，用于风寒表证、肩背酸痛、肢冷脉微、亡阳虚脱、泄泻、经闭、流注等。嫩枝祛风行气、健脾利湿。

云南樟

樟木、臭樟、樟脑树（渠县）、阿嘎各略（藏名）。

为樟科植物 *Cinnamomum glanduliferum* (Wall.) Nees 的果实、木材及树皮。

生于海拔 1 500～3 000 m 的阔叶林、山坡、荒地。分布于稻城、渠县。

祛风散寒、散气止痛，用于感冒中暑、支气管炎、食滞气胀、胃痛、腹泻胁痛、风湿关节痛。

藏医：温胃、助消化，用于龙病、胃病、消化不良。

油樟

香通。

为樟科植物 *Cinnamomum longepaniculatum* N. Chao 的根皮。

生于海拔 2 000 m 以下的林中。分布于成都、宜宾、泸州、泸定、马边、峨边。

温中补阳、散寒止痛。

银叶桂

官桂（叙永、纳溪、合江）、爆蛇蚤（江安）、三条筋（南溪、合江）、川桂皮、桂皮、兴察（藏名）、香官桂（峨眉）。

为樟科植物 *Cinnamomum mairei* Lévl. /*C. argenteum* Gamble 的皮、枝、种子、根皮。

生于海拔 1 000～2 100 m 的阔叶林中，有栽培。分布于乐山、成都、纳溪、叙永、江安、合江、南溪、九龙、洪雅、大竹、邻水、巴中、平昌、开江、峨眉山、甘洛、越西、马边、峨边、洪雅、雷波。

树皮温中补阳、理气散寒、止痛、温经通脉、行气散结，用于胃腹冷痛、虚寒泄泻、肾阳不足、寒痹腰痛、肺寒喘咳、风湿骨痛、跌打损伤；外用洗疗癣。桂枝发汗解肌、温经通阳，用于感冒风寒、风湿痹痛、咳喘痰饮、经闭腹痛。桂子温中散寒，用于胃腹疼痛、肺寒喘咳。根皮祛风湿、活血止痛，用于风湿痹痛、脘腹疼痛、宫寒不孕。

藏医：温胃、祛风、止泻，用于龙病、肝胆病、风寒感冒、胃病、寒泻腹泻、风湿疼痛。

注：本品为国家三级保护植物。

黄樟

香樟树（开江、峨眉）。

为樟科植物 *Cinnamomum parthenoxylon* (Jacks) Nees/*C. porrectum* (Roxb) Kosterm. 的根、叶。

生于海拔 1 500 m 以下的山坡林中。分布于开江、峨眉山、西昌、洪雅、马边。

祛风利湿、散寒、通窍辟秽、活血、止痒、行气止痛、醒神，用于风湿骨痛、胃痛、腹痛、胃肠炎、跌打损伤、感冒、鼻渊、头脑昏眩。

少花桂

臭桂、见风消、大叶樟（长宁）。

为樟科植物 *Cinnamomum pauciflorum* Nees 的皮。

生于海拔 400～2 200 m 的山坡林中。分布于长宁。

皮代桂皮用。

银木

为樟科植物 *Cinnamomum septentrionale* Hand. et Mazz. 的树皮。

生于海拔 600～1 000 m 的山地。分布于广汉、成都、马边。

祛风湿、行气血、利关节。

香桂

为樟科植物 *Cinnamomum subavenium* Miq. 的树皮、枝叶、果实。

生于海拔 400～2 500 m 的山地、阔叶林。分布于峨眉山、珙县、筠连、马边。

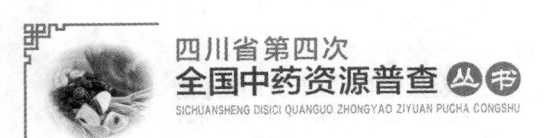

温胃散寒、宽中下气，用于胸腹胀痛、胃寒气痛、寒结肿毒、痛经、风湿关节痛；外用于跌打损伤、骨折。

柴桂

紫樟、三条筋树、官桂、臭官桂（峨眉）。

为樟科植物 *Cinnamomum tamala*（Buch-am.）Nees 的树枝、树皮。

生于海拔 800～1 200 m 的林中。分布于洪雅、峨眉山。

通经活络、行气止痛、散结，用于风湿骨痛、跌打损伤、骨折、烧伤。

川桂

官桂、桂皮、玄桂（合江）、臭桂（江安）、山桂（筠连）。

为樟科植物 *Cinnamomum wilsonii* Gamble 的皮、树枝。

生于海拔 800～2 300 m 的林中，有栽培。分布于全川，合江、江安、叙永、屏山、筠连、兴文、珙县、彭州、邛崃、美姑、雷波、甘洛、洪雅、峨眉山、凉山州、泸定、马边。

树皮温中散寒、祛风除湿，用于腹冷胸满、呕吐、疝气症。树枝通经活络、行气止痛、散结，用于风湿骨痛、跌打损伤、骨折、烧伤。

厚壳桂

为樟科植物 *Cryptoca-a chinensis*（Hance）Hemsl 的根、树皮。

生于林中。分布于成都。

温中补阳、散寒止痛。

月桂

为樟科植物 *Laurus nobilis* L. 的叶。

栽培。分布于内江。

止痛、抗神经痛、抗菌、抗痉挛、开胃、收敛、促进胆汁分泌、利尿、通经、退烧、利肝、杀虫、助产、利胃、促进发汗、补身。

乌药

台乌、大红袍（屏山）、石楠叶、兰木香（宜宾）、米木姜子（兴文）、香果树、千里香（洪雅）。

为樟科植物 *Lindera aggregata*（Sims）Kosterm./*L. strychnifolia*（Sieb. et Zucc.）Villar. 的根、全株。

生于海拔 500～1 200 m 的山坡向阳灌木丛或马尾松林中，有栽培。分布于全川，兴文、宜宾、邛崃、南充市、洪雅、峨眉山、西昌、芦山、宝兴。

根温中散寒、行气、消食止痛，用于胃寒腹痛呕酸、食积腹胀、小儿疝气、小便频数、风湿肩胛痛、胸肋胀痛、小儿寄生虫病。全株祛风除湿、理气止痛，用于胃痛、跌打损伤。

毛叶三条筋

香面叶。

为樟科植物 *Lindera caudata* Benth. 的叶。

生于山坡、林下。分布于宝兴。

止血生肌、理气止痛，用于跌打扭伤、外伤、肿痛、出血胸痛、咳嗽。

红叶甘橿

香叶子、三亚乌药。

为樟科植物 *Lindera cercidifolia* Hemsl 的叶、树皮。

生于山坡、林下。分布于康定、万源、通江、南江。

叶解疮毒。树皮活血舒筋、散瘀消肿，用于跌打损伤、瘀血肿痛。

香叶树

香果脂、响叶子（叙永）、铁香桂（古蔺）、老鹰茶（巴中）。

为樟科植物 *Lindera communis* Hemsl. 的根、树皮。

生于海拔 500～1 600 m 的林中沙质土。分布于成都、叙永、合江、屏山、古蔺、筠连、达州、宣汉、平昌、巴中、通江、南江、盐源、米易、德昌、峨边黑竹沟。

根温中补阳、行气、散寒止痛，用于胃痛、腹痛、痛经、小儿疝气。树皮、叶祛风散热、杀虫、止血、接骨、生肌、消炎，用于疮疥。

红果山胡椒

为樟科植物 *Lindera erythrocarpa* Makino 的枝叶、根皮。

生于海拔 1 000 m 以下的山坡、山谷、溪边。分布于四川省。

枝叶用于无名肿毒。根皮收敛止血，外用于疥疮。

绒毛钓樟

为樟科植物 *Lindera floribunda*（Allen）H. P. Tsui 的根皮、树皮。

生于海拔 400～1 300 米 m 的山坡、杂木林中。分布于天全、都江堰。

用于泄泻、关节痛；外用于跌打损伤、外伤出血。

蜂房叶山胡椒

小叶楠（筠连）、木香子（长宁、屏山）、毛毛子（合江）、红叫梨木（泸县）。

为樟科植物 *Lindera foveolata* H. W. Li 的果。

生于海拔 1 400～2 100 m 的林中。分布于筠连、泸县、江安、长宁、屏山、珙县、合江。

消食理气、逐水，用于胃腹饱胀、胃痛（泸县）。用于肺炎（江安）。

香叶子

台乌、乌药（南充）、土台乌（达州、通江）。

为樟科植物 *Lindera fragrans* Oliv. 的根、树皮。

生于海拔 700～2 000 m 的阔叶林的疏林下。分布于全川，南充市、达州、大竹、渠县、平昌、巴中、通江、西昌。

温中行气、散寒止痛、消食，用于胃寒腹痛呕酸、肠炎腹痛、遗尿、痛经、风湿疼痛、跌打损伤、食积腹胀、小儿疝气、小便频数。

白背叶

白背乌药。

为樟科植物 *Lindera gambleana* Allem 的根、叶。

生于海拔 1 000～1 300 m 的疏林中。分布于洪雅。

生肌、止血、排石，用于尿路结石、刀伤。

山胡椒

牛筋条（叙永、合江、兴文、筠连）、见风消（江安、宜宾、隆昌、叙永、长宁）、寡鸡蛋（筠连）、生扯拢（古蔺）。

为樟科植物 *Lindera glauca*（S. et Z.）Bl. 的果、皮、叶、根。

生于海拔 900 m 左右的山坡、林中。分布于成都、叙永、合江、兴文、筠连、江安、宜宾、隆昌、古蔺、长宁、纳溪、长宁、南溪、高县、西充、阆中、苍溪、广安、达州市、巴中市、什邡、邛崃、崇州、峨边。

果、皮理气止痛、温中散寒。果、叶、根祛风解毒、散瘀止血、活血通络、清热、消肿止痛，用于心腹冷痛、筋骨疼痛、腰膝筋骨痛、痈疮肿毒、烫火伤、风湿麻木、风湿骨痛、胃气痛、跌打损伤。

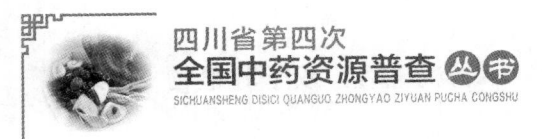

长叶乌药

乌药（开江）、三条筋（达州）、山樟（邻水）。

为樟科植物 *Lindera hemsleyana*（Diels）Allen. 的根、叶、果实。

生于山坡、林中。分布于什邡、崇州、彭州、开江、达州、邻水、平昌、巴中、万源、南江、雷波。

根用于胃痉挛、疝气、霍乱、小儿腹中寄生虫、充血性头痛、轻微脑溢血、夜尿、腹痛、霍乱。果实与根为农药，杀虫，用于地害虫、蚜虫、小麦锈病等。

黑壳楠

楠木（古蔺）、八角香。

为樟科植物 *Lindera megaphylla* Hemsl. 的根、树皮、茎秆。

生于海拔 2 000 m 以下的向阳林中。分布于崇州、郫县、古蔺、南充市、汶川、茂县、理县、达州、宣汉、平昌、巴中、通江、南江、泸定、九龙、马边、江油、峨边。

根、树皮温中散寒、理气止痛、祛风除湿、活血、消肿止痛，用于咽喉痛、气滞胀满、脘腹冷痛、疝气、风寒湿痹、疮癣瘙痒、劳伤、外伤出血。茎秆烧炭用于跌打损伤、接骨（古蔺）。根、茎、皮祛风除湿、消肿止痛，风湿麻木、喉肿痛。

三桠乌药

为樟科植物 *Lindera obtusiloba* Bl. 的树皮。

生于海拔 1 600～2 500 m 的林中、山谷、灌木丛中。分布于泸定、康定、九龙、峨边。

活血舒筋、散瘀消肿，用于跌打损伤、瘀血肿痛、疮毒。

川钓樟

白背叶。

为樟科植物 *Lindera pulcherrima* Benth var. *hemsleyana* H. P. Tsui 的根、叶。

生于海拔 1 000～1 600 m 的林中。分布于成都、乐山、峨边。

生肌止血、排石。

山橿

为樟科植物 *Lindera reflexa* Hemsl. 的根。

生于灌木丛、林中。分布于普格。

祛风理气、止血、杀虫。

四川山胡椒

川钓樟、石桢楠（峨眉）。

为樟科植物 *Lindera setchuanensis* Gamble 的根、树皮、花、叶。

生于海拔 1 500 m 的林中。分布于邛崃、泸州、峨眉。

温中散寒、理气止痛、祛风除湿、消肿。

菱叶钓樟

川滇三股筋香。

为樟科植物 *Lindera supracostata* H. Lec. 的根。

生于海拔 1 800～2 800 m 的灌木丛、林中。分布于彭州、泸定、康定、丹巴、马边、峨边。

用于风湿肩胛痛、胸肋痛。

木香木姜子

澄茄子、木姜子。

为樟科植物 *Litsea chenii* H. Liou 的果实。

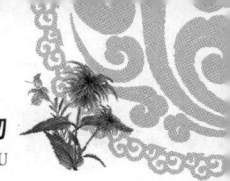

生于海拔 1 000 ~ 1 500 m 的灌木林、常绿阔叶林中。分布于彭州、绵阳市、洪雅、峨眉山、越西、金阳。

温中散寒、行气止痛、降气止呕、消食，用于风寒感冒、胃寒疼痛、呕吐、寒疝。

高山木姜子

为樟科植物 *Litsea chunii* Cheng 的果实。

生于海拔 2 400 ~ 3 800 m 的山坡、溪边、混交林中。分布于泸定、康定、丹巴、九龙、稻城、得荣、马边、峨边。

祛风散寒、理气止痛。

大叶高山木姜子

野山胡椒（达州）、麻官桂（巴中）。

为樟科植物 *Litsea chunii* Cheng var. *latifolia*（Yang）Kung 的果实、根、叶。

生于海拔 3 200 m 以下的灌木林、常绿阔叶林中。分布于开江、巴中、万源、通江、冕宁、泸定、康定、丹巴。

果、根与叶温中、健脾、暖胃、消食、祛风散寒、行气止痛，用于食积气胀、脘腹冷痛、外感头痛、风湿骨痛、胃寒腹痛、寒疝腹痛、反胃呕吐、四肢麻木、腰腿痛。

毛豹皮樟

老鹰茶、白茶（叙永）、老林茶（宜宾）。

为樟科植物 *Litsea corneana* Lévl. var. *lanuginaosa*（Migo）Yang et P. H. Huang 的叶。

生于海拔 300 ~ 2 300 m 的常绿阔叶林中。分布于乐山、叙永、宜宾、长宁、芦山、泸定。

叶理气、消食、收敛，用于腹泻、痢疾。

木姜子

澄茄子、山鸡椒、山苍子、毕澄茄。

为樟科植物 *Litsea cubeba*（Lour.）Pers. 的果实、根、叶、种子。

生于海拔 500 ~ 3 700 m 的常绿阔叶林、灌木丛、向阳丘陵中。分布于全川，屏山、兴文、崇州、邛崃、凉山州、南充市、洪雅、大竹、峨眉山、泸定、稻城、马边、峨边。

果、根与叶温中、健脾、暖胃、消食止呕、祛风散寒、行气止痛，用于食积气胀、脘腹冷痛、外感头痛、风湿骨痛、胃寒腹痛、寒疝腹痛、反胃呕吐、四肢麻木、腰腿痛。果又用于血吸虫病。叶又用于痈疖肿毒、乳腺炎、蛇虫咬伤、预防蚊虫叮咬。种子用于感冒头痛、消化不良、胃痛。

注：本品为川产道地药材，主产于宜宾、通江、南江。

黄丹木姜子

石桢楠（洪雅）。

为樟科植物 *Litsea elongata*（Wall ex Nees）Benth. et Hook. . f. 的根、花。

生于海拔 500 ~ 2 000 m 的灌木林、常绿阔叶林中。分布于乐山、洪雅、越西、金阳、峨边。

祛风湿、活血、止痛，用于风湿痹痛、跌打损伤、胃痛、食积。

近轮叶木姜子

为樟科植物 *Litsea elongata*（Wall ex Nees）Benth et Hk f. var. *subverticillata*（Yang）Yang et P. H. Huang 的根。

生于常绿阔叶林中。分布于宜宾、筠连、屏山、达州。

用于牙痛。

清香木姜子

澄茄子、木姜子。

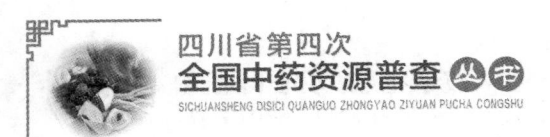

为樟科植物 *Litsea euosma* W. W. Smith 的果实、根、叶。

生于海拔 1 200 ~ 2 500 m 的常绿阔叶林中。分布于乐山、洪雅、平昌、巴中、万源、峨眉山、普格、盐边、会理。

健脾、暖胃、消食止呕、止痛、降气，用于胃寒腹痛、食滞饱胀。祛风行气、健脾利湿、解毒，用于胸腹胀痛、消化不良、腹泻、中暑吐泻，外用于疮疡肿毒（达州）。

石木姜子

石桢楠、峨眉木姜子。

为樟科植物 *Litsea faberi* Hemsl. 的花、根。

生于海拔 600 ~ 1 600 m 的林缘、路边。分布于乐山、泸定。

用于风湿骨痛、跌打损伤。

鄂木姜子

老鹰茶（洪雅）、白春茶（峨眉）。

为樟科植物 *Litsea hupehana* Hemsl. 的叶。

生于海拔 1 200 m 左右的林缘、路边。分布于洪雅、峨眉山。

清热解毒、止泻，用于腹泻、痢疾。

毛叶木姜子

澄茄子、木姜子（合江、泸县、兴文、筠连、江安、叙永）、野胡椒（合江）、木香子（筠连、长宁、珙县）、山椒（达州）。

为樟科植物 *Litsea mollis* Hemsl. 的果实、根。

生于海拔 600 ~ 2 800 m 的常绿阔叶林中。分布于全川，合江、泸县、兴文、筠连、江安、叙永、长宁、珙县、南溪、古蔺、宜宾、屏山、都江堰、彭州、洪雅、开江、达州、邻水、渠县、宣汉、万源、通江、峨眉山、泸定、九龙、雷波、马边。

根及果祛风燥湿、理气止痛、温中、健脾、暖胃、消食化积、止呕，用于胃寒腹痛、食滞饱胀、周身胀痛、食积肠鸣腹泻、寒疝、蛇咬伤。

四川木姜子

木姜子、猴姜子（屏山）。

为樟科植物 *Litsea moupinensis* Lecomte var. *szechuanica* （Allen）Yang et P. H. Huang 的根、树皮。

生于海拔 500 ~ 2 600 m 的林中。分布于成都、筠连、屏山、古蔺、金川、壤塘、茂县、九寨沟、汶川。

根、树皮温中散寒、理气止痛、健胃，用于疝气、腹痛、筋骨痛。树皮用于配制避孕药。

杨叶木姜子

澄茄子、猴香（屏山）、老鸦泡、老鸦皮（筠连）、圆叶木姜子（洪雅）、马木姜子（峨眉）。

为樟科植物 *Litsea populifolia* （Hemsl）Camb 的果实、皮。

生于海拔 300 ~ 2 600 m 的常绿阔叶林中。分布于崇州、邛崃、乐山、屏山、筠连、宜宾、长宁、兴文、叙永、洪雅、万源、峨眉山、美姑、雷波、越西、泸定、九龙、马边、峨边。

果实理气散寒、健脾、暖胃、消食止呕、降气，用于胃寒腹痛、食滞饱胀。皮用于绝经（筠连）。

木姜子

尖叶木姜子、澄茄子。

为樟科植物 *Litsea pungens* Hemsl. 的果实。

生于海拔 300 ~ 3 400 m 的常绿阔叶林中。分布于什邡、邛崃、崇州、乐山、九龙、稻城、丹巴、理塘、康定、南充市、洪雅、凉山州、马边、峨边。

温中下气、散寒止痛、祛风行气、健脾燥湿、消食、解毒，用于胃寒腹痛、呕吐、寒疝腹痛、食滞饱胀、胸腹胀痛、消化不良、泄泻、中暑吐泻，外治疮疡肿毒。彝族烧烤用的作料。

红叶木姜子

樟树果、马木姜子。

为樟科植物 *Litsea rubescens* Lec. 的果实、根。

生于海拔 700～3 800 m 的灌木林、常绿阔叶林。分布于乐山、普格、布拖、洪雅、大竹、通江、南江、凉山州、泸定、九龙。

祛风散寒、行气、消饱胀、健脾、暖胃、消食化滞。果实用于胃寒腹痛、食滞饱胀、胃炎。根用于风湿骨痛、跌打损伤、感冒头疼。彝族烧烤用的作料。

绢毛木姜子

绢丝楠。

为樟科植物 *Litsea sericea*（Nees）Hook. f. 的果实。

生于海拔 400～3 400 m 的灌木林、常绿阔叶林中。分布于什邡、布拖、越西、马边。

祛痰利尿、健胃、祛风、防腐。

钝叶木姜子

木姜子。

为樟科植物 *Litsea veitchiana* Camb 的果实、根。

生于海拔 1 000～2 300 m 的常绿阔叶林中。分布于成都、乐山、屏山、汶川、九寨沟、茂县、理县、黑水、金阳、峨边。

果实祛风散寒、行气止痛，用于风寒感冒、胃痛、呕吐。根用于风湿疼痛、四肢麻木、腰腿疼痛、跌打损伤、感冒、头痛、胃痛。叶预防蚊虫叮咬，外用于痈疖肿毒、乳腺炎、蛇咬伤。种子用于感冒头痛、消化不良、胃痛。

宜昌润楠

竹叶楠、润楠树（江安）、大叶楠（达州）。

为樟科植物 *Machilus ichangensis* Rehd. et Wils. 的根、树皮、叶。

生于海拔 600～1 400 m 的林中。分布于乐山、宜宾、长宁、江安、珙县、屏山、邻水、巴中、宣汉、南江、雷波。

根止血、祛瘀、止痛，用于跌打损伤。叶用于刀伤。树皮捣敷炎症（江安）。

小果润楠

毛楠。

为樟科植物 *Machilus microcarpa* Hemsl. 的果实。

生于林中。分布于泸州、峨边。

止咳、消饱胀。

润楠

水梨子、水柿子（叙永）。

为樟科植物 *Machilus pingii* Cheng et Yang 的果实。

生于海拔 1 300 m 以下的林中。分布于屏山、长宁、宜宾、兴文、筠连、合江、叙永、泸定、马边。

果实止咳、消饱胀。

滇润楠

铁香樟、白香樟。

为樟科植物 *Machilus yunnanensis* Lec. 的叶。

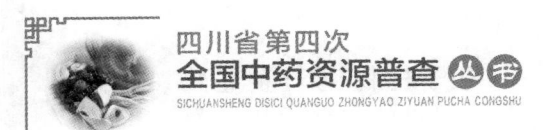

生于海拔 1 500～2 000 m 的山地常绿阔叶林中。分布于德昌、米易、西昌、盐边、马边。

消肿解毒，用于疮毒、痄腮、烧烫伤、跌打骨折、风湿痛。

新樟

少花新樟、柴桂、香桂子。

为樟科植物 *Neocinnamomum delavayi*（Lec.）Liou/*N. parvifolium*（Lec）H. Liou 的树皮。

生于海拔 1 100～2 300 m 的常绿阔叶林中。分布于普格、洪雅、冕宁、盐源、西昌、马边、九寨沟、汶川、茂县、布拖、甘洛。

温肾壮阳、温中散寒、理气止痛，用于胃寒腹痛、少腹冷痛、风湿关节疼痛、扭伤。

川鄂新樟

为樟科植物 *Neocinnamomum fargessii*（Lec.）Kesterm. 的根。

生于常绿阔叶林中。分布于宣汉。

行气止痛，用于胸腹胀痛、疝气、痛经。

新木姜子

为樟科植物 *Neolitsea aurata*（Havata）Koidz. 的根、树皮。

生于海拔 500～1 700 m 的林中。分布于彭州、马边。

理气止痛、消肿，用于胃脘胀痛、水肿。

白毛新木姜

粉叶新木姜。

为樟科植物 *Neolitsea aurata*（Havata）Koidz var. *glauca* Yang 的果皮。

生于 800 m 左右的林中。分布于成都。

温中散寒、理气止痛。

中华新木姜

为樟科植物 *Neolitsea chinensis* Chun 的皮。

生于林中。分布于宜宾、古蔺。

皮代桂皮用。

簇叶新木姜

为樟科植物 *Neolitsea confertifolia*（Hemsl）Merr. 的全株。

生于海拔 460～2 000 m 的山地、水边、灌木丛、林中。分布于峨眉山。

用于关节痛。

大叶新木姜

为樟科植物 *Neolitsea levinei* Merr. 的根、果实。

生于海拔 300～1 300 m 的山地、林中。分布于泸州、峨眉山。

根用于带下病、跌打损伤、痈肿疮毒。果实祛风散寒，用于胃寒痛。

峨眉赛楠

为樟科植物 *Nothaphoebe cavaleriei*（Lévl）Yang 的果皮。

生于林中。分布于邛崃、峨眉、雷波。

温中散寒、理气止痛。

鳄梨

为樟科植物 *Persea americana* Mill. 的果实。

栽培。分布于西昌。

用于消渴。

山楠

为樟科植物 *Phoebe chinensis* Chun 的叶。

生于海拔 1 400 ~2 000 m 的山坡林中。分布于盐边、雷波、泸定、马边、峨边。

用于吐泻、水肿。

竹叶楠

为樟科植物 *Phoebe faberi*（Hemsl）Chun 的叶。

生于海拔 800 ~2 200 m 的山坡林中。分布于叙永。

叶捣敷用于接骨逗榫。

峨眉白楠

响叶子（叙永）。

为樟科植物 *Phoebe neurantha*（Hemsl）Gamble 的叶、根。

生于海拔 2 000 ~2 300 m 的常绿阔叶林中。分布于叙永、峨眉、崇州、盐源、泸定。

叶、根活血祛瘀、止痛，用于跌打损伤。

紫楠

为樟科植物 *Phoebe sheareri* Gamble 的根、枝。

生于海拔 1 000 m 以下的常绿阔叶林与落叶林中。分布于甘洛、盐源、德昌、宁南、会理。

暖胃祛湿。

峨眉桢楠

楠木。

为樟科植物 *Phoebe sheareri* Gamble var. *omeiensis* N. Chao 的根。

生于海拔 500 ~1 300 m 的林中。分布于成都、峨眉。

用于跌打损伤。

桢楠

楠木。

为樟科植物 *Phoebe zhennan* S. Lee/*P. nanmu*（Oliv）Gamble 的树皮、木。

栽培于海拔 400 ~1 200 m 的地区。分布于成都、峨眉、洪雅、荥经、马边、布拖、德昌、西昌、峨边、都江堰。

解毒、止痢，用于腹泻、痢疾。

注：本品为国家二级保护植物。

檫木

檫树、花楸（长宁、兴文）、花梨（叙永）、凤果树（长宁）。

为樟科植物 *Sassafras tsumu* Hemsl. 的根、茎叶。

栽培于海拔 750 ~1 900 m 的山区。分布于峨眉、长宁、兴文、叙永、洪雅、宣汉、平昌、万源、南江、马边。

根、茎叶祛风除湿、活血散瘀、清热止咳、理气止痛，用于风湿骨痛、跌打损伤、腰肌劳损、扭挫伤、胃痛、皮肤瘙痒、湿热疮疡。

莲叶桐科 Hernandiaceae

尾叶青藤

为莲叶桐科植物 *Illigera pseudoparviflora* R. Y. Li 的全株。

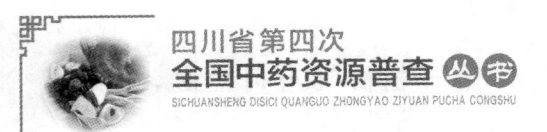

生于山坡密林中。分布于金阳。

祛风散寒、消肿止痛。

红花青藤

为莲叶桐科植物 *Illigera rhodantha* Hance 的全株。

生于山坡密林中。分布于布拖、金阳、甘洛、宁南、雷波。

祛风散寒、消肿止痛。

罂粟科 Papaveraceae

蓟罂粟

为罂粟科植物 *Argemone mexicana* L. 的全草、果壳。

生于海拔 700 m 的干热河谷路旁，有栽培。分布于宜宾、乐山、金阳、雷波、西昌。

镇痛止咳、涩肠止泻。

白屈菜

山黄连（洪雅）。

为罂粟科植物 *Chelidonium majus* L. 的全草。

生于海拔 700 m 以上的林下、荒地。分布于洪雅、峨眉山。

清热解毒、行气止痛、止咳平喘、镇痛消炎，用于风湿痹痛。

美紫堇

美丽紫堇。

为罂粟科植物 *Corydalis adrienii* Prain 的全草。

生于海拔 3 200～4 500 m 的高山草地。分布于木里、金阳、稻城。

清热解毒。

灰绿黄堇

旱生紫堇、巴夏嘎（藏名）。

为罂粟科植物 *Corydalis adunca* Maxim. 的全草。

生于海拔 1 000～3 900 m 的干燥土质或山坡灌木丛下。分布于乐山、什邡、稻城、乡城、雅江、九龙、德格、道孚、石渠、白玉、康定、理塘、甘孜、峨边。

藏医：杀虫、清热解毒、止痛、止泻、清肝利胆，用于背心痛、头痛、发烧、血病引起的背痛、胆病厌油、腹泻及肝脏疾患、血脉发热病。

小距紫堇

为罂粟科植物 *Corydalis appendiculata* Hand. et Mazz. 的根。

生于海拔 2 700～4 100 m 的林下、草地。分布于康定、九龙、乡城、凉山州、攀枝花。

止血、散瘀、麻醉，用于月经不调、外伤出血、瘀血疼痛。

碎米蕨叶紫堇

为罂粟科植物 *Corydalis cheilanthifolia* Hemsl. 的全草。

生于海拔 1 000 m 左右的阴湿山坡。分布于宝兴。

滋补。

斑花黄堇

紫堇。

为罂粟科植物 *Corydalis conspersa* Maxim. 的带根全草。

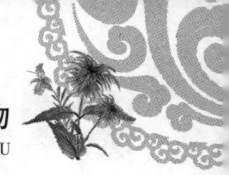

生于海拔 3 500~5 700 m 的多石河岸、高山石砾地。分布于德格、色达、乡城。

清热解毒、止痛、杀虫,用于水肿、伤寒、感冒发热;外用于牛皮癣、顽癣、疮毒、毒蛇咬伤。

曲花紫堇

玉周丝哇(藏名)。

为罂粟科植物 *Corydalis curviflora* Maxim. 的全草。

生于海拔 1 500~4 900 m 的潮湿处、沟边。分布于什邡、德格、冕宁、泸定、道孚、白玉、石渠、康定、九龙、乡城、稻城、甘孜、新龙、峨边。

藏医:清赤巴热、隐热、流行性感冒、传染性热病、潜伏热证、宿热。

弯花紫堇

具爪曲花紫堇。

为罂粟科植物 *Corydalis curviflora* Maxim var. *rosthornii* Fedde 的全草。

生于海拔 3 600~5 100 m 的山坡草地、灌木林下。分布于乡城、康定、雅江、理塘、稻城、道孚、甘孜、新龙、德格、石渠、色达。

活血散瘀、止血、止痛,用于血滞痛经、月经不调。

迭裂黄堇

色保固拽(藏名)。

为罂粟科植物 *Corydalis dasyptera* Maxim. 的全草。

生于海拔 3 400~4 800 m 的草地、灌木丛、屋边。分布于乐山、邛崃、德格、石渠、色达。

杀虫、洗疮毒。

藏医:愈疮生肌、续脉、清腑热,用于肠痈、肠胃病、感冒、肉食中毒。上品能解毒,治疮及瘟病时疫。下品清疮热、腑热。

南黄紫堇

水黄连(筠连)。

为罂粟科植物 *Corydalis davidii* Franch. 的全草。

生于海拔 2 000~3 000 m 的草坡、林下、阴湿沟边。分布于乐山、筠连、南江、会东、木里、盐源、普格、泸定、九龙、雷波。

清湿热,用于黄疸型肝炎。

丽江紫堇

结巴铜达(藏名)。

为罂粟科植物 *Corydalis delavayi* Franch. 的全草。

生于海拔 2 800~4 800 m 的草坡、灌木丛中。分布于乡城、理塘、石渠、丹巴、稻城、炉霍。

藏医:止血,用于各种出血。

密穗黄堇

紫堇。

为罂粟科植物 *Corydalis densispica* C. Y. Wu 的全草。

生于海拔 3 200~4 100 m 的高山栎林、灌木丛中。分布于康定。

解毒、杀虫,用于高热。外用于顽癣、牛皮癣、疮毒、毒蛇咬伤。

紫堇

断肠草、羊不吃。

为罂粟科植物 *Corydalis edulis* Maxim. 的全草及根。

生于海拔 700 m 左右的干燥峭壁。分布于乐山、彭州、什邡、内江、丹巴、道孚、德格、九龙、炉

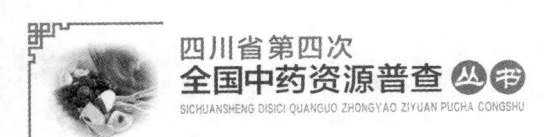

霍、南充市、眉山市、大竹、宣汉、平昌、巴中、通江、南江、峨眉山、冕宁、布拖、金阳。

清热解毒、收敛止痒、止血、固精、杀虫，用于化脓性中耳炎、肺结核咳血、中暑头痛、腹痛、尿痛、遗精、疮毒、顽癣、秃疮、带状疱疹、蛇咬伤、刀伤。

紫纹紫堇

高山紫堇、埃氏紫堇、羊不食、老龙草、山香（峨眉）。

为罂粟科植物 *Corydalis esquirolii* Lévl. 的根茎。

生于海拔 1 000～1 800 m 的林缘、路边。分布于乐山、洪雅、丹棱、峨眉山、冕宁。

清热解毒、除湿、消炎、止痛，用于心胃气痛、跌打损伤。

纤细黄堇

为罂粟科植物 *Corydalis gracilima* C. X. Wu 的全草。

生于海拔 2 700～4 500 m 的林下、林缘、灌木丛、沟边。分布于四川省西部。

清热解毒、利尿、杀虫、止痢、止血，用于小儿惊风、湿热黄疸、肺痨咳血、暑热、泻痢、肿毒、目赤。外用于毒蛇咬伤、疮痈、疥癣。

钩距黄堇

溪畔黄堇、松迟丝郎（藏名）。

为罂粟科植物 *Corydalis hamata* Franch. 的全草。

生于海拔 3 000～4 800 m 的潮湿草地、溪畔、路旁。分布于康定、乡城、甘孜、炉霍、色达、稻城、道孚、德格。

藏医：清热、止渴、消肿，用于诸热、胆热、隐热、火烧伤、温病、时疫。

塞北紫堇

为罂粟科植物 *Corydalis impatiens* Fisch. 的全草。

生于海拔 3 300～4 100 m 的高山草甸。分布于美姑、康定、稻城、道孚、甘孜、雅江。

活血散瘀、利气止痛。

刻裂紫堇

断肠草、刻叶紫堇。

为罂粟科植物 *Corydalis incisa* Pers. 的全草。

生于阴湿沟边、原野、路旁。分布于成都、绵阳市、宣汉、南江、越西。

解毒、杀虫、杀蛆、杀孑孓、洗疮毒，用于顽癣、皮肤痒疮、疮毒、毒蛇咬伤，不宜内服。

川西紫堇

狭距紫堇。

为罂粟科植物 *Corydalis kokiana* Hand. et Mazz. 的全草。

生于海拔 3 100～4 200 m 的草坡。分布于康定、九龙、得荣、道孚、巴塘、乡城。

杀虫、洗疮毒。

条裂紫堇

钢棒锤、铜棒锤、麦强热尔（藏名）。

为罂粟科植物 *Corydalis linearioides* Maxim. 的块根。

生于海拔 2 800～4 500 m 的高山草坡。分布于乐山、石渠、德格、泸定、炉霍、康定、九龙、甘孜、阿坝州、洪雅、峨眉山、盐源、布拖、喜德、峨边。

活血散瘀、消肿止痛、祛风湿，用于跌打损伤、劳伤、风湿骨痛、皮肤瘙痒、疮痈肿毒。又杀虫、洗疮毒。

暗绿紫堇

为罂粟科植物 *Corydalis melanochlora* Maxim. 的全草。

生于海拔 2 900 ~ 4 700 m 的山坡、山谷、石砾地。分布于康定、乡城、雅江、甘孜、德格、峨边。

镇静、利胆、清热，用于流感发烧、心血管疾病、败血症；外用于创伤感染。

蛇果黄堇

罢夏嘎、俄罢夏嘎（藏名）。

为罂粟科植物 *Corydalis ophiocarpa* Hook. f. et Thoms. 的根。

生于海拔 1 100 ~ 4 000 m 的沟谷、林缘。分布于九龙、康定、泸定、越西、雷波、喜德。

清热拔毒、消肿，用于痈疮热疖、无名肿毒、风火眼痛。

藏医：清热解毒、清咽利膈，用于肝胆及血分实热、肺炎咳嗽、扁桃体炎、血热引起的疼痛。

粗梗黄堇

为罂粟科植物 *Corydalis pachypoda*（Franch）Hand. et Mazz. 的根。

生于海拔 2 300 ~ 4 600 m 的岩石缝中、砂石坡地。分布于九龙。

清热解毒，用于疮痈肿毒。

黄堇

菊花黄连。

为罂粟科植物 *Corydalis pallida*（Thunb）Pers. 的根、全草。

生于海拔 700 ~ 3 500 m 的沟边、荒地。分布于眉山市、德格、炉霍、天全。

根清热、拔毒、消肿，用于痈疽热疖、无名肿毒、风火眼痛。全草活血解毒、杀虫、清热利尿，用于疥癣、疮毒、惊风、痢疾、肿痛、目赤、流火、暑热、泻痢、肺病、咳血、小儿惊风。

小花黄堇

断肠草、小叶撬杆草（江安）、羊不吃（峨眉）。

为罂粟科植物 *Corydalis racemosa*（Thunb）Pers. 的根、根茎、全草。

生于海拔 700 m 的沟边、路旁、石缝中。分布于邛崃、什邡、筠连、合江、古蔺、江安、乐山、凉山州、甘洛、道孚、泸定、南充市、绵阳市、开江、邻水、渠县、宣汉、南江、峨眉山。

活血解毒、清热利尿、止痒、止痢、止血、杀虫、杀蛆、杀孑孓，用于疥癣、顽癣、秃疮、带状疱疹、疮毒、目赤肿痛、流火、暑热腹痛、泻痢、肺病、咳血、小儿惊风、皮肤痒疮。外敷用于疮疖、蛇伤。

扇苞黄堇

为罂粟科植物 *Corydalis rheinbabenia* Fedde 的根状茎。

生于海拔 3 500 ~ 4 300 m 的山坡、灌木丛下。分布于德格。

活血镇痛、行气消肿，用于各种疼痛。

石生黄堇

岩黄连。

为罂粟科植物 *Corydalis saxicola* Bunting 的根、全草。

生于海拔 2 800 ~ 3 900 m 的岩石缝中。分布于稻城。

清热、镇痛、利湿、止血，用于口舌糜烂、目赤、急性腹痛、肝炎、痢疾、痔疮出血、晚期癌症痛。

粗糙紫堇

甲达丝哇（藏名）、粗毛黄堇。

为罂粟科植物 *Corydalis scaberula* Maxim. 的块茎。

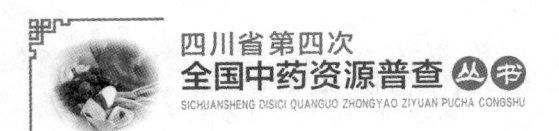

生于海拔 3 800 ~ 5 300 m 的高山砾石带。分布于炉霍、德格、白玉、乡城、新龙、色达。

藏医：清热解毒，用于发烧、流行性感冒。

尖距紫堇

鹿耳草、大牛屎草（筠连、兴文）、牛奶七（叙永）、断肠草（合江）、铁板道人（兴文）。

为罂粟科植物 *Corydalis shearei* S. Moore 的全草、根。

生于海拔 1 600 m 以下的阴湿之草坡、沟边。分布于筠连、兴文、长宁、合江、叙永、江安、乐山、洪雅、开江、大竹、峨眉山。

全草活血散瘀、消痈止痛，用于筋骨疼痛、疮毒肿痛、顽癣、疮毒。根用于跌打损伤，每次用干根 2 ~ 3 枝，用酒或童便吞服。外用治疮毒、秃子（合江）。

西伯利亚紫堇

北紫堇、拥绒色各（藏名）。

为罂粟科植物 *Corydalis sibirica* (L. f.) Pers. 的全草。

生于草丛、地边。分布于道孚。

藏医：清血热、干瘀血、止泻，用于木保病、脉热、高山多血症、血混杂、神经性发烧、热性腹泻。

五味草

五味堇草、洱源紫堇。

为罂粟科植物 *Corydalis stenantha* Franch. 的全草。

生于海拔 800 ~ 3 500 m 的林边、路旁。分布于乐山、洪雅、九龙。

祛风除湿、明目、退翳，用于风湿痹痛、目翳。

草黄堇

为罂粟科植物 *Corydalis straminea* Maxim. 的根茎。

生于海拔 2 700 ~ 4 800 m 的山地柳树林下、多石处。分布于白玉、石渠、巴塘、德格。

用于流行性感冒、伤寒传染性热病。

金钩如意草

五味草。

为罂粟科植物 *Corydalis taliensis* Franch. 的全草。

生于海拔 2 900 m 以下的草坡、沟边。分布于彭州、会东、盐源、叙永。

杀虫、清热解毒，外敷、外洗疮毒（叙永）。

大叶紫堇

为罂粟科植物 *Corydalis temulifolia* Franch. 的全草。

生于海拔 1 000 ~ 2 800 m 的常绿阔叶林或混交林下、溪边。分布于什邡、邛崃。

清热解毒、镇痛，用于腰痛、胃痛、臀疮。

岩黄连

大救驾（峨眉）。

为罂粟科植物 *Corydalis thalictrifolia* Franch. 的全草、块根。

生于岩石石缝中。分布于峨眉山。

行气止痛、祛瘀。

糙果紫堇

当日丝娃、东日丝哇（藏名）。

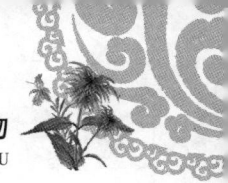

为罂粟科植物 *Corydalis trachycarpa* Maxim. 的全草、块根。

生于 2 300～5 200 m 的草丛、水边岩石处。分布于若尔盖、红原、阿坝、德格、乡城、道孚、康定、理塘、稻城、得荣、白玉。

杀虫、清热解毒，用于流感发烧、伤寒病、咽喉肿痛、疔疮肿毒、癣癞及各种炎症。

藏医：清热、消渴、止渴、消肿，用于诸热、胆热、隐热、火烧伤、温病、时疫。

延胡索

元胡、玄胡。

为罂粟科植物 *Corydalis turtschaninovii* f. *yanhusuo* Y. H. Chou/*C. yanhusuo* W. T. Wang 的块茎。

栽培。分布于南充、乐山、崇州、什邡、宜宾市、巴中、通江、峨眉山、丹巴。

活血散瘀、消肿止痛、理气，用于心腹腰膝诸痛、月经不调、癥瘕、崩中、产后血晕、恶露不尽、跌打损伤。

川鄂黄堇

金花草、高山黄连（南充）、岩黄连。

为罂粟科植物 *Corydalis wilsonii* N. E. Br 的全草。

生于海拔 3 000 m 以下的草丛、溪边、石上。分布于广安、岳池、武胜、苍溪、阆中、南部、邻水、宣汉、万源、南江、越西。

杀虫、清热解毒、止痛、利尿，用于痔疮、皮肤瘙痒、尿闭、蛇伤、烫火伤。

小藤铃儿草

为罂粟科植物 *Dactylicapnosa roylei*（Hook. f. et thoms.）Hutch. 的根茎。

生于海拔 2 500 m 的荒坡草丛中。分布于布拖、金阳、雷波、木里。

止血、收敛、舒筋络、止痛。

大藤紫金龙

大藤铃儿草。

为罂粟科植物 *Dactylicapnosa torulosa*（Hook. f. et Thoms）Hutch. 的全草。

生于海拔 3 000 m 以下的山坡灌木丛、石上。分布于德昌、甘洛、会东、西昌、峨边。

清热解毒、镇痛、降压、止血，用于跌打损伤、外伤出血、高血压、带下病、血崩。

大花荷包牡丹

山牡丹。

为罂粟科植物 *Dicentra macrantha* Oliv. 的根茎。

生于 1 000～2 600 m 的灌木丛中。分布于峨眉山、洪雅、越西、雷波、美姑、峨边。

祛风除湿、活血行气、通络止痛，用于痔疮、风湿痹痛、跌打损伤。痔疮特圣药（洪雅）。

荷包牡丹

为罂粟科植物 *Dicentra spectabilis*（L.）Lem. 的根茎。

生于海拔 1 000～2 800 m 的林下、屋边。分布于洪雅、康定、泸定、马边。

祛风除湿、散瘀、洗疮毒，用于痔疮、风湿痹痛、跌打损伤。痔疮特圣药（洪雅）。

秃疮花

鱼儿草。

为罂粟科植物 *Dicranostigma leptopodum*（Maxim.）Fedde 的全草。

生于海拔 1 800～3 000 m 的草丛中。分布于康定、道孚、泸定、丹巴、九寨沟、阿坝州。

清热解毒、杀虫、止痛。

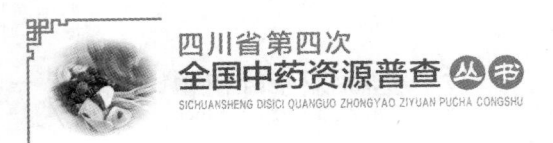

血水草

广扁线、捆仙绳（叙永）、打不烂（长宁、江安）、金腰带（长宁）、马蹄黄（古蔺、筠连）。

为罂粟科植物 *Eomecon chionantha* Hance 的根、根茎、全草。

生于海拔 700~2 200 m 的潮湿沟边。分布于古蔺、叙永、合江、兴文、长宁、筠连、珙县、江安、什邡、洪雅、大竹、渠县、邻水、平昌、万源、通江、峨眉山。

全草散寒、表汗、清热解毒、行气止痛、活血祛瘀，用于劳伤腰痛、肝脓疡、湿疹、毒蛇咬伤、劳伤咳嗽、疮痈肿毒、跌打损伤、耳聋、气喘。根研末调菜油搽小儿癣、疮。

荷青花

拐枣七（万源）。

为罂粟科植物 *Hylomecon japonica* (Thunb) Pranthl ex Kundig 的根。

生于草丛、屋边。分布于万源。

祛风除湿、散瘀消肿、止痛、止血、舒筋活络，用于风湿性关节炎、劳伤、跌打损伤。

多裂荷青花

为罂粟科植物 *Hylomecon japonica* (Thunb) Pranthl ex Kundig var. *dissecta* (Franch. et Sav.) 的根。

生于海拔 1 800 m 以下的林下、沟边。分布于四川省。

用于毒蛇咬伤、小儿湿疹、高烧、咳嗽。

直立角茴香

细叶角茴香。

为罂粟科植物 *Hypecoum erectum* L. 的全草及根。

生于山坡、砂地。分布于白玉、德格。

清热解毒、消炎止痛，用于急性咽喉炎、气管炎咳嗽、目赤肿痛。

节裂角茴香

细果角茴香、哇尔哇达、巴尔巴达（藏名）。

为罂粟科植物 *Hypecoum leptocarpum* Hook. f. et Thoms. 的全草。

生于海拔 2 200~4 800 m 的田边地角、山坡、砂地。分布于康定、炉霍、乡城、巴塘、理塘、新龙、雅江、德格、九寨沟、金川、若尔盖、理县、马尔康、小金。

清热解毒、消炎镇痛，用于伤风感冒、咽喉肿痛、目赤、感冒头痛发烧、头痛、四肢关节痛、胆囊炎、食物中毒。

藏医：清热解毒、退烧，用于流感、传染性疾病、中毒性发热、肺炎咳嗽。德格藏医用于感冒、关节痛、咽喉痛。

博落回

为罂粟科植物 *Macleaya cordata* (Willd.) R. Br. 的根、叶。

生于山坡、草丛中。分布于绵阳、九寨沟、南充市。

祛风解毒、杀虫、止痛、杀蛆，用于蜂窝织炎、指疔、无名肿毒。

小果博落回

为罂粟科植物 *Macleaya microcarpa* (Maxim) Fedde 的根、叶。

生于海拔 2 000 m 以下的山坡、草丛中。分布于万源、南江。

祛风解毒、杀虫、止痛、杀蛆，用于跌打损伤、风湿关节痛、痈疖肿毒、湿疹、烫火伤、阴道滴虫、下肢溃疡、龋齿、蜂窝织炎、指疔、无名肿毒。

椭果绿绒蒿

椭圆绿绒蒿、银鸟、黄花绿绒蒿。

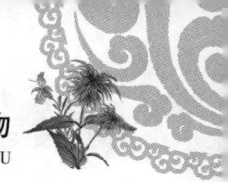

为罂粟科植物 *Meconopsis chelidonifolia* Bur. et Franch. 的根茎、全草。

生于海拔 1 800～3 000 m 的沟边草丛中。分布于泸州、宜宾、乐山、什邡、金阳、洪雅、南江、峨眉山、松潘、康定、冕宁、布拖、越西、美姑、峨边。

活血、行气、祛风除湿、止痛、消肿镇痛，用于痨伤腰痛、痈肿疮毒、跌打损伤、风湿性关节炎、阴疽初起。

川西绿绒蒿

蓝花绿绒蒿、伍柏恩保（藏名）。

为罂粟科植物 *Meconopsis henrici* Bur. et Franch. 的全草。

生于海拔 3 200～5 500 m 的高山灌木丛、草地。分布于道孚、康定、雅江、德格。

藏医：镇痛调经、活血散瘀、清理血毒，用于跌打损伤、胃痛、经痛。

多刺绿绒蒿

毛瓣草、察皖、曲菌结膜、彩玛达宏、乌巴拉色尔布（藏名）。

为罂粟科植物 *Meconopsis horridula* Hook. f. et Thoms. 的全草。

生于海拔 3 200～5 400 m 的高山灌木丛、草甸、林下、荒坡、乱石堆。分布于金川、马尔康、壤塘、凉山州、什邡、洪雅、宁南、昭觉、喜德、康定、乡城、道孚、白玉、理塘、甘孜、德格、石渠、峨边。

清热解毒、除湿、利水、镇痛、活血化瘀，用于肺痈咳嗽、湿热水肿、跌打损伤、胃痛、痛经。

消炎、镇痛，用于肺热、肝热、跌打损伤、头伤骨折、再生软骨、胸背疼痛。德格藏医用于感冒、各种疼痛（藏医）。

兰花绿绒蒿

总状绿绒蒿、多刺绿绒蒿、测恩、阿夏择尔哦（藏名）。

为罂粟科植物 *Meconopsis horridula* Hook. f. et Thoms. var. *racemosa* Prain/M. racemosa Maxim. 的花。

生于海拔 3 000～5 500 m 的石缝中、草坡、林下。分布于理塘、康定、阿坝、壤塘、红原、若尔盖、德格、道孚、九龙、雅江、稻城、乡城、道孚、甘孜。

清热解毒，用于肺炎、传染性肝炎。

藏医：清骨热、补骨髓、接骨、利头，用于骨热、骨折、筋骨疼痛、跌打损伤，对骨头创伤最有效。

滇西绿绒蒿

为罂粟科植物 *Meconopsis impedita* Prain 的全草。

生于海拔 3 400～4 500 m 的山坡、草丛中。分布于德格、泸定、康定、九龙、稻城、乡城。

镇痛。

全缘绿绒蒿

绿绒蒿、欧白赛保、阿柏色鲁（藏名）。

为罂粟科植物 *Meconopsis integrifolia* （Maxim.）Franch. 的全草、花、果实。

生于海拔 2 700～5 500 m 的阴坡或半阳坡的高山草丛、草甸及岩石中。分布于康定、泸定、九龙、雅江、炉霍、稻城、白玉、德格、理塘、美姑、巴塘、道孚、色达、金川、壤塘、马尔康、理县、红原、若尔盖、木里。

镇咳、止痛、清热利湿、镇静、平喘，止血，用于肺炎咳嗽、肝炎、胆绞痛、胃肠炎、湿热水肿、白带、痛经、阑尾炎、创伤出血、疮毒。

藏医：清热解毒、除湿利尿、止痛，用于肺炎、咳嗽、肝炎、肺热、湿热水肿、皮肤病、头痛、培根病、肺与肝的热证。

长叶绿绒蒿

为罂粟科植物 *Meconopsis lancifolia* （Franch.）Franch. 的全草。

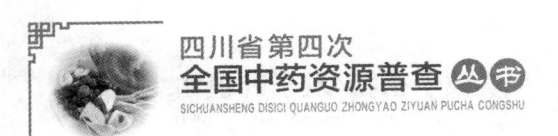

生于海拔 3 300～4 900 m 的山坡、草地、林下。分布于德格、白玉、稻城、乡城、炉霍、理塘。

镇痛。

尼泊尔绿绒蒿

为罂粟科植物 *Meconopsis nepaulensis* DC. 的全草。

生于海拔 3 000～4 000 m 的山坡、草地、林下。分布于得荣。

清热、利湿、镇咳、平喘，用于湿热黄疸、肺热咳嗽、头痛、吐泻、湿热水肿、痛经、带下病、伤口久不愈合。

柱果绿绒蒿

为罂粟科植物 *Meconopsis oliveriana* Franch. et Prain 的全草。

生于海拔 1 700～2 400 m 的山坡、灌木丛、林下。分布于青川。

清热解毒、镇静、定喘。

锥花绿绒蒿

为罂粟科植物 *Meconopsis paniculata*（D. Don）Prain 的全草。

生于海拔 3 000～4 300 m 的山坡、草地、水沟边。分布于四川省西南部。

清热解毒，用于肝炎、肺热咳嗽、头痛、皮肤病。

红花绿绒蒿

欧白玛保、阿柏尔麻鲁（藏名）。

为罂粟科植物 *Meconopsis punicea* Maxim. 的花茎、果实、全草。

生于海拔 2 800～4 300 m 的阴坡或半阴坡高山草丛中。分布于炉霍、德格、石渠、色达、甘孜、红原、小金、壤塘、若尔盖、马尔康、理县、茂县。

镇咳、止痛、涩精、止泻、抗菌、固涩，用于遗精、白带、肝硬化、肾炎水肿、神经性头痛。

藏医：用于发烧、高血压引起的头痛、血瘀疼痛。

五脉绿绒蒿

毛叶兔耳草、欧打巴完保（藏名）。

为罂粟科植物 *Meconopsis quintuplinervia* Regel 的全草、花。

生于海拔 2 300～4 600 m 的阴坡灌木丛、草丛中。分布于泸定、康定、甘孜、色达、巴塘、炉霍、茂县、黑水、松潘、什邡、巴塘。

全草镇痉熄风、定喘、清热解毒、活血、止痛，用于小儿惊风、肺炎、咳喘。花清热解毒、镇痉熄风、定喘、活血、止痛，用于小儿惊风、咳喘、肝炎、胆囊炎、肺炎、肺结核、胃溃疡、胃痛、跌打损伤。

藏医：清热利尿、消炎止痛，用于肝炎和肝病、胆囊炎、胆热、肺炎、肺结核、胃溃疡、水肿。

野罂粟 野大烟

为罂粟科植物 *Papaver nudicaule* L. 的果壳、果实、全草。

生于海拔 2 700 m 的山坡、石砾地，有栽培。分布于新龙。

敛肺、固涩、镇痛、止泻、定喘，用于神经性头痛、偏头痛、喘息、泻痢、慢性肠炎、遗精、白带、痛经、脱水、胃痛。

山罂粟

华罂粟。

为罂粟科植物 *Papaver nudicaule* L. ssp. rubr-urantiacum DC. Fedde var. *chinense*（Regel）Fedde 的全草、果壳。

生于海拔 1 800～3 500 m 的草丛、灌木丛中。分布于若尔盖、红原、阿坝、壤塘。

敛肺、涩肠、镇痛，用于久咳、久泻、头痛、心腹疼痛。

丽春花

虞美人、蕃架扪、架纳麦朵（藏名）。

为罂粟科植物 *Papaver rhoeas* L. 的果实、花及全草。

栽培。分布于全川，石渠、白玉、泸定、康定、丹巴、道孚、理塘、新龙、稻城、道孚、洪雅、达州市、巴中市、峨眉山。

果实收敛、止泻、镇咳、镇痛、活血散瘀、消肿止痛，用于咳嗽、腹痛、痢疾、风湿关节痛、跌打损伤。花及全草用于痢疾。

藏医：花清血热，用于劳累过度、混血、血瘀疼痛及背痛。花及全草用于痢疾。果实收敛、止泻、镇咳、镇痛。

罂粟

为罂粟科植物 *Papaver somniferum* L. 的果壳、果实、全草。

栽培。分布于泸定、道孚等地。

敛肺、固涩、镇痛、止泻、定喘，用于神经性头痛、偏头痛、喘息、泻痢、慢性肠炎、遗精、白带、痛经、脱水、胃痛。

人血草

为罂粟科植物 *Stylophorum lasiocarpum*（Oliv.）Fedde 的全草。

生于高山林下、草丛中。分布于洪雅。

活血散瘀、消肿止痛、止血，用于外伤出血、跌打损伤、风湿痹痛。

白花菜科 Capparidaceae

野香橼花

为白花菜科植物 *Capparis bodinieri* Levl. 的全草。

生于水边、山沟、密林、疏林。分布于盐源、会东、金阳。

舒筋活络、清热解毒。

广州山柑

为白花菜科植物 *Capparis cantoniensis* Lour. 的全草。

生于水边、山沟、密林、疏林。分布于四川省西南部。

舒筋活络、清热解毒，用于风湿痛、跌打损伤、乳蛾、牙痛、痔疮。根用于慢性肝炎。叶、花用于毒蛇咬伤。种子用于咽喉痛、胃脘痛。

白花菜

白花菜子。

为白花菜科植物 *Cleome gynandra* L. 的全草。

栽培。分布于峨眉山、洪雅。

散寒、止痛、活络、通脉，用于风湿骨痛、月经不调。

醉碟花

龙须草、白花菜。

为白花菜科植物 *Cleome spinosa* L. 的全草、种子。

栽培。分布于乐山、峨眉山、洪雅、龙泉驿、泸定、康定。

散寒、止痛、活络、通脉、解毒，用于风湿骨痛、月经不调。

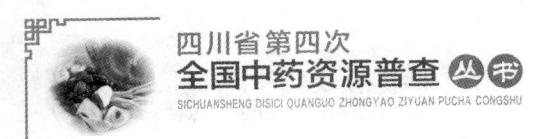

镰叶鱼木

鱼木。

为白花菜科植物 *Crateva falcata*（Lour）DC. 的叶。

生于林间。分布于乐山、宜宾、合江。

清热解毒、健胃，用于斑痧热证。外用洗烂疮。

十字花科 Cruciferae

贺兰山南芥

南芥。

为十字花科植物 *Arabis alaschanica* Maxim. 的种子。

生于海拔 2 700 ~ 4 200 m 的山坡石灰岩上。分布于美姑、德格。

解毒退烧，用于食物中毒。

圆锥南芥

白花南芥。

为十字花科植物 *Arabis paniculata* Franch. 的种子。

生于海拔 1 400 ~ 2 900 m 的高山草地、田间及岩石中。分布于崇州、什邡、美姑。

有毒，清热退烧。

垂果南芥

为十字花科植物 *Arabis pendula* L. 的果实。

生于海拔 1 500 ~ 4 700 m 的高山灌木丛、河边草地、荒漠。分布于康定、炉霍、石渠、白玉、德格、得荣、乡城、稻城、九龙、道孚。

清热解毒、消肿，用于疮痈肿毒、阴道炎、阴道滴虫。

白芥

白芥子。

为十字花科植物 *Brassica alba*（L.）Boiss 的种子、嫩茎叶。

栽培。分布于什邡、南充市、眉山市、达州市、巴中市、峨眉山。

种子祛风行气、利湿止痛、利水化痰、温中散寒、通络止痛、豁痰利气、散结消肿，用于痰饮咳喘、慢性支气管炎、百日咳、胸肋胀满、疼痛、反胃呕吐、中风不语、肢体痹痛、麻木、脚气、阴疽、肿毒、跌打肿痛、渗出性胸膜炎、哮喘、关节肿痛、骨结核、面神经麻痹、跌打损伤。嫩茎叶温中散寒，用于咳嗽气急、胃腹冷痛。

油菜

芸苔子。

为十字花科植物 *Brassica campestris* L. 的果实、种子。

栽培于海拔 2 700 m 以下的地区。分布于泸定、康定、丹巴、巴塘、道孚、炉霍、甘孜、新龙、德格、石渠、九龙、眉山市、达州市、巴中市、峨眉山。

消肿行气、祛风活络、散结、活血祛瘀、清肺明目、避孕，用于痛经、产后瘀血腹痛、恶露不尽、跌打损伤、大便燥结、黏连性肠梗阻，外用于痈疖肿毒。

油华子

为十字花科植物 *Brassica campestris* L. var. *deifera* DC 的种子、全草。

生于田间。分布于成都。

清热解毒、消肿。

甘蓝

苤兰。

为十字花科植物 *Brassica caulorapa* Pasq. 的种子、叶、球茎。

栽培。分布于全川，泸定、什邡、德格、理塘、眉山市、达州市、巴中市、峨眉山。

种子消肿行气、通经活络，用于产后腹痛、跌打损伤。叶治食积、痰积、恶疮、解面毒，用于食积、疫积、恶疮。球茎利尿、消肿解毒、止血、和脾、宽胸解酒，用于小便淋浊、大便下血、中毒、脑漏、十二指肠溃疡、煤气中毒。

青菜

菘蓝、油白菜、小白菜。

为十字花科植物 *Brassica chinensis* L. 的种子、幼苗。

栽培。分布于全川，稻城、泸定、康定、丹巴、九龙、巴塘、乡城、得荣、峨边。

幼苗解热去烦、通利肠胃，用于肺热咳嗽、便秘、丹毒、漆疮。种子清肺气、化痰用于痰喘、酒醉不醒。

芸苔

苦芥、青菜。

为十字花科植物 *Brassica integrifolia*（West）O. E. Schulz 的种子。

栽培。分布于康定。

用于高热抽搐、痉挛、妄语、神经痛、乳痈、溃疡、皮疹。

芥

芥子、青菜子。

为十字花科植物 *Brassica juncea* Coss. 的种子。

栽培。分布于全川。

祛风行气、化痰、疏肝明目、消肿、利湿止痛、通经活血、止痢，用于淋巴结核、慢性支气管炎、目翳、关节肿痛、产后腹痛、血痢、跌打损伤。又种子温中散寒、利气化痰、通经络、消肿毒，用于胃寒吐食、胸腹疼痛、肺寒咳嗽、阴疽、流痰、跌打损伤。

银丝芥

为十字花科植物 *Brassica juncea* Coss. var. *multisecta* Bailey 的种子。

栽培。分布于全川。

祛风行气、化痰、疏肝明目、消肿、利湿止痛、通经活血、止痢，用于淋巴结核、慢性支气管炎、目翳、关节肿痛、产后腹痛、血痢、跌打损伤。

大头菜

为十字花科植物 *Brassica napobrassica* Mill. 的种子。

栽培。分布于全川。

泻湿热、消食下气、止咳、止渴，用于热毒肿痛、肝虚目暗、乳痈、便秘、黄疸。

瓢儿白

塌棵菜。

为十字花科植物 *Brassica narinosa* Bailey 的种子。

栽培。分布于全川。

行气消肿、通经活血，用于产后腹痛、跌打损伤。

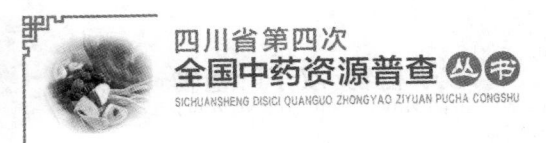

花菜

为十字花科植物 *Brassica oleracea*（L.）var. botrytis L. 的种子。

栽培。分布于全川。

行气消肿、通经，用于产后腹痛、跌打损伤。

卷心菜

葵花白菜、莲花白、卷心白。

为十字花科植物 *Brassica oleracea*（L.）var. *capitata* L. 的种子、全株。

栽培。分布于全川，康定、泸定、丹巴、九龙、雅江、乡城、得荣、道孚、达州市、巴中市、峨边。

清热、醒脾、益胃、利五脏、调六腑、利关节、通经络中结气、明耳目、少睡、益心力、壮筋骨、预防癌症。

大白菜

黄芽菜、黄秧白。

为十字花科植物 *Brassica pekinensis* Rupr. 的全株、根、叶。

栽培。分布于全川，峨边。

解热除烦、和脾消积、通利肠胃、消食下气、利小便、止咳、预防流脑，用于肺热咳嗽、便秘、丹毒、腮腺炎、漆疮。

芜菁

大头菜、蔓青、圆根、熊麻（藏名）。

为十字花科植物 *Brassica rapa* L. 的块根、种子。

栽培。分布于全川，甘孜州、阿坝州、眉山市。

开胃下气、利湿解毒，用于食积不化、黄疸、消渴、热毒风肿、疔疮、乳痈。

藏医：根祛风、生赤巴、滋补、解毒，用于培根病、龙病、虚弱、中毒。种子解诸食物中毒。根叶熬膏（蔓青膏）用于食物中毒、肝中毒。

荠菜

地地菜、山菜籽、枕头草（合江、兴文、绵阳）、干油菜、三角草、索尕哇（藏名）、蚂蚁子草（南充）。

为十字花科植物 *Capsella bursa-astoris*（L.）Medik. 的全草、花序、种子。

生于海拔 300~4 500 m 的荒地、草地。分布于全川，邛崃、什邡、彭州、古蔺、兴文、合江、凉山州、甘孜州、阿坝州、南充市、绵阳市、若尔盖、九寨沟、金川、茂县、理县、汶川、黑水、眉山市、达州市、巴中市、峨眉山、峨边。

全草和脾、清热解毒、平肝明目、去翳、利水、凉血止血、利尿，用于痢疾、淋病、乳糜尿、吐血、便血、血崩、鼻血、月经过多、目赤疼痛、肾结石尿血、肺结核咯血、高血压、感冒发热、肾炎水肿、泌尿系统结石、肠炎、小便不利、血淋、砂淋、风热头痛、咳嗽、风热目痛、子宫出血、痢疾。花序用于痢疾、崩漏。种子祛风、明目，用于目痛、青盲、翳障。

藏医：舒筋活血、止呕，用于胃痉挛、溃疡、呕吐。德格藏医用于肾盂肾炎、淋病、腰痛、尿频尿急。

弯曲碎米荠

甘油菜、山菜子（合江）。

为十字花科植物 *Cardamine flexuosa* With. 的全草。

生于海拔 400~3 600 m 的草坡、荒地。分布于乐山、什邡、合江、纳溪、眉山市、达州市、巴中市、峨眉山、凉山州、泸定、石渠、康定、九龙、宝兴、名山、雅安、马边、峨边。

清热解毒、去翳、利湿、健胃止泻、利尿通淋，用于痢疾、淋病、白带、虚火牙痛、疔疮、肝炎、水肿、便血。全株敷无名肿毒。

碎米荠

雀儿菜。

为十字花科植物 *Cardamine hirsuta* L. 的全草。

生于海拔 2 400 m 以下的荒地。分布于乐山、崇州、稻城、道孚、达州市、巴中市、昭觉、美姑、盐源、喜德、雷波、马边、峨边。

清热解毒、祛湿，用于尿道炎、痢疾、白带，外用于疔疮。

弹裂碎米荠

野菜子。

为十字花科植物 *Cardamine impatiens* L. 的全草。

生于海拔 2 300 ~ 3 700 m 的荒地。分布于乐山、什邡、崇州、邛崃、新龙、道孚、丹巴、泸定、康定、稻城、眉山市、峨眉山、雷波、盐源、昭觉、布拖、甘洛、马边、峨边。

清热解毒、利湿、健胃止泻，用于痢疾、肝炎、水肿、便血。

白花碎米荠

菜子七、白花石荠菜（阿坝州）。

为十字花科植物 *Cardamine leucantha*（Tausch）. O. E. Schulz 的根、全草。

生于海拔 3 500 m 以下的山坡、灌木丛阴湿处。分布于金川、茂县、九寨沟、黑水、理县、马尔康、若尔盖。

利尿利湿、凉血止血，用于水肿小便不利、白带、崩漏、尿血、百日咳。

水田碎米荠

水田菜。

为十字花科植物 *Cardamine lyrata* Bunge 的全草。

生于稻田、沟边。分布于乐山、眉山市。

清热解毒、明目退翳，用于角膜云翳、月经不调。

大叶碎米荠

普贤菜、俄模、欧巴恩保（藏名）。

为十字花科植物 *Cardamine macrophylla* Willd. 的全草、花。

生于海拔 1 600 ~ 4 200 m 的荒地、路旁、干燥处。分布于乐山、彭州、崇州、邛崃、什邡、阿坝州、乡城、九龙、理塘、新龙、德格、甘孜、道孚、石渠、洪雅、峨眉山、峨边。

清热、健脾利湿、补虚、消肿，用于食积气滞、黄疸、乳痈、尿道炎、膀胱炎、痢疾、红崩白带、虚劳内伤、头晕、体倦乏力。外用于疔疮。全草利小便，并用于败血症。

藏医：清筋热、祛痰消炎、止痛、清热，用于水土不合、肝炎、胸膜发炎疼痛、筋痛，外用于骨膜炎、关节疼痛、恶疮久溃、流黄水。

多叶碎米荠

为十字花科植物 *Cardamine macrophylla* Willd var. *polphylla* O. E. Schulz. 的全草。

生于海拔 2 500 ~ 4 600 m 的荒地、林下、河边。分布于乐山、崇州、什邡、稻城、乡城、康定。

清热解毒、祛湿。

草甸碎米荠

俄模、欧巴恩保（藏名）。

为十字花科植物 *Cardamine pratensis* L. 的全草、花。

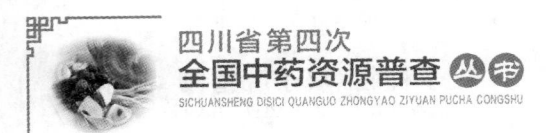

生于湿润草原、河边、溪边、林缘、林下。分布于道孚。

清热、健脾利湿、补虚、消肿，用于尿道炎、膀胱炎、痢疾、红崩白带、虚劳内伤、头晕、体倦乏力。外用于疗疮。全草利小便，并用于败血症。

藏医：清筋热、祛痰消炎、止痛、清热，用于水土不合、肝炎、胸膜发炎疼痛、筋痛，外用于骨膜炎、关节疼痛、恶疮久溃、流黄水。

豆瓣菜

刷把草（叙永）。

为十字花科植物 *Cardamine scoriarum* W. W. Smith. 的全草。

生于荒地。分布于屏山、叙永。

全草熬水治风证（叙永）。

紫花碎米荠

普贤菜、石荠菜、曲茹、曲茹巴（藏名）。

为十字花科植物 *Cardamine tangutorum* O. E. Schulz. 的全草。

生于海拔 2 100～4 300 m 的向阳荒地、路旁、沟边、林下。分布于乐山、美姑、雷波、木里、宁南、金阳、喜德、冕宁、泸定、康定、丹巴、九龙、雅江、白玉、石渠、稻城、道孚、德格、新龙、眉山市、马边、峨边。

清热解毒、健脾利湿，用于痢疾、水肿、黄疸。凉血止血、利尿平肝（凉山州）。

藏医用于筋痛。德格藏医用于跌打损伤、伤筋、误食羊毛引起的喉痒、咳吐。

三小叶碎米荠

为十字花科植物 *Cardamine trifoliolata* Hook. f. et Thoms. 的全草。

生于海拔 2 100 m 左右的山坡阔叶林中。分布于马边大风顶、峨边。

用于风湿痛。

华中碎米荠

麻杆七、龙骨七（巫溪）、红鳝七（开县）、普贤菜。

为十字花科植物 *Cardamine urbaniana* O. E. Schulz. 的全草。

生于海拔 1 500～3 200 m 的荒地、灌木丛、草地、河边。分布于兴文、金阳、普格、喜德、德昌、昭觉、越西、布拖、美姑、木里、康定、泸定。

全草配酒治跌打损伤；炖肉服为滋补药（兴文）。泡酒服治痨伤（开县）。

桂竹香

为十字花科植物 *Cheiranthus cheiri* L. 的花。

栽培于海拔 2 500～2 700 m 的地区。分布于康定。

泻下、通经。

红紫桂竹香

为十字花科植物 *Cheiranthus roseus* Maxim. 的全草。

生于海拔 4 400～3 700 m 的高山石砾地。分布于乡城、色达。

清热解毒。

小果岩芥

为十字花科植物 *Cochlearia microcarpa* Kuan 的全草。

栽培。分布于康定。

用于坏血病、消化不良、牙痛、口腔破溃。

播娘蒿

葶苈子、象才纳保（藏名）。

为十字花科植物 *Descurainia sophia*（L.）Schur. 的种子。

生于海拔 2 000～4 500 m 的荒地、路旁、山坡、河滩。分布于乐山、什邡、金川、若尔盖、九寨沟、黑水、松潘、理县、茂县、甘孜州、凉山州、洪雅、万源、峨眉山。

行气下水、破坚、祛痰定喘、镇咳、利尿消肿，用于肺痈、口臭、翳子、痢疾、经血不调、支气管炎、支气管扩张、肺水肿、肝硬化引起的腹水、肺壅喘气、痰饮、咳嗽、水肿胀满、小便不利。

藏医：消肿，用于炭疽病。

蛇头芥

细马拉普（藏名）。

为十字花科植物 *Dipoma iberideum* Franch. 的全草。

生于高山流石滩和草原。分布于德格、石渠、白玉、道孚、冕宁、炉霍、九龙。

生于海拔 2 600～5 300 m 的山坡草甸、高山岩石边、石砾质沟边、岩石缝中。分布于德格、乡城。

助消化、消炎、解肉食毒、清热利尿、活血通经和解毒消肿，用于咽痛水肿、关节炎、淋病、痘疹、烫伤、咳逆痰多、脾虚肿满、胸胁胀痛、肺痈等。

藏医：消食、解毒、敛胸部黄水，用于消化不良、肉食中毒。

毛葶苈

为十字花科植物 *Draba eriopoda* Turcz. 的全草。

生于海拔 1 900～4 600 m 的山坡、林下、路旁。分布于崇州、白玉、乡城、新龙、康定、雅江、稻城、道孚、德格、石渠、理塘、峨边。

清热、祛痰、定喘、利尿。

苞序葶苈

细马拉普（藏名）。

为十字花科植物 *Draba ladyginii* Pohle 的全草。

生于海拔 2 100～4 400 m 的路边向阳或潮湿地。分布于德格。

助消化、消炎、解肉食毒、清热利尿、活血通经和解毒消肿，用于咽痛水肿、关节炎、淋病、痘疹、烫伤、咳逆痰多、脾虚肿满、胸胁胀痛、肺痈等。

藏医：消食、解毒、敛胸部黄水，用于消化不良、肉食中毒。

葶苈

为十字花科植物 *Draba nemorsa* L. 的种子。

生于海拔 2 500～3 600 m 的草地、灌木丛、山坡。分布于木里、石渠、康定、甘孜、阿坝州、绵阳、马边、峨边。

祛痰定喘、泻肺利水、止咳化痰。

喜山葶苈

细马拉普（藏名）。

为十字花科植物 *Draba oreades* Schrenk 的全草。

生于海拔 2 600～5 300 m 的山坡草甸、高山岩石边、石砾质沟边、岩石缝中。分布于德格、乡城、昭觉、新龙、白玉、康定、理塘、稻城、乡城、甘孜、色达。

助消化、消炎、解肉食毒、清热利尿、活血通经和解毒消肿，用于咽痛水肿、关节炎、淋病、痘疹、烫伤、咳逆痰多、脾虚肿满、胸胁胀痛、肺痈等。

藏医：消食、解毒、敛胸部黄水，用于消化不良、肉食中毒。

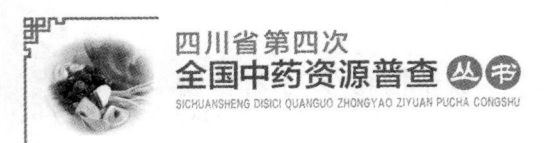

芝麻菜

金堂葶苈子。

为十字花科植物 *Eruca sativa* Mill. 的种子。

生于海拔 800 ~ 3 100 m 的荒地、杂草中。分布于乐山、新都、绵阳、若尔盖、茂县、九寨沟、黑水、金川、壤塘、眉山市、峨眉山。

破坚利水、行气、定喘祛痰、降肺气、利肺气，用于阵发性久咳、肺热咳嗽、便秘、丹毒。

绵果芝麻菜

金堂葶苈子。

为十字花科植物 *Eruca sativa* Mill. var. *eriocarpa*（Boiss）Post 的种子。

生于地边。分布于乐山、金堂、中江、阿坝州。

破坚利水、定喘祛痰。

四川糖芥

杠拖巴（藏名）。

为十字花科植物 *Erysimum benthamii* P. Monnet 的种子。

生于海拔 2 800 ~ 3 800 m 的灌木丛、山坡岩石边。分布于康定、道孚、雅江、石渠、甘孜、新龙、得荣、稻城。

清血热、镇咳、强心、解肉食毒，用于虚劳发热、肺结核咳嗽、久病心力不足。

藏医：解烦热、解毒，用于食肉毒与烦热、肺病、血病。

糖芥

杠拖巴（藏名）。

为十字花科植物 *Erysimum bungei*（Kitag）Kitag. 的种子、全草。

生于海拔 2 500 ~ 4 200 m 的干旱河滩、田边地头、山坡。分布于道孚、稻城、炉霍、理塘、色达、甘孜、新龙、峨边。

清血热、镇咳、强心、解肉食毒，用于虚劳发热、肺结核咳嗽、久病心力不足。种子祛风定喘、泻肺利水（甘孜州）。全草强心利尿、健脾和胃、消食，用于心力衰竭、心悸、浮肿、消化不良。

藏医：解烦热、解毒，用于食肉毒与烦热、肺病、血病。

桂竹香糖芥

小花糖芥。

为十字花科植物 *Erysimum cheiranthoides* L. 的种子、全草。

生于海拔 500 ~ 2 000 m 的肥沃地。分布于自贡、什邡、德格、得荣、石渠、雅江。

种子祛风定喘、泻肺利水。全草强心利尿、健脾和胃、消食，用于心力衰竭、心悸、浮肿、消化不良。

云南山萮草

为十字花科植物 *Eutrema yunnanense* Franch. 的种子。

生于海拔 2 400 ~ 2 800 m 的地边。分布于什邡、邛崃、昭觉、越西、雷波、喜德、泸定、马边、峨边。

祛风定喘、泻肺利水。

短圆叶菘兰

为十字花科植物 *Isatis oolongata* DC. 的根、叶。

生于海拔 1 600 ~ 2 100 m 的草地。分布于康定、阿坝州、雅安、达州、成都。

清热解毒，用于喉炎。

菘兰

大青叶、大青、北板蓝根。

为十字花科植物 *Isatis tinctoria* L. / *I. indigotica* Fort. 的根、叶。

生于海拔 1 500～2 100 m 的山地，多为栽培。分布于全川，九寨沟、金川、小金、茂县、理县、达州市、巴中市、峨眉山、汶川、西昌、眉山、康定。

清热解毒、凉血、消炎，用于感冒、流脑、乙脑、肺炎、丹毒、热毒发斑、神昏吐衄、咽肿、疹腮、火眼、疱疹、肠炎。

独行菜

无瓣独行菜、葶苈子、挡普、茶浊（藏名）。

为十字花科植物 *Lepidium apetalum* Willd. 的种子、全草、花。

生于海拔 2 400～4 700 m 的耕田、荒地、路旁、草坡、林间。分布于乐山、绵阳、广元、南充、昭觉、美姑、越西、新龙、炉霍、甘孜、得荣、白玉、德格、道孚、眉山市、凉山州、马边。

全草清热解毒、下气行水。种子止咳化痰、利尿、祛咳定喘、泻肺利水，用于咳嗽痰多、胸胁胀满、水肿、小便不利。

藏医：用于内脏瘀血、骨痛、风湿性关节炎及其引起的水肿。花杀虫，用于痧证。德格藏医用于降压（效果好）、血下行引起的下肢肿痛。

头花独行菜

挡普、茶浊（藏名）。

为十字花科植物 *Lepidium capitatum* Hook. f. et Thoms. 的全草、花。

生于海拔 2 700～4 200 m 的田野、路旁及屋边。分布于康定、稻城、色达、炉霍、道孚、甘孜、德格、乡城、

藏医：祛痰、止痛、消肿，用于内脏瘀血、骨痛、风湿性关节炎及其引起的水肿。花杀虫，用于痧证。德格藏医用于降血压，治疗高血压、血下行引起的下肢肿痛。

楔叶独行菜

挡普、茶浊（藏名）。

为十字花科植物 *Lepidium cuneiforme* C. Y. Wu 的果实。

生于海拔 1 600～3 400 m 的路旁、荒地、山坡或灌木丛中。分布于金川、壤塘、阿坝、汶川、茂县、九寨沟、石渠、康定、雅江、乡城、稻城、白玉、德格、泸定、康定、马边、峨边。

祛痰定喘、泻肺利水。藏医：祛痰、止痛、消肿，用于内脏瘀血、骨痛、风湿性关节炎及其引起的水肿。花杀虫，用于痧证。德格藏医用于降血压，治疗高血压、血下行引起的下肢肿痛。

宽叶独行菜

止痢草、挡普、茶浊（藏名）。

为十字花科植物 *Lepidium latifolium* L. 的全草、种子。

生于海拔 1 800～4 200 m 的田野、屋边、路边。分布于石渠。

全草清热燥湿，用于菌痢、肠炎。种子行气下水、破坚、祛痰定喘，用于肺壅喘气、痰饮、咳嗽、水肿胀满、小便不利。

藏医：祛痰、止痛、消肿，用于内脏瘀血、骨痛、风湿性关节炎及其引起的水肿。花杀虫，用于痧证。德格藏医用于降血压，治疗高血压、血下行引起的下肢肿痛。

家独行菜

挡普、茶浊（藏名）。

为十字花科植物 *Lepidium sativum* L. 的果实。

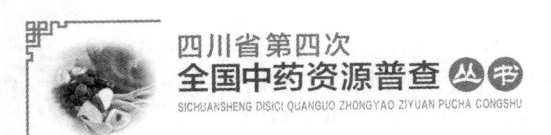

生于海拔 3 000 m 以下的路旁、荒地、山坡。分布于德格。

藏医：祛痰、止痛、消肿，用于内脏瘀血、骨痛、风湿性关节炎及其引起的水肿。花杀虫，用于痧证。德格藏医用于降血压，治疗高血压、血下行引起的下肢肿痛。

北美独行菜

为十字花科植物 *Lepidium virginicum* L. 的种子。

生于耕田、荒地、路旁、草坡、林间。分布于盐源。

祛痰定喘、泻肺利水、止咳化痰。

玛卡

为十字花科植物 *Lepidium meyenii* Walp. 的根。

栽培于海拔 3 000 ~ 4 300 m 的高原地区。分布于甘孜州、阿坝州。

滋补强壮、改善睡眠、壮阳。

注：本品为从墨西哥新引进的中药资源。

涩芥

紫花芥、芥菜、离蕊芥、细马拉普（藏名）。

为十字花科植物 *Malcolmia africana*（L.）R. Br. 的全草或种子。

生于海拔 2 800 ~ 3 500 m 的田野、草地。分布于巴塘、石渠。

祛痰定喘、泻肺行水，用于咳逆痰多、脾虚肿满、胸腹积水、胸胁胀满、肺痈。又助消化、消炎、解肉食毒、清热利尿、活血通经和解毒消肿，用于咽痛水肿、关节炎、淋病、痘疹、烫伤、咳逆痰多、脾虚肿满、胸胁胀痛、肺痈等。

藏医：消食、解毒、敛胸部黄水，用于消化不良、肉食中毒。

豆瓣菜

西洋菜。

为十字花科植物 *Nasturtium officinale* R. Br. 的全草。

生于海拔 1 000 ~ 3 700 m 的沟内潮湿处。分布于乐山、丹巴、康定、峨眉山、甘洛、雷波、德昌、西昌、越西、龙胆、道孚、巴塘。

清热、止血、解毒镇痛、解热，用于肺病、肺热燥咳、胎火。

西藏豆瓣菜

西洋菜干。

为十字花科植物 *Nasturtium tibeticum* Maxim. 的全草。

生于沟内潮湿处。分布于德格、汉源。

清热解毒、镇痉，用于肺病、肺热燥咳。

诸葛菜

为十字花科植物 *Orychophragmus violaceus*（L.）O. E. Schulz 的全草。

生于山坡草地、路旁、林下。分布于成都、洪雅、峨眉山。

降低胆固醇、清理软化血管，避免血栓形成。

无茎荠

单花荠。

为十字花科植物 *Pegaeophyton scapiflorum*（Hook. f. et Thoms.）Marq. et Air-haw 的全草。

生于海拔 3 500 ~ 5 400 m 的高山草地、山坡湿地、林缘水边。分布于九龙、白玉、色达、雅江。

清热解毒、消肿止痛，用于肺热咳嗽、急性热病、肺咯血、刀伤出血、食物中毒。

莱菔

莱菔子、纳朴（藏名）、萝卜。

为十字花科植物 *Raphanus sativus* L. 的种子、鲜根、叶、老萝卜。

栽培。分布于全川，雅江、乡城、康定、丹巴、白玉、泸定、南充市、成都、绵阳市、达州市、巴中市、峨眉山、凉山州、峨边。

鲜根消食化痰、降气定喘、宽中、解毒、清热利尿、健胃，用于食积气滞、胸腹胀满、痰咳失音、吐血、衄血、消渴、痢疾、偏正头痛。莱菔子（种子）下气定喘、行滞消食、化痰，用于咳嗽、痰喘、食积气滞、胃脘痞满、嗳气吐酸、腹痛、胸闷、腹胀、下痢后重。叶清热止泻、消食理气，用于胸膈痞满作呃、食滞不消、泻痢、喉痛、妇女乳肿、乳汁不通。老萝卜（地骷髅）宣肺化痰、消食利水、下气、清热解毒，用于咳嗽、多痰、食积气滞、脘腹痞闷、水肿喘满、噤口痢疾。

藏医：祛风，用于龙病、培根病。鲜萝卜破瘀消肿、敛疮、平喘、顺气，用于痞结、顽痰、失音、胃寒、虚弱、眼疾、烦渴、便秘、流感。成熟鲜萝卜提升胃温，用于胃寒、消化不良。萝卜子用于腹水、消化不良、夜盲症、头痛。萝卜汁用于耳病。萝卜炭治便秘。

蓝花子

为十字花科植物 *Raphanus sativus* L. var. *raphanistroides*（Makino）Makino 的种子。

栽培。分布于成都、喜德、会东、会理。

宽中下气、消食、解毒。

细子蔊菜

为十字花科植物 *Rorippa cantonienaia*（Lour.）Ohwi. 的全草。

生于海拔 1 600～3 500 m 的田边、路旁、山沟、湿地。分布于石渠、九龙。

清热解毒、镇咳。

无瓣蔊菜

为十字花科植物 *Rorippa dubia*（Pers）Hara 的全草。

生于海拔 1 300～3 700 m 的山坡、路旁、田边、屋边。分布于德格、泸定、九龙、康定、美姑、雷波、昭觉、西昌。

止咳化痰、平喘、散瘀消肿、清热解毒，用于咽喉痛、感冒发热、经闭、风湿关节痛。

高原蔊菜

冈托必、冈托蔓巴（藏名）。

为十字花科植物 *Rorippa elata*（Hook. f. et Thoms）Hand. et Mazz. 的种子及地上部分。

生于海拔 2 800～3 900 m 的高原地区阳坡草地、林下沟边、路旁、灌木丛中。分布于九龙、稻城、雅江、白玉、乡城、石渠、德格、新龙、巴塘、木里、德昌、盐源、昭觉、普格、布拖。

藏医：解烦热、解毒，用于肺病、血症、食物中毒、肉毒。

蔊菜

印度蔊菜、干油菜、野油菜、用泽、格泽（藏名）。

为十字花科植物 *Rorippa indica*（L.）Hiern/*R. montana*（Wall）Small 的全草或花、种子。

生于海拔 300～3 800 m 的河滩、路旁、荒地、屋边、潮湿处。分布于全川，古蔺、叙永、合江、泸县、宜宾、长宁、筠连、兴文、珙县、南溪、隆昌、凉山州、南充市、绵阳市、达州市、巴中市、峨眉山、峨边、丹巴、道孚、九龙、喜德、雷波、盐边、普格。

清热解毒、利尿、镇咳平喘、活血通经、解表健胃、散寒消肿，用于慢性气管炎、感冒、热咳、咽喉肿痛、风寒牙痛、肺热咳嗽、小便不利、风湿性关节炎、肝炎、水肿、疖肿、经闭、跌打损伤、糖尿病。鲜草捣烂外敷痈肿疮毒、蛇咬伤、漆疮及烫火伤。种子解表止咳、健胃利水，用于感冒咳嗽、麻疹不透。

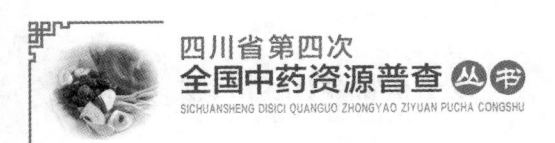

长期煮水、煎汤或代茶饮，可能治愈白血病。外用于捣汁搽治生漆过敏。

藏医：外用于脂肪瘤。

沼泽葶菜

细马拉普（藏名）。

为十字花科植物 *Rorippa islandica*（Oed.）Borb. 的全草。

生于海拔 2 300 ~ 4 000 m 的山坡、草地、水沟、田坎、潮湿处。分布于道孚、新龙、稻城、九龙、乡城、石渠、康定、理塘、雅江、甘孜、昭觉、越西、西昌。

助消化、消炎、解肉食毒、清热利尿、活血通经和解毒消肿，用于咽痛水肿、关节炎、淋病、痘疹、烫伤、咳逆痰多、脾虚肿满、胸胁胀痛、肺痈等。

藏医：消食、解毒、敛胸部黄水，用于消化不良、肉食中毒。

风花菜

干油菜、葶菜。

为十字花科植物 *Rorippa palustris*（Leyss）Bess 的全草。

生于海拔 300 ~ 3 000 m 的荒地、山坡。分布于金川、壤塘、茂县、汶川、九寨沟、黑水、乐山、眉山市。

清热解毒、利水消肿、利尿，用于黄疸、水肿、淋病、咽痛、痈肿、烫火伤。

欧白芥

为十字花科植物 *Sinapis alba*（L.）Boiss. 的种子。

栽培。分布于巴塘。

温肺豁痰、理气散结、通络止痛，用于寒痰喘咳、胸胁胀痛、关节麻木、痰湿流注、阴疽肿毒。

垂果大蒜芥

为十字花科植物 *Sisymbrium heteromallum* C. A. Mey. 的全草、种子。

生于海拔 2 000 ~ 4 000 m 的草原、草甸、溪边。分布于乡城、甘孜、稻城、石渠。

全草、种子清热解毒、镇咳化痰、强心，用于虚劳咳嗽、顿咳、久病心力不足、肉食中毒。全草用于瘰疬、肉瘤。

长果丛菔

索罗嘎保（藏名）。

为十字花科植物 *Solm-aubachia dolichocarpa* Y. C. Lan et T. Y. Cheo 的全草。

生于海拔 4 300 米 m 以下的高山草地或碎石带。分布于若尔盖。

用于肺痨。

宽果丛菔

索罗嘎保（藏名）。

为十字花科植物 *Solm-aubachia eurycarpa*（Maxim.）Botsch. 的全草。

生于海拔 3 800 ~ 5 000 m 的高山草地或碎石带。分布于新龙、道孚、德格。

清热解毒、平肝熄风、清肺热、镇咳、止血消炎、续筋接骨、益气补血，用于肺炎咳嗽、痰中带血、发热、风热、肺热咳嗽、感冒发烧、肝阳上亢之耳鸣、头晕目眩等症。

藏医：清肺热、止咳、止血、利肺、去口臭，用于肺炎、肺脓肿、气管炎、感冒发烧、咳嗽、痰中带血、口臭等。

多花丛菔

索罗嘎保（藏名）。

为十字花科植物 *Solm-aubachia floribunda* Lan et Cheo. 的根。

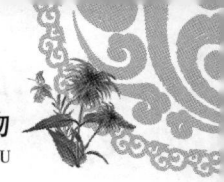

生于海拔4 000~5 500 m的雪线碎石坡。分布于德格、稻城、巴塘、乡城。

藏医：清肺热，用于肺炎、肺脓肿、气管炎、感冒。德格藏医用于肺炎、肺结核、咳吐浓痰。

线叶丛菔

索罗嘎保（藏名）。

为十字花科植物 *Solm-aubachia linearifolia*（W. W. Smith）O. E. Schulz. 的全草。

生于海拔3 600~5 500 m的流石滩或山坡岩石缝中。分布于白玉、德格、九龙、理塘、康定。

清热解毒、平肝熄风、清肺热、镇咳、止血消炎、续筋接骨、益气补血，用于肺炎咳嗽、痰中带血、发热、风热、肺热咳嗽、感冒发烧、肝阳上亢之耳鸣、头晕目眩等症。

藏医：清肺热、止咳、止血、利肺、去口臭，用于肺炎、肺脓肿、气管炎、感冒发烧、咳嗽、痰中带血、口臭等。

细叶丛菔

索罗嘎保（藏名）。

为十字花科植物 *Solm-aubachia minor* Hand-azz. 的全草。

生于海拔4 300~5 000 m的高山草地或流石滩。分布于新龙、盐源、康定、德格、木里、九龙。

清热解毒、平肝熄风、清肺热、镇咳、止血消炎、续筋接骨、益气补血，用于肺炎咳嗽、痰中带血、发热、风热、肺热咳嗽、感冒发烧、肝阳上亢之耳鸣、头晕目眩等症。

藏医：清肺热、止咳、止血、利肺、去口臭，用于肺炎、肺脓肿、气管炎、感冒发烧、咳嗽、痰中带血、口臭等。

总状丛菔

索罗嘎保（藏名）。

为十字花科植物 *Solm-aubachia platycarpa*（Hook. f. et Thoms）Botsoh. 的全草。

生于海拔4 300~5 200 m的流石滩、山顶石缝。分布于乡城、白玉。

清热解毒、平肝熄风、清肺热、镇咳、止血消炎、续筋接骨、益气补血，用于肺炎咳嗽、痰中带血、发热、风热、肺热咳嗽、感冒发烧、肝阳上亢之耳鸣、头晕目眩等症。

藏医：清肺热、止咳、止血、利肺、去口臭，用于肺炎、肺脓肿、气管炎、感冒发烧、咳嗽、痰中带血、口臭等。

丛菔

索罗嘎保（藏名）。

为十字花科植物 *Solm-aubachia pulcherrima* Muschl. 的全草。

生于海拔2 800~5 500 m的高山草地或流石滩、河边、石灰岩石缝。分布于若尔盖、红原、阿坝、道孚、德格、白玉、理塘、巴塘、稻城、乡城、新龙、普格、木里、宁南。

清热解毒、平肝熄风、清肺热、镇咳、止血消炎、续筋接骨、益气补血，用于肺炎咳嗽、痰中带血、发热、风热、肺热咳嗽、感冒发烧、肝阳上亢之耳鸣、头晕目眩等症。

藏医：清肺热、止咳、止血、利肺、去口臭，用于肺炎、肺脓肿、气管炎、感冒发烧、咳嗽、痰中带血、口臭等。

狭叶丛菔

索罗嘎保、索罗松扎（藏名）。

为十字花科植物 *Solm-aubachia pulcherrima* Muschl. f. *angustifolia* O. E. Schulz. 的根。

生于海拔4 000~5 100 m的高山草地、碎石滩或山坡。分布于德格、巴塘、道孚、康定。

藏医：清肺热，用于肺炎、肺脓肿、气管炎、感冒。德格藏医用于肺炎、肺结核、咳吐浓痰。

轮叶无隔芥

细马拉普（藏名）。

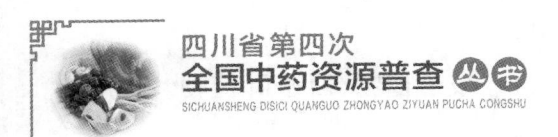

为十字花科植物 Staintoniella verticillata (Jefferey et W. W. Sm) Hara 的全草。

生于海拔 3 800～4 600 m 的高山岩石缝、草甸、高山岩石边、石砾质沟边。分布于德格、乡城、稻城。

助消化、消炎、解肉食毒、清热利尿、活血通经和解毒消肿，用于咽痛水肿、关节炎、淋病、痘疹、烫伤、咳逆痰多、脾虚肿满、胸胁胀痛、肺痈等。

藏医：消食、解毒、敛胸部黄水，用于消化不良、肉食中毒。

菥蓂

瓜子草、遏蓝菜、败酱草、折尕哇、折安穷、嘿白玛、达弄窍任（藏名）。

为十字花科植物 Thlaspi arvense L. 的全草、种子。

生于海拔 1 500～4 100 m 的田野、荒地、溪谷、草地肥沃处。分布于全川，昭觉，主产于甘孜州、九寨沟、茂县、若尔盖、金川、道孚、眉山市、峨眉山、凉山州。

全草和中益气、清热解毒、利水消肿，用于水肿、肾炎、阑尾炎、肺脓疡、痈疖肿毒、丹毒、子宫内膜炎、白带、小儿消化不良。种子祛风除湿、和胃止痛、清肝明目，用于风湿性关节炎、腰痛、胃痛、肝炎、目赤、肿痛、流泪。舒筋活络、明目、利水（昭觉）

藏医：安神定志、清肾肝肺热、助消化，用于肾炎、小便不利、肺炎或肺肾之热证，久食使干瘦的人变丰满。

齿叶遏蓝菜

折嘎帕、撒尕哇（藏名）。

为十字花科植物 Thlaspi yunnanense Franch. var. dentatum Diels. 的全草、种子。

生于海拔 3 600～4 000 m 的田野、荒地、溪谷、草地肥沃处。分布于道孚。

全草和中益气、清热解毒、利水消肿，用于肾炎、阑尾炎、肺脓疡、痈疖肿毒、丹毒、子宫内膜炎、白带、小儿消化不良。种子祛风除湿、和胃止痛、清肝明目，用于风湿性关节炎、腰痛、胃痛、肝炎、目赤、肿痛、流泪。

藏医：安神定志、清肾肝肺热、消肿排脓、益气、健胃、止吐、四肢黄水、开胃、消食，用于肾炎、小便不利、肺炎或肺肾之热证、目赤肿痛、瘀血腹痛、咳嗽、淋病、呕吐、黄水病、肾病，久食使干瘦的人变丰满。

蚓果芥

打巴（藏名）。

为十字花科植物 Torularia humilis (C. A. Mey) O. E. Schulz. 的全草。

生于海拔 1 300～4 300 m 的高山草地或山坡、河滩。分布于康定、甘孜、德格、石渠、炉霍、稻城、道孚。

健胃消食、解肉毒，用于消化不良、肉类中毒。

大花蚓果芥

杠拉普（藏名）。

为十字花科植物 Torularia humilis (C. A. Mey) O. E. Schulz. var. grandiflora O. E. Schulz. 的全草。

生于高山草地或山坡、河滩、田边。分布于巴塘、石渠、炉霍、新龙。

藏医：消食、解肉食中毒，用于食物中毒、消化不良。

辣木科 Moringaceae

辣木

鼓槌树。

为辣木科植物辣木 Moringa oleifera Lam. 的种子、根、根皮、叶、荚果、树胶。

栽培。分布于米易等地。

根利湿、健脾，用于食欲不振、石淋。根与根皮祛风、消炎、健胃、利尿、壮阳之，用于头痛、眩晕、哮喘、口腔炎、咽喉炎、胃气胀、胃肠痉挛、神经衰弱、高血压、糖尿病、坏血病、脚气病、皮肤病、脓疡及各种癌症。叶除湿、祛寒，壮阳、利尿、消肿，用于子宫发炎、赤白带、淋病、梅毒。荚果利湿、健脾胃，用于肝病、关节疼痛、手脚麻痹。种子用于肝脾肿大。树胶用于齿骨疽、耳痛。

注： 本品种为新引进的中药资源。

悬铃木科 Platanaceae

悬铃木

为悬铃木科植物 *Platanus acerifolia*（Ait.）Willd. 的叶、果实。

栽培于海拔 2 600 m 以下的地区。分布于全川，泸定、康定、得荣。

叶滋补、退热、发汗。果实解表、发汗、止血，用于血小板减少性紫癜、出血。

茅膏菜科 Droseraceae

山胡椒草

一粒金丹。

为茅膏菜科植物 *Drosera peltata* Smith 的全草。

生于高山草甸、向阳松林。分布于凉山州各县。

有小毒、活血散结、顺气止痛。

茅膏菜

田胡椒、捕虫草、山胡椒草（峨眉）。

为茅膏菜科植物 *Drosera peltata* Smith var. *lunata*（Buch. – Ham.）Clarke/*D. peltata* Smith var. *multisepala* Y. Z. Ruan 的全草、块根。

生于海拔 1 200 ~ 3 800 m 的高山草甸、向阳松林、田边、水边。分布于凉山州、九龙、乡城、雅江、得荣、稻城、理塘、洪雅、邻水、大竹、峨眉山、泸定、道孚、康定、汉源、石棉、巴塘。

全草祛风活络、活血祛瘀、镇痛、顺气，用于跌打损伤、腰肌劳损、风湿关节疼痛、疟疾、角膜云翳（贴太阳穴）、淋巴结核、湿疹，内服用于胃痛、胃癌、赤白痢疾（贴大椎穴）、小儿疳积。块根清热利湿、行血止痛，用于筋骨冷痛、腰痛、偏头痛、疟疾、翳障。

景天科 Crassulaceae

落地生根

为景天科植物 *Bryophyllum pinnatum*（L. f.）Oken 全草。

栽培。分布于全川。

消肿、活血、止痛、拔毒生肌，用于痈肿疮毒、乳痈、丹毒、中耳炎、疖腮、外伤出血、丹毒损伤、骨折、烧烫伤。

狭穗景天

为景天科植物 *Hylotelephium angustum*（Maxim.）H. Ohba 的全草。

生于海拔 1 850 ~ 3 300 m 的山坡、灌木丛、林下、石上。分布于康定。

清热、利肺、顺气。

八宝

胡豆七（纳溪、叙永）、大打不死（纳溪、屏山）、铁胡豆（江安）、山胡豆（兴文、叙永）、鸡眼草

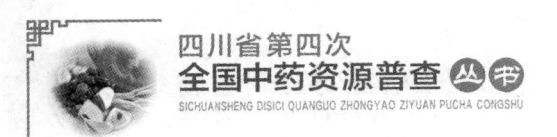

（合江）、肉泽兰（屏山）、三百棒（叙永）、佛指甲（峨眉）。

为景天科植物 *Hylotelephium erythrostictum*（Miq.）H. Ohba/*S. erythrostictum* Miq. 的全草。

生于海拔 1 800 m 以下的山坡草地、沟边，有栽培。分布于全川，马边、峨边、纳溪、江安、兴文、叙永、泸县、隆昌、屏山、宜宾、古蔺、筠连、苍溪、阆中、南部、广安、南充、眉山市、开江、大竹、宣汉、平昌、万源、通江、峨眉山、冕宁。

清热解毒、活血祛瘀、止血利湿，用于热毒火疮、疮疖、小儿丹毒、音哑肿痛、游风、烦热惊狂、咯血、吐血、疔疮、肿毒、风疹、瘾疹、漆疮、目赤涩痛、中耳炎、跌打扭伤、湿疹、外伤出血。外用于疔疮肿毒、缠腰火丹、脚癣、毒蛇咬伤、烧烫伤。并治小儿疳积、妇女血崩（叙永）；治化脓性中耳炎（古蔺）；痨伤（巫溪）。

轮叶八宝

为景天科植物 *Hylotelephium verticillatum*（L.）H. Ohba 的全草。

生于海拔 2 900 m 以下的山坡草丛、阴湿沟边。分布于万源。

解毒消肿、止痛、止血，用于痈肿疔毒、蛇虫咬伤、创伤出血。

塔花瓦松

为景天科植物 *Orostachys chanetii*（Lévl.）Berger 的全草。

生于海拔 400 ~ 1 700 m 的岩石、瓦缝。分布于青川。

止血、活血、敛疮。

瓦松

瓦莲花、流苏瓦松、瓦宝塔（阿坝州）、瓦屋葱（峨眉）、克秀巴（藏名）。

为景天科植物 *Orostachys fimbriatus*（Turcz.）Berger/*Sedum fimbriaticum*（Turcz）Franch. 的全草。

生于海拔 300 ~ 3 500 m 的岩石、屋顶、石缝。分布于全川，乐山、红原、若尔盖、内江、理塘、南充市、眉山市、达州市、巴中市、峨眉山、成都、九寨沟。

清热解毒、止血活血、敛疮、止痢、利湿消肿、凉血、通经收敛，用于咳血、肺结核咯血、吐血、鼻衄、便血、肝炎、疟疾、痢疾、月经不调、热淋、痔疮出血、湿疹、痈毒、疔痘、烫火伤、皮肤溃疡与疮口久不愈合。

喜冷红景天

为景天科植物 *Rhodiola algida*（Ledeb.）Fisch. et C. A. Mey var. *jeniseense*（Maxim.）S. H. Fu 的花和去皮根。

生于海拔 3 900 ~ 4 200 m 的高山草甸、灌木丛、山坡。分布于德格。

退烧、利肺，用于肺炎、神经麻痹症。

唐古特红景天

为景天科植物 *Rhodiola algida*（Ledeb.）Fisch. et C. A. Mey var. *tangutica*（Maxim.）S. H. Fu 的花和去皮根。

生于海拔 4 200 ~ 5 200 m 的高山石缝、潮湿草地、水边。分布于道孚、乡城、德格。

退烧、利肺，用于肺炎、神经麻痹症。

西川红景天

为景天科植物 *Rhodiola alsia*（Förd.）S. H. Fu 的花、根。

生于海拔 1 800 ~ 4 800 m 的山坡石缝、灌木丛、碎石地、林下。分布于盐边、泸定、康定、九龙、稻城、雅江、理塘、道孚、新龙。

清热利肺、活血、止血。

宽瓣红景天

索罗玛保（藏名）、大花红景天。

为景天科植物 *Rhodiola crenulata*（Hook. f. et Thoms.）H. Ohba. /*R. euryphylla*（Förd.）S. H. Fu 的根及根茎。

生于海拔 2 800～5 600 m 的灌木丛、石缝、沟边。分布于泸定、康定、雅江、稻城、白玉、炉霍、红原、石渠、色达、得荣、德格、阿坝州、凉山州。

清肺止咳、止血、止带，用于肺热咳嗽、咯血、妇女白带、肺结核、肺炎、气管炎，外用于跌打损伤、烧烫伤。

藏医：清肺热、养肺、滋补元气、去口臭，用于肺病、肺炎、支气管炎、口臭。

小丛红景天

凤尾七。

为景天科植物 *Rhodiola dumulosa*（Franch.）S. H. Fu 的根、全草。

生于海拔 1 600～3 900 m 的荒地、岩石上。分布于乐山、成都、石渠、乡城、德格、洪雅、冕宁。

补肾、养血、安神明目、调经补血，用于虚劳、干血痨、月经不调、妇女虚劳、头晕目眩、骨蒸劳热。

宽果红景天

为景天科植物 *Rhodiola eurycarpa*（Förd.）S. H. Fu 的全草。

生于海拔 3 000～5 000 m 的灌木丛、林下。分布于崇州、木里、金阳、稻城、理塘、德格、色达。

活血止痛、清肺止咳。

长鞭红景天

索罗模保（藏名）。

为景天科植物 *Rhodiola fastigiata*（Hook. f. et Thoms.）S. H. Fu. 的根及根茎。

生于海拔 2 500～5 400 m 的高山石砾地、林下。分布于崇州、阿坝州、泸定、康定、九龙、稻城、道孚、白玉、德格、石渠、盐边、盐源、布拖。

活血止痛、清肺止咳。

藏医：清热解毒、消肿、祛湿、止痛，用于温病、肺热、中毒及四肢肿胀、火眼、风火牙疼、疔毒、疮疡。

菱叶红景天

接骨七、豌豆七、一代宗、白三七。

为景天科植物 *Rhodiola henryi*（Diels）S. H. Fu 的全草、根。

生于海拔 1 000～3 500 m 的阴湿荒地、岩石。分布于邛崃、乐山、九寨沟、汶川、茂县、黑水、理县、金川、康定、道孚、九龙、洪雅、宣汉、万源、通江、盐源、德昌、喜德。

全草活血、止血、镇痛、强筋、长骨，用于跌打损伤、骨折、风湿疼痛。根理气、收涩、活血化瘀、消肿，用于痢疾、腹泻、吐血、咯血、痔疮出血、衄血、跌打损伤、瘀肿疼痛、喉炎、劳伤、红肿疼痛。

狭叶红景天

红景天、狮子七、涩疙瘩、掺嘎尔、嘎都儿、索罗玛保（藏名）。

为景天科植物 *Rhodiola kirilowii*（Regel）Regel. 的根茎及根。

生于海拔 2 000～5 600 m 的草地、乱石滩、岩石上。分布于九寨沟、马尔康、茂县、理县、若尔盖、松潘、黑水、汶川、康定、雅江、稻城、德格、九龙、石渠、道孚、喜德、昭觉、西昌、峨边。

止血止痛、破坚消积、固涩止泻、调经化瘀，用于跌打损伤、腰痛、吐血、崩漏、月经不调、白带、痢疾。

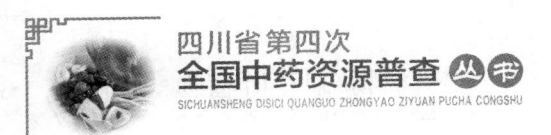

清热解毒、消肿、养肺，用于肺炎、肺结核、气管炎、小儿癫狂、积滞。含在腮边能治口臭、温热病、四肢肿胀、中毒。

黄萼红景天

索罗玛保（藏名）。

为景天科植物 *Rhodiola litwinowii* A. Bor 的根及根茎。

生于海拔 3 200 m 的灌木丛、山坡。分布于道孚。

清肺止咳、止血、止带，用于肺热咳嗽、咯血、妇女白带，外用于跌打损伤、烧烫伤。

藏医：清肺热、养肺、滋补元气、去口臭，用于肺病、肺炎、支气管炎、口臭。

卵萼红景天

索罗玛保（藏名）。

为景天科植物 *Rhodiola ovatisepala* （Hamet） S. H. Fu. 的根及根茎。

生于海拔 2 700～4 200 m 的山坡石上或树上苔藓中。分布于德格、会理、西昌、普格、木里、喜德、米易、宁南、得荣、道孚、德格、雅江。

清肺止咳、止血、止带，用于肺热咳嗽、咯血、妇女白带，外用于跌打损伤、烧烫伤。

藏医：清肺热、养肺、滋补元气、去口臭，用于肺病、肺炎、支气管炎、口臭。

四裂红景天

索罗模保（藏名）。

为景天科植物 *Rhodiola quadrifida* （Pall.） Fisch. et Mey. 的根及根茎。

生于海拔 3 000～5 700 m 的高山草甸、灌木丛、山坡石缝、沼泽、水边。分布于白玉、炉霍、新龙、乡城、德格、康定、九龙、雅江、巴塘、稻城、道孚。

藏医：清热解毒、消肿、祛湿、止痛，用于温病、肺热、中毒及四肢肿胀、火眼、风火牙疼、疔毒、疮疡。

红景天

为景天科植物 *Rhodiola rosea* L. 的全草。

生于海拔 5 000 m 以上的高山流石滩。分布于什邡、乡城、德格、红原。

清热止咳、止血、止带，用于肺热咳嗽、咯血、白带，外用于跌打损伤。

粗糙红景天

为景天科植物 *Rhodiola scabrida* （Franch.） S. H. Fu 的茎。

生于海拔 3 200～4 700 m 的山坡石缝。分布于泸定、康定、乡城、道孚、甘孜、理塘、稻城、得荣。

补气血。

云南红景天

胡豆七，还阳草、黄花参（阿坝州）。

为景天科植物 *Rhodiola yunnanensis* （Franch.） S. H. Fu 的根、全草。

生于海拔 2 000～3 800 m 的向阳松林下、岩石或草丛中。分布于崇州、什邡、彭州、峨眉、乐山、茂县、九寨沟、若尔盖、金川、壤塘、马尔康、理县、布拖、洪雅、凉山州、泸定、康定、九龙、稻城、雅江、得荣、马边、峨边。

根活血镇痛、通经活络、清热解毒、散瘀止血、强筋，用于喉炎咳嗽、泄泻、痢疾、跌打损伤、创伤。全草止血、润肺止咳、解热。

费菜

大三七、见血散、指甲七（合江）、大打不死（纳溪）、强盗药（叙永）、火胆草（青川）、土三七、长生三七、景天三七、紫云七（峨眉）、呷雄（藏名）。

为景天科植物 *Sedum aizoon* L. 的全草。

生于海拔 2 000～3 700 m 的山坡草地、沟边，有栽培。分布于乐山、成都、九寨沟、金川、茂县、壤塘、汶川、理县、马尔康、合江、宜宾、珙县、纳溪、古蔺、青川、洪雅、开江、巴中、万源、南江、峨眉山、康定、丹巴。

清热解毒、活血、凉血止血、化瘀、安神镇静，用于肺热咳嗽、跌打损伤、吐血、便血、衄血、尿血、崩漏、消化道出血、子宫出血、牙龈出血、红白痢疾、血小板减少性紫癜、心悸、烦躁失眠，外用于跌打损伤、外伤出血。鲜叶贴火眼，花明目（纳溪）。捣烂外敷火烫伤（青川）。

乳毛费菜

为景天科植物 *Sedum aizoon* L. var. *schabrum* Maxim. 的全草、根。

生于海拔 2 000～2 850 m 的阴湿地边。分布于金川、九寨沟、茂县、壤塘、若尔盖、松潘、汶川、丹巴。

全草用于狗咬伤。根泡酒用于跌打损伤。

东南佛指甲

为景天科植物 *Sedum alfredii* Hance 的全草。

生于海拔 3 000～3 400 m 的山坡阴湿石缝中。分布于稻城、康定、峨边。

清热凉血、消肿拔毒，用于口疮、肝炎、毒蛇咬伤、烫伤。

苞叶景天

灯笼草。

为景天科植物 *Sedum amplibracteatum* K. T. Fu／*S. bracteatum* Diels 的全草。

生于海拔 1 100～2 800 m 的高山阴湿岩上。分布于马边、什邡、峨眉、洪雅、万源、通江、南江、越西、峨边。

清热解毒、利湿、消肿、活血化瘀，用于痈疽发背、乳痈、产后腹痛、胃痛、便秘、烫火伤。

狭穗景天

为景天科植物 *Sedum angustum* Maxim. 的全草。

生于海拔 2 500～3 500 m 的高山草地、灌木丛中。分布于若尔盖、松潘、九寨沟、金川、马尔康、雷波、木里。

顺气止痛。

珠芽景天

佛甲草、小豆瓣草（叙永）、狗牙草、还阳草（云阳）、小箭草（峨眉）、马尿花。

为景天科植物 *Sedum bulbiferum* Makino 的全草。

生于海拔 1 000 m 以下的山地、荒地、岩石。分布于乐山、叙永、合江、筠连、古蔺、峨眉、泸定、开江、邻水、大竹、渠县、通江。

理气散寒、止痛、截疟，用于寒热疟疾、食积腹痛、风湿瘫痪、麻疹、瘟疫。加少量盐捣敷疮毒（叙永）。清热解毒，用于暑热泄泻、风火牙痛、疮痈肿毒等。

细叶景天

白瓦松（筠连）、小豆瓣草（阿坝州）。

为景天科植物 *Sedum elatinoides* Franch. 的全草。

生于海拔 400～3 400 m 山坡、岩石上、石缝中。分布于邛崃、崇州、茂县、九寨沟、金川、理县、黑水、壤塘、筠连、珙县、古蔺、开江、达州、大竹、宣汉、巴中、通江、南江、芦山、宝兴、峨边。

全株清热解毒，用于小儿丹毒、细菌性痢疾、阿米巴痢疾、烫火伤、睾丸炎、白带。单用或加蚕豆叶捣敷狗咬伤（巫溪）。

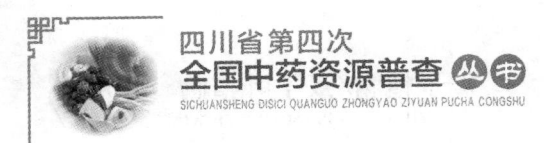

凹叶景天

六月雪、圆佛指甲（南充）、水佛甲（绵阳）、马牙半枝（阿坝州）。

为景天科植物 *Sedum emarginatum* Migo 的全草。

生于海拔 300～3 500 m 阴湿岩上、阴湿处。分布于全川，南充市、绵阳市、汶川、金川、茂县、理县、眉山市、开江、渠县、宣汉、平昌、巴中、万源、峨眉、雷波、宁南、泸定、马边、峨边。

清热解毒、止血利湿、凉血，用于痈肿、风火赤眼、丹毒、肝炎、痢疾、肠炎、疔疮、吐血、衄血、血崩、带下、瘰疬、黄疸、功能性子宫出血、带状疱疹、跌扑损伤、疮毒红肿。全草炒蛋吃止咳（长宁）；治小儿中耳炎（古蔺）；敷刀伤（峨眉）；捣汁解箭毒（青川）。

小山飘风

为景天科植物 *Sedum filipes* Hemsl. 的全草。

生于海拔 400～2 000 m 的山坡林下、山谷阴湿处。分布于都江堰。

清热凉血，用于痢疾。

北景天

倒山黑豆、养心草（阿坝州）、勘察加景天。

为景天科植物 *Sedum kamtschaticum* Fisch. 的全草。

生于海拔 1 500～2 000 m 的草地、灌木丛中。分布于九寨沟、汶川、小金、金川、理县、茂县、洪雅、邻水、宣汉、通江。

活血、凉血止血、宁心安神、利湿、消肿、清热解毒，用于肺咯血、跌打损伤、咳血、吐血、便血、心悸失眠、衄血、外伤出血、蛇伤、蜂螫、癔病。

白果佛甲草

为景天科植物 *Sedum leucocarpum* Franch. 的全草。

生于海拔 1 800～2 800 m 的石上。分布于康定、丹巴。

清热解毒，用于中耳炎、肝炎、烧烫伤。

佛甲草

豆瓣菜、小打不死、万年草（泸县）、石指甲、还魂草（合江）。

为景天科植物 *Sedum lineare* Thunb. 的全草。

生于海拔 1 000 m 以下的潮湿岩上。分布于全川，乐山、邛崃、泸县、屏山、合江、宜宾、古蔺、内江、马边、普格、稻城、眉山市、开江、大竹、峨眉山、普格。

清热解毒、利湿、止血消炎、消肿止痛、接骨，用于咽喉肿痛、痈肿、肝炎、疔疮、丹毒、烫伤、蛇咬伤、黄疸、痢疾、骨折、扭伤、劳伤咳嗽、带状疱疹、疮疡肿毒、毒蛇咬伤、外伤出血。抗癌，用于肺癌、胰腺癌（达州、马边）。

线叶景天

为景天科植物 *Sedum linearifolium* Royle 的全草。

生于海拔 1 500 m 的阴湿岩石上。分布于美姑。

理气止痛、消食健脾、祛风活络。

山飘风

大豆瓣草（叙永）。

为景天科植物 *Sedum major*（Hemsl.）Migo 的全草。

生于海拔 1 500 m 的潮湿岩上。分布于乐山、古蔺、叙永、美姑、甘洛、眉山市、万源、峨眉山、雷波、美姑、甘洛、普格、峨边。

清热解毒、凉血止血，用于肺热咳嗽、衄血、疮毒、无名肿毒、跌打损伤。

小倒卵叶景天

则恭切哇（藏名）。

为景天科植物 *Sedum morotii* Hamet var. *pinoyi*（Hemet）Frod 的根。

生于海拔 2 700 ~ 3 100 米的山坡林下岩石上。分布于巴塘、康定。

用于肺结核、肺炎、气管炎、麻风病（德格藏医）。

多茎景天

为景天科植物 *Sedum multicaule* Wall ex Lindl. 的全草。

生于海拔 1 300 ~ 3 500 m 的山坡林下石上。分布于喜德、德昌、冕宁、泸定、康定、道孚。

清热解毒、止血、祛风湿、降压，用于咽喉痛、乳蛾、口疮、目翳、高血压、风热头痛、风湿关节痛；外用于湿疹、疮毒。

齿叶景天

打不死、石泽兰（屏山）、大豆瓣草（纳溪）、大金胡豆（古蔺）、齿叶费菜。

为景天科植物 *Sedum odontophyllum* Frod. 的全草。

生于海拔 1 200 m 以下的潮湿岩上。分布于乐山、古蔺、屏山、宜宾、合江、纳溪、泸县、凉山州、眉山市、开江、达州、邻水、大竹、渠县、宣汉、平昌、巴中、峨眉山、雷波、宁南。

清热解毒、凉血止血、祛瘀、消肿止痛，用于肺痨咳嗽、吐血、腰痛、衄血、疮毒、无名肿毒。虚痨内伤、虚弱症（纳溪）。治跌打损伤、狗咬伤（巫溪）；外敷疮毒（巴中），全草蒸食或泡酒服治疟疾（凉山州），清肺止咳（宜宾）。

高原景天

为景天科植物 *Sedum przewalskii* Maxim. 的带根全草。

生于海拔 2 400 ~ 5 400 m 的高山草地、岩石上。分布于康定、理塘、巴塘、道孚、甘孜。

清热利肺、活血止血。

垂盆草

黄瓜米草（屏山、珙县）、石黄瓜（长宁）、打不死、土还魂、小拐子药、强盗药（叙永）、铁胡豆（江安）、山胡豆（兴文、叙永）、鸡眼草（合江）、狗牙草（屏山）、瓜子草、指甲草（隆昌）、佛指甲、石指甲（绵阳）、半枝莲（阿坝州）。

为景天科植物 *Sedum sarmentosum* Bunge 的全草。

生于海拔 500 ~ 3 300 m 的灌木丛阴湿处、山坡、岩石上、路旁。分布于全川，苍溪、武胜、阆中、南部、西充、南充、广安、岳池、绵阳市、茂县、汶川、九寨沟、金川、理县、黑水、眉山市、达州市、巴中市、峨眉山、普格、布拖、康定、泸定、峨边。

清热解毒、消肿排脓、祛瘀散结、凉血、止血，用于血热所致的咯血、衄血、外伤出血、咽喉肿痛、风火牙痛、牙龈炎、口腔溃疡、乳腺炎、带状疱疹、阑尾炎、痢疾、肝炎、热淋、烫火伤、蛇虫咬伤、狂犬咬伤、臌胀、食道癌、疮痈肿毒、痈肿疮疖、跌打损伤。并治赤白痢疾（泸县），泡酒服治跌打腰痛（眉山），捣敷狗咬伤（巫溪）。

火焰草

金串子（长宁）、雷打不死（古蔺）。

为景天科植物 *Sedum stellariifolium* Franch. 的全草。

生于海拔 400 ~ 3 400 m 的山坡、山谷、石缝中。分布于长宁、古蔺、筠连、达州、宣汉、巴中、通江、南江、马边。

镇静安神、活血、止血，用于头目眩晕、功能性子宫出血、白带过多。捣敷疮毒（筠连）。嚼烂用童便吞服治跌打损伤（长宁）。炖鸡服治妇女红崩（巫溪）。

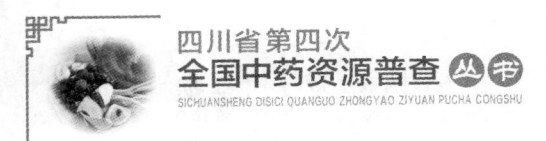
轮叶景天

打不死，还魂草。

为景天科植物 *Sedum verticillatum* L. 的全草。

生于旷野岩上。分布于乐山、峨边、泸定、眉山市、宣汉、万源、通江、普格。

清热解毒、活血散瘀、消肿止痛、止血，用于劳伤腰痛、创伤出血、无名肿毒、跌打损伤、蛇咬伤、蝎螫、劳伤、鸡眼。

汶川景天

打不死。

为景天科植物 *Sedum wenchuanense* S. H. Fu. 的全草。

生于海拔 1 350 m 左右的山坡、林下或灌木丛中。分布于汶川、阿坝州。

清热、凉血、止血。

石莲

红花岩松、瓦片草、石指甲、石莲花（阿坝州）。

为景天科植物 *Sinocrassula indica*（Decne.）Berger 的全草。

生于海拔 400~4 300 m 的林下、山坡岩石上。分布于古蔺、宜宾、屏山、石棉、普格、白玉、乡城、茂县、九寨沟、金川、汶川、壤塘、黑水、理县、眉山市、万源、通江、南江、凉山州、泸定、康定、丹巴、雅江、巴塘、稻城、得荣、道孚、乡城、峨边。

清热解毒、消炎止咳、收敛止血、止痢、消肿止痛、收敛生肌、止泻，用于肺热咳嗽、慢性支气管炎、便血、功能性子宫出血、肝炎、中耳炎、腮腺炎、烫火伤、咽喉肿痛、痢疾、崩漏、便血、泌尿系统感染、子宫出血、疮疡久不收口。清肺热、止咳嗽（屏山），煎水加甜酒服治红崩白带（宜宾），泡酒服治风湿（云阳），炖肉服治痔疮出血。

绿花石莲

为景天科植物 *Sinocrassula indica*（Decne.）Berger var. *viridiflora* K. T. Fu 的全草。

生于海拔 500~1 200 m 的河岸、山坡岩石上。分布于四川省北部。

清热解毒。

虎耳草科 Saxifragaceae

华南落新妇

山花七（阿坝州）。

为虎耳草科植物 *Astilbe austrosinensis* Hand. et Mazz. 的全草。

生于海拔 2 000~2 500 m 的阳坡疏林、草丛中。分布于汶川、茂县、理县、黑水、布拖、宝兴、汉源。

祛风、清热、止咳，用于风热感冒、头痛身痛、咳嗽。

落新妇

小升麻、土苍术（筠连）、红升麻、马尾参、术活（南充）、铁杆升麻（阿坝州）。

为虎耳草科植物 *Astilbe chinensis*（Maxim）Franch. et Sav. 的全草、根茎。

生于海拔 1 500~3 500 m 的阴湿沟边、路旁、灌木丛中。分布于崇州、彭州、筠连、珙县、乐山、美姑、九龙、广安、岳池、苍溪、黑水、若尔盖、茂县、汶川、九寨沟、理县、洪雅、通江、南江、峨眉山、布拖、甘洛、昭觉、雷波、越西、美姑、康定、九龙、天全、汉源、石棉、雅安、马边、峨边。

全草与根茎祛风发表、活络镇痛、清热解毒、止咳祛痰、敛汗，用于风热感冒、头身疼痛、烫火伤、咳嗽、跌打损伤、偏头痛、风湿疼痛。

大叶落新妇

红升麻、铁杆升麻（古蔺）。

为虎耳草科植物 *Astilbe grandis* Stapfex Wils. 的根状茎、全草。

生于阴湿林下。分布于崇州、彭州、兴文、古蔺、宜宾、长宁、乐山、理塘、稻城、康定、洪雅、宣汉、平昌、巴中、万源、通江、南江、布拖、天全、荥经。

全草祛风、清热解毒、止痛、止咳，用于风热感冒、头身疼痛、风湿疼痛、腹痛、烫火伤、咳嗽。根茎强筋健骨、活血止痛，用于跌打损伤、筋骨疼痛、毒蛇咬伤。

多花落新妇

红升麻。

为虎耳草科植物 *Astilbe myriantha* Diels 的根茎。

生于海拔 1 000～3 500 m 的山地灌木丛、林缘、阴湿林下。分布于茂县、九寨沟、汶川、理县、黑水、乐山、邛崃、峨眉山、宁南、昭觉、布拖、荥经、马边。

祛风除湿、发表、镇痛、散瘀止痛、清热、止咳祛痰、敛汗，用于伤风感冒头痛、偏头痛。

溪畔落新妇

野高粱。

为虎耳草科植物 *Astilbe rivularis* Buch-am. 的根茎。

生于山地灌木丛、林缘、阴湿林下。分布于天全。

行气止痛、活血散瘀，用于慢性胃炎、跌打损伤。

西南落新妇

为虎耳草科植物 *Astilbe thunbergii* Miq. 的根。

生于山坡林下。分布于越西、德昌、美姑、昭觉、普格、甘洛。

用于跌打损伤、阳痿。

厚叶岩白菜

岩白菜，红花岩白菜（峨眉）。

为虎耳草科植物 *Bergenia crassifolia* (L.) Franch. 的全草。

生于海拔 2 000 m 以上的阴湿悬崖岩上。分布于峨眉山、洪雅。

滋补、壮阳、敛肺止咳、止血，用于肺炎咳嗽、疳积、肺痨吐浓痰、红崩白带。

峨眉岩白菜

为虎耳草科植物 *Bergenia emeiensis* C. Y. Wu 的全草。

生于海拔 1 000～2 100 m 的阴湿岩缝上。分布于峨眉山九老洞等地。

清热解毒、止血调经，用于肺痨咳嗽、咯血、便血、带下、泄泻、劳伤。外用于无名肿毒。

岩白菜

红岩青、呆白菜、矮白菜、岩壁菜、白花岩白菜（峨眉）、岩参。

为虎耳草科植物 *Bergenia purpurascens* (Hook. f. et Thoms) Engl. 的全草、根茎。

生于海拔 1 700～4 500 m 的阴湿悬崖岩上、林下、灌木丛、草甸。分布于乐山、什邡、邛崃、彭州、峨眉、泸州、广元、德阳、越西、布拖、美姑、宁南、冕宁、会理、盐源、盐边、木里、德昌、普格、泸定、康定、理塘、稻城、九龙、德格、得荣、绵阳市、洪雅、天全、石棉、荥经、宝兴、芦山、峨边。

清热解毒、止血调经，用于虚弱头晕、肺结核咳嗽、咯血、吐血、衄血、肠炎、月经不调、淋浊、白带、肿毒，外治黄水疮。又止血、止痛、滋补、壮阳、敛肺止咳，用于烧烫伤、肺炎咳嗽、疳积、肺痨吐浓痰、红崩白带。清热养阴、止血、固精，用于胃出血、红崩、白带、遗精（绵阳）。滋补、壮阳、敛肺止咳、止血（峨眉）。

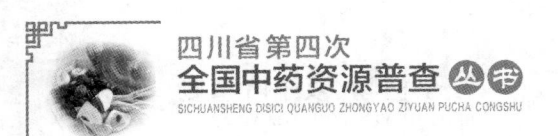

藏医：消肿解毒、退热、止咳、收敛，用于时疫、肺病、感冒咳嗽、喉痛音哑、胃痛泻痢、黑脉病（静脉凸起、发热、自觉灼痛）、四肢肿胀、瘙痒及疱疹，外敷疮疡红肿。

西南岩白菜

为虎耳草科植物 *Bergenia purpurascens* （Hook. f. et Thoms）Engl var. *delavayi* （Franch.） Engl. & Smith 的根茎。

生于阴湿悬崖岩上、林下、灌木丛、草甸中。分布于越西。

清热解毒、收敛、止血。

互叶金腰

为虎耳草科植物 *Chrysosplenium alternifolium* L. var. *sibiricum* Seringe ex DC. 的全草。

生于山坡湿地、石崖阴湿处。分布于什邡。

泻湿热、退黄疸，用于黄疸、小便淋痛、阴挺、出血。

长梗金腰

为虎耳草科植物 *Chrysosplenium axillare* Maxim. 的全草。

生于海拔 4 000～4 500 m 的高山石崖阴湿处。分布于新龙、德格。

清热解表、祛痰止咳。

肉叶金腰

亚跻麻（藏名）。

为虎耳草科植物 *Chrysosplenium carnosum* Hook. Thoms. 的全草。

生于海拔 4 000～4 700 m 的山坡石隙。分布于道孚、乡城。

清热利胆，用于黄疸及胆病引起的发烧。

藏医：清热、缓下、泻胆热，用于各种胆热证及其所引起的疼痛、发烧。

锈毛金腰

蚂蟥锈、野打不死（宜宾）、水白毛青杠（江安）、铜钱菜（南川）、蚂蟥草（峨眉）、金腰带（洪雅）。

为虎耳草科植物 *Chrysosplenium davidianum* Decne. ex Maxim. 的全草。

生于海拔 1 700～4 100 m 的灌木丛中。分布于宜宾、江安、古蔺、乐山、什邡、峨眉、洪雅、冕宁、越西、美姑、布拖、昭觉、会理、雷波、泸定、九龙、乡城、理塘、巴塘、稻城、汉源、天全、宝兴、雅安。

清热解毒、祛风，用于跌打损伤、衄血、消痈止痛，外用于蚂蟥咬伤。除风湿，用于疯狗咬伤、堕胎（南川）。

肾萼金腰

岩风菜（长宁）。

为虎耳草科植物 *Chrysosplenium delavayi* Franch. 的全草。

生于海拔 2 000～2 600 m 的山坡草丛中。分布于金川、小金、马尔康、壤塘、叙永、珙县、长宁、新龙、布拖、越西。

清热解毒，外用拔毒。

肾叶金腰

扎醒亚跻麻、亚跻（藏名）。

为虎耳草科植物 *Chrysosplenium griffithii* Hook. f. et Thoms. 的全草。

生于海拔 2 500～4 300 m 的石崖阴湿处、林下。分布于泸定、康定、德格、新龙、甘孜、道孚、石渠、白玉、乡城、炉霍、稻城、丹巴、冕宁、布拖、木里、越西、马边、峨边。

利胆、止呕，用于黄疸及各种胆病、吐黄水。

藏医：清胆热，用于"赤巴"引起的发烧、胆病、急性黄疸型肝炎、胆病引起的疼痛、缓吐缓泻胆病、缓泻赤巴病。

蜕叶金腰

为虎耳草科植物 *Chrysosplenium henryi* Franch. 的全草。

生于山坡林中、阴湿沟边、岩石上。分布于天全。

清热解毒、消肿、祛风，用于风热感冒、小儿惊风、疔疮肿毒。

绵毛金腰

为虎耳草科植物 *Chrysosplenium lanuginosum* Hook. f. 的全草。

生于海拔 2 000~3 800 m 的山地树林、竹林、灌木丛中。分布于邛崃、会理、昭觉、甘洛、喜德、金阳、泸定。

清热消炎、退黄。

大叶金腰

大叶虎耳草、岩白菜（叙永）、大虎耳草（南川）、虎舌草（开县）、马耳朵（彭水）、大叶肺心草（石柱）、小牛耳朵（华蓥山）。

为虎耳草科植物 *Chrysosplenium macrophyllum* Oliv. 的全草。

生于林下沟边、阴湿处。分布于叙永、古蔺、屏山、筠连、华蓥、达州市、巴中市、雷波、马边、洪雅。

清热、平肝、解毒、去腐生肌，用于小儿惊风、臁疮、烫火伤，外用于中耳炎。全草润肺、止咳，用于肾炎（叙永），全草止血（古蔺），敷瘰疬（开县），炖猪肉服治肺痈（石柱），捣汁兑酒服治聤耳、耳炎（南川）。

裸茎金腰

亚吉玛、亚跻麻、帮紧亚跻麻（藏名）。

为虎耳草科植物 *Chrysosplenium nudicaule* Bunge 的全草。

生于海拔 4 000~5 200 m 的高山碎石缝中。分布于乡城、德格、白玉、新龙、炉霍。

利胆、止呕，用于黄疸及胆病引起的发烧，胆囊炎、急性黄疸型肝炎、急性肝坏死、胆病引起的头痛、吐黄水。亦可催吐胆汁。

藏医：清热、缓下、催吐胆汁，用于各种胆热证及其所致的疼痛，用于肝热、发烧、胆囊疾患、急性黄疸型肝炎、急性肝坏死、胆病引起的头痛。

中华金腰

为虎耳草科植物 *Chrysosplenium sinicum* Maxim. 的全草。

生于海拔 700~3 300 m 的山坡阴湿处。分布于若尔盖、黑水、九寨沟、理县、汶川、茂县、德格、石渠、雷波。

清热利尿、退黄、排石，用于肝炎、胆道结石、尿道感染。

单花金腰

扎醒亚跻麻、亚跻（藏名）。

为虎耳草科植物 *Chrysosplenium uniflorum* Maxim. 的全草。

生于海拔 2 400~4 500 m 的山地冷杉或刺柏等林下阴湿处。分布于德格、乡城、九龙、峨边。

利胆、止呕，用于黄疸及各种胆病、吐黄水。

藏医：清胆热，用于"赤巴"引起的发烧、胆病、急性黄疸型肝炎、胆病引起的疼痛、缓吐缓泻胆病、缓泻赤巴病。

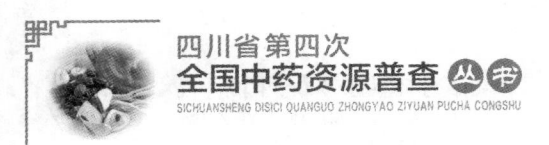

赤壁草

爬岩姜（古蔺）。

为虎耳草科植物 *Decumaria sinensis* Oliv. 的全草。

生于阴湿岩石壁上。分布于古蔺。

祛风除湿，用于风湿骨痛（古蔺）。

异色溲疏

为虎耳草科植物 *Deutzia discolor* Hemsl. 的根、叶。

生于海拔 1 300～3 300 m 的山地林缘。分布于普格。

退热解毒、活血止血、催吐、利尿。

长叶溲疏

为虎耳草科植物 *Deutzia longifolia* Franch 的全株。

生于海拔 2 100～3 300 m 的荒坡灌木林中。分布于乐山、崇州、洪雅、盐源、甘洛、布拖、冕宁、泸定、康定、丹巴、九龙、稻城、乡城、巴塘、马边、峨边。

清热解毒、利尿，用于高烧、小便不利。退热剂（回族）。

褐毛溲疏

为虎耳草科植物 *Deutzia pilosa* Rehd 的全株。

生于海拔 1 500～2 000 m 的荒坡灌木林中。分布于乐山、洪雅、康定。

清热解毒、利尿，用于高烧、小便不利。退热剂（回族）。

川溲疏

空木、小红藤（长宁）、通天窍（南充）。

为虎耳草科植物 *Deutzia setchuenensis* Franch. 的果实、全株。

生于海拔 1 000～3 400 m 的灌木林中。分布于乐山、崇州、邛崃、阿坝州、屏山、叙永、宜宾、长宁、巴塘、苍溪、广安、岳池、茂县、金川、汶川、理县、九寨沟、黑水、洪雅、会理、会东、德昌、普格、米易、美姑、泸定、巴塘、峨边。

全株祛风除湿、补气通窍，用于风湿筋骨疼痛、气虚耳鸣、乳痈红肿。果实清热降气、通利水道。又全株理气活血（长宁），用于皮肤中热（叙永）。全草清热降气、通淋、除烦、利尿，用于脘腹胀痛、外感暑湿、皮肤瘙痒、身热烦渴、小便不利、热结膀胱、小便淋漓（阿坝州）。

常山

鸡骨常山（合江）、六合子（纳溪）、黄常山（屏山、南充）、对节兰（长宁）。

为虎耳草科植物 *Dichroa febrifuga* Lour. 的根、叶。

生于海拔 600～1 600 m 的灌木丛、林缘、常绿阔叶林下。分布于全川，宜宾、泸州、邛崃、彭州、崇州、什邡、美姑、雷波、洪雅、达州市、巴中市、峨眉山、泸定、马边、峨边。

解热、催吐、消积、除痰、截疟，用于疟疾、阿米巴痢疾、瘰疬、胸中积饮、癫痫。化腐生肌（合江）；杀虫（珙县）；治牙痛、接骨（纳溪）。

冠盖绣球

蔓生八仙花（阿坝州）。

为虎耳草科植物 *Hydrangea anomala* D. Don 的花、叶、树皮。

生于海拔 2 000～3 200 m 的荒山坡、沟边。分布于乐山、崇州、九寨沟、松潘、黑水、茂县、洪雅、雷波、泸定、九龙、康定、马边、峨边。

花清热解毒、利湿，用于咽喉肿痛。叶清热抗疟。树皮内皮收敛。

马桑绣球

脱皮柴（筠连）、毛皮柴（长宁）、鸡骨柴（叙永）、癞痢花、鸡胯子、烂皮树（屏山）。

为虎耳草科植物 *Hydrangea aspera* D. Don 的花、根皮、叶、树皮、茎皮。

生于荒山坡、沟边。分布于、筠连、兴文、长宁、叙永、古蔺、屏山、会理、米易、布拖、甘洛、冕宁、木里、美姑、马边。

根皮熬膏外敷用于烫火伤（筠连）；用花炖肉常服，治头闷眼花（长宁）。叶捣烂外敷可以止血（叙永）。树皮及叶煎水洗漆疮、捣敷可接骨（古蔺）。活血、通经、接骨、消肿（屏山）；茎皮捣烂敷红肿痛疮（筠连）。

西南绣球

绣球花、鸡骨柴（叙永）、脱皮柴（筠连）、马边绣球花。

为虎耳草科植物 *Hydrangea davidii* Franch. 的茎髓、根、叶、花。

生于海拔 2 000 ~ 2 600 m 的灌木丛、荒山坡、沟边。分布于乐山、成都、若尔盖、松潘、九寨沟、茂县、理县、黑水、叙永、筠连、长宁、叙永、康定、洪雅、雷波、甘洛、会理、马边、峨边。

根叶除湿、透疹、利水，用于疟疾、麻疹不透。茎髓抗疟、清热，用于疟疾、小儿麻疹、小便不通。叶清热解毒、止痛（叙永）。花用于寒热往来（长宁）。

长柄绣球

为虎耳草科植物 *Hydrangea longipes* Franch. 的根、叶。

生于海拔 2 000 ~ 3 000 m 的阴湿山沟、路旁、林下。分布于崇州、泸定、康定、雷波、峨边。

清热解毒、除湿退黄。

绣球

八仙花，绣球花。

为虎耳草科植物 *Hydrangea macrophylla* (Thunb) Ser ex DC. 的花、根、叶。

栽培。分布于全川，兴文、泸县、筠连、邛崃、眉山市、南江、峨眉山、雷波、泸定、康定、马边、峨边。

根、叶、花除痰、截疟、清热解毒、消积，用于疟疾、阴囊湿疹、风湿痹痛。叶抗疟疾，用于疟疾、惊悸、烦躁（泸县、南江）。花退热。叶治疥癣（南川）。根消肿止痒，用于喉炎、肾囊风（南江）。

粗壮绣球

为虎耳草科植物 *Hydrangea robusta* Hook. f. et Thoms. 的叶。

生于林下、灌木丛中。分布于峨眉山、康定。

清热抗疟。

大枝绣球

为虎耳草科植物 *Hydrangea rosthornii* Diels 的根、叶。

生于海拔 2 000 ~ 2 600 m 的灌木丛、林下。分布于崇州、万源、南江、喜德、越西、泸定、康定、雷波、峨边。

清热解毒、利湿退黄、抗疟、活血，用于风热头痛、咽喉肿痛、疟疾、骨折、妇女腹中包块。

腊莲绣球

土常山（峨眉）、吊岩风（三台）、鸡骨莲（蓬溪）、大火草、鸡骨树、牛屎树（江安）、鸡胯子（屏山）、甜茶。

为虎耳草科植物 *Hydrangea strigosa* Rehd. 的叶、树皮、根。

生于海拔 2 200 m 的林下、荒坡。分布于成都、合江、屏山、蓬溪、三台、江安、南充、峨眉、洪雅、通江、南江、宁南、越西、康定、马边、峨边。

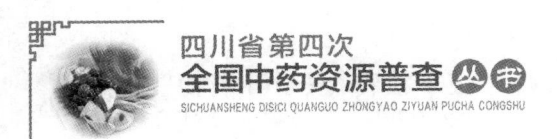

叶截痢、散肿、消痈，用于疟疾。根截疟、散肿毒、消食积、解热毒，用于颈项瘰疬、疟疾、胸腹胀满，外用于皮肤癣癞。根头内服治牙痛（江安）。根治跌打损伤、接骨逗榫、骨折用茎内皮加荞子共捣外包（屏山）。树皮祛痰，治哮喘、咳嗽（三台）；治肠炎痢疾、腹痛（蓬溪）。

倒卵腊莲绣球

鸡骨柴（筠连）、马儿杆（南溪）、刮皮柴（高县）、鸡胯子、瘰痫花（宜宾）、破皮柴（隆昌）、鸡骨茶（泸县）。

为虎耳草科植物 *Hydrangea strigosa* Rehd. var. *sinica*（Diels）Rehd. 的树皮、根。

生于林下。分布于筠连、南溪、长宁、宜宾、泸县、高县。

根外用治小儿疳积（南溪）。树皮捣敷跌打损伤；刮皮研末治内伤（高县、长宁）。

柔毛绣球

为虎耳草科植物 *Hydrangea villosa* Rehd. 的根。

生于海拔 1 500～2 600 m 的灌木丛、林下。分布于宣汉、平昌、巴中、通江、越西、冕宁、泸定、九龙、康定、马边。

清热解毒、利湿退黄、抗疟、活血，用于风热头痛、咽喉肿痛、疟疾、骨折、妇女腹中包块。

挂苦绣球

涎塌棒，六蛾戏珠（绵阳）。

为虎耳草科植物 *Hydrangea xanthoneura* Diels 的根、树皮。

生于海拔 600～3 200 m 的阔叶林及灌木丛中。分布于乐山、九寨沟、汶川、金川、壤塘、黑水、马尔康、屏山、美姑、布拖、雷波、普格、绵阳市、洪雅、通江、南江、峨眉山、凉山州、泸定、康定、丹巴、九龙、马边、峨边。

根与树皮清热解毒、消食积、抗疟，用于疟疾、消肠中热积、小便不利、痈肿疮毒、心烦、喉炎、肾囊风、搽皮肤癣癞。根活血祛瘀、接骨续筋，用于骨折（绵阳）。

通花常山

云南绣球。

为虎耳草科植物 *Hydrangea yunnanensis* Rehd. 的根。

生于林下。分布于会东、越西、美姑、峨边。

有小毒，清热解毒、消食健胃。

鼠刺

为虎耳草科植物 *Itea chinensis* Hook. f. et Arn. 的根、花。

生于海拔 1 000 m 以上的山坡。分布于乐山、洪雅、峨眉山、甘洛、雷波。

滋补强壮、清热、止咳、消炎，用于痈疽肿毒、干咳无痰、风湿痛、跌打肿痛。

矩叶鼠刺

鸡骨柴、山渣子、紫荆花（屏山）。

为虎耳草科植物 *Itea chinensis* Hook. f. et Arn. var. *oblonga*（Hand. et Mazz.）Wu 的根、花、种子。

生于海拔 1 000 m 以上的灌木丛中。分布于乐山、邛崃、宜宾、屏山、洪雅、达州市、巴中市。

根滋补、祛风除湿、止咳、解毒、消肿，用于身体虚弱、劳伤脱力、产后风痛、跌打损伤、腰痛白带，加白马骨同煎服。干花清热、止咳、化痰，6～7 钱煎汁兑黄酒加砂糖服，用于咳嗽兼喉痛、风湿痹痛。种子熬水润肺。

腺鼠刺

为虎耳草科植物 *Itea glutinosa* Hand. et Mazz. 的根、花。

生于海拔 1 000 m 以上的灌木丛、山坡。分布于乐山、邛崃、洪雅。

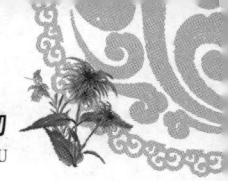

根滋补强壮。根与花清热解毒、止咳化痰，用于咳嗽、痰多、咽喉肿痛、风湿痹痛。

月月青

刺刺菜（筠连）、鸡骨茶（叙永）、日日青、岩榨子树（万源）。

为虎耳草科植物 *Itea ilicifloia* Oliv. 的叶、根。

生于海拔 2 100 m 以下的山坡。分布于筠连、宣汉、万源、九龙。

根活血祛瘀、祛风镇痛，用于风湿筋骨疼痛、跌打损伤。叶清热解毒（叙永）、杀虫（南川）。

云南鼠刺

为虎耳草科植物 *Itea yunnanensis* Franch. 的根、叶、花、种子。

生于灌木丛、山坡。分布于越西、布拖、甘洛、金阳、宁南、木里。

根滋补、祛风除湿、止咳、解毒、消肿，用于身体虚弱、劳伤脱力、产后风痛、跌打损伤、腰痛白带，加白马骨同煎服。干花清热、止咳、化痰，6～7 钱煎汁兑黄酒加砂糖服，用于咳嗽兼喉痛、风湿痹痛。种子熬水润肺。

短柱梅花草

肺心草、梅花草、打必巴、信日打恶（藏名）、花古帽（洪雅）。

为虎耳草科植物 *Parnassia brevistyla*（Bricg）Hand. et Mazz. 的全草。

生于海拔 3 000～4 300 m 的山地灌木丛、草地。分布于凉山州、德格、白玉、新龙、稻城、理塘、道孚、丹巴、洪雅、峨眉山、康定、丹巴、巴塘、乡城、德格、甘孜。

清热解毒、润肺、消肿止痛，用于内伤出血、肺结核、腮腺炎、淋巴腺炎、喉炎、白带、热毒疮毒、跌打损伤、黄疸型肝炎、无名肿毒、背痛、腹疝。

藏医：用于血虚、眼病、跌打损伤。

中国梅花草

打必巴、信日打恶（藏名）。

为虎耳草科植物 *Parnassia chinensis* Franch. 的全草。

生于海拔 3 500～4 500 m 的林下、灌木丛、草地、沼泽。分布于德格、乡城。

清热润肺、消肿止痛，用于内伤出血、肺结核、腮腺炎、淋巴腺炎、喉炎、白带、热毒疮毒、跌打损伤、黄疸型肝炎。

藏医：用于血虚、眼病、跌打损伤。

鸡心草

鸡肫草。

为虎耳草科植物 *Parnassia crassifolia* Franch. 的全草。

生于海拔 700～2 700 m 的阴湿岩壁。分布于乐山、邛崃、洪雅。

清热润肺、消肿止痛，用于肺结核、腮腺炎、淋巴腺炎、喉炎、白带。

突隔梅花草

鸡肫草、肺心草、白侧耳、梅花草（阿坝州）。

为虎耳草科植物 *Parnassia delavayi* Franch. 的全草。

生于海拔 1 000～3 800 m 的沟边阴湿处。分布于康定、泸州、九寨沟、茂县、汶川、理县、阿坝、若尔盖、洪雅、峨眉山、凉山州。

清热润肺、消肿止痛，用于肺结核、腮腺炎、淋巴腺炎、喉炎、白带、热毒疮肿、跌打损伤。

补虚益气、除湿利水，用于肝炎（峨眉）。

白耳菜

鸡肫草、调羹儿草（屏山）。

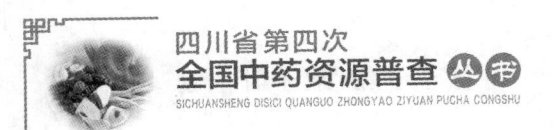

为虎耳草科植物 *Parnassia foliosa* Hook. f. et Thoms. 的全草。

生于林下、林缘、灌木丛中。分布于彭州、古蔺、屏山、峨边。

清热止咳、利水祛痰、止血、解热、镇咳。熬水洗疥疮及天泡疮（屏山）。

宝兴梅花草

鸡肫草、小鸡眼草（叙永）、岩钱草、雀儿兜（长宁）、石胡豆（纳溪）、七星草（宜宾）。

为虎耳草科植物 *Parnassia labiata* Z. P. Giem 的全草。

生于林下阴湿处。分布于叙永、纳溪、古蔺、筠连、长宁、合江、宜宾、屏山、宝兴。

清热解毒、祛风止咳。有毒，只外用拔毒（长宁）。

凹瓣梅花草

醒任打欧（藏名）。

为虎耳草科植物 *Parnassia mysorensis* Heyne 的全草。

生于海拔 2 500～4 300 m 以下的沟边、林下、山坡草丛中。分布于稻城、新龙、德格、宁南、越西。

清热解毒、止咳化痰，用于细菌性痢疾、咽喉肿痛、百日咳、咳嗽痰多、黄疸型肝炎、脉管炎。

藏医：补虚、活血，用于血虚、眼病、跌打损伤。

细叉梅花草

铁棍子。

为虎耳草科植物 *Parnassia oreophila* Hance 的全草。

生于海拔 2 500～3 100 m 的山坡草丛中。分布于若尔盖、九寨沟、松潘、红原、邻水、宣汉。

清热利湿、止咳，用于湿热白带、泄泻、黄水疮、肺热咳嗽、痰中带血。活血祛瘀、祛风除湿、止痛，用于跌打损伤、风湿筋骨疼痛（达州）。

梅花草

醒任打欧（藏名）。

为虎耳草科植物 *Parnassia palustris* L. 的全草。

生于海拔 500～3 500 m 的沟边、林下、山坡草丛中。分布于道孚、雅江。

清热解毒、止咳化痰，用于细菌性痢疾、咽喉肿痛、百日咳、咳嗽痰多、黄疸型肝炎、脉管炎。

藏医：补虚、活血，用于血虚、眼病、跌打损伤。

水侧耳根

鸡肫草（泸县）、白花梅花草。

为虎耳草科植物 *Parnassia scaposa* Mattf 的全草。

生于海拔 4 500 m 以下的水边阴湿处。分布于南溪、泸县、康定、理塘、稻城、乡城、石渠。

补虚益气、利水除湿，用于白带、咳嗽（南溪）、小儿疳积、湿热毒疮（泸县）。

三脉梅花草

打必巴、信日打恶（藏名）。

为虎耳草科植物 *Parnassia trinervis* Drude 的全草。

生于海拔 3 100～4 700 m 的山地灌木丛、草地、水沟边、沼泽地。分布于德格、会理、西昌、盐源、康定、稻城、道孚、理塘。

清热润肺、消肿止痛，用于内伤出血、肺结核、腮腺炎、淋巴腺炎、喉炎、白带、热毒疮毒、跌打损伤、黄疸型肝炎。

藏医：用于血虚、眼病、跌打损伤。

鸡眼梅花草

鸡肫草、猪肚菜（叙永）、白侧耳根、鸡眼草、醒任打欧（藏名）。

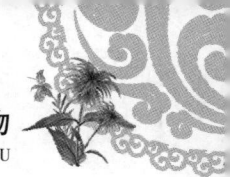

为虎耳草科植物 *Parnassia wightiana* Wall. 的全草。

生于海拔 1 300～3 800 m 的水边、林下阴湿处、沼泽。分布于乐山、叙永、屏山、古蔺、兴文、合江、长宁、江安、凉山州、白玉、九龙、德格、洪雅、万源、南江、峨眉山、凉山州、马边、峨边。

补虚益气、利水除湿、止带、清肺镇咳、止血，用于虚劳咳嗽、咳血、疟疾、肝炎、肾结石、功能性子宫出血、赤痢、白带、湿毒、疔疮、跌打损伤。并治小儿疳积（叙永）；消食积、驱蛔虫（长宁、江安、叙永）。

藏医：补虚、活血，用于血虚、眼病、跌打损伤。

扯根菜

赶黄草、水泽兰、红筷子（宜宾、兴文）、水杨柳（宜宾、屏山、南充、峨眉）。

为虎耳草科植物 *Penthorum chinensis* Pursh 的全草。

生于海拔 300～1 500 m 的沟边潮湿处，分布于乐山、洪雅、崇州、泸州、雷波、合江、宜宾、兴文、屏山、苍溪、阆中、南部、西充、南充、达州市、巴中市、峨眉山、昭觉、马边、剑阁。古蔺、泸县有栽培。

活血祛瘀、除湿利水、退黄消肿、清热解暑，用于黄疸型肝炎、水肿、跌打损伤、妇女崩带、瘰疬、小便不利、湿热黄疸、伤暑口渴。水肿串皮（屏山）。又用于解酒保肝（古蔺）。

注：本品为川产道地药材，主产于古蔺县。

云南山梅花

为虎耳草科植物 *Philadelphus delavayi* L. Henry. 的根皮。

生于海拔 2 400～3 900 m 的山坡、灌木丛中。分布于泸定、康定、巴塘、乡城、雅江、九龙、新龙、冕宁、西昌、木里、德昌、美姑、普格、马边。

活血定痛，用于疟疾、挫伤、腰肋疼痛。

山梅花

为虎耳草科植物 *Philadelphus incanus* Koehne. 的茎、叶。

生于海拔 1 000～1 700 m 的山地灌木丛、林下。分布于崇州、什邡、乡城、稻城、会东、德昌、盐源、美姑、甘洛。

清热利湿。

太平花

为虎耳草科植物 *Philadelphus pekinensis* Rupr. 的根。

生于海拔 1 800～3 500 m 的山坡、溪边、灌木丛中。分布于泸定、康定、雅江、理塘、新龙、都江堰。

解热镇痛、截疟，用于疟疾、胃痛、腰痛、挫伤。

绢毛山梅花

土常山。

为虎耳草科植物 *Philadelphus sericanthus* Koehne. 的茎、根。

生于海拔 1 500～3 400 m 的向阳溪边、林缘、山坡。分布于崇州、乐山、九寨沟、理县、若尔盖、通江、西昌、冕宁、德昌、木里、美姑、普格、康定、炉霍、马边、峨边。

活血、止痛，用于疟疾、头痛、腰挫伤、胃气痛。

冠盖藤

青棉花、白常山（兴文）、桦药、岩上悬（筠连）、大石草鞋、花兰藤、岩银花（长宁）、生扯拢（绵阳）、南木血（长宁）、野棉花（南充）。

为虎耳草科植物 *Pileostegia viburnoides* Hook. f. et Thoms. 的全草、叶、根。

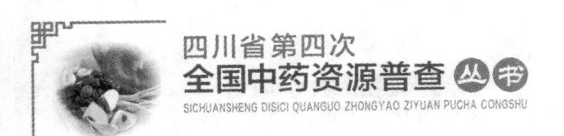

生于海拔1 200 m以下的溪边、路旁、林下。分布于乐山、邛崃、合江、兴文、筠连、长宁、古蔺、珙县、叙永、南充市、洪雅、峨眉山、甘洛。

全草与根祛风除湿、消肿止痛、活血、接骨，用于跌打损伤、风湿筋骨疼痛、痈肿疮毒。藤叶加白糖捣敷多年溃烂疮毒。拔毒（长宁）。

尖叶茶藨

为虎耳草科植物 *Ribes acuminatum* Wall. 的果实。

生于河谷、山坡林下。分布于木里、德昌、金阳、峨边。

清热、生津止渴。

大刺茶藨

刺李、茶茹、扎巴醒（藏名）。

为虎耳草科植物 *Ribes alpestre* Wall. ex Decne. 的果实。

生于海拔2 500~4 000 m的灌木林、林缘、路旁。分布于乐山、乡城、道孚、洪雅、美姑、盐源、昭觉、布拖、普格、德昌、康定、丹巴、九龙、理塘、稻城、炉霍、甘孜、新龙、德格、石渠、色达、巴塘、得荣、峨边。

清热解毒、消炎止痛，用于鼻渊、头痛、脘腹胀痛、胆囊炎。

藏医：收毒黄水、降血压、消炎止痛，用于萎缩性胃炎、胆汁缺乏症、高血压、黄水。果实可酿酒和食用。

刺果茶藨

刺梨、察茹（藏名）。

为虎耳草科植物 *Ribes burejense* Fr. Schmidt. 的茎枝、果实。

生于山地针叶林或溪边、阴坡林中。分布于道孚、石渠。

敛诸毒、干黄水、敛脉管诸病、解毒。种子用于妇科病。

革叶茶藨

石夹生。

为虎耳草科植物 *Ribes davidii* Franch. 的根。

生于山坡灌木丛中。分布于昭觉、雷波、甘洛。

活血祛瘀、舒筋、理气，用于风湿腰痛、跌打损伤、经闭腰痛、月经不调、产后腹痛、痢疾。

糖茶藨

茶藨子、色果策尔玛买巴、色格泽们巴（藏名）。

为虎耳草科植物 *Ribes emodense* Rehd/*R. himalense* Royle. 的果实、茎、枝。

生于海拔2 500~3 800 m的灌木林。分布于乐山、白玉、道孚、理塘、巴塘、康定、新龙、石渠、德格、洪雅、峨边。

清热解毒、利湿退黄，用于肝炎、无名肿毒。

藏医：解毒、收黄水，用于肝炎、黄水、敛脉管诸病。

冰川茶藨

为虎耳草科植物 *Ribes glaciale* Wall. 的果实、茎皮、叶。

生于海拔1 300~4 300 m的路旁、林下。分布于邛崃、什邡、越西、甘洛、甘孜州、马边、峨边。

健脾、果实清热燥湿，健胃。叶用于烧烫伤、漆疮、胃痛。

睫毛茶藨

岩马桑、亨利茶藨子。

为虎耳草科植物 *Ribes henryi* Franch. 的根。

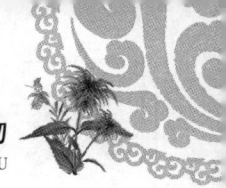

生于海拔 1 200～2 000 m 的灌木丛、路旁。分布于乐山、洪雅、峨边。

清热、除风、除湿，用于筋骨疼痛、痨伤吐血。

桂叶茶藨子

地木瓜（南川）、石枇杷（古蔺）。

为虎耳草科植物 *Ribes laurifolium* Jancz. 的全株。

生于山坡，分布于古蔺、兴文、长宁、筠连、雷波。

用于痨伤（古蔺）。

长串茶藨子

三升米、长序茶藨子。

为虎耳草科植物 *Ribes longiracemosum* Franch. 的根。

生于海拔 2 500～3 400 m 的灌木丛中。分布于乐山、什邡、洪雅、布拖、美姑、冕宁、越西、喜德、雷波、泸定、康定、峨边。

清热除烦、调经止痛，用于五心烦热、四肢乏力疼痛。

东北茶藨

山麻子、灯笼果（阿坝州）。

为虎耳草科植物 *Ribes manschuricum*（Maxim）Kom. 的果实。

生于海拔 2 500～3 500 m 的杂木林、针阔混交林中。分布于金川、壤塘、马尔康、理县、汶川。

解表，用于感冒。

华西茶藨子

刺果茶藨。

为虎耳草科植物 *Ribes maximowiczii* Batal. 的根。

生于海拔 2 000～2 600 m 的山坡灌木丛、林中。分布于泸定。

祛风除湿，用于风湿关节痛。

五裂茶藨

为虎耳草科植物 *Ribes meyeri* Maxim. 的茎皮、果实。

生于河谷灌木丛中。分布于金阳、雷波、峨边。

泻湿热、退黄，用于黄疸。

甘青茶藨

狗葡萄、康麻（藏名）。

为虎耳草科植物 *Ribes meyeri* Maxim. var. *tanguticum* Jancz. 的果实。

生于海拔 1 200～2 500 m 的山谷、灌木丛、路旁。分布于乐山、德格、石渠、九龙、康定、道孚、洪雅、布拖、普格、美姑、峨边。

清热、除风、除湿，用于筋骨疼痛、痨伤吐血。

藏医：解毒、止血、收毒黄水、敛脉管诸病，用于感冒。

宝兴茶藨

为虎耳草科植物 *Ribes moupinense* Franch. 的果实。

生于海拔 1 600～2 400 m 的路旁、林下。分布于邛崃、宝兴、普格、雷波、美姑、木里、泸定、康定、峨边。

健胃。

狭果茶藨

为虎耳草科植物 *Ribes stenocarpum* Maxim. 的茎皮、果实。

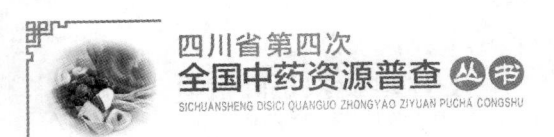

生于林下、灌木丛中。分布于金阳。

茎皮、果实清热燥湿。根祛风除湿、活血调经。

细枝茶藨

三升米（阿坝州）。

为虎耳草科植物 *Ribes tenue* Jancz. 的果实、根。

生于海拔 1 500～4 100 m 的路旁、林下。分布于乐山、崇州、茂县、九寨沟、金川、若尔盖、红原、黑水、松潘、甘孜、新龙、邻水、宣汉、万源、南江、泸定、康定、九龙、稻城、乡城。

果实清热、调经。根清虚热、调经止痛，用于五心烦热、虚热乏力、月经不调、痛经。

鬼灯檠

老蛇盘、猪屎七（巫溪）、猪屎大黄（旺苍）、独脚七、羊耳朵草（汶川）、毛荷叶（康定、会理）、铁和尚（青川）、大红袍（黑水）、缩骨丹根、慕荷、独和尚（绵阳）、粗砂（藏名）、通关道、乌云伞（峨眉）。

为虎耳草科植物 *Rodgersia aesculifolia* Batal. 的根茎。

生于海拔 1 300～3 200 m 的向阳路旁、林下。分布于乐山、彭州、邛崃、什邡、崇州、宝兴、汶川、黑水、九寨沟、金川、马尔康、理县、小金、康定、旺苍、筠连、泸定、九龙、绵阳市、洪雅、宣汉、万源、通江、南江、峨眉山、会理、普格、峨边。

清热利湿、止血生肌、涩肠、止痢、解毒消肿、消炎，用于湿热下痢、久泻、白浊、带下、崩漏、吐血、衄血、大便出血、疮毒、金疮。祛风除湿、活血止痛，用于风湿关节痛、跌打损伤、痛经、甲状腺肿、咽喉肿痛、烫火伤。

羽叶鬼灯檠

鬼灯檠、朱砂七。

为虎耳草科植物 *Rodgersia pinnata* Franch. 的根茎。

生于海拔 1 500～3 400 m 的路旁、林下。分布于乐山、布拖、洪雅、宁南、盐源、会理、越西、昭觉、布拖、甘洛、德昌、稻城、石棉、宝兴、芦山、天全。

清热解毒、活血调经、祛寒止痛、理气健脾，用于风湿骨痛、月经不调、跌打损伤。

西南鬼灯檠

岩陀、野黄姜、毛青红、红姜（阿坝州）。

为虎耳草科植物 *Rodgersia sambucifolia* Hemsl. 的根茎。

生于海拔 1 000～4 100 m 的路旁、林下。分布于茂县、汶川、金川、理县、马尔康、九寨沟、乐山、宝兴、稻城、理塘、九龙、康定、洪雅、汉源、凉山州。

活血调经、祛风除湿，用于跌打损伤、骨折、月经不调、风湿关节炎、刀伤出血。

零余虎耳草

为虎耳草科植物 *Saxifraga cernua* L. 的全草。

生于海拔 2 500～4 200 m 的阴湿岩壁上。分布于九龙、稻城、乡城、得荣。

清热解毒、排脓。

毛瓣虎耳草

松蒂、松久蒂打（藏名）。

为虎耳草科植物 *Saxifraga ciliatopetala*（Engl. et Irm.）J. T. Pan. 的全草。

生于海拔 3 500～5 100 m 的灌木丛下、高山沼泽、草甸。分布于九龙、得荣、稻城、乡城。

清热解毒、清肝利胆，用于黄疸型肝炎、胆囊炎、风热感冒等。

藏医：清肝胆热、清疮热、干脓、清热退烧、清湿热、解热毒，用于培根病与赤巴合病、肝热、胆

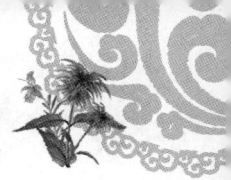

热、诸热、肠病、血病、疮痈、流行性感冒、高烧、疮疡热毒、胆囊炎、肝炎、咯血。

聚叶虎耳草

为虎耳草科植物 *Saxifraga confertifolia* Engl. et Irmsch. 的全草。

生于海拔 3 000 ~ 4 500 m 的高山草丛、岩缝中。分布于白玉、康定。

清热解毒。

异叶虎耳草

为虎耳草科植物 *Saxifraga diversifolia* Wall. 的全草。

生于海拔 2 800 ~ 4 800 m 的山地林缘、高山草地。分布于普格、木里、冕宁、雷波、康定、理塘、稻城、乡城、得荣、雅江、巴塘、道孚、甘孜、色达、马边、峨边。

清热凉血、祛风镇静，用于风湿痛、惊风。

优越虎耳草

虎耳草、降央打欧（藏名）。

为虎耳草科植物 *Saxifraga eregia* Engl. 的全草。

生于海拔 2 500 ~ 4 500 m 的林下、草地、阴湿岩石。分布于崇州、什邡、德格、乡城、石渠、泸定、新龙、康定、道孚、白玉、稻城、九龙、木里、喜德、昭觉、雷波、美姑。

清热解毒、祛风止咳。藏医：补益明目，用于血虚、眼病、跌打损伤。

扇叶虎耳草

为虎耳草科植物 *Saxifraga flabellifolia* Franch. 的全草。

生于阴湿岩壁。分布于越西、宁南、冕宁、普格、布拖、越西。

清热解毒、凉血、止血，用于耳炎。

芽生虎耳草

为虎耳草科植物 *Saxifraga gemmipara* Franch. 的全草。

生于海拔 4 700 m 以下的山坡草地。分布于米易、西昌、会东、木里、德昌、普格、康定。

用于消化不良、呕吐、小儿疳积。

小伞虎耳草

为虎耳草科植物 *Saxifraga gemmuligera* Engl. 的全草。

生于高山草地。分布于四川省西北部。

清热解毒。

山羊臭虎耳草

色底、松蒂（藏名）。

为虎耳草科植物 *Saxifraga hirculus* L. var. *major*（Engl. et Irm.）J. T. Pan. 的全草。

生于海拔 3 300 ~ 5 000 m 的高山沼泽、草甸。分布于九龙、得荣、白玉、稻城。

清热解毒、清肝利胆，用于黄疸型肝炎、胆囊炎、风热感冒等。

藏医：清热、解毒，用于培根病与赤巴合病、传染性发烧、药物中毒。

道孚虎耳草

为虎耳草科植物 *Saxifraga lumpuensis* Engl. 的全草。

生于海拔 3 700 ~ 4 700 m 的林下、山坡草地。分布于稻城、道孚等地。

清热解毒、消肿。

黑心虎耳草

黑蕊虎耳草、金日达毒（藏名）。

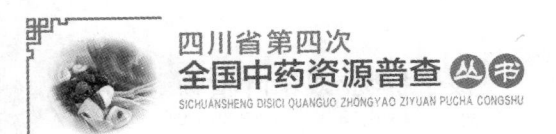

为虎耳草科植物 *Saxifraga melanocentra* Franch. 的全草。

生于海拔 3 000 ~ 5 500 m 的高山草地、沟边、岩石上。分布于九寨沟、茂县、松潘、若尔盖、红原、黑水、新龙、九龙、德格、石渠、白玉、康定、乡城、雅江、理塘、得荣、甘孜、木里。

清热解毒、祛风止咳，用于丹毒、便血、创伤出血、蛇虫咬伤。

藏医：补血、散瘀，用于肝胆发热证、培根并发胆病、传染性疾病、发热、头痛、眼病。德格藏医用于补气、补血、补脑。

云南虎耳草

心叶虎耳草。

为虎耳草科植物 *Saxifraga mengtzeana* Engl. et Irm. 的全草。

生于海拔 1 100 ~ 1 500 m 的阴湿岩石。分布于邛崃、绵阳、广元、九龙、甘洛、美姑、会理、昭觉。

清热解毒、祛风止咳、凉血止血，用于中耳炎、乳腺炎、皮肤溃疡、无名肿毒、外伤出血。

山地虎耳草

塞迥色保、松底（藏名）。

为虎耳草科植物 *Saxifraga montana* H. Smith. 的全草。

生于海拔 3 000 ~ 5 300 m 的灌木丛、高山草甸。分布于什邡、石渠、巴塘、康定、雅江、理塘、稻城、乡城、道孚、德格、色达。

藏医：消炎镇痛，用于头痛、头伤、培根并发胆病、传染性疾病的发热、外伤发热。

垂头虎耳草

色嘛（藏名）。

为虎耳草科植物 *Saxifraga nutans* Hook. f. et Thoms. 的全草及花。

生于海拔 3 200 ~ 4 800 m 的灌木丛、高山、草甸、岩石缝。分布于德格、巴塘、金阳、盐源。

消炎镇痛，用于头痛、头伤、培根并发胆病、传染性疾病发热。

德格藏医用于退五脏六腑之热、胆囊炎。

卵心叶虎耳草

虎耳草、石旱草（纳溪）、巴地虎耳草（宜宾）、

为虎耳草科植物 *Saxifraga ovattocordata* Hand. et Mazz. 的全草。

生于海拔 2 800 m 以下的阴湿灌木丛、岩石边。分布于乐山、叙永、纳溪、南溪、合江、江安、宜宾、泸县、隆昌、珙县、兴文、筠连、屏山、金川、壤塘、茂县、黑水、马尔康、雷波、布拖、甘洛、峨边。

清热解毒、消炎利湿、祛风、凉血，用于风疹、湿疹、中耳炎、丹毒、咳嗽吐血、肺痈、崩漏、痔疮。煎水煮醪糟用于丹毒（阿坝州）。

草地虎耳草

松蒂、松久蒂打（藏名）。

为虎耳草科植物 *Saxifraga pratensis* Engl. et Irm. 的全草。

生于海拔 4 100 ~ 4 800 m 的高山草地。分布于九龙、乡城。

清热解毒、清肝利胆，用于黄疸型肝炎、胆囊炎、风热感冒等。

藏医：清肝胆热、清疮热、干脓、清热退烧、清湿热、解热毒，用于培根病与赤巴合病、肝热、胆热、诸热、肠病、血病、疮痈、流行性感冒、高烧、疮疡热毒、胆囊炎、肝炎、咯血。

青藏虎耳草

大通虎耳草、松节斗（藏名）。

为虎耳草科植物 *Saxifraga przewalskii* Engl. 的全草。

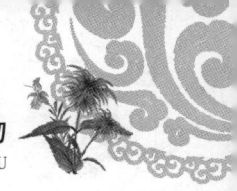

生于海拔 3 200～4 700 m 的高山草甸或碎石间。分布于茂县、壤塘、黑水、金川、马尔康、理县、理塘、色达。

清肝胆之热、健胃，用于肝炎、胆囊炎、流感发烧、消化不良。

狭瓣虎耳草

为虎耳草科植物 *Saxifraga pseudohirculus* Engl. 的全草。

生于海拔 3 500～4 900 m 的疏林、灌木丛、高山草甸。分布于白玉、康定、雅江、理塘、石渠。

清热解毒。

红毛虎耳草

为虎耳草科植物 *Saxifraga rufescens* Balf. f. 的全草。

生于海拔 2 100～4 100 m 的山地林下、阴湿岩沟边。分布于乐山、崇州、金阳、泸定、稻城、道孚、乡城、得荣、九龙、会东、木里、金阳、越西、布拖、马边、峨边。

清热解毒、消炎利湿、凉血止血，用于中耳炎。

红虎耳草

为虎耳草科植物 *Saxifraga sanguine* Franch. 的全草。

生于海拔 4 000～4 400 m 的高山草丛中。分布于雅江、康定、德格。

清热退烧，用于肝炎、胆囊炎、咯血等。

繁缕虎耳草

为虎耳草科植物 *Saxifraga stellariifolia* Franch. 的全草。

生于海拔 2 900～4 600 m 的灌木丛、阴湿岩石边。分布于崇州、什邡、喜德、泸定、康定。

清热解毒、祛风止咳。

虎耳草

为虎耳草科植物 *Saxifraga stolonifera*（L.）Meerb. 的全草。

生于海拔 1 900 m 以下山地、岩石阴湿处。分布于全川，彭州、崇州、什邡、邛崃、普格、喜德、丹巴、泸定、九龙、雅江、稻城、德格、南充市、绵阳市、眉山市、达州市、巴中市、峨眉山、凉山州。

清热解毒、祛风除湿、凉血止血、止咳，用于风疹、湿疹、荨麻疹、中耳炎、咳嗽吐血、肿痛、崩漏、痔疾、荨麻疹、风热咳嗽、痈疮肿毒、冻疮溃烂、淋巴结核、毒蛇咬伤。

甘青虎耳草

为虎耳草科植物 *Saxifraga tangustica* Engl. 的全草。

生于海拔 3 500～5 100 m 的高山草地、溪边。分布于什邡、白玉、理塘、乡城、道孚、康定、九龙、稻城、石渠、德格、木里、峨边。

清肝胆之热、健胃补脾，用于肝炎、胆囊炎、流感发烧等。

爪虎耳草

为虎耳草科植物 *Saxifraga unguiculata* Engl. 的全草。

生于海拔 3 400～4 200 m 的山地路旁、高山碎石带、草甸。分布于康定、炉霍、德格、石渠、乡城、理塘、道孚。

清热解毒、清肝利胆。

篦齿虎耳草

松蒂、松久蒂打（藏名）。

为虎耳草科植物 *Saxifraga unbelluata* Hook. f. et Thoms. *f. pectinata* Marq et Shaw 的全草。

生于海拔 2 800～4 500 m 的丛林、悬崖石隙。分布于巴塘、白玉、甘孜、德格、炉霍、新龙、理塘、

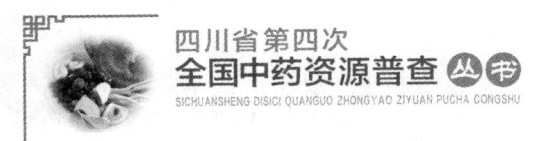

石渠、道孚。

清热解毒、清肝利胆,用于黄疸型肝炎、胆囊炎、风热感冒等。

藏医:清肝胆热、清疮热、干脓、清热退烧、清湿热、解热毒,用于培根病与赤巴合病、肝热、胆热、诸热、肠病、血病、疮痈、流行性感冒、高烧、疮疡热毒、胆囊炎、肝炎、咯血。

白背钻地风

钻地风(洪雅)、散血藤(峨眉山)。

为虎耳草科植物 Schizophragma hygoglaucum Rehd. 的藤茎。

附生于海拔 1 000~1 300 m 的树上、岩石上、阔叶林下。分布于峨眉山、洪雅。

清热解毒、祛风除湿,用于瘀血凝滞、筋骨疼痛、风湿关节疼痛、跌打损伤。

钻地风

利筋藤(洪雅)。

为虎耳草科植物 Schizophragma integrifolium(Franch.)Oliv. 的根皮。

附生于海拔 1 000~1 300 m 的树上、岩石上、阔叶林下。分布于乐山、邛崃、屏山、金阳、美姑、雷波、洪雅、峨眉山、美姑、越西、会理、昭觉、金阳、雷波、马边、峨边。

清热解毒、祛风除湿、活血通络、利筋骨,用于风湿关节酸痛、跌打损伤。

小齿钻地风

为虎耳草科植物 Schizophragma integrifolium(Franch.)Oliv. f. denticulata(Rehd.)Chun 的根。

附生于山地密林中。分布于四川省。

祛风除湿、解热毒,用于筋骨痛、疮毒红肿。

粉绿钻地风

为虎耳草科植物 Schizophragma integrifolium(Franch.)Oliv. var. glaucescens Rehd. 的根。

生于山地密林中。分布于屏山。

祛风、活血、止痛,用于风湿脚气、四肢关节酸痛。

大果钻地风

为虎耳草科植物 Schizophragma megalocarpum Chun 的全草。

附生于树上、岩石上。分布于长宁。

祛风除湿。

峨屏草

峨眉岩雪下、乌鸦草(筠连)。

为虎耳草科植物 Tanakea omeiensis Nakai 的全草。

生于海拔 1 200 m 左右的潮湿岩石上。分布于峨眉、筠连、屏山、洪雅。

清热消痈、熄风定惊,用于风丹、中耳炎、肺痈咳嗽、高热抽风、高血压。

黄水枝

鸭鹅甲(筠连)、博落(峨眉、南充市)。

为虎耳草科植物 Tiarella polyphylla D. Don 的全草。

生于海拔 1 000~2 500 m 的灌木丛缘。分布于乐山、崇州、邛崃、什邡、长宁、叙永、宜宾、兴文、筠连、古蔺、屏山、布拖、昭觉、喜德、康定、南充市、洪雅、达州市、巴中市、峨眉山、凉山州、马边、峨边。

清热解毒、消肿止痛、散寒解表、活血祛瘀、发汗,用于肺结核、肝炎、经闭腹痛、无名肿毒、疮疖、大小便不利、跌打损伤、耳聋、气喘、咳喘(叙永)。

海桐科 Pittosporaceae

大叶海桐

山枝仁，山枇杷（屏山）。

为海桐科植物 *Pittosporum adaphniphylloides* Hayata 的根、种子。

生于林中。分布于崇州、叙永、合江、珙县、屏山、宜宾。

种子清热、生津止渴，用于虚弱心烦、口渴咽痛、泻痢后重、倦怠乏力。根补肺肾、祛风湿、活血通络、镇静、祛痰，用于虚劳咳嗽、遗精早泄、失眠头昏、高血压、风湿性关节疼痛、小儿瘫痪。

短萼海桐

为海桐科植物 *Pittosporum brevicalyx*（Oliv.）Gagnep. 的根皮。

生于灌木丛、林缘。分布于会东、布拖、西昌、喜德、宁南、盐源、德昌、会理、盐边。

止咳，用于慢性支气管炎。

皱叶海桐

山枝仁。

。为海桐科植物 *Pittosporum crispulum* Gagnep. 的种子。

生于灌木丛、林缘。分布于成都、乐山、自贡内江、南充、峨眉山、屏山。

清热、生津、止渴。

光叶海桐

山枝仁，枝仁（南充）。

为海桐科植物 *Pittosporum glabratum* Lindl. 的种子、根。

生于海拔 500~1 000 m 的沟边阴湿处、林中。分布于全川，南充市、眉山市、马边、射洪。

清热利湿、生津止渴，用于咽喉肿痛、泻痢、痈肿疮毒、热淋下重、高血压、头昏、虚弱遗精。

狭叶海桐

山枝仁（叙永）、黄栀子。

为海桐科植物 *Pittosporum glabratum* Lindl. var. *nerifolium* Rehd et Wils. 的种子、全株、根。

生于灌木林中。分布于叙永、珙县、康定。

种子清热、生津止渴、除湿，用于虚弱心烦、口渴咽痛、泻痢后重、倦怠乏力。根补肺肾、祛风湿、活血通络、镇静、祛痰，用于虚劳咳嗽、遗精早泄、失眠头昏、高血压、风湿性关节疼痛、小儿瘫痪。全株清热除湿，用于黄疸、子宫脱垂。

异叶海桐

为海桐科植物 *Pittosporum heterophyllum* Franch. 的根皮或茎皮。

生于海拔 3 600 m 以下的山坡、灌木丛、田埂。分布于稻城、白玉、康定、木里、昭觉、泸定、丹巴、九龙、雅江、巴塘、乡城、马边。

解毒消炎、祛风除湿、止血，用于肺热咳嗽、痢疾、风湿疼痛、跌打损伤、崩漏、肠风下血、蛔虫病。

海金子

山枝仁。

为海桐科植物 *Pittosporum illicioides* Makino 的种子、根、叶。

生于林中。分布于邛崃、泸州、宜宾、内江、乐山、开江、达州、渠县、邻水、宣汉、雷波。

种子涩肠、收敛、止泻，用于咽痛、肠炎、白带、滑精。根祛风活络、散瘀止痛，用于风湿性关节

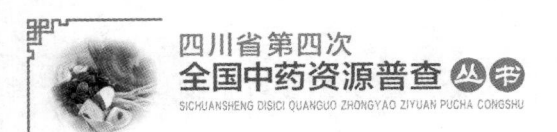

炎、坐骨神经痛、骨折、胃痛、牙痛、高血压、神经衰弱、梦遗滑精。叶解毒、止血，用于毒蛇咬伤、疮疖、外伤出血。

峨眉海桐

为海桐科植物 *Pittosporum omeiense* H. T. Chang etYan 的根、叶、果实。

生于山地灌木丛中。分布于峨眉山。

用于咳嗽、肾虚。

圆锥海桐

为海桐科植物 *Pittosporum paniculiferum* Chang et Yan 的花、根。

生于灌木丛、林缘。分布于西昌。

润肺止咳，蒸蜂糖服用。

柄果海桐

山枝仁。

为海桐科植物 *Pittosporum podocarpum* Gagnep. 的根。

生于林中。分布于什邡、甘洛、普格、盐源、马边。

涩肠固精、散瘀止痛。

线叶柄果海桐

为海桐科植物 *Pittosporum podocarpum* Gagnep. var. *angustatum* Gowda 的根皮、叶、果实。

生于林中。分布于什邡。

镇静、退热、补虚、定喘，用于哮喘、肾虚、遗精、痄腮。

厚圆果海桐

秦岭海桐。

为海桐科植物 *Pittosporum rehderianum* Gowda 的果实。

生于海拔 700~1 100 m 的山地、林中。分布于什邡。

用于跌打损伤。

崖花海桐

山枝仁、山巴豆（兴文）、山枝条、海金子（眉山）。

为海桐科植物 *Pittosporum sahnianum* Gowda 的种子、根、叶。

生于灌木林中。分布于叙永、珙县、康定、眉山市、峨眉山。

种子清热、生津止渴、涩肠固精、收敛、补虚、安神，用于虚弱心烦、口渴咽痛、泻痢后重、倦怠乏力、咽痛、肠炎、白带、滑精、泻痢、痈肿疮毒。根补肺肾、祛风湿、活血通络、镇静祛痰、散瘀止痛，用于虚劳咳嗽、遗精早泄、失眠头昏、高血压、风湿性关节疼痛、小儿瘫痪、骨折、胃痛、牙痛、神经衰弱。叶解毒止血，外用于毒蛇咬伤、疮疖、外伤出血。

海桐

为海桐科植物 *Pittosporum tobira*（Thunb.）Ait. 的叶、根、果实。

生于山坡，栽培。分布于全川，泸定、康定。

叶外用于疥疮。根祛风活络、散瘀止痛。果实用于疝痛。

梭果海桐

山枝仁、稜果海桐。

为海桐科植物 *Pittosporum trigonocarpum* Lévl. 的种子。

生于海拔 500~1 000 m 的灌木丛、林缘。分布于乐山、彭州、屏山、洪雅、宣汉、万源、通江、南江、峨眉山、越西、布拖、甘洛、中江。

种子清热、生津止渴、收敛、补虚、安神，用于虚弱心烦、口渴咽痛、咽喉肿痛、痈肿疮毒、泻痢后重、倦怠乏力。根补肺肾、祛风湿、活血通络、镇静、祛痰，用于虚劳咳嗽、遗精早泄、失眠头昏、高血压、风湿性关节疼痛、小儿瘫痪。

菱叶海桐

山枝条、满山香（阿坝州）、崖花子。

为海桐科植物 *Pittosporum truncatum* Pritz. 的根、叶、种子。

生于海拔 2 000 m 以下的山坡、林中。分布于九寨沟、茂县、松潘、黑水、丹巴、康定、得荣、雅安、宣汉、平昌、巴中、通江、万源、金阳。

种子清热、生津止渴、涩肠固精，用于虚弱心烦、口渴咽痛、泻痢后重、倦怠乏力、咽痛、肠炎、白带、滑精。根补肺肾、祛风湿、活血通络、镇静祛痰、散瘀止痛，用于虚劳咳嗽、遗精早泄、失眠头昏、高血压、风湿性关节疼痛、小儿瘫痪、骨折、胃痛、牙痛、神经衰弱。叶解毒止血，外用于毒蛇咬伤、疮疖、外伤出血。

大果海桐

为海桐科植物 *Pittosporum xylocarpum* Hu et Wang 的根、叶。

生于林中。分布于崇州。

涩肠固精、散瘀止痛。

金缕梅科 Hamamelidaceae

峨眉蜡瓣花

为金缕梅科植物 *Corylopsis multiflora* Hance 的根皮。

生于常绿阔叶林下。分布于峨眉山。

用于恶寒发热、呕逆、心悸、烦乱昏迷、白喉、内伤出血。

蜡瓣花

中华蜡瓣花。

为金缕梅科植物 *Corylopsis sinensis* Hemsl. 的根。

生于海拔 1 500～2 500 m 的灌木丛中。分布于乐山、洪雅、普格、康定、雅安、马边。

清热、除烦、止呕，用于恶寒发热、心烦、呕吐。

四川蜡瓣花

蜡瓣花，倒牵牛（叙永）。

为金缕梅科植物 *Corylopsis willmottiae* Rehd. et Wils. 的根、叶、根皮。

生于海拔 1 500～2 600 m 的阴湿沟边、路旁、灌木丛中。分布于乐山、叙永、屏山、邛崃、昭觉、美姑、雷波、筠连、洪雅、宁南、泸定、九龙、康定、盐边、马边、峨边。

根与叶清热、除烦、止呕，用于烦乱昏迷、劳伤乏力、恶寒发热、心烦、呕吐。根皮泡酒服治枯痨内伤（叙永）。

小叶蚊母树

为金缕梅科植物 *Distylium buxifolium*（Hance.）Merr. 的果实。

生于溪边、河边。分布于四川省。

用于癥瘕痞块。

杨梅蚊母树

蚊母树。

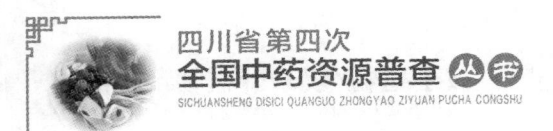

为金缕梅科植物 *Distylium myricoides* Hemsl. 的根。

生于山坡林地。分布于古蔺、马边。

用于手足浮肿、跌打损伤。

金缕梅

为金缕梅科植物 *Hamamelis mollis* Oliv. 的根。

生于次生林、灌木丛中。分布于四川省。

用于劳伤乏力、热毒疮疡。

枫香

路路通，鹅脚板（叙永）。

为金缕梅科植物 *Liquidambar formosana* Hance 的果实、树脂、叶、根。

生于海拔 500~700 m 的湿润、肥沃的荒坡、路旁。分布于全川，古蔺、叙永、成都、屏山、南充市、绵阳市、洪雅、达州市、巴中市、峨眉山、马边。

果祛风除痹、行气止痛、通络、活血通经、利水祛湿，用于风湿痹痛、腰痛、小便不利、手足拘挛、胃痛、水肿、胀满、月经不调、心胃气痛、经闭、乳少、痈疽、痔漏、疥癣、湿疹、风疹、头昏、头痛、耳鸣、小便不利、风湿性腰腿痛。树脂（白胶香）活血止痛、凉血、解毒生肌，用于痈疽、疥疮、瘾疹、瘰疬、刀伤、齿痛、吐血、衄血、疮疡肿毒。叶用于急性胃肠炎、痢疾、产后风、小儿脐风、痈疽发背。树皮用于泄泻痢疾、大风癞疮。根用于痈疽、疔疮、风湿关节痛。

鸡枫树

路路通（洪雅）。

为金缕梅科植物 *Liquidambar taiwaniana* Hance 的果实、树脂、叶、根。

生于荒坡、路旁。分布于洪雅。

果祛风除痹、通络、利水祛湿，用于肢体疼痛、水肿、经闭腹痛。

继木

锯木条、牛肋巴（古蔺）、白花树（南充）。

为金缕梅科植物 *Loropetalum chinense*（R. Br.）Oliv. 的根、全草、花果。

生于海拔 500 m 左右的向阳荒坡、路旁、溪边、灌木丛中，有栽培。分布于乐山、泸州、古蔺、苍溪、阆中、南部、西充、南充、岳池、广安、洪雅、开江、大竹、达州、邻水、渠县、宣汉、峨眉山。

全草清热解毒、止泻、活血祛瘀、止血生肌、活络止痛，用于暑热、泻痢、扭闪伤、创伤出血、目痛、喉痛、鼻血、崩漏下血、流感、疥癣疮疡、月经不调、跌打损伤。根通经活络、解热止血、行血祛瘀，用于流感、血瘀经闭、咳血、腹痛泄泻、脱肛、肢节酸痛、白带、产后恶露不净、跌打吐血、齿痛、遗精、脱肛、外伤出血。花清暑解热、止咳、止血，用于咳嗽、咯血、遗精、烦渴、鼻衄、血痢、泄泻、妇女血崩。花明目（云阳）。叶止血，敷刀伤（南川）。

杜仲科 Eucommiaceae

杜仲

丝绵树皮、扯丝皮、思仲、丝绵皮（阿坝州）。

为杜仲科植物 *Eucommia ulmoides* Oliv. 的树皮、叶。

生于海拔 2 000 m 以下的山坡、林中，有栽培。分布于全川，峨边。

补肝肾、平肝、强筋骨、安胎、降血压、镇痛，用于腰脊酸痛、足膝痿弱、小便余沥、小便频数、阴下湿痒、胎漏欲堕、早期高血压、胎动不安、习惯性流产、先兆流产。

注：本品为川产道地药材，主产于旺苍、青川、都江堰、彭州。野生者为国家二级保护植物。

蔷薇科 Rosaceae

欧洲龙芽草

为蔷薇科植物 *Agrimonia eupatoria* L. 的全草。

生于灌木丛、向阳山坡、路边肥沃处。分布于越西。

收敛止血，用于吐血、肺病咯血、崩漏带下、久痢。

龙芽草

仙鹤草、过路黄（兴文、屏山、高县、筠连、江安、叙永）、冬布茶绝（藏名）、涩疙瘩（南充）、黄花草、大毛药（阿坝州）、鬼见愁（峨眉）。

为蔷薇科植物 *Agrimonia pilosa* Ledeb. /*A. pilosa* Ledeb var. *japonica*（Miq）Nakai 的全草、根、冬芽。

生于海拔 3 800 m 以下的灌木丛、向阳山坡、路边肥沃处。分布于全川，甘孜州、道孚、九龙、南充市、绵阳市、金川、若尔盖、九寨沟、茂县、壤塘、汶川、理县、红原、达州市、巴中市、峨眉山、凉山州、越西、康定、丹巴、炉霍、甘孜、马边、峨边。

全草收敛止血、凉血、消炎、止痢、健胃、强壮、止泻、祛风、驱虫，用于呕血、咯血、衄血、尿血、便血、肠风下血、功能性子宫出血、崩漏、带下、赤白痢疾、劳伤脱力、胃肠炎、肠道滴虫、痈肿、跌打损伤、创伤出血、阴道滴虫、肺痨咯血、久泻不止。根驱绦虫，用于赤白痢疾、经闭、肿毒。冬芽用于绦虫病。藏医用于治疗各种出血。全草收敛、止血、消炎止痢、冬芽能驱虫（高县）。全草外用洗黄水疮（江安）。

羽衣草

为蔷薇科植物 *Alchemilla japonica* Nakai et Hara 的全草。

生于海拔 2 800 ~ 3 500 m 的高山湿润草地。分布于马尔康、松潘。

止血收敛、消炎、止痛。

假升麻

升麻草、铁耙梳、山高粱（屏山）、硬头黄（叙永）、金毛三七（阿坝州）。

为蔷薇科植物 *Aruncus sylvester* Kostel. 的根。

生于海拔 1 000 ~ 3 800 m 的山坡疏林、阴湿林下。分布于乐山、屏山、叙永、兴文、崇州、彭州、什邡、九寨沟、茂县、汶川、理县、马尔康、眉山市、万源、南江、布拖、美姑、康定、稻城、得荣、马边、峨边。

发汗、活血散瘀、通经活络、解毒，用于风寒头痛、身痛、跌打损伤、劳伤、筋骨疼痛。

欧洲甜樱桃

为蔷薇科植物 *Cerasus avium*（L.）Moench 的果实。

栽培。分布于汶川、茂县、汉源、泸定。

生津、开胃、利尿。

麦李

为蔷薇科植物 *Cerasus glandulosa*（Thunb）Lois. 的种子。

生于海拔 2 300 m 以下的山区、沟边、灌木丛中。分布于马尔康、成都。

润燥滑肠、下气、利水，用于津枯肠燥、食积气滞、腹胀便秘、水肿、脚气、小便淋痛。

狭叶木瓜

毛叶木瓜、赛跃、色跃（藏名）。

为蔷薇科植物 *Chaenomeles cathayensis*（Hemsl）Schneid. /*C. lagenaria*（Loisel）Koidz. var. *cathayensis*

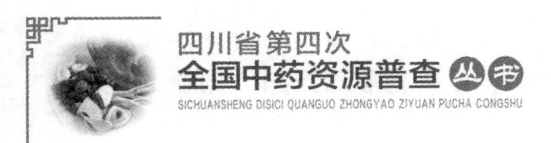

（Hemsl）Rehd. 的果实。

生于海拔 1 700～3 660 m 的山坡、林下、河谷。分布于康定、泸定、峨眉山、达州、大竹、平昌、巴中、万源、通江、美姑、越西、昭觉、木里。

舒筋活络、平肝、祛湿、清暑解毒、祛风除湿、和胃化湿，用于腰膝背痛、麻木、吐泻、腹痛、腓肠肌痉挛、四肢抽搐。

藏医：增温、和胃、祛湿、舒筋活络，用于培根病、耳病、消化不良、胃溃疡、风湿、筋脉拘挛。

贴梗木瓜

木瓜、川木瓜、皱皮木瓜。

为蔷薇科植物 *Chaenomeles lagenaria*（Loisel）Koidz. / *C. speciosa*（Sweet）Nakai 的果实、枝、木瓜核、根。

生于海拔 3 000 m 以下的山地、灌木丛中，多栽培。分布于全川，古蔺、长宁、九寨沟、兴文、江安、纳溪、隆昌、叙永、彭州、康定、万源、南充市、茂县、汶川、九寨沟、金川、眉山市、达州市、峨眉山、青川、什邡、越西、昭觉、雷波、美姑、绵阳市、凉山州、泸定、康定。

果实祛风除湿、疏肝和胃、舒筋活络、和中利湿、清暑消毒，用于风湿痹痛、腰膝酸痛、关节肿胀、吐泻、腹痛、吐血、转筋、湿痹、筋软、脚气水肿、痢疾、腓肠肌痉挛、四肢抽搐。枝用于湿痹脚气、霍乱大吐下、转筋不止。木瓜核用于霍乱烦躁气急，每次嚼 7 粒，温水吞服。根治脚气风湿麻木。

木瓜海棠

毛叶木瓜。

为蔷薇科植物 *Chaenomeles lageharia*（Loisel）Koidz. var. *wilsonii* Rehd. 的果实。

栽培；生于全川，合江、筠连、叙永、古蔺、万源、南江。

祛风除湿、疏肝和胃。

木瓜

光皮木瓜。

为蔷薇科植物 *Chaenomeles sinensis*（Thoin）Koehne 的果实。

栽培；生于自贡、越西、西昌、昭觉、美姑、雷波、康定、绵阳市、眉山市。

祛风除湿、疏肝和胃、温通经络、和中利湿，用于风湿骨痛、胁肋胀痛、脚气、转筋、吐泻。

西藏木瓜

为蔷薇科植物 *Chaenomeles thibetica* Yu 的果实。

生于海拔 2 600～2 700 m 的山坡、林下、灌木丛中。分布于雷波、甘洛。

舒筋、化湿、和胃。

无尾果

热衮巴、甲布（藏名）。

为蔷薇科植物 *Coluria longifolia* Maxim. 的全草。

生于海拔 2 700～4 600 m 的灌木丛草甸、砾石坡、水沟边。分布于新龙、德格、理塘、九龙、稻城、乡城、雅江、巴塘。

平肝熄风、清热解毒，用于高血压、肝炎。

藏医：清热、止痛、调经，用于肝炎、高血压引起的发烧、神经性发烧、子宫出血、月经不调、疝痛、关节炎。

尖叶栒子

栒子、察尔钟（藏名）。

为蔷薇科植物 *Cotoneaster acuminata* Lindl. 的果实、果膏、枝叶膏。

生于海拔 1 800～4 200 m 的山坡、灌木丛、杂木林、针叶林。分布于康定、德格、乡城、丹巴、九龙、理塘、得荣、道孚、新龙、白玉、石渠、色达、马边、峨边。

藏医：果敛四肢"黄水"，用于关节炎、黄水病。果膏止血，用于鼻衄、牙龈出血、月经过多。枝叶膏止血、敛"黄水"。

灰栒子

栒子，察尔钟（藏名）。

为蔷薇科植物 *Cotoneaster acutifolius* Turcz. 的果实。

生于海拔 1 400～3 700 m 的灌木丛中、山坡、溪边潮湿处、针叶林、林缘。分布于全川，甘孜、白玉、德格、康定、洪雅、巴中。

凉血、止血，用于鼻血、牙龈出血、月经过多。

藏医：果敛四肢"黄水"，用于关节炎、黄水病。果膏止血，用于鼻衄、牙龈出血、月经过多。枝叶膏止血、敛"黄水"。

匍匐栒子

石生栒子、察尔列（藏名）。

为蔷薇科植物 *Cotoneaster adpressus* Bois 的果实、果膏。

生于海拔 1 900～4 000 m 的山地灌木丛中、杂木林缘、河滩草地。分布于凉山州、德格、乡城、稻城、道孚、甘孜州。

退烧。

藏医：果敛四肢"黄水"，用于关节炎、黄水病。果膏止血，用于鼻衄、牙龈出血、月经过多。

藏边栒子

察尔钟（藏名）。

为蔷薇科植物 *Cotoneaster affinis* Lindl. 的果实、果膏、枝叶膏。

生于海拔 1 100～3 900 m 的灌木丛杂木林、混交林。分布于九龙。

藏医：果敛四肢"黄水"，用于关节炎、黄水病。果膏止血，用于鼻衄、牙龈出血、月经过多。枝叶膏止血、敛"黄水"。

四川栒子

瓦山栒子。

为蔷薇科植物 *Cotoneaster ambiguous* Rehd. et Wils. 的果实、叶。

生于海拔 2 300～4 000 m 的灌木丛中。分布于全川，邛崃、崇州、洪雅、昭觉、布拖、金阳、喜德、雷波、泸定、康定、稻城、炉霍、道孚、峨边。

清热解毒、消肿止痛，用于腮腺炎、瘰疬、痈肿疮毒。

美丽栒子

为蔷薇科植物 *Cotoneaster amoenus* Wils. 的树皮、果实。

生于山坡、灌木丛中。分布于西昌。

清热解毒、止咳。

细尖栒子

地仁籽（通江）。

为蔷薇科植物 *Cotoneaster apiculatus* Rehd. et Wils. 的全株。

生于海拔 1 600～3 200 m 的灌木丛中、山坡、溪边潮湿处林缘。分布于通江、会理、德昌、康定、丹巴、峨边。

散寒止咳、除湿、止血，用于风寒咳嗽、气喘、风湿筋骨疼痛、吐血、下痢腹痛。

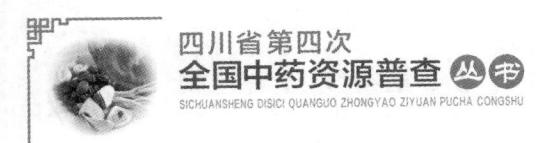

泡叶栒子

为蔷薇科植物 *Cotoneaster bullatus* Boiss. 的根、叶。

生于海拔 2 000～3 200 m 的灌木丛中。分布于崇州、越西、甘洛、泸定、康定、九龙、丹巴、马边、峨边。

清热解毒、止痛。

黄杨叶栒子

石生栒子、察尔列（藏名）。

为蔷薇科植物 *Cotoneaster buxifolius* Wall. 的果实、果膏。

生于海拔 1 000～3 500 m 的灌木丛、次生林、河滩草地、石砾地。分布于康定、泸定、丹巴、乡城、稻城、凉山州、马边、峨边。

藏医：果敛四肢"黄水"，用于关节炎、黄水病。果膏止血，用于鼻衄、牙龈出血、月经过多。

厚叶栒子

为蔷薇科植物 *Cotoneaster coriaceus* Franch. 的根。

生于海拔 1 200～2 700 m 的沟边草坡、丛林中。分布于泸定、康定、丹巴。

消肿、解毒，用于红肿恶疮。

木帚栒子

通山红（阿坝州）、察尔正（藏名）。

为蔷薇科植物 *Cotoneaster dielsianus* Pritz. 的果实。

生于海拔 1 500～3 300 m 的路旁、灌木丛、沟边。分布于金川、壤塘、九寨沟、茂县、马尔康、凉山州、泸定、丹巴、康定、九龙、色达、乡城、峨边。

清热利湿、止血，用于湿热黄疸、泻痢、带下、吐血、功能性子宫出血。

散生栒子

为蔷薇科植物 *Cotoneaster divaricatus* Rehd. et Wils. 的果实。

生于海拔 2 100～3 700 m 的路旁、沟边。分布于美姑、金阳、雷波、冕宁、木里、康定、丹巴、巴塘、稻城、乡城、峨边。

退烧。

麻核栒子

栒子、察尔钟（藏名）。

为蔷薇科植物 *Cotoneaster foveolatus* Rehd. et Wils. 的果实、果膏、枝叶膏。

生于海拔 1 400～3 400 m 的潮湿灌木丛、溪边潮湿处、荒野。分布于九龙、什邡、雷波。

藏医：果敛四肢"黄水"，用于关节炎、黄水病。果膏止血，用于鼻衄、牙龈出血、月经过多。

西南栒子

为蔷薇科植物 *Cotoneaster franchetii* Boiss. 的根。

生于海拔 2 000～3 700 m 的多石向阳灌木丛中。分布于泸定、康定。

清热解毒、消肿、止痛，用于疖腮、瘰疬、瘾疹。

粉叶栒子

栒子、察尔钟（藏名）。

为蔷薇科植物 *Cotoneaster glaucophylla* Franch. 的果实、果膏、枝叶膏。

生于海拔 1 200～2 800 m 的山坡草地、杂木林中。分布于泸定、新龙、会理。

藏医：果敛四肢"黄水"，用于关节炎、黄水病。膏止血，用于鼻衄、牙龈出血、月经过多。

细枝栒子

细弱栒子。

为蔷薇科植物 *Cotoneaster gracilis* Rehd. et Wils. 的果实、叶。

生于海拔 1 000 ~ 3 100 m 的林下、灌木丛中。分布于洪雅、康定、丹巴、巴塘、稻城、雅江。

活血通络、止血、接骨，用于跌打损伤、骨折。

钝叶栒子

石生栒子、察尔列（藏名）。

为蔷薇科植物 *Cotoneaster hebephyllus* Diels 的果实、果膏。

生于海拔 2 400 ~ 4 200 m 的山坡、河谷、灌木丛草甸。分布于稻城、乡城、得荣、道孚、德格。

藏医：果敛四肢"黄水"，用于关节炎、黄水病。果膏止血，用于鼻衄、牙龈出血、月经过多。

平枝栒子

山姑娘、地骨草（叙永）、地红子（古蔺）、石生栒子、把把柴（峨眉）、察尔列（藏名）。

为蔷薇科植物 *Cotoneaster horizontalis* Decne. 的根、叶、果实。

生于海拔 2 000 ~ 3 700 m 的荒坡灌木丛中。分布于全川，炉霍、泸定、康定、丹巴、九龙、白玉、雅江、洪雅、宣汉、平昌、巴中、万源、通江、南江、峨眉山、昭觉、越西、雷波、会理、德昌、会东、马边、峨边。

全株表寒、发汗止咳，用于湿热皮疹、过敏性皮疹（古蔺）。根与叶收敛、凉血止血、调经止带，用于鼻衄、牙龈出血、月经过多、吐血、痛经、白带、红白痢疾（洪雅、达州）。

藏医：果敛四肢"黄水"，用于关节炎、黄水病。果膏止血，用于鼻衄、牙龈出血、月经过多。

小叶栒刺木

地红子根、矮红子（阿坝州）、小叶平枝栒子。

为蔷薇科植物 *Cotoneaster horizontalis* Decne var. *perpusllus* Schneid. 的根。

生于海拔 1 500 ~ 2 400 m 的荒坡灌木丛中。分布于金川、九寨沟、茂县、壤塘、汶川、木里、会理、雷波。

清热除湿。

黑果栒子

栒子、察尔钟（藏名）。

为蔷薇科植物 *Cotoneaster melanocarpus* Lodd. 的果实、果膏、枝叶膏。

生于海拔 700 ~ 2 600 m 的山坡疏林、灌木丛中。分布于白玉、石渠、道孚、康定、新龙。

藏医：果敛四肢"黄水"，用于关节炎、黄水病。膏止血，用于鼻衄、牙龈出血、月经过多。

小叶栒子

铺地蜈蚣、耐冬果、石生栒子、黑牛筋、刀口药（阿坝州）、察尔列（藏名）。

为蔷薇科植物 *Cotoneaster microphyllus* Wall. 的根、叶、嫩枝、果实。

生于海拔 1 200 ~ 4 500 m 的多石处、混交林缘、灌木丛中。分布于全川，崇州、什邡、邛崃、康定、甘孜、新龙、道孚、泸定、九龙、雅江、稻城、乡城、德格、若尔盖、九寨沟、红原、阿坝、马尔康、木里、会东、会理、美姑、宁南、喜德。

收敛、止血、调经、生肌，用于刀伤、痛经、白带、红白痢疾。

藏医：果敛四肢"黄水"，用于关节炎、黄水病。果膏止血，用于鼻衄、牙龈出血、月经过多。

水栒子

察尔钟（藏名）。

为蔷薇科植物 *Cotoneaster multiflorus* Bunge 的果实。

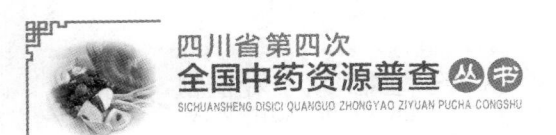

生于海拔 1 200～3 500 m 的林缘及灌木丛中。分布于道孚、德格、康定、丹巴、雅江、理塘、巴塘、炉霍、白玉、色达。

藏医：祛风除湿，用于关节炎、关节积水、黄水病。

宝兴栒子

为蔷薇科植物 *Cotoneaster moupinensis* Franch. 的全株、根。

生于海拔 1 200～3 200 m 的灌木丛中。分布于全川，筠连、屏山、崇州、宝兴、洪雅、邻水、万源、南江、美姑、甘洛、冕宁、普格、喜德、康定、泸定、九龙、丹巴、峨边。

全株除风湿、清热、止咳，用于咳嗽失音、湿热黄疸、肠风下血。根用于子宫脱垂（筠连、达州）。

毡毛栒子

为蔷薇科植物 *Cotoneaster pannosus* Franch. 的根。

生于海拔 3 400 m 以下的灌木丛中。分布于兴文、叙永、泸定、康定、丹巴、稻城、乡城。

根泡酒用于枯劳内伤（兴文、叙永）。

柳叶栒子

翻白柴、狭叶栒子、小马桑（屏山）、翻白柴（峨眉）、山米麻（洪雅）、察尔钟（藏名）。

为蔷薇科植物 *Cotoneaster salicifolius* Franch. 的全株、果实、果膏、枝叶膏。

生于海拔 1 000～3 500 m 的灌木丛中、山地、沟边杂木林。分布于全川，峨眉、屏山、兴文、九龙、九寨沟、汶川、理县、马尔康、黑水、洪雅、万源、喜德、木里、泸定、马边、峨边。

全株、果实除风湿、清热、止咳，用于咳嗽失音、脾湿发黄、湿热黄疸、肠风下血及小便短少。叶与花煎水洗疱疮（屏山），用于全身发黄、头痛、火痰、关隔、肠风下血（峨眉）。

藏医：果敛四肢"黄水"，用于关节炎、黄水病。膏止血，用于鼻衄、牙龈出血、月经过多。

野山楂

山楂、俄色、阿里汪（藏名）。

为蔷薇科植物 *Crataegus cuneata* Sieb. et Zucc. 的果实、根、叶。

生于海拔 3 100 m 以下的山谷、灌木丛中。分布于南充、巴塘、开江。

果实消食化积、散瘀血、驱绦虫、止痛，用于肉积、菌痢、肠炎、癥瘕、痰饮、痞满、吞酸、泻痢、肠风、疝气、产后儿枕痛、恶露不尽、小儿食停滞、高血压、绦虫、冻疮。叶煎水当茶饮，降血压。根用于风湿性关节痛、痢疾、水肿。

藏医：健脾消食、生津止渴，用于消化蛋白与胃酸缺乏、消化不良、腹胀。

湖北山楂

野山楂。

为蔷薇科植物 *Crataegus hupehensis* Sarg. 的果实。

生于海拔 500～2 000 m 的荒坡灌木丛中。分布于开江。

消食化积、散瘀，用于肉食不消、癥瘕、产后瘀滞腹痛。

甘肃山楂

为蔷薇科植物 *Crataegus kansuensis* Wils 的果实、叶、根。

生于海拔 1 000～3 900 m 的林下、荒坡灌木丛中。分布于九寨沟、若尔盖、金川、黑水、茂县、康定、道孚。

消食化滞、散瘀止痛，用于肉食积滞、消化不良、小儿疳积、肠炎、产后腹痛、高血压、绦虫病、冻疮。叶煎水当茶饮，可降血压。根用于风湿关节痛、痢疾水肿。

山楂

为蔷薇科植物 *Crataegus pinnatifida* Bunge 的果实、叶、根。

栽培于海拔 1 500 m 以下的地区。分布于甘孜、康定、新龙、道孚。

果实消食化滞、散瘀止痛、驱绦虫，用于肉积、消化不良、痰饮、吞酸、肠风、腰痛、产后腹痛、恶露不尽、高血压、绦虫病。叶用于降血压。根用于风湿性关节痛、痢疾、水肿。

山里红

山楂。

为蔷薇科植物 *Crataegus pinnatifida* Bunge var. *major* N. E. Br. 的果实。

生于荒坡灌木丛中。分布于金阳、布拖、盐源、冕宁。

消食积、散瘀滞。

云南山楂

山楂。

为蔷薇科植物 *Crataegus scabrifolia*（Franch.）Rehd. 的果实。

生于海拔 1 500 ~ 3 000 m 的荒坡灌木丛中。分布于德昌。

消食化积、散瘀。

华中山楂

野山楂。

为蔷薇科植物 *Crataegus wilsonii* Sarg. 的果实。

生于海拔 1 000 ~ 2 500 m 的荒坡灌木丛中。分布于万源、通江、南江、盐源、布拖、峨边。

消食化积、散瘀，用于肉食不消、癥瘕、产后瘀滞腹痛。

银露梅

为蔷薇科植物 *Dasiphora davurica*（Nestl.）Kom. et Klob. – Alis. /*P. glabra* Lodd. 的茎、叶、花。

生于海拔 2 600 ~ 3 200 m 的山坡草地、砾石坡。分布于九寨沟、壤塘、金川、茂县、黑水、马尔康、理县、冕宁、盐源、峨边、九龙、乡城、新龙、德格等甘孜州各县。

理气散寒、镇痛、固齿、利尿、消水、肠道防腐。

金露梅

金老梅、金蜡梅、药王茶（阿坝州）、奔纳（藏名）。

为蔷薇科植物 *Dasiphora fruticosa*（L.）Pydb. 的叶、花。

生于海拔 1 000 ~ 4 000 m 的山坡草地、灌木丛、砾石坡。分布于崇州、新龙、甘孜、道孚、九龙、稻城、德格、巴塘、茂县、金川、马尔康、黑水、理县、汶川、九寨沟、凉山州。

叶与花清暑热、益脑清心、调经、健胃，用于暑热、眩晕、两目不清、胃气不和、食滞、月经不调。花健脾化湿，用于消化不良、浮肿、赤白带下、乳腺炎。

藏医：理气、敛"黄水"，用于妇女乳房肿痛、肺病、消化不良、黄水病。叶煅炭用于乳腺炎。花用于赤白带下。

白毛金露梅

奔纳（藏名）。

为蔷薇科植物 *Dasiphora fruticosa*（L.）Pydb. var. *albicaulis* Rehd. 的花

生于海拔 400 ~ 4 600 m 的山坡草地、干旱山坡、林缘、砾灌木丛中。分布于道孚、稻城、德格。

花健脾化湿，用于消化不良、浮肿、赤白带下、乳腺炎。

藏医：理气、敛"黄水"，用于妇女乳房肿痛、肺病、消化不良、黄水病。叶煅炭用于乳腺炎。

伏毛金露梅

奔纳（藏名）。

为蔷薇科植物 *Dasiphora fruticosa*（L.）Rydb. var. *arbuscula*（D. Don）Maxim. 的花。

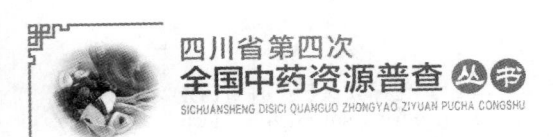

生于海拔 2 600 ~ 4 600 m 的山坡草地、灌木丛、林缘。分布于炉霍、新龙、甘孜、德格、巴塘。

花健脾化湿，用于消化不良、浮肿、赤白带下、乳腺炎。

藏医：理气、敛"黄水"，用于妇女乳房肿痛、肺病、消化不良、黄水病。叶煅炭用于乳腺炎。

小叶金露梅

奔纳（藏名）。

为蔷薇科植物 *Dasiphora parvifolia* (Fisch.) Juz. 的花。

生于海拔 900 ~ 5 000 m 的干燥山坡、岩石缝、林中、林缘。分布于什邡、德格、石渠、雅江、金川、若尔盖、九寨沟、红原、黑水、松潘。

利尿消肿，用于寒湿脚气、痒疹，外用于乳腺炎。

藏医：理气、敛"黄水"，用于妇女乳房肿痛、肺病、消化不良、黄水病。叶煅炭用于乳腺炎。

云南榠木衣

酸渣。

为蔷薇科植物 *Docynia delavayi* (Franch.) Schneid. 的果实、茎叶。

生于海拔 1 000 ~ 3 000 m 的山沟路旁。分布于普格、凉山州。

果实健胃消胀、行瘀止痛。茎叶消炎、收敛、接骨，用于烧伤、骨折。

榠木衣

为蔷薇科植物 *Docynia indica* (Wall.) Decne. 的果实、茎叶。

生于海拔 2 000 ~ 3 000 m 的山坡、溪边、丛林。分布于木里、泸定。

果实消食健胃消胀、收敛杀菌。

皱果蛇莓

为蔷薇科植物 *Duchesnea chrysantha* (Zoll. et Mor.) Miq. 的茎叶。

生于草地。分布于泸定。

用于毒蛇咬伤、烫伤、疔疮。

蛇莓

三匹风、蛇泡草。

为蔷薇科植物 *Duchesnea indica* (Andr.) Focke / *Fragaria indica* (Andxews) Focke 的全草。

生于海拔 4 000 m 以下的草坡、田坎、沟边、灌木丛中。分布于全川，雅江、泸定、丹巴、九龙、康定、道孚、稻城、南充、绵阳市、九寨沟、茂县、若尔盖、金川、壤塘、马尔康、达州市、巴中市、峨眉山、凉山州、马边、峨边。

全草清热解毒、凉血、散结、通经、破积、祛风、止咳化痰、散瘀消肿，用于感冒风热咳嗽、小儿高热、白喉、急性扁桃体炎、百日咳、慢性气管炎、热病惊痫、咳嗽、吐血、咽喉肿痛、腮腺炎、中耳炎、白喉、菌痢、月经过多、痈肿、疔疮、烫伤、湿疹、腹泻，外敷疮毒、蛇虫咬伤。

大花枇杷

为蔷薇科植物 *Eriobotrya cavaleriei* (Lévl.) Rehd. 的果实。

生于海拔 500 ~ 2 000 m 的山坡、杂木林中。分布于都江堰、洪雅。

功效同枇杷。

枇杷

为蔷薇科植物 *Eriobotrya japonica* (Thunb.) Lindl. 的果实、叶、花、核、根、木白皮。

生于海拔 1 500 m 以下的地边、路旁，有栽培。分布于全川，康定、泸定、南充、龙泉驿、石棉、九寨沟、茂县、汶川、金川、理县、眉山市、达州市、巴中市、汉源、峨眉山、凉山州、峨边。

果清热、止渴、和胃下气、止呕逆、止消渴，用于肺痿咳嗽吐血、衄血、烦渴、呕逆。叶清肺和胃、

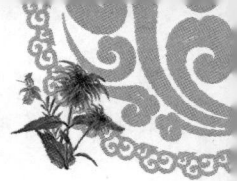

降气化痰、止咳平喘，用于肺热咳嗽、久咳痰多支气管炎、咳血、衄血、胃热呕秽。花清肺热、止咳喘，用于风热咳嗽气喘、伤风感冒、咳嗽痰血。核化痰止咳、疏肝理气，用于咳嗽、疝气、水肿、瘰疬。根用于虚劳咳嗽、久年咳嗽、乳汁不足、关节疼痛。木白皮下气、敷疮。又木白皮止咳、下气、下乳、止吐，用于虚劳咳嗽、逆不下食。

草莓

红泡儿、野杨梅（阿坝州）、只大萨增（藏名）。

为蔷薇科植物 *Fragaria ananassa* Duch. 的果实。

生于海拔 1 200～2 300 m 的湿热肥沃的田坎、路旁、荒坡。分布于全川，九寨沟、金川、黑水、茂县、松潘、汶川、眉山市、峨眉山、金阳、会理、喜德、昭觉、宁南、泸定。

果清热解毒、生津、止渴，用于肺热咳嗽、肺结核、衄血、咳血、消渴、筋骨疼痛等。全草祛风止咳、清热解毒，用于风热咳嗽、百日咳、口腔炎、痢疾、尿血、疮疖。

宝兴草莓

孜孜洒珍、洒珍（藏名）、西南草莓。

为蔷薇科植物 *Fragaria moupinensis*（Franch.）Gard. 的全草。

生于海拔 1 400～4 000 m 的荒坡、草丛、林下。分布于理塘、道孚、泸定、康定、德格。

藏医：上行、止血排脓，用于肺瘀血、子宫出血、肺炎、脓血病、培根与胆合病、四肢病、干脓血、血热性化脓症、黄水病、脓疡。

黄花草莓

白草莓、白泡儿、白米泡、糯米蔗（屏山）、锈毛草莓、黄毛草莓、孜孜洒珍、洒珍（藏名）。

为蔷薇科植物 *Fragaria nilgerrensis* Schlecht. ex Gay 的全草、果实。

生于海拔 700～4 000 m 的草丛、林缘。分布于全川，珙县、长宁、筠连、叙永、兴文、德格、新龙、巴塘、乡城、道孚、雅江、洪雅、邻水、宣汉、万源、南江、什邡、峨眉山、凉山州、马边、峨边。

果清热解毒、生津、止渴，用于肺热咳嗽、衄血、咳血、消渴、筋骨疼痛等。全草祛风、清热解毒、续筋接骨，用于风热咳嗽、百日咳、口腔炎、痢疾、尿血、疮疖、泌尿系统感染。单用全草煎水服治小儿屙白屎、白尿（长宁）。治口生白泡疮（叙永）。

藏医：上行、止血排脓，用于肺瘀血、子宫出血、肺炎、脓血病、培根与胆合病、四肢病、干脓血、血热性化脓症、黄水病、脓疡。

粉叶黄花草莓

为蔷薇科植物 *Fragaria nilgerrensis* Schlecht. ex Gay var. *mairei*（Lévl.）Hand. et Mazz. 的全草。

生于海拔 1 900～3 800 m 的山坡草地、沟谷、灌木丛、林缘。分布于泸定。

消炎解毒、续筋接骨。

东方草莓

子子洒增、撒则（藏名）。

为蔷薇科植物 *Fragaria orientalis* Lozinsk. 的全草。

生于海拔 300～4 000 m 的河谷、林缘、荒坡、草地、灌木丛中。分布于全川，崇州、昭觉、道孚、德格、炉霍、乡城、石渠、稻城、理塘、泸定、康定、丹巴、眉山市、凉山州、马边、峨边。

清热解毒、止咳化痰，用于血管硬化、肺热咳嗽、咽喉肿痛。

藏医：行气、止血排脓，用于肺瘀血、子宫出血、肺炎、脓血病、培根与胆合病、四肢病、干脓血、血热性化脓症、黄水病、脓疡。

野草莓

为蔷薇科植物 *Fragaria vesca* L. 的果实。

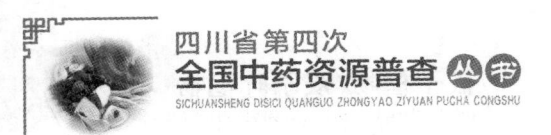

生于海拔 2 700～4 200 m 的湿润山坡、草地、灌木丛、林下。分布于泸定、康定、稻城、得荣。

清热解毒、补肺利咽。

路边青

水杨梅、见肿消、蓝布正、五气朝阳草、追风草（阿坝州）、扎欧保（藏名）。

为蔷薇科植物 *Geum aleppicum* Jacq. 的全草及根。

生于海拔 300～4 000 m 的灌木丛、草坡、荒地、洼地。分布于全川，凉山州、彭州、崇州、邛崃、德格、石棉、甘孜州、道孚、康定、若尔盖、九寨沟、茂县、汶川、理县、红原、马尔康、松潘、小金、眉山市、达州市、巴中市、凉山州、马边、峨边。

祛风除湿、清热解毒、活血消肿、行气止痛、滋阴补肾、镇惊，用于腰腿痹痛、跌打损伤、小儿惊风、痢疾、肠炎、乳痈、月经不调、崩漏、白带、痈疽、疮疡、咽痛、瘰疬。

藏医清热、降血压，用于头晕、高血压，鲜汁用于小儿惊风。

日本水杨梅

水杨梅、兰布政（南充）、毛冬苋（峨眉）。

为蔷薇科植物 *Geum japonicum* Thunb. 的全草。

生于海拔 500～3 500 m 的灌木丛、草坡、路边、沟边。分布于全川，南充、阆中、苍溪、武胜、岳池、广安、眉山市、峨眉山、越西。

益气、补血养阴、补虚益肾、活血消肿、行气止痛，用于虚劳咳嗽、肺痿声嘶、夜梦遗精、高血压头晕、腰膝疼痛、痢疾、白带。散寒、平肝、止咳（峨眉）。

柔毛水杨梅

南布政、地胡椒、瘦狗还阳（长宁、珙县、叙永、江安）、地罗盘（珙县、筠连）、毛冬寒（纳溪、峨眉）、大伤寒（屏山）、头晕药（阿坝州）、扎欧保（藏名）。

为蔷薇科植物 *Geum japonicum* Thunb var. *chinense* F. Bolle 的全草。

生于海拔 700～3 800 m 的荒坡、洼地、沟边。分布于乐山、长宁、珙县、叙永、江安、筠连、纳溪、屏山、崇州、邛崃、九龙、乡城、南充市、眉山市、达州市、巴中市、峨眉山、凉山州、峨边。

全草补虚、益肾、祛风湿、消肿、活血解毒、益气、补血养阴、平肝明目、消炎止痛，用于虚劳咳嗽、肺痿声嘶、头昏、目眩、四肢无力、遗精阳痿、高血压头晕、表虚感冒、虚寒酸痛、月经不调、疮肿、骨折。用于小儿疳积（筠连）。用于老年支气管炎（叙永）。蒸鸡治妇女贫血。又行气、止痛。此外，全草祛风除湿、清热解毒、活血消肿、行气止痛、滋阴补肾，用于腰腿痹痛、跌打损伤、小儿惊风、痢疾、肠炎、月经不调、崩漏、白带、痈疽、疮疡、咽痛、瘰疬。

藏医清热、降血压，用于头晕、高血压，鲜汁用于小儿惊风。

棣棠花

小通花、小通草（洪雅、蓬溪、开江）、金钱花、鸡蛋黄、蜂棠花、地团花、青通花（平武）、清明花（阿坝州）、三叶花（开江）。

为蔷薇科植物 *Kerria japonica*（L.）DC. 的茎髓、花、根、嫩叶。

生于海拔 400～3 700 m 的湿润的沟边、路旁，有栽培。分布于全川，什邡、邛崃、彭州、美姑、南充市、绵阳、平武、九寨沟、茂县、汶川、理县、金川、马尔康、洪雅、蓬溪、达州市、巴中市、峨眉山、凉山州、泸定、康定、得荣、丹巴、龙泉山、马边、峨边。

根与嫩叶补脾健胃、祛痰止咳、利水、祛风止咳、调经、清热解毒、行气消食，用于老年慢性支气管炎、肺热咳嗽、痈疽肿毒、湿疹、久咳不止、消化不良、小儿荨麻疹、关节痛。茎髓祛风通淋、通络、止咳、行气、消食、利水调经，用于风湿骨痛、水肿、小便赤涩。

重瓣棣棠花

蜂糖花（高县、古蔺）、小通草（南溪）、金线菊、广千里光（江安）、通花菊（峨眉）。

为蔷薇科植物 *Kerria japonica*（L.）DC. var. *pleniflora*（Witte）Rehd. 的全株、茎髓、花。

生于海拔 700 m 左右的灌木林、山坡。分布于乐山、古蔺、高县、江安、南溪、峨眉山、盐源、德昌、昭觉。

全株润肺、止咳化痰、调经及治红崩白带（高县）。茎髓为小通草，行气、利水通淋、消肿、催生、下乳（南溪）。花祛风止咳，治久咳、消化不良、小儿荨麻疹（泸县）。

刺叶桂樱

为蔷薇科植物 *Laurocerasus spinulosa*（Sieb. et Zucc.）Schneid. 的种子。

生于海拔 1 400 m 以下的山坡、混交林、疏林。分布于马尔康。

用于痢疾。

花红

为蔷薇科植物 *Malus asiatica* Nakai 的果实。

生于海拔 3 500 m 以下的山坡向阳处。分布于全川，阿坝州、丹棱、洪雅、峨眉、西昌、泸定、康定、丹巴、稻城、乡城、甘孜、德格。

补脾、消积，用于食积、痞块。

垂丝海棠

海棠花。

为蔷薇科植物 *Malus halliana* Koehne 的果实。

栽培于海拔 500～2 900 m 的地区。分布于全川，丹棱、洪雅、峨眉山、康定、雅江、成都。

活血调经、止痛，用于风湿骨痛、月经不调。

湖北海棠

为蔷薇科植物 *Malus hupehensis*（Pamp.）Rehd. 的果实、根。

栽培于海拔 2 900 m 以下的山坡、山谷丛林。分布于峨眉山。

活血、健胃，用于食滞、筋骨扭伤。

陇东海棠

为蔷薇科植物 *Malus kansuensis*（Batal.）Schneid. 的叶。

生于海拔 2 000～3 200 m 的山坡灌木丛、林中。分布于丹巴、康定等地。

健胃消食，降血脂。

苹果

固需（藏名）。

为蔷薇科植物 *Malus pumila* Mill. 的果实、叶、果皮。

生于海拔 300～3 300 m 的山地，多为栽培。分布于茂县、汶川、盐源、理县、崇州、康定、道孚、小金、金川、黑水、九寨沟、马尔康、眉山市、峨眉山、盐源、普格、布拖、西昌、越西、喜德、甘洛、美姑、昭觉、甘孜州、峨边等地。

果实生津、润肺、除烦、解暑、升胃、醒酒、补中益气、消火降邪，用于肺热咳嗽、中暑、口渴心烦、食欲不振、肺胃虚弱、齿痛、消渴。叶敷肚脐上治阴证、产后血逆、经血不调、蒸热发烧。果皮用于反胃吐痰。

藏医：健脾、止泻，用于肠鸣、泻下、腹痛。

丽江山荆子

为蔷薇科植物 *Malus rockii* Rehd. 的种仁。

生于海拔 2 400～3 800 m 的山谷杂木林中。分布于九龙、炉霍、康定。

活血祛瘀，用于跌打损伤。

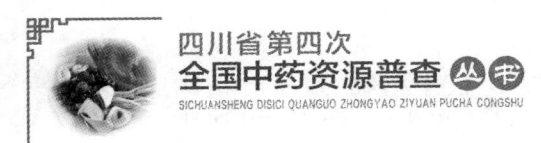

海棠花

为蔷薇科植物 *Malus spectabilis*（Ait.）Borkh. 的果实。

生于海拔 1 600～2 200 m 以下的山坡、平原。分布于康定。

理气健胃、消食导滞。

变叶海棠

俄色（藏名）。

为蔷薇科植物 *Malus toringoides*（Rehd.）Hughes 的叶。

生于海拔 2 000～3 500 m 的山坡灌木丛、林中。分布于康定、雅江、理塘、巴塘、道孚、甘孜、新龙、白玉、色达、德格、炉霍、壤塘。

健胃消食，降血脂。藏族作为茶饮用。

滇池海棠

为蔷薇科植物 *Malus yunnanensis*（Franch.）Schneid. 的果实。

生于海拔 1 600～3 800 m 的山坡杂木林或山谷中。分布于盐源、昭觉、越西、金阳、美姑、喜德、泸定、稻城、峨边。

健胃消积、行瘀定痛。

毛叶绣线梅

为蔷薇科植物 *Neillia ribesioides* Rehd. 的根。

生于海拔 1 000～2 500 m 的山坡、丛林。分布于平武。

利水除湿、清热止血，用于水肿、咳血。

绣线梅

为蔷薇科植物 *Neillia serratisepala* Li 的枝叶。

生于山坡、荒坡、路边。分布于眉山市、喜德、普格、盐源、雷波、冕宁。

清热解毒、利水消肿，用于肺热咳嗽、小便赤涩、脘腹胀满。

中华绣线梅

钓鱼竿（阿坝州）。

为蔷薇科植物 *Neillia sinensis* Oliv. 的枝叶、根。

生于海拔 1 000～1 800 m 的山坡、荒坡、路边。分布于全川，九寨沟、松潘、黑水、茂县、兴文、芦山、什邡、万源、南江、宁南、马边、峨边。

枝叶行水消肿、止咳、止痛、助消化。根清热、除湿、止血，用于水肿、咳血。

华西小石积

黑果、老鸦果。

为蔷薇科植物 *Osteomeles schwerinae* Schneid. 的果实。

生于海拔 1 400～3 600 m 的山坡灌木丛中、向阳干旱处。分布于丹巴、得荣、稻城、康定、九龙、会东、米易、雷波、盐边、木里。

清热解毒、收敛止泻、祛风湿，用于咽喉炎、腮腺炎、痢疾、肠炎、腹泻、风湿麻木、关节疼痛、水肿、子宫脱垂、痈疮、无名肿毒、外伤出血。

小叶华西小石积

为蔷薇科植物 *Osteomeles schwerinae* Schneid. var. *microphylla* Rehd. 的根、叶。

生于海拔 1 000～2 900 m 的山地山坡、灌木丛中。分布于泸定、丹巴、稻城、康定、九龙、九寨沟、茂县、金川、壤塘、马尔康。

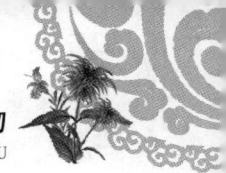

清热解毒、收敛止泻、祛风湿，用于咽喉炎、腮腺炎、痢疾、肠炎、腹泻、风湿麻木、关节疼痛、水肿、子宫脱垂、痈疮、无名肿毒、外伤出血。

短柄稠梨

短柄稠李、甘心桃（古蔺）。

为蔷薇科植物 *Padus brachypoda*（Batal.）Schneid. 的根叶、果实。

生于海拔 1 000～3 200 m 的山坡、山沟、林中。分布于美姑、小金、峨眉、茂县、屏山、古蔺、崇州、什邡、邛崃、康定、峨边。

根与叶用于筋骨扭伤。果止痢。

稠李

稠梨。

为蔷薇科植物 *Padus racemosa*（Lam.）Gilib./*Prunus padus* L. 的叶。

生于海拔 2 700 m 的向阳路边。分布于越西、马边。

镇咳祛痰。

中华石楠

石岩树。

为蔷薇科植物 *Photinia beauverdiana* Schneid. 的树皮、根皮。

生于海拔 1 000～1 700 m 的林中。分布于全川，兴文、叙永。

树皮及根皮用于心肺发炎（叙永）。

椤木石楠

为蔷薇科植物 *Photinia davidsoniae* Rehd. 的根、叶。

生于海拔 600～1 000 m 的灌木丛中。分布于宁南、马边。

清热解毒，用于痈肿疮疖。

光叶石楠

为蔷薇科植物 *Photinia glabra*（Thunb.）Maxim. 的根。

生于海拔 500～800 m 的山坡杂木林中。分布于雷波。

祛风止痛、补肾强筋。

小叶石楠

为蔷薇科植物 *Photinia parvifolia*（Pritz.）Schneid. 的根。

生于海拔 1 000 m 以下的丘陵灌木丛中。分布于昭化、平武。

行血活血、止痛，用于黄疸、乳痈、牙痛。

绒毛石楠

为蔷薇科植物 *Photinia schneideriana* Rehd. 的根皮。

生于海拔 1 000～1 500 m 的山坡丛林中。分布于南江。

用于内脏有热。

石楠

石岩树、千年红（洪雅）。

为蔷薇科植物 *Photinia serrulata* Lindl. 的叶。

生于海拔 700～3 000 m 的林中。分布于全川，洪雅、峨眉山、德昌、冕宁、马边。

祛风除湿、活血通络、止痛，用于风湿痹痛、偏头痛、风疹。利尿、解热、镇痛（峨眉）。

鹅绒委陵菜

人参果、蕨麻、延寿果、卓罗沙增、卓玛（藏名）。

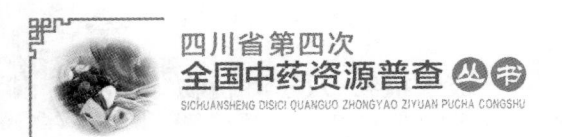

为蔷薇科植物 *Potentilla anserine* L. 的块根、全草。

生于海拔1 600~4 800 m的高山草地、河滩、地边。分布于绵阳、金川、若尔盖、茂县、九寨沟、黑水、松潘、理县、马尔康、红原、康定、巴塘、乡城、道孚、甘孜、白玉、石渠、德格、九龙、得荣、雅江、洪雅、越西、美姑、雷波、普格、甘洛、昭觉。

块根补气血、健脾益胃、生津止渴、利湿，用于病后破血、营养不良、脾虚腹泻、脘腹胀满、风湿痹痛。

藏医：收敛止血、止咳、利痰、止泻、滋补，用于热病、虚弱、小儿疳积、血症、下痢、补虚、热性腹泻。德格藏医用于止泻、治痢疾。

二裂叶委陵菜

鸡冠草、二裂翻白草。

为蔷薇科植物 *Potentilla bifurca* L. 的紫红色病态全草。

生于海拔2 500~4 200 m的山坡草丛中。分布于道孚、康定、德格、石渠、甘孜、壤塘、若尔盖、金川、九寨沟、马尔康、理县。

凉血、止血、止痢，用于子宫出血、产后出血过多、痢疾。

委陵菜

天青地白、小毛药（阿坝州）、白头翁（达州）、鸠赤（藏名）。

为蔷薇科植物 *Potentilla chinensis* Ser. 全草、根。

生于海拔400~3 400 m的荒地、路旁、草丛中。分布于彭州、什邡、崇州、甘洛、越西、喜德、道孚、德格、苍溪、阆中、金川、九寨沟、若尔盖、茂县、汶川、理县、红原、壤塘、万源、平昌、通江、南江、西昌、越西、喜德、甘洛、美姑、康定、白玉、马边、峨边。

清热解毒、祛风湿、止痢、收敛止血、消炎，用于痢疾、风湿筋骨疼痛、瘫痪、癫痫、红白痢疾、阿米巴痢疾、腹泻、吐血、便血、功能性子宫出血、咽喉炎、百日咳、外伤出血、痈疖肿痛、疮疖，煎水外洗，治阴道滴虫。

藏医：消炎、收敛，用于胃痛、肠炎、菌痢。

大萼委陵菜

为蔷薇科植物 *Potentilla conferta* Bunge 的根。

生于海拔2 800~3 500 m的山坡、耕地、沟谷、草甸、灌木丛中。分布于道孚、色达、康定、甘孜、德格。

清热、凉血、止血，用于崩漏、鼻衄。

狼牙委陵菜

为蔷薇科植物 *Potentilla cryptotaeniae* Maxim. 的根、全草。

生于海拔1 000~2 000 m的河谷、草甸、林缘。分布于四川省。

根抗菌消炎、止血、驱虫。全草解毒。

翻白草

鸡爪爪、鸡爪参（宜宾、南充、绵阳）、鸡脚爪、鸡爪（南充）。

为蔷薇科植物 *Potentilla discolor* Bunge 的全草、根。

生于海拔3 500 m以下的高山草地、山坡、山野、路旁。分布于全川，宜宾、南溪、古蔺、德格、道孚、南充市、绵阳市、洪雅、达州市、巴中市、昭觉、布拖、越西、喜德、普格、冕宁。

全草清热解毒、凉血止血、消肿，用于痢疾、疟疾、肠炎、菌痢、肺痈咳嗽、咳血、吐血、下血、崩漏、痈肿、疮癣、瘰疬、结核、阿米巴痢疾、白带、痈疖肿毒、创伤出血。根补气益脾、清热解毒、止血、通乳，用于脾胃虚弱、食欲不振、白带、肺虚咳嗽、崩漏。

毛果委陵菜

鸠赤（藏名）。

为蔷薇科植物 *Potentilla eriocarpa* Wall. 全草、根。

生于海拔 1 900~5 000 m 的高山草地、岩石缝、路旁。分布于德格、马边、峨边。

祛风湿、解毒，用于痢疾、风湿性筋骨疼痛、瘫痪、癫痫、疮疖。

藏医：消炎、收敛，用于胃痛、肠炎、菌痢。

川滇委陵菜

鸠赤（藏名）。

为蔷薇科植物 *Potentilla fallens* Card. 全草、根。

生于海拔 2 800~4 200 m 的山坡草地、林中。分布于九龙、巴塘、康定、稻城、乡城。

祛风湿、解毒，用于痢疾、风湿性筋骨疼痛、瘫痪、癫痫、疮疖。

藏医：消炎、收敛，用于胃痛、肠炎、菌痢。

莓叶委陵菜

为蔷薇科植物 *Potentilla fragarioides* L. 的全草。

生于海拔 2 400 m 以下的向阳山坡。分布于开江、达州、平昌、万源、通江、木里、甘洛、普格、美姑、昭觉、天全。

益中气、补阴虚、止血，用于疝气、干血痨、子宫肌瘤出血、月经过多、功能性子宫出血、产后出血。

三叶委陵菜

三叶地蜂子、地蜂子、钻地蜂（江安）、化狗儿（宜宾）、铁秤砣（合江）、独角猴子（筠连）、金串珠（屏山）、三步跳（峨眉）。

为蔷薇科植物 *Potentilla freyniana* Bornm. 的全草、根茎。

生于海拔 300~3 900 m 以上的向阳山坡。分布于全川，江安、宜宾、珙县、纳溪、高县、泸县、合江、筠连、叙永、古蔺、长宁、屏山、兴文、南充、南部、阆中、苍溪、广安、岳池、眉山市、达州市、巴中市、峨眉山、雷波、会理、泸定、德格。

清热解毒、散瘀止血、消肿止痛，用于肠炎、痢疾、牙痛、胃痛、腰痛、胃肠出血、月经过多、产后大出血、骨结核、骨蒸痨热、瘀痛、口腔炎、瘰疬、跌打损伤、外伤出血、烧烫伤、毒蛇咬伤。泡酒服用于风湿、枯疮及配疯狗药（叙永）。祛风通络、散瘀，用于风湿关节痛、荨麻疹、脚转筋（南充）。

西南委陵菜

翻白背草、地榆、地白菜（叙永）、一串丹（筠连）、银毛委陵菜、阿雅热夏（藏名）。

为蔷薇科植物 *Potentilla fulgens* Wall. 的全草、根。

生于海拔 1 000~3 600 m 的高山草地、灌木丛、草坡。分布于全川，叙永、筠连、新龙、道孚、丹巴、理塘、九龙、九寨沟、茂县、汶川、理县、黑水、洪雅、凉山州、马边、峨边。

全草清热消炎、凉血止血、收敛止泻、止痛，用于赤白痢疾、肺痨咳嗽、肠炎胃痛、肺结核、咯血、衄血、便血、血崩、白带、外伤出血、疮痈肿毒、痢疾、腹痛、疔疮。泡酒服用于痨伤（叙永）。根收敛止血。

腺粒委陵菜

鸠赤（藏名）。

为蔷薇科植物 *Potentilla granulosa* Yu et Li 的全草、根。

生于海拔 2 800~4 200 m 的高山草地、林缘。分布于甘孜、雅江、石渠、稻城、德格。

祛风湿、解毒，用于痢疾、风湿性筋骨疼痛、瘫痪、癫痫、疮疖。

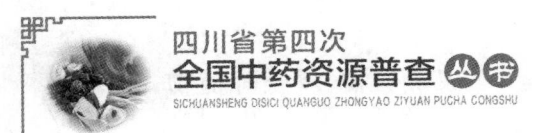
藏医：消炎、收敛，用于胃痛、肠炎、菌痢。

长柔毛委陵菜

翻白叶、地皮风、蔓委陵菜、卓洛洒珍（藏名）。

为蔷薇科植物 *Potentilla griffithii* Hook. *f.* var. *velutina* Gard. 的根。

生于海拔 2 000 ~ 4 000 m 的荒坡、草地、林缘。分布于金川、小金、壤塘、马尔康、乐山、攀枝花、康定、炉霍、色达、巴塘、新龙、九龙、道孚、洪雅、会东、会理、德昌、宁南、甘洛、会东。

清热消炎、和血、行气止痛、消食，用于赤白痢疾、食积胃痛、脘腹疼痛、小儿惊风、产后流血不止、胃与十二指肠溃疡。

藏医：收敛止血、止咳、利痰，用于诸血症、下痢、热性腹泻。

蛇含委陵菜

五匹风、地五加、草五加（合江）、蛇含、五爪龙、五星草（阿坝州）。

为蔷薇科植物 *Potentilla kleiniana* Wight et Arn. 的全草。

生于海拔 3 500 m 以下的向阳草坡、林缘、荒地、路旁。分布于全川，彭州、崇州、邛崃、什邡、昭觉、金阳、布拖、乡城、绵阳市、茂县、九寨沟、黑水、理县、汶川、眉山市、达州市、巴中市、峨眉山、凉山州、峨边。

祛风散寒、清热解毒、止咳化痰、平喘、镇惊、收敛、消肿止痛、截疟，用于感冒风热头痛、小儿百日咳、干咳无痰、惊痫高热、疟疾、咳嗽气喘、小儿惊风、喉痛、湿痹、痈疽、癣疮、带状疱疹、丹毒、痒疹、蛇虫咬伤、乳蛾、口腔破溃、乳痈、眼结膜溃疡、急性咽喉痛。

银叶委陵菜

委陵菜、卓洛洒珍（藏名）。

为蔷薇科植物 *Potentilla leuconota* D. Don 的根、全草。

生于海拔 1 300 ~ 4 600 m 的山坡、草地、林下。分布于彭州、道孚、泸定、康定、九龙、理塘、稻城、乡城、甘孜、洪雅、凉山州、马边、峨边。

清热利湿、止带，用于风热声哑、湿痰风邪、腹痛下痢、白带、湿热带下。

藏医：收敛止血、止咳、利痰，用于诸血症、下痢、热性腹泻。

脱毛银叶委陵菜

为蔷薇科植物 *Potentilla leuconota* D. Don. var. *brachyphyllaria* Card. 的根。

生于海拔 3 600 ~ 4 200 m 的溪边、高山草地、峭壁上。分布于冕宁、稻城、康定、理塘。

用于腰痛，风热声哑（冕宁）。

腺毛委陵菜

鸠赤（藏名）。

为蔷薇科植物 *Potentilla longifolia* Wall. ex Schlecht. /*P. viscosa* Donn ex Lehm. 的全草、根。

生于海拔 2 800 ~ 3 300 m 的高山草地、灌木丛、林缘、疏林。分布于德格、石渠、白玉、理塘、炉霍、雅江。

清热解毒、祛风湿、止痢、收敛止血，用于痢疾、风湿筋骨疼痛、瘫痪、癫痫、腹泻、吐血、便血、功能性子宫出血、咽喉炎、百日咳、外伤出血、痈疖肿痛。

藏医：消炎、收敛，用于胃痛、肠炎、菌痢。

多茎委陵菜

鸠赤（藏名）。

为蔷薇科植物 *Potentilla multicaulis* Bunge 的全草、根。

生于海拔 2 600 ~ 3 800 m 的高山草地、疏林、路旁、田边、沟谷阴湿处、向阳山坡石砾地。分布于乡

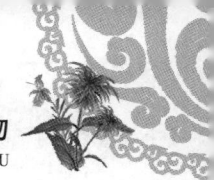

城、甘孜、白玉、德格、丹巴。

祛风湿、解毒，用于痢疾、风湿性筋骨疼痛、瘫痪、癫痫、疮疖。

藏医：消炎、收敛，用于胃痛、肠炎、菌痢。

多裂委陵菜

为蔷薇科植物 *Potentilla multifida* L. 的全草。

生于海拔 1 200 ~ 4 300 m 的山坡草地、沟谷、林缘。分布于德格、道孚。

清热解毒，用于阿米巴痢疾、肝炎、蛲虫病、崩漏、外伤出血。

绢毛匍匐委陵菜

为蔷薇科植物 *Potentilla reptans* L. var. *sericophylla* Franch. 的块根、全草。

生于海拔 3 500 m 以下的山坡草地、沟谷、灌木丛、林缘。分布于木里、马边。

生津止渴、补阳、除虚热，用于虚劳白带、虚喘。全草止血排脓，用于肺瘀血、崩漏。

钉柱委陵菜

为蔷薇科植物 *Potentilla saundersiana* Royle 的根。

生于海拔 2 600 ~ 5 000 m 的草地、山顶、草甸、灌木丛中。分布于金阳、昭觉、喜德、木里、冕宁、雅江、德格、稻城、九龙、理塘、道孚、泸定、康定、乡城、炉霍、甘孜、新龙、白玉、石渠、峨边。

祛风散寒、止咳。

丛生钉柱委陵菜

鸠赤（藏名）。

为蔷薇科植物 *Potentilla saundersiana* Royle var. *caespitosa*（Lehm.）Wolf 的根、全草。

生于海拔 2 700 ~ 5 200 m 的高山草地、灌木丛中。分布于道孚、九龙、乡城、德格。

祛风湿、解毒，用于痢疾、风湿性筋骨疼痛、瘫痪、癫痫、疮疖。

藏医：消炎、收敛，用于胃痛、肠炎、菌痢。

羽叶钉柱委陵菜

鸠赤（藏名）。

为蔷薇科植物 *Potentilla saundersiana* Royle var. *subpinnata* Hand. et Mazz. 的根、全草。

生于海拔 3 100 ~ 4 600 m 的高山草地、石砾地。分布于石渠、炉霍、色达、新龙、得荣、稻城、白玉、理塘、泸定、道孚、九龙、乡城、德格。

祛风湿、解毒，用于痢疾、风湿性筋骨疼痛、瘫痪、癫痫、疮疖。

藏医：消炎、收敛，用于胃痛、肠炎、菌痢。

小叶委陵菜

蔓委陵菜、卓洛洒珍（藏名）、齿萼委陵菜。

为蔷薇科植物 *Potentilla smithiana* Hand. et Mazz. 的根、全草。

生于海拔 1 000 ~ 2 900 m 的山坡、草地。分布于甘孜、乡城、白玉、稻城、康定、九龙、雅江、理塘。

藏医：收敛止血、止咳、利痰，用于诸血症、下痢、热性腹泻。

狭叶委陵菜

深格麻玛（藏名）。

为蔷薇科植物 *Potentilla stenophylla*（Franch.）Diels 的全草。

生于海拔 2 700 ~ 5 000 m 的灌木丛、草地。分布于得荣、乡城、稻城。

藏医：清热解毒、活血，用于骨裂、食物中毒、腹泻。

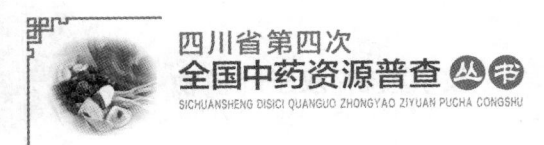

菊叶委陵菜

为蔷薇科植物 *Potentilla tanacetifolia* Willd. ex Schlecht. 的全草。

生于草地、沼泽、林边。分布于喜德、美姑。

清热解毒、消炎、止血。

康定委陵菜

鸠赤（藏名）。

为蔷薇科植物 *Potentilla tatsienluensis* Wolf 的全草。

生于海拔 3 000～4 800 m 的高山草地、沼泽、林边。分布于雅江、理塘、道孚、炉霍、甘孜、稻城、九龙、康定、会理、德昌。

祛风湿、解毒，用于痢疾、风湿性筋骨疼痛、瘫痪、癫痫、疮疖。

藏医：消炎、收敛，用于胃痛、肠炎、菌痢。

簇生委陵菜

翻背白。

为蔷薇科植物 *Potentilla turfosa* Hand. – Mazz. 的全草。

生于草地、沼泽、林边。分布于美姑。

利湿、解毒、镇痛。

扁核木

为蔷薇科植物 *Prinsepia uniflora* Batal. 的果核。

生于海拔 2 450 m 的向阳山坡灌木丛中。分布于若尔盖、红原、黑水、九寨沟、冕宁。

果核祛风散寒、养肝明目，用于目赤肿痛、昏暗羞明、眦烂多泪。

总花扁核木

青刺尖、梅花刺（阿坝州）。

为蔷薇科植物 *Prinsepia utilis* Royle 的花茎嫩尖、根、叶、果实。

生于海拔 1 000～3 200 m 的灌木丛中。分布于凉山州、稻城、乡城、得荣、理塘、九龙、九寨沟、茂县、汶川。

花茎嫩尖清热解毒、止咳化痰。叶活血化瘀、攻毒，用于风湿性关节炎、痔疮、跌打损伤、月经不调、贫血、牙龈出血、痈疽肿毒、骨折。根敛肺，用于虚咳、久咳。果实消食、健胃，用于消化不良、去翳。

杏

苦杏仁、康布（藏名）。

为蔷薇科植物 *Prunus armeniaca* L. /*Armeniaca vulgaris* Lam 的种子、叶、树皮、树根、果实、树枝。

栽培，生于海拔 3 500 m 以下的沟谷阳坡、半阴坡、灌木丛、路旁。分布于全川，道孚、康定、雅江、丹巴、九龙、泸定、巴塘、乡城、得荣、甘孜、眉山市、达州市、巴中市、峨眉山、凉山州、峨边。

种子祛痰止咳、平喘、下气、宣肺、润肠通便，用于外感咳嗽、喘满、喉痹、肠燥便秘、痰吐不利、小便淋涩不通。叶用于目疾水肿。树皮、树根用于杏仁中毒。果实润肺定喘、生津止渴。花用于补不足、伤中、寒热痹、厥晕、女子无子。树枝用于堕伤。根用于堕胎。

山杏

苦杏仁、野杏（阿坝州）。

为蔷薇科植物 *Prunus armeniaca* L. var. *ansu* Maxim. 的种子。

生于海拔 500～2 100 m 的山坡、路旁。分布于全川，九寨沟、黑水、茂县、汶川、理县、眉山市。

祛痰止咳、平喘、破血散瘀、润肠通便，用于外感咳嗽、喘满、喉痹、肠燥便秘。

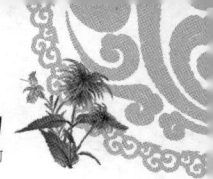

毛叶杏

藏杏。

为蔷薇科植物 *Prunus armeniaca* L. var. *holoserica* Batal. 的种子。

生于海拔 3 100～3 800 m 的山坡、路旁、河边、村边。分布于白玉、德格、泸定、康定、丹巴。

止咳、平喘、润肠。

山桃

桃仁、野桃、花桃、山毛桃（阿坝州）。

为蔷薇科植物 *Prunus davidiana*（Carr.）Franch. 的种子。

生于海拔 500～3 800 m 的山坡、林中。分布于全川，金川、九寨沟、茂县、汶川、理县、黑水、眉山市、达州、大竹、平昌、巴中、万源、通江、南江、峨眉山、西昌、泸定、稻城、德格、峨边。

破血行瘀、通经、化癥、润燥滑肠，用于经闭、热病蓄血、疟疾、癥瘕、跌打损伤、瘀血肿痛、血燥便秘。

毛叶欧李

显脉欧李。

为蔷薇科植物 *Prunus dictyoneura* Diels 的种子。

生于海拔 2 000～2 600 m 的山野路旁、草丛中。分布于茂县、汶川、理县、黑水、马尔康。

种子缓泻、利尿、消肿，用于大便燥结、腹水、小便不利。

盘腺樱桃

为蔷薇科植物 *Prunus discadenia* Schneid. 的果实、种子。

生于山坡林中。分布于甘洛。

果实清血热、益肾，用于咽喉肿痛、声哑。种子透疹，用于麻疹不透。

毛柱麦李

海螺泡（古蔺）。

为蔷薇科植物 *Prunus glandulosa* Thunb. var. *trichostyla* Koehne 的种子。

栽培，分布于古蔺。

润燥滑肠、下气行水，用于慢性便秘、水肿、妇女浮肿等症。

欧李

为蔷薇科植物 *Prunus humilis* Bunge 的种子。

栽培。分布于万源、通江。

缓泻、利尿、消肿，用于大便燥结、腹水、小便不利。

郁李

郁李仁。

为蔷薇科植物 *Prunus japonica* Thunb. 的种仁。

栽培。分布于内江、乐山、峨眉山、普格等地。

活血、调经、润燥滑肠、下气、利水。

南部李

郁李仁、小桃仁（峨眉）。

为蔷薇科植物 *Prunus japonica* Thunb. var. *kerii* Koehne 的种仁。

栽培。分布于南部、眉山市、峨眉山等地。

活血、调经、润肠通便、下气、利水，用于风湿痹痛、跌打损伤、肠燥便秘。

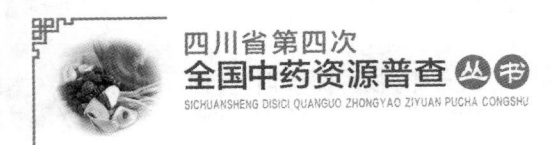

光核桃

为蔷薇科植物 *Prunus mira*（Koehne）Yu et Lu 的叶。

生于海拔 2 600 ~ 4 000 m 的向阳路边、田边、路旁。分布于九龙、巴塘。

叶用于湿疹、痔疮。花泻下通便、利水消肿。幼果敛汗、止血。种子破血行瘀、润燥通便。

梅

乌梅、红梅、酸梅子、马梅（阿坝州）。

为蔷薇科植物 *Prunus mume*（Sieb.）Sieb. et Zucc. 的果实、须根、叶、花、未成熟果实盐渍品、种仁。

生于海拔 3 500 m 以下的山坡、林中，有栽培。分布于全川，如达州、大邑、金川、壤塘、马尔康、都江堰、得荣、稻城、雅江、南充市、茂县、汶川、理县、九寨沟、眉山市、开江、达州、巴中、万源、通江、峨眉山、木里、盐源、会东、盐边、米易、德昌、越西、甘孜州等地。

果实收敛、生津止渴、涩肠、驱虫、镇咳、止痢、止泻，用于肺虚久咳、津液亏损、虚热烦渴、久疟、久泻、痢疾、便血、尿血、血崩、胆道蛔虫、蛔厥腹痛、呕吐、钩虫病、牛皮癣、胬肉、月经过多。叶煎水用于间隙痢及霍乱、月水不止。根用于风痹、胆囊炎、瘰疬。核仁清暑、明目、除烦。花开胃散瘀、生津化痰。未成熟果实盐渍品用于喉痹、泻痢、烦渴、梅核膈气、痈疽肿毒、外伤出血。花蕾疏肝和胃、化痰，用于梅核气、肝胃气痛、食欲不振、头晕、瘰疬。梗用于妇女习惯性小产，用梅梗煎浓汤饮，复饮龙眼汤。根用于风痹、间隙痢、胆囊炎、瘰疬。种仁清暑、明目除烦。

注：本品为川产道地药材，主产于达州、宜宾、大邑。

白梅花

绿萼梅（南充）。

为蔷薇科植物 *Prunus mume*（Sieb.）Sieb. et Zucc. var. *viridicalyx* Makino 的花。

生于山坡、林中。分布于南充市、成都。

疏肝解郁、除烦安神，用于痰热壅滞、心烦脘闷、失眠、瘰疬、恶疮肿毒。

柄扁桃

山豆子、山樱桃。

为蔷薇科植物 *Prunus pedbunculata* Pall 的种子。

生于草原、荒漠草原、阳坡、山沟、灌木丛中。分布于道孚、康定、新龙、白玉、德格、雅江。

缓泻、利尿、消肿，用于大便燥结、腹水、小便不利。

桃

桃仁、康里、日息（藏名）、毛桃、野桃（南充）、阴桃（南充）。

为蔷薇科植物 *Prunus persica*（L.）Batsch 的种子、叶、花、根、嫩枝、桃干（未成熟果实）、树脂。

生于海拔 2 900 m 以下的向阳干热河谷、山坡、灌木丛中，有栽培。分布于全川，康定、南充市、绵阳市、茂县、金川、汶川、理县、马尔康、泸定、丹巴、九龙、雅江、稻城、乡城、得荣、眉山市、达州市、巴中市、峨眉山、越西、会理、宁南、德昌、昭觉、甘洛、峨边。

种子破血行瘀、润燥滑肠、止咳平喘，用于血瘀经闭、痛经、腹中包块、癥瘕、热病蓄血、风痹疟疾、跌打损伤、血瘀肿痛、肠燥便秘、肠痈、肺痈、高血压。

叶除风湿、清热解毒、杀虫、止痒、祛风湿，用于头风、头痛、风痹、痈疖、疟疾、湿疹、疮疡、痔疮、阴道滴虫。花行水、活血消肿、泻下通便，用于水肿、腹水、大便秘结、脚气、痰饮、积滞、二便不利、经闭。根清热利湿、活血止痛、截疟、杀虫，用于风湿性关节炎、腰痛、跌打损伤、丝虫病、间日疟、黄疸、吐血、衄血、经闭、痈肿、痔疮。桃胶用于石淋、血淋、痢疾。桃干（阴桃，干燥未成熟果实）固涩止痛、理气散结、止汗，用于盗汗、遗精、吐血、疟疾、心腹痛、妊娠下血、腹痛、小肠气、膀胱疝气。果实生津、润肠、活血、消积、养肝、通月经。嫩枝用于心腹痛及若疮。树脂和血益气、止渴，用于石淋、血淋、痢疾、糖尿病、乳糜尿、小儿疳积。

藏医：种子解毒、祛邪，用于通喉、拭毒、感染不洁之气。

樱桃

樱桃核（南充）。

为蔷薇科植物 *Prunus pseudocerasus* Lindl. 的果实、种子、叶、核、根。

栽培于海拔 2 900 m 以下的地区。分布于全川，金川、九寨沟、理县、眉山市、汉源、达州市、巴中市、峨眉山、泸定、康定、丹巴、九龙、巴塘、稻城、得荣、茂县、汶川。

叶、果实温胃、健脾、止泻、散瘀、消积、止血、解毒，用于胃寒、食积胀满、腹泻、吐血、疮毒、久痢脱肛、痔疮出血、便血、跌打损伤、瘀阻疼痛。果清血热、止咳、清热解毒、补血、益气、生津、祛风湿，用于瘫痪、四肢不仁、风湿腰腿疼痛、疝气、消渴、冻疮、喉痹。核（种仁）发斑透疹、灭斑痕，用于麻疹透发不畅、青春痘、麦粒肿。根能调气活血、调经、杀虫，泡酒服用于经闭、肝经火旺、手足心烧、寸白虫。种子理气补血、凉血、活血、补肾（峨眉）。

李

李仁。

为蔷薇科植物 *Prunus salicina* Lindl. 的种子、果、叶、树脂、根皮、根。

生于海拔 3 000 m 以下的山沟、灌木林，有栽培。分布于全川，康定、稻城、泸定、丹巴、稻城、乡城、得荣、九龙、南充市、若尔盖、九寨沟、茂县、汶川、理县、金川、眉山市、达州市、巴中市、峨眉山、凉山州、峨边。

果清肝涤热、生津、利水，用于虚劳骨蒸、消渴腹水。核仁活血散瘀行水、润燥滑肠，用于跌打瘀血作痛、痰饮咳嗽、水气肿满、大便秘结、虫蝎螫痛。胶用于目翳、定痛消肿。根皮下气清热、用于消渴心烦、奔豚气逆、带下、齿痛。种子活血散瘀、利水润肠、通便，用于跌打瘀血作痛、痰饮咳嗽、水气肿满、大便燥结、虫蝎螫痛、脚气浮肿。叶用于小儿壮热、惊痫、水肿、金疮。树脂用于目翳、定痛消肿。根清热解毒、利水止痛，用于消渴、淋病、痢疾、丹毒、牙痛、白带。

西伯利亚杏

为蔷薇科植物 *Prunus sibirica* L. 的果实。

生于海拔 1 800 m 以下的山坡林下、灌木丛中。分布于茂县、汶川、九寨沟。

止咳、平喘、宣肺润肠，用于咳嗽气喘、大便秘结。

杏李

李仁、鸡血李。

为蔷薇科植物 *Prunus simonii* Carr. 的根、叶、种子。

栽培。分布于内江、自贡、宜宾、乐山、凉山州、眉山市、峨眉山等地。

行气活血、散瘀、降气、润肠通便，用于跌打损伤、痰饮、大便秘结。

四川樱

为蔷薇科植物 *Prunus szechuanica*（Batal.）Yu et Li／*Cerasus szechuanica*（Batal.）Yu et Li 的果实。

生于海拔 1 500～2 600 m 的山区、林中、林缘。分布于泸定、康定。

清热、益肾、调经活血。

毛樱桃

牛桃、英桃（阿坝州）。

为蔷薇科植物 *Prunus tomentosa* Thunb. 的果实。

生于海拔 1 800～3 400 m 的向阳山坡。分布于若尔盖、九寨沟、金川、黑水、马尔康、康定、丹巴、巴塘、道孚、新龙、白玉、色达、九龙、雅江。

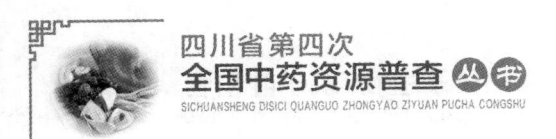

益气固精，用于泻痢、遗精。

全缘火棘

救兵粮、冷饭刺（开江）、冷饭子（大竹）。

为蔷薇科植物 *Pyracantha atalantiodes*（Hance）Stapf 的根、果实、叶。

生于海拔 500~1 700 m 的灌木丛、山坡。分布于开江、大竹、布拖、会理、喜德、米易、普格、雷波、昭觉。

根清热、凉血、活血、镇痛，用于虚劳骨蒸、风火牙痛、崩漏、跌打损伤、肠风下血。果实清热除湿、止血、止泻，用于肠炎、痢疾、红崩白带。叶清热解毒、止血，用于痈疮肿毒、外伤出血。

火棘

救兵粮、救军粮、红籽（合江、筠连）、山高粱（隆昌）、水渣子、水楂子、红刺子（绵阳）。

为蔷薇科植物 *Pyracantha fortuneana*（Maxim.）Li 的果实、根、叶。

生于海拔 2 800 m 以下的低山、中山的向阳灌木丛、山坡。分布于全川，康定、南充市、龙泉驿、绵阳市、茂县、九寨沟、松潘、黑水、汶川、眉山市、达州市、巴中市、峨眉山、凉山州、泸定、康定、九龙、得荣、峨边。

果实收敛固精、止痛、止渴、健脾、消积、活血、消肿、止血，用于痞块、食积、泄泻、痢疾、崩漏、产后瘀血、白带、瘀血作痛。根清热凉血、活血、镇痛，用于虚劳骨蒸、肝炎、淋浊、白带、闭经、跌打损伤、吐血、便血、风火牙痛、虫牙、劳伤腰痛、盗汗、腹胀、消化不良。叶清热解毒、消痈，用于暴发火眼、疮疡肿毒。叶用于高原反应（凉山州彝族）。

白梨

白挂木、金川雪梨、鸡腿梨（阿坝州）。

为蔷薇科植物 *Pyrus bretschneideri* Rehd. 的果实、果皮。

生于海拔 2 200 m 以下的山地，多栽培。分布于全川，金川、九寨沟、茂县、汶川、理县、眉山市、峨眉山、丹巴。

生津、润燥、清热、止咳化痰，用于热病伤津烦渴、肺热咳嗽、消渴、热咳、痰热惊狂、便秘。果皮清暑热、止烦渴、生津、收敛（峨眉）。

注：本品为四川省特产。

洋梨

为蔷薇科植物 *Pyrus communis* L. var. *sativa*（DC.）DC. 的果实。

栽培。分布于四川省。

止渴祛痰、健胃消食、润肺止痢。

川梨

棠梨、山里红、野山楂（阿坝州）、野酸麻梨（万源）、扎巴兴罗玛涅买（藏名）。

为蔷薇科植物 *Pyrus pashia* Buch. – Ham. ex D. Don 的种子、果实。

生于海拔 3 000 m 以下的山坡、田野，多栽培。分布于全川，金川、茂县、汶川、眉山市、昭觉、西昌、冕宁、美姑、九龙、巴塘、稻城、乡城、得荣、马边、峨边。

果实消食积、化瘀滞，用于肉食积滞、消化不良、泄泻、痛经、产后瘀血作痛。种子生津、润燥、清热、化痰止咳，用于肺热咳嗽、热病生津、消渴。

钝叶川梨

为蔷薇科植物 *Pyrus pashia* Buch-am. ex D. Don var. *obtusata* Card. 的茎内皮。

生于山坡、田野，多栽培。分布于凉山州各县。

止泻、止痛、解毒，用于痢疾泻下、腹痛。

沙梨

梨。

为蔷薇科植物 *Pyrus pryifolia*（Burm. f. ）Nakai 的叶、果实、根、树木灰、树皮、根皮。

栽培于海拔 2 900 m 以下的地区。分布于乐山、攀枝花、泸州、凉山州、眉山市、达州市、巴中市、峨眉山、会东、甘洛、西昌、宁南、德昌、康定、丹巴、雅江、稻城、乡城。

果实生津止渴、润燥、清热、止咳化痰，用于肺热咳嗽、热病伤津、烦渴、消渴、热咳、痰热、惊狂、噎膈、便秘。叶用于食菌中毒、捣汁服。根用于疝气、治咳嗽。梨木灰用于结气咳逆。树皮与根皮清热止痢，用于热病、咳嗽呕吐、腹泻、疝气。果皮清热解暑、生津止咳、收敛止泻，用于热病、津伤烦渴、咳嗽呕吐、腹泻、痢疾。果皮清暑热、止烦渴、生津、收敛（峨眉）。

麻梨

黄皮梨、沙梨（南充）。

为蔷薇科植物 *Pyrus serrulata* Rehd. /*P. sertonia* Rehd. 的种子、果皮。

栽培于海拔 2 700 m 以下的地区。分布于全川，南充市、眉山市、宁南、泸定、巴塘、得荣、峨边。

种子生津、润燥、清热、化痰止咳，用于肺热咳嗽、热病生津、消渴。果皮清暑除烦、生津收敛，用于久痢不止、烦咳等症。

鸡血李

为蔷薇科植物 *Pyrus simonii* Carr. 的果、根、种子。

栽培。分布于西昌。

活血、调经、止血。

木香花

七里香。

为蔷薇科植物 *Rosa banksiae* Ait. 的根皮、根。

生于海拔 500～1 300 m 的溪边、路旁、山坡、灌木丛中。分布于泸州、邛崃、什邡、崇州、彭州、峨眉山、越西。

根皮活血、调经、消肿、散瘀。根泻热、解毒。

单瓣白木香

七里香蔷薇、香水花。

为蔷薇科植物 *Rosa banksiae* Ait. var. *normalis* Reg. 的根皮。

生于海拔 500～1 500 m 的山坡、灌木丛中。分布于叙永、眉山市、达州、平昌、西昌、雷波。

活血、调经、消肿、散瘀，用于月经不调、外伤红肿。根收敛止痛、止血，用于肠炎、痢疾、月经过多、肠风下血、小儿腹胀、消化不良、腹泻、外伤出血、疮疖。

假木香蔷薇

木香。

为蔷薇科植物 *Rosa banksiopsis* Baker 的根、叶。

生于海拔 1 500～2 500 m 的林下、灌木丛中。分布于金川、九寨沟、茂县、德昌。

收敛化痛、止血，用于肠炎、痢疾、月经过多、肠风下血、小儿腹胀、消化不良、腹泻，外用于外伤出血、疮疖。

美蔷薇

为蔷薇科植物 *Rosa bella* Rehd. et Wils. 的果实。

生于海拔 2 600 m 以下的荒山多石处。分布于什邡、九寨沟、汶川、理县、金川、甘洛。

固精涩肠、缩尿止泻，用于滑精、遗尿、肺虚咳嗽、自汗盗汗、崩漏带下。

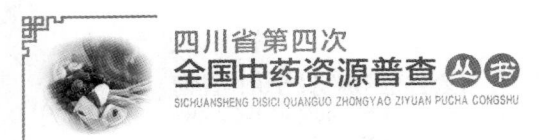
百叶蔷薇

为蔷薇科植物 *Rosa centifolia* L. 的根、叶。

栽培。分布于成都市。

止痛收敛。

月季花

月月开、绒格甲赛、甲色（藏名）、月月红。

为蔷薇科植物 *Rosa chinensis* Jacq. 的花、叶、根。

栽培海拔 3 000 m 以下的地区。分布于全川，彭州、邛崃、成都、郫县、凉山州、康定、泸定、南充市、绵阳市、眉山市、达州市、巴中市、峨眉山、甘孜州、峨边。

花活血调经、消肿散瘀、清热解毒、生新、止痛，用于肝郁气滞、月经不调、经来腹痛、跌打损伤、血瘀肿痛、痈疽肿毒、痈疮红肿、红白带下、血崩、吐血、痔疮下血。叶活血消肿，用于瘰疬、跌打损伤、血瘀肿痛。根活血舒筋、消肿散瘀，用于骨折、月经不调、带下、瘰疬、遗精。

藏医：花活血、解毒，用于慢性坏血病、生新血、脉管炎。

紫月季花

为蔷薇科植物 *Rosa chinensis* Jacq. var. *semperflorens*（Curtis）Koehne 的花蕾。

栽培。分布于成都市。

活血调经，用于月经不调、痛经。

小果蔷薇

七姐妹、倒挂树、红百根（高县）、和尚藤（合江）、红根（筠连）、小和尚头（古蔺）、红刺藤（南充）、白花七叶树、山木香（阿坝州）、篱笆花（峨眉）。

为蔷薇科植物 *Rosa cymosa* Tratt. 的根、叶。

生于海拔 400~2 000 m 的灌木林、林缘。分布于乐山、长宁、宜宾、高县、南溪、隆昌、合江、筠连、屏山、古蔺、邛崃、彭州、南充市、九寨沟、茂县、汶川、理县、眉山市、达州、邻水、宣汉、巴中、万源、通江、峨眉山、康定、名山、荥经、雅安、峨边。

根及嫩叶行气活血、消肿解毒、散瘀止痛、止血止痛、收敛固脱、祛风除湿，用于妇女血虚干病、月经不调、子宫脱垂、痔疮、脱肛、疮毒、腹泻、外伤出血、风湿性关节痛、跌打损伤、风湿疼痛、老年尿频、鼻衄、盗汗、牙痛、口腔炎。根煎水洗风疹及荨麻疹（隆昌）。叶解毒消肿，用于痈疖疮疡、烧烫伤（阿坝州）。

西北蔷薇

为蔷薇科植物 *Rosa davidii* Crep. 的果实。

生于海拔 2 000~2 500 m 的石崖石缝、阳坡灌木丛中。分布于九寨沟、壤塘、金川、马尔康、松潘。

补肾固精，用于神经衰弱、高血压、神经性头痛、久咳、自汗盗汗、脾虚泄泻、慢性肾炎、遗精、遗尿、尿频、白带、崩漏。

山刺玫

刺玫蔷薇。

为蔷薇科植物 *Rosa davurica* Pall. 的花、果、根。

生于山坡、荒地。分布于南江、布拖。

花活血、止血、解郁调经，用于吐血、血崩、肋间神经痛、痛经、月经不调。果健脾胃、助消化，用于消化不良、食欲不振、胃腹胀满、小儿食积。根止咳祛痰、止痢、止血，用于慢性支气管炎、肠炎、菌痢、功能性子宫出血、跌打损伤等。

细梗蔷薇

赛果（藏名）。

为蔷薇科植物 *Rosa graciliflora* Rehd. et Wils. 的果实、茎皮。

生于海拔 2 600 ~ 4 500 m 的山坡、云杉林下、灌木丛中。分布于石渠、康定、丹巴、九龙、稻城、炉霍、新龙、白玉、德格、色达。

收涩、消肿，用于痢疾、痔疮。

果清肝热、解毒。茎皮敛毒与"黄水"，用于中毒扩散、黄水病、关节疼痛、消化不良、急性胃肠炎。

卵果蔷薇

为蔷薇科植物 *Rosa helenae* Rehd. et Wils. 的果实。

生于海拔 1 000 ~ 3 400 m 的山坡、沟边、灌木丛中。分布于泸定、雅江、凉山州各县、峨边。

润肺、止咳，用于咳嗽、咽喉痛。

软条七蔷薇

为蔷薇科植物 *Rosa henryi* Boulenger 的根、果实。

生于海拔 1 700 ~ 2 000 m 的山谷、林缘、灌木丛、田边。分布于甘洛、喜德。

消肿止痛、祛风除湿、止血解毒、补脾固涩，用于月经过多、带下病、阴挺、遗尿、老年尿频、慢性腹泻、跌打损伤、风湿痹痛、口腔破溃、疮疖肿痛、咳嗽痰喘。

黄蔷薇

赛哇（藏名）。

为蔷薇科植物 *Rosa hugonis* Hemsl. 的果实。

生于海拔 2 600 ~ 3 200 m 的山坡、林缘、灌木丛中。分布于康定、道孚、德格等地。

用于胆囊炎、头痛、恶心、沙眼。

德格藏医用去皮的外皮，治关节痛、消化不良、急性胃肠炎、胆热发痉。

金樱子

糖罐罐、糖罐子果、蜂糖罐（南充）、刺糖梨、糖梨果、糖顶罐（达州）。

为蔷薇科植物 *Rosa laevigata* Michx. 的果实、花、根。

生于海拔 1 600 m 以下的低山向阳的山坡、灌木丛、路旁。分布于全川，泸县、南溪、江安、宜宾、兴文、隆昌、筠连、长宁、纳溪、邛崃、广安、岳池、洪雅、达州市、巴中市、峨眉山、富顺。

果固精、涩肠、利尿、止带、活血散瘀、止咳、缩尿、止泻，用于肾虚遗精、无梦遗精、遗尿、小便频数、脾虚泄痢、肺虚咳嗽、自汗、盗汗、崩漏、带下。花止冷热痢，杀寸白虫、蛔虫。根用于子宫脱垂、痔疾、烫伤（古蔺）。宣汉土家族金樱子打油诗"头戴金盔称霸王，万箭射死杨六郎；先苦后甜薛仁贵，比干丞相挖心亡"

长尖叶蔷薇

为蔷薇科植物 *Rosa longicuspis* Bertol. 的叶上虫瘿、果实、根、叶。

生于海拔 600 ~ 2 700 m 的林中。分布于泸定、九龙、凉山州各县。

虫瘿用于风湿痹痛、咳嗽痰喘、阴挺、疝气。果实用于痢疾、尿频、淋证。根、果、叶止血、止痛、涩精止泻（凉山州）。

樱草蔷薇

毛叶蔷薇、赛微麦朵（藏名）。

为蔷薇科植物 *Rosa mairei* Lévl. 的花。

生于海拔 1 400 ~ 4 200 m 的山坡、林下、路旁、灌木丛中。分布于康定、丹巴、巴塘、九龙、道孚、

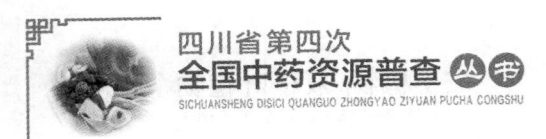

石渠、德格、稻城、泸定、凉山州。

藏医：花降气、清胆、活血、调经、收敛血管，用于龙病、赤巴病、肺热咳嗽、头晕、吐血、脉管瘀痛、月经不调、赤白带下、风湿、痈疮。

大叶蔷薇

为蔷薇科植物 *Rosa macrophylla* Lindl. 的果实。

生于山坡、灌木丛中。分布于西昌、越西、金阳。

补肾固精。

华西蔷薇

赛果（藏名）、红花蔷薇。

为蔷薇科植物 *Rosa moyesii* Hemsl. et Wils. 的果实、茎皮。

生于海拔 2 000～3 800 m 的山坡、灌木丛中。分布于泸定、九龙、得荣、康定、金川、茂县、汶川、理县、九寨沟、宣汉、万源、凉山州、马边、峨边。

果实、茎皮收涩、消肿，用于痢疾、痔疮。果实固精补肾、收敛、利尿。

藏医：果清肝热、解毒。茎皮敛毒与"黄水"，用于中毒扩散、黄水病、关节疼痛、消化不良、急性胃肠炎。

粉团蔷薇

为蔷薇科植物 *Rosa multiflora* Thunb. var. *cathayensis* Rehd. 花、根。

生于山坡。分布于什邡、崇州、开江、宣汉、德昌、西昌。

花清暑热、化湿浊、顺气和胃，用于暑热胸闷、口渴、呕吐、不思饮食、口疮口糜。根活血通络，用于关节炎、面神经瘫痪。

十姐妹

为蔷薇科植物 *Rosa multiflora* Thunb. var. *platyphylla* Thory. 的根。

生于山坡。分布于乐山、眉山市。

清热、利湿，用于湿热黄疸、痞块。

芳香月季

香水月季、固公花（阿坝州）。

为蔷薇科植物 *Rosa odorata* Sweet 的根、叶。

生于海拔 1 200～2 000 m 的山坡、灌木丛中。分布于邛崃、崇州、茂县、汶川、理县、黑水、九寨沟、德昌、西昌、宁南、盐边、冕宁。

调气活血、止痢、止咳、定喘、消炎、杀菌，用于痢疾、小儿疝气、哮喘、腹泻、白带，外用于疮、痈、疖。

注：本品为国家三级保护植物。

峨眉蔷薇

山石榴、土槟榔、糖罐罐、糖朗果（叙永）。

为蔷薇科植物 *Rosa omeiensis* Rolfe 的根、果实。

生于海拔 750～4 300 m 的山坡、灌木丛中。分布于全川，叙永、古蔺、峨眉、泸定、康定、德格、丹巴、九龙、雅江、理塘、巴塘、稻城、乡城、得荣、道孚、炉霍、甘孜、色达、崇州、茂县、金川、若尔盖、汶川、理县、红原、洪雅、万源、凉山州、马边、峨边。

根与果实化食、清热、止血、止痢，用于红白痢、吐血、衄血、崩漏、白带。

扁刺峨眉蔷薇

赛哇（藏名）。

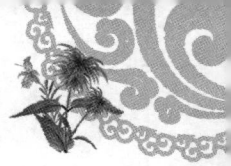

为蔷薇科植物 Rosa omeiensis Rolfe f. pteracantha Rehd. et Wils. 的花、果实。

生于海拔 750～4 000 m 的山坡、灌木丛、林缘。分布于全川，巴塘。

藏医：花降气、清胆、活血、调经、收敛血管，用于龙病、赤巴病、胆囊炎、肺热咳嗽、头晕、头痛、恶心、沙眼、脉管瘀痛、月经不调、赤白带下、风湿、痈疮。果清肝热、消食积、解毒，用于肝炎、食物中毒、消化不良。

刺梨

刺梨子、繅丝花。

为蔷薇科植物 Rosa roxburgii Tratt. 的果实、花、叶、根。

生于海拔 300～1 500 m 的肥沃、湿润的沟边、路旁、灌木丛中。分布于全川，崇州、芦山、彭州、普格、南充市、绵阳市、洪雅、达州市、巴中市、峨眉山、凉山州、中江、什邡、犍为。

果解暑、健胃、消食、收敛止泻、止带、清热利湿，用于暑月烦渴、食欲不振、白带、淋浊、Vc 缺乏症、食积饱胀，腹泻、消化不良。根收敛固精，用于胃痛、脾虚泄泻、遗精、遗尿、泄漏、白带、自汗、盗汗、久咳、血崩、慢性痢疾、痔疮下血。花止泻痢、叶用于疮、痈、刀伤。枝叶与齐头蒿配伍可以治疗肺癌、乳腺癌、痛风等疾病（犍为黄方英）。

荼子蘑

白皮根（高县）、和尚头（江安）、红根（屏山）、七姊妹（峨眉）。

为蔷薇科植物 Rosa rubus Lévl. et Vant. 的根、花。

生于山坡、灌木丛中。分布于高县、江安、纳溪、泸县、合江、珙县、叙永、宜宾、长宁、兴文、筠连、屏山、古蔺、邛崃、开江、达州、峨眉山、会理、峨边。

根祛风除湿、清热利湿、收敛、活血散瘀，用于跌打损伤、风湿疼痛、腹泻、妇女血虚干病。花理气、解郁、活血、散瘀、止带、止痢，用于肝胃气痛、月经不调、赤白带下、肠炎、痢疾、乳腺炎。

玫瑰

玫瑰花、赛拥（藏名）。

为蔷薇科植物 Rosa rugosa Thunb. 的花。

生于海拔 300～2 800 m 的山地，有栽培。分布于全川，康定、九龙、泸定、南充市、郫县、金川、茂县、汶川、理县、马尔康、黑水、眉山市、峨眉山、西昌。

花理气解郁、活血散瘀、开胃进食，用于肝郁气滞、脘闷食少、肾虚腰痛、肝胃气痛、新久风痹、吐血、咯血、月经不调、赤白带下、痢疾、乳痈、肿毒、上腹胀满。

藏医：清热解毒，用于热毒、疮疡、红肿疼痛、微恶风寒（德格）。

注：本品为国家重点保护植物。

绢毛蔷薇

刺梨根、山刺梨、色瓦（藏名）。

为蔷薇科植物 Rosa sericea Lindl. 的根、果实。

生于海拔 700～4 100 m 的山坡、灌木丛中。分布于全川，九寨沟、茂县、金川、理县、马尔康、汶川、洪雅、甘孜州、马边、峨边。

消食、健胃、止泻，用于食积腹胀、肠鸣腹泻。

宽叶绢毛蔷薇

赛微麦朵（藏名）。

为蔷薇科植物 Rosa sericea Lindl. f. pteracantha Franch. 的花。

生于海拔 3 000～4 400 m 的山沟、河谷、林缘。分布于德格、雅江、白玉。

消食健脾、止痢，用于食积腹胀、肠鸣腹泻。

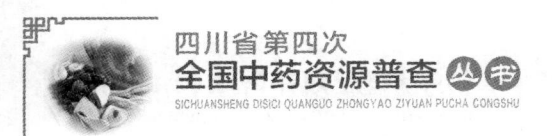

藏医：花降气、清胆、活血、调经、收敛血管，用于龙病、赤巴病、肺热咳嗽、头晕、吐血、脉管瘀痛、月经不调、赤白带下、风湿、痈疮。

钝叶蔷薇

为蔷薇科植物 *Rosa sertata* Rolfe 的根。

生于海拔 1 400～3 400 m 的山坡路旁、沟边、灌木丛中。分布于雅江、新龙、泸定、德格、什邡、会理、德昌、布拖、马边、峨边。

调经消肿，用于月经不调、痛风、无名肿毒。

刺毛蔷薇

色清（藏名）。

为蔷薇科植物 *Rosa setipoda* Hemsl. et Wils. 的果实。

生于海拔 2 000～2 500 m 的山坡、林下、路旁、灌木丛中。分布于九寨沟、松潘、茂县、黑水。

理气健脾、清热催乳、止泻，用于红崩白带。

川西蔷薇

赛微麦朵（藏名）。

为蔷薇科植物 *Rosa sikangensis* Yu et Ku 的花。

生于海拔 2 900～4 200 m 的路旁、河谷、灌木丛中。分布于甘孜、得荣、白玉、巴塘、乡城、九龙。

藏医：花降气、清胆、活血、调经、收敛血管，用于龙病、赤巴病、肺热咳嗽、头晕、吐血、脉管瘀痛、月经不调、赤白带下、风湿、痈疮。

毛青杠

红根皮（长宁）、母狗刺（筠连）。

为蔷薇科植物 *Rosa sinowilsonii* Hemsl. 的根皮、根。

生于山坡、灌木丛中。分布于屏山、古蔺、合江、兴文、长宁、筠连、叙永、宜宾、甘洛、越西、喜德。

根皮用于跌打损伤、伤风凉寒（长宁）。根用于月经不调。叶研末撒布治黄水疮（筠连）。

川滇蔷薇

为蔷薇科植物 *Rosa soulieana* Crep. 的果实。

生于海拔 1 500～4 000 m 的山坡、沟边、灌木丛中。分布于道孚、泸定、康定、丹巴、九龙、雅江、巴塘、稻城、乡城、炉霍、新龙、德格、色达。

固肾涩精，用于滑精、遗尿、尿频。

扁刺蔷薇

为蔷薇科植物 *Rosa sweginzowii* Koehne 的果实。

生于海拔 2 300～4 000 m 的山坡、林下、路旁、灌木丛中。分布于德格、泸定、康定、色达、九龙、甘孜、九寨沟、金川、茂县、理县、马尔康、若尔盖、红原、德昌、普格、西昌、昭觉、布拖、美姑、越西。

止血、收汗、壮筋骨、养血气，用于吐血、衄血、虚汗、虚火。

求江蔷薇

赛微麦朵（藏名）。

为蔷薇科植物 *Rosa taronensis* Yu et Ku 的花。

生于海拔 2 600～3 300 m 的草地、杂木林中。分布于德格、九龙、泸定。

藏医：花降气、清胆、活血、调经、收敛血管，用于龙病、赤巴病、肺热咳嗽、头晕、吐血、脉管瘀痛、月经不调、赤白带下、风湿、痈疮。

小叶蔷薇

为蔷薇科植物 *Rosa willmottiae* Hemsl. 的果实、根。

生于海拔 2 200 ~ 4 100 m 的山坡灌木丛中。分布于雅江、理塘、德格、石渠、康定、金川、九寨沟、马尔康、理县。

果消饱胀。根用于痢疾。

刺萼悬钩子

为蔷薇科植物 *Rubus alexeterius* Focke 的根。

生于海拔 3 700 m 以下的山谷溪边、山坡、松林下。分布于越西、木里。

用于肠风下血、红白痢、筋骨痛、月经不调、盗汗、倒经、小儿顿咳、黄水疮、水肿、挫伤、黄疸。

秀丽莓

倒毒散、悬钩木、倒扎龙、根扎嘎任（藏名）。

为蔷薇科植物 *Rubus amabilis* Focks 的茎、枝、根。

生于海拔 300 ~ 3 700 m 的山坡、沟边、灌木丛中。分布于乐山、什邡、崇州、凉山州、德格、得荣、甘孜、泸定、康定、九寨沟、汶川、若尔盖、红原、马尔康、洪雅、峨眉山、峨边。

清热解毒、活血通络、止痛、收敛止泻、止带、止汗，用于腰痛、白带、瘰疬、黄水疮、盗汗、跌打损伤。

藏医：清热、利气、调整龙赤巴培根，用于热性龙病、培根病、水肿、胆病、感冒、发烧、发热咳嗽。膏剂治痢疾。

全毛悬钩子

猫儿扭、周毛悬钩子。

为蔷薇科植物 *Rubus amphidasys* Focke ex Diels 的全草。

生于海拔 1 600 m 以下的灌木丛中。分布于全川，洪雅、马边、峨边。

清热凉血、祛风除湿、疏风、止痛，用于风湿痹痛、跌打损伤。

粉枝莓

悬钩木、根扎嘎任（藏名）。

为蔷薇科植物 *Rubus biflorus* Buch-am. ex Smith 的茎、枝。

生于海拔 1 500 ~ 4 200 m 的山坡林缘、林下。分布于道孚、会理、丹巴、九龙、巴塘、稻城、康定。

清热解毒、活血止痛、收敛止泻、止带、止汗，用于腰痛、白带、瘰疬、黄水疮、盗汗。

藏医：清热、利气、调整龙赤巴培根，用于热性龙病、培根病、水肿、胆病、感冒、发烧、发热咳嗽。膏剂治痢疾。

五叶悬钩子

五爪风、竹麻泡（峨眉）。

为蔷薇科植物 *Rubus blinii* Lerl 的全草。

生于海拔 700 ~ 1 000 m 的灌木丛中。分布于全川，崇州、峨眉山。

清热祛风、除湿、活血，用于跌打损伤、腰痛、鸡爪风。

寒莓

为蔷薇科植物 *Rubus buergeri* Miq. 的根。

生于灌木丛、山坡、林下。分布于都江堰。

根活血凉血、清热解毒、和胃止痛，用于胃痛吐酸、黄疸、泄泻、带下病、痔疮。全草与叶补阴益精、强壮补身，用于肺痨咳血、黄水疮。

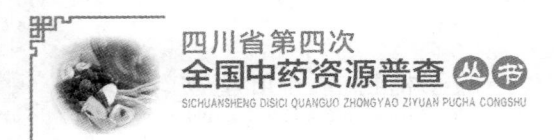

掌叶覆盆子

覆盆子、稻秧泡（洪雅）。

为蔷薇科植物 *Rubus chingii* Hu 的果实。

生于海拔 500～1 000 m 的灌木丛中。分布于全川，洪雅。

补肝肾、助阳、固精，用于阳痿遗精、虚劳、目暗。

毛萼莓

猫人刺（叙永）、梦想果（古蔺）、三月泡、紫萼悬钩子。

为蔷薇科植物 *Rubus chroosepalus* Focke 的根。

生于海拔 300～3 000 m 的灌木丛中。分布于全川，古蔺、叙永、屏山、宜宾、兴文、长宁、珙县、筠连、邛崃、什邡、崇州、眉山市、达州市、巴中市、峨眉山、甘洛、会东、泸定、九龙、峨边。

清热解毒、止泻，用于肺热咳嗽、痢疾、肿毒。活血祛瘀，用于跌打损伤（叙永、峨眉）；祛瘀通经（古蔺）。祛风杀虫、除湿止痛，用于皮肤瘙痒、湿疹、尿闭不通（达州）。

华中悬钩子

为蔷薇科植物 *Rubus cockburnianus* Hemsl. 的果实。

生于海拔 900～3 800 m 的向阳山坡、灌木丛、沟谷杂木林中。分布于泸定、康定、九龙、雅江、新龙。

益肾补肝、明目、兴阳。

山莓

三月蔍、对咀泡（江安）、对咀涎（长宁）、对咀燕（筠连）、三月泡、刺泡（南充）。

为蔷薇科植物 *Rubus corchorifiolius* L. f. 的根、果。

生于海拔 2 500 m 以下的灌木丛中。分布于全川，兴文、筠连、江安、南溪、纳溪、泸县、什邡、邛崃、南充、眉山市、开江、宣汉、巴中、万源、南江、峨眉山、雷波。

果醒酒止渴、祛痰解毒，用于痛风、丹毒、遗精。根清热解毒、消食、收敛、止泻、凉血止血、活血调经，用于肺结核咯血、吐血、痔血、血崩、白带、泻痢、遗精、腰痛、疟疾。茎烧灰服主喉中塞。叶研末撒布治黄水疮（泸县）。

插秧泡

覆盆子、栽秧泡、插田泡。

为蔷薇科植物 *Rubus coreanus* Miq. 的果实、叶、根。

生于海拔 500～1 700 m 的灌木丛中。分布于全川，崇州、眉山市、大竹、平昌、万源、通江、南江、峨眉山、西昌、马边。

果实补肾固精、补肝益脾、行气活血、止痛，用于劳伤吐血、月经不调、虚劳、阳痿、遗精、遗尿、白带。根调经活血、止血止痛，用于跌打损伤、骨折、月经不调、外伤出血。

毛叶插田泡

为蔷薇科植物 *Rubus coreanus* Miq. var. *tomentosus* Card. 的根。

生于山坡、灌木丛中。分布于甘洛、普格、雷波、西昌、会东、布拖、峨边。

行气活血、补肾固精、助阳明目、缩小便，用于劳伤吐血、衄血、月经不调、跌打损伤。

三叶悬钩子

倒钩刺。

为蔷薇科植物 *Rubus delavayi* Franch. 的全株。

生于海拔 500～3 000 m 的灌木丛中。分布于全川，洪雅、盐源。

清热解毒、除湿，用于风湿痹痛、扁桃体炎、瘰疬、痢疾。

椭圆悬钩子

切头悬钩子、黄蘸叶、黄泡（洪雅）。

为蔷薇科植物 *Rubus ellipticus* Smith 的叶、根。

生于海拔 500～2 500 m 的灌木丛中。分布于全川，眉山市。

杀虫止痒、解毒除湿，用于黄水疮、皮肤疮。

栽秧泡

三月泡、老熊泡（宜宾）、老虎泡（泸县）、黄泡、红梅消（峨眉）。

为蔷薇科植物 *Rubus ellipticus* Franch. var. *obcordatus* Focke 的果实、根、叶。

生于海拔 300～2 000 m 的灌木丛中。分布于全川，珙县、宜宾、筠连、合江、南溪、古蔺、屏山、邛崃、崇州、泸定、康定、眉山市、峨眉山、凉山州。

果补肾、涩精，用于神经衰弱、多尿、遗精、早泄。根杀虫、止痒、解毒、祛风除湿、活血通络、消肿止泻、止痛、收敛，用于筋骨疼痛、痿软麻木、扁桃体炎、肿毒、黄疸型肝炎、细菌性痢疾、月经不调、黄水疮、皮肤疮。叶止血，用于外伤出血、黄水疮。

桉叶悬钩子

为蔷薇科植物 *Rubus eucalyptus* Focke 的叶。

生于海拔 1 000～2 500 m 的杂木林、灌木丛、山坡。分布于雷波、汶川、松潘、天全、峨边。

消炎生肌。

大红泡

红泡。

为蔷薇科植物 *Rubus eustephanus* Focke ex Diels 的叶、根、果

生于海拔 500～2 300 m 的阴湿田地边。分布于全川、开江、渠县、德昌、喜德、甘洛、昭觉、越西、马边。

根与叶消肿、止痛、收敛。果实益肾、固精、缩尿，用于肾虚尿频、遗尿、滑精。

多叶悬钩子

根扎嘎任、夏则、固力（藏名）、灰毛果莓、紫泡、红刺泡、硬枝黑锁梅。

为蔷薇科植物 *Rubus foliolosus* D. Don 的根、叶、果熬的膏。

生于海拔 1 800～3 000 m 的半阳坡、沟边灌木丛中。分布于巴塘、九寨沟、金川、若尔盖、红原、马尔康、开江、达州、宣汉、南江、会东、昭觉、布拖、美姑、雷波、普格。

根止泻痢、祛风止痛、清热利湿、消炎。果补肾涩精，用于痢疾、风湿关节痛、痛风、急慢性疼痛、湿疹、皮肤化脓性感染、口腔炎、咽炎、牙龈炎、泌尿道结石、神经衰弱、遗精、早泄。根、叶收敛、止血、止咳、消炎，用于脱肛、红白痢疾、百日咳、月经不调（阿坝州）。

藏医用于感冒（特效）、发烧、肺热咳嗽、龙热合病、培根水肿、胆病、感染性发烧，膏用于痢疾。与荜拔合用治肺龙病。

鸡爪茶

黑泡儿（屏山）。

为蔷薇科植物 *Rubus henryi* Hemsl. 的叶、根。

生于山坡、灌木丛中。分布于屏山、宣汉、万源、雷波。

叶的功效与茶叶相同。根除湿利尿、清热解毒，用于小便不利、痈疮肿毒。

短柄鸡爪茶

为蔷薇科植物 *Rubus henryi* Hemsl. var. *bambusarum* (Focke) Rehd. 的根。

生于山坡、灌木丛中。分布于巴中、通江、宣汉、万源。

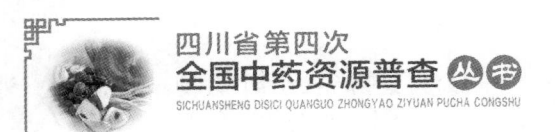

根除湿利尿、清热解毒，用于小便不利、痈疮肿毒。

蓬蘽

为蔷薇科植物 *Rubus hirsutus* Thunb. 的全株、根。

生于山坡、灌木丛、林下。分布于喜德、美姑、木里。

全株消炎接骨。根祛风活络、清热镇惊。

宜昌悬钩子

黄泡子、牛尾泡、小乌泡（宜宾）、狗屎泡（叙永）、山刺泡藤（南充），

为蔷薇科植物 *Rubus ichangensis* Hemsl. et O. Kuntze 的叶、根。

生于海拔 500~2 200 m 的灌木丛中。分布于全川，宜宾、筠连、珙县、高县、江安、合江、叙永、屏山、什邡、汶川、茂县、理县、九寨沟、金川、眉山市、达州市、巴中市、峨眉山、泸定、康定、九龙、峨边。

叶与根祛风除湿、利尿、清热解毒、收敛止血、止汗、杀虫。根通经散瘀、收敛止血，用于吐血、痔疮出血。叶用于黄水疮、湿热疮毒。根用于牙痛（江安）。

覆盆子

菜子泡（万源）。

为蔷薇科植物 *Rubus idaeus* L. 的果实。

生于海拔 500~2 600 m 的山坡林下、溪边。分布于汶川、茂县、理县、马尔康、金川、万源、马边。

补肝肾、利小便、助阳、固精、明目，用于阳痿、遗精、虚劳、目暗。

白叶莓

红泡，大蔁秧泡（合江）。

为蔷薇科植物 *Rubus innoninatus* S. Moore 的果实、根。

生于海拔 400~3 800 m 的阴湿沟边、路边。分布于全川，长宁、合江、达州市、巴中市、木里、普格、甘孜州。

根止带、止泻、除湿。

无腺白叶莓

红泡、大蔁秧泡（合江）、根扎嘎任、夏则、固力（藏名）。

为蔷薇科植物 *Rubus innoninatus* S. Moore var. *kuntzeanus* (Hemsl.) Bailey 的枝叶、根。

生于海拔 800~3 100 m 的阴湿沟边、路边、山坡、河谷。分布于全川，筠连、宜宾、屏山、德格、布拖。

根止咳、平喘，用于小儿风寒咳逆、气喘。枝叶煎水洗澡、可消毒，用于脓泡疮（屏山）。

藏医用于感冒、发烧、肺热咳嗽、龙热合病、培根水肿、胆病、感染性疾病发烧，膏用于痢疾。与荜拔合用治肺病。德格藏医用于肺炎、感冒，特效。

灰毛泡

马刺泡（邻水、渠县）。

为蔷薇科植物 *Rubus irenaeus* Focke 的根及皮、全株。

生于海拔 500~1 300 m 的山坡、路旁、灌木丛中。分布于宜宾、兴文、高县、叙永、筠连、大竹、邻水、渠县、宣汉、雷波。

根及皮清热解毒、祛风活络、止痛、止血（高县）；根活血散瘀，用于跌打损伤（筠连）。全株清热解毒，用于烫火伤、天疱疮（达州）。

高粱泡

高粱泡根、光叶高粱泡、白脸泡、药黄泡（屏山、筠连、南充）、倒拔千斤。

为蔷薇科植物 *Rubus lambertianus* Ser. 的根、叶、全株。

生于海拔 450～600 m 的灌木丛中。分布于全川，屏山、筠连、九龙、南充市、眉山市、平昌、通江、南江、峨眉山、昭觉、越西、雷波、普格、西昌、宁南、马边、峨边。

根清热除湿、疏风、消肿解毒、收敛、止血凉血、活血调经，用于感冒、肺热咳血、吐血、便血、崩漏、白带、月经不调、跌打损伤、疟疾，研末干撒或者调茶油或菜油外搽。叶研末撒布用于黄水疮（筠连）。根用于感冒、高血压偏瘫、咳衄、产后腹痛、血崩、痛经、坐骨神经痛、风湿关节痛。叶用于外伤出血、肺病咳血。

光叶高粱泡

为蔷薇科植物 *Rubus lambertianus* Ser. var. *glaber* Hemsl. 的根。

生于灌木丛中。分布于西昌、昭觉、雷波、越西、会东、普格。

收敛止血、消肿止痛。

腺毛高粱泡

为蔷薇科植物 *Rubus lambertianus* Ser. var. *glandulosus* Card. 的根。

生于海拔 1 200～2 100 m 的山谷疏林、灌木丛中。分布于四川省。

用于高血压、吐血、咳嗽。

匍匐悬钩子

倒牵牛、凉山悬钩子。

为蔷薇科植物 *Rubus loropetalus* Franch. ／ *R. fockeanus* Kurz 的全株。

生于海拔 2 000～4 000 m 的灌木丛中、路边。分布于全川，洪雅、峨眉山。

清热解毒、消炎、消痈止痛，用于湿疹瘙痒、阴痒。

黄色悬钩子

悬钩木、根扎嘎任（藏名）。

为蔷薇科植物 *Rubus lutescens* Franch. 的茎、枝。

生于海拔 2 500～4 300 m 的山坡、林缘、林下。分布于道孚、康定、九龙、雅江、稻城、炉霍。

清热解毒、活血止痛、收敛止泻、止带、止汗，用于腰痛、白带、瘰疬、黄水疮、盗汗。

藏医：清热、利气、调整龙赤巴培根，用于热性龙病、培根病、水肿、胆病、感冒、发烧、发热咳嗽。膏剂治痢疾。

棠叶悬钩子

羊屎泡、红泡。

为蔷薇科植物 *Rubus malifolius* Focke 的叶、根。

生于海拔 400～2 200 m 的阴湿田边地角。分布于全川，崇州、邛崃、美姑、雷波。

消肿、止痛、收敛。

喜阴悬钩子

悬钩子。

为蔷薇科植物 *Rubus mesogaeus* Focke 的根。

生于海拔 900～2 900 m 的阴湿沟边、路边。分布于全川，崇州、邛崃、什邡、喜德、昭觉、泸定、康定、九龙、道孚、马边、峨边。

祛风、除湿。

大乌泡

乌泡根。

为蔷薇科植物 *Rubus multibracteatus* Lévl. et Vant. 的根、全株。

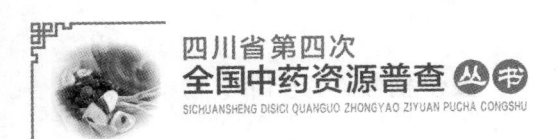
生于海拔 1 000~1 500 m 的阴湿沟边、路边。分布于全川，泸县、筠连、合江、长宁、叙永、崇州、丹棱、洪雅、峨眉山、会理、德昌。

根清热解毒、止咳、消痈止痛、祛风除湿、凉血、止血、收敛、止痛、接骨，用于肺热咳嗽、劳伤吐血、痢疾腹泻、风湿痹痛、咳血、妇女倒经、骨折。全株用于肌肉酸痛（叙永）。

红泡刺藤

倒生根（南充）、狗屎泡（筠连）、白刺泡（泸县、南充）、倒竹伞（合江、隆昌、古蔺）、黄泡根、白刺根、倒把龙（南充）。

为蔷薇科植物 *Rubus niveus* Thunb. 的根、果、叶。

生于海拔 500~2 800 m 的灌木丛、沟边、杂木林。分布于全川，泸县、筠连、隆昌、合江、古蔺、凉山州、泸定、康定、得荣、稻城、九龙、丹巴、白玉、雅江、南充市、茂县、汶川、九寨沟、丹棱、洪雅、峨眉山、冕宁、西昌、喜德、美姑、越西、甘洛、宁南。

根凉血止血、祛风除湿、清热解毒、活血调经、消痈止痛，用于经闭、腹中包块、月经不调、痛经、手足心潮热、跌打损伤、白带、肺热咳嗽、劳伤吐血、衄血、便血、湿热白带、风火牙痛；小儿疳积（古蔺）。果滋补。叶提黄水（筠连），和血养血（泸县）。

乌泡子

乌泡根、小乌泡根、狗屎泡（南充）、倒生根（南溪）。

为蔷薇科植物 *Rubus parkeri* Hance 的根、叶。

生于海拔 500~2 800 m 灌木丛中。分布于全川，泸县、崇州、南充市、汶川、茂县、理县、马尔康、眉山市、开江、达州、邻水、宣汉、平昌、巴中、南江、峨眉山、雷波、古蔺、南溪、兴文、筠连、宜宾、屏山、峨边。

根行气、清热解毒、祛风、活血调经、破瘕止痛，用于劳伤吐血、月经不调、经闭、腹中包块、血崩、瘕瘕、月瘕病、风火虫牙痛。叶研末用于黄水疮（古蔺）。根用于跌打损伤（古蔺），去皮根用于筋骨疼痛、四肢无力（屏山），用于鼻出血（宜宾）。

茅莓

五月红、薅秧泡、黄豆泡、端午泡（南充）、三月泡、红梅消（阿坝州）。

为蔷薇科植物 *Rubus parvifolius* L. 的全株、根。

生于海拔 500~2 600 m 的向阳灌木丛、田坎、沟边、河边向阳处。分布于全川，南充、绵阳市、九寨沟、茂县、松潘、黑水、汶川、理县、金川、眉山市、平昌、巴中、峨眉山、凉山州、马边、峨边。

根清热解毒、祛风利湿、活血消肿，用于感冒高热、咽喉肿痛、风湿痹痛、肝炎、泻痢、肾炎水肿、尿路感染、结石、咳血、吐血、下血、痔疮、妇女血崩、跌打损伤、疔疮肿毒。根收敛可干黄水（筠连）。全株清热解毒、散瘀止痛，用于产后腹痛、跌打损伤、瘰疬。又根清热凉血止血、散结止痛、调经、止痛、固精、止带，用于热证出血、吐血、鼻血、倒经、遗精、白带、牙痛、崩漏（绵阳、南充、峨眉）。

黄泡

为蔷薇科植物 *Rubus pectinellus* Maxim. 的根、叶。

生于海拔 2 200~2 400 m 的山坡、灌木丛中。分布于布拖、盐源、普格、米易、泸定、马边、峨边。

清热利湿、解毒。

盾叶莓

为蔷薇科植物 *Rubus peltatus* Maxim. 的果实。

生于海拔 1 500 m 以下的山坡、山脚、林下、林缘等阴湿处。分布于四川省。

消炎利尿、清热排石。

多腺悬钩子

毛五加（绵阳）、雀不息（遂宁）。

为蔷薇科植物 *Rubus phoenicolasius* Maxim. 的茎、根、叶。

生于海拔 3 100 m 以下的灌木丛、山坡、林缘。分布于绵阳市、遂宁、金川、壤塘、马尔康、喜德、泸定、康定。

祛风除湿、活血止痛，用于风湿骨痛、跌打损伤。

红毛悬钩子

老熊泡、红毛泡（兴文）、老虎泡、暴风（南充）。

为蔷薇科植物 *Rubus pinfaensis* Lévl. et Vant. 的根、叶。

生于海拔 500～2 200 m 灌木丛、沟边。分布于全川，兴文、叙永、江安、合江、崇州、彭州、芦山、南充市、眉山市、开江、宣汉、平昌、巴中、峨眉山、甘洛、昭觉、九龙、马边、峨边。

根与叶祛风除湿、散结、散瘀、散瘰疬。根祛风除湿、清热解毒、利关节，用于风湿关节痛、风湿筋骨痛、淋巴结核、月经不调、疯狗咬伤、刀伤、吐血、瘰疬、目中流泪、跌打损伤。叶杀虫、止痒，用于皮肤湿疹、黄水疮、外伤出血。

针刺悬钩子

倒毒散。

为蔷薇科植物 *Rubus pungens* Camb. 的根。

生于海拔 2 200～3 300 m 的灌木丛、山坡。分布于全川，什邡、眉山市、泸定、康定。

清热解毒、活血止痛，用于风湿骨痛、瘰疬、疮痈、白带。

香莓

为蔷薇科植物 *Rubus pungens* Camb. var. *iundefensus* Focke 的根。

生于灌木丛、山坡。分布于南江、喜德。

根用于小儿惊风。

空心泡

为蔷薇科植物 *Rubus rosaefolius* Smith 的根。

生于海拔 2 000 m 以下的山坡、灌木丛、溪边。分布于邛崃、雷波。

清热解毒、活血止痛、止带、止汗、止咳、止痢，用于倒经、咳嗽痰喘、盗汗、脱肛、红白痢、小儿顿咳。

戟叶悬钩子

红锦藤。

为蔷薇科植物 *Rubus rufolanatus* H. T. Chang. /*R. hastifolius* Lévl. et Vant. 的枝叶。

生于海拔 600～1 500 m 的灌木丛、山坡。分布于全川，眉山市。

清热、凉血、活血止痛，用于肠道出血、血崩、创伤。

库页悬钩子

为蔷薇科植物 *Rubus saschalinensis* Lévl. 的茎叶、根。

生于山坡、灌木丛中。分布于稻城、道孚、新龙、康定。

茎叶解毒止血、祛痰、消炎，用于吐血、鼻血、痢疾。根止血、止带，用于久痢滑泻不收。

川莓

乌泡根、大乌泡。

为蔷薇科植物 *Rubus setchuenensis* Bur. et Franch. 的根、叶、果实。

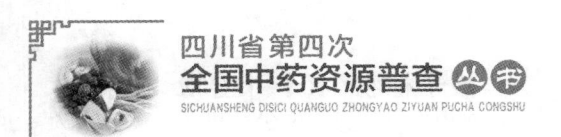

生于海拔500~3 000 m的灌木丛、山坡。分布于全川，珙县、兴文、筠连、屏山、叙永、邛崃、凉山州、眉山市、开江、邻水、宣汉、平昌、巴中、通江、峨眉山、泸定、康定、马边、峨边。

根活血祛瘀、祛风除湿、凉血止血、止呕，用于劳伤吐血、咳血、口臭、月经不调、痢疾、瘰疬、骨折、疯狗咬伤。叶与果实研末敷黄水疮。

美饰悬钩子

为蔷薇科植物 *Rubus subornatus* Focke 的果实。

生于海拔2 400~4 000 m的杂木林、灌木丛中。分布于泸定、康定、雅江、乡城。

补肾。

红腺悬钩子

根扎嘎任（藏名）、羊奶莓、活人泡（达州）、老虎泡（邻水）。

为蔷薇科植物 *Rubus sumatranus* Miq. 的根。

生于海拔3 000 m以下的半阴坡、灌木丛、山坡灌木丛中。分布于全川，合江、高县、古蔺、珙县、兴文、长宁、道孚、达州、宣汉、邻水、雷波。

根疏风、利湿、行瘀、止血、清热解毒，用于妇女产后寒热、腹痛、食欲不振。镇咳、补虚（高县）；清热解毒、利水（兴文）。

藏医用于感冒（特效）、发烧、肺热咳嗽、龙热合病、培根水肿、胆病、传染性发烧，膏用于痢疾。与荜拔合用治肺龙病。

木莓

为蔷薇科植物 *Rubus swinhoei* Hance 的根、叶。

生于海拔1 500 m以下的山坡、溪边、路旁、灌木丛中。分布于普格、雷波。

凉血、止血、活血调经、收敛解毒，用于牙痛、疮漏、疔肿疮肿、月经不调。

三花悬钩子

为蔷薇科植物 *Rubus trianthus* Focke 的根、叶。

生于海拔500~2 800 m的山坡、路旁、灌木丛中。分布于叙永。

凉血、止血、活血调经、收敛解毒。

三对叶悬钩子

悬钩木、根扎嘎任（藏名）。

为蔷薇科植物 *Rubus trijugus* Focke 的茎、枝。

生于海拔2 500~4 000 m的山坡、杂木林、沟边、灌木丛中。分布于巴塘、白玉。

清热解毒、活血止痛、收敛止泻、止带、止汗，用于腰痛、白带、瘰疬、黄水疮、盗汗。

藏医：清热、利气、调整龙、赤巴、培根，用于热性龙病、培根病、水肿、胆病、感冒、发烧、发热咳嗽。膏剂治痢疾。

黄腺悬钩子

地梅子、黄刺儿根（阿坝州）、黄刺泡（万源）。

为蔷薇科植物 *Rubus xanthoneurus* Bur. et Franch. 的根。

生于海拔600~3 200 m的石砾地、灌木丛、山坡。分布于全川，宜宾、屏山、高县、九龙、康定、甘孜、得荣、理塘、炉霍、道孚、乡城、雅江、白玉、德格、金川、若尔盖、九寨沟、茂县、黑水、红原、汶川、理县、万源、会东、西昌、德昌、盐边、会理。

祛风除湿、活血调经、消炎止痛、清热解毒、止血、杀虫，用于湿热痢疾、结膜炎、脸缘炎、无名肿毒、鼻血不止、黄水疮、疥癣、无名肿毒；在水中须根为乌龙须可治痢疾（屏山）。

矮地榆

虫莲、海参（阿坝州）。

为蔷薇科植物 *Sanguisorba filiformis*（Hook. f.）Hand. et Mazz. 的根。

生于海拔 1 200～4 200 m 的潮湿草甸、沼泽。分布于凉山州、康定、巴塘、九龙、甘孜、理塘、德格、乡城、稻城、壤塘、金川、马尔康、理县、九寨沟、冕宁、木里、布拖。

补血调经、清热解毒、利湿，用于痛经、月经不调、不孕、痛经、胃溃疡、功能性子宫出血、急性黄疸型肝炎、湿热带下、烧烫伤。

地榆

血箭草、土儿红、紫朵苗子（阿坝州）。

为蔷薇科植物 *Sanguisorba officinalis* L. 的根及根茎。

生于海拔 3 500 m 以下的湿润肥沃的草丛、草地、山坡。分布于全川，江安、龙泉驿、松潘、九寨沟、新都、普格、布拖、昭觉、甘洛、美姑、南充、西充、广安、岳池、南部、阆中、苍溪、营山、绵阳市、若尔盖、茂县、阿坝、汶川、红原、黑水、金川、马尔康、洪雅、达州、大竹、宣汉、平昌、巴中、万源、南江、峨眉山、凉山州、泸定、康定、九龙、马边。

清热解毒、凉血止血、收敛、消肿，用于各种热性出血症，如便血、痔疮下血、吐血、衄血、血痢、崩漏、肠风下血、痔漏、湿疹、痈疽、疮疡、蛇虫咬伤，外用于刀伤出血、烧烫伤。

紫花山金梅

为蔷薇科植物 *Sibbaldia macropetala* O. Muravjeva. 的全草。

生于海拔 3 000～4 000 m 的草原向阳处。分布于崇州、九寨沟、红原、黑水、马尔康、木里。

止咳、调经、祛瘀消肿，用于咳嗽、月经不调，外用于骨折。

隐瓣山莓草

为蔷薇科植物 *Sibbaldia procumbens* L. var. *aphanopetala*（Hand. – Mazz.）Yu et Li 的全草。

生于海拔 2 500～4 000 m 的山坡草地、岩石缝、林下。分布于泸定、康定、稻城、道孚、九龙、雅江、理塘、乡城、炉霍、甘孜、白玉。

止咳、调经、祛瘀消肿。

窄叶鲜卑花

虐日（藏名）。

为蔷薇科植物 *Sibiraea angustata*（Rehd.）Hand. – Mazz. 的枝叶。

生于海拔 3 000～4 300 m 的灌木丛、河滩、沼泽旁。分布于德格、巴塘、稻城、道孚、白玉、理塘、康定、甘孜、红原、马尔康、峨边等地。

藏医：清热解毒，用于男性疾病、阴部疮疡、溃疡（德格）。

高丛珍珠梅

山高粱。

为蔷薇科植物 *Sorbaria arborea* Schneid. 的茎皮。

生于海拔 2 000～3 600 m 的山坡林缘、灌木丛中。分布于康定、道孚、泸定、丹巴、九龙、雅江、万源、南江、凉山州、攀枝花、马边、峨边。

活血散瘀、消肿止痛，用于骨折、跌打损伤、关节扭伤红肿疼痛、风湿性关节炎。

华北珍珠梅

为蔷薇科植物 *Sorbaria kirilowii*（Regel）Maxim. 的茎皮。

生于海拔 2 500～3 000 m 的山坡灌木丛中。分布于若尔盖、马尔康、黑水。

活血散瘀、消肿止痛，用于骨折、跌打损伤。

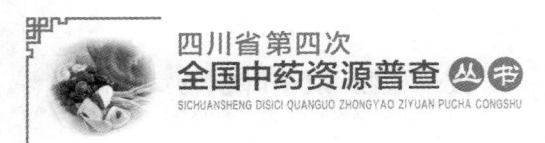

水榆花楸

千筋树。

为蔷薇科植物 *Sorbus alnifolia* Sieb. et Zucc. 的果实、根皮。

生于海拔 500～2 300 m 的山坡、山谷、灌木丛、林中。分布于全川，洪雅。

健脾、镇咳、祛痰，用于血虚劳倦、疲劳虚弱、咯血。

红果树

为蔷薇科植物 *Sorbus clavidiana* Dcne. 的果实、根、皮。

生于灌木林中。分布于全川，洪雅。

健脾、镇咳、祛痰，用于肺热咳嗽、吐血、慢性支气管炎、肺结核。

石岩花楸

石灰木。

为蔷薇科植物 *Sorbus folgneri*（Schneid.）Rehd. 的根、皮、果实、叶。

生于海拔 800～3 200 m 的林中。分布于全川，古蔺、合江、兴文、九寨沟、松潘、理县、茂县、汶川、越西、泸定、九龙、道孚、康定、马边、峨边。

根、果实，健胃利水、镇咳祛痰，用于脾虚水肿倦怠乏力。叶用于炎症；根用于白带。茎皮清肺止咳，用于肺热咳嗽、慢性支气管炎、肺结核咳嗽。

圆果花楸

为蔷薇科植物 *Sorbus globosa* Yu et Tsai 的果实、根、皮。

生于灌木林中。分布于全川，洪雅、雷波。

健脾、镇咳、祛痰，用于血虚劳倦、疲劳虚弱、咯血。

球穗花楸

为蔷薇科植物 *Sorbus glomerulata* Koehne 的果实、根、皮。

生于海拔 1 500～3 100 m 的林中。分布于全川，什邡、会理、美姑、布拖、泸定、马边。

健脾、镇咳、祛痰。

湖北花楸

为蔷薇科植物 *Sorbus hupehensis* Schneid. 的叶。

生于海拔 1 500～3 800 m 的林中。分布于南江、布拖、宁南、昭觉、康定、丹巴、稻城、雅江、峨边。

止痒、杀虫、灭蛆，用于皮肤瘙痒、风癣疥癞，外用作洗涤剂。

陕甘花楸

峨色格巴（藏名）。

为蔷薇科植物 *Sorbus koehneana* Schneid. 的根皮、果。

生于海拔 2 300～4 300 m 的杂木林、灌木丛、河边。分布于巴塘、德昌、泸定、康定、丹巴、雅江、理塘、色达、乡城、道孚、炉霍、新龙、白玉、德格、石渠、马边。

果补虚。

藏医：祛风散寒、利水、止痛，用于感冒怕冷、牙龈肿痛、水湿肿满、肾虚阴缩。

大果花楸

为蔷薇科植物 *Sorbus megalocarpa* Rehd. 的果实、根、皮。

生于海拔 1 400～2 000 m 的林中。分布于全川，邛崃、崇州、洪雅、甘洛、马边、峨边。

健脾、镇咳、祛痰，用于慢性支气管炎、肺痨咳嗽。

花楸树

为蔷薇科植物 *Sorbus pohuashanensis*（Hand. et Mazz.）Hedl. 的果实、根、茎皮。

生于海拔 2 500 m 左右的林中。分布于全川，道孚。

果实健脾补虚，用于胃炎、维生素 C 缺乏症。茎及茎皮镇咳祛痰、利水，用于慢性支气管炎、肺结核、哮喘、咳嗽、水肿。

西康花楸

为蔷薇科植物 *Sorbus prattii* Koehne 的树皮、根皮。

生于海拔 1 500～3 700 m 的灌木林中。分布于全川，洪雅、峨眉山、马边。

清热解毒、活血祛瘀、祛风、除湿、止痛，用于风湿痹痛、跌打损伤、痈肿疮毒。

红毛花楸

为蔷薇科植物 *Sorbus rufopilosa* Schneid. 的果实、根、皮。

生于海拔 1 500～4 000 m 的林中。分布于西昌、马边、峨边。

健脾、镇咳、祛痰、利水。

爪瓣花楸

独椒。

为蔷薇科植物 *Sorbus unguicilata* Koehne 的根皮。

生于山坡、林中。分布于越西。

散风寒、除邪湿，用于牙龈肿痛、肾虚、缩阴。

黄脉花楸

为蔷薇科植物 *Sorbus xanthoneura* Rehd. 的果实、根、皮。

生于海拔 800～3 200 m 的林中。分布于全川，洪雅、会理、甘洛、泸定、康定、峨边。

健脾、镇咳、祛痰、利水，用于慢性支气管炎、肺痨咳嗽。

马蹄黄

黄总花草、小地榆、黄地榆（阿坝州）、育啊加、俄近德加（藏名）。

为蔷薇科植物 *Spenceria ramalana* Trimen 的全草。

生于海拔 2 500～5 000 m 的草坡、林缘、灌木丛中。分布于稻城、理塘、道孚、雅江、得荣、甘孜、新龙、德格、康定、壤塘、金川、马尔康、九寨沟、盐源、木里。

解毒消炎、收敛止血，用于久痢、水泻。

藏医：收敛，用于腹胀、痢疾。水煎膏用于皲裂。

绣球绣线菊

为蔷薇科植物 *Spiraea blumei* G. Don 的根、果。

生于海拔 500～2 000 m 的向阳山坡、林下。分布于万源。

理气镇痛、祛瘀生新、解毒。

小叶绣球绣线菊

珍珠绣球（阿坝州）。

为蔷薇科植物 *Spiraea blumei* G. Don var. *microphylla* Rehd. 的根、根皮。

生于海拔 2 000～2 800 m 的山坡林下。分布于九寨沟、松潘、金川、马尔康、茂县。

调气止痛，用于咽喉肿痛、跌打损伤、白带、疮毒。

麻叶绣线菊

为蔷薇科植物 *Spiraea cantoniensis* Lour. 的根、叶、果实。

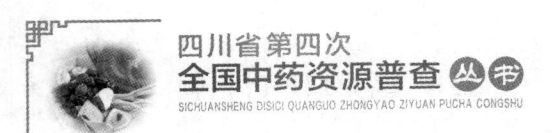

生于海拔 1 900 ~ 2 600 m 的针阔混交林中，有栽培。分布于邛崃、马边。

清热、凉血、祛瘀、消肿止痛，用于跌打损伤、疥癣。

中华绣线菊

为蔷薇科植物 *Spiraea chinensis* Maxim. 的根。

生于海拔 500 ~ 2 400 m 的山坡灌木丛、山谷溪边、田野。分布于峨边。

用于咽喉痛。

华北绣线菊

为蔷薇科植物 *Spiraea fritschiana* Schneid. 的根、果实。

生于海拔 1 000 m 以下的岩石坡地、山谷、林下。分布于崇州。

清热止咳，用于发热、咳嗽。

翠蓝绣线菊

为蔷薇科植物 *Spiraea henryi* Hemsl. 的全株。

生于海拔 2 800 m 以下的山坡、疏林。分布于宜宾、南江、德昌、宁南、布拖、昭觉、康定、马边、峨边。

全株通经、通便、利尿，用于闭经、月经不调、便结腹胀、小便不利。

粉花绣线菊

为蔷薇科植物 *Spiraea japonica* L. f. 的根、叶。

栽培。分布于什邡、道孚、西昌。

根止咳、明目、镇痛，用于咳嗽、眼赤、目翳、头痛。叶消肿解毒、去腐生肌，用于慢性骨髓炎。

狭叶绣线菊

绣线菊、吹火筒、渐尖粉叶绣线菊。

为蔷薇科植物 *Spiraea japonica* L. f. var *acuminata* Franch. 的全株。

生于海拔 900 ~ 4 000 m 的山坡。分布于全川，筠连、珙县、屏山、彭州、崇州、泸定、康定、九寨沟、茂县、汶川、洪雅、开江、邻水、宣汉、平昌、万源、南江、峨眉山、凉山州、峨边。

活血、通络、利尿、通便，用于腰膝疼痛、跌打损伤、血淋、闭经、月经不调、便结腹胀、小便不利。

光叶绣线菊

通利天（古蔺）、铁箭杆（珙县）。

为蔷薇科植物 *Spiraea japonica* L. f. var *fortunei*（Planch.）Rehd. 的全株、根、叶、果。

生于海拔 700 ~ 3 000 m 的山坡。分布于全川，古蔺、长宁、合江、高县、叙永、兴文、筠连、珙县、屏山、万源、布拖、盐源、泸定、康定、马边、峨边。

清肺化痰、止咳平喘、解毒止痛，用于支气管炎、小儿肺热、骨髓炎、牙痛、椎间神经痛、流感、痢疾、少阳证往来寒热。全株泻火（长宁）；清热解毒（珙县）。

无毛粉花绣线菊

为蔷薇科植物 *Spiraea japonica* L. f. var *glabra*（Regel）Koidz. 的全株。

生于海拔 1 600 ~ 1 900 m 的山坡旷野、杂木林下、林缘、溪边。分布于四川省。

解毒生肌、通经、通便、利尿。

疏毛绣线菊

通花。

为蔷薇科植物 *Spiraea miyabei* Koidz. var. *pilosula* Rehd. 的茎髓。

生于海拔 1 000 ~ 2 200 m 的山坡。分布于全川，洪雅、峨眉山。

清热、利尿通淋，用于赤痢、血淋、水肿乳痈。

细叶绣线菊

通花。

为蔷薇科植物 *Spiraea miyabei* Koidz. var. *tenuifolia* Rehd. 的茎髓。

生于海拔 1 000 ~ 2 200 m 的山坡。分布于全川，洪雅、峨眉山。

清热、利尿通淋，用于赤痢、血淋、水肿乳痈。

蒙古绣线菊

为蔷薇科植物 *Spiraea mongolica* Maxim. 的花。

生于海拔 3 300 ~ 4 000 m 的山坡灌木丛、山顶、山谷多石处。分布于炉霍。

生津止渴、利水。

细枝绣线菊

通花、玛泻（藏名）。

为蔷薇科植物 *Spiraea myrtilloides* Rehd. 的根。

生于海拔 1 500 ~ 4 500 m 的灌木丛、林缘、沟边、山坡。分布于稻城、九龙、乡城、泸定、理塘、巴塘、炉霍、甘孜、新龙、白玉、德格、石渠、色达、马边、峨边。

消肿解毒、去腐生肌。

藏医：生津、止血、利水、敛"黄水"，用于高热口渴、腹水、肺瘀血、子宫出血、黄水病。

南川绣线菊

为蔷薇科植物 *Spiraea rosthornii* Pritz. 的果。

生于海拔 2 000 ~ 3 900 m 的山地林下、灌木丛中。分布于什邡、金川、九寨沟、茂县、汶川、雷波、泸定、康定、丹巴、雅江、理塘、道孚、炉霍、峨边。

用于腹痛。

绣线菊

空心柳。

为蔷薇科植物 *Spiraea salicifolia* L. 的根、全草。

生于海拔 200 ~ 900 m 的山地林下、灌木丛中。分布于马边大风顶。

通经活血、通便利水，用于关节痛、周身酸痛、咳嗽多痰、刀伤、闭经。又止咳、明目、镇痛，用于咳嗽、眼赤、目翳、头痛。

川滇绣线菊

玛泻（藏名）。

为蔷薇科植物 *Spiraea schneideriana* Rehd. 的根。

生于海拔 1 000 ~ 4 400 m 的林缘、灌木丛中。分布于崇州、洪雅、康定、丹巴、九龙、稻城、乡城、道孚、得荣。

清热、利水通淋，用于赤痢、血淋、水肿乳痈。

藏医：生津、止血、利水、敛"黄水"，用于高热口渴、腹水、肺瘀血、子宫出血、黄水病。

绢毛绣线菊

为蔷薇科植物 *Spiraea sericea* Turcz. 的茎叶。

生于海拔 500 ~ 1 100 m 的向阳山坡、杂木林、林缘。分布于宝兴、马边、峨边。

用于湿疹。

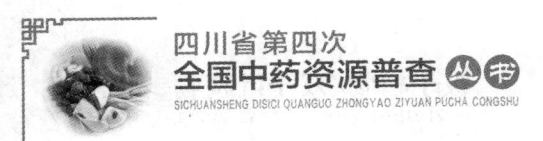

华空木

为蔷薇科植物 *Stephanandra chinensis* Hance 的根。

生于向阳山坡林缘、溪边、灌木丛、杂木林中。分布于四川省。

用于咽喉痛。

毛萼红果树

小梨子（长宁）、旧梨子（叙永）、石楠树。

为蔷薇科植物 *Stranvaesia amphidoxa* Schneid. 的果。

生于山坡、疏林。分布于兴文、长宁、叙永、筠连。

果健脾消食，用于食积、腹泻（长宁）。

豆科 Leguminosae

儿茶

为豆科植物 *Acaica catechu*（L. f.）Willd. 的心材。

栽培。分布于米易。

肺热咳嗽、咯血、腹泻、小儿消化不良。

鸭皂树

金合欢、黄洋槐（南溪）。

为豆科植物 *Acacia farnesiana*（L.）Willd. 的树皮、根。

引种栽培。分布于南溪、盐边、西昌。

树皮收敛止血，煎汁可制儿茶。根消炎排脓，用于肺结核、结核性脓痈、关节炎。

羽叶金合欢

蛇藤、阎王刺（长宁、江安）。

为豆科植物 *Acacia pennata*（L.）Willd. 的树皮。

生于海拔 1 800 m 以下的山坡、灌木丛中。分布于长宁、江安、屏山、泸定、康定。

树皮活血、消肿止痛。煎水嚼牙，用于牙痛；治口臭（长宁）。

云南金合欢

为豆科植物 *Acacia yunnanensis* Franch. 的茎。

生于海拔 1 700～2 300 m 的山地灌木丛中。分布于康定、稻城、九龙。

用于疮毒。

合萌

水皂角（屏山、筠连）、田皂角、关门草（筠连）。

为豆科植物 *Aeschynomene indica* L. 的全草。

生于海拔 500～1 000 m 的田坎、草丛、溪边。分布于全川，宜宾、泸州、邛崃、金阳、南充市、绵阳市、眉山市、峨眉山、会理、米易、普格、雷波、德昌、喜德。

清热解毒、祛风、除湿消肿、利水渗湿、通淋，用于风热感冒、黄疸、肾炎水肿、痢疾、胃炎、腹胀、淋病、痈肿、皮炎、湿疹、痔疮。治眼雾（长宁）；通乳（高县）。

合欢

合欢皮、夜合树。

为豆科植物 *Albizia julibrissin* Durazz. 的树皮、花。

生于海拔 600～2 500 m 的地边、林缘。分布于乐山、成都、叙永、珙县、屏山、泸定、康定、九龙、

绵阳市、洪雅、万源、峨眉山。

树皮与花宁心安神、开胃、理气解郁、调心脾、消痈肿、活血止痛、续筋骨，用于心神不安、郁结胸闷、失眠、健忘、风火眼疾、视物不清、跌打损伤、疼痛。花养心，用于神经衰弱、失眠健忘、眼雾不明、胸闷不舒。

山合欢

合欢皮、夜合树、山皂角（屏山）、大夜合（合江）、夜合欢（南充）。

为豆科植物 *Albizia kalkora*（Roxb.）Prain 的树皮、花。

生于海拔 2 000 m 以下的溪边、杂木林中，有栽培。分布于全川，江安、长宁、高县、屏山、宜宾、合江、隆昌、崇州、邛崃、雷波、甘洛、金阳、南充市、绵阳市、汶川、茂县、理县、黑水、眉山市、达州市、巴中市、雅安市、峨眉山、泸定、康定、峨边。

树皮安神、调心脾、消痈肿、活血止痛、止血、解毒，用于跌打损伤、痈疽肿毒、神经衰弱、心烦失眠、肺痈、骨折。花安神、解郁，用于虚烦不眠、健忘多梦；花及树皮养心开胃、理气解郁（高县）；花及树皮安神、明目用于健忘失眠、肝郁胸闷、损伤、疮毒（泸县）。

阔荚合欢

为豆科植物 *Albizia lebbeck*（L.）Benth. 的树皮。

生于海拔 600 ~ 1 600 m 的地边、林缘。分布于乐山、成都、汶川、茂县、理县、黑水。

消肿、止痛、收敛生肌，用于肠炎腹泻、痢疾。

毛叶合欢

为豆科植物 *Albizia mollis*（Wall.）Boiv. 的树皮、花。

生于海拔 1 000 ~ 2 600 m 的山坡、杂木林中。分布于成都、雷波、甘洛、金阳、盐边、盐源、布拖、昭觉、德昌、西昌、普格、九龙、稻城。

消肿、理气安神、止痛活血。

香合欢

为豆科植物 *Albizia odoratissima*（L. f.）Benth. 的根。

生于海拔 500 ~ 1 700 m 的沟谷疏林中。分布于屏山。

用于风湿关节痛、跌打损伤、创伤出血、疮癣。

康滇米口袋

为豆科植物 *Amblytropis delavayi*（Fr.）C. Y. Wu 的全草。

生于山坡、草地。分布于凉山州。

清热解毒、镇痛。

紫穗槐

为豆科植物 *Amorpha fruticosa* L. 的全草、根皮。

生于海拔 1 300 ~ 2 900 m 的林中。分布于崇州、茂县、汶川、理县、马尔康、甘洛、西昌、昭觉、冕宁、泸定、康定、丹巴、乡城。

全草清热解毒、消肿。根皮清热解毒、凉血活血。

三籽两型豆

野毛扁豆、两型豆。

为豆科植物 *Amphicarpaea trisperma* Baker ex Jacks. 的全草、种子。

生于沟边、路旁。分布于乐山、邛崃、什邡、丹棱、洪雅、巴中、南江、通江。

种子清热明目、活血、消炎，用于肺热咳嗽、咽喉肿痛、外伤出血。全草健脾消食、除湿止痛，用于脾胃虚弱、食欲不振、水肿、腹泻。

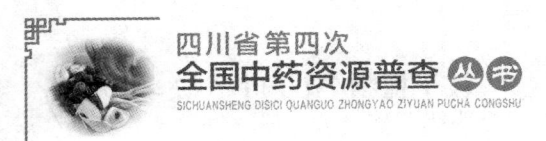

肉色土栾儿

地栗子。

为豆科植物 *Apios carnea* Benth. 的块根。

生于海拔 2 000~3 200 m 的荒坡、灌木丛中。分布于乐山、什邡、崇州、美姑、越西、昭觉、宁南、普格、冕宁、喜德、九龙。

清热、活血、明目。理气、解毒、祛痰（凉山州）。

土栾儿

九子羊、藤沙参、土沙参（高县）、山地瓜（宜宾）、地栗子、土子、土蛋、山洋芋（平昌）。

为豆科植物 *Apios fortunei* Maxim. 的块根。

生于海拔 1 500~2 000 m 的山坡、灌木林中。分布于乐山、九寨沟、松潘、黑水、茂县、理县、金川、高县、古蔺、宜宾、康定、洪雅、丹棱、美姑、越西、昭觉、马边、峨边、什邡。

块根清热解毒、活血散瘀、理气止痛、消积、理气散结、补脾、清热、止咳化痰，用于感冒咳嗽、百日咳、咽喉肿痛、疝气、痈肿、瘰疬、颈淋巴结核、疮疡肿毒、毒蛇咬伤。

落花生

长生果、哇当、哈生（藏名）。

为豆科植物 *Arachis hypogaea* L. 的果仁、种子、果壳、内红种皮、种子油、叶。

栽培。分布于全川，泸定、康定、南充、眉山市、达州市、巴中市、峨眉山、中江、宁南、冕宁、西昌。

果仁、种子润肺、益脾、滋补强壮、和胃，用于燥咳、反胃、脚气水肿、乳妇奶少、乳痈。果壳降气平喘、敛肺止咳，用于咳嗽气喘、久咳及咳痰带血等症。红色内种皮止血、散瘀、消肿，用于血友病、肝出血、手术后出血、癌肿出血、肺胃肠出血、子宫出血、白细胞及血小板减少症。

花生油润肠通便，用于肠梗阻、大便燥结。叶用于失眠、痈肿。

直立黄芪

为豆科植物 *Astragalus adsurgens* Pall. 的根。

生于海拔 2 700~4 000 m 的山坡、路旁。分布于茂县、若尔盖、金川、松潘、黑水、马尔康、康定、理塘、道孚、炉霍、甘孜、新龙。

补肝、益肾，用于肝肾不足之腰膝酸痛、目昏、遗精早泄。

长小苞黄芪

为豆科植物 *Astragalus balfourianus* Simpson 的根。

生于海拔 2 650~4 000 m 的草地、林下、林缘。分布于康定、稻城、乡城、道孚、德格、理塘、炉霍、甘孜。

补气健脾、消食、固表、壮阳益骨，用于体虚、贫血、产后虚弱、阴挺、脱肛、自汗。

地八角

石丹黄芪、不丹黄芪。

为豆科植物 *Astragalus bhotanensis* Baker 的根、全草。

生于海拔 2 000~3 600 m 的沟边、路旁、灌木丛中。分布于九寨沟、茂县、若尔盖、金川、红原、黑水、乐山、凉山州、眉山市、会东、喜德、昭觉、宁南、越西、盐源、木里、甘孜、峨边。

清热解毒、利尿消肿、益肝明目，用于咽喉肿痛、扁桃体炎、风火牙痛、麻疹、水肿、小便不利。

金翼黄芪

绵黄芪。

为豆科植物 *Astragalus chrysopterus* Bunge 的根。

生于海拔 2 000～3 200 m 的山坡、草地、杜鹃林下。分布于若尔盖、茂县、九寨沟、金川、马尔康、昭觉、金阳、盐源。

补气固表、托毒生肌、利尿，用于体虚自汗、久泻、脱肛、子宫脱垂、慢性肾炎、体虚浮肿、慢性溃疡、疮口久不收口。

扁茎黄芪

沙苑子、潼蒺藜。

为豆科植物 *Astragalus complanatus* R. Br. ex Bunge 的种子。

生于海拔 500～2 500 m 的山坡、路旁。分布于茂县、汶川、理县、黑水。

补肝、益肾、明目固精，用于肝肾不足、腰膝酸痛、目昏、遗精早泄、小便频数、遗尿、尿血、白带。

梭果黄芪

黄芪、理塘黄芪。

为豆科植物 *Astragalus ernestii* Comber 的根。

生于海拔 3 000～4 700 m 的山坡、草地、灌木丛中。分布于乡城、德格、稻城、雅江、康定、泸定、九龙、理塘、巴塘、得荣、道孚、炉霍、盐源、会东。

补气固表、托毒生肌、利尿降压。

多花黄芪

黄芪、绵黄芪、理塘黄芪。

为豆科植物 *Astragalus floridus* Benth. ex Bunge 的根。

生于海拔 2 500～4 300 m 的山坡、草地、灌木丛、林下。分布于石渠、德格、理塘、乡城、九龙、道孚、甘孜、康定、巴塘、色达、甘孜、茂县、壤塘、九寨沟、金川、红原、阿坝、小金、若尔盖、马尔康、理县、汶川、黑水、绵阳、什邡。

补气固表、托毒生肌、利尿消肿，用于脾虚、泄泻、自汗、盗汗、血痹、浮肿、久溃不敛。

丽江黄芪

为豆科植物 *Astragalus lichiangensis* Simps 的根。

生于山坡、草地。分布于德格、甘孜。

补气固表、托毒生肌、利尿消肿，用于自汗、盗汗、血痹、浮肿、久溃不敛。又用于肝硬化、腹水。

马河山黄芪

为豆科植物 *Astragalus mahoshanicus* Hand. – Mazz. 的根。

生于海拔 1 800～4 800 m 的沟谷、草地、灌木丛中。分布于康定。

补气补血、强心利尿、安胎、降压。

膜荚黄芪

黄芪、绵芪、塞晚（藏名）。

为豆科植物 *Astragalus membranaceus*（Fisch.）Bunge 的根。

生于海拔 2 000～3 500 m 的山坡、草地、灌木丛中。分布于绵阳、茂县、九寨沟、若尔盖、汶川、小金、松潘、德格、石渠、道孚、宣汉、平昌、巴中、万源、通江、木里、峨边。

补气固表、托毒生肌、利尿消肿，用于自汗、盗汗、血痹、体虚浮肿、久溃不敛、慢性溃疡、子宫脱垂、脱肛、久泻。

藏医：退烧、镇痛、催吐、利尿，用于溃疡、胃痉挛、水肿，外用熬膏治创伤。

注：本品为川产道地药材，主产于松潘、茂县。本品为国家三级保护植物。

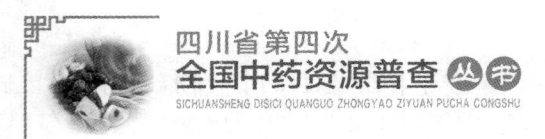

茂汶黄芪

黄芪。

为豆科植物 *Astragalus maowenensis* Hsiao 的根。

生于山坡、草地、灌木丛中。分布于茂县、汶川。

补气固表、托毒生肌、利尿。

单体蕊黄芪

黄芪、绵黄芪、色卡、塞晚（藏名）。

为豆科植物 *Astragalus monadelphus* Bunge 的根。

生于海拔 2 500～4 000 m 的山坡、灌木丛中。分布于金川、九寨沟、若尔盖、红原、壤塘、德格。

补气固表、托毒生肌、利尿消肿，用于自汗、盗汗、血痹、浮肿、久溃不敛、慢性溃疡、子宫脱垂、脱肛、久泻、中气下陷。又用于肝硬化、腹水。

藏医：退烧、镇痛、催吐、利尿，用于溃疡、胃痉挛、水肿，外用熬膏治创伤。

多枝黄芪

为豆科植物 *Astragalus polycladus* Bur. et Fr. 的全草。

生于海拔 2 000～4 000 m 的山坡、草丛中。分布于金川、若尔盖、红原、阿坝、壤塘、马尔康、德格、乡城、稻城、新龙。

补气固表、托毒生肌、利尿消肿，用于自汗、盗汗、血痹、浮肿、久溃不敛。又用于肝硬化腹水。

紫云英

沙苑子、水豆瓣（叙永）、狗狼草、水豌豆（筠连）、螃蟹花、爬梳草（古蔺）、米布袋、沙蒺藜、马苕子、翘翘花、翘摇、莲花草、（油）苕子。

为豆科植物 *Astragalus sinicus* L. 的全株、种子。

生于砂质土壤，栽培或野生。分布于全川，叙永、合江、兴文、筠连、古蔺、新都、郫县、什邡、崇州、邛崃、资阳、成都、九龙、南充市、眉山市、岳池、达州市、巴中市、峨眉山、昭觉、金阳、雷波、布拖。

全株清热解毒、祛风消肿，用于带状疱疹、疮疖、痔疮、齿龈出血、喉痛、火眼、外伤出血。种子温肾壮阳、活血、补肝明目、清热解毒，用于肾虚阳痿、遗精早泄、肝肾虚弱、视力减退、目昏、咽喉肿痛、咳嗽、目赤肿痛。

青海黄芪

塞恩、塞麻（藏名）。

为豆科植物 *Astragalus tangutius* Batal. 的根。

生于海拔 2 500～3 950 m 的山坡草地、河边灌木丛的岩石上。分布于壤塘、若尔盖、红原、金川、马尔康、德格、道孚、甘孜、雅江、松潘。

补气固表、益卫、托毒生肌、利尿消肿，用于自汗、盗汗、血痹、浮肿、久溃不敛。又用于肝硬化、腹水。

藏医：用于虚性水肿、下引腹腔积水。

皱黄芪

为豆科植物 *Astragalus tartaricus* Franch. 的根。

生于山坡草地。分布于德格、木里。

补气固表、托毒生肌、利尿消肿，用于自汗、盗汗、血痹、浮肿、久溃不敛。又用于肝硬化、腹水。

打箭炉黄芪

为豆科植物 *Astragalus tatsienensis* Bur. et Franch. 的根。

生于山坡、灌木丛中。分布于德格、康定。

补气固表、托毒生肌、利尿消肿，用于自汗、盗汗、血痹、浮肿、久溃不敛。

东俄洛黄芪

黄芪、绵黄芪、塞恩、塞麻（藏名）。

为豆科植物 *Astragalus tongolensis* Ulbr. 的根。

生于海拔 3 200～4 100 m 的林缘、草地。分布于绵阳、九龙、色达、甘孜、茂县、金川、九寨沟、若尔盖、阿坝、红原、小金、什邡、德格、石渠、峨边。

补气固表、益卫、托毒生肌、利尿消肿、滋肾补脾，用于自汗、盗汗、血痹、浮肿、久溃不敛。

藏医：用于虚性水肿、下引腹腔积水。

光叶东俄洛黄芪

黄芪、塞恩、塞麻（藏名）。

为豆科植物 *Astragalus tongolensis* Ulbr. var. *glaber* Pterstib 的根。

生于海拔 3 900～4 000 m 的林缘、山地灌木丛中。分布于色达。

补气固表、益卫、托毒生肌、利尿消肿，用于自汗、盗汗、血痹、浮肿、久溃不敛。

藏医：用于虚性水肿、下引腹腔积水。

披针萼黄芪

黄芪、绵黄芪。

为豆科植物 *Astragalus tongolensis* Ulbr. var. *lanceolat-entatus* Pet Stib. 的根。

生于山坡、草丛中。分布于德格、石渠、甘孜。

补气固表、托毒生肌、利尿消肿，用于自汗、盗汗、血痹、浮肿、久溃不敛。

云南黄芪

黄芪、绵黄芪、黄花黄芪、塞恩、塞麻、蔬三冈十涧（藏名）。

为豆科植物 *Astragalus yunnanensis* Franch. 的根。

生于海拔 2 600～5 100 m 的山坡、草丛、灌木丛、山顶碎石处。分布于乡城、德格、甘孜、金川、九寨沟、壤塘、马尔康、松潘、什邡。

补气固表、益卫、托毒生肌、利尿消肿、强壮，用于久病虚弱、慢性肾炎浮肿、消化不良、贫血、自汗、盗汗、血痹、浮肿、久溃不敛。

藏医：用于虚性水肿、下引腹腔积水。

蔓草虫豆

为豆科植物 *Atylosia scarabaeoides*（L.）Benth. 的叶。

生于杂草丛中。分布于金阳、宁南、米易、会理、德昌、金阳。

健胃、利尿，用于胃病。

金叶羊蹄甲

红绒毛羊蹄甲、黄麻藤（筠连）、红藤（屏山）。

为豆科植物 *Bauhinia aurea* Lévl. 的藤。

生于山坡、灌木丛中。分布于筠连、屏山、雷波、布拖。

藤疏风、散寒，用于风湿关节痛（筠连）。

马鞍羊蹄甲

羊蹄藤、（小）双肾藤、大飞杨、夜合叶（阿坝州）、柴米子（峨眉）。

为豆科植物 *Bauhinia faberi* Oliver 的根、叶。

生于海拔 300～3 400 m 灌木丛、沟边。分布于乐山、甘洛、金川、九寨沟、汶川、马尔康、理县、

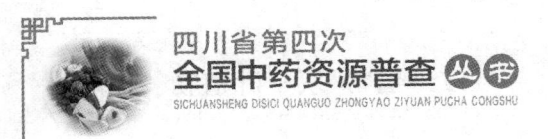

洪雅、峨眉山、凉山州、峨边。

清热润肺、敛阴安神、健脾、止痛、止咳、除湿杀虫，用于百日咳、心悸失眠、盗汗遗精、瘰疬、湿疹、疥癣。

小马鞍羊蹄甲

羊蹄藤、双肾藤、大飞杨、夜合叶（阿坝州）。

为豆科植物 *Bauhinia faberi* Oliver var. *microphylla* Oliv. 的根。

生于海拔 2 000 ~ 3 000 m 灌木丛、林下。分布于金川、壤塘、茂县、九寨沟、汶川、马尔康、理县、布拖、喜德。

补心，用于贯耳。

鄂羊蹄甲

双肾藤（屏山、叙永、江安、纳溪、南充）、猪腰子藤（珙县）、马蹄血藤（江安、合江）、蛾儿风（长宁、兴文）、大夜关门（古蔺）。

为豆科植物 *Bauhinia hupehana* Craib 的根、全草。

生于海拔 1 000 ~ 1 300 m 灌木丛、沟边、林下、石缝。分布于乐山、珙县、宜宾、长宁、叙永、江安、合江、筠连、纳溪、兴文、南溪、屏山、古蔺、崇州、广安、岳池、苍溪、阆中、南部、洪雅、达州市、巴中市、峨眉山、木里、会东、米易、越西、布拖、雅安市。

根清热、祛风胜湿、散结、散寒理气、消肿止痛，用于痢疾、膀胱炎、疝气腹痛、肾囊风痒、睾丸肿痛、风湿痛、跌打损伤。根皮泡酒服用于腰痛、劳伤（叙永）。根用于风湿、盗汗（宜宾）；藤用于风湿、补阳（纳溪）。藤补肾，用于五劳七伤（屏山）。润肺止咳、敛阴安神、止痛（峨眉）。

多脉羊蹄甲

双肾藤。

为豆科植物 *Bauhinia pernervosa* L. Chen 的根。

生于灌木丛中。分布于乐山、洪雅。

补中益气、安神，用于小儿脱肛、子宫脱垂。

洋紫荆

红紫荆（眉山）、羊蹄甲。

为豆科植物 *Bauhinia variegata* L. 的花蕾。

生于灌木丛、沟边。分布于仁寿、青神、彭山、丹棱、眉山、洪雅。

清热解毒，用于疝气腹痛、脱肛。

云南羊蹄甲

双肾藤。

为豆科植物 *Bauhinia yunnanensis* Franch. 的根。

生于海拔 400 ~ 2 000 m 的悬崖石上、灌木丛、沟边。分布于乐山、洪雅、冕宁、甘洛、布拖、雷波、宁南、美姑。

清热解毒、补中益气、安神，用于小儿脱肛、子宫脱垂。

喙荚云实

南蛇簕、苦石莲。

为豆科植物 *Caesalpinia minax* Hance 的根、种子。

生于荒山坡上。分布于乐山、内江、丹棱、洪雅。

清热解毒、祛风湿，用于风湿痹痛。

华南云实

为豆科植物 *Caesalpinia nuga* Ait. 的根、种子。

生于荒坡、灌木丛中。分布于邛崃、屏山、宣汉。

根与种子发表散寒、祛瘀散结、祛风利湿。根用作利尿剂。

金凤花

黄蝴蝶。

为豆科植物 *Caesalpinia pulcherrima* Sw. 的根、茎皮。

生于沟边。分布于全川，乐山、洪雅、丹棱。

发表、发汗，用于风寒感冒、筋骨疼痛。

苏木

为豆科植物 *Caesalpinia sappan* L. 的根。

生于低山河谷。分布于普格、宁南、米易。

活血行瘀、消肿。

云实

阎王刺、大寒药（长宁）、黄皂角（高县）、糠皂角、灯笼花、黄牛刺（泸县、江安、叙永、青川）、倒钩刺（旺苍、蓬溪）、倒钩牛刺。

为豆科植物 *Caesalpinia sepiaria* Roxb. 的种子、根。

生于海拔 500 m 左右的灌木丛、荒坡、河滩。分布于乐山、叙永、长宁、高县、筠连、宜宾、泸县、兴文、江安、古蔺、屏山、崇州、甘洛、昭觉、美姑、南充、绵阳市、眉山市、达州市、巴中市、峨眉山、喜德、越西、雷波。

种子清热解毒、除湿、杀虫，用于痢疾、疟疾、肠炎、消渴、小儿疳积，驱蛔虫、钩虫。根祛风散寒、发汗解表、祛瘀消积、除湿痢、活络止痛、疏风，用于风寒感冒头痛、风湿筋骨疼痛、咳嗽、身痛、腰痛、喉痛、风火牙痛、跌打损伤、鱼哽喉、产后腹痛、肢体筋骨疼痛。

川云实

老瘦刺（高县）、小阎王刺（兴文、长宁、江安）、刺甲藤（合江、叙永）、老鹰刺（筠连）。

为豆科植物 *Caesalpinia szechuanensis* Craib 的根、全株。

生于海拔 800 m 以上的荒坡。分布于乐山、宜宾、泸州、丹棱、洪雅。

全株发表散寒（江安）；根清热除湿、杀虫、发表散寒、通经活络、祛风湿，用于风寒感冒、跌打损伤。

木豆

为豆科植物 *Cajanus cajan* (L.) Millsp. 的种子。

栽培。分布于屏山、冕宁。

种子清热解毒、补中益气、利湿消食、排痈肿、止血、止痢，用于心虚水肿、血淋、痔血、痈疽、肿毒、痢疾、脚气。

西南杭子梢

为豆科植物 *Campylotropis delavayi* (Franch.) Schindl. 的根。

生于荒坡。分布于乐山、金阳、雷波。

清热解毒。

毛杭子梢

大红袍。

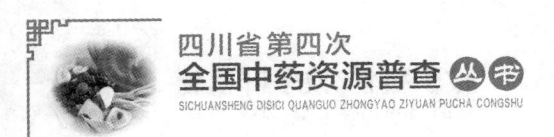
为豆科植物 *Campylotropis hirtella*（Franch.）Schindl. 的根。

生于海拔 1 400～1 800 m 的荒坡、灌木丛中。分布于金阳、普格、会东、盐源、喜德、盐边、昭觉、德昌、甘洛。

活血调经、理气止痛、收敛。

杭子梢

为豆科植物 *Campylotropis macrocarpa*（Bunge）Rehd. 的茎、叶、花。

生于山坡、山沟、草坡、林缘、路旁。分布于万源、九寨沟、都江堰、北川、木里、西昌、马边、峨边。

祛风散寒、舒筋活血，用于肢体麻木、半身不遂、感冒、水肿。

多花杭子梢

小雀花（马边）。

为豆科植物 *Campylotropis polyantha*（Franch.）Schindl. 的茎、叶、花。

生于山坡、路旁。分布于会东、美姑、雷波、马边、峨边。

发汗解表、消炎止痛。

三棱杭子梢

爬山豆根、三棱草、山落花生。

为豆科植物 *Campylotropis trigonoclada*（Franch.）Schindl. 的全草、根。

生于 500～1 800 m 的灌木丛中。分布于金阳、康定、凉山州。

全草清热利湿、舒筋活络。根清热解毒、活血止血，用于肠炎、痢疾、肠风下血、肾炎、风湿痛、跌打损伤。

滇杭子梢

为豆科植物 *Campylotropis yunnanensis*（Franch.）Schindl. 的根。

生于海拔 1 900～2 800 m 的山坡、草地、路旁。分布于木里、天全。

活血、调经、止气、消气。

洋刀豆

刀豆。

为豆科植物 *Canavalia ensiformis* DC. 的果壳。

生于荒坡。分布于乐山、米易、峨眉山。

温中降逆、止呃逆、利肠胃。

刀豆

刀板豆。

为豆科植物 *Canavalia glandiata*（Jacq.）DC. 的种子、果壳。

栽培。分布于全川，乐山、雷波、南充市、眉山市、达州市、巴中市、雷波。

种子温中、行气、补肾、补气、下气降逆、利肠，用于虚寒呃逆、呕吐、腹胀、肾虚腰痛、痰喘。壳宽肠理气、和中下气、降逆止呕、散瘀活血，用于反胃、呃逆、胃痛、产后腹痛、久痢、经闭、喉痹、荨麻疹。根用于风湿腰脊痛、疝气、久痢、经闭、跌打损伤。

树锦鸡儿

阳雀花、老虎刺、白藓皮（南充）、柠条、老虎刺（阿坝州）。

为豆科植物 *Caragana arborescons*（Amm.）Lam. 的根皮、花、叶、种子、全草。

生于海拔 2 200～2 600 m 的荒坡、沙丘、灌木丛、屋旁、溪边。分布于全川，乐山、成都、南充市、金川、茂县、九寨沟、汶川、理县。

根皮清热利尿、止血、催乳、利湿、补虚，用于肾炎浮肿、淋浊、白带、崩漏。全草、花滋阴、补血、健脾、活血祛风、止咳，用于头昏耳鸣、虚劳咳嗽、风湿疼痛、眼雾。叶用于皮肤疱疹发痒。种子止痒、杀虫，用于高血压、头晕、心慌、气短、四肢无力、牛皮癣、黄水疮。

二色锦鸡儿

为豆科植物 *Caragana bicolor* Kom. 的根。

生于海拔 2 700 ~ 4 100 m 的灌木丛、半阴坡。分布于色达。

藏医解毒、消炎，用于肌肉发热、筋脉发热。

短叶锦鸡儿

为豆科植物 *Caragana brevifolia* Kom. 的根。

生于海拔 2 000 ~ 3 000 m 的河谷、山谷、杂木林。分布于马尔康、小金。

清热消肿、生肌止痛，用于痈疮、肿痛。

云南锦鸡儿

阳雀花、渣玛兴、傍侧、渣麻、渣麻哇俗（藏名）。

为豆科植物 *Caragana franchetiana* Kom. 的根、花、茎枝、内皮、种子。

生于海拔 2 800 ~ 4 000 m 的冷杉林下、灌木丛、荒坡、草丛中。分布于乐山、巴塘、乡城、康定、道孚、白玉、稻城、眉山市、盐源、木里。

根与花补气益肾，用于头晕头痛、耳鸣眼花、肺痨咳嗽、小儿疳积。又祛风通络、活血止咳化痰，用于痨热咳嗽、气虚白带、乳痈。

藏医：茎枝条、内皮用于热致抽筋、呕吐，根解肌肉经络热毒；种子用于胆囊炎。

鬼箭锦鸡儿

着母香、腰冒（藏名）、鬼见愁。

为豆科植物 *Caragana jubata* (Pall.) Poir. 的茎叶、皮。

生于海拔 2 000 ~ 4 700 m 的阴坡、半阴坡的山坡灌木丛中。分布于若尔盖、红原、阿坝、炉霍、德格、新龙、巴塘。

清热、接筋续骨、祛风除湿、活血通络、消肿止痛，用于跌打损伤、风湿筋骨疼痛、月经不调、乳房发炎、痛疽、疮疖、肿痛。

藏医：内服平血压、破血、化瘀，用于高血压引起的发烧、肌肉发热、筋脉发热、多血症、月经不调，外用于解毒散肿、疮疖痈疽。

繁花锦鸡儿

为豆科植物 *Caragana maximowicziana* Kom. 的红色心材。

生于海拔 3 500 ~ 4 600 m 的灌木丛、山坡、路旁。分布于四川省。

破血、化瘀、降压。

红花锦鸡儿

为豆科植物 *Caragana rosea* Turcz. ex Maxim. 的根。

生于山坡、河谷、灌木丛中。分布于四川省。

健脾强胃、活血催乳、利尿通经，用于虚损劳热、阴虚喘咳、带下病。

锦鸡儿

阳雀花、土黄芪（古蔺、兴文、长宁、筠连、南溪）、白癣皮（古蔺、合江、江安）。

为豆科植物 *Caragana sinica* (Buchoz) Rehd. / *C. chamlagu* Lam. 的根皮、树枝、花。

生于荒坡、灌木丛、屋旁、林缘。分布于全川，崇州、邛崃、彭州、雷波、绵阳市、眉山市、峨眉山、西昌、甘洛、洪雅、达州市、巴中市。

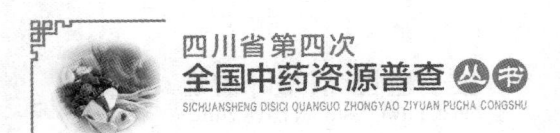

树枝清热解毒、消痈，用于风湿痹痛、跌打损伤、皮肤瘙痒。根皮祛风活血、解热、利尿，用于风湿关节炎、跌打损伤、乳汁不足、浮肿、白带、通经等症。花补气益肾、止咳化痰，用于头痛头昏、耳鸣眼花、肺痨咳嗽、小儿疳积等。炖鸡服治哮喘及子宫脱垂（江安）。清热解毒、收敛（雷波）。清热利尿、利湿、止血、催乳，用于风湿、水肿、湿热黄疸、淋浊、白带、乳汁不足、血崩、肺痨咯血（绵阳）。

甘青锦鸡儿

傍侧、渣麻、渣麻哇俗（藏名）。

为豆科植物 *Caragana tangutica* Maxim. 的根、茎枝、内皮、种子。

生于海拔 1 300～3 800 m 的冷杉林、山坡、灌木丛中。分布于九寨沟、金川、若尔盖、红原、阿坝、理县、马尔康、壤塘、石渠。

根解毒、消炎。

藏医：茎枝条、内皮用于热致抽筋、呕吐，根解肌肉经络热毒；种子用于胆囊炎。

川青锦鸡儿

作毛兴（藏名）、川西锦鸡儿。

为豆科植物 *Caragana tibetica* Kom. 的红色心材、根、花。

生于海拔 3 600～4 800 m 的阳坡、沟边、河滩。分布于德格、色达、巴塘。

红色心材补气益肾，用于头晕、头痛、耳鸣、眼花、肺痨咳嗽、小儿疳积。根用于关节痛。花用于头晕。

藏医：活血祛瘀、降压、排内脏瘀血、清血热、肌肉发热、筋脉发热、多血症、高血压、月经不调。德格藏医用于高血压、妇科病、腰背疼痛。

变色锦鸡儿

扎玛兴、傍侧、渣麻、渣麻哇俗（藏名）。

为豆科植物 *Caragana versicolor*（Wall.）Benth. 的全草、根、茎枝、内皮、种子。

生于海拔 2 800～4 900 m 的山坡灌木丛或砂砾山坡。分布于德格。

藏医：茎枝条、内皮用于热致抽筋、呕吐，根解肌肉经络热毒；种子用于胆囊炎。

腊肠树

为豆科植物 *Cassia fistula* L. 的果实。

栽培。分布于米易。

主心膈间热风、骨蒸寒热、杀虫，用于胃脘痛、便秘、胃酸过多、食欲不振。

短叶决明

山扁豆。

为豆科植物 *Cassia leschenaultiana* DC. 的全草、种子。

生于山坡、灌木丛中。分布于雷波、眉山市、峨眉山、会东、会理、米易、盐源、盐边。

全草清热解毒、利水通淋，用于肾虚咳嗽、湿疹胀满。种子用于痢疾、去痣。

含羞草决明

山皂角、山扁豆。

为豆科植物 *Cassia mimosoides* L. 的全草。

生于荒坡。分布于乐山、成都、眉山市、峨眉山、西昌。

清热解毒、利水通淋、消肿，用于肾虚咳嗽、水肿胀满。

山扁豆

野皂角。

为豆科植物 *Cassia mimosoides* L. var. *wallichiana* DC. 的种子、全草、根。

栽培。分布于凉山州各县。

种子清热解毒、健胃利尿。根止痢。全草清肝明目、消炎解毒、消食止痛。

豆茶决明

山水皂角（古蔺）、旱皂角（泸县）。

为豆科植物 *Cassia nomame*（Sieb.）Kitag. 的全草。

生于山坡、灌木丛中。分布于屏山、筠连、古蔺、泸县、什邡、荥经、石棉、天全、雅安、名山。

全草清肝明目、和脾利水，用于眼花、夜盲、偏头痛、水肿、脚气、黄疸。全草炖猪蹄服治眼雾（古蔺）。

望江南

羊角豆（古蔺）。

为豆科植物 *Cassia occidentalis* L. 的种子、叶、茎。

生于荒坡，有栽培。分布于乐山、成都、古蔺、雷波、眉山市、邻水、峨眉山、雷波、米易、西昌、宁南、荥经、雅安。

种子清肝明目、健胃通便、解毒，用于肺燥咳嗽、目赤肿痛、头晕肿痛、头晕胀、消化不良、胃痛、腹痛、痢疾、便秘、急性肝炎、胃与十二指肠溃疡、乳腺癌。叶和茎清肝和胃、消肿解毒、利水通淋，用于咳嗽、哮喘、脘腹痞痛、血淋、便秘、头痛、目赤、疔疮肿毒、蛇虫咬伤。

茳芒决明

为豆科植物 *Cassia sophera* L. 的种子、根。

生于山坡、路旁，有栽培。分布于成都市、荣县。

种子清热解毒。根强利尿、健胃、消炎、止痛，用于痢疾、胃痛、肝脓疡、咽喉痛、淋巴腺炎。

黄槐

为豆科植物 *Cassia surattensis* Burm. f. 的种子。

生于海拔 700～800 m 的山坡，为栽培。分布于丹棱、洪雅、眉山。

清肝明目、利湿通便，用于青盲、高血压、便秘、目赤肿痛。

决明

决明子、草决明、羊明、羊角、马蹄决明、塔嘎多吉（藏名）。

为豆科植物 *Cassia tora* L. 的种子。

栽培于海拔 300～2 100 m 的山野、路旁、灌木丛中。分布于乐山、江安、南溪、筠连、长宁、兴文、宜宾、高县、什邡、金阳、雷波、康定、南充市、丹棱、洪雅、眉山、达州市、巴中市、峨眉山、德昌、米易、荣县、剑阁。

种子清肝明目、利水通便、祛风、泄热止泪、退翳，用于风热赤眼、急性眼结膜炎、肝热头痛、目赤肿痛、青盲、雀目、高血压、肝炎、肝硬化腹水、习惯性便秘、肾虚眼雾。

藏医：引"黄水"、杀虫、镇静、滋补，用于黄水病、疥癣、癔病、癫痫、虚弱。

紫荆

紫荆皮、箩筐树皮（南充）。

为豆科植物 *Cercis chinensis* Bunge 的树皮、茎秆、花、果。

栽培于海拔 500～1 300 m 的地区。分布于乐山、成都、邛崃、长宁、宜宾、美姑、甘洛、南充市、绵阳市、眉山市、达州、巴中、南江、峨眉山、昭觉。

树皮（紫荆皮）活血、行气、祛瘀、清热解毒、通便、活血消肿，用于风寒湿痹、风湿关节炎、妇女经闭、血气疼痛、喉痹、淋病、痈疮红肿、痈疽、癣疥、跌打损伤、蛇虫咬伤。茎秆活血、通淋，用于妇女痛经、瘀血腹痛、淋病。花清热、凉血、祛风解毒。果用于咳嗽及孕妇心痛。

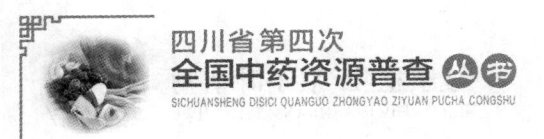
湖北紫荆

为豆科植物 *Cercis glabra* Pamp. 的心材、树皮。

生于石灰岩山地。分布于美姑、松潘、宣汉、平武、峨边。

破血、解毒，用于痈疽、肿毒、疮疖、产后血气痛。

垂丝紫荆

紫荆。

为豆科植物 *Cercis racemosa* Oliv. 的全株。

生于荒坡。分布于峨眉山。

活血、通经、消肿、解毒。

川滇雀儿豆

为豆科植物 *Chesneya polystichoides* (Hand-azz.) Ali. 的茎。

生于山坡、草丛中。分布于会理、米易、木里、布拖。

活血祛瘀、止痛。

小花香槐

为豆科植物 *Cladrastis sinensis* Hemsl. 的根。

生于海拔 700~2 500 m 的荒坡。分布于都江堰、九寨沟、泸定、美姑。

消肿、止痈。

香槐

为豆科植物 *Cladrastis wilsonii* Takeda 的根。

生于山坡、荒坡。分布于盐源、德昌。

用于关节疼痛。

舞草

狗尾黄、水夜合（长宁）、金不换（高县）、山苦参、山皂角（江安）。

为豆科植物 *Codariocalyx motorius* (Houtt.) Ohashi/*Desmodium gyrans* (L.) DC. 的全株、枝叶。

生于丘陵草地。分布于沐川、青神、彭山、洪雅、屏山、长宁、高县、宜宾、成都、峨眉、沐川、甘洛、宁南、雷波、江安。

安神、镇静、祛瘀生新、活血消肿，用于肾虚、胎动不安、跌打肿痛、骨折、小儿疳积、风湿腰痛。全草清热解毒、发表，用于肠风下血、痈肿疮毒（凉山州）。枝叶祛瘀生新、舒筋活络。浸酒服强壮筋骨。叶用于跌打接骨。

巴豆藤

铁藤。

为豆科植物 *Craspedolobium schochii* Harms 的根。

生于海拔 950~1 800 m 的疏林中、林缘。分布于会东。

祛瘀活血、调经、除风湿，用于内脏出血、风湿痹痛、跌打损伤。

翅托叶野百合

为豆科植物 *Crotalaria alata* Buch-am. 的全草。

生于草坡、地边、灌木丛中。分布于米易。

养肝益肾。

响铃豆

小响铃草。

为豆科植物 *Crotalaria albida* Heyne ex Roth 的全草。

生于海拔 700 m 左右的草坡、地边、灌木丛中。分布于宁南、金阳、普格、丹棱、洪雅。

清热解毒、补中益气、利尿消肿，用于火咳、痰喘、耳鸣、头昏、尿路感染。

滋肾、养肝，头晕目眩、耳聋、耳鸣。

大猪屎豆

为豆科植物 *Crotalaria assamica* Benth. 的根、叶。

生于草坡、地边、灌木丛中。分布于越西、会东、美姑、布拖、昭觉、木里、盐边、会理。

清热解毒、凉血、降压、利水。

头花猪屎豆

为豆科植物 *Crotalaria capitata* Benth. 的全草。

生于草坡、地边、灌木丛中。分布于米易、西昌。

养肝益肾，用于耳鸣、疝气、淋巴腺炎。

假地蓝

响铃草、肾气草（合江）。

为豆科植物 *Crotalaria ferruginea* Grah. ex Benth. 的全草。

生于海拔 700 m 左右的阳光充足的草坡、地边、灌木丛中。分布于合江、长宁、纳溪、宜宾、高县、南溪、兴文、屏山、江安、古蔺、凉山州、苍溪、广安、岳池、西充、南部、绵阳市、丹棱、洪雅、开江、大竹、达州、邻水、渠县、平昌、峨眉山。

全草敛肺气、补脾肾、利小便、消肿毒、清热解毒、补中益气、滋肾开窍、养肝，用于久咳痰血、头晕目眩、耳鸣、耳聋、梦遗、慢性肾炎、肾阳亏虚、干血痨、膀胱炎、肾结石、扁桃腺炎、淋巴腺炎、疔毒、尿路感染、恶疮、久病虚弱。全草研末治灌耳心（宜宾）。

菽麻

为豆科植物 *Crotalaria juncea* L. 的根。

栽培。分布于四川省。

解毒、止痛、麻醉。

线叶猪屎豆

响皮鞋。

为豆科植物 *Crotalaria linifolia* L. f. 的全草。

生于海拔 1 400 ~ 1 800 m 的草坡、地边、灌木丛中。分布于会东、昭觉、普格、西昌、甘洛、会理、绵阳市。

清热解毒、补中益气（凉山州）。滋肾、养肝，用于头晕目眩、耳聋、耳鸣（绵阳）。

假苜蓿

为豆科植物 *Crotalaria medicaginen* Lam. 的全草。

生于荒坡。分布于眉山市、宁南、米易、雷波、甘洛。

清热化湿、利水通淋，用于尿路结石、全身浮肿。

野百合

为豆科植物 *Crotalaria sessiliflora* L. 的全草。

生于向阳的草坡、地边、灌木丛中。分布于绵阳市、达州、平昌、通江、盐边。

滋肾、养肝，用于头晕目眩、耳聋、耳鸣（绵阳）。解毒、抗癌，用于皮肤癌、食道癌、宫颈癌等。

云南野百合

响铃草、瓜子莲。

为豆科植物 *Crotalaria yunnanensis* Franch. 的全草。

生于草坡、地边、灌木丛中。分布于会东。

清热解毒、补中益气。

南岭黄檀

西南槐树。

为豆科植物 *Dalbergia balansae* Prain 的根、茎。

生于海拔 900 m 以下的荒坡草丛中。分布于乐山、崇州、丹棱、洪雅、德昌。

行气、止痛、破积，用于胃气痛、衄血。

大金刚藤黄檀

土降香、降筋弯（南充）。

为豆科植物 *Dalbergia dyeriana* Prain ex Harms. 的根。

生于荒坡灌木丛、林中。分布于南充市、马边、峨边。

理气散寒、活络止痛，胸腹气滞疼痛、胃气上逆的噫气、呃逆、跌打损伤。

藤黄檀

丁香柴、红香。

为豆科植物 *Dalbergia hancei* Benth. 的根、茎。

生于海拔 1 400 m 以下的荒坡草丛中。分布于乐山、成都、开江、什邡、达州、宣汉、平昌、巴中、万源、通江、南江、石棉。

根强筋、活络、止痛、破积，用于腰腿关节痛。茎与根理气止痛，用于胃痛、腹痛、胸肋痛。

黄檀

白檀（达州）。

为豆科植物 *Dalbergia hupeana* Hance 的根、种子。

生于荒坡草丛、灌木丛中。分布于乐山、成都、达州市、巴中市、会理、马边。

根强筋、活络、止痛、破积、祛风湿，用于风湿骨痛。种子下气化痰，用于咳嗽痰多。

含羞草叶黄檀

小降筋弯（南充）。

为豆科植物 *Dalbergia mimosoides* Franch. 的根。

生于海拔 800 ~ 2 200 m 的荒坡草丛中。分布于苍溪、阆中、巴中、万源、南江、凉山州。

理气散寒、活络止痛，用于胸腹气滞疼痛、胃气上逆的噫气、呃逆、跌打损伤。

云南黄檀

滇黔黄檀。

为豆科植物 *Dalbergia yunnanensis* Franch. 的根。

生于海拔 1 200 ~ 2 000 m 的荒坡草丛中。分布于屏山、米易、德昌、会理、冕宁。

根理气、发表，用于感冒头痛、发热、食积饱胀腹痛。

小槐花

蚂蟥草、清酒缸、山蚂蟥（叙永）、草鞋板、畏草、饿蚂蟥、金钱草。

为豆科植物 *Desmodium caudatum* (Thunb.) DC. 的根、全草、叶。

生于海拔 700 ~ 1 800 m 的林缘、路旁、灌木丛下。分布于乐山、成都、宜宾、泸州、美姑、雷波、金阳、绵阳市、丹棱、洪雅、达州市、巴中市、峨眉山。

全草清热解毒、利湿、消积、散瘀、发表散寒、和胃止痛、健脾消食，用于感冒、慢性支气管炎、小儿消化不良、脾虚腹泻、食欲不振、月经不调、胃痛吐酸、肺热咳嗽、吐血、水肿、小儿疳积、痈疮溃

疡、跌打损伤、风湿疼痛、痢疾、肝炎、疮毒、蛇咬伤。根、叶祛湿、活血、利尿、杀虫。

圆锥山蚂蟥

舞草。

为豆科植物 *Desmodium esquirolii* Lévl. 的根。

生于海拔 700~2 600 m 的灌木丛下。分布于乐山、成都、丹棱、洪雅、盐源、普格、喜德、马边。

祛风湿、止咳、消炎、消痈，用于风湿关节炎、跌打损伤。

宽卵叶山蚂蟥

黏连子（合江）。

为豆科植物 *Desmodium fallax* Schindl. 的全草、根。

生于山坡、灌木丛、草坡。分布于合江、长宁、达州市、巴中市、美姑、宁南、雷波。

全草清热、利湿、消积、散瘀，用于咳嗽吐血、水肿、小儿疳积、痈疮溃疡、跌打损伤。根活血止痛、解毒、消食，用于崩中带下、跌打损伤、风湿关节痛、毒蛇咬伤。

大叶山蚂蟥

饿蚂蟥（屏山）、恒河山绿豆。

为豆科植物 *Desmodium gangeticum* DC. 的茎叶、根、全草。

生于山坡、灌木丛、草坡。分布于屏山、普格。

茎叶止血、止痛、散瘀、消肿，用于跌打损伤。根、全草用于肺结核、咳嗽、盗汗（普格）。

假地豆

野花生（合江、屏山）、夜关门（江安）、响铃草（筠连）、土豆藤（高县）。

为豆科植物 *Desmodium heterocarpum* (L.) DC. 的全株、根。

生于荒山坡。分布于乐山、成都，合江、屏山、泸县、江安、长宁、筠连、高县、眉山市、德昌、喜德、雷波、米易。

全株与根健脾、止咳、消积、消痰，用于跌打损伤、虚寒性咳嗽及小儿疳积。叶用醋捣烂外敷用于疮不收口，又治夜尿多（江安）。

大叶拿身草

巴骨风、大黏黏连（高县）、扁黏连子（长宁）。

为豆科植物 *Desmodium laxiflorum* DC. 的全草、皮。

生于沟边、路旁。分布于乐山、邛崃、宜宾、泸州。

全草清热、平肝、利湿。外皮敷疮、治痢疾（宜宾）。去热、平肝、利湿（高县）。

小叶三点金草

三点金、小惊风草（高县）、红藤（南溪）、白筋藤（隆昌）、鸡窝草（合江）、米筛花、小夜关门（长宁）、龙须草（泸县）、野鸡窝（峨眉）。

为豆科植物 *Desmodium microphyllum* (Thunb.) DC. 的全株、根。

生于灌木丛、草地。分布于乐山、邛崃、高县、南溪、纳溪、合江、宜宾、泸县、长宁、兴文、隆昌、江安、屏山、丹棱、洪雅、达州市、巴中市、峨眉山、凉山州。

全草清热解毒、利湿、通淋，用于泌尿系统结石、慢性胃炎、慢性支气管炎、小儿疳积、痈疽发背、痔疮、漆疮。根清热、利湿、止血通络，用于黄疸痢疾、小便淋漓、风湿痛、咯血、崩漏、白带、痔疮、跌打损伤。根健脾利湿、止咳平喘、解毒消肿、镇痛，用于小儿疳积、黄疸、痢疾、咳嗽、哮喘、支气管炎、痈疮溃烂、漆疮、痔疮等。

羽叶山蚂蟥

羽叶长柄山蚂蟥。

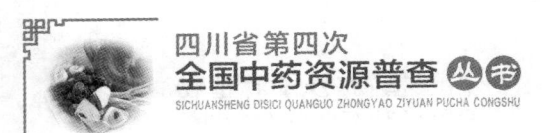

为豆科植物 *Desmodium oldhamii* Oliv. 的根及全草。

生于山坡、灌木丛中。分布于平昌、万源、南江。

活血、祛风、利尿、杀虫。

尖叶长柄山蚂蟥

为豆科植物 *Desmodium oxyphyllum* DC. 的全草。

生于山坡、林缘、灌木丛、荒地。分布于四川省。

祛风活络、解毒消肿，用于跌打损伤、风湿关节痛、腰痛、乳痈、毒蛇咬伤。

圆菱叶山蚂蟥

山蚂蟥、柄果山蚂蟥、黏子叶（洪雅）、长柄山蚂蟥。

为豆科植物 *Desmodium podocarpum* DC. 的根、叶。

生于草丛、灌木丛下。分布于乐山、古蔺、宜宾、洪雅、丹棱、会东、喜德。

清热、解毒、利湿，用于外感咳嗽、跌打损伤。发表、散寒、止血，用于痢疾（宜宾）。

山蚂蟥

大黏连（纳溪）、清酒缸（合江）、黏黏连（高县）、斗风草（筠连）山豆子（古蔺）、牛毛黏、饿蚂蟥（峨眉）。

为豆科植物 *Desmodium racemosum* (Thunb.) DC. 的全草、根。

生于海拔 900 m 左右的灌木丛、草坡。分布于乐山、什邡、崇州、邛崃、宜宾、泸州、雷波、丹棱、洪雅、达州市、巴中市、峨眉山、会东、马边、峨边。

全草祛风除湿、消食和胃、活血祛瘀、消肿止痛、收敛，用于哮喘、风湿骨痛、崩中带下、乳痈、跌打损伤、饮食停滞、疳积、蛇咬伤。全草祛风、止痒（宜宾）；根驱蛔虫（叙永）；果根治秃顶、杀虫止痒及百日咳（古蔺）。全草与甜酒煨服可下血包血块（叙永），促进呼吸（雷波）；煎水洗痘风（筠连）。补虚、活血、截疟、镇痛（峨眉）。

饿蚂蟥

山蚂蟥。

为豆科植物 *Desmodium sambuense* (Don) DC. / *D. multidolrum* DC. 的全草、带花枝。

生于海拔 700 ~ 1 000 m 的灌木丛中。分布于乐山、成都、丹棱、洪雅、米易。

全草补虚、活血镇痛，用于小儿疳积、妇女血痨。带花枝清热解毒。

波叶山蚂蟥

山蚂蟥、蛾蚂蟥、黏连草（高县）、呃豆草（合江）、草子（南川）、野豆子、牛嘴巴。

为豆科植物 *Desmodium sinuatum* Bl. / *D. sequax* Wall. 的全草、根、果实。

生于海拔 1 000 ~ 2 800 m 的山坡草地、林缘的灌木丛、山坡。分布于乐山、什邡、邛崃、高县、珙县、合江、屏山、筠连、兴文、叙永、长宁、古蔺、布拖、金阳、稻城、九龙、丹棱、洪雅、邻水、宣汉、凉山州、峨眉山、会东、马边、峨边。

全草清热解毒、祛风、止血利湿、补虚、消炎、止痛、止咳，用于风热火眼、内伤出血、烧烫伤、胎衣不下、子宫内膜炎。全草疏风清热、利湿退黄（高县）。根散寒、消饱胀（屏山）。根补虚止咳、驱虫（长宁）。根润肺止咳、驱虫，用于肺痨咳嗽、盗汗、咳嗽痰喘、蛔虫病（会东）。果实止血，用于内伤出血。全草用于目赤肿痛（会东）。

金钱草

广金钱草、假花生、马蹄草、落地金钱。

为豆科植物 *Desmodium styracifolium* (Osbeck) Merr. 的枝叶。

生于海拔 1 000 ~ 2 000 m 的灌木丛中。分布于九龙、丹棱、洪雅、峨眉山。

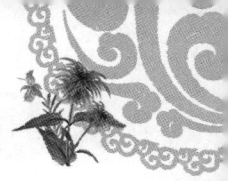

清热祛湿、通经消肿、散瘀、利尿通淋、消痈，用于尿路感染、泌尿系统结石、胆囊结石、肾炎浮肿、黄疸、疳积、痈肿、乳痈。

四川山蚂蝗

过路黄、草鞋板（南充）、牛毛黏（峨眉）、四川长柄山蚂蝗。

为豆科植物 *Desmodium szechuenense*（Craib）Schindl. 的全草、根皮。

生于海拔 800 ~ 1 000 m 的灌木丛中。分布于乐山、邛崃、叙永、绵阳市、丹棱、洪雅、渠县、宣汉、万源、通江、南江、峨眉山、峨边。

全草清热止咳、健胃消食、发汗解表，用于咽喉肿痛、咳嗽痰多、小儿消化不良、脾虚腹泻、食欲不振、胃痛吐酸、外感头痛、风湿骨痛、疟疾、刀伤、黄水疮。治疟，研末调面粉蒸服。根皮清热解毒，用于喉痛。

假木豆

甲由草、千金藤、千斤拔。

为豆科植物 *Desmodium triangulare*（Retg）Merr. 的全草或根。

生于山坡、灌木丛中。分布于雅江、炉霍、九龙、新龙、道孚、康定、甘孜。

祛风湿、除疳积，用于风湿骨痛、小儿疳积。

三点金草

为豆科植物 *Desmodium triflorum*（L.）DC. 的全草。

生于山坡、灌木丛中。分布于金阳。

止咳健脾、解表、消食，用于小儿疳积。

扁豆

白扁豆、峨眉豆、茶豆、篱笆豆（兴文）、软豆（峨眉）。

为豆科植物 *Dolichos lablab* L. 的种子、花、叶、根、豆荚。

栽培或野生。分布于全川，崇州、金阳、南充市、九寨沟、汶川、茂县、理县、金川、眉山市、达州市、巴中市、峨眉山、金阳、米易、峨边。

种子养胃、健脾和中、消暑化湿、解毒，用于暑湿吐泻、脾虚泄泻与呕逆、食少久泄、水停消渴、赤白带下、小儿疳积、夏感暑湿、腹痛呕吐。花健脾和胃、清暑化湿，用于痢疾、泄泻、赤白带下、夏日感冒、痢疾、崩漏。根治便血、痔漏、淋浊。藤治风痰迷窍、癫狂乱语。叶治下肢溃疡。扁豆壳、扁豆衣用于夏季腹泻、呕吐。

心叶山黑豆

为豆科植物 *Dumasia cordifolia* Benth. ex Baker 的全草。

生于草地、山坡。分布于冕宁、会东。

清热消炎、止泻。

雀舌豆

叶豆子、大豆风草、吊刀子（长宁）。

为豆科植物 *Dumasia forrestii* Diels 的荚果、全草。

生于山坡。分布于乐山、长宁、古蔺、会东、昭觉、盐边、德昌。

舒筋活络、止痛，用于坐骨神经痛、筋骨疼痛。全草发汗（古蔺）。

柔毛山黑豆

雀舌豆、野爬山豆（峨眉）。

为豆科植物 *Dumasia villosa* DC. 的全草。

生于海拔 1 200 m 左右的山坡。分布于乐山、洪雅、峨眉山。

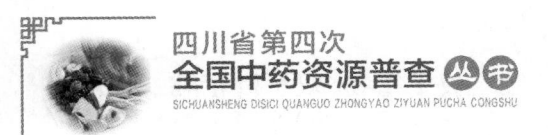

清热解毒、通经消食、祛风除湿、健脾，用于风湿骨痛、坐骨神经痛。

长柄野扁豆

为豆科植物 *Dunbaria podocarpa* Kurz 的全草。

生于山坡、草丛中。分布于金阳。

消肿痛，用于咽喉炎。

圆叶野扁豆

苦豆根。

为豆科植物 *Dunbaria rotundifolia*（Lour.）Merr. 的根。

生于海拔 1 200 m 左右的山坡、灌木丛中。分布于乐山、康定、洪雅。

清热解毒、消肿止痛，用于咽喉肿痛、牙龈肿痛、痢疾。

毛野扁豆

野扁豆。

为豆科植物 *Dunbaria villosa*（Thunb.）Makino 的全草。

生于海拔 1 200 m 左右的山坡、灌木丛中。分布于乐山。

清热、消肿。

绵三七

为豆科植物 *Eriosema himalaicum* Ohashi 的块根。

生于山坡草丛、石缝、林下。分布于德昌。

健胃、止痛、解毒，用于胃痛、泄泻、痢疾、小儿疳积、子痈、疝气、跌打损伤、疮毒。

刺木通

海桐皮、鹦哥树、洋雀花（兴文、珙县、江安）、雀儿花（筠连）、龙芽花（南充）。

为豆科植物 *Erythina arborescens* Roxb. / *E. variegata* Linn. 的种子、根、叶、果、花。

生于海拔 1 900 m 以下的路边、沟边，有栽培。分布于全川，乐山、兴文、珙县、江安、筠连、南充市、洪雅。

树皮与花祛风除湿、镇静、化湿、驱虫、通经络、止痛、止痒，用于风湿痹痛、风湿腰膝疼痛、皮肤湿疹、杀蛆、痢疾、牙痛、疥癣。根、叶、果清热、驱虫、健脾利湿。

刺桐

海桐皮、接骨药（洪雅）。

为豆科植物 *Erythina orientalis*（L.）Merr. /*E. variegata* L. var. orientalis（L.）Merr. 的树皮。

生于海拔 500 ~ 1 000 m 的路边、沟边，有栽培。分布于洪雅。

祛风除湿、通络止痛、杀虫止痒，用于风湿痹痛、牙痛、痢疾、疥癣。

管萼山豆根

胡豆莲、土豆根、矮沱沱（长宁）、豆根（合江）。

为豆科植物 *Euchresta tubulosa* Dunn 的种子。

生于海拔 1 200 m 以下的山坡。分布于乐山、长宁、筠连、合江、眉山市、峨眉山。

全株清热解毒、消炎、镇痛止泻，用于肠风下血、痈肿疮毒。用于喉头炎，有特效（合江）。

水边千斤拔

岩豆。

为豆科植物 *Flemingia fluminalis* C. B. Clarke ex Prain/*Moghania fluminalis*（C. B. Clarke）Li 的根、茎叶。

生于沟边潮湿处、江边沙滩、林间。分布于屏山。

根茎行血、除湿，用于风湿关节痛、体虚白带、慢性阑尾炎。

千斤拔

大叶千斤拔、豆风草（南溪、高县、长宁）。

为豆科植物 *Flemingia macrophylla*（Willd.）Merr. /*Moghania macrophylla*（Willd.）O. Kuntze 的根、茎叶。

生于海拔 2 400 m 以下的灌木丛、旷野。分布于乐山、南溪、高县、纳溪、叙永、长宁、合江、江安、屏山、盐源、米易、会理、金阳、雷波、普格、中江。

茎叶清热利湿、健脾补虚、解毒，用于红白痢疾。根祛风、活血、强筋、除湿，用于风湿骨痛、腰肌劳损、偏瘫、阳痿。退目翳（南溪）。洗麻疹、治肝炎（江安、屏山）。

蔓性千斤拔

为豆科植物 *Flemingia philppinensis* Merr. et Rolfe/ *Moghania philppinensis*（Merr. et Rolfe）Li 的根。

生于林间、山坡草地。分布于乐山、凉山州、洪雅。

祛风利湿、散瘀解毒、舒筋活络、强筋壮骨，用于风湿痹痛、水肿、跌打损伤、痈肿、乳蛾。

蔓生千斤拔

钻地风（绵阳）。

为豆科植物 *Flemingia prostrata* Roxb/*Moghania prostrata*（Roxb）Wang et Tang 的根。

生于 450～600 m 的低山向阳干燥的山坡、松林下。分布于乐山、凉山州、绵阳市、洪雅、峨眉山、甘洛。

祛风除湿、活络止痛、强筋壮骨，用于风湿骨痛、瘫痪、腰膝无力。

皂荚

猪牙皂、天丁、皂丁、牙皂、眉皂（阿坝州）。

为豆科植物 *Gleditsia sinensis* Lam. /*G. officinalis* Hemsl. 的果实、刺、畸形果实（猪牙皂）、根。

生于海拔 1 800 m 以下的山坡、林下，有栽培，分布于全川，成都、郫县、合江、泸县、兴文、纳溪、长宁、高县、古蔺、什邡、崇州、彭州、喜德、凉山州、康定、金川、九寨沟、茂县、理县、眉山市、峨眉山、峨边。

果祛风除湿、拔毒、杀虫、通窍、消痰、搜风溃坚，用于中风昏迷、口眼㖞斜、痰涎窍闭、头风头痛、咳嗽、痰喘、肠风下血、下痢噤口、痈肿便毒、疮癣疥癞、腹痛、疮毒、便秘、风湿骨痛、喉痹肿塞、癫痫、肺痈痰鸣。刺（天丁）搜风、拔毒、消肿排脓、明目、活血、通乳、祛风杀虫，用于痈肿、疮毒、疠风、瘰疬、癣疮、胎衣不下、麻风、疮痈难溃、急性乳腺炎、产后缺乳。畸形果实（猪牙皂）通窍祛痰、催吐、搜风，用于瘟病发作、肺痈初起。根通关利窍、除湿解毒、明目祛痰，用于风湿骨痛、淋巴结核、痒疹疮毒、无名肿毒等。

大豆

大豆黄卷、黄豆。

为豆科植物 *Glycine max*（L.）Merr. 的种子、豆芽、豆豉。

栽培。分布于全川。

黄豆健脾宽中、润燥消水，用于疳积泻痢、腹胀虚弱、妊娠中毒、疮痈肿毒、外伤出血。豆芽解表除湿、消肿、清热解毒。豆豉解表、除烦、宣发郁热，用于感冒、寒热头痛、烦躁胸闷、虚烦不眠。

野大豆

黑豆、唠豆。

为豆科植物 *Glycine soja* Sieb. et Zucc. 的种子、淡豆豉。

生于海拔 1 200～2 000 m 的山坡、草地、路旁，有栽培。分布于全川，九寨沟、金川、茂县、汶川、

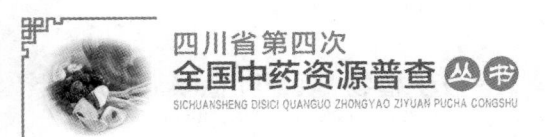

眉山市、万源、达州、南江、通江、峨眉山。

种子祛风解毒、活血利水、解表散寒，用于水肿满、风毒脚气、黄疸浮肿、风痹痉挛、产后风疼、口禁、痈肿疮毒、解药中毒。淡豆豉发表除烦、下气调中，用于心中懊侬、风热感冒、小儿盘肠气。又种子益肾、强壮、解表散寒、利尿、平肝敛汗，用于脾虚水肿、肾虚腰痛、感冒咳嗽、脾虚泄泻、肺虚咳嗽、头晕目眩、风痹多汗。

注：本品为国家二级保护植物。

刺果甘草

为豆科植物 *Glycyrrhiza pallidiflora* Maxim. 的根、果实。

生于干旱山坡。分布于盐源、西昌、木里。

果实催乳，用于乳汁不足。根杀虫，外用于阴道滴虫病。

甘草

醒俺尔（藏名）。

为豆科植物 *Glycyrrhiza uralensis* Fisch. 的根状茎。

生于干旱山坡，栽培。分布于金阳、越西、康定、泸定。

解毒、镇咳、健脾胃、调和诸药，用于咽喉肿痛、咳嗽、脾胃虚弱、胃与十二指肠溃疡、肝炎、癔病、痈疥肿毒、食物中毒。

藏医：祛痰镇咳、润燥、干"黄水"、通血脉，用于肺病、肺热、咳嗽、脉病、血管病、喉痧、黄水病、脾胃虚弱、脘腹挛痛、咽喉肿痛。

异叶米口袋

喜马拉雅米口袋、杰巴区土、塞木底巴、木拉失哇、木保打毒（藏名）、皮寒药。

为豆科植物 *Gueldenstaedtia diversifolia* Maxim. 的全草、根。

生于海拔 2 500～3 000 m 的河滩、荒坡、灌木丛中。分布于乐山、会东、西昌、越西、德昌、丹巴、道孚、稻城、炉霍、甘孜、石渠、德格、金川、若尔盖、理县、黑水、汶川、茂县。

清热解毒、利尿，用于水肿、疔毒痈肿、淋巴结核、汉源。

藏医：散肿、利尿、解毒、托疮、愈创，用于内脏病引起的水肿和由血管引起的水肿、肉食中毒、疯狗咬伤、疮疖、热病、伤口发炎，外敷治创伤。德格藏医用之利尿，用于水肿、胃病。

高山米口袋

色姆得巴、接巴曲土（藏名）。

为豆科植物 *Gueldenstaedtia himalaica* Baker 的全草。

生于海拔 2 900～4 300 m 的河滩、荒坡、阳坡灌木丛草地、沟谷草甸。分布于雅江。

利尿、消肿，用于水肿、痈肿。

米口袋

多花米口袋、毛紫云英、小丁花（阿坝州）。

为豆科植物 *Gueldenstaedtia multiflora* Bunge 的全草。

生于海拔 2 000～2 800 m 的草丛、荒坡灌木丛中。分布于乐山、绵阳、壤塘、金川、马尔康、理县、九寨沟、茂县、洪雅、普格、德昌、汉源。

清热利湿、解毒消肿、排脓，用于肺热咳嗽、疔疮、痈肿、瘰疬、黄疸、痢疾、腹泻、目赤、毒蛇咬伤。

肥皂荚

油皂角、肉皂角。

为豆科植物 *Gymnocladus chinensis* Baill. 的果、果核。

生于海拔 1 500 m 以下的山坡、疏林。分布于乐山、宜宾、筠连、合江、洪雅、峨眉山。

果除顽痰、涤垢腻，用于咳嗽痰哽、肠风、便毒、头疮、疥癣。果核吐顽痰，用于下痢、疮癣。果实祛风除湿、活血通络，用于中风、痢疾、肠风、便血（洪雅）。

黄花岩黄芪

为豆科植物 *Hedysarum citrinum* Baker 的根。

生于山坡草地、灌木丛中。分布于四川省。

补气固表、利尿托毒、排脓、敛疮生肌，用于气虚乏力、食少便溏、中气下陷、久泻脱肛、表虚自汗。

滇岩黄芪

甩日促吉郎儿（藏名）。

为豆科植物 *Hedysarum limitaneum* Hand. et Mazz. 的根。

生于海拔 3 600 米的灌木林中。分布于德格。

用于虚性水肿、下引腹腔积水。

西康岩黄芪

红芪、川西岩黄芪。

为豆科植物 *Hedysarum limprichtii* Ulbr. 的根。

生于海拔 2 500～3 000 m 的山坡、草丛中。分布于壤塘、金川、马尔康、乡城、稻城。

功效同黄芪，代红芪使用。又用于脾胃虚弱、气虚下陷引起的胃下垂、脱肛。

红花岩黄芪

为豆科植物 *Hedysarum multijugum* Maxim. 的根。

生于沙丘、草原、坡地、河谷。分布于德格、石渠。

强心利尿。

多序岩黄芪

红芪、黑芪。

为豆科植物 *Hedysarum polybotrys* Hand. et Mazz. 的根。

生于海拔 2 000～3 500 m 的山坡草地、灌木丛中。分布于九寨沟、若尔盖、茂县、汶川、理县、红原、阿坝、绵阳、冕宁。

补气益卫固表、托毒生肌、利水消肿，用于气虚倦怠乏力、食少、便溏、脱肛、子宫脱垂、崩漏、带下、表虚自汗、盗汗、疮痈久不收口、脾虚水肿。

锡金岩黄芪

塞达玛吉泽、塞玛、蒺三葛尔布（藏名）。

为豆科植物 *Hedysarum sikkimense* Benth. ex Baker 的根。

生于海拔 2 500～4 900 m 的向阳山坡、灌木丛、草地、灌木林下湿润处。分布于茂县、壤塘、阿坝、红原、若尔盖、金川、理县、汶川、小金、黑水、新龙、德格、理塘、石渠、道孚。

补气固表、排脓消肿、托毒生肌，用于表虚自汗、气虚血脱、消化不良、痈疽不溃、水肿。功效与黄芪相同，代红芪使用。

藏医：止痛、收敛、续脉，用于木保病疼痛、血痢、筋伤。

美丽岩黄芪

为豆科植物 *Hedysarum tuberosum* Fedtsch. var. *speciosum* Hand. et Mazz. 的全草。

生于海拔 1 500～4 400 m 的灌木丛、草丛中。分布于九寨沟、松潘、茂县、黑水。

生肌、愈疮、利湿、镇痛、催吐。

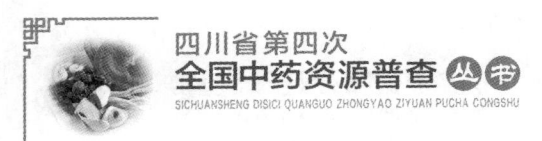

拟蚕豆岩黄芪

为豆科植物 *Hedysarum vicioides* Turcz. 的根。

生于灌木丛、草丛，有栽培。分布于雷波、金阳、美姑、冕宁、石渠、白玉、德格。

补中益气，功效同黄芪。

多花木蓝

山豆根。

为豆科植物 *Indigofera amblyantha* Craib 的根。

生于海拔 500～2 600 m 山坡。分布于广元、古蔺、甘洛、米易、泸定、康定、九龙、稻城。

根清火、解毒、消肿、止痛，用于喉痛、喉风、喉痹、牙龈肿胀、喘满热咳、黄疸、下痢、痔疾、热肿、秃疮、疥癣、蛇虫犬咬伤。

铁扫帚

女儿红、野蓝枝子（阿坝州）。

为豆科植物 *Indigofera bungeana* Steud. 的全草、根。

生于海拔 300～3 200 m 的林下、荒地。分布于泸定、康定、九龙、丹巴、雅江、巴塘、稻城、乡城、乐山、九寨沟、金川、茂县、理县、马尔康、南充市、眉山市、会东、金阳、峨边。

全草凉血止血、生肌、解毒、水泻、小儿白口疮、消肿、清湿热，用于吐血、金疮、无名肿毒、腹泻、腹痛、痔疮肿痛、外伤出血。

草山木蓝

为豆科植物 *Indigofera hancockii* Craib 的根。

生于海拔 2 600 m 荒地、山坡。分布于马边大风顶、峨边。

祛风、消炎、止痛，用于牙龈发炎、跌打疼痛、麻风。

线叶木蓝

为豆科植物 *Indigofera linifolia*（L. f.）Retz. 的全草。

生于荒地、河滩。分布于金阳、宁南。

凉血解毒、泻火散郁。

蒙自木蓝

为豆科植物 *Indigofera mentzeana* Craib 的根。

生于海拔 2 000 m 左右的山野疏林中。分布于马边大风顶。

消炎镇痛、舒筋活络，用于风热咳喘、风湿关节痛、瘫痪、疮疡。

小蓝柴

陕甘木兰。

为豆科植物 *Indigofera potaninii* Craib 的根、根状茎。

生于海拔 1 500～3 700 m 的荒地、河滩。分布于泸定、康定、丹巴、乡城。

清热解毒、消肿止痛。

马棘

一味药（筠连）、铁扫把（泸县）、山绿豆（叙永、泸县）、独站岗、山皂角、草马荙（阿坝州）。

为豆科植物 *Indigofera pseduotinctoria* Matsm. 的全草、根。

生于海拔 500～3 500 米的荒地、林边、灌木丛、草坡。分布于乐山、九寨沟、汶川、茂县、黑水、理县、宜宾、泸县、叙永、筠连、合江、长宁、屏山、什邡、邛崃、崇州、甘洛、越西、喜德、南充市、青神、彭山、丹棱、洪雅、达州市、巴中市、峨眉山、凉山州、泸定、康定、丹巴、雅江、理塘、乡城、道孚、新龙、白玉、德格。

全草消积导滞、化痰、止咳、止血、活血祛瘀、行气、解毒消肿，用于痔疾、瘰疬、小儿食积、感寒咳嗽、咽喉肿痛、咳血、吐血、颈淋巴结核、热毒疮疖、痒子初起、九子烂痒、扁桃体炎、无名肿毒、老年慢性气管炎、外伤出血。根活血祛瘀、清热解毒，用于哮喘、喉蛾、疔疮、瘰疬、跌打损伤。

腺毛木蓝

为豆科植物 *Indigofera scabrida* Dunn 的根。

生于海拔1 500 m 左右的路旁、灌木丛中。分布于普格、喜德、德昌。

行气止痛、消炎解毒。

四川木蓝

金雀花。

为豆科植物 *Indigofera szechuenensis* Craib 的全草。

生于海拔500 ~ 3 500 m 的荒地、路旁、灌木丛中。分布于乐山、凉山州、仁寿、青神、彭山、丹棱、洪雅、眉山、泸定、康定、九龙、丹巴、雅江、理塘、巴塘、稻城、乡城、得荣、道孚、新龙、白玉、甘孜。

温中散寒、顺气止痛、活血祛瘀、消炎解毒，用于风寒感冒、红崩白带。

槐蓝

木兰。

为豆科植物 *Indigofera tinctoria* L. 的全草。

生于灌木丛中。分布于越西、甘洛、喜德。

凉血解毒、活血散瘀。

三叶木蓝

为豆科植物 *Indigofera trifoliata* L. 的全草。

生于灌木丛中。分布于喜德。

清热消肿。

长萼鸡眼草

斑鸠窝、人字草（达州）。

为豆科植物 *Kummerowia stipulacea* (Maxim.) Makino 的全草。

生于海拔500 ~ 1 000 m 的荒坡、草地、灌木丛中。分布于乐山、宜宾、长宁、筠连、屏山、凉山州、洪雅、开江、达州、渠县、宣汉、平昌、万源、通江、南江、峨眉山、金阳、甘洛、越西、美姑、布拖。

清热解毒、健脾消食、行气、活血散瘀、消肿、利二便，用于感冒发热、暑湿、吐泻、疟疾、传染性肝炎、热淋、白浊、遗精、遗尿、劳伤、目赤。

鸡眼草

三叶人字草（筠连、绵阳）、野花生（高县）、斑鸠窝、地花生（兴文）、人字草、鸡眼睛（南充）、虎筋草（绵阳）。

为豆科植物 *Kummerowia striata* (Thunb.) Schindl. 的全草。

生于海拔500 ~ 1 800 m 的低山之向阳荒坡、草地、路旁。分布于全川，彭州、邛崃、乐山、筠连、长宁、高县、泸县、合江、兴文、江安、宜宾、隆昌、凉山州、南充市、绵阳市、洪雅、达州市、巴中市、峨眉山、德昌、米易、布拖、普格、雷波、甘洛、泸定、峨边。

清热解毒、健脾消食、活血散瘀、利湿、止泻、散瘀、利尿通淋、止痢，用于风热感冒发热、暑湿吐泻、疟疾、赤白痢疾、肠炎、菌痢、红崩白带、发痧气痛、风火牙痛、目赤肿痛、痈疽肿毒、黄疸型肝炎、传染性肝炎、热淋、白浊。

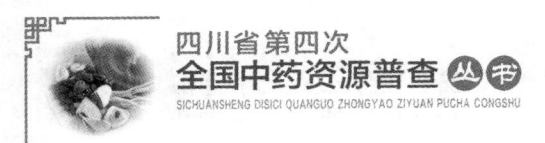

大山黧豆

茫茫香豌豆。

为豆科植物 *Lathyrus davidii* Hance 的种子。

生于荒坡、草丛中。分布于越西、峨边。

镇痛，用于子宫内膜炎、痛经。

沼生香豌豆

欧香豌豆、塞挪（藏名）。

为豆科植物 *Lathyrus palustris* L. 的全草、花。

生于海拔 2 350～3 900 m 的山坡草地或水边。分布于道孚、康定、丹巴、九龙、雅江、乡城、甘孜、德格、色达。

藏医：用于虚性水肿、下引腹腔积水。

牧地香豌豆

为豆科植物 *Lathyrus pratensis* L. 的全草。

生于海拔 3 800 m 以下的荒坡。分布于乐山、昭觉、美姑、金阳、冕宁、布拖、雷波、喜德、乡城、德格、甘孜、色达、马边、峨边。

用于痛经、子宫内膜炎，避孕。

兵豆

为豆科植物 *Lens culinaris* Medic. 的种子。

生于路旁、草丛中。分布于会东、宁南。

清热解毒。

胡枝子

随军茶、牡荆、荆条、楚子、扫皮、胡枝条、杭子梢、胡枝花、鹿鸣花、扫条。

为豆科植物 *Lepedeza bicolor* Turcz. 的茎叶、根。

生于海拔 1 600～2 700 m 的山坡。分布于九寨沟、汶川、马尔康、理县、金川、九龙、宣汉、巴中、万源、通江、南江、木里。

茎叶润肺清热、利水通淋，用于肺热咳嗽、百日咳、鼻衄、淋病。根清热解毒，用于感冒发热。

绿叶胡枝子

为豆科植物 *Lepedeza buergeria* Miq. 的叶、根。

生于山坡、灌木丛中。分布于平昌、万源、南江。

根与叶解表祛湿、止痛、止血，用于感冒咳嗽、头痛、小儿痰喘、胃痛、黄疸、心绞痛、腰痛、子宫出血、乳癌初起、风湿关节炎、疔疮、毒蛇咬伤。

中华胡枝子

风血木（绵阳）。

为豆科植物 *Lepedeza chinensis* G. Don 的根、全草。

生于向阳的山坡、荒地、灌木丛中。分布于纳溪、长宁、泸县、宜宾、筠连、绵阳市、平昌、喜德。

全草或根清热、止痢、祛风除湿、活络消痛、截疟，用于急性细菌性痢疾、风湿骨痛、痈疽肿毒、关节痛、疟疾。根开胃健脾（纳溪）。用于骨结核、腹泻（长宁）。用于乳腺炎（泸县）。

截叶铁扫帚

夜关门、蛇蜕皮（长宁、屏山）、风头草（隆昌）、蛇头一颗草（古蔺）、铁扫把（高县）、头顶一颗珠（筠连）、赶山鞭、坟飘草（合江）、蛇倒退（长宁）、公母草（阿坝州）。

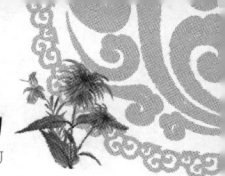

为豆科植物 *Lepedeza cuneata*（Dum Cours）G. Don 的茎叶。

生于海拔 300～3 300 m 的向阳的灌木丛、荒坡、草地。分布于全川，阿坝州、乐山、彭州、什邡、邛崃、宜宾、泸州、金阳、南充市、绵阳市、九寨沟、金川、马尔康、理县、汶川、眉山市、达州市、巴中市、峨眉山、凉山州、九龙、马边、峨边。

全株清热利湿、消食除积、补肝肾、明目、通经活血、消炎、益肺阴、固精、收敛止带、散瘀消肿，用于夜梦遗精、肾虚遗尿、小儿遗尿、多尿、滑精、白浊、白带、哮喘、胃痛、劳伤、小儿疳积、泻痢、跌打损伤、视力减退、目赤肿痛、乳痈、老年慢性气管炎。全草补肾疏肝、益脾消肿，用于黄疸型肝炎、坐骨神经痛、神经衰弱（眉山）。

短梗胡枝子

为豆科植物 *Lepedeza cyrtobotrya* Miq. 的叶。

生于山坡、林缘。分布于四川省。

用于水肿。

大叶胡枝子

活血丹、胡枝子、大叶马料稍（阿坝州）。

为豆科植物 *Lepedeza davidii* Franch. 的根、全草。

生于海拔 1 900～3 000 m 的干燥山坡、林缘、草丛中。分布于九寨沟、理县、马尔康、若尔盖、大竹、越西。

破血、开窍、通经活络，用于痧证不透、头昏眼花、身热无汗、手臂酸痛麻痹。

达乌里胡枝子

兴安胡枝子、枝儿条（阿坝州）。

为豆科植物 *Lepedeza davurica*（Laxm.）Schindl. 的全草。

生于海拔 1 900～3 000 m 的砾石山坡、路旁、草地。分布于九寨沟、松潘、黑水、茂县、道孚、泸定、康定。

解表散寒，用于感冒、发烧、咳嗽。

多花胡枝子

胡枝子、三叶人字草（南溪）、铁鞭草、米汤草（阿坝州）。

为豆科植物 *Lepedeza floribunda* Bunge 的全草。

生于海拔 1 000～3 600 m 的山坡、路旁、草地。分布于金川、茂县、汶川、理县、乐山、南溪、开江、达州、宣汉、巴中、德昌、宁南、康定、稻城、道孚、泸定、乡城。

清肝热、消积食、健脾补虚、散瘀消积，用于疳积、跌打损伤、疟疾。

美丽胡枝子

为豆科植物 *Lepedeza formosa*（Vog.）Koehne 的根。

生于海拔 3 300 m 以下的山坡、路旁、草地。分布于平昌、万源、通江、甘洛、泸定、康定、雅江、乡城、巴塘、得荣、新龙。

除湿消肿、凉血解毒，用于湿热疮疹、跌打损伤、蛇伤。

铁马鞭

为豆科植物 *Lepedeza pilosa*（Thunb.）Sieb. et Zucc. 的全草。

生于山坡、路旁。分布于乐山、达州市、巴中市。

清虚热、健脾除湿、补虚退热，用于病后体虚、虚热不退、脾虚腹泻。

绒毛胡枝子

山豆花、胡枝子、金生草（兴文）、奶浆草参（江安）、小雪人参、白土子（阿坝州）。

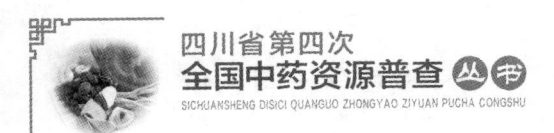

为豆科植物 *Lepedeza tomentosa*（Thunb.）DC. 的全草。

生于海拔 1 000 ~ 1 400 米的山坡、路旁。分布于汶川、理县、乐山、屏山、兴文、纳溪、江安、达州、邻水、宣汉、平昌、通江。

补气、健脾补虚、滋阴补肾，用于头昏、夜尿、遗尿、虚劳、虚肿、脾虚水肿、虚劳。

细梗胡枝子

胡枝子、岩风草（长宁）、掐不齐（阿坝州）。

为豆科植物 *Lepedeza virgata*（Thunb.）DC. 的全草。

生于海拔 2 800 m 的山坡、路旁。分布于金川、壤塘、马尔康、乐山、叙永、古蔺、长宁、开江、邻水、宣汉、巴中、通江、南江。

清热解毒，用于疟疾、中暑、风湿、哮喘、蛇咬伤、痈疮肿毒。全草单用或配血藤、枝藤泡酒服祛风除湿（长宁）。

银合欢

为豆科植物 *Leucacna glauca*（Willd.）Benth. 的树皮。

生于山坡、林中。分布于西昌、昭觉、甘洛、米易、会东、布拖、会理。

理气安神、消肿止痛，用于心烦失眠。

百脉根

牛角花、小毛果、花堇菜（古蔺）。

为豆科植物 *Lotus corniculatus* L. 的根、花。

生于海拔 1 000 ~ 4 100 m 的山坡、荒地、路旁等阴湿处。分布于茂县、汶川、理县、九寨沟、金川、乐山、邛崃、什邡、古蔺、昭觉、美姑、越西、南充市、达州市、巴中市、凉山州、泸定、康定、丹巴、乡城、理塘、稻城、马边、峨边。

下气、止渴、清热解毒、除虚劳、止血、止咳、平喘消痞，用于风热咳嗽、痰稠不利、胸部闷胀、胃脘痞满疼痛、痔疮、乳汁不通。花清热明目，用于风热目赤、眼雾。

细叶百脉根

金花菜。

为豆科植物 *Lotus tenus* Kit. 的全草。

生于山坡、草地。分布于康定。

缺乳止血，用于大肠下血、痢疾。

距镰荚苜蓿

苜蓿、藏青葫芦巴、木苏杭、莫桑河（藏名）。

为豆科植物 *Medicago archiduci-icolai* G. Sirjaev 的地上部分。

生于海拔 2 500 ~ 3 900 m 的河滩、山坡、草地、砾石山坡。分布于红原、阿坝、若尔盖、壤塘、黑水、德格、道孚、炉霍、白玉、康定、乡城、甘孜、石渠、色达。

藏医：清热消炎、强心利尿、益肾、愈创，用于新热、肺热咳嗽、创伤、疮疖。

野苜蓿

豆豆苗、连花生（阿坝州）。

为豆科植物 *Medicago falcata* L. 的全草。

生于海拔 1 600 ~ 2 900 m 的荒地、草地。分布于九寨沟、茂县、黑水、理县、汶川、丹巴、九龙。

宽中下气、健脾补虚、利尿，用于胸腹胀满、消化不良、浮肿。

南苜蓿

金花菜、草头、齐头、黄花草子。

为豆科植物 *Medicago hispida* Gaertn. 的全草、根。

栽培或逸为野生。分布于雅江、乡城、德格、甘孜、新龙、石渠、宣汉、德昌、西昌。

清脾胃、利大小肠、清热利尿，退黄，用于黄疸、尿路结石、膀胱结石。

天蓝苜蓿

草苜蓿、豆瓣草（长宁）、野花生（长宁、合江、峨眉山）、小黄花草。

为豆科植物 *Medicago lupulina* L. 的全草。

生于海拔 500～3 400 m 的山地旷野、荒坡、草地。分布于全川，甘孜州、九寨沟、茂县、汶川、金川、黑水、马尔康、理县、若尔盖、乐山、彭州、崇州、长宁、高县、合江、古蔺、筠连、纳溪、昭觉、美姑、布拖、南充市、眉山市、达州市、巴中市、峨眉山、会东、西昌、昭觉、美姑、马边、峨边。

清热解毒、凉血止血、利湿、补肾益脾、催乳、舒筋活络、止咳、活血消肿，用于黄疸型肝炎、坐骨神经痛、神经衰弱、风湿筋骨疼痛、喘咳、痔血、肠风下血、蜈蚣毒蛇咬伤、蛇头疔。全草明目（长宁）；用于失眠（高县）。用于糖尿病（峨眉）。

小苜蓿

鸡眼草（古蔺）。

为豆科植物 *Medicago minima* (L.) L. 的全草。

生于海拔 1 900～3 900 m 的荒地、草地。分布于乐山、乡城、德格、丹巴、炉霍、甘孜、石渠、雅江。

清热利湿、止咳，用于黄疸型肝炎。

花苜蓿

苜蓿、扁豆子、布书夯、力历贡布、桑玛保玛、布斯项（藏名）。

为豆科植物 *Medicago ruthenica* L. 的全草。

生于海拔 1 700～3 900 m 的山坡、草地、沙地。分布于金川、若尔盖、阿坝、红原、壤塘、马尔康、色达。

清热解毒、止咳、消炎、止血。

藏医：退烧、清热、止血，内服治肺热咳嗽、吐痰、赤痢、发烧、肾病，外用消炎止血、愈创伤。

紫苜蓿

连枝草、光风草（阿坝州）。

为豆科植物 *Medicago sativa* L. 的全草。

生于海拔 1 500～3 100 m 的田间、路旁。分布于金川、九寨沟、茂县、汶川、黑水、理县、马尔康、西昌、康定、巴塘、乡城、得荣、道孚、石渠、九龙、雅江、理塘、稻城、甘孜。

清脾胃、利大小肠、下膀胱结石。

白香草木樨

为豆科植物 *Melilotus alba* Mediu ex Desr. 的全草。

生于海拔 2 700 m 以下的荒地草坪中。分布于乐山、洪雅、南江、普格、喜德、越西、甘洛、昭觉、木里、西昌、巴塘、马边、峨边。

清热解毒、止痢截痢，用于痈疮红肿、痢疾、疟疾、淋巴结核。

印度草木樨

为豆科植物 *Melilotus indicas* (L.) All. 的全草。

生于海拔 1 800～3 400 m 的山坡、草地、田边。分布于九寨沟、茂县、汶川、理县、雅江、道孚、炉霍、甘孜。

清热解毒、化湿、杀虫，用于暑热胸闷、疟疾、痢疾、淋病、皮肤疮疡。

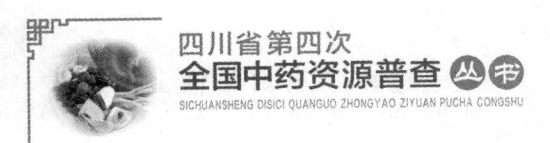

黄香草木樨

草木樨。

为豆科植物 *Melilotus officinalis*（L.）Desr. 的全草。

生于海拔 2 000～3 400 m 的荒地草坪中。分布于乐山、布拖、盐源、雷波、丹巴、德格、石渠、康定、雅江、乡城、炉霍、马边、峨边。

清热解毒、止痢截痛。

草木樨

鱼花草、臭虫草（宜宾）、臭蚊草（长宁）、臭草（高县）、黄花草（叙永、宜宾）、辟汗草、野苜蓿、品川萩、蕗萩、省头草、猴莫煞（藏名）、铁扫把（阿坝州、峨眉）、草木樨。

为豆科植物 *Melilotus suaveolens* Ledeb. 的全草。

生于海拔 450～3 200 m 的路旁、荒地草坪中。分布于古蔺、宜宾、筠连、长宁、屏山、高县、叙永、泸县、什邡、甘洛、炉霍、雅江、石渠、甘孜、德格、道孚、金川、若尔盖、壤塘、理县、汶川、茂县、黑水、马尔康、眉山市、达州市、巴中市、峨眉山、峨边。

清热解毒、化湿化浊、截疟、杀虫、利小便，用于中暑、胸闷、疟疾、痢疾、淋病、皮肤疮疡、头胀、头痛、尿路感染。煎水治口臭（宜宾），熏蚊（长宁）。铺床可杀臭虫（宜宾）。

藏医：清热解毒，用于胃痛、扁桃体炎、白喉、炭疽病、陈旧性发热、中毒性发热。德格藏医用于治小儿肺炎、咳嗽、肺结核、咳吐浓痰。

绿花岩豆藤

水苦栋、硬骨藤、羊摇头（阿坝州）。

为豆科植物 *Millettia championii* Benth. 的根、根皮。

生于海拔 500～3 500 m 的灌木丛、林中。分布于茂县、汶川、理县、九寨沟、黑水、筠连、长宁、纳溪、古蔺。

凉血散瘀、祛风消肿，用于风湿关节痛、跌打损伤。

密花岩豆藤

为豆科植物 *Millettia congestiflora* T. C. Chen 的藤茎。

生于林中。分布于筠连、长宁、纳溪、古蔺。

行气活血、止血、祛风除湿，用于跌打损伤（筠连）。

香花岩豆藤

鸡血藤、大血藤（古蔺）、岩胡豆藤（屏山、南充）、山胡豆（南充）、山鸡血藤（峨眉）。

为豆科植物 *Millettia dielsiana* Harms 的根藤。

生于海拔 450～2 300 m 的阴湿的石缝、沟边、岩边、向阳草坡。分布于什邡、都江堰、崇州、邛崃、峨眉、乐山、叙永、合江、古蔺、屏山、筠连、宜宾、长宁、珙县、高县、昭觉、泸定、九龙、南充市、绵阳市、洪雅、达州市、巴中市、峨眉山、汉源、凉山州、马边、峨边。

行血活血、祛风除湿、舒筋活络、补血、止痛，用于跌打损伤、风湿关节痛、痛经、痨伤吐血、腰膝酸痛、麻木瘫痪、贫血、月经不调、经闭、痛经。用于放化疗引起的白细胞减少症。

异果岩豆藤

鸡血藤（宜宾）。

为豆科植物 *Millettia heterocarpa* Chun 的根及藤茎。

生于林中。分布于彭州、宜宾。

行气活血、通经活络，用于风湿痹痛（宜宾）。

海南鸡血藤

白药根、毛瓣鸡血藤、苦檀子、厚果鸡血藤、毒鱼藤（眉山）。

为豆科植物 *Millettia lasiopetala*（Hayata）Merr./*M. pachyloba* Drake 的藤茎。

生于海拔 500～1 300 m 的山地、疏林、灌木丛、溪边、草地。分布于乐山、邛崃、崇州、洪雅。

清热利湿、止咳，用于湿热黄疸、全身肌肉疼痛。又藤茎消炎止痛、杀虫、攻毒，用于疥癣、毒疮。

亮叶岩豆藤

血筋藤、岩胡豆、血藤（宜宾）。

为豆科植物 *Millettia nitida* Benth. 的藤茎。

生于海拔 800 m 左右的沟边、岩石上。分布于乐山、宜宾、高县、长宁、兴文、古蔺。

舒筋活血，用于腰膝酸痛、麻木瘫痪、月经不调。藤配茴香、广香、香樟可治扭伤。

厚果鸡血藤

苦檀子、毒鱼藤、鸡血藤（南充）。

为豆科植物 *Millettia pachycorpa* Benth. 的种子、果实、叶、根。

生于海拔 1 700 m 以下的山地林下、灌木丛、林缘，有栽培。分布于乐山、成都、屏山、古蔺、长宁、纳溪、筠连、合江、泸县、叙永、珙县、南充市、大竹、达州、邻水、开江、宣汉、平昌、峨眉山。

种子与果实有毒，杀虫、攻毒、止痛，用于恶疮、疥癣、痧气腹痛，常外用。叶治疥癣、煎水洗。外用治毒疮（屏山）。根行气活血，用于风湿关节疼痛、跌打损伤、小儿麻痹后遗症、血虚月经不调。

鸡血藤

血藤、铁甲子（合江）。

为豆科植物 *Millettia reticulata* Benth. 的藤、根。

生于海拔 1 000 m 以下的湿润林缘、沟边、岩石上。分布于乐山、彭州、合江、叙永、长宁、绵阳市、洪雅、越西、西昌、甘洛、会东。

藤养血、散气、散风、活血、通经活络、强筋壮骨，用于风湿麻木、风湿骨痛、瘫痪、腰膝酸痛麻木、遗精、盗汗、月经不调、白带、跌打损伤。根镇静。

含羞草

为豆科植物 *Mimosa pudica* L. 的全草、根。

生于海拔 500～1 100 m 的林间，有栽培。分布于全川，乐山、宜宾、泸州、南充市、眉山市、峨眉山。

清热解毒、消积安神、镇静、平肝、降压、止血收敛，用于肠炎、胃炎、失眠、神经衰弱、小儿疳积、目赤肿痛、深部脓肿，外用于带状疱疹。根止咳化痰、利湿通络、和胃、消积，用于慢性支气管炎、风湿疼痛、慢性胃炎、小儿消化不良。

白花油麻藤

为豆科植物 *Mucuna birdwoodiana* Tutch. 的藤。

生于林下。分布于纳溪。

通经络、强筋骨、补血，用于贫血、白细胞减少症、腰腿痛。

狗爪豆

牛马藤。

为豆科植物 *Mucana cochinchinensis*（Lour.）A. Cheval. 的种子、叶。

栽培。分布于宜宾、泸州。

种子温中益气，用于腰背酸痛。叶清热、凉血。

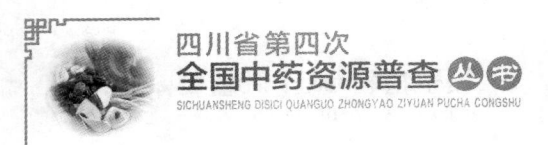

油麻藤

牛马藤（合江、绵阳）、岩鹰茶（江安）、牛麻藤（高县）、白血藤（长宁）、血藤（宜宾）、老鸦藤（南充）。

为豆科植物 *Mucana sempervirens* Hemsl. 的根、茎叶。

生于海拔 1 000 ~ 2 200 m 的山坡、林缘、灌木丛中、岩石上，有栽培。分布于乐山、茂县、汶川、理县、江安、长宁、合江、高县、南溪、宜宾、古蔺、甘洛、雷波、越西、普格、南充市、绵阳市、洪雅、达州市、巴中市、峨眉山、泸定、马边、峨边。

活血化瘀、通经活络、行血补血、祛风除湿，用于风湿疼痛与关节炎、腰腿痛、跌打损伤、鹤膝风、痫症、四肢麻木、贫血、月经不调、经闭、痛经、瘫痪、贫血、白细胞减少症。治痢疾（宜宾），治高血压（南溪）。

红豆树

红豆木、红豆树米（南充）。

为豆科植物 *Ormosia hosiei* Hemsl. et Wils. 的根、种子。

生于海拔 1 400 m 左右的河边、林边、灌木丛中。分布于乐山、成都、广安、营山、仪陇、苍溪、阆中、洪雅、达州、平昌、巴中、通江、峨眉山、什邡。什邡有一株 1 200 年的红豆树。

根祛风除湿、强筋、舒筋活络，用于风湿关节痛、风湿瘫痪、腰膝无力。种子活血调经、理气止痛，用于血滞经闭、气滞腹痛、疝气。

注：本品为国家二级保护植物。

二色棘豆

塞嘎尔（藏名）。

为豆科植物 *Oxytropis bicolor* Bunge 的花。

生于海拔 3 000 ~ 4 200 m 的山坡、岩石。分布于德格、甘孜、新龙。

藏医：利水、温胃，用于培根病、水肿、肺病、脾病、小肠病。德格藏医利尿，用于水肿、胃病。

镰形棘豆

为豆科植物 *Oxytropis falcata* Bunge 的全草。

生于海拔 3 900 ~ 4 200 m 的山坡、草地、沙土、河滩。分布于理塘。

止血消肿、止泻镇痛，用于创伤出血、疮疖发炎、泄泻、疮痈肿毒。

甘肃棘豆

打夏、莪打夏、色舍儿（藏名）。

为豆科植物 *Oxytropis kansuensis* Bunge 的全草。

生于海拔 2 200 ~ 4 400 m 的灌木丛、草原、山坡。分布于康定、雅江、理塘、巴塘、稻城、乡城、道孚、甘孜、白玉、德格、石渠、色达、九寨沟、茂县、若尔盖、马尔康、红原、阿坝、普格、美姑、峨边。

清热解毒、生肌疗疮、止血，用于流感、扁桃体炎、痈疽肿痛、麻风、高烧、便血、红白痢疾、炭疽病、各种出血，外用于刀伤。

藏医：清热解毒、愈疮、干"黄水"、涩脉止血、通便、生肌，用于疫疠、炎症、中毒、出血、血病、黄水病、便秘、炭疽、疮痈、肿痛、骨痛、痢疾、高烧。

宽苞棘豆

为豆科植物 *Oxytropis latibracteata* Jurtz. 的全草。

生于海拔 3 700 ~ 4 500 m 的山坡、草地。分布于德格、石渠。

清热解毒、消肿、祛风湿、止血，用于疮疡肿毒、瘰疬、乳痈、感冒、湿疹。

黑萼棘豆

为豆科植物 *Oxytropis melanocalyx* Bunge 的全草。

生于海拔 3 000～4 700 m 的高山草地、山坡草丛中。分布于九寨沟、茂县、若尔盖、马尔康、红原、阿坝、泸定、康定、丹巴、九龙、稻城、道孚、炉霍、甘孜、德格、石渠、色达、理塘、新龙、白玉。

排毒疗疮、退烧镇痛、催吐、利水消肿，用于腹水、皮水、风疹、丹毒、溃疡、胃痉挛、水肿，外敷创伤。

黄花棘豆

黄毛棘豆、塞嘎尔（藏名）。

为豆科植物 *Oxytropis ochrocephala* Bunge 的花。

生于海拔 2 500～4 300 m 的山坡灌木丛、河滩。分布于金川、壤塘、马尔康、康定、道孚、雅江、炉霍、甘孜、石渠、白玉。

藏医：利水、温胃，用于培根病、水肿、肺病、脾病、小肠病。

云南棘豆

塞嘎、塞玛嘎保、俄打夏（藏名）。

为豆科植物 *Oxytropis yunnanensis* Franch. 的花。

生于海拔 3 000～4 800 m 的山坡灌木丛、草地、岩石缝。分布于九龙、康定、雅江、稻城、乡城、道孚、炉霍、甘孜、德格、石渠、色达、理塘、巴塘、新龙、马边。

藏医：清热解毒、愈疮、干"黄水"、涩脉止血、通便、生肌，用于疫疠、中毒、出血、血病、黄水病、便秘、炭疽、疮痈肿痛、骨痛。

豆薯

地瓜。

为豆科植物 *Pachyrhizus erosus*（L.）Urban 的块茎、种子。

栽培。分布于全川，金阳、米易、普格、南充市、眉山市、达州市、巴中市、都江堰、峨眉山。

块根生津止渴、止泻、解酒毒、清暑热、健脾开胃，用于热病伤津、慢性酒精中毒等症。种子有毒，杀虫，用于疥疮。

蓝雀花

金雀花、小血藤（筠连）、水惊风（凉山州）。

为豆科植物 *Parochetus communis* Buch. – Ham. ex D. Don 的全草。

生于海拔 1 800～2 700 m 的山坡、草地、路旁。分布于珙县、筠连、布拖、雷波、凉山州。

镇静安神、止血镇痛、补肾、壮阳。用全草五钱蒸猪腰子一对服，治肾虚阳痿。

赤豆

赤小豆、红豆。

为豆科植物 *Phaseolus angularis* Wight 的种子。

生于山坡。分布于乐山、成都、凉山州、眉山市、达州、邻水、通江、峨眉山。

利水除湿、消肿解毒、排脓，用于水肿脚气、浮肿、泻痢、小便不利、痈疽疥疮、黄疸、便血。

野小豆

山绿豆。

为豆科植物 *Phaseolus minimus* Roxb. 的种子。

生于田间。分布于成都、喜德、峨边。

清湿热、利尿消肿。

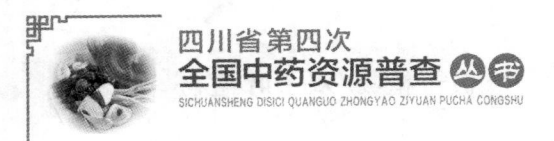

绿豆

为豆科植物 *Phaseolus radiatus* L. 的种子。

生于田坎、地边，栽培。分布于全川。

清热解毒、消暑利水、利尿、明目，用于暑热、烦渴、水肿、泻痢、丹毒、痈肿、疥疮、痘疮。叶用于吐泻、斑疹、疔疮、疥癣。绿豆芽解酒毒、热毒。绿豆粉清热解毒，用于痈疮疮肿初起、烫伤，解热毒及酒食诸毒。绿豆与甘草煎水服，解食物中毒。绿豆与地浆、黑豆、鸡蛋清同用，解砒霜毒。

菜豆

四季豆。

为豆科植物 *Phaseolus vulgaris* L. 的种子。

栽培。分布于全川，峨边。

清热、利尿、消肿、滋养、健脾利湿，用于脾虚水肿、脚气病、胃脘胀痛、痈肿疮毒、脾虚泄泻。

黄花木

台孕多吉、象曲兴、吓任拉、太葛尔多杰（藏名）。

为豆科植物 *Piptanthus concolor* Harrow ex Craib 的种子。

生于海拔 1 500～4 000 m 的河谷、阳坡栎林及路旁。分布于九寨沟、马尔康、金川、道孚、理塘、巴塘、康定、丹巴、九龙、雅江、得荣、新龙、宝兴、石棉。

清肝明目、利水、润肠，用于风热头痛、急性结膜炎、高血压、慢性便秘。

藏医：用于皮肤病、风湿性关节炎、精神病、黄水病、皮肤瘙痒。

豌豆

雪豆、白豌豆、麻豌豆、毕豆、琛美麦朵（藏名）。

为豆科植物 *Pisum sativum* L. 的种子、花。

栽培。分布于全川，峨边。

种子和中、利水、清热、消肿散结、健脾利湿、下气、利小便、解疮毒，用于痈肿疮毒、脾虚泄泻、胃脘胀痛、霍乱转筋、脚气、痈肿。

藏医：益肾、止血，用于月经过多、鼻衄。

亮叶围涎树

金耳环、车耳树、口水尖、半边云、围颠子（江安）、口水兜（纳溪）。

为豆科植物 *Pithecolobium lucidum* Benth. 的果实、叶。

生于海拔 2 100 m 以下的密林、灌木丛、溪边、荒坡。分布于乐山、江安、长宁、纳溪、筠连、泸县、宜宾、洪雅、峨眉山。

树叶凉血、消炎、生肌，用于伤寒、清热头痛、咽喉肿痛、肠炎、痢疾腹痛、烫伤、溃疡。果炖肉服治内伤弱症吐血（江安）。果治小儿流口水（长宁、纳溪）。果、枝、叶收敛止血、消肿散结、补肾强筋（峨眉）。

补骨脂

黑故子（纳溪、叙永、南充）。

为豆科植物 *Psoralea corylifolia* L. 的种子。

生于海拔 1 400 m 以下的灌木丛、平坝、丘陵，多栽培。分布于全川，金堂、纳溪、叙永、南溪、江安、雷波、南充市、眉山市、平昌、通江、峨眉山、会理。

种子补肾壮阳、温胃、止泻、固精止带，用于风湿骨痛、肾虚冷泻、肾阳虚弱、慢性腹泻、尿频、遗尿、滑精、小便频数、阳痿、腰膝冷痛、虚寒咳嗽。外用治白癜风、鸡眼、疣、秃发。

注：本品为川产道地药材，主产于金堂、会理、甘洛、西昌。

食用葛藤

为豆科植物 *Pueraria edulis* Pampan 的根。

生于灌木林中、山坡。分布于盐边。

升阳解肌、透疹止泻、除烦止渴。

野葛

葛根（南溪、隆昌）、山葛（江安）、粉葛（峨眉）。

为豆科植物 *Pueraria lobata*（Willd.）Ohwi 的根、花、叶。

生于海拔 300～2 500 m 的灌木林中、山坡。分布于全川，什邡、邛崃、崇州、成都、凉山州、南充市、茂县、汶川、理县、洪雅、达州市、巴中市、汉源、峨眉山、泸定、马边。

葛根升阳解肌、解表、生津止渴、透疹、止泻、除烦、退热，用于伤寒感冒、湿热头痛、项强、烦热、消渴、泄泻、痢疾、麻疹初起、斑疹不透、高血压、心绞痛。花解酒醒脾、解渴、解酒毒，用于伤酒发热烦渴、不思饮食、胸膈饱胀、发呃呕吐、浓痰、酒毒伤胃、吐血、呕血、口渴。叶敷刀伤出血。

注：本品为川产道地药材，主产于绵阳、西昌、宜宾、茂县、汶川。

峨眉野葛

苦葛、青杆葛（合江）、黄葛藤（屏山）。

为豆科植物 *Pueraria omeiensis* Wang et Tang 的根、花。

生于海拔 1 000～2 100 m 的灌木林中。分布于乐山、彭州、古蔺、屏山、合江、叙永、兴文、洪雅、峨眉、金阳、米易、普格、雷波、越西、喜德、会东、宁南、九龙、峨边。

根升阳发表、清热、透疹、生津止渴，用于麻疹不透、吐血、消渴。花用于痔疮，解酒毒。

云南葛藤

苦葛。

为豆科植物 *Pueraria peduncularis* Benth. 的根、花。

生于海拔 500～2 500 m 的灌木林、林间。分布于乐山、南充、洪雅、峨眉山、冕宁、会东、米易、喜德、盐边、布拖、泸定、马边、峨边。

解肌、透疹、生津止渴、升阳止泻、解表，用于外感项背强痛、咽喉肿痛、肠炎、痢疾、麻疹不透。花解酒毒。

甘葛藤

葛根、粉葛

为豆科植物 *Pueraria thomsonii* Benth. 的根。

生于海拔 1 000～2 500 m 的林中。分布于成都、洪雅、泸定、天全、峨边。

解肌退热、生津止渴、透疹、升阳止泻、通经活络、解酒毒，用于外感发热头痛、项背强痛、口渴、消渴、麻疹不透、热痢、泄泻、眩晕头痛、中风偏瘫、胸痹心痛、酒精中毒。

菱叶鹿藿

野豆藤、山黄豆（峨眉）。

为豆科植物 *Rhynchosia dielsii* Harms 的根、全草、茎。

生于海拔 500～1 000 m 的灌木丛、林间、草丛中。分布于乐山、崇州、什邡、邛崃、合江、古蔺、筠连、洪雅、达州市、巴中市、峨眉山、长宁。

根与全草消积散结、消肿止痛、舒筋活络。茎与根祛风、清热解毒、利湿，用于老人心跳、心累及小儿惊风、风湿、水肿。

鹿藿

野豆子（长宁）、野毛豆（叙永）、红豆藤（兴文）、耗儿藤（古蔺）、山黄豆藤（南充）。

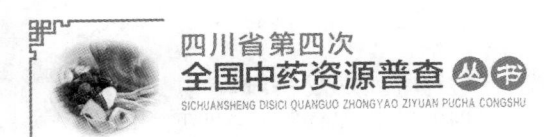
为豆科植物 Rhynchosia volubilis Lour. 的种子、茎叶。

生于灌木丛、林间、草丛中。分布于宜宾、泸州、达州市、巴中市、会东、雷波、峨边。

茎叶凉血、解毒、杀虫、祛风、和血气、镇咳祛痰，用于风寒咳嗽、肠道寄生虫、肠痈、瘰疬、头痛、眼痛、腹痛、颈淋巴结核、小儿疳积、痈疖疮毒。种子清肝明目（叙永），用于老年心烧、心累、小儿惊风（兴文）；用于痔漏下血（南溪）。

洋槐

刺槐。

为豆科植物 Robinia pseudoacacia L. 的根、叶、花、种子、树皮。

生于海拔 3 300 m 以下的山坡、林下。分布于全川，崇州、南充市、金川、九寨沟、茂县、汶川、理县、洪雅、达州市、巴中市、峨眉山、凉山州、泸定、康定、九龙、雅江、巴塘、乡城、得荣、道孚、德格、峨边。

根与叶清热解毒、祛风止痛、祛痰止咳，用于咽喉肿痛、牙痛、恶疮、阴痒、睾丸肿痛、痔疮肿痛、风湿疼痛、痈肿疮毒、瘰疬、头目眩晕。花凉血、止血，用于大肠下血、咯血、血崩、脱肛。种子炖猪蹄服用于痔疮（古蔺）。树皮清热凉血，用于大肠下血、咳血、吐血、红崩等症。根与叶利湿、止血、消炎（峨眉）。

田菁

为豆科植物 Sebania cannabina（Retz.）Pers. 的全草、根、叶、种子。

栽培生于田坎沟边。分布于乐山、泸州、宜宾、眉山市、平昌、巴中、峨眉山、会理、宁南、米易。

全草、种子、叶清热解毒、利湿、消炎、消肿止痛，用于胸膜炎、高热、关节挫伤、关节痛、肠炎、痢疾、痈疽肿毒。根用于妇女白带；叶用于尿血、毒蛇咬伤。

毛宿苞豆

红藤、小红藤、草红藤。

为豆科植物 Shuteria pampaniniana Hand. et Mazz. 的全草。

生于海拔 500~700 m 的向阳的荒坡、灌木林。分布于乐山、彭州、崇州、什邡、邛崃、筠连、古蔺、长宁、甘洛、绵阳市、眉山市、峨眉山、冕宁、德昌、西昌、盐边、宁南。

清肝泄热、清热解毒、除蒸、祛瘀活血、消炎、消肿散结、止咳，用于肠痈腹痛、疮疡肿毒、痔疮下血、阴虚潮热、午后骨蒸劳热、虚痨咳嗽。

中国宿包豆

为豆科植物 Shuteria sinensis Hemsl. /S. involucrate（Wall.）Wight et Arn. 的根。

生于海拔 1 300~2 100 m 向阳的荒坡、灌木林。分布于盐边、泸定。

清热解毒，用于感冒咳嗽、咽炎、乳腺炎、肺结核、慢性支气管炎。

西南宿包豆

为豆科植物 Shuteria vestita Wight et Arn. 的根。

生于向阳的荒坡、灌木林。分布于金阳、德昌、中江。

清热解毒、祛三焦湿热，用于子宫颈糜烂。

坡油菜

坡油甘。

为豆科植物 Smithia sensitive Ait. 的全草。

生于沟边、路旁。分布于乐山、眉山市、西昌、德昌。

清热解毒、除蒸，用于阴虚潮热、虚劳咳嗽、疔疮肿毒。

苦参

为豆科植物 *Sophora flavescens* Ait. 的根。

生于海拔 400~2 300 m 米的草丛、荒坡、灌木丛中，有栽培。分布于乐山、崇州、邛崃、古蔺、叙永、合江、兴文、南溪、长宁、泸县、纳溪、宜宾、江安、昭觉、金阳、布拖、南充市、洪雅、达州市、巴中市、峨眉山、会东、普格、越西、泸定、九龙。

清热解毒、燥湿、除湿、杀虫、利尿，用于热毒、血痢、湿热下痢、肠风下血、黄疸、赤白带下、小儿肺炎、疳积、急性病、痔漏、脱肛、疮疖、皮肤瘙痒、疥癞恶疮、阴囊湿疹、瘰疬、烫伤、消化不良、便秘、阴痒带下、麻风、阴道滴虫。并治蛇伤（泸县）。用于肠炎、菌痢、阿米巴痢疾、结核性胸膜炎、结核性腹膜炎、尿路感染、小便不利、妇女阴痒等（达州）。

槐

槐花子（长宁）、槐实（南溪）、金药树、护房树、豆槐。

为豆科植物 *Sophora japonica* L. 的果实、花蕾、槐枝、槐白皮、根。

栽培于海拔 2 800 m 以下的地区。分布于乐山、什邡、纳溪、叙永、长宁、南溪、隆昌、雷波、甘洛、西昌、康定、成都、南充市、眉山市、达州市、巴中市、峨眉山、康定、雅江、巴塘、得荣、峨边。

槐角清热消炎、润肺、凉血止血、明目、降压、泻热，用于肝热头昏、目赤肿痛、肠血、泻血、崩漏、血淋、血痢、心胸烦闷、风眩欲倒、阴疮湿痒、高血压。槐枝治崩漏带下、心痛目赤、疥疮、阴囊湿痒、痔疮、疥疮。槐根治痔疮、喉痹、蛔虫。槐白皮祛风除湿、消肿止痛，用于痔疮下血、阴唇痒痛。槐花凉血、止血、清肝、泻热、解酒毒，用于吐衄、便血、痔血、血痢、崩漏、尿血、高血压。根清热除湿、止血，用于肠风下血、风火牙疼、阴囊湿痒、淋症、疖肿、烫火伤、阴囊湿痒。

西南槐树

矮沱沱（兴文、纳溪、南充）、万年青（兴文）、陀杉树（南充）。

为豆科植物 *Sophora mairei* Pamp. 的根、种子。

生于海拔 500~2 900 m 的山坡林下、河谷湿润的灌木丛、石壁上，有栽培。分布于乐山、崇州、芦山、什邡、金川、九寨沟、茂县、甘孜州、宜宾、泸州、南充、西充、苍溪、岳池、广安、眉山市、达州市、巴中市、峨眉山、康定、中江。

根及种子清热除湿、凉血止血、化瘀、通经、通经活血，用于劳伤吐血、咳吐浓痰、泄泻、骨折、跌打损伤、风湿骨痛、痨伤、水泻、腰痛、腹胀、蛇咬伤。

柔枝槐

山豆根。

为豆科植物 *Sophora subprostrata* Chun et T. Chen 的根。

生于荒坡。分布于乐山、内江、眉山市。

清热解毒、消肿止痛，用于咽喉肿痛、乳蛾、黄疸、虫积腹痛。

越南槐树

为豆科植物 *Sophora tonkinensis* Gagnep. 的根、根状茎。

生于海拔 900 m 左右的山坡疏林中。分布于四川省。

清热解毒、消肿利咽，用于火毒蕴结、咽喉痛、牙龈肿痛。

灰毛槐树

短绒槐。

为豆科植物 *Sophora velutina* Lindl. /*S. glauca* Lesch 的根、果实。

生于海拔 1 100~2 100 m 的路旁、林边。分布于布拖、普格、凉山州、泸定、康定、丹巴、峨边。

根消炎除烦、活血通经，用于喉痛、失眠、避孕。果实清热、凉血、解毒、消炎。

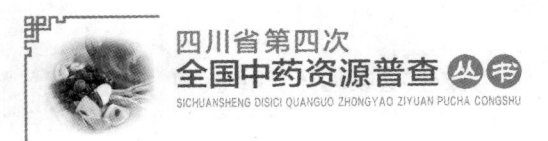

白花灰毛槐

基哇、矮巴深贡、基脏（藏名）。

为豆科植物 *Sophora velutina* Lindl. var. *albescens* Rehd. et Wils. Tsoong 的根、种子。

生于海拔 600～4 200 m 以下的青杠林下、干燥山坡、沙丘和鹅卵石河滩。分布于普格、康定、道孚。

清热除烦，用于风湿、喉痛、烦热不眠。

藏医：祛瘀消肿、清热，用于黄疸型肝炎、化脓性扁桃体炎、白喉、胆病、培根病、虫病。

白刺花

苦刺花、白花刺。

为豆科植物 *Sophora viciifolia* Hance/*S. davidii*（Franch.）Kom. ex Pavol 的根。

生于海拔 400～3 500 m 的山坡、灌木丛中。分布于乐山、金川、九寨沟、茂县、理县、汶川、九龙、稻城、雅江、眉山市、甘洛、甘孜州。

清热解毒、利湿消肿、凉血，用于鼻血、便血、血淋、痢疾、膀胱炎、尿血、水肿。

头花黎豆

为豆科植物 *Stizolobium capitatum*（Sweet）O. Kuntze 的种子。

生于山坡、草丛中。分布于汉源。

有小毒，温中益气。

龙爪黎豆

猫爪豆、狗爪豆。

为豆科植物 *Stizolobium cochinchinensis*（Lour.）Tang et Wang 的种子。

栽培分布于荣县、雷波、龙泉驿等地。

温中止痛、强筋壮骨。治胃脘痛、泄泻、腰痛。

酸豆

酸角。

为豆科植物 *Tamarindus indica* L. 的果实。

栽培。分布于米易、攀枝花。

清暑热、化积滞，用于暑热食欲不振、妊娠呕吐、小儿疳积。

高山黄华

沙堆色保（藏名）。

为豆科植物 *Thermopsis alpina* Ledeb. 的花、果、枝叶。

生于海拔 2 500～4 200 m 的山坡、草丛、灌木丛中。分布于九寨沟、若尔盖、稻城、德格、甘孜、道孚、康定、丹巴、色达、石渠、巴塘。

镇静截痫、清热解毒、化痰、镇静、降压，用于狂犬病、疟疾、高血压。

藏医：枝叶杀虫、止痛、消炎，用于癫痫、头痛、疟疾、高血压、肺热咳嗽、"生乃"病。

紫花黄华

沙对嘎保（藏名）。

为豆科植物 *Thermopsis barbata* Benth. 的花、果、根。

生于海拔 3 200～4 200 m 的山坡、草地。分布于壤塘、金川、马尔康、白玉、理塘、德格、雅江、康定、巴塘、稻城、得荣、道孚、新龙、乡城。

镇静截疟、清热化痰、镇静、降压，用于疟疾、高血压。花果用于狂犬病。

藏医：杀虫、止痛、消炎，用于癫痫、头痛、疟疾、高血压、肺热咳嗽、"生乃病"。

披针叶黄华

牧马豆、拉堆（藏名）、黄花苦豆子（阿坝州）。

为豆科植物 *Thermopsis lanceolata* R. Br. 的全草。

生于海拔 1 900 ~ 4 000 m 的干旱沙地、河边、山坡、路旁。分布于若尔盖、红原、色达、白玉、石渠、道孚、炉霍、甘孜。

祛痰止咳，用于痰喘咳嗽。

藏医：用于梅毒性鼻疳、虫牙。

高山豆

为豆科植物 *Tibetia himalaica*（Baker）H. P. Tsui 的全草。

生于海拔 1 700 ~ 4 400 m 的山地。分布于泸定、康定、丹巴、九龙、理塘、巴塘、稻城、乡城、得荣、道孚、炉霍、甘孜、新龙、白玉、德格、石渠、雅江。

解毒消肿、利尿，用于水肿、痈肿疔毒、瘰疬。

红车轴草

红三叶。

为豆科植物 *Trifolium pratense* L. 的花、全草。

生于路边、灌木丛中。分布于乐山、古蔺、崇州、眉山市。

带花枝叶镇痉、镇咳、止喘，用于百日咳、支气管炎。制成软膏用于局部溃疡。

白车轴草

白花苜蓿。

为豆科植物 *Trifolium repens* L. 的全草。

生于海拔 3 500 m 以下的路边、灌木丛中。分布于乐山、眉山、泸定、康定、乡城、马边、峨边。

清热、凉血，用于脾胃虚弱、肠炎下痢、阴囊湿疹。

葫芦巴

芸香草、苦草、香苜蓿（阿坝州）。

为豆科植物 *Trigonella foenu-raecum* L. 的种子。

生于海拔 1 600 ~ 2 600 m 的山坡、田间，多栽培。分布于乐山、内江、金川、九寨沟、茂县、汶川、理县、马尔康、峨眉山。

补肾壮阳、祛痰、祛风止痛、祛寒湿，用于寒疝、腹胁胀满、寒湿脚气、肾虚腰痛、阳痿。

花苜蓿

扁豆子、布斯项（藏名）。

为豆科植物 *Trigonella ruthenica* L. 的全草。

生于山坡、草丛中。分布于德格、稻城。

退烧、消炎、止血，用于肺热咳嗽、赤痢。外用消炎、止血。

兔尾草

狸尾豆。

为豆科植物 *Uraria lagopodioides*（L.）Desv. 的全草。

生于干热河谷沟边。分布于金阳。

消肿、驱虫。

美花兔尾草

为豆科植物 *Uraria picta* Desv. 的根。

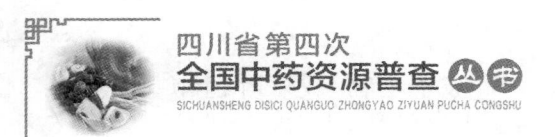
生于山坡、草地。分布于屏山。

根平肝补胃，用于头晕心烦。

山野豌豆

透骨草、草藤（阿坝州）。

为豆科植物 *Vicia amoena* Fisch. 的全草。

生于海拔 2 000 ~ 2 900 m 的草原、路旁、砂地与沼泽地。分布于九寨沟、汶川、茂县、金川、理县。

祛风湿、活血舒筋、止痛，用于风湿痛、闪挫伤、无名肿毒、阴囊湿疹。

三齿萼野豌豆

塞挪（藏名）、大花野豌豆。

为豆科植物 *Vicia bungei* Ohwi. 的全草、花。

生于海拔 2 200 ~ 4 200 m 的路边、砂地与沼泽地。分布于道孚、泸定、康定、丹巴、九龙、雅江、乡城、理塘、巴塘。

藏医：用于虚性水肿、下引腹腔积水。

广布野豌豆

野豌豆（古蔺、纳溪）、透骨草（什邡）、肥田草、细乌塞、那哇塞玛（藏名）。

为豆科植物 *Vicia cracca* L. 的全草。

生于海拔 1 600 ~ 4 000 m 的荒地、沟边、路旁。分布于全川，纳溪、古蔺、什邡、美姑、金阳、雷波、越西、德格、雅江、康定、泸定、丹巴、九龙、稻城、乡城、炉霍、石渠、理塘、金川、阿坝、若尔盖、红原、理县、壤塘、马尔康、达州市、巴中市、峨眉山、马边、峨边。

清热利湿、祛风、凉血止血、止痛、舒筋、解毒、活血平胃、利脏明目、祛瘀生新，用于风湿痛、闪挫伤、无名肿毒、遗精、月经不调、咳嗽痰多、阴囊湿疹。外用于疮疡肿毒。

藏医：发汗除湿、活血止痛，用于风湿疼痛、筋骨拘挛、黄疸型肝炎、白带、鼻血、热证不止、阴囊湿疹。

蚕豆

胡豆、佛豆。

为豆科植物 *Vicia faba* L. 的种子、叶、壳、茎、黑壳。

栽培。分布于全川，甘洛、雷波、白玉、理塘、康定、茂县、眉山市、达州市、巴中市、甘孜州、阿坝州。

种子健脾、利湿，用于脾失健运、食积、丹毒、膈食水肿。叶清热消炎、健脾利湿，用于肺结核、咯血、消化道出血、外伤出血、臁疮、中耳炎。壳利水渗湿，用于水肿脚气、小便不通。花与叶降压、凉血、止血，用于咳血、鼻衄、血痢、带下、高血压、风丹。茎止血、止泻，用于各种内出血、水泻、烫伤。黑壳（干豆荚）用于咯血、衄血、尿血、消化道出血。烧炭研末调麻油，用于天疱疮及水火烫伤。

小巢菜

硬毛野豌豆、野苕子、野麻碗（峨眉）。

为豆科植物 *Vicia hirsuta* (L.) S. F. Gray 的全草。

生于海拔 400 ~ 3 700 m 的溪边、荒地。分布于全川，茂县、汶川、理县、九寨沟、崇州、邛崃、眉山市、峨眉山、炉霍、德格。

解表利湿、活血止血、行血、破血、生血、镇痛，用于风湿痹痛、跌打损伤、湿热发黄、疟疾、鼻衄、白带。

黄花野豌豆

西南野豌豆。

为豆科植物 *Vicia numularia* Hand-azz. 的全草。

生于海拔 2 600 ~ 4 200 m 的杂草丛中。分布于凉山州、康定、稻城、乡城、道孚、炉霍、色达。

止咳祛痰、活血通络。

假香野豌豆

大叶野豌豆。

为豆科植物 *Vicia pseud-robus* Fisch. et C. A. Mey. 的全草。

生于海拔 2 800 ~ 3 600 m 的山坡、林缘、路旁。分布于康定、理塘。

清热解毒，用于风湿、毒疮。

大巢菜

野菜豆、野麻豌豆、弯雀子、马豌豆（南充）、救荒野豌豆（阿坝州）、瓦布子（峨眉）。

为豆科植物 *Vicia sativa* L. 的全草。

生于海拔 1 000 ~ 3 300 m 的灌木丛、荒地，有栽培。分布于全川，茂县、九寨沟、汶川、理县、崇州、邛崃、南充、眉山市、康定、雅江、甘孜、德格、峨边。

清热利湿、祛瘀、生血活血、行血、破血、拔毒攻脓，用于黄疸浮肿、疟疾、鼻衄、心悸、梦遗、月经不调、水肿、痈疽肿毒、痔疮。全草补脾益肾、祛风除湿、止血、消痈、止痛、利水消肿、活血、解毒，用于风湿痹痛、无名肿毒、肾虚遗精、腰痛、脾虚带下、湿热黄疸、小便不利、水肿、血滞经闭、痛经、疮疖肿毒、咳嗽痰多。

野豌豆

野豌豆。

为豆科植物 *Vicia sepium* L. 的全草。

生于荒坡、田坎、杂草丛中。分布于眉山市。

祛风除湿、止血、消痈、止痛，用于风湿痹痛、无名肿毒。

四籽野豌豆

为豆科植物 *Vicia tetrasperma*（L.）Schreb. 的全草。

生于路边、山脚。分布于平昌、邻水、达州、苍溪。

活血调经、止血、解毒。

歪头菜

歪头菜、泻深（藏名）。

为豆科植物 *Vicia unijuga* A. Br. 的全草。

生于海拔 2 000 ~ 3 800 m 的山坡草地或灌木丛下。分布于德格、甘孜、石渠、稻城、理塘、白玉、康定、泸定、炉霍、九龙、乡城、新龙、巴塘、道孚、金川、壤塘、茂县、阿坝、红原、若尔盖、峨边。

清热解毒、利尿、止痛，用于肝热头晕、疔疮肿毒、小便不利、浮肿、胃脘疼痛。

藏医：补虚调肝、理气止痛、清热利尿。

眉豆

白豆、饭豆。

为豆科植物 *Vigna cylindrical*（L.）Skeels/*V. unguiculata*（L.）Walp. var. *catjang*（Burm f.）Bertoni 的种子。

生于山坡、灌木丛中。分布于全川。

健胃、补气，用于脾胃虚弱、纳呆。

长豇豆

姜豆、豆角。

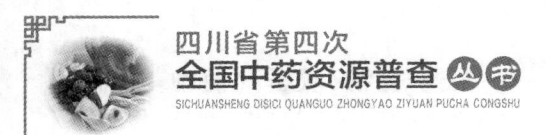

为豆科植物 *Vigna sesquipedalis*（L.）Fruwirth 的种子。

栽培。分布于全川。

滋阴、补肾、健胃消食、解毒除湿，用于食积腹痛、遗精白带、盗汗、小便不利、痈疮肿毒、毒蛇咬伤。

豆角

豇豆。

为豆科植物 *Vigna sinensis*（L.）Savi ex Hassk. 的种子、叶、根、壳。

栽培蔬菜。分布于全川，雷波、金阳、南充、成都、眉山市、峨眉山。

种子健脾消食、滋阴补肾、止痢，用于脾胃虚弱、泻痢、吐逆、疳积、肠炎、泻痢、消渴、遗精、白带、白浊、小便频数、疝气。叶治淋证。壳利水消肿，治水肿、肾炎水肿、心脏水肿、腰疼。根健脾、益气、消食、解毒，用于食积腹痛、脾胃虚弱、淋浊、痔血、疔疮。

赤小豆

赤豆。

为豆科植物 *Vigna umbellata*（Thunb.）Ohwi et Ohashi/*Phaseolus calcalatus* Roxb. 的种子。

栽培。分布于全川。

利水消肿、解毒排脓、和血，用于水肿胀满、脚气浮肿、黄疸尿赤、风湿热痹、痈肿疮毒、肠痈腹痛。

野豇豆

土人参、果果药、土黄芪（屏山）、野绿豆（隆昌）、巴果子藤、细各子（高县）、细壳纸（南溪）、山马豆根。

为豆科植物 *Vigna vexillata*（L.）Benth. 的根。

生于海拔 3 100 m 以下的杂草丛中。分布于江安、屏山、隆昌、筠连、高县、叙永、南溪、纳溪、泸县、什邡、崇州、雷波、九龙、泸定、康定、稻城、乡城、眉山市。

根补中气、敛汗、健脾、平肝、清热解毒、消肿止痛、利咽，用于风火牙痛、喉痛、肺结核、腹胀、胃痛、便秘、痈肿疮毒、小儿麻疹后余毒不尽、跌打关节痛。炖肉吃治病后虚弱。

紫藤

藤萝树、土黄芪（南溪、宜宾、隆昌、纳溪）、假甘草、猪藤（泸县）。

为豆科植物 *Wisteria sinensis*（Sims）Sweet. 的皮、根、花。

栽培。分布于全川。

皮与花清热解毒、健脾除湿、杀虫、止泻，用于腹痛、腹泻、痢疾、吐泻、食积不化、蛔虫等症。根补中益气，用于气虚血少、脾胃虚弱（南溪、隆昌）；补气、排脓（纳溪），清热解毒（泸县）。

丁葵草

人字草（眉山）。

为豆科植物 *Zornia gibbosa* Spanoghe 的全草。

生于干热河谷沙滩上。分布于金阳、眉山市。

清热解毒、祛瘀消肿，用于痈疽肿毒、蛇伤。

酢浆草科 Oxalidaceae

阳桃

为酢浆草科植物 *Averrhoa carambola* L. 的根、叶、花、果实。

栽培。分布于米易。

用于头风、关节痛。叶利小便、散热毒，用于小便淋痛、血热瘙痒、痈肿、疥癣。花用于寒热往来、解鸦片毒。果实清热、生津、利水、解毒，用于风热咳嗽、烦渴、口腔破溃、牙痛、石淋。

山酢浆草

白花酢浆草。

为酢浆草科植物 *Oxalis acetosella* L. 的全草。

生于林下、灌木丛、阴湿处。分布于马边大风顶。

活血化瘀、清热解毒，用于小便淋涩、带下、痔痛、脱肛、烫伤、蛇蝎咬伤、跌打损伤、无名肿毒、疥癣。

深山酢浆草

毛叶三块瓦（南江）。

为酢浆草科植物 *Oxalis acetosella* L. var. *japonica*（Franch. et Sav. at）Makino 的全草。

生于荒坡、路旁、屋边。分布于南江、万源。

活血化瘀、清热解毒，用于劳伤疼痛、麻风、无名肿毒、疥癣、小儿鹅口疮、烫火伤、蛇咬伤、脱肛、跌打损伤。

酢浆草

酸酸草（合江、长宁、兴文、绵阳市）、老鸭嘴、满天星、模学色（藏名）、铜锤草（南充）、爆肚子（阿坝州）。

为酢浆草科植物 *Oxalis corniculata* L. 的全草。

生于海拔 300~3 000 m 的屋边、沟边、荒坡、路旁。分布于全川，彭州、什邡、崇州、邛崃、甘洛、泸定、理塘、稻城、康定、九龙、得荣、南充市、绵阳市、茂县、汶川、九寨沟、金川、理县、马尔康、眉山市、达州市、巴中市、峨眉山、马边、峨边。

清热利湿、解毒消肿、行气、散血、活血散瘀、调经，用于感冒发热、肠炎、急性肝炎、尿路感染、结石、神经衰弱、月经不调、咽喉肿痛、肾盂肾炎、膀胱结石、肾结石、脱肛、痔疮、淋浊、白带、水泻、痢疾、痈疮、咽炎、牙痛。外用于毒蛇咬伤、烫伤、跌打损伤、痈肿疮毒、瘀血。

藏医：清热解毒、止痛，用于风湿疼痛、胃酸过少，外敷疮疡。

红花酢浆草

铜锤草、三荚莲。

为酢浆草科植物 *Oxalis corymbosa* DC. 的全草。

生于海拔 2 800 m 以下的荒坡、路旁、屋边。分布于全川，泸定、康定、眉山市、达州市、巴中市、峨眉山。

清热利湿、解毒消肿、散瘀、调经，用于感冒发热、肠炎、肝炎、尿路感染、结石、神经衰弱、月经不调、咽喉肿痛、肾盂肾炎、淋浊、白带、水泻、痢疾、痈疮、咽炎、牙痛。外用于毒蛇咬伤、烫伤、跌打损伤、痈肿疮毒。

藏医：清热解毒、止痛，用于风湿疼痛、胃酸过少，外敷疮疡。

三角酢浆草

三块瓦（叙永、珙县、长宁、江安、兴文、达州）、飞蛾七（叙永、长宁、古蔺、南充）、铺地蛾（合江）、路边七（南充）、三匹瓦（峨眉）、白花酢浆草。

为酢浆草科植物 *Oxalis griffithii* Edgew et Hook. f. 的全草或根。

生于阴湿荒坡、路旁、林下。分布于全川，叙永、珙县、长宁、江安、兴文、古蔺、合江、屏山、筠连、彭州、什邡、崇州、邛崃、美姑、雷波、苍溪、广安、岳池、苍溪、眉山市、达州市、巴中市、峨眉山、马边、峨边。

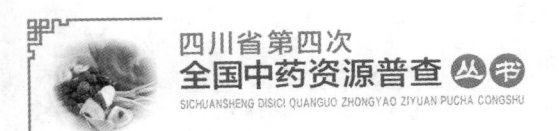

清热利湿、散瘀消肿、消炎、利小便、除烦热，用于肾炎水肿、高血压、血尿、九子烂痒、疖肿、鹅口疮、跌打损伤。

牻牛儿苗科 Geraniaceae

牻牛儿苗

老鹳草、老鹳嘴、斗牛儿、太阳花、狼巴巴草（阿坝州）、尼格斗（藏名）。

为牻牛儿苗科植物 *Erodium stephanianum* Willd. 的全草。

生于海拔 400～4 000 m 的路边、草丛、林中。分布于宜宾、金川、九寨沟、阿坝、若尔盖、红原、理县、茂县、汶川、小金、马尔康、康定、甘孜、巴塘、稻城、德格、石渠、白玉、乡城。

祛风湿、强筋骨、活血、清热解毒，用于咽炎、风湿性关节炎、拘挛麻木、痈疽、肠炎、痢疾、跌打损伤。

野老鹳草

为牻牛儿苗科植物 *Geranium carolinianum* L. 的全草。

生于山间草地、旷野、田地、沟边。分布于盐源。

祛风利湿、舒筋活络、收敛止泻，用于风寒湿痹、跌打损伤、泄泻。

粗根老鹳草

块根老鹳草、拉贡（藏名）。

为牻牛儿苗科植物 *Geranium dahuricum* DC. 的全草。

生于海拔 2 500～4 200 m 的林下、草甸、林缘。分布于九寨沟、茂县、汶川、理县、德格、康定、丹巴、雅江。

清热解毒、祛风除湿、活血通经、强筋骨、止泻，用于风湿性关节炎、跌打损伤、坐骨神经痛、急性胃肠炎、痢疾、月经不调、疱疹性结膜炎、风湿痹痛、疮疖、瘀肿。

藏医：清热解毒、排脓，用于喉炎、喑哑、气管炎、肺炎、肠炎、腹泻、伤寒、龙病、小肠病、发热、培根病。德格藏医用于代替诃子。

毛蕊老鹳草

为牻牛儿苗科植物 *Geranium eriostemon* Fisch. 的全草。

生于海拔 800～3 500 m 的山间草地、灌木丛、林缘。分布于金川、茂县、阿坝、若尔盖、红原、理县、壤塘、黑水、汶川、马尔康、泸定、丹巴、道孚、康定、马边、峨边。

强筋健骨、疏风通络，用于风寒湿痹、关节疼痛、肌肤麻木、肠炎、痢疾。

曲嘴老鹳草

为牻牛儿苗科植物 *Geranium forrestii* Kunth 的全草。

生于海拔 2 700～3 800 m 的草坡、草丛中。分布于美姑、雷波、泸定、丹巴、稻城、峨边。

祛风除湿、通便。

血见愁老鹳草

老鹳草、鸡心七（巴中）。

为牻牛儿苗科植物 *Geranium henryi* R. Kunth 的全草、根、根状茎。

生于海拔 1 200～3 000 m 的草坡。分布于乐山、洪雅、通江、南江。

清热解毒、祛风除湿、活血止痛、止泻，用于风湿痹痛、风湿关节炎、荨麻疹、刀伤出血、腹泻、痈疽肿毒、痢疾、跌打损伤。

萝卜根老鹳草

老鹳草。

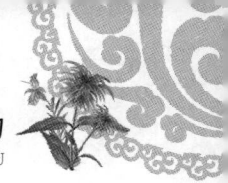

为牻牛儿苗科植物 *Geranium napuligerum* Franch. 的全草、根。

生于海拔 2 000 ~ 4 700 m 的草坡。分布于乐山、稻城、乡城、泸定、洪雅、峨眉山、马边、峨边。

清热解毒、祛风除湿、活血镇痛，用于咽炎、风湿疼痛、拘挛麻木、痈疽肿毒、跌打损伤、肠炎、痢疾。

尼泊尔老鹳草

老鹳草、大老鹳草。

为牻牛儿苗科植物 *Geranium nepalense* Sweet 的全草。

生于海拔 3 800 m 以下的草坡、路旁、林缘。分布于全川，高县、古蔺、屏山、叙永、宜宾、筠连、合江、兴文、长宁、彭州、什邡、崇州、邛崃、凉山州、甘孜、泸定、德格、理塘、稻城、乡城、广安、岳池、苍溪、绵阳市、洪雅、达州市、巴中市、峨眉山、马边、峨边。

清热解毒、祛风除湿、活血通经、强筋、止泻、止痛、疏风通络，用于风湿疼痛、拘挛麻木、四肢酸软、痈疽肿毒、肠炎、痢疾、风湿性关节炎、骨折、牙痛、跌打损伤、坐骨神经痛、月经不调、疱疹性结膜炎。崇州民间用来煎蛋吃。

藏东老鹳草

川西老鹳草。

为牻牛儿苗科植物 *Geranium orientali-ibeticum* R. Knuth 的全草。

生于海拔 2 900 ~ 4 200 m 的草地、田边、林缘、路旁。分布于道孚、康定、泸定。

藏医：清肺热、止热痢、祛风，用于培根病、时疫、咳嗽、喑哑、肠病、痢疾。

草原老鹳草

红根草、拉贡（藏名）。

为牻牛儿苗科植物 *Geranium pratense* L. 的全草。

生于海拔 800 ~ 4 000 m 的山坡、空地、树林、路旁、林缘。分布于绵阳、广元、色达、乡城、道孚、德格、丹巴、甘孜、石渠、峨边。

用于痢疾。

藏医清热解毒、止泻，用于肺病、喑哑、气管炎、肺炎、热性腹泻、小肠病、培根病。

甘青老鹳草

老鹳草、贾贝蔓巴、贾贝（藏名）。

为牻牛儿苗科植物 *Geranium przewianum* Maxim. 的全草。

生于海拔 2 000 ~ 4 800 m 的路边、荒坡、灌木丛、草甸中。分布于九寨沟、松潘、黑水、理县、马尔康、乐山、凉山州、南充、德格、白玉、乡城、稻城、道孚、理塘、巴塘、得荣、甘孜、色达、新龙、石渠、洪雅、峨边。

清热解毒、祛风除湿、活血通经、强筋骨、止泻、消炎解毒、排脓，用于风湿性关节炎、肺炎、喉炎、腹泻、痈疽肿毒、伤寒、热泻、跌打损伤、坐骨神经痛、急性胃肠炎、痢疾、月经不调、疱疹性结膜炎。

藏医消炎、解毒、排脓，用于喉炎、气管炎、肺炎、肠炎、腹泻、伤寒、龙病、肺热、小肠病。

纤细老鹳草

猫脚印（兴文）、百跳（叙永）、水药。

为牻牛儿苗科植物 *Geranium robertianum* L. 的全草。

生于海拔 1 000 ~ 4 000 m 的山坡、杂草丛中。分布于全川，兴文、叙永、康定、丹巴、道孚、巴塘。

祛风湿、解毒，用于风湿疼痛、疮疖、瘀肿、麻疹、子宫脱垂。

鼠掌老鹳草

老鹳草、风露草、西伯利亚老鹳草、拉贡（藏名）。

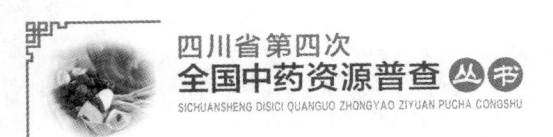
为牻牛儿苗科植物 *Geranium sibiricum* L. 的全草。

生于海拔 2 000~4 000 m 的草坡、荒地、灌木丛中。分布于茂县、九寨沟、金川、若尔盖、红原、乐山、什邡、昭觉、丹巴、乡城、石渠、稻城、德格、泸定、康定、甘孜、洪雅、邻水、平昌、通江、南江、万源、峨眉山。

清热解毒、祛风除湿、活血通经、疏风止痛、强筋骨、止泻，用于风湿性关节炎、跌打损伤、坐骨神经痛、急性胃肠炎、痢疾、月经不调、疱疹性结膜炎、风湿痹痛、疮疖、瘀肿。

藏医：清热解毒、排脓，用于喉炎、喑哑、气管炎、肺炎、肠炎、腹泻、伤寒、龙病、小肠病、发热、培根病。

中华老鹳草

红寒药（凉山州）。

为牻牛儿苗科植物 *Geranium sinense* R. Kunth 的全草。

生于海拔 1 900~2 300 m 的山坡、荒地、灌木丛中。分布于会东、普格、宁南、米易。

收敛、止痢；用于痢疾、吐泻。

圆柱根老鹳草

玉龙山老鹳草。

为牻牛儿苗科植物 *Geranium stapfianum* Hand. et Mazz. /*G. farreri* Stapf 的全草。

生于海拔 2 500~3 100 m 的草坡、草地。分布于康定、泸定。

祛风湿、活血通经、清热解毒、止泻，用于风湿性关节炎、跌打损伤、坐骨神经痛、急性胃肠炎、痢疾、月经不调、疱疹性结膜炎。

紫地榆

红寒药、赤地榆、直柄老鹳草。

为牻牛儿苗科植物 *Geranium strictipes* R. Kunth 的根。

生于荒地、灌木丛中。分布于甘洛、九龙。

健胃消食、止血止瘀、消炎、涩肠，用于咽炎肠炎、痢疾、脘腹疼痛、内出血、鼻血、月经不调、产后流血、跌打损伤。

老鹳草

老鸦嘴、老牛筋、大老鹳草。

为牻牛儿苗科植物 *Geranium wilfordii* Maxim. 的全草。

生于海拔 2 700 m 以下的林缘、路边、山坡。分布于乐山、绵阳、南充、广元、昭觉、康定、洪雅、峨眉山。

祛风湿、清热解毒、止泻、活血通经、疏风通络、强筋、顺气止痛，用于咽炎、风湿性关节炎、跌打损伤、坐骨神经痛、急性胃肠炎、痢疾、月经不调、疱疹性结膜炎、风湿痹痛、顺气、疥癣。

灰背老鹳草

为牻牛儿苗科植物 *Geranium wlassowianum* Fisch. ex Link 的全草。

生于海拔 3 400 m 的林间草地。分布于什邡、金阳、峨边。

祛风除湿。

沙头老鹳草

风露草。

为牻牛儿苗科植物 *Geranium yezoense* Franch. et Sar. 的全草、根。

生于路旁、草坡、林缘。分布于彭州、峨眉山。

疏风通络、活血强筋（峨眉）。

香叶天竺葵

香叶（洪雅）。

为牻牛儿苗科植物 *Pelargonium graveolens* L' Herit. 的全株。

栽培植物。分布于全川，彭州、成都、眉山市、峨眉山、泸定、康定。

全株祛风除湿、顺气、止痛，用于风湿痹痛、疝气、阴囊湿疹、疥癣。

注：本品为芳香油料植物。

天竺葵

石蜡红（峨眉山）。

为牻牛儿苗科植物 *Pelargonium hortorum* Bailey 的花、全草。

栽培花卉，分布于全川，康定、泸定、峨眉山、成都、眉山市、达州市、巴中市。

花清热、消炎，用花榨汁滴耳，用于中耳炎。全草清热解毒、消痈止痛，用于中耳炎、痈肿疮毒。

马蹄纹天竺葵

为牻牛儿苗科植物 *Pelargonium zonale* Ait. 的全草。

栽培，分布于全川，泸定、康定。

祛风湿，用于阴囊湿疹、疥癣。

旱金莲科 Tropaeolaceae

旱金莲

金莲花、旱莲花、金丝莲。

为旱金莲科植物 *Tropaeolum majus* L. 的全草。

栽培。分布于全川，新都、康定、泸定、眉山市。

清热解毒，用于眼结膜炎、痈疖肿毒、目赤肿痛、恶疮。

亚麻科 Linaceae

垂果亚麻

甲地嘎保（藏名）、亚麻。

为亚麻科植物 *Linum nutans* Maxim. 的花及果。

生于海拔 2 000 ~ 3 500 m 的山坡、河滩、荒地。分布于炉霍、石渠。

通经活络、润肠通便、养血祛风，用于子宫瘀血、经闭、肠燥便秘、老年人皮肤干燥起屑、过敏性皮炎、皮肤瘙痒、疮疡湿疹。

藏医：活血通经，用于子宫瘀血、经闭、身体虚弱、神经性头痛、外敷伤口红肿。

野亚麻

疗毒草、亚麻、甲地嘎保（藏名）。

为亚麻科植物 *Linum stellaroides* Planch. 的地上部分及种子。

生于海拔 2 100 ~ 3 700 m 的荒滩、河滩、山坡。分布于甘孜、石渠、达州市。

养血润燥、祛风解毒，用于血虚便秘、皮肤瘙痒、荨麻疹、疮痈肿毒。大便滑泻者慎用。

藏医：活血通经，用于子宫瘀血、经闭、身体虚弱、神经性头痛、外敷伤口红肿。

亚麻

胡麻仁、亚麻仁、甲地嘎保、热尔玛（藏名）。

为亚麻科植物 *Linum usitatissimum* L. 的种子。

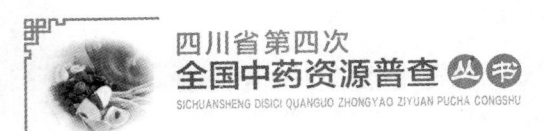

生于海拔1 500~3 600 m的山坡；多栽培。分布于全川，九寨沟、若尔盖、马尔康、金川、汶川、茂县、雷波、康定、泸定、道孚、炉霍、巴中、万源。

润燥通便、养血、祛风止痒、解毒、润泽皮肤，用于肠燥便秘、老人皮肤干燥起鳞屑、过敏性皮炎、皮肤瘙痒、疮疡、湿疹。种子油为润滑剂。

藏医：用于神经性疼痛，外敷伤口红肿。

石海椒

过山青（叙永、泸县）、黄蚂螂（高县、长宁）、鸡蛋花（兴文）、刷把草、祝英台（长宁）、米汤糊（峨眉）。

为亚麻科植物 *Reinwardtia trigyna* Planch. /*R. indica* Dumort. 的全草。

生于海拔2 700 m以下的干旱、灌木丛、荒坡。分布于全川，高县、隆昌、纳溪、兴文、叙永、长宁、龙泉、简阳、汉源、石棉、邛崃、崇州、雷波、南充市、眉山市、渠县、峨眉山。

祛风除湿、活血通经、活络利湿、通淋、清热凉血、消饱胀、利小便、排脓、止咳、平喘，用于小便不利、小肠湿热、跌打损伤、肺热咳嗽、咳吐浓痰、小儿高热、咳嗽。清热利尿，用于黄疸型肝炎、小便不利、鼻衄（渠县）。

蒺藜科 Zygophyllaceae

蒺藜

刺蒺藜（宜宾）、羊角刺（会理）、白蒺藜、硬蒺藜、色麻、色麻然果（藏名）。

为蒺藜科植物 *Tribulus terrestris* L. 的果实、全草、幼苗。

生于海拔1 500~2 800 m的山坡、路旁、草丛、沙土，有栽培。分布于全川，宜宾、南溪、会理、金阳、布拖、普格、康定、得荣、乡城、稻城、绵阳市、茂县、金川、九寨沟、理县、马尔康、达州、平昌、雷波、甘洛、会东、木里、宁南。

散风解毒、平肝明目、下气、行血、祛风止痒，用于头晕头痛、目赤多泪、身痒、目赤肿翳、胸满、咳逆、癥瘕、乳难、痈疽、瘰疬、气管炎、高血压、皮肤瘙痒、风湿痒疹。

藏医：果实养肾、利水、祛风、止痒，用于肾寒腰痛、肾炎、尿涩淋漓、营养不良性水肿、风湿、荨麻疹。幼苗煎水洗瘙痒。

芸香科 Rutaceae

松风草

臭节草、岩椒草、水黄连（叙永）、九龙草（长宁）、臭泡子、小苦参（筠连）、臭鸡虱子（南充）、牛虱子草（绵阳）。

为芸香科植物 *Boenninghausenia albiflora*（Hook.）Reichb. 的全草。

生于海拔400~3 800 m的灌木丛、阴湿林缘、谷地。分布于彭州、崇州、邛崃、什邡、乐山、汶川、茂县、理县、九寨沟、兴文、长宁、叙永、筠连、合江、屏山、古蔺、美姑、越西、普格、康定、白玉、得荣、九龙、稻城、泸定、雅江、南充市、绵阳市、眉山市、邻水、宣汉、万源、通江、凉山州、马边、峨边。

发汗解表、止咳镇痛、清热解毒、截疟、退黄、消食、温中行气、凉血、消炎、舒筋活血、散瘀止痛、消痞、杀虫，用于感冒咽喉炎、感冒发热、湿热黄疸、寒凝气滞之脘腹胀痛、疟疾、支气管炎、肝炎、咯血、衄血、跌打损伤、皮下瘀血、阿米巴痢疾。外用于外伤出血、痈疽疮疡、湿疹、头虱。杀灭虱、蚊、孑孓、跳蚤等虫害。

石椒草

羊不吃、无柄松风草、石椒、石交、岩椒草。

为芸香科植物 *Boenninghausenia sessilicarpa* Lévl. 的全草。

生于海拔 450~3 200 m 的灌木丛、阴湿林缘。分布于乐山、甘洛、雷波、布拖、盐边、会东、喜德、西昌、九龙、眉山市、峨眉山。

发汗解表、发散疮毒、止咳镇痛、祛风除湿、散瘀消痞、杀虫、通经络、顺气止痛，用于胸膈气痛、胃气疼痛、胸腹胀满、痰癖食积、风寒感冒、瘰疬、痢疾。

酸橙

枳实、枳壳、陈皮橘（合江）。

为芸香科植物 *Citrus aurantium* L. 的幼果、果皮、未成熟果实。

栽培。分布于南充、成都、宜宾、纳溪、叙永、隆昌、合江、泸县、屏山、普格、雷波、金阳、眉山市、达州市、巴中市、峨眉山、泸定、康定。

枳实破气、散瘀、消积、消痞，用于胸膈痰滞、胸痞、肋胀、食积、噫气、呕逆、下痢后重、胃下垂、脱肛、子宫脱垂、肠痛、食积。枳壳理气宽中、消胀提肛，用于脘腹痞满胀痛、湿热食积、痰湿内阻、肝胃不和、胃脘胀闷、胁肋疼痛。

注：本品为川产道地药材，主产于达州、巴中、苍溪、安岳、泸县、蓬溪等地。

雷波脐橙

为芸香科植物 *Citrus sinensis*（L.）Osbeck 的果肉、果皮。

栽培。分布于雷波金沙江河谷沿岸。

果肉生津止渴，开胃下气的功效，主治食欲不振，胸腹胀满作痛，腹中雷鸣及便溏或腹泻。果皮化痰、理气消食、下气、快膈、宽中、解酒毒，用于气郁胸闷、脘腹冷痛、咳嗽、痰湿咳逆、疝气、老年慢性支气管炎、痞食停滞。

柚

柚子、橘红、气柑、化红（纳溪）、老木柑（合江）、化红柑（泸县）、臭橙。

为芸香科植物 *Citrus grandis*（L.）Osbeck 的叶、果皮、成熟果实、花、核。

栽培。分布于南充、绵阳、崇州、纳溪、合江、高县、长宁、泸县、康定、绵阳市、眉山市、达州市、巴中市、峨眉山、盐边、德昌、西昌、昭觉、喜德、泸定。

果皮化痰、理气消食、下气、快膈、宽中、解酒毒，用于气郁胸闷、脘腹冷痛、咳嗽、痰湿咳逆、疝气、老年慢性支气管炎、痞食停滞。成熟果实用于孕妇食少口淡、去胃中恶气、消食、去肠胃气滞、解酒毒。叶解毒消肿，用于头风痛、寒湿痹痛、食滞腹痛、乳腺炎、扁桃体炎。花顺气、止痛、除痰。核治小儿疝气。根理气止痛、消风寒，用于胃痛、疝气疼痛、风寒咳嗽。

宜昌橙

为芸香科植物 *Citrus ichangensis* Swing. 的果实。

栽培。分布于崇州、邛崃、南充市、邻水、宣汉、平昌、巴中、万源。

破气消积、理气化痰、除痞、利膈宽胸，用于胸膈痰滞、痞满不畅、腹胀、癥瘕包块、腰肋疼痛、乳房肿痛、疝气、气滞食积、小便不利、子宫脱出等症。

香橙

橙子皮、蟹橙。

为芸香科植物 *Citrus junos* Tanaka 的皮。

栽培。分布于乐山、泸定、眉山市。

化痰、消食、利膈、止呕恶、消瘿、解酒、解鱼蟹毒，用于气郁胃气痛、疝气、痰壅。

柠檬

香橼叶（南溪）、土枳壳（长宁）。

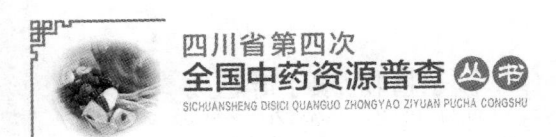

为芸香科植物 *Citrus limonia* Osbeck 的果实、根、果皮。

栽培。分布于安岳、乐山、南溪、江安、泸县、高县、兴文、长宁、成都、南充市、眉山市、渠县、通江、峨眉山、盐边、泸定、康定，主产于安岳。

果止咳祛痰、祛暑、安胎、生津健胃、止痛、消食开胃，用于气管炎、百日咳、食欲不振、维生素 C 缺乏症、中暑烦渴。叶化痰、止咳、理气开胃，用于伤寒、痰火、咳喘腹胀、腹泻。根止痛、祛瘀，用于跌打损伤、伤积、狂犬咬伤。果皮消痞止泻、止咳祛痰，用于肠炎腹泻、胃脘痞胀、咳嗽痰多。根行气止痛、止咳平喘，用于胃痛、疝气、睾丸炎、咳嗽、支气管哮喘。

枸橼

香橼、香橼柑（隆昌）。

为芸香科植物 *Citrus medica* L. 的果实。

栽培。分布于攀枝花、成都、隆昌、合江、兴文、冕宁。

化痰、理气、止痛、舒郁、利膈，用于胃痛胀满、痰饮咳嗽气壅、呕秽少食。叶用于伤寒咳嗽。根理气、消胀，用于胃腹胀痛、风痰咳嗽、小儿疝气。

佛手

佛手柑。

为芸香科植物 *Citrus medica* L. var. *sarcodactylis*（Noot.）Swingle 的果实、根、花、叶。

栽培。分布于攀枝花、崇州、石棉、泸县、兴文、合江、筠连、纳溪、隆昌、江安、宜宾、屏山、泸定、康定、南充市、丹棱、洪雅、开江、邻水、平昌、峨眉山、盐源、冕宁、普格、德昌、宁南。

消食化痰、理气止痛、快膈，用于寒邪犯胃、气滞作痛、小儿呕吐、急性胃炎胸腹胀痛、食欲不振、胃痛、肋胀、呕吐、嗝噎、痰饮咳喘，并能解酒。根行气止痛。

注：本品为川产道地药材，主产于合江、犍为、宜宾。

橘

陈皮、青皮、柑子、橘皮、橘。

为芸香科植物 *Citrus reticulata* Blanco 的果皮、橘核、橘络、幼果、叶。

栽培。分布于南充、成都、泸县、合江、兴文、江安、崇州、什邡、雷波、甘洛、金阳、盐源、冕宁、泸定、康定、丹巴、得荣、稻城、眉山市、达州市、巴中市、峨眉山。

果开胃、止咳、润肺，用于胸膈郁气、呕逆、消渴。叶疏肝解郁、行气散结、化痰、理气、消肿毒，用于乳腺炎、胁痛、冷气腹痛。果皮（陈皮）理气健胃、调中、燥湿化痰，用于胃腹胀满、呕吐呃逆、咳嗽痰多、慢性气管炎、水肿、慢性胃炎、乳腺炎。橘络通经活络、理气活血、化痰，用于痰滞经络、咳嗽胸肋疼痛。橘核温通下焦滞气、理气、散结止痛，用于小肠疝气、睾丸肿痛、乳腺炎。幼果（青皮）疏肝破气、疏肝止痛、消积化滞，用于胸肋疼痛、乳房肿痛、乳腺炎、疝气等。

注：本品为川产道地药材，主产于资阳、简阳、合江。

红橘

为芸香科植物 *Citrus reticulata* Blanco var. *deliciosa* Tenore 的果皮、橘核、橘络。

栽培。分布于雷波、甘洛、金阳。

陈皮理气和胃、燥湿化痰；橘核温通下焦滞气。橘络通经活络。

温州密橘

无核橘。

为芸香科植物 *Cirtus reticulata* Blanco var. *unshiu*（Marcor）H. H. Hu 的果皮、橘络、幼果、叶。

栽培。分布于全川。

功效与橘相同。

橙

枳实、广柑、甜橙、黄果、橙子。

为芸香科植物 *Citrus sinensis* (L.) Osbeck 的果实、果皮、叶。

栽培。分布于全川，南充、崇州、宜宾、泸州、雷波、甘洛、金阳、盐源、喜德、稻城、丹巴、康定、泸定、金川、汶川、眉山市、达州市、巴中市、峨眉山。

果皮理气、化痰、健脾、温胃、导滞，用于感冒咳嗽、食欲不振、胸腹胀痛、腹鸣便泻、乳痈。成熟果实行气、通乳、止痛，用于妇女乳结不通、红肿结硬疼痛、恶寒发热、臌胀，行厥阴滞寒之气、止肝气左胁疼痛、行阳明乳汁不通。叶止痛散瘀，捣烂敷疮。

福橘

陈皮。

为芸香科植物 *Citrus tangerina* Hort et Tanaka 的果皮。

栽培。分布于乐山、眉山市。

化痰、理气、燥湿、调中，用于脘腹胀满、嗳气、呕吐、咳嗽。

香圆

香橼、枳壳、枳实、药柑（达州）。

为芸香科植物 *Citrus wilsonii* Tanaka 的成熟果实。

栽培。分布于绵阳、乐山、什邡、康定、眉山市、达州、南江、盐边。

化痰、理气、解郁、止痛、散结，用于胸闷、痞满、气逆呕吐、胃腹胀痛、痰饮咳嗽。

白鲜

白鲜皮。

为芸香科植物 *Dictamnus dasycarpus* Turcz. 的根皮。

生于海拔 2 500～3 200 m 的山坡草地、灌木丛中。分布于若尔盖、凉山州。

清热解毒、利尿、杀虫、祛风，用于风疮疥癣、湿疹、黄水疮、风湿痹痛、黄疸、淋巴结炎、外伤出血。

华南吴萸

为芸香科植物 *Evodia austrosinensis* Hand. et Mazz. 的根、叶、果实。

生于山坡灌木丛中。分布于米易。

温中散寒、理气止痛、止呕。

川西吴萸

臭辣树、野茱萸（峨眉）、巴氏吴茱萸。

为芸香科植物 *Evodia baberi* Rehd. et Wils. 的果实。

生于海拔 1 800～2 500 m 的灌木丛中。分布于乐山、眉山市、峨眉山、盐源、泸定。

温中、散寒、止痛，用于胃寒腹痛。

吾檀吴萸

臭檀、臭辣子。

为芸香科植物 *Evodia danielii* (Benn.) Hemsl. 的果实、种子。

生于山坡。分布于乐山、丹棱、洪雅、邻水。

解毒、温中散寒、杀虫、止痛，用于脘腹冷痛、疝气、腹胀、虫积。种子温中止呕、解郁下气、散寒止痛，用于肝郁气滞、肝胃气逆所致的呕吐吞酸、胸膈胀满、寒疝腹痛、虚寒泄泻、寒湿脚气。

臭辣吴萸

臭辣树。

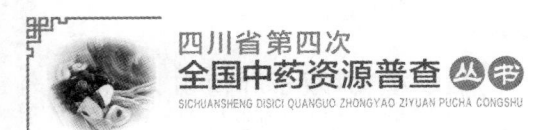

为芸香科植物 *Evodia fargesii* Dode 的果实。

生于灌木丛中。分布于乐山、崇州、邛崃、丹棱、洪雅、大竹、宣汉、通江、会理、雷波、峨边。

止咳、散寒、杀虫、温中、止痛，用于胃寒腹痛、麻疹后咳嗽。

蜜楝吴萸

辣子树。

为芸香科植物 *Evodia lenticellata* Huang 的果实。

生于海拔 2 000~2 300 m 的山坡。分布于乐山、成都、丹巴。

温中、散寒、理气止痛。

楝叶吴茱萸

为芸香科植物 *Evodia meliifolia*（Hance）Benth. 的果实。

生于山坡。分布于乐山、邛崃、甘洛。

温中散寒、理气止痛。

吴茱萸

吴萸，蜀萸子（绵阳）。

为芸香科植物 *Evodia rutaecarpa*（Juss.）Benth. 的未成熟果实、叶。

生于海拔 1 800 m 以下的山坡，有栽培。分布于乐山、邛崃、彭州、什邡、崇州、雷波、甘洛、美姑、盐源、金阳、西昌、盐边、南充市、绵阳市、丹棱、洪雅、达州市、巴中市、峨眉山、康定、马边。

果实温中散寒、理气止痛、解郁、健胃、燥湿、疏肝、解毒、止呕、杀虫，用于呕逆吞酸、脏寒吐泻、脾胃虚寒所致的脘腹胀痛、胃痛、腹泻、恶心、头晕头痛、胃寒痛、寒疝疼痛、脚气肿痛、口疮溃疡、湿疹、黄水疮、大便下血、疝气，外用于高血压、湿疹。叶治霍乱、下气、止心腹冷气。根行气、温中、杀虫，用于脘腹冷痛、泄泻、下痢、风寒头痛、腰痛、疝气、经闭、腹痛、蛲虫病。

注：本品为川产道地药材，主产于古蔺、叙永、宜宾市。

疏毛吴茱萸

吴萸、波氏吴茱萸、辣子树（长宁）、野辣子（江安）。

为芸香科植物 *Evodia rutaecarpa* Benth. var. *bodinieri*（Dode）Huang 的果实。

生于林中。分布于自贡、凉山州、珙县、叙永、长宁、合江、江安。

解毒、散寒、杀虫、止痛，功效同吴茱萸。

石虎

吴茱萸。

为芸香科植物 *Evodia rutaecarpa* Benth. var. *officinalis* L. 的果实。

生于林中。分布于会理、泸州。

解毒、散寒、杀虫、止痛。

牛纠吴萸

山吴茱萸、吴萸。

为芸香科植物 *Evodia trichotoma*（Lour.）Pierre 的叶。

生于山坡。分布于乐山。

用于小儿麻痹症、风湿关节痛。

毛牛纠吴萸

为芸香科植物 *Evodia trichotoma*（Lour.）Pierre var. *pubscens* Huang 的根、叶。

生于灌木丛、林缘、路旁。分布于攀枝花、米易。

根用于避孕。叶用于风湿痹痛。

金柑

金枣、牛奶橘、金橘、寿星柑、寿星果（阿坝州）。

为芸香科植物 *Fortunella japonica*（Thunb.）Swingle/f. *margarita*（Lour.）Swingle 的果实、根。

栽培。分布于全川，自贡、丹巴、稻城、金川、汶川、茂县、达州市、巴中市、大竹。

果实宽中理气、化痰散结、生津止咳，用于水肿、风寒咳嗽、胃气痛、食积胀满、疝气、脱肛、产后气滞、腹痛、子宫脱垂。根醒脾行气。

调料九里香

麻绞叶。

为芸香科植物麻绞叶 *Murraya koenigii*（L.）Spreng 的叶与根。

生于山坡。分布于雷波。

消炎、镇静、抗骨质疏松。

九里香

为芸香科植物 *Murraya exotica* L. 的枝叶。

栽培。分布于富顺。

行气活血、散瘀止痛、解毒消肿，用于跌打肿痛、风湿骨痛、胃痛、牙痛、破伤风、流行性乙型脑炎、虫、蛇咬伤，局部麻醉。

千里香

九里香、香果树（兴文）。

为芸香科植物 *Murraya paniculata*（L.）Jack. 的枝叶。

栽培。分布于兴文。

枝叶行气、活血、祛风、除湿，并有麻醉镇痛作用，用于脘腹气痛、肿毒、疥疮、皮肤瘙痒、跌打肿痛。

日本常山

常山、鬼见愁、胡椒树（南充市）。

为芸香科植物 *Orixa japonica* Thunb. 的根。

生于林下。分布于乐山、叙永、纳溪、江安、长宁、屏山、古蔺、邛崃、南充市、洪雅、峨眉山。

根清热、解表、行气、止痛、祛风利湿、安神、抗癌，用于风热感冒、咳嗽、喉痛、牙痛、胃痛、风湿关节痛、痢疾、无名肿毒、疝气痛。根调气镇痛、清热利湿，用于胃气痛、浮肿、风湿性关节炎、瘰疬、神经衰弱。

黄檗

黄柏、元柏、黄波罗、黄伯栗（阿坝州）。

为芸香科植物 *Phellodendron amurense* Rupr. 的树皮。

生于海拔 1 000 ~ 1 500 m 的山地，有栽培。分布于崇州、什邡、邛崃、绵阳、金川、汶川、茂县、九寨沟、泸定、丹巴、康定、汉源、宝兴、芦山、雅安、天全、峨边。

清热燥湿、泻火解毒，用于急性细菌性痢疾、急性肠炎、急性黄疸型肝炎、口疮、风湿性关节炎、泌尿系统感染、遗精、白带。外用于烧烫伤、急性结膜炎、黄水疮。

注：本品为国家三级保护植物。

黄皮树

黄柏。

为芸香科植物 *Phellodendron chinense* Schneid. 的树皮。

野生，有栽培。分布于全川，成都、彭州、荥经、宝兴、邛崃、什邡、绵竹、宜宾、美姑、雷波、西

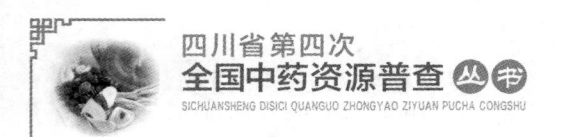

昌、冕宁、会理、普格、眉山市、达州、宣汉、万源、巴中、峨眉山、泸定、马边、峨边。

清热燥湿、泻火解毒、抗菌消炎，用于湿热泻痢、泄泻、消渴、黄疸、梦遗、淋浊、痔疮、便血、赤白带下、泌尿道系统感染、小便黄赤短涩热痛、湿热下注、腿足湿热痛、阴虚火旺、盗汗、阳强、骨蒸劳热、目赤肿痛、口舌生疮、疮疡、乳痈、肿毒、热毒、阴道滴虫、烫火伤。

注：本品为川产道地药材，主产于荥经。

秃叶黄皮树

黄柏、小黄柏。

为芸香科植物 *Phellodendron chinense* Schneid. var. *glabriusculum* Schneid. 的树皮。

栽培于海拔 2 200 m 以下的向阳山坡。分布于全川，宜宾、泸州、彭州、成都、荥经、大邑、宝兴、白玉、泸定、丹巴、康定、南充市、洪雅、汉源、泸定。

清热燥湿、泻火解毒，用于湿热泻痢、泄泻、消渴、黄疸、梦遗、淋浊、痔疮、便血、赤白带下、泌尿道系统感染、小便黄赤短涩热痛、湿热下注、腿足湿热痛、阴虚火旺、盗汗、阳强、骨蒸劳热、目赤肿痛、口舌生疮、疮疡、肿毒、热毒、烫火伤。

注：本品为川产道地药材，主产于荥经。

峨眉黄皮树

黄柏。

为芸香科植物 *Phellodendron chinense* Schneid. var. *omeiense* Huang 的树皮。

生于林中，有栽培。分布于乐山、高县、筠连、峨眉、雷波、西昌、会理、冕宁、甘洛、普格、巴中市、达州市。

清热燥湿、泻火解毒、抗菌消炎，功效同黄柏。

枸橘

枳、枳壳、青皮（泸县）、雀不站（长宁）、臭桔、枳、臭杞、正青皮（南充）、枸橘。

为芸香科植物 *Poncirus trifoliata*（L.）Raf. 的果实。

生于屋边，有栽培。分布于什邡、乐山、南充、泸县、长宁、珙县、隆昌、纳溪、泸定、南充市、丹棱、洪雅、峨眉山。

果实破气、行痰、散瘀、疏肝和胃、理气止痛、消积化滞，用于胃痛、消化不良、便秘、胸膈痰滞、胸痞、肋胀、胁肋疼痛、胸腹胀满、乳痈、乳癌、食积停滞、胃脘胀痛、肝脾肿大、气血瘀结、意气、呕逆、下痢后重、脱肛、子宫脱垂、睾丸肿痛。根用于齿痛、痔疮、便血。叶理气、祛风、消肿、散结。核用于肠风下血不止。

裸芸香

山麻黄、蛇椒子（宜宾）。

为芸香科植物 *Psilopeganum sinensis* Hemsl. 的全草、根。

生于山坡、灌木丛中。分布于宜宾、达州市、巴中市。

全草解表、止呕、定喘、健脾、行水，用于感冒、咳喘、呕吐、水肿、蛇咬伤。根用于腰痛。

芸香

臭草。

为芸香科植物 *Ruta graveolens* L. 全草。

栽培。分布于新都、宜宾、长宁。

全草祛风镇痉、通经杀虫、退热利尿、活血解毒、消肿，用于感冒发热、风湿骨痛、小儿惊风、小便不利、泄泻、疝气、妇女经闭、跌打损伤、热毒、疮疡、湿疹。

乔木茵芋

为芸香科植物 *Skimmia arborescens* Gamble 的茎叶。

生于海拔 1 800~2 500 m 的山谷林下。分布于泸定、康定。

用于风湿痹痛。

黑果茵芋

小茶条（屏山）。

为芸香科植物 *Skimmia melanocarpa* Rehd. et Wils. 的果。

生于灌木丛中。分布于屏山、筠连、马边、峨边。

果用于呕吐。

茵芋

黄山桂。

为芸香科植物 *Skimmia reevesiana* Fortune 的茎叶。

生于灌木丛中。分布于什邡、乐山、洪雅、甘洛、冕宁、越西、雷波、马边。

祛风除湿散寒、强筋，用于风湿痹痛、腿足酸软无力。

飞龙掌血

血莲肠、见血飞、大救驾（高县）、血贯肠（南充）。

为芸香科植物 *Toddalia asiatica*（L.）Lam. 的根皮、根、叶。

生于海拔 1 500~2 600 m 的阴湿林中、沟边、路边、灌木丛中。分布于九寨沟、金川、茂县、汶川、理县、马尔康、小金、黑水、乐山、攀枝花、叙永、合江、兴文、筠连、古蔺、纳溪、崇州、彭州、什邡、甘洛、广安、岳池、苍溪、阆中、南部、仪陇、洪雅、巴中市、达州市、凉山州、峨边。

祛风除湿、活血、止痛止血、散瘀、生肌解表、温胃杀虫、解毒消肿，用于风湿疼痛、胃痛、跌打损伤、肋间神经痛、胃痛、月经不调、吐血、衄血、刀伤出血、经闭、痛经、崩漏、痈肿恶疮。叶用于痈疖肿毒、毒蛇咬伤。

毛刺花椒

为芸香科植物 *Zanthoxylum acanthopodium* DC. var. *timbor* Hook. f. 的根、果实。

生于山坡、灌木丛中。分布于宁南。

温中散寒、止痛、杀虫、避孕，用于虫积腹痛、伤风感冒、避孕。果实温胃杀虫，用于心腹冷痛、冷痢、带下病。

椿叶花椒

樗叶花椒、海桐皮（平昌）、刺丁皮（巴中）。

为芸香科植物 *Zanthoxylum ailanthoides* Sieb. et Wils. 的果实、树皮、叶、根。

生于山坡、灌木丛中。分布于大竹、渠县、平昌、巴中、通江。

根祛风通络、活血散瘀、解蛇毒，用于跌打肿痛、风湿关节痛。果实温中、除湿、止痛、杀虫，用于中暑腹胀、冷痛、吐泻、蛔虫。叶外用于毒蛇咬伤、外伤出血。

勒檔花椒

为芸香科植物 *Zanthoxylum avicennae*（Lam.）DC. 的根、果实、叶。

生于山坡、灌木丛中。分布于汉源、宝兴。

行气止痛、利水。

花椒

椒目、家椒子。

为芸香科植物 *Zanthoxylum bungeanum* Maxim. 的果实、种子、叶、根。

生于向阳、温暖、肥沃处，栽培于屋边。分布于全川，雅安、阿坝州、崇州、彭州、邛崃、九龙、古蔺、兴文、越西、甘洛、普格、喜德、泸定、新龙、康定、雅江、丹巴、得荣、理塘、乡城、稻城、泸

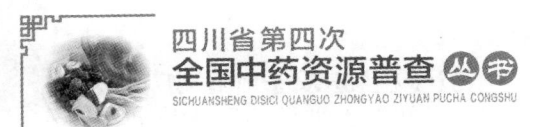

定、南充市、绵阳市、洪雅、达州市、巴中市、峨眉山、马边、峨边。

果皮温中、祛风、散寒燥湿、顺气杀虫、行气止痛、解鱼腥毒，用于食积、停饮、胸腹冷痛、胃寒疼痛、虚寒下痢腹痛、呕吐、虫积腹痛呕吐、恶呃、咳嗽、气逆、风寒湿痹、风湿骨痛、泄泻、痢疾、疝痛、齿痛、血吸虫、蛔虫病、蛲虫病、阴痒、疮疥，外治牙痛、湿疹瘙痒、脂溢性皮炎、目赤肿痛，又可用于麻醉。种子（椒目）利水消肿，用于水肿胀满、痰饮喘逆。叶治寒积、霍乱、转筋、脚气、漆疮、疥疮。根用于肾与膀胱虚冷、血淋、血瘀。叶与根嚼牙用于虫牙痛。

注：本品为川产道地药材，主产于汉源、汶川、理县、茂县。

毛叶花椒

为芸香科植物 *Zanthoxylum bungeanum* Maxim. var. *pubescens* Huang 的果实、种子、叶、根。

生于海拔 2 000 ~ 2 700 m 的山坡、灌木丛中。分布于泸定、康定。

功效同花椒。

花椒簕

为芸香科植物 *Zanthoxylum cuspidatum* Champ/*Z. scandens* Bl. 的果实、根。

生于灌木丛中。分布于乐山、什邡。

散寒温中、止吐、止泻。

异叶花椒

山花椒、狗屎椒（叙永）、茶椒（古蔺）、羊山刺（南充）、见血飞、青椒皮（峨眉）。

为芸香科植物 *Zanthoxylum dimorphophyllum* Hemsl. 的果实、枝叶、种子、根、根皮。

生于海拔 1 600 m 以下的灌木丛中。分布于乐山、叙永、古蔺、南充市、洪雅、邻水、宣汉、巴中、通江、南江、峨眉山。

果实散寒温中、燥湿、杀虫，用于胃寒腹痛、目翳、疝气。枝叶及种子燥湿、杀虫，用于脚气。种子祛风退翳，煎水洗眼翳膜。根、根皮舒筋活络、消肿止痛，用于跌打损伤（南充、巴中）。

刺异叶花椒

见血飞、两面针（长宁）。

为芸香科植物 *Zanthoxylum dimorphophyllum* Hemsl. var. *spinifolium* Rehd. et Wils. 的果实、根及根皮。

生于海拔 1 600 m 以下的灌木丛中。分布于乐山、兴文、长宁、叙永、崇州、洪雅、达州、渠县、平昌、万源、峨眉山、甘洛。

果实散寒温中、燥湿、杀虫、接骨生肌、止痛消肿，用于胃寒腹痛、目翳、疝气、跌打损伤、腰酸腿疼。根及根皮祛风散寒、活血舒筋、活络、消肿镇痛，用于风寒咳嗽、风湿麻木、跌打损伤、外伤出血、大便秘结。根皮理气止痛，用于胃气痛、腹痛。

蚌壳花椒

单面针、山枇杷、母猪刺、岩椒（叙永）、山胡豆（筠连）、桐皮（江安）、血灌肠（兴文）、铁毛莲、山椒根（南充）、螃蟹花椒（洪雅）。

为芸香科植物 *Zanthoxylum dissitum* Hemsl. 的果实、根、茎皮、叶。

生于海拔 600 ~ 3 500 m 的灌木丛、林中。分布于乐山、崇州、邛崃、叙永、长宁、筠连、江安、兴文、南充、岳池、广安、阆中、苍溪、洪雅、达州、大竹、邻水、渠县、巴中、万源、峨眉山、会东、布拖、美姑、峨边。

果实温中散寒、行气止痛，用于疝气、月经过多。根祛风活络、活血散瘀、续筋接骨、止痛、解毒消肿、行气，用于胃气痛、风湿关节炎、跌打损伤、骨折。果实或种子理气止痛，用于妇女月经过多、疝气痛。根用于跌打损伤（江安），淋病（兴文），小儿便溏恶臭（筠连）。

刺壳花椒

老虎针、山榆椒（筠连）、见血飞、钻山虎（南溪）。

为芸香科植物 *Zanthoxylum echinocarpum* Hemsl. 的根。

生于海拔 350～600 m 的灌木丛中。分布于乐山、筠连、南溪、达州市、巴中市。

祛风除湿、行气活血、通经，用于风湿筋骨痛、跌打损伤、头昏。

岩椒

藤椒、西南花椒（洪雅）。

为芸香科植物 *Zanthoxylum esquirolii* Lévl. 的果实、根。

生于海拔 900～2 300 m 的山地、灌木丛中。分布于乐山、筠连、屏山、叙永、茂县、汶川、理县、九寨沟、邛崃、崇州、丹棱、洪雅、宣汉、峨眉山、凉山州、泸定、康定、马边、峨边。

温中散寒、理气止痛、祛风止痛、除湿止泻、活血通络，用于胃气痛、跌打损伤、风湿痛、瘀血作痛、经闭、咯血、吐血、关节风痛、胃气痛、疝气，驱蛔虫（屏山），祛风湿（叙永）。

小花花椒

为芸香科植物 *Zanthoxylum micranthum* Hemsl. 的根。

生于海拔 500～1 000 m 的疏林、灌木丛中。分布于金堂、简阳、威远、安岳。

根止血。

朵椒

雀儿蛋（长宁）。

为芸香科植物 *Zanthoxylum molle* Rehd. 的树皮。

生于灌木丛、树皮。分布于长宁。

树皮炖肉服治视物不清，并利水消肿（长宁）。

光叶花椒

两面针、入地金牛。

为芸香科植物 *Zanthoxylum nitidum*（Roxb.）DC. 的根皮、叶、枝。

生于灌木丛中。分布于乐山、彭州、崇州、邛崃、甘洛、洪雅、石棉、天全、马边。

根皮祛风除湿；茎叶散瘀、祛风通络、消肿止痛、解毒，用于风湿痹痛、牙痛、跌打损伤。

川陕花椒

叶儿玛、兴阿扎拉、杂近（藏名）。

为芸香科植物 *Zanthoxylum piasezkii* Maxim. 的果皮及种子、枝。

生于海拔 1 400～2 700 m 的灌木丛中。分布于康定、道孚、丹巴、雷波。

温中散寒、行气止痛、燥湿杀虫，用于胃腹冷痛、呕吐、泄泻、血吸虫病、丝虫病、蛔虫病、绦虫病。椒目用于水肿胀满，外治牙痛、脂溢性皮炎，又可用于麻醉。

藏医：温中散寒、醒酒催产，用于吐泻、梅毒性鼻炎、杀虫，龙病、胃病、口腔病、瘙痒性皮肤病。枝叶除痘证发热。

胡椒木

为芸香科植物 *Zanthoxylum piperitum*（L.）DC. 的果实、根、叶。

栽培，分布于四川盆地、丘陵地区、攀枝花、凉山州。

温中、下气、消痰、解毒，用于寒痰食积、脘腹冷痛、反胃、呕吐清水、泄泻、冷痢。并解食物毒。

竹叶椒

青椒、狗屎椒、野花椒（峨眉）。

为芸香科植物 *Zanthoxylum planispinum* Sieb. et Zucc. /*Z. armatum* DC. 的果实、根、叶。

生于海拔 1 300 m 以下的屋边、灌木丛、疏林。分布于乐山、崇州、邛崃、什邡、金阳、雷波、会东、冕宁、金阳、米易、会理、西昌、稻城、泸定、康定、丹巴、九龙、南充市、洪雅、开江、达州、邻

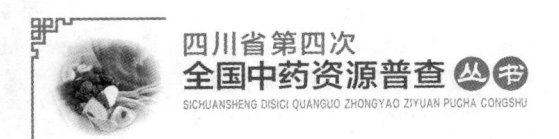

水、平昌、巴中、万源、峨眉山、马边、峨边。

果实温中、理气、祛风除湿、活血、散寒止痛、消肿杀虫、行气，用于胸腹冷痛、胃气痛、蛔虫腹痛、腹胀痛、疝气、肿毒、乳痈、皮肤瘙痒、虫牙痛等。根用于风湿关节炎、腹中痞块、牙痛、感冒、胃气痛、蛔虫。叶用于跌打损伤、痈肿疮毒、皮肤瘙痒。

毛竹叶椒

伞花椒（筠连）、野花椒、狗屎椒（高县）、岩椒（叙永）。

为芸香科植物 *Zanthoxylum planispinum* Sieb. et Zucc. f. *ferugireum*（Rehd. et Wils.）Huang/*Z. armatum* DC. f. *ferugireum*（Rehd. et Wils.）Huang 的果实、木。

生于海拔 2 300 m 以下的山坡、灌木丛中。分布于宜宾、泸州、泸定、九龙、稻城、得荣。

果实理气杀虫（纳溪、筠连、古蔺），用于皮肤瘙痒、胃痛、牙痛（宜宾）。嫩木泡酒服治牙痛，老茎浸酒服治风湿（长宁）。

青椒

香椒子、椒目、藤椒。

为芸香科植物 *Zanthoxylum schinifolium* Sieb. et Zucc. 的果实、根、叶。

生于海拔 1 000 m 左右的灌木丛中。分布于乐山、泸州、南充、洪雅、宣汉、平昌、盐源、甘洛、喜德、普格、冕宁、峨边。

温中散寒、除湿止痛、燥湿杀虫，用于脘腹冷痛、食积、停饮、心腹冷痛、蛔虫病、呕吐、皮肤湿疹。

野花椒

为芸香科植物 *Zanthoxylum simulans* Hance 的果实、根、叶、种子。

生于灌木丛中。分布于乐山、邛崃、阿坝州、稻城、雅江、乡城、理塘、德格、白玉、道孚、康定、宣汉、万源。

果实温中散寒、健胃、止吐泻、燥湿、杀虫，用于胃腹冷痛、寒湿泻痢、蛔虫病，外用于湿疹、皮肤瘙痒、龋齿疼痛。椒目利尿消肿，用于水肿胀满、腹水。根祛风湿、止痛，用于胃寒腹痛、牙痛、风寒。叶外用于痈肿疮毒、皮肤瘙痒。

狭叶花椒

为芸香科植物 *Zanthoxylum stenophyllum* Hemsl. 的果实、叶、种子。

生于海拔 1 400 ~ 2 200 m 的灌木丛中。分布于乐山、什邡、泸定、九龙、康定、冕宁、马边、峨边。

温中散寒、行气止痛、燥湿杀虫，用于胃腹冷痛、呕吐、泄泻、血吸虫病、丝虫病、蛔虫病。椒目用于水肿胀满。外治牙痛、脂溢性皮炎，又可用于麻醉。

苦木科 Simaroubaceae

臭椿

椿皮、樗、椿树。

为苦木科植物 *Ailanthus altissima*（Mill.）Swingle 的根皮、果实。

生于海拔 2 900 m 以下的林中。分布于乐山、成都、金川、九寨沟、壤塘、马尔康、理县、汶川、茂县、黑水、兴文、泸县、南溪、美姑、康定、泸定、丹巴、九龙、稻城、乡城、得荣、南充市、洪雅、达州市、巴中市、峨眉山、美姑、马边、峨边。

根皮除热、清热燥湿、收敛止血、止痢、凉血活血、涩肠、杀虫、止泻、止带，用于久痢、久泻、肠风下血、痔疮出血、崩漏、肠炎、赤白带下、遗精、白浊、蛔虫、功能性子宫出血、慢性痢疾。果实清热利尿、止痛、止血，用于胃痛、便血、尿血，外用于阴道滴虫。

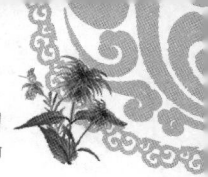

大果樗树

为苦木科植物 *Ailanthus altissima*（Mill.）Swingle var. *sutchuenensis*（Dode）Rehd. et Wils. 的根皮、果实。

生于山坡、林中。分布于四川省。

功效同臭椿。

刺樗

为苦木科植物 *Ailanthus vilmoriniana* Dode 的树脂。

生于山坡。分布于四川省。

用于头痛、手足皲裂。

鸦胆子

鸦旦子。

为苦木科植物 *Brucea javanica*（L.）Merr. 的种子。

生于灌木丛中。分布于凉山州、米易。

杀虫、止痢，用于疟疾。

苦树

苦木、苦皮树、苦木皮、石瓦树（江安）、苦桑、山黄柏、野椿（高县）、苦皮子（南充）。

为苦木科植物 *Picrasma quassioides*（D. Don）Benn. 的根皮、全株、树皮、叶。

生于海拔 800~2 500 m 的山坡、林缘、溪边、林中。分布于乐山、成都、九寨沟、松潘、黑水、茂县、江安、高县、屏山、泸县、康定、九龙、丹巴、南充市、洪雅、通江、南江、峨眉山、金阳、雷波、美姑、中江、马边、峨边。

树皮有毒，清热燥湿、解毒、消肿止痛、化痰、杀虫，用于菌痢、痈肿疮毒、胃肠炎、胆道感染、蛔虫病、急性化脓性感染、疥癣、湿疹、烧伤。全株清热解毒，用于湿热（江安）、泻火解毒、除湿止痒（高县）、驱虫（江安）。根皮清热解毒、祛湿化痰。叶用于稻田皮炎。

橄榄科 Burseraceae

橄榄

青果。

为橄榄科植物 *Canarium album*（Lour.）Raeush. 的果实。

栽培。分布于泸州、兴文、叙永、合江、纳溪、长宁、江安、乐山、仁寿、青神、洪雅。

清热解毒、化痰、消积、清肺、利咽、生津，用于咽喉肿痛、烦渴、咳嗽吐血、菌痢、口舌生疮、癫痫、解河豚毒及酒毒。仁润燥，解鱼与酒毒。核治诸鱼骨鲠、疝气、肠风下血。根清咽解毒、利关节，用于咽喉肿痛、脚气、筋骨疼痛。

楝科 Meliaceae

米籽兰

为楝科植物 *Aglaia odorata* Lour. 的枝叶。

生于湿润、肥沃的土壤，为栽培。分布于全川。

枝叶活血散瘀、消肿止痛，用于跌打损伤、骨折、痈疮。花行气解郁，用于气郁胸闷、食滞腹胀。

灰毛浆果楝

臭子、粗糠叶（屏山）、假茶辣（峨眉）。

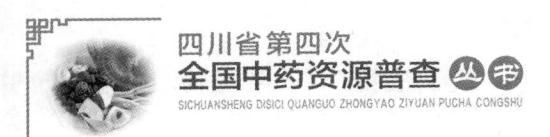

为楝科植物 *Cipadessa cinerascens*（Pell.）Hand-azz. 的根、叶。

生于海拔700 m左右的灌木丛中。分布于屏山、筠连、古蔺、江安、乐山、丹棱、洪雅、峨眉山、金阳、米易、德昌、宁南、盐源、雷波、布拖、西昌。

清热解毒、祛风、化湿、行气止痛、通便、截疟，用于感冒、风湿痹痛、痢疾、疟疾、腹痛、烫伤、皮肤瘙痒。根清热燥湿、杀虫、驱蛔虫（古蔺）。

楝

苦楝皮、紫花树。

为楝科植物 *Melia azedarach* L. 的根皮或树皮、叶、果实。

生于路边、山坡、河谷。分布于全川，乐山、宜宾、彭州、江安、南溪、隆昌、兴文、合江、康定、眉山市、达州、邻水、渠县、平昌、南江、峨眉山、甘洛、马边、安岳。

清肝火、止痛、清热燥湿、杀虫、收敛止痢，用于蛔虫、蛲虫、风疹、疥癣、头癣、水田皮炎。

川楝

苦楝子、苦楝皮、金铃子。

为楝科植物 *Melia toosendan* Sieb. et Zucc. 的果实、根皮、花、树皮、叶。

生于海拔2 200 m以下的路边，有栽培。分布于全川，乐山、什邡、邛崃、崇州、郫县、简阳、合江、高县、泸县、筠连、宜宾、纳溪、叙永、长宁、甘洛、南充市、绵阳市、汶川、九寨沟、理县、茂县、金川、达州市、巴中市、峨眉山、凉山州、丹巴、九龙、马边、安岳。

果实（金铃子）除湿热、泻火、疏肝理气、杀虫、止痛，用于肝胃气痛、腹痛、胁肋胀痛、热厥心痛、肋痛、疝气、虫积腹痛、钩虫、蛲虫、滴虫。花焙干研末擦热痱。树皮、根皮、叶驱虫杀虫，用于蛔虫、蛲虫。

注：本品为川产道地药材，主产于四川盆地与丘陵地区。

小地黄连

矮沱沱（屏山）、云南地黄连。

为楝科植物 *Munronia delavayi* Franch. 的全草。

生于海拔300～400 m的石灰岩壁上。分布于屏山、雷波、宁南、昭觉、布拖、金阳。

清热解毒、行气、活血，用于感冒高热、疟疾、肺炎、咳喘、吐血、胃痛、风湿痹痛、跌打损伤、补虚弱（雷波）。

地黄连

土黄连、矮沱沱。

为楝科植物 *Munronia sinica* Diels 的全草。

生于海拔300～900 m的灌木林下、石缝中。分布于峨眉山、雷波、普格、丹棱、洪雅。

清热解毒、祛风除湿，用于肺痨咳嗽、风湿骨痛、跌打损伤。

单叶地黄连

地黄连（合江）、地柑子（古蔺）。

为楝科植物 *Munronia unifoliolata* Oliv. 的全草。

生于海拔800～1 000 m的沟边阴湿处。分布于合江、古蔺。

活血解毒，用于跌打损伤（合江），用于肺虚、脾虚、寒性哮喘（古蔺）。

红椿

小果香椿（眉山）、红楝子（峨眉）。

为楝科植物 *Toona ciliata* Roem. ／*T. sureni*（Bl.）Merr. 的根皮、树皮。

生于海拔560～1 500 m的沟谷林中、河边、村边，多为栽培。分布于沙湾、屏山、沐川、犍为、峨

眉山、眉山市。

根皮除热燥湿、涩肠、止血、杀虫，用于久泻、久痢、肠风下血、崩漏、带下、遗精、白浊、疳积、蛔虫病、疮癣。树皮清热解毒、收敛、止带、祛风、透疹，用于白带、小儿麻疹不透、风疹皮肤瘙痒。

注：本品为国家二级保护植物。

香椿

椿根皮、椿芽、春芽树、红椿、香铃子、春颠树（峨眉）。

为楝科植物 Toona sinensis（A. Juss.）Roem. 的根皮、果、叶、嫩枝。

生于海拔 2 600 m 以下的山坡，多栽培。分布于全川，雷波、甘洛、美姑、普格、盐边、盐源、宁南、金阳、越西、泸定、九龙、稻城、丹巴、康定、金川、九寨沟、汶川、茂县、眉山市、达州市、巴中市、峨眉山、马边、峨边。

根皮清热燥湿、止血杀虫、收敛，用于痢疾、肠炎、泌尿系统感染、肠风下血、便血、血崩、白带、风湿腰腿痛。果祛风散寒、利湿、发表透疹、止痛止血，用于风寒外感、心胃气痛、风湿关节痛、疝气、十二指肠溃疡、慢性胃炎、麻疹不透。椿白皮燥湿、涩肠、收敛止血、杀虫，用于久泻、久痢、肠风下血、崩漏带下、遗精、白浊、疳积、蛔虫、疮癣。叶及嫩枝消炎解毒、杀虫，用于痢疾。全株发表透疹、祛风除湿，用于麻疹不透、白带、痔疮赤白泻痢、血崩、肠风下血、冷骨痛、风湿关节痛（泸县）。

远志科 Polygalaceae

荷包山桂花

黄花远志、树人参、土肉桂（江安）、木本远志、天花（峨眉）。

为远志科植物 Polygala arillata Buch-am. 的根皮。

生于海拔 1 000 ~ 2 600 m 的灌木丛中。分布于彭州、什邡、筠连、叙永、长宁、江安、纳溪、兴文、古蔺、屏山、合江、乐山、宜宾、雷波、甘洛、美姑、洪雅、达州市、巴中市、峨眉山、凉山州、泸定。

祛风除湿、补气安神、温中、补虚消肿、调经活血，用于肺结核、感冒、咳吐浓痰、风湿疼痛、肺痨水肿、白带、子宫脱垂、肝炎、产后虚弱、月经不调、跌打损伤。

黄花倒水莲

黄花参。

为远志科植物 Polygala aureocaudata Dunn/P. fallax Hemsl. 的根茎。

生于海拔 1 000 m 的灌木丛中。分布于乐山、宜宾、洪雅。

补益强壮、祛痰，用于体虚浮肿、肝炎。

尾叶远志

土八瓜。

为远志科植物 Polygala caudata Rehd. et Wils. 的根。

生于石灰岩边灌木丛中。分布于叙永、雷波。

活血、清热利湿、通淋，用于黄疸肝炎、血尿。

华南远志

金不换、夜关门、地胡椒。

为远志科植物 Polygala chinensis L./P. glomerata Lour. 的全草。

生于灌木丛中。分布于纳溪、南溪、宜宾、江安、合江、金阳。

止咳、消积、活血散瘀，用于痰咳、痨咳、痢疾、疳积、蛇伤、跌打损伤。治小儿遗尿、妇女子宫脱垂。

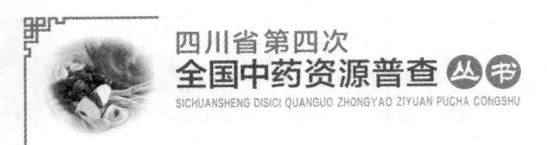
西南远志

地花生、猪大肠。

为远志科植物 *Polygala crotalarioides* Buch-am. 的根茎。

生于海拔 1 100 m 的灌木丛中。分布于乐山、洪雅。

安神、补心、祛痰止咳，用于心悸、失眠多梦。

香港远志

为远志科植物 *Polygala hongkongensis* Hemsl. 的根茎。

生于山坡、路旁、草丛中。分布于南江、邻水。

活血、化痰、解毒，用于跌打损伤、咳嗽、附骨疽、失眠、毒蛇咬伤。

瓜子金

神砂草、妹儿草（叙永）、远志草、金锁匙、瓜子草、辰砂草、土远志、山黄连、小叶地丁草、柳叶紫花、高脚瓜子草（阿坝州）。

为远志科植物 *Polygala japonica* Houtt. 的全草、根。

生于海拔 3 100 m 以下的干旱草坡、灌木丛中。分布于全川，彭州、什邡、邛崃、崇州、峨眉、泸州、乐山、宜宾、喜德、盐源、木里、盐边、西昌、越西、甘洛、九龙、泸定、南充市、绵阳市、茂县、汶川、理县、眉山市、达州市、巴中市、峨眉山、峨边。

除湿、清热解毒、安神、化痰镇咳、宁心安神、活血散瘀、止血止痛、解表散寒，用于外感风寒咳嗽、心悸、失眠、肺痨咳嗽、痰多、咽炎、扁桃体炎、口腔炎、小儿肺炎、小儿疳积、泌尿系统结石、乳腺炎、骨髓炎、吐血、衄血、便血、怔忡、失眠、痈疽肿毒。外用于蛇咬伤、跌打损伤、疔疮痈肿。

蓼叶远志

瓜子金、尾叶远志。

为远志科植物 *Polygala persicariaefolia* DC. 的根茎。

生于林下岩石缝、山坡草地。分布于凉山州各县。

清热解毒、宽胸散结，用于咽喉痛、胸痛、咳嗽、跌打损伤、毒蛇咬伤。

西伯利亚远志

瓜子草、远志、小草、小鸡腿、辰砂草（绵阳）、甜远志、女儿红（阿坝州）。

为远志科植物 *Polygala sibirica* L. 的全草、根与根皮。

生于海拔 4 000 m 以下的草坡、灌木丛中。分布于绵阳、屏山、古蔺、纳溪、长宁、泸县、筠连、叙永、隆昌、南充、越西、甘洛、喜德、西昌、道孚、石渠、理塘、德格、雅江、绵阳市、金川、九寨沟、茂县、若尔盖、汶川、理县、马尔康、眉山市、邻水、宣汉、万源、通江、南江、峨眉山、凉山州、泸定、康定、九龙、道孚、得荣、峨边。

全草宁心安神、清热解毒、祛痰止咳、祛风寒、散瘀，用于心悸、失眠、咳痰不畅、咽喉肿痛、毒蛇咬伤、跌打损伤。根滋阴、清热解毒、镇咳、祛痰，用于痨热咳嗽、白带腰酸、肺炎、胃痛、痢疾、风湿疼痛、疔疮、疼痛。并消痞满（隆昌）。根与根皮益智安神、散郁化痰、止咳、清热，用于神经衰弱、心悸、健忘、失眠、痰多咳嗽、支气管炎。

小扁豆

远志草、小远志（峨眉）。

为远志科植物 *Polygala tatarinowii* Regel 的全草、根。

生于海拔 3 300 m 以下的灌木丛中。分布于崇州、龙泉山、屏山、古蔺、筠连、兴文、叙永、乐山、三台、越西、金阳、乡城、泸定、稻城、宣汉、巴中、万源、通江、南江、峨眉山、凉山州、马边、峨边。

全草活血散瘀、安神、止咳化痰、清热解毒、消肿，用于哮喘、咳嗽。捣敷疔疮（叙永）；晒干研末调菜油治烫火伤、疮疖（三台）。根消炎、利咽止痛，用于急性胃肠炎、咽喉炎、扁桃体炎。

远志

小草、小鸡腿、山茶叶、草远志、十二月花（阿坝州）。

为远志科植物 *Polygala tenuifolia* Willd. 的全草、根、根皮。

生于海拔 500~3 000 m 的山坡。分布于南充、泸州、乐山、九寨沟、汶川、理县、白玉、小草、得荣、康定、道孚、德格、九龙、乡城。

益智安神、散郁化痰、止咳、清热，用于神经衰弱、心悸、健忘、失眠、痰多咳嗽、支气管炎。

注：本品为国家三级保护植物。

长毛远志

山桂花、千锤打、木本远志。

为远志科植物 *Polygala wattersii* Hance 的根茎、根、树皮、叶。

生于海拔 2 000 m 以下的向阳的灌木丛中。分布于邛崃、什邡、崇州、乐山、宜宾、长宁、屏山、越西、甘洛、美姑、洪雅、开江、宣汉、万源、南江、峨眉山、喜德、昭觉、会理、金阳、泸定、马边、峨边。

根茎滋补强壮、散疹、清热、安神益智、止咳，用于神经衰弱、咳嗽痰多、咳吐浓痰、失眠多梦。根滋阴、明目、健胃，用于眼病（屏山）；清热消炎，治喘咳、咽喉炎（云阳）。根皮、树皮、叶舒筋散血、活血消肿（凉山州、峨眉）。根活血解毒，用于乳腺炎（达州）

齿果草

为远志科植物 *Salomonia cantoniensis* Lour. 的全草。

生于旷野草地。分布于四川省。

解毒、消肿、散瘀、镇痛，用于肾炎水肿、风湿关节痛、血崩、痈疮肿毒、毒蛇咬伤、跌打损伤、骨折。

大戟科 Euphorbiaceae

铁苋菜

野黄麻（江安、高县、隆昌）、六合草（合江、高县、绵阳）、七盏灯（高县）、铁灯碗（合江）、螺蛳草（古蔺）、小耳朵草、叶下双桃（阿坝州）、蚌壳草（峨眉）。

为大戟科植物 *Acalypha austcalis* L. 全草。

生于海拔 2 100 m 以下的路旁、田坎、草丛中。分布于全川，内江、成都、绵阳、乐山、宜宾、泸州、雷波、南充市、绵阳市、茂县、九寨沟、汶川、金川、理县、眉山市、达州市、巴中市、峨眉山、凉山州、峨边。

清热解毒、止痢、利湿、利水、杀虫止血、燥湿、和中、消胀、利二便，用于痢疾腹泻、肠炎、阿米巴痢疾、肝炎、崩漏、咳嗽、吐血、便血、子宫出血、疳积、食积腹胀、皮炎、湿疹、创伤出血、毒蛇咬伤。

短梗铁苋菜

小荨麻（屏山）。

为大戟科植物 *Acalypha brachystachya* Horn. 全草。

生于草丛中。分布于屏山、合江、宜宾、成都、金阳。

清热利水、杀虫止血。

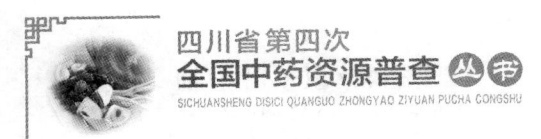

川铁苋菜

蚌蛤草（叙永）。

为大戟科植物 *Acalypha szechuanensis* Hutch 的全草。

生于草丛中。分布于叙永。

清热利水、杀虫止血。

山麻杆

野火麻。

为大戟科植物 *Alchornea davidii* Franch. 的茎皮、叶。

生于海拔 3 000 m 以下的向阳山坡、灌木丛中。分布于茂县、汶川、理县、金川、黑水、乐山、眉山市、达州市、巴中市、峨眉山、金阳、雷波、峨边。

清热解毒、杀虫止痛，用于疯狗咬伤、蛇咬伤、蛔虫病、腰痛。

红背叶

红背山麻杆、桐合叶（古蔺）。

为大戟科植物 *Alchornea trewioides*（Benth.）Muell-rg. 的根、叶。

生于海拔 1 800 m 左右的灌木丛中。分布于古蔺、宁南、金阳、甘洛、雷波。

根、叶解毒、除湿止血，用于痢疾、尿路结石或炎症、血崩、白带、风疹、疥疮、脚癣、龋齿、外伤出血。

油桐

油桐根、桐子树、光桐、三年桐、虎子桐、三年同、罂子桐。

为大戟科植物 *Aleurites fordii* Hemsl./*Vernicia fordii*（Hemsl.）Airy–Shaw 的干瘪果实、根、叶、花、油、果壳。

生于海拔 1 500 m 以下的向阳肥沃的山坡、田坎、路边、林边。分布于全川，九寨沟、汶川、茂县、宜宾、合江、筠连、隆昌、成都、金阳、雷波、甘洛、泸定、南充、绵阳市、达州市、巴中市、峨眉山、凉山州、峨边。

根行气消食、行气利水、除痞满、化痰、杀虫、祛风利湿，用于消化不良、小儿疳积、食少腹胀、食积痞满、水肿臌胀、哮喘、瘰疬、蛔虫病、风湿筋骨疼痛、湿气水肿。叶消肿、解毒、杀虫、生肌，用于痈肿丹毒、臁疮、冻疮、疥癣、烫伤、痢疾、疮疡。叶用于包裹面，烤面包吃，有特殊香味。花清热解毒、生肌，外用于烧烫伤，泡酒涂癣癞、热毒疮、天泡疮。种子吐风痰、利二便，用于风痰喉痹、瘰疬、疥癣、烫伤、脓泡疮、丹毒、食积腹胀、大小便不通。气桐子（树上干瘪果实）用于疝气、消食积、妇女月经病。油收敛、生肌、解毒，用于疥癣、创伤、烧烫伤。

光叶黑构叶

刀口药、岩刀（叙永）。

为大戟科植物 *Andrachne attenuata* Hand. et Mazz. 的枝叶。

生于海拔 500 m 的山坡。分布于叙永、古蔺、筠连、兴文。

止血、生肌，捣敷刀伤。

雀儿舌头

黑构叶。

为大戟科植物 *Andrachne chinensis* Bunge/*Leptopus chinensis*（Bunge）Pojark 的全株。

生于海拔 800 ~ 3 000 m 的灌木丛中。分布于乐山、成都、泸定、康定、丹棱、洪雅、木里、越西、马边、道孚。

清热解毒、祛风除湿、消食、利湿、杀虫，用于食积气滞、咽喉肿痛、瘰疬、虫积。

西南五月茶

为大戟科植物 *Antidesma acidum* Retz. 的叶。

生于海拔 1 500 m 以下的次生林。分布于四川省。

收敛止泻、生津止渴、行气活血。

五月茶

为大戟科植物 *Antidesma bunius*（L.）Spreng. 的根、叶。

生于疏林、灌木丛中。分布于成都。

收敛止泻、止咳生津、行气活血。

美味酸酸子

山茶条（筠连）。

为大戟科植物 *Antidesma delicatula* Hutch 的果实、皮。

生于灌木丛中。分布于筠连、屏山、长宁、合江、宜宾。

果实用于肺病（筠连）。皮煎水用于牙痛（宜宾）

小叶五月茶

为大戟科植物 *Antidesma venosum* E. Mey. ex Tul. 的根、叶。

生于海拔 1 200 m 以下的河边砾石地、疏林、灌木丛中。分布于四川省。

根与叶收敛止泻、生津止渴、行气活血。根用于小儿麻疹、水痘。

重阳木

秋枫、红豆子（江安）、水梨树（合江）。

为大戟科植物 *Bischofia javanica* Bl. 的枝叶、皮。

生于山坡，有栽培。分布于江安、合江、隆昌、成都。

枝叶及皮祛风、活血、消肿，用于风湿骨痛、痢疾。

土密树

逼迫子、土知母。

为大戟科植物 *Bridelia monoica*（Lour.）Merr. ／*B. tomentosa* Bl. 的根皮、茎、叶。

生于疏林、灌木丛中。分布于得荣。

安神调经、清热解毒，用于神经衰弱、月经不调。

鸡骨香

为大戟科植物 *Croton crassifolius* Geisel. 的根。

生于山坡、灌木丛中。分布于乐山、康定、甘洛。

行气止痛、舒筋活络，用于跌打损伤、胃肠胀气。

石山巴豆

宽叶巴豆。

为大戟科植物 *Croton euryphyllus* W. W. Smith 的根。

生于海拔 1 600～2 500 米的林下、山坡灌木丛中。分布于九龙。

用于风湿骨痛、跌打损伤。

毛果巴豆

为大戟科植物 *Croton lachnocarpus* Benth. 的根。

生于山坡、溪边、灌木丛中。分布于乐山、雷波。

散寒祛风、散瘀活血。

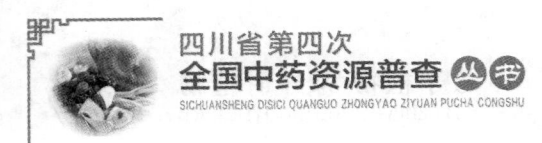
巴豆

为大戟科植物 *Croton tiglium* L. 的种子、根、果壳、叶、巴豆霜。

生于山谷、沟边、旷野，有栽培。分布于峨眉、攀枝花、宜宾、筠连、高县、纳溪、泸县、合江、长宁、兴文、叙永、古蔺、雷波、开江、达州、邻水、平昌、巴中、峨眉山、金阳等地。

种子祛痰、破癥、消积、利水、泻下、杀虫、通官窍，用于冷热凝滞、胸腹胀满、急痛、血泻、痰涎、泻痢、水肿，外用于喉风、喉痹、恶疮疥癣、疟疾、肠梗阻。根杀虫，用于痈疽发背、脑疽、鬓疽、风湿骨痛、跌打肿痛。叶杀蛆，用于疟疾、冻疮、疥癣、跌打损伤、蛇伤。巴豆壳消滞积、止泻痢。根用于关节炎、牙痛（古蔺）。去油巴豆（巴豆霜）抗癌，用于一切消化道癌症。

假参苞叶

为大戟科植物 *Discocleidion rufescens* (Franch.) Pax et Hoffm. 的根皮。

生于路旁、乱石滩中。分布于古蔺、巴中、通江、渠县。

清热解毒、泻水消积，用于水肿、食积、毒疮。

腺大戟

奶浆草、草蔺如、红筷子（叙永）、下山虎（古蔺）。

为大戟科植物 *Euphorbia adenochlora* Merr. et Decne 的全草。

生于海拔 1 300 m 的沟边、路旁。分布于乐山、叙永、古蔺、兴文、筠连、纳溪、洪雅、峨眉山、甘洛、喜德。

清热解毒、利尿通淋、攻毒，用于水肿胀满、疥癣、风疹、泻下（古蔺）、跌打损伤、散瘰疬（纳溪）。

火殃勒

金刚纂、霸王鞭。

为大戟科植物 *Euphorbia antiquorum* L. 的茎叶、乳汁。

栽培。分布于乐山、攀枝花、凉山州、眉山市、达州市、巴中市。

茎叶有毒，抗菌消炎、消肿、拔毒、热病、杀虫、杀孑孓，用于慢性胃肠炎、肿毒、疥癣、疟疾、跌打肿痛。乳汁，有毒泻下、逐水、止痒，用于肝硬化腹水、皮癣。

月腺大戟

钩腺大戟、狼毒、塔穷巴、塔庆（藏名）。

为大戟科植物 *Euphorbia ebracteolata* Hayata 的根。

生于海拔 1 300 ~ 3 100 m 的林下、荒地、山坡。分布于乐山、德格、洪雅。

逐水祛痰、破积杀虫、除湿止痒、消肿，用于淋巴结核、骨结核、皮肤结核、牛皮癣、神经性皮炎、慢性支气管炎、食积腹胀。

藏医：治癣及黄水疮。德格藏医用于驱虫、泻下。

乳浆大戟

鸡肠狼毒、烂疤眼。

为大戟科植物 *Euphorbia esula* L. 的根。

生于海拔 2 300 ~ 3 800 m 的山坡、草丛中。分布于壤塘、若尔盖、茂县、金川、马尔康、黑水、乐山、稻城、丹巴、炉霍、康定、九龙、理塘、道孚、新龙、白玉、德格、石渠、雅江、洪雅、达州、渠县、宣汉、平昌、巴中、通江、南江、昭觉、甘洛、宁南。

利水道、消水肿、拔毒止痒，用于四肢浮肿、小便不利、胃中积滞、疟疾，外用于颈淋巴结核、疮癣、瘙痒。

狼毒大戟

狼毒、大猫眼草、黄皮狼毒。

为大戟科植物 *Euphorbia fischeriana* Steud. 的根。

生于草丛中。分布于成都、德格、稻城、木里。

利水道、消水肿、破积杀虫、除湿止痒，用于淋巴结核、骨结核、皮肤结核、牛皮癣、神经性皮炎、慢性支气管炎、阴道滴虫。

泽漆

五朵云（古蔺、南溪、南充、绵阳）、癣草（古蔺）、塔穷洼、塔尔努、倾巴（藏名）、五朵云、五凤草、猫眼草、乳浆草、白种乳草（阿坝州）。

为大戟科植物 *Euphorbia helioscopia* L. 的全草、根。

生于海拔 3 600 m 以下的向阳坡地、原野、草丛、林缘、路旁、耕地。分布于全川，若尔盖、九寨沟、金川、马尔康、理县、黑水、茂县、汶川、成都、宜宾、泸州、理塘、道孚、石渠、德格、炉霍、甘孜、雅江、泸定、新龙、丹巴、康定、南充市、绵阳市、眉山市、达州市、巴中市、峨眉山、凉山州、峨边。

行水、祛痰、清热解毒、散结消肿、杀虫、杀蛆、杀孑孓，用于肝炎、肝腹水肿大、淋巴结核、水气胀满、痰饮喘咳、疟疾、菌痢、瘰疬、癣疮、结核性瘘管、骨髓炎。外用于淋巴结核、结核性瘘管、神经性皮炎。根通经逐水、化坚消肿、解毒驱虫、祛溲消饮。

藏医：利水消肿，用于淋巴结核、骨髓炎、梅毒恶疮、蛊毒、腹水、痢疾、疥癣、肠胃线虫。

白苞猩猩草

叶象花、草一品红。

为大戟科植物 *Euphorbia heterophylla* L. 的全草。

栽培。分布于全川，成都、荥经、乐山、宜宾、泸州、眉山市、达州市、巴中市、西昌、雷波。

调经止痛、接骨消肿、止咳，用于月经过多、跌打损伤、骨折、外伤出血。

飞扬草

大奶浆草（江安）。

为大戟科植物 *Euphorbia hirta* L. 的全草。

生于向阳山坡、山谷、路旁、灌木丛中。分布于攀枝花、江安、凉山州、成都市。

清热解毒、收敛消肿、利尿渗湿、止痒、通乳，用于急性肠炎、菌痢、淋病、血尿、肺痈、乳痈、疔疮、肿毒、湿疹、脚癣、皮肤瘙痒。

地锦草

地锦、红斑鸠窝、血见愁（兴文）、红丝草、奶疳草、铁线马齿苋、蜈蚣草、三月黄花（阿坝州）、红沙草（峨眉）。

为大戟科植物 *Euphorbia humifusa* Willd. 的全草。

生于海拔 3 400 m 以下的草坡、山坡、河边。分布于全川，乐山、泸州、九寨沟、汶川、茂县、理县、德格、康定、丹巴、巴塘、稻城、乡城、道孚、泸定、得荣、古蔺、叙永、长宁、纳溪、高县、合江、宜宾、筠连、南充市、绵阳市、眉山市、达州市、巴中市、峨眉山、中江、凉山州、峨边。

清热解毒、活血祛瘀、凉血止血、通血脉、散血、消炎、生肌、利湿、通乳，用于急性细菌性痢疾、肠炎、咳血、吐血、便血、衄血、咯血、肝炎、尿路感染、子宫出血、崩漏、外伤出血、湿热黄疸、乳汁不通、痈肿疔疮、跌打肿痛、小儿疳积、下肢溃疡、皮肤湿疹、烧烫伤、毒蛇咬伤、鸡眼。

九牛造

小五朵云、震天雷、野刮金板（古蔺）、搜山虎（筠连）、红筷子、奶浆草（屏山）。

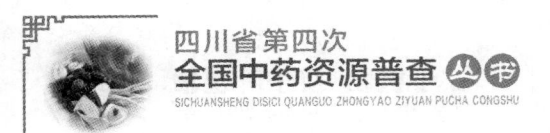

为大戟科植物 *Euphorbia hylonoma* Hand. et Mazz. 的全草。

生于海拔 800～2 800 m 的路边、草坡。分布于乐山、长宁、古蔺、筠连、叙永、兴文、屏山、眉山市、峨眉山、布拖。

通便、利水、泻下、消积、消食，用于肝硬化腹水、肿毒、瘰疬、跌打损伤。加铁五谷根煎水服治小儿蛔虫（长宁）

通奶草

鱼刺草（筠连）、铺地红（泸县）、痢疾草（长宁）、地马桑（隆昌）、飞蛇草、雪地红（高县）、叶上珠（纳溪）、地母草（屏山）。

为大戟科植物 *Euphorbia indica* Lam. /*E. hypericifolia* L. 的全草。

生于海拔 1 000 m 的草坡。分布于乐山、邛崃、筠连、泸县、长宁、宜宾、隆昌、高县、纳溪、屏山、洪雅、达州、邻水、渠县、金阳、宁南。

清热解毒、利水通乳、散血止血、活血，用于内出血、乳汁不足、吐血、便血、咳血、尿血、小儿腹胀、肠炎、赤痢。又收敛、止痢、散血、祛瘀，用于红白痢疾、痈疽红肿、跌打扭伤、肾虚耳聋等。

甘遂

猫儿眼、肿手花。

为大戟科植物 *Euphorbia kansui* Liou 的根。

生于荒坡草地。分布于崇州、什邡、邛崃、德阳、甘孜、得荣、甘洛、木里。

利水消肿、逐水攻痰、通便，用于全身水肿、胸腔积液、腹水、大小便不利、癫痫、痰盛。

神仙对坐草

续随子、千金子、元宝叶（长宁）、小巴豆、除扣（藏名）、小叶黄鸡脚（南充）、半枝莲、铁蜈蚣、千层楼（阿坝州）。

为大戟科植物 *Euphorbia lathyrus* L. 的种子、叶。

生于海拔 300～4 000 m 的向阳山坡，有栽培。分布于南充、叙永、长宁、金川、汶川、马尔康、理县、茂县、康定、泸定、得荣、开江、万源、峨眉山、宁南、雷波、金阳、普格、会理、布拖、甘洛、盐源、西昌。

种子逐水消肿、破癥利水、杀虫、破血散结、攻积泻热，用于水肿胀满、癥瘕、痰饮、便秘、血瘀经痛、宿滞、积聚、妇女经闭、疥癣疮毒、毒蛇咬伤、疣赘。叶捣敷蝎子蜇伤。

藏医：用作泻药。

猫眼草

耳叶大戟、细叶猫眼草（阿坝州）。

为大戟科植物 *Euphorbia lunulata* Bunge 的地上部分。

生于海拔 1 000～1 300 m 的路旁、灌木丛中，有栽培。分布于九寨沟、汶川、茂县、甘洛、越西、雷波。

祛痰、散结、消肿、止咳、平喘、拔毒止痒。

斑地锦

美洲地锦。

为大戟科植物 *Euphorbia maculata* L. /*E. supina* Rafin 的全草。

生于草地、林缘。分布于绵阳市。

清热解毒、凉血、通乳，用于细菌性痢疾、崩漏、乳汁不通。

银边翠

为大戟科植物 *Euphorbia marginata* Pursh. 的全草。

栽培，分布于全川。

拔毒消肿，用于月经不调、无名肿毒、跌打损伤。

疣果大戟

甘青大戟。

为大戟科植物 *Euphorbia microctina* Boiss 的根。

生于海拔 3 400～4 700 m 的高山草地、林下。分布于康定、泸定、雅江、乡城、道孚、炉霍、甘孜、德格、色达、理塘。

藏医：利水消肿，用于淋巴结核、骨髓炎、梅毒恶疮、蛊毒、腹水、痢疾、疥癣、肠胃线虫。

铁海棠

虎刺、一品红。

为大戟科植物 *Euphorbia milii* Ch. des Moulins 的花、茎叶。

栽培。分布于达州市、巴中市。

花止血，用于功能性子宫出血。茎叶拔毒、调经止血、接骨消肿，用于月经过多，跌打损伤、外伤出血、骨折、痈疮肿毒。

狭叶大戟

红筷子（珙县）、盖石黄（纳溪）、大狼毒。

为大戟科植物 *Euphorbia nematocypha* Hand. et Mazz. 的全株。

生于草丛中。分布于南溪、珙县、隆昌、叙永、德昌。

利水消肿。

霸王鞭

为大戟科植物 *Euphorbia neriifolia* L. 的鲜茎乳汁。

栽培。分布于凉山州、攀枝花。

祛风、解毒，用于疮疡肿毒、皮癣、水肿。

大戟

京大戟、猫眼草、龙虎草、下马仙。

为大戟科植物 *Euphorbia pekinensis* Rupr. 的根。

生于海拔 3 800 m 以下的湿润的路旁、水边、草丛中。分布于成都、稻城、雅江、乡城、德格、道孚、绵阳市、邻水、万源、南江、木里、昭觉、会东、峨边。

利水通便、消肿散结、攻下逐水，用于水肿胀满、水臌、肾炎水肿、痰饮积聚、瘰疬、痈疽肿毒、毒蛇咬伤。

丰茂大戟

五朵云。

为大戟科植物 *Euphorbia prolifera* Buch-am. 的全草。

生于草丛中。分布于攀枝花、喜德、昭觉、冕宁、木里、宁南、布拖、西昌、会东。

利水消肿、散结。

钩腺大戟

白狼毒。

为大戟科植物 *Euphorbia sieboldiana* Morr. et Decne. 的根。

生于海拔 1 000～4 700 m 的林下、路旁、草丛中。分布于乐山、德阳、茂县、理县、汶川、甘孜、康定、石渠、九龙、布拖、米易。

利水泻下，用于皮肤病。

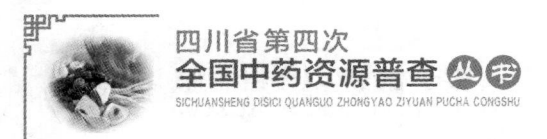
高山大戟

它努、它穷（藏名）。

为大戟科植物 *Euphorbia stracheyi* Boiss. 的根。

生于海拔 2 900~5 400 m 的高山草甸。分布于道孚、康定、德格、巴塘、稻城、乡城、理塘。

藏医：泻下、催吐，用于胆病、便秘。

千根草

小飞扬草。

为大戟科植物 *Euphorbia thymifolia* L. 的全草。

生于草丛中。分布于乐山、眉山市、金阳。

清热利湿、消肿解毒，用于肠炎菌痢、皮疹、湿疹。

大果大戟

倾巴、塔尔努（藏名）、云南大戟。

为大戟科植物 *Euphorbia wallichii* Hook. f. 的地上部分。

剩余海拔 2 700~4 600 m 的山坡林下、草地。分布于道孚、康定、理塘、丹巴、新龙。

行水消痰、杀虫解毒，用于水气肿满、痰饮、喘咳、疟疾、菌痢、瘰疬。

藏医：利水消肿，用于淋巴结核、骨髓炎、梅毒恶疮、蛊毒、腹水、痢疾、疥癣、肠胃线虫。

草沉香

刮金板、风药（筠连）、刮筋板（南充）。

为大戟科植物 *Excoecaria acerifolia* F. Didrich. 的全草。

生于海拔 3 000 米以下的灌木丛、山坡，有栽培。分布于纳溪、隆昌、珙县、筠连、南溪、长宁、兴文、叙永、屏山、古蔺、合江、泸县、成都、九寨沟、汶川、茂县、金川、乐山、凉山州、宜宾、康定、得荣、泸定、康定、丹巴、九龙、巴塘、乡城、稻城、南充、广安市、岳池、苍溪、阆中、眉山市、开江、达州、大竹、渠县、宣汉、平昌、巴中、峨眉山、甘洛、会理、米易。

祛风散寒、健脾开胃、利湿、解毒散瘀、止咳化痰、行气破血、消积导滞、止痛，用于风寒咳嗽、疟疾、黄疸型肝炎、消化不良、胃脘疼痛、肠鸣腹胀、小儿疳积、肝脾肿大、风湿骨痛、闭经、狂犬病、草乌毒蕈、食物中毒、癥瘕包块、积聚、臌胀、食积、吐血。叶煎水服治百日咳、截疟，用于疯狗咬伤（宜宾）。散包块（隆昌、南溪、长宁）。

小霸王

为大戟科植物 *Excoecaria acerifolia* F. Didrich. var. *genuine* Muell-rg. 的全草。

生于山坡、草地。分布于木里、盐源。

解毒。

红背桂花

刮金板（洪雅）。

为大戟科植物 *Excoecaria cochinensis* Lour. 的全草。

生于灌木丛中，有栽培。分布于崇州、邛崃、雷波、洪雅。

祛风、消积。

白饭树

为大戟科植物 *Fluggea virosa*（Willd.）Baill. 的叶、根。

生于山坡、林中，分布于叙永。

叶祛风、除湿、解毒杀虫，用于风湿关节痛、头疮、脓疱疮、湿疹。根清热、止痛、杀虫、拔脓，用于咳嗽、黄脓白疱疮、蛇伤。叶捣敷竹木刺入肉。

毛果算盘子

为大戟科植物 *Glochidion eriocarpum* Champ. ex Benth. 的根。

生于山坡疏林。分布于美姑、金阳、普格。

清肺热、利咽喉、收敛止泻。

算盘子

火烧天、铁棱角（合江）、活血木、血巴木（南充）。

为大戟科植物 *Glochidion puberum*（L.）Hutch. 的果实、叶、根。

生于海拔 1 400 m 以下的低山、丘陵的山坡疏林、荒坡、灌木丛中。分布于泸州、宜宾、邛崃、乐山、南充市、绵阳市、洪雅、达州市、巴中市、峨眉山、盐源、美姑、金阳、普格、马边、岳池。

叶清热利湿、利咽喉、活血散瘀、解毒消肿、祛风活络，用于痢疾、黄疸、淋浊、带下、感冒、咽喉肿痛、痈疖、漆疮、皮肤瘙痒、感冒发烧、胃肠炎、消化不良、痢疾、风湿性关节炎、白带、痛经。根清热利湿、活血解毒、利咽、止血，用于痢疾、疟疾、黄疸、白浊、劳伤咳嗽、风湿痹痛、崩漏、带下、咽喉肿痛、吐血、衄血、盆腔炎、膀胱疝气、牙痛、痈肿、瘰疬、跌打损伤、狂犬病。治腹内包块（泸县）。果实顺气、止痛、利水、泻下、消肿散结，用于肝脾肿大、腹水，外用于皮肤疥疮（洪雅）。

湖北算盘子

为大戟科植物 *Glochidion wilsonii* Hutch. 的果实。

生于山坡疏林。分布于邛崃、宁南、会理、金阳、盐源、西昌。

顺气、止痛。

水柳仔

水杨梅、水椎子。

为大戟科植物 *Homonia riparia* Lour. 的根。

生于山坡、灌木丛中。分布于康定、金阳、雷波。

清热利胆、消炎解毒，用于急、慢性肝炎。

麻疯树

为大戟科植物 *Jatropha curcas* L. 的叶、树皮。

生于海拔 1 700 m 以下的村边、路旁。分布于宁南、金阳、布拖、普格、木里、德昌、九龙。

散瘀消肿、止血、止痒，用于跌打肿痛、创伤出血、皮肤瘙痒、麻疯、癞痢头、慢性溃疡、关节挫伤、阴道滴虫、湿疹、脚癣。

佛肚树

为大戟科植物 *Jatropha podagrica* Hook. 的全株。

栽培。分布于全川。

清热解毒、消肿止痛，用于毒蛇咬伤。

白背叶

为大戟科植物 *Mallotus apelta*（Lour.）Muell-rg. 的根、叶。

生于海拔 1 000 m 以下的山坡、林中。分布于开江、达州、宣汉、平昌、巴中、万源、南江。

根柔肝活血、健脾消食、收敛固脱，用于慢性肝炎、肝脾肿大、子宫脱垂、脱肛、白带、妊娠水肿。叶消炎止血，外用于中耳炎、疖肿、跌打损伤、外伤出血。

毛果桐

毛桐子、红合儿（高县、筠连）、瓦桐子（筠连）、黄活（古蔺）、姜桐子树根（南充）。

为大戟科植物 *Mallotus barbatus*（Wall.）Muell-rg. 的根、叶。

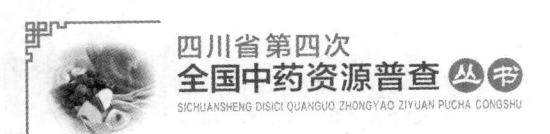

生于山坡灌木丛中。分布于乐山、邛崃、泸州、宜宾、洪雅、达州市、巴中市、峨眉山、雷波、马边。

叶凉血、止血，用于刀伤出血、背癣、湿疹、褥疮。根清热、凉血止血、收敛、止痛，用于肺热吐血、五劳七伤、肺痨咳血、肠炎腹痛、消化不良、尿道炎、白带。祛风止痒（高县）。炖刀口肉治哮喘（宜宾）。

野桐

尼泊尔野桐、毛桐子、狗尾巴、白筋龙、大马桑（古蔺）、黄鹤（叙永、古蔺、长宁）、蛮婆风（宜宾）、山桐子（长宁）、白毛桐子（峨眉）。

为大戟科植物 Mallotus japonicas (Thunb.) Muell-rg. var. *flococus* (Muell-rg.) S. M. Hwang/*M. nepalensis* Muell-rg. /*M. tenuifolia* Pax. 的根。

生于灌木丛、林缘。分布于乐山、马边、崇州、邛崃、古蔺、筠连、兴文、叙永、合江、宜宾、长宁、洪雅、渠县、宣汉、通江、峨眉山、德昌、峨边。

祛风除湿、清热、活血止痛，用于肺痨咳嗽、五劳七伤、毒蚊咬伤、遗精、跌打损伤、骨折、骨结核。疏肝活血、清热祛湿、止血、收敛固脱，用于慢性肝炎、脾肿大、肠炎腹泻、脱肛、子宫脱垂（达州、峨眉）。

绒毛野桐

为大戟科植物 Mallotus japonicas (Thunb.) Muell. – Arg. var. *ochrace-lbidus* (Muell. – Arg.) S. M. Hwang 的根、茎皮。

生于灌木丛、林缘。分布于峨眉山、天全、都江堰、雅安、屏山。

根用于骨折。茎皮用于狂犬咬伤。

粗糠柴

红果果、香桂树（峨眉）。

为大戟科植物 Mallotus philppinensis (Lam.) Muell-rg. 的毛茸、枝叶、果实上腺毛、根。

生于海拔 800~1 000 m 的山谷、灌木丛中。分布于乐山、崇州、合江、宜宾、叙永、长宁、筠连、洪雅、开江、大竹、邻水、通江、南江、峨眉山、宁南、盐源、会理、米易、甘洛。

毛茸清热、活血、凉血、止痛，用于跌打损伤、疔疮肿毒。枝叶治烂疮、煎水洗风湿。果实上腺毛有毒，能引起恶心呕吐、强烈泻下、祛风除湿、为驱虫剂，用于驱蛔虫、蛲虫、绦虫，并治烂疮、跌打损伤。根清热利湿，用于痢疾、咽喉肿痛。

倒挂藤

石岩枫、杠香藤、倒钩藤（古蔺）、穿破石（宜宾）、石岩乌（长宁）、勾儿茶（兴文）、毛青杠（洪雅）。

为大戟科植物 Mallotus repandus (Willd.) Muell. – Arg. 的根或茎叶、全草、种子。

生于海拔 800~1 500 m 的山坡、山谷、灌木丛中。分布于乐山、古蔺、屏山、兴文、合江、宜宾、叙永、长宁、筠连、洪雅、达州市、巴中市、甘洛、雷波、越西。

根及茎叶祛风除湿、止咳消痰、利水、通经止痛，用于毒蛇咬伤、风湿痹痛、慢性溃疡、风湿性关节炎、腰痛、产后风疹，外用于跌打损伤。并治肺结核（宜宾、泸县）；驱虫（长宁）。全草、种子除湿利水，用于风湿骨痛、水肿、顽癣疥疮等。

红雀珊瑚

为大戟科植物 Pedilanthus tithymaloides (L.) Poit. 的全草。

栽培。分布于四川省。

清热解毒、散瘀消肿、止血生肌，用于跌打损伤、骨折、外伤出血、疔肿疮疡、目赤。

油柑

余甘子。

为大戟科植物 *Phyllanthus embilica* L. 的果实。

生于灌木丛、疏林向阳处。分布于凉山州、攀枝花、米易、乐山、洪雅、雷波。

化痰止咳、解毒生津，用于感冒发热、咽喉肿痛。

蜜柑草

小夜关门。

为大戟科植物 *Phyllanthus matsumurae* Hayata 的全株。

生于海拔800 m 以下的灌木丛及金沙江干热河谷河滩。分布于邛崃、乐山、金阳、洪雅、达州市、巴中市、峨眉山、宁南。

清热利湿、消食止泻、明目、健胃，用于小儿疳积、目赤肿痛、痢疾腹痛、小便失禁、淋病、黄疸型肝炎、吐血、痢疾，外用于痔疮。

龙眼睛

为大戟科植物 *Phyllanthus multiflorus* Willd. /*P. reticulatus* Pior. 的根。

生于山坡灌木丛中。分布于峨眉山。

消炎、收敛、止泻，用于痢疾、泄泻、肠结核、肝炎、小儿疳积。

黄珠子草

珍珠草、蜜柑子（筠连）、蟾蜍草、珍珠草（合江）、夜关门、小儿红（长宁）、火若草（兴文）。

为大戟科植物 *Phyllanthus simplex* Betz. /*P. virgatus* Forst. f. 的全草。

生于灌木丛中。分布于泸州、宜宾。

清热解毒、利湿止痒，用于红白痢疾、目赤胀痛、眼生雾翳（合江、泸县）。加老陈艾、茴香根煎水服治小儿腹泻。

西南叶下珠

为大戟科植物 *Phyllanthus tsarongensis* W. W. Smith 的根。

生于山坡、河岸、砂砾地。分布于四川省。

平肝清热、利水解毒，用于泄泻、痢疾、传染性肝炎、水肿、小便淋痛、小儿疳积、赤眼目翳、口疮、舌疮、无名肿毒。

叶下珠

珍珠草、夜合珍珠（绵阳）、夜关门（峨眉）。

为大戟科植物 *Phyllanthus urinaria* Linn 的全草。

生于低山的山坡、草地、田间、河滩、田埂。分布于全川，邛崃、中江、南溪、南充市、普格、绵阳市、眉山市、开江、达州、大竹、宣汉、巴中、通江、峨眉山、金阳、雷波、米易、盐边、马边、峨边。

清热解毒、利尿消肿、止痢、清肝明目、消积，用于肾炎水肿、泌尿系感染、结石、肠炎、痢疾、小儿疳积、眼角膜炎、风火赤眼、目翳、口疮、头疮、传染性肝炎、黄疸型肝炎、肝腹水、无名肿毒；外用治青竹蛇咬伤。治痔疮（高县）。清暑、止痢、渗湿、利水，用于暑热目翳、暑泻坠胀、红白痢疾、肾炎（南充）。

蓖麻

蓖麻子、天麻子果、丹卡、丹渣（藏名）、蓖麻仁（南充）、杜麻、草麻、勒菜（阿坝州）。

为大戟科植物 *Ricinus communis* L. 的根、茎、种子油、叶、种子。

生于海拔2 300 m 以下的山坡、路旁。分布于全川，成都、邛崃、崇州、攀枝花、绵阳、乐山、金阳、雷波、康定、泸定、九龙、稻城、得荣、丹巴、南充市、金川、汶川、双流、眉山市、达州市、巴中

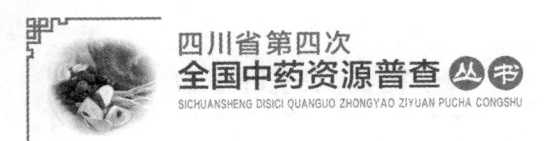

市、峨眉山、凉山州。

种子润肠通便、提脓去腐、宣风利窍、消食、消肿排脓、清热拔毒、泻下通滞、催生，用于子宫脱垂、胎衣不下、痈疽、肿毒、瘰疬、喉痹、疮癣、水肿、腹痛、大便燥结。种子油用于大便燥结、疥疮、烧伤。根镇静解痉、祛风除湿、通络、活血散瘀、镇痛，用于破伤风、癫痫、风湿疼痛、跌打损伤、瘰疬。叶清热利湿、拔毒消肿，用于疮痈肿毒、风湿痒疹、脚气、阴囊肿痛、咳嗽痰喘、鹅掌风、疔疮。种子用于子宫脱垂、脱肛（南溪、泸县）。种子油用棉签搽头顶百会穴治产后虚弱。又种子油为缓泻剂。

藏医：种子、根、叶滑肠通便、催吐，用于便秘、中毒症。

山乌桕

红乌桕。

为大戟科植物 *Sapium discolor*（Champ. ex Benth.）Muell. – Arg. 的根皮、叶。

生于浅丘、山坡、山谷。分布于合江。

根皮利水消积、杀虫。叶用于毒蛇咬伤、痈肿（合江）。

乌桕

卷子树、木蜡树、木油树。

为大戟科植物 *Sapium sebiferum*（L.）Roxb. 的根皮、叶、种子、树皮。

生于海拔 2 000 m 以下的浅丘、山坡。分布于全川，内江、邛崃、凉山州、宜宾、泸州、金阳、雷波、普格、泸定、康定、南充市、龙泉山、绵阳市、九寨沟、金川、汶川、眉山市、达州市、巴中市、峨眉山、峨边。

种子、根皮逐水、活血消肿、消积、清虚热、下气、杀虫、利尿通便，用于疥疮、虫积、营养不良水肿、食积饱胀、皮肤皲裂、水肿、便秘、血吸虫病、肝硬化腹水、大小便不利、跌打损伤、大便秘结。叶拔毒消肿、利尿泻下、通便，用于痈肿疔疮、疮疥、湿疹、蛇伤、阴道炎。叶外用提脓，用于蛇伤、疔疮、鸡眼、乳腺炎、跌打损伤、湿疹、皮炎，用于水锈即脚丫湿痒（长宁）。种子外敷疮痈肿毒、毒蛇咬伤。

守宫木

为大戟科植物 *Sauropus androgynus*（L.）Merr. 的叶、花。

生于山坡。分布于崇州、雷波。

清热化痰、润肺、通便，用于咳嗽失音、咽喉痛、哮喘、咯血、大便秘结。花用于咯血。

地构叶

地杨桃。

为大戟科植物 *Sebastiania chamelea*（L.）Muell-rg. 的全草。

生于灌木丛中。分布于阿坝州、崇州。

祛风除湿、舒筋活血、止痛。

一叶萩

叶底珠、八颗叶下珠（阿坝州）。

为大戟科植物 *Securinega suffruticosa*（Pall.）Rehd. 的枝叶。

生于海拔 500 ~ 2 400 m 的草地、灌木丛中。分布于茂县、汶川、理县、乐山、洪雅、丹巴、成都。

健脾、益胃、祛风除湿、舒筋活血、止痛，用于风湿骨痛、中风偏瘫、阳痿、筋骨挛缩、寒湿脚气、疮癣肿毒。

广东地构叶

透骨草（洪雅）、地构叶、蛋不老。

为大戟科植物 *Speranskia cantoniensis*（Hance）Pax et Hoffm. 的全草。

生于 500~700 m 的灌木丛、沟边。分布于古蔺、洪雅、泸州、乐山、甘洛、绵阳市、峨眉山。

祛风除湿、通经络、消痞块、止痛、活血，用于腹中包块、淋巴结核、风湿骨痛、虚劳咳嗽、疮毒、肿瘤。用于小儿急惊风、白带、肺热咳嗽、痰湿壅滞（绵阳）。

瘤果地构叶

透骨草。

为大戟科植物 *Speranskia tuberculata*（Bge.）Baill. 的全草。

生于山坡、草地、屋边。分布于南充、西充、苍溪、达州市、巴中市、甘洛、美姑、彭州。

祛风除湿、活血止痛、解毒，用于风湿痹痛、风湿性关节炎、跌打损伤、半身不遂，外用于疮痈肿毒。

虎皮楠科/交让木科 Daphniphyllaceae

狭叶虎皮楠

为虎皮楠科植物 *Daphniphyllum angustifolium* Hutch. 的叶。

生于海拔 1 500~1 700 m 的林中。分布于九龙。

止咳、解毒、消肿，用于咳嗽、疔毒红肿。

交让木

半瓦枫、大叶泡（长宁）、山枝仁（江安）、水红补（峨眉）。

为虎皮楠科植物 *Daphniphyllum macropodum* Miq. 的叶、种子、皮。

生于海拔 800~1 500 m 的林中。分布于乐山、长宁、屏山、筠连、合江、江安、叙永、邛崃、洪雅、开江、达州、邻水、峨眉山、昭觉、名山。

叶与种子清热解毒、消炎、消肿止痛、杀虫，用于痈肿疮毒、慢性腹泻。皮煎水舒筋活血（屏山），治疮癣（叙永）。

虎皮楠

为虎皮楠科植物 *Daphniphyllum oldhami*（Hemsl.）Rosenth. 的叶、根。

生于海拔 2 300 m 以下的林中。分布于长宁、峨眉山、大竹。

清热解毒、活血散瘀，用于感冒发热、乳蛾、脾脏肿大、毒蛇咬伤、骨折。

脉叶虎皮楠

为虎皮楠科植物 *Daphniphyllum paxianum* Rosenth. 的叶、根。

生于海拔 300 m 左右的林中。分布于峨眉山、叙永。

清热解毒、活血散瘀，用于感冒发热、乳蛾、脾脏肿大、毒蛇咬伤、骨折。

黄杨科 Buxaceae

雀舌黄杨

为黄杨科植物 *Buxus bodinieri* Lévl. 的鲜叶、茎、根。

生于海拔 1 600~2 100 m 的平地、山坡林下。分布于泸定。

清热解毒、化痰止咳、祛风、止血。根用于吐血。嫩枝叶用于目赤肿痛、痈疮肿毒、风湿骨痛、咯血、声哑、狂犬咬伤、难产。

细叶黄杨

万年青（江安）、矮沱沱（高县）、雀舌黄杨、清明矮、千年矮（南充）、华南匙叶黄杨。

为黄杨科植物 *Buxus harlandii* Hance 的茎、枝叶、根。

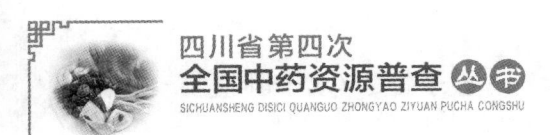

生于海拔 3 000 m 以下的路旁、灌木丛中。分布于乐山、泸州、宜宾、什邡、彭州、道孚、新龙、南充市、马尔康、金川、理县、眉山市、达州、平昌、巴中、万源、通江、南江、会理、甘洛。

枝叶祛风除湿、理气止痛、清热解毒、活血行瘀、消肿，用于风湿疼痛、胸腹气胀、风湿牙痛、心胃气痛、疝痛、跌打损伤、狂犬病咬伤、难产、胎衣不下、痈疽疮肿、暑热疮疖。根用于筋骨疼痛、目赤肿痛、吐血。根用于催生（泸县）。

大叶黄杨

桃叶黄杨。

为黄杨科植物 *Buxus henryi* Mayr. 的全株。

生于海拔 2 000 m 以下的沟边、路旁。分布于乐山、雷波。

活血行瘀、消肿解毒。

千年矮

小叶黄杨。

为黄杨科植物 *Buxus microphylla* Sieb. et Zucc. 的全株。

生于灌木丛中。分布于乐山。

用于风湿、牙痛。

皱叶黄杨

为黄杨科植物 *Buxus rugulosa* Hatusima 的根、叶、茎、果实。

生于海拔 2 600 ~ 3 300 m 的山坡、沟边、路旁。分布于康定、雅江、理塘、巴塘、稻城、道孚、新龙。

功效同黄杨。

石生黄杨

为黄杨科植物 *Buxus rugulosa* Hatusima *subsp. rupicola*（W. W. Smith）Hatusima 的根、叶、茎、叶、果实。

生于山坡、沟边、路旁。分布于四川省。

功效同黄杨。

黄杨

千年矮、瓜子黄杨、黄杨木（绵阳）、山黄杨、白日红、万年青（阿坝州）。

为黄杨科植物 *Buxus sinica*（Rehd. et Wils.）M. Cheng. /*B. microphylla* Sieb. et Zucc. var. *sinica* Rehd. et Wils. 的全株。

生于海拔 2 700 m 以下的山地、多石处，有栽培。分布于彭州、雷波、会东、越西、成都、康定、稻城、绵阳市、九寨沟、金川、茂县、马尔康、理县、汶川、达州市、巴中市、峨眉山、眉山市。

祛风除湿、行气活血、镇痛、避孕、解毒、止血，用于风湿性关节痛、风湿骨痛、肝胃气痛、痢疾、胃痛、疝痛、腹胀、牙痛、痔疮出血、暑热疖疮、跌打损伤、疮痈肿毒。

尖叶黄杨

为黄杨科植物 *Buxus sinica*（Rehd. et Wils.）M. Cheng. *subsp aemulans*（Rehd. et Wils.）M. Cheng 的树皮。

生于山坡。分布于雷波。

用于风火牙痛。祛风、止痛、避孕（雷波）。

板凳果

破墙风。

为黄杨科植物 *Pachysandra axillaris* Franch. 的全株。

生于海拔 1 800～2 500 m 的林下、灌木丛中，有栽培。分布于乐山、眉山市。

祛风除湿、理气止痛，阴阳风湿痹痛、牙痛、疝气、跌打损伤。

多毛板凳果

毛叶板凳果。

为黄杨科植物 *Pachysandra axillaris* Franch. var. *stylosa*（Dunn）M. Cheng 的全株、根状茎。

生于灌木丛中，有栽培。分布于邛崃、马边。

祛风湿、活血止痛，用于风湿痛、劳伤腰痛、跌打损伤、腹痛。

宿柱三角咪

铁螃蟹、四季青、孩儿茶（峨眉）。

为黄杨科植物 *Pachysandra stylosa* Donn 的全株、根茎。

生于海拔 1 500～2 000 m 的灌木丛中。分布于峨眉山、古蔺、叙永、洪雅、达州市、巴中市、会东、冕宁、宁南、越西、美姑、昭觉、雷波、峨边。

祛风除湿、清热解毒、活血散瘀、止痛，用于风湿痹痛、腹中包块、腹痛、劳伤腰痛、跌打损伤。

顶蕊三角咪

四季青、孩儿茶（峨眉）、雪山林。

为黄杨科植物 *Pachysandra terminalis* Sieb. et Zucc. 的全株。

生于海拔 1 000～2 400 m 的灌木丛中。分布于峨眉山、洪雅、万源、南江。

清热解毒、祛风除湿、活血调经、止痛，用于风湿骨痛、烦躁不安、月经不调、月经过多、白带。

羽脉野扇花

铁角兰、云南野扇花。

为黄杨科植物 *Sarcococca hookeriana* Baill. 的全株。

生于海拔 1 000～1 600 m 的水沟边、灌木丛中。分布于乐山、凉山州、洪雅、峨眉山。

清热解毒、行气活血、消肿止痛、祛风除湿、通络，用于风湿麻痹、跌打损伤。

叉蕊野扇花

铁角兰、树八爪、红力子（古蔺）、云南野扇花。

为黄杨科植物 *Sarcococca hookeriana* Baill. var. *digyna* Franch. 的全株。

生于海拔 1 000～2 300 m 的灌木丛中。分布于峨眉山、古蔺、高县、洪雅、凉山州、泸定、九龙、马边、峨边。

祛风除湿、活血通络、清热解毒，用于风湿麻痹、跌打损伤。

东方野扇花

为黄杨科植物 *Sarcococca orientalis* C. Y. Wu. ex M. Cheng 的根。

生于海拔 1 100 m 以下的溪边、灌木丛、林下。分布于什邡。

活血舒筋、祛风消肿，用于跌打损伤、劳伤腰痛、水肿。

野扇花

铁角兰、小陵青（叙永）、千年矮、丝叶矮沱沱（古蔺）、八爪龙（峨眉）。

为黄杨科植物 *Sarcococca ruscifolia* Stapf 的全株、根、果实。

生于海拔 1 600～3 000 m 的向阳山坡、灌木丛中。分布于乐山、叙永、古蔺、邛崃、彭州、崇州、布拖、洪雅、达州市、巴中市、木里、盐源、会东、美姑、盐边、会理、德昌、喜德、康定、马边。

全株清热解毒、行气止痛、活血通络、消肿，用于胃脘痛、胁肋胀痛、跌打损伤。根祛风活络、活血舒筋、消肿止痛，用于跌打损伤、风湿关节痛、胃炎、胃溃疡。果养肝安神、补血，用于头晕、心悸、视力减退。果退枪子。

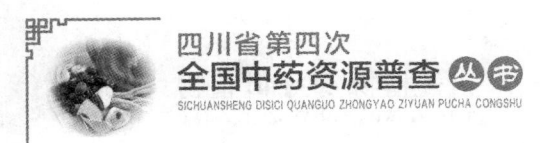

短叶野扇花

为黄杨科植物 *Sarcococca ruscifolia* Stapf var. *chinensis*（Franch.）Rehder et E. H. Wilson. 的全株、根。

生于向阳山坡、灌木丛中。分布于德昌、会理。

清热解毒、活血行气、消肿止痛。

马桑科 Coriariaceae

马桑

马桑根、千年红、马鞍子、醉鱼草、上天梯、蓝蛇风（阿坝州）。

为马桑科植物 *Coriaria sinica* Maxim. 的根、叶。

生于海拔 3 000 m 以下的荒坡、沟边、山坡、灌木丛中。分布于全川，龙泉山、彭州、什邡、邛崃、崇州、江安、南溪、隆昌、宜宾、古蔺、屏山、筠连、泸县、兴文、长宁、合江、凉山州、九龙、雅江、乡城、得荣、康定、泸定、丹巴、稻城、南充市、绵阳市、九寨沟、金川、茂县、理县、黑水、眉山市、达州市、巴中市、峨眉山、马边、峨边。

鲜叶清热解毒、祛风、止痛、收敛、杀虫，用于痈疽、肿毒、疔癞、黄水疮、烫伤。根清热解毒、消瘰、祛瘀止痛、化痰散结、接骨，用于风湿麻木、风火牙痛、精神分裂症、疮痈、癫痫、淋巴结核、牙痛、疯狗咬伤、痰饮痞块、瘰疬、跌打损伤、急性结膜炎、湿疹、癣、烫火伤。根去粗皮泡酒用于疯狗咬伤（屏山、合江）；驱虫。

漆树科 Anacardiaceae

南酸枣

广枣、酸枣（峨眉）。

为漆树科植物 *Choerospondias axillaris*（Roxb.）Burtt et Hill 的果、根皮、树皮。

生于海拔 2 000 m 以下的沟边、林中。分布于乐山、洪雅、邻水、渠县、平昌、巴中、峨眉山、绵竹。

果实清热解表、收敛止泻、解毒、消炎，用于烫伤、痢疾、食积气滞、肠炎、哮喘。树皮、根皮清热解毒、止血止痛，用于痢疾，外用于烫火伤、外伤出血、牛皮癣。

毛脉南酸枣

冬东子（合江）。

为漆树科植物 *Choerospondias axillaris*（Roxb.）Burtt et Hill var. *pubinervis*（R. et W.）Burtt et Hill 的树皮、根皮、果实。

生于沟边、林中。分布于长宁、珙县、合江、古蔺。

消炎、解毒、收敛止血、消食滞，用于烫伤火、外伤出血、食滞腹泻、疮疡溃烂、疝气。

黄栌

黄道栌、栌木、月亮紫（阿坝州）。

为漆树科植物 *Cotinus coggygria* Scop. 的根、木材、枝叶。

生于海拔 1 500 m 以下的山坡、路旁。分布于九寨沟、汶川、茂县、苍溪、广安、通江、南江、会东、雷波、冕宁、宁南、江油、青川、旺苍等地。

根、枝叶祛风解毒、活血散瘀，用于肝炎、皮肤瘙痒、跌打损伤、骨折、皮肤瘙痒、食道癌等。木材除烦热、解酒醉，用于目黄、漆疮、赤眼（阿坝州）。

癌症配方：黄栌根、丹参、急性子、黄药子等。

红叶黄栌

为漆树科植物 *Cotinus coggygria* Scop. var. *cinerea* Engl. 的根、木材、枝叶。

生于海拔 700~1 600 m 的向阳山坡、路旁。分布于九寨沟、万源、苍溪、广元。

根、木材清热利湿，用于黄疸、麻疹不透、烦热。枝叶清热利湿，用于黄疸、烫伤（皮肤未破）、丹毒、漆疮。

粉背黄栌

为漆树科植物 *Cotinus coggygria* Scop. var. *glaucophylla* C. Y. Wu 的根、木材、枝叶。

生于向阳山坡、路旁。分布于四川省。

根、木材清热利湿，用于黄疸、麻疹不透、烦热。枝叶清热利湿，用于黄疸、烫伤（皮肤未破）、丹毒、漆疮。

毛黄栌

为漆树科植物 *Cotinus coggygria* Scop. var. *pubescens* Engl. 的根、枝叶。

生于山坡、路旁。分布于万源、甘洛、金阳、雷波、布拖。

根、枝叶祛风解毒、活血散瘀，用于肝炎、跌打损伤、骨折、皮肤瘙痒。

羊角天麻

多滨漆。

为漆树科植物 *Dobinea delavayi*（Baill.） Baill. 的根、叶、果。

生于海拔 1 400~1 800 m 的灌木丛中。分布于会东、会理、西昌、米易、宁南、德昌、金阳、木里。

清热解毒、消食健脾、止痛止咳，用于肺热咳嗽、痄腮、乳痈、疔疮肿毒。

芒果

为漆树科植物 *Mangifera indica* L. 的果皮。

生于山坡。分布于米易、宁南、会理。

利尿、缓下。

黄连木

楷树、黄楝树、石莲、黄连茶、黄连芽（阿坝州）、黄粱木。

为漆树科植物 *Pistacia chinensis* Bunge 的根、枝叶、树皮。

生于海拔 3 500 m 以下的山坡、灌木林中。分布于九寨沟、金川、小金、乐山、筠连、宜宾、康定、泸定、丹巴、九龙、南充市、洪雅、通江、南江、昭觉、会理、西昌、盐源、德昌、峨边、盐亭。

根与枝叶、树皮清热解毒、利湿消肿，用于痢疾、皮肤瘙痒、疮疡、癣癞、小儿头疮。叶芽清热解毒、止渴，用于暑热口渴、目赤肿痛、痧证、痢疾、咽喉肿痛、口舌糜烂、风湿疮、漆疮。树皮收敛止血，用于外伤出血。

清香木

香叶树、紫油木。

为漆树科植物 *Pistacia weinmannifolia* J. Poiss. ex Franch. 的嫩叶尖。

生于海拔 580~3 000 m 的石灰岩林下、灌木丛中。分布于九龙、稻城、泸定、康定、得荣、盐源、冕宁、米易、德昌、西昌、会东、会理、宁南、石棉、汉源。

清热解毒、收敛止血，用于痢疾、肠炎、腹泻、外伤出血、疮疡湿疹。

盐肤木

五倍子、肤烟树（叙永）、倍花（兴文）、敷烟树（南充）、假五味子（阿坝州）。

为漆树科植物 *Rhus chinensis* Mill. 的虫瘿、果实、叶、根、花、根白皮、树白皮、茎。

生于海拔 2 500 m 以下的向阳的沟边、林中。分布于全川，崇州、什邡、彭州、峨眉、甘洛、雷波、金阳、泸定、康定、稻城、南充、绵阳市、茂县、汶川、理县、眉山市、达州市、巴中市、凉山州、马边、峨边。

虫瘿（五倍子）收敛、止泻、润肺、止血、涩肠，用于肺虚久咳、虚汗、盗汗、消渴、久泻之痢、便血、滑精、遗尿、子宫脱垂、脱肛、便血、血崩，外用于口腔溃疡、烧烫伤、外伤出血、脱肛、痔疮。果实生津、润肺、降火化痰、敛汗、止痢，用于痰咳、喉痹、黄疸、盗汗、痢疾、顽癣、痈毒、头风白屑。叶化痰止咳、收敛解毒，用于痰咳、便血、血痢、疮疡。根去风、化湿、消肿、软坚，用于感冒发热、咳嗽、腹泻、水肿、风湿痹痛、跌打伤痛、乳痈顽癣、消酒毒。花用于鼻疳积、痈毒溃烂。树白皮用于血痢、肿毒、疮疖。根白皮与茎消炎、利尿、祛风除湿、散瘀血、清热解毒、消肿，用于跌打损伤、湿疹瘙痒、痔疮。又叶治蛇咬伤（江安）；煎水洗湿疹、止痒（屏山）。根用于痛风（石棉）。

注：本品为川产道地药材，主产于达州、巴中、广元、绵阳、成都、雅安、乐山、宜宾、泸州、凉山州。

滨盐肤木

为漆树科植物 *Rhus chinensis* Mill. var. *roxburghii*（DC.）Rehd. 的叶、根。

生于海拔 2 800 m 以下的向阳的沟边、山谷、灌木丛、林中。分布于盐边。

根、叶清热解毒、散瘀止血；外用于跌打损伤、毒蛇咬伤、漆疮。根用于感冒发热、咳嗽、咯血、泄泻、痢疾、痔疮出血。

青麸杨

五倍子、铁倍村（阿坝州）。

为漆树科植物 *Rhus potaninii* Maxim. 的虫瘿、根。

生于海拔 800 ~ 2 500 m 的向阳沟边、林中、荒坡、路旁，有栽培。分布于全川，邛崃、彭州、崇州、什邡、甘洛、雷波、金阳、木里、会东、宁南、九寨沟、汶川、金川、茂县、理县、洪雅、达州、巴中、平昌、通江、泸定、九龙、马边、峨边。

虫瘿收敛、止泻、止痢、润肺、止血，用于痰饮、菌痢、食积气滞。根消炎、利尿、祛风解毒，用于小儿缩阳症、九子烂疮。

注：本品为川产道地药材，主产于达州、巴中、广元、绵阳、成都、雅安、乐山、宜宾、泸州、凉山州。

红麸杨

五倍子、铁肤烟（叙永）。

为漆树科植物 *Rhus punjabensis* Stewart var. *sinica*（Diels）Rehd. et Wils. 的虫瘿、根、枝叶。

生于海拔 1 500 ~ 2 700 m 的山坡、沟边、林中，有栽培。分布于全川，屏山、叙永、邛崃、彭州、崇州、甘洛、雷波、金阳、会东、九寨沟、汶川、茂县、理县、宣汉、平昌、万源、通江、南江、峨眉、泸定、康定、丹巴、九龙、马边、峨边。

虫瘿（五倍子）收敛、止泻、润肺、止血、止痢。根用于痢疾、腹泻。枝叶外用利湿、用于毒蛇咬伤（屏山）。枝叶清热解毒，用于鼻炎、中耳炎、小儿白口疮（叙永）。根消炎、利尿。

注：本品为川产道地药材，主产于达州、巴中、广元、绵阳、成都、雅安、乐山、宜宾、泸州、凉山州。

川麸杨

为漆树科植物 *Rhus wilsonii* Hemsl. 的虫瘿、果实、叶、根、花、根白皮、树白皮、茎。

生于向阳的沟边、林中。分布于全川，甘洛、布拖、美姑、雷波、宁南、会东、越西、昭觉、马边。

功效同盐肤木。

小漆树

为漆树科植物 *Toxicodenddron delavayi*（Franch.）F. A. Barkl.／*Rhus delavayi* Franch. 的根、树皮、种子、树脂、果实。

生于海拔 1 100～2 500 m 的山坡。分布于金阳、昭觉、雷波、德昌、布拖、宁南、泸定、九龙。

根祛风除湿、消肿止痛，用于风湿痛。树皮、种子、树脂的功效同漆树。果实解毒、止血、散瘀、消肿。

狭叶小漆树

为漆树科植物 *Toxicodenddron delavayi*（Franch.）F. A. Barkl. var. *angustifolium* C. Y. Wu 的根。

生于海拔 1 100～2 500 m 的山坡。分布于四川省西南部。

根祛风除湿、消肿止痛，用于风湿痛。树皮、种子、树脂的功效同漆树。

大花漆

为漆树科植物 *Toxicodenddron grandiflorum* C. Y. Wu et T. F. Ming 的树脂、根。

生于海拔 700～2 500 m 的草坡、灌木丛、岩石上。分布于九龙、稻城、泸定、康定。

树脂通经、驱虫、镇咳。根发汗、祛风。

长梗大花漆

为漆树科植物 *Toxicodenddron grandiflorum* C. Y. Wu et T. F. Ming var. *longines*（Franch.）C. Y. Wu et T. L. Ming 的根。

生于海拔 700～2 500 m 的草坡、灌木丛、岩石上。分布于九龙、稻城、凉山州、攀枝花。

清热解毒。

野漆树

野漆、木蜡木（阿坝州）。

为漆树科植物 *Toxicodenddron succedanea*（L.）O. Kuntze／*Rhus succedanea* L. 的根及根皮、叶、果实、树脂。

生于海拔 1 800 m 以下的山坡、沟边、林下。分布于全川，兴文、叙永、泸县、古蔺、长宁、合江、崇州、彭州、布拖、金阳、稻城、康定、九龙、九寨沟、金川、汶川、茂县、洪雅、邻水、峨眉山、马边。

根及根皮清热解毒、活血、散瘀、消肿、收敛止血，用于尿血、血淋、血崩、带下、疮癣、漆疮、痈毒溃烂。果用于火伤、梅毒。叶用于皮肤病（古蔺）。树脂通经、驱虫、镇咳。

木蜡树

野枫树、野漆（洪雅）。

为漆树科植物 *Toxicodenddron sylvestris*（Sieb. et Zucc.）O. kuntze 的叶、根。

生于阳坡疏林中。分布于乐山、崇州、洪雅、德昌。

清热解毒、收敛止血，用于血淋、血崩、白带、疥癣。

漆树

干漆。

为漆树科植物 *Toxicodenddron verniciflua*（Stokes）F. A. Barkl.／*Rhus verniflua* Stokes 的树皮渗出物（干树脂、干漆）、树皮、根、种子、叶。

生于海拔 2 600 m 以下的山坡、疏林、灌木丛中。分布于九寨沟、金川、汶川、茂县、康定、丹巴、泸定、南充市、筠连、兴文、叙永、古蔺、什邡、雷波、美姑、金阳、洪雅、开江、邻水、万源、通江、南江、峨眉山、马边、峨边。

干树脂活血祛瘀、消积、通经、破积、杀虫，用于经痛、癥瘕、瘀血、干血痨、虫积。树皮接骨。根

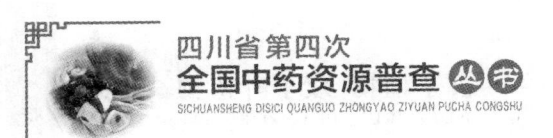

用于胸部跌打损伤久积，用鲜根炖鸡服。种子用于下血。叶用于外伤出血、疮疡溃烂。并治虫毒瘀血（叙永）。

注：槭树有毒，容易引起皮肤过敏。

冬青科 Aquifoliaceae

刺叶冬青

为冬青科植物 *Ilex bioritsensis* Hayata 的根、叶。

生于海拔 2 500 m 以下的荒山、林中。分布于乐山、邛崃、洪雅、会东、盐边、美姑、越西、雷波、九龙、马边、峨边。

清热解毒、活血止痛，用于跌打损伤、痈肿疮毒。

华中冬青

为冬青科植物 *Ilex centrochinensis* S. Y. Hu 的根、叶。

生于沟边、山坡、荒山、林中。分布于峨眉山。

祛风除湿，用于风湿关节痛。

冬青

四季青。

为冬青科植物 *Ilex chinensis* Sims. / *I. purpurea* Hassak. 的根、根皮、树皮、叶、果实。

生于海拔 1 000 ~ 1 500 m 的荒山、阔叶林中、林缘。分布于宜宾、崇州、邛崃、甘洛、金阳、洪雅、峨边。

果实祛风除湿、补虚、强壮，用于风湿痹痛、痔疮、血晕、头晕。叶凉血止血，用于烫伤、炭疽、溃疡久不愈合、闭塞性脉管炎、急慢性支气管炎、肺炎、尿路感染、菌痢、外伤出血、冻疮皲裂。树皮用于烫伤。根与叶清热解毒、活血止痛。

根皮、树皮生血、补益肌肤，用于烧烫伤。

珊瑚冬青

红果冬青。

为冬青科植物 *Ilex corallina* Franch. 的根、叶。

生于海拔 1 000 ~ 2 600 m 的灌木林中。分布于乐山、邛崃、崇州、洪雅、峨眉山、会东、德昌、盐边、喜德、西昌、甘洛、康定、九龙、马边、峨边。

清热解毒、活血止痛，用于牙痛、风湿骨痛、痈肿疮毒。

枸骨

枸骨叶、猫儿刺、老虎刺、八角刺、耗子牙、老鼠刺（峨眉山）。

为冬青科植物 *Ilex cornuta* Lindl. 的叶、根皮、果实。

生于海拔 1 000 m 左右的灌木林中、沟边、地边。分布于乐山、攀枝花、喜德、金阳、甘洛、美姑、西昌、木里、盐边、康定、洪雅、宣汉、万源、峨眉山、马边。

叶滋阴清热、补肝益肾、祛风除湿、止痛、固涩，用于肺结核潮热、咳嗽、咳嗽咯血、骨结核、头晕耳鸣、腰酸腿软、白癜风。根祛风止痛，用于风湿性关节疼痛、腰肌劳损、头痛、牙痛、黄疸型肝炎、急性淋巴管炎。果固涩下焦，用于白带过多、慢性腹泻。

狭叶冬青

为冬青科植物 *Ilex fargesii* Franch. 的根、叶。

生于海拔 2 000 ~ 2 800 m 的荒山、丛林。分布于乐山、成都、甘洛、泸定、康定、马边、峨边。

清热解毒、活血止痛。

康定冬青

山枇杷、野枇杷。

为冬青科植物 *Ilex franchetiana* Loes. 的根、叶、果。

生于海拔 1 000 ~ 2 600 m 的向阳山坡、灌木林中。分布于乐山、合江、宜宾、屏山、绵阳市、洪雅、峨眉山、甘洛、康定、马边、峨边。

果清肺、解热、下乳、祛风除湿、消痈止痛，用于瘰疬、风湿麻木。叶健胃、平喘、降气、敛肺止咳，用于风热鼻塞、咳嗽痰多、咳痰带血、久咳气喘、气喘心累。根用于崩漏。根与叶祛风除湿、消痈。

长叶冬青

单核冬青。

为冬青科植物 *Ilex georgei* Comb. 的树皮。

生于海拔 1 600 ~ 2 900 m 的疏林、灌木丛中。分布于康定。

抗菌消炎。

老鼠刺

三角钉（叙永）、猫儿刺（阿坝州）。

为冬青科植物 *Ilex henryi* Franch. 的根。

生于海拔 1 000 ~ 1 500 m 的灌木林中。分布于乐山、成都、茂县、九寨沟、汶川、理县、金川、叙永、屏山、古蔺、广安、苍溪、洪雅、宣汉、万源、会东、盐源、宁南、甘洛、金阳。

清热解毒、润肺止咳，用于肺热咳嗽、喉头肿痛、咯血、目赤翳障。

无毛短梗冬青

为冬青科植物 *Ilex hylonoma* Hu et Tang var. *glabra* S. Y. Hu 的叶。

生于山坡灌木丛中。分布于四川省。

用于跌打损伤。

广东冬青

为冬青科植物 *Ilex kwangtungensis* Merr. 的根、叶。

生于山坡、灌木丛中。分布于峨眉山。

清热解毒、消肿止痛。

大果冬青

苦丁茶（青城山）。

为冬青科植物 *Ilex macrocarpa* Oliv. 的叶。

生于海拔 1 600 ~ 2 000 m 的荒山、丛林。分布于邛崃、崇州、会东、喜德、泸定、九龙、都江堰、马边、峨边。

清热解毒、祛瘀。青城山地区加工过后的茶叶又名苦丁茶，具有清热解暑、除烦消渴，预防和治疗头昏、目眩、高血压、急慢性肝炎、胆囊炎等疾病。

长梗大果冬青

为冬青科植物 *Ilex macrocarpa* Oliv. var. *longipedunculata* S. Y. Hu 的叶。

生于荒山、丛林。分布于雷波。

清热解毒、消肿止痒、祛瘀，用于遗精、月经不调、崩漏。

河滩冬青

鄂黔茅叶冬青。

为冬青科植物 *Ilex metabaptista* Loes. ex Diels 的叶、根。

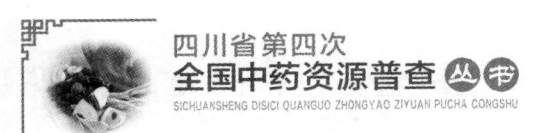

生于山坡、溪边、灌木丛中。分布于南充、合江、屏山。

根祛风除湿，用于风湿痛。叶止血。

毛梗小果冬青

为冬青科植物 *Ilex micrococca* Maxim. f. *pilosa* S. Y. Hu 的树皮。

生于海拔 1 300 ~ 1 900 m 的阔叶林、杂木林。分布于峨眉、天全、马边。

止痛。

具柄冬青

为冬青科植物 *Ilex pedunculosa* Miq. 的树皮。

生于海拔 750 ~ 2 000 m 的山坡林中、灌木丛中。分布于南江。

活血止血、清热解毒，用于痢疾、痔疮出血、外伤出血。

猫儿刺

为冬青科植物 *Ilex pernyi* Franch. 的根。

生于海拔 1 700 ~ 2 500 m 的山坡疏林。分布于泸定、康定、马边、峨边。

清热解毒、润肺止咳，用于带下病、遗精、头痛、牙痛、耳鸣、中耳炎、目赤。

多脉冬青

为冬青科植物 *Ilex polyneura*（Hand-azz.）S. Y. Hu 的树皮。

生于海拔 1 200 ~ 2 600 m 的林中、灌木丛中。分布于米易。

止痛。

四川冬青

青叶茶（江安）。

为冬青科植物 *Ilex szechwanensis* Loes. 的根、叶、种子、全株。

生于荒山、丛林。分布于乐山、叙永、筠连、高县、长宁、江安、洪雅。

根、叶、种子清热解毒、活血止痛、润肺止咳，用于肺热咳嗽、咽喉肿痛、目赤流泪。全株用于红崩白带（江安）

香冬青

为冬青科植物 *Ilex suaveolens*（Lévl.）Loes. 的根。

生于海拔 1 000 m 以下的山坡灌木丛中。分布于洪雅。

用于劳伤身痛。

三花冬青

为冬青科植物 *Ilex triflora* Bl. 的根、叶、种子。

生于荒山、丛林。分布于乐山、泸州、会理。

清热解毒、活血止痛。

尾叶冬青

为冬青科植物 *Ilex wilsonii* Loes. 的叶、根。

生于山坡灌木丛中。分布于雷波、苍溪。

清热解毒、消肿止痛。

云南冬青

为冬青科植物 *Ilex yunnanensis* Franch. 的叶、根。

生于山坡灌木丛中。分布于甘洛、泸定、九龙、马边。

清热解毒，用于烧烫伤。

卫矛科 Celastraceae

苦皮树

马断肠、苦皮藤、苦树皮、菜药、吊麻杆（阿坝州）。

为卫矛科植物 *Celastrus angulatus* Maxim. 的根皮与根。

生于海拔 600～2 500 m 的山坡、灌木林中。分布于乐山、叙永、康定、九寨沟、茂县、汶川、洪雅、宣汉、平昌、巴中、万源、通江、峨眉山、越西、宝兴。

清热透疹、舒筋活络、调经、利湿、祛风除湿、杀虫，用于小儿麻疹不透、风湿、劳伤、关节疼痛、经闭、秃疮、黄水疮、头癣、骨折肿痛、阴痒、阴道滴虫。

哥兰叶

南蛇藤、黄藤、收骨风、钻石风、钻石黄、霜红藤、绵条子、米汤叶（峨眉）。

为卫矛科植物 *Celastrus gemmatus* Loes. 的藤茎、根。

生于海拔 1 000～3 000 m 的山坡岩边、灌木林中。分布于乐山、什邡、南充市、茂县、九寨沟、汶川、理县、金川、洪雅、大竹、邻水、宣汉、平昌、万源、通江、南江、峨眉山、冕宁、会东、美姑、布拖、德昌、昭觉、甘洛、喜德、康定、峨边。

祛风除湿、舒筋活血、止痛、活络，用于风湿关节疼痛、跌打损伤、筋骨疼痛、四肢麻木、小儿惊风、痧证、痢疾、腹痛、月经不调。

灰叶南蛇藤

为卫矛科植物灰叶南蛇藤 *Celastrus glaucophyllus* Rehd. et Wils. 的藤。

生于海拔 700～3 700 m 处的混交林中。分布于雷波。

散瘀；止血，用于跌打损伤、刀伤出血、肠风便血。

青江藤

为卫矛科植物 *Celastrus hindsii* Benth. 的根皮。

生于海拔 1 000～2 200 m 的灌木林中。分布于乐山、崇州、泸定、九龙、马边。

用于蛇咬伤、肿毒。

粉背南蛇藤

麻冬、绵藤（峨眉）。

为卫矛科植物 *Celastrus hypoleucus*（Oliv.）Warb. 的根、叶。

生于海拔 2 200 m 以下的灌木林中。分布于峨眉山、越西、泸定、马边、峨边。

活血祛瘀、消肿、止血生肌。

南蛇藤

老牛筋、钻石黄（绵阳）、南蛇风（南江）。

为卫矛科植物 *Celastrus orbiculatus* Thunb. 的藤茎、叶、果实。

生于海拔 1 000～1 200 m 的山坡、岩壁、灌木林中。分布于乐山、凉山州、绵阳市、洪雅、通江、南江、马边、峨边。

藤茎祛风除湿、通经活络、活血行气、消肿解毒、止痛，用于风湿骨痛、腰肌劳损、痛经、跌打损伤、风湿关节炎、肠风便血、多发性脓肿。

灯油藤

为卫矛科植物 *Celastrus paniculatus* Willd. 的种子。

生于海拔 2 300 m 左右的灌木林中。分布于乐山、什邡、金阳。

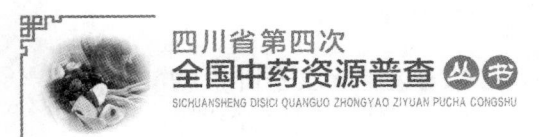

祛风除湿、缓泻、催吐、兴奋。

短梗南蛇藤

黄绳儿。

为卫矛科植物 *Celastrus rosthornianus* Loes. 的根皮。

生于海拔 1 500～2 500 m 的灌木林中。分布于乐山、崇州、凉山州、洪雅、邻水、宣汉、通江、南江、峨眉山、泸定、九龙、稻城、康定。

清热解毒、消肿止痛，用于蛇伤、痈肿疮毒。

丛花南蛇藤

为卫矛科植物 *Celastrus rosthornianus* Loes. var. *loeseneri*（Rehd. et Wils.）C. Y. Wu 的根、藤、叶。

生于山坡、灌木林中。分布于四川省。

功效同南蛇藤。

显柱南蛇藤

无毛南蛇藤、山货郎、显桂（洪雅）。

为卫矛科植物 *Celastrus stylosus* Wall. 的茎。

生于海拔 800～2 700 m 的灌木林中。分布于峨眉山、洪雅、泸定、丹巴、雷波。

祛风除湿、消肿、活血止痛，用于肾炎水肿、跌打损伤、骨髓炎、脉管炎。

刺果卫矛

为卫矛科植物 *Euonymus acanthocarpus* Franch. 的藤、茎皮。

生于丛林、山谷、溪边阴湿处。分布于布拖、宁南、喜德、金阳、马边、峨边。

祛风除湿、止痛、止血，用于崩漏、风湿痛、外伤出血、跌打骨折。

攀援卫矛

为卫矛科植物 *Euonymus acanthocarpus* Franch. var. *scandens*（Loes.）R. A. Blakel. 的藤。

生于丛林、山谷、溪边阴湿处。分布于冕宁、德昌。

祛风除湿、通经活络。

卫矛

鬼箭羽、千层皮、风抢林（阿坝州）。

为卫矛科植物 *Euonymus alatus*（Thunb.）Sieb. 的根、翅果、枝条。

生于海拔 1 300～2 400 m 的路旁、灌木林下。分布于乐山、苍溪、九寨沟、茂县、汶川、松潘、黑水、理县、洪雅、宣汉、平昌、巴中、万源、通江、南江。

根、翅果破血通经、杀虫、散瘀止痛，用于经闭、癥瘕、产后瘀滞、腹痛、虫积腹痛。枝条祛风除湿、活络止痛，用于风湿关节痛、老年肾虚疼痛、产后瘀血腹痛、漆性皮炎。

丝棉树

白杜、桃叶卫矛、红棉木（洪雅）。

为卫矛科植物 *Euonymus bungeanus* Maxim. 的根皮。

生于灌木林下。分布于乐山、南江、洪雅。

疏风活络、止血、破血通经、杀虫，用于经闭、癥瘕、虫积腹痛。

肉花卫矛

为卫矛科植物 *Euonymus carnosus* Hemsl. 的根。

生于荒地、灌木林下。分布于大竹。

祛风除湿、软坚散结、通经活络，用于淋巴结结核、跌打损伤、肾虚腰痛、风湿疼痛、经闭、痛经。

百齿卫矛

地青矛、野毛菜（长宁）。

为卫矛科植物 *Euonymus centidens* Lévl. 的全株、枝叶。

生于海拔 1 000 m 以上的山坡、灌木林下。分布于乐山、古蔺、兴文、叙永、长宁、宜宾、纳溪、邛崃、洪雅、南江、峨眉山、雷波。

枝叶祛风、散寒、除湿、止咳，用于风寒感冒、喘咳、风湿痹痛。全株散血、治气喘（古蔺）。

角翅卫矛

木螃蟹、五花香（绵阳）、肉花卫矛（大竹）。

为卫矛科植物 *Euonymus cornutus* Hemsl. 的根、果。

生于海拔 1 000 ~ 3 300 m 的荒地、灌木林下。分布于峨眉山、叙永、绵阳、崇州、洪雅、大竹、盐源、布拖、会理、越西、美姑、泸定、峨边。

散寒、止咳、祛风除湿，用于跌打损伤、闪腰挫气、小儿惊风、风寒感冒、咳喘、风湿痹痛。果实祛风除湿、化痰止咳、散寒，用于风寒湿痹、咳嗽。小儿热惊风先用麝香炒热服下，后用五花香研细末敷小儿肚脐上（绵阳）。

裂果卫矛

为卫矛科植物 *Euonymus dielsianus* Loes. 的根。

生于林中。分布于乐山。

祛风除湿。

扶芳藤

对叶肾、爬行卫矛、安胃藤、尖叶卫矛（洪雅）。

为卫矛科植物 *Euonymus fortunei*（Turcz.）Hand. – Mazz. /*E. radicans* Emerald Gold 的茎、叶。

生于海拔 1 000 m 的灌木林下。分布于乐山、洪雅、开江、渠县、万源、盐源、木里、盐边、昭觉、甘洛、普格、越西、雷波、金阳。

舒筋活络、散瘀、止血消肿，用于咯血、功能性子宫出血、风湿关节痛、腰肌劳损、月经不调，外用于跌打损伤、骨折、创伤出血。茎舒筋活络、镇痛。全草开胃健脾、理气止痛，用于胃腹胀痛、胃神经官能症（洪雅）。

尖叶爬行卫矛

安胃藤。

为卫矛科植 *Euonymus fortunei*（Turcz.）Hand. et Mazz. var. *acita* Rehd. /*E. radicans* Emerald Gold var. *acita* Rehd. 的全株。

生于灌木林下。分布于峨眉山。

开胃健脾、止痛，用于胃痛。

纤齿卫矛

为卫矛科植物 *Euonymus giraldii* Loes. 的全株。

生于灌木林下。分布于峨眉、德昌。

祛风除湿、舒筋活络。

大花卫矛

野杜仲、金丝杜仲（阿坝州）、滇桂。

为卫矛科植物 *Euonymus grandiflorus* Wall. 的根、茎皮。

生于海拔 1 000 ~ 2 600 m 的石灰岩山地、林缘、灌木林下。分布于乐山、九寨沟、茂县、汶川、理县、金川、洪雅、通江、木里、会东、昭觉、盐源、西昌、美姑、布拖、九龙、稻城、马边、峨边。

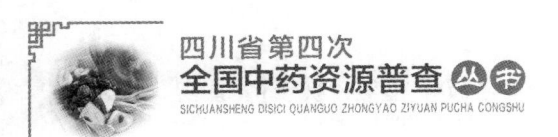

活络祛瘀、祛风除湿、补肾、止痛，用于痢疾初起、腹痛、风湿疼痛、腰膝疼痛、腰痛、血瘀经闭、痛经、跌打损伤。

西南卫矛

为卫矛科植物 *Euonymus hamiltonianus* Wall. 的根、枝条。

生于海拔 1 000~3 200 m 的石灰岩山地、林缘、灌木林下。分布于万源、南江、泸定、康定、九龙、峨边。

祛风除湿，用于风湿关节痛。

披针叶卫矛

为卫矛科植物 *Euonymus hamiltonianus* Wall. f. *lanceifolium*（Loes.）C. Y. Cheng 的根、根皮、果实。

生于灌木林下。分布于甘洛、越西、喜德、万源、宣汉、通江、南江、绵阳、绵竹、平武、茂县、都江堰、宝兴、天全、康定、汉源、峨眉、甘洛、会东、峨边。

祛风除湿、活血、止血，用于劳伤痛。

常春卫矛

过炭姜、金串子（长宁）、蛇牙草（合江）、茶藤（古蔺）。

为卫矛科植物 *Euonymus hederaceus* Champ. ex Benth. 的全株。

生于灌木林下。分布于宜宾、叙永、珙县、纳溪、长宁、兴文、合江、古蔺、金阳。

全株清热解毒、研末调菜油用于烧伤（叙永）；全株用于骨结核（纳溪）；泡酒服祛风除湿（长宁）；用于蛇咬伤（合江）。

冬青卫矛

大叶黄杨、万年青。

为卫矛科植物 *Euonymus japonicus* L. 的根、皮。

生于海拔 1 300~3 000 m 的林中。分布于乐山、泸县、南溪、合江、长宁、新都、达州、宣汉、平昌、巴中、万源、南江、甘洛、泸定、康定、丹巴、九龙、雅江、巴塘、乡城、得荣、道孚。

调经化瘀、舒筋活络，用于月经不调、痛经。预防感冒、咳嗽（南溪）。树皮利水，用于冻伤、风湿（长宁、巴中）。

银边卫矛

为卫矛科植物 *Euonymus japonicus* L. var. *alb-arginata* T. Moore ex Rehd. 的全株。

栽培。分布于全川。

接骨，用于骨折、跌打。

革叶卫矛

为卫矛科植物 *Euonymus lecleri* Lévl. 的全株。

生于灌木林下。分布于屏山、邛崃、崇州、马边。

全株用于虚火牙痛（屏山）。

丽江卫矛

为卫矛科植物 *Euonymus lichiangensis* W. W. Smith. 的根、皮。

生于灌木林下。分布于盐源。

利尿、强壮。

线叶卫矛

为卫矛科植物 *Euonymus linearifolia* Franch. 的根。

生于海拔 1 900 m 的灌木丛中。分布于美姑、雷波、甘洛、宁南。

舒筋活血、祛风除湿。

小果卫矛

为卫矛科植物 *Euonymus microcarpus*（Oliv.）Sprague 的根。

生于海拔 1 800～2 600 m 的山谷、平地河边。分布于康定、九龙、稻城。

活血祛瘀、祛风除湿，用于跌打损伤、风湿腰痛。

宝兴卫矛

为卫矛科植物 *Euonymus moupinensis* Loes. et Rehd. 的根。

生于林中。分布于乐山、宝兴、甘洛、喜德、马边、峨边。

祛风除湿、止痛。

大果卫矛

为卫矛科植物 *Euonymus myrianthus* Hemsl. 的根。

生于山地、溪边、林缘、灌木林下。分布于大竹、宣汉、万源、盐源、马边。

活血止痛，用于关节疼痛。

矩叶卫矛

为卫矛科植物 *Euonymus oblongifolius* Loes. et Rehd. 的根。

生于灌木林下。分布于乐山、崇州、宁南、雷波 。

祛风除湿、舒筋活络。

栓翅卫矛

约哦（藏名）。

为卫矛科植物 *Euonymus phellomanes* Loes. 的枝皮。

生于海拔 2 700～3 200 m 的林缘、河边、灌木林下。分布于若尔盖、九寨沟、阿坝、红原、黑水。

破血落胎、调经续断，用于产后腹痛、崩漏下血、风湿疼痛。

紫花卫矛

为卫矛科植物 *Euonymus porphyreus* Loes. 的根、枝条。

生于海拔 2 100～3 500 m 的林中，分布于什邡、巴中、通江、南江、昭觉、甘洛、布拖、普格、喜德、德昌、甘孜州、马边、峨边。

清热解毒、活血止痛、强筋壮骨，用于跌打损伤、癌症、淋巴结核、疔疮。

八宝茶

为卫矛科植物 *Euonymus prezwalskii* Maxim. 的枝条。

生于海拔 2 600～3 600 m 的山坡林下阴湿处。分布于康定、道孚、泸定、丹巴、炉霍、会东、峨边。

清热解毒、活血祛瘀。

陕西卫矛

为卫矛科植物 *Euonymus schensianus* Maxim. 的树皮。

生于海拔 600～1 000 m 的山地沟边、林中。分布于通江。

用于风湿痛。

无柄卫矛

为卫矛科植物 *Euonymus subsessilis* Sprague 的根。

生于山坡、灌木林下。分布于乐山、邛崃、雷波、马边。

祛风除湿、舒筋活络。

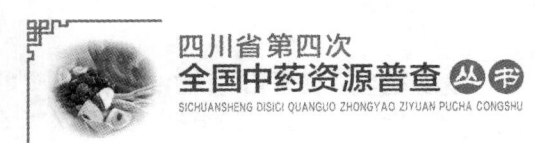

染用卫矛

为卫矛科植物 *Euonymus tingens* Wall. 的茎皮。

生于海拔 2 500 ~ 3 500 m 的山地林中、沟边。分布于泸定、稻城。

补肾阳、强腰膝。

游藤卫矛

为卫矛科植物 *Euonymus vagans* Wall. 的茎皮。

生于海拔 2 000 m 以下的河谷、杂木林中。分布于会东。

祛风除湿、补肾，用于风湿腰痛、肾虚腰痛、筋骨痿软、刀伤出血。

荚蒾卫矛

为卫矛科植物 *Euonymus viburnoides* Prain. 的全株。

生于山坡灌木丛中。分布于会理、雷波。

祛风除湿。

长刺卫矛

刺果卫矛、五角风（筠连）、子花（洪雅）。

为卫矛科植物 *Euonymus wilsonii* Sprague 的根及全株。

生于海拔 1 000 m 的林中。分布于乐山、筠连、长宁、古蔺、崇州、洪雅、宁南。

祛风除湿、活络止痛，用于腰膝疼痛、经闭腹痛、跌打损伤。

云南卫矛

金丝杜仲。

为卫矛科植物 *Euonymus yunnanensis* Franch. 的根。

生于山坡岩石上、灌木丛中。分布于美姑、盐源、木里、普格、德昌、布拖、西昌、盐边、会理、美姑。

舒筋活血、祛风除湿。

小檗美登木

子花（洪雅）。

为卫矛科植物 *Maytenus berberoides* C. Y. Wu 的根、枝。

生于海拔 1 000 ~ 3 000 m 的林中。分布于乐山、洪雅。

祛风除湿、活络止痛，用于腰膝疼痛、经闭腹痛、跌打损伤。

刺茶

为卫矛科植物 *Maytenus variabilis*（Loes.）C. Y. Cheng 的根。

生于山坡、河岸。分布于泸定。

解毒、抗癌。

核子木

为卫矛科植物 *Perrottetia racemosa*（Oliv）Loes. 的根、枝叶。

生于海拔 1 000 ~ 2 500 m 的疏林、沟边。分布于乐山、崇州、什邡、邛崃、洪雅、九龙。

祛风除湿、活络止痛，用于腰膝疼痛、经闭腹痛、跌打损伤。

粉背雷公藤

昆明山海棠、紫金皮、雷公藤、火把花。

为卫矛科植物 *Tripterygium hypoglaucum* Hutch. 的全株、根皮、根。

生于林中、灌木丛中。分布于叙永、古蔺、凉山州、攀枝花、米易、甘洛、雷波。

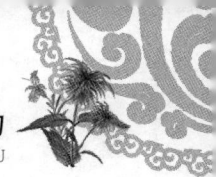

续筋接骨、祛风通络、除湿、杀虫，用于骨折、风湿疼痛、跌打损伤。

雷公藤

为卫矛科植物 *Tripterygium wilfordii* Hook. f. 的叶、花、根。

生于林中、灌木丛中。分布于石棉。

有大毒，杀虫、消炎、解毒。

省沽油科 Staphyleaceae

野鸦椿

鸡眼睛、淡亲家母（峨眉、高县）、寡鸡蛋（叙永、江安、长宁）、肾囊子（泸县）。

为省沽油科植物 *Euscaphis japonica* (Thunb.) Dippel 的种子、根。

生于海拔 500~1 400 m 的灌木丛中。分布于邛崃、什邡、崇州、峨眉、乐山、泸州、雷波、甘洛、宜宾、广安、苍溪、岳池、南充、洪雅、达州市、巴中市、马边、峨边。

种子温中理气、消肿止痛，用于痛痛、膀胱疝气、寒疝、泻痢、脱肛、子宫下垂、睾丸肿痛。根祛风、除湿、活血调经、祛瘀止痛、健脾调营，用于月经不调、痢疾、泄泻、疝痛、崩漏及风湿疼痛、跌打损伤。又治痔疮、九子疮、跌打损伤、羊毛疔（峨眉）。用于疝气、痢疾（南溪）。妇女月经不调（叙永）。外用治腋臭（宜宾）。

省沽油

双蝴蝶。

为省沽油科植物 *Staphylea bumalda* DC. 的果实。

生于海拔 500~1 300 m 的灌木丛中。分布于乐山、洪雅。

活血通络、理气止痛，用于产后瘀血、恶露不尽、腹痛。

膀胱果

为省沽油科植物 *Staphylea holocarpa* Hemsl. 的果实、根。

生于海拔 500~2 400 m 的灌木丛中。分布于峨眉山、洪雅、峨边。

活血止痛、止咳祛痰、健脾利湿。

银鹊树

瘿椒树。

为省沽油科植物 *Tapiscia sinensis* Oliv. 的根、果实。

生于海拔 2 500 m 以下的山地林中、林缘路旁。分布于崇州、什邡、稻城。

解表、清热、利湿。

注：本品为国家三级保护植物。

云南瘿椒树

为省沽油科植物 *Tapiscia yunnanensis* W. C. Cheng et C. D. Chu 的根。

生于山地林中、林缘路旁。分布于甘洛。

祛风除湿。

锐尖山香圆

为省沽油科植物 *Turpinia arguta* (Lindl.) Seem. 的根、叶。

生于杂木林中、林缘。分布于四川省。

根、叶活血散瘀、消肿止痛。根用于肝脾肿大。叶用于跌打损伤。

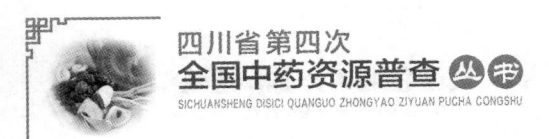

茶茱萸科 Icacinaceae

马比木

南紫花树、追风伞、海桐叶假柴龙、巧木兰（长宁）、牛刺兰（峨眉）、茶茱萸。

为茶茱萸科植物 *Nothapodytes pittosporoides* (Oliv.) Sleum. 的根皮。

生于海拔 1 700 m 左右的林中。分布于峨眉山、长宁、叙永、筠连、合江、古蔺、洪雅、金阳、芦山、宝兴、雅安、荥经。

祛风除湿、理气止痛、散寒，用于浮肿、小儿疝气、关节疼痛。

杨翠木

假海桐。

为茶茱萸科植物 *Pittosporopsis kerrii* Craib. 的根皮。

生于海拔 1 600 m 以下的林中。分布于崇州。

清热解毒、祛风解表。

槭树科 Aceraceae

梓叶槭

为槭树科植物 *Acer catalpifolium* Rehd. 的皮。

生于海拔 400 ~ 2 000 m 的林缘、林中。分布于崇州、康定、雅安、乐山。

清热解毒、解暑。

青榨槭

大卫槭。

为槭树科植物 *Acer davidii* Franch. 的皮。

生于海拔 500 ~ 3 200 m 的林中。分布于彭州、崇州、邛崃、道孚、泸定、康定、丹巴、九龙、雅江、乡城、得荣、凉山州、雷波、马边、峨边、古蔺、屏山、洪雅、都江堰。

清热解毒、解暑。

红翅槭

罗浮槭（洪雅）。

为槭树科植物 *Acer fabri* Hance. 的果实。

生于海拔 500 ~ 3 000 m 的林中。分布于崇州、峨眉山、洪雅、开江。

清热利湿、通淋、利咽，用于肺热咳嗽、咽喉肿痛、声音嘶哑、扁桃体炎。

房县槭

毛果槭。

为槭树科植物 *Acer franchetii* Pax 的果实、根。

生于海拔 1 000 ~ 3 000 m 的林中。分布于乐山、洪雅、美姑、普格、越西、喜德、泸定、九龙、雷波、峨边。

祛风除湿、活血止痛，用于风湿痹痛、跌打损伤。

茶条槭

为槭树科植物 *Acer ginnala* Maxim. 的叶、芽。

生于疏林中。分布于金阳。

清热明目，用于肝热目赤。

建始槭

为槭树科植物 *Acer henryi* Pax 的根。

生于海拔 500～1 500 m 的疏林中。分布于雷波、美姑。

接骨、利关节、止痛，用于腰肌劳损、风湿骨痛。

光叶槭

为槭树科植物 *Acer laevigatum* Wall. 的树皮、根。

生于海拔 2 200 m 的林中。分布于乐山、叙永、古蔺、康定。

树皮、根祛风除湿、活血。用于跌打损伤（古蔺）。

疏花槭

为槭树科植物 *Acer laxiflorum* Pax 的果实。

生于海拔 1 800～3 200 m 的林中。分布于美姑、金阳、泸定、康定、稻城、九龙、峨边。

清热解毒、行气止痛。

色木槭

地锦槭、色木、水色槭、五龙皮（绵阳）。

为槭树科植物 *Acer mono* Maxim. 的果实、根、枝叶。

生于海拔 800～3 800 m 的林中。分布于乐山、九寨沟、松潘、黑水、茂县、汶川、乡城、绵阳市、洪雅、峨眉山、木里、盐源、喜德、布拖、盐边、宁南、甘孜州、马边。

祛风除湿、活血逐瘀、止痛，用于风湿骨痛、骨折、跌打损伤。

大翅色木槭

为槭树科植物 *Acer mono* Maxim. var. *macropterum* Fang 的枝叶。

生于海拔 2 100～3 000 m 的疏林中。分布于宁南、木里、盐源、泸定、丹巴、九龙、道孚、康定、雅江、稻城、马边、峨边。

祛风除湿、活血化瘀。

飞蛾槭

为槭树科植物 *Acer oblongum* Wall. ex DC. 的根皮。

生于海拔 1 000～1 500 m 的林中。分布于泸州、九寨沟。

祛风除湿。

峨眉飞蛾槭

为槭树科植物 *Acer oblongum* Wall. ex DC. var. *omeiense* Fang et Soong 的皮、根。

生于海拔 1 000～3 000 m 的林中。分布于峨眉山。

祛风除湿、活血。

五裂槭

为槭树科植物 *Acer oliverianum* Pax 的枝叶。

生于海拔 2 300～2 600 m 的树林湿润处。分布于越西、甘洛、金阳、康定、雷波、马边、峨边。

清热解毒、理气止痛，用于腹痛、背疽、痈疮。

鸡爪槭

为槭树科植物 *Acer palmatum* Thunb. 的皮、根。

生于海拔 3 000 m 以下的林中。分布于乐山、阿坝州、长宁、洪雅、昭觉、马边。

祛风除湿、活血、活络通经止痛，用于关节疼痛、风湿痹痛、骨折、跌打损伤。

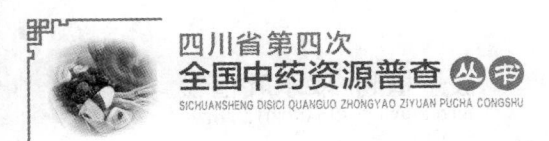

五角槭

中华槭、沙灯草（筠连）。

为槭树科植物 *Acer sinense* Pax 的果实、根、根皮。

生于海拔 500 ~ 3 000 m 的林中。分布于阿坝州、筠连、洪雅、马边、峨边。

果实与根祛风除湿、活血。根及根皮祛风除湿、活络通经止痛，用于风湿痹痛、跌打损伤、关节疼痛、骨折。

四蕊槭

红色木。

为槭树科植物 *Acer tetramerum* Pax 的枝。

生于海拔 1 400 ~ 3 300 m 的山坡林中。分布于德昌、西昌、盐边、布拖、越西、会理、泸定、九龙、马边、峨边。

散风热、清头目，用于头风热胀。

元宝槭

五角风。

为槭树科植物 *Acer truncatum* Bunge 的根皮。

生于海拔 400 ~ 1 000 m 的林中。分布于道孚、平昌、巴中、万源。

祛风除湿，用于风湿腰背痛。

伯乐树科 Bretschneideraceae

伯乐树

为伯乐树科植物 *Bretschneidera sinensis* Hemsl. 的树皮。

生于低山山地林中。分布于峨边、雷波。

祛风活血，用于筋骨痛。

注： 本品为国家一级保护植物。

七叶树科 Hippocastanaceae

七叶树

猴板栗、婆罗子、梭罗子。

为七叶树科植物 *Aesculus chinensis* Bunge 的种子。

生于海拔 2 300 m 的灌木丛中。分布于雷波、金阳、泸定、丹巴、峨眉山、洪雅、汶川、马边。

宽中下气、平胃消食、通经络、理气止痛、截疟、杀虫、美容，用于胃痛、腹部胀痛、疳积、痢疾、疟疾。

天师栗

猴板栗、婆罗子、梭罗子、姜朴树（万源）。

为七叶树科植物 *Aesculus wilsonii* Rehd. 的果实。

生于海拔 1 000 ~ 1 800 m 的山坡、林中。分布于乐山、成都、泸定、洪雅、万源、雷波、金阳、马边、峨边。

宽中、理气止痛、截疟、杀虫、美容，用于胃痛、腹部胀痛、疳积、痢疾、疟疾。

无患子科 Sapindaceae

倒地铃

灯笼草、天泡子、风船葛（峨眉）。

为无患子科植物 *Cardiospermum halicacabum* L. 的全草。

生于荒草地。分布于乐山、长宁、南充、洪雅、开江、大竹、达州、宣汉、平昌、万源、通江、峨眉山。

清热利湿、通淋、散瘀消肿、止痛、凉血解毒，用于跌打损伤、疮疖痈肿、湿疹、黄疸、淋病、疔疮、水泡疮、疥癞、蛇咬伤、痔疮出血。

小果倒地铃

三角泡。

为无患子科植物 *Candispermum halicacabum* L. var. *microcarpum* （Kunth） Blume 的全草。

生于荒草地。分布于乐山。

清热解毒，功效同倒地铃。

车桑子

坡柳。

为无患子科植物 *Dodonaea viscosa* （L.） Jacq. 的根、叶、全株、花、果实。

生于海拔 850 m 的干旱山坡。分布于喜德、普格、金阳、昭觉、米易、雷波。

祛湿、消肿、解毒，用于牙痛、风毒流注。叶清热渗湿、消肿解毒，用于小便淋漓、癃闭、肩部漫肿、疮痒疔疥、会阴部发痒、烧烫伤。全株外用于疮毒、湿疹、瘾疹、皮疹。花与果实用于顿咳。

龙眼

桂圆肉、益智、龙眼干。

为无患子科植物 *Euphoria longan* （Lour.） Steud. 的假种皮、花、核、根。

栽培。分布于宜宾、乐山、泸县、南溪、江安、九龙、稻城、广安、武胜、德昌、宁南。

假种皮（龙眼肉）补气养血、安神、益心肺脾，用于虚劳体弱、失眠、健忘、贫血、惊悸、怔忡。壳用于心虚、头晕、散邪祛风、聪耳明目。花用于淋症。核止血、镇痛、理气、化湿，用于创伤出血、疝气、瘰疬、疥癣、湿疮。根用于丝虫病、白带。

注：本品为国家一级保护植物。

复羽叶栾树

摇钱树、木挛、黑叶树、栾华。

为无患子科植物 *Koelreuteria bipinnata* Franch. 的根、皮、花。

栽培于海拔 3 100 m 以下的地区。分布于乐山、成都、康定、丹巴、雅江、稻城、道孚、新龙、泸定、南充市、南江、峨眉山、雷波。

清热、止咳祛痰、活血、杀虫、消肿、疏风，用于风热咳嗽、蛔虫病、目痛、泪出、伤眦。根又用于蛔虫。

栾树

黑叶树、山荣叶、石栾树。

为无患子科植物 *Koelreuteria paniculata* Laxm. 的花。

生于海拔 400～3 200 m 的杂木林、灌木丛中。分布于全川，壤塘、金川、马尔康、理县、汶川、木里、美姑。

清热、消肿，用于目痛、泪出、伤眦、目赤肿痛。

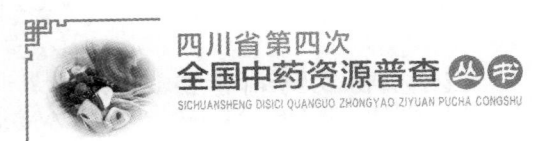
荔枝

荔枝核。

为无患子科植物 *Litchi chinensis* Sonn. 的果实、核、根。

栽培。分布于纳溪、泸县、合江、筠连、长宁、江安、乐山、九龙、稻城、会理、米易。

果肉生津益胃、理气止痛、益气补血，用于病后体虚、脾虚久泻、烦渴、呃逆、胃痛、瘰疬、疔肿、牙痛、外伤出血。叶晒干烧成性条茶油治耳后溃疡。叶治痢疾、血崩、湿疹。核温中、理气、散结止痛，用于胃脘痛、疝气痛、鞘膜积液、睾丸肿痛、痛经、胃寒胀痛、遗精、喉痹。根消肿止痛，用于胃脘胀痛。

川滇无患子

皮哨果、油患子、云南无患子、胰哨子果、弄汤、朗董打、郎董眉（藏名）。

为无患子科植物 *Sapindus delavayi*（Franch.）Radlk. 的种子、果皮、根。

生于海拔 2 600 m 以下的山坡、灌木丛、沟谷、地边。分布于乐山、崇州、泸县、筠连、稻城、丹巴、泸定、得荣、盐源、金阳、昭觉、甘洛、美姑、布拖、马边、峨边。

清热化痰、理气止痛、消积杀虫、止痒、利咽止泻，用于白喉、咽喉炎、扁桃体炎、支气管炎、百日咳、急性胃肠炎（煅炭）、疝气、疥癫、头虱。根清热解毒、化痰散瘀，用于感冒高烧、咳嗽、哮喘、白带、毒蛇咬伤。

藏医：用于精囊病、白喉、淋浊，种子治生殖腺病、遗精。

无患子

油患子、患子。

为无患子科植物 *Sapindus mukorossi* Gaertn. 的种子、花、果实、果仁、根。

生于海拔 1 000 m 以下的山坡，有栽培。分布于乐山、甘洛、洪雅、邻水、宣汉、崇州、峨眉山、甘洛、雷波、金阳、马边。

种子、根清热解毒、止咳化痰、利水除湿、解表、消积杀虫、止疝气痛、清解郁热，用于感冒发烧、支气管炎、白喉、扁桃体炎、胃痛、肺热咳嗽、烦渴、疳积、胃腹不舒、牙痛、虫积腹痛、白带、蛇咬伤。果仁祛痰止咳、止痛，用于咳嗽、疝气、风湿痛。果实用于白喉、咽喉炎、扁桃体炎、支气管炎、百日咳、急性胃肠炎、白浊、白带。

文冠果

木瓜、文官果。

为无患子科植物 *Xanthoceras sorbifolia* Bunge 的木材或枝叶。

生于海拔 800~3 200 m 的山坡、沟边，有栽培。分布于康定、乡城、巴塘、道孚、白玉。

用于风湿性关节炎。

青风藤科 Sabiaceae

山楝叶泡花树

灰冬瓜、山枇杷、通灰子、水冬瓜（合江）。

为青风藤科植物 *Meliosma buchanaifolia* Merr. /*M. thorelii* Lec. 的枝叶、全株。

生于海拔 1 000 m 以下的林中。分布于合江、德昌。

枝叶解毒止痒。全株止痢（合江）。

泡花树

降龙树、黑果木、龙须木（阿坝州）、岩青杠（叙永）。

为青风藤科植物 *Meliosma cuneifolia* Franch. 的根皮。

生于海拔 700~3 300 m 的灌木丛、林中。分布于成都、乐山、九寨沟、松潘、黑水、汶川、茂县、

叙永、筠连、雷波、越西、洪雅、宣汉、南江、峨眉山、盐源、木里、甘洛、金阳、德昌、泸定、九龙、北川、马边、峨边。

清热解毒、消痈止痛、镇痛利水，用于无名肿毒、毒蛇咬伤、臌胀水肿。

光叶泡花树

为青风藤科植物 *Meliosma cuneifolia* Franch. var. *glabriuscula* Cufod. 的根皮。

生于灌木丛、林中。分布于峨眉山、峨边。

清热解毒、消痈止痛、镇痛利水，用于无名肿毒、毒蛇咬伤、臌胀水肿。

峨眉泡花树

为青风藤科植物 *Meliosma fischeriana* Rehd. et Wils. 的树皮。

生于海拔 1 000 m 以上的林中。分布于峨眉山、崇州、洪雅、雷波。

清热解毒、消痈止痛，用于无名肿毒、毒蛇咬伤。

垂枝泡花树

为青风藤科植物 *Meliosma flexuosa* Pamp. 的树皮。

生于海拔 600 ~ 2 700 m 的林中。分布于乐山、青川、理县、马边、峨边。

清热解毒。

贵州泡花树

为青风藤科植物 *Meliosma henryi* Diels 的树皮。

生于海拔 700 ~ 1 400 m 的林中。分布于乐山。

清热解毒。

细花泡花树

马铃光（洪雅）。

为青风藤科植物 *Meliosma parviflora* Lecomte 的树皮。

生于海拔 1 000 ~ 2 600 m 的林中。分布于邛崃、洪雅、康定、天全、都江堰、乐山、峨眉山、彭山。

利水解毒、清热、祛风、活血、止咳，用于无名肿毒、支气管炎、风湿关节炎。

云南泡花树

为青风藤科植物 *Meliosma yunnanensis* Franch. 的树皮。

生于海拔 1 000 ~ 3 000 m 的林中。分布于九龙。

清热解毒。

鄂西青风藤

为青风藤科植物 *Sabia campanulata* Wall. ex Roxb. subsp. *ritchieae*（Rehd. et Wils）Y. F. Wu 的茎。

生于灌木丛、林中。分布于青川、会东。

祛风湿、利小便，用于风湿痹痛、鹤膝风、水肿。

凹萼青风藤

为青风藤科植物 *Sabia emarginata* Lec. 的全株。

生于海拔 400 ~ 1 500 m 的灌木丛、林中。分布于四川省。

祛风除湿、止痛，用于风湿关节痛。

青风藤

为青风藤科植物 *Sabia japonica* Maxim. 的茎、全株。

生于海拔 800 m 以下的灌木丛、林中。分布于乐山、崇州、邛崃、宜宾、屏山、叙永、泸县、雷波、美姑、开江、达州、大竹、邻水、宣汉、南江。

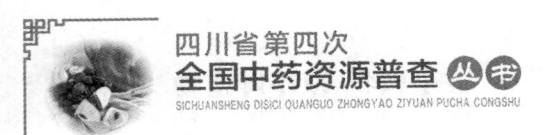

茎祛风活络。全株祛风湿、利小便、通经络，用于风湿痹痛、鹤膝风、水肿、脚气。

阔叶青风藤

为青风藤科植物 *Sabia latifolia* Rehd. et Wils. 的全株。

生于海拔 1 000 m 的灌木丛、林中。分布于乐山、什邡、洪雅、马边、峨边。

祛风除湿、活血通络、止咳化痰，用于支气管炎、风湿关节炎、风寒咳嗽。

四川青风藤

石钻子、女儿藤、钻石风。

为青风藤科植物 *Sabia schumanniana* Diels 的根、茎。

生于海拔 1 000 ~ 2 400 m 的林中。分布于乐山、邛崃、筠连、古蔺、兴文、泸定、丹巴、九龙、洪雅、宣汉、平昌、巴中、万源、南江、峨眉山、宁南、盐源、德昌、冕宁、马边、峨边。

根与茎祛风除湿、活血止痛、通经、通络、止咳化痰，用于慢性气管炎、关节炎、风湿腰腿痛、风寒咳嗽、跌打损伤、陈旧腰痛、小便涩痛。

两色青风藤

为青风藤科植物 *Sabia schumanniana* Diels subsp. *bicolor* (L. Chen) Y. F. Wu 的根、茎。

生于林中。分布于凉山州。

止咳化痰、祛风活血，用于咳嗽、关节风湿痛。

多花青风藤

为青风藤科植物 *Sabia schumanniana* Diels subsp. *pluriflora* (Rehd. et Wils) Y. F. Wu 的根、茎。

生于林中。分布于邛崃、什邡、崇州。

止咳化痰、祛风活血，用于咳嗽、关节风湿痛。

尖叶青风藤

为青风藤科植物 *Sabia swinhoei* Hemsl. ex Forb. et Hemsl. 的全株。

生于海拔 400 ~ 2 300 m 的林中。分布于峨眉山、马边。

除风湿、止痹痛、活血化瘀、舒筋活络，用于风湿关节痛、筋骨不利。

云南青风藤

为青风藤科植物 *Sabia yunnanensis* Franch. 的根皮、叶。

生于海拔 2 000 m 左右的山坡阔叶林中。分布于马边大风顶、峨边。

祛风除湿、止痛，用于风湿瘫痪、腰痛、胃痛、皮肤疮疡、毒蛇咬伤。

凤仙花科 Balsaminaceae

锐齿凤仙花

为凤仙花科植物 *Impatiens arguta* Hook. f. et Thoms. 的花。

生于山谷、林缘阴湿处。分布于宁南、米易、德昌。

祛风活血、消肿止痛。

凤仙花

急性子（兴文、古蔺、屏山）、透骨草（古蔺）、胭脂花、催子（合江）、指甲花（绵阳）。

为凤仙花科植物 *Impatiens balsamina* L. 的全株、根、种子、花。

生于海拔 2 600 m 以下的山坡、草地、路旁，多栽培。分布于全川，凉山州、南充市、绵阳市、金川、马尔康、壤塘、理县、眉山市、达州市、巴中市、峨眉山、泸定、康定、丹巴。

全草祛风、活血通络、散瘀消肿、镇痛、催生、解毒，用于风湿关节痛、跌打损伤、瘰疬、痈疽肿

毒、丹毒、疔疮、痈疽发背。根活血通经、软坚破积、催生、解毒消肿，用于风湿筋骨疼痛、跌扑肿痛、咽喉骨哽、经闭、梅核气、疮痈肿毒、蛇咬伤、难产。种子破血消积、软坚散结、降气行瘀、调经止痛，用于经闭、积块、噎嗝、疮疡坚肿、骨哽不下、食道癌。花调经、活血，用于跌打损伤、腰肋疼痛、瘀血疼痛、风湿关节炎、妇女经闭、产后瘀血未尽、痈疮疔肿、鹅掌风、灰指甲、蛇咬伤。花含红色素，用于染指甲。

耳叶凤仙花

为凤仙花科植物 *Impatiens delavayi* Franch. 的茎、种子、全草。

生于海拔 2 500～4 000 m 的房前屋后。分布于邛崃、九寨沟、若尔盖、红原、松潘、黑水、筠连、长宁、宁南、木里、盐源、冕宁、稻城、乡城、峨边。

茎、种子祛风除湿、消积、止痛。全草煎水清热利尿（长宁）。

齿萼凤仙花

凤仙花。

为凤仙花科植物 *Impatiens dicentra* Franch. 的全株。

生于草丛中。分布于乐山。

祛风活血、消肿。

同心凤仙花

为凤仙花科植物 *Impatiens holocentra* Hand. et Mazz. 的茎、种子。

生于房前屋后。分布于什邡、阿坝州。

祛风除湿、止痛。

毛凤仙

土灵仙根（古蔺）、通子红（峨眉）。

为凤仙花科植物 *Impatiens lasiophyton* Hook. f. 的全株。

生于房前屋后。分布于古蔺、峨眉。

全株清热发表，用于红白痢疾、跌打瘀血不散（峨眉）。

细柄凤仙花

红花水草（屏山）、水泡草（合江）、水草花（叙永）、金舒草（筠连）。

为凤仙花科植物 *Impatiens leptocaulon* Hook. f. 的全株。

生于房前屋后。分布于屏山、宜宾、合江、古蔺、兴文、叙永、筠连、乐山、眉山市、巴中、峨边。

清热解毒，用于喉炎、腹痛（叙永、巴中）。又全株祛风除湿、通络止痛、消肿，用于风湿关节疼痛、跌打损伤、瘰疬、痈疽发背。

水金凤

花儿草、白花菜、辉花菜。

为凤仙花科植物 *Impatiens nol-angere* L. 的全株。

生于海拔 1 600～2 700 m 的草丛中、路边、荒山沟边潮湿处。分布于崇州、布拖、宣汉、万源、南江、峨眉山、越西、布拖、泸州、眉山市、马边、峨边。

理气活血、舒筋活络，用于筋骨疼痛、疥癞、癣疮、蛇咬伤、解毒、利湿、消肿（峨眉）。祛风除湿、止痛，用于风湿关节疼痛、跌打损伤、瘰疬、痈疽发背（眉山）。

峨眉凤仙花

霸王七、万年耙（古蔺）、红孩儿（江安）、红耗儿（纳溪）、花杆子灵仙（宜宾）、红水草（叙永）、糍粑七、天青地红（屏山）、冰水七（大竹）。

为凤仙花科植物 *Impatiens omeiana* Hook. f. 的根。

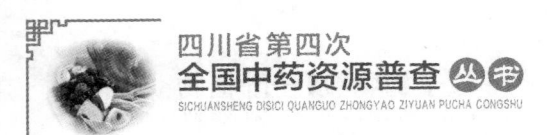

生于荒山沟边潮湿处。分布于乐山、邛崃、江安、纳溪、古蔺、宜宾、兴文、筠连、叙永、屏山、长宁、高县、峨眉、洪雅、开江、大竹、邻水、渠县、马边、峨边。

行血、破瘀、消肿解毒、祛风除湿、理气止痛，用于风湿痹痛、跌打损伤、痈肿疮毒、外敷疮疖、刀伤、蛇虫咬伤（江安、达州）；治哮喘（纳溪）；研末制成丸冷水吞服治肾炎水肿、捣烂外敷无名肿毒及蛇、犬咬伤（云阳）；治干咳无痰（叙永）；敷痈疽大疮、跌打损伤（宜宾、高县、屏山）；治九子烂疮及烫火伤（峨眉）。

块节凤仙花

为凤仙花科植物 *Impatiens pinfanensis* Hook. f. 的块茎。

生于海拔 2 100 ~ 2 400 m 的山坡林下阴湿处。分布于四川省。

祛瘀止痛、祛风除湿，用于风寒感冒、风湿骨痛、经闭、乳蛾、骨折。

湖北凤仙花

冷水七。

为凤仙花科植物 *Impatiens pritzelii* Hook. f. var. *hupehensis* Hook. f 的根状茎。

生于海拔 400 ~ 1 600 m 的山坡林下阴湿处、草丛中。分布于四川省。

祛风除湿、散瘀消肿、止痛止血、清热解毒，用于风湿痛、四肢麻木、关节肿大、腹痛、食积腹胀、泄泻、月经不调、痛经、痢疾。

翼萼凤仙花

为凤仙花科植物 *Impatiens pterosepala* Pritz. ex Diels 的全草。

生于山坡灌木丛、林下阴湿处。分布于雷波。

用于跌打损伤。

黄金凤

纽子七（叙永）、大水草（筠连、叙永）。

为凤仙花科植物 *Impatiens siculifer* Hook. f. 的全草。

生于海拔 500 m 左右的林下阴湿处。分布于乐山、筠连、叙永、纳溪、古蔺、屏山、崇州、九龙、理塘、得荣、白玉、稻城、新龙、乡城、得荣、德格、康定、洪雅、开江、会东、马边、峨边。

活血、通经络、止痛，用于风湿骨痛、跌打损伤、疮毒；主治多食鱼肉中毒（南川）。

窄萼凤仙花

为凤仙花科植物 *Impatiens stenosepala* Pritz. ex Diels 的全草。

生于海拔 500 m 左右的林下阴湿处。分布于乐山、什邡、洪雅、金阳、峨边。

活血通络、止痛、祛瘀、消肿解毒，用于风湿骨痛、跌打损伤。

野凤仙花

霸王七、万年耙。

为凤仙花科植物 *Impatiens textori* Miq. 的全草、根。

生于海拔 500 m 左右的灌木丛、林下阴湿处。分布于乐山、凉山州、洪雅。

活血通络、止痛、祛瘀、消肿解毒，用于风湿骨痛、跌打损伤。

天全凤仙花

为凤仙花科植物 *Impatiens tienchuanensis* Y. L. Chen 的茎、种子。

生于房前屋后。分布于天全、成都、阿坝州。

祛风除湿、止痛。

白花凤仙花

凤仙花。

为凤仙花科植物 *Impatiens wilsonii* Hook. f. 的全草。

生于荒山沟边潮湿处。分布于峨眉山、泸州、洪雅、马边、峨边。

祛风除湿、止痛、清热解毒，用于肠痈、瘰疬、红崩白带、痈肿疮毒。

鼠李科 Rhamnaceae

腋花勾儿茶

为鼠李科植物 *Berchemia edgeworthii* Laws. 的根。

生于海拔 1 800 ~ 2 700 m 的亚高山灌木丛、峭壁。分布于泸定、康定、丹巴、九龙。

祛痰、止咳、散瘀。

黄背勾儿茶

为鼠李科植物 *Berchemia flavescens* (Wall.) Brongn. 的根、茎。

生于海拔 1 200 ~ 4 000 m 的山坡、山谷林中、灌木丛中。分布于九寨沟、茂县、峨眉、天全、马边、峨边。

根、茎清热解表。根用于胸腹胀满、痢疾、跌打损伤、筋骨痛。茎用于崩漏、带下病、月经不调。

多花勾儿茶

黄鳝藤、熊柳、鸭公藤、绉纱皮（峨眉山）。

为鼠李科植物 *Berchemia floribunda* (Wall.) Brongn. 的茎叶。

生于海拔 3 600 m 以下的灌木丛中。分布于全川，珙县、叙永、长宁、兴文、筠连、屏山、古蔺、九龙、洪雅、宣汉、万源、通江、南江、峨眉山、凉山州、石棉、芦山、宝兴、马边、峨边。

清热解毒、凉血利尿、祛风除湿、活血祛瘀、消肿止痛，用于风湿关节炎、痛经、肠风下血、经前腹痛、衄血、黄疸、产后腹痛、风毒流注、伤口红肿、风湿骨痛、痢疾、红崩白带（泸县）、止咳化痰（叙永）、痨伤（南溪）、牙痛（高县）、哮喘（宜宾）、跌打损伤。

牛鼻拳

铁包金、鸭公青。

为鼠李科植物 *Berchemia giraldiana* Schneid. 的根。

生于灌木丛中。分布于峨眉山、甘洛、洪雅、冕宁、木里、德昌、会理。

祛风活血、活血通络、止咳化痰、清热解毒，用于风湿性关节痛、湿热黄疸、瘰疬。

牛耳藤

鸭公藤、石萝藤（峨眉）。

为鼠李科植物 *Berchemia hypochrysa* Schneid. 的根茎。

生于灌木丛中。分布于峨眉山、洪雅。

清热、凉血、消炎、通经、解表、活血通络，用于红白痢疾、跌打损伤。

牯岭勾儿茶

鸭公青（绵阳）。

为鼠李科植物 *Berchemia kulingensis* Schneid. 的根。

生于海拔 2 100 m 以下的向阳荒坡、灌木丛、林中。分布于绵阳市。

清热利湿、消胀、活血通经、祛风活络、止痢，用于赤白痢疾、黄疸热淋、红崩、白带、风湿骨痛。

老鼠耳

乌金藤、铁包金。

为鼠李科植物 *Berchemia lineata* (L.) DC. 的茎叶。

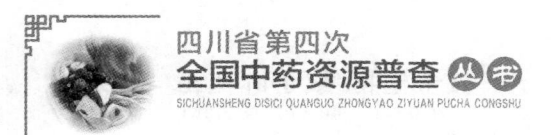

生于灌木丛中。分布于乐山、洪雅。

清热解毒，用于疔疮肿毒、痔疮出血、无名肿毒。

峨眉勾儿茶

勾儿茶。

为鼠李科植物 *Berchemia omeiensis* Fang 的地上部分。

生于林中。分布于峨眉、成都。

祛风除湿、活血止痛。

多叶勾儿茶

鸭公藤。

为鼠李科植物 *Berchemia polyphylla* Wall. 的根、全株。

生于海拔 3 500 m 以下的林中。分布于乐山、泸州、宜宾、邛崃、彭州、崇州、什邡、洪雅、开江、大竹、邻水、渠县、宣汉、峨眉山、理塘、马边。

根清热理气、消炎、消饱胀、通淋、解表、活血通络，用于红白痢疾、跌打损伤。全株清热解毒、祛风除湿，用于风湿骨痛、痢疾、红崩白带、跌打损伤、止咳化痰（叙永）、痨伤（南溪）、牙痛（高县）、哮喘（宜宾）、跌打损伤。

光枝勾儿茶

为鼠李科植物 *Berchemia polyphylla* Wall. var. *leioclada* Hand. et Mazz. 的全株、种子。

生于海拔 2 100 m 以下的山坡、沟边、灌木丛、林中。分布于雷波。

止咳、祛痰、平喘、安神、调经，用于咳嗽、癫狂。种子用于痨病。

勾儿茶

为鼠李科植物 *Berchemia sinica* Schneid. 的根。

生于海拔 1 000～2 400 m 的山坡、沟边、灌木丛、林中。分布于马边大风顶、峨边。

用于哮喘。

云南勾儿茶

女儿红、鸭公藤、女儿红根、鸭公青（绵阳）、碎骨儿（南充）、青龙草（阿坝州）。

为鼠李科植物 *Berchemia yunnanensis* Franch. 的根、果实、叶。

生于海拔 1 200～3 900 m 的向阳荒坡、灌木丛、林中。分布于乐山、泸州、邛崃、崇州、越西、理塘、白玉、得荣、泸定、康定、道孚、新龙、九龙、稻城、乡城、南充市、绵阳市、九寨沟、金川、茂县、洪雅、达州市、巴中市、峨眉山、凉山州、石棉、雅安、汉源、宝兴、荥经、马边、峨边。

清热解毒、利湿退黄、消胀、活血通经、祛风活络、理气通淋、消炎、止痢，用于赤白痢疾、肾炎水肿、痢疾、黄疸热淋、红崩、白带、风湿骨痛、痛经，外用于跌打损伤、痈肿疮毒。

枳椇

为鼠李科植物 *Hovenia acerba* Lindl. 的种子（带有肉质果柄的果实或种子）、果柄。

生于海拔 2 100 m 以下的旷地、林缘、疏林中，有栽培。分布于泸定、康定。

种子除烦止渴、解酒毒、利二便，用于醉酒、烦热、口渴、呕吐、二便不利。果柄泡酒用于风湿痛。

北枳椇

拐枣、枳椇子、弯捞捞（兴文、纳溪、合江、泸县、屏山）、梨枣子（兴文、高县、叙永）、交加枝、构骨、白石木（阿坝州）。

为鼠李科植物 *Hovenia dulcis* Thunb. 的种子（带有肉质果柄的果实或种子）、叶、根、树皮。

生于海拔 2 000 m 以下的林下、灌木丛中，有栽培。分布于全川，崇州、彭州、龙泉驿、达州、屏山、甘洛、越西、盐源、喜德、宁南、木里、德昌、康定、九寨沟、金川、汶川、茂县、小金、眉山市、

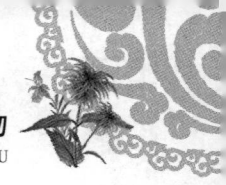

达州市、巴中市、峨眉山。

枳椇子生津止渴、除烦、解酒毒、利二便，用于酒醉、烦热、心烦口渴、呕吐、便秘、肾虚腰痛、二便不利。叶治死胎不出，用叶片加开水、酒各半煎服。根用于虚劳吐血、风湿筋骨痛；树皮活血、舒筋解毒，用于腓肠肌痉挛、食积、铁棒锤中毒，煎水洗痔疮。果梗健胃补血，用于贫血。

铜钱树

为鼠李科植物 *Paliurus hemsleyana* Rehd. 的树皮。

生于海拔 1 100 m 以下的山坡、林中。分布于通江、盐源、会理、布拖。

祛风除湿、理气活血，用于风湿骨痛、跌打损伤。

马甲子

铁篱笆。

为鼠李科植物 *Paliurus ramosissimus* (Lour.) Poir. 的根、叶、枝、刺、花、果。

生于海拔 2 000 m 以下的荒野、山坡、灌木丛中，有栽培。分布于全川，什邡、崇州、龙泉山、凉山州、南充市、绵阳市、眉山市、开江、达州、邻水、渠县、宣汉、通江、峨眉山、名山、荥经。

根祛风湿、散瘀血、活血消肿、解毒、散寒发表，用于风寒感冒发热身痛、疮痈肿毒、胃痛、喉痛、痛疮初起、肠风下血、风湿痛、筋骨疼痛、无名肿毒、狂犬咬伤、心腹疼痛、跌打损伤。叶捣敷用于治疗痔疮、疮痈肿毒、无名肿毒。叶又用于胃癌、食道癌（成都）。

川滇猫乳

生等（藏名）。

为鼠李科植物 *Rhamnella forrestii* W. W. Smith 的去皮树干。

生于海拔 1 900～3 200 m 的山地灌木丛、疏林中。分布于德格、道孚、理塘、稻城、乡城、得荣。

藏医：凉血、燥湿、敛"黄水"、消肿止痛，用于血热、高山多血症、黄水病、风湿、类风湿、关节与胸腹积液、渗出性与瘙痒性皮肤病、麻风等。

西藏猫乳

生等。

为鼠李科植物 *Rhamnella gilgitica* Mansf. et Melch. 的去皮树干。

生于海拔 2 600～3 300 m 的杂木林、灌木丛中。分布于稻城、乡城。

凉血、消肿，用于风湿关节痛、黄水病、高山多血症。

多脉猫乳

为鼠李科植物 *Rhamnella martini* (Lévl.) Schneid. 的去皮树干、根、叶。

生于海拔 2 000～3 000 m 的山地灌木丛中。分布于泸定。

用于劳伤。

长叶冻绿

铁包金。

为鼠李科植物 *Rhamnus crenata* Sieb. et Zucc. 的根皮。

栽培或野生。分布于乐山、洪雅、峨边。

清热解毒、利湿杀虫，用于痈肿疮毒、疥癣、蛔虫。

鼠李

山李子。

为鼠李科植物 *Rhamnus davurica* Pall. 的果实。

生于海拔 2 400 m 以下的山地、杂木林，有栽培。分布于乐山、九寨沟、金川、马尔康、理县、洪雅、会东、冕宁、宁南。

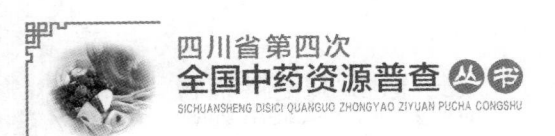

清热利湿、消积杀虫，用于水肿腹胀、疝瘕、瘰疬、疥癣、齿痛。

刺鼠李

叫李子。

为鼠李科植物 *Rhamnus dumetorum* Schneid. 的果实、根、树皮。

适应海拔 900～3 300 m 的山坡灌木丛、林下。分布于丹巴、九龙、泸定、康定、马边、峨边。

清热利湿、消积杀虫，用于水肿腹胀、疝气、癥瘕、瘰疬、疥癣、齿痛。

无刺鼠李

茶八爪（宜宾）、麻叶兰（江安）、山麻椒（高县）、叫铃子（南溪）、山李子（洪雅）、贵州鼠李。

为鼠李科植物 *Rhamnus esquirollii* Lévl. 的果实、全株。

栽培或野生。分布于乐山、泸州、宜宾、崇州、眉山市、达州、马边。

果实清热利湿、消积，用于劳伤吐血、心腹胀痛、瘰疬。全株清热（纳溪）；根用于风火牙痛（宜宾）；用于肝炎（江安）；消食顺气，用于胸前饱胀（南溪）。

木子花

为鼠李科植物 *Rhamnus esquirolii* Lévl. var. *glabrata* Y. L. Chen et P. K. Chou 的果实、叶。

生于海拔 500～1 800 m 的山地、林下、灌木丛中。分布于筠连、都江堰、峨眉山。

外用于刀伤。

淡黄鼠李

生等（藏名）。

为鼠李科植物 *Rhamnus flavscens* Y. L. Chen et P. K. Chou 的果实、根、树皮。

生于海拔 2 500～3 400 米的山坡、灌木丛中。分布于乡城、道孚、泸定、康定、丹巴、九龙、雅江、巴塘、稻城、得荣、新龙、白玉、色达、甘孜。

清热利湿、消积杀虫，用于水肿腹胀、疝气、癥瘕、瘰疬、疥癣、齿痛。

川滇鼠李

为鼠李科植物 *Rhamnus gilgiana* Heppl. 的果实、叶。

生于海拔 2 200～2 700 m 的杂木林下、灌木丛中。分布于木里、盐源。

清热解毒、通便顺气。

圆叶鼠李

降梨木（古蔺）。

为鼠李科植物 *Rhamnus globosa* Bunge 的果实、茎叶、根皮。

生于海拔 2 000 m 以下的山坡、灌木丛；有栽培。分布于古蔺、兴文、崇州、达州、大竹。

果实用于胎毒。茎叶与根皮杀虫、理气、祛痰、消食、杀寸白虫、用于哮喘、瘰疬。

海南鼠李

为鼠李科植物 *Rhamnus hainanensis* Merr. et Chun 的果实、根。

生于灌木丛中。分布于崇州、邛崃。

消食、顺气、活血、祛痰。

亮叶鼠李

山李子。

为鼠李科植物 *Rhamnus hemsleyana* Schneid. 的根、枝叶。

生于海拔 800 m 以上的地区。分布于乐山、崇州、洪雅、布拖、冕宁、喜德、甘洛、雷波、木里。

清热利湿、凉血、止血，用于肺痈咳血、衄血。

毛叶鼠李

岩枣子（洪雅）。

为鼠李科植物 *Rhamnus henryi* Schneid. 的根、枝叶。

生于海拔 800 m 以上的地区。分布于乐山、洪雅、马边。

清热利湿、凉血、止血，用于肺痈咳血、衄血。

异叶鼠李

水龙胆（纳溪）、妹妹茶（隆昌）、女儿茶（南溪、绵阳）、红姑娘（江安）、碎米茶（长宁）、女儿茶（南充）、岩枣树（峨眉）。

为鼠李科植物 *Rhamnus heterophylla* Oliv. 的根、枝叶。

生于海拔 1 500 m 以下的向阳山坡、灌木丛中。分布于乐山、南溪、纳溪、筠连、隆昌、江安、长宁、古蔺、宜宾、崇州、邛崃、南充市、绵阳市、洪雅、达州市、巴中市、峨眉山、金阳。

枝叶清热利湿、解暑除烦、凉血止血、消炎、通经，用于吐血、咯血、痔血、崩漏、月经不调、痢疾、食积、劳伤咳嗽、血崩、白带、暑日烦渴，外用于疮痈、无名肿毒、烫火伤、毒蛇咬伤。根清热、凉血止血，用于吐血、咯血、崩漏、老年慢性气管炎。

薄叶鼠李

绛李子、山豆子、叫梨子、迟成木（长宁）、白色木、绛梨木（阿坝州）。

为鼠李科植物 *Rhamnus leptophylla* Schneid. 的果实、根、叶。

生于海拔 700～2 500 m 的山坡、灌木丛、沟边。分布于全川，叙永、长宁、筠连、兴文、宜宾、屏山、古蔺、邛崃、什邡、彭州、茂县、九寨沟、松潘、黑水、汶川、马尔康、洪雅、平昌、巴中、南江、峨眉山、木里、盐源、金阳、泸定、康定、马边、峨边。

果实消食、利水、通便、通气、行滞、活血祛瘀，用于食积腹胀、水肿臌胀、大便秘结。叶用于食积饱胀。根消食行水、祛瘀、清热，用于食积饱胀、水肿胀满、月经停闭、便秘、癥瘕。

小冻绿树

为鼠李科植物 *Rhamnus rosthornii* Pritz. 的果、根。

生于灌木丛中。分布于甘洛、邻水、平昌、万源、通江、南江、宁南、金阳、冕宁、马边、峨边。

果实消食、利水、通气、通便，用于食积腹胀、痢疾。根用于大叶性肺炎、痨伤。

皱叶鼠李

椒里目（高县）。

为鼠李科植物 *Rhamnus rugulosa* Hemsl. 的全株。

生于海拔 800 m 以上的地区。分布于高县、筠连、兴文、达州市、巴中市、中江。

全株温中散寒、燥湿止痛、杀虫利湿。

匙叶鼠李

乌槎子（绵阳），绛梨木。

为鼠李科植物 *Rhamnus spathulaefolia* Fisch. 的根及果实。

生于丘陵的山坡、路旁。分布于绵阳市、石棉、宝兴、汉源、雅安。

利水、消食、行气、祛瘀，用于水肿、食积腹胀、胃痛嗳气、便秘、跌打损伤、痛经。

甘青鼠李

为鼠李科植物 *Rhamnus tangutica* J. Vass. 的全株。

生于海拔 1 300～3 800 m 的山谷林下、灌木丛中。分布于稻城、炉霍、丹巴、理塘、乡城、康定、九龙、雅江、巴塘、得荣、道孚、新龙、白玉、德格、石渠、色达。

清热解毒、活血。

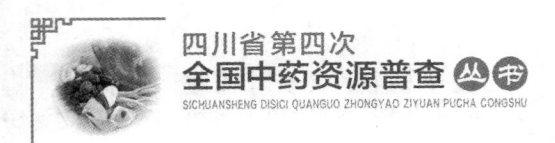

冻绿

狗李子、叫梨木（泸县、隆昌）、绛梨木、乌梢子（南充）、黑狗丹（峨眉）。

为鼠李科植物 *Rhamnus utilis* Decne. 的根皮、树皮、果、叶。

生于海拔 600～2 500 m 的灌木丛、杂木林中。分布于乐山、泸县、隆昌、青川、金阳、布拖、普格、南充市、洪雅、开江、峨眉、天全、马边、峨边。

根皮或树皮清热、凉血、解毒、收敛、泻下、利尿、健脾利湿，用于疥疮、湿疹、发痧、肚子痛、跌打损伤。树皮研末调菜油搽疥疮。根配吴茱萸、小茴香、樟皮治胃痛（青川）。根消食顺气，用于食积腹痛、小儿盘肠气、小儿食积。果峻下逐水，用于腹水（南充）。果与叶消食健胃（峨眉）。

梗花雀梅藤

为鼠李科植物 *Sageretia henryi* J. R. Drumm. et Sprague 的根、叶、果实。

生于海拔 400～2 500 m 的山坡、灌木丛中。分布于崇州、马边、峨边。

行气、止痰、解毒、消肿、止痛。

少脉雀梅藤

对节木。

为鼠李科植物 *Sageretia paucicostata* Maxim. 的枝叶。

生于海拔 1 800～3 200 m 的山谷、山坡、林缘、疏林。分布于道孚、稻城、康定、丹巴、雅江、理塘、新龙、九龙。

用于疥疮、漆疮、水肿。

皱叶雀梅藤

绣毛雀梅藤。

为鼠李科植物 *Sageretia rugosa* Hance 的嫩枝叶。

生于海拔 800～1 600 m 的林中。分布于邛崃、乐山、洪雅。

清热解毒、消肿止痛，用于痈肿疮毒、疥疮、漆疮、水肿。

雀梅藤

为鼠李科植物 *Sageretia thea*（Osbeck）Johnst. 的根、茎、叶。

生于海拔 2 000～2 800 m 的灌木丛、山坡、路旁。分布于九龙、稻城、得荣、凉山州。

根 行气化痰，用于咳嗽气喘、胃痛。茎叶消肿解毒、止痛，用于疮疡肿毒、烧烫伤。

毛叶雀梅藤

为鼠李科植物 *Sageretia thea*（Osbeck）Johnst. var. *tomentosa*（Schneid.）Y. L. Chen et P. K. Chou 的根、茎、叶。

生于山坡灌木丛中。分布于雅江、冕宁、喜德、盐源。

根用于肝炎、伤寒。茎叶用于跌打损伤。

枣

酸枣仁、山枣、野枣（阿坝州）。

为鼠李科植物 *Ziziphus jujube* Mill. 的叶、花、种子。

生于海拔 1 000～2 500 米的阳坡灌木丛中，有栽培。分布于江安、纳溪、长宁、泸县、南溪、什邡、彭州、茂县、汶川、九寨沟、达州市、巴中市、泸定、康定。

酸枣仁平肝、宁心、安神、敛汗，用于神经衰弱、失眠、盗汗、虚烦不寐、惊悸、怔忡、烦渴、虚汗。叶治臁疮。刺消肿溃脓、止痛。花主金疮、内漏、明目。树皮、根皮镇静解毒，用于失眠、烧伤。

无刺枣

红枣、糖枣。

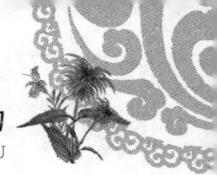

为鼠李科植物 *Ziziphus jujube* Mill. var. *inermis*（Bunge）Rehd. 的果实、叶、皮、核。

栽培于海拔 2 300 m 以下的地区。分布于全川，崇州、邛崃、龙泉驿、汶川、雷波、甘洛、宁南、南充市、眉山市、达州市、巴中市、峨眉山。

果实健脾和胃、益气生津、调营卫、通经活络、解药毒，用于胃虚食少、脾虚便溏、气血津液不足、营卫不和、心悸、妇女脏躁、倦怠、过敏性紫癜、癔病、再生障碍性不良贫血、钩虫病贫血。果核用于胫疮、走马牙疳。树皮收敛、止泻、祛痰、镇咳消炎、止血，用于痢疾肠炎、慢性支气管炎、目昏不明、烧烫伤、外伤出血。根用于关节酸痛、胃痛、吐血、血崩、月经不调、风疹、丹毒。叶用于夏日皮肤长痤痱。树皮、根皮止血、止泻、收敛、祛痰、镇咳消炎，用于创伤出血、痢疾、慢性支气管炎、目昏不明、烧烫伤、慢性肠炎。核用于疮痈、走马牙疳。

酸枣

酸枣仁。

为鼠李科植物 *Ziziphus jujube* Mill. var. *spinosus* Bunge 的种子。

栽培。分布于南充、达州、龙泉驿。

养心安神、敛汗养肝。

滇刺枣

为鼠李科植物 *Ziziphus mauritiana* Lam. 的树皮。

生于海拔 1 800 m 以下的丘陵、山坡、湿润林中、灌木丛中。分布于会理。

解毒生肌，用于烧烫伤。

葡萄科 Vitaceae

酸蔹藤

为葡萄科植物 *Ampelocissus artemisiaefolia* Planch. 的根。

生于海拔 2 000 m 的河谷灌木丛中。分布于木里。

续筋接骨、清热解毒、止血、止痛，用于骨折、刀枪伤、烧伤、痈疖、痔疮出血。

乌头叶蛇葡萄

过山龙。

为葡萄科植物 *Ampelopsis aconitifolia* Bunge 的根。

生于海拔 1 000 m 以下的灌木丛中。分布于乐山、眉山市。

活血、消肿、清热解毒，用于风湿痹痛、跌打损伤。

掌裂蛇葡萄

绿葡萄、爬山虎（峨眉）。

为葡萄科植物 *Ampelopsis aconitifolia* Bunge var. *glabra* Diels et Gilg 的根。

生于海拔 2 200 m 以下的林中、灌木丛中。分布于邛崃、甘洛、雷波、峨眉山、丹巴。

活血消肿、祛风除湿、解毒。

蓝果蛇葡萄

闪光蛇葡萄、过山龙、上山龙。

为葡萄科植物 *Ampelopsis bodinieri*（Lévl. et Vant。）Rehd. /*A. micans* Rehd. 的根皮。

生于海拔 1 000 ~ 2 600 m 的山地、林中、灌木丛中。分布于乐山、古蔺、眉山市、康定、泸定、九龙、稻城、木里。

根皮祛风除湿、消肿止痛、止血接骨、清热解毒、排脓生肌、祛风湿，用于跌打损伤、骨折、风湿性关节炎、风湿痹痛、腰腿痛、便血、崩漏、白带。

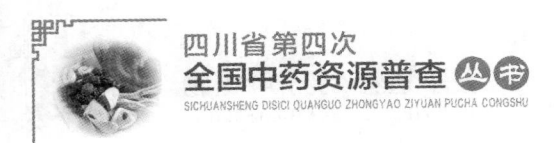

灰毛蛇葡萄

为葡萄科植物 *Ampelopsis bodinieri* （Lévl. et Vant）Rehd. var. *cinerea* （Gagnep）Rehd. 的根皮。

生于山坡、灌木丛中。分布于四川省。

消肿解毒、止痛、止血、排脓生肌、祛风除湿，用于跌打损伤、骨折、风湿腿疼、便血、崩漏、带下病。

蛇葡萄

为葡萄科植物 *Ampelopsis brevipedumculata* （Maxim）Trautv. 的根、茎叶。

生于海拔 1 000～1 600 m 的灌木丛、山坡。分布于九寨沟、茂县、汶川、渠县、宣汉、通江、南江。

茎叶利尿、消炎、止血，用于慢性肾炎、肝炎、小便涩痛、胃热呕吐、风疹、疮毒、外伤出血。根清热解毒、祛风除湿、散瘀破结、止血、止痛，用于风湿性关节炎、呕吐、腹泻、溃疡、肺痈、瘰疬、风湿痛、痈疮肿毒、跌打损伤、烫伤、外伤出血。

广东蛇葡萄

鸭婆茶（筠连）。

为葡萄科植物 *Ampelopsis cantoniensis* （Hook. et Arn.）Planch. 的根及全株。

生于山坡、林下、灌木丛中。分布于筠连。

根及全株，消炎、解毒，用于骨髓炎、急性淋巴结炎、急性乳腺炎、脓疱疮、湿疹、丹毒、疖肿。嗜盐菌食物中毒。

羽叶蛇葡萄

为葡萄科植物 *Ampelopsis chaffanjonii* （Lévl.）Rehd. 的藤茎。

生于灌木丛、山坡。分布于四川省。

祛风除湿，用于气窜作痛、劳伤、风湿疼痛。

三裂叶蛇葡萄

见肿消、小木通（古蔺）、赤葛（江安）、野苦瓜（隆昌）、扁担花（合江）、玉葡萄、钻山龙、绿葡萄、五爪龙（绵阳）、红赤葛（南充）、金刚散（阿坝州）。

为葡萄科植物 *Ampelopsis delavayana* （Franch.）Planch. 的根、全株。

生于海拔 800～2 600 m 的湿润山坡岩壁、林中、灌木丛中。分布于乐山、泸州、茂县、汶川、理县、崇州、彭州、宜宾、美姑、金阳、冕宁、得荣、康定、广安、岳池、绵阳市、洪雅、丹棱、开江、平昌、万源、峨眉山、泸定、米易、马边、峨边。

全株、根祛风除湿、活络散瘀、活血消肿、利水通淋、解毒、消炎止痛、接骨止血、生肌，用于风湿痹痛、风湿关节痛、湿热淋病、便血、水肿、跌打损伤、骨折、痈肿疔疮、外伤出血。根捣敷蜂窝织炎（长宁）。

掌叶蛇葡萄

鸡爪藤（资中）。

为葡萄科植物 *Ampelopsis delavayana* （Franch.）Planch. var. glabra （Diels & Gilg）C. L. Li 的根、全株。

生于海拔 300～800 m 的山坡沟边、荒地。分布于资中、内江、威远、自贡、泸州、遂宁。

全株、根祛风除湿、活络散瘀、活血消肿、利水通淋、解毒、消炎止痛、接骨止血、生肌，用于风湿痹痛、风湿关节痛、湿热淋病、便血、水肿、跌打损伤、骨折、痈肿疔疮、外伤出血。

毛三裂蛇葡萄

五裂叶葡萄、毛叶赤角、金刚散、大叶母猪藤、山葡萄、小赤葛、内红消（合江）、赤葛（古蔺）。

为葡萄科植物 *Ampelopsis delavayana* （Franch.）Planch. var. *setulosa* （Diels & Gilg）C. L. Li 的根、去皮根。

生于灌木丛中。分布于合江、古蔺、宜宾、达州市、巴中市、越西、会东、会理、西昌、德昌、昭觉、普格。

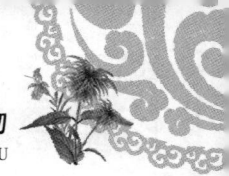

根消痈毒、散瘀血、祛风除湿、解毒消肿，用于痈疮肿毒、急性乳腺炎、风湿关节炎、瘰疬、溃烂、黄疸、小便带血。外敷毒疮及跌打损伤。根去粗皮加刺老包根、当归捣敷痈疮（宜宾）。

葎叶蛇葡萄

为葡萄科植物 *Ampelopsis humulifolia* Bunge 的根。

生于海拔 600～800 m 的荒坡、灌木丛中。分布于平昌、万源。

活血散瘀、消炎解毒、生肌长骨、祛风除湿，用于跌打损伤、骨折、疮痈肿毒、风湿性关节炎。

白蔹

白赤葛（兴文）。

为葡萄科植物 *Ampelopsis japonica*（Thunb.）Makino 的根。

生于海拔 600～800 m 的荒坡、灌木丛中。分布于乐山、兴文、洪雅。

根清热解毒、散结、生肌、止痛，用于痈肿、疔疮、瘰疬、烫伤、温疟、惊痫、血痢、肠风、痔漏。

大叶蛇葡萄

白血藤（屏山）。

为葡萄科植物 *Ampelopsis megalophylla* Diels et Gilg 的根及茎。

生于海拔 1 300～2 400 m 的山地、林中、灌木丛中。分布于什邡、崇州、兴文、屏山、纳溪、古蔺、宜宾、长宁。

根及茎通经活血、祛风除湿、消肿止痛。补血（屏山）。

毛枝蛇葡萄

为葡萄科植物 *Ampelopsis megalophylla* Diels et Gilg var. *puberula* W. T. Wang 的根、叶。

生于山地、林中、灌木丛中。分布于四川省。

清热利湿、活血化瘀，用于痢疾、泄泻、小便淋痛。

角花乌敛莓

九牛薯。

为葡萄科植物 *Cayratia corniculata* Genth. Gagnep. 的块根。

生于海拔 800～1 100 m 的灌木丛中。分布于乐山、甘洛、雷波、洪雅。

清热解毒、润肺、止咳化痰，用于肺痨咳嗽、痈肿疮毒。

乌敛莓

小母猪藤、大五匹风、母猪藤、钻山猫（屏山）。

为葡萄科植物 *Cayratia japonica*（Thunb.）Gagnep. 的全草及根。

生于海拔 1 500 m 以下的灌木丛中。分布于乐山、崇州、屏山、长宁、江安、叙永、兴文、合江、泸县、古蔺、珙县、纳溪、筠连、甘洛、雷波、金阳、南充市、洪雅、达州市、巴中市、峨眉山、马边。

全草及根清热解毒、活血散瘀、利湿消肿、利水、止咳化痰，用于痈肿、疔疮、痄腮、丹毒、风湿关节痛、黄疸、痢疾、喉痛、尿血、白浊、瘰疬、跌打损伤。根用于癫痫、消结核、母猪风（叙永、泸县）。

大叶乌敛莓

大母猪藤。

为葡萄科植物 *Cayratia oligocarpa*（Lévl. et Vant.）Gagnep. 的根、叶。

生于海拔 1 000～1 500 m 的灌木丛中。分布于乐山、兴文、筠连、合江、洪雅、峨眉山、盐边、西昌、宁南、冕宁、德昌、普格、峨边。

根及叶除风湿、通经络、清热解毒、利湿消肿，用于牙痛、风湿关节炎、湿热黄疸、痈肿、疮毒、风湿痹痛、无名肿毒。

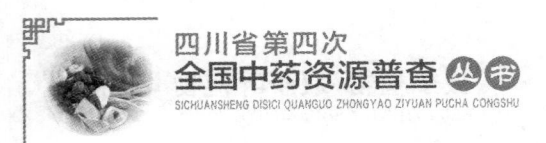

樱叶乌敛莓

光叶少果乌敛梅。

为葡萄科植物 *Cayratia oligocarpa* (Lévl. et Vant.) Gagnep. var. *glabra* (Gagnep.) Rehd. 的根、叶。

生于山坡、灌木丛中。分布于攀枝花、都江堰。

祛风湿、通经络，用于牙痛、风湿关节痛、无名肿毒。

尖叶乌敛莓

为葡萄科植物 *Cayratia pseudotrifolia* W. T. Wang 的根。

生于海拔 1 000 ~ 2 200 m 的山坡林下、沟谷。分布于九龙。

清热解毒，外用于蛇咬伤、疮毒、跌打损伤。

三叶乌蔹莓

母猪藤、蜈蚣草。

为葡萄科植物 *Cayratia trifolia* (L.) Domia. /*C. carnosa* Gagnep. 的茎叶。

生于灌木丛中。分布于乐山。

清热解毒、散瘀消肿，用于跌打损伤、骨折、风湿骨痛、腰肌劳损、湿疹、皮肤溃疡、疮疖。

毛叶白粉藤

风叶藤、左边藤、苦朗藤。

为葡萄科植物 *Cissus assamica* (Laws.) Craib 的根。

生于山坡灌木丛中。分布于康定。

拔脓消肿、散瘀止痛，用于跌打损伤、扭伤、风湿性关节疼痛、骨折、痈疮肿毒。

紫茎藤

为葡萄科植物 *Cissus javana* DC. 全株。

生于山坡林中。分布于布拖。

疏风解毒、消肿散瘀、续筋接骨，用于瘾疹、湿疹、过敏性皮炎、骨折筋伤、跌打损伤、风湿麻木。

川鄂爬山虎

为葡萄科植物 *Parthenocissus henryana* (Hemsl.) Diels et Gilg 的全株。

生于山坡林中。分布于峨眉山。

破血散寒、消肿解毒，用于疮毒。

异叶爬山虎

三匹风、大叶爬山虎（阿坝州）。

为葡萄科植物 *Parthenocissus heterophylla* (Bl.) Merr. 的根、茎。

生于海拔 1 500 ~ 2 000 米的山坡、路旁、疏林、灌木丛中。分布于成都、古蔺、九寨沟、汶川、金川、茂县、洪雅、开江、渠县。

祛风除湿、通络活血、止血解毒，用于风湿痹痛、赤白带下、产后腹痛、偏头痛、风湿疮毒、骨折、创伤出血、疮疖。

三叶爬山虎

小红藤。

为葡萄科植物 *Parthenocissus himalayana* (Royle) Planch. 的全草。

生于海拔 1 000 ~ 2 600 m 的灌木丛中。分布于阿坝州、乐山、古蔺、洪雅、万源、南江、宁南、盐源、会东、喜德、甘洛、泸定、丹巴、康定、马边、峨边。

祛风除湿、止痒、止痛、接骨化瘀、活血，用于骨折、跌打损伤、风湿骨痛、湿疹瘙痒。

红三叶爬山虎

为葡萄科植物 *Parthenocissus himalayana*（Royle）Planch. var. *rubifolia*（Lévl. et Vant）Gagnep. 的全草。

生于山坡、灌木丛中，有栽培。分布于四川省。

接骨祛瘀、祛风、除湿，用于风湿筋骨痛；外用于骨折、跌打损伤。

柔毛岩爬藤

为葡萄科植物 *Parthenocissus himalagana*（Royle）Planch. var. *vestitus*（Royle）Hand-azz. 的根。

生于山坡、灌木丛中。分布于会东、普格、盐源、美姑。

活血消肿、止痛安神。

绿爬山虎

大绿藤。

为葡萄科植物 *Parthenocissus laetivirens* Rehd. 的藤。

生于山坡、溪边、灌木丛中。分布于会东。

舒筋活络、消肿散瘀、接骨，用于跌打损伤、骨折、风湿关节痛、腰肌劳损。

五叶爬山虎

为葡萄科植物 *Parthenocissus quinquefolia*（L.）Planch. 的根。

生于灌木丛中。分布于凉山州各县。

祛风除湿、强筋骨。

粉叶爬山虎

细（小）母猪藤、爬岩藤（屏山）、红母猪藤、藤五甲、节节松（高县）、五爪龙、蝉藤（宜宾）、红翅葛（峨眉）。

为葡萄科植物 *Parthenocissus thomsonii*（Laws）Planch. / *Yua thomsonii*（Laws）C. Y. Li 的根或藤、叶。

生于海拔 1 000~2 200 米的山地、灌木丛及其附近岩石上。分布于什邡、崇州、邛崃、屏山、高县、合江、宜宾、叙永、兴文、长宁、九寨沟、金川、茂县、马尔康、理县、汶川、美姑、甘洛、南充、洪雅、开江、达州、大竹、渠县、宣汉、万源、南江、峨眉山、泸定、九龙、峨边。

祛风除湿、清热解毒、强筋骨、活血、通经活络、止痛，用于风湿关节痛、筋骨疼痛、腰肌劳损、无名肿毒、跌打损伤。又祛风活络、活血止痒、消炎拔毒。叶挤汁擦治飞蛇耳（高县、叙永）。

爬山虎

常春藤、三角风（合江）、石风藤（纳溪）、爬壁虎（南充）、地锦。

为葡萄科植物 *Parthenocissus tricuspidata*（Sieb. et Zucc.）Planch. 的根、茎、叶。

生于海拔 500~1 000 m 的灌木丛、墙壁、岩石上，多栽培。分布于邛崃、崇州、屏山、古蔺、合江、纳溪、南溪、高县、叙永、南充市、眉山市、达州市、巴中市、峨眉山、峨边。

祛风除湿、清热解毒、活血通经、祛风止痛、破血、消肿，用于产后血瘀、腰膝肿痛、痰气郁结、风湿关节炎、经闭、痛经、腹中包块、赤白带下、风湿筋骨疼痛、偏头痛、痈肿疮疖、跌打损伤、无名肿毒。

七小叶爬崖藤

大叶崖爬藤。

为葡萄科植物 *Tetrastigma delavayi* Gagnep. 的根。

生于灌木丛、密林。分布于宁南。

祛风除湿、舒筋活血、消肿止痛。

三叶爬崖藤

猴食子、三匹藤、钻山虎（屏山）、药瓶子（峨眉）、破石珠、钻石风、阴灵子（南充）、三叶青。

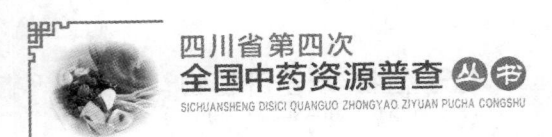

为葡萄科植物 Tetrastigma hemsleyanum Diels et Gilg 的根、藤、块根。

生于灌木丛、林中阴湿处。分布于崇州、什邡、古蔺、屏山、筠连、珙县、宜宾、长宁、叙永、隆昌、峨眉、乐山、广安、岳池、西充、南充、洪雅、开江、达州、大竹、宣汉、平昌、峨眉山、雷波。

祛风、行气活血、祛瘀、化痰、清热解毒、消肿，用于高热惊厥、病毒性脑膜炎、肺炎、哮喘、白喉、扁桃体炎、肝炎、痢疾、淋巴结核、风湿、月经不调、咽痛、瘰疬、膀胱疝气、嗝噎、反胃、风湿关节炎、痈疔疮疖、跌打损伤、无名肿毒。

狭叶爬崖藤

五爪金龙（古蔺、洪雅）、藤五甲（叙永）。

为葡萄科植物 Tetrastigma hypoglaucum Planch. ex Franch. 的全草及根。

生于海拔 2 200 m 的山坡、灌木丛中。分布于成都、古蔺、叙永、乐山、洪雅、盐源、美姑、布拖、泸定、九龙、康定。

祛瘀活血、清热解毒、除湿、接骨生肌，用于高热、惊厥、肺炎、瘰疬、骨折、跌打损伤、风湿肿痛、闭经。

岩爬藤

藤五加（筠连）、走游草（长宁）、五爪龙、藤五甲（绵阳）。

为葡萄科植物 Tetrastigma obtectum (Wall.) Planch. 的全草、根。

生于灌木丛、树上、岩上。分布于全川，崇州、什邡、筠连、古蔺、长宁、宜宾、泸县、纳溪、叙永、高县、乐山、阿坝州、雷波、南充市、绵阳市、洪雅、渠县、宣汉、平昌、巴中、通江、峨眉山、越西、甘洛、峨边。

祛风除湿、活血祛瘀、解毒、行血导滞、强筋骨，用于头痛、身痛、风湿筋骨痛、风湿麻木、风湿痹痛、流注、疮毒、黄水疮、骨折、跌打损伤、流感。用本品加排风藤、三角枫煎水洗患处及服用治巴骨流痰。

无毛岩爬藤

为葡萄科植物 Tetrastigma obtectum (Wall.) Planch. var. glabrum Gagnep. 的根、全草。

生于灌木丛、密林。分布于崇州、彭州、攀枝花、凉山州。

祛风除湿、活血。

毛叶岩爬藤

藤五甲（古蔺）、走游草、肉五甲（叙永）、五匹兰（凉山州）。

为葡萄科植物 Tetrastigma obtectum (Wall.) Planch. var. pilosum Gagnep. 的全草、根。

生于海拔 1 900 ~ 2 200 m 的林下、灌木丛中。分布于邛崃、彭州、古蔺、合江、兴文、屏山、珙县、筠连、叙永、雷波、冕宁、宁南、会东、德昌、盐源、泸定。

祛风除湿、活血祛瘀，用于跌打及痨伤、风湿麻木（平武、青川、峨眉、叙永）。外敷治走游痰症肿块（綦江）。

钝头岩爬藤

为葡萄科植物 Tetrastigma obtectum (Wall.) Planch. var. potentilla (Lévl. et Vant.) Gagnep. 的全草。

生于海拔 1 500 ~ 2 600 m 的山地。分布于四川省。

用于跌打损伤、风湿痛、痢疾。

云南岩爬藤

为葡萄科植物 Tetrastigma yunnanense Gagnep. 的全草。

生于林缘、山地。分布于金阳、普格。

散瘀消肿、续筋骨。

山葡萄

为葡萄科植物 *Vitis amurensis* Rupr. 的根、茎。

生于海拔 1 500 ~ 2 200 m 的林缘。分布于茂县、汶川、理县。

止痛，用于外伤痛、胃肠道疼痛、神经性头痛、手术后疼痛。

小果野葡萄

为葡萄科植物 *Vitis balanseana* Planch. 的根皮。

生于灌木丛中。分布于雷波、金阳。

清热解毒、舒筋活血。

桦叶葡萄

为葡萄科植物 *Vitis betulifolia* Diels et Gilg 的茎。

生于海拔 1 500 ~ 3 000 m 的山地林中、林缘、沟边。分布于崇州、乐山、金阳、康定、丹巴、九龙。

祛风除湿。

刺葡萄

野葡萄（纳溪）、毛化藤、山葡萄（高县、阿坝州）。

为葡萄科植物 *Vitis davidii* Foex 的根、茎、汁液。

生于海拔 1 000 ~ 2 400 m 的山坡、路旁、灌木丛中。分布于崇州、彭州、乐山、江安、合江、长宁、宜宾、高县、南溪、九寨沟、松潘、黑水、茂县、南充、洪雅、开江、宣汉、平昌、万源、通江、峨眉山、泸定、康定、青川。

根行气、消积行滞、解毒活血，用于吐血、腹胀、癥瘕、筋骨伤痛、痔疮、遗精、白浊。用于疮毒、乳痈（江安）。茎行气通经、祛风除湿、利小便，用于月经不调、腹胀串气、筋骨疼痛、慢性关节炎、跌打损伤。汁液消食、清热、凉血，用于胃肠湿热、头痛发烧、骨蒸痨热、红眼、鼻衄。

葛藟

野葡萄（峨眉）。

为葡萄科植物 *Vitis flexuosa* Thunb. 的根、藤汁、果实。

生于海拔 600 ~ 2 800 m 的灌木丛中。分布于崇州、乐山、筠连、古蔺、屏山、洪雅、达州、大竹、宣汉、巴中、万源、通江、南江、峨眉山、凉山州、泸定、丹巴、稻城、峨边。

根祛风除湿、行气活血、消积、消肿胀、补五脏、续筋骨、长肌肉、消食积，用于病后体虚、关节酸痛、跌打损伤、体虚白浊、咳嗽、吐血、食积。藤汁补五脏、益气止渴、续筋骨。果实润肺、止咳、清热、凉血、消食。

短叶葡萄

为葡萄科植物 *Vitis parvifolia* Roxb. 的茎叶、根。

生于山坡、灌木丛中。分布于冕宁、盐源。

根清热解毒、活血祛瘀、滋阴补虚。茎叶明目祛翳。

复叶葡萄

野葡萄（洪雅）。

为葡萄科植物 *Vitis piasezkii* Maxim. 的果实、茎汁液。

生于海拔 2 000 m 以下的山坡、灌木丛中。分布于阿坝州、乐山、洪雅、南江。

消食、清热、凉血，用于胃肠湿热、骨蒸痨热、头痛发烧、急性结膜炎、鼻衄。

毛葡萄

五角叶葡萄（阿坝州）、野葡萄。

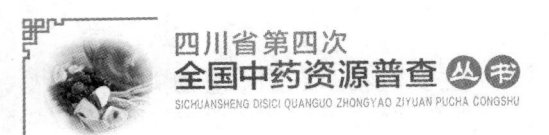

为葡萄科植物 *Vitis quiquangularis* Rehd. 的全株、根皮、叶。

生于海拔 600～2 500 m 的沟边、岩石边、灌木丛中。分布于乐山、合江、珙县、长宁、筠连、屏山、纳溪、九寨沟、金川、汶川、达州市、巴中市、会东、宁南、泸定、康定、马边、峨边。

全株止血、祛风除湿、安胎解热，用于麻疹。根皮调经活血、补虚止带、舒筋活血，用于月经不调、白带、筋骨疼痛。外用治中耳炎（合江、屏山）。叶止血，用于外伤出血。

秋葡萄

野葡萄（洪雅、通江）。

为葡萄科植物 *Vitis romaneti* Roman. 的根、茎。

生于海拔 500～1 000 m 的灌木丛中。分布于乐山、洪雅、通江、峨眉山。

根活血行气、消积导滞，用于跌打损伤、痨伤吐血、遗精白浊。茎去翳止血、生肌，用于胃肠湿热、鼻衄。

蘡薁

母猪藤、野葡萄（绵阳）。

为葡萄科植物 *Vitis thunbergii* Sieb. et Zucc. 的茎、叶。

生于山区的灌木丛、草丛中。分布于乐山、绵阳市、洪雅。

清热解毒、凉血消食、利尿活血、消痈，用于风湿痹痛、血淋、瘰疬、尿血、喉痛、跌打损伤、疮痈、蛇与虫咬伤。

葡萄

草龙珠、梗宗（藏名）、山葫芦（阿坝州）。

为葡萄科植物 *Vitis vinifera* L. 的果实、根茎、藤。

生于 2 900 m 以下的山坡、灌木丛中，多栽培。分布于全川，成都、乐山、小金、攀枝花、凉山州、康定、泸定、丹巴、九龙、乡城、得荣、南充市、九寨沟、汶川、茂县、黑水、金川、眉山市、达州市、巴中市、峨眉山。

果实补气血、强筋骨、利小便，用于气血虚弱、肺虚咳嗽、心悸盗汗、风湿痹痛、淋病、浮肿。根清热解毒、消痈、除风湿、消肿利水、止呕、和中益气、安胎，用于小便不利、吐血、瘫痪麻木、麻疹不透、胎动不安、风湿骨痛、水肿、骨折。

藏医：润肺止咳、补虚，用于咳嗽、发烧、肺痨、肺炎、气喘、失音、儿童气喘、虚弱。

网脉葡萄

大叶天山罗、野葡萄根（阿坝州、洪雅）。

为葡萄科植物 *Vitis wilsonae* Veitch. 的根。

生于海拔 2 100～2 500 m 的灌木丛中。分布于什邡、邛崃、崇州、乐山、金川、九寨沟、茂县、马尔康、兴文、宜宾、长宁、洪雅、宣汉、万源、南江、金阳、宁南。

补气血、祛风除湿、强筋骨，用于风湿骨痛、跌打损伤、慢性骨髓炎、痔疮。

椴树科 Tiliaceae

田麻

毛果田麻（阿坝州）。

为椴树科植物 *Corchoropsis tomentosa* (Thunb.) Maxim. 的全草。

生于海拔 700～1 800 m 的山地、灌木丛中。分布于九寨沟、汶川、茂县、金川、理县、达州市、巴中市。

平肝利湿、解毒、止血，用于小儿疳积、白带、痈疽肿毒、外伤出血。

甜麻

为椴树科植物 *Corchorus aestuans* L. 的全草。

生于路旁、山坡、荒坡。分布于金阳。

祛风除湿、舒筋活络，用于风湿痛、跌打损伤。

黄麻

为椴树科植物 *Corchorus capsularis* L. 的根、叶、种子。

生于荒坡，有栽培。分布于乐山、宜宾、泸州、会东、宁南。

叶理气、止血、排脓生肌、祛瘀、止痢，用于腹痛、痢疾、血崩、疮痈。根利尿，用于膀胱结石。种子治咳嗽伤肺，去刺骨（泸县）。

扁担杆

麻糖果、麻糖条、娃娃拳（古蔺、绵阳）、娃娃果、背娃娃（南充）。

为椴树科植物 *Grewia biloba* G. Don 的根、茎、叶。

生于海拔 1 000 ~ 2 500 m 的林下、原野、荒地灌木丛中。分布于乐山、泸州、苍溪、南部、阆中、营山、岳池、南充、绵阳市、九寨沟、松潘、黑水、茂县、洪雅、峨眉山、越西、金阳、泸定、康定、丹巴。

全株益气、固精、清热解毒、健脾养血、温经止带，用于小儿疳积、崩漏、白带、脾虚食少、久泻、月经不调、遗精、小儿疝气。

小叶扁担杆

为椴树科植物 *Grewia biloba* G. Don var. *microphylla*（Maxim.）Hand. et Mazz. 的根、茎、叶。

生于海拔 1 400 ~ 2 100 m 的荒地灌木丛中。分布于泸定、康定、丹巴。

祛风除湿、理气消痞，用于风湿关节痛、脘腹胀满、胸痞、小儿疳积、崩漏、带下病、脱肛。

小花扁担杆

麻糖条、娃娃拳（古蔺）、野马桑（巴中）。

为椴树科植物 *Grewia biloba* G. Don var. *parviflora*（Bunge）Hand. et Mazz. 的根、茎、叶。

生于海拔 1 400 ~ 2 300 m 的荒地灌木丛中。分布于古蔺、崇州、彭州、巴中、通江、南江、金阳、泸定、康定、丹巴。

健脾养血，用于脾虚食少、胸痞腹胀、妇女崩带、小儿疳积。

毛果扁担杆

为椴树科植物 *Grewia eriocarpa* Juss. 的花、叶、根。

生于海拔 700 m 的金沙江边。分布于金阳。

花与叶用于胃痛。根止血，用于出血、牙痛。

华椴

为椴树科植物 *Tilia chinensis* Maxim. 的花序。

生于海拔 1 500 ~ 3 200 m 的山坡、杂木林阴湿处。分布于九寨沟、汶川、茂县、理县、金川、会东、泸定、康定、九龙、稻城、马边、峨边。

祛风活血、止痛，用于跌打损伤、风湿痛、四肢麻木。

南京椴

菩提树。

为椴树科植物 *Tilia miQuéliana* Maxim. 的花序。

生于海拔 1 000 m 的林中、山坡阴湿处。分布于乐山、洪雅。

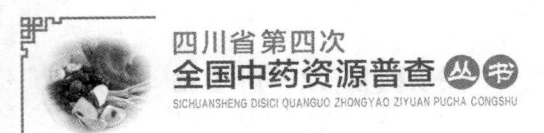

解表、镇静、散寒、止痛，用于风寒感冒。

峨眉椴

白郎花。

为椴树科植物 *Tilia omeiensis* Fang 的根皮。

生于海拔 1 500 m 的林中、山坡阴湿处。分布于峨眉山、洪雅。

活络、通经理气、祛风散寒，用于跌打损伤、五劳七伤。

少脉椴

白皮椴。

为椴树科植物 *Tilia pancicostata* Maxim. 的花。

生于海拔 1 000 ~ 3 200 m 的杂木林中。分布于洪雅、康定、九龙、稻城、乡城。

解表、镇静、散寒、止痛，用于风寒感冒。

椴树

叶上果、滚筒树（峨眉）。

为椴树科植物 *Tilia tuan* Szysz. 的根。

生于海拔 1 500 m 杂木林中。分布于峨眉、洪雅、盐源、宁南、会东、木里、会理。

活络、通经、散寒、祛风除湿、活血止痛，用于跌打损伤、五劳七伤。

毛芽椴

为椴树科植物 *Tilia tuan* Szysz. var. *chinensis* Rehd. et Wils. 的根。

生于山坡、山谷、杂木林中。分布于德昌。

祛风除湿、活血镇痛，用于风湿麻木、跌打损伤。

单毛刺蒴麻

为椴树科植物 *Triumfetta annua* L. 的根。

生于山坡路旁。分布于西昌、会东、宁南、冕宁。

祛风、活血、镇痛。

长钩刺蒴麻

金纳香。

为椴树科植物 *Triumfetta pilosa* Roth. 的根、叶。

生于海拔 1 000 m 的阳坡灌木丛中。分布于峨眉山、洪雅、金阳、米易、德昌。

清热、利尿、活血行气、调经，用于石淋、黄疸。

毛刺蒴麻

为椴树科植物 *Triumfetta tomentosa* Bojer 的全草。

生于平地、丘陵、灌木丛中。分布于会理、德昌。

用于风湿痛、乳房肿块。

杜英科 Elaeocarpaceae

中华杜英

为杜英科植物 *Elaeocarpus chinensis*（Gardn. et Champ.）Hook. f. 的根、叶、花。

栽培。分布于成都、什邡、绵竹等地。

根散瘀消肿，用于跌打损伤、风湿痛。叶、花用于胃痛、遗精、带下病。

冬桃

橄榄果杜英。

为杜英科植物 *Elaeocarpus duclouxii* Gagnep. 的果实。

生于山谷、丘陵。分布于筠连、峨眉、泸县、邻水。

理肺止咳、清热通淋、养胃消食。

仿栗

药王树。

为杜英科植物 *Sloanea hemsleyana* (Zto) Rehd. et Wils. 的果、花。

生于海拔 500~1 500 m 的山谷、路旁、林中，有栽培。分布于天全、宝兴、洪雅、雅安、峨眉、筠连。

健脾利湿，用于脘腹胀满、湿热黄疸。

薄果猴欢喜

为杜英科植物 *Sloanea leptocarpa* Diels 的根。

生于山坡林中。分布于峨眉山。

消肿止痛、祛风除湿，用于骨折、跌打损伤、风寒感冒、皮肤瘙痒。

猴欢喜

为杜英科植物 *Sloanea sinensis* (Hance) Hemsl. 的根。

生于高山灌木丛中。分布于筠连、峨眉、宝兴、雅安、荥经、乐山、洪雅、筠连、雷波。

健脾和胃、祛风、益肾。

北培猴欢喜

紫木香（长宁）、毛驹子（纳溪）。

为杜英科植物 *Sloanea tsinyunensis* Chien 的果。

生于林中。分布于叙永、长宁、纳溪、宜宾。

平肝补肺，配广香治虚损体弱（长宁）。

锦葵科 Malvaceae

长毛黄葵

为锦葵科植物 *Abelmoschus crinitus* Wall. 的叶、根。

生于山坡、路旁、林缘、草丛中。分布于宁南。

补脾、化痞、通经、消食。根用于胸腹胀满。

秋葵

阿华田、咖啡黄葵。

为锦葵科植物 *Abelmoschus esculentus* (L.) Moench 的花、根、嫩果。

生于海拔 500~800 m 的山坡。分布于广元、绵阳、甘洛。

花根清热解毒。嫩果壮阳。

黄蜀葵

漏芦花（绵阳）、青活麻、草帽花（合江）、滑药（屏山）、大野棉花（纳溪）、棋盘花（泸县）。

为锦葵科植物 *Abelmoschus manihot* (L.) Medicus 的花、根、叶、种子。

生于海拔 2 500 m 以下的湿热、肥沃地区，栽培与房前屋后。分布于全川，什邡、彭州、邛崃、金阳、宁南、德昌、西昌、雷波、喜德、南充市、绵阳市、眉山市、大竹、邻水、渠县、宣汉、平昌、巴

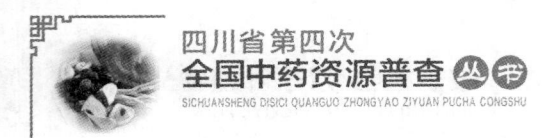

中、南江、峨眉山。

叶消肿止痛、托疮解毒、排脓生肌，用于疮疽。根健胃消食、散结、清热解毒、滑肠、利湿，用于尿路感染。种子利尿、通淋、消肿、解毒、通乳、退翳，用于淋病、水肿、乳汁不通、痈肿、跌扑损伤、骨折、小儿食积、疝气、角膜云翳。花滋阴补血、下乳、排脓、通血脉、通淋、消肿解毒，用于血虚头晕、跌打损伤、疔疮肿毒、便秘、淋病、痈疽肿毒、烫火伤。

刚毛黄蜀葵

为锦葵科植物 *Abelmoschus manihot*（L.）Medicus var. *pungens*（Roxb.）Hochr. 的根、叶。

生于海拔 1 300 ~ 3 000 m 的山坡灌木丛中。分布于屏山、峨眉、宣汉、会东。

根清热利湿，用于水肿、小便淋痛。叶消肿止痛，用于痈肿、骨折、跌打损伤。

黄葵

为锦葵科植物 *Abelmoschus moschatus*（L.）Medic. 的叶、根。

生于海拔 500 ~ 800 米的山坡。分布于屏山。

根与叶解毒、消肿、排脓生肌，用于痈疮肿痛、无名肿毒。

木里秋葵

为锦葵科植物 *Abelmoschus mulinensis* Feng 的花、根、叶、种子。

生于海拔 1 250 ~ 2 100 m 的山坡草丛中。分布于木里。

根通经，用于月经不调、经闭、痛经。

箭叶秋葵

为锦葵科植物 *Abelmoschus sagittifolius*（Kurz）Merr. 的根。

生于山坡草丛，有栽培。分布于宁南、安岳、邛崃。

滋补强壮。

磨盘草

为锦葵科植物 *Abutilon indicum*（L.）Sweet 的全草。

生于向阳山坡、田边、草坡。分布于金阳、会理、冕宁、德昌。

散风清热、祛痰利尿、益气、通窍。

小花磨盘草

为锦葵科植物 *Abutilon indicum*（L.）Sweet var. *forrestii*（S. Y. Hu.）Feng 的种子、根。

生于向阳山坡、田边、草坡。分布于雷波、金阳、会东、会理。

散风活血。

华苘麻

为锦葵科植物 *Abutilon sinense* Oliv. 的根皮。

生于海拔 300 ~ 2 000 m 的疏林、竹林、路旁。分布于宁南。

清热解毒、接骨，用于肝炎、淋巴腺炎、乳痈、疮疖、骨折、脚癣。

苘麻

冬葵子、红桐麻（隆昌）、野棉花（泸县）、磨盘花（纳溪、古蔺）、顷麻（峨眉）。

为锦葵科植物 *Abutilon theophrastii* Medicus. 的全草、种子、叶、根。

生于海拔 600 ~ 1 000 m 的向阳山坡、田边、草坡。分布于全川，乐山、邛崃、绵阳、凉山州、纳溪、古蔺、隆昌、合江、长宁、宜宾、泸县、金阳、德昌、西昌、普格、雷波、南充市、眉山市、峨眉山。

全草与种子清热解毒、明目、利尿通乳、祛风解毒。叶用于痈疽肿毒。全草解毒、祛风，用于痢疾、中耳炎、耳鸣耳聋、关节酸痛。根用于痢疾、小便淋漓。种子除湿热、散翳膜，用于赤白痢疾、眼翳、痈肿、瘰疬。种子润肠通便、下乳（峨眉）。

蜀葵

棋盘花、茄花（古蔺、长宁）、一丈红（宜宾）、水芙蓉、侧金盏（阿坝州）、麻秆花、哈洛没朵、泡江（藏名）。

为锦葵科植物 *Althaea rosea*（L.）Cavan. 的花、种子、根、苗、全株。

栽培，生于海拔 3 600 m 以下的屋侧、路旁。分布于全川，什邡、美姑、得荣、康定、甘孜、石渠、丹巴、德格、道孚、南充市、绵阳市、九寨沟、金川、茂县、汶川、理县、眉山市、达州市、巴中市、峨眉山、凉山州、峨边。

种子利水、通淋、滑肠，用于水肿、淋病、便秘、疮疡、尿路结石、小便不利。花及全株活血润燥、通利二便、解毒散结、清热止血、止带，用于大小便不利、梅核气、痢疾、吐血、血崩、带下、疟疾、鼻衄、风湿骨痛、小儿风疹、解河豚毒，外用于烫火伤、无名肿毒。苗治热毒、下痢、淋病、金疮。根清热解毒、凉血、利尿、通淋、活血通经、排脓，用于淋病、白带、尿血、吐血、血崩、肠痈、疮肿、肠炎、痢疾、尿路感染、子宫颈炎。根又用于治疗乳腺炎（古蔺）。

藏医：花用于月经过多、鼻衄不止；果用于小便不通、腹泻、口渴。德格藏医用于遗精、月经过多。

海岛棉

棉花。

为锦葵科植物 *Gossypium barbadensis* L. 的花、花壳、种子、棉籽油、根。

栽培。分布于简阳、宜宾、泸州、南充市。

根活血通经、祛风除湿、补虚、止咳平喘、调经，用于体虚咳嗽、产后腹痛、痛经、痈疽肿毒、老年慢性气管炎、疝气、崩带、子宫脱垂。棉花凉血、止血，用于吐血、下血、血崩、金疮出血。棉花籽温肾补虚、止血，用于阳痿、睾丸偏堕、遗尿、痔血、脱肛、崩漏、带下。棉籽油用于恶疮疥癣。棉花壳（外果皮）治膈。

草棉

棉花。

为锦葵科植物 *Gossypium herbaceum* L. 的花、根茎。

栽培。分布于乐山、南充、内江、眉山市、峨眉山。

花凉血、止血、固脾胃，用于肠风下血、头晕头痛、金疮出血。根茎通经止痛、止咳、平喘（峨眉）。

陆地棉

大陆棉、棉花。

为锦葵科植物 *Gossypium hirsutum* L. 的根、种子。

栽培。分布于乐山、南充、内江、开江、达州、通江。

根活血通经、祛风除湿、止咳平喘，用于产后腹痛、痛经、子宫脱垂、风湿骨痛、疮痈肿毒、慢性气管炎。种子补肝肾、强腰膝、暖胃止痛、催乳、止血，用于月经过多、功能性子宫出血、缺乳、胃痛、腰膝无力、大便出血。

格纹叶木槿

野棉花（洪雅）。

为锦葵科植物 *Hibiscus cancellatus* Roxb. 的全株。

生于屋侧。分布于乐山、眉山市。

清热利湿、消肿解毒。凉血、止血，用于吐血、衄血、血崩、疮痈肿毒（眉山）。

美丽芙蓉

为锦葵科植物 *Hibiscus indica*（Burn. f.）Hochr. 的根、叶。

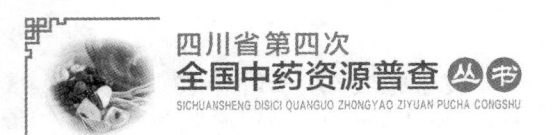

生于海拔 700~2 000 m 的山坡灌木丛中。分布于普格、西昌、会理、德昌、米易、盐边。

根与叶消痈解毒，用于肠痈；外用于痈疮肿毒。

木芙蓉

芙蓉花、七星花（合江）。

为锦葵科植物 *Hibiscus mutabilis* L. 的花、叶、根、树皮。

栽培于海拔 1 500 m 以下的阳光充足处。分布于全川，成都、邛崃、攀枝花、南充、纳溪、合江、珙县、兴文、隆昌、江安、南溪、泸县、古蔺、长宁、美姑、雷波、绵阳市、眉山市、达州市、巴中市、峨眉山、米易、德昌、西昌、普格、喜德、盐边、泸定、康定。

叶清热解毒、散瘀消肿、凉血、疏风、止痛排脓，用于痈疽癣肿、缠身蛇丹、烫火伤、目赤肿痛、痒疹、白带、淋浊、跌打损伤。花清热凉血、活血调经、消肿解毒，用于痈肿、疔疮、烫伤、肺热咳嗽、吐血、血崩、白带、脓疱疮、风丹。根用于痈肿秃疮、臁疮、咳嗽气喘、妇女白带。

朱槿

扶桑花、月月红（峨眉）。

为锦葵科植物 *Hibiscus ros-inensis* L. 的花。

栽培。分布于全川，泸定、康定、乐山、成都、南充、眉山市、峨眉山。

清肺化痰、凉血、止咳，用于鼻衄、痢疾、淋浊、毒疮。清热解毒、活血消肿、利水（峨眉）

重瓣朱槿

为锦葵科植物 *Hibiscus ros-inensis* L. var. *rubroplenus* Sweet. 的花、叶、根。

栽培。分布于全川。

根调经止血。叶与花清热解毒、利尿消肿。

吊灯扶桑

为锦葵科植物 *Hibiscus schizopetalus*（Mast.）Hook. f. 的叶。

栽培。分布于全川。

消肿，用于腋下疮疡。

木槿

川槿皮、染盏莲（高县、屏山）、软炸雷（长宁）、木锦、猪油花（峨眉）。

为锦葵科植物 *Hibiscus syriacus* L. 的根皮、叶、花、果实。

生于海拔 1 800 m 以下的田边、沟渠、屋侧，栽培。分布于全川，邛崃、雷波、丹巴、南充市、绵阳市、金川、汶川、九寨沟、茂县、小金、理县、眉山市、达州市、巴中市、峨眉山、宁南、金阳、会东、德昌、西昌、喜德、峨边。

树皮、根皮活血润燥、杀虫、清热解毒、利湿止痒，用于肠风下血、痢疾、脱肛、白带、疥癣、痔疮、牛皮癣。叶主治肠风、痢后热渴。花清热解毒、润燥、利湿、利尿、凉血、杀虫止痒，用于肠风痢疾、白带、淋浊。根与花清热解毒、除湿、消肿，用于咳嗽、肺痈、肠痈、肠风下血、痔疮、肿痛、湿热白带、白带、疥癣。果实用于偏正头风，烧烟熏患处。

重瓣白花木槿

为锦葵科植物 *Hibiscus syriacus* L. f. *albus* － *plenus* Loudon 的根皮、茎皮。

栽培。分布于开江、达州、宣汉、巴中、万源、通江、成都。

清热利湿、杀虫、止痒。

单瓣白花木槿

木槿皮。

为锦葵科植物 *Hibiscus syriacus* L. f. *totu-lbus* T. Moore 的根皮、茎皮。

生于屋侧。分布于邛崃。

清热利湿、杀虫、止痒。

重瓣紫花木槿

木槿皮。

为锦葵科植物 *Hibiscus syriacus* L. f. *violaceus* Gangep. f. 的根皮、茎皮。

生于屋侧。分布于成都。

清热利湿、杀虫、止痒。

牡丹木槿

木槿皮。

为锦葵科植物 *Hibiscus syriacus* L. var. *paeoniflorus* Gengep. f. 的根皮、茎皮。

生于屋侧。分布于成都。

清热利湿、杀虫、止痒。

野西瓜苗

香铃草。

为锦葵科植物 *Hibiscus trionum* L. 的根、全草、种子。

生于海拔 1 500～2 000 m 的山坡、江边。分布于茂县、金川、汶川、理县、金阳、昭觉、稻城、开江、巴中、通江、凉山州、攀枝花。

全草与根清热解毒、利湿、祛风除湿、止咳、利尿，用于风热咳嗽、感冒咳嗽、肠炎、痢疾、烫火伤、急性关节炎，外用于烧烫伤、疮毒。种子润肺止咳、补肾，用于肺结核咳嗽、肾虚头昏耳聋。

冬葵

为锦葵科植物 *Malva crispa* L. 的全株、种子、叶、根。

栽培。分布于全川。

全株利尿、止血、补气、止汗。种子用于水肿、淋浊。叶外用于刀伤出血。根用于气虚自汗。

圆叶锦葵

为锦葵科植物 *Malva rotundifolia* L. 的根。

生于荒坡草地，有栽培。分布于眉山市、通江。

补中、益气、托毒排脓、止汗、利尿、通乳，用于贫血、缺乳、自汗、盗汗、肺结核咳嗽、子宫脱垂、乳汁不通、肾炎水肿、血尿、崩漏、脱肛、疮疡久不收口。

锦葵

为锦葵科植物 *Malva sinensis* Cav. / *M. sylvestris* L. 的种子、茎、叶、花。

栽培。分布于全川，泸定、康定、白玉、甘孜、眉山市、开江、峨眉山。

清热利湿、理气、润肠通便、通淋下乳、利水，用于便秘、脐腹痛、瘰疬、带下病、淋巴结核。

野葵

天葵、冬葵子、冬寒菜、滑滑菜（阿坝州）、麻颖江巴、江巴、拥拉（藏名）。

为锦葵科植物 *Malva verticillata* L. 的种子、茎叶、根。

生于海拔 3 800 m 以下的草地、山坡、田边，多栽培。分布于全川，成都、崇州、邛崃、彭州、德格、道孚、丹巴、甘孜、石渠、泸定、康定、茂县、汶川、九寨沟、金川、理县、小金、黑水、南充市、眉山市、达州市、巴中市、峨眉山、凉山州、攀枝花、马边、峨边。

种子（冬葵子）利水消肿、滑肠、下乳、通便，用于泌尿系统感染、结石、二便不通、淋病、水肿、乳汁不行、乳房肿痛、胞衣不下。茎叶清热、利湿、滑肠，用于肺热咳嗽、热毒下痢、黄疸型肝炎、二便不通、丹毒、金疮。根清热解毒、利窍、通淋、补中益气，用于气虚乏力、腰膝酸软、体虚自汗、脱肛、

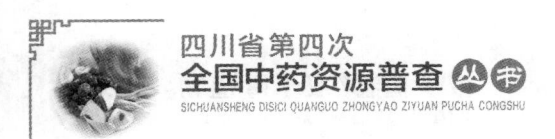
子宫脱垂、慢性肾炎、糖尿病、消渴、淋病、二便不利、乳汁少、白带、虫蜇伤。

藏医：果实利尿通淋、清热消肿、止渴，用于尿闭、淋病、水肿、口渴、肾热、膀胱热。

华野葵

为锦葵科植物 *Malva verticillata* L. var. *chinensis*（Mill.）S. Y. Hu 的茎叶。

生于山坡、路旁、屋边。分布于理塘、道孚。

解毒止痛、利尿通淋。

心叶黄花稔

为锦葵科植物 *Sida cordifolia* L. 的根、叶。

生于海拔 1 400 m 以下的山坡、路旁、灌木丛中。分布于宁南、金阳。

活血行气、清热解毒，用于肝炎、痢疾、腰肌劳损、乏力、脓疡。

黏毛黄花稔

为锦葵科植物 *Sida mysorensis* Wight et Arn 的根。

生于路旁、荒坡。分布于会理。

活血行气、清热解毒。

小叶黄花稔

牛肋筋。

为锦葵科植物 *Sida retusa* L. 的全草。

生于路旁、荒坡。分布于乐山、眉山市。

清热解毒、利湿退黄，用于痢疾、黄疸、疔疮肿毒。

白背黄花稔

小拔毒、拔毒散、黄花药、黄花草（屏山）、生扯拢（眉山）、黄花蛋不老（峨眉）。

为锦葵科植物 *Sida rhombifolia* L. 的全草。

生于 700 ~ 1 100 m 的河谷、路旁、荒坡。分布于乐山、成都、屏山、金阳、雷波、眉山市、峨眉山、凉山州。

清热解毒、活血祛瘀、通络、利湿排脓、解表、止血利尿，用于流感、感冒、扁桃体炎、痢疾肠炎、黄疸、痔血、吐血、痈疽疔疮。

拔毒散

四川黄花稔、小拔毒（眉山）。

为锦葵科植物 *Sida szechuensis* Matsuda 的全草。

生于 700 ~ 1 800 m 的河谷、路旁、荒坡。分布于筠连、崇州、邛崃、金阳、雷波、喜德、眉山市、凉山州。

清热解毒、活血祛瘀、调经通乳、消肿，用于急性乳腺炎、急性扁桃体炎、肠炎、菌痢、妇女经闭、跌打损伤、疔疮。

地桃花

肖梵天花、刀伤药、苍耳子（纳溪）、寄马桩（兴文、高县、南充、峨眉）、野大力、格豆子（合江）、化痰草（绵阳）、汤粑叶（峨眉）。

为锦葵科植物 *Urena lobata* L. 的全草、根。

生于海拔 300 ~ 1 400 m 的草丛、路旁、荒坡，有栽培。分布于全川，乐山、泸州、崇州、邛崃、宜宾、雷波、布拖、南充、绵阳市、眉山市、开江、达州、大竹、邻水、宣汉、平昌、巴中、峨眉山、凉山州、泸定。

全草清热解毒、祛风利湿、止咳平喘、散血止血、化痰散结、散瘀、消肿排脓，用于肺痨咳嗽吐血、哮喘、急性支气管炎、瘰疬、感冒发热、风湿性关节痛、痫症、风湿痹痛、痢疾、水肿、淋病、白带、吐血、痈肿、外伤出血、跌打损伤、乳腺炎、疮毒、蛇咬伤。发汗通窍，用于乳疮（纳溪）。根用于风湿关节痛、感冒、疟疾、肠炎、痢疾、小儿消化不良、白带。

粗叶地桃花

为锦葵科植物 *Urena lobata* L. var. *scabriuscula*（DC.）Walp. 的全草。

生于山坡、灌木丛、路旁、草丛中。分布于会东。

行气活血、祛风解毒，用于跌打损伤、风湿痛、痢疾、刀伤出血、吐血。

云南地桃花

为锦葵科植物 *Urena lobata* L. var. *yunnanensis* S. Y. Hu 的全草。

生于山坡、灌木丛、路旁、草丛中。分布于筠连、雷波。

行气活血、祛风解毒，用于跌打损伤、风湿痛、痢疾、刀伤出血、吐血。

梧桐科 Sterculiaceae

火绳树

接骨丹。

为梧桐科植物 *Eriolaena spectabilis*（DC.）Planch. ex Mast. 的根。

生于海拔 300～1 500 m 的山坡上疏林中或稀树灌木丛中。分布于金阳、攀枝花、宜宾、威远、宁南、乐山。

用于跌打损伤。

梧桐

桐麻碗、桐麻树子（南充）。

为梧桐科植物 *Firmiana simplex*（L.）W. F. Wight 的种子、叶、根、白树皮、花。

栽培。分布于全川低海拔地区，乐山、成都、崇州、什邡、泸州、宜宾、甘洛、雷波、昭觉、南充市、眉山市、达州市、巴中市、峨眉山、德昌、西昌、喜德。

种子顺气和胃、消食、淡渗利湿，用于伤食、胃痛、疝气、水肿、小儿口疮。叶与花祛风除湿、清热解毒、降血压，用于风湿疼痛、麻木、痈疮肿毒、痔疮、臁疮、创伤出血、高血压。花治水肿、秃疮、烫火伤。根祛风除湿、和血脉、通经络，用于风湿关节痛、风湿腰痛、肠风下血、月经不调、跌打损伤。白树皮祛风湿、活血止痛，用于风湿痹痛、跌打损伤、月经不调、痔疾、丹毒。花治烫伤（筠连）。种子乌须发（江安）。梧桐叶对高胆固醇患者有效。

马松子

野路葵、野黄麻、山黄麻（兴文）。

为梧桐科植物 *Melochia corchorifolia* L. 的全草。

生于荒地。分布于乐山、兴文、南溪、长宁、眉山市、峨眉山。

清热解毒、利湿、凉血、收敛止血、消炎、止泻、止痢、活血祛瘀、消痈，用于痢疾、红崩、白带、痈肿疮毒。

午日茶

夜落金钱、午时花。

为梧桐科植物 *Pentapetes phoenicea* L. 的花、叶。

栽培。分布于乐山、眉山市。

清热解毒，外敷治痈肿疮毒、瘰疬。

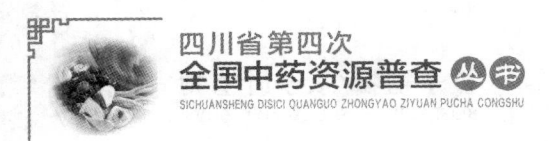

梭罗树

为木棉科植物 *Reevesia pubscens* Mast. 的根皮。

生于海拔 500～2 500 m 的山坡、山谷疏林中。分布于盐源。

祛风除湿、消肿止痛，用于风湿痛、跌打损伤。

假苹婆

为木棉科植物 *Sterculia lanceolata* Cav. 的根、叶。

生于山谷溪边。分布于米易。

舒筋通络、祛风活血，用于风湿痛、产后风瘫、跌打损伤、腰腿痛、黄疸、外伤出血。

木棉科 Bombacaceae

木棉

攀枝花。

为木棉科植物 *Gossampinus malabarica* (DC.) Merr. 的树皮、花、根。

生于海拔 900 m 以下的山坡、林中、路旁。分布于米易、攀枝花、屏山、宜宾、普格、布拖、金阳、雷波、宁南、盐边、西昌、会理、石棉。

树皮清热利湿、祛风、活血消肿，用于慢性胃炎、胃溃疡、泄泻、痢疾、腰腿不遂、腿膝疼痛、疮肿、跌打损伤。花清热、利湿、解毒、止血、解暑，用于泄泻、痢疾、血崩、疮毒、刀伤出血。根清热利湿、散瘀止痛、收敛止血，用于慢性胃炎、胃溃疡、产后浮肿、赤痢、瘰疬、跌打损伤。

猕猴桃科 Actinidiaceae

软枣猕猴桃

为猕猴桃科植物 *Actinidia arguta* (Sieb. et Zucc.) Planch. 的果实。

生于海拔 1 000～2 300 m 的灌木丛中。分布于布拖、盐源、峨边。

消积止泻、解暑热。

凸脉猕猴桃

为猕猴桃科植物 *Actinidia arguta* (Sieb. et Zucc.) Planch. var. *nervosa* C. F. Liang 的果实、根叶。

生于山坡、林下灌木丛中。分布于南江、通江。

根、叶清热、健胃、利湿。果实止渴、解烦热、下石淋，用于消化不良、食欲不振、呕吐、烧烫伤。

紫果猕猴桃

羊奶奶。

为猕猴桃科植物 *Actinidia arguta* (Sieb. et Zucc.) Planch. var. *purpurea* (Rehd.) C. F. Liang/*A. purpurea* Rehd. 的果实、根、茎皮。

生于海拔 700～2 200 m 的山坡、林下灌木丛中。分布于峨眉山、天全、乐山、甘洛、米易、洪雅、万源、南江、泸定、康定、马边。

果实清热解毒、利湿、补虚益损，用于吐血、慢性肝炎、月经不调、风湿关节痛、黄疸。根与茎皮祛风除湿、活血祛瘀，用于风湿痹痛。

硬齿猕猴桃

京梨。

为猕猴桃科植物 *Actinidia callosa* Lindl. 的根皮。

生于灌木丛中。分布于达州市、巴中市、米易、德昌、马边、峨边、长宁。

清热消肿，用于周身肿亮、背痛红肿、肠绞痛。

异色猕猴桃

为猕猴桃科植物 *Actinidia callosa* Lindl. var. *discolor* C. F. Liang 的茎叶、果实。

生于海拔 1 300 m 以下的山坡、路旁、灌木丛中。分布于四川省。

利尿通淋、祛风除湿、止痢，用于石淋、痢疾、风湿痹痛。

亨利猕猴桃

水梨藤、硬皮猕猴桃、牛奶藤（叙永）、称花藤（巴中）、水梨儿（峨眉）。

为猕猴桃科植物 *Actinidia callosa* Lindl. var. *henryi* Maxim. 的根皮。

生于海拔 1 000 m 以下的灌木丛中。分布于乐山、兴文、长宁、叙永、合江、洪雅、巴中、通江、南江、万源、宣汉、峨眉山。

清热解毒、消肿散结，用于周身浮肿、背痛红肿、肠痈绞痛、项背痛。果用于消化不良、腹胀气痛（叙永）。

城口猕猴桃

水梨藤、硬皮猕猴桃、牛奶藤（叙永）。

为猕猴桃科植物 *Actinidia chengkouensis* C. Y. Chang 的根。

生于灌木丛中。分布于万源。

根与根皮清热利湿、活血消肿、解毒、祛风，用于跌打损伤、肝炎水肿、风湿关节痛、消化不良、淋浊带下、疮疖、痢疾、淋巴结核、瘰疬、胃肠系统、乳腺癌等癌症。

猕猴桃

毛梨子、羊桃、大风藤、山洋桃、毛叶猕猴桃（阿坝州）。

为猕猴桃科植物 *Actinidia chinensis* Planch. 的果实、根与根皮、藤。

生于海拔 1 000 ~ 1 500 m 的山坡、林缘、灌木丛中。分布于全川，都江堰、珙县、古蔺、屏山、金阳、甘洛、雷波、南充市、茂县、汶川、九寨沟、洪雅、达州市、巴中市、峨眉、马边、峨边。

果解热解毒、止咳、止渴、消肿、消食、通淋、调中理气、生津润燥，用于黄疸、烦热、消渴、石淋、痔疮、消化不良、食欲不振、呕吐、烧烫伤。根与根皮清热利湿、活血消肿、解毒、祛风，用于肝炎水肿、跌打损伤、风湿关节痛、消化不良、淋浊带下、疮疖、痢疾、淋巴结核、瘰疬、胃肠系统、乳腺癌等癌症。藤清热利水、散瘀止血。

毛梨

毛桃子（长宁、屏山、叙永）。

为猕猴桃科植物 *Actinidia chinensis* Planch. var. *hispida* C. F. Liang 的果实、果柄、根、根皮。

生于海拔 1 000 m 左右的灌木丛中。分布于全川，古蔺、叙永、长宁、筠连、屏山、兴文、崇州、彭州、什邡、邛崃。

果实解热、止咳、止渴、消肿、利水、开胃、健脾、通淋，用于黄疸。果柄煮酒米饭服消肿；根皮捣烂外敷疮痈（长宁）；根行气止痛，用于淋巴结核（屏山）；炖肉吃或泡酒喝能除湿，用于风湿关节炎（云阳）；泡酒服理气，用于跌打损伤（叙永）。

革叶猕猴桃

秤砣梨（南充）、红茶藤、牛奶奶、藤梨（叙永）、山地瓜（南溪）、钻骨风（宜宾）、爬石藤（江安）。

为猕猴桃科植物 *Actinidia coriacea* (Finet et Gagn) Dunn／*A. rubricaulis* Dunn var. *coriacea* (Finet et Gagnep) C. F. Liang 的果实、茎秆、根。

生于海拔 700 ~ 1 500 m 的灌木丛中。分布于乐山、南溪、屏山、筠连、合江、叙永、长宁、江安、

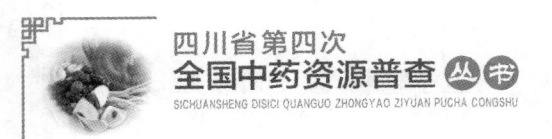

兴文、宜宾、古蔺、邛崃、崇州、南充市、洪雅、达州市、巴中市、峨眉山、雷波、马边、峨边。

果实及茎秆清热解毒、止渴、通淋、消肿、抗肿瘤、行气活血，用于消渴、石淋、湿热黄疸、痈疽、瘰疬、肿瘤、癌症、跌打损伤、腰背酸痛、内伤吐血。根祛风除湿、解热、通经络、行气活血、消肿止痛，用于风湿麻木、跌打损伤、内伤吐血、腰痛。

美味猕猴桃

为猕猴桃科植物 *Actinidia deliciosa*（A. Chev.）C. F. Liang et A. R. Ferrguson 的果实、根皮。

生于海拔 1 800 ~ 2 800 m 的灌木丛中。分布于泸定。

果实解热、通淋、止渴，用于消化不良。根皮清热解毒、活血消肿，用于风湿关节痛、跌打损伤、丝虫病、肝炎、痢疾、瘰疬、痈肿、癌症。

光萼猕猴桃

为猕猴桃科植物 *Actinidia fortunatii* Finet et Gagn. 的果实。

生于海拔 1 000 m 左右的灌木丛中。分布于乐山、洪雅。

清热解毒、解热止渴、通淋、消肿，用于黄疸、石淋、消渴。

长叶猕猴桃

毛梨（洪雅）。

为猕猴桃科植物 *Actinidia hemsleyana* Dunn 的果实。

生于海拔 1 000 m 左右的灌木丛中。分布于乐山、崇州、洪雅。

解热止渴、通淋、消肿，用于黄疸、石淋、消渴。

狗爪猕猴桃

狗枣子、母猪藤（阿坝州）。

为猕猴桃科植物 *Actinidia kolomikta* Planch. 的果实。

生于海拔 1 000 ~ 3 600 m 的混交林、灌木丛中。分布于乐山、茂县、汶川、九寨沟、金川、马尔康、理县、洪雅、金阳、泸定、九龙、马边、峨边。

清热解毒、解热止渴、通淋、消肿散结，滋补强壮（金阳），用于疮痈肿毒、瘰疬、无名肿毒、包块、黄疸、石淋。

多花猕猴桃

阔叶猕猴桃。

为猕猴桃科植物 *Actinidia latifolia*（Gardn. et Champ.）Merr. 的根。

生于海拔 2 200 m 以下的林中。分布于峨边。

滋补强壮；用于各种久病体弱。

黑蕊猕猴桃

黑蕊羊桃、毛梨（洪雅）。

为猕猴桃科植物 *Actinidia melanandra* Franch. 的根、叶、根皮、果实。

生于海拔 1 000 m 以下的灌木林中。分布于乐山、洪雅、盐源。

根、叶清热利湿；用于各种久病体弱。清热解毒、解热止渴、通淋、消肿散结，用于疮痈肿毒、瘰疬、无名肿毒、包块、黄疸、石淋（洪雅）。果实解热、通淋、止渴，用于消化不良。根皮清热解毒、活血消肿，用于风湿关节痛、跌打损伤、丝虫病、肝炎、痢疾、瘰疬、痈肿、癌症。

木天蓼

马枣子、葛枣猕猴桃。

为猕猴桃科植物 *Actinidia polyama*（Sieb. et Zucc.）Maxim. 的根、叶、虫瘿果。

生于海拔 500～2 100 m 的灌木林中。分布于乐山、泸州、什邡、崇州、美姑、万源、宣汉、平昌、南江、峨眉山、泸定、康定。

根与叶顺气止痛、活血祛瘀，用于腹胀、风湿痹痛、瘰疬。虫瘿果理气、止痛，用于疝气及腰痛。

四萼猕猴桃

为猕猴桃科植物 *Actinidia tetramera* Maxim. 的果实。

生于海拔 1 500～2 800 m 的林中。分布于乐山、成都、冕宁、康定、丹巴。

滋补强壮；用于各种久病体弱。

毛蕊猕猴桃

为猕猴桃科植物 *Actinidia trichogyna* Franch. 的根、果实。

生于海拔 1 000～1 800 m 的山沟林中。分布于万源、米易。

清热解毒、补虚益损。

镊合猕猴桃

猫人参。

为猕猴桃科植物 *Actinidia valvata* Dunn 的根。

生于林中、灌木丛中。分布于荥经、天全。

清热解毒。

脉叶猕猴桃

为猕猴桃科植物 *Actinidia venosa* Rehd. 的根。

生于海拔 1 200～2 500 m 的林中、灌木丛中。分布于甘洛、泸定、康定、马边、峨边。

祛风除湿、活血祛瘀。

葡萄叶猕猴桃

京梨（屏山）。

为猕猴桃科植物 *Actinidia vitifolia* C. Y. Wu 的根。

生于海拔 1 500 m 以下的林中。分布于乐山、屏山、筠连、雷波、马边。

顺气止痛，用于跌打损伤。

猕猴桃藤山柳

为猕猴桃科植物 *Clematoclethra actinidioides* Maxim. /*C. scandens*（Franch.）Maxim. susp. *actinidioides*（Maxim）Y. C. Tang et Q. Y. Xiang. 的根。

生于山坡林缘、沟边。分布于南江、平武、汶川、九寨沟、理县、黑水、金川、壤塘、马尔康、宝兴、天全、康定。

清热解毒、活血化瘀、消肿止痛，用于吐血、带下病、经闭、慢性肝炎、风湿关节痛、疝气。

水东哥科 Saurauiaceae

锥序水东哥

山枇杷、水枇杷（兴文）、尼泊尔水东哥。

为水东哥科植物 *Saurauia napaulensis* DC. 的树皮、果实、根。

生于海拔 1 000 m 以上的灌木林中。分布于乐山、兴文、长宁、合江、屏山、叙永、洪雅、峨眉山。

树皮、根活血散瘀、解毒、生肌、止血、接骨、通经止痛，用于跌打损伤、骨折、慢性骨髓炎、创伤出血、枪伤。果清热泻火、润肺止咳（屏山）。

水东哥

水糍粑，饭水冬瓜（合江）。

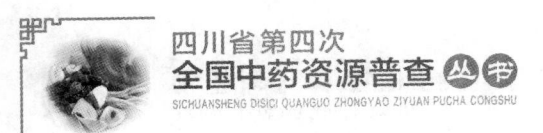

为水东哥科植物 *Saurauia tristyla* DC. 的根。

生于海拔 400~600 m 的山坡灌木林中。分布于合江、叙永、南溪。

清热解毒、止咳、止痛，用于风热咳嗽、风火牙疼。清热利尿（叙永）。润肺止咳（南溪）。

山茶科 Theaceae

川黄瑞木

为山茶科植物 *Adinandra bockiana* Pritz. ex Diels 的叶。

生于海拔 300~1 400 m 的山地、沟边、林地。分布于盐边、古蔺、马边。

止血、清热解毒，用于外伤出血、烧烫伤。

红楣

茶梨。

为山茶科植物 *Anneslea fragrans* Wall. 的果。

生于海拔 800 m 左右的荒山坡。分布于乐山。

行气、消食，用于胃气痛、食积。

长尾毛蕊茶

为山茶科植物 *Camellia caudata* Wall. 的茎叶、花。

生于山谷林下、灌木丛中。分布于雷波、峨边。

活血止血、祛腐生新。

金花茶

为山茶科植物 *Camellia chrysantha*（Hu）Tuyama 的叶。

生于林下、灌木丛中。分布于叙永、古蔺。

清热生津、止痢，用于痢疾。

注：本品为国家一级保护植物。

秃房茶

为山茶科植物 *Camellia gymnogyna* H. T. Chang 的种子。

生于山谷密林下。分布于筠连。

用于疟腮。

山茶

山茶花（江安）、七星茶花（纳溪）、红茶花。

为山茶科植物 *Camellia japonica* L. 的花。

生于海拔 1 500 m 以下的半阴湿处，有栽培。分布于全川，甘洛、雷波、美姑、南充市、眉山市、开江、宣汉、峨眉山、泸定、康定、峨边。

花凉血、收敛止血、散瘀，消肿，用于吐血、衄血、折伤溢血、血崩、肠风、血痢、血淋、跌打损伤、烫伤、白痢、红崩、白带。治倒经（纳溪）、弱症吐血（江安）

落瓣油茶

为山茶科植物 *Camellia kissi* Wall. 的种子。

生于海拔 600~2 100 m 的荒山坡。分布于乐山。

行气、疏滞，用于气滞、腹痛。

油茶

油茶子、木籽（古蔺）。

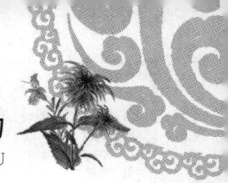

为山茶科植物 *Camellia oleifera* Abel. 的种子、茶油、树根、花、根皮、茶籽饼、果实。

生于海拔 400~2 000 m 的荒山坡。分布于乐山、宜宾、筠连、珙县、古蔺、泸县、长宁、合江、邛崃、什邡、崇州、洪雅、达州市、巴中市、峨眉山、德昌、宁南、会理、泸定、马边。

茶油清热、化湿、杀虫、解毒，用于痧气腹痛、急性蛔虫阻塞性肠梗阻、疥癣、烫火伤。根清热解毒、活血散瘀、止痛，用于心脏病、口疮、牛皮癣、急性咽炎、胃痛、扭挫伤。花凉血、止血，用于胃肠出血、咳血、肠风下血、子宫出血。根皮治骨折。茶籽饼收湿杀虫，用于阴囊湿痒。种子行气、疏滞，用于气滞、腹痛、皮肤瘙痒。果实润燥、滑肠、杀虫（峨眉）。

西南红山茶

为山茶科植物 *Camellia pitardii* Coh. Stuart 的花、叶、根。

生于海拔 800~2 800 m 的荒山坡。分布于乐山、泸州、开江、大竹、邻水、渠县、宣汉、南江、会东、金阳、雷波、马边。

花凉血、止血、散瘀。根与叶消炎、止痢、调经，用于痢疾、月经不调、鼻衄、吐血、肠风下血、关节炎、脱肛。

云南野山茶

为山茶科植物 *Camellia pitardii* Coh. Stuart var. yunnanenica Sealy 的花、叶、根。

生于山谷、路旁、疏林下。分布于古蔺。

止痢、止血、调经，用于痢疾、月经不调、鼻衄、吐血、肠风下血、关节痛、脱肛。

茶

茶叶。

为山茶科植物 *Camellia sinensis*（L.）O. Kuntze 的嫩叶、果实、根。

生于海拔 300~2 000 m 的山坡。分布于乐山、峨眉、马边、屏山、合江、纳溪、筠连、叙永、宜宾、邛崃、大邑、雷波、美姑、眉山市、达州市、巴中市、盐边、盐源、宁南、泸定、荣县、青川、剑阁、旺苍。

叶清热解毒、除烦、化痰利水、降火、止咳、消食、利尿、兴奋，用于白痢、高血压、头痛、目昏、多睡、善寐、心烦口渴、食积痰滞、疟疾、痢疾、肠炎、小儿支气管炎。果用于喘急咳嗽、去痰垢。根强心利尿、抗菌消炎、收敛止泻，用于肝炎、心脏病水肿。

野茶树

普洱茶、大茶叶。

为山茶科植物 *Camellia sinensis* O. Ktunze var. *assamica* Kitamura 的嫩叶。

栽培于海拔 2 200 m 以下的山区杂木林下。分布于乐山、洪雅、九龙。

清热解毒、除烦、化痰利水、消肉积，用于食积、腹泻、心痹、高血压、头痛。

注：本品为国家二级保护植物。

杨桐

红淡比。

为山茶科植物 *Cleyera japonica* Thunb. 的花。

生于海拔 400~500 米的沟边、地边。分布于峨边、洪雅。

凉血、止血、消肿，用于吐血、衄血、血淋。

翅柃

为山茶科植物 *Eurya alata* Kobuski 的根皮。

生于海拔 380~1 500 m 的山谷、沟边、林下。分布于崇州、峨边。

理气活血、消瘀止痛。

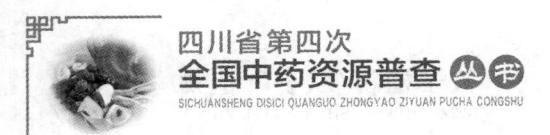
金叶柃

为山茶科植物 *Eurya aurea*（Lévl.）Hu et L. K. Ling 的根、叶。

生于山坡、山谷、灌木丛、林下。分布于峨眉、雷波。

清热解毒、消肿止痛，用于无名肿毒、脓疱疮。

短柱柃

为山茶科植物 *Eurya brevistyla* Kobuski 的全株、叶。

生于海拔 800～2 600 m 的阴湿山坡、常绿阔叶林下。分布于美姑、甘洛、越西、米易、雷波、泸定、九龙、马边。

叶用于烧烫伤。全株豁痰镇咳、消肿止痛（凉山州）。

岗柃

米碎花、米碎木

为山茶科植物 *Eurya groffii* Merr. 的叶。

生于海拔 450～500 m 的灌木丛中。分布于乐山、洪雅、峨眉山、金阳。

祛痰镇咳、消肿止痛，用于肺热咳嗽、脓疱疮。

凹脉柃

为山茶科植物 *Eurya impressinervis* Kobuski 的果实。

生于灌木丛中。分布于乐山。

祛风除湿、消肿；用于风湿骨痛。

柃木

细叶茶。

为山茶科植物 *Eurya japonica* Thunb. 的叶、果实。

生于山坡阴湿处、灌木丛中。分布于乐山、南充、洪雅、马边。

祛风除湿、消肿止血，用于风湿关节痛、胁肋疼痛、臌胀、外伤出血。

贵州毛柃

地骨皮（古蔺）、小碎米柴（叙永）、柃木叶。

为山茶科植物 *Eurya kweichouensis* Hu et L. K. Ling 的枝叶。

生于海拔 600～1 000 m 的灌木丛中、林下。分布于古蔺、叙永、合江、珙县。

枝叶清热、解毒（古蔺）。

细枝柃

松木。

为山茶科植物 *Eurya loquiana* Dunn 的果、叶。

生于海拔 770 m 以下的灌木丛中。分布于乐山、雷波、甘洛、马边、峨边。

祛风除湿、消肿；用于风湿骨痛。

细齿叶柃

碎米柴（叙永）、甜茶（古蔺）、耙蕨鸡（筠连）。

为山茶科植物 *Eurya nitida* Korthals 的枝叶。

生于灌木丛中。分布于筠连、叙永、合江、古蔺、长宁、邛崃、崇州、雷波、冕宁、会东、马边。

枝叶清心热。根可治风湿病（古蔺）。

钝头茶

野茶子、钝叶柃、擘角筋（峨眉）。

为山茶科植物 *Eurya obtusifolia* H. T. Chang 的果实。

生于灌木丛中。分布于乐山、崇州、洪雅、峨眉山。

清热、止渴、利尿、醒神、醒酒，用于暑热口渴、热淋、泻痢。

窄叶柃

水丝条（叙永、南溪）。

为山茶科植物 *Eurya stenophylla* Merr. 的枝叶、根。

生于海拔 800～1 200 m 的山坡林中。分布于合江、叙永、江安、古蔺、南溪、中江。

枝叶清热（古蔺）；根用于痨伤（南溪）。

四角柃

为山茶科植物 *Eurya tetragonoclada* Merr. et Chun 的根。

生于山坡、山谷林中。分布于金阳。

根消肿止痛，用于跌打损伤。

大头茶

三白花、石板木、山茶花（筠连）。

为山茶科植物 *Gordonia axillaris*（Roxb. ex Ker.）Dietr. /*Polyspora axillaris*（Roxb.）Sweet 的花、嫩叶。

生于海拔 500～3 000 m 的灌木丛中。分布于乐山、筠连、高县、叙永、兴文、邛崃、马边。

花清热、除烦、消食，用于食积、头痛。叶清热止痢，用于腹泻（高县）。

银木荷

山红木。

为山茶科植物 *Schima argentea* Pritz. 的叶、皮。

生于海拔 900～3 000 m 的山坡、林地、阔叶林中。分布于雷波、会理、盐源、冕宁、德昌。

杀蛆、灭虫，用作农药。

木荷

为山茶科植物 *Schima superb* Gardn. et Champ. 的根皮。

生于林中。分布于乐山、洪雅、马边。

清热解毒、消肿止痛，外敷治疔疮、无名肿毒。

峨眉木荷

乌叶、西南木荷。

为山茶科植物 *Schima wallichii* Choisy 的根皮、树皮。

生于海拔 800～1 800 m 的山谷、林中。分布于峨眉山、洪雅、昭觉。

根皮清热解毒、消肿止痛，外敷治疔疮、无名肿毒。树皮解毒、驱虫。

紫茎

帽兰。

为山茶科植物 *Stewartia sinensis* Rehd. et Wils. 的根皮、茎皮、果实。

生于山地阔叶林中、沟谷林中。分布于美姑。

舒筋活络、解暑，用于跌打损伤、风湿麻木。

厚皮香

为山茶科植物 *Ternstroemia gymnanthera*（Wight et Arn.）Sprague 的叶、花、果。

生于高山的山坡灌木丛中，分布于古蔺、合江、盐源、会理。

清热解毒、消痈肿。捣烂外敷治大疮、痈疡、乳腺炎。花揉烂擦，止痒痛。

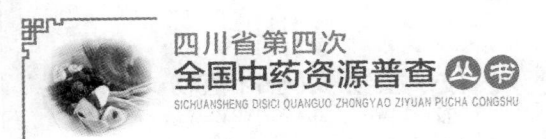
金丝桃科/藤黄科 Hypericaceae

狭叶金丝桃

为金丝桃科植物 *Hypericum acmosepalum* N. Robson 的根。

生于山坡、林缘、草丛中。分布于石棉、普格、雅江。

用于肝炎。

湖南连翘

红旱莲、黄海棠、剪金花（古蔺）、大过路黄（叙永）、鸡心茶、大金雀、金丝桃、一支箭、黄花刘寄奴（阿坝州）。

为金丝桃科植物 *Hypericum ascyron* L. 的全草。

生于海拔 600 ~ 2 500 m 的荒地、路旁。分布于乐山、九寨沟、茂县、汶川、若尔盖、理县、金川、古蔺、叙永、筠连、珙县、兴文、雷波、木里、冕宁、德昌、丹巴、道孚、洪雅、宣汉、平昌、巴中、万源、通江、南江、峨边。

清热解毒、凉血止血、消肿、平肝、败毒、祛风湿，用于头痛、呕吐、痢疾、腹痛、咯血、衄血、子宫出血、黄疸型肝炎、吐血、胃痛、跌打损伤、疮疖、烫伤。

赶山鞭

为金丝桃科植物 *Hypericum attenuatum* Choisy 的全草。

生于海拔 700 ~ 2 000 m 的山坡、灌木丛中。分布于开江、宣汉、平昌、通江、南江、万源、马边。

止血、镇痛、通乳，用于咯血、吐血、子宫出血、风湿关节痛、神经痛、跌打损伤、缺乳、乳腺炎、创伤出血。

黄花香

栽秧花。

为金丝桃科植物 *Hypericum beanii* N. Robson 的根、芽、嫩叶、叶。

生于海拔 1 700 ~ 3 200 m 的草坡。分布于泸定、乡城。

清热利湿、解毒散瘀，用于肝炎。

美丽金丝桃

为金丝桃科植物 *Hypericum bellum* Li 的全株、果实。

生于海拔 2 100 ~ 3 500 m 的林缘、灌木丛、草丛中。分布于康定、丹巴、稻城。

清热解毒、祛风除湿、凉血止血、杀虫止痒，用于感冒、肝炎、痢疾、口疮、皮炎、蛔虫病、黄水疮、水肿。

金丝桃

五心花、金蝴蝶（达州）、鸡蛋黄花（万源）。

为金丝桃科植物 *Hypericum chinensis* L. /*H. monogynum* L. 的全草、果。

生于海拔 500 ~ 2 100 m 的山坡、灌木丛中。分布于珙县、达州、平昌、巴中、万源、会东、会理、昭觉、洪雅、马边、峨边。

全草清热解毒、祛风除湿、消肿，用于急性咽喉炎、眼结膜炎、肝炎、风湿腰痛、痈疮肿毒、蛇咬伤。果用于肺病、百日咳。

滇金丝桃

藤黄草、大若药（筠连）、小对月草（叙永）、若舌草、若昏药（长宁）。

为金丝桃科植物 *Hypericum delavayi* Franch. 的全草。

生于海拔 500 m 以上的荒坡、灌木丛中。分布于乐山、崇州、筠连、长宁、叙永、合江、昭觉、金阳、峨边、洪雅、冕宁、宁南、西昌、会理。

行气、活血通经、清热解毒、利湿退黄,用于肝炎腹水、肠痈、乳痈、痈疮肿毒、止咳(合江)、鼻子烂(筠连),研末调麻油治皮肤生疮发痒(长宁)、鼻生若虫,研末调麻油少许食盐搽患处(长宁)。

挺茎金丝桃

对对草。

为金丝桃科植物 *Hypericum elodeoides* Choisy 的全株。

生于海拔 500～1 750 m 的山坡、林缘、路旁、草丛中。分布于越西、泸定。

活血调经,用于月经不调。

小连翘

对月草、大若虫药(高县)、小仙桃草(筠连)、小霸王(宜宾)、苍蝇草(峨眉)。

为金丝桃科植物 *Hypericum erectum* Thunb. 的全草。

生于海拔 1 000～3 100 m 的田边、地坎、荒地。分布于乐山、彭州、什邡、邛崃、长宁、叙永、兴文、高县、宜宾、越西、布拖、洪雅、峨眉山、木里、峨边。

活血、收敛止血、活络通经、通乳、消肿止痛、调经,用于吐血、衄血、子宫出血、月经不调、乳汁不通、疖肿、湿热黄疸、痈疮、跌打损伤、创伤出血。并治烫火伤(宜宾)。

扬子小连翘

为金丝桃科植物 *Hypericum faberi* R. Keller 的全株。

生于海拔 800～1 800 m 的山坡草地、灌木丛、沟边。分布于木里、北川、泸定、雷波。

凉血止血、消肿止痛,用于肺热感冒、风湿痛、跌打损伤、鼻若、内出血。

金丝海棠

加向汪秀(藏名)。

为金丝桃科植物 *Hypericum hookerianum* Wight et Arn. 的果实。

生于海拔 2 500～3 400 m 的山坡、山谷、灌木丛中。分布于色达。

藏医:清热解毒、祛风除湿、止血、杀虫,用于肝炎、感冒、痢疾、口腔炎、皮炎、蛔虫病。

地耳草

田基黄、若虫草(江安、合江、高县、宜宾、屏山)、蛇吞口(古蔺、兴文)、刘寄奴(珙县、绵阳)、红若湿药(长宁)、小对经草(南充)。

为金丝桃科植物 *Hypericum japonicum* Thunb. 的全草。

生于海拔 2 500 m 以下的向阳的田坎、地边、林下、草丛中。分布于全川,乐山、彭州、邛崃、崇州、纳溪、合江、泸县、隆昌、南溪、高县、宜宾、江安、合江、古蔺、兴文、珙县、长宁、屏山、雷波、甘洛、盐源、会东、德昌、会理、冕宁、九龙、稻城、泸定、南充市、绵阳市、洪雅、达州市、巴中市、峨眉山、马边、峨边。

清热利胆、利湿、消肿解毒、通经活络、下乳、利水渗湿、活血,用于传染性肝炎、急慢性肝炎、早期肝硬化、乙型脑炎、眼结膜炎、脊髓炎、痛经、痈疮红肿、阑尾炎、水肿、小便不利、泻痢、小儿惊风、疳积、喉蛾、肠痈、疖肿、月经不调、湿热黄疸、乳汁不通、带状疱疹,外敷疮痈肿毒、刀伤、蛇咬伤。并治鼻若(江安)。

长柱金丝桃

为金丝桃科植物 *Hypericum longistylum* Oliv. 的果实。

生于山坡林下、灌木丛、草丛中。分布于青川、广元。

清热解毒、散瘀消肿。

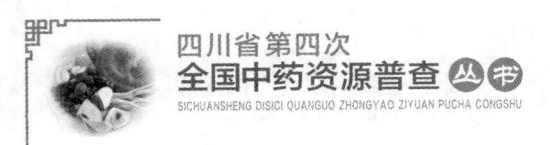

少花金丝桃

为金丝桃科植物 *Hypericum monanthemum* Hook. f. et. Thoms. 的全株。

生于海拔 3 200 ~ 3 600 m 的山坡、沟边草丛中。分布于昭觉、峨边、雷波。

破瘀活血，用于月经不调、痛经。

金丝梅

栽秧花、小马桑（高县）、紫金连（筠连）、小见风消（合江）、黄金子（宜宾）、端阳花（古蔺）、黄鸡婆（屏山）、芒种花（洪雅）、云南连翘、剪耳花（绵阳）、女儿茶、牛儿茶（峨眉）。

为金丝桃科植物 *Hypericum patulum* Thunb. 的全草、根。

生于海拔 2 700 m 以下的向阳的灌木丛、田坎、地边、山坡。分布于乐山、彭州、崇州、什邡、邛崃、金川、茂县、汶川、理县、黑水、叙永、筠连、古蔺、兴文、高县、合江、宜宾、纳溪、屏山、昭觉、冕宁、盐源、宁南、会东、西昌、会理、金阳、九龙、稻城、康定、雅江、得荣、乡城、泸定、苍溪、阆中、南部、岳池、绵阳市、眉山市、峨眉山、峨边。

全草清热解毒、活血通经、散寒、消炎、下乳、行瘀、利尿、舒筋活络、凉血止血，用于黄疸型肝炎、感冒、痢疾、淋病、疝气、内脏出血、疮痈肿毒、烧伤、风湿筋骨疼痛、喉蛾、牙痛、鼻衄、黄水疮、跌打损伤、月经不调、乳汁不通、湿热黄疸、肠痈、痢疾、血崩、小儿疳积、刀伤、骨折、狗咬伤。根可治乳腺炎（古蔺）。

贯叶连翘

赶山鞭、对月草（合江）、端阳花（古蔺）、重庆赶山鞭（叙永）、千层楼、小对月草、小对经草、小王不留行（南充）。

为金丝桃科植物 *Hypericum perforatum* L. 的全草。

生于海拔 1 000 ~ 2 500 m 的田坎、地边。分布于乐山、邛崃、茂县、汶川、九寨沟、金川、合江、古蔺、叙永、南充市、达州市、巴中市、泸定、都江堰、峨边、马边。

清热解毒、收敛止血、利湿、止痛，用于咯血、吐血、肠风下血、外伤出血、风湿骨痛、口鼻生疮、肿毒、烫火伤、功能性子宫出血。

突脉金丝桃

大叶刘寄奴、大对经草、老君茶、大花金丝桃、上天梯（洪雅）。

为金丝桃科植物 *Hypericum przewalskii* Maxim. 的全草。

生于海拔 1 000 ~ 3 400 m 的田坎、地边。分布于乐山、成都、若尔盖、金川、九寨沟、壤塘、黑水、马尔康、理县、汶川、茂县、炉霍、道孚、洪雅、平昌。

清热解毒、调经止痛、活血止血、利水消肿、除风湿，用于月经不调、乳汁不通、湿热黄疸、疮痈、跌打损伤、骨折出血、小便不利、蛇咬伤。

元宝草

对月草（泸县、合江、屏山、江安、纳溪）、王不留行（合江、宜宾、珙县、江安、隆昌、长宁、古蔺、南充）、穿心草（合江）、佛心草（筠连）、对叶草（绵阳）。

为金丝桃科植物 *Hypericum sampsonii* Hance 的全草。

生于海拔 500 ~ 1 500 m 向阳的田坎、地边、草坡。分布于全川，泸县、合江、屏山、江安、纳溪、宜宾、珙县、长宁、古蔺、筠连、高县、叙永、彭州、什邡、芦山、崇州、江油、雷波、南充市、绵阳市、洪雅、开江、达州、渠县、平昌、巴中、通江、南江、峨眉山、马边、峨边。

活血止血、解毒、调经止痛、通经活络、下乳、凉血止血，用于小儿高热、吐血、衄血、经闭、痛经、风疹、月经不调、跌扑闪挫、难产、乳痈、痢疾、肠炎、白带、肠痈，外敷痈肿疮毒、外伤出血、跌打损伤、乳腺炎、烧烫伤、毒蛇咬伤。

密脉金丝桃

蜜腺小连翘。

为金丝桃科植物 *Hypericum seniawinii* Maxim. 的全株。

生于海拔 800~1 500 m 的山坡、林缘、灌木丛、草丛中。分布于越西。

收敛止血、镇痛。

遍地金

为金丝桃科植物 *Hypericum wightianum* Wall. ex Wight et Arn. 的全株。

生于海拔 1 500~2 600 m 的田边或山坡草丛中。分布于泸定。

收敛、止泻、清热解毒，用于小儿发热、消化不良、久痢、久泻、毒蛇咬伤。

川鄂金丝桃

为金丝桃科植物 *Hypericum wilsonii* N. Robson 的果实。

生于山坡灌木丛中。分布于会东、峨边、峨眉山。

用于目赤。

云南金丝桃

为金丝桃科植物 *Hypericum yunnanense* Franch. 的果实。

生于海拔 1 700~3 100 m 的山坡、草丛中。分布于四川省西部。

清热解毒、祛风除湿。

柽柳科 Tamaricaceae

宽苞水柏枝

翁布（藏名）。

为柽柳科植物 *Myricaria alopecuroides* Schrenk 的嫩枝。

生于海拔 2 800~4 100 m 的水边、河滩、沙地或石砾地。分布于炉霍、白玉、九龙、雅江、乡城、康定。

用于麻疹不透、风湿痹痛、癣。

藏医：发散透疹、解毒，用于麻疹不透、咽喉肿痛、血肿热证、黄水病。

达乌里水柏枝

汪布、阿嘎罢、聂米（藏名）。

为柽柳科植物 *Myricaria dahurica* Ehrenb 的地上部分、花。

生于海拔 4 000 m 以下的水边、河滩。分布于德格。

藏医：助消化、解乌头之毒，用于中毒性发烧、感冒、肺病、久病、热证、中毒性疾病。德格藏医用于治流感。花可代诃子。

水柏枝

砂柳、河柳、人柳、西河柳、红柳、赤柏（阿坝州）、臭红柳、汪布、阿嘎罢、聂米（藏名）。

为柽柳科植物 *Myricaria germanica*（L.）Desv. 的嫩枝叶、花。

生于海拔 1 500~3 500 m 的水边、河滩。分布于九寨沟、若尔盖、红原、马尔康、金川、汶川、理县、甘孜、雅江、石渠、九龙、白玉、德格、稻城、道孚、新龙、泸定、康定、盐源、越西、雷波、普格、昭觉、喜德、美姑、会理、西昌、峨边。

嫩枝叶、花疏风解毒、发表透疹、利尿，用于麻疹不透、风疹、身痒、感冒咳嗽、风湿骨痛。花用于中风。

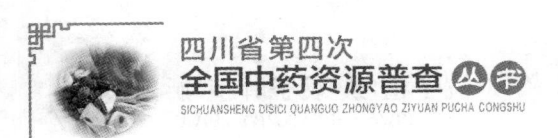

藏医：助消化、解乌头之毒，用于中毒性发烧、感冒、肺病、久病、热证、中毒性疾病。德格藏医用于治流感。花可代诃子。

球花水柏枝

翁布（藏名）。

为柽柳科植物 *Myricaria laxa* W. W. Sm 的枝叶。

生于海拔 2 200 m 的山坡、河边。分布于德格、理塘。

用于麻疹不透、风湿痹痛、癣。

藏医：发散透疹、解毒，用于麻疹不透、咽喉肿痛、血肿热证、黄水病。

匍匐水柏枝

翁布（藏名）。

为柽柳科植物 *Myricaria prostrata* Benth. et Hook. f. 的花期枝叶。

生于海拔 4 300 ~ 5 200 m 的水边、河滩或石砾地。分布于新龙、康定。

用于麻疹不透、风湿痹痛、癣。

藏医：发散透疹、解毒，用于麻疹不透、咽喉肿痛、血肿热证、黄水病。

卧生水柏枝

汪布、阿嘎罢、聂米（藏名）。

为柽柳科植物 *Myricaria rosea* W. W. Sm 的嫩枝。

生于海拔 4 000 m 以下的水边、河滩。分布于德格。

止泻，用于消化不良、痢疾。

藏医：助消化、解毒，用于中毒性发烧、感冒、肺病、久病、热证、中毒性疾病。德格藏医用于止泻、痢疾、消化不良。花可代诃子。

具鳞水柏枝

三春柳、翁布（藏名）。

为柽柳科植物 *Myricaria squamosa* Desv. 的枝叶。

生于海拔 3 800 ~ 5 000 m 的河滩、河滩草地。分布于九龙、康定、稻城、乡城、道孚、炉霍、新龙、德格、石渠、色达。

用于麻疹不透、风湿痹痛、癣。

藏医：发散透疹、解毒，用于麻疹不透、咽喉肿痛、血肿热证、黄水病。

柽柳

西河柳（宜宾、长宁、泸县、江安、隆昌、高县、南溪）、观音柳。

为柽柳科植物 *Tamarix chinensis* Lour. 的嫩枝叶、花、树脂。

生于河边、河滩、山野，多为栽培。分布于乐山、彭州、阿坝州、甘洛、越西、美姑、南充、南部、阆中、苍溪、绵阳市、眉山市、大竹、宣汉、平昌、万源、峨眉山、西昌、富顺。

嫩枝叶疏风、发表透疹、清热解毒、解表利尿、祛风除湿、醒酒，用于麻疹难透、风疹身痒、感冒咳喘、风湿筋骨疼痛、风湿关节炎。花清热毒、发麻疹，用于中风。柽乳（树脂）用于刀伤出血。

堇菜科 Violaceae

鸡腿堇菜

为堇菜科植物 *Viola acuminata* Ledeb. 的全草。

生于海拔 500 ~ 1 800 m 荒地。分布于开江、巴中、万源。

清热解毒、消肿止痛，用于肺热咳嗽、跌打肿痛、疮疖肿毒。

黄花堇菜

生扯拢。

为堇菜科植物 *Viola alata* Burgsd 的全草。

生于海拔 500 ~ 3 500 m 荒地、草甸。分布于乐山、布拖、会理、冕宁、眉山市、峨眉山。

清热解毒、通经活络、消肿止痛、止血生肌。活血通络、祛风除湿，用于跌打损伤、接骨、风湿痹痛（眉山）。

阿尔泰堇菜

为堇菜科植物 *Viola altaica* Ke-awl 的全草。

生于荒地、草甸。分布于布拖。

清热解毒、止血生肌。

戟叶堇菜

紫花地丁、康滇堇菜、地黄瓜、地草果。

为堇菜科植物 *Viola betonicifolia* Smith 的全草。

生于海拔 500 ~ 2 800 m 荒地。分布于乐山、成都、绵阳、康定、眉山市、达州、大竹、峨眉山、甘洛。

清热解毒、凉血消肿、消痈排脓、祛瘀通经、消肿，用于急性结膜炎、咽喉炎、急性黄疸型肝炎、乳腺炎、痈疖肿毒、疔疮肿毒、疮痈、痔疮、跌打损伤、化脓性骨髓炎、毒蛇咬伤。

尼泊尔堇菜

铧头草。

为堇菜科植物 *Viola betonicifolia* Sm ssp. *nepalensis* W. Berk 的全草。

生于荒地、田坎、低矮草丛中。分布于自贡、凉山州、南充市、绵阳市。

清热解毒、散瘀消肿、降火，用于肠痈、咽喉肿痛、目赤肿痛、热淋、阑尾炎、小便灼痛、恶疮、疔毒。

双花堇菜

双花地丁、短距黄花堇菜、打莫佣登（藏名）。

为堇菜科植物 *Viola biflora* L. 的全草。

生于海拔 2 700 ~ 4 500 m 的草坡、灌木丛、林缘。分布于新龙、道孚、九龙、乡城、白玉、德格、马边、峨边、宜宾、绵阳、阿坝州、眉山市。

清热，用于创伤、接骨、胆热病。又清热解毒、除湿、止痛，用于肿毒、乳痈、肠痈、痢疾、疔疮。德格藏医用于止血，治内、外伤出血。

长茎堇菜

紫花地丁、狗儿草（峨眉）。

为堇菜科植物 *Viola brunneostipulosa* Hand. et Mazz. 的全草。

生于海拔 500 ~ 800 米荒地。分布于乐山、崇州、邛崃、眉山市、峨眉山、峨边。

清热解毒、消炎、止血、消肿、消痈排脓，用于疔疮肿毒、肠痈。

鳞茎堇菜

为堇菜科植物 *Viola bulbosa* Maxim. 的全草。

生于海拔 2 800 ~ 3 600 m 的山坡、草地。分布于德格、道孚、凉山州。

清热，用于创伤、接骨、胆热病。

南山堇菜

为堇菜科植物 *Viola chaerphylloides*（Regel）W. Beck. 的全草。

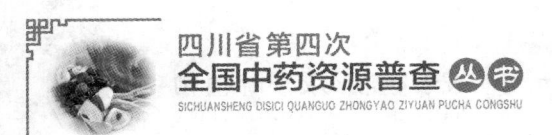

生于山坡林下、溪边潮湿处。分布于甘洛。

用于风热咳嗽。

毛果堇菜

堇菜、白毛叶地丁草、箭头草（阿坝州）。

为堇菜科植物 *Viola collina* Bess. 的全草。

生于海拔 500～1 700 m 阴湿荒地。分布于叙永、九寨沟、茂县、黑水、松潘、邻水、平昌、万源、通江。

清热解毒、消肿止痛、止血，用于痈疽疮毒、肺痈、跌打损伤、刀伤出血。并治瘰疬、小儿白口疮（叙永）。

短毛堇菜

为堇菜科植物 *Viola confusa* Champ. 的全草。

生于山坡草地、荒地。分布于成都、盐边、木里、喜德、冕宁。

清热解毒、消肿。

心叶堇菜

为堇菜科植物 *Viola cordifolia* W. Becker 的全草。

生于山坡、草地。分布于康定。

清热，用于创伤、接骨，胆热病。

德格藏医用于止血、治内外伤出血。

深圆齿堇菜

为堇菜科植物 *Viola davidii* Franch. 的全草。

生于山坡、草丛中。分布于乐山、木里、峨边。

清热解毒、消肿。

灰叶堇菜

黄花堇菜、黄花地丁、踏膀药、土细辛（阿坝州）。

为堇菜科植物 *Viola delavayi* Franch. 的全草。

生于海拔 1 500～4 000 m 的林下、荒地、草丛、田坎。分布于乐山、金川、马尔康、壤塘、冕宁、宁南、盐源、木里、会东、道孚、新龙、九龙、泸定、康定、稻城、得荣、眉山市、马边、峨边。

温经活络、除湿止痛、消疳健脾，用于风湿性关节炎、小儿麻痹后遗症、小儿疳积、气虚头晕、痈肿疮毒。

大叶堇菜

白铧头草、姜七（万源）。

为堇菜科植物 *Viola diamantiaca* Nakai 的全草。

生于荒地、草丛中。分布于乐山、眉山市、宣汉、万源、雅安、宝兴、石棉。

清热解毒、消痈止痛、止血，用于疟疾、疥疮肿毒、乳痈、肠痈、毒蛇咬伤、外伤出血、肺结核。

七星莲

匍匐堇菜、白地黄瓜（合江、兴文、绵阳）、地黄瓜（纳溪、叙永）、生扯拢（江安）、痔疮草（纳溪、长宁）、地白菜（纳溪、古蔺、阿坝州）、白斑鸠窝（江安、长宁）、大葫芦（叙永）、蔓茎堇菜、金耳环、野白菜、七星莲。

为堇菜科植物 *Viola diffusa* Ging ex DC. 的全草。

生于海拔 700～1 500 m 的湿润、肥沃的荒地、草丛、田坎。分布于成都、绵阳、彭州、崇州、邛崃、汶川、茂县、理县、黑水、纳溪、江安、合江、南溪、长宁、兴文、叙永、屏山、筠连、宜宾、高县、古

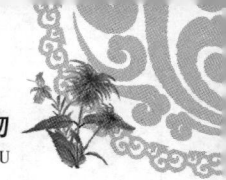

蔺、凉山州、南充市、绵阳市、眉山市、达州市、巴中市、冕宁。

祛风、清热解毒、化痰止咳、润肺、消肿、利尿，用于风热咳嗽、肺热咳嗽、咽喉肿痛、痢疾、淋浊、痈肿疮毒、眼睑炎、烫伤、风火目翳、刀伤、疯狗咬伤、疥癣湿疹、毒蛇咬伤。并治牙痛、口腔生疮。

阔萼堇菜

为堇菜科植物 *Viola grandisepala* W. Beck. 的全草。

生于密林下、阴湿石上。分布于峨眉山。

外用于疮毒。

紫花堇菜

地黄瓜、地核桃、树地黄瓜（叙永）、地黄瓜（古蔺）、水地黄瓜（合江、南充）。

为堇菜科植物 *Viola grypoceras* A. Gray 的全草。

生于海拔 600～1 300 m 的山坡、林下、荒地、草丛中。分布于崇州、叙永、古蔺、合江、筠连、乐山、南充市、眉山市、达州市、巴中市、越西、雷波、马边。

清热解毒、活血消肿、止血化瘀、祛风除湿、利尿，用于风热咳嗽、咽喉红肿、痈疽、结膜炎、疔疮肿毒、无名肿毒、刀伤出血、跌打损伤。

如意草

三百棒、小马蹄草、白地核桃、碓窝草、山铧头草（珙县）。

为堇菜科植物 *Viola hamiltoniana* D. Don/ *V. arcuata* Bl. 的全草。

生于海拔 500～2 800 m 荒地。分布于乐山、珙县、叙永、南溪、江安、兴文、眉山市、峨眉山、安岳。

通经、活血通络、祛风除湿、止血、接骨，用于跌打损伤、骨折、风湿痹痛、疔疮。清热解毒、消肿止痛、止血生肌（峨眉）。

紫叶堇菜

为堇菜科植物 *Viola henryi* H. Boiss. 的全草。

生于荒地、草丛中。分布于邛崃。

清热解毒、消肿。

长萼地丁

紫花地丁、剪刀菜（阿坝州）。

为堇菜科植物 *Viola inconspicua* Bl. 的全草。

生于海拔 1 400～3 100 m 的荒地、草丛中。分布于成都、绵阳、泸州、九寨沟、松潘、黑水、茂县、眉山市、开江、大竹、万源、通江、南江、宁南、泸定、丹巴、石棉、天全。

清热解毒、散瘀、利湿、消肿，用于肠痈、瘰疬、乳腺炎、痔疮、疔疮、红肿疮毒、黄疸、淋浊、目赤生翳、急性结膜炎、跌打损伤、毒蛇咬伤。

耳钩草

地丁、铧头草、紫花地丁。

为堇菜科植物 *Viola japonica* Langsd. 的全草。

生于荒地、草丛、田坎。分布于全川，凉山州、绵阳市、开江。

清热利湿、凉血消肿、降火、解毒，用于急性结膜炎、急性黄疸型肝炎、乳腺炎、火眼、咽喉肿痛、疮痈肿毒、热淋、阑尾炎、蛇咬伤。

西藏堇菜

巴药（藏名）。

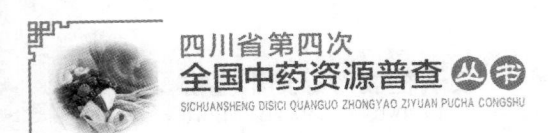

为堇菜科植物 *Viola kunawarensis* Royle 的全草。

生于山坡、草地。分布于石渠。

清热，用于创伤、接骨、胆热病。

乌蔗连

为堇菜科植物 *Viola moupinensis* Franch. 的全草。

生于海拔 1 600 m 以下的山坡草地、山间阴湿处、路旁、林下。分布于沐川、洪雅。

清热解毒、活血、止血，用于乳痈、肿毒、刀伤、咳血。

白花堇菜

铧头草、蒲氏堇菜、紫花地丁（峨眉）。

为堇菜科植物 *Viola patrinii* DC. 的全草。

生于海拔 680～1 500 m 的荒地、草丛、田坎。分布于成都、凉山州、绵阳市、达州、渠县、平昌、巴中、峨眉山。

清热解毒、消肿、祛瘀通经、降火、消痈，用于火眼、咽喉肿痛、疮痈肿毒、热淋、阑尾炎。

白果堇菜

秃果堇菜。

为堇菜科植物 *Viola phalacrocarpa* Maxim. 的全草。

生于荒地、草丛中。分布于康定、九寨沟、稻城、泸定。

清热解毒、凉血消肿、散瘀，用于目赤、咽喉痛、黄疸、痄腮、蛇咬伤、烧烫伤、疔疮痈肿。

紫花地丁

铧头草。

为堇菜科植物 *Viola philippica* Cav. 的全草。

生于河边 2 700 m 的向阳草丛中。分布于昭觉、泸定、马边、峨边。

降火、解毒、消肿。

地草果

犁头草。

为堇菜科植物 *Viola philippica* Cav. ssp. *malesica* W. Beck. 的全草。

生于草丛、山坡林下。分布于乐山、眉山市。

清热解毒、利湿消肿，用于疔疮肿毒、瘰疬、乳痈、痢疾。

光瓣堇菜

铧头草、地黄瓜（阿坝州）、紫花地丁。

为堇菜科植物 *Viola philippica* Cav. ssp. *munda* W. Beck. 的全草。

生于海拔 1 500 m 以下的路旁、草丛中。分布于全川，彭州、什邡、邛崃、南充、九寨沟、茂县、汶川、理县、甘孜州、南充市、通江、峨眉山、昭觉。

清热解毒、散瘀消肿、通经、消肿、降火，用于肠痈、乳腺炎、丹毒、咽炎、黄疸型肝炎、肠炎、目赤肿痛、热淋小便灼痛、恶疮、疔毒、毒蛇咬伤。

柔毛堇菜

为堇菜科植物 *Viola principis* H. Boiss. 的全草。

生于草丛中。分布于乐山、崇州、叙永、兴文、合江、峨边。

清热解毒、凉血消肿、止咳、平喘、化痰、利湿，用于痈肿、疔疮、丹毒、乳腺炎、目赤肿痛、咽炎、黄疸型肝炎、肠炎、毒蛇咬伤。

川西堇菜

为堇菜科植物 *Viola prattii* W. Beck. 的全草。

生于草丛、山坡。分布于木里、冕宁、会理、峨边。

清热解毒、祛瘀消肿，用于肠痈、淋浊、疔疮肿毒、刀伤出血、烧烫伤。

早开堇菜

为堇菜科植物 *Viola prionantha* Bunge 的全草。

生于荒地、草丛中。分布于峨眉山。

清热解毒、凉血消肿、散瘀，用于目赤、咽喉痛、黄疸、痄腮、蛇咬伤、烧烫伤、疔疮痈肿。

圆叶小堇菜

为堇菜科植物 *Viola rockiana* W. Beck. 的全草。

生于荒地、草丛、灌木丛中。分布于木里、泸定、康定、九龙、巴塘、新龙、石渠。

退热，用于发热证。

辽宁堇菜

为堇菜科植物 *Viola rossii* Hemsl. 的全草。

生于草丛、林下腐殖质土中。分布于通江、南江。

清热解毒，用于疮痈肿毒、蛇虫咬伤。

浅圆齿堇菜

紫花地丁。

为堇菜科植物 *Viola schneideri* W. Beck. 的全草。

生于草丛、密林下。分布于乐山、绵阳、广元、古蔺、邛崃、崇州、开江、达州、大竹、邻水、宣汉、米易、雷波。

清热解毒、消肿。全草提脓生肌（古蔺、达州）。

深山堇菜

为堇菜科植物 *Viola selkirkii* Pursh. 的全草。

生于山野阴湿处。分布于什邡、峨边。

清热解毒、消暑、消肿，用于无名肿毒、暑热。

匍匐堇菜

铧头草（长宁）。

为堇菜科植物 *Viola serpens* Wall. 的全草。

生于荒地、草丛、田坎。分布于长宁、西昌。

全草内服外敷治痈疮。

庐山堇菜

为堇菜科植物 *Viola stewardiana* W. Beck. 的全草。

生于草丛中。分布于平昌。

清热解毒、散结，用于瘰疬、痈疮肿毒。

三色堇

蝴蝶花。

为堇菜科植物 *Viola tricolor* L. ／*V. tricolor* L. var. *hortensis* DC. 的全草。

栽培于海拔 2 700 m 以下的地区。分布于全川，眉山市、峨眉山、泸定、康定。

温经通络、解毒，用于疮痈肿毒、风湿骨痛。清热解毒、消肿、止咳，用于小儿瘰疬（峨眉）。

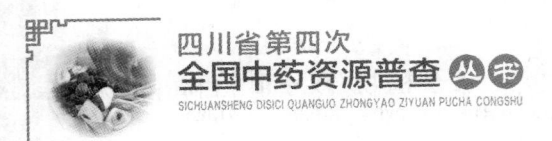

块茎堇菜

为堇菜科植物 *Viola tuberifera* Franch. 的全草。

生于海拔 3 200～3 900 m 的灌木丛、草地、沟边。分布于康定、雅江、乡城、道孚、白玉、德格、甘孜、新龙、炉霍。

清热，用于创伤、接骨、胆热病。

萱

如意草、枯疮草（古蔺）、侧耳根细辛、金山马蹄草（古蔺）、大黄头（长宁）、涎塌棒（峨眉）。

为堇菜科植物 *Viola vaginata* Maxim. 的全草。

生于草丛、山坡、林下、灌木丛中。分布于邛崃、峨眉、乐山、兴文、古蔺、屏山、长宁、凉山州、眉山市、峨眉山、石棉、汉源、宝兴、荥经、天全。

清热解毒、消肿、活血止血、生肌，用于疮疖肿毒、乳痈、瘰疬、麦粒肿、毒蛇咬伤、外伤出血、肺结核。

堇菜

地丁（眉山）。

为堇菜科植物 *Viola verecunda* A. Gray 的全草。

生于草丛、林下。分布于乐山、崇州、邛崃、什邡、阿坝州、长宁、屏山、筠连、眉山市、邻水、甘洛、西昌。

清热解毒、消肿、活血、止血，用于乳痈、疮痈肿毒、瘰疬、刀伤、咳血。

光瓣堇菜

紫花地丁。

为堇菜科植物 *Viola yedoensis* Makino 的全草。

生于海拔 600～1 350 m 的平地、山坡、沟边、草丛中。分布于内江、绵阳、眉山市。

清热解毒、利湿消肿，用于疮痈肿毒、乳痈、瘰疬、痢疾。

云南堇菜

滇中堇菜。

为堇菜科植物 *Viola yunnanensis* W. Beck et H. Boiss. 的全草。

生于草丛、田边。分布于乐山、昭觉、西昌、盐源、会东、甘孜州、眉山市。

清热解毒、利湿消肿、止血，用于痈疽、疮疡肿毒、乳痈、瘰疬。

大风子科 Flacourtiaceae

山羊角树

红木子、嘉丽树（峨眉）。

为大风子科植物 *Carrierea calycina* Franch. 的种子。

生于海拔 1 500～4 500 m 的山地林中。分布于峨眉、夹江、宝兴、天全。

祛风除湿、止痛、补脑，用于风湿骨痛、痈毒、肿痛。

山桐子

为大风子科植物 *Idesia polycarpa* Maxim. 的根。

生于山坡、林中。分布于崇州、达州、平昌、马边、峨边。

清热止血、行气止痛，用于肠风下血、疝气。

毛叶山桐子

山梧桐、山拐枣（宁南）。

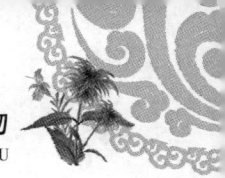

为大风子科植物 *Idesia polycarpa* Maxim. var. *vestita* Diels 的种子。

生于海拔 1 600～2 300 m 的林中。分布于峨眉、洪雅、丹棱、宁南、泸定、九龙、马边、峨边、青川。

清热解毒、杀虫，用于疥疮肿毒。

栀子皮。

野厚朴、伊桐、黄鹤兰（长宁）。

为大风子科植物 *Itoa orientalis* Hemsl. 的种子。

生于林中。分布于峨边、马边、长宁、叙永、洪雅。

祛风除湿、顺气止痛，用于风湿痹痛、肋胁疼痛、胃脘痛。捣烂外敷治鸡眼。

南岭柞木

小鱼刺。

为大风子科植物 *Xylosma controversum* Clos 的树皮。

生于海拔 1 000～2 200 m 的林中。分布于崇州、峨边、马边、洪雅。

清热燥湿、利胆退黄，用于黄疸、瘰疬、疮毒溃烂。

柞木

檬子树、水红刺（江安）。

为大风子科植物 *Xylosma racemosum* （Sieb. et Zucc.）Miq. /*M. japonicum* （Walp.）A. Gray/ *X. congesta* （Lour.）Merr. 的树皮、叶、根。

生于海拔 1 800 m 以下的向阳林中、路边、沟边。分布于全川，峨眉、丹棱、宜宾、泸州、雷波、甘洛、南充市、洪雅、达州、巴中、通江、南江、泸定。

皮清热燥湿、利胆退黄、散瘀消肿、止血止痛，用于黄疸、水肿、瘰疬、疮毒溃烂。叶用于黄疸胎毒、下死胎。根通关开窍、散瘀消肿、利湿利水、活血散结、催生、下死胎，用于黄疸、水肿、痢疾、肺结核咯血、瘰疬。根与叶活血通经、清热解毒，用于跌打损伤、骨折、脱臼、外伤出血、死胎、黄疸、瘰疬（绵阳）。

毛枝柞木

为大风子科植物 *Xylosma racemosum* （Sieb. et Zucc.）Miq. var. *glaucescens* Rehd. et Wils. 的根、叶。

生于海拔 500～2 000 m 的山坡林中。分布于天全。

散瘀消肿、催生，用于黄疸、水肿、死胎不下、跌打损伤、骨折、脱臼。

长叶柞木

为大风子科植物 *Xylosma longifolium* Clos 的根、叶、茎皮。

生于海拔 500～1 000 m 的山坡林中、路旁。分布于都江堰。

根、茎皮、叶清热利湿、散瘀止血、消肿止痛。根皮、茎皮用于黄疸、水肿、死胎不下。根、叶用于跌打损伤、骨折、脱臼、肿痛、外伤出血。

旌节花科 Stachyuraceae

中国旌节花

小通草、小通花、木通花（高县）。

为旌节花科植物 *Stachyurus chinensis* Franch. 的茎髓。

生于海拔 400～3 000 m 的沟边、林中、灌木丛中。分布于全川，屏山、筠连、宜宾、叙永、江安、高县、合江、长宁、古蔺、什邡、金阳、美姑、金川、汶川、茂县、洪雅、达州市、巴中市、峨眉山、泸定、康定、九龙、马边、峨边。

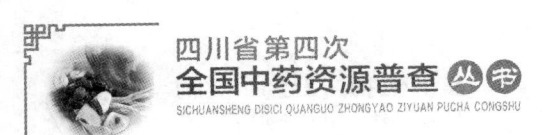

利水渗湿、清热通乳、消肿通淋，用于尿路感染、淋证、尿闭、尿少、热病口渴、小便黄赤、乳汁不通、骨结核，用根捣烂敷患处（叙永）。

短穗旌节花

为旌节花科植物 *Stachyurus chinensis* Franch. var. *brachystachyus*（C. Y. Wu et S. K. Chen）Y. C. Tang et Y. L. Cao 的茎髓。

生于林缘、灌木丛中。分布于四川省。

清热、利尿、渗湿、通乳，用于乳汁不下、小便淋痛、关节风湿痛。

宽叶旌节花

小通草。

为旌节花科植物 *Stachyurus chinensis* Franch. var. *latus* Li. 的茎髓。

生于海拔 800 m 以上的灌木丛中。分布于峨眉、崇州。

利水渗湿、清热通乳。

喜马拉雅旌节花

小通草、小通花、通花梗、通草树、通条树（阿坝州）。

为旌节花科植物 *Stachyurus himalaicus* Hook. f. et Thoms. 的茎髓、枝叶。

生于海拔 1 000 ~ 2 000 m 的沟边、林缘、灌木丛中。分布于全川，江安、屏山、纳溪、兴文、叙永、高县、雷波、甘孜、广安、苍溪、南部、岳池、九寨沟、茂县、汶川、小金、理县、洪雅、邻水、宣汉、巴中、万源、通江、南江、峨眉山、凉山州。

利水渗湿、清热通乳、消肿通淋，用于尿路感染、热病、小便黄赤或热病尿闭、乳汁不通、热淋。枝叶煎水洗疮癣。

倒卵叶旌节花

小通草、小通花、通花（洪雅）。

为旌节花科植物 *Stachyurus obovatus*（Rehd.）Li 的茎髓。

生于海拔 1 000 ~ 3 000 m 的灌木丛中。分布于乐山、邛崃、崇州、合江、宜宾、叙永、长宁、屏山、洪雅、峨眉山、凉山州、峨边。

利水渗湿、清热通乳，用于湿热癃闭、淋证、乳汁不通。

凹叶旌节花

小通草、通花（洪雅）。

为旌节花科植物 *Stachyurus retusus* Yang 的茎髓。

生于海拔 1 800 m 左右的灌木丛中。分布于峨眉山、洪雅。

利水渗湿、清热通乳，用于湿热癃闭、淋证、乳汁不通。

柳叶旌节花

小通草、小儿红（长宁）、通花（洪雅）。

为旌节花科植物 *Stachyurus salicifolus* Franch. 的茎髓。

生于海拔 1 800 m 左右的灌木丛中。分布于峨眉山、长宁、洪雅、雷波、马边。

利水渗湿、清热通乳，用于湿热癃闭、淋证、乳汁不通。

四川旌节花

小通草、通花（洪雅）。

为旌节花科植物 *Stachyurus szechuanensis* Fang 的茎髓。

生于海拔 1 800 m 左右的灌木丛中。分布于峨眉山、峨边、马边、天全。

利水渗湿、清热通乳，用于湿热癃闭、淋证、乳汁不通。

云南旌节花

小通草、长梗旌节花、通花（洪雅）。

为旌节花科植物 *Stachyurus yunnanensis* Franch. 的茎髓。

生于海拔 1 600 ~ 1 800 m 的沟边、灌木丛中。分布于峨眉山、成都、普格、洪雅、德昌、峨边。

利水渗湿、清热通乳，用于湿热癃闭、淋证、乳汁不通。

长梗旌节花

小通草。

为旌节花科植物 *Stachyurus yunnanensis* Franch. var. *pedicellatus* Rehd. 的茎髓。

生于灌木林中。分布于崇州、什邡、邛崃。

利水渗湿、清热通乳。

西番莲科 Passifloraceae

西番莲

转枝莲（南溪、纳溪、隆昌、合江、筠连）、五爪藤（南溪）。

为西番莲科植物 *Passiflora caerulea* L. 的全草、叶。

生于海拔 400 ~ 700 m 的灌木丛中。分布于南溪、纳溪、隆昌、合江、筠连、高县、泸县、宜宾、长宁、古蔺、成都、彭州、甘洛、西昌。

镇静麻醉、清热、祛风除湿、止咳化痰，用于神经痛、失眠症、月经痛及下痢。治疝气（泸县），用于五劳七伤（长宁），风湿麻木（筠连），退枪子（隆昌）。

杯叶西番莲

蝴蝶暗消、飞蛾草、燕尾草（洪雅）、裤裆旗（屏山）、丁叉药（巫溪）。

为西番莲科植物 *Passiflora cupiformis* Mast. /*P. franchetiana* Hemsl. 的茎、根藤。

生于海拔 500 ~ 2 000 m 的沟边、岩坎。分布于峨眉山、洪雅、宣汉、屏山、甘洛、雷波。

养血安神、养心、除湿止痛、活血散瘀、熄风活络、解毒、镇痛，用于神经衰弱、跌打损伤、胃痛、疮疡肿毒、头晕头痛、风湿痹痛、疔疮、刀伤、痧气腹胀痛、血尿、白浊、半身不遂。用于蛇伤、跌打损伤（巫溪）。

番木瓜科 Caricaceae

番木瓜

为番木瓜科植物 *Carica papaya* L. 的根、叶、果。

栽培。分布于会东、宁南、会理、雷波、普格、金阳。

强心、消肿、化积、驱虫、解毒消肿。果实滋补、催乳、舒筋通络。

秋海棠科 Begoniaceae

粗喙秋海棠

红半边莲、山蚂蟥、大半边莲。

为秋海棠科植物 *Begonia crassirostris* Irmsch. 的全草及根茎。

生于岩石下阴湿处。分布于泸定。

清热解毒、消肿止痛，用于温热病下血、咽喉肿痛、疮肿疥癣。

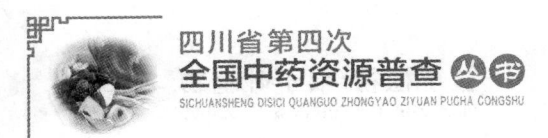

葡萄叶秋海棠

为秋海棠科植物 *Begonia edulis* Lévl. 的根状茎。

生于密林下、水边。分布于木里。

清热解毒、凉血润肺，用于肺热咯血、吐血、痢疾、跌打损伤、刀伤出血。

秋海棠

八月春、半边红（宜宾）、酸猴儿、红耗儿（屏山）、鸡心七、红白二丸（南充）。

为秋海棠科植物 *Begonia evansiana* Andr. 的花、枝叶、根茎。

生于海拔 1 000 m 左右的山沟岩坎等阴湿处。分布于全川，乐山、彭州、邛崃、筠连、古蔺、宜宾、屏山、凉山州、九龙、苍溪、阆中、广安、岳池、眉山市、达州市、巴中市、峨眉山、马边、峨边。

全株与根茎凉血、活血化瘀、行气调经、消肿止血、清热、止痛、镇痉，用于跌打损伤、吐血、衄血、痢疾、月经不调、红崩白带、崩漏带下、淋浊、喉痛、咳血、胃热出血。并治蛇伤、疮毒、小儿口腔炎（宜宾）。花搽癣、杀虫。

紫背天葵

为秋海棠科植物 *Begonia fimbristipula* Hance 的全草。

生于沟边、林下等阴湿处。分布于乐山、成都、眉山市、雷波。

活血止咳、清热解毒、消肿，用于跌打损伤、肺痈咳嗽、外伤出血。

柔毛秋海棠

一口血、独中、红孩儿（洪雅）、一面锣、独牛。

为秋海棠科植物 *Begonia henryi* Hemsl. 的全草、块茎。

生于海拔 1 000～1 800 m 的山沟岩坎等阴湿处。分布于乐山、泸定、洪雅、宁南、会东、西昌、德昌、马边、峨边。

解毒止血、活血通经、祛风除湿、祛瘀、行气止痛，用于风湿痹痛、跌打损伤、狂犬咬伤、红崩白带，外用于骨折。

心叶秋海棠

为秋海棠科植物 *Begonia labordei* Lévl. 的全草。

生于海拔 1 700 m 的阴湿林下。分布于彭州、甘洛、泸定。

用于血崩。

裂叶秋海棠

红孩儿、一口血（峨眉）。

为秋海棠科植物 *Begonia laciniata* Roxb. 的全株、根。

生于海拔 1 000 m 左右的山沟岩坎等阴湿处。分布于峨眉山、洪雅。

调经除湿、祛风活血、生血、凉血解毒、止痛，用于风湿痹痛、通经、跌打损伤。

截叶秋海棠

血染叶、血漆叶（屏山）、山螃蟹（高县）、红毛一点血（纳溪）。

为秋海棠科植物 *Begonia limprichtii* Irmsch. 的根茎、全草。

生于海拔 1 000 m 左右的山沟岩坎等阴湿处。分布于乐山、屏山、纳溪、筠连、高县、洪雅、邻水、峨眉山、雷波。

根茎活血通经、祛风除湿、祛瘀、生新，用于风湿痹痛、跌打损伤。全草止咳化痰、下气平喘（高县、宣汉），用于跌打损伤（屏山、筠连）。

竹节秋海棠

为秋海棠科植物 *Begonia maculata* Raddi 的全草。

栽培。分布于成都。

用于咽喉肿痛、半身不遂、小便淋痛、毒蛇咬伤。

掌裂叶秋海棠

水蜈蚣（古蔺）、水八角、花鸡公（南充）、一口血、酸猴儿、女儿红（绵阳）。

为秋海棠科植物 *Begonia pedatifida* Lévl. 的根茎。

生于海拔 1 500 米以下的阴湿的岩石石壁、阔叶林下、沟边等阴湿处。分布于古蔺、筠连、美姑、广安、绵阳市、眉山市、开江、邻水、宣汉、万源、峨眉山、凉山州、马边、峨边。

根茎祛风活血、利湿、清热解毒、活络、平喘、消肿、散血止血、祛瘀、消肿，用于哮喘、风湿关节疼痛、急性肾炎、淋巴结核、无名肿毒、肝硬化、胃痛、尿血、吐血、肺结核咯血、内脏出血、月经不调、血淋、湿热下注、小儿眼皮水肿、利尿、跌打损伤、蛇伤。

四季秋海棠

为秋海棠科植物 *Begonia semperflorens* Link et Otto 的全草。

栽培。分布于全川。

清热解毒、散结消肿，用于疮疖。

中华秋海棠

酸猴儿、红黑二丸、一点血、鸳鸯七。

为秋海棠科植物 *Begonia sinensis* A. DC. 的全草、根茎。

生于海拔 700 米左右的沟边等阴湿处。分布于乐山、叙永、屏山、金阳、九龙、洪雅、万源、峨边。

全草发汗解表，用于筋酸痛。根茎活血、止血，用于跌打损伤、红崩、白带、痢疾。捣烂冲酒服治腰疼（屏山）。清热解毒、止咳化痰、活血消肿，用于跌打损伤、肺痈咳嗽、外伤出血（洪雅）。

长柄秋海棠

为秋海棠科植物 *Begonia smithiana* Yu 的全草。

生于沟边等阴湿处。分布于乐山、洪雅。

清热解毒、止咳化痰、活血消肿，用于跌打损伤、肺痈咳嗽、外伤出血。

球根秋海棠

一口血、酸猴儿、女儿红（绵阳）。

为秋海棠科植物 *Begonia tuberhybrida* Voss 的根茎。

生于阴湿的岩石石壁、阔叶林下、沟边等阴湿处。分布于绵阳市。

根茎止血、祛瘀，用于内脏出血、跌打损伤。

一点血秋海棠

白秋海棠（筠连）、山猴儿、岩猴儿（长宁）、猴儿七、猫尿一点血（屏山）。

为秋海棠科植物 *Begonia wilsonii* Gagnep. 的根茎。

生于沟边、林下等阴湿处。分布于筠连、长宁、宜宾、南溪、屏山、会理、米易、普格、昭觉、布拖、喜德、眉山市、峨眉山。

根茎清热解毒、止痛、生血、活血、凉血、止血、祛风，用于男女虚弱、红崩、白带及女子干病。

云南秋海棠

为秋海棠科植物 *Begonia yunnanensis* Lévl. 的根茎。

生于海拔 1 500 ~ 1 700 m 的林下、沟边等阴湿处。分布于凉山州、洪雅。

活血祛瘀、行气止痛、凉血、止血、祛风，用于风湿痹痛、月经不调、血淋、跌打损伤。

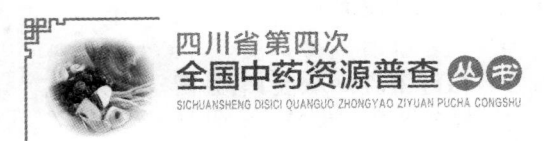
仙人掌科 Cactaceae

仙人球

为仙人掌科植物 *Echinopsis multiplex* Zucc. 的全株。

栽培。分布于全川，开江、达州、大竹、宣汉、峨眉山、西昌、金阳。

清肺止咳、消肿止痛、清热解毒、行气活血、利湿，用于肺热咳嗽、乳腺炎、子宫脱垂、胃溃疡、痔疮、肺痈、疮痈，外用于蛇、虫咬伤、烧烫伤。

昙花

风花。

为仙人掌科植物 *Epiphyllum oxypetalum* Haw. 的花。

栽培。分布于全川，成都。

清热止咳、化痰，用于心胃气痛、劳伤、咳嗽、肺痈吐血、肺结核。

长突仙人掌

为仙人掌科植物 *Mammillaria longimamma* DC. 的茎。

栽培。分布于成都、西昌。

止血、止痛，用于内伤出血、腹痛。

光刺乳突球

为仙人掌科植物 *Mammillaria longimamma* DC. var. *sphaerica*（A. Dietr.）K. Brang 的果实。

栽培。分布于成都、西昌。

止咳，用于咳嗽。

天鹅蛋

仙人球。

为仙人掌科植物 *Mammillaria multioplex* Zucc. 的茎。

栽培。分布于乐山、泸州、金阳等地。

清热解毒、利湿。

绒仙人球

为仙人掌科植物 *Mammillaria rhodantha* Link 的茎。

栽培。分布于全川。

茎散积消滞。

令箭荷花

为仙人掌科植物 *Nopalxochia ackermanni* Kunth 的花。

栽培。分布于全川。

清热、止咳化痰，用于心气痛、劳伤、咳嗽、肺痈吐衄。

仙人鞭

为仙人掌科植物 *Nyctocereus serpentinus*（Lag.）Britt. et Rose 的茎。

栽培。分布于四川省。

理气消痞、清热解毒，用于疟腮、泄泻、乳痈、蛇咬伤。

仙人掌

神仙掌、玉芙蓉（峨眉）。

为仙人掌科植物 *Opuntia dillenii*（Ke-awl.）Haw. 的全株。

生于干旱河谷，有栽培。分布于全川，高县、纳溪、江安、隆昌、合江、兴文、金阳、南充市、绵阳市、眉山市、峨眉山、凉山州。主产于泸定。

清热解毒、凉血止血、散瘀消肿、安神、解热、镇静、健脾滋阴、健胃止痛、行气活血、镇咳，用于胃十二指肠溃疡、心胃气痛、痞块、急性菌痢、痢疾、痔血、胃炎疼痛、肺热咳嗽、喉痛、肺痈、乳痈、白带、子宫脱出、风心病水肿、肺结核咯血、吐血、鼻衄、便血、疔疮、烫火伤、蛇伤。外用于流行性腮腺炎、乳腺炎、疔疮、痈疖肿毒、蛇咬伤、烧烫伤。

仙巴掌

为仙人掌科植物 *Pountia monacantha*（Willd.）Haw. 的全株。

生于大渡河干热河谷。分布于泸定、康定、丹巴、石棉、汉源等地。

清热解毒、消肿散结，用于疟腮、乳痈、疥疮痈肿、毒蛇咬伤、水火烫伤。茎汁液凝结物用于便血、疔肿。

仙人拳

天鹅蛋。

为仙人掌科植物 *Pountia stricta*（Haw.）Haw. 的全株。

栽培，分布于全川。

用于肺热咳嗽、痰中带血、痈肿、烫火伤。并治痔疮、实热带症（泸县）。

蟹爪兰

锦上添花（洪雅）。

为仙人掌科植物 *Zygocactus truncatus*（Haw.）Schum. 的全草。

栽培。分布于全川。

清热解毒、消痈，用于疔疮肿毒、乳痈。

瑞香科 Thymelaeaceae

尖瓣瑞香

铜牛皮、万年耙（合江）、金腰带（兴文、合江、长宁、屏山、南充）、捆仙绳、铁牛皮（兴文）、红雳马（长宁）。

为瑞香科植物 *Daphne acutiloba* Rehd. 的全株、树皮。

生于海拔 1 200～3 400 m 的山地。分布于乐山、合江、兴文、长宁、屏山、叙永、广元、苍溪、岳池、广安、武胜、雷波、泸定、九龙、马边、峨边。

全株活血祛瘀。树皮祛风除湿、活络止痛，用于风湿关节痛、跌打损伤、眼痛。

橙黄瑞香

阿嘎纳保（藏名）。

为瑞香科植物 *Daphne aurantica* Diels 的黑色根部。

生于海拔 2 500～4 200 m 的高山灌木丛、岩边。分布于乡城、丹巴、得荣、稻城。

活血祛瘀、止痛，用于跌打损伤（乡城）。

藏医：宁心、通脉、降气，用于心脏病。

滇瑞香

铁牛皮。

为瑞香科植物 *Daphne feddei* Lévl. 的全株。

生于山地、林下。分布于乐山、彭州、洪雅、峨眉山、西昌、米易、会理、宁南。

祛风除湿、活血祛瘀、止痛、通经、接骨，用于风湿痹痛、跌打损伤。

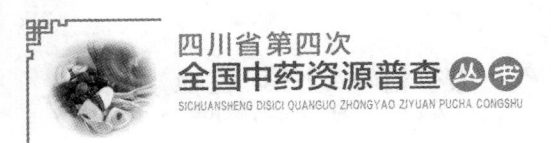

芫花

全芫花、闷头花。

为瑞香科植物 *Daphne genkwa* Sieb. et Zucc. 的花蕾、根皮、茎皮。

生于海拔 600～2 200 m 的山坡、山地、灌木丛、路旁，有栽培。分布于南充、乐山、喜德、苍溪、阆中、南部、仪陇、营山、蓬安、绵阳市、仁寿、眉山、平昌、巴中、通江、南江。

花峻下逐水、祛瘀、祛痰利尿、活血消肿、解毒、杀虫、泻水，用于胸腔积液、肝硬化腹水、水肿、痰饮积聚、气逆咳喘、二便不利。根皮与茎皮行气、强心、活血祛风、舒筋止痛，用于跌打损伤、昏迷不醒、半身不遂、劳伤、筋骨疼痛、疮癣、痈肿、冻疮、陈旧性损伤、局部疼痛。

黄瑞香

祖师麻、黄芫花。

为瑞香科植物 *Daphne giraldii* Nitsche 的茎皮、根皮。

生于海拔 600～3 000 m 的山地、灌木丛中。分布于乐山、甘洛、若尔盖、红原、黑水、松潘、洪雅。

祛风除湿、止痛、散血、补血，用于咽炎、风湿痹痛、四肢麻木、头痛、骨痛、跌打损伤。（盐亭：打得地下爬，离不开祖师麻）

瑞香

为瑞香科植物 *Daphne odora* Thunb. 的根皮、茎皮。

野生或栽培。分布于甘洛、马边。

用于跌打损伤。

毛瑞香

金腰带、黑枝瑞香、铁牛皮、白铁皮。

为瑞香科植物 *Daphne odora* Thunb. var. *atrocaulis* Rehd. 的根皮。

生于灌木丛中。分布于乐山、洪雅、宝兴、石棉。

有小毒，祛风除湿、活血止痛，用于风湿关节痛、坐骨神经痛、跌打损伤。

铜牛皮

棕枝瑞香、白瑞香、娃娃皮。

为瑞香科植物 *Daphne odora* Thunb. var. *kiusiana* Keissler 的根皮、茎皮。

生于山坡、灌木丛中。分布于木里、甘洛、宝兴、天全、汉源、峨眉山、洪雅。

有小毒，祛风除湿、通经、接骨、祛瘀、止痛，用于风湿关节炎、跌打损伤、除湿通经。

白瑞香

铜牛皮。

为瑞香科植物 *Daphne papyracea* Wall. ex Steud. 的叶。

生于山地灌木丛中。分布于喜德、金阳、西昌、会东、冕宁、雷波。

舒筋接骨、驱虫。

凹叶瑞香

祖师麻。

为瑞香科植物 *Daphne retusa* Hemsl. 的根皮。

生于海拔 3 000～4 300 m 的山坡灌木丛、疏林中。分布于什邡、稻城、白玉、泸定、康定、丹巴、理塘、得荣、德格、道孚、马边、峨边。

祛风止痛，用于惊风。

华瑞香

为瑞香科植物 *Daphne rosmarinifolia* Rehd. 的根皮、茎皮。

生于海拔 2 500 ~ 3 800 m 左右的针叶林下、山地、石砾地。分布于盐边、盐源、康定、雅江。活血止血。

甘肃瑞香

祖师麻、色象那玛（藏名）。

为瑞香科植物 *Daphne tangutica* Maxim. 的皮、根、花、叶、果实。

生于海拔 1 400 ~ 4 000 m 的灌木丛、山地。分布于绵阳、广元、彭州、康定、德格、巴塘、道孚、泸定、丹巴、九龙、炉霍、白玉、色达、雅江、开江、万源、美姑、越西、甘洛、金阳、峨边。

祛风除湿、温中散寒、活血止痛、散瘀，用于感冒、风湿痹痛、四肢麻木、头痛、胃痛、跌打损伤、中风、半身不遂、皮肤瘙痒。

结香

迎春花、新蒙花、蒙花树、黄瑞香（南充）、梦花（峨眉）。

为瑞香科植物 *Edgeworthia chrysantha* Lindl. 的花蕾、根、根皮、茎。

生于海拔 600 ~ 2 000 m 的山地灌木丛中，有栽培。分布于乐山、泸州、宜宾、邛崃、雷波、德昌、南充市、眉山市、开江、宣汉、巴中、万源、峨眉山、安岳、郫县。

花蕾清热养阴、安神、清肝明目、散翳，用于青盲翳障、多泪羞明、梦遗、虚淋、失音。根治梦遗、早泄、白浊、虚淋、血崩、白带。根皮舒筋接骨，用于跌打损伤（长宁、雷波）。根、茎与花舒筋活络、滋养肝肾，用于风湿关节痛、夜盲、遗精（达州）。

狼毒

瑞香狼毒、绵大戟、一把香、闷头花（阿坝州）。

为瑞香科植物 *Stellera chamejasme* L. 的花蕾、根、地上部分。

生于海拔 1 200 ~ 4 300 m 的干燥向阳山坡、草地、灌木丛中。分布于甘孜州、九寨沟、金川、茂县、理县、汶川、若尔盖、黑水、昭觉、雷波、布拖、攀枝花、洪雅、凉山州。

花蕾逐水祛痰、破瘀、散结、止痛、杀虫，用于水气肿胀、慢性支气管炎、骨结核、淋巴结核，外用于疥癣、杀蝇蛆。根清热解毒、消肿、泻炎症、止溃疡、祛腐生肌，熬膏内服用于疬病、疔痈、瘰疬；外用治顽癣、溃疡。地上部分用于癌症。

荛花

黄荛花。

为瑞香科植物 *Wikstroemia canescens* Meissn. 的花。

生于海拔 1 500 ~ 3 900 m 的山坡、灌木丛中。分布于德格、白玉、石渠、巴塘、稻城。

泻水饮、破积聚，用于留饮、咳逆上气、水肿、癥瘕眩癖。

头序荛花

为瑞香科植物 *Wikstroemia capitata* Rehd. 的根。

生于海拔 2 400 ~ 3 000 m 的山坡、草地。分布于九龙。

用于便秘。

河朔荛花

为瑞香科植物 *Wikstroemia chamaedaphne* Meissn. 的花蕾。

生于山地灌木丛中。分布于甘洛、喜德、开江。

逐水消肿、通便，用于水肿胀满、痰饮积聚、咳逆喘满、传染性肝炎、精神分裂症、癫痫。

一把香

土箭芪。

为瑞香科植物 *Wikstroemia dolichantha* Diels 的花蕾。

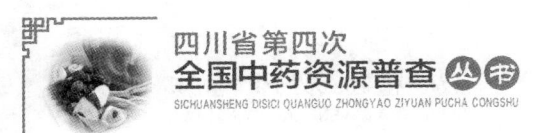

生于海拔 1 800 ~ 2 600 m 的干燥向阳山坡、草地。分布于乐山、洪雅、会东、宁南、九龙。

健脾、补虚，用于脾虚泄泻、气虚浮肿。

构皮莞花

为瑞香科植物 *Wikstroemia effusa* Rehd. 的花蕾。

生于干燥向阳山坡、草地。分布于乐山、宁南、普格、会东、盐边、木里、会理、冕宁、布拖、雷波、金阳。

消肿、止痛、祛风。

川西莞花

为瑞香科植物 *Wikstroemia gemmata*（Pritz.）Domke. 的花蕾。

生于山坡、灌木丛中。分布于芦山、乡城、九龙、昭觉、峨边。

泻水饮、破积聚，用于留饮、咳逆上气、水肿、癥瘕眩癖。

了哥王

为瑞香科植物 *Wikstroemia indica*（L.）C. A. Mey. 的茎叶、根、果实。

生于海拔 3 900 m 以下的干燥向阳山坡、草地。分布于南溪、叙永、西昌、喜德、布拖、得荣。

茎叶清热解毒、消肿、散结、止痛，用于瘰疬、痈肿、风湿痛、百日咳、跌打损伤。根清热利尿、解毒、杀虫、破积，用于肺炎、腮腺炎、水肿臌胀、瘰疬、疮疡肿毒、跌打损伤。果实敷瘰疬、痈疽。并治蛇虫咬伤（叙永）。

细叶莞花

为瑞香科植物 *Wikstroemia leptophylla* W. W. Smith 的根。

生于海拔 1 700 ~ 2 800 m 的石山林下、山地灌木丛中。分布于木里。

用于小儿疳积、肺炎。

小黄构

香构、蛇剥皮（纳溪）、黄构（筠连）、小构皮（长宁）、山麻儿、牛筋皮（古蔺）、黄构皮、滑药（南充）。

为瑞香科植物 *Wikstroemia micrantha* Hemsl. 的花蕾、茎皮、根。

生于海拔 2 000 ~ 3 000 m 的阳光充足的沟边、河谷、山地。分布于乐山、纳溪、古蔺、筠连、南充市、洪雅、开江、达州、渠县、平昌、巴中、通江、南江、峨眉山、金阳、康定、乡城。

止咳、化痰、清热降火、平喘、健脾补虚，用于风火牙痛、哮喘、疮痈肿毒、百日咳、久痢不止。

细轴莞花

为瑞香科植物 *Wikstroemia nutans* Champ. 的根、茎皮、花蕾。

生于山地灌木丛中。分布于纳溪、南溪、叙永。

消坚破瘀、止血、镇痛，用于瘰疬初起、跌打损伤。

窄叶莞花

轮叶莞花、岩杉树。

为瑞香科植物 *Wikstroemia stenophylla* Pritz. 的花。

生于海拔 1 600 ~ 3 000 m 的山坡灌木丛中。分布于康定、新龙、丹巴。

泻水饮、破积聚，用于留饮，咳逆上气、水肿，癥瘕眩癖。

胡颓子科 Elaeagnaceae

长叶胡颓子

牛奶子（古蔺、珙县、长宁）。

为胡颓子科植物 *Elaeagnus bockii* Diels 的根、果实。

生于海拔 500～3 100 m 的河谷灌木林中。分布于古蔺、珙县、长宁、崇州、宣汉、巴中、万源、越西、雷波、泸定、康定、丹巴、九龙、峨边。

清热解毒、平喘、行气活血、止痢，用于胃肠出血（长宁、达州）。果实用于夜盲症。

铜色胡颓子

牛奶刺（江安）。

为胡颓子科植物 *Elaeagnus cuprea* Rehd. 的根、果实。

生于海拔 1 800 m 以下的山坡灌木林中。分布于江安、什邡、洪雅。

根用于乳痈、腹泻（江安）。果实收敛、止泻，用于消化不良、腹泻。

巴东胡颓子

为胡颓子科植物 *Elaeagnus difficilis* Serv. 的根。

生于海拔 600～1 800 m 的向阳山坡灌木林中。分布于乐山。

收敛、止泻。

蔓胡颓子

石滚泡（叙永）。

为胡颓子科植物 *Elaeagnus glabra* Thunb. var. *oxyphylla* Serv. 的根、果、叶。

生于海拔 1 000 m 以下的山坡灌木林中。分布于宜宾、叙永。

果收敛、止泻，用于肠炎腹泻。叶退热。根清热利湿、消肿止血，用于痢疾、水泻、风湿痹痛、肝炎、胃病、吐血、痔血、血崩、跌打肿痛。根主痔疮（宜宾），用于跌打损伤（叙永）。

角花胡颓子

吊粽子藤。

为胡颓子科植物 *Elaegnus gonyanthes* Benth. 的叶、根、果实。

生于海拔 1 100～1 800 m 的山坡灌木林中。分布于乐山、金阳、洪雅。

止咳化痰、止泻、收敛，用于哮喘、腹泻、腹痛、痢疾。

宜昌胡颓子

红面将军、牛奶子根（南充）。

为胡颓子科植物 *Elaeagnus henryi* Warb. ex Diels 的茎叶、根。

生于低山之山坡疏林中。分布于乐山、南充市、洪雅。

茎叶祛风散寒、止痛，用于风湿腰痛、哮喘、跌打损伤。根活血行气、补虚损，用于痔疮、跌打损伤、慢性气管炎。

披针叶胡颓子

牛奶子。

为胡颓子科植物 *Elaeagnus lanceolata* Warb. ex Diels 的果实、根、叶。

生于海拔 500～2 500 m 的灌木丛、山坡疏林中。分布于乐山、彭州、崇州、什邡、洪雅、万源、通江、南江、凉山州、泸定、马边、峨边。

行气、活血、祛痰、止咳、止泻，用于痢疾、跌打损伤、骨折、劳伤、水泻。

木半夏

野樱桃、牛奶子（峨眉）。

为胡颓子科植物 *Elaeagnus multiflora* Thunb. 的果实、根、叶。

生于海拔 1 400～2 500 m 的灌木丛、山坡疏林中。分布于峨眉山、崇州、洪雅、南江、木里、泸定。

活血行气、止痛、止咳平喘、收敛、止痢、补虚损，用于哮喘、痢疾、泻痢、黄疸、痔疮、痈疮肿

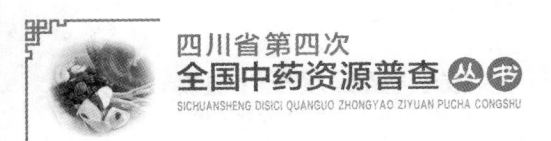

毒、慢性骨髓炎、跌打损伤。

细枝胡颓子

为胡颓子科植物 *Elaeagnus multiflora* Thunb. var. *tenuipes* C. Y. Chang 的果实、根、叶。

生于海拔 1 800 m 以下的灌木丛、阴湿岩壁。分布于峨眉山。

用于痔漏、白浊、阴疮。

胡颓子

牛奶子、羊奶奶（绵阳）。

为胡颓子科植物 *Elaeagnus pungens* Thunb. 的根、叶、果实。

生于灌木丛中。分布于乐山、峨眉山、绵阳市、洪雅、马边。

根清热解毒、活血祛瘀，用于黄疸、疮痈、痔疮、跌打损伤。叶止咳平喘，用于支气管哮喘、慢性支气管炎、肺虚咳嗽。果实清热止泻、收敛、止渴，用于消渴、哮喘、痢疾、肠炎腹泻、食欲不振。活血行气、止咳平喘、收敛、止痢、补虚损（峨眉）。

星毛胡颓子

马奶子。

为胡颓子科植物 *Elaeagnus stellipila* Rehd. 的果实、根。

生于海拔 500 ~ 1 200 m 的灌木丛中。分布于峨眉山、崇州、邛崃、洪雅、大竹、渠县、平昌、巴中。

果实清热利湿、收敛止泻，用于烦热消渴、哮喘、痢疾、肠炎腹痛。根活血散瘀，用于跌打损伤。

牛奶子

羊奶子、黑毛胡颓子、甜枣、麦粒子、密毛子、阳春子（阿坝州）。

为胡颓子科植物 *Elaeagnus umbellata* Thunb. 的果实、根、叶。

生于海拔 1 200 ~ 3 200 m 的河边、灌木丛中。分布于乐山、崇州、筠连、甘洛、雷波、九龙、雅江、丹巴、康定、稻城、道孚、泸定、小金、九寨沟、茂县、汶川、理县、马尔康、黑水、洪雅、万源、南江、峨眉山、凉山州、马边、峨边。

果实清热解毒、活血祛瘀、止咳平喘、利湿、收敛、止血，用于咳嗽、泄泻、肠炎、痢疾、淋病、崩带、烦热、消渴、哮喘、跌打损伤。根、叶行血散瘀、活血行气、补虚损，用于痔疮、跌打损伤、慢性气管炎。根泡酒服用于跌打损伤（筠连）。

巫山胡颓子

为胡颓子科植物 *Elaeagnus wushananensis* C. Y. Chang 的根、叶、果实。

生于山坡灌木林中。分布于屏山。

根利湿、通淋。叶与果实用于痢疾。

沙棘科 Hippophaceae

肋果沙棘

达布（藏名）。

为沙棘科植物 *Hippophae neurocarpa* S. W. Lin et T. N. Ho 的果实。

生于海拔 3 200 ~ 4 300 m 的河滩、沼泽。分布于石渠、德格、理塘、稻城、炉霍、新龙。

生津止咳、清热、活血散瘀、化痰宽胸、补脾健胃，用于跌打损伤、瘀肿、胃病、咳嗽痰多、呼吸困难、消化不良、食欲不振。

藏医止咳祛痰、补肺活血、散瘀、消食化滞，用于月经不调、闭经、子宫病、胃病、肺结核、胃酸过多、胃溃疡、培根病、咽喉痛、消化不良、肝病、咳嗽痰多、闭经。德格藏医健胃，用于解汞中毒、月经不调成包块、子宫癌、肺上包块、肺脓肿。

沙棘

粗柳子、酸柳、酸刺、达布、拉哇泽尔玛、劣泽尔（藏名）。

为沙棘科植物 *Hippophae rhamnoides* L. 的果实。

生于海拔 1 800～4 000 m 的河滩、山坡、灌木丛中。分布于乐山、新龙、炉霍、石渠、道孚、白玉、雅江、康定、稻城、德格、甘孜、巴塘、茂县、若尔盖、九寨沟、汶川、松潘、黑水、马尔康、金川、小金、洪雅、冕宁、德昌、马边、峨边。

生津止渴、止咳、清热、活血散瘀、化痰宽胸、补脾健胃，用于跌打损伤、消渴、痢疾、高血压、瘀肿、胃病、咳嗽痰多、呼吸困难、消化不良、食欲不振。

藏医：止咳祛痰、补肺活血、散瘀、消食化滞，用于月经不调、闭经、子宫病、胃病、肺结核、胃酸过多、胃溃疡、培根病、咽喉痛、消化不良、肝病、咳嗽痰多、胸满不畅、闭经。德格藏医健胃，用于解汞中毒、月经不调成包块、子宫癌、肺上包块、肺脓肿。

对生叶沙棘

达布（藏名）。

为沙棘科植物 *Hippophae rhamnoides* L. ssp *sinensis* Rousi 的果实。

生于海拔 2 500～4 000 m 的河滩、山坡、灌木丛中。分布于康定、德格、泸定、丹巴、九龙、道孚、炉霍、甘孜、新龙、色达。

生津止咳、清热、活血散瘀、化痰宽胸、补脾健胃，用于跌打损伤、瘀肿、胃病、咳嗽痰多、呼吸困难、消化不良、食欲不振。

藏医：止咳祛痰、补肺活血、散瘀、消食化滞，用于月经不调、闭经、子宫病、胃病、肺结核、胃酸过多、胃溃疡、培根病、咽喉痛、消化不良、肝病、咳嗽痰多、闭经。德格藏医健胃，用于解汞中毒、月经不调成包块、子宫癌、肺上包块、肺脓肿。

云南沙棘

达布（藏名）。

为沙棘科植物 *Hippophae rhamnoides* L. ssp *yunnanensis* Rousi 的果实。

生于海拔 1 500～3 800 m 的河滩、山坡、灌木丛中。分布于道孚、稻城、德格、泸定、康定、九龙、理塘、乡城。

生津止咳、清热、活血散瘀、化痰宽胸、补脾健胃，用于跌打损伤、瘀肿、胃病、咳嗽痰多、呼吸困难、消化不良、食欲不振。

藏医：止咳祛痰、补肺活血、散瘀、消食化滞，用于月经不调、闭经、子宫病、胃病、肺结核、胃酸过多、胃溃疡、培根病、咽喉痛、消化不良、肝病、咳嗽痰多、闭经。德格藏医健胃，用于解汞中毒、月经不调成包块、子宫癌、肺上包块、肺脓肿。

西藏沙棘

达布（藏名）。

为沙棘科植物 *Hippophae thibetana* Schlecht. 的果实。

生于海拔 3 500～5 000 m 的河滩、草地。分布于巴塘、泸定、德格、理塘、炉霍、色达。

生津止咳、清热、活血散瘀、化痰宽胸、补脾健胃，用于跌打损伤、瘀肿、胃病、咳嗽痰多、呼吸困难、消化不良、食欲不振。

藏医：止咳祛痰、补肺活血、散瘀、消食化滞，用于月经不调、闭经、子宫病、胃病、肺结核、胃酸过多、胃溃疡、培根病、咽喉痛、消化不良、肝病、咳嗽痰多、闭经。德格藏医健胃，用于解汞中毒、月经不调成包块、子宫癌、肺上包块、肺脓肿。

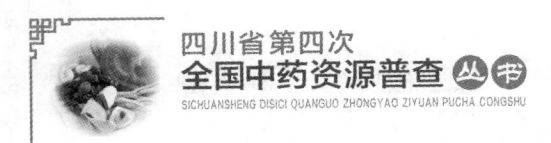

千屈菜科 Lythraceae

水苋菜

为千屈菜科植物 *Ammannia baccifera* Linn 的全草。

生于湿地、水边。分布于西昌、会理。

散瘀、止血、接骨。

紫薇

痒痒树、抠痒树、紫荆花（泸县、珙县、高县、纳溪、隆昌）、紫荆皮（合江）、肉金环、紫金环（南充）、羞羞树皮（绵阳）、满堂红（阿坝州）。

为千屈菜科植物 *Lagerstroemia indica* L. 的花蕾、叶、根、树皮、根皮。

生于海拔 300~1 800 m 的山地草丛中，有栽培。分布于全川，成都、邛崃、雷波、甘洛、金阳、南充市、绵阳市、九寨沟、茂县、汶川、眉山市、达州市、巴中市、峨眉山、凉山州、泸定、康定。

树皮清热解毒、活血止痛、消肿、凉血、祛瘀、利湿疏风，用于喉痹、疮痈肿毒、痛经、经期腹痛、皮肤瘙痒。花蕾清热解毒、祛瘀止血，用于产后出血不止、崩中、风疹、带下淋漓、疥癞、疮癣、月经不调。叶用于痢疾、湿疹、创伤出血。根用于痈疮、牙痛、痢疾。

银薇

为千屈菜科植物 *Lagerstroemia indica* L. f. *alba* (Nichols.) Rehd. 的根、树皮、叶、花。

栽培。分布于全川。

根、树皮用于咯血、吐血、便血。树皮、叶、花攻逐泻下。

南紫薇

为千屈菜科植物 *Lagerstroemia subcostata* Koehne 的花、根。

生于林缘湿润肥沃土壤上。分布于成都市人民公圆。

败毒消瘀，用于疟疾、鹤膝风。

千屈菜

晴芳草、水黄精（泸县）、败毒草、蜈蚣草。

为千屈菜科植物 *Lythrum salicaria* L. 的全草。

生于海拔 500~2 300 m 的水沟、荒地潮湿处。分布于乐山、泸县、普格、美姑、九龙、洪雅、平昌、巴中、通江、南江、凉山州、马边、峨边。

清热解毒、凉血止血、养血健脾，用于肠炎、便血、痢疾、血崩、溃疡、月经过多、痈肿疮毒、润肺止咳（泸县）。外用于外伤出血。

绒毛千屈菜

为千屈菜科植物 *Lythrum salicaria* L. var. *tomentosa* DC. 的全草、根状茎。

生于河岸、湖畔、溪边、荒地潮湿处。分布于四川省。

清热解毒、凉血止血，用于痢疾、血崩、高烧。根状茎用于宫颈炎、烧烫伤。

节节菜

为千屈菜科植物 *Rotala indica* (Milld.) Koehne 的全草。

生于水田、水沟、池塘。分布于纳溪、隆昌、邛崃、洪雅、宣汉、通江、南江、木里、冕宁。

清热解毒、利水消肿，用于牙龈肿痛、痈毒、痔疮、热淋、肝炎、肾炎、痢疾、肺热咳嗽、小儿食积、急性乳腺炎、犬咬伤，捣敷热毒疮疡。

圆叶节节菜

水豆瓣、水苋菜（古蔺、江安、屏山、长宁、筠连、兴文、绵阳）、水马桑（古蔺）、水指甲（泸

县）、水佛指甲。

为千屈菜科植物 *Rotala rotundifolia*（Buch-am.）Koehne 的全草。

生于海拔 2 000 m 以下的向阳水田、水沟、池塘、河边。分布于全川，古蔺、江安、屏山、长宁、筠连、兴文、雅安、邛崃、什邡、彭州、凉山州、南充市、绵阳市、洪雅、达州市、巴中市、峨眉山、峨边。

清热解毒、活血祛瘀、通便、利水消肿、利尿通淋，用于肺热咳嗽、乳痈、疮痈、肝炎、痢疾、火淋、热痢、水臌、淋病、痛经、痔疮、牙龈肿痛、疮痈、痈肿疮毒、黄疸型肝炎、尿路感染、风火牙疼。治小儿抽风（江安）；蒸猪肝服治小儿疳积（泸县）。

石榴科 Punicaceae

石榴

石榴皮、安石榴、珍珠石榴。

为石榴科植物 *Punica granatum* L. 的果皮、根皮、茎皮、花、叶。

生于海拔 2 900 m 以下的向阳山坡，有栽培。分布于全川，九龙、丹巴、泸定、康定、巴塘、稻城、乡城、得荣、九寨沟、金川、理县、绵阳市、眉山市、达州市、巴中市、峨眉山、凉山州，主产会理。

果皮、茎皮、根皮收敛、固精、止带、止血、杀虫、涩肠止痢，用于虚寒久泻、久痢、肠炎、咽燥、口渴、虫积、便血、脱肛、滑精、白浊、崩漏、慢性痢疾、带下、血积腹痛、疥癣、血崩、绦虫病、蛔虫病、寸白虫。果生津止渴、涩肠、止泻、杀虫。根皮收敛、涩肠止痢、杀虫，用于绦虫病、蛔虫病、寸白虫、泻痢、脱肛、崩带。花散瘀止血，用于肺痨吐血、衄血、泻痢、白带、月经不调，外用于中耳炎。叶用于急性肠炎、跌打损伤。

白石榴

石榴花。

为石榴科植物 *Punica granatum* L. var. *albescens* DC. 的花。

栽培。分布于乐山、泸州、广元、眉山市、平昌、峨眉山、西昌、德昌、盐源、宜宾。

涩肠、散瘀止血、清肺止痢，用于肺结核咳血、吐血、鼻衄、痢疾、白带、便血、久痢。

重瓣石榴

石榴花。

为石榴科植物 *Punica granatum* L. var. *multiplex* Sw. 的花。

栽培。分布于乐山、泸州、广元、洪雅、峨眉山。

涩肠、散郁、止血，用于咳血、吐血、便血、久痢。

千瓣红石榴

为石榴科植物 *Punica granatum* L. var. *pleniflora* Hayne 的果皮、根、叶、花。

栽培。分布于普格。

功效同石榴。

喜树科/珙桐科 Davidiaceae

喜树

千丈树、旱莲木、水冬瓜。

为喜树科植物 *Camptotheca acuminata* Decne. 的根、果实、叶、树皮。

栽培于海拔 1 500 m 以下的地区。分布于全川，崇州、什邡、雷波、普格、甘洛、南充市、眉山市、达州市、巴中市、峨眉山、宁南、盐源、泸定、康定、马边。

果实与根清热解毒、消炎、抗癌、消肿散结、止痛、破血化瘀，用于肿瘤、胃癌、膀胱癌、结肠癌、

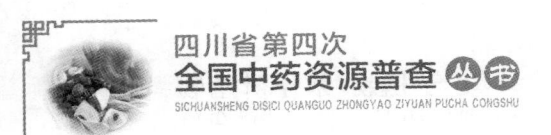

急慢性淋巴细胞白血病、痈毒疮疖、银屑病以及血吸虫引起的肝脾肿大等。叶捣敷疖肿、痈疮初起。树皮用于牛皮癣、痈疽肿毒。

珙桐

水梨、鸽子树。

为喜树科植物 *Davidia involucrata* Baill. 的果皮。

生于海拔 1 200~2 600 m 的阔叶林中，有栽培。分布于荥经、汶川、雷波、美姑、什邡、峨眉、洪雅、大邑、马边、峨边等地。

清热解毒、消痈肿，外敷恶疮肿毒、疥癣。

注：本品为国家一级保护植物。

蓝果树

为喜树科植物 *Nyssa sinensis* Oliv. 的根。

生于海拔 1 700 m 以下的山谷、溪边、潮湿的混交林中。分布于珙县。

抗癌。

八角枫科 Alangiaceae

八角枫

白筋条、白龙须、瓜木（兴文）、勾儿茶、八角王。

为八角枫科植物 *Alangium chinense* (Lour.) Harms 的须根、枝叶、花。

生于海拔 2 500 m 以下的向阳湿润的山坡、林中。分布于全川，泸州、乐山、内江、广元、遂宁、崇州、什邡、金阳、雷波、会东、西昌、冕宁、米易、昭觉、普格、布拖、稻城、泸定、康定、九龙、绵阳市、茂县、九寨沟、汶川、理县、眉山市、达州市、巴中市、峨眉山、马边、峨边。

根祛风除湿、散寒行气、舒筋通络、活血散瘀、止血、镇痛，并有麻醉及松弛作用，用于麻木瘫痪、心力衰竭、劳伤腰痛、劳伤咳嗽、跌打损伤、风湿性关节痛、精神分裂症、胆结石。叶祛风除湿、活络止痛，用于跌打损伤并接骨。枝叶外用于皮肤瘙痒。花用于头风痛、胸腹胀满。

三棱八角枫

为八角枫科植物 *Alangium chinense* (Lour.) Harms var. *triangulare* Wangerin 的须根、花。

生于向阳湿润的山坡、林中。分布于甘洛。

祛风除湿、通经络。

小花八角枫

小白荆条、柳叶八角枫（合江）、鸡爪枫（宜宾）、裂叶八角枫（南充）。

为八角枫科植物 *Alangium faberi* Oliv. 的根皮、枝、花、叶。

生于海拔 1 000~1 800 m 的林中。分布于合江、宜宾、叙永、兴文、长宁、筠连、屏山、乐山、洪雅、邻水、平昌、巴中、万源、南江、峨眉山、雷波。

根、枝、花散寒行气、祛风除湿、通络镇痛、活血散瘀，用于风湿性关节炎、风湿痹痛、痨伤咳嗽、胆结石、跌打损伤。叶除风活血，用于跌打损伤。

异叶八角枫

为八角枫科植物 *Alangium faberi* Oliv. var. *heterophyllum* Yang 的根皮、枝、花、叶。

生于山坡、林中。分布于开江、达州、大竹、邻水、渠县、宣汉、通江。

祛风除湿、通络镇痛、活血散瘀，用于风湿性关节炎、风湿痹痛、痨伤咳嗽、跌打损伤。

长毛八角枫

为八角枫科植物 *Alangium kurzii* Craib. 的侧根、须根、叶、花。

生于山坡林中。分布于稻城、九龙、康定。

祛风除湿、舒筋活络、散瘀止痛，用于风湿性关节痛、跌打损伤、精神分裂症。

瓜木

白龙须、白筋条、八角枫。

为八角枫科植物 *Alangium platanifolium* Harms 的根皮、枝叶、须根。

生于海拔 2 200 m 以下的林中。分布于乐山、什邡、邛崃、彭州、南充、洪雅、达州、大竹、宣汉、金阳、越西、美姑、甘洛、雷波、昭觉、泸定、马边、峨边。

祛风除湿、通络、活血镇痛，用于风湿麻木、风湿瘫痪、痨伤腰痛、风湿痛、跌打损伤。

使君子科 Combretaceae

华风车子

风车子（筠连）。

为使君子科植物 *Combretum alfredii* Hance 的叶。

生于海拔 800 m 以下的河边、林中。分布于屏山、筠连、金阳。

叶健胃驱虫，用于蛔虫、鞭虫。

石风车子

为使君子科植物 *Combretum wallichii* DC. 的叶。

生于海拔 1 000 ~ 1 800 m 的山坡、路旁。分布于金阳、乐山。

驱虫、清热解毒。

使君子

为使君子科植物 *Quisgpualis indica* L. 的果实、叶、根。

栽培于海拔 500 ~ 2 800 m 的灌木丛中。分布于成都、什邡、内江、乐山、广元、长宁、合江、兴文、叙永、宜宾、隆昌、屏山、泸县、纳溪、南溪、江安、雷波、宁南、南充市、洪雅、达州、通江、峨眉山、乡城、荣县。

果实消积、杀虫、健脾消疳，用于蛔虫腹痛、蛲虫肛痒、小儿脾虚疳积、乳食停滞、腹胀泻痢。叶用于小儿疳积、杀虫。根杀虫开胃、健脾，煎水服治呃逆。

注：本品为川产道地药材，主产于宜宾市、眉山市、井研、荣县。

毛使君子

为使君子科植物 *Quisgpualis indica* L. var. *villosa* C. B. Clarke 的果实、叶、根。

栽培于海拔 500 m 左右的灌木丛中。分布于乡城、屏山。

功效同使君子。

桃金娘科 Myrtaceae

千层红

为桃金娘科植物 *Callistemon rigidus* R. Br. 的叶、果实。

栽培。分布于全川。

清热解毒、祛风止痒，用于风寒感冒、咳嗽痰多、头痛、跌打损伤。

子栋木

毛铁销（叙永）、紫金柴（长宁）。

为桃金娘科植物 *Decaspermum fruticosum* J. R. et G. Forster 的枝叶。

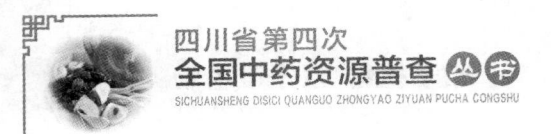

生于山坡，分布于长宁、叙永。

枝叶用于跌打损伤、接骨（长宁）。

赤桉

灰叶桉（南溪）、柳叶桉、云南赤桉（达州）。

为桃金娘科植物 *Eucalyptus camaldulensis* Dehnh. 的枝叶。

栽培于海拔 1 600 m 以下的地区。分布于南溪、长宁、崇州、达州市、巴中市、金阳、泸定、康定。

枝叶消炎抗菌、祛痰、止咳、解热镇痛（南溪）、祛风（达州）。解毒消肿、止泻、止痛（通江）。

柠檬桉

油桉叶。

为桃金娘科植物 *Eucalyptus citriodora* Hook. f. 的叶。

栽培。分布于全川。

解毒消肿、消炎抗菌、镇痛、杀虫、止痒、利湿，用于腹泻肚痛、煎洗疮疖、皮肤诸病、风湿骨痛、牙痛、丹毒。

柳叶桉

风吹柳。

为桃金娘科植物 *Eucalyptus exserta* F. Muell. 的叶。

栽培。分布于全川。

解毒消肿、消炎、抗菌、解热镇痛、杀虫、止痒、利湿，用于腹泻肚痛、煎洗疮疖、皮肤诸病、风湿骨痛、牙痛、丹毒。

蓝桉

桉树叶、镰刀叶桉（通江）。

为桃金娘科植物 *Eucalyptus globulus* Labill. 的枝叶、树皮。

栽培于海拔 1 700 m 以下的地区。分布于全川，普格、甘洛、越西、峨眉山、凉山州、泸定。

枝叶清热解毒、消炎抗菌、健胃祛痰、祛风除湿、疏风解热、防腐、止痒，用于感冒、流感、痢疾、肠炎、关节痛、膀胱炎、骨髓炎、疔疮、阑尾炎、喉炎、蜂窝织炎、盆腔炎、风湿骨痛、烫伤、疥癣、丹毒、神经性皮炎、湿疹、痈疮肿毒、疟疾。叶解毒消肿、杀虫、止痒、利湿，用于腹泻肚痛、煎洗疮疖、皮肤诸病、风湿骨痛、牙痛、丹毒（眉山）。树皮理气化痰、祛风湿。果理气止痛。

大叶桉

桉叶、蚊子树（兴文）。

为桃金娘科植物 *Eucalyptus robusta* Smith 的叶。

栽培。分布于全川，乐山、泸州、崇州、邛崃、新津、夹江、普格、越西、甘洛、宁南、康定、南充市、眉山市、开江、大竹、邻水、平昌、巴中、通江、南江、峨眉山。

叶清热解毒、杀虫、防腐止痒、疏风散热、利湿，用于预防流感、预防支气管炎、预防白喉、流行性脑脊髓膜炎、感冒、上呼吸道感染、咽喉炎、支气管炎、肺炎、风湿骨痛、急慢性肾盂肾炎、丝虫病、急性肠炎、痢疾、膀胱炎、蜂窝织炎、乳腺炎、创伤感染、丹毒、痈肿、烫伤、创伤感染、下肢溃疡、化脓性角膜炎、萎缩性鼻炎、小儿头疮、皮肤瘙痒、神经性皮炎。

细叶桉

柳叶桉（筠连）、小叶桉（江安）。

为桃金娘科植物 *Eucalyptus tereticornis* Smith 的叶。

栽培。分布于全川，江安、筠连、屏山、长宁、兴文、崇州、西昌、米易。

叶功效同大叶桉。又消炎、杀菌，用于感冒、气胀腹痛、泄泻下痢、跌打损伤、外治毒疮溃疡。煎水洗疮癣（江安）、洗皮肤瘙痒（筠连）。

番石榴

为桃金娘科植物 *Psidium gujava* Linn 的果、叶。

生于海拔 850 m 的干旱河谷。分布于金阳、德昌、宁南。

收敛止泻、消食健脾。

华南蒲桃

为桃金娘科植物 *Syzygium austrosinense*（Merr. et Perry）Chang et Miau 的全株。

栽培。分布于乐山、宜宾。

收敛，用于泻痢。

赤楠

为桃金娘科植物 *Syzygium buxifolium* Hook. et Arn. 的根、根皮。

栽培。分布于成都。

清热解毒、利尿平喘，用于浮肿、哮喘，外用于烧烫伤。叶用于瘰疬、疔疮、漆疮、烧烫伤。

海南蒲桃

阎浮树、乌墨树。

为桃金娘科植物 *Syzygium cumini*（L.）Skeels 的种子。

栽培。分布于荣县。

利尿消肿、补血益肾、强筋壮骨、益肝。

蒲桃

树蒲桃（长宁、宜宾）、药蒲桃（纳溪）。

为桃金娘科植物 *Syzygium jambos*（L.）Alston 的果皮、种子、叶。

栽培。分布于宜宾、长宁、纳溪。

干燥果皮暖胃健脾，用于肺虚寒咳、破血积。种子用于糖尿病。叶煎水治痔疮（宜宾）。

野牡丹科 Melastomataceae

心叶野海棠

向天葫芦、山红活麻（南充市）。

为野牡丹科植物 *Bredia esquirolii*（Lévl.）Lauener/*B. oblongifolia*（Hand. et Mazz.）Diels 的全草。

生于海拔 600 m 的竹林下阴湿处。分布于广安、岳池等地。

祛风清热、除湿止痒，用于瘙痒、小儿吐清水。

叶底红

野海棠、山红活麻。

为野牡丹科植物 *Bredia fordii*（Hance）Diels 的全草。

生于疏灌木林下。分布于乐山、邛崃、眉山市、雷波。

祛风除湿、活血，用于风湿痹痛、跌打损伤。

峨眉野海棠

野海棠。

为野牡丹科植物 *Bredia omeiensis* L. 的全草。

生于阴湿岩下、沟边。分布于乐山、峨眉山。

祛风除湿、活血调经。

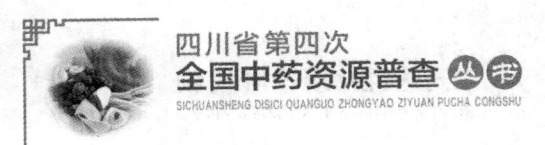

瘤药野海棠

紫背金牛，满山红（合江），山海棠（长宁），猫草（宜宾），吞口巴（南溪），牛爆腰果（叙永），红毛野海棠，山红活麻（峨眉）

为野牡丹科植物 *Bredia tuberculata* (Guill) Diels 的全草。

生于疏灌木林下。分布于乐山、长宁、叙永、屏山、合江、宜宾、南溪、筠连、纳溪、崇州、什邡、眉山市、峨眉山、雷波、马边。

祛风除湿、活血祛瘀、凉血，用于风湿痹痛、跌打损伤、咯血、肺出血、咳嗽、遗精。拔脓解毒（南溪）；除风、活血、化瘀（纳溪）；开胃健脾、解毒（筠连）。用于风湿麻木（长宁）

异药花

伏毛肥肉草、风顶红、水爆腰果、辣水草（长宁）、酸儿草（屏山）、酸儿杆（宜宾）。

为野牡丹科植物 *Fordiophyton faberi* Stapf 的全草。

生于海拔 600～1 100 m 的林下、沟边、疏灌木林下。分布于长宁、兴文、屏山、筠连、宜宾、江安、合江、纳溪、叙永、珙县、邛崃、峨眉、洪雅、达州、大竹、邻水、宣汉、雷波。

利水消肿（长宁）；清热解毒、消积（合江）。又祛风除湿、清肺热、活血、止痛、消痈，用于肺炎咳嗽、风湿骨痛（洪雅、峨眉）。

肥肉草

为野牡丹科植物 *Fordiophyton fordii* (Oliv.) Krass. 的全草。

生于海拔 540～1 700 m 的疏灌木林下阴湿处、水边、草地、肥沃处。分布于乐山。

祛风除湿、活血。

野牡丹

为野牡丹科植物 *Melastoma candidum* D. Don 的全草。

生于海拔 1 200 m 以下的疏灌木林下。分布于乐山、眉山市。

清热解毒、活血消肿，用于痈肿疮毒、风湿痹痛、乳汁不通。

地菍

铺地锦。

为野牡丹科植物 *Melastoma dodecandrum* Lour. 的根、全草。

生于海拔 1 250 m 以下的荒地。分布于乐山。

解毒消肿、祛瘀除湿。

展毛野牡丹

金香炉、肖野牡丹、老虎杆、罐罐黄（长宁）、猫儿杆（屏山）、艳山红（隆昌）、朝天罐（峨眉）。

为野牡丹科植物 *Melastoma normale* D. Don 的根或叶。

生于海拔 2 800 m 以下的灌木丛、山坡、荒地中。分布于乐山、南溪、长宁、屏山、合江、隆昌、纳溪、筠连、叙永、凉山州、洪雅、邻水、峨眉山、雷波。

收敛止血、活血、解毒、清热利湿、消肿止痛，用于痢疾、消化不良、肠炎、肝炎、衄血、便血、血崩、带下、产后腹痛、泻痢、崩漏、带下、内外伤出血。并治子宫内膜炎（南溪）；开胃健脾（合江）。叶用于跌打损伤、外伤出血。

多花野牡丹

朝天罐、爆肚子、猫儿杆（屏山）。

为野牡丹科植物 *Melastoma polyanthum* Bl. 的根。

生于海拔 400～550 m 的地边、林缘。分布于峨眉山、屏山、叙永、洪雅。

根除烦除湿（叙永）、收敛止血、解毒消肿，用于痢疾、产后腹痛（峨眉）。

头花金锦香

为野牡丹科植物 *Osbeckia capitata* Benth. 的全草。

生于山坡、灌木林中。分布于甘洛、宁南。

收敛止血、祛风湿。

金锦香

天香炉、小朝天罐（泸县）。

为野牡丹科植物 *Osbeckia chinensis* L. 的根、全草。

生于海拔 2 000 m 以下的松林、灌木林中。分布于乐山、泸县、喜德、普格、洪雅。

全草祛风除湿、收敛止血、清热解毒、消瘀、化痰止咳，用于咳嗽哮喘、小儿百日咳、痢疾、泄泻、吐血、衄血、咯血、便血、经闭、疳积、风湿骨痛、跌打损伤、蜂窝疮。

朝天罐

小朝天罐、罐儿花（古蔺、叙永）、假朝天罐。

为野牡丹科植物 *Osbeckia crinita* Benth. ex C. B. Clarke. 的根。

生于海拔 800~2 300 m 的山坡、灌木林、松林中。分布于乐山、古蔺、叙永、筠连、邛崃、甘洛、普格、冕宁、洪雅、峨眉山。

补虚益肾、收敛止血、清热解毒、利湿消炎、理气、消食、破积（古蔺）。用于劳伤咳嗽、吐衄、痢疾、白浊。

三叶金锦香

朝天罐、爆腰果（兴文）、水罐草（南溪）、肥肌肉（合江）、蜂窝草（筠连）。

为野牡丹科植物 *Osbeckia mairei* Craib 的根及果枝。

生于海拔 400~800 m 的草丛中。分布于合江、筠连、屏山、珙县、叙永、南溪、宜宾、泸县、长宁、兴文、隆昌、纳溪、江安、高县、雷波。

补虚益肾、收敛止血，用于痨伤、吐血、咳嗽、痢疾、下肢酸软、筋骨拘挛、小便失禁、白浊、白带。

星毛金锦香

为野牡丹科植物 *Osbeckia sikkimensis* Craib 的全草。

生于山坡、草地、灌木林中。分布于四川省。

收敛、清热、止血。

尖子木

野枇杷。

为野牡丹科植物 *Oxyspora paniculata*（D. Don）DC. 的全株。

生于海拔 500~1 900 m 的向阳山坡。分布于普格、甘洛。

收敛止血、清热解毒。

肉穗草

大火痢（高县）、红蛇儿（筠连）、冷毒草（叙永）。

为野牡丹科植物 *Sarcopyramis bodimieri* Lévl. et Van. 的全草。

生于海拔 1 000~2 400 m 的山谷林下、灌木丛中。分布于乐山、叙永、珙县、筠连、古蔺、屏山、宜宾、合江、高县、兴文、荣县、邛崃。

清胃热，用于喉痛、口舌生疮（古蔺）、白带（荣县）；泡酒服治跌打损伤（叙永），蛇咬伤（綦江）；捣烂调菜油治烧伤（叙永）。

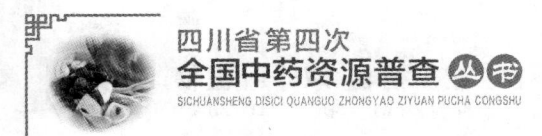

褚头红

到老嫩（筠连）、水胡草（长宁）、酸筒杆。

为野牡丹科植物 *Sarcopyramis nepalensis* Wall. 的全草。

生于海拔 1 300~2 100 m 的草坡、灌木丛中。分布于乐山、长宁、叙永、屏山、筠连、什邡、美姑、雷波、洪雅、峨眉山、马边。

清肺热、泻肝火、清热解毒、凉血止血，用于肺热咳嗽、肋胁胀痛、风湿痹痛、耳鸣、耳聋及目雾羞明。

菱科 Trapaceae

乌菱

菱角、红菱。

为菱科植物 *Trapa bicornis* Osbeck 的果、全草。

生于池塘内。分布于全川，美姑、雷波、西昌、眉山市、达州、平昌、峨眉山。

清热解毒、补气健脾、消痈散结、止痛、除烦、抗癌、清热明目，用于脾胃虚弱、消化道溃疡、胃癌、食道癌、子宫癌初期、乳腺炎、小儿头疮、痔疮肿痛、酒精中毒、视物不清。

二角菱

为菱科植物 *Trapa bispinosa* Roxb. 的果实、叶、果壳、果柄。

生于池塘内、水沟。分布于四川省。

生食清热解暑、除烦止渴。熟食益气、健脾。茎用于胃溃疡、多发性疣螯。叶用于小儿牙疳、小儿头疮。果壳收敛止泻、解毒消肿，用于泄泻、痢疾、便血、胃溃疡；外用于痔疮、天疱疮、黄水疮、无名肿毒。果柄用于溃疡、皮肤疣、胃癌、食道癌、子宫癌。

野菱

为菱科植物 *Trapa incisa* Sieb. et Zucc. 的果实、叶、果壳、果柄。

生于池塘内、水沟。分布于四川省。

生食清热解暑、除烦止渴。熟食益气、健脾。茎用于胃溃疡、多发性疣螯。叶用于小儿牙疳、小儿头疮。果壳收敛止泻、解毒消肿，用于泄泻、痢疾、便血、胃溃疡；外用于痔疮、天疱疮、黄水疮、无名肿毒。果柄用于溃疡、皮肤疣、胃癌、食道癌、子宫癌。

菱角

为菱科植物 *Trapa japonica* Flerow 的果实、果壳。

生于池塘内、水沟。分布于全川。

果实补脾、止泻、止渴，用于脾虚泄泻、消渴、痢疾。果壳收敛、止泻、止血。

细果野菱

为菱科植物 *Trapa maximowiczii* Korsh. 的果实。

生于海拔 1 700~1 800 m 的池塘内、水沟。分布于泸定。

果实健胃止痢、抗癌，用于胃溃疡、乳房结块、便血。

四角菱

为菱科植物 *Trapa quadrispinosa* Roxb. 的果。

生于池塘内。分布于巴中。

功效同菱角。

耳菱

为菱科植物 *Trapa potaninii* V. Vassil 的果实、叶、果壳、果柄。

生于池塘内、水沟。分布于内江、遂宁、绵阳。

生食清热解暑、除烦止渴。熟食益气、健脾。茎用于胃溃疡、多发性疖螯。叶用于小儿牙疳、小儿头疮。果壳收敛止泻、解毒消肿，用于泄泻、痢疾、便血、胃溃疡；外用于痔疮、天疱疮、黄水疮、无名肿毒。果柄用于溃疡、皮肤疣、胃癌、食道癌、子宫癌。

柳叶菜科 Onagraceae

柳兰

红筷子、然莫夏（藏名）。

为柳叶菜科植物 *Chamaenerion angustifolium*（L.）Scop. 的全草、根。

生于海拔 2 500 ~ 4 000 m 的沟边、林下、灌木丛中。分布于乐山、什邡、崇州、凉山州、若尔盖、壤塘、松潘、红原、马尔康、金川、洪雅、万源、峨眉山、马边、峨边。

全草活血调经、解毒明目、下乳、润肠，用于气虚浮肿、肠滑泄水、食积胀满、乳汁不足。根消肿止痛、活血，用于骨折、跌打损伤、腰痛。

藏医：用于气虚浮肿、肠鸣泄泻、食积胀满、阴囊水肿。

高山露珠草

高原露珠草。

为柳叶菜科植物 *Circaea alpina* L. /*C. imaicola*（Asch. et Magn.）Hand. et Mazz. 的全草。

生于海拔 1 500 ~ 2 500 m 的林下灌木丛中。分布于乐山、新龙、道孚、九龙、德格、乡城、白玉、稻城、宁南、金阳、会东、会理、峨边、雷波、美姑。

清热解毒、止痢生肌、和胃行气、止脘腹疼痛、利小便、通月经。消食止咳、养心安神（凉山州）。

狭叶露珠草

为柳叶菜科植物 *Circaea alpina* L. var. *marei*（Lévl.）Hand. et Mazz. 的全草。

生于灌木丛中。分布于四川省。

清热解毒、化瘀止血，用于无名肿毒、疔疮、刀伤出血、疥癣。

露珠草

牛泷草、三角叶、夜抹光。

为柳叶菜科植物 *Circaea cordata* Royle 的全草。

生于海拔 800 ~ 3 000 m 的路旁、林下、灌木丛中。分布于乐山、古蔺、兴文、叙永、崇州、雷波、美姑、九龙、康定、丹巴、九寨沟、松潘、茂县、黑水、洪雅、开江、宣汉、平昌、巴中、通江、峨边。

清热解毒、生肌排脓，外用于疥疮、脓疮、刀伤。

谷蓼

为柳叶菜科植物 *Circaea erubescens* Franch. et Sav. 的全株。

生于林下、山谷阴湿处。分布于崇州、什邡、德昌、布拖、喜德、雷波。

清热解毒、化瘀止血，用于无名肿毒、疔疮、刀伤出血、疥癣。

曲毛露珠草

为柳叶菜科植物 *Circaea hybrida* Hand. et Mazz. 的全草。

生于山坡、林缘。分布于四川省。

清热解毒。

南方露珠草

粉条根、露珠草、接逗草（筠连）、蓼子七（高县、筠连）、拐脚仙桃草（纳溪）、假牛膝（宜宾）。

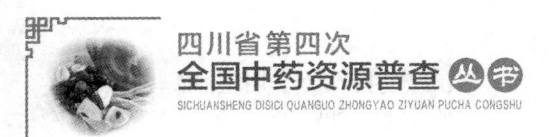
为柳叶菜科植物 *Circaea mollis* Sieb. et Zucc. 的全草。

生于海拔 1 000 ~ 2 600 m 的灌木丛中、沟边、溪边林下。分布于乐山、宜宾、泸州、邛崃、什邡、洪雅、达州市、巴中市、峨眉山、德昌、会理、会东、美姑、宁南、雷波、昭觉、康定。

清热解毒、活血调经、止血、散瘀，用于目赤肿痛、风湿痹痛、跌打损伤、月经不调。排脓生肌（纳溪）。消食、镇静、安神、止咳（峨眉）。

水珠草

为柳叶菜科植物 *Circaea quadrisulcata*（Maxim.）Franch. et Sav. /*C. ovata*（Honda）Boufford 的全草。

生于海拔 1 000 ~ 1 900 m 的灌木丛中。分布于乐山、崇州、什邡、九龙、丹巴、洪雅、喜德、会东、峨边。

和胃、利小便、通月经、活血通络、顺气止痛，用于胃脘胀痛、小腹胀痛、通经。

毛脉柳叶菜

兴安柳叶菜。

为柳叶菜科植物 *Epilobium amurense* Hausskn. 的全草。

生于海拔 1 900 ~ 4 200 m 的湿地、沟边。分布于彭州、壤塘、金川、马尔康、理县、邻水、宣汉、万源、通江、南江、普格、甘孜州。

收敛止血、止咳、止痢，用于肠炎、痢疾、月经过多、白带。

广布柳叶菜

为柳叶菜科植物 *Epilobium brevifolium* D. Don subsp. *trichoneurum*（Hausskn.）Raven. 的全草。

生于海拔 1 500 ~ 2 900 m 的灌木丛、草地、沟边。分布于四川省。

用于静脉曲张、肾炎、水肿、高血压头痛、习惯性便秘。

岩生柳叶菜

水串草、虾筊草（峨眉）、光华柳叶菜。

为柳叶菜科植物 *Epilobium cephalostigma* Hausskn. 的全草。

生于海拔 1 000 ~ 3 200 m 的林下、草地、沟边。分布于乐山、洪雅、宣汉、万源、南江、峨眉山、冕宁、宁南。

清热解毒、除湿消肿、疏风，用于咽喉肿痛、月经不调、伤风声哑、月经过多、水肿。

圆柱柳叶菜

为柳叶菜科植物 *Epilobium cylindricum* D. Don 的根、花、全草。

生于海拔 1 300 ~ 3 500 m 的湿地、沟边。分布于九龙、稻城、道孚、石渠、乡城、阿坝州、雅安、凉山州、绵阳。

根理气、活血、止血，用于胃痛、食滞饱胀、经闭。花清热解毒、调经止痛，用于牙痛、目赤、咽喉肿痛、月经不调、带下病。全草用于骨折、跌打损伤、疔疮痈肿、外伤出血。

喜马拉雅柳叶菜

刷把草。

为柳叶菜科植物 *Epilobium himalayaense* Hausskn. 的全草。

生于海拔 1 500 米左右的沟边。分布于乐山、洪雅、邻水、宣汉、峨眉山、越西。

清热解毒、除湿、散瘀消肿，用于咽喉肿痛、咳嗽声嘶、风热头昏、月经不调、跌打损伤。

柳叶菜

水丁香、山海椒（高县）、蚂蟥草（叙永）、湿热草（筠连）、呼红花（峨眉）。

为柳叶菜科植物 *Epilobium hirsutum* L. 的全草。

生于海拔 500 ~ 3 200 m 的沟边、路边。分布于乐山、筠连、叙永、宜宾、高县、崇州、邛崃、越西、

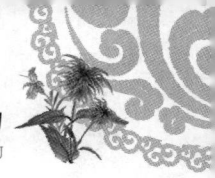

布拖、木里、会东、宁南、金阳、九寨沟、松潘、汶川、茂县、理县、洪雅、峨眉山、泸定、丹巴、稻城、白玉、乡城、马边、峨边。

清热解毒、健胃消食、活血止血、消炎止痛、行血散瘀，用于月经过多、骨折、跌打损伤、疔疮痈肿、烫伤、久痢。全草熬水加米汤浆衣，可以预防毒虫叮咬（筠连）。

沼生柳叶菜

水湿柳叶菜、水兰花、独木牛（阿坝州）、热滚仔玛（藏名）。

为柳叶菜科植物 *Epilobium palustre* L. 的全草。

生于海拔 500~4 500 m 的沟边、池塘、山坡湿润处。分布于乐山、邛崃、巴塘、德格、理塘、泸定、康定、乡城、稻城、道孚、石渠、炉霍、若尔盖、松潘、红原、阿坝、黑水、洪雅、邻水、平昌、万源。

清热利湿、活血止血、消炎止痛、疏风、镇咳、止泻，用于月经过多、跌打损伤、烫伤、咽喉发炎、风热咳嗽声嘶、支气管炎、高热下泻。

藏医：清血热、干瘀血、止泻，用于木保病、脉热、高山多血症、血混杂、神经性发烧、热性腹症。

少花柳叶菜

为柳叶菜科植物 *Epilobium parviflorum* Schreb 的全草、根。

生于海拔 1 400~2 000 m 的沟边、池塘、山坡湿润处。分布于达州市、巴中市、泸定。

止泻、解毒，用于肠炎水泻、疮毒、高烧、劳伤腰痛。

阔柱柳叶菜

为柳叶菜科植物 *Epilobium platystigmatosum* C. B. Robins. 的全草。

生于海拔 1 500~3 200 m 的阔叶林下、沼泽地。分布于泸定、康定、稻城。

用于月经不调。

长籽柳叶菜

金丝盘线草（宜宾）、虾筏草（屏山）、针线筒（合江）、心胆草、水朝阳花（阿坝州）。

为柳叶菜科植物 *Epilobium pyrricholophum* Franch. et Savat 的全草。

生于海拔 800~2 600 m 的湿地、路边、荒地。分布于乐山、宜宾、筠连、叙永、长宁、兴文、合江、屏山、崇州、什邡、邛崃、九寨沟、茂县、黑水、汶川、理县、洪雅、邻水、宣汉、平昌、巴中、南江、普格、雷波、金阳、德昌、会理、马边、峨边。

全草收敛止血、清热凉血、除湿、止痛、驱虫，用于跌打损伤、痢疾、水肿、湿热带下、淋病、痛疽、咽喉肿痛、伤风声嘶、月经过多、咳嗽、风湿、烫火伤、外伤出血、误服蚂蟥后腹痛。

大花柳叶菜

滇藏柳叶菜。

为柳叶菜科植物 *Epilobium wallichianum* Hausskn. 的全草。

生于海拔 1 800~4 200 m 的密林下。分布于康定、九龙、稻城、乡城、得荣、道孚、炉霍、甘孜、白玉、雅江、巴塘、德格。

通经，用于月经不调、水肿、烧烫伤。

金钟花

倒挂金钟（洪雅）。

为柳叶菜科植物 *Fuchsia hybrida* Voss 的全草。

栽培于海拔 1 300~3 700 m 的地区。分布于泸定、康定、丹巴、九龙、雅江、巴塘、稻城、乡城、得荣、道孚、炉霍、理县、阿坝、松潘等地。

清热解毒、活血化瘀，用于肺热咳嗽、淋病、痈肿疮毒。

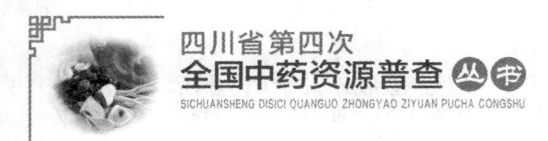

水龙

过江藤。

为柳叶菜科植物 *Jussiaea repens* L. /*Ludwigia adscendens*（L.）Hara 的全草。

生于低海拔的潮湿地、池塘、水田。分布于乐山、宜宾、泸州、邛崃、凉山州、南充市、眉山市、峨眉山。

清热解毒、利水消肿、凉血，用于燥热咳嗽、咽喉肿痛、黄疸、血淋、水肿、风热感冒、淋病、麻疹、丹毒、痈肿、疔疮、蛇咬伤。

红花丁香蓼

细花丁香蓼。

为柳叶菜科植物 *Jussiaea caryophylla* Merr. /*Ludwigia perennis* L. 的全草。

生于水沟边、潮湿地。分布于乐山、眉山市。

清热解毒、利尿消肿，用于水肿、淋病、湿热带下、痈疽发背等。

水丁香

为柳叶菜科植物 *Jussiaea suffruticosa* L. 的全草。

生于水田。分布于凉山州。

清热利湿、止泻。

丁香蓼

水杨柳、水泥鳅（长宁）、水丁香（叙永、古蔺、合江、筠连）、红旱莲（达州）、大沙罐草（大竹）。

为柳叶菜科植物 *Jussiaea prostrata*（Roxb.）Lévl. /*Ludwigia prostrata* Roxb. 的全草。

生于水沟边、潮湿地、水田。分布于乐山、叙永、南溪、合江、古蔺、兴文、珙县、屏山、宜宾、筠连、长宁、邛崃、凉山州、眉山市、达州市、巴中市、峨眉山。

清热解毒、利水消肿、破血生新、止咳，用于肠炎、痢疾、黄疸型肝炎、肾炎水肿、淋病、湿热带下、痢疾、膀胱炎、白带、痈疽发背、疔疮、蛇虫咬伤。

月见草

为柳叶菜科植物 *Oeaothera biennis* L. 的根、种子油。

栽培。分布于全川。

根祛风湿、强筋骨，用于风湿筋骨疼痛。种子油用于高胆固醇、高血脂并发症、消渴、肥胖症、风湿关节痛。

红萼月见草

为柳叶菜科植物 *Oeaothera erythrosepala* Borb. 的根。

栽培。分布于四川省。

强筋壮骨、祛风除湿，用于风湿病、筋骨痛。

待霄花

月下香、月见茶（古蔺）。

为柳叶菜科植物 *Oeaothera odorata* Facq. 的根。

栽培于海拔 600 m 的地区。分布于乐山、古蔺、什邡、新都、眉山市、开江、渠县、峨眉山。

清热、祛风散寒、止咳、除湿，用于风寒感冒、咽喉肿痛。

粉花月见草

为柳叶菜科植物 *Oeaothera rosea* L' Herit ex Aut. 的根。

栽培。分布于全川。

消炎，用于高血压。

待宵草

为柳叶菜科植物 *Oeaothera stricta* Ledeb. ex Link 的根。

栽培。分布于泸定、康定。

解表散寒、祛风止痛，用于咽喉肿痛、感冒发烧。

小二仙草科 Haloragidaceae

小二仙草

女儿红、豆瓣草（宜宾、珙县）、红辰砂（屏山）、痢疾草、朱砂草（江安）。

为小二仙草科植物 *Haloragis micrantha* R. Br ex S. et Z. 的全草。

生于海拔 700～2 200 m 的草丛阴湿处。分布于乐山、宜宾、珙县、屏山、江安、崇州、盐源、美姑、雷波、洪雅、峨眉山。

清热解毒、通便、凉血活血、调经、祛瘀，用于二便不利、水肿、热淋、赤痢、便秘、月经不调、跌打损伤、烫伤，并治蛇咬伤。

狐尾藻

为小二仙草科植物 *Myriophyllum verticillatum* L. 的全草。

生于池塘。分布于全川。

清热，用于痢疾。

假牛繁缕科 Theligonaceae

假牛繁缕

为假牛繁缕科植物 *Theligonum macrathum* Franch. 的全草。

生于海拔 1 200 m 的灌木丛中。分布于洪雅。

祛风除湿、活血通络，用于风湿痹痛、痈疽、跌打损伤。

五加科 Araliaceae

吴茱萸叶五加

乔木五加。

为五加科植物 *Acanthopanax evodiaefolius* Franch. 的根皮。

生于海拔 800～3 000 m 的林中。分布于乐山、金阳、泸定、康定、马边、峨边。

祛风除湿、强筋壮骨。

锈毛吴茱萸叶五加

为五加科植物 *Acanthopanax evodiaefolius* Franch. var. *ferrugineus* W. W. Smith 的根皮。

生于海拔 1 300～3 200 m 的山坡林中。分布于峨眉山、宝兴。

除风湿、强筋骨、活血，用于风湿关节痛、腰腿酸痛、半身不遂、跌打损伤、水肿。

红毛五加

刺五加、南五加皮、川五加、刺五加、五甲皮（阿坝州）、毛梗红毛五加。

为五加科植物 *Acanthopanax giraldii* Harms/*A. giraldii* Harms var. *hispidus* Hoo 的皮。

生于海拔 1 000～4 000 m 的灌木丛、林中。分布于乐山、金川、九寨沟、茂县、若尔盖、汶川、理县、黑水、松潘、小金、马尔康、壤塘、彭州、美姑、金阳、宁南、巴塘、九龙、道孚、炉霍、泸定、康定、丹巴、德格、洪雅、绵阳、南充、峨边。

祛风湿、强筋骨、补肝益肾、通关节、活络、活血，用于痿痹、拘挛疼痛、风湿关节痛、腰腿酸痛、半身不遂、足膝无力、跌打损伤、水肿、阳痿囊湿。

毛叶红毛五加

为五加科植物 *Acanthopanax giraldii* Harms var. *pilosulus* Rehd. 的皮。

生于海拔 2 000～4 000 m 的林中。分布于绵阳。

祛风湿、强筋骨、活络。

五加

五加皮、刺五加。

为五加科植物 *Acanthopanax gracilistylus* W. W. Smith 的根皮。

生于海拔 1 000～2 300 m 的山坡、原野、混交林中。分布于乐山、兴文、长宁、古蔺、珙县、叙永、筠连、隆昌、美姑、金阳、绵阳市、洪雅、汉源、马边。

祛风湿、强筋骨、补肝益肾、活络、活血祛瘀，用于风寒湿痹、风湿筋骨疼痛、筋骨挛急、肢体痿软、腰痛、阳痿、脚弱、小儿行迟、水肿、脚气、疮疽肿毒、跌打劳伤。

柔毛五加

为五加科植物 *Acanthopanax gracilistylus* W. W. Smith var. *pubscens*（Pamp.）Li 的根皮。

生于山坡、原野、灌木丛中。分布于万源、通江、邻水、大竹、达州、平昌、巴中、南江、名山、平武。

祛风湿、强筋骨、益气，用于风湿关节痛、腰腿酸痛、半身不遂、跌打损伤、水肿。

糙叶五加

为五加科植物 *Acanthopanax henryi*（Oliv.）Harms 的根皮、根。

生于海拔 800～3 200 m 的山坡、灌木丛、林中。分布于乐山、九寨沟、松潘、黑水、茂县、雷波、洪雅、峨边。

根皮、根祛风湿、强筋骨、活络、活血祛瘀，用于风寒湿痹、筋骨挛急、腰痛、阳痿、脚弱、小儿行迟、水肿、脚气、疮疽肿毒、跌打损伤。

康定五加

为五加科植物 *Acanthopanax lasiogyne* Harms 的根皮。

生于海拔 2 000～3 400 m 的林中、灌木丛、路旁。分布于康定、泸定、雅江、道孚。

祛风除湿、强筋壮骨、逐瘀活血，用于风湿关节痛、跌打损伤。

藤五加

五加皮、刺五加。

为五加科植物 *Acanthopanax leucorrhizus*（Oliv.）Harms 的根皮。

生于海拔 1 000～3 200 m 的灌木丛、林中。分布于乐山、彭州、洪雅、峨眉山、布拖、冕宁、越西、昭觉、甘洛。

祛风湿、强筋骨、补肝益肾、活络、活血祛瘀，用于风寒湿痹、风湿筋骨疼痛、筋骨挛急、肢体痿软、腰痛、阳痿、脚弱、小儿行迟、水肿、脚气、疮疽肿毒、跌打劳伤。

糙叶藤五加

五加皮、刺五加（峨眉）。

为五加科植物 *Acanthopanax leucorrhizus*（Oliv.）Harms var. *fulvescens* Harms 的皮。

生于海拔 1 000～2 500 m 的灌木丛、林中。分布于峨眉山、洪雅、泸定、康定、马边、峨边。

祛风湿、强筋骨、补肝益肾、活络、活血祛瘀，用于风寒湿痹、风湿筋骨疼痛、筋骨挛急、肢体痿软、腰痛、阳痿、脚弱、小儿行迟、水肿、脚气、疮疽肿毒、跌打劳伤。

狭叶藤五加

红毛五加（绵阳）、五加皮、刺五加（峨眉）。

为五加科植物 *Acanthopanax leucorrhizus*（Oliv.）Harms var. *scaberlus* Harm-ehd. 的皮。

生于灌木丛、林中。分布于金阳。

祛风除湿、活血止痛、强筋骨、活络，用于风湿骨痛、关节拘挛、肢体痿软。

匙叶五加

为五加科植物 *Acanthopanax rehderianus* Harms 的根皮、根。

生于海拔 1 500 ~ 2 600 m 的沟谷灌木丛中。分布于叙永。

祛风湿、通关节、止痛。

刺五加

为五加科植物 *Acanthopanax senticosus*（Rupr. et Maxim.）Harms 的根。

生于海拔 4 000 m 以下的灌木丛、林中。分布于绵阳、白玉、九寨沟、茂县、汶川、南江、昭觉。

祛风除湿、强筋骨、活络、消肿，用于风湿关节痛、小便不利、腰腿酸痛、半身不遂、跌打损伤、水肿。

注：本品为珍稀濒危植物。

无梗五加

短梗五加。

为五加科植物 *Acanthopanax sessiliflorus*（Rupr. et Maxim.）Seem. 的根皮。

生于海拔 1 500 ~ 2 000 m 的林中。分布于茂县、汶川、理县、黑水、稻城。

祛风湿、强筋骨、活络、活血祛瘀，用于风寒湿痹、筋骨挛急、腰痛、阳痿、脚弱小、小儿行迟、阴囊湿疹、骨折、水肿、脚气、疮痛肿毒、跌打损伤。

蜀五加

为五加科植物 *Acanthopanax setchuenensis* Harms 的根皮。

生于海拔 1 000 ~ 3 200 m 的灌木丛、林中。分布于绵阳市、崇州、九龙、康定、丹巴。

祛风湿、强筋骨、活络、活血祛瘀，用于风寒湿痹、筋骨挛急、腰痛、阳痿、脚弱小、小儿行迟、水肿、脚气、疮痛肿毒、跌打损伤。

细刺五加

为五加科植物 *Acanthopanax setulosus* Franch. 的根。

生于海拔 800 m 以下的林中、沟边、路旁。分布于什邡。

祛风湿、强筋骨，用于风湿痹痛、腰肌劳损。

刚毛五加

粗叶五加木。

为五加科植物 *Acanthopanax simonii*（Decne）Schneid. 的根皮。

生于海拔 1 800 m 以下的林中。分布于屏山、古蔺、兴文、金阳、马边。

祛风湿、强筋骨、活络，用于跌打损伤。

长梗刚毛五加

为五加科植物 *Acanthopanax simonii*（Decne）Schneid. var. *longipedicellatus* Hoo 的根。

生于林中。分布于绵阳。

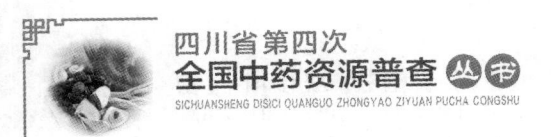

祛风湿、强筋骨、活络。

太白五加

为五加科植物 *Acanthopanax stenophyllus* Harms 的根皮。

分布于泸定。

祛风湿、强筋骨、活血祛瘀，用于风寒湿痹、筋骨挛急、腰痛、阳痿、脚弱小、小儿行迟、水肿、脚气、疮痈肿毒、跌打损伤。

白簕

三叶五加、白五甲（长宁）、山甲皮（江安）、白刺尖（古蔺）、白刺根（泸县）、鹅掌簕、三加皮、刺三甲、曲药颠（峨眉）。

为五加科植物 *Acanthopanax trifoliatus*（L.）Merr. 的根、根皮、嫩枝叶。

生于海拔 3 200 m 以下的阴湿、肥沃的灌木丛、林中、溪边、路旁。分布于全川，乐山、宜宾、泸州、崇州、邛崃、峨眉、郫县、雅安、凉山州、雅江、丹巴、康定、九龙、南充市、绵阳市、若尔盖、红原、阿坝、黑水、马尔康、眉山市、达州市、巴中市、马边、峨边。

根、根皮清热解毒、祛风除湿、强筋骨、舒筋活络、活血、散瘀止痛，用于风湿筋骨疼痛、麻木、感冒高热、咳痰带血、风湿性关节炎、黄疸、白带、尿路结石、跌打损伤、疖肿疮疡、肠炎、胃痛、腰腿痛、湿疹，外用于接骨。嫩枝叶清热解毒，用于痈肿、疔疮、疥癣、创伤、胃痛。

轮伞五加

为五加科植物 *Acanthopanax verticillatus* Hoo 的根皮。

生于灌木丛、林中。分布于甘洛。

祛风除湿、壮筋骨、活血止痛。

毛背五加

五加皮（纳溪）、红五加（江安）。

为五加科植物 *Acanthopanax villosulus* Harms 的根、根皮。

生于林中。分布于纳溪、高县、长宁、合江、宜宾、江安、泸县、成都、阿坝州。

根皮祛风湿、强筋骨、活络。根祛风湿、补肝肾、壮筋骨、强腰膝（纳溪、高县、宜宾、泸县）。

芹叶龙眼独活

为五加科植物 *Aralia apioides* Hand. et Mazz. 的根。

生于海拔 3 600 m 以下的山坡林下。分布于金阳。

祛风除湿、通经活络，用于风湿痛、跌打损伤。

虎刺楤木

刺老包（叙永）、红刺老包、雀不站（古蔺）。

为五加科植物 *Aralia armata*（Wall）Seem. 的根皮。

生于海拔 1 400 m 的灌木丛中。分布于长宁、叙永、古蔺、隆昌、高县、南溪、乐山、马边、峨边。

祛风除湿、散瘀止痛、解毒、消疥肿。祛风止痒（叙永、隆昌、南溪）。

浓紫龙眼独活

牛尾独活、独活。

为五加科植物 *Aralia atropurpurea* Franch. 的根。

生于海拔 800~3 000 m 的灌木丛中。分布于峨眉山、稻城、九龙、康定、洪雅。

祛风除湿、活络强筋、消肿止痛，用于风湿性腰腿痛、腰肌劳损、跌打损伤。

楤木

雀不站（长宁、绵阳）、击马棒（屏山）、白藓皮（珙县、长宁）、刺老包（宜宾、南溪）、刺龙包、

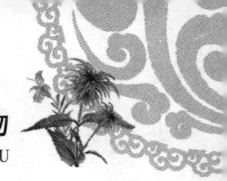

刺春头、老虎刺草、仙人杖（阿坝州）。

为五加科植物 *Aralia chinensis* L. 的根、叶、根白皮、茎皮。

生于海拔 3 000 m 以下的山坡、灌木丛中。分布于全川，邛崃、崇州、什邡、北川、石棉、汉源、越西、美姑、雷波、金阳、雅江、丹巴、九龙、稻城、泸定、南充市、绵阳市、金川、茂县、九寨沟、理县、马尔康、眉山市、开江、达州、邻水、通江、南江、大竹、峨眉山、马边、峨边。

根白皮祛风除湿、清热解毒、散瘀消肿、活血止痛、利小便，用于风湿性关节炎、肝炎、肾炎水肿、胃炎、胃溃疡、痔疮、肝硬化腹水、淋巴结肿大、糖尿病、痈肿疮毒、风眼、火翳、白带、急慢性肝炎、胃痛、淋浊、血崩、跌打损伤、瘰疬、痈肿、腰腿痛、痛风、胃癌初起，外用可加快骨折愈合。叶用于腹泻、痢疾、炖肉吃，用于水肿。楤木白皮用于风湿痹痛、跌打损伤，并治皮肤瘙痒（珙县）。白皮研末吞服可治胃癌（宜宾）。白皮用于狂犬咬伤及痔疮（泸县、南溪）。胃癌初起：楤木根白皮、排风藤、石打穿、半枝莲、楂肉、蜂房、苡仁。

白背叶楤木

为五加科植物 *Aralia chinensis* L. var. *nuda* Nakai 的根、根皮、枝叶、茎韧皮部、叶。

生于海拔 2 000～3 100 m 的山坡、林缘。分布于木里、布拖、盐源、越西、雷波、美姑、康定。

功效同楤木。

东北土当归

为五加科植物 *Aralia continentalis* Kitag. 的根、根皮。

生于海拔 2 000～3 000 m 的针阔混交林、杂木林、山坡灌木丛中。分布于泸定、康定。

祛风燥湿、活血止痛，用于风湿腰腿痛、腰肌劳损。

食用楤木

土当归、九眼独活。

为五加科植物 *Aralia cordata* Thunb. 的皮、根状茎。

生于海拔 500～2 700 m 的灌木丛中。分布于九寨沟、松潘、黑水、茂县、绵阳、甘洛、金阳、九龙、康定、道孚、理塘、洪雅、峨边。

皮祛风除湿、散瘀止痛、舒筋活络。根状茎祛风燥湿、活络舒筋、活血止痛、发汗镇痛、利尿消肿、补虚，用于风湿性腰腿痛、风湿痹痛、跌打损伤、腰肌劳损。

头序楤木

毛叶楤木。

为五加科植物 *Aralia dasyphylla* Miq. 的根皮。

生于海拔 2 000～2 600 m 的林缘、路旁、灌木丛中。分布于泸定。

祛风除湿、杀虫，用于风湿痛、带下病、阴痒。

红楤木

棘茎楤木。

为五加科植物 *Aralia echinocaulis* Hand. et Mazz. 的皮。

生于海拔 2 200～2 800 m 的林下。分布于乐山、丹巴、青川。

祛风除湿、散瘀止痛。

独活

龙眼独活、盐源独活。

为五加科植物 *Aralia fargesii* Franch. 的根及根茎。

生于海拔 1 500～2 600 m 的林下。分布于广元、成都、峨眉山、雷波、美姑、洪雅、马边。

祛风除湿、散瘀止痛、舒筋活络、强筋壮骨，用于风湿痹痛、关节疼痛、跌打损伤。

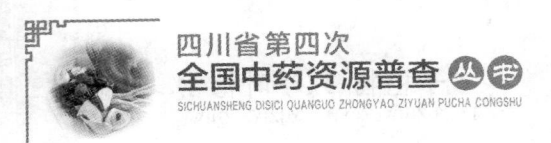
柔毛龙眼独活

九眼独活。

为五加科植物 *Aralia henryi* Harms 的根及根茎。

生于林下。分布于广元、绵阳。

祛风除湿、散瘀止痛。

湖北楤木

为五加科植物 *Aralia hupehensis* Hoo 的根。

生于海拔 1 200 m 以下的向阳山坡。分布于四川省。

接骨，用于跌打损伤、骨折。

羽状楤木

为五加科植物 *Aralia plumosa* Li. 的根皮。

生于海拔 2 500 ~ 3 500 m 的林下、灌木丛、沟边。分布于理塘、稻城、九龙。

镇痛消炎、祛风行气、祛湿活血，用于胃炎、肾炎、风湿疼痛，亦可外敷刀伤。

波缘楤木

为五加科植物 *Aralia undulata* Hand. et Mazz. 的根皮。

生于海拔 2 700 ~ 3 200 m 的山谷林中。分布于道孚。

活血化瘀、除湿止痛，用于经闭、骨折、劳伤痛、风湿痛、跌打损伤。

小叶楤木

西南楤木、西南羽叶参。

为五加科植物 *Aralia wilsonii* Harms/ *Pentapanax wilsonii*（Harms）Shang 的根。

生于海拔 2 100 ~ 2 700 m 的灌木丛、林下。分布于攀枝花、昭觉、盐源、冕宁、泸定、九龙、稻城、康定。

补中益气、祛风除湿。

云南龙眼独活

为五加科植物 *Aralia yunnanensis* Franch. 的根及根茎。

生于海拔 2 000 ~ 3 500 m 的林下。分布于邛崃、崇州、金阳、盐源、冕宁。

祛风除湿、散瘀止痛、活血祛瘀、生肌。

假通草

水泡通、刺通（宜宾）、塔通（古蔺）、水刺楸（叙永）、水龙苍（屏山）、水刺老包（筠连）、鸭脚罗伞（合江）、五加皮、树五加、水通花（峨眉）。

为五加科植物 *Brassaiopsis ciliata* Dunn/ *Euaraliopsis ciliata*（Dunn）Hu 的根皮。

生于海拔 600 ~ 2 500 m 的灌木丛、林中。分布于兴文、叙永、屏山、筠连、古蔺、合江、珙县、宜宾、乐山、雷波、金阳、彭州、洪雅、峨眉山、峨边。

根皮利水、通淋（叙永）、止血、消肿（屏山）、利水通经、利肠通便（古蔺）、祛风除湿、消肿止痛、强筋壮骨，用于风湿痹痛、关节疼痛、跌打损伤（峨眉），配淫羊藿、箭杆风炖鸡服滋补（筠连）。

盘叶罗伞

盘叶掌叶树。

为五加科植物 *Brassaiopsis fatsioides* Harms 的根、茎皮。

生于海拔 500 ~ 2 700 m 的沟谷中、阳坡。分布于洪雅、崇州、马边。

祛风除湿、解毒消肿。

鸭脚罗伞

树五加、鸭脚木、公母树、鹅掌柴（叙永）、刺朴（纳溪）、鹅脚板（长宁）、土厚朴（宜宾）、树五加（筠连）。

为五加科植物 *Brassaiopsis glomerulata*（Bl.）Kegel 的根皮。

生于海拔 400~2 500 m 的林中。分布于叙永、筠连、长宁、宜宾、屏山、江安、纳溪、南溪、乐山、洪雅。

祛风除湿、消肿、强筋壮骨，用于风湿痹痛、关节疼痛、跌打损伤，发汗解表、祛风除湿（南溪），理气止痛（纳溪）。

树参

半枫荷、常春木（叙永）、鸡脚板（长宁）。

为五加科植物 *Dendropanax dentiger*（Harms ex Diels）Merr. 的根皮、根、茎。

生于 1 900~2 300 m 的灌木丛中。分布于乐山、叙永、屏山、长宁、古蔺、洪雅、宣汉、康定、稻城。

根及茎祛风、除湿、活血脉、止痛，用于风湿痹痛、偏瘫、偏头痛、月经不调、跌打损伤。

八角金盘

为五加科植物 *Fatsia japonica*（Thunb.）Decne. et Planch. 的根、叶。

栽培。分布于全川。

根用于麻风。叶用于咳嗽。

洋常春藤

为五加科植物 *Hedera helix* L. 的茎叶。

栽培。分布于全川。

祛风利湿、活血消肿，用于风湿骨痛、腰痛、跌打损伤、目赤、肾炎水肿、经闭，外用于痈疖肿毒、瘾疹、湿疹。

常春藤

三角枫、爬岩风（合江、屏山）、上树蜈蚣（合江、南充）、爬树藤、爬墙虎、钻天风、生聪曼巴（藏名）。

为五加科植物 *Hedera nepalensis* K. Koch var. *sinensis*（Tobl.）Rehd. 的全株、果实。

攀缘于海拔 3 500 m 以下的岩壁、树木上，有栽培。分布于全川，彭州、邛崃、崇州、都江堰、雅安、雷波、美姑、越西、丹巴、稻城、泸定、九龙、乡城、得荣、康定、南充市、绵阳市、茂县、汶川、小金、金川、眉山市、九寨沟、达州市、巴中市、峨眉山、凉山州、马边、峨边。

全株祛风除湿、平肝明目、清热解毒、散翳、活血通络、消肿止痛，用于风湿关节炎、风湿骨痛、风湿流注、黄疸型肝炎、头晕、小儿惊风、口眼㖞斜、衄血、目翳、痈疽肿毒、急性结膜炎、肾炎水肿、闭经、腰痛、跌打损伤，外用于痈疖肿毒、荨麻疹、皮肤湿疹。果实用于风血衰弱、腹内诸冷血闭、强腰脚、乌须发。

藏医：果实敛“黄水”、活血，用于黄水病、跌打损伤。

刺楸

丁桐皮（南溪、筠连、长宁、古蔺）、川桐皮、鹅脚板、刺梧桐、树五甲、九牛造（绵阳）。

为五加科植物 *Kalopanax septemlobus*（Thunb.）Koidz. 的树皮、茎枝、根。

生于海拔 2 500 m 以下的灌木丛、林中。分布于全川，温江、郫县、彭州、广元、内江、乐山、合江、筠连、长宁、纳溪、古蔺、南溪、高县、雷波、美姑、越西、南充市、绵阳市、洪雅、达州市、巴中市、峨眉山、康定、泸定、九龙、马边、峨边。

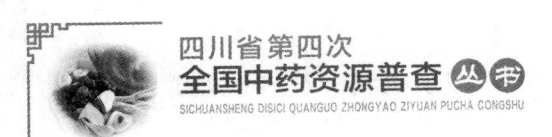

树皮祛风除湿、清热、活血杀虫、收敛镇痛，用于风湿痹痛、腰膝风湿疼痛、痈疽疥癣、下肢寒湿疼痛、水肿、风火虫牙痛。根凉血、散血、清热燥湿、散瘀、祛风除湿、止血消肿，用于肠风下血、跌打损伤、风湿骨痛、疥癣。茎枝追风行血，用于风湿痹痛、胃痛。

毛叶刺楸

为五加科植物 *Kalopanax septemlobus* (Thunb.) Koidz. var. *magnificus* (Zebel.) Hand. et Mazz. 的树皮、茎枝、根。

生于灌木丛、林中。分布于四川省。

功效同刺楸。

短梗大参

七叶莲、节梗大蕧、木五甲（古蔺）、水厚朴（长宁）、六角风（宜宾）。

为五加科植物 *Macropanax rosthornii* C. Y. Wu et Hoo 的皮、根、叶。

生于海拔 1 000 ~ 2 000 m 的灌木丛中。分布于乐山、古蔺、叙永、兴文、筠连、长宁、江安、宜宾、屏山、洪雅、峨眉山、九龙。

根叶祛风除湿、化瘀生新、活血祛瘀，用于骨折、风湿骨痛、跌打损伤。皮祛风除湿、活血祛瘀、杀虫。

异叶梁王茶

树五加、波风三角风（筠连）、解藤树（屏山）。

为五加科植物 *Nothopanax davidii* (Franch.) Harms 的根、全株、根茎。

生于海拔 600 ~ 2 500 m 的混交林中。分布于乐山、崇州、邛崃、宜宾、兴文、筠连、叙永、古蔺、屏山、雷波、布拖、金阳、洪雅、达州市、峨眉山、九龙、马边、峨边。

根大补元气、强壮、补肝益肾、强筋壮骨、安神，用于劳伤虚损、健忘、体虚。全株与根清热解毒、理气、止痛，用于咽喉热痛、消化不良、月经不调、跌打损伤、风湿腰腿痛。根茎祛风除湿、活血通经、消肿散瘀，用于风湿痹痛、跌打损伤、劳伤腰痛（达州）。

掌叶梁王茶

香棍（凉山州）。

为五加科植物 *Nothopanax delavayi* (Franch.) Harms ex Diels 的茎皮、全株。

生于海拔 1 500 ~ 2 500 m 的山坡、灌木丛、林缘。分布于稻城、越西、金阳、会东、会理、米易。

茎皮清热消炎、生津止泻，用于喉炎。全株清热解毒、活血舒筋，用于咽喉肿痛、目赤、消化不良、风湿腰腿痛；外用于骨折、跌打损伤。

竹节参

竹节七、野三七（叙永、古蔺）、竹根七、萝卜七、峨三七、白三七（阿坝州）、玛热格纳（藏名）、芋儿七（峨眉、汶川）、大叶三七。

为五加科植物 *Panax japonicus* C. A. Mey/ *P. notoginseng* (Bürkill) F. H. Chen var. *japonicas* (C. A. Mey) Hoo & Tseng 的根茎。

生于海拔 1 500 ~ 3 200 m 的灌木丛阴湿处、岩石沟边、林下。分布于乐山、彭州、冕宁、德昌、宜宾、叙永、古蔺、筠连、屏山、绵阳市、茂县、崇州、邛崃、什邡、洪雅、峨眉山、汶川、九寨沟、理县、泸定、稻城、得荣、马边、峨边。

补肺养阴、活络止痛、生津止渴、活血祛瘀、舒筋活络、补血止血、滋补强壮、散瘀止痛。生品用于病后虚弱、肺结核咯血、衄血、经闭、产后血瘀腹痛、寒湿痹痛、跌打损伤、外伤出血、腰腿疼痛、月经不调、吐血、便血。熟品用于气血双亏、虚劳咳嗽。活血通经、止血、消肿化瘀、祛风湿、疗伤，用于劳伤吐血、跌打损伤、外伤出血、恶露不尽（峨眉）。

藏医：止咳化痰、活血散瘀、止痛、利尿，用于尿闭、风湿疼痛、劳伤吐血、跌打损伤、痈肿、外伤出血等。

狭叶竹根七

竹根七（屏山、筠连）、狭叶假人参、峨三七、柳叶三七（峨眉）。

为五加科植物 *Panax japonicus* C. A. Mey var. *angustifolius*（Bürk）Cheng et Chu. /*P. notoginseng*（Bürkill）F. H. Chen var. *angustifolius* L. 的根茎、根、叶。

生于海拔 1 200～3 500 m 的灌木丛、林下。分布于峨眉山、峨边、邛崃、洪雅、凉山州、绵阳、宜宾、叙永、筠连、屏山、雷波、汶川、九龙。

根茎补肺养阴、活络、散瘀止痛、止血、祛痰，用于病后虚弱、肺结核咯血、咳嗽痰多、跌打损伤。根、根茎、叶活血祛瘀、通经、止血、疗伤、消肿、祛风湿，用于劳伤吐血、跌打损伤、外伤出血、恶露不尽。

羽叶三七

珠子参、纽子七、疙瘩七（叙永、筠连）、黄连七、花叶三七、珠子参果、玛热格纳（藏名）、黄连三七（阿坝州）、峨三七、黄连七（峨眉）。

为五加科植物 *Panax japonicus* C. A. Mey var. *bipinnatifidus* C. Y. Wu et K. M. Feng 的根茎、叶。

生于海拔 1 800～3 600 m 的山坡疏林、灌木丛中、混交林下。分布于乐山、绵阳、宜宾、叙永、筠连、屏山、雷波、金阳、甘洛、冕宁、汶川、什邡、邛崃、峨眉、康定、九寨沟、理县、金川、洪雅、通江。

补肺养阴、活络止痛、生津止渴、活血祛瘀、舒筋活络、补血止血、滋补强壮、通经、祛风湿、止痛。生品用于病后虚弱、肺结核咯血、衄血、经闭、产后血瘀腹痛、寒湿痹痛、跌打损伤、外伤出血、腰腿疼痛、月经不调、劳伤吐血、便血。熟品用于气血双亏、虚劳咳嗽。

藏医：止咳化痰、活血散瘀、止痛、利尿，用于尿闭、风湿疼痛、劳伤吐血、跌打损伤、痈肿、外伤出血等。

珠子参

纽子七、大叶三七、萝卜七、珠子七、竹节三七、野三七、水三七（阿坝州）、姑层井细、玛热格纳（藏名）、参叶（南江）。

为五加科植物 *Panax japonicus* C. A. Mey var. *major* C. Y. Wu 的根茎、叶。

生于海拔 1 200～3 100 m 的林下、岩石沟旁、灌木丛阴湿处。分布于乐山、绵阳、宜宾、金阳、丹巴、白玉、九龙、康定、泸定、道孚、稻城、绵阳市、茂县、汶川、理县、九寨沟、万源、南江、凉山州。

补肺养阴、活络止痛、生津止渴、活血祛瘀、舒筋活络、补血止血、滋补强壮、散瘀止痛，生品用于病后虚弱、肺结核咯血、衄血、经闭、产后血瘀腹痛、寒湿痹痛、跌打损伤、外伤出血、腰腿疼痛、月经不调、吐血、便血。熟品用于气血双亏、虚劳咳嗽。叶生津止渴，用于暑热伤津、口干舌燥、心烦、神倦、虚热上升所致的头晕目眩。叶用于胃病（南江）。

藏医：止咳化痰、活血散瘀、止痛、利尿，用于尿闭、风湿疼痛、劳伤吐血、跌打损伤、痈肿、外伤出血等。

三七

珠子参、纽子七。

为五加科植物 *Panax notoginseng*（Bürkill）F. H. Chen 的根茎、花。

生于海拔 1 200～1 800 m 的林下，栽培。分布于遂宁、乐山、绵阳、宜宾、凉山州、合江、筠连、南溪、泸县、珙县、纳溪、叙永、长宁、凉山州、宣汉、峨眉山。

根茎活血散瘀、止血散血、祛风除湿、消肿定痛、滋补强壮，用于跌打损伤、各种出血。花清热、平

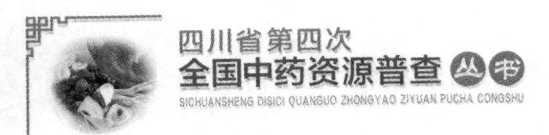

肝、降压，用于急性咽喉炎、头昏、目眩、耳鸣。

峨眉三七

为五加科植物 *Panax notoginseng*（Bürkill）F. H. Chen var. *wangiauus* Hoo 的根茎。

生于海拔 1 500 m 左右的灌木丛、林下。分布于峨眉山。

止血散瘀、温中定痛。

秀丽假人参

为五加科植物 *Panax pseud-inseng* Wall. var. *elegantior*（Bürkill）Hoo & Tseng 的根及根茎。

生于海拔 1 800～3 500 m 的沟谷林下。分布于雷波、茂汶、马尔康、黑水、理县、小金、金川、康定、木里、马边。

止血散瘀、消肿止痛，用于跌打损伤、吐血、衄血、劳伤腰痛等症。

锈毛羽叶参

圆锥五叶参。

为五加科植物 *Pentapanax hengryi* Harms 的根皮。

生于海拔 2 000～3 000 m 的杂木林中。分布于会理、康定、九龙。

祛风除湿、活血化瘀。

羽叶参

五叶参。

为五加科植物 *Pentapanax leschenaultia*（Wight et Arn）Seem. 的根皮、茎皮。

生于海拔 2 000～3 200 m 的林下、灌木丛中。分布于峨边。

祛风除湿、散寒止痛，用于关节痛、胃痛。

短序鹅掌柴

为五加科植物 *Schefflera bodineri*（Lévl.）Rehd. 的根、茎叶。

生于海拔 400～1 000 m 的山坡林中。分布于甘洛。

祛风止痛、散瘀消肿、补肝肾、强筋骨，用于风湿痛、胃痛。

穗序鹅掌柴

隔子通（古蔺、纳溪）、牛耳通（合江、古蔺）、豆豉杆（纳溪）、瓢儿木（高县）、大五加皮、假通脱木、万贯钱、格格通、树五加（峨眉）。

为五加科植物 *Schefflera delavayi*（Franch.）Harms 的根及根皮、茎、树皮。

生于海拔 600～3 000 m 的灌木丛、林中。分布于乐山、筠连、古蔺、江安、纳溪、泸县、合江、高县、广安、岳池、武胜、苍溪、彭州、邛崃、雷波、金阳、盐源、洪雅、邻水、峨眉山、泸定、九龙、峨边。

祛风活络、补肝肾、强筋骨、止血散瘀、温中定痛、降逆气、消饱胀、理气止痛、除湿、活血，用于骨折、挫伤、风湿关节痛、腰肌劳损、腰膝疼痛、肾虚腰痛、食滞脘腹胀痛、小儿食积饱胀、跌打损伤恢复期。

球序鹅掌柴

为五加科植物 *Schefflera glomerulata* Li 的树皮。

生于海拔 1 700 m 以下的林中。分布于雷波、金阳。

祛风除湿、强筋骨。

红河鹅掌柴

为五加科植物 *Schefflera hoi*（Dunn）Vig. 的茎、髓心。

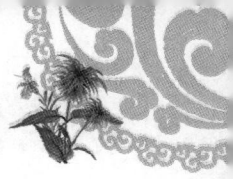

生于海拔 1 400~3 300 m 的山坡沟谷密林中。分布于盐边、普格。

清热、利尿、通气。

星毛鹅掌柴

星毛鸭脚木。

为五加科植物 *Schefflera minutisetllata* Merr. ex Li 的树皮。

生于海拔 1 800 m 以下的林中。分布于雷波、金阳。

祛风除湿、强筋骨。

鹅掌柴

为五加科植物 *Schefflera octophylla*（Lour.）Harms 的根、根皮、叶。

生于海拔 1 400 m 左右的山谷中。分布于马边大风顶。

根、根皮、叶清热解毒、止痒、散瘀消肿。根、根皮用于感冒发热、咽喉肿痛、风湿骨痛、跌打损伤。叶用于过敏性皮炎、湿疹。

通脱木

大通草、通草、通花（兴文、纳溪、长宁）、通花根。

为五加科植物 *Tetrapanax papyriferus* K. Koch 的茎髓、根。

生于海拔 2 400 m 以下的潮湿、肥沃的山坡、灌木丛中。分布于全川，彭州、南充市、叙永、雷波、峨眉、绵阳市、洪雅、开江、达州、大竹、邻水、平昌、巴中、康定、丹巴、九龙、马边等地。

茎髓清热利尿、通气下乳、泻肺、利水、祛风除湿，用于小便不利、肾炎浮肿、淋病、水肿、乳汁不通、目昏鼻塞、石淋、风湿骨痛、腰肌劳损。根行气利水、下乳，用于下焦湿热、小便不利、心阳虚水肿、寒凝气滞胃痛、乳汁不通。

注：本品为川产道地药材，主产于犍为。

刺通草

为五加科植物 *Trevesia palmata*（Roxb.）Vis. 的叶、树皮。

生于林中。分布于雷波。

利水消肿、通经。

鞘柄木科 Toricelliaceae

齿叶鞘柄木

接骨丹（纳溪、江安、古蔺、筠连、合江、长宁、屏山）、接骨木（叙永、兴文）、再擦犁（合江）、九角风（长宁）、齿叶烂泥树。

为鞘柄木科植物 *Toricellia angulata* Oliv. var. *intermedia*（Harms）Hu 的茎皮或叶。

生于山坡、疏林。分布于纳溪、江安、古蔺、筠连、合江、长宁、屏山、叙永、兴文、峨眉山。

活血、止痛、祛风湿，用于风湿及跌打损伤。

杉叶藻科 Hippuridaceae

杉叶藻

当布嘎啦、当布嘎日（藏名）。

为杉叶藻科植物 *Hippuris vulgaris* L. 的全草。

生于海拔 2 300~5 000 m 的高山沼泽、河边。分布于德格、石渠、康定、炉霍、九龙、稻城、道孚、壤塘、金川、九寨沟、若尔盖、红原、阿坝、马尔康、松潘、黑水、茂县、会东。

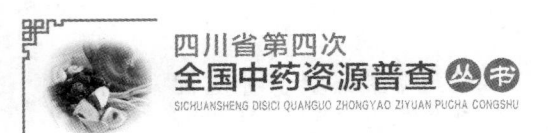

全草清热镇咳、疏肝、凉血、止血、养阴生津、透骨蒸，用于高热烦渴、结核咳嗽、痨热骨蒸、两肋疼痛、胃肠炎，外用于外伤出血。

藏医：甘、酸、热（寒），无毒，消炎、退热，治肺炎、肝炎、肺肝之脉热病。

德格藏医通经，治妇科病、月经不调。

山茱萸科 Cornaceae

桃叶珊瑚

叶上果（叙永）、天脚板、野枇杷（南充）、大竹叶青（峨眉）。

为山茱萸科植物 *Aucuba chinensis* Benth. 的叶。

生于海拔 800~1 800 m 的溪边潮湿处。分布于叙永、屏山、什邡、邛崃、乐山、南充、洪雅、峨眉山、金阳、会东。

鲜叶清热解毒、凉血消肿。鲜叶捣烂敷水火烫伤、痔疮。叶、果祛风除湿、活络止痛，用于风湿筋骨疼痛，和面粉捣敷跌打损伤。

喜马桃叶珊瑚

为山茱萸科植物 *Aucuba himalaica* Hook f. etThoms. 的全株。

生于山坡、林下。分布于大竹、屏山、纳溪、叙永、金阳、马边。

功效同桃叶珊瑚。清热解毒、消肿止痛，用于火烫伤、跌打损伤。

长叶珊瑚

为山茱萸科植物 *Aucuba himalaica* Hook. f. etThoms. var. *dolichophylla* Fang et Soong 的果实。

生于山坡、林下。分布于松潘、天全、峨眉、雷波、古蔺。

用于风湿关节痛、跌打损伤。

密毛桃叶珊瑚

为山茱萸科植物 *Aucuba himalaica* Hook f. etThoms. var. *pilosissima* Fang et Soong 的全株。

生于山坡、林下。分布于开江、邻水。

清热解毒、消肿止痛，用于火烫伤、跌打损伤。

倒心叶桃叶珊瑚

为山茱萸科植物 *Aucuba obcordata*（Rehd.）Fu 的全株。

生于山坡、林下。分布于万源。

清热解毒、消肿止痛，用于火烫伤、跌打损伤。

洒金桃叶珊瑚

为山茱萸科植物 *Aucuba japonica* Thunb. var. *variegata* Donmbr. 的根、叶。

栽培。分布于全川。

祛风除湿、活血化瘀，用于跌打损伤、骨折、风湿痹痛、烧烫伤、痔疮。

峨眉桃叶珊瑚

天脚板（洪雅）、大青竹标（峨眉）。

为山茱萸科植物 *Aucuba omeiensis* Fang 的叶。

生于海拔 800~1 800 m 的溪边潮湿处。分布于峨眉、洪雅、盐边。

清热解毒、凉血消炎、消痈，用于烫伤、痔疮、跌打损伤。

头状四照花

鸡嗉子、癞果桃（古蔺）、山荔枝（叙永）。

为山茱萸科植物 *Cornus capitata* Wall. 的果实、叶、花。

生于海拔 1 000～3 200 m 的林中。分布于崇州市、乐山、攀枝花、泸州、古蔺、叙永、雷波、南充市、峨眉山、宁南、木里、盐源、冕宁、会东、会理、德昌、洪雅、九龙、稻城、康定、峨边、马边、青川。

叶及果实清热解毒、消饱胀、止痢、行水、利胆、杀虫，用于肝炎、腹水、蛔虫、烧烫伤。

尖叶头状四照花

为山茱萸科植物 *Cornus capitata* Wall. subsp. *angustata*（Chun）Q. Y. Xiang 的果实、叶、花。

生于海拔 700～2 200 m 的山地阔叶林中。分布于四川省。

叶、花收敛止血，用于外伤出血、痢疾、骨折。果实清热利湿、止血、驱蛔，用于蛔虫、黄疸、刀伤出血。

川鄂山茱萸

野枣皮、绿杞（峨眉）。

为山茱萸科植物 *Cornus chinensis* Wanger. 的果皮。

生于海拔 1 500～2 600 m 的林中。分布于崇州、邛崃、洪雅、峨眉山、甘洛、盐源、德昌、泸定、九龙、峨边。

补肝、固肾、固虚脱、滋阴敛汗，用于腰膝冷痛、头晕、小便淋漓。

灯台树

水冬瓜树（达州）、瑞木（峨眉）。

为山茱萸科植物 *Cornus controversa* Hemsl. 的果皮。

生于海拔 400～1 800 m 的山坡及灌木丛中。分布于乐山、洪雅、达州、大竹、邻水、渠县、平昌、巴中、通江、峨眉山、峨边、马边。

润肠、通便，用于肠燥便秘、烫伤、烧伤。

窄叶灯台树

为山茱萸科植物 *Cornus controversa* Hemsl. ex Tprain var. *angustifolia* Wanger 的果皮。

生于山坡及灌木丛中。分布于峨边。

补肝肾、固虚脱。

红椋子

为山茱萸科植物 *Cornus hemsleyi* Schneid. et Wanger. 的树皮。

生于海拔 2 100～3 300 m 的山坡林中。分布于泸定、道孚、康定、九龙、稻城、得荣、峨边、马边。

祛风止痛、舒筋活络，用于风湿筋骨疼痛、腰腿痛、肢体瘫痪。

大叶香港四照花

为山茱萸科植物 *Cornus hongkongensis* Hemsl. subsp. *gigantea*（Hand. et Mazz.）Q. Y. Xiang/*C. gigantean*（Hand. et Mazz.）Fang 的花、叶、果实。

生于海拔 700～1 700 m 的山坡绿阔叶林中，分布于合江、筠连、叙永、屏山。

清热解毒、消积杀虫。

狭叶四照花

野荔枝。

为山茱萸科植物 *Cornus kousa* Hance var. *angustata* Chun 的花、叶。

生于海拔 340～1 400 m 的混交林中，分布于雷波、邛崃。

收敛、止血。

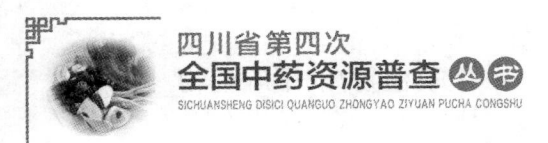

四照花

山荔枝。

为山茱萸科植物 *Cornus kousa* Hance var. *chinensis* Osborn 的果肉、根、叶。

生于海拔 450～2 500 m 的林中，有栽培，分布于乐山、成都、宣汉、万源、南江、金阳、雷波。

果肉补肝肾、活精血。根和叶清热解毒、止痢杀虫、理气止痛，用于疝气、伤风咳嗽、乳痈、风寒牙痛、蛔虫、红白痢疾、大叶性肺炎、烧烫伤。

椋子

楝木、对节子树。

为山茱萸科植物 *Cornus macrophylla* Wall. 的树皮、叶。

生于海拔 600～2 700 m 的灌木林中。分布于崇州、邛崃、康定、洪雅、南江、峨眉山、金阳、布拖、越西、泸定、稻城、石棉、峨边、马边。

树皮破血、养血、安胎，用于骨折、胎动不安。叶祛风止痛、通经活络，用于风湿筋骨痛、腰腿痛、肢体瘫痪、风疹。

注：在康定姑咱其树上生绿茎槲寄生。树皮祛风止痛、活血通经（峨眉）。

多脉四照花

荔枝树（万源）、野荔枝（通江）、巴蜀四照花。

为山茱萸科植物 *Cornus multinervosa*（Pojark.）Q. Y. Xiang/*Dendrobenthamia multinervosa*（Pojark.）Fang 的花、叶、果实。

生于混交林中，分布于巴中、宣汉、通江。

清热解毒、消积杀虫。

矩圆叶楝木

为山茱萸科植物 *Cornus oblonga* Wall. 的全株。

生于海拔 1 200～3 400 m 的灌木丛中。分布于崇州、德昌、西昌、盐边、会东、冕宁、泸定、康定、丹巴、稻城。

清热、解毒、收敛、止血。

山茱萸

枣皮。

为山茱萸科植物 *Cornus officinalis* Sieb. et Zucc./*Macrocarpium officinalis*（Sieb. et Zucc.）Nakai 的果肉。

生于海拔 400～1 500 m 的山坡，有栽培。分布于安县、北川、崇州、彭州、南充市、汶川、丹棱、洪雅、达州、宣汉、平昌、巴中、通江、南江、峨眉山、雅安、名山、马边。

补益肝肾、滋阴、涩精、止汗，用于肝肾不足、腰膝酸痛、眩晕耳鸣、阳痿遗精、小便频数、月经过多、内热消渴、虚汗不止、大汗亡阳虚脱之症。

注：本品为国家三级保护植物。本品为川产道地药材，主产于安县。

乳突楝木

为山茱萸科植物 *Cornus papilliosa* Fang et W. K. Hu 的花、叶。

生于山坡林下，有栽培，分布于乐山、洪雅。

清热解毒、活血祛瘀、止痛，用于骨折、跌打损伤。

小花楝木

为山茱萸科植物 *Cornus parviflora*（Chien）Holub. 的树皮。

生于海拔 330～2 500 m 的森林中或岩石上，分布于雷波、甘洛。

树皮清热解毒、通经活络，用于高热不退、疟疾、痞块、痛经、跌打损伤、骨折、瘫痪。

小梾木

水丝柴（江安、屏山、筠连、高县）、黑油材（纳溪）、火烫药（南充、峨眉）。

为山茱萸科植物 *Cornus paucinervis* Hance 的全株、叶。

生于海拔 2 000 m 以下的林中。分布于洪雅、江安、屏山、筠连、高县、纳溪、邛崃、南充市、峨边。

活血、散瘀、止痛，用于骨折、跌打损伤、达州市、巴中市、峨眉山。

全株散寒、清热解表、止痛、止血、接骨（宜宾、泸州）；干叶研末外撒或鲜叶煎水洗治黄水疮（宜宾、泸州）。叶清热解毒，用于火烫伤、热毒疮肿（南充、达州）。

黑棕子

灰叶梾木。

为山茱萸科植物 *Cornus poliophylla* Schneid. et Wanger. 的全株。

生于山坡林下。分布于平武、安县、松潘、小金、汶川、茂县、天全、宝兴、理县、康定、峨眉、峨边、洪雅、荥经、昭觉、雷波、金阳、越西。

解表清热，用于感冒头痛。

康定梾木

为山茱萸科植物 *Cornus schindleri* Wanger. 的枝叶。

生于海拔 500～3 200 m 的路边、荒坡。分布于康定、乐山、洪雅、泸定、丹巴、稻城、九龙。

清热、解毒、活血散瘀、止痛，用于骨折、跌打损伤。

毛梾

灯台树（江安）、红苓子。

为山茱萸科植物 *Cornus walteri* Wanger. 的枝叶

生于海拔 300～3 300 m 的林中。分布于乐山、九寨沟、若尔盖、金川、马尔康、汶川、江安、洪雅、金阳、汉源、宝兴、峨边、峨眉山。

枝叶清热、解毒，煎水洗治漆疮，果亦可用。

野荔枝

为山茱萸科植物 *Dendrobenthamia agustata*（Chcul）Fang 的叶及花。

生于林中。分布于洪雅。

清热、收敛止血，用于血痢、便血、创伤、骨折。

黑毛四照花

为山茱萸科植物 *Dendrobenthamia melanotricha*（Pojark.）Fang 的花。

生于山坡林中。分布于邻水、渠县。

用于乳痈、牙痛、喉蛾、月经不调。

中华青荚叶

叶上珠（兴文）、叶上果（古蔺）、叶上花（凉山州）。

为山茱萸科植物 *Helwingia chinensis* Batal. 的根与全株。

生于 1 000～2 300 m 的山区路旁、杂木林与灌木丛中，分布于凉山州、兴文、古蔺、乐山、什邡、邛崃、崇州、彭州、绵阳、汶川、茂县、理县、洪雅、达州市、巴中市、峨眉山、宝兴、芦山、峨边、马边。

全株清热解毒、补虚、止咳、止痛、收敛止血、除湿利尿，用于久痢、久泻、淋病、痢疾、无名肿毒、痈疖疮肿、烫伤、便血、胎动不安、胃痛、月经不调，外敷下肢溃疡、毒蛇咬伤、骨折。果清热解毒、除湿止咳。

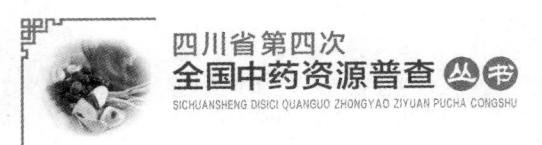

钝齿青荚叶

刁里木。

为山茱萸科植物 *Helwingia chinensis* Batal. var. *crenata*（Lingelsh et Limpr）Fang 的根、叶、果实。

生于山坡、灌木丛中，分布于都江堰、理县、茂县、马边、峨眉山。

舒筋活络、化瘀通经，用于跌打损伤、骨折、风湿关节痛、胃痛、痢疾、月经不调；外用于烧烫伤、痈肿疮毒、蛇咬伤。

小青荚叶

刁里木。

为山茱萸科植物 *Helwingia chinensis* Batal. var. *microphylla* Fang 的茎、髓。

生于 800~1 500 m 的山坡，分布于广元、绵阳。

清热解毒、活血消肿。

西藏青荚叶

叶上珠（合江、屏山）。

为山茱萸科植物 *Helwingia himalaica* Hook. f. et Thoms. 的果、叶、全株。

生于 1 200~2 800 m 的杂木林与灌木丛中，分布于合江、屏山、凉山州、什邡、邛崃、崇州、彭州、乐山、南充市、开江、大竹、渠县、宣汉、南江、峨眉山、泸定、康定、丹巴、九龙、峨边。

叶清热解毒、利湿、补虚、止痛、除湿止咳、活血祛瘀，用于痢疾、肠风下血、跌打损伤、骨折复位。果功效同青荚叶。全株活血化瘀、消肿解毒，用于跌打损伤、骨折、风湿关节炎、胃痛、痢疾、月经不调，外用于烧烫伤、疮疖痈肿、毒蛇咬伤。

青荚叶

叶上珠、叶上果、叶上花（古蔺、筠连、叙永、长宁、屏山）、小通草（什邡、邛崃）。

为山茱萸科植物 *Helwingia japonica*（Thunb.）Dietr. 的果、叶、根、茎髓。

生于海拔 1 500~3 100 m 的山区的向阳路旁、杂木林与灌木丛中，分布于古蔺、筠连、叙永、长宁、屏山、美姑、宁南、冕宁、什邡、邛崃、崇州、彭州、乐山、茂县、汶川、九寨沟、理县、黑水、绵阳市、洪雅、邻水、宣汉、万源、南江、泸定、康定、丹巴、九龙、雅安市、峨边、马边。

叶及果实清热解毒、收敛止血、利湿，用于久痢、痈疗、疮肿、烫伤、久泻、便血、胎动不安、胃痛，外敷下肢溃疡、毒蛇咬伤、骨折。根平喘止咳、活血化瘀，治咳喘风湿、痨伤、月经不调、跌打损伤。叶清热利湿、活血（美姑）。茎髓清热、利尿、下乳，用于小便不利、淋证、乳汁不下。全株活血化瘀、消肿解毒，用于跌打损伤、骨折、风湿关节炎、胃痛、痢疾、月经不调，外用于烧烫伤、疮疖痈肿、毒蛇咬伤。

白背青荚叶

为山茱萸科植物 *Helwingia japonica*（Thunb.）Dietr. var. *hypoleuca* Hemsl. ex Rehd. 的果、叶、根、全株。

生于海拔 1 900~2 800 m 的山坡、灌木丛中。分布于泸定。

根、全株活血化瘀、清热解毒，用于水肿、小便淋痛、尿急尿痛、乳汁较少、乳汁不下。叶清热除湿，用于便血。果实用于胃痛。

乳凹青荚叶

刁里木。

为山茱萸科植物 *Helwingia japonica*（Thunb.）Dietr. var. *papillosa* Fang et Soong 的果、叶。

生于 1 500~3 100 m 的林下、山坡。分布于茂县、九寨沟、松潘、黑水、汶川、理县、康定、峨边、马边。

清热解毒、活血消肿。

四川青荚叶

叶上花。

为山茱萸科植物 *Helwingia japonica*（Thunb.）Dietr. var. *szechuanensis* Fang/H. *szechuanensis* Fang 的果、叶、茎髓。

生于 1 500 m 左右的杂木林中，分布于峨眉山、洪雅、理县。

茎髓清热除湿、补虚、止咳、止痛、利尿、下乳，用于小便不利、淋证、乳汁不下。叶清热解毒、除湿止咳。

峨眉青荚叶

叶上珠、叶上果（筠连、宜宾、屏山）。

为山茱萸科植物 *Helwingia omeiensis*（Fang）Fang et Soong 的果、叶。

生于林中。分布于峨眉、宜宾、筠连、屏山。

清热解毒、除湿止咳。全株除风湿、健脾，治跌打（宜宾）；安胎（筠连）。

角叶鞘柄木

刁里木、懒插莲（峨眉）。

为山茱萸科植物 *Torricellia angulata* Oliver. 的树皮、叶、根。

生于海拔 900～1 800 m 的林边、路旁。分布于峨眉、洪雅。

祛风除湿、活血化瘀、止痛、接骨，用于风湿痹痛、劳伤咳嗽、跌打损伤。

粗齿角叶鞘柄木

刁里木、接骨风（万源）、血蜈蚣（渠县）、懒插莲（峨眉）。

为山茱萸科植物 *Torricellia angulata* Oliver. var. *intermedia*（Harms ex Diels）Hu 的树皮、叶、根。

生于海拔 400～1 800 m 的林边、路旁。分布于峨眉山、泸州、洪雅、渠县、平昌、万源、盐源、西昌、宁南。

祛风除湿、舒筋、止痛、接骨、活血化瘀，用于风湿痹痛、劳伤咳喘、跌打损伤。

阴茎

团圆果。

为山茱萸科植物 *Ynquania muchuanensis* Z. Y. Zhu 的树皮。

生于海拔 800 m 左右的山坡半阴杂木林。分布于沐川。

树皮用于风湿麻木、跌打损伤。

伞形科 Umbelliferae

巴东羊角芹

为伞形科植物 *Aegopodium henryi* Diels 的全草。

生于海拔 500～1 650 m 的山坡草地、河边、路旁，分布于达州。

用于头痛。

莳萝

小茴香（泸县）、土茴香。

为伞形科植物 *Anethum graveolens* L. 的果实与幼苗。

原产于地中海地区和俄罗斯南方。栽培于泸县、江安、宜宾、隆昌、万源、中江。

果实，温脾胃、开胃、散寒、行气、解鱼肉毒，用于痧秽呕逆、腹中冷痛、寒疝、痞满少食。幼苗下

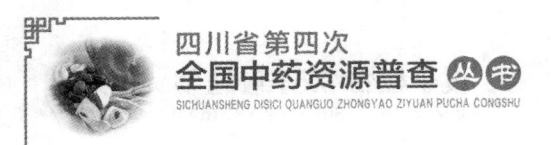

气利膈。

东当归

当滚（藏名）、大和当归、日本当归。

为伞形科植物 *Angelica acutiloba*（Sieb. et Zucc.）Kitag. 的根茎。

生于海拔 1 800～3 000 m 的林缘、荒地旁。分布于炉霍、石棉、雷波、汉源、宝兴。

功效同当归。

藏医：辛、甘、苦、温，补血活血、调经止痛、温中润肠、跌损瘀滞、崩漏带下，用于月经不调、经痛、心腹诸痛、大便燥结、痈疽疮疡、跌打损伤。

狭叶当归

川白芷（四川）、土秦归（长宁）。

为伞形科植物 *Angelica anomala* Lallem. 的根。

生于水边。栽培于长宁、古蔺、兴文、雷波、甘洛、布拖、彭州、岳池、南充市、达州市、巴中市、峨边等地。

根祛风解表、燥湿、消肿、排脓止痛，用于感冒头痛、眉棱骨痛、齿痛、鼻渊、寒湿腹痛，肠风痔漏、赤白带下、痈疽、疮疡、皮肤燥痒、疥癣、关节痛、皮肤瘙痒。

青海当归

为伞形科植物 *Angelica chinghaiensis* Shan 的根与花。

生于山坡、石缝。分布于甘孜州、阿坝州。

根：甘、辛、温，补血、活血、润燥滑肠。花用于头痛。

白芷

杭白芷（泸州）。

为伞形科植物兴安白芷 *Angelica dahurica*（Fisch.）Benth. et Hook. cv. Hangbaizhi/*A. taiwaniana* Boiss Epith. mut 的根。

生于海拔 200～1 600 m 的林下、林缘、溪旁、灌木丛和山谷草地。分布于茂县、汶川、理县、绵阳、乐山、宜宾。栽培于遂宁、岳池、长宁、兴文、泸县、纳溪、雷波、甘洛、布拖、崇州、邛崃、什邡、峨眉山等地。

根祛风除湿、活血排脓、生肌止痛，用于头痛、牙痛、鼻渊、肠风痔漏、赤白带下、痈疽疮疡、皮肤瘙痒。祛风发表、排脓止痛（凉山州）。可以作为香的原料，也可用于沐浴净身。

注：本品为川产道地药材，主产于遂宁市。

紫花前胡

土当归（古蔺）、岩棕（泸县）、前胡、秦归（峨眉山）。

为伞形科植物 *Angelica decursivum* Franch. et Sav /*Peucedanum decursivum*（Miq.）Maxim. 的根。

生于海拔 1 200～2 500 m 的山坡、林缘、溪沟边及杂木林灌木丛中。分布于古蔺、纳溪、江安、南溪、泸县、兴文、长宁、高县、叙永、合江、屏山、珙县、青川、彭州、绵阳、宜宾、南充市、眉山市、达州市、巴中市、峨眉山、雅安，栽培于金阳。

疏散风热、止咳祛痰、降气化痰，用于外感风热、肺热痰郁、咳喘痰多、痰黄稠黏、呕逆食少、胸膈满闷。

粉绿当归

当滚（藏名）。

为伞形科植物 *Angelica glancescens* Franch. 的根。

生于海拔 1 500～2 700 m 的林缘、荒地旁。分布于丹巴。

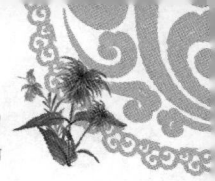

功效同当归。

藏医：辛、甘、苦、温，补血活血、调经止痛、温中润肠、跌损瘀滞、崩漏带下，用于月经不调、经痛、心腹诸痛、大便燥结、痈疽疮疡、跌打损伤。

大齿山芹

大齿当归、水独活、羌活（叙永）、福参、土人参、建参（阿坝州）。

为伞形科植物 *Angelica grosseserrata* Maxim. 的根。

生于海拔 2 500 ~ 3 200 m 的草地、溪沟旁、山坡及林缘灌木丛中。分布于九寨沟、茂县、松潘、黑水、金川、叙永、越西、邛崃、青川。

用于脾胃虚寒、泄泻、咳嗽。并治跌打损伤，用根 3 ~ 4 钱泡酒服（叙永）。消食、健胃、止咳（越西）。

疏叶当归

碗叶独活、独活、牛尾独活（合江），土羌活（屏山）、骚羌活（阿坝）、猪独活（黑水）

为伞形科植物 *Angelica laxifoliata* Diels 的根。

生于海拔 2 300 ~ 3 000 m 的山坡草丛中。分布于黑水、阿坝、合江、筠连、叙永、古蔺、兴文、屏山、泸定、康定、峨边。

根祛风、除湿、止痛。治风湿痛。

峨眉当归

为伞形科植物 *Angelica omeiensis* Shan et Yuan 的根。

生于海拔 2 000 m 左右的山坡林下或林缘疏灌木丛中。分布于峨眉、洪雅、泸定、阿坝州、乐山、凉山州、雅安。

煮鸡蛋服用，用于妇女难产。

拐芹

为伞形科植物 *Angelica polymorpha* Maxim. 的根。

生于山区林缘溪沟旁，分布于松潘。

祛风散寒、散湿、消肿、排脓、止痛。

紫茎独活

灵雾白芷。

为伞形科植物 *Angelica porphyrocaulis* Nakai et Kitag. 的根、根茎。

生于海拔 2 700 ~ 3 000 m 的山谷、沟边、林缘、草丛中。分布于崇州市、若尔盖、茂县、九寨沟、红原、金川、马尔康、松潘。

镇痉、镇痛、祛风除湿、散寒止痛，用于感冒头痛、骨节痛、风湿腰膝酸痛。

毛当归

为伞形科植物 *Angelica pubscens* Maxim. 的根。

生于山坡林下或林缘草丛中。分布于南江、宣汉、邻水。

祛风除湿、通痹、散寒止痛，用于风寒湿痹、少阴头痛、腰膝痛、手脚挛痛、慢性气管炎、疮痈肿毒。

重齿毛当归

肉独活、软毛独活、中尾独活、长生草（阿坝州）。

为伞形科植物 *Angelica pubscens* Maxim. f. *biserrata* Shan et Yuan 的根。

生于海拔 2 500 ~ 4 000 m 的山坡林下或林缘草丛中。分布于彭州、茂县、黑水、松潘、汶川、理县，小金县有栽培。

祛风除湿、通痹、散寒止痛，用于风寒湿痹、少阴头痛、腰膝痛、手脚挛痛、慢性气管炎、头痛、齿痛。

注：本品为川产道地药材，主产于都江堰、小金、金川。

当归

秦归（九寨沟）、当滚（藏名）。

为伞形科植物 *Angelica sinensis* (Oliv.) Diels 的根。

生于海拔 2 000~2 500 m 的山坡背阴处。分布于九寨沟、汶川、茂县、理县、小金、巴中、金川、马边、松潘。

补血、活血、调经止痛、润燥滑肠，用于血虚诸证、月经不调、经闭、痛经、癥瘕结聚、崩漏、虚寒腹痛、痿痹、肌肤麻木、肠燥便难、赤痢后重、痈疽疮疡、跌扑损伤。消肿排脓、止痛（泸县）。养血、补血、活血（凉山州）。

藏医：辛、甘、苦、温，补血活血、调经止痛、温中润肠、跌损瘀滞、崩漏带下，用于月经不调、经痛、心腹诸痛、大便燥结、痈疽疮疡、跌打损伤。

刺果峨参

加哇。

为伞形科植物 *Anthriscus nemorosa* (M. Bieb.) Spreng 的根。

生于海拔 4 000 m 左右半阴山的林缘、灌木丛旁。分布于康定、甘孜、道孚。

藏医：甘、辛、涩、热、无毒，滋补健胃、消肿，用于肾炎、腰痛、黄水、水肿、龙病、消化不良、培根木布病、胃病。与蒺藜、白及、黄精配伍治肾寒证。

峨参

田七、金山田七（阿坝州）。

为伞形科植物 *Anthriscus sylvestris* (L.) Hoffm. 的根。

生于海拔 2 000~4 500 m 的高山山坡林下或路旁、山谷溪边石缝中。分布于峨眉山中山和高山地区的初殿附近的峨参沟、九老洞、金顶以及甘孜州、九寨沟、汶川、茂县、理县、金川、凉山州、洪雅、马边、峨边等地。

根补中益气、壮阳补肾、健脾，用于脾虚食胀、四肢乏力、肺虚咳喘、肺痿、老人夜尿，并消水肿。又治跌打伤吐血。

藏医：味辛、苦、甘、性温、效重，治培根寒证、各种胃病、寒证，并治黄水病、腰肾寒痛、气痛、解蛇毒、熏治肿痛。

旱芹

芹菜。

为伞形科植物 *Apium graveolens* L. /*A. graveolens* L. var *dulce* DC. 的全株。

生于水田等潮湿处，栽培于全川，峨边。

清热平肝、散寒止咳、除湿消肿、祛风利水、止血、解毒；用于风寒咳嗽、肝阳眩晕、风热头痛、咳嗽、黄疸、小便淋痛、尿血、崩漏、带下、疮疡、肿毒、风寒咳嗽、胃寒呕吐、痈肿初起。根散寒止咳、清热降压，用于高血压（凉山州、达州）。芹菜与蜂蜜一起打碎喝，降压、降脂效果明显。取芹菜 150g，捣烂取汁，加蜂蜜和温开水调匀后饮用，具有降脂降压、醒脑安神之功效。

锥叶柴胡

为伞形科植物 *Bupleurum bicaule* Helm. 的全草。

生于海拔 2 500~3 000 m 的干燥山坡、草丛中，分布于若尔盖、红原、黑水、马尔康。

发表散热、疏肝解郁、升阳、清热解毒，用于上呼吸道感染、心烦呕吐、胸胁苦满。

川滇柴胡

为伞形科植物 *Bupleurum candollei* Wall. ex DC. 的全草。

生于海拔 1 900 ~2 900 m 的山坡草地或疏林下。分布于凉山州、九龙。

解毒消肿、祛风止痒，用于疮毒疖肿。

柴首

为伞形科植物 *Bupleurum chaishoui* Shan et Sheh 的根。

生于海拔 2 100 ~2 700 m 的向阳山坡矮灌木丛中。分布于邛崃、茂县、汶川、黑水。

和解退热、疏肝解郁、升提中气，用于外感发热、寒热往来、胸胁胀痛、头痛目眩、月经不调、治脱肛、子宫脱垂。

北柴胡

茹草（炉霍、乡城）、柴胡（宜宾）、丝拉色保（藏名）、竹叶柴胡（绵阳、峨眉）、铁苗柴胡、山柴胡、山根菜（阿坝州）。

为伞形科植物 *Bupleurum chinense* DC. 的根、全草。

生于海拔 500 ~3 500 m 的向阳山坡路边、岸旁或草丛中。分布于凉山州、青川、剑阁、乡城、炉霍、乐山、阿坝州、成都、绵阳市、洪雅、邻水、大竹、平昌、南江、峨眉山、名山、石棉、雅安。

根疏散退热、解热散结、疏肝解郁、祛痰止咳、解表升阳平肝、调经，用于感冒发热、上呼吸道感染、寒热往来、疟疾、胸胁胀痛、肝胃气痛、胆囊炎、肺燥咳嗽、口苦耳聋、头痛、月经不调、子宫脱垂、脱肛。全草发表解热（凉山州）。

藏医：辛、甘、温，升胃温、开胃、理气，治胃寒、食滞、龙病。

紫花鸭跖柴胡

为伞形科植物 *Bupleurum commelynoideum* de Boiss. 的根。

生于海拔 3 000 ~4 200 m 的山顶或高山草地及山坡草丛中。分布于德格、泸定、康定、稻城、道孚、炉霍、九龙、雅江、理塘、甘孜、木里。

功效同北柴胡。

黄花鸭跖柴胡

为伞形科植物 *Bupleurum commelynoideum* de Boiss. var. *flaviflorum* Shan et Y. Li 的根。

生于海拔 3 000 ~4 200 m 的山顶或高山草地及山坡草丛中。分布于康定、道孚、炉霍、石渠、巴塘、甘孜、德格。

功效同北柴胡。

匍枝柴胡

热滚、俄嘎（藏名）。

为伞形科植物 *Bupleurum dalhousieanum*（C. B. Clarke）K. -Poi 的根。

生于海拔 3 700 ~5 200 m 的山坡草地、河滩沼泽和砾石坡地，分布于道孚、新龙、康定、稻城、新龙、色达等地。

根苦、凉；归肝、胆经；和解解里、疏肝升阳，用于寒热往来、胸满肋痛、口苦咽干耳聋、头痛目眩、呕吐、急性胃炎、疟疾、子宫脱垂、月经不调。

德格藏医涩、辛、寒、温、无毒，用于胆囊炎、头痛、中毒性疼痛。

硬边柴胡

为伞形科植物 *Bupleurum falcatum* L. var. *marginatum* Wall. 的根、全草。

生于灌木丛中，分布于攀枝花。

发表散热、疏肝解郁、升阳。

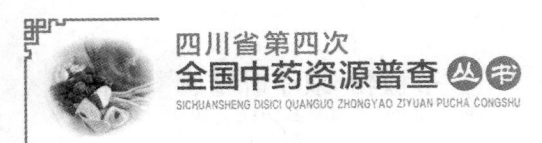

长茎柴胡

为伞形科植物 *Bupleurum longicaule* Wall. ex DC. 的根。

生于海拔 1 400 ~ 3 500 m 的山坡草地，分布于甘孜州、凉山州、绵阳市。

和解退热、解表和里、疏肝解郁、升阳、祛痰止咳，用于感冒发烧、月经不调、胸胁胀痛、疟疾、肝胃气痛、肺燥干咳。

空心柴胡

柴胡、俄嘎（藏名）。

为伞形科植物 *Bupleurum longicaule* Wall. ex DC. var. *franchetii* de Boiss. 的根。

生于海拔 1 400 ~ 4 000 m 的山坡草地，分布于凉山州各县、道孚、德格、九龙、广元、若尔盖、九寨沟、汶川、茂县、理县、黑水、宣汉、万源、南江、峨边。

根功效同柴胡。全草发表解热（凉山州）。德格藏医苦、凉，用于胆囊炎、头痛、感冒、发烧。

紫花大叶柴胡

为伞形科植物 *Bupleurum longiradiatum* Turcz. var. *porphyranthum* Shan et Y. Li 的根状茎。

生于海拔 800 ~ 1 500 m 的山坡林下、山沟阴湿地及阴坡草地。分布于阿坝州、广元。

功效同北柴胡。

马尔康柴胡

为伞形科植物 *Bupleurum malconense* Shan et Y. Li 的全草。

生于海拔 2 000 ~ 3 000 m 的山坡草地、灌木丛缘、河边、田边。分布于马尔康、泸定、稻城、道孚、丹巴、甘孜等地。

功效同北柴胡。

竹叶柴胡

膜缘柴胡、热很、俄嘎（藏名）。

为伞形科植物 *Bupleurum marginatum* Wall. ex DC. 的根。

生于海拔 350 ~ 3 000 m 的向阳山坡草地或林下，分布于江安、宜宾、道孚、色达、泸定、稻城、炉霍、德格、凉山州、什邡、绵阳、成都、茂县、汶川、黑水、理县、达州市、巴中市、马边、峨边、荣县、剑阁等地。

根和解少阳、退热、疏肝解郁、升提中气；用于感冒发热头痛、少阳症寒热往来、胸胁胀痛、肝炎、肝气抑郁、头痛目眩、胆道感染、脱肛、子宫脱垂、月经不调。全草发表解热（凉山州）

德格藏医苦、凉，用于胆囊炎、头痛、感冒、发烧。

注：本品为川产道地药材，主产于剑阁、苍溪、荣县。

窄竹叶柴胡

为伞形科植物 *Bupleurum marginatum* Wall. ex DC. var. *stenophyllum*（Wolff）Shan et Y. Li 的根或全草。

生于海拔 2 700 ~ 4 000 m 的高山林下、山坡、沟边或路旁，分布于道孚、泸定、稻城、九龙、乡城、得荣。

功效同北柴胡。

马尾柴胡

丝拉色保（藏名）。

为伞形科植物 *Bupleurum microcephalum* Diels 的根。

生于海拔 1 400 ~ 3 200 m 的开旷山坡、路旁或灌木丛下，分布于昭觉、金阳、盐源、理县、丹巴、崇州、阿坝州、康定、道孚等地。

根苦，微寒，归肝、胆经；疏散退热、疏肝、解郁、升阳。用于感冒发热、寒热往来、疟疾、胸胁胀

痛、月经不调、子宫脱垂、脱肛。全草发表解热（昭觉）。

藏医：辛、甘、温，升胃温、开胃、理气，治胃寒、食滞、龙病。

多脉柴胡

为伞形科植物 *Bupleurum multinerve* De 的根。

生于草坡灌木丛下，分布于宝兴。

疏散退热、疏肝、解郁、升阳。用于感冒发热、寒热往来。

有柄柴胡

为伞形科植物 *Bupleurum petiolatum* Franch. 的根。

生于海拔 2 300～3 400 m 的高山草坡灌木丛下，分布于邛崃、九龙、道孚、康定、雅江、炉霍、宁南、普格、冕宁、会理等地。

根苦、凉；归肝、胆经；和胃解里、疏肝升阳；用于寒热往来、胸满肋痛、口苦咽干耳聋、头痛目眩、呕吐、急性胃炎、疟疾、子宫脱垂、月经不调。

细茎有柄柴胡

热滚、俄嘎（藏名）。

为伞形科植物 *Bupleurum petiolatum* Franch. var. *tenerum* Shan et Y. Li 的根。

生于海拔 3 700～3 800 m 的山坡草地，分布于道孚、九龙、甘洛、米易、木里、普格。

根苦、凉；归肝、胆经；和胃解里、疏肝升阳，用于寒热往来、胸满肋痛、口苦咽干耳聋、头痛目眩、呕吐、急性胃炎、疟疾、子宫脱垂、月经不调。

德格藏医涩、辛、寒、温、无毒，用于胆囊炎、头痛、中毒性疼痛。

丽江柴胡

为伞形科植物 *Bupleurum rockii* Wolff 的根。

生于海拔 1 950～4 200 m 的山坡草地或疏林下。分布于凉山州。

功效同北柴胡。

狭叶柴胡

南柴胡、红柴胡。

为伞形科植物 *Bupleurum scorzonerifolium* Willd. 的根。

生于海拔 2 000～2 500 m 的向阳的山坡、草原、草坡。分布于凉山州、南充、乐山、内江、绵阳市、若尔盖、九寨沟、马尔康、黑水、松潘、茂县、渠县、巴中。

根清虚热、和解退热、疏肝解郁、祛痰止咳、发表解热，用于感冒发热、寒热往来、疟疾、肝郁气滞、肝胃气痛、肺燥干咳、胸肋胀痛、脱肛、子宫脱落、月经不调。

小五台柴胡

黑柴胡（新龙）、丝拉色保（藏名）。

为伞形科植物 *Bupleurum smithii* Wolff 的根。

生于海拔 1 400～3 400 m 的山坡草地、山谷、山顶阴处、田野、林缘。分布于道孚、新龙县。

根苦，微寒，归肝、胆经；疏散退热、疏肝、解郁、升阳，用于感冒发热、寒热往来、疟疾、胸胁胀痛、月经不调、子宫脱垂、脱肛。全草发表解热（凉山州）。

藏医：辛、甘、温，升胃温、开胃、理气，治胃寒、食滞、龙病。

小柴胡

金柴胡（雷波）、芫荽柴胡（甘洛、会东）、佛寿草（筠连）、银柴胡（珙县）。

为伞形科植物 *Bupleurum tenue* Buch-am. ex D. Don 的根。

生于海拔 900～2 500 m 的向阳山坡草丛中或干燥贫瘠的沙地。分布于叙永、古蔺、筠连、珙县、兴

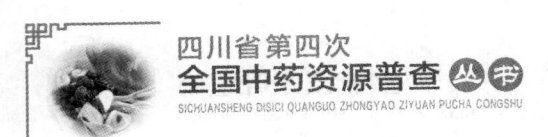

文、乡城、石渠、广元、长宁、雷波、甘洛、会东、荥经、天全、雅安、宝兴、汉源、峨边、马边。
功效同竹叶柴胡。发表解热（凉山州）

根苦、凉；归肝、胆经；和解解里、疏肝升阳；用于寒热往来、胸满肋痛、口苦咽干耳聋、头痛目眩、呕吐、急性胃炎、疟疾、子宫脱垂、月经不调。

德格藏医涩、辛、寒、温、无毒，用于胆囊炎、头痛、中毒性疼痛。

三辐柴胡

为伞形科植物 *Bupleurum triradiatum* Adams ex Hoffm. 的根。

生于海拔 2 350 ~ 4 900 m 的草甸、山坡阳处或石缝中。分布于康定、色达。

疏肝解郁、解毒镇痛。

汶川柴胡

为伞形科植物 *Bupleurum wenchuanense* Shan et Y. Li 的全草。

生于山坡或草丛中。分布于汶川、茂县、黑水。

功效同北柴胡。

河北葛缕子

力历西、撒打尕（藏名）、旱芹菜。

为伞形科植物 *Carum bretschneideri* Wollf 的根及果实。

生于海拔 1 500 ~ 2 000 m 的背阴潮湿处。分布于甘孜州（道孚）。

甘、辛、温，祛风散寒、健脾开胃，用于寒滞腰痛、胃寒呃逆、止咳。

藏医：辛、涩、轻、平，利目、调和培根、清心热、祛风散寒、健脾开胃、止痛，治眼病、胃病、心脏病、培根病，德格藏医能调和培根祛风、舒胸开胃、消肿。

田葛缕子

为伞形科植物 *Carum buriaticum* Turcz. 的根及果实。

生于海拔 2 000 ~ 3 900 m 的田间、路旁、林下、山地草丛中。分布于甘孜州、阿坝州。

祛风、行气散寒、消食健胃、镇吐、驱虫。

葛缕子

贡蒿、马缨子、和兰芹、羔扭、藏茴香。

为伞形科植物 *Carum carvi* L. 的全草与根、果实。

生于海拔 2 000 ~ 4 000 m 的高山草甸、林下、路旁、河滩草丛中。分布于甘孜州各县、九寨沟、若尔盖、红原、黑水、马边。

果止咳。

藏医：果实涩、辛、温、无毒，祛风散寒、健脾开胃、止痛，用于心脏病、胃病、眼病、寒滞腰痛、胃寒呃逆、龙病、中毒性疾病、陈旧性培根病、心热、腹痛、疝气、食欲不振、夜盲。德格藏医用之治贫血、风湿，研末，糌粑与酥油调和、布包，热敷，治老人头昏头痛。

积雪草

马蹄草（泸县）、猪鼻孔（古蔺）、碗碗草（宜宾、峨眉）、崩大碗（南溪）。

为伞形科植物 *Centella asiatica*（L.）Urban 的全草。

生于海拔 200 ~ 1 900 m 的阴湿草地、向阳山坡或水沟边。分布于全川，泸定、道孚、凉山州、雅安市、峨边。

全草祛风散寒、消食和胃、除满、清热、利湿、解毒、消肿，用于风寒感冒咳嗽、瘿瘤、痧气腹痛、暑腹泻、痢疾、湿热黄疸、砂淋、血淋、吐血、咳血、目赤、喉肿、风疹、疥癣、疔痈肿毒，跌打损伤、食积饱胀。又治狗咬伤（宜宾）、传染性肝炎（南溪）、小儿疳积（合江）。清热解毒、祛风散寒（凉山

州）

矮泽芹

为伞形科植物 *Chamaesium paradoxum* Wolff 的全草。

生于海拔 3 200 ~ 4 800 m 的林下、灌木丛、草地。分布于甘孜州、阿坝州、凉山州。

消肿、止痛。

明党参

为伞形科植物 *Changium smyrnioides* Wolff 的根。

栽培，分布于广元、大竹。

润肺化痰、养阴和胃、平肝解毒、止呕，用于肺燥咳嗽、胃虚呕吐、食欲不振、消化不良、病后体虚。

川明参

沙参、明参、土明参、明沙参。

为伞形科植物 *Chuanminshen violaceum* Sheh et Shan 的根。

生于山坡草丛中或沟边、林缘路旁。分布于金堂、青白江、阆中、苍溪、简阳、威远、北川、平武、南充市、彭山、丹棱、达州、巴中、平昌、南江、峨眉山。

滋阴、润肺化痰、祛风解热、清肺、镇咳、和中养胃，用于肺燥咳嗽、肺虚咳嗽带痰、热病伤阴、咯痰不爽、病后体虚、头昏、身软无力、虚咳有痰、食欲不振、食少口干。补中益气、生津，用于肺热咳嗽、脾胃虚弱、消渴。

注：收录于《四川省中药材标准》，为川产道地药材，以金堂、青白江一带所产药材质量最佳。

毒芹

为伞形科植物 *Cicuta virosa* L. 的根状茎。

生于海拔 400 ~ 2 900 m 的杂木林下、湿地或水沟边。分布于红原。

有大毒，拔毒、散瘀，外用于附骨疽。

蛇床

为伞形科植物 *Cnidium monnieri*（L.）Cuss. 的果实。

生于海拔 2 300 ~ 3 400 m 的荒坡、路旁。分布于绵阳、南充、内江、乐山、康定、石渠、阿坝州、眉山市、九寨沟、邻水、米易、马边等地。

温肾壮阳、燥湿、祛风杀虫，用于阳痿、胞宫虚寒、寒湿带下、湿痹腰痛、阳痿；外用于外阴湿疹、妇女阴痒、阴道滴虫、风疹。

无油管蛇床

野茴香、蛇床实、蛇末（阿坝州）。

为伞形科植物 *Cnidium nullivittatum* K. T. Fu 的果实。

生于海拔 1 400 ~ 2 300 m 的山坡草地、路旁。分布于绵阳、南充、内江、乐山、甘孜州、壤塘、茂县、汶川、金川、理县、黑水、九寨沟等地。

温肾壮阳、燥湿、祛风杀虫、解毒消肿、止痒，用于阳痿、胞宫虚寒、寒湿带下、湿痹腰痛、疮痈肿毒、疮疖、皮肤瘙痒、反胃、水肿、皮炎、毒蛇咬伤、跌打损伤，外用于外阴湿疹、妇女阴痒。

芫荽

香菜、胡荽、胡菜、满天星（阿坝州）、乌索、吓哈火、购冬（藏名）。

为伞形科植物 *Coriandrum sativum* L. 的全草与果实。

生于海拔 2 800 m 以下的菜地等向阳处。栽培于全川，九寨沟、金川、小金、汶川、理县、茂县、黑水、眉山市、峨眉山、凉山州。

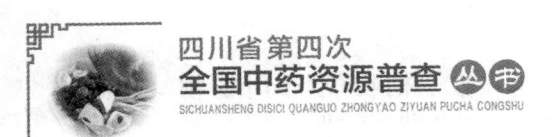
全草祛风散寒、解表、发汗透疹、健胃消食、下气，用于麻疹透发不畅、食物积滞，捣烂敷蛇毒，捣汁敷小儿赤丹不止。果透疹、健胃，治风寒咳嗽、麻疹初起、痘疹透发不畅、饮食乏味、痢症、痔疮，油煎擦小儿秃疮，煎水噙治齿痛。全草散寒解表透疹（凉山州）。果实健胃、祛风（凉山州）

藏医：涩、辛、热、无毒，温胃消食、解表，治风寒感冒、麻疹不透、胃腹胀痛、胃病、培根病发热、木布病、消化不良、胃溃疡、水肿、发痧。德格藏医用之健胃，治胃炎、肠炎、疹子不出。

鸭儿芹

鸭脚板、土白芷、鸭儿七（长宁）、水芹菜（高县）、水白芷、水当归（古蔺）、鹅脚板（峨眉）、三叶当田（阿坝州）。

为伞形科植物 *Cryptotaenia japonica* Hassk. 的全草。

生于海拔 200～2 400 m 的山地、山沟及林下阴湿处。分布于全川，凉山州、峨边、马边。

全草清热解毒、祛风止咳、利湿、消炎、活血祛瘀、消肿、行气、镇痛、止痒，用于感冒咳嗽、肺炎、肺脓肿、淋病、疝气、风火牙痛、痈疽疔肿、皮肤瘙痒、带状疱疹、劳伤虚弱、膀胱疝气、无名肿毒、跌打肿痛、蛇虫咬伤。全草消炎理气（凉山州）。

深裂鸭儿芹

。

为伞形科植物 *Cryptotaenia japonica* Hassk. f. *dissecta*（Yabe）Hara 的全草。

生于山坡、林下、湿地。分布于四川省。

功效同鸭儿芹。

胡萝卜

红萝卜、丁香萝卜、黄萝卜。

为伞形科植物 *Darcus carota* L. var. *sativa* DC. 的根、子、叶。

生于海拔 2 400 m 以下的地区，多栽培。分布于全川，主产于泸州、宜宾、成都、遂宁、凉山州等地。

根健脾、宽中下气、化滞、清热解毒、利尿，用于消化不良、久痢、脾虚食少、体须乏力、脘腹痛、泄泻、喘咳、百日咳、咽喉肿痛、麻疹、水痘、痈肿、烫火伤、痔漏。种子：苦、辛、温，燥湿散寒、利水杀虫，治哮喘、久痢。叶：辛、甘、平，理气止痛、利水，治脘腹痛、浮肿、小便不通、淋痛。根利胸膈、果利湿（凉山州）。

野胡萝卜

山萝卜（古蔺）、鹤虱、野红萝卜（峨眉）。

为伞形科植物 *Daucus carota* L. 的全草与果实。

生于海拔 2 800 m 以下的山坡、路旁、旷野或田间。分布于全川，泸定、德格、雅江、凉山州、峨边。

全草杀虫、驱虫、清热解毒、解烟毒、消肿、理气、化痰，用于妇女干病、痒疹、蛔虫、蛲虫、丝虫、湿热、疮癣。虫积腹痛（长宁）。果实（鹤虱）祛风止痒、消炎杀虫、化痰，用于小儿蟯气、腹痛、胆道蛔虫腹痛、蛲虫肛门痒。

马蹄芹

双旱草、野百部（筠连）、山荷叶（丹巴）、大苞片草（凉山州）、大苞芹（峨眉）。

为伞形科植物 *Dickinsia hydrocotyloides* Franch. 的全草。

生于海拔 1 500～3 200 m 的阴湿林下、杂草丛中或水沟边。分布于筠连、叙永、宝兴、美姑、丹巴、邛崃、崇州、什邡、屏山、成都、乐山、洪雅、峨眉山、泸定、峨边。

清热解毒、祛风、解表，用于头痛、脘腹胀痛、痢疾腹痛。

茴香

小茴香、小茴、怀香、丝拉嘎保（藏名）。

为伞形科植物 *Foeniculum vulgare* Mill. 的果实、根、叶。

栽培于菜地中。分布于全川，峨边。

果实温肾、和胃醒脾、行气、散寒止痛，用于胃肠虚寒的嗳气、腹胀、腹泻、少腹冷痛、肾湿腰痛、胃痛、反胃呕吐、干湿脚气、疝气腹痛、睾丸偏坠、消化不良。根与叶治气胀、饱胀、膀胱疝气、胃痛（凉山州）。叶治胃气痛。

藏医：辛、甘、温，升胃温、消食、镇命脉风、清肺热，治胃寒、消化不良、腹痛、肺炎、脉病、培根病。

注： 寄生茴香枝叶间金凤蝶幼虫称茴香虫治胃痛噎膈。

单球芹

为伞形科植物 *Haplosphaera phaea* Hand. et Mazz. 的全草。

生于海拔 3 000 ~ 4 200 m 的山坡林地。分布于泸定、稻城、乡城、阿坝州。

发表散寒。

渐尖叶独活

为伞形科植物 *Heracleum acuminatum* Franch. 的根。

生于海拔 2 600 ~ 4 800 m 的林间草地、林缘或溪谷旁。分布于稻城、乡城、德阳、峨边。

祛风除湿、活络止痛。

法罗海

红独活。

为伞形科植物 *Heracleum apaensis*（Shan et Yuan）Shan et T. S. Wang 的根。

生于海拔 3 000 ~ 4 000 m 的山坡、沟边、林下和草丛中。分布于阿坝县、小金、会东、美姑。

宽胸理气、健胃、止痛，用于面寒、胃痛、肋痛。

白亮独活

朱嘎尔（藏名）。

为伞形科植物 *Heracleum candicans* Wall. ex DC. 的根与叶。

生于海拔 2 000 ~ 4 200 m 的山坡、林下、灌木丛边。分布于甘孜州各县、金川、茂县、汶川、马尔康、理县、九寨沟、美姑、崇州、什邡、峨眉、洪雅、峨边、马边。

根散风止咳、除湿止痛，用于感冒、咳嗽、头痛、牙痛、风湿痹痛、麻风、风湿疹、酸痛不仁、头项强痛、跌打损伤。根、叶通经活络、祛风理气（美姑），治痈疮肿毒、妇科病（甘孜州）。

藏医：苦、辛、温、无毒，治各种炎症、麻风、丹毒、活血、止血。

多裂独活

为伞形科植物 *Heracleum dissectifolium* K. T. Fu 的全草。

生于海拔 1 900 ~ 3 200 m 的山谷灌木丛下或山地草丛中。分布于茂县、若尔盖。

用于创伤及麻风病。

独活

大曲（筠连）、骚独活、白独活、牛尾独活（甘洛）、西大活。

为伞形科植物 *Heracleum hemsleyanum* Diels 的根与叶。

生于海拔 2 000 ~ 3 800 m 的阴湿的灌木丛下、山坡。分布于筠连、甘洛、崇州、乐山、九寨沟、松潘、茂县、汶川、黑水、洪雅、汉源、开江、泸定、雅江、巴塘、峨边、马边。

根祛风、除湿、散寒止痛，用于风湿痹痛、关节炎、风湿性关节炎、痈肿、慢性气管炎、头痛、目

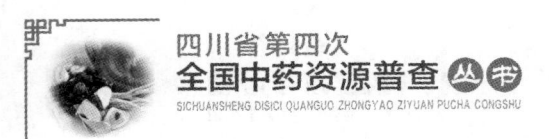

眩、齿痛、跌打损伤、鹤膝风。行气止痛（兴文）。

花土当归

独活、软毛独活。

为伞形科植物 *Heracleum lanatum* Michx 的根。

生于阴湿的灌木丛下、山坡。分布于苍溪、阆中、越西。

祛风、除湿、止痛，用于伤风头痛项强、风湿痹痛，关节炎、风湿性关节炎、痈肿。行气止痛（兴文）。

裂叶独活

为伞形科植物 *Heracleum millefolium* Diels 的全草。

生于海拔 3 850～5 000 m 的山坡草地。分布于泸定、理塘、稻城、乡城、道孚、甘孜、新龙、石渠、色达。

止血，用于外伤出血。

短毛独活

独活（合江）、龙眼独活（兴文）、朱嘎确（藏名）。

为伞形科植物 *Heracleum moelendorffii* Hance 的根与叶。

生于1 200～3 800 m 的阴坡山沟旁、林缘或草地。分布于古蔺、合江、兴文、叙永、甘洛、美姑、彭州、什邡、崇州、广元、绵阳、宣汉、平昌、巴中、万源、通江、南江、泸定、稻城、康定、乡城、峨边。

根祛风除湿、散寒解表。治感冒头痛（合江、叙永）。根祛风除湿、止痛（凉山州）

藏医：辛、微甘、寒，止血、愈创，治创伤及麻风病。

白云花

为伞形科植物 *Heracleum rapula* Franch. 的根。

生于山坡、草地。分布于宝兴。

祛风除湿、活络止痛。

粗糙独活

独活（甘洛、美姑）、云南石防风（阿坝州）。

为伞形科植物 *Heracleum scabridum* Franch. 的根与叶。

生于海拔 2 000～3 500 m 的阴坡山沟旁、林缘或草地。分布于甘洛、美姑、九寨沟、茂县、若尔盖、小金、金川、马尔康、乐山、通江。

根与叶祛风除湿、消肿止痛，用于头痛、眉棱骨痛、齿痛、肠风痔漏、痈疽疮痈、皮肤瘙痒、疥癣、风湿痹痛、胃寒痛、痈疮、带下病。

平截独活

为伞形科植物 *Heracleum vicinum* de Boiss. 的根。

生于海拔 2 600～3 100 m 的山坡林缘或灌木丛中。分布于康定、阿坝州。

祛风除湿、散寒止痛。

永宁独活

则嘎（藏名）。

为伞形科植物 *Heracleum yungningensis* Hand. et Mazz. 的根。

生于海拔 1 200～2 700 m 的山坡灌木丛下或灌木丛中，分布于若尔盖、九寨沟、红原、黑水、成都、绵阳、广元、稻城、道孚、峨边。

祛风胜湿、散寒止痛，用于风寒湿痹、腰膝酸痛、四肢痉挛。

中华天胡荽

爪哇天胡荽、红马蹄草（泸县）、藤八角、大锣锣草（江安）、半边钱、红毛钱（高县）、破铜钱（长宁）、地弹花（米易）。

为伞形科植物 *Hydrocotyle chinensis*（Dunn）Craib/ *Hydrocotyle javanica* Thunb. var. *chinensis* Dunn ex Shan et Liou 的全草。

生于海拔 300~2 900 m 的河边、阴湿路旁、草地、荒坡。分布于米易、会东、会理、古蔺、泸县、江安、高县、长宁、纳溪、什邡、崇州、眉山市、宣汉、万源、峨边。

全草清热利湿、解毒消肿，用于黄疸、痢疾、水肿、淋症、目翳、喉肿、痈肿疮毒、带状疱疹、跌打损伤。全草清肺热、散血热、止咳、止血，用于吐血、跌打损伤、感冒咳嗽（泸县、达州）；清热、解毒，治狗咬伤（江安）。

普渡天胡荽

为伞形科植物 *Hydrocotyle handelii* Wolff 的全草。

生于潮湿草坡。分布于喜德。

全草祛风除湿、活血散瘀。

乞食碗

爪哇天胡荽、满天星。

为伞形科植物 *Hydrocotyle javanica* Thunb. 的全草。

生于潮湿草坡，分布于凉山州。

全草清肺热、散血热。

红马蹄草

半边钱（筠连）、透骨消、大金钱草（合江）、铜钱草、一串钱、大马蹄草、散血草、大满天星、马蹄肺筋草、钢钱草（阿坝州）。

为伞形科植物 *Hydrocotyle nepalensis* Hook. 的全草。

生于海拔 350~2 100 m 的山坡、路旁、阴湿地、水沟和山坡草丛中。分布于筠连、兴文、长宁、屏山、叙永、宜宾、高县、合江、珙县、古蔺、凉山州、崇州、邛崃、彭州、乐山、汶川、理县、茂县、小金、金川、南充、西充、南部、阆中、苍溪、岳池、武胜、洪雅、达州市、巴中市、峨眉山、峨边。

全草清热除湿、解毒利尿、疏风、活血祛瘀，用于风热感冒咳嗽、肺热吐衄、痰中带血、吐血、痢疾、泄泻、痛经、月经不调、跌打伤肿、外伤出血、痈疮肿毒、湿疹。全草清热利湿、祛瘀生新（凉山州）。全草清肺热、散血热，治吐血、跌打损伤、肺热咳嗽（峨眉）。

小天胡荽、小满天星（峨眉）

为伞形科植物 *Hydrocotyle nitidula* Rich. 的全草。

生于海拔 1 000 m 的潮湿草坡、草丛中。分布于绵阳市、洪雅、峨眉山。

清热解毒、利湿、止咳平喘、利尿消肿，用于肺热咳嗽、吐衄、淋病、水肿、痢疾、黄疸、火眼、百日咳、咽喉肿痛、痈疽肿毒。

天胡荽

满天星（兴文）、半边钱（筠连）、星宿草（古蔺）、镜面草（洪雅）。

为伞形科植物 *Hydrocotyle sibthorpioides* Lam. 的全草。

生于海拔 450~3 000 m 的湿润河边、山坡、林下、田坎、路旁。分布于全川，筠连、古蔺、江安、叙永、宜宾、兴文、屏山、高县、合江、珙县、凉山州、邛崃、内江、攀枝花、南充市、绵阳市、眉山市、达州市、巴中市、峨眉山、泸定、荥经、石棉、雅安、天全、宝兴、峨边。

全草清热解毒、除湿、利尿、化痰止咳、平喘，用于急性黄疸型肝炎、肝硬化腹水、小儿发烧、胆结

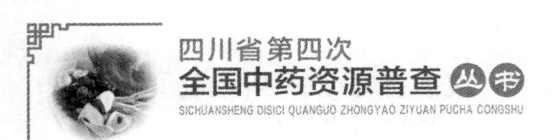

石、痢疾、黄疸、肝炎、头痛、热淋、血淋、血痢、咽喉肿痛、火眼、痈疽肿毒、小儿热哮喘、酒糟鼻、急性肾炎、百日咳、尿路结石、足癣、带状疱疹、结膜炎、丹毒。

又治小儿疳积（宜宾市）。煎桐油敷跌打损伤（古蔺），外敷疮毒及鼻生虫（屏山），治虫牙、小儿湿疹（叙永），治肝炎、耳烂（宜宾）。全草清热利湿、祛瘀生新（凉山州）

白毛天胡荽

破铜钱。

为伞形科植物 *Hydrocotyle sibthorpioides* Lam. var. *batrachium*（Hance）Hand. et Mazz. ex Shan 的全草。

生于海拔 150～2 500 m 的湿润草地、路旁、沟边、谷地及山地。分布于内江。

清热利湿、祛痰止咳，用于黄疸、臌胀、胆结石、小便淋痛、感冒咳嗽、乳蛾、目翳。

肾叶天胡荽

半边钱（筠连）、青果药（珙县）、红马蹄草（隆昌）、落得打（眉山、峨眉）、毛叶天胡荽。

为伞形科植物 *Hydrocotyle wilfordi* Maxim. 的全草。

生于海拔 350～1 400 m 的阴湿田野、山谷、溪旁、沟边。分布于全川，筠连、珙县、南溪、隆昌、江安、邛崃、乐山、眉山市、万源、南江、峨眉山、德昌、绵阳市、洪雅。

全草清热解毒、凉血、利湿、清肺、止咳平喘、消水肿、利尿，用于湿热黄疸、血淋、石淋、血痢、结石、小便不利、肝炎腹水、痢疾、黄疸、火眼、百日咳、咽喉肿痛、痈疽肿毒。

清热解毒止咳。

岩风

长春七（攀枝花）。

为伞形科植物 *Libanotis buchtormensis*（Fisch.）DC. / *Seseli giraldii* Diels 的根。

生于海拔 1 000～3 500 m 的向阳岩石山坡、石隙、路边及河滩草地。分布于康定、阿坝州、攀枝花。

发表散寒、祛风活络、镇痛解毒，用于感冒风寒、风湿骨痛、关节肿痛、咳嗽、头痛、跌打损伤、麻木。

尖叶藁本

为伞形科植物 *Ligusticum acuminatum* Franch. 的根及根状茎。

生于海拔 3 000～4 000 m 的林下、草地及石崖上。分布于道孚、炉霍、九龙。

祛寒、散风、胜湿、镇痛。

短片藁本

短裂藁本、毛前胡、野胡萝卜（叙永）、川防风、竹节防风（阿坝州）、土川芎（美姑）。

为伞形科植物 *Ligusticum brachylobum* Franch. 的根。

生于海拔 1 550～4 000 m 的林下、草地、向阳荒地。分布于叙永、美姑、什邡、若尔盖、汶川、茂县、理县、九寨沟、金川、攀枝花、乐山、洪雅、汉源、泸定、九龙、乡城、道孚、天全。

根发表镇痛、祛风胜湿、止痛，用于外感表证、感冒头痛昏眩、关节疼痛、四肢拘挛、目赤疮疡、风湿痹痛、跌打损伤、破伤风。根发表散寒、祛风止痛（美姑）。

川芎

芎藭。

为伞形科植物 *Ligusticun chuanxiong* Hort. / *L. wallichii* Franch. 的根茎、苗叶。

栽培于都江堰、崇州、彭州、什邡、邛崃、汶川、彭山、合江、古蔺、高县、兴文、泸县、宜宾、长宁、珙县、屏山、康定、丹巴、凉山州、峨眉山、南充市、达州市、巴中市、雅安市。

根茎辛、温，归肝、胆、心包经，活血行气、祛风止痛、调经，用于神经痛、偏正头风头痛、癥瘕腹痛、胸胁刺痛、跌扑肿痛、头痛、风湿痹痛、月经不调、经闭、痛经、难产、损伤瘀肿、痈肿疮疡、感冒

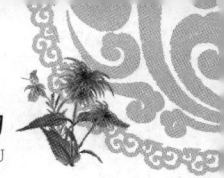

头痛、身痛。苗叶（古称蘼芜）祛脑中风寒，用于头风、头眩、流泪、多涕唾。

　　注：本品为川产道地药材，主产于都江堰市石羊乡、彭州市敖平镇。

羽苞藁本

山芹菜、旱前胡（什邡）、石防风（峨眉）。

为伞形科植物 *Ligusticum daucoides*（Franch.）Franch. 的根。

生于海拔 1 500 ~ 4 800 m 的山坡、草地。分布于凉山州、甘孜州、九寨沟、汶川、茂县、小金、壤塘、马尔康、金川、什邡、洪雅、峨眉山。

根辛凉解表、续筋骨、散风清热、降气化痰，用于风热外感所引起的发热、咳嗽、咳痰等，治骨断裂。根发表散寒、祛风止痛、除湿，用于感冒头痛、风湿痹痛、跌打损伤。又发汗解毒。

辽藁本

家藁本、水藁本（理塘、泸定）。

为伞形科植物 *Ligusticum jeholense* Nakai et Kitagawa 的根茎及根。

生于山坡、灌木丛中。分布于理塘、泸定。

根茎散风寒湿邪，用于风寒头痛、颠顶痛、寒湿腹痛、泄泻、疝瘕、疥癣。

蕨叶藁本

当归。

为伞形科植物 *Ligusticum pteridophyllum* Franch. 的根。

生于海拔 2 400 ~ 3 300 m 的林下、草坡、水沟边。分布于康定、稻城、乡城、雅江、泸定、理塘、德格。

散寒、祛湿、止痛、镇静，用于胃寒痛、头痛、偏头痛、风寒感冒。

抽葶藁本

为伞形科植物 *Ligusticum scapiforme* Wolff. 的根状茎。

生于海拔 2 700 ~ 3 800 m 的灌木丛以及草甸。分布于德格、雷波、宁南、崇州、康定、理塘、雅江、巴塘、稻城、乡城、道孚、石渠、峨边、马边等地。

辛、温，祛风、散寒、止痛。

藁本

茶芎（江安）、土川芎（筠连）、小叶川芎（丹巴）、野川芎（峨眉）。

为伞形科植物 *Ligusticum sinense* Oliv. 的根及根状茎。

生于海拔 1 000 ~ 2 700 m 的林下、沟边草丛中。分布于古蔺、叙永、纳溪、高县、屏山、江安、筠连、兴文、长宁、金阳、甘洛、丹巴、青川、彭州、峨眉山、汶川、彭山、汉源、大竹、泸定、雅江、康定、石棉、峨边、马边。

根茎散寒解表、祛风湿、止痛，用于感冒风寒、巅顶头痛、风寒湿痹、肢节疼痛、寒疝腹痛，泄泻、疥癣等症。根发表散寒、祛瘀止痛（凉山州）

　　注：本品为川产道地药材，主产于阿坝州、绵阳、雅安市。

岩茴香

细叶藁本。

为伞形科植物 *Ligusticum tachiroei*（Franch. et Sav.）Hiroe et Constance 的根。

生于海拔 1 200 ~ 2 700 m 的河岸湿地、石砾荒原及岩石缝隙。分布于什邡市、汶川、理县、茂县。

根散寒、祛风、除湿、止痛，用于伤风感冒、跌打损伤、腹痛泄泻。

紫伞芹

为伞形科植物 *Melanosciadium pimpinelloideum* de Boiss. 的根及全草。

生于海拔 1 400~1 800 m 的荫蔽潮湿的竹林中或林缘草地上。分布于崇州市。

祛风、散寒、止痛。

白苞芹

紫茎芹、水芹菜、天螺丝（筠连）。

为伞形科植物 *Nothosmyrnium japonicum* Miq. 的根。

生于海拔 2 000~2 400 m 的山坡林下阴湿草丛中或杂木林下。分布于筠连、九寨沟、松潘、茂县、汶川、理县、黑水。

根味辛、性温，祛风散寒，舒筋活血、镇痉止痛，用于风寒感冒、头痛、风寒湿痹、筋骨痛、骨折伤痛。

全草治小儿鼻炎、大人枯累（筠连）。解痉、镇痛（阿坝州）。

川白苞芹

为伞形科植物 *Nothosmyrnium japonicum* Miq. var. *sutchenense* de Boiss. 的根。

生于林下草丛中。分布于荥经、茂县、广元、都江堰。

用于咳喘。

宽叶羌活

大头羌、鄂羌活、岷羌活（阿坝州）、朱那（藏名）。

为伞形科植物 *Notopterygium forbesii* de Boiss. 的根与根茎。

生于海拔 1 500~4 000 m 的林缘及灌木丛内。分布于甘孜州、九寨沟、若尔盖、金川、茂县、黑水、小金、马尔康、凉山州、越西、崇州、邛崃、峨眉、绵阳、马边。

功效同羌活，但是效果不如羌活显著。

藏医：认为功效同羌活。

注：本品为川产道地药材，主产于康定、小金、丹巴、松潘。本品为国家三级保护植物。

卵叶羌活

为伞形科植物 *Notopterygium forbesii* de Boiss. var. *oviforme*（Shan）H. T. Chang 的根与根茎。

生于山坡林下阴湿处或林缘草丛中。分布于峨眉山、德格。

功效同羌活。

福氏羌活

川羌活（阿坝州）、朱那（藏名）。

为伞形科植物 *Notopterygium franchetii* de Boiss. 的根与根茎。

生于海拔 3 200~3 900 m 的乱石堆中。分布于巴塘、色达、壤塘、金川、若尔盖、九寨沟、马尔康。

功效同羌活，但是效果不如羌活显著。

藏医认为功效同羌活。

羌活

竹节羌活（马尔康）、蚕羌、狗引子花（甘孜州）、曲药（阿坝州）、朱那、肖打接哇、毒嘎（藏名）。

为伞形科植物 *Notopterygium incisum* Ting ex H. T. Chang 的根茎与根。

生于海拔 2 000~4 300 m 的阴坡林缘及灌木丛内。分布于甘孜州、阿坝州、凉山州、什邡、绵阳、成都、峨边，主产于德格、康定、若尔盖、茂县、九寨沟、金川。

根茎辛、苦、温，归膀胱、肾经，解表寒，祛风湿、利关节、止痛，用于感冒风寒、头痛无汗、风寒湿痹、项强筋急、骨节酸疼、风湿浮肿、痈疽疮毒。发汗解表、祛风除湿（凉山州）

藏医：辛、苦、温、无毒，发表散寒、祛湿止痛，治太阳穴头痛、鼻窦炎、痰症、热证、虫病、癫

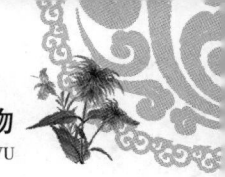

痕、麻风、癫痫、感冒风热、头痛身痛、风湿痹痛、外伤后发热。幼茎晒干，熏烟可预防传染病。德格藏医治流感、脑膜炎、胆囊炎、头痛、发烧。羌医：将根与根茎打粉，用纸卷成烟卷，吸烟治感冒头痛。

注：本品为川产道地药材，主产于小金、松潘、康定、红原、金川、九寨沟、德格、黑水。本品为国家三级保护植物。

短辐水芹

少花水芹、水芹菜（合江）。

为伞形科植物 *Oenanthe benghalensis*（Roxb.）Kurz. 的全草。

生于海拔 500~1 500 m 的山坡林下、溪边、沟边以及水旱田中。分布于合江、彭州、乐山、会东。

全草味辛、微甘、性凉，平肝、解表、透疹，治麻疹初期、高血压、失眠。

西南水芹

细叶水芹、细叶川芎（峨眉）。

为伞形科植物 *Oenanthe dielsii* de Boiss. 的全草。

生于海拔 750~3 000 m 的山谷林下阴湿地、山坡及溪旁。分布于崇州、乐山、九寨沟、茂县、松潘、黑水、汶川、理县、金川、洪雅、峨眉山、峨边、马边。

行气止痛、祛风除湿、调经、温化痰饮、清热、利水，用于气滞腹痛、痰饮在肺、感冒发热、呕吐腹泻、胸痹心痛、胸胁疼痛、跌打损伤、月经不调、经闭腹痛、癥瘕腹痛、风湿痹痛、尿路感染、崩漏、白带、高血压。

细叶水芹

为伞形科植物 *Oenanthe dielsii* de Boiss. var. *stenophylla* de Boiss. 的全草。

生于海拔 1 500~2 000 m 的山谷林下、杂木林中、沟边、水边草丛中。分布于越西。

清热解毒、利尿消肿，用于咽喉肿痛、风热咳嗽、肾炎水肿、高血压。

水芹

野芹菜（泸县）、水芹菜（峨眉）。

为伞形科植物 *Oenanthe javanica*（Bl.）DC. 的全草。

生于海拔 3 200 m 以下的浅水低洼地方或池沼、水沟、潮湿荒地等地。分布于全川，凉山州、古蔺、兴文、叙永、筠连、泸县、邛崃、九寨沟、茂县、汶川、南充市、绵阳市、洪雅、达州市、巴中市、峨眉山、乡城、峨边。

全草清热凉血、祛风除湿、清肺止咳、止痛、利水通淋，用于尿路感染、肝炎、妇女红崩白带、跌打损伤、肺热咳嗽、风湿疼痛、骨折、暴热烦渴、黄疸、水肿、淋病、瘰疬、痄腮。《神农本草经》载"主女子赤沃。止血养精，保血脉，益气，令人肥健嗜食"。《医林纂要》载"补心，去瘀，续伤"。《随息居饮食谱》载"清胃涤热，祛风，利口齿咽喉头目"。脾胃虚弱者忌食用。

全草退热、解毒、利湿、止血、降压（凉山州）。

蒙自水芹

野水芹。

为伞形科植物 *Oenanthe rivularis* Dunn 的全草。

生于溪边、湿地。分布于西昌、木里、喜德、美姑、布拖、会东。

退热解表、利湿、止血、降压。

卵叶水芹

为伞形科植物 *Oenanthe rosthornii* Diels 的全草。

生于海拔 1 400~4 000 m 的山谷林下水沟旁草丛、灌木丛中。分布于邛崃、峨眉山、洪雅、金阳。

补气益血、止血、利尿、清热，用于气虚血亏、头目眩晕、水肿、外伤出血。清热解毒、利水通淋、

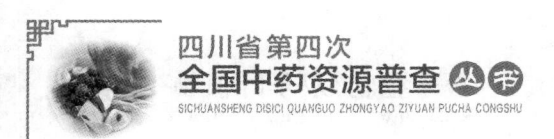

发表祛寒，用于湿热黄疸、水肿、淋病、瘰疬（洪雅、峨眉）。

中华水芹

野芹菜（屏山）、野红罗卜（兴文）、野白芷（宜宾）。

为伞形科植物 *Oenanthe sinensis* Dunn 的全草。

生于水田沼地及山坡湿地。分布于凉山州、屏山、宜宾、兴文、珙县、筠连、邛崃、乐山、洪雅、峨边。

消肿、健脾、开胃、清火（屏山）；除湿利水，用于水肿、黄疸、牙痛（珙县）；治风湿麻木、跌打损伤（宜宾）。养血、治崩带（凉山州）。解表、透疹，用于麻疹初起、高血压（洪雅）。

香根芹

为伞形科植物 *Osmorhiza aristata*（Thunb.）Makino et Yabe 的根、果实。

生于海拔 1 500～2 600 m 的山坡林下、溪边、路旁草丛中。分布于金川、汶川、茂县、邻水、平昌、通江、南江、峨眉山、泸定、丹巴、德格。

清热祛湿、散寒、发表、止痛，用于头顶痛、风寒感冒、周身痛。果实杀虫、消炎，用于蛔虫病、蛲虫、绦虫、虫积腹痛（阿坝州）。

疏叶香根芹

为伞形科植物 *Osmorhiza aristata*（Thunb.）Makino et Yabe var. *laxa*（Royle）Constance et Shan 的根。

生于海拔 1 600～3 500 m 的山坡林下、山沟及河边草地。分布于九寨沟、茂县、汶川、理县、黑水、洪雅、泸定、康定、丹巴、石棉、峨边。

散寒、发表、止痛，用于头顶痛、风湿痹痛、风寒感冒、周身痛。

竹节前胡

为伞形科植物 *Peucedanum dielsianum* Tedde ex Wolff 的根。

生于海拔 600～1 500 m 的山坡湿润的岩石上、荒坡、疏林。分布于宜宾、马边。

祛风、除湿、发表。

华中前胡

为伞形科植物 *Peucedanum medicum* Dunn 的根。

生于海拔 700～2 000 m 的山坡草丛和湿润的岩石上。分布于邻水、宣汉、万源。

散寒、祛风除湿，用于风寒感冒、风湿痛、小儿惊风。

光前胡

华中前胡、岩前胡。

为伞形科植物 *Peucedanum medicum* Dunn var. *gracile* Dunn 的根。

生于山坡、岩石上。分布于洪雅。

散寒、祛风除湿，用于风寒感冒、风湿痛、小儿惊风。

前胡

白花前胡、防风（合江）、土防风（兴文）。

为伞形科植物 *Peucedanum praeruptorum* Dunn 的根。

生于海拔 200～2 500 m 的向阳山坡、林缘、路边或半阴性的山坡草丛中。分布于合江、兴文、叙永、金阳、什邡、邛崃、南充、内江、绵阳市、九寨沟、茂县、松潘、黑水、汶川、理县、马边。

散风清热、散寒、降气化痰、镇咳，用于外感风热咳嗽、肺热痰郁、咳喘痰多、痰黄稠黏、呕逆食少、胸膈满闷。

红前胡

为伞形科植物 *Peucedanum rubricaudicum* Shan et Shen 的根。

生于林下。分布于凉山州。

疏风、清热、降气化痰。

石防风

珊瑚菜、山实（阿坝州）。

为伞形科植物 *Peucedanum terebinthaceum*（Fisch.）Fisch. ex Turcz. 的根。

生于海拔 400～3 000 m 的山坡草地、林下及林缘。分布于什邡、乐山、壤塘、金川、马尔康、会东。

发散风热、降气化痰，用于感冒、咳喘、妊娠咳嗽、支气管炎、胸胁胀满、喘息。

长前胡

川西防风。

为伞形科植物 *Peucedanum turgeniifolium* Wolff 的根、全草。

生于林下。分布于德阳、绵阳。

疏风清热、降气化痰。

康定矮滇芹

棱子芹、罟郎加哇（藏名）。

为伞形科植物康定矮滇芹 *Physoepermopsis delavayi* Franch. var. *nan* J. S. Yang et Y Cao（ined）的根。

生于海拔 3 500 m 左右的山坡草地，分布于德格、康定。

藏医：根甘、辛、苦、温、重。滋补、干“黄水”，用于培根寒证、胃寒证、腰膝寒证、气痛、熏浮肿痛。

锐叶茴芹

去齿茴芹。

为伞形科植物 *Pimpinella arguta* Diels 的全草。

生于荒坡、灌木丛中，分布于乐山。

散寒化瘀、祛痰消肿。

杏叶茴芹

山当归、骚牯羊、杏叶防风。

为伞形科植物 *Pimpinella candolleana* Wight et Arn. 的根、全草。

生于阴湿的坡地、荒坡，分布于凉山州、青川、九寨沟、乐山、绵阳市、洪雅、峨眉山、富顺。

根温中、理气、祛风、除湿，用于胃脘胀痛、风湿痹痛、痈肿疮毒。全草健胃、消食、理气、散寒、活血祛瘀，用于食积不化、筋骨疼痛、风寒咳嗽、肺痨咳嗽、瘰疬、流痰、胸膈气胀、胃寒气痛（凉山州、峨眉）。

尾尖茴芹

为伞形科植物 *Pimpinella caudata*（Franch.）Wolff 的根。

生于海拔 3 000～3 500 m 的林下、灌木丛、草地。分布于泸定。

用于风湿腰痛。

革叶茴芹

为伞形科植物 *Pimpinella coriacea*（Franch.）de Boiss. 的全草。

生于海拔 950～3 200 m 的沟边或林下。分布于崇州市、宁南。

温中散寒、祛风除湿、活血调经，用于胃寒腹痛、风寒湿痹、月经不调。

异叶茴芹

土防风（纳溪、泸县）、山当归（长宁、江安）、满山串（兴文）、五百棒（泸县）、骚羊角、白花

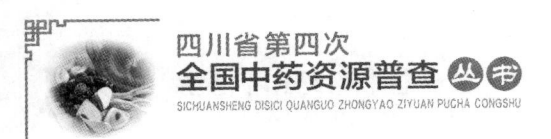

草、六月寒、野当归、鹅脚板。

为伞形科植物 *Pimpinella diversifolia* DC. 的全草、根。

生于海拔 1 600 ~ 3 300 m 的山坡草丛中、沟边或林下。分布于泸州、宜宾、隆昌、凉山州、阿坝州、彭州、乐山、南充、洪雅、达州市、巴中市、峨眉山、泸定、康定、九龙、峨边等地。

全草散寒、化积、行气消肿、止痛、健脾消积、活血散瘀、解毒、截疟，用于小儿脾虚、食积腹胀、风火牙痛、风寒感冒、百日咳、肺结核、腮腺炎、胃脘疼痛、劳伤、疟疾、无名肿毒、痢疾、小儿疳积、皮肤瘙痒、蛇咬伤；炖鸡服治疗心脏病（叙永）。消食理气、散寒活血、祛瘀、止泻（凉山州、峨眉）

棱子芹

为伞形科植物 *Pleurospermum camtschaticum* Hoffm. 的根全草。

生于海拔 3 600 ~ 4 000 m 的草丛、林下，分布于金川、马尔康、壤塘、马边。

温中、化湿、止带，用于骨寒痛、腹胀、不思饮食、白带。

粗茎棱子芹

为伞形科植物 *Pleurospermum crassicaule* Wolff 的花。

生于海拔 3 000 ~ 4 500 m 的山坡草地，分布于康定、理塘、稻城、道孚、金阳、马边。

滋补健胃。

鸡冠棱子芹

为伞形科植物 *Pleurospermum cristatum* de Boiss. 的根。

生于海拔 1 300 ~ 2 600 m 的山坡、林缘、山谷草地。分布于南江。

解表、祛风散寒。

宝兴棱子芹

当更（藏名）。

为伞形科植物 *Pleurospermum davidii* Franch. 的根。

生于 2 700 ~ 4 900 m 的高山灌木丛草甸、针叶林中、冷杉林下、林缘草甸、山坡草甸。分布于宝兴、什邡、泸定、康定、九龙、乡城、稻城、冕宁、木里、盐边、峨边。

藏医：根治陈热病、心热病、中毒症、培根与龙的并发症。

松潘棱子芹

为伞形科植物 *Pleurospermum franchetianum* Hemsl. 的根、果实。

生于海拔 2 500 ~ 4 300 m 的山坡或山脊草地，分布于松潘、红原、若尔盖、峨边。

滋补健胃。

太白棱子芹

为伞形科植物 *Pleurospermum giraldii* Diels 的全草。

生于海拔 3 000 ~ 3 600 m 山坡草地。分布于达州、普格。

温中、消食、止带；用于胃寒腹痛、腹胀、不思饮食、带下。

西藏棱子芹

加哇（藏名）。

为伞形科植物 *Pleurospermum hookeri* C. B. Clarke var. *thomsonii* C. B. Clarke 的根。

生于海拔 4 200 ~ 4 700 m 的河滩灌木丛及高山碎石带，分布于德格、康定、理塘、稻城、乡城、石渠、色达。

藏医：根甘、辛、涩、热、无毒。滋补健胃，用于肾炎、腰痛、消化不良、黄水、水肿、培根、木布病、胃病、龙病，与蒺藜、白及、黄精配伍治肾寒病。

康定棱子芹

罢郎加哇（藏名）。

为伞形科植物 *Pleurospermum prattii* Wolff 的根。

生于海拔 3 500 m 左右的河滩或山坡草地。分布于道孚、九龙、白玉、新龙、康定、德格、甘孜。

藏医：根甘、辛、苦、温、重。滋补、干"黄水"，用于培根寒证、胃寒证、腰膝寒证、气痛、熏浮肿痛。

泽库棱子芹

罢郎加哇（藏名）。

为伞形科植物 *Pleurospermum tsekuense* Shen 的根。

生于海拔 3 400 ~ 3 500 m 的山坡，分布于稻城。

藏医：根甘、辛、苦、温、重。滋补、干"黄水"，用于培根寒证、胃寒证、腰膝寒证、气痛、熏浮肿痛。

蕨叶囊瓣芹

散血芹、倒地帚（宜宾）、扭子草（兴文）、水芹花、散血草（峨眉）、散血藤。

为伞形科植物 *Pternopetalum botrychioides* (Dunn) Hand. et Mazz. 的全草。

生于海拔 740 ~ 3 000 m 山坡的阴湿沟谷、林下及灌木丛中。分布于峨眉、宜宾、兴文、屏山、洪雅、泸定。

收敛、消炎、凉血、止血。全草泡酒作跌打损伤药（宜宾地区）。外敷刀伤和烫伤（峨眉）。

短梗囊瓣芹

为伞形科植物 *Pternopetalum brevipedunculatum* K. T. Fu 的根。

生于灌木丛中，分布于乐山、洪雅。

祛风、除湿、止痛，用于风湿麻木、跌打损伤。

心果囊瓣芹

山当归（珙县）。

为伞形科植物 *Pternopetalum cardiocarpum* (Franch.) Hand. et Mazz. 的全草。

生于海拔 2 800 ~ 4 000 m 的山沟及河边丛林中。分布于筠连、珙县、叙永、泸定、稻城、得荣。

全草散寒、理气。治感冒头痛、腹胀（珙县）。

江西囊瓣芹

为伞形科植物 *Pternopetalum kiangsiense* (Wolff) Hand. et Mazz. 的根。

生于山坡、灌木丛、草地。分布于雷波。

散寒、理气、止痛，用于胃痛、腹痛、胸胁痛。

薄叶囊瓣芹

水中芹（洪雅、峨眉山）。

为伞形科植物 *Pternopetalum leptophyllum* (Dunn) Hand. et Mazz. 的全草。

生于海拔 1 000 ~ 1 800 米的林下和阴湿的岩石上。分布于峨眉山、青城山、洪雅、乐山。

解毒、发表散寒、解肌舒筋、止痛，用于风湿周身痛、麻木。

矮茎囊瓣芹

为伞形科植物 *Pternopetalum longicaule* Shan var. *humile* Shan et Pu 的根。

生于海拔 1 900 ~ 3 700 m 的山坡、灌木丛中。分布于四川省。

祛风除湿、止痛。

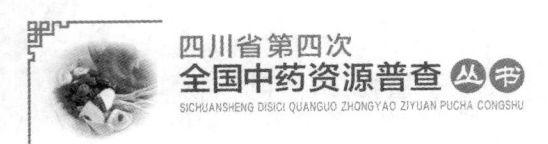

条叶囊瓣芹

为伞形科植物 *Pternopetalum tanakae*（Franch.）Hand. et Mazz. 的全草。

生于灌木丛中。分布于什邡、乐山。

解毒、祛风、除湿。

膜蕨囊瓣芹

三星草（叙永）、芹菜七（屏山）、蕨其细辛、细沙毛（兴文）、牛毛细辛（筠连）、生扯拢（江安、长宁）、细叶囊瓣芹。

为伞形科植物 *Pternopetalum trichomanifolia*（Franch.）Hand. et Mazz. 的全草。

生于海拔 680～2 400 m 的林下、沟边及阴湿岩石上。分布于宜宾、屏山、江安、叙永、兴文、长宁、珙县、筠连、乐山、洪雅、峨眉山。

解毒、祛风、除湿、散寒止痛，用于风湿周身痛、麻木。全草清热、解毒。用于烧伤（叙永），散寒、解表、跌打损伤（屏山），收敛、止血生肌、消炎，用于刀伤（江安、长宁、峨眉）。

囊瓣芹

牛尾七（长宁）、亮火虫（合江）、水黄连（古蔺）、五匹青。

为伞形科植物 *Pternopetalum vulgare*（Dunn）Hand. et Mazz. 的根与全草。

生于海拔 1 400～3 500 m 的山沟及河边丛林中。分布于筠连、古蔺、长宁、合江、兴文、什邡、乐山、若尔盖、九寨沟、红原、马尔康、黑水、洪雅、邻水、万源、南江、峨眉山、冕宁。

全草祛风除湿、活络、解表散寒、止痛，用于风湿痹痛、跌打损伤。根散寒、理气、止痛，用于胃痛、腹痛、胸胁痛。泡酒治跌打损伤（长宁）。

尖叶囊瓣芹

尖叶五匹青。

为伞形科植物 *Pternopetalum vulgare*（Dunn）Hand. et Mazz. var. *acuminatum* G. Y. Wu 的根与全草。

生于海拔 1 300～1 600 m 的河边、林下或阴湿坡地。分布于洪雅、峨眉山。

全草祛风、除湿、活血散瘀、活络止痛，用于风湿痹痛、跌打损伤（泡酒）。

毛叶囊瓣芹

毛叶五匹青。

为伞形科植物 *Pternopetalum vulgare*（Dunn）Hand. et Mazz. var. *strigosum* Shan et Pu 的根与全草。

生于海拔 1 900～2 500 m 的林下或阴湿草丛中。分布于峨眉山、洪雅。

清热解毒、消痈止痛，用于瘰疬、淋巴结核、咽喉肿痛、骨结核。

川滇变豆菜

黑根药、五匹风。

为伞形科植物 *Sanicula astrantifolia* Wolff ex Kretsch. 的全草与根。

生于海拔 1 900～3 000 m 的河边杂木林下、山坡草地。分布于凉山州、乐山、洪雅、九龙、峨边、马边。

全草治风湿关节疼痛、跌打损伤。根补肺、益肾，用于肺结核、肺痈、麻木、肾虚腰疼、头昏。全草祛风除湿、活血（凉山州）

变豆菜

水五甲（长宁）、肺筋草（宜宾）、土川芎（珙县）、红芹菜（叙永）、五毒药、白当归（江安）、鸭脚板、蓝布正。

为伞形科植物 *Sanicula chinensis* Bunge 的全草与根。

生于海拔 200～2 800 m 的阴湿山坡路旁、杂木林下、竹圆、溪边等草丛中。分布于全川，凉山州、

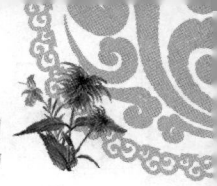

长宁、宜宾、珙县、叙永、江安、青川、屏山、崇州、彭州、邛崃、九寨沟、黑水、茂县、洪雅、达州市、巴中市、峨眉山、泸定、乡城、九龙、峨边、马边等。

全草味辛、微甘、性凉，祛风、除湿、行气活血、止痛，用于风寒感冒头痛、咳嗽，外敷疮毒。

全草清热润肺、止咳（凉山州）。根补肺、益肾，用于肺痈、麻木、肾虚腰疼、头昏（洪雅）。

天南变豆菜

散血草。

为伞形科植物 *Sanicula coerulescens* Franch. 的全草。

生于海拔 800～1 500 m 的溪边湿地、路旁竹林或阴湿杂木林下。分布于邛崃。

散寒止咳、活血通络，用于风寒咳嗽、顿咳、月经不调、经闭、腰痛。祛风、除湿、补肺。

软雀花

为伞形科植物 *Sanicula elata* Hamilt. 的全草。

生于海拔 1 600～3 500 m 的林下、灌木丛、沟边。分布于邛崃、泸定、九龙。

祛风、除湿、补肺。

鳞果变豆菜

为伞形科植物 *Sanicula hacquetioides* Franch. 的全草。

生于海拔 2 800～4 600 m 的林下、灌木丛、草地、流石滩。分布于康定、九龙、道孚。

散寒止咳、活血通络，用于风寒咳嗽、顿咳、月经不调、经闭、腰痛。

薄片变豆菜

肺筋草（屏山、南充）、菜山甲（纳溪）、散血草，大肺筋草（绵阳），反背红、一支箭（阿坝州）

为伞形科植物 *Sanicula lamelligera* Hance 的全草。

生于海拔 500～2 000 m 的林下、沟谷、溪边及湿润的沙质土壤。分布于凉山州、屏山、纳溪、宜宾、泸县、南溪、兴文、古蔺、珙县、什邡、崇州、彭州、都江堰、南充市、内江、汶川、茂县、理县、金川、乐山、绵阳市、洪雅、开江、平昌、巴中、通江、峨眉山、九龙、马边。

全草散寒、散风清肺、化痰止咳、清热、凉血止血、行血通经、活络，用于感冒、风寒咳嗽、百日咳、哮喘、闭经、血淋、月经不调、腰痛。又治风湿关节炎（纳溪）。

直刺变豆菜

大肺筋草（古蔺）、五匹风（屏山）、黑鹅脚板。

为伞形科植物 *Sanicula orthacantha* S. Moore 的全草。

生于海拔 3 200 m 以下的山涧林下、路旁、沟谷、溪边。分布于古蔺、筠连、兴文、叙永、珙县、屏山、邛崃、什邡、成都、九寨沟、松潘、黑水、茂县、洪雅、达州市、巴中市、峨眉山、丹巴、美姑、雷波、甘洛、越西、昭觉、峨边、马边。

全草化痰止咳、凉血止血，用于感冒咳嗽、哮喘、血淋、闭经。全草清热、解毒，用于麻疹后热毒未尽、耳热瘙痒、跌打损伤（峨眉）。

短刺变豆菜

为伞形科植物 *Sanicula orthacantha* S. Moore var. *brevispin* de Boiss. 的全草。

生于海拔 250～3 200 m 的山涧林下、路旁、沟谷、溪边。分布于什邡、崇州、峨眉山。

清热、化痰、止血，用于跌打损伤。

红花变豆菜

鸡爪芹（乡城）。

为伞形科植物 *Sanicula rubriflora* Fr. Schmidt 的全草。

生于海拔 400～2 400 m 的林缘湿草甸、山谷、山坡草甸、山坡林中阴湿地、山坡溪边、山坡杂木林

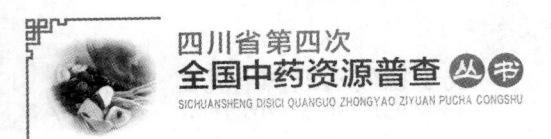

缘湿润地。分布于乡城。

用作利尿药。

锯叶变豆菜

为伞形科植物 *Sanicula serrata* Wolff 的根。

生于海拔 1 300～3 150 m 的杂木林下。分布于康定、洪雅、雷波、峨眉山。

用于跌打损伤。

尖叶肺筋草

肺筋草（古蔺、合江）、过气草（合江）、黑老婆（高县）、白花肺筋草（洪雅）。

为伞形科植物 *Sanicula stapfiana* Wolff 的全草。

生于海拔 1 000 m 左右的草地、灌木丛中。分布于古蔺、合江、筠连、长宁、高县、乐山、洪雅、峨眉山。

清热润肺、行经通血、化痰止咳、凉血止血，用于感冒咳嗽、哮喘、血淋、闭经。全草用于风寒感冒咳嗽、月经不调（古蔺）、清热、止咳（合江、长宁），外用拔毒（长宁）。

防风

为伞形科植物 *Saposhnikovia divaricata*（Trucz.）Schischk. 的根。

生于海拔 2 800 m 以下的草原、丘陵和多石砾山坡上。栽培于江安、南溪、广安、什邡、彭州、绵阳、广元、南充、茂县、汶川、理县、宣汉、平昌、巴中、万源、南江、盐源、冕宁、木里等地。

根祛风、发汗解表、胜湿止痛、止痉，用于感冒风寒所致的头痛、身疼、恶寒等，以及用于外感风湿、风湿痹痛、破伤风。

注： 本品为国家三级保护植物。

多毛西风芹

竹叶防风。

为伞形科植物 *Seseli delavayi* Franch. 的根。

生于海拔 1 700～4 500 m 的高山草坡、杂灌木丛中。分布于凉山州各县。

根甘、辛、温，入肺经。辛温解表、祛风胜湿、祛风消肿。用于风寒外感症、风寒湿痹、关节骨痛、肢体重着、四肢不爽、痈肿疮疡。根治感冒伤寒、发表镇痛（凉山州）

竹叶西风芹

为伞形科植物 *Seseli mairei* Wolff 的根。

生于海拔 1 200～3 200 m 的向阳山坡、疏林下、草丛和荒地。分布于凉山州、攀枝花、理塘。

祛风、解表、胜湿、活络，用于风湿寒痹、感冒、破伤风。

邪蒿

为伞形科植物 *Seseli seseloides*（Fisch et Mey）Hiroe 的全草。

生于海拔 3 000～4 000 m 的山坡、灌木丛、草丛中，分布于九寨沟、金川、马尔康、茂县。

利肠胃、通血脉，用于痢疾。

松叶西风芹

云防风、松叶防风。

为伞形科植物 *Seseli yunnanensis* Franch. 的根。

生于海拔 600～3 100 m 的山坡、林下、灌木及草地。分布于屏山、金阳、盐源、德昌、九龙。

根解表、祛风、胜湿、镇痛，用于感冒、风寒湿痹、痈肿疮疡、破伤风。根治感冒伤寒、发表镇痛（凉山州）

舟瓣芹

则（藏名）。

为伞形科植物 *Sinolimprichtia alpina* Wolff 的根。

生于荒坡、灌木丛、地边。分布于泸定、康定、理塘、稻城、乡城、德格、巴塘、道孚、甘孜。

解毒，用于中毒性疾病、肺热。

泽芹

为伞形科植物 *Sium suave* Walt. 的全草。

生于沼泽、湿草甸、溪边、水沟。分布于彭州。

清热解毒、散风寒、止头痛、降血压，用于风寒感冒头痛、高血压症。

迷果芹

达扭。

为伞形科植物 *Sphallerocarpus gracilis*（Bess.）K-ol. 的果实。

生于海拔 580~2 800 m 的山坡路旁、村庄附近、田圆及荒坡。分布于德格、石渠。

益肾、壮阳、祛风燥湿。

宜昌东俄芹

丝拉嘎保、写子尔、阿呷巴意那（藏名）、红花芹、太白三七（阿坝州）。

为伞形科植物 *Tongoloa dunnii*（de Boiss.）Wolff 的果实、根。

生于海拔 2 000~3 500 m 的低洼沃土、草丛、山坡、地边。分布于巴塘、德格、若尔盖、红原、黑水、峨边。

果祛风湿、强筋骨、活血、止血，用于风湿性关节痛、崩漏、跌打损伤、外伤出血。根止血镇痛、活血散瘀。

藏医：辛、甘、微寒、温、无毒，清热、健胃消食，治肝炎、肺结核、肺热命门的尤病、培根病。梅毒、中风、羊痫风等忌用。

云南东俄芹

为伞形科植物 *Tongoloa loloensis*（de Boiss.）Wolff 的果实。

生于海拔 2 600~3 650 m 的山坡草丛、沼泽地。分布于雷波、理塘、乡城、稻城。

祛风湿、强筋骨、活血、止血。

城口东俄芹

为伞形科植物 *Tongoloa silaifolia*（de Boiss.）Wolff 的根。

生于海拔 2 000~3 400 m 的潮湿草地。分布于达州。

祛风湿、强筋骨、活血、止血，用于风湿关节痛、崩漏、跌打损伤、外伤出血。

小窃衣

破子草、野红萝卜（宜宾）、窃衣、黏连子、苦草（合江）、黏黏草（长宁）、姜口全（古蔺）、蛇床子（叙永）、鹤虱、华南鹤虱（甘孜州）。

为伞形科植物 *Torilis japonica*（Houtt.）DC./*T. anthriscus*（L.）Gmel 的果实。

生于海拔 3 050 m 以下的杂木林下、林缘、路边、沟边以及溪边草丛中。分布于全川，宜宾、兴文、叙永、筠连、长宁、合江、古蔺、稻城、九龙、道孚、凉山州、彭州、洪雅、达州市、巴中市、峨眉山、甘孜州、峨边、马边。

果与根，驱蛔虫（宜宾）、收敛止泻、治腹痛（合江）；治子宫脱出（长宁），清热、解毒、杀虫、疮毒，煎水洗患处（叙永）。活血消肿、收敛、消炎杀虫，用于蛔虫病、蛲虫病、绦虫病、虫积腹痛、阴道滴虫（甘孜州、达州、巴中）。

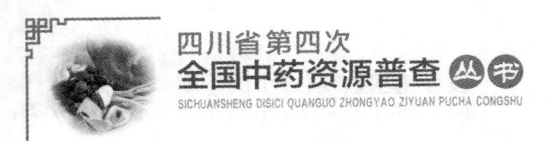

窃衣

破子草、黏黏草、鹤虱。

为伞形科植物 *Torilis scabra* (Thunb.) DC. 的果实。

生于海拔 2 500 m 以下的山坡、林下、路旁、河边以及空旷草地上，分布于什邡、邛崃、崇州、绵阳、眉山市、峨眉山、康定、宁南、峨边、马边。

清热解毒、活血消肿、杀虫止泻（慢性腹泻）、收湿止痒，用于虫积腹痛、痈肿疮毒、泻痢、疮疡溃烂、阴痒带下、阴道滴虫、风湿疹。

瘤果芹

枷拐、打拐（藏名）。

为伞形科植物 *Trachydium roylei* Lindl. 的根。

生于海拔 3 300～5 600 m 的山坡、林下，分布于道孚、德格、理塘、巴塘。

德格藏医辛、微温，行气止痛、温胃，治胃寒疼痛、腹胀。

岩梅科 Dispensiaceae

岩匙

白奴花、铁灼菜（峨眉）、岩筋菜。

为岩梅科植物 *Berneuxia thibetica* Decne. 的全草。

生于海拔 1 700～3 500 m 的高山或中山林中潮湿地区、冷杉林中、灌木丛中、阔叶林中或潮湿岩壁上。分布于洪雅、屏山、雷波、叙永、筠连、什邡、崇州、彭州、乐山、峨眉山、泸定、康定、宝兴、荥经、石棉、芦山、天全、峨边、马边。

全草祛风散寒、平喘、止血，用于感冒、风寒咳嗽、四肢麻木、劳伤、哮喘、跌打损伤。配天麻煎水服治体虚头昏、眼花（叙永）。

小岩匙

为岩梅科植物 *Berneuxia yunnanensis* Li 的全草。

生于山坡林下阴处。分布于康定、什邡、成都、绵竹。

祛风散寒、止咳平喘、活血通络，用于风寒感冒、咳嗽、哮喘、跌打损伤。

红花岩梅

为岩梅科植物 *Diapensia purpurea* Diels 的全草。

生于海拔 2 000～4 500 m 的潮湿岩石缝隙中、灌木林下。分布于九寨沟、松潘、茂县、黑水、乐山、洪雅、泸定、康定、九龙。

祛风除湿、清热凉血、活血消肿、散寒平喘，用于风寒感冒、咳吐脓血、劳伤喘咳。

山柳科/桤叶树科 Clethraceae

单叶山柳

单叶桤叶树。

为桤叶树科植物 *Clethra monostachya* Rehd. et Wils. 的全株。

生于海拔 700～2 000 m 的山坡阔叶林中。分布于天全、泸定、峨边。

祛风。

鹿蹄草科 Pyrolaceae

梅笠草

喜冬草。

为鹿蹄草科植物 *Chimaphila japonica* Miq. 的叶。

生于海拔 900~3 100 m 的山地针阔叶混交林、阔叶林或灌木丛下。分布于得荣、泸定、康定、峨边。

清热利湿、理气止痛，用于小便淋涩疼痛、水肿、泄泻、胃痛、腹痛。

水晶兰

梦兰草、水兰草。

为鹿蹄草科植物 *Monotropa uniflora* Linn 的全草。

生于海拔 500~3 850 m 的潮湿针叶林。分布于越西、叙永、峨眉、成都、洪雅、通江、南江、芦山、峨边、万源。

润肺、养阴、补虚、止咳、清热凉血，用于久咳不愈、身体虚弱、肺虚咳嗽。根或全株补虚弱，养阴虚咳。滋补（越西）。

拟水晶兰

水兰草。

为鹿蹄草科植物 *Monotropastrum macrocarpum* H. Andr. 的全草。

生于海拔 2 800 m 的箭竹林中。分布于峨眉山、洪雅。

养阴润肺、补虚、止咳、清热凉血，用于久咳不愈、身体虚弱。

花叶鹿蹄草

为鹿蹄草科植物 *Pyrola alboreticulata* Hayata 的全草。

生于海拔 1 500~2 500 m 的山地林下。分布于什邡。

功效同鹿蹄草。

紫背鹿蹄草

鹿衔草。

为鹿蹄草科植物 *Pyrola atropurpurea* Franch. 的全草。

生于海拔 2 200 m 以下的混交林下。分布于美姑、宜宾市、稻城。

全草用于补虚、益肾、祛风湿、止血，用于肾虚腰痛、风湿性及类风湿关节炎、过敏性皮炎；外用捣烂或研磨敷患处。祛风除湿、强筋骨、止血（美姑）。

鹿蹄草

为鹿蹄草科植物 *Pyrola calliantha* H. Andres 的全草。

生于海拔 450~1 500 m 的林下。分布于洪雅、泸定、丹巴、马边。

祛风除湿、活血调经、强筋骨、止血，用于虚劳咳嗽、劳伤吐血、崩漏。

贵阳鹿蹄草

为鹿蹄草科植物 *Pyrola corbieri* H. Andres 的全草。

生于海拔 1 000~3 000 m 的山地、灌木林下，分布于叙永。

全草补虚、益肾、祛风、除湿、活血、调经，用于虚弱、咳嗽、劳伤吐血、风湿关节痛、崩漏、白带、外伤出血。全草代茶饮用治妇科阴虚、白带。

普通鹿蹄草

鹿衔草。

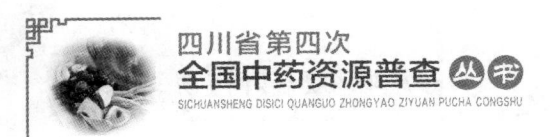

为鹿蹄草科植物 *Pyrola decorata* H. Andres 的全草。

生于海拔 600～3 700 m 的灌木丛中。分布于阿坝州、古蔺、筠连、叙永、纳溪、屏山、昭觉、邛崃、洪雅、达州市、巴中市、峨眉山、普格、丹巴、稻城。

全草清热、止血（古蔺）；解寒热、补肺气、止咳（纳溪）；强筋壮骨、补肾（叙永）。祛风除湿、活血调经、强筋骨、补虚痨、止血止痛，用于虚劳咳嗽、劳伤吐血、崩漏、风湿痛、肾虚腰痛、神经衰弱、肺结核咯血、衄血、慢性菌痢。外用于创伤出血、毒蛇咬伤、水田皮炎。

长叶鹿蹄草

鹿衔草、鹿蹄草。

为鹿蹄草科植物 *Pyrola elegantula* H. Andres 的全草。

生于阔叶林下、灌木丛下。分布于平昌。

祛风除湿、活血调经、强筋骨、止血止痛，用于虚劳咳嗽、劳伤吐血、崩漏、风湿痛、肾虚腰痛、神经衰弱、肺结核咯血、衄血、慢性菌痢。外用于创伤出血、毒蛇咬伤、水田皮炎。

椭圆叶鹿蹄草

短柱鹿蹄草。

为鹿蹄草科植物 *Pyrola elliptica* Nutt. 的全草。

生于阔叶林下、灌木丛下。分布于绵阳市。

补肝肾、祛风湿，用于虚劳咳喘、风湿骨痛、足膝无力。

红花鹿蹄草

为鹿蹄草科植物 *Pyrola incarnata* Fisch. ex DC. 的全草。

生于海拔 1 000～2 500 m 的针叶林、针阔叶混交林或阔叶林下。分布于丹巴。

祛风除湿、补肾强骨、收敛止血，用于风湿痹痛、虚劳腰痛、腰膝无力诸症；又用于寒凝胞宫之子宫出血症。

鹿寿草

日本鹿蹄草。

为鹿蹄草科植物 *Pyrola japonica* Klenze ex Alef. 的全草。

生于阔叶林下、灌木丛下。分布于天全、荥经。

补肾壮阳、收敛止血。

短柱鹿蹄草

为鹿蹄草科植物 *Pyrola minor* L. 的全草。

生于海拔 1 800～2 000 m 的岩石上、阔叶林下、灌木丛下。分布于九寨沟、松潘、茂县、汶川。

功效同鹿蹄草。治感冒、心中烦热、牙痛、骨痛（阿坝州）

肾叶鹿蹄草

为鹿蹄草科植物 *Pyrola renifolia* Maxim. 的全草。

生于海拔 900～1 440 m 的山地针叶（云杉、冷杉、落叶松）林下。分布于得荣、马边。

祛风除湿、补肾壮骨、收敛止血、温肺止咳、解蛇虫毒，用于风湿疼痛、虚劳腰痛、神经痛、腰膝无力、衄血、子宫出血、肺结核咯血、创伤出血、支气管炎、蛇、虫、犬咬伤、水田皮炎。

圆叶鹿蹄草

鹿衔草（凉山州）、破血丹（康定、得荣）、肺痨草（南充）。

为鹿蹄草科植物 *Pyrola rotundifolia* L. 的全草。

生于海拔 3 500 m 以下的阴湿的林下或灌木丛中。分布于若尔盖、茂县、汶川、九寨沟、理县、马尔康、崇州、广安、岳池、苍溪、绵阳市、巴中、通江、天全、宝兴、马边等地。

补肾壮阳、强筋骨、祛风除湿、活血调经、止咳，用于虚劳咳喘、风湿腰痛、膝胫酸软、劳伤咳嗽吐血、过敏性皮炎。

耳叶鹿蹄草

鹿衔草（凉山州）、破血丹（康定、得荣）、高山鹿蹄草（峨眉）。

为鹿蹄草科植物 *Pyrola rotundifolia* L. ssp. *chinensis* H. Andres 的全草。

生于海拔 400～3 000 m 的林下、岩石缝或灌木丛中。分布于甘孜州、茂县、九寨沟、金川、马尔康、理县、汶川、越西、普格、青川、峨眉、洪雅、雅安、宝兴、石棉、荥经、芦山、峨边。

祛风除湿、强筋骨、止血、补虚痨、活血调经，用于虚劳咳嗽、劳伤吐血、崩漏、外伤出血、毒蛇咬伤、水田皮炎。

皱叶鹿蹄草

为鹿蹄草科植物 *Pyrola rugosa* H. Andres 的全草。

生于海拔 1 500～4 000 m 的山地针叶林、阔叶林下、灌木丛下。分布于什邡、成都、洪雅、峨边。

祛风除湿、活血调经，用于虚劳咳嗽、劳伤吐血、崩漏。

四川鹿蹄草

为鹿蹄草科植物 *Pyrola szechuanica* H. Andres 的全草。

生于阔叶林下、灌木丛下。分布于绵阳、平武、北川。

功效同鹿蹄草。祛风除湿、活血调经（绵阳）

杜鹃花科 Ericaceae

岩须

草灵芝（凉山州、绵阳）、捆仙绳。

为杜鹃花科植物 *Cassiope selaginoides* Hook. f. et Thoms. 全草。

生于海拔 3 000～4 500 m 的灌木丛中或垫状灌木丛草地。分布于越西、普格、彭州、崇州、什邡、九寨沟、马尔康、小金、乐山、绵阳市、洪雅、峨眉山、泸定、康定、九龙、稻城、丹巴、峨边。

行气止痛，安神镇静。用于肝胃气痛、食欲不振、肾虚、神经衰弱。养心安神、补胃止痛（越西、普格）。祛风除湿、活血定痛，用于风湿痹痛、跌打损伤（洪雅、峨眉）。

灯笼花

少女灯笼。

为杜鹃花科植物 *Enkianthus chinensis* Franch. 的花。

生于海拔 2 600～3 600 m 的灌木丛或杂木林。分布于乐山、洪雅、泸定、雷波、峨边、马边。

清热、凉血止血、调经，用于慢性支气管炎、月经不调。

毛叶吊钟花

为杜鹃花科植物 *Enkianthus deflexus*（Griff.）Schneid. 的叶。

生于海拔 1 400～3 400 m 的灌木丛或杂木林、阔叶林。分布于泸定、九龙、康定、雷波、峨边、马边。

用于跌打损伤。

齿缘吊钟花

吊金花（洪雅）。

为杜鹃花科植物 *Enkianthus serrulatus*（Wils.）Schneid. 的根。

生于海拔 1 400～1 800 m 的灌木丛或杂木林。分布于乐山、洪雅。

祛风除湿、活血，用于风湿痹痛、冻疮。

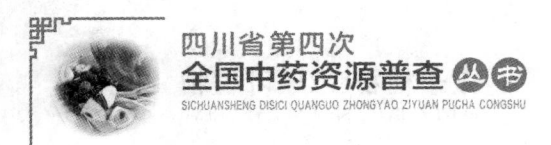
地檀香

满山香（洪雅）。

为杜鹃花科植物 *Gaultheria forrestii* Diels 的根或叶。

生于海拔 2 000～3 600 m 的向阳灌木丛中或荒草地。分布于青川、乐山、洪雅。

祛风除湿、活血调经、止痛，用于风湿关节痛、跌打损伤、风湿骨痛、冻疮。

尾叶白珠

为杜鹃花科植物 *Gaultheria griffithiana* Wight 的根。

生于海拔 1 300～3 600 m 的杂木林中，分布于阿坝州、青川、宁南、普格、峨边。

祛风除湿。

红粉白珠

毛枝白珠。

为杜鹃花科植物 *Gaultheria hookeri* C. B. Clarke/*G. veitchiana* Craib 的全株。

生于海拔 600～3 800 m 的山脊向阳处、山坡草丛或灌木丛中。分布于美姑、甘洛、雷波、布拖、普格、越西、冕宁、泸定、康定、峨边、崇州。

祛风除湿、止咳平喘，用于风湿关节痛、跌打损伤、胸膜炎、咳嗽、哮喘。

滇白珠

满山香、内消（古蔺、屏山）、搜山虎（叙永、兴文、屏山、古蔺、峨眉）、红筷子（高县、大竹）、云南白珠、九里香。

为杜鹃花科植物 *Gaultheria leucocarpa* Bl. var. *crenulata* （Kurz） T. Z. Hsu/*Gaultheria yunnanensis* (Franch.) Rehd. 的茎叶、果实。

生于海拔 500～2 000 m 的阔叶林下。分布于叙永、长宁、兴文、屏山、古蔺、合江、高县、筠连、宜宾、普格、甘洛、雷波、凉山州、峨眉、马边、洪雅、大竹、邻水、宣汉、石棉、宝兴、名山、雅安、荥经。

茎叶祛风除湿、活血、通络，用于风湿关节炎、腹膜、跌打损伤、牙痛、湿疹。根治胃寒痛、风湿筋骨痛、脚气、劳伤吐血、跌打损伤。舒筋活络、活血止痛（凉山州）。果实活血止痛、祛风除湿、祛瘀、行气，用于风湿痹痛、风湿筋骨痛、跌打损伤、风火牙疼、胃脘胀痛、湿疹、风疹、疥疮。

铜钱叶白珠

为杜鹃花科植物 *Gaultheria nummularioides* D. Don 的全株（茎、叶、根）。

生于海拔 2 200～3 600 m 的岩石上、灌木丛中、山坡草地。分布于泸定、康定、乐山、洪雅、甘洛。

祛风除湿、活血通经，用于风湿关节痛、跌打损伤。

梨叶白珠

为杜鹃花科植物 *Gaultheria pyrolaefolia* Hook. f. ex C. B. Clarke 的根。

生于海拔 2 300～4 200 m 的山坡灌木丛中、匐状草地灌木丛中。分布于天全。

舒筋活血。

南烛

小算盘（古蔺）、碎米子（古蔺、筠连）、火烧甲、狗脚杆（叙永）、乌饭树、千张皮（大竹）。

为杜鹃花科植物 *Lyonia ovalifolia* Drude（Wall.） Hand. et Mazz. 的枝、叶与果实。

生于海拔 700～3 400 m 的山坡、松树、栎树林下、灌木丛中。分布于叙永、长宁、兴文、古蔺、珙县、筠连、越西、甘洛、会理、德昌、崇州、什邡、邛崃、乐山、洪雅、峨眉山、泸定、康定、丹巴、九龙、稻城、雅安、荥经、天全、峨边、马边。

全株活血祛瘀、止痛，用于闭合性骨折、跌打损伤。行气止痛、祛风解毒（凉山州）。又活血祛瘀、补虚、健脾利湿，用于身体虚弱、风湿痹痛、脘腹胀痛。

小果南烛

大搜山虎（叙永）、石节木（筠连）、戾木、白心木、杜花树（平昌）、白扇花（巴中）。

为杜鹃花科植物 *Lyonia ovalifolia* Drude var. *elliptica*（Sieb. et Zucc.）Hand. et Mazz. 的枝、叶、果实、根。

生于海拔 1 500 m 左右的向阳山坡灌木丛中，分布于筠连、叙永、屏山、青川、崇州、乐山、洪雅、开江、达州、宣汉、平昌、巴中、万源、通江、康定、凉山州、雅安市。

枝、叶、果实、根，有毒，补脾益肾、强筋壮骨、止痢、止痛，用于风湿弱瘦、头晕目眩、水肿、疝气、刀伤、梦遗、滑精、产后发热。又补腰脚、壮阳、浸酒饮用。叶强壮滋补、活血祛瘀，用于腰膝酸痛、腹泻、脾胃虚弱（洪雅）。

长叶南烛

狭叶南烛。

为杜鹃花科植物 *Lyonia ovalifolia* Drude（Wall.）Hand. et Mazz. var. *lanceolata*（Wall.）Hand. et Mazz. 的枝、叶。

生于海拔 1 200～2 300 m 的山坡灌木丛或林缘。分布于峨眉山、洪雅、邻水、渠县、平昌、巴中、南江、泸定、九龙、康定、宁南、冕宁、会理、会东、布拖、越西、美姑。

活血祛瘀、行气止痛、强筋益气，用于风湿痹痛、胃脘胀痛、疥癣瘙痒、骨鲠喉、腹泻。滋补强壮，养阴腹泻（峨眉）。

毛叶南烛

火烧天（叙永）、小果南烛（屏山）、搜山虎（筠连）、小米柴（南充、洪雅）。

为杜鹃花科植物 *Lyonica villosa*（Wall.）Hand. et Mazz. 的枝、叶。

生于海拔 700～3 000 m 的沟边杂木林中或灌木丛下。分布于叙永、屏山、筠连、乐山、南充市、洪雅、峨眉山、泸定、康定、九龙、乡城、稻城、道孚、凉山州、峨边、马边。

枝叶活血祛瘀、清热解毒、补虚、健脾消食、杀虫、止咳、止痒、止痛，用于身体虚弱、风湿痹痛、脘腹胀痛、烂疮、疥疮发痒、麻风。嫩枝叶配细辛捣烂敷痈疮未溃，可消肿止痛（叙永）。

美丽马醉木

为杜鹃花科植物 *Piereis formosa*（Wall.）D. Don 的全株。

生于海拔 1 500～2 800 m 的疏林或灌木丛中。分布于会东、宁南、德昌、峨边。

消炎止痛、舒筋活络。

马醉木

为杜鹃花科植物 *Piereis polita* W. W. Smith et T. F. Jeffrey 的叶。

生于山坡、疏林下、林缘及溪谷旁灌木丛中。分布于雷波、青川、峨边。

叶苦、凉，有剧毒，用于疥疮。

矛头杜鹃

为杜鹃花科植物 *Rhododendron aechmophyllum* Balf. f. Forrest 的花。

生于海拔 2 000～3 000 m 的灌木丛、河边石上。分布于乐山、洪雅。

清热凉血、止血、活血调经，用于慢性支气管炎、月经不调。

雪山杜鹃

达玛、达玛麦朵（藏名）。

为杜鹃花科植物 *Rhododendron aganniphum* Balf. f. et K. Ward 的全株。

生于海拔 2 500～4 500 m 的高山灌木丛或林中。分布于德格、石渠、甘孜、康定、泸定、巴塘、稻城、道孚、雅江、理塘、新龙、峨边。

甘、苦、平，清肺泻火、止咳化痰、发散风热、痢疾肺痈、偏头痛，治咳嗽、咯血、肺痈、白带、头晕。

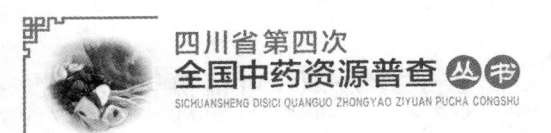

藏医：苦、辛、寒，清凉镇咳，治梅毒性炎症、肺脓肿、内脏肿痛、皮肤发痒（外用）。

紫花杜鹃

为杜鹃花科植物 *Rhododendron amsiae* Rehd. et Wils. 的叶

生于海拔 2 200～3 000 m 的山坡林中。分布于崇州、康定、丹巴。

止咳、平喘、祛痰。

烈香杜鹃

小叶枇杷叶、黄花杜鹃、白香菜（阿坝州）。

为杜鹃花科植物 *Rhododendron anthopogonoides* Maxim. 的叶

生于海拔 2 800～3 500 m 的高山林下、灌木丛中。分布于九寨沟、茂县、汶川、马尔康、金川。

止咳、平喘、祛痰，用于老年慢性气管炎。

树形杜鹃

为杜鹃花科植物 *Rhododendron arboretum* Smith 的花。

生于海拔 2 300～3 500 m 的山坡混交林、灌木丛中。分布于青川、乐山。

花清热、止血、调经。

红花杜鹃

为杜鹃花科植物 *Rhododendron arboretum* Smith f. roseum Su 的花。

生于海拔 2 000～3 000 m 的灌木丛中。分布于洪雅。

清热凉血、止血、活血调经，用于慢性支气管炎、月经不调。

毛肋杜鹃

为杜鹃花科植物 *Rhododendron augustinii* Hemsl. 的花。

生于海拔 1 300～3 000 m 的林中或灌木丛中。分布于青川、九寨沟、茂县、汶川、理县、松潘、黑水、泸定、康定、九龙、峨边、马边。

用于慢性支气管炎、咳嗽痰喘、骨髓炎、消化道出血、咯血、月经不调。

张口杜鹃

为杜鹃花科植物 *Rhododendron augustinii* Hemsl. subsp. *chasmanthum*（Diels）Cullen 的花、根。

生于海拔 2 500～2 600 m 的山坡灌木丛中。分布于泸定、九龙。

根止咳、固精、止带。花用于红崩。

耳叶杜鹃

为杜鹃花科植物 *Rhododendron auriculatum* Hemsl. 的根。

生于海拔 2 000 m 的山林中。分布于德格、平武。

理气、止咳。

腺萼马银花

映山红（开江）。

为杜鹃花科植物 *Rhododendron bachii*. 的叶、花、根。

生于疏林中。分布于开江。

止咳、止带，用于咳嗽、哮喘。

短脉杜鹃

杜鹃花。

为杜鹃花科植物 *Rhododendron brevinerve* Chun et Fang 的花。

生于海拔 2 000～2 800 m 的疏林或灌木丛中。分布于乐山、洪雅。

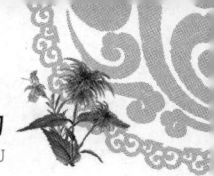

清热凉血、止血、活血调经，用于慢性支气管炎、月经不调。

美容杜鹃

大血夫、九把刀（筠连）。

为杜鹃花科植物 *Rhododendron calophytum* Franch. 的根。

生于海拔 2 000 ~ 3 000 m 的山坡林中或灌木丛中。分布于筠连、洪雅、泸定、康定、九龙、丹巴、峨边、马边。

根祛风、除湿，用于风湿麻木。

黄花杜鹃

弯果杜鹃。

为杜鹃花科植物 *Rhododendron campylocarpum* Hook. J. 的花

生于海拔 2 000 ~ 2 800 m 的灌木林中。分布于乐山、洪雅、木里。

清热凉血、止血、活血调经，用于慢性支气管炎、月经不调。

毛喉杜鹃

小白花杜鹃（阿坝州）。

为杜鹃花科植物 *Rhododendron cephalanthum* Franch. 的花。

生于海拔 3 000 ~ 3 500 m 的山坡、灌木丛中。分布于若尔盖、红原、阿坝、黑水、马尔康、康定、稻城、乡城、炉霍、冕宁。

平喘、清热，用于哮喘、骨髓炎、消化道出血。

秀雅杜鹃

为杜鹃花科植物 *Rhododendron concinnum* Hemsl. 的叶、花。

生于海拔 1 500 ~ 3 950 m 的山坡灌木丛中。分布于泸定、康定、丹巴、理塘、乡城、峨边、马边。

清热解毒、止血调经。

腺果杜鹃

为杜鹃花科植物 *Rhododendron davidii* Franch. 的花。

生于海拔 2 000 ~ 2 800 m 的灌木林中。分布于峨眉山、洪雅。

清热解毒、止带、凉血止血、活血调经，用于血热吐衄、月经不调。

大白杜鹃

达玛、达玛麦朵（藏名）。

为杜鹃花科植物 *Rhododendron decorum* Franch. 的花

生于海拔 2 000 ~ 3 500 m 的林下、高山灌木丛中。分布于道孚、泸定、康定、丹巴、稻城、乡城、得荣、巴塘、理塘、九龙、炉霍、冕宁、峨边。

甘、苦、平，清肺泻火、止咳化痰、发散风热、痢疾肺痈、偏头痛；治咳嗽、咯血、肺痈、白带、头晕。

藏医：苦、辛、寒，清凉镇咳，治梅毒性炎症、肺脓肿、内脏肿痛、皮肤发痒（外用）。

马缨杜鹃

映山红。

为杜鹃花科植物 *Rhododendron delavayi* Franch. 的花。

生于海拔 1 000 ~ 3 000 m 的灌木丛中。分布于乐山、洪雅、泸定、会东、盐边、会理。

花清热解毒、凉血、止血、调经止带，用于月经不调、血热衄血、咯血、消化道出血、骨髓炎。

树生杜鹃

为杜鹃花科植物 *Rhododendron dendrocharis* Franch. 的花。

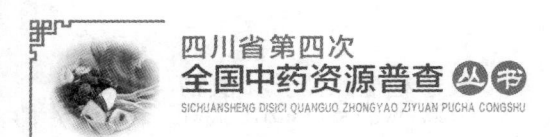

常附生于海拔 1 500～2 800 m 的山坡林中树干上。分布于乐山、洪雅、泸定、康定、峨边、马边。
清热凉血、止血、调经止带，用于血热吐衄、月经不调。

缺顶杜鹃

为杜鹃花科植物 *Rhododendron emarginatum* Hemsl. 的叶。
生于灌木林中。分布于邛崃。
止咳、平喘、祛痰。

粉红杜鹃

为杜鹃花科植物 *Rhododendron fargesii* Franch. 的叶。
生于海拔 2 000 m 以上的山坡密林中。分布于康定。
叶清肺、化痰。

喇叭杜鹃

为杜鹃花科植物 *Rhododendron fortune* Lindl. *subsp. discolor*（Franch.）Chamberlain 的根皮、花。
生于海拔 900～1 900 m 的杂木林中或山坡灌木丛中。分布于四川省。
根皮用于消化道出血、衄血、咯血、月经不调。花用于骨髓炎。

粉白杜鹃

为杜鹃花科植物 *Rhododendron hypoglaucum* Hemsl. 的叶、花。
生于海拔 3 800～4 400 m 的山林或山沟林下。分布于雅江、甘孜、德格、色达。
止咳、平喘。

隐蕊杜鹃

达勒、哇陆、松嘎（藏名）。
为杜鹃花科植物 *Rhododendron intricatum* Franch. 的花。
生于海拔 2 000～4 500 m 的高山灌木丛中。分布于德格、稻城、石渠、炉霍、道孚、茂县、汶川、黑水、理县、松潘、康定、九龙、雅江、理塘、甘孜。
藏医：苦、寒（温），清热、消炎、止咳平喘、健胃、散肿、补肾强身、抗衰老，治肺病、喉炎、水土不服之气喘、尿道炎、消化不良、胃下垂、胃扩张、胃癌、肝脾肿大、水肿、龙病、培根病、胃寒证、气管炎、肺气肿、浮肿。德格藏医用于肺病、肺气肿、水肿、补虚，与奶子同服效果佳。

紫腺杜鹃

为杜鹃花科植物 *Rhododendron leei* Fang 的根、叶。
生于林中或灌木丛中，分布于什邡、崇州。
祛风除湿、散瘀消肿。

凉山杜鹃

为杜鹃花科植物 *Rododendron liangshanicum* Fang et S. S. Chang ex Chamb 的叶。
生于海拔 3 200～3 500 m 的山坡、灌木丛中。分布于布拖、甘洛、美姑、金阳、马边。
止咳祛痰。

照山白

白镜子、万斤（阿坝州）、达里（阿坝州）。
为杜鹃花科植物 *Rhododendron micranthum* Turcz. 的枝、叶、花。
生于海拔 1 600～2 800 m 的山坡灌木丛、石砾向阳处。分布于青川、茂县、九寨沟、金川、马尔康、理县、泸定。
祛风、通络、止血、止咳祛痰，用于咳嗽痰喘、痢疾、风湿痹痛、腰痛、痛经、产后周身痛。

亮毛杜鹃

久开花。

为杜鹃花科植物 *Rhododendron microphyton* Franch. 的根。

生于海拔 1 000 ~ 2 300 （ ~ 3 000） m 的疏灌木丛中或岩石上。分布于乐山、洪雅、会东、西昌、德昌。

清热解毒、熄风、利尿通淋，用于感冒、小儿惊风、肾炎水肿。

羊踯躅

闹羊花、黄杜鹃（绵阳）、白映山红（开江）。

为杜鹃花科植物 *Rhododendron molle* G. Don 的花、果实、根、茎叶。

生于海拔 1 000 m 左右的山坡草地或丘陵地带的灌木丛或山脊杂木林下。分布于青川、彭州、乐山、绵阳市、洪雅、开江。

花有大毒，镇痛、祛风除湿、活血、麻醉、止咳、平喘、杀虫，用于风湿顽痹、伤折疼痛、皮肤顽癣、跌打损伤、支气管炎、哮喘、疥癣等症。并用作手术麻醉。

根祛风、除湿、消肿、止痛，治风寒湿痹、跌打损伤、痔漏、癣疮。茎叶有毒杀虫，杀孑孓、臭虫、蛆、蚊等虫害。

白花杜鹃

映山白（南充）。

为杜鹃花科植物 *Rhododendron mucronatum* （Bl. ） G. Don 的全株、花。

生于海拔 1 800 ~ 3 000 m 的林中、灌木丛中，栽培于庭院。分布于乐山、南充市、洪雅、峨眉山。

全株止咳、固精、清热解毒、活血散瘀，用于劳伤吐血、咳嗽、遗精、白带、血崩、跌打损伤、痔疮。花活血散瘀，用于吐血、红崩、赤白痢疾、肠风下血、跌打损伤等症。

北方雪层杜鹃

为杜鹃花科植物 *Rhododendron nivale* Hook. f. subsp. *boreale* M. N. Philipson 的嫩枝、叶。

生于海拔 3 800 ~ 4 600 m 的高山灌木丛或云杉林下。分布于德格、九龙、雅江、巴塘、稻城、乡城、道孚、康定。

镇咳祛痰。

团叶杜鹃

包谷花（古蔺）、岩胡豆（叙永、康定）。

为杜鹃花科植物 *Rhododendron orbiculare* Decne. 的根或叶。

生于海拔 1 400 ~ 3 500 m 的岩石上或针叶林下。分布于古蔺、叙永、崇州、洪雅、泸定、康定、九龙、冕宁、马边。

根和叶祛风除湿、止痛，用于风湿骨痛，外敷疮疡痈肿。叶捣烂敷患处治跌打损伤（叙永）。

山光杜鹃

为杜鹃花科植物 *Rhododendron oreodoxa* Franch. 的叶。

生于海拔 1 700 ~ 2 400 m 的山坡、山谷林中。分布于泸定、康定、雅江、白玉、理塘、九龙、阿坝州、雅安、乐山、成都、绵阳、峨边、马边。

叶平喘、镇咳、祛痰。

海绵杜鹃

达玛、达玛麦朵（藏名）。

为杜鹃花科植物 *Rhododendron pingianum* Fang 的叶。

生于海拔 2 900 ~ 4 700 m 的高山灌木丛中。分布于德格、道孚、马边。

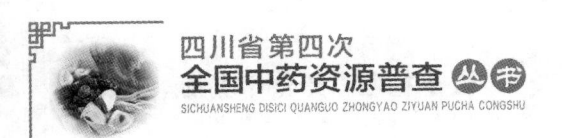

藏医：苦、辛、寒（温），清热、凉血、镇咳，治梅毒性炎症、肺脓肿、内脏脓肿、培根病、肺病、寒性龙病、溃疡脓肿、咳嗽痰喘、皮肤发痒（外用）。德格藏医止咳，用于肺病、气管炎。

樱草杜鹃

达玛、大勒麦朵、哇陆（藏名）。

为杜鹃花科植物 *Rhododendron primulaeflorum* Bur. et Franch. 的花枝及花。

生于海拔 3 800 ~ 5 100 m 的山坡灌木丛、高山草甸、岩坡上。分布于德格、理塘、石渠、道孚、乡城、新龙、康定、巴塘、稻城。

藏医：苦、辛、寒、温、轻，清热消炎、止咳化痰平喘、补中益气、排脓解毒、健胃散肿、补肾强身、抗老，治肺病、喉炎、水土不服所致的气喘、尿道炎、消化不良、胃下垂、胃扩张、胃癌、肝癌、肝脾肿大、水肿、龙病、寒性培根病、胃寒证、气管炎、肺气肿、肺痈、咳嗽、脾胃虚寒，外用消炎散肿。

陇蜀杜鹃

达米罗玛、达玛、达玛麦朵（藏名）、光背杜鹃（稻城）、金背枇杷、野枇杷（洪雅）。

为杜鹃花科植物 *Rhododendron przewalskii* Maxim. 的花、叶。

生于海拔 1 800 ~ 4 000 m 的高山岩石上、阴坡混交林中，常成林。分布于青川、乐山、茂县、黑水、松潘、汶川、理县、洪雅、康定、丹巴、雅江、稻城、道孚、石渠、峨边。

清肺泻火、活血散瘀、止咳化痰、发散风热，用于咳嗽、咯血、肺痈、白带、头晕、痢疾、肺痈、偏头痛、劳伤吐血、血崩、跌打损伤。

藏医：苦、辛、寒，清凉镇咳，治梅毒性炎症、肺脓肿、内脏肿痛、皮肤发痒（外用）。

腋花杜鹃

为杜鹃花科植物 *Rhododendron racemosum* Franch. 的叶。

生于海拔 2 400 ~ 3 500 m 的山坡、灌木丛中。分布于凉山州各县、泸定、康定、九龙、稻城、乡城、峨边、马边。

止咳祛痰。

红棕杜鹃

为杜鹃花科植物 *Rhododendron rubiginosum* Franch. 的花、叶。

生于海拔 1 500 ~ 4 200 m 的冷杉林下、杂木林中、灌木丛中。分布于乐山、阿坝州、洪雅、泸定、康定、九龙、稻城、雅江、理塘、峨边、马边。

清热解毒、凉血止血、调经，用于慢性支气管炎、月经不调。清热、泻火、止咳、化痰（阿坝州）。

红背杜鹃

达玛、大勒麦朵、哇陆（藏名）。

为杜鹃花科植物 *Rhododendron rufescens* Franch. 的花枝、花。

生于海拔 3 200 ~ 5 100 m 的高山灌木丛中或高山灌木丛草甸。分布于稻城、康定、九龙、乡城、道孚、西藏林芝、波密。

藏医：苦、辛、寒、温、轻，清热消炎、止咳化痰平喘、补中益气、排脓解毒、健胃散肿、补肾强身、抗老，治肺病、喉炎、水土不服所致的气喘、尿道炎、消化不良、胃下垂、胃扩张、胃癌、肝癌、肝脾肿大、水肿、龙病、寒性培根病、胃寒证、气管炎、肺气肿、肺痈、咳嗽、脾胃虚寒，外用消炎散肿。

腺点杜鹃

为杜鹃花科植物 *Rhododendron searsiae* Rehd. et Wils. 的花

生于海拔 500 ~ 1 500 m 的灌木丛中，有栽培。分布于筠连、眉山市。

祛风除湿、清热止血、活血调经，用于月经不调、跌打损伤、痢疾腹痛。叶治喉炎（筠连）。

杜鹃

映山红、红花杜鹃、满山红。

为杜鹃花科植物 *Rhododendron simsii* Planch. 的花、果实、叶、根。

生于海拔 3 600 m 以下的松林、疏灌木丛中。分布于凉山州各县、兴文、南溪、古蔺、筠连、叙永、宜宾、长宁、纳溪、内江、乐山、南充市、眉山市、达州市、巴中市、峨眉山、马边。

花、果实活血、调经、祛风湿、祛瘀、止痛，用于月经不调、闭经、跌打损伤、风湿痛、吐血、衄血。叶清热、解毒、止血，治痈肿疔疮、外伤出血。根和血、止血、祛风、止痛、镇咳，治吐血、衄血、咳血、慢性支气管炎、月经不调、崩漏、肠风下血、痢疾、风湿疼痛、跌打损伤。并治火烧伤（叙永）。

爆仗花

为杜鹃花科植物 *Rhododendron spinuliferum* Franch. 的根、叶、花。

生于海拔 700 ~ 2 500 m 的油杉林、栎林、灌木丛中。分布于金阳、泸定。

祛风除湿、通经活络、消炎。止咳祛痰、平喘、理气止痛（金阳）。花亦用于治癣。

长蕊杜鹃

六角汀、灰堆柴（叙永）、九把刀、山紫荆（高县）。

为杜鹃花科植物 *Rhododendron stamineum* Franch. 的枝、叶、花。

生于海拔 1 500 ~ 3 000 m 的杂木林、灌木丛或疏林中。分布于筠连、叙永、合江、高县、九寨沟、金川、马尔康、理县、洪雅、宁南、马边。

枝、叶、花用于狂犬病。根祛风除湿，用于跌打损伤；叶外敷治疗疮（叙永）。

四川杜鹃

为杜鹃花科植物 *Rhododendron sutchuenense* Franch. 的叶与根。

生于海拔 2 400 ~ 3 500 m 的山坡、灌木丛中。分布于凉山州各县、泸定、成都、峨边、马边。

根、叶祛风除湿、止痛，用于带下病。止咳祛痰（凉山州）。

千里香杜鹃

杜鹃、百里香杜鹃（阿坝州）。

为杜鹃花科植物 *Rhododendron thymifolium* Maxim. 的全株。

生于海拔 2 400 ~ 4 000 m 的湿润山坡、常形成灌木丛群落。分布于凉山州各县、泸定、九寨沟、松潘、黑水、茂县、理县、康定、道孚、雅江。

止咳、平喘、祛痰，用于咳嗽痰喘、支气管炎、骨髓炎、哮喘。

亮叶杜鹃

达玛、达玛麦朵（藏名）。

为杜鹃花科植物 *Rhododendron vernicosum* Franch. 的花枝、花。

生于海拔 3 600 ~ 4 100 m 的冷杉林或针阔混交林下。分布于丹巴、泸定、康定、白玉、雅江、得荣、巴塘、九龙、稻城、乡城、道孚、炉霍、甘孜、马边。

甘、苦、平，清肺泻火、止咳化痰、发散风热、痢疾肺痈、偏头痛；治咳嗽、咯血、肺痈、白带、头晕。

藏医：苦、辛、寒，清凉镇咳，治梅毒性炎症、肺脓肿、内脏肿痛、皮肤发痒（外用）。

紫丁杜鹃

达玛、大勒麦朵、哇陆（藏名）。

为杜鹃花科植物 *Rhododendron violaceum* Rehd. et Wils. 的叶。

生于海拔 3 000 ~ 4 200 m 的湿草原、灌木丛中。分布于德格、乐山、洪雅。

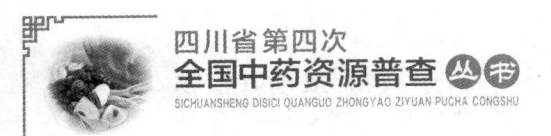

止咳祛痰，用于慢性支气管炎。

藏医：苦、辛、寒、温、轻，清热消炎、止咳化痰平喘、补中益气、排脓解毒、健胃散肿、补肾强身、抗老，治肺病、喉炎、水土不服所致的气喘、尿道炎、消化不良、胃下垂、胃扩张、胃癌、肝癌、肝脾肿大、水肿、龙病、寒性培根病、胃寒证、气管炎、肺气肿、肺痈、咳嗽、脾胃虚寒，外用消炎散肿。

异色杜鹃

达玛、达玛麦朵（藏名）。

为杜鹃花科植物 *Rhododendron wasonii* Hemsl. et Wils. 的花枝、花。

生于海拔 3 000 m 左右的林中。分布于康定、九龙。

甘、苦、平，清肺泻火、止咳化痰、发散风热、痢疾肺痈、偏头痛；治咳嗽、咯血、肺痈、白带、头晕。

藏医：苦、辛、寒，清凉镇咳，治梅毒性炎症、肺脓肿、内脏肿痛、皮肤发痒（外用）。

毛蕊杜鹃

为杜鹃花科植物 *Rhododendron websterianum* Rehd. et Wils. 的叶、嫩枝。

生于海拔 3 000 ~ 4 200 m 的湿草原上、灌木丛中。分布于康定、九龙、雅江、理塘、甘孜、德格、石渠、色达、稻城、新龙。

止咳、祛痰。

圆叶杜鹃

钟花杜鹃（洪雅）。

为杜鹃花科植物 *Rhododendron williamsianum* Rehd. et Wils. 的叶与花。

生于海拔 1 800 ~ 3 000 m 的疏林、灌木丛中。分布于乐山、洪雅。

祛风除湿、活血、调经，用于月经不调、跌打损伤、痢疾腹痛。

皱皮杜鹃

为杜鹃花科植物 *Rhododendron wiltonii* Hemsl. et Wils. 的根和叶。

生于灌木丛中。分布于崇州、康定、泸定、峨边。

祛风、活血、调经。

云南杜鹃

为杜鹃花科植物 *Rhododendron yunnanense* Franch. 的花。

生于海拔 2 800 ~ 3 000 m 的松林中、岩石上。分布于凉山州、康定、九龙、峨边、马边。

止血、清热、调经。

乌饭树

米汤果（洪雅）。

为杜鹃花科植物 *Vaccinium bracteatum* Thunb. 的根、叶、果实、皮。

生于海拔 2 000 ~ 2 600 m 的林下与山坡灌木丛中。分布于乐山、南充市、洪雅、西昌、宁南、会理、冕宁、马边。

根散瘀、消肿、止痛，用于跌打损伤、牙痛。叶益精气、强筋骨、明目、止泻。果实与皮益补肾固精、强筋壮骨、明目、益气、散瘀消肿，用于气虚头痛、白带、衄血、身体虚弱、久泄梦遗、久痢久泻、带下病。

四川越橘

珍珠树（洪雅）。

为杜鹃花科植物 *Vaccinium chengae* Fang 的全株。

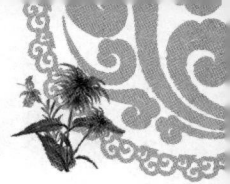

生于海拔 1 500 ~ 2 500 m 的林中。分布于峨眉山、洪雅。

清热消肿、止咳、平喘，用于肺痈咳嗽、水肿。

贝叶越橘

为杜鹃花科植物 *Vaccinium conchophyllum* Rehd. 的根。

生于海拔 2 500 m 以上的灌木丛中。分布于乐山、洪雅。

活血行瘀、顺气止痛、消饱胀，用于胸腹胀痛、胁肋疼痛。

苍山越橘

山梨儿（洪雅）。

为杜鹃花科植物 *Vaccinium delavayi* Franch. 的根。

生于海拔 1 500 ~ 4 200 m 的铁杉、杜鹃林中，附生于岩石上或树干上。分布于乐山、洪雅。

顺气、消饱胀、理气止痛，用于胸腹气痛、脘腹胀满。

乌鸦果

乌饭果（康定）。

为杜鹃花科植物 *Vaccinium fragile* Franch. 的根、叶、果实。

生于海拔 1 100 ~ 3 400 m 的杂木林与灌木丛中。分布于普格、昭觉、美姑、金阳、泸定、康定、九龙、乡城、得荣、雷波、峨边、马边。

止咳止痛、祛风除湿（凉山州）。用于怔忡、睡卧不宁（康定）。叶敷疮、消风。果实用于久咳、失眠。

无梗越橘

为杜鹃花科植物 *Vaccinium henryi* Hemsl. 的枝、叶。

生于海拔 1 000 ~ 1 800 m 的山坡林中。分布于平武、茂县。

祛风除湿、消肿。

黄背越橘

为杜鹃花科植物 *Vaccinium iteophyllum* Hance 的全株。

生于海拔 700 ~ 2 400 m 的山坡常绿林下。分布于崇州。

祛风除湿、舒筋活络。

小叶珍珠花

米饭花。

为杜鹃花科植物 *Vaccinium laetum* Diels 的枝叶、果实。

生于海拔 1 500 ~ 2 500 m 的山坡灌木丛中。分布于乐山、洪雅。

枝叶强筋益气、消肿，用于偏头痛。果实强筋壮骨、益气、消肿止痛，用于筋骨酸软、四肢无力。

宝兴越橘

为杜鹃花科植物 *Vaccinium moupinense* Franch. 的全株。

常附生于海拔 1 900 ~ 2 050 m 的林内大树上。分布于什邡、宝兴、泸定、九龙、康定、丹巴、峨边。

祛风除湿、舒筋活络。

峨眉越橘

为杜鹃花科植物 *Vaccinium omeiense* Fang 的全株。

生于海拔 1 000 ~ 2 200 m 的灌木丛中。分布于峨眉、洪雅。

止咳、平喘、消肿。清热解毒、通经散瘀，用于劳伤吐血、跌打损伤。

附注： 四川特有药用植物。

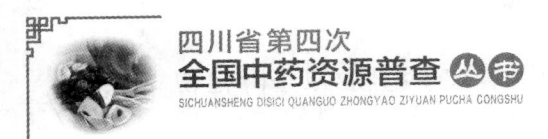

石生越橘

石瓜子莲（洪雅）。

为杜鹃花科植物 *Vaccinium saxicola* Chun ex Sleumer 的枝叶。

生于海拔 1 000～2 200 m 的灌木丛、林中。分布于乐山、洪雅。

清热、止血、调经。清热解毒、活络散瘀，用于肺热咳嗽、水肿、跌打损伤（洪雅）。

荚蒾叶越橘

为杜鹃花科植物 *Vaccinium sikkimense* C. B. Clarke 的全株。

生于海拔 2 900～3 600（～4 200）m 的山坡灌木丛中。分布于什邡、成都、泸定、康定。

祛风除湿、通经活络。

米饭花

粉果树（达州）、破古香（渠县）。

为杜鹃花科植物 *Vaccinium sprengelii*（D. Don.）Sleumer. 的果。

生于山坡灌木丛中。分布于达州、邻水、渠县、宣汉、平昌、南江、会理、德昌、会东、冕宁、昭觉、雅安。

散瘀消肿，用于跌打损伤、全身浮肿。

红花越橘

为杜鹃花科植物 *Vaccinium urceolatum* Hemsl. 的全株。

生于海拔 1 900 m 以下的山坡林中。分布于洪雅、峨边、马边。

散瘀、活血、祛风除湿，用于跌打损伤、风湿痹痛。

紫金牛科 Ardisiaceae

红凉伞

红八爪、红金龙（屏山）、紫背朱砂、红豆可根（开江）、紫背金牛（达州）、八爪龙（渠县）、山豆根（宣汉）。

为紫金牛科植物 *Ardisia bicolor* Walk. / *A. crenata* Sims. var. *bicolor*（Walker）C. Y. Wu et C. Chen 的根、全株。

生于荒坡阴湿处。分布于屏山、宜宾、叙永、古蔺、乐山、洪雅、开江、达州、渠县、宣汉、平昌、万源、通江、甘洛、雷波。

根清热解毒、散瘀止痛，用于慢性咽喉炎、劳伤吐血、风湿痹痛。根治跌打损伤、遗精、白浊（屏山）。全株行血祛风、解毒消肿。

九管血

血党、矮八爪（宜宾）、八爪金龙（长宁、南充）、矮茎朱砂根（峨眉山）、开喉箭、朱砂根、鸡脚莲、铁斑鸠（开江）、山豆根（达州）。

为紫金牛科植物 *Ardisia brevicaulis* Diels 的根。

生于海拔 270～1 150 m 的山谷、山坡林下阴湿处。分布于宜宾、长宁、泸县、峨眉山、广安、岳池、苍溪、阆中、洪雅、开江、达州、名山。

根或全株祛风除湿、清热解毒、活血散瘀、消肿、清咽祛痰、止痛，用于咽喉肿痛、风火牙痛、风湿筋骨疼痛、腰腿疼痛、跌打损伤、瘿瘤肿毒、蛇咬伤、刀伤出血。

尾叶紫金牛

八爪金龙（叙永、合江）、峨眉紫金牛。

为紫金牛科植物 *Ardisia caudata* Hemsl. 的根。

生于海拔 1 000 ~ 2 200 m 的山谷、林下、溪边等阴湿处。分布于宜宾、珙县、叙永、筠连、合江、乐山、洪雅、峨眉山。

清热解毒、祛风、除湿、利咽，用于咽喉肿痛、淋巴结肿大、胃痛、牙痛、风湿痛、跌打骨折。

朱砂根

开喉剑（叙永）、八爪金龙（古蔺）。

为紫金牛科植物 *Ardisia crenata* Sims 的根及全株。

生于海拔 900 ~ 2 400 m 的林下阴湿处。分布于叙永、兴文、长宁、高县、屏山、宜宾、珙县、筠连、彭州、什邡、崇州、邛崃、洪雅、万源、南江、峨眉山、宁南、汉源、雅安、名山、宝兴、峨边。

根清热解毒、行气散瘀、消肿止痛、利咽、祛痰，用于扁桃体炎、上呼吸道感染、急性咽喉炎、白喉、扁桃体炎、丹毒、淋巴结炎、劳伤吐血、瘿瘤肿毒、心胃气痛、风湿骨痛、跌打损伤、无名肿毒、丹毒、蛇咬伤。

红凉伞

红朱砂根。

为紫金牛科植物 *Ardisia crenata* Sims f. *hortensis*（Migo）W. Z. Fang et K. Yao 的全株。

生于林下阴湿处。分布于峨眉山、洪雅。

清热解毒、活血散瘀、止痛、利咽祛痰、杀虫，用于咽喉肿痛、跌打损伤、劳伤吐血、瘿瘤肿毒。

百两金

岩水红（长宁）、八爪金龙、开喉箭、见肿消（屏山）、高八爪（高县）、山豆根（南充、达州）、铁雨伞（阿坝州）、朱砂根、白兰根（开江）。

为紫金牛科植物 *Ardisia crispa*（Thunb.）A. DC. /*A. henryi* Hemsl. 的根及根茎、叶。

生于海拔 200 ~ 2 400 m 的潮湿杂木林下与灌木丛中。分布于全川，如叙永、江安、长宁、高县、屏山、筠连、合江、宜宾、古蔺、雷波、什邡、崇州、邛崃、广安、南部、阆中、汶川、茂县、理县、洪雅、开江、达州、大竹、邻水、宣汉、巴中、峨眉山、天全、雅安、荥经、芦山、峨边、马边、苍溪、绵阳市。

清热解毒、祛痰、清咽利喉、活血散瘀、祛风除湿，用于咽喉肿痛、扁桃体炎、喉头溃烂、肺病咳嗽、咯痰不畅、瘰疬、湿热黄疸、肾炎、水肿、痢疾、白浊、风湿骨痛、牙痛、睾丸肿痛、跌打损伤、毒蛇咬伤。又研末吹牛鼻可退蚂蟥（筠连）。祛风湿、解热毒（雷波）。根活血散瘀、清咽祛痰、清热解毒，用于腰腿疼痛、疮痈肿毒、风湿骨痛、刀伤出血、跌打损伤（南充）。

大叶百两金

高八爪、开喉箭。

为紫金牛科植物 *Ardisia crispa*（Thunb.）A DC. var *amplifolia* Walker 的根。

生于海拔 500 ~ 2 450 m 山坡疏林下、密林阴湿处或苔藓林下。分布于峨眉、洪雅、雷波等地。

祛风止咳、清热解毒、利湿、利咽喉，用于瘰疬、肺痿咳嗽、黄疸、风湿、跌打损伤、咽喉痛。

细柄百两金

为紫金牛科植物 *Ardisia crispa*（Thunb.）A DC. var *dielsii*（Lévl）Walker 的全株

生于海拔 900 ~ 2 120 m 山坡疏林下、密林阴湿处或苔藓林下。分布于峨眉等地。

止血、消炎，用于刀伤、咽喉痛。

圆果罗伞

为紫金牛科植物 *Ardisia depressa* C. B. Clarke 的根、叶。

生于海拔 300 ~ 1 300（~ 1 600）m 的山坡密林、沟谷等阴湿处。分布于江安。

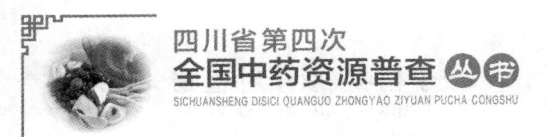

根用于肺痨。叶止血，用于衄血。

剑叶紫金牛

紫金牛。

为紫金牛科植物 *Ardisia ensifolia* Walker 的全株、根。

生于海拔 700 m 以下的密林下、石缝间等阴湿处。分布于乐山、洪雅。

镇咳祛痰、活血利尿、解毒，用于支气管炎、高血压、肺痿咳嗽、肝炎。根用于乳蛾。

江南紫金牛

毛青杠（宜宾、古蔺、叙永）、山枇杷（叙永）、月月红、江南紫珠、矮茶风（达州）、地青杠（邻水）、红毛走马胎。

为紫金牛科植物 *Ardisia faberi* Hemsl. 的全株、根。

生于海拔 1 000～1 300 m 的山谷林下、水边、石缝等阴湿处。分布于叙永、筠连、兴文、江安、泸县、屏山、合江、宜宾、古蔺、邛崃、乐山、洪雅、达州、邻水、渠县、宣汉、南江、峨眉山、马边。

全株清热解毒、止咳平喘、祛痰、活血祛瘀、利湿、理气，用于咽喉肿痛、肺痿咳嗽、咳嗽吐血、寒湿腰痛、脾虚腹胀、小儿百日咳、黄疸。用于伤风咳嗽、痨咳（叙永、合江、屏山），跌打损伤（合江、叙永）；闭经（叙永）。根用于冷气腹痛。

走马胎

大叶紫金牛。

为紫金牛科植物 *Ardisia gigantifolia* Stapf. 的根状茎、叶。

生于海拔 1 300 m 以下的山间林下阴湿处。分布于成都、乐山。

祛风除湿、强筋健骨、活血祛瘀，用于风湿筋骨痛、跌打损伤、产后瘀血。叶祛腐、生肌、消炎，用于痈疽发背、溃疡。

紫金牛

矮茶风（平武、达州）、平地木、矮地茶、地青枫。

为紫金牛科植物 *Ardisia japonica*（Thunb.）Blume 的全株。

生于海拔 1 200 m 以下的山间林下、溪边、竹林下等阴湿处。分布于全川，如叙永、长宁、合江、宜宾、古蔺、康定、都江堰、什邡、邛崃、苍溪、阆中、南部、广安、岳池、武胜、营山、绵阳市、崇州、邻水、宣汉、平昌、万源、大邑、峨眉山、宝兴、天全、名山、雅安。

止咳化痰、祛风解毒、活血止痛、清热利尿，用于肺热咳嗽、支气管炎、大叶性肺炎、小儿肺炎、肺结核、肝炎、痢疾、急性肾炎、尿路感染、痛经、跌打损伤、风湿筋骨痛，外用治皮肤瘙痒，漆疮。

全株宣肺、平喘镇咳、祛痰、活血、利尿、解毒，用于肺结核、感冒风寒引起的咳嗽气喘、肺痿咳嗽、吐血、咳血、妇女月家痨、慢性气管炎、劳伤脱力、筋骨酸痛、肝炎、痢疾、急慢性肾炎、高血压、疝气、肿毒（宜宾、泸州）。

夹江紫金牛

平地木（眉山）。

为紫金牛科植物 *Ardisia jiajiangensis* Z. Y. Zhu. 的全株。

生于海拔 450 m 的疏、密林下阴湿处。分布于夹江、眉山市。

活血祛瘀、清热解毒、祛痰止咳、止痛，用于肺痿咳嗽、吐血、湿热黄疸。

附注：四川特有药用植物。

虎舌红

红毛走马胎（长宁）、白毛青杠（江安）、刺白菜（叙永）、乳毛紫金牛。

为紫金牛科植物 *Ardisia mamillata* Hance 的全株。

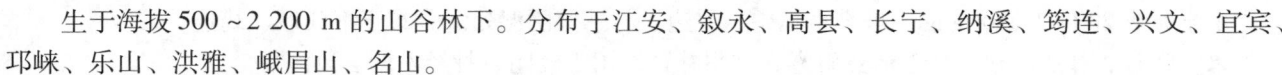

生于海拔 500～2 200 m 的山谷林下。分布于江安、叙永、高县、长宁、纳溪、筠连、兴文、宜宾、邛崃、乐山、洪雅、峨眉山、名山。

全株清热利湿、活血祛痰，用于痢疾、肝炎、胆囊炎、风湿、跌打损伤、咳血、劳伤吐血、妇女痛经、血崩、小儿疳积、疥疮痈肿疼痛。

多茎紫金牛

八爪金龙。

为紫金牛科植物 *Ardisia multicaulis* Z. Y. Zhu 的根。

生于竹林下。分布于乐山。

清热利湿、化痰。

九节龙

地青杠（隆昌、平昌）、矮茶风（泸县、高县、隆昌、巴中）。

为紫金牛科植物 *Ardisia pusilla* A. DC. 的全株。

生于海拔 200～700 m 的山谷林下、水边、石缝等阴湿处。分布于长宁、隆昌、泸县、纳溪、高县、南溪、合江、邛崃、乐山、邻水、平昌、巴中、通江、南江。

全株祛风除湿、活血、通络，用于跌打损伤、筋骨疼痛、腰痛。并治咳嗽吐血（泸县、高县、长宁）。根祛风除湿，用于寒湿腰痛、脾虚腹胀、冷气腹痛。

罗伞树

红雷蚂（长宁）、山青杠（江安）。

为紫金牛科植物 *Ardisia quinquegona* Bl. 的全草。

生于林下、灌木丛中。分布于叙永、泸县、合江、江安、长宁、宜宾、南溪。

全株止咳（江安）、清热解毒，治咽喉肿痛（合江）；活血散瘀，治跌打损伤（南溪）。

雪下红

卷毛紫金牛、矮茶风。

为紫金牛科植物 *Aridisia villosa* Roxb. 的全株。

生于海拔 500～1 500 m 的林下、灌木丛、水边、石缝等阴湿处。分布于乐山、洪雅。

祛风除湿、活血祛瘀、止痛，用于风湿痛、跌打肿痛、咳嗽吐血、寒气腹痛、月经不调、劳伤吐血、痢疾、肝炎。

长叶酸藤子

为紫金牛科植物 *Embelia longifolia* (Benth.) Hemsl. 的全株。

生于海拔 300～2 300（～2 800）m 的山谷、林下、灌木丛中。分布于古蔺、峨眉山。

祛风除湿、散瘀消肿，用于水肿、泄泻、跌打瘀肿。

疏花酸藤子

为紫金牛科植物 *Embelia pauciflora* Diels 的根。

生于海拔 1 300～1 500 m 的山坡、山谷林下等阴湿多石处。分布于筠连。

祛痰、解毒、行瘀、消肿，用于乳蛾、红丝疔。

匍匐酸藤子

为紫金牛科植物 *Embelia procumbens* Hemsl. 的全株。

生于海拔 1 300～2 500 m 的山坡密林中或竹林中。分布于邛崃、峨眉山。

祛痰解毒、活血消肿。

网脉酸藤子

为紫金牛科植物 *Embelia rudis* Hand. et Mazz. 的果实、枝。

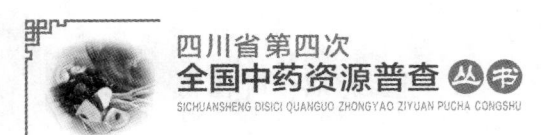

生于海拔 200~1 600 m 的山坡灌木丛中、溪边、林下等阴湿处。分布于都江堰、筠连。

果实强壮、补血。根、枝条清热解毒、滋阴补肾，用于经闭、月经不调、风湿痛。

银叶杜茎山

为紫金牛科植物 *Maesa argentea*（Wall.）A. DC. 的全株。

生于海拔 1 700~2 200 m 的林中、沟边、山坡、水边。分布于九龙。

解毒，外用于小儿皮肤病。

湖北杜衡山

石子（筠连）、矮茶风（洪雅）。

为紫金牛科植物 *Maesa hupehensis* Rehd. 的全株。

生于海拔 500~2 900 m 的山间林中、溪边、林缘灌木丛中湿润处。分布于合江、筠连、宜宾、什邡、崇州、邛崃、乐山、洪雅、开江、宣汉、平昌、巴中、通江、南江、峨眉山、康定、米易、雷波。

清热利湿、活血散瘀、祛风除湿、消肿，用于风湿痹痛、跌打损伤。全株清热解毒、消炎止痛，用于咽喉肿痛（筠连、达州、巴中）。

包疮叶

千年树、姑娘茶。

为紫金牛科植物 *Maesa indica*（Roxb.）A. DC. 的全株、叶、根。

生于海拔 500~2 000 m 的山间林下、沟边、山坡等阴湿处。分布于乐山、洪雅。

清热解毒、利胆、利湿，用于肝炎、瘾疹、泄泻、胃痛、高血压。叶外用于疮毒。

杜茎山

水麻叶、通天窍（南充）。

为紫金牛科植物 *Maesa japonica*（Thunb.）Moritzi. ex Zoll. 的根、茎、叶。

生于海拔 300~2 000 m 的山坡、石灰岩杂木林下或路边灌木丛中。分布于金阳、乐山、南充市、洪雅、大竹、邻水、宣汉、马边。

祛风除湿、活血祛瘀、解疫毒、补气通窍、消肿止痛，用于外感头痛、风湿筋骨疼痛、气虚耳鸣、乳痈红肿、感冒、头痛、眩晕、水肿、腰痛。

金珠柳

野兰、普洱茶、观音茶。

为紫金牛科植物 *Maesa montana* A. DC. 的根、叶。

生于海拔 400~2 800 m 的山间杂木林中或疏林下。分布于盐源、会理、冕宁、金阳、德昌、布拖。

消炎、止泻，用于痢疾。清暑热（凉山州）。

鲫鱼胆

针球茶（筠连）、牛尿茶（南溪）、空心花、老婆茶（峨眉）。

为紫金牛科植物 *Maesa perlarius*（Lour.）Merr. 的全株。

生于海拔 150~1 350 m 的开阔灌木丛中或疏林中。分布于筠连、南溪、乐山、洪雅、峨眉山。

全株接骨、活血祛瘀、祛风除湿、消肿、去腐生肌、止痛，用于跌打损伤、骨折、刀伤、疔疮；又平肝降压，治高血压（南溪）。

铁仔

小爆疙蚤（泸县）、碎米柴（宜宾）、碎米子、碎米果（甘孜州、阿坝州）、别拉子、火炮叶（南充）、矮林子、霹拉子（绵阳）、大红袍（阿坝州）、火炮柴、火炮树（达州、渠县）。

为紫金牛科植物 *Myrsine africana* L. 的根、全株、叶。

生于海拔 300~3 600 m 的栎树林下。分布于全川，凉山州各县、筠连、泸县、长宁、合江、江安、

隆昌、古蔺、纳溪、兴文、宜宾、屏山、布拖、雷波、彭州、什邡、崇州、邛崃、南充市、绵阳市、九寨沟、茂县、汶川、金川、蓬溪、眉山市、峨眉山、泸定、康定、丹巴、稻城、得荣、峨边。

根或全株清热利湿、收敛止血、凉血、行气活血，用于肠炎、痢疾、血崩、便血、肺结核咯血、痨伤咯血、牙痛，用于妇女干病。叶解毒、止痛、收敛，用于腹泻、风火牙痛，外用治烧烫伤。

全株活血祛瘀、祛风理湿，用于风湿痹痛、泄泻、痢疾、血淋、劳伤咳血。并治哮喘、小儿疳积、肺结核（宜宾、眉山）。全株清热利尿、收敛止血（凉山州）。

尖叶铁仔

为紫金牛科植物 *Myrsine africana* L. var. *acuminata* C. Y. Wu et C. Chen. 的全株

生于海拔 1 200~1 500 m 的林中、灌木丛中、路旁。分布于泸定、美姑、木里。

消炎镇痛，用于风火牙疼、咽喉痛、脱肛、子宫脱垂、肠茶、痢疾、红淋。活血、祛风理气（美姑）。

针齿铁籽

齿叶铁仔。

为紫金牛科植物 *Myrsine semiserrata* Wall. 的根、果实地上部分。

生于海拔 500~2 700 m 的石灰岩山坡林中、路边、沟边。分布于什邡、崇州、邛崃、泸定、甘洛、越西、木里、雷波、峨边。

地上部分止咳、平喘、祛痰、消炎。根用于小儿遗尿。果实用于驱绦虫。根活血、祛风理气（凉山州）。

密花树

为紫金牛科植物 *Rapanea neriifolia*（Sieb. et Zucc.）Mez 的根皮、叶。

生于海拔 650~2 400 m 的混交林中、苔藓林中或林缘、路旁灌木丛中。分布于盐源。

清热解毒、凉血、祛湿，用于乳痈初起；外用治湿疹、疮疖。

报春花科 Primulaceae

大花点地梅

点地梅。

为报春花科植物 *Androsace aizoon* Duly var. *coccinea* Franch. 的全草。

生于荒地、灌木林下。分布于阿坝州、乐山、洪雅。

清热利水、止咳，用于肺热咳嗽、水肿胀满。

玉门点地梅

嘎地。

为报春花科植物 *Androsace brachystegia* Hand. et Mazz. 的全草。

生于海拔 4 500 m 左右的灌木丛边缘、乱石堆。分布于德格、道孚、泸定、康定、丹巴、白玉、九龙。

苦、寒、热、无毒，治热性水肿（特效、藏医）。利尿、治水肿效果佳（德格藏医）。

景天叶点地梅

嘎地木保（藏名）。

为报春花科植物 *Androsace bulleyana* G. Forr. 的全草。

生于海拔 1 800~3 600 m 的山坡、砾石阶地和冲积扇土。分布于德格、丹巴、色达、康定、白玉、泸定、巴塘、稻城。

淡、平，除湿利尿，治关节疼痛。

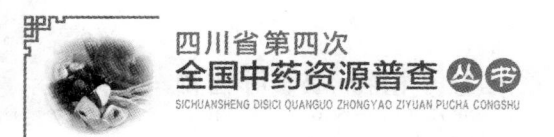

藏医：苦、寒、凉、无毒。利水、解热、干黄水，治心脏病水肿、热性水肿（特效）、"黄水病"、溃疡、炭疽、肺脓、疮疖、收敛已扩散毒邪。

裂叶点地梅

嘎地那保。

为报春花科植物 *Androsace dissecta* Franch. 的全草。

生于海拔 3 200 m 左右向阳干燥灌木丛下。分布于德格、甘孜、色达、木里。

苦、寒、热、无毒，治热性水肿（特效、藏医）。利尿、治水肿效果佳（德格藏医）。

直立点地梅

夏扎确（藏名）。

为报春花科植物 *Androsace erecta* Maxim. 的全草。

生于海拔 2 200～4 100 m 的山坡、灌木丛、地边多石处。分布于康定、九龙、巴塘、稻城、乡城、甘孜、德格、色达、新龙、白玉、石渠、会东。

利水消肿。

藏医：辛、平，清热、镇静，治感冒、心悸、失眠、神经衰弱。

莲叶点地梅

为报春花科植物 *Androsace henryi* Oliv. 的全草。

生于高山阴湿处。分布于崇州、什邡、乐山、泸定、康定、丹巴、雅江、凉山州各县、峨边、壤塘、阿坝。

清热、止咳、利水。

白花点地梅

高原点地梅（阿坝州）。

为报春花科植物 *Androsace incana* Lam. 的全草。

生于海拔 3 000～3 700 m 的山坡草地上。分布于若尔盖、阿坝、红原、黑水、德格。

除湿、利尿，用于关节疼痛。

匙叶点地梅

嘎地、尕的（藏名）、高原点地梅、石莲叶点地梅。

为报春花科植物 *Androsace integra* Hand. et Mazz. 的全草。

生于海拔 3 200 m 左右的林缘、草地、干燥处。分布于德格、道孚、色达、得荣、甘孜、巴塘、稻城、炉霍、白玉、丹巴、雅江、理塘。

淡、平，除湿利尿，治关节疼痛。

藏医：苦、寒、无毒。治热性水肿（特效）、黄水疮、溃疡。德格藏医治肾虚、水肿。

西藏点地梅

嘎地、拖任、穷整（藏名）。

为报春花科植物 *Androsace mariae* Kanitz / *A. mariae* Kanitz var. *tibetica*（Maxim.）Hand. et Mazz. 的全草。

生于海拔 1 800～4 400 m 山坡、草地、林缘和砂石地上。分布于甘孜、石渠、德格、康定、巴塘、稻城、得荣、道孚、新龙、白玉、木里。

全草苦、辛、寒，清热解毒、消炎止痛、除湿利尿，治咽喉炎、扁桃体炎、口腔炎、急性结膜炎、偏正头痛、牙痛、跌打损伤及肝胆实火、关节疼痛。

藏医：苦、凉，利水、解热、干黄水、引泻腹水，治心脏病水肿、热性水肿（特效）、"黄水病"、溃疡、炭疽。利尿、治水肿效果佳（德格藏医）。

刺叶点地梅

嘎地木保、拖任、穷整（藏名）。

为报春花科植物 *Androsace spinulifera*（Franch.）R. Knuth 的根、茎

生于海拔 2 900 ~ 4 500 m 山坡、草地、砾石缓坡和湿润处。分布于金阳、冕宁、木里、喜德、盐边、昭觉、布拖、稻城、理塘、九龙、乡城、新龙、甘孜、白玉、康定、道孚。

苦、辛、寒，清热解毒、消炎止痛、除湿利尿，治咽喉炎、扁桃体炎、口腔炎、急性结膜炎、偏正头痛、牙痛、跌打损伤及肝胆实火、关节疼痛。根与茎疏通经络、活血祛瘀（金阳）。

藏医：苦、凉，利水、解热、干黄水、引泻腹水，治心脏病水肿、热性水肿（特效）、"黄水病"、溃疡、炭疽。

垫状点地梅

为报春花科植物 *Androsace tapete* Maxim. 的全草。

生于海拔 3 500 ~ 5 000 m 的高山草甸、流石滩、山坡河谷、砾石缓坡和湿润处。分布于康定、理塘、稻城、得荣、德格。

苦、寒，祛风清热、消肿解毒。

点地梅

佛顶珠（绵阳）、喉咙草（南充市）、白花珍珠草、金牛草（阿坝州）。

为报春花科植物 *Androsace umbellata*（Lour.）Merr. 的全草。

生于海拔 400 ~ 1 500 m 的林缘、草地和疏林下。分布于青川、邛崃、崇州、乐山、南充市、绵阳市、九寨沟、茂县、汶川、理县、金川、蓬溪、洪雅、峨眉山、西昌、宁南、越西、天全、芦山、宝兴、雅安。

清热解毒、消肿止痛、祛风除湿，用于肺热咳嗽、咽喉肿痛、扁桃体炎、胃痛、口疮、牙痛、头痛、赤眼、目翳、风湿痹痛、遗精、痔疮下血、风湿筋骨疼痛、哮喘、淋浊、疔疮肿毒、烫火伤、蛇咬伤、跌打损伤。

雅江点地梅

为报春花科植物 *Androsace yargongensis* Petitm. 的全草。

生于海拔 3 600 ~ 4 500 m 的高山草甸、沼泽地、水边、灌木丛和草丛中。分布于康定、雅江、德格、巴塘、白玉。

苦、寒，祛风清热、消肿解毒。

海乳草

西尚。

为报春花科植物 *Glaux maritime* L. 的全草。

生于海拔 3 700 ~ 4 850 m 的河边湿地、沼泽草甸和湿润处。分布于道孚、德格、新龙。

清热解毒。

耳叶珍珠菜

为报春花科植物 *Lysimachia auriculata* Hemsl. 的根及根状茎。

生于海拔 400 ~ 1 600 m 的山坡荒地向阳处。分布于平武。

止血、活血、消肿，用于跌打损伤、刀伤。

垂穗珍珠菜

狼尾花、红丝毛（阿坝州）、血经草（峨眉）。

为报春花科植物 *Lysimachia barystachys* Bunge 的带根全草。

生于海拔 600 ~ 2 700 m 的山坡、灌木丛下等路旁阴湿处。分布于青川、乐山、九寨沟、黑水、松潘、

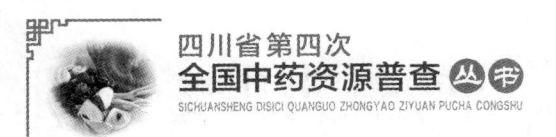

洪雅、峨眉山、康定、西昌、普格、昭觉、木里、盐源、峨边。

调经、活血散瘀、清热解毒、消肿止痛，用于月经不调、痛经、血崩、感冒发热、咽喉肿痛、乳痈、跌打损伤。

泽珍珠菜

星宿草。

为报春花科植物 *Lysimachia candida* Lindl. 的全草。

生于海拔 300~2 500 m 的路旁潮湿处及水田中。分布于峨眉山、洪雅、普格、喜德、西昌。

清热凉血、活血通络、调经止痛，用于痈疮肿毒、无名肿毒、跌打损伤、月经不调。

细梗香草

海椒香（合江）、排竹香（筠连）、金海椒（古蔺）、排香草、四轮香、伏尔草。

为报春花科植物 *Lysimachia capillipes* Hemsl. 的全草。

生于海拔 500~2 000 m 的山坡路边、林下。分布于合江、筠连、古蔺、长宁、屏山、纳溪、乐山、南充市、眉山市、峨眉山。

祛风除湿、理气、行气止痛、调经、止咳，用于胃脘胀痛、胃气痛、感冒、肺热咳嗽、风湿痛、月经不调，外用于雀斑。健脾胃（屏山）；治流感、气管炎（长宁）；心腹绞痛、止痢（纳溪）。

金钱草

胖猪儿草（峨眉）、胖猪儿藤（屏山）、过路黄（兴文、叙永）、大过路黄（南充）。

为报春花科植物 *Lysimachia christinae* Hance 的全草。

生于海拔 300~2 200 m 的湿润肥沃的山坡、荒地、林下、路旁。分布于长宁、合江、叙永、江安、纳溪、古蔺、兴文、高县、宜宾、屏山、彭州、芦山、崇州、南充市、绵阳市、眉山市、峨眉山、雅安市、凉山州各县、峨边、马边。

全株清热解毒、消肿、利湿、利水通淋、化结，用于湿热黄疸型肝炎、黄疸、肺热咳嗽、水肿、胆结石、肾结石、膀胱结石、肝硬化、热淋、反胃、嗝噎、跌打损伤、痈肿、眼目齿痛、疔疮肿毒。

注：本品为川产道地药材，主产于洪雅、井研、乐山、青神。

露珠珍珠菜

为报春花科植物 *Lysimachia circaeoides* Hemsl. 的全草。

生于海拔 2 000 m 以下的石灰岩草坡、沟边、湿地。分布于雷波。

活血散瘀、消肿止痛、凉血、止血、生肌，用于骨折、跌打损伤、外伤出血、烧伤、烫伤、疮疖、乳痛、咽喉痛、毒蛇咬伤。

珍珠菜

狗尾巴（江安、兴文、筠连、南充）、狼尾花（长宁）、千锤打（古蔺）、扯根菜、大酸米草（阿坝州）。

为报春花科植物 *Lysimachia clethroides* Duby 的全草。

生于海拔 3 200 m 以下的水沟潮湿处、灌木丛中、路旁。分布于全川，如珙县、长宁、合江、叙永、江安、筠连、兴文、古蔺、普格、稻城、南充市、茂县、汶川、理县、黑水、洪雅、凉山州、芦山、峨边。

全草清热凉血、活血调经、利水消肿、解毒，用于小儿发热、月经不调、白带、急性淋巴结炎、小儿疳积、水肿、痢疾、跌打损伤、喉痛、乳痈、疮毒。又治伤风感冒（叙永）；狗咬伤（长宁）。

聚花过路黄

小过路黄（古蔺、筠连、合江、江安、绵阳）、风寒草（叙永、高县）、红头绳、小风寒（阿坝州）。

为报春花科植物 *Lysimachia congestiflora* Hemsl. 的全草。

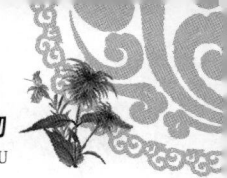

生于海拔 1 300～2 200 m 的向阳湿润的林缘、灌木丛、草丛、路旁。分布于全川，凉山州各县、合江、珙县、隆昌、江安、纳溪、古蔺、筠连、兴文、高县、彭州、崇州、什邡、邛崃、南充市、绵阳市、汶川、九寨沟、茂县、理县、金川、眉山市、达州市、巴中市、峨眉山、泸定、九龙、雅安、天全、荥经、峨边。

全株祛风解表、止咳散寒、清热解毒、止血、祛痰，用于感冒风寒咳嗽、头痛、身痛、腹泻、牙痛、湿热黄疸、衄血、吐血、咽喉肿痛、蛇咬伤、小儿脐风。又治肝炎（江安），妇女白带、尿路结石（筠连）。活血调经、利水消肿，用于月经不调、感冒头痛、乳痈、胁肋胀痛。

延叶珍珠菜

火烧药、血来菜（屏山）、下延叶排草、大羊古臊（阿坝州）。

为报春花科植物 *Lysimachia decurrens* Forst. f. 的全草。

生于海拔 500～2 100 m 的山谷林下、路旁、溪边。分布于屏山、彭州、新都、崇州、邛崃、九寨沟、汶川、金川、茂县、理县、乐山、洪雅、宣汉、平昌、巴中、万源、通江、南江、凉山州、芦山、石棉、峨边、马边。

全草活血调经、利水消肿、止痛，用于月经不调，外用于颈淋巴结核、跌打损伤、骨折。全草消肿、止痛、补血调经，用于跌打损伤、疔毒蛇咬。又治火烧伤（屏山）。

小寸金黄

灰三角叶过路黄。

为报春花科植物 *Lysimachia deltoids* Wight var. *cinerascens* Franch. 的全草。

生于海拔 2 200～3 000 m 的山坡草地、灌木丛、岩缝中。分布于九龙。

清热解毒、除湿止痛，用于腹痛、风湿关节痛。

管茎过路黄

为报春花科植物 *Lysimachia fistulosa* Hand. et Mazz. 的全草。

生于林下、路旁、溪边。分布于峨眉山。

用于毒蛇咬伤。

灵香草

铃铃草。

为报春花科植物 *Lysimachia foenu-raecum* Hance 的全草。

生于海拔 800～1 700 m 的林下、路旁、溪边。分布于乐山、洪雅。

祛风散寒、避秽浊，用于风寒感冒、牙痛、齿痛。

大叶排草

四大天王（长宁）、四块瓦（长宁、宜宾）、大叶过路黄。

为报春花科植物 *Lysimachia fordiana* Oliv. 的全草。

生于海拔 750～1 000 m 的山谷林下、溪边等潮湿处。分布于长宁、宜宾。

全草治风湿麻木、跌打损伤、感冒（长宁）。

星宿菜

疳积草（江安）、假辣根、红气根、血丝草（甘孜州）、红丝毛、过路黄、珍珠菜（渠县）。

为报春花科植物 *Lysimachia fortunei* Maxim. 的全草。

生于路旁、田埂及溪边草丛中。分布于江安、宜宾、开江、渠县、宣汉、芦山。

全草活血调经、化瘀、利水、清热化湿，用于感冒、咳嗽咯血、肠炎、肝炎、疳积、痛经、白带、乳腺炎、结膜炎、蛇咬伤、跌打损伤、风湿关节痛、妇女经闭、乳痈、瘰疬、目赤肿痛、水肿、黄疸、疟疾、痢疾。

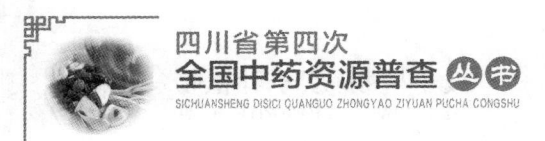

金爪儿

过路黄。

为报春花科植物 *Lysimachia grammica* Hance 的全草。

生于路旁、溪边、荒地。分布于乐山、洪雅、汉源、宝兴、古蔺。

清热凉血、止血解热、理气活血、拔毒消肿、定惊止痛，用于小儿急惊、鼻肿痛、中耳炎、痈肿疮毒、跌打损伤、刀伤。

裸头过路黄

为报春花科植物 *Lysimachia gymnocephala* Hand. et Mazz. 的全草。

生于路旁、溪边。分布于乐山、九龙。

清热解毒。

点腺过路黄

大金钱草。

为报春花科植物 *Lysimachia hemsleyana* Maxim. 的全草。

生于海拔 1 900 ~ 3 100 m 的山谷林缘、溪旁和路边草丛中。分布于乐山、理塘、绵阳市、洪雅、盐源、峨边。

清热利湿、消肿解毒、利尿通淋、通经，用于黄疸、水肿、胆结石、胃结石、膀胱结石、反胃嗝噎、肝炎、肾盂肾炎、膀胱炎、闭经、水肿膨胀、黄白火丹、跌打损伤、疔疮肿毒（理塘）。

胡香排草

毛过路黄、黄花草、铺地黄（峨眉）、地龙（会东）。

为报春花科植物 *Lysimachia hui* Diels 的全草。

生于海拔 900 m 的荒坡、路旁、溪边。分布于峨眉山、洪雅、会东。

清热解毒、利湿、排石，用于痈肿疮毒、遗精、盗汗、黄疸。

红毛对筋草

为报春花科植物 *Lysimachia hyperioides* Hemsl. 的全草。

生于路旁、地边、草丛中。分布于绵阳市。

清热凉血、收敛止血，用于胃肠出血、血崩、疮痈肿毒。

爪哇珍珠菜

蜜刀背。

为报春花科植物 *Lysimachia javanica* Bl. 的全草。

生于海拔 800 ~ 1 000 m 的路旁、溪边。分布于乐山、洪雅。

清热解毒、消肿，用于跌打损伤、血淋、石淋、黄疸。

长蕊珍珠菜

排草、花被单、乳肿药、刀口药（阿坝州）。

为报春花科植物 *Lysimachia lobelioides* Wall. 的全草。

生于海拔 1 300 ~ 2 100 m 的沟边、路旁、山谷。分布于美姑、昭觉、九寨沟、汶川、茂县、金川、石棉、凉山州各县、峨边。

清热解毒、补虚、镇咳、止血，用于虚疟、咳嗽、乳痈、刀伤。

山萝过路黄

为报春花科植物 *Lysimachia melampyroides* R. Knuth 的全草。

生于山谷林下。分布于昭化、苍溪。

用于跌打损伤、深部脓肿。

峨眉过路黄

奴花草（峨眉）、排草（洪雅）。

为报春花科植物 *Lysimachia omeiensis* Hemsl. 的全草。

生于海拔 800～1 000 m 的灌木丛下、山坡。分布于泸州、屏山、峨眉、洪雅、泸定。

清热解毒、消肿、利湿、排石，用于跌打损伤、血淋、石淋、黄疸。全草治胃痛、肺痈、臁疮、穿踝风、痔漏（屏山）。

重楼排草

四块瓦、四大天王、落地梅，四尔丰（南充）。

为报春花科植物 *Lysimachia paridiformis* Franch. 的全草。

生于海拔 350～1 000 m 的灌木丛、林下阴湿处、岩石下潮湿处。分布于高县、纳溪、屏山、南溪、隆昌、合江、江安、叙永、筠连、古蔺、广安、武胜、岳池、营山、洪雅、开江、达州、大竹、邻水、渠县、宣汉、峨眉山、雷波、马边。

全草祛风除湿、活血调经、散瘀止痛、清热解毒、消肿，用于风寒感冒、咳嗽气喘、小儿久咳、胃痛、风湿麻木、风湿关节疼痛、月经不调、血淋、黄疸、痨伤、跌打损伤、疖肿、蛇咬伤。

狭叶落地梅

为报春花科植物 *Lysimachia paridiformis* Franch. var. *stenophylla* Franch. 的全草及根。

生于海拔 800～1 600 m 的林下及沟边阴湿处。分布于峨眉山、雷波。

祛风、活血，用于风湿痹痛、半身不遂、跌打损伤、小儿惊风。

巴东珍珠菜

巴东过路黄。

为报春花科植物 *Lysimachia patungensis* Hand. et Mazz. 的全草。

生于海拔 2 200 m 左右的草丛中、路旁、溪边、林下。分布于成都、普格、雷波。

清热解毒、利尿通淋、活血、消肿散瘀。

狭叶珍珠菜

为报春花科植物 *Lysimachia pentapetala* Bunge 的全草。

生于海拔 1 000～1 300 m 的向阳路旁、草丛中。分布于九寨沟、汶川、茂县、乐山、彭州、木里、峨边。

祛风、消肿、解毒。宽胸利膈、祛痰、镇咳、止痛（阿坝州）。

聚叶过路黄

大过路黄（屏山、泸县、宜宾、兴文、合江、筠连）、地黄花竹（屏山），花脚兰、猫耳朵（合江）、叶头过路黄。

为报春花科植物 *Lysimachia phyllocephala* Hand. et Mazz. 的全草。

生于海拔 300～2 400 m 的阴湿路旁、草丛中。分布于成都、屏山、泸县、宜宾、兴文、合江、筠连、古蔺、高县、乐山、洪雅、邻水、宁南、安岳。

全草祛风除湿、活血祛瘀、清热、化痰，用于风热喉痛、咳嗽、月经不调、风湿麻木、大便带血、坠胀、腹硬痛、热毒疮疖。又治蛇咬伤（合江）；牙痛（高县）。

疏头过路黄

为报春花科植物 *Lysimachia pseud-enryi* Pamp. 的全草。

生于林下、山坡路旁。分布于峨眉山、泸定。

用于黄疸、痢疾、无名肿毒、跌打损伤。

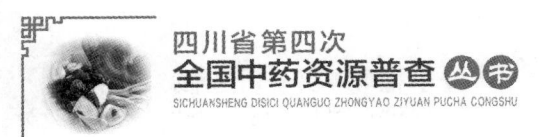

折瓣珍珠菜

为报春花科植物 *Lysimachia reflexiloba* Hand. et Mazz. 的全草。

生于海拔 1 700 ~ 2 200 m 的路旁、草丛中。分布于四川省。

清热解毒、消肿、止血、止咳。

显苞过路黄

大叶过路黄（洪雅）。

为报春花科植物 *Lysimachia rubiginosa* Hemsl. 的全草。

生于溪边、林下、路旁、草丛中。分布于乐山、彭州、崇州、什邡、邛崃、洪雅、美姑、甘洛、峨边。

清热利湿、祛风、消肿、止血、止咳，用于跌打损伤、湿热黄疸。

茂汶过路黄

为报春花科植物 *Lysimachia stellarioides* Hand. et Mazz. 的全草。

生于林下、路边阴湿处。分布于汶川、茂县、理县。

清热拔毒、利湿，用于目赤、泄泻、驼背、乳痈。

腺药珍珠菜

寒节草（长宁）、三百棒（合江）、海椒泽兰（古蔺）、红七（江安）、小花蛇草（万源）。

为报春花科植物 *Lysimachia stenosepala* Hemsl. 的全草。

生于海拔 1 300 ~ 1 900 m 的山坡、溪边、路旁、草丛中。分布于乐山、纳溪、长宁、古蔺、叙永、江安、屏山、兴文、合江、筠连、宣汉、万源、通江、南江、凉山州各县。

全草破血行气、消肿、清热解毒，用于痈肿疔疮、喉痹、蛇伤、经闭、劳伤、疔疮。又平喘理气（古蔺），治跌打损伤、吐血（古蔺、长宁）。

伞叶排草

追风伞（宜宾、古蔺、珙县）、一盏灯（宜宾）、一把伞、倒伞竹（古蔺）、灯盏窝（峨眉）。

为报春花科植物 *Lysimachia trientaloides* Hemsl. 的全草。

生于海拔 1 200 ~ 2 000 m 的阴湿处。分布于乐山、古蔺、珙县、宜宾、兴文、长宁、筠连、邛崃、彭州、峨眉山、宝兴、芦山、雅安、名山、荥经、峨边。

全草祛风除湿、活血祛瘀、消肿解毒、止痛，用于风湿痹痛、半身不遂、跌打损伤、月经不调、小儿惊风。祛风除湿、活血散瘀（雷波）。

卵叶过路黄

青筋板（长宁）。

为报春花科植物 *Lysimachia wilsonii* Hemsl. 的全草。

生于山坡、草地。分布于长宁。

全草散寒发表（长宁）。

羽叶点地梅

热衮巴（藏名）。

为报春花科植物 *Pomatosace filicula* Maxim. 的全草。

生于海拔 3 200 ~ 4 500 m 的高山河滩地、高山草甸。分布于壤塘、金川、马尔康、德格、石渠。

平肝、凉血、止痛、镇痛，用于高血压、肝炎引起的发烧、子宫出血、月经不调、疝痛、关节炎等症。

巴塘报春

为报春花科植物 *Primula bathangensis* Petitm. 的全草。

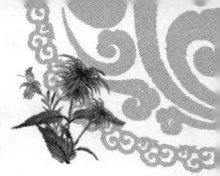

生于海拔 2 200 ~ 3 200 m 的灌木丛边、石灰岩缝中。分布于巴塘、稻城、白玉、康定、得荣、新龙。
清热解毒、消炎。

木里报春

为报春花科植物 *Primula borei-alliantha* Balf. f. et Forr. 的全草。
生于海拔 3 900 ~ 4 200 m 的石灰岩冷杉密林中。分布于康定、德格、稻城、九龙、木里。
清热燥湿、泻肝、止血。

糙毛报春

香地嘎保（藏名）。
为报春花科植物 *Primula blinii* Lévl. 的全草。
生于海拔 3 500 m 左右的沟边、草地、沼泽地。分布于道孚；
德格藏医苦、凉，清热、解毒、敛疮、散痛，主治肺病、神经痛、关节炎、心脏病等。

雪山厚叶报春

为报春花科植物 *Primula calliantha* Franch. 的全草。
生于山地灌木丛草甸。分布于普格；
跌打损伤。

垂花穗状报春

为报春花科植物 *Primula cernua* Franch. 的根。
生于海拔 3 000 ~ 4 000 m 的山坡林下阴湿处或湿润岩缝中。分布于雅江、冕宁、盐源、宁南、喜德、木里、布拖。
补虚、通乳，用于肺痨咳嗽、乳汁不下。

中甸灯台报春

为报春花科植物 *Primula chungensis* Balf. f. et Ward 的根。
生于海拔 1 700 ~ 4 300 m 的山坡林间草地和水边。分布于冕宁、木里、甘孜州、九寨沟、茂县、黑水、松潘、理县、康定、道孚。
补虚、通乳，用于肺结核咳嗽。

大凉山报春

七叶菜（筠连）、罐儿花（叙永）、天窝草。
为报春花科植物 *Primula crassa* Hand. et Mazz. 的全草。
生于路旁、沟边。分布于筠连、古蔺、长宁、叙永。
全草消食积、治饱胀（叙永），配青蒿泡酒治蛇伤，或单用外敷（长宁）。

滇北球花报春

为报春花科植物 *Primula denticulata* Smith subsp. *sinodenticulata*（Balf. f. et Forr）W. W. Smith 的带根全草。
生于灌木林下。分布于泸定、雅安、凉山州、峨边、马边。
止血、消痞，用于产后流血不止、红崩、小儿痞积。

石岩报春

为报春花科植物 *Primula dryadifolia* Franch. 的全草。
生于海拔 3 400 ~ 5 200 m 的石灰岩山坡或高山草甸。分布于成都、康定、九龙、稻城、乡城、丹巴。
清热燥湿、泻肝止血。

二郎山报春

豆叶参、鄂西粗萼报春、西南报春。

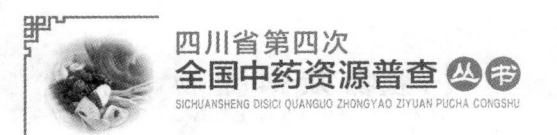

为报春花科植物 *Primula epilosa* Craib 的全草。

生于海拔 2 000～2 900 m 的林缘和灌木丛下。分布于峨眉山、洪雅、泸定、越西、会东、米易、芦山、天全、宝兴。

祛风除湿、清热，用于风湿痹痛、咳喘、月经不调、头昏、耳聋、湿热黄疸、尿少色黄。

峨眉报春

峨山雪莲花、假雪莲花（洪雅）。

为报春花科植物 *Primula faberi* Oliv. 的全草。

生于海拔 2 200～3 800 m 的山坡、灌木丛、林下阴湿处。分布于峨眉、昭觉、会理、宁南、普格、美姑、布拖、彭州、洪雅、天全、雷波、峨边、马边；

清热利湿、止汗，用于风湿麻木、骨痛、淋浊、白带、五淋癃闭、带下病。

束花报春

为报春花科植物 *Primula fasciculata* Balf et Ward 的全草。

生于海拔 3 000～4 400 m 的高山山坡、灌木丛、林缘。分布于德格、康定、稻城、乡城、九龙、道孚、新龙等地。

清热解毒、止血、消肿、止痛，用于水肿、烫伤。

灰岩皱叶报春

为报春花科植物 *Primula forrestii* Balf. f. 的根。

生于海拔 2 900～3 300 m 的石灰岩石缝中。分布于西昌、稻城、会东。

祛风除湿、舒筋活络、止咳化痰，用于咳嗽、痰多、风湿痛、泄泻、内外伤出血、跌打损伤。

厚叶苞芽报春

为报春花科植物 *Primula gemmifera* Batal. var. *amoena* Chen 的全草。

生于海拔 4 900～4 300 m 的溪边草地、山坡草甸。分布于康定、巴塘、稻城。

清热解毒、止痛。

太白山紫穗报春

雪莲花（洪雅）、羽叶报春。

为报春花科植物 *Primula giraldiana* Pax. 的全草。

生于灌木丛下。分布于乐山、洪雅。

清热泻火、止血。止咳化痰，用于肺热咳喘、浓痰。

雅江报春

格让磨汤（藏名）。

为报春花科植物 *Primula involucrata* Wall. subsp. *yargongensis* （Petitm.） W. W. Smith. et Forrest/*P. yargongensis* Petitm. 的全草。

生于海拔 3 100～4 300 m 的林间空地、湿润草地及水沟边。分布于新龙、九龙、炉霍、乡城、道孚、稻城、雅江、九寨沟、壤塘、金川、马尔康、理县、松潘等地。

用于淋症、尿路感染、小便混浊、白带多。

藏医：酸、甘、温，补益，治虚证、病后体虚。

宝兴报春

为报春花科植物 *Primula moupinensis* Franch. 的全草。

生于海拔 2 000～3 000 m 的灌木丛、草地、林下。分布于宝兴、邛崃、九龙、康定、峨边。

清热燥湿、泻肝止血。

天山报春

为报春花科植物 *Primula nurtans* Georgi 的全草。

生于高山草甸及河滩沼泽地。分布于木里、盐边、泸定、九龙、乡城、炉霍、甘孜、德格、石渠。

清热解毒、止血、止痛、敛疮。

鄂报春

金满斗、天窝草（叙永）、地白菜（古蔺）。

为报春花科植物 *Primula obconica* Hance 的全草与根。

生于海拔 1 000～2 600 m 的山地石灰岩地区，潮湿而富含腐殖质的土壤。分布于纳溪、长宁、古蔺、叙永、屏山、兴文、筠连、乐山、开江、达州、邻水、宣汉、凉山州各县、峨边。

清热解毒、止咳化痰。全草治头昏眼花（叙永），止咳喘（纳溪）。根解毒、止痛，用于腹痛、酒精中毒。

齿萼报春

为报春花科植物 *Primula odontocalyx* Pax 的根。

生于海拔 4 000～4 500 m 的山坡、林下、高山草地。分布于茂县、汶川、九寨沟、松潘、黑水、马尔康、德昌。

用于腹痛，泡酒服用于解酒毒。

圆瓣黄花报春

香智塞保（藏名）。

为报春花科植物 *Primula orbicularis* Hemsl. 的全草。

生于海拔 3 000～4 900 m 的沼泽地、溪沟边。分布于道孚、甘孜、德格、康定、稻城、石渠；

苦、寒，清热燥湿、泻肝胆火、止血，用于小儿高热抽风、急性胃肠炎、痢疾。

德格藏医苦、甘、凉，清热、燥湿、消肿、止血、止泻，治肝胆火、敛毒，治诸热病、血痛、脉病、肺病、赤痢、腹泻、小儿热痢水肿、小儿高热、抽搐、急性胃肠炎、毒扩散。

卵叶报春

岩白菜（宜宾）。

为报春花科植物 *Primula ovalifolia* Franch. 的全草。

生于海拔 600～2 800 m 的林下、路边或沟边。分布于宜宾、兴文、崇州、泸定、雷波、昭觉、喜德。

清热燥湿、解毒、泻肝止血、消肿止痛，用于肺热咳嗽、风湿病、食积（宜宾）。

掌叶报春

为报春花科植物 *Primula palmata* Hand. et Mazz. 的全草。

生于海拔 3 100～3 900 m 的灌木丛、草地、林下。分布于甘孜、成都、炉霍、德昌、峨边。

清热燥湿、泻肝止血。

裂叶报春

羽叶穗花报春。

为报春花科植物 *Primula pinnatifida* Franch. 的全草。

生于海拔 3 600 m 的冷杉林下或高山悬崖雪沟中。分布于成都、康定、九龙、理塘。

清热燥湿、泻肝止血。

海仙报春

为报春花科植物 *Primula poissonii* Franch. 的全草。

生于海拔 2 100～3 200 m 的水边、湿地。分布于昭觉、布拖、泸定、康定、九龙、稻城、乡城、道

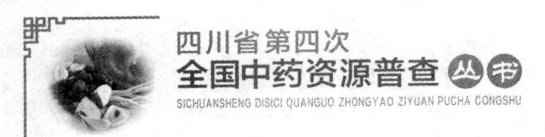

孚、德格；

滋阴止咳、接骨舒筋。

无粉海水仙

为报春花科植物 *Primula polyphylla* Franch. 的全草。

生于山坡、草地。分布于喜德、越西、德格。

消炎、接骨、祛风湿；用于脱肛、流产、骨折、跌打损伤、外伤红肿、瘀血。

滇海水仙

为报春花科植物 *Primula pseudodenticulata* Pax 的全草。

生于海拔 1 500 ~ 2 300 m 沼泽地、泉边。分布于泸定、丹巴、木里、宁南、盐源。

解毒、接骨、祛瘀，用于小儿发热、脱肛、骨折、跌打损伤、外伤红肿、瘀血。

丽花报春

香智塞保（藏名）。

为报春花科植物 *Primula pulchella* Franch. 的全草。

生于海拔 2 000 ~ 4 000 m 的高山石灰岩上或阳坡谷地。分布于道孚、甘孜、丹巴、德格、乡城、新龙、西昌、昭觉、喜德、宁南。

清热解毒、消肿止痛。

德格藏医花苦、寒、无毒，止泻。

黄葵叶报春

岩白菜（长宁）。

为报春花科植物 *Primula saturata* W. W. Sm. et Fletcher. 的全草。

生于海拔 1 000 ~ 4 000 m 的林下、灌木丛、草地。分布于长宁、雷波。

全草润肺、止咳（长宁）。

偏花报春

香智塞保（藏名）。

为报春花科植物 *Primula secundiflora* Franch. 的全草。

生于海拔 3 000 ~ 5 500 m 的湿草地、溪沟边、高山湖泊和沼泽地带。分布于甘孜州各县；

苦、寒，清热燥湿、泻肝胆火、止血，治小儿高热抽风、急性胃肠炎、痢疾。

德格藏医苦、甘、凉，清热、燥湿、消肿、止血、止泻，治肝胆火、敛毒、热病、血痛、脉病、肺病、赤痢、腹泻、小儿热痢水肿、小儿高热、抽搐、急性胃肠炎、毒扩散。

樱草

雪莲花（洪雅）。

为报春花科植物 *Primula sieboldii* E. Morren 的全草。

生于林下。分布于乐山、洪雅。

止咳化痰、清热凉血，用于肺热咳嗽、浓痰。

锡金报春

香智塞保（藏名）、黄花报春（甘孜州）。

为报春花科植物 *Primula sikkimensis* Hook. 的全草。

生于海拔 3 200 ~ 4 700 m 的湿草地、溪沟边、林下阴湿处。分布于成都、道孚、新龙、九龙、乡城、什邡、木里、盐源、峨边。

苦、寒，清热燥湿、泻肝胆火、止血，用于小儿高热抽风、急性胃肠炎、痢疾。

德格藏医苦、甘、凉，清热、燥湿、消肿、止血、止泻，治肝胆火、敛毒、热病、血痛、脉病、肺

病、赤痢、腹泻、小儿热痢水肿、小儿高热、抽搐、急性胃肠炎、毒扩散。

藏报春

年景花。

为报春花科植物 *Primula sinensis* Sabine ex Lindl. 的全草。

生于山坡、林下阴湿处、石灰岩石壁上。分布于平武、峨眉、剑阁、彭州、都江堰。

用于皮疹。

球花报春

为报春花科植物 *Primula sinodenticulata* Balf. f. 的全草。

生于灌木丛下。分布于乐山、洪雅、会东、越西、昭觉、布拖。

清热利湿，用于小儿肠炎、痢疾。

苣叶报春

峨眉雪莲花、红雪莲。

为报春花科植物 *Primula sonchifolia* Franch. 的全草。

生于海拔 3 000～4 500 m 的冷杉、杜鹃林下。分布于甘孜州各县、彭州、峨眉山、洪雅、泸定、康定、九龙、乡城、德格。

清热利湿、祛风除湿，用于风湿痹痛、白浊、白带、月经不调、小便淋痛、淋浊、带下病。

峨眉苣叶报春

为报春花科植物 *Primula sonchifolia* Franch. *subsp. emeiensis* C. M. Hu 的全草。

生于海拔 2 200～3 000 m 的灌木丛荫处。分布于峨眉山大乘寺等地。

清热利湿，用于小便涩痛、淋浊、带下病、痔疮。

滋圃报春

香智塞保（藏名）。

为报春花科植物 *Primula soongii* Chen et C. M. Hu 的全草。

生于海拔 3 000 m 左右的沼泽地、溪沟边。分布于甘孜。

苦、寒，清热燥湿、泻肝胆火、止血，用于小儿高热抽风、急性胃肠炎、痢疾。

德格藏医苦、甘、凉，清热、燥湿、消肿、止血、止泻，治肝胆火、敛毒、热病、血痛、脉病、肺病、赤痢、腹泻、小儿热痢水肿、小儿高热、抽搐、急性胃肠炎、毒扩散。

报春花

为报春花科植物 *Primula stomalacoides* Franch. 的全草。

生于灌木林中。分布于乐山、洪雅。

清热泻火、凉血止血，用于胃肠炎、痢疾、腹痛。

四川报春

香智塞保（藏名）。

为报春花科植物 *Primula szechuanica* Pax 的全草。

生于海拔 3 000～5 500 m 的沼泽地、林下阴湿处。分布于道孚、泸定、康定、九龙、冕宁、木里。

苦、寒，清热燥湿、泻肝胆火、止血，用于小儿高热抽风、急性胃肠炎、痢疾。又活血散瘀，用于跌打损伤。

德格藏医苦、甘、凉，清热、燥湿、消肿、止血、止泻，治肝胆火、敛毒、热病、血痛、脉病、肺病、赤痢、腹泻、小儿热痢水肿、小儿高热、抽搐、急性胃肠炎、毒扩散。

甘青报春

香地嘎保（藏名）。

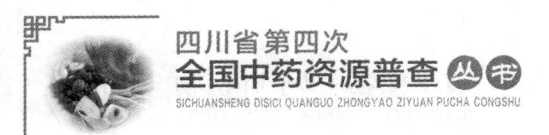

为报春花科植物 *Primula tangutica* Duthie 的种子。

生于海拔 3 000 ~ 4 000 m 的高山草原、沼泽地及林下。分布于道孚、稻城、炉霍、德格、石渠。

德格藏医苦、凉，清热、解毒、敛疮、止痛、安神，主治肺病、神经痛、关节炎、心脏病等。

黄甘青报春

香智塞保（藏名）。

为报春花科植物 *Primula tangutica* Duthie var. *flavescens* Chen et C. M. Hu 的全草。

生于海拔 4 400 m 的高山草丛、山坡湿润草地。分布于甘孜。

苦、寒，清热燥湿、泻肝胆火、止血，用于小儿高热抽风、急性胃肠炎、痢疾。

德格藏医苦、甘、凉，清热、燥湿、消肿、止血、止泻，治肝胆火、敛毒、热病、血痛、脉病、肺病、赤痢、腹泻、小儿热痢水肿、小儿高热、抽搐、急性胃肠炎、毒扩散。

报春

兔耳风（合江）、岩白菜（长宁）。

为报春花科植物 *Primula tsiangii* W. W. Sm 的全草。

生于山坡、林下。分布于合江、长宁。

全草祛风、清热、解毒，治全身瘙痒（长宁）。

高穗报春

为报春花科植物 *Primula vialii* Franch. 的全草。

生于海拔 2 800 ~ 4 300 m 的沼泽草甸、草地及灌木丛、林下。分布于什邡、乐山、理塘、稻城、康定、峨边。

清热燥湿、泻肝止血。

带叶报春

条纹报春、报春花、橡只玛尔布（阿坝州）。

为报春花科植物 *Primula vittata* Bur. et Franch. 的花。

生于海拔 3 000 ~ 3 200 m 的沟边、灌木林下。分布于甘孜、德格、乐山、金川、壤塘、九寨沟、马尔康、理县、红原、阿坝、洪雅。

清热燥湿、泻肝胆火、凉血止血，用于小儿高热抽搐、急性胃肠炎、痢疾、腹痛。外用治外伤出血。

云南报春

为报春花科植物 *Primula yunnanensis* Franch. 的全草。

生于海拔 2 800 ~ 4 500 m 的石灰岩上、沟边草丛中，分布于乐山、新龙、洪雅、丹巴、九龙、雅江、乡城、峨边。

清热泻火、止血。

白花丹科/蓝雪科 Plumbaginaceae

小角柱花

紫金标（甘孜州）、小蓝雪花、多花七星箭（绵阳）、风湿草、红花紫金标（阿坝州）。

为白花丹科植物 *Ceratostigma minus* Stapf ex Prain 的根。

生于海拔 1 000 ~ 4 500 m 的山坡、河岸边、干热河谷或灌木丛中。分布于金川、汶川、壤塘、马尔康、理县、丹巴、九龙、德格、理塘、雅江、甘洛、越西、喜德、康定、白玉、得荣、乐山、绵阳市、洪雅、峨眉山。

根消炎止痛、通经活络、祛风除湿、解毒、活血化瘀、行气止痛、生新、解痉、镇痛，用于风湿麻木、炭疽、跌打损伤、脉管炎、肝胃气痛。

蓝雪花

毛七星箭、搬倒甑（绵阳）

为白花丹科植物 *Ceratostigma plumbeginoides* Bunge 的根。

生于向阳的山坡、河谷。分布于绵阳市、成都。

根活血化瘀、行气止痛、生新、解痉、镇痛，用于肝胃气痛、跌打损伤。

紫金莲

搬倒甑（高县）、七星箭（甘孜州、绵阳）。

为白花丹科植物 *Ceratostigma willmottianum* Stapf 的根。

生于海拔 1 000～3 100 m 的向阳的山坡、河谷。分布于高县、筠连、甘洛、雷波、金阳、冕宁、喜德、新龙、理塘、德格、乐山、绵阳市、洪雅。

根活血化瘀、行气止痛、生新、解痉、镇痛，用于肝胃气痛、跌打损伤。加刺老包（楤木）敷可接骨（高县）。解痉、消炎止痛、通经活络、祛风除湿、止痛，用于风湿痹痛、周身关节疼痛、跌打损伤（洪雅、凉山州）。用于胃炎、胃溃疡、胆道蛔虫症、胆囊炎及蛔虫病所引起的疼痛（甘孜州）。

黄花补血草

为白花丹科植物 *Limonium aureum* (L.) Hill 的花。

生于海拔 1 000～3 800 m 的黄土坡、河滩砾石地及荒漠草原。分布于甘孜。

止痛、解毒、补血，用于神经痛、月经少、乳汁少、耳鸣，外用于各种炎症。

二色补血草

为白花丹科植物 *Limonium bicolor* (Bunge) O. Kuntze 的带根全草。

生于海拔 500～3 500 m 的海滨碱滩草地、沙丘。分布于石渠。

补血、止血、散瘀、调经、益脾；用于崩漏、尿血、月经不调。

小蓝雪花

刺矶松、鸡娃草（甘孜州）、蓝雪草、小蓝雪草、鸡娃草（阿坝州）。

为白花丹科植物 *Plumbagella micrantha* (Ledeb) Spach 的全草。

生于海拔 2 000～4 500 m 的山坡、地边、向阳草地。分布于得荣、乡城、德格、甘孜、石渠、小金、汶川、壤塘、若尔盖、九寨沟、松潘、黑水、马尔康、金川、理县等地。

解毒、杀虫、止痒，用于头癣、体癣、手癣、足癣、神经性皮炎、牛皮癣、疣、痣。

白花丹

皂药（纳溪、高县）。白皂药（纳溪）。

为白花丹科植物 *Plumbago zeylanica* L. 根及全草。

生于海拔 300～1 600 m 的阴湿处或半阴处。分布于纳溪、高县、泸县

全草及根祛风、散瘀、解毒、杀虫，用于风湿关节痛、血瘀经闭、跌打损伤、肿毒、恶疮、疥癣。

柿科 Ebenaceae

乌柿

为柿科植物 *Diospyros cathayensis* A. N. Stward /*D. sinensis* Hemsl. 的果蒂、根、叶。

生于海拔 600～1 500 m 的灌木丛、河谷、山地、荒林边。分布于彭州、乐山、洪雅。

果蒂清热凉血、降气润肺。根清热除湿、凉血、解毒，用于痔疮、肠风下血、风火牙痛、肺热咳嗽。

岩柿

小叶柿。

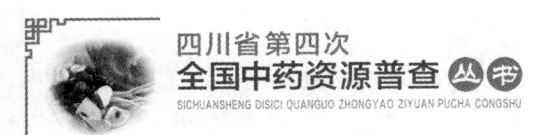

为柿科植物 *Diospyros dumetorum* W. W. Smith 的叶。

生于海拔 700～2 700 m 的山地灌木丛、混交林、山谷、河边、田埂。分布于泸定、康定、九龙、稻城、马边。

清热解毒、健脾胃，用于小儿营养不良、泄泻、小儿消化不良，外用于疮疖、烧烫伤。

福州柿

油柿根。

为柿科植物 *Diospyros foochowensis* Metcalfer Chen 的根。

栽培，分布于全川，邻水。

清热解毒、除湿、凉血、通络利水、消肿，用于肺热咳嗽、气血瘀滞腹胀、牙痛、疮疖肿毒、劳伤吐血、经闭腹痛。

柿

为柿科植物 *Diospyros kaki* L. f 的根、果、蒂、叶、柿霜。

生于海拔 2 600 m 以下的山地，为栽培。分布于全川，九寨沟、金川、汶川、茂县、会理、眉山市、达州市、巴中市、乐山市、康定、丹巴、凉山州。

果清热、润肺、止咳、降压、止血，用于热渴、肺燥咳嗽、胃肠出血、高血压、咽喉干痛、吐血、口疮。柿叶止血、降压，用于咳喘、肺气胀、各种内出血、高血压。柿花主治痘疮溃烂，以柿花晒干研粉擦之。柿饼润肺、涩肠、止血。柿根凉血、止血。柿蒂降逆气、治呃逆，用于胃寒气滞、噫气上逆、顽固性呃逆、百日咳、噎膈、饮食难下、夜尿症。柿漆治高血压，用 1～2 匙兑牛乳或米汤饮用，每日 2～3 次。柿霜清热生津、润燥止咳、化痰，用于肺热咳嗽、咽干喉痛、口舌生疮、吐血、咯血、消渴。柿树皮清热凉血、降气止逆、润肺（凉山州），治下血及烫火伤。树根清热凉血，用于吐血、痔疮、咯血、血痢。果实生津止渴、健胃、温中行气（峨眉）。

油柿

牛奶柿（合江）、山柿子（南溪）。

为柿科植物 *Diospyros kaki* L. f. var. *sylvestris* Makino 的果、果蒂、柿霜、叶、根。

生于海拔 2 200 m 以下的山地疏林、次生林、山坡灌木丛中。分布于合江、宜宾、南溪、纳溪、邛崃、康定、达州、平昌、万源、通江、康定。

根、叶、宿萼开窍辟恶、行气活血、祛痰、清热凉血、润肠。果降逆、止呕，用于肠胃食积、脾虚泄泻，止痢（合江）。

君迁子

黑枣、牛奶柿，软枣、小柿（阿坝州）。

为柿科植物 *Diospyros lotus* L. 的果实。

生于海拔 500～2 900 m 的山地、山坡疏林、灌木丛、林缘，有栽培。分布于普格、越西、崇州、邛崃、乐山、茂县、金川、汶川、理县、九寨沟、峨眉山、泸定、康定、丹巴、九龙、巴塘、稻城、乡城、得荣、凉山州、马边。

生津止渴、除烦、令人肥泽、祛痰、解毒、健胃、温中行气、止痛，用于消渴、烦闷、咳嗽。清热凉血、固精、收敛（凉山州）。

小叶柿

涩藿香、紫藿香（阿坝州）。

为柿科植物 *Diospyros mollifolia* Rehd. et Wils. 的果实。

生于海拔 2 200～2 500 m 的林下、灌木丛中。分布于金川、九寨沟、汶川、理县、茂县、乐山、洪雅、平昌、巴中、德昌、米易、盐边、雷波、甘洛、昭觉。

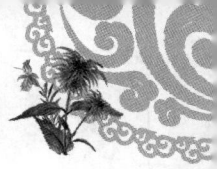

生津止渴、健胃行气、清热、消炎、健脾胃、行气，用于小儿营养不良、慢性腹泻、小儿消化不良、消渴、烦闷、咳嗽，外用于疮疡、烧烫伤。

罗浮柿

野柿花、山柿子（甘孜州）。

为柿科植物 *Diospyros morrisiana* Hance 的果、叶、茎皮。

生于海拔 650～1 600 m 的山坡、山谷、林中、灌木丛中。分布于雅江、稻城、乡城、马边。

解毒、消炎、收敛，用于食物中毒、腹泻、赤白痢疾、泄泻。外用治烧烫伤。

老鸦柿

牛奶子（宜宾、泸县）、苦丁茶（长宁）、山柿子、野山柿（洪雅）。

为柿科植物 *Diospyros rhombifolia* Hemsl. 的根、枝。

生于海拔 2 000 m 以下的山坡灌木丛、山谷沟边林中，有栽培。分布于宜宾、长宁、纳溪、泸县、兴文、邛崃、崇州、乐山、洪雅、巴中。

根或枝活血利肝，用于肝硬化、急性黄疸型肝炎、骨结核、跌打损伤，治腹泻、痔疮、咯血，并补虚弱（泸县）。生津止渴、健胃行气，用于消渴、烦闷、咳嗽（洪雅）。

安息香科/野茉莉科 Stryacaceae

赤杨叶

为安息香科植物 *Alniphyllum fortune*（Hemsl.）Makino 的根、心材。

生于海拔 200～2 000 m 的常绿阔叶林中。分布于峨眉山、雷波、合江、洪雅、峨边、马边。

理气和胃。

川鸭头梨

水冬瓜、陀螺果、木瓜红（峨眉）。

为安息香科植物 *Melliodendron xylocarpum* Hand. et Mazz. /*M. wangiacum* Hu 的根叶。

生于海拔 1 000～1 500 m 的山谷、山坡阴湿林、灌木林中。分布于乐山、洪雅、峨眉山、雷波、马边。

清热解毒、杀虫，用于小儿头疮、滑肠、大便秘结。

白辛树

为安息香科植物 *Pterostyrax psilophylla* Diels ex Perkins 的根皮。

生于海拔 1 900～2 300 m 的阴湿林中。分布于泸定、雷波、马边。

散瘀。

注：本品为国家二级保护植物。

木瓜红

白花树。

为安息香科植物 *Rehderodendron macrocarpum* Hu 的花序。

生于海拔 1 000～1 500 m 的林中。分布于乐山、洪雅、马边。

清热解毒、杀虫，用于肺热咳嗽、疮痒肿毒。

注：本品为国家二级保护植物。

赛山梅

为安息香科植物 *Styrax confusa* Hemsl. 的叶、果实。

生于海拔 100～1 700 m 的丘陵、山地疏林中。分布于峨眉山、马边。

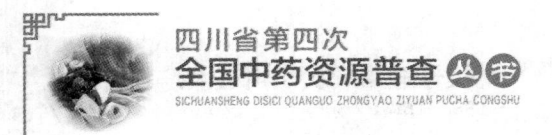

祛风除湿。

垂珠花

牛舌木、白花小梨（筠连）、山枝子（长宁）、白花树、白克马叶（阿坝州）。

为安息香科植物 *Styrax dasyantha* Perkins 的叶。

生于海拔 1 700 m 以下的丘陵、山地、山坡及溪边杂木林中。分布于兴文、长宁、古蔺、筠连、叙永、珙县、茂县、汶川、黑水、理县、洪雅、雷波、名山、雅安、天全。

叶润肺、止咳、清热解毒、凉血、杀虫，用于肺燥咳嗽、痈疡疮毒。

白花龙

为安息香科植物 *Styrax faberi* Perkins 的根、叶、果实。

生于海拔 200～600 m 的低山区及丘陵灌木丛中。分布于叙永。

根用于胃脘痛。叶用于外伤出血、风湿痹痛、跌打损伤。果实用于感冒发热。

老鸦铃

为安息香科植物 *Styrax hemsleyanus* Diels 的果实。

生于海拔 1 000～2 000 m 的向阳山坡、疏林、林缘及灌木丛中。分布于峨眉、美姑、雷波、峨边、马边等地。

驱虫、止痛。

白花树

安息香。

为安息香科植物 *Styrax hypoglauca* Perkins 的树脂。

引种栽培。分布于泸县。

树脂（安息香）开窍避秽、行气血，用于卒中暴厥、心腹疼痛、产后血晕、小儿惊痫、风痹腰痛。

野茉莉

狗倍子（叙永、古蔺）、老鸦果、响铃柴（叙永）、山黄芪（江安）、水梨子（长宁）、墨蚊包（高县）、青背壳耳（纳溪）、木香柴（峨眉）。

为安息香科植物 *Styrax japonicus* Sieb. et Zucc. 的叶、果、花、全草、虫瘿。

生于海拔 400～1 800 m 的山地疏林、灌木丛中。分布于乐山、南溪、长宁、合江、叙永、江安、纳溪、古蔺、兴文、高县、南充、洪雅、达州市、巴中市、峨眉山。

全株祛风除湿；果与叶清热解毒、祛风除湿、润肺止咳，用于风湿性关节炎、瘫痪、目赤痢疾、肠风下血。花清火，用于咽喉肿痛、牙痛。虫瘿外用搽疮（古蔺）、止咳、化痰，泡酒治跌打（叙永）、敛肺止咳、涩肠、敛汗止血（高县）。

瓦山野茉莉

为安息香科植物 *Styrax perkinsiae* W. Smith 的叶、果。

生于海拔 1 200～2 500 m 的山地疏林。分布于洪雅。

清热解毒、活血、止血，用于风湿骨痛、胃脘痛、肋胁胀痛。

粉花野茉莉

见桃花。

为安息香科植物 *Styrax rosea* Dunn 的种子。

生于海拔 500～2 800 m 的疏林中。分布于峨眉山、洪雅、泸定、雷波、中江、峨边。

清热解毒、活血止血，用于风湿骨痛、赤白痢疾、腹痛下血、胃脘胀痛、肋胁胀痛。

瑞丽野茉莉

为安息香科植物 *Styrax shweliensis* W. Smith 的种子。

生于海拔 1 200 ~ 2 500 m 的疏林中。分布于洪雅、冕宁、布拖、越西、昭觉。

清热解毒、活血止血，用于风湿骨痛、胃脘胀痛、肋胁胀痛。

栓叶安息香

红皮树、红皮（阿坝州）。

为安息香科植物 *Styrax suberifolius* Hook. et Arn. 的叶、根。

生于海拔 1 000 ~ 3 000 m 的山地、陵地常绿阔叶林中。分布于崇州、茂县、汶川、理县、乐山、洪雅、邻水、峨眉山、汉源、芦山、荥经、石棉。

祛风除湿、顺气、止痛，用于风湿关节痛、胃气痛、胁肋胀痛。

山矾科 Symplocaceae

薄叶山矾

为山矾科植物 *Symplocos anomala* Brand 的枝、根、果实。

生于海拔 1 000 ~ 1 700 m 山地杂木林中。分布于成都、甘洛、峨边、马边。

枝与根清热祛风、活血。果实清热解毒、平肝泻火。

总状山矾

小青果（长宁）。

为山矾科植物 *Symplocos botryantha* Franch. 的枝叶、果实。

生于海拔 600 ~ 1 700 m 的山地林间。分布于筠连、长宁、兴文、什邡、崇州、邛崃、乐山、峨边、马边、古蔺。

清热祛风、活血。枝叶清热、泻火（长宁）。果实补肝益肾、强筋壮骨。

山矾

山桂花。

为山矾科植物 *Symplocos caudata* Wall. ex DC. /*S. smuntia* Buch-am. 的叶、花、枝、根。

生于海拔 500 ~ 2 800 m 的灌木林中。分布于乐山、筠连、洪雅、邻水、南江、宣汉、峨眉山、盐边、甘洛。

叶清热、收敛，用于肺结核、咯血、便血、急性扁桃体炎、急性中耳炎、烂弦风眼、久痢。花理气化痰，用于咳嗽、胸闷。根清湿热、解毒、止痛、祛风、凉血、活血，用于黄疸、痢疾、肺结核、咳嗽、关节炎、风火疼痛、腰背关节疼痛、血崩。根外用治急性扁桃体炎、鹅口疮。

华山矾

羊子屎。

为山矾科植物 *Symplocos chinensis* Druce 的枝根、叶。

生于海拔 500 ~ 1 300 m 的丘陵、山地、杂木林中。分布于洪雅。

清热凉血、生肌。根祛痰、止血、理气止痛，用于疟疾、水肿。枝叶清热利湿、止血生肌，用于痢疾、泄泻、创伤出血、水火烫伤、溃疡。

火灰树

水冬瓜、牛屎柴（合江）、山枇杷（长宁）、冻青树（叙永）、大叶灰木、越南山矾。

为山矾科植物 *Symplocos cochinchinensis* (Lour.) Moore 的全株。花蕾。

生于海拔 1 500 m 以下的溪边、路旁及低山林中。分布于长宁、合江、叙永、筠连、高县、邛崃、崇州。

清热凉血、生肌。清热解毒、杀虫（叙永）、利水消肿、止咳、止痢（高县）。煎水外洗漆疮过敏（筠连）。花蕾清热疏肝、解郁。

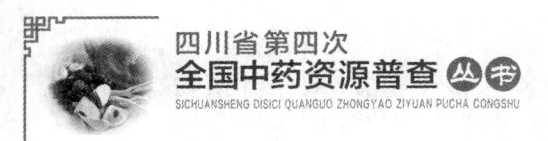

光叶山矾

铁耳环（江安）、酸木叶（古蔺）、刀灰树、石蒜根（大竹）。

为山矾科植物 *Symplocos lancifolia* Sieb. et Zucc. 的全株、叶。

生于海拔 1 500 m 以下的林中。分布于江安、古蔺、大竹、邻水、荣县。

叶治耳鸣、耳聋、吐血、疳积（江安）。开胃健脾，治痢疾（古蔺）。全株和肝健脾、止血生肌，用于外伤出血、吐血、咯血、疳积、目赤红肿、眼结膜炎。

黄牛奶树

水冬瓜、泡花子、尖叶灰木（峨眉）。

为山矾科植物 *Symplocos laurina* Wall. 的树皮。

生于海拔 900 ~ 3 000 m 的村边、密林、灌木丛中。分布于乐山、洪雅、大竹、峨眉山。

清热、祛风散寒、止痛，用于感冒头痛、风湿痹痛、伤风头昏、热邪口燥、感冒身热。

白檀

水合木（筠连）、白火烧条（叙永）、白黄米（筠连）、乌子树、砒霜子、灰木、山矾。

为山矾科植物 *Symplocos paniculata* (Thunb.) Miq. 的全株、根、叶。

生于海拔 500 ~ 3 000 m 的山坡、路边、灌木丛、林中。分布于合江、兴文、筠连、叙永、屏山、邛崃、什邡、崇州、乐山、南充、洪雅、通江、南江、峨眉山、泸定、雷波、美姑、昭觉、普格、甘洛、越西、冕宁、峨边、马边。

全株解毒、软坚、调气、消炎，用于乳痈、瘰疬、疝气、肠痈、胃癌、疮疖、乳腺炎、淋巴腺炎。根清热解毒、散寒、消肿止痛，用于痈肿包块、无名囊肿、风疹（洪雅）。根散风解毒，并治腹内肿瘤、斑痧。叶清热凉血、消肿解毒、杀虫，用于吐血、大便下血、刀伤，煎水治流感（叙永）。

叶萼山矾

为山矾科植物 *Symplocos phyllocalyx* C. B. Clarke 的叶。

生于海拔 2 600 m 以下的山坡杂木林中。分布于犍为、雷波、彭州、都江堰、美姑、峨眉山、峨边、马边。

用于疮毒、水火烫伤。

珠仔树

为山矾科植物 *Symplocos racemosa* Roxb. 的枝、叶。

生于海拔 200 ~ 1 600 m 以下的山坡林中。分布于冕宁、昭觉、美姑、西昌。

枝叶用于肝炎、风湿痹痛、跌打损伤、外伤出血。

多花山矾

山桂花。

为山矾科植物 *Symplocos ramosissima* Wall. ex G. Don 的枝、根。

生于灌木林中。分布于峨边、荣县、马边。

清热凉血、止血、生肌。

四川山矾

为山矾科植物 *Symplocos szechuenesis* Brand 的全株。

生于海拔 1 800 m 以下的山坡杂木林中。分布于青川、冕宁、德昌、峨边、马边。

行水、定喘，用于水湿胀满、咳嗽、喘逆。

木樨科 Oleaceae

秦连翘

为木樨科植物 *Forsythia giraldiana* Lingelsh. 的果壳。

栽培，生于海拔 1 200 ~ 1 700 m 的山地。分布于乐山、木里、盐源。

清热解毒、消炎、利湿、消肿散结。

连翘

旱连子、大翘子、空壳（阿坝州）。

为木樨科植物 *Forsythia suspensa*（Thunb.）Vahl 的果实。

生于海拔 2 200 m 以下的山坡灌木丛、林下或草丛中、山谷、山沟疏林中，多为栽培。分布于盐源、美姑、雷波、兴文、宜宾、南溪、长宁、泸县、江安、合江、射洪、什邡、邛崃、绵阳、乐山、凉山州、苍溪、阆中、营山、蓬安、九寨沟、汶川、茂县、金川、洪雅、达州市、巴中市、射洪、峨眉山、雅安等地。

果清热解毒、散结消肿、排脓，用于温病初起、湿热、风热感冒、咽喉肿痛、丹毒、斑疹、痈痒肿毒、瘰疬、痰核、过敏性紫癜、小便淋闭、急性肾炎。

注：本品为国家三级保护植物。

单叶连翘

金钟花。

为木樨科植物 *Forsythia viridissima* Lindl. 的果实。

栽培，生于海拔 2 800 m 以下的低山或丘陵地带的水沟边、林下及灌木丛中。分布于乐山、洪雅、美姑、木里。

清热解毒、散瘀消肿、排脓、祛湿、泻火，用于温热丹毒、斑疹。

小叶川白蜡树

秦皮。

为木樨科植物 *Fraxinus bungeana* DC. 的树皮。

栽培。分布于彭州、洪雅。

清热燥湿、平喘止咳，用于菌痢、肠炎、目赤肿痛。

白蜡树

水白蜡（兴文）、茶白蜡（古蔺）、秦皮、茶蜡树（平昌、巴中）。

为木樨科植物 *Fraxinus chinensis* Roxb. 的树皮、叶、花。

生于海拔 400 ~ 2 900 m 的山坡、沟谷、林下；栽培或野生。分布于宜宾、泸州、峨眉山、乐山、雷波、峨边、美姑、邛崃、彭州、南充市、洪雅、开江、平昌、巴中、通江、泸定、康定、丹巴、九龙、雅江、道孚、新龙、盐源、德昌、宁南、普格、雷波、石棉、荥经、雅安、宝兴、名山等地。

叶调经、止血、生肌。树皮清热燥湿、收敛明目、止咳平喘、止痢，用于肠炎、目赤肿痛、月经不调、闭经、小儿头疮、烫火伤、刀伤。树皮活血调经、祛风解毒，用于疟疾、月经不调、小儿头疮、心悸（长宁、江安）、治牙痛（长宁）。树皮宁心安神（长宁、江安）。清热解毒、调经止血（凉山州）。花止咳定喘，用于咳嗽、哮喘。

注：本品为川产道地药材，主产于峨眉、洪雅、乐山、夹江。

尖叶白蜡树

为木樨科植物 *Fraxinus chinensis* Roxb. var. *acuminata* Lingelsh. 的树皮。

生于山坡、沟谷、林下。分布于通江、峨边。

活血调经、消肿散瘀，用于月经不调、闭经。

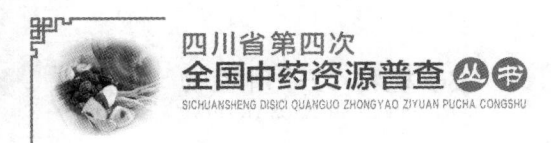
大叶白蜡树

为木樨科植物 *Fraxinus chinensis* Roxb. var. *rhynchophylla*（Hance）Hemsl. 的树皮。

生于山坡、沟谷、林下。分布于宁南。

清热燥湿、止痢、明目。

苦枥木

为木樨科植物 *Fraxinus floribunda* Wall. subsp. *insularis*（Hemsl.）S. S. Sun 的树皮、枝、叶。

生于海拔 2 000 ~ 2 500 m 的山谷林中。分布于泸定。

树皮清热燥湿；枝叶外用于风湿痹痛。

秦岭白蜡树

为木樨科植物 *Fraxinus paxiana* Lingelsh. 的树皮、叶。

生于海拔 700 ~ 2 300 m 的林间。分布于绵阳、茂县、汶川、九寨沟、理县、金川、康定、九龙、木里。

清热燥湿、平喘止咳，用于细菌性痢疾、肠炎、白带、慢性支气管炎、目赤肿痛、迎风流泪、牛皮癣。

红茉莉

红素馨、小酒瓶花（甘孜州）。

为木樨科植物 *Jasminum beesianum* Forrest et Diels 的全草。

生于海拔 1 900 ~ 3 500 m 的荒坡、杂木林内开阔地、路边。分布于布拖、康定、道孚、新龙、稻城、凉山州各县、峨边。

通经活络、利尿，用于闭经、风湿麻木、小便不利。

光素馨

为木樨科植物 *Jasminum dispermum* Wallich var. *glabricymosum* Hand. et Mazz. / *J. subhumile* W. W. Smith 的全草。

生于荒坡、杂木林内开阔地、路边。分布于宁南。

祛风除湿、行气止痛。

探春花

牛虱子、迎夏、小柳柿、黄龙草（达州）、黄花香（渠县）、迎春花（平昌、巴中）、金钟花（宣汉）。

为木樨科植物 *Jasminum floridum* Bunge 的根、叶。

生于海拔 200 ~ 2 500 m 的荒坡，有栽培。分布于康定、新龙、九龙、乐山、茂县、九寨沟、金川、汶川、理县、马尔康、洪雅、达州、巴中。

健胃消食、清热解毒、生肌、收敛，用于刀伤、食积饱胀、咽喉痛。叶用于烧伤、疮毒、疖肿。

黄素馨

为木樨科植物 *Jasminum floridum* Bunge subsp. *giraldii*（Diels）Miao 的根。

生于海拔 500 ~ 1 500 m 的山坡、山谷及灌木丛中。分布于宝兴。

活血散瘀、生肌、收敛，用于跌打损伤、瘀血内滞、骨折、刀伤。

矮探春

火炮子、矮素馨。

为木樨科植物 *Jasminum humile* L. 的叶。

生于海拔 3 200 m 以下的灌木丛及草坡。分布于稻城、康定、丹巴、雅江、美姑。

清火、解毒，用于烧烫伤及疮毒红肿。

北清藤香

破骨风、接骨木（达州）。

为木樨科植物 *Jasminum lanceolarium* Roxb. 的根、藤。

生于海拔 1 000 ~ 3 000 m 的林下、岩坎、路边、灌木林中，或栽培于庭院。分布于乐山、苍溪、广安、洪雅、开江、达州、大竹、邻水、宣汉、平昌、万源、通江、南江、峨眉山、甘洛、荥经、宝兴、芦山、峨边。

根与藤祛风除湿、舒筋、活血化瘀、活络止痛，用于偏正头风痛、疮痈肿毒、风湿关节痛、跌打损伤、腰痛。

清藤香

垮皮藤（古蔺）、破骨风（合江、绵阳、达州）、苦檀叶（江安）。

为木樨科植物 *Jasminum lanceolarium* Roxb. var. *puberulum* Hemsl. 的根、藤。

生于海拔 1 000 m 左右的灌木林中。分布于乐山、珙县、筠连、纳溪、合江、屏山、古蔺、叙永、江安、绵阳市、洪雅、开江、大竹、宣汉、平昌、通江、雅安、芦山、荥经、天全。

根祛风除湿、活血化瘀。藤祛风除湿、活血止痛，用于风湿腰腿骨节疼痛、跌打损伤、疮毒、痈疽，外洗皮肤瘙痒（江安）。

云南素馨

为木樨科植物 *Jasminum mesnyi* Hance 的全株。

生于海拔 1 200 ~ 2 600 m 的山坡、疏林中。分布于盐源、康定、成都。

清热解毒，用于肿毒、跌打损伤、发汗。

青藤籽

为木樨科植物 *Jasminum nervosum* Lour. 的全株。

生于海拔 300 ~ 1 700 m 的阳坡疏林中。分布于崇州。

清湿热、拔毒生肌，用于痢疾、劳伤腰痛、溃疡溃烂。

迎春花

清明花、迎春藤、金梅、黄梅（阿坝州）。

为木樨科植物 *Jasminum nudiflorum* Lindl. 的花蕾、叶、根。

生于海拔 700 ~ 2 500 m 的向阳山坡灌木丛或岩石缝中，有栽培。分布于全川，包括康定、得荣、巴塘、稻城、茂县、汶川、黑水、苍溪、阆中、南充、武胜、广安、绵阳市、洪雅、峨眉山、凉山州各县。

叶、花蕾发汗、解毒、清热利湿、利尿、活血、消肿止痛，用于头痛发热、风热感冒、热淋、肾炎水肿、疮痈肿毒、小便涩痛、恶疮肿毒、跌打损伤、外伤出血、黄疸型肝炎、烫火伤。根散寒、利尿，用于肝硬化腹水、痢疾、感冒头痛。

素方花

为木樨科植物 *Jasminum officinale* L. 的花。

生于海拔 2 800 ~ 3 200 m 的林下、灌木丛、沟边。分布于九龙、康定、稻城、乡城、白玉、理塘、盐源、木里、喜德、冕宁。

疏肝解郁、行气止痛，用于肝炎、肝区疼痛、胸胁不舒、心胃气痛、痢疾腹痛。

素馨花

清明花。

为木樨科植物 *Jasminum officinale* L. var. *garndiflorum*（L.）Kobusi / *J. grandiflorum* L. 的花。

生于海拔 2 200 ~ 3 000 m 的山坡草丛中。分布于金川、壤塘、马尔康、小金、洪雅、会东、喜德、乐

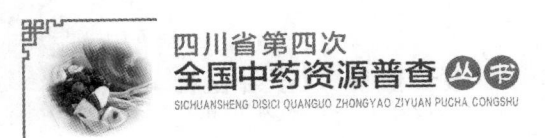

山、阿坝。

清热、疏肝解郁、行气止痛，用于风湿痹痛、痈肿疮毒、肝炎、肝区疼痛、胸胁不舒、心胃气痛、痢疾腹痛。

多花素馨

为木樨科植物 *Jasminum polyanthum* Franch. 的全株及花。

生于海拔 1 000~2 800 m 的山坡、疏林、灌木丛中。分布于纳溪、长宁、会东、会理、德昌、冕宁。

全株及花活血、行气、止痛，用于胸膈胀满、胃痛、月经不调、痛经、带下病、子痈、瘰疬。清热、消炎，治睾丸炎、淋病结核（长宁），又清小肠热、利尿（纳溪）。

茉莉花

为木樨科植物 *Jasminum sambac*（L.）Aiton 的花与根、叶。

栽培。分布于犍为、合江、雷波、夹江、甘洛、南充、苍溪、武胜、蓬安、洪雅、达州市、巴中市、峨眉山、康定、泸定、凉山州等地。

花（茉莉花）理气、开郁、辟秽、和中、醒脑提神、安神，用于精神疲乏、胸闷不舒、下痢腹痛、结膜炎、目赤红肿，痈肿疮毒。叶清热解毒、解表，用于外感发热、腹胀、腹泻、目赤肿痛、妇女白带。根接骨、麻醉止痛、活血，用于跌打损伤、筋骨疼痛、龋齿、头顶痛、失眠。清热解毒、活血散瘀（甘洛、雷波）。根用作外伤麻醉剂（达州）。

亮叶茉莉

西氏素馨。

为木樨科植物 *Jasminum seguinii* Lévl. 的根、叶。

生于海拔 200~1 900 m 的山坡路旁、丛林等干燥处。分布于雷波、普格、德昌、西昌。

舒筋活血、止血，用于跌打损伤、外伤出血、骨折、疮疖。

华青香藤

华素馨。

为木樨科植物 *Jasminum sinense* Hemsl. 的藤、根。

生于海拔 700~2 000 m 的混交林、灌木林中。分布于乐山、崇州、洪雅。

消炎、活血、止痛、接骨，用于风湿痹痛、瘿瘤、痢疾、痛经、外伤出血、烧烫伤。

川素馨

为木樨科植物 *Jasminum urophyllum* Hemsl. 的全株。

生于山地灌木丛中。分布于大竹、邻水、巴中、南江、雷波。

全株祛风除湿，用于风湿关节痛、风寒头痛。

光叶川素馨

小木通（长宁）、藤三角（江安）。

为木樨科植物 *Jasminum urophyllum* Hemsl. var. *wilsonii* Rehd. 的全株。

生于山坡、林中。分布于长宁、江安。

全株祛风、除湿，治风湿麻木（长宁）。

蜡子树

水白蜡。

为木樨科植物 *Ligustrum acutissium* Koehne 的叶、皮。

生于山坡或林中。分布于乐山。

清热、泻火、除烦。

长叶女贞

为木樨科植物 *Ligustrum compactum* Hook. f. et. Thoms. 的叶、种子、树皮。

生于海拔 1 700 ~ 2 800 m 的灌木林中或路旁。分布于乐山、古蔺、长宁、叙永、邛崃、泸定、康定、巴塘、稻城、乡城、得荣、凉山州各县。

树皮、叶清热除烦。种子滋阴补血，用于肝肾亏损。叶预防脑膜炎（长宁）、清热、解毒，治疮毒，外敷或煎水服（叙永）。

无毛女贞

为木樨科植物 *Ligustrum compactum* Hook. f. et. Thoms. var. *glabrum*（Mansf.）Hand. et Mazz. 的果实。

生于灌木丛、沟边。分布于康定、得荣、金阳、布拖、甘洛。

滋补肝肾、乌发明目，用于肝肾阴虚、头晕目眩、耳鸣、头发早白、腰膝酸软、老年性习惯便秘、慢性苯中毒。

川滇蜡树

紫药女贞。

为木樨科植物 *Ligustrum delavayanum* Hariot 的果实、根与叶。

生于海拔 1 500 ~ 2 700 m 的灌木林中、山坡岩石旁。分布于九寨沟、茂县、汶川、成都、什邡、九龙、泸定、康定、木里、越西、德昌、冕宁、雷波、布拖、盐源、甘洛、峨边、马边。

果实清热消炎、平肝泻火，根叶清热解毒。

扩展女贞

为木樨科植物 *Ligustrum expansum* Rehd. 的果。

生于灌木丛中及水沟边。分布于乐山、会东、雷波。

补肝益肾、强筋壮骨。

兴山蜡树

苦丁茶。

为木樨科植物 *Ligustrum henryi* Hemsl. 的树皮、根皮。

生于海拔 400 ~ 1 500 m 的向阳山坡及岩石边。分布于宜宾、宁南、泸州。

清热解毒，用于小儿口舌生疮、口腔破溃。

日本女贞

为木樨科植物 *Ligustrum japonicum* Thunb. 的叶。

生于山林中或栽培。分布于金阳、甘洛、成都。

清热解毒。

柔毛女贞

为木樨科植物 *Ligustrum japonicum* Thunb. var. *pubescens* Koidz. 的叶。

生于山林中或灌木丛中。分布于成都。

清热解毒，用于目赤、口疮、齿痛、乳痈、肿毒、水火烫伤。

女贞

爆疙蚤（长宁）、冬青叶（珙县、通江）、将军树、女贞子。

为木樨科植物 *Ligustrum lucidum* Ait. 的果与叶、树皮、根。

生于海拔 3 000 m 以下的阴湿河谷、混交林及林缘。分布于全川，凉山州各县、泸定、九龙、稻城、金川、峨边、马边。

果实补益精血、滋养肝肾、强腰膝、明目乌发，用于阴虚内热、肝肾虚弱之头昏、眼花、耳鸣、腰膝

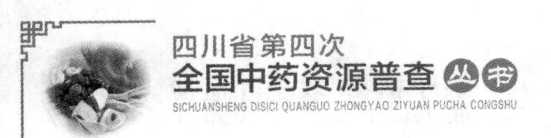

酸软无力、须发早白。叶清热解毒、止咳平喘、祛风明目、消肿、止痛，用于头目昏痛、风热赤眼、疮肿溃烂、烫伤、口腔炎、哮喘、牙龈肿痛、烫火伤。树皮浸酒补腰膝。根散气血、止气痛、治蛔病、咳嗽、白带。叶（冬青叶）宣肺止咳、降气，用于哮喘及烧烫伤。树皮补腰膝。根散血、止气痛，用于蛔病咳嗽、白带。

总梗女贞

苦丁茶、水白蜡（峨眉）。

为木樨科植物 *Ligustrum pedunculare* Rehd. 的叶、皮。

生于灌木林中或水沟边。分布于乐山、筠连、合江、屏山、兴文、古蔺、叙永、江安、崇州、都江堰、彭州、邻水、峨眉山、甘洛、布拖、峨边。

清热、凉血、散风、除烦解渴，用于头痛、牙痛、目赤肿痛、聤耳、热病烦渴、痢疾。解暑开胃、消食（合江），清热、利尿（江安）。

变紫女贞

苦丁茶。

为木樨科植物 *Ligustrum purpurasens* Rang 的叶。

生于海拔 400~800 m 的向阳山坡。分布于宜宾、凉山州、德阳。

清热解毒，用于暑热烦渴。

小叶女贞

小白蜡树、小爆蚁蚤、十月木棉花（达州）、碎骨叶（宣汉）、水白蜡（平昌）。

为木樨科植物 *Ligustrum quihoui* Carr. 的叶、树皮。

生于海拔 2 700 m 以下的杂木林、灌木丛中、路边、沟边。分布于筠连、合江、长宁、泸县、高县、江安、金阳、普格、邛崃、崇州、乐山、九寨沟、汶川、理县、茂县、苍溪、阆中、南部、达州、宣汉、平昌、巴中、万源、通江、泸定、康定、得荣、木里、盐边、甘洛、越西、金阳、昭觉、雷波、宝兴。

叶清热解毒、凉血、消肿散结，用于鼻衄、小儿口腔炎、黄水疮、外伤性出血、外伤、创伤感染、烧烫伤，清热除湿，治阴囊湿疹（高县），拔毒杀虫（长宁），治心气痛、胃癌（江安），清热解毒、滋肝益肾（凉山州）。树皮用于烫伤。

小蜡

碎米树（宣汉）、了哥王（开江）。

为木樨科植物 *Ligustrum sinense* Lour. 的叶、皮、果实。

生于山地疏林下、路边及沟边、灌木林中，有栽培。分布于乐山、叙永、古蔺、合江、兴文、筠连、什邡、开江、宣汉、万源、通江、南江、峨眉山、康定、会东、德昌、宁南、会理、木里、峨边、马边。

叶清热解毒、消肿止痛、祛腐生肌，用于黄疸、痢疾、肺热咳嗽，外用于跌打损伤、创伤感染、烧烫伤。枝叶止痛、清热燥湿、除烦，用于肺热咳嗽、痢疾、腹痛（筠连、古蔺、洪雅）、果补肾、祛风湿（古蔺）。树皮清热解毒、祛风除湿、止咳、止血，用于吐血、牙痛、口疮、咽喉痛、黄水疮、劳伤咳嗽、哮喘。

亮叶小蜡

水白蜡（屏山）。

为木樨科植物 *Ligustrum sinense* Lour. var. *nitidum* Rehd. 的叶、皮。

生于海拔 900~2 000 m 的灌木林中。分布于叙永、屏山、宜宾、洪雅、达州、大竹、渠县、宣汉、巴中、通江。

树皮及叶清热、降火，治吐血、牙痛、口疮咽喉痛、湿热黄水痒疮、口腔炎（宜宾）、虚劳弱症（屏山）。树枝清热燥湿、除烦，用于肺热咳嗽、痢疾、腹痛。

油橄榄

为木樨科植物 *Olea europaea* L. 的果油。

栽培。分布于达州、西昌、广元市、巴中市。

果油缓泻、降血压、助消化，用于水火烫伤。

红柄木樨

为木樨科植物 *Osmanthus armatus* Diels 的根。

生于灌木林中。分布于越西。

清热解毒。

山桂花

为木樨科植物 *Osmanthus delavayi* Franch. 的树皮、叶。

生于海拔 1 950～3 680 m 的山坡灌木丛中。分布于宁南、德昌、峨边、马边。

树皮、叶清热解毒、止血生肌，用于咳嗽痰喘，外用于骨折、外伤出血、扭伤。

木樨

桂花、九里香（巴中）。

为木樨科植物 *Osmanthus fragrans* Lour. 的花、茎皮、根、果实。

栽培。分布于全川，筠连、合江、长宁、泸县、高县、江安、雷波、开江、邻水、巴中、万源、南江、峨眉山、泸定、康定、得荣。

花化痰、散瘀、散寒破结，用于痰饮、喘咳、经闭、胃腹胀痛、痰饮、肠风血痢、疝瘕、牙痛、口臭。种子治心痛。根祛风除湿、止咳平喘、散寒止痛，用于咳嗽气喘、虚火牙痛、风湿麻木、筋骨疼痛、腰痛。果实暖胃、平肝、益肾、散寒止痛，用于胃寒气痛。

丹桂

为木樨科植物 *Osmanthus fragrans* Lour. *f. aurantiacus* (Makino) P. S. Green 的花。

栽培。分布于全川，德昌、喜德、雷波、西昌、会东。

花化痰、散瘀。治痰饮、喘咳、肠风血痢、疝瘕、牙痛、口臭。种子治心痛。

月桂

厚边木犀。

为木樨科植物 *Osmanthus marginatum* (Champ. ex Benth.) Hemsl. 的花。

生于山坡密林中，分布于峨眉山。

花提神、醒脑。

牛矢果

为木樨科植物 *Osmanthus matsumuranus* Hayata 的树皮、叶。

生于海拔 850～1 550 m 的丘陵、山谷及林中，分布于稻城、盐边、米易、峨眉山。

散脓血，用于痈疽发背。

野桂花

为木樨科植物 *Osmanthus yunnanensis* (Franch.) P. S. Green 的花、叶。

生于海拔 1 500～3 050 m 的山坡林中。分布于泸定、大邑、峨边。

花叶辛温、解表。

紫丁香

为木樨科植物 *Syringa oblata* Lindl. 的树皮、叶。

生于海拔 300～2 600 m 的山地、沟谷，或栽培。分布于平武、松潘、九寨沟。

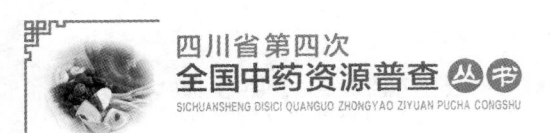

树皮清热燥湿、止咳定喘。叶清热解毒、止咳、止痢，用于咳嗽痰咳、泄泻痢疾、疟腮、肝炎。

花叶丁香

棒棒花。

为木樨科植物 *Syringa persica* L. 的花蕾。

生于山坡向阳处。分布于九龙。

暖胃散寒、降逆止呕，用于胃寒呃逆、呕吐、胃黏膜充血。

羽叶丁香

为木樨科植物 *Syringa pinnatifolia* Hemsl. 的根、枝。

生于海拔 1 700 ~ 2 800 m 的山地沟谷中。分布于康定。

降气、温中、暖肾，用于寒喘、胃腹胀痛、阴挺、脱肛，外用于皮肤损伤。

毛叶丁香

巧玲花。

为木樨科植物 *Syringa pubscens* Turcz. 的树皮。

生于海拔 800 ~ 2 000 m 的山地沟谷、崖石上。分布于青川。

清热、镇咳、利水。

四川丁香

力醒、阿尔加、拉哇嘎（藏名）。

为木樨科植物 *Syringa sweginzowii* Kohne et Lingelsh. 的皮。

生于海拔 2 700 ~ 3 500 m 的阴山、半阴山灌木丛、杂木林中。分布于道孚、乐山、泸定、康定、理塘、稻城、炉霍、新龙、德格、色达。

树皮祛风除湿。

藏医：苦、寒、热、糙，清"心热"、开胃、助消化，治头痛、健忘、失眠、烦躁、命门病、风寒证、寒性龙病、关节炎、寒证、消化不良。德格藏医用花蕾代公丁香行气、止痛、温中。

红丁香

为木樨科植物 *Syringa villosa* Vahl 的花蕾。

生于海拔 2 200 ~ 3 000 m 的荒山林中。分布于九寨沟、茂县、汶川、马尔康、理县。

温胃散寒、降逆止呕，用于胃寒呃逆、呕吐、胃黏膜充血。

云南丁香

力醒、阿尔加、拉哇嘎（藏名）。

为木樨科植物 *Syringa yunnanensis* Franch. 的花蕾。

生于海拔 2 600 ~ 3 500 m 的阴山、半阴山灌木丛中。分布于德格、理塘、巴塘、得荣、新龙、什邡、九龙、稻城、道孚、康定、炉霍、金阳、喜德、越西、美姑、木里。

藏医：苦、寒、热、糙，清"心热"、开胃、助消化，治头痛、健忘、失眠、烦躁、命门病、风寒证、寒性龙病、关节炎、寒证、消化不良。德格藏医用花蕾代公丁香行气、止痛、温中。

马钱科 Loganiaceae

巴东醉鱼草

为马钱科植物 *Buddleja albiflora* Hemsl. 的花、全草。

生于海拔 450 ~ 2 800 m 的路边、干旱灌木丛中，分布于雷波、越西、德昌、会理、乐山、洪雅。

全草活血、祛瘀、杀虫，用于风湿骨痛、跌打损伤、蛔虫。花蕾止咳化痰，用于眼痛。明目（越西）

— 608 —

互叶醉鱼草

为马钱科植物 *Buddleja alternifolia* Maxim. 的花、叶。

生于海拔 300 ~ 3 800 m 的林缘、河边。分布于九寨沟、黑水、茂县、康定、理塘、道孚、炉霍、新龙、丹巴、九龙、雅江、甘孜。

祛风除湿、止咳化痰、杀虫、散瘀，用于支气管炎、风湿性关节炎，外用于创伤出血。

驳骨丹

七里香、水杨柳、白鱼尾、白背枫、接骨草、白花阳泡（阿坝州）。

为马钱科植物 *Buddleja asiatica* Lour. 的根及茎叶。

生于海拔 2 800 m 以下的河滩、荒山坡。分布于宜宾、筠连、叙永、屏山、邛崃、康定、九龙、道孚、乐山、茂县、汶川、九寨沟、松潘、黑水、成都、洪雅、大竹、邻水、泸定、宁南、西昌、雷波、木里、金阳。

茎叶祛瘀消肿、止痛。根及茎叶祛风、化湿、行气活血、通络、杀虫，用于产后头风痛、胃寒痛、骨折、风寒发热、头身疼痛、风湿关节痛、脾湿腹胀、痢疾、丹毒、跌打损伤、虫积腹痛、无名肿毒，外用于皮肤瘙痒、阴囊湿疹、无名肿毒。

茜草叶醉鱼草

为马钱科植物 *Buddleja caryopteridifolia* W. W. Sm. 的花、根。

生于干旱山坡、路边。分布于喜德。

润肺明目、散风去翳。

皱叶醉鱼草

为马钱科植物 *Buddleja crispa* Benth. 的枝叶、根皮。

生于海拔 1 100 ~ 4 300 m 的干旱山坡、路边。分布于九龙、稻城、道孚、康定、丹巴、雅江、巴塘、乡城、得荣、新龙、会东、昭觉。

解毒、杀虫、止痒，用于蜂窝织炎、疮疖、跌打损伤、脚癣、妇女阴痒。

大叶醉鱼草

眉毛草（宜宾）、土蒙花（合江）、鸡骨柴（长宁、叙永）、扬尘吊（屏山）、曲花柴（筠连）、大茄花（叙永）、巴嫩（藏名）、酒药花、大蒙花、钓鱼竿（峨眉）。

为马钱科植物 *Buddleja davidii* Franch. 的全草。

生于海拔 500 ~ 3 700 m 的丘陵、沟边、灌木丛、路旁、山脚。分布于全川，达州市、巴中市、峨眉山、泸定、康定、丹巴、九龙、雅江、道孚、布拖、普格、昭觉、美姑、金阳、宁南、峨边、马边。

枝叶及根皮，辛、温、有毒，解毒、杀虫、止痒，治蜂窝织炎、疔疮、跌打损伤、脚癣、妇女阴瘙。散寒止咳、祛风除湿、活血祛瘀、止痛、杀虫，用于外感咳嗽、风湿痹痛、瘰疬、跌打损伤、胃气痛、皮癣、无名肿毒。根与花活血、破结、消食（峨眉）。

藏医：辛、温、小毒，清热祛痰、截疟，治疟疾、祛除旧痰、降肺炎。

早花大叶醉鱼草

为马钱科植物 *Buddleja davidii* Franch. var *veitchiana* Rehd. 的全草。

生于灌木丛中。分布于彭州。

祛风除湿、散瘀杀虫。

醉鱼草

鱼泡草、米汤树（南充）。

为马钱科植物 *Buddleja lindleyana* Forst. 的全草、根、花。

生于海拔 500 ~ 2 200 m 的沟边、林下、山坡。分布于宜宾、屏山、彭州、崇州、邛崃、乐山、南充

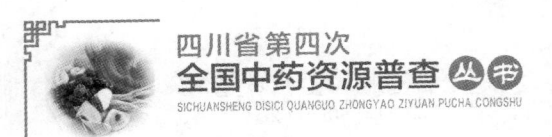

市、峨眉山、雷波、金阳、冕宁、德昌、会理、越西、峨边、马边。

全草祛风、杀虫、活血，用于流行性感冒、咳嗽、哮喘、风湿骨节痛、蛔虫病、钩虫病、跌打损伤、外伤出血、疟腮、瘰疬。花治痰饮齁喘、久疟、疳积、烫伤。根活血化瘀、退翳，用于目赤目翳、经闭、血瘀癥瘕、血崩、疟疾、小儿疳积、腮腺炎。

密蒙花

鸡骨头。

为马钱科植物 *Buddleja officinalis* Maxim. 的根、叶、花蕾。

生于海拔 500~3 200 m 的向阳山坡、河岸、灌木丛中。分布于全川，如青川、什邡、邛崃、彭州、绵阳市、九寨沟、松潘、马尔康、金川、茂县、黑水、汶川、洪雅、达州市、巴中市、泸定、康定、丹巴、九龙、雅江、乡城、盐源、冕宁、会理、宁南、西昌、喜德、金阳、峨边、马边。

花清热泻火、清肝明目、止咳平喘、退翳、美容养颜、解毒，用于目赤肿痛、火眼、多泪羞明、目生翳膜、肝虚目暗、视物昏花、喉痹、肝炎、胆囊炎、痈疽肿毒。根用于肾虚、眼雾。

波叶密蒙花

为马钱科植物 *Buddleja officinalis* Maxim. var. *sinuat-entata* Hemsl. 的根、叶、花。

生于海拔 800 m 以上的山谷、沟边。分布于乐山、美姑。

清肝明目、解毒止咳。

狭叶蓬莱葛

血光藤（洪雅）。

为马钱科植物 *Gardneria angustifolia* Wall. 的藤茎、根。

生于海拔 2 200 m 的山坡、灌木丛中。分布于峨眉山、洪雅。

茎安五脏、通九窍、祛风除湿、解热，用于腰膝酸痛、小便频数、跌打损伤、劳伤、耳聋。又祛风清肝、凉血、明目。根祛风活络健脾利湿，用于风湿骨痛、劳伤。

披针叶蓬莱葛

血光藤。

为马钱科植物 *Gardneria lanceolata* Rehd. et Wils. 的藤茎、根。

生于海拔 500~2 200 m 的沟边、林下。分布于天全、峨眉、越西。

茎祛风清肝、凉血、明目。根祛风利湿、活络健脾，用于风湿骨痛、劳伤。

蓬莱葛

血光藤。

为马钱科植物 *Gardneria multiflora* Makino 的藤茎、根、种子。

生于海拔 500~2 200 m 的沟边、林下、灌木丛中。分布于峨眉山、洪雅。

茎祛风除湿、通窍定惊，用于腰膝酸痛、小便频数、耳聋。根、种子祛风活血，用于关节痛、创伤出血。茎安五脏、通九窍、祛风除湿（峨眉）。

毛叶度量草

岩青菜、水泡草（合江）、爬岩烟、一匹大（宜宾）。

为马钱科植物 *Mitreola pedicellata* (Gmel.) Benth. 的全草。

生于海拔 400~2 100 m 的林中阴湿处。分布于筠连、合江、屏山、长宁、宜宾、叙永、崇州、邛崃。

全株治跌打损伤、筋骨痛（纳溪）。

龙胆科 Gentianaceae

镰萼喉毛花

为龙胆科植物 *Comastoma falcatum*（Turcz. ex Kar. et Kir.）Toyokuni 的全草。

生于海拔 2 100～5 300 m 的河滩、草地、林下、灌木丛中。分布于理塘、巴塘、乡城、道孚、甘孜、石渠、新龙、稻城。

祛风除湿、清热解毒。

长梗喉毛花

为龙胆科植物 *Comastoma pedunculatum*（Royle ex D. Don）Holub 的全草。

生于海拔 2 500～4 800 m 河滩、草地、湖边、沼泽。分布于康定、理塘、道孚。

祛风除湿、清热解毒。

喉花草

喉毛花、枷底枷布（藏名）。

为龙胆科植物 *Comastoma pulmonarium*（Rottb.）Toyokuni 的全草。

生于海拔 3 000～4 800 m 的山坡草地、河滩、灌木丛及林缘下。分布于德格、石渠、泸定、康定、雅江、理塘、稻城、乡城、道孚、甘孜、色达、新龙、九龙、崇州、金川、壤塘、马尔康、红原、喜德、宁南等地。

祛风除湿、清热解毒、降火，用于目赤肿痛、牙痛、咽喉发炎、瘀痛。

藏医：苦、寒，清热、疏肝、利胆，治肝胆热证、时疫发烧。

柔弱喉毛花

枷底枷布（藏名）。

为龙胆科植物 *Comastoma tenellum*（Rottb.）Toyokuni 的全草。

生于海拔 3 800～4 800 m 河滩、草地。分布于得荣、德格、道孚、雅江等地。

藏医：苦、寒，清热、疏肝、利胆，治肝胆热证、时疫发烧。

蔓龙胆

缠竹黄。

为龙胆科植物 *Crawfurdia japonica* Sieb. et Zucc. 的全草。

生于竹林、林下、荒山灌木丛中。分布于南充市、洪雅、越西、峨边。

清热燥湿、止咳、祛风除湿、杀虫，用于风热咳嗽、风湿关节疼痛、湿热黄疸、痢疾、瘰疬、蛔虫病。

高山龙胆

白花龙胆、榜间葛尔布（藏名）。

为龙胆科植物 *Gentiana algida* Pall. 的全草、根。

生于海拔 1 200～5 300 m 的高山草地、灌木丛、林下、高山冻原。分布于泸定、巴塘、甘孜、色达、理塘、道孚、白玉、九寨沟、松潘、茂县、黑水、康定、峨眉山。

全草苦、寒，清肝胆、解毒、除湿热、健胃、镇咳，用于感冒发热、流行性脑脊髓膜炎、目赤、咽痛、肺热咳嗽、胃炎、尿痛、阴痒、阴囊湿疹。

尖叶龙胆

刺芒龙胆（甘孜州）

为龙胆科植物 *Gentiana aristata* Maxim. 的全草。

生于海拔 1 800～4 500 m 的高山草地、草丛、灌木丛、林间草地、阳坡砾石地。分布于德格、色达、乡城、炉霍、甘孜、白玉、若尔盖、金川、红原、阿坝、壤塘、马尔康、喜德、美姑、普格、雷波、布拖、峨边。

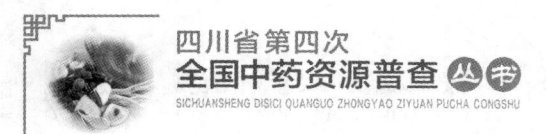

解毒、去湿，用于黄水疮。

头花龙胆

基解嘎保（藏名）。

为龙胆科植物 *Gentiana cephalantha* Fr. 的全草、根。

生于海拔 1 900 ~ 4 500 m 的山坡阴处草丛下、灌木丛、林缘。分布于甘洛、九龙、康定、巴塘、甘孜、会东、金阳、峨边。

苦、寒，清肝火、除湿热、健胃、清下焦，用于目赤头痛、惊痫抽搐、湿热疮毒、湿疹、阴肿、阴痒、小便淋痛、食欲不振。清热解毒、除湿利胆（甘洛）。

藏医：苦、温、无毒，治炭疽、风湿性关节炎。

中国龙胆

翠兰花。

为龙胆科植物 *Gentiana chinensis* Kusnez. 的全草。

生于海拔 3 200 m 左右的高山草地。分布于峨眉山、洪雅、普格、喜德。

清热解毒、泻火，用于湿热黄疸、痢疾、瘰疬。又解毒去湿，用于黄水疮。用于疯狗咬伤（峨眉）

粗茎秦艽

基解嘎保、基解（藏名）。

为龙胆科植物 *Gentiana crassicaulis* Duthie ex Bürk. 的根。

生于海拔 2 600 ~ 4 200 m 的潮湿草地、灌木丛中、冷杉林、杜鹃灌木丛、刺青杠灌木丛中。分布于甘孜州、阿坝州、凉山州、成都、峨边、马边、乡城。

辛、苦、平，祛风除湿、清湿热、止痹痛，用于风湿痹痛、筋脉拘挛、骨节烦痛、骨蒸潮热、小儿疳积、小便不利、黄疸、便血。

藏医：苦、平、凉、糙，清腑热、胆热、消肿、解毒、止血，治肝胆热证、黄疸、二便不通及多种热证、炭疽病、疮痈、风湿性关节炎、白喉、干黄水、扁桃腺炎、荨麻疹、外伤。

注：本品为川产道地药材，主产于金川、松潘、雅江、康定、稻城、德格、理塘。本品为国家三级保护植物。

达乌里秦艽

为龙胆科植物 *Gentiana dahurica* Fisch. 的根。

生于海拔 3 500 ~ 4 500 m 的高山草地。分布于石渠、色达、巴塘、理塘。

祛风湿、舒筋络、清湿热、止痹痛，用于风湿痹痛、筋脉拘挛、骨节酸痛、日晡潮热、小儿疳积发热。

注：本品为国家三级保护植物。

川西秦艽

基解嘎保（藏名）。

为龙胆科植物 *Gentiana dengdrologi* Marq. 的花。

生于海拔 3 700 ~ 4 300 m 的河滩、草丛、灌木丛中。分布于丹巴、理塘、康定、道孚。

藏医：花苦、凉，治炭疽病、风湿性关节炎。

地龙胆

手巾花（古蔺）、贵州龙胆。

为龙胆科植物 *Gentiana esquirolii* Lévl. 的全草。

生于海拔 500 m 左右的山坡草地。分布于筠连、叙永、古蔺。

全草清肝胆热（叙永），治耳鸣（涪陵）。

镰萼龙胆

为龙胆科植物 *Gentiana falcata*（Turcz.）H. Sm. 的全草。

生于海拔 3 000~3 500 m 的高山草地。分布于金川、马尔康、壤塘。

用于湿热黄疸、目赤、头痛、咽炎。

线叶龙胆

为龙胆科植物 *Gentiana farreri* Balf. f. 的全草。

生于海拔 3 600~4 800 m 的高山草地。分布于理塘、道孚、甘孜、德格、色达。

解毒去湿，用于黄水疮。

高山龙胆

为龙胆科植物 *Gentiana filistyla* Balf. t. et Forr. 的全草。

生于海拔 3 000~3 500 m 的高山草地。分布于乐山、洪雅。

清热泻火、解毒、凉血，用于湿热黄疸、目赤肿痛。

黄花龙胆

无茎龙胆、榜间茶保（藏名）。

为龙胆科植物 *Gentiana flavomaculata* Hayata 的全草。

生于海拔 3 000~5 000 m 的高山草甸。分布于德格、崇州、什邡、炉霍、新龙、得荣、甘孜、金川、九寨沟、壤塘、马尔康、红原、若尔盖、喜德等地。

全草苦、寒，清肝胆、除湿热、健胃，治流行性脑脊髓膜炎、目赤、咽痛、肺热咳嗽、胃炎、尿痛、阴痒、阴囊湿疹、头昏、头痛。

藏医：苦、涩、寒、无毒，清热解毒、泻肝胆实火，治脑膜炎、肝炎、胃炎、喉部疾病、尿痛、阴瘙、阴囊湿疹、天花、气管炎、咳嗽。德格藏医治喉炎、化脓性扁桃体炎、流感发烧、口苦、胆汁多而胆囊肿大，能帮助胆汁分泌。

青藏龙胆

为龙胆科植物 *Gentiana futtereri* Diels et Gilg 的全草。

生于高山草地。分布于阿坝、理塘。

解毒去湿，用于黄水疮。

六叶龙胆

为龙胆科植物 *Gentiana hexaphylla* Maxim. et Kusnez. 的全草。

生于海拔 2 700~4 800 m 的山坡草地、高山草甸及碎石带。分布于康定、巴塘、稻城、道孚、甘孜。

祛风活络。

丛生龙胆

蔓龙胆。

为龙胆科植物 *Gentiana japonica* Sieb. et Zucc. 的全草。

生于海拔 1 500 m 左右的林下、竹林中。分布于乐山、宜宾、泸州、成都。

清热利湿。

蓝白龙胆

为龙胆科植物 *Gentiana leucomelaena* Maxim. 的全草。

生于海拔 2 000~5 000 m 的山野草地、沼泽草甸或河边。分布于若尔盖、九寨沟、阿坝、红原、松潘、黑水、德格、稻城、甘孜、康定、丹巴、乡城。

清热降火、除湿，用于化脓性感染、毒蛇咬伤、淋巴结核、黄疸、肾炎、膀胱炎、关节肿痛、眼结膜炎。

华南龙胆

广地丁、紫花地丁。

为龙胆科植物 *Gentiana loureirii*（D. Don）Griseb. 的全草。

生于海拔 500～3 000 m 的荒山草丛中。分布于邛崃、绵阳、雷波、普格、会东、德昌、安岳。

清热解毒、利尿、消肿，用于毒疮、无名肿毒。

秦艽

左秦艽（阿坝州）。

为龙胆科植物秦艽 *Gentiana macrophylla* Pall. 的根。

生于海拔 1 900～3 800 m 的高山草地。分布于乐山、广元、凉山州、红原、阿坝、丹巴、康定、炉霍、九寨沟、茂县、金川、马尔康、理县、汶川、黑水、松潘、洪雅、峨边、马边。

祛风湿、舒筋络、清虚热、利尿、利湿，用于风湿痹痛、筋脉拘挛、骨节酸痛、日晡潮热、小儿疳积发热、湿热黄疸、目赤肿痛。祛风除湿、止痛（凉山州）。

注：本品为国家三级保护植物。

小齿龙胆

啊略底打（藏名）。

为龙胆科植物 *Gentiana microdonta* Franch. 的根。

生于海拔 1 000～2 500 m 的草坡、阳坡，分布于道孚、得荣、乡城、九龙、白玉、稻城、布拖等地。

苦、寒，清肝火、除湿热、健胃，用于头晕目赤、耳聋耳肿、胁痛口苦、咽喉肿痛、惊痫抽搐、湿热疮毒、阴肿、阴痒、小便淋痛、食欲不振。

藏医：苦、寒，消炎、健胃，治小儿黄疸与消化不良。

云雾龙胆

为龙胆科植物 *Gentiana nubigena* Edgew. 的全草。

生于海拔 4 000～4 700 m 的高山草地。分布于康定、德格、理塘、稻城、乡城、巴塘、甘孜、色达。

全草苦、寒，清肝胆、除湿热、健胃，用于流行性脑脊髓膜炎、目赤、咽痛、肺热咳嗽、胃炎、尿痛、阴痒、阴囊湿疹。

黄管秦艽

为龙胆科植物 *Gentiana officinalis* H. Smith 的全草。

生于海拔 2 300～4 200 m 的山坡草地、高山草甸、灌木丛及河滩。分布于九寨沟、松潘、红原、茂县。

清热解毒、利湿消肿。

流苏龙胆

为龙胆科植物 *Gentiana panthaica* Bürk. 的全草。

生于海拔 2 800～3 500 m 的高山草地。分布于崇州、康定、泸定、凉山州各县、峨边、马边。

清热解毒、利湿消肿。

假水生龙胆

为龙胆科植物 *Gentiana pseud-quatica* Kusnez. 的全草。

生于海拔 3 000～4 300 m 的高山草地。分布于彭州、道孚、炉霍、康定、巴塘、甘孜、德格、木里。

清热解毒、利湿消肿。

小毛龙胆

为龙胆科植物 *Gentiana pubigera* Marq. 的全草。

生于山坡、草地。分布于木里、宁南、盐源。

清热解毒、消痈肿。

偏翅龙胆

为龙胆科植物 *Gentiana pudica* Maxim. 的全草。

生于海拔 2 200 ~ 5 000 m 的高山草地、灌木丛、草甸及河滩。分布于德格、甘孜。

清热解毒、利湿消肿。

无茎龙胆

帮间恩保、榜间（藏名）、岷县龙胆。

为龙胆科植物 *Gentiana purdomii* Marq. 的全草。

生于海拔 3 400 ~ 5 000 m 的高山草甸、阳坡碎石地，分布于巴塘、德格、雅江、甘孜、炉霍、新龙、康定、道孚等地。

辛、苦、平，归胃、肝、胆经。祛风除湿，退虚热、止痹痛。用于风湿关节痛、结核病潮热、黄疸、筋脉拘挛、小儿疳积、便血、小便不利。

藏医：苦、寒、涩、凉、无毒，清热（尤其清肺热）解毒、利喉，治天花、气管炎、咳嗽、时疫热病、热咳、喉炎热闭、毒病、高热神昏、黄疸、咽喉肿痛、目赤淋浊。

红花龙胆

龙胆草、川龙胆、土龙胆（达州市）。

为龙胆科植物 *Gentiana rhodantha* Franch. 的全草及根。

生于海拔 400 ~ 3 100 m 的山沟、路旁、草丛、林下及灌木丛中。分布于凉山州、绵阳、乐山、普格、叙永、宜宾、高县、筠连、彭州、崇州、南充市、达州市、巴中市、峨眉山、康定、泸定、丹巴、峨边、马边。

清热利湿、凉血、泻火解毒、止咳、止痛，用于热咳、劳咳、痰中带血、黄疸、痢疾、胃痛、便血、产褥热、小儿惊风、疳积、疮疡疔毒、烫伤、肝经湿热、郁火所致的目赤肿痛、胁肋刺痛、阴囊痒痛、耳鸣耳聋、肝经热盛生风、急惊抽搐。祛风除湿、清热解毒（凉山州）。

坚龙胆

滇龙胆草。

为龙胆科植物 *Gentiana rigescens* Franch. ex Hemsl. 的根。

生于山坡草地、沟边、路旁、林下。分布于宁南、木里、德昌、喜德、普格、西昌、冕宁。

泻肝火、明目、健胃。

注： 本品为国家三级保护植物。

深红龙胆

小红参、路边红（甘孜州、阿坝州）、龙胆草（达州）。

为龙胆科植物 *Gentiana rubicunda* Franch. 的全草。

生于海拔 500 ~ 3 500 m 的荒地、路边、溪边、林下、山沟。分布于什邡、彭州、峨眉山、道孚、茂县、汶川、理县、九寨沟、宣汉、万源、泸定、康定、昭觉、冕宁、峨边、马边。

清热利湿、凉血解毒，用于跌打损伤、消化不良。

菊花参

铜钱参。

为龙胆科植物 *Gentiana sarcorrhiza* Ling et Ma ex T. N. Ho 的根。

生于海拔 1 600 ~ 1 900 m 的山坡草地。分布于宁南、越西、普格。

补虚、益肺肾、退虚热，用于肺虚咳嗽、肾虚遗精、遗尿、虚劳发热不退。

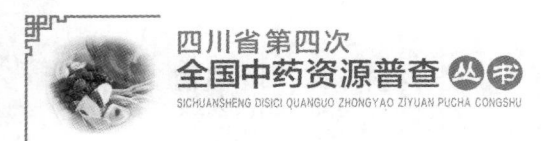

龙胆

为龙胆科植物 *Gentiana scabra* Bunge 的全草。

生于海拔 1 000～3 500 m 的山坡草地。分布于凉山州、乐山、内江、泸州、洪雅、汉源。

清热解毒、消炎、利胆、健胃、祛湿，用于湿热黄疸、胁肋疼痛、阴肿阴痒、带下病、强中、湿疹瘙痒、目赤肿痛、耳聋、惊风抽搐。

注：本品为国家三级保护植物。

厚边龙胆

热滚仔玛（藏名）。

为龙胆科植物 *Gentiana simulatrix* Marq. 的全草。

生于高海拔地区的向阳山坡。分布于道孚、稻城、乡城等地。

辛、苦、寒、无毒，清热解毒。用于肠痈、疔疮、痈肿、瘰疬、目赤肿痛。

藏医：苦、凉，清血热、干瘀血、止泻，治木保病、脉热、高山多血症、血混杂、神经性发烧、热性腹泻。

华丽龙胆

为龙胆科植物 *Gentiana sin-rnata* Balf. f. 的花、全草。

生于海拔 2 400～5 000 m 的山坡草地。分布于康定、巴塘、德格、石渠、雅江、道孚、色达。

花用于天花、气管炎、咳嗽。全草清肝胆湿热、解毒。

管花秦艽

为龙胆科植物 *Gentiana siphonantha* Maxim. ex Kusnez. 的根。

生于海拔 3 500～4 100 m 的高山草地。分布于泸定、理塘。

祛风湿、舒筋络、清湿热、止痹痛，用于风湿痹痛、筋脉拘挛、骨节酸痛、日晡潮热、小儿疳积发热。

匙叶龙胆

为龙胆科植物 *Gentiana spathulifolia* Kusnez. 的叶、花。

生于海拔 3 000～4 200 米的河滩、高山草甸、灌木丛草甸。分布于巴塘、康定、丹巴、石渠。

利咽止痛。

藏医：微苦、寒、无毒，治喉痛。

鳞叶龙胆

热滚仔玛（藏名）、龙胆地丁、石龙胆（绵阳、阿坝州）、绿化草（南充）、紫花地丁（绵阳、阿坝州）、蓝花丁（阿坝州）、地龙胆（达州）、金铁锁（大竹）。

为龙胆科植物 *Gentiana squarrosa* Ledeb. 的全草。

生于海拔 1 300～2 700 m 的向阳山坡、草坡。分布于乡城、昭觉、青川、白玉、九龙、甘孜、康定、稻城、南充市、绵阳市、茂县、理县、汶川、黑水、洪雅、达州、大竹、邻水、宣汉、平昌、巴中、木里、甘洛、西昌、美姑、喜德、会东、天全、石棉、峨边、马边。

清热解毒、利湿、凉血、散瘀消肿、消痈，用于咽喉肿痛、喉痹、肠痈、疔疮、痈肿、瘰疬、目赤肿痛、痈疽发背、无名肿毒、阑尾炎、白带、尿血、恶疮、湿热带下、遗精、热淋、疮疡肿毒，外用于疮痈肿毒、淋巴结核。

藏医：苦、凉，清血热、干瘀血、止泻，治木保病、脉热、高山多血症、血混杂、神经性发烧、热性腹泻。

麻花艽

基解那保（藏名）、秦艽（凉山州）。

为龙胆科植物 *Gentiana straminea* Maxim. 的根。

生于海拔 2 700～4 700 m 的高山草甸、灌木丛、林下、林间空地、山沟、多石干山坡及河滩等地。分布于茂县、若尔盖、红原、黑水、汶川、理县、木里、美姑、布拖、越西、炉霍、石渠、甘孜、德格、稻城、壤塘。

辛、苦、平，归胃、肝、胆经。祛风除湿、清虚热、止痹痛，用于风湿关节痛、结核病潮热、黄疸、筋脉拘挛、小儿疳积、便血、小便不利。

苦、寒，清热解毒，治胃肠炎、肝炎、胆囊炎、关节痛、肺病发烧、黄疸、二便不通、腑热病、胆热病（藏医）。喉管炎、扁桃体化脓、胆囊炎（德格藏医）。

注：本品为川产道地药材，主产于若尔盖、壤塘、阿坝县。

条纹龙胆地达加布

为龙胆科植物的 *Gentiana striata* Maxim. 全草。

生于海拔 2 200～3 900 m 的高山草甸、灌木丛边缘湿润处。分布于康定、道孚、德格、石渠、盐源。

清热解毒、利湿消肿。

藏医：苦、凉，德格藏医用于胆囊炎。

大花龙胆

四川龙胆。

为龙胆科植物 *Gentiana szechenyii* Kanitz. 的花与全草。

生于海拔 3 000～5 000 m 的高山草地。分布于康定、德格、石渠、雅江、稻城、乡城、道孚、若尔盖、金川、壤塘、马尔康、红原、甘孜、木里。

祛风除湿、清热利胆，用于天花、气管炎、咳嗽、风湿性关节炎、肺结核低热、盗汗、黄疸型肝炎。

西藏龙胆

为龙胆科植物 *Gentiana tibetica* King ex Hook f. 的根。

生于海拔 3 000 m 左右的林下。分布于白玉、甘孜、德格、康定、九龙、乐山。

祛风除湿、和血舒筋、清热利尿，用于风湿痹痛、筋骨拘挛、黄疸、便血、骨蒸潮热、小儿疳积、小便不利。

三岐龙胆

杠进纳保（藏名）。

为龙胆科植物 *Gentiana trichotoma* Kusncz. 的全草。

生于海拔 3 000～4 700 m 的高山草甸。分布于德格、康定、乡城、道孚、白玉、甘孜。

藏医：根苦、凉，德格藏医清热止痒。

三花龙胆

为龙胆科植物 *Gentiana triflora* Pall. 的全草。

生于荒山灌木丛中。分布于乐山。

清热燥湿、消炎、解毒、健胃、泻肝胆火，用于湿热黄疸、阴肿阴痒、带下病、强中、湿疹瘙痒、目赤、耳聋、肿痛、惊风抽搐。

注：本品为国家三级保护植物。

蓝玉簪龙胆

兰花龙胆、双色龙胆、榜间恩保（藏名）。

为龙胆科植物 *Gentiana veitchiorum* Hemsl. 的全草。

生于海拔 2 200～4 800 m 的山坡草地、河滩、高山草甸、灌木丛及林下。分布于巴塘、石渠、新龙、康定、泸定、理塘、稻城、乡城、炉霍、石渠、色达、木里等地。

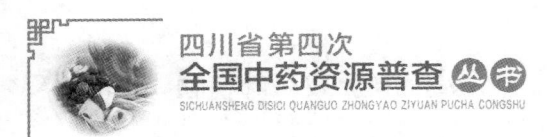
全草清热解毒，用于高热神昏、肝炎、湿热黄疸、咽喉肿痛、目赤肿痛、咽炎。

藏医：苦、寒、无毒，解毒、祛湿、止泻；治天花、气管炎、咳嗽。

矮龙胆

为龙胆科植物 *Gentiana wardii* W. W. Sm. 的全草。

生于海拔 3 500 ~ 4 500 m 的高山草地、碎砾石山坡。分布于成都、九寨沟、松潘、若尔盖、红原。

清热解毒，用于高热神昏、肝炎黄疸、咽喉肿痛、目赤淋浊。

灰绿龙胆

为龙胆科植物 *Gentiana yokusai* Bürk. 的全草。

生于海拔 500 ~ 4 000 m 的水边草地、荒地、路旁、灌木丛、林下、草地。分布于甘孜、雅安、成都、绵阳、广元。

清热解毒、活血消肿。

云南龙胆

为龙胆科植物 *Gentiana yunnanensis* Fr. 的全草。

生于海拔 2 000 ~ 4 400 m 的山坡草地、灌木丛、林下及高山草甸。分布于九龙、康定、得荣、泸定、稻城、德昌、会东、宁南、盐边、峨边、马边。

清热解毒、清肝明目。

扁蕾

地达加布玛。

为龙胆科植物 *Gentianopsis barbata*（Froel.）Ma 的全草。

生于海拔 700 ~ 4 200 m 的山坡草地、河滩潮湿处、草丛、灌木丛中。分布于甘孜州、若尔盖、阿坝、红原、凉山州、雅安市、泸州市、马边、万源。

苦、寒，清热解毒、消肿，用于传染性热病、外伤肿痛、肝胆湿热。清热凉血，用于风热头昏（万源）。

藏医：苦、凉。德格藏医用于胆囊炎、流感发烧。

大花扁蕾

枷底、枷底嘎保（藏名）。

为龙胆科植物 *Gentianopsis grandis*（H. Sm.）Ma 的全草。

生于海拔 2 000 ~ 4 000 m 的山坡、草地，分布于九龙、稻城、白玉、阿坝州、凉山州。

苦、寒，泻肝胆实火、除下焦湿热、健胃、退虚热，用于肝经热盛、惊痫抽搐、狂躁、乙型脑膜炎、湿热疮毒、湿疹、头痛、目赤、咽喉肿痛、胁痛口苦、黄疸、热痢、阴囊肿痛、耳聋耳肿、阴部湿痒、小便淋痛、食欲不振、牙痛、口疮。

藏医：苦、寒、锐，消炎愈创、清肝胆热、利胆、祛湿、利水、解毒，治流感及肝胆病引起的发烧、时疫热、腹水、水肿、小儿腹泻、疮毒。

湿生扁蕾

枷底、枷底嘎尔布（藏名）。

为龙胆科植物 *Gentianopsis paludosa*（Munro）Ma. 的全草。

生于海拔 1 200 ~ 4 900 m 的林下、河滩、草地等潮湿处，分布于康定、九龙、丹巴、德格、新龙、甘孜、九寨沟、若尔盖、金川、壤塘、马尔康、红原、阿坝、凉山州、乐山、南江、峨边。

清热解毒、泻肝胆实火、除下焦湿热、健胃，用于肝经热盛、肝炎、胆囊炎、肺结核、淋巴结核、支气管炎、湿热喘咳、惊痫抽搐、狂躁、乙型脑膜炎、湿热疮毒、湿疹、头痛、目赤、咽喉肿痛、胁痛口苦、黄疸、热痢、阴囊肿痛、耳聋耳肿、阴部湿痒、小便淋痛、食欲不振、牙痛、口疮、泌尿系统感染、

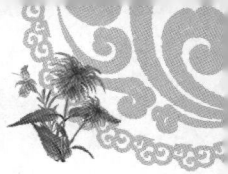

小儿疳积。

藏医：苦、寒、锐，消炎愈创、清肝胆热、利胆、祛湿、利水、解毒，治流感及肝胆病引起的发烧、时疫热、腹水、水肿、小儿腹泻、疮毒。

卵叶扁蕾

为龙胆科植物 *Gentianopsis paludosa*（Munro）Ma var. *ovat-eltoidea*（Bürk）Ma ex T. N. Ho. 的全草。

生于海拔 1 200～3 000 m 的山坡草地、林下、河滩、草地等潮湿处，分布于石渠、康定。

清热解毒、清肝明目。

花锚

黑及草、青鱼胆、花脸猫（甘孜州）。

为龙胆科植物 *Halenia corniculata*（L.）Cornaz 的全草。

生于海拔 500～3 000 m 的灌木丛、山坡、草甸、草原、林下、灌木丛中。分布于乐山、茂县、汶川、黑水、理县、洪雅、汉源、峨边、马边。

清热解毒、泻火、除湿利胆、凉血止血，用于肝炎、湿热黄疸、胁肋疼痛、目赤肿痛、炭疽、脉管炎、外伤感染发烧、外伤出血。

椭圆叶花锚

黑及草、青鱼胆、花脸猫（甘孜州）、卵萼花锚、甲地然果（藏名）、四棱草、小见肿消（绵阳）。

为龙胆科植物 *Halenia elliptia* D. Don 的根或全草。

生于海拔 700～4 200 m 的高山灌木丛、山坡、草甸、草原。分布于什邡、崇州、甘孜州、茂县、九寨沟、金川、壤塘、马尔康、理县、汶川、凉山州、南充市、绵阳市、洪雅、宣汉、巴中、万源、通江、南江、峨眉山、峨边、马边。

清热利湿、凉血、平肝、利胆、泻火，用于急性黄疸型肝炎、胆囊炎、胃炎、头晕、头痛、牙痛、胁肋疼痛、目赤肿痛。祛风、清暑、镇痛，用于风热头晕胀痛、中暑腹痛、胃热疼痛（南充、巴中）。祛风除湿、活血行气，用于风湿骨痛、跌打损伤、肝胃气痛（绵阳）。

藏医：苦、寒、无毒。清热利湿、平肝利胆，用于急性黄疸型肝炎、胆囊炎、头晕、头痛、牙痛。德格藏医治扁桃体炎、喉炎、胆囊炎、流行性感冒。

大花花锚

青鱼胆草（凉山州）。

为龙胆科植物 *Halenia elliptica* D. Don var. *grandiflora* Hemsl. 的根或全草。

生于海拔 1 300～2 500 m 的山坡草地、水沟边。分布于凉山州、峨边、马边。

清热利湿、平肝利胆、疏风清暑、镇痛。

匙叶草

大叶青菜（筠连）。

为龙胆科植物 *Latouchea fokiensis* Franch. 的全草。

生于海拔 1 000～1 800 m 的山坡、路边、林下。分布于筠连、合江。

全草活血祛痰、清热止咳，用于风寒咳嗽、枯劳病、心痛（合江）。

肋柱花

桠尼巴、欧底（藏名）。

为龙胆科植物 *Lomatogonium carinthiacum*（Wulf.）Reichb. 的全草。

生于海拔 2 500 m 以上的山坡阳处。分布于康定、丹巴、道孚、理塘、色达、巴塘。

藏医：苦、寒、糙，清热、解毒、益骨，治药物中毒、骨热。

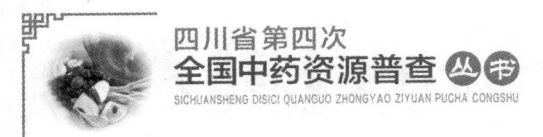

大花肋柱花

让底纳保（藏名）。

为龙胆科植物 *Lomatogonium macranthum*（Diels et Gilg）Fern. 的全草。

生于草地、田边，分布于康定、白玉、丹巴、道孚。

藏医：苦、寒，清肝胆热，治胆病。德格藏医治黄疸病。

翼萼蔓

双蝴蝶。

为龙胆科植物 *Pterygocalyx volubilis* Maxim. 的全草。

生于海拔 1 800～3 100 m 的山坡林下、林缘。分布于泸定、康定、雅安、阿坝州、乐山、绵阳、布拖、金阳、宁南。

用于肺痨。

美丽獐牙菜

为龙胆科植物 *Swertia angustifolia* Buch-am. ex D. Don var. *pulchella*（D. Don）Bürk. 的全草。

生于海拔 1 500～3 300 米的草地、田边、荒地，分布于会理、宁南、德昌、盐边。

清热解毒、疏肝健胃，用于黄疸、咽喉痛、乳蛾、淋证、小便涩痛、流感、感冒、疟疾。

二叶獐牙菜

为龙胆科植物 *Swertia bifolia* Batal. 的全草。

生于海拔 3 500～4 300 m 的高山草甸、灌木丛草甸、沼泽林下，分布于石渠。

平肝、强心、养血、调经，用于头晕、肾虚、贫血、高血压、月经不调。

獐牙菜

疝气草、山花龙胆、大龙胆（达州）。

为龙胆科植物 *Swertia bimaculata*（Sieb. et Zucc.）Hook. f. et Thoms. ex C. B. Clarke 的全草。

生于海拔 1 500～4 000 m 的林下、河滩、灌木丛与草甸。分布于甘洛、美姑、冕宁、雷波、普格、盐源、会理、昭觉、峨眉、崇州、什邡、邛崃、彭州、九寨沟、茂县、汶川、松潘、黑水、达州市、巴中市、康定、巴塘、峨边、马边。

清热解毒、疏肝利胆、活血祛瘀、健胃、止血、止痛，用于急慢性肝炎、胆囊炎、淋证、胃肠痛、感冒发热、流感、感冒、泌尿系统感染、痔疮出血、淋巴结核、咽喉痛、牙痛、外伤肿痛。消肿散结、止血止痛（凉山州）。

西南獐牙菜

为龙胆科植物 *Swertia cincta* Bürkill 的全草。

生于海拔 2 000～3 100 m 的林下、山坡、草地。分布于白玉、德格、甘孜、石渠、泸定、凉山州、马边。

清肝利胆、除湿清热，又清热解毒、健胃杀虫，用于肺炎黄疸、咽喉肿痛。

水灵芝

鱼胆草、水黄连、川东獐牙菜。

为龙胆科植物 *Swertia davidii* Franch. 的全草。

生于海拔 300～700 m 的河边、溪流、沟边湿润处．分布于南充市、达州、通江。

清热除湿、泻火解毒，用于湿热黄疸、急性黄疸型肝炎、湿热蕴结肠胃的肠炎与痢疾、目赤肿痛、牙痛、慢性肝炎、癃闭、恶疮癣疥。

丽江獐牙菜

为龙胆科植物 *Swertia delavayi* Franch. 的全草。

生于海拔 1 700～4 000 m 的向阳多石山坡草地、林下沙地．分布于木里。

清热利胆。

歧伞獐牙菜

为龙胆科植物 *Swertia dichotoma* L. 的全草。

生于海拔 1 050～3 100 m 的山坡、河边、林缘．分布于若尔盖、马尔康。

清热、健胃、利湿，用于消化不良、胃脘痛胀、黄疸、目赤、牙痛、口疮。

北方獐牙菜

当归让底、柳底拉各（藏名）、水黄连（普格）、淡味当药、苦草、小方杆（阿坝州）、小苦参（绵阳）。

为龙胆科植物 *Swertia diluta*（Turcz.）Benth. et Hook. f. / *S. chinensis* Franch. 的全草。

生于海拔 2 600～4 200 m 的林下、林缘、高山草甸、灌木丛、河滩．分布于道孚、德格、崇州、邛崃、金川、壤塘、马尔康、宣汉、木里、冕宁、会理、德昌、普格。

清热解毒、健胃、利尿，用于骨髓炎、喉炎、扁桃体炎、结膜炎、疥癣、梅毒、黄疸、喉头肿痛、消化不良、胃肠发炎、火眼、牙痛、口疮。清热除湿（普格、宣汉）。清热燥湿、泻火解毒，用于黄疸、肺热咳嗽、胃痛、火牙、咽喉肿痛、疮痈肿毒，外敷毒蛇咬伤（绵阳）。

藏医：苦、寒、糙、缓、无毒，清肝胆热、利胆、利尿，治胆囊炎、肝炎、赤巴病、血病、诸热、水肿、胆病发烧。

高獐牙菜

俄振（藏名）。

为龙胆科植物 *Swertia elata* H. Smith 的全草。

生于海拔 3 500～4 600 m 的山坡草地、草丛、沟边、林下。分布于康定、稻城、乡城、雅江、理塘、巴塘。

藏医：全草苦、凉。治关节炎，又能杀虫、止痢。根秋冬挖，治炭疽病。

伸梗獐牙菜

青叶龙胆（屏山）、山枝子（筠连）。

为龙胆科植物 *Swertia elongata* S. W. Liu et T. N. He 的全草。

生于山坡、草地。分布于喜德、宁南、屏山、叙永、筠连。

全草清热、解毒，治肝炎（叙永、屏山）；健胃，妇女白带、杀诸虫（南川）。

峨眉獐牙菜

一匹瓦、疝气草（峨眉）。

为龙胆科植物 *Swertia emeiensis* Ma ex T. N. Ho et S. W. Liu 的全草。

生于海拔 2 650～3 500 m 的山坡、林下，分布于峨眉、洪雅、崇州。

清肝利胆、除湿清热，用于肝炎、疝气、耳聋、耳鸣、疮毒、胆囊炎。

红直獐牙菜

响铃草、红直当药。

为龙胆科植物 *Swertia erythrostica* Maxim. 的全草。

生于海拔 1 500～4 300 m 的河滩、草地、高山草甸及疏林，分布于崇州、新龙、金川、九寨沟、若尔盖、红原、阿坝、壤塘、马尔康、小金、洪雅、汉源、峨眉山、白玉、雷波、美姑。

清热解毒、凉血止血、健胃杀虫，用于肺炎、黄疸肝炎、瘰疬、梅毒、疮肿、咽喉肿痛、疥癣、耳聋、耳鸣、疝气。

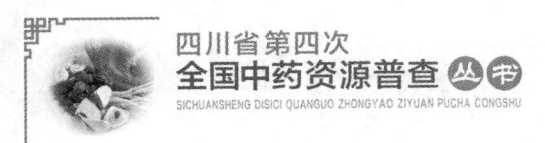
抱茎獐牙菜

为龙胆科植物 *Swertia franchetiana* H. Smith 的全草。

生于海拔 2 200 ~ 3 600 m 的沟边、山坡、林下、灌木丛中，分布于阿坝县、巴塘、道孚、康定。

清肝利胆、健胃。

贵州獐牙菜

为龙胆科植物 *Swertia kouitchensis* Franch. 的全草。

生于海拔 750 ~ 2 000 m 的河边、草坡、林下、灌木丛中，分布于都江堰、雷波、茂县、峨眉山。

用于小儿高烧、口苦潮热、湿热黄疸、咽喉肿痛、毒蛇咬伤。

大籽獐牙菜

为龙胆科植物 *Swertia macrosperma* （C. B. Clarke） C. B. Clarke 的全草。

生于海拔 1 400 ~ 4 200 m 的河边、山坡草地、林下、灌木丛中，分布于屏山、泸定、稻城、德格、康定、雅江、雅安、阿坝州、昭觉、布拖、雷波、甘洛、盐边、美姑、米易、金阳、会东、马边。

全草清肝泄热（峨眉）；健胃（南川）。

膜叶獐牙菜

枷底、枷底嘎保（藏名）。

为龙胆科植物 *Swertia membranifolia* Franch. 的全草。

生于海拔 3 000 m 以上的山坡、草地、林边。分布于道孚。

苦、寒，泻肝胆实火、除下焦湿热、健胃，用于肝经热盛、惊痫抽搐、狂躁、乙型脑膜炎、湿热疮毒、湿疹、头痛、目赤、咽喉肿痛、胁痛口苦、黄疸、热痢、阴囊肿痛、耳聋耳肿、阴部湿痒、小便淋痛、食欲不振、牙痛、口疮。

藏医：苦、寒、锐，消炎愈创、清肝胆热、利胆、祛湿、利水、解毒，治流感及肝胆病引起的发烧、时疫热、腹水、水肿、小儿腹泻、疮毒。

川西獐牙菜

为龙胆科植物 *Swertia mussotii* Franch. 的全草。

生于海拔 1 600 ~ 3 800 m 的河边、山坡草地、荒地、灌木丛中，分布于德格、甘孜、小金、金川、丹巴、康定、稻城、道孚、石渠、乡城、新龙、阿坝等地。

清热、利胆。

显脉獐牙菜

让底、枷底拉各（藏名）。

为龙胆科植物 *Swertia nervosa* （G. Don） Wall. ex C. B. Clarke 的全草。

生于海拔 450 ~ 2 700 m 的河滩、疏林下、山坡林下潮湿地及草地。分布于道孚、德格、白玉、泸定、康定、盐边、普格。

苦、寒，清热解毒、健胃、利尿，用于骨髓炎、喉炎、扁桃体炎、结膜炎、疥癣、梅毒、黄疸、喉头肿痛、消化不良、胃肠发炎、火眼、牙痛、口疮、泄泻、月经不调、黄疸。

藏医：苦、寒、糙、缓、无毒，清肝胆热、利胆、利尿，治胆囊炎、肝炎、赤巴病、血病、诸热、水肿、胆病发烧。

紫红獐牙菜

山飘草。

为龙胆科植物 *Swertia punicea* Hemsl. 的全草。

生于海拔 2 300 ~ 3 800 m 的山坡草地、河滩、林下及灌木丛中。分布于洪雅、泸定、九龙、稻城、乡城、甘洛、峨边。

清热解毒、凉血、除湿、清肝利胆，用于肝炎、咽喉肿痛、黄疸、瘰疬、胆囊炎。

四数獐牙菜

为龙胆科植物 *Swertia tetraptera* Maxim. 的全草。

生于海拔 3 200 ~ 3 800 m 的山坡、草地、林缘。分布于德格、石渠、色达。

清热利胆。

大药獐牙菜

为龙胆科植物 *Swertia tibetica* Batal. 的全草。

生于海拔 3 200 ~ 4 800 m 的河边草地、山坡草地、林下、林缘、乱石堆。分布于泸定、乡城、德格、康定、稻城。

清热熄风、安神定惊。

华北獐牙菜

为龙胆科植物 *Swertia wolfangiana* Gruning 的全草。

生于海拔 1 500 ~ 5 200 m 的高山草甸、河边草地、沼泽、灌木丛、潮湿处。分布于什邡、石渠、色达、康定、盐源、普格、宁南。

清热利胆。

云南獐牙菜

青叶胆（普格）。

为龙胆科植物 *Swertia yunnanensis* Bürk. 的全草。

生于海拔 2 500 ~ 4 200 m 的山地灌木丛及草甸中。分布于普格、稻城、德格、雅江、宁南、德昌、冕宁、喜德。

清热、健胃、利湿，用于消化不良、胃脘痛胀、黄疸、目赤、牙痛、口疮。清热除湿、清肝利胆（普格）。

云南蔓龙胆

为龙胆科植物 *Tripterospermum campanulacea*（Wall. et Griff. ex C. B. Clarke）Raizada/*Crawfurdia campanulacea* Wall. 的全草。

生于海拔 1 800 ~ 3 400 m 的山坡草地、林下、荒山灌木丛中。分布于彭州、洪雅。

清热、泻火、利湿，用于湿热黄疸、目赤肿痛。

双蝴蝶

肺形草（通江）、二郎箭（巴中）。

为龙胆科植物 *Tripterospermum chinense*（Migo）H. Smith 的全草。

生于海拔 2 200 m 左右的阔叶混交林中。分布于金阳、青川、什邡、崇州、邛崃、开江、宣汉、巴中、万源、通江、南江、昭觉、布拖、宁南、峨边。

清热解表、解毒、凉血止血、止咳，用于肺热咳嗽、支气管炎、肺结核咯血、肺炎、肺脓痛、鼻衄、胃出血、肾炎、泌尿系统感染，外用于疔疮疖肿、乳腺炎、外伤出血。

盐源双蝴蝶

小筋骨藤。

为龙胆科植物 *Tripterospermum coeruleum*（Hand. et Mazz.）H. Smith 的全草。

生于海拔 2 500 ~ 3 050 m 的山坡、竹林下、灌木丛中。分布于盐源、木里。

舒筋活络、接骨，用于骨折、断指再接。

峨眉双蝴蝶

缠竹黄、骨良藤（开江）、肺形草（达州、巴中）、藤龙胆（邻水）、蔓龙胆（平昌）。

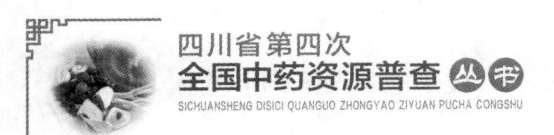

为龙胆科植物 *Tripterospermum cordatum*（Marq.）H. Smith 的全草。

生于海拔 300～4 000 m 的山坡、林下、灌木丛、草丛中。分布于峨眉、开江、达州、邻水、平昌、巴中、泸定、康定、雷波、马边。

清肺止咳、解毒消肿，用于肺热咳嗽、急惊风、肝热目赤、口苦、黄疸、筋骨热痛、肺痨咳嗽、肺痈、水肿、疮痈疥肿。清热利湿、健脾、杀虫（峨眉）

滇黄芩

黄秦艽。

为龙胆科植物 *Veratrilla baillonii* Franch. 的根、全草。

生于海拔 2 200～4 600 m 的灌木丛、草甸、山坡草地。分布于昭觉、美姑、越西、木里、冕宁、康定、九龙、甘孜、峨边。

清热解毒、消炎杀虫，用于痢疾、肺热、烧伤。

睡菜科 Menyanthaceae

睡菜

为睡菜科植物 *Menyanthes trifoliate* L. 的叶或全草。

生于海拔 450～3 600 m 的沼泽、池塘、水边。分布于炉霍、越西。

健脾消食、养心安神，用于胃痛、消化不良、心悸失眠、心神不安。

夹竹桃科 Apocynaceae

海南香花藤

为夹竹桃科植物 *Aganosma schlechteriana* Lévl. 的叶。

生于海拔 500～1 700 m 的山地疏林中、路旁或水沟的灌木丛、攀援树上。分布于布拖、宁南、金阳、雷波。

解毒止血，用于刀伤出血、疮毒（凉山州）。外用于皮肤湿疹。

羊角棉

小鸡骨常山。

为夹竹桃科植物 *Alstonia mairei* Lévl. 的叶。

生于海拔 700～1 500 m 的山地疏林下岩石上。分布于雷波。

有毒，散血止痛、排脓生肌，外用于刀伤出血、疮毒。

鸡骨常山

广常山（古蔺）

为夹竹桃科植物 *Alstonia yunnanensis* Diels 的根、叶。

生于海拔 1 100～2 400 m 的山坡、沟谷地带灌木丛中。分布于古蔺。

根清热、解毒、截疟、消肿、止痛，用于疟疾、感冒发热、肺热咳嗽、咽喉肿痛、口腔炎。外用可消局部红肿。叶消炎、止血、接骨、止痛，用于疟疾、肝炎，外用于外伤出血、骨折。

鳝藤

铁骨藤，羊角扭（开江）。

为夹竹桃科植物 *Anodendron affine*（Hook. et Arn.）Druce 种子、叶。

生于山地疏林中。分布于开江。

强心消肿、杀虫止痒、祛风行气、燥湿健脾、通经络、解毒，用于关节炎、小儿麻痹症。

腺叶鳝藤

铁骨（纳溪）、羊角藤（南溪）。

为夹竹桃科植物 *Anodendron punctatum* Tsiang. 的藤。

生于山坡、崖壁上。分布于筠连、纳溪、南溪、兴文、江安、宜宾。

藤治风湿、跌打损伤、强筋壮骨（江安、叙永），治蛇咬伤、慢性便秘、伤食、哮喘（南溪）。

罗布麻

为夹竹桃科植物 *Apocynum venetum* L. 的叶与全草。

栽培。分布于四川省。

平肝安神、清热利水，用于肝阳眩晕、心悸失眠、浮肿尿少、高血压、肾虚、水肿。全草清火、降压、强心、利尿，用于心脏病、高血压、肾虚、肝炎、腹胀、水肿。

黄花夹竹桃

为夹竹桃科植物 *Cascabela thevetia*（L.）Lippold. 的种子。

栽培。分布于四川省。

种子强心、利尿、消肿，用于心力衰竭、心动过速、心房纤颤。

长春花

雁来红、日日新（峨眉）。

为夹竹桃科植物 *Catharanthus roseus*（L.）G. Don 的全株。

栽培。分布于眉山市、米易、西昌。

有毒，清热解毒、平肝、镇静、抗癌、降血压，用于高血压、白血病、淋巴肉瘤、肺癌、绒毛膜上皮癌、子宫癌、淋巴瘤、高血压。

云南蕊木

梅桂、马蒙加锁（稻城）。

为夹竹桃科植物 *Kopsia officinalis* Tsiang et P. T. Li 的果、叶、树皮。

生于海拔 500～2 800 m 的山地疏林中或路旁。分布于稻城。

清热消炎，用于咽喉炎。树皮消肿，用于水肿。

川山橙

钻地风藤（江安）、野海椒（筠连）、乌骨鸡、大舒筋（合江）、大石豇豆（长宁）、蔷薇根、山橙子。

为夹竹桃科植物 *Melodinus hemsleyanus* Diels 的果实、根。

生于海拔 500～2 800 m 的山地疏林中或山坡、路旁灌木丛中，分布于筠连、合江、江安、长宁、宜宾、叙永、洪雅、开江、大竹、邻水、渠县、宣汉、通江、南江、峨眉山、雷波。

果实解热镇痛、活血散瘀、凉血止血、通经下乳，用于痈肿疮毒、蛇伤、痔疮、肠风下血、月经不调、乳汁不通。根清热凉血、解毒，用于风湿痹痛、脘腹胀痛、关节酸痛。果行气、止痛、除湿、杀虫，用于胃气痛、膈症、疝气、瘰疬、皮肤热毒、湿癣疥癞。藤治风湿麻木（江安、筠连）、调经养血、平喘（合江）。根补血、清热、消食健胃（峨眉）。

夹竹桃

母猪寒（纳溪）、红花夹竹桃（峨眉）、柳叶桃

为夹竹桃科植物 *Nerium indicum* Mill. 的茎、花、叶。

栽培于海拔 2 500 m 以下的地区。分布于雷波、越西、西昌、宁南、甘洛、筠连、纳溪、隆昌、峨眉、绵阳市、洪雅、达州、邻水、宣汉、平昌、南江、泸定、康定、丹巴、得荣等地。

叶及树皮、强心利尿、祛痰定喘、发汗、镇痛，用于喘息咳嗽、癫痫、心脏病、心力衰竭、跌打肿

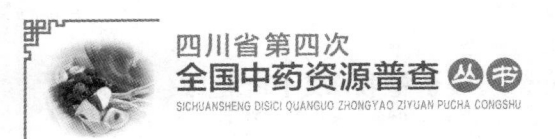

痛、经闭、精神病、神经衰弱、经闭。枝叶强心利尿、催吐杀虫、杀蛆、杀孑孓、稻飞虱、浮尘子等虫害。

白花夹竹桃

小万年青（南溪）、碧桃（南充）。

为夹竹桃科植物 *Nerium indicum* Mill. *cv. paihua* 的叶与枝、根皮。

栽培于海拔 2 500 m 以下的地区。分布于南溪、筠连、康定、泸定、得荣、南充市、开江、达州、大竹、邻水、宣汉、巴中、宁南。

根皮强心利尿、祛痰杀虫，用于心力衰竭、癫痫，外用治甲沟炎、斑秃、杀蝇。枝叶清热、凉血、止痛、消肿拔毒（南溪）。叶强心利尿、祛痰镇静，用于心脏病、心力衰竭、哮喘痰壅、经闭等症。

杜仲藤

为夹竹桃科植物 *Parabarium micranthum* (A. DC.) Pierre 的根、老茎。

生于海拔 200～1 000 m 的山地疏林中或沟谷树丛中。分布于叙永、宜宾。

有小毒，祛风活络、补腰肾、强筋骨，用于肾虚腰痛、扭伤、骨折、风湿痹痛、阳痿、高血压。外用于外伤出血。茎或根宽筋活血、消肿、强壮腰膝，治小儿麻痹、风湿骨痛、跌打损伤、胃痛（宜宾）。

萝芙木

山辣椒（洪雅）。

为夹竹桃科植物 *Rauvolfia verticillata* (Lour.) Baill. 的根、叶。

生于海拔 650 m 的岩石上，有栽培。分布于金阳、布拖、普格、宁南、洪雅、峨眉山、雷波。

根镇静、降压、滋养肝肾、清热凉血、消肿散结、活血、止痛、清热解毒，用于高血压、咽喉肿痛、头痛、头晕、失眠、高热不退、胆囊炎、黄疸，外用于跌打损伤、毒蛇咬伤、疮疥。

云南萝芙木

为夹竹桃科植物 *Rauvolfia yunnanensis* Tsiang 的根、叶。

栽培，分布于峨眉、米易。

清风热、降肝火、消肿毒，用于感冒发热、咽喉肿痛、高血压引起的头痛眩晕、痧证腹痛吐泻、风痒疮疥。

毛药藤

为夹竹桃科植物 *Sindechites henryi* Oliv. 的根、全株。

生于海拔 600～1 700 m 的山地疏林、路旁向阳处。分布于叙永、洪雅、巴中、南江、峨眉山、古蔺、合江。

根清热解毒、凉血消肿，用于肺痈咳嗽、经闭腹痛。根滋补、补血、健脾，用于贫血、脾虚消化不良、口舌生疮（叙永、巴中）。全株泡酒治腰疼。

酒杯花

黄花夹竹桃。

为夹竹桃科植物 *Thevetia peruviana* (Pers) K. Sckum 的果仁。

栽培。分布于眉山市、会理、米易、泸州。

温经通络、强心，用于心脏病引起的心力衰竭、心动过速、心房纤颤。

紫花络石

腰骨藤（古蔺）、钻石黄（达州）、吊岩风（邻水）、螺丝藤（平昌）、石风藤（巴中）。

为夹竹桃科植物 *Trachelospermum axillare* Hook. f. 的全株。

生于海拔 1 000 m 左右的山地疏林中或山谷水沟边。分布于古蔺、长宁、邛崃、崇州、洪雅、达州市、巴中市、峨眉山。

藤清热解毒、祛风散寒、凉血、通经、解表发汗、通络、止血、散瘀止痛，用于感冒、支气管炎、肺结核、风湿痹痛、筋脉拘挛、痈肿、喉痹、吐血、跌打损伤、产后恶露不净、红崩白带、脾胃虚弱。代血藤用（长宁）。

乳儿绳

为夹竹桃科植物 *Trachelospermum cathayanum* Schneid. 的藤茎。

生于海拔 3 000 m 以下的山地疏林中或山谷水沟边。分布于叙永、康定、稻城、宁南、会理、峨边。

祛风、除湿，用于风湿筋骨疼痛（叙永）。

洪雅络石

为夹竹桃科植物 *Trachelospermum hongyaense* Z. Y. Zhu 的茎叶。

生于海拔 1 000 m 左右的山地疏林中。分布于洪雅。

清热解毒、祛风通络，用于风湿骨痛、跌打损伤。

湖北络石

络石藤（平昌）、胃皮（巴中）。

为夹竹桃科植物 *Trachelospermum gracilipes* Hook. f. var. *hupehense* Tsiang et P. T. Li. 的全株、接近地面的茎藤。

生于海拔 1 000 m 左右的山谷密林中，攀援于树上或石上。分布于叙永、古蔺、长宁、开江、大竹、邻水、宣汉、平昌、巴中、通江。

解毒、祛风活血、通络止痛，用于感冒、风湿痹痛、关节痛、跌打损伤、痈肿。全株调经活络，治风湿（古蔺）。接近地面的茎藤祛风湿、通经络、消痈肿，用于风湿关节炎、痈疮肿毒、蛇、犬咬伤。

络石

刮金板（江安）、络石藤、白花络石、过桥风（阿坝州）、岩豇豆、石豇豆（邻水）。

为夹竹桃科植物 *Trachelospermum jasminoides* (Lindl.) Lem. 的藤茎、果实。

攀援于海拔 3 500 m 以下湿润的树上或石头上。分布于合江、江安、泸县、绵阳市、九寨沟、汶川、黑水、松潘、眉山市、邻水、渠县、宣汉、平昌、巴中、万源、通江、石棉、芦山、宝兴、峨眉山、凉山州各县、峨边。

藤茎祛风除湿、活血通络、凉血消肿、散热、消痈解毒、止血，用于风湿痹痛、筋脉拘挛、腰膝酸痛、喉痹、疮痈肿毒、跌打损伤。藤祛风通络、活血，用于风湿痹痛、痈肿、刀伤、腰痛、肺结核、吐血（宜宾）；并消食积（江安）。

峨眉络石

为夹竹桃科植物 *Trachelospermum omeiense* Z. Y. Zhu 的茎叶。

生于海拔 700 m 左右的山地疏林中。分布于洪雅、峨眉。

清热解毒、祛风通络，用于风湿骨痛、跌打损伤。

大纽子花

为夹竹桃科植物 *Vallaris indecora* (Baill.) Tsiang et P. T. Li 的全株。

生于海拔 1 500 ~ 2 200 m 的山地密林沟谷中。分布于屏山。

全株入药，用于血吸虫病。

蔓长春花

为夹竹桃科植物 *Vinca major* L. 的茎叶。

原产欧洲，栽培于洪雅。

清热解毒、消肿，用于肺痈咳嗽、疮毒肿痛。

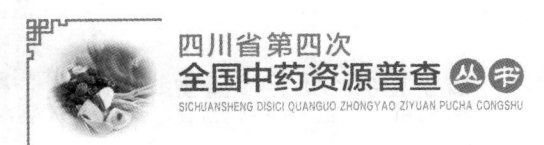

花叶蔓长春花

为夹竹桃科植物 *Vinca major* L. *cv. variegata* 的茎叶。

原产欧洲，栽培于峨眉山、成都。

清热解毒，用于疮毒。

萝藦科 Asclepiadaceae

马利筋

莲生桂子花、刀口药（南充）、洋棉花。

为萝藦科植物 *Asclepias curassavica* L. 的叶、花、果、根。

生于海拔 500~700 m 的路边、田坎，有栽培。分布于乐山、宜宾、古蔺、金阳、普格、布拖、宁南、会东、南充市、眉山市、峨眉山。

全草消炎定痛、清热解毒、活血消肿、止血，用于乳蛾、乳腺炎、肺热咳嗽、痰喘、扁桃体炎、肺炎、支气管炎、尿路炎症、月经不调、崩漏带下、创伤出血、痈肿疮疖。根止血、杀虫、解毒、消痞。叶与花解表、散寒、生肌、止血（峨眉）。

秦岭藤

为萝藦科植物 *Biondia chinensis* Schltr. 的全草。

生于海拔 1 000~2 400 m 的山地杂木林中或路旁。分布于都江堰。

用于跌打损伤。

宽叶秦岭藤

为萝藦科植物 *Biondia hemsleyana*（Warb.）Tsiang 的茎。

生于海拔 1 000~2 500 m 的山地杂木林中。分布于康定、金川、彭州。

用于胃癌。

青龙藤

青龙筋、捆仙丝、土甘草（巴中）。

为萝藦科植物 *Biondia henryi*（Warb. ex Schltr. et Diels）Tsiang et P. T. Li 的带根全草。

生于山地疏林中、崖边、石缝中。分布于稻城、巴中、宁南。

活血舒筋、理气祛风，用于跌打损伤、下肢冷痛麻木、风湿手足麻木、牙痛。补肝肾、强筋骨、止痛，用于肾虚腰痛、跌打损伤、胃痛（巴中）。

黑山藤

黑水藤。

为萝藦科植物 *Biondia insignis* Tsiang 的全草。

生于海拔 3 500 m 以下的林下、灌木丛中。分布于九龙、稻城、叙永。

全草活血舒筋、理气祛风，治跌打损伤、下肢冷痛麻痹、风湿手足麻木、牙痛。

牛角瓜

为萝藦科植物 *Calotropis gigantean* Ait. 的乳汁、茎皮、叶、全草。

生于海拔 300~1 700 m 的向阳山坡、河谷、草坡。分布于金阳、布拖、普格、会东、盐源、会理。

乳汁外治皮癣。茎皮外治皮癣、疥疮。叶祛痰定喘，用于顿咳、咳嗽痰喘。全草清热解毒，用于无名肿毒、骨折。

长叶吊灯花

双剪菜。

为萝藦科植物 *Ceropegia dolichophylla* Schltr. 的根。

生于海拔 500~3 000 m 的草丛、石堆、密林中。分布于乐山、丹巴、乡城、泸定、康定、洪雅、宁南、越西、木里、石棉、宝兴。

祛风除湿、补虚，用于风湿脚气病、劳伤虚弱。

普吉藤

为萝藦科植物 *Ceropegia mairei*（Lévl）H. Huber 的根。

生于海拔 2 200~2 800 m 的荒坡、草丛、石堆中。分布于金川、壤塘、马尔康、盐边。

祛风除湿、补虚，用于脚气病、劳伤虚弱、癞疮。

西藏吊灯花

为萝藦科植物 *Ceropegia pubescens* Wall. 的根。

生于草丛、石堆、密林中。分布于木里。

用于小儿蛔虫病。

吊灯花

为萝藦科植物 *Ceropegia trichantha* Hemsl. 的全株

生于草丛、石堆、密林中。分布于会东、盐源。

用于癞疮。

翅果杯冠藤

隔山撬。

为萝藦科植物 *Cynanchum alatum* Wright et Arn. 的根。

生于灌木丛中。分布于攀枝花。

清热凉血。

潮风草

为萝藦科植物 *Cynanchum ascyrifolium*（Fr. et Sav.）Matsum. 的根。

生于海拔 2 000~2 500 m 的疏林下、草丛中。分布于茂县、汶川、理县、黑水。

清热利尿。清肺热、止血，用于吐血、老年咳嗽（阿坝州）。

白薇

老君须、婆婆针线包（兴文）、直立白薇。

为萝藦科植物 *Cynanchum atratum* Bunge 的根及根状茎。

生于海拔 3 600 m 以下的向阳灌木丛、草坡、林缘、灌木丛、荒地。分布于会理、米易、会东、雷波、布拖、越西、古蔺、泸县、兴文、乐山、若尔盖、红原、阿坝、黑水、攀枝花、广安、岳池、苍溪、阆中、南部、达州市、巴中市、峨眉山。

清热、凉血、利尿通淋、解毒除湿、软坚散结、疗疮，用于阴虚骨蒸潮热、咽喉炎、阴虚发热、风湿灼热、多眠、肺热咳嗽、湿症、产后虚烦血厥、热淋、血淋、风湿痛、瘰疬、小便短赤热痛、肾炎。

牛皮消

隔山消、飞来鹤、青洋参（筠连）、野红马（珙县）、夜来香（纳溪）、五狼毒（古蔺）、野红苕（隆昌）、耳叶牛皮消、隔山撬、白首乌。

为萝藦科植物 *Cynanchum auriculatum* Royle ex Wight 的根、茎叶。

生于海拔 3 500 m 以下的林缘、灌木丛中或沟边湿地。分布于乐山、筠连、宜宾、合江、江安、长宁、叙永、珙县、隆昌、屏山、高县、泸县、兴文、纳溪、邛崃、崇州、彭州、南充市、绵阳市、眉山市、开江、达州市、巴中市、峨眉山、越西、会东、雷波、峨边、马边。

根养阴补虚、健脾消食、理气止痛、清热解毒，用于慢性胃炎、肝炎、消化不良、虚损劳伤、痢疾、小儿疳积、胃痛饱胀、白带、疮疹、产后腹痛、神经衰弱、痈肿疮毒、毒蛇咬伤。根清热解毒、凉血，用于阴虚内热、颅内出血、血淋（洪雅）。又根补肝肾、强筋骨、益精血，用于久病虚弱、贫血、须发早白、风痹、腰膝酸软、神经衰弱、痔疮、肠出血、体虚。

茎叶下乳、安神、祛风、止汗。

蔓剪草

回叶对剪草（阿坝州）。

为萝藦科植物 *Cynanchum chekiangense* M. Cheng 的根。

生于海拔 2 000 ~ 2 800 m 的山谷、灌木丛中或林中。分布于茂县、汶川、理县、马尔康、黑水。

理气健胃、散瘀消肿、杀虫，用于跌打损伤、疥疮、疥癣（阿坝州）。

鹅绒藤

为萝藦科植物 *Cynanchum chinense* R. Br. 的根、乳汁。

生于灌木丛中、沙地、田边、路边。分布于四川省。

祛风解毒、健胃止痛，用于小儿疳积。乳汁用于疣螯。

刺瓜

野苦瓜（洪雅）。

为萝藦科植物 *Cynanchum corymbosum* Wight 的全株。

生于海拔 500 ~ 1 000 m 的林下、溪边、河边灌木丛及疏林中。分布于乐山、洪雅、德昌。

益气、催乳、解毒、活血通络、消肿止痛，用于腰膝酸痛、肾炎、乳汁不足、肾虚水肿。

豹药藤

为萝藦科植物 *Cynanchum decipiens* Schneid. 的根。

生于海拔 1 700 ~ 3 500 m 的灌木丛中、山地沟谷、林间向阳处。分布于峨眉山、洪雅、乡城、德格、康定、炉霍。

有毒，清热解毒、杀虫、杀虎豹，用于风疹、湿疹、疥癣。

大理白前

群虎草、俄杜摩牛（藏名）。

为萝藦科植物 *Cynanchum forrestii* Schltr. 的根。

生于海拔 1 500 ~ 3 500 m 的山坡、路边、灌木丛中。分布于德格、甘孜州、阿坝州、凉山州。

苦、咸、寒，清热凉血、止痛消炎、安胎、补气、利尿，用于阴虚潮热、热病后期低热不退、尿路感染。

藏医：苦、涩、寒、无毒。清热解毒、治风湿性关节炎、腹泻、胆病、热性腹泻。德格藏医用于治疗胆囊炎、胆汁外溢之皮黄、止痛。

峨眉牛皮消

峨眉白前。

为萝藦科植物 *Cynanchum giraldii* Schltr. 的根、茎。

生于海拔 1 700 m 的林下、灌木丛缘草地或石壁。分布于彭州、洪雅、峨眉、绵阳、广元。

根茎清热解毒、补脾健胃、杀虫，用于风疹、湿疹、疮癣。

白前

为萝藦科植物 *Cynanchum glaucescens*（Decne.）Hand. et Mazz. 的根及根状茎。

生于山坡路旁、河岸、砂石地及灌木丛中。分布于绵阳、乐山。

降气、消痰、止咳，用于肺气壅实、咳嗽痰多、胸满喘急。全草清热解毒，用于肝炎、麻疹不透，外用于毒蛇咬伤、皮肤湿疹。

华北白前

杜摩牛（藏名）。

为萝藦科植物 *Cynanchum hancockianum*（Maxim.）Al. Hjinski 的全草。

生于海拔 2 500～3 800 m 的山坡、杂木林、干河床、灌木丛中、河岸沙地。分布于德格、道孚。

苦、温、有毒；活血、止痛、消炎、解毒，用于关节痛、牙痛、秃疮。

藏医：淡、寒。退烧、止泻，治胆囊炎、赤巴病、肝胆病、发热、厌油、腹泻、痢疾。

竹林消

杜摩牛（藏名）、老君须（布拖、越西）、白薇。

为萝藦科植物 *Cynanchum inamoenum*（Maxim.）Loes. 的根及根状茎、种子。

生于海拔 1 000～3 500 m 的山地疏林、灌木丛、草地、山坡、岩壁。分布于甘孜州、金川、壤塘、茂县、九寨沟、黑水、若尔盖、马尔康、小金、凉山州、乐山、绵阳市、洪雅、南江、万源、天全、宝兴、石棉、汉源、峨边、马边等地。

根及根状茎清热解毒、补脾健胃、养阴补肾、清热、凉血、退蒸、利尿、调经活血，用于虚痨潮热、肺热咳嗽、淋病、脾胃虚弱、月经不调、白带、痢疾、腰膝酸痛。

藏医：苦、咸、寒，清热利胆、止泻痢，治胆病引起的头痛、发烧、腹泻、厌油或食肉后腹泻、恶心、呕吐、脓血便、腹痛，风血虚热及中寒便滑者勿用。

朱砂藤

壮腰散、托腰散。

为萝藦科植物 *Cynanchum officinale*（Hemsl.）Tsiang et Zhang 的根。

生于海拔 450～2 800 m 的沟谷水边、林下、灌木丛中。分布于乐山、洪雅、万源、乡城、普格、越西、雅安、天全、峨边、马边。

理气止痛、活血、利水消肿、健脾消食、强筋骨、祛风除湿、明目，用于胃痛、腹痛、腰痛、风湿痹痛、跌打损伤、水肿、食积。

青洋参

隔山撬（筠连、古蔺）、青阳参、闹狗药、牛尾参。

为萝藦科植物 *Cynanchum otophyllum* Schneid. 的根。

生于海拔 1 500～3 000 m 的山坡路边、疏林及灌木丛中。分布于古蔺、筠连、叙永、甘孜州、攀枝花、洪雅、峨眉山、冕宁、喜德、会东、西昌、盐边、布拖、昭觉、美姑。

祛风除湿、解毒镇痉，用于风湿骨痛、风疹瘙痒、癫痫、狂犬咬伤、毒蛇咬伤。

根补肾、镇痉、祛风湿，用于肾虚腰疼、头昏、耳鸣、癫痫、风湿骨痛、白带、荨麻疹（宜宾市、洪雅）。杀虫、止痛（峨眉）。

徐长卿

柳叶细辛（苍溪）、竹叶细辛（万源）、竹叶七（通江）。

为萝藦科植物 *Cynanchum paniculatum*（Bge.）Kitag. 的根与全草。

生于海拔 500～3 900 m 的路旁草丛中、砾石山坡、丘陵。分布于甘洛、成都、绵阳、广元、苍溪、达州、万源、通江、南江、康定。

祛风化湿、行气通经、散寒止痛、解毒消肿，用于食滞胃痛、白带、风湿痹痛、关节痛、胃气胀满、腰痛、牙痛、跌打肿痛、扭伤、痫症（母猪疯）、带状疱疹（缠腰火丹），外用于神经性皮炎、瘾疹、晕车。

西藏牛皮消

为萝藦科植物 *Cynanchum saccatum* W. T. Wang et Tsiang et P. T. Li 的根。

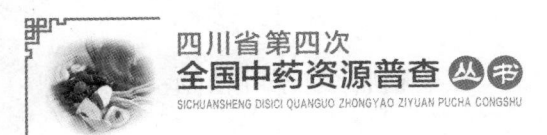

生于海拔 2 000 ~ 3 400 m 的林中或草地潮湿处。分布于会东、峨边。

清热凉血、止血。

柳叶白前

鹅管白前（峨眉）。

为萝藦科植物 *Cynanchum stauntonii*（Decne.）Schtr. 的根及根茎。

生于海拔 500 ~ 1 000 m 的山坡。分布于峨眉山、泸州、攀枝花。

泻肺降气、止咳祛痰。

卵叶白前

俄杜摩牛、白前。

为萝藦科植物 *Cynanchum steppicolum* Hand. et Mazz. 的根、根茎。

生于海拔 1 900 ~ 4 000 m 的山麓、路边、阳坡、干燥地。分布于色达、康定、九龙。

苦、咸、寒，清热凉血、利尿，用于阴虚潮热、热病后期低热不退、尿路感染。

藏医：苦、涩、寒、无毒。清热解毒、治风湿性关节炎、腹泻、胆病、热性腹泻。德格藏医用于治疗胆囊炎、胆汁外溢之皮黄、止痛。

蔓生白薇

白薇。

为萝藦科植物 *Cynanchum versicolor* Bunge 的根。

生于海拔 1 200 m 的荒坡灌木丛中。分布于峨眉山、洪雅。

清热解毒、凉血、解表散寒、生肌、止血，用于骨蒸痨热、肺热咳嗽。

药用白前

催吐白前。

为萝藦科植物 *Cynanchum vincetoxicum*（L.）Pers. 的根、种子。

生于海拔 3 500 m 以下的杂木林中。分布于道孚、稻城。

根催吐；种子强心。

昆明杯冠藤

对节香。

为萝藦科植物 *Cynanchum wallichii* Wight 的根。

生于海拔 1 500 m 的草地、荒坡灌木丛中、山谷。分布于乐山、成都、洪雅、喜德、德昌、越西、甘洛、雷波、天全。

壮腰、健肾、活血、强筋、健骨、解毒，用于肾虚腰痛、病后体虚、营养不良、跌打损伤、骨折。

隔山消

隔山撬（宣汉）。

为萝藦科植物 *Cynanchum wilfordii*（Maxim.）Hemsl. 的块根。

生于海拔 1 400 ~ 2 600 m 的灌木丛中、山坡、林缘、路旁。分布于九寨沟、茂县、汶川、理县、松潘、黑水、泸州、乐山、美姑、盐源、宁南、甘洛、越西、什邡、稻城、白玉、九龙、洪雅、宣汉、万源、泸定、雅安市。

补肝益肾、强筋健骨，用于肾虚、阳痿遗精、神经衰弱、腰腿疼痛。清热解毒、消肿止痛，用于气管炎、赤白带下、痔漏；外用治疮疖肿毒、淋巴结核、跌打损伤、烧烫伤（甘孜州）。安神、补血（凉山州）。养阴补虚、健脾消食、强壮、补血、收敛精气，用于久病虚弱、腰膝酸痛、神经衰弱、肠出血、肺热咳嗽、胃脘疼痛、脾虚泄泻。

苦绳

通光散、中华假夜来香、奶浆藤、白浆草、中华南山藤（阿坝州）、南山藤（达州）。

为萝藦科植物 *Dregea sinensis* Hemsl. / *Wattakaka sinensis* Hemsl. 的根、全株、藤。

生于海拔 500～3 000 m 的荒坡灌木丛、山地疏林中。分布于九寨沟、金川、小金、理县、汶川、乐山、苍溪、洪雅、平昌、巴中、峨眉山、雅安、凉山州、泸定、康定、丹巴、九龙、巴塘、稻城、雅江、乡城、盐边。

根行气止痛、活血、通络，用于风湿痹痛、月经不调、乳汁不通。全株解毒、通乳、利尿、除湿、止痛，用于乳汁不通、小便不利、虚咳、胃痛、风湿痛、痈疮疖肿。藤止咳平喘、通乳利尿、抗癌、祛痰软坚、消肿散结，用于老年慢性气管炎、上呼吸道感染、支气管炎、支气管哮喘、乳汁不通、小便不利、癌肿、咽喉肿痛，外用于痈疖、疮疡。

贯筋藤

苦绳、奶浆藤、小木通、白浆藤、蒲滚藤、针线包（万源）、下奶藤（通江）。

为萝藦科植物 *Dregea sinensis* Hemsl. var. *corrugata* (Schneid.) Tsiang et P. T. Li 的全株、根、藤。

生于海拔 1 000～2 900 m 的山地疏林或荒坡灌木丛中。分布于乐山、崇州、什邡、雅江、洪雅、万源、通江、南江、峨眉山、丹巴、康定、巴塘、稻城、阿坝州、雅安、金阳。

行气、活血、通经，用于风湿痹痛、跌打损伤、乳汁不通。藤止咳平喘、祛风、通经、通乳利尿、抗癌、祛痰软坚、消肿散结，用于老年慢性气管炎、上呼吸道感染、支气管炎、支气管哮喘、乳汁不通、小便不利、癌肿、咽喉肿痛，外用于痈疖、疮疡。

纤冠藤

奶浆藤（宜宾、高县）、大寒药（宜宾）。

为萝藦科植物 *Gongronema nepalense* (Wall.) Decne. 的全株。

生于海拔 500～1 900 m 的林中、山坡水沟边、林缘及灌木丛中。分布于宜宾、高县、屏山、西昌、喜德、普格。

补精、通乳、祛风活络，用于腰肌劳损、关节痛、乳汁不通、阴挺。全株补中气、活血、消肿解毒（高县），治眼疾、通乳（屏山）。

会东藤

奶浆藤。

为萝藦科植物 *Gymnema longiretinaculatum* Tsiang 的根、种毛。

生于海拔 1 000～2 800 m 的山地灌木丛中。分布于会东、冕宁、盐源、宁南。

根活血、止痛、祛瘀，用于跌打损伤、风湿关节痛、毒蛇咬伤、刀伤。种毛止血，用于刀伤出血。

醉魂藤

野豇豆（叙永）。

为萝藦科植物 *Heterostemma alatum* Wight 的全株及根。

生于海拔 350～1 500 m 的林中、山谷阴湿处、林缘及荒坡灌木丛中。分布于乐山、叙永、洪雅、峨眉山。

全株及根祛风除湿、活血通络、解毒、散瘀止痛、截疟，用于风湿关节痛、跌打损伤、风湿脚气、疟疾。全株清热、祛风、活血（叙永）。

贵州醉魂藤

野豇豆（叙永）。

为萝藦科植物 *Heterostemma esquirolii*（Lévl.）Tsiang 的全株及根。

生于林中、山谷阴湿处、林缘及荒坡灌木丛中。分布于邻水、筠连。

全株及根祛风除湿、解毒，用于胎毒、风湿脚气、疟疾。

球兰

草鞋板（洪雅）。

为萝藦科植物 *Hoya carnosa*（L. f.）R. Br. 的全草。

生于海拔 250~1 500 m 的平原、山地林中、灌木丛中，常攀援于树上或大岩石上。分布于泸州、乐山、邛崃、洪雅、中江。

清热、止咳化痰、消肿止痛，用于肺热咳嗽、痈肿、瘰疬、乳妇奶少、关节痛、乳痈。除风湿、消食积、散瘀血（泸州）。

香花球兰

地瓜连、铁草鞋、铁足板（绵阳）、盘腰带（通江）。

为萝藦科植物 *Hoya lyi* Lévl 的全草、叶。

生于海拔 1 000~2 600 m 的山地密林中、灌木丛中，常攀援于树上或大岩石上。分布于成都、乐山、筠连、宜宾、合江、古蔺、江安、珙县、高县、泸县、屏山、叙永、兴文、纳溪、彭州、崇州、绵阳市、洪雅、邻水、通江、峨眉山、甘洛、越西。

全株祛风除湿、消食积、活血祛瘀、消肿，用于脚强痛、胸前饱胀、跌打损伤、风湿关节痛、感冒头痛。清热、止咳化痰、消肿止痛，用于肺热咳嗽、痈肿、瘰疬（洪雅）。

毛球兰

地瓜连（雷波）。

为萝藦科植物 *Hoya villosa* Cost. 的全株。

生于海拔 2 000 m 以下的山坡草丛中、疏林下，常攀援于树上或大岩石上。分布于雷波。

全株舒筋活络、祛风除湿，用于跌打损伤，补肾阳、壮筋骨（雷波）。

海枫藤

为萝藦科植物 *Marsdenia officinalis* Tsiang et P. T. Li 的全株。

生于海拔 2 200~2 300 m 的林中或攀援于树上。分布于木里。

舒筋通络、祛寒湿、止痛。

喙柱牛奶菜

为萝藦科植物 *Marsdenia oreophila* W. W. Smith 的全株。

生于海拔 800~3 000 m 的山坡疏林中。分布于乐山、雷波。

舒筋活血、行气止痛。

牛奶菜

奶浆藤（达州）、大石南藤（开江）。

为萝藦科植物 *Marsdenia sinensis* Hemsl. 的全株、根、果壳。

生于山坡疏林中。分布于开江、达州、德昌、盐边、长宁。

补肾强筋、健脾益气，用于肾虚腰痛、风湿劳伤、脾胃虚弱、缺乳。根补气益精。果壳补虚助阳、止咳化痰。全草强筋骨、行气、活血、消胀解毒（达州）

通光散

下奶藤。

为萝藦科植物 *Marsdenia tenacissima*（Roxb.）Wight et Arn. 的藤、茎。

生于山坡、灌木丛中。分布于德昌、宁南、木里、金阳、雅安、石棉、宝兴、天全、乐山。

止咳平喘、通乳利尿、抗癌。

蓝叶藤

为萝藦科植物 *Marsdenia tinctoria* R. Br. 的果实、茎、根。

生于海拔 1 000 m 以上的潮湿的疏林及灌木丛中。分布于乐山、洪雅、邻水、峨眉山、德昌。

茎用于风湿骨痛、肝肿大；果实温中散寒、顺气止痛，用于胃脘痛、风湿痹痛、跌打损伤。根补脾益气、温经通络、镇痛，用于风湿筋骨疼痛、腰痛、跌打损伤、脾虚乳汁不足。

绒毛蓝叶藤

奶浆藤（渠县）。

为萝藦科植物 *Marsdenia tinctoria* R. Br. var. *tomentosa* Mas. 的果实、根。

生于海拔 1 000 m 以上的灌木丛中。分布于乐山、洪雅、邻水、宣汉、渠县、峨眉山。

果实温中散寒、顺气止痛，用于风湿痹痛、跌打损伤。根补脾益气、温经通络、镇痛，用于风湿筋骨疼痛、腰痛、跌打损伤、脾虚乳汁不足。

华萝藦

奶浆藤、大奶浆草（大竹）、蛇参（邻水）、奶浆草（平昌）、隔山撬（渠县）。

为萝藦科植物 *Metaplexis hemsleyana* Oliv. 的全草。

生于海拔 500～2 200 m 的灌木丛中、山谷、路旁。分布于古蔺、珙县、筠连、长宁、兴文、纳溪、达州市、巴中市。

全草补肾健脾、益气活血、镇痛、强壮、通乳利尿，用于肾亏腰痛、遗精、乳汁不足、脱力劳伤、气血虚弱、缺乳、劳伤筋骨疼痛、脾虚消化不良。全株补气、生血，治劳伤、虚损、生乳（珙县），补血、行气、发奶（古蔺）。

萝藦

奶浆藤、奶浆叶（南充）、细丝丝、婆婆针线包（阿坝州）。

为萝藦科植物 *Metaplexis japonica* (Thunb.) Makino/ *M. chinensis* Decne. 的全草、果实、根。

生于海拔 1 000～2 100 m 的荒地、山脚、疏林及灌木丛中。分布于古蔺、珙县、筠连、长宁、兴文、纳溪、九寨沟、汶川、金川、茂县、南充市、绵阳市、峨边。

全草补肾强壮、行气活血、消肿解毒，用于虚损劳伤、阳痿、带下病、乳汁不通、丹毒疮肿。果实补虚助阳、止咳化痰，用于体质虚弱、痰喘咳嗽、顿咳、阳痿、遗精，外用于创伤出血。根补气益精、通乳解毒，用于体质虚弱、阳痿带下、乳汁不足、小儿疳积，外用于疔疮、五步蛇咬伤。又根清热解毒、补气益精、活血通乳、生津、退蒸，用于热病后阴亏、虚损劳伤、阳痿、食欲不振、虚劳潮热、乳痈、白带、乳汁缺少、丹毒疮肿等症。

青蛇藤

黑骨藤、乌骨藤（筠连）、乌骚风、铁骨、捆仙绳（长宁）、乌骚藤、铁乌骚、冷骨风（南充）、铁夹藤（阿坝州）、石豇豆（大竹）。

为萝藦科植物 *Periploca calophylla* (Wight) Falc. 的茎、根、种子毛。

生于海拔 1 000～2 700 m 以下的山谷杂木林中、溪边。分布于成都、筠连、古蔺、长宁、康定、稻城、泸定、九龙、雅安、凉山州、九寨沟、金川、汶川、洪雅、大竹、邻水、巴中、万源、通江、南江、峨眉山。

茎舒筋、活络、祛风活血、发表散寒、温中、止血止痛，用于风湿关节疼痛、毒蛇咬伤、腰痛、胃痛、牙痛、跌打损伤、骨折、风湿麻木。

西南杠柳

黑龙骨、铁骨藤（兴文）、铁牛钻石（叙永）、海椒叶血藤（叙永）、金剪刀（高县）、滇杠柳（金

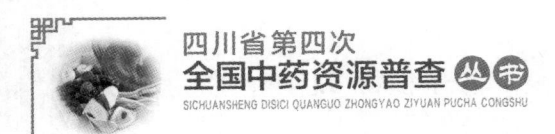

阳）、铁乌梢（达州）、乌梢七（巴中）。

为萝藦科植物 *Periploca forrestii* Schltr. 的根、叶

生于海拔 2 600 m 以下的灌木丛中及山坡向阳处。分布于高县、叙永、珙县、筠连、兴文、金阳、崇州、彭州、什邡、邛崃、洪雅、达州市、巴中市、康定、丹巴、九龙、雅安、凉山州、攀枝花。

根或全株，通经络、祛风湿、活血、消炎，用于跌打损伤、风湿关节痛、月经不调、口腔炎、乳腺炎。并治刀伤止血、年久咳嗽（宜宾），外用于骨折。叶强心。

杠柳

香五加、羊奶藤、狭叶萝藦、羊奶杀、羊交叶、山五加皮、北五加皮（阿坝州）、香加皮、岩乌梢、乌梢风（绵阳）。

为萝藦科植物 *Periploca sepium* Bunge 的根皮。

生于海拔 800 ~ 2 500 m 的灌木丛中、岩壁、林缘、沟坡。分布于盆周山区，如九龙、稻城、康定、泸定、石棉、崇州、彭州、什邡、九寨沟、汶川、茂县、理县、马尔康、金川、绵阳市、峨眉山、峨边、马边。

祛风除湿、利水消肿、强筋骨，用于风寒湿痹、风湿骨痛、瘫痪、心脏病、水肿、腰痛、关节疼痛、心悸气短、下肢浮肿。

蛇根木

为萝藦科植物 *Rauvolfia serpentina*（L.）Benth. ex Kurz. 的全草。

生于山坡、草丛中。分布于盐边。

退热、抗癫痫，用于蛇咬伤、高血压。

催吐鲫鱼藤

为萝藦科植物 *Secamone szechuanensis* Tsiang et P. T. Li 的根、叶、花。

生于海拔 800 ~ 1 300 m 的疏林向阳处。分布于金阳。

根有毒、催吐；叶、花有毒，用于瘰疬。

黑鳗藤

为萝藦科植物 *Stephanotis mucronanta*（Blanco）Merr. 的茎。

生于海拔 500 m 以下的山地林中。分布于越西。

补肾益气、调经。

弓果藤

为萝藦科植物 *Toxocarpus wightianus* Hook. et Arn. 的全草。

生于山坡、灌木丛中。分布于宁南。

祛瘀止痛。

七层楼

土西楼。

为萝藦科植物 *Tylophora floribunda* Miq. 的根。

生于山坡林下、灌木丛中。分布于邻水。

祛风化痰，用于小儿惊风、白喉、跌打损伤、关节肿痛、支气管炎、月经不调、毒蛇咬伤。

奶浆藤

为萝藦科植物 *Tylophora henryi* Warb 的全株。

生于山坡林下、灌木丛中。分布于长宁。

全株发表散寒（长宁）。

娃儿藤

为萝藦科植物 *Tylophora ovata* （Lindl.）Hook. et Steud. 的根及根状茎。

生于海拔 560 m 的乱石中。分布于金阳、宁南、会理。

祛风除湿、止咳定喘。

攀竹藤

为萝藦科植物 *Tylophora panzhutenga* Z. Y. Zhu 的全株。

生于海拔 800 m 的沟边、路旁、荒坡竹林中向阳处。分布于沐川。

祛风湿、化瘀、解毒，用于风湿关节痛、腰背疼痛、扭伤、无名肿毒。

贵州娃儿藤

为萝藦科植物 *Tylophora silvestris* Tsiang 的全株。

生于密林或灌木丛中。分布于四川省。

通经活络。

云南娃儿藤

为萝藦科植物 *Tylophora yunnanensis* Schltr. 的根。

生于海拔 1 900 ~ 2 700 m 的林下或灌木丛中。分布于青神、仁寿、石棉、凉山州各县。

舒筋活血、调经止血，用于跌打损伤、风湿骨痛、肝炎、胃溃疡、虚劳、恶性疟疾。

花葱科 Polemoniaceae

中华花葱

山菠菜。

为花葱科植物 *Polemonium chinense* Brand 的根。

生于海拔 3 000 ~ 4 000 m 的潮湿草丛、河边、沟边林下、密林或杂草中。分布于德格、炉霍。

根状茎祛痰、止血、镇静，用于内出血、月经过多、崩漏、咳嗽痰喘、癫痫、失眠。

花葱

电灯花、丝花花葱（阿坝州）。

为花葱科植物 *Polemonium laxiflorum* Kitamura 的根。

生于海拔 2 200 ~ 3 200 m 的潮湿草丛、河边、沟边林下、密林或杂草中。分布于九寨沟、汶川、若尔盖、茂县、汶川、理县、马尔康、红原、壤塘。

祛痰、镇静，用于痰多咳嗽、支气管炎、胃溃疡出血、咳血、衄血、子宫出血、癫痫失眠、月经过多。

旋花科 Convolvulaceae

大叶银背藤

为旋花科植物 *Argyreia wallichii* Choisy 的根。

生于海拔 750 ~ 1 450 m 的混交林及灌木丛中。分布于米易。

用于乳痈。

月光花

为旋花科植物 *Calonyction aculeatum* （L.）House 的全株、种子。

栽培。分布于米易。

全株用于蛇咬伤。种子用于跌打肿痛、骨折。

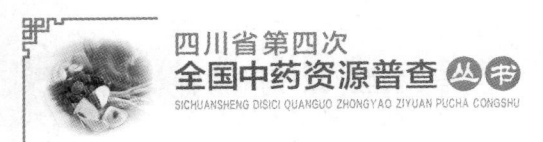

打碗花

面根藤、小旋花（雷波）、打碗花、白花藤、兔儿苗、狗儿完（阿坝州）。

为旋花科植物 *Calystegia hederacea* Wall. 的根状茎、花、全草。

生于海拔 3 500 m 以下的草坡、路边、地边、农田，为杂草之一，分布于全川，凉山州、汶川、理县、金川、茂县、九寨沟、眉山市、邻水、宣汉、峨眉山、康定、巴塘、乡城、甘孜、道孚、峨边等地。

根状茎健脾益胃、补虚、下乳、利尿调经、止带、驱虫，用于脾胃虚弱、消化不良、小儿疳积、月经不调、白带、乳汁稀少、糖尿病、蛔虫。花止痛，外用治牙痛。全草健脾消食、除湿止带，用于小儿食积、吐乳、月经不调、白带。

藤长苗

为旋花科植物 *Calystegia pellita*（Ledeb.）G. Don 的全草。

生于海拔 1 600～2 400 m 的草坡、路边、地边、农田，分布于康定。

全草益气利尿、强筋壮骨、活血祛瘀。

篱打碗花

面根藤、常春旋花、篱天剑（昭觉）、旋花、狗儿弯藤、筋根花、鼓子花（阿坝州）。

为旋花科植物 *Calystegia sepium*（L.）R. Br. 的全草、根、花。

生于海拔 1 800～2 900 m 的荒地、路边、篱笆、灌木丛、溪边、林缘。分布于全川。

全草补中益气、止带、健脾，用于小儿食积、白带、糖尿病。根清热利湿、健脾益胃、理气，用于目赤肿痛、咽喉痛、脾胃虚弱、消化不良、淋浊、丹毒、带下病、疝气。花益气、去面皮黑色。全草清热解毒，用于丹毒、小儿热毒（达州）。

长裂打碗花

为旋花科植物 *Calystegia sepium*（L.）R. Br. var. *japonica*（Choisy）Makino 的全草、根。

生于田间、荒地。分布于冕宁、会东。

清热、滋阴、降血压、利尿，用于高血压、小便不利、消化不良、感冒、目赤肿痛、痄腮、咽喉肿痛，外用于骨折、创伤、丹毒。

肾叶打碗花

为旋花科植物 *Calystegia soldanella*（L.）R. Br. 的全草、根。

生于田间、荒地。分布于会东。

祛风利湿、化痰止咳。

田旋花

拉拉苑、野牵牛、白花藤。

为旋花科植物 *Convolvulus arvensis* L. 的全草、花、根。

生于海拔 2 000～3 500 m 的草坡、田间、路旁、荒坡。分布于道孚、石渠、德格、九寨沟、马尔康、理县、汶川、茂县、马边。

活血调经、止痒、止痛、祛风，用于神经性皮炎、风湿关节痛、牙痛。

南方菟丝子

菟丝子（邻水、开江）。

为旋花科植物 *Cuscuta australis* L. 的种子。

生于海拔 2 000～3 200 m 的灌木丛中。分布于壤塘、金川、马尔康、开江、邻水、马边。

补肝肾、益精明目，用于腰膝酸痛、阳痿、早泄、肝肾不足、视力减退、久泻、久痢、遗精、消渴、淋浊、目暗、先兆流产、不育不孕。

菟丝子

没娘藤、雷真子、禅真。

为旋花科植物 *Cuscuta chinenesis* Lam. 的全草、种子。

生于海拔 3 000 m 以下的田边、山地向阳处、灌木丛或豆科、菊科、蒺藜科等植物上。分布于全川，南充市、茂县、黑水、西昌、越西、茂县、汶川、九寨沟、理县、马尔康、金川、眉山市、峨眉山、九龙、巴塘、得荣、峨边、马边。

种子补肾益精、养肝明目、固精缩尿、添髓强筋、安胎、壮阳、止泻，用于肝肾不足的腰膝筋骨酸痛，腿脚软弱无力、阳痿遗精、呓语、小便频数、尿有余沥、白浊、头晕眼花、视物不清、耳鸣耳聋以及妇女带下、习惯性流产等症。全草（无娘藤）行血、清热凉血、利水、解毒、生津、发痘麻，用于吐血、衄血、便血、血崩、淋浊、白带、汗斑、散疹、痢疾、黄疸、痈疽发背、疔疮、热毒痱疹。用于感冒、咳嗽（峨眉）

大菟丝子

诸小、赛规、赛规塔巴（藏名）。

为旋花科植物 *Cuscuta europaea* L. 的全草。

寄生于海拔 3 600 m 以下的植物上或灌木丛中。分布于乐山、雅江、巴塘、稻城、乡城、道孚、甘孜、康定。

辛、甘、平，补益肝肾、益精、明目，用于腰膝酸软、阳痿、遗精、尿频、头晕、目眩、视力减退、胎动不安。

藏医：苦、辛、凉，清热解毒。德格藏医治肺、肝、筋脉发热、中毒性发热。其种子治肺炎、热性头痛。

日本菟丝子

大菟丝子（金阳、越西、普格）、金灯藤、金灯笼（南充）、没娘藤、无娘藤（达州）。

为旋花科植物 *Cuscuta japonica* Choisy 的种子、全草。

生于海拔 1 400～3 000 m 的河谷、灌木丛中。分布于金阳、越西、普格、什邡、崇州、康定、丹巴、泸定、泸州、乐山、南充市、茂县、汶川、九寨沟、黑水、理县、马尔康、金川、眉山市、达州市、巴中市、峨眉山、德格。

种子补肝益肾、益精明目、壮阳、添髓强筋，用于肾虚阳痿、肾虚腰痛膝冷、遗精白浊、头痛头昏、视力减退、久泻、久痢、先兆流产、不孕症。无娘藤（全草）清热解毒、行血、凉血散血、益气生津、发豆麻、利尿、透疹，用于淋证、白带、汗斑、散疹、痈疽肿毒、吐血、衄血、黄疸、痈疽发背、崩漏、便血、咳嗽、瘴毒、疔疮、痈肿毒。

大花菟丝子

诸小、赛规、赛规塔巴（藏名）。

为旋花科植物 *Cuscuta reflexa* Roxb. 的全草。

寄生于海拔 1 500～3 100 m 的大树、荨麻、豆科植物上。分布于九龙、康定、盐源、甘洛、盐边。

补益肝肾、益精、明目，用于腰膝酸软、阳痿、遗精、尿频、头晕、目眩、视力减退、胎动不安。

藏医：苦、辛、凉，清热解毒。德格藏医治肺、肝、筋脉发热、中毒性发热。其种子治肺炎、热性头痛。

马蹄金

小金钱草、小灯盏、小马蹄草。

为旋花科植物 *Dichondra repens* Forst. 的全草。

生于海拔 2 000 m 以下的草坡、路旁、灌木丛中。分布于普格、雷波、甘洛、木里、西昌、内江、乐

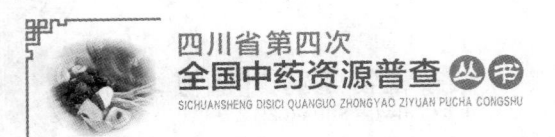

山、绵阳、南充、西充、武胜、广安、茂县、汶川、理县、眉山市、大竹、峨眉山。

清热利湿、健脾、消炎解毒、活血消肿、利水通淋，用于肺热咳嗽、咯血、肝炎、胆囊炎、胆结石、膀胱结石、黄疸型肝炎、乳痈、急性中耳炎、口腔炎、咽喉肿痛、痈疮肿毒、风湿心脏病、经闭、滴虫、小儿疝气、腹痛、痢疾、肾炎水肿、淋证、乳蛾、跌打损伤。

土丁桂

为旋花科植物 *Evolvulus alsinoides*（L.）L. 的全草。

生于海拔 300～1 800 m 的旷野、山坡、路边草丛，分布于会东。

止咳平喘、清热利湿、散瘀止痛，用于咳嗽痰喘、黄疸、胃痛、消化不良、痢疾、泄泻、淋证、带下病、跌打损伤、腰腿痛。

蕹菜

空心菜、藤藤菜。

为旋花科植物 *Ipomoea aquatic* Forsk. 的全草。

栽培于海拔 1 500 m 以下的地区。分布于全川，泸定、康定。

清热解毒、凉血止血、利水消肿，用于风热肺痨呕血、乳痈、牙痛、白带、尿路感染、盗汗、久咳、鼻衄、淋浊、便血、吐血、痈肿疮毒、痔漏、痔疮便秘、食物中毒、骨折、蜈蚣毒虫咬伤。

甘薯

红苕、红薯、番薯。

为旋花科植物 *Ipomoea batatas*（L.）Lam. 的块根、藤、叶。

栽培于海拔 1 500 m 以下的地区。分布于全川，泸定、康定。

块根补中、生津、益气、止血、排脓、宽肠胃、通便，用于胃痛、崩漏及十二指肠溃疡出血、脾虚、泄泻、乳痈、黄疸。外用于无名肿毒。藤通乳汁、溃痈疮、排脓，用于妇人乳汁不通、痈疮久不溃脓、大便带血、妇女红崩。红皮红苕外用于烫火伤、惊风（南充）。叶清热解毒、止咳、消肿排脓、活血祛瘀，用于乳汁不通、疮痈不溃、大便带血、红崩、腹泻。

五爪金龙

五叶藤、五叶茹。

为旋花科植物 *Ipomoea cairica*（L.）Sweet. 的根、叶、果实。

生于海拔 2 000～3 000 m 的天地、路边及灌木丛向阳处。分布于得荣。

叶、根清热解毒、止咳、消肿排脓、活血祛瘀、止血、通淋利水，用于骨蒸劳热、肺热咳嗽、咳血、小便不利、淋病、尿血、痈疽肿毒、疮疖、乳汁不通。果实用于跌打损伤。补中益气、养气生津。

山土瓜

红土瓜、土瓜、野红苕、山萝卜。

为旋花科植物 *Ipomoea hungaiensis* Lingelsh. et Borza 的块根。

生于海拔 1 400～3 200 m 的草坡灌木丛、松林下。分布于昭觉、金阳等凉山州各县、泸定。

清肝利胆、养阴疏肝、健脾利湿、润肺止咳，用于黄疸、小儿疳积、急慢性肝炎、咳嗽、虚热、盗汗。

线叶山土瓜

为旋花科植物 *Ipomoea hungaiensis* Lingelsh. et Borza var. *linifolia*（C. C. Huang ex C. Y. Wu et H. W. Li）R. C. Fang 的块根。

生于海拔 1 200～2 500 m 的路旁或灌木丛中。分布于四川西南部。

用于小儿疳积、急慢性肝炎、咳嗽、虚热、盗汗。

北鱼黄草

小夸瓜。

为旋花科植物 *Merremia sibirica*（L.）Hall. f. 的全株、种子。

生于海拔 1 400~2 800 m 的路边、田边、草丛及灌木丛中。分布于泸定、喜德、普格、西昌。

全草用于跌打损伤、疔疮、腿疼、劳伤疼痛、下肢肿痛及疥疮。种子泻下祛积、逐水消肿，用于大便秘结、食积。

裂叶牵牛

丑牛。

为旋花科植物 *Pharbitis nil*（L.）Choisy 的种子。

生于海拔 1 500 m 以下的田边、篱笆、屋边等地。分布于全川，如邛崃、崇州、什邡、康定、南充、绵阳市、眉山市、达州市、巴中市、峨眉山、泸定、康定、凉山州。

泻下、通便、逐水、消积、消痰涤饮、利尿、杀虫攻积，用于水肿胀满、二便不通、痰饮积聚、气逆喘咳、虫积腹痛、食滞腹痛、蛔虫病、绦虫病、胃脘胀痛、胃气痛、肝硬化腹水。泻湿热、利大小便（康定）。

圆叶牵牛

丑牛子（凉山州）、丑牛、毛牵牛、紫花牵牛。

为旋花科植物 *Pharbitis purpurea*（L.）Voigt 的种子。

生于海拔 500~2 400 m 的路旁、沟边。分布于全川，凉山州、南充、成都、绵阳市、金川、汶川、茂县、理县、眉山市、渠县、宣汉、峨眉山、巴塘、稻城、泸定、康定、丹巴、九龙、得荣。

泻下、逐水、消积、利尿、驱虫，用于胃脘胀痛、食滞腹痛、胃气痛、肝硬化腹水、水肿、脚气、虫积食滞、大便密结、蛔虫。

翼萼藤

飞蛾藤。

为旋花科植物 *Porana racemosa* Roxb. 的全草。

生于海拔 600~3 200 m 的石灰岩山地灌木丛中。分布于乐山、洪雅、宣汉、南江、峨眉山、越西、盐边、中江、绵竹、什邡。

行气、破血、消肿、发表散寒、消食积，用于伤风感冒、食积不消、无名肿毒、劳伤吐血、跌打损伤。

异萼飞蛾藤

大果飞蛾藤。

为旋花科植物 *Porana sinensis* Hemsl. 的全草。

生于海拔 1 000~2 200 m 的岩石山坡林下。分布于乐山、洪雅。

行气、破血、消肿。解表、消积、健脾，用于风寒感冒、头痛、脾胃虚弱、消化不良（洪雅）。

近无毛飞蛾藤

为旋花科植物 *Porana sinensis* Hemsl. var. *delavayi*（Gagnep. et Courch.）Rehd. 的全草。

生于海拔 1 600~1 800 m 的岩石灌木丛中或林缘。分布于康定。

用于水肿、肝硬化腹水。

茑萝

锦屏风。

为旋花科植物 *Quamoclit pennata*（Desr.）Boj. 的根、全草。

栽培。分布于全川。

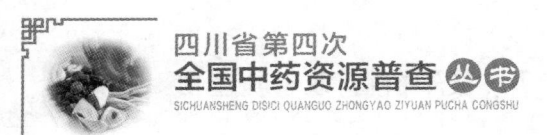

祛风除湿、通经活络、清热解毒、凉血止血，用于劳伤咳嗽、无名肿毒。

槭叶茑萝

掌叶茑萝。

为旋花科植物 *Quamoclit sloteri* House 的全草。

栽培。分布于全川。

清热解毒，用于疗疮、痔漏。

紫草科 Boraginaceae

锚刺果

油洛纳麻（藏名）。

为紫草科植物 *Actinocarya kansuensis*（W. T. Wang）W. T. Wang 的全草。

生于海拔 2 700～3 500 m 的沟边沙地。分布于道孚、德格。

德格藏医苦、凉，活血祛瘀、止血，治刀伤、枪伤、跌打损伤。

药用牛舌草

为紫草科植物 *Anchusa officinalis* L. 的全草。

栽培。分布于四川盆地。

用于狂犬咬伤、牙痛。

软紫草

新疆假紫草。

为紫草科植物 *Arnebia euchroma*（Royle）Johnst. 的根。

生于海拔 2 400～3 000 m 的向阳山坡、草丛中。分布于金川、壤塘、马尔康、小金等地。

清热凉血、解热透疹，用于麻疹不透、肝炎、便秘，外用于烧烫伤、下肢溃疡、冻伤痈肿。

糙草

为紫草科植物 *Asperugo procumbens* L. 的根。

生于海拔 2 000～4 000 m 的山坡、田边、村边。分布于甘孜州、德格、理塘、康定、色达。

活血、凉血、消肿解毒、透疹。

长蕊斑种草

窝麻菜（巴中）。

为紫草科植物 *Bothriospermum dunnianum*（Diels）Hand. et Mazz. / *Antiotrema dunnianum*（Diels）Hand-azz. 的根。

生于路旁、林缘、草丛中。分布于开江、宣汉、平昌、巴中、德昌、喜德、会东、甘洛、昭觉、盐边。

清热养阴、解毒，用于阴虚发热、尿路感染、肝炎，外用于口腔炎、疮痈肿毒。

云南斑种草

为紫草科植物 *Bothriospermum hispidissimum* Hand-azz. 的全草。

生于海拔 1 600～2 100 m 的路旁、林缘、草丛中。分布于会理、会东。

健脾补虚。

狭苞斑种草

为紫草科植物 *Bothriospermum kusnezowii* Bunge 的全草。

生于海拔 800～4 000 m 的路旁、草丛中。分布于九寨沟、茂县、汶川、金川、炉霍、宁南、西昌、

雷波。

祛风利湿、解毒消肿、止痒、杀虫。

小花斑种草

为紫草科植物 *Bothriospermum lanceolatum* Forsk. 的全草。

生于路旁、林缘、草丛中。分布于宣汉。

清热解毒、利尿消肿、活血，用于急性肾炎、月经不调，外用于痈肿疮毒、毒蛇咬伤。

多苞斑种草

为紫草科植物 *Bothriospermum secundum* Maxim. 的全草。

生于海拔200~2 100 m的山坡、荒地、路旁、草丛中。分布于会东。

祛风、解毒、杀虫，用于全身暴肿、疮毒。

柔弱斑种草

青枝草（筠连）、细叠子草、鬼点灯（洪雅）、七星剑。

为紫草科植物 *Bothriospermum tenellum*（Hornem.）Fisch. et Mey. 的全草。

生于海拔300~4 200 m的山坡草地、路旁、荒地。分布于叙永、筠连、洪雅、开江、平昌、巴中、南江、稻城、石渠、会东、普格、甘洛、石棉。

全草生用清热解毒、祛风理肺、行血祛瘀、止咳化痰、止血，用于肺热咳嗽、吐血、衄血、失音、痰中带血、遗尿、白带。炒焦治吐血、红崩（筠连）。

倒提壶

蓝布裙、狗屎花、龙须草、绿花叶、蓝花参（阿坝州）、牛舌头花、劣玛、例麻乙罗、例麻（藏名）。

为紫草科植物 *Cynoglossum amabile* Stapf et Drumm. 的全草、根。

生于海拔1 400~4 000 m的湿润、肥沃的荒坡、田边、草地。分布于崇州、什邡、邛崃、合江、叙永、凉山州、甘孜州、九寨沟、金川、茂县、松潘、黑水、汶川、理县、马尔康、乐山、绵阳市、眉山市、峨眉山、峨边、马边。

全草养阴润肺、清肺化痰、止血、生肌、活血、清热解毒、止咳化痰、利水消肿，用于肺痨咳嗽、失音、吐血、瘰疬、刀伤。根清热、补虚、利湿、活血祛瘀，用于肝炎、痢疾、疟疾、痨咳、喘汗、疝气、水肿、崩漏、白带、跌打损伤。

藏医：甘、苦、凉，治一切疮疡、外伤出血、陈旧性疮疡。德格藏医清热利湿、散瘀止血、止咳；治疟疾、肝炎、痢疾、尿痛、白带、肺结核咳嗽，外用治创伤出血、骨伤、关节脱臼。

滇西倒提壶

为紫草科植物 *Cynoglossum amabile* Stapf et Drumm. var. *pauciglochidiatum* Y. L. Liu 的全草。

生于海拔2 700~3 600 m的林缘。分布于四川省西南部。

清热、利尿、消肿。

大果琉璃草

大黏染子、大赖毛子（阿坝州）。

为紫草科植物 *Cynoglossum divarioatum* Steph. 的果实、根。

生于海拔2 500~3 000 m的沙地、田边。分布于九寨沟、若尔盖、阿坝、红原、马尔康、金川、壤塘。

收敛、止泻，用于小儿泄泻。根清热解毒，用于扁桃体炎、疮疖痈肿。

小花琉璃草

狗屎花、蓝布裙（泸县）、黏黏草（屏山）、红蓝布裙（甘孜）、劣玛加哇玛保（藏名）。

为紫草科植物 *Cynoglossum lanceolatum* Forsk. 的全草。

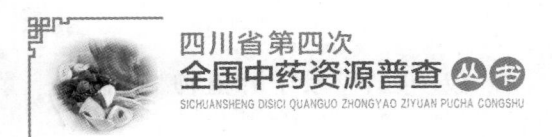

生于海拔 1 500 ~ 3 700 m 的山坡、路旁、草地。分布于甘孜、阿坝州、凉山州、米易、泸县、高县、屏山、古蔺、筠连、南溪、彭州、什邡、绵阳、乐山、洪雅、泸定、道孚。

全草清热解毒、利尿、消肿、活血，用于急性肾炎、牙龈肿痛、下颌急性淋巴结炎。又全草清热、止咳、生肌，治咳嗽失音、吐血（泸县）；治痈疮疥肿（高县）。

藏医：治一切疮疡、外伤、出血、陈旧性疮疡。

琉璃草

狗屎花（珙县）、六连草（筠连）、山鹿衔（长宁）、拦路虎、蓝布裙、牛舌头草（阿坝州）、生扯拢（渠县）、饿蚂蟥（万源）、黏黏草（峨眉）。

为紫草科植物 *Cynoglossum zeylancium*（Vahl）Thunb. 的根皮及叶。

生于海拔 300 ~ 3 000 m 的荒坡、路旁、草地。分布于成都、珙县、叙永、兴文、筠连、长宁、屏山、古蔺、合江、南充市、茂县、汶川、金川、理县、洪雅、达州市、巴中市、峨眉山、泸定、九龙、新龙、德昌、布拖、普格、金阳、峨边、马边。

根皮及叶清热解毒、活血散瘀、消肿止痛、提脓生肌、调经、止咳，用于咳嗽、失音、刀伤、疮疖、痈肿、毒蛇咬伤、跌打损伤、月经不调。

西南粗糠树

为紫草科植物 *Ehretia corylifolia* Wright 的树皮。

生于海拔 1 300 ~ 3 000 m 的山坡林中。分布于金阳、木里、康定、九龙、雅江、稻城、马边。

燥湿、下气、导滞、除满，用于食积气滞、腹泻、胃脘胀满、泄泻、痢疾、气逆喘咳。

粗糠树

野枇杷、土楂肉、姜桐子（南充）、山枇杷（南江）。

为紫草科植物 *Ehretia dicksonii* Hance/ *E. marcophylla* Wall. ex Roxb. 的枝、叶、果实。

生于海拔 1 000 ~ 2 500 m 的山坡林中、肥沃的山脚阴湿处。分布于洪雅、乐山、什邡、邛崃、南充市、达州市、巴中市、泸定、康定、稻城、宁南、冕宁、喜德、西昌、金阳、马边。

清热解毒、健脾消食、和中、除满，用于食积、疝气疼痛、腹胀、小儿消化不良。

光叶粗糠树

土冰子（南溪）、豆腐渣树（大竹）。

为紫草科植物 *Ehretia marcophylla* Wall. ex Roxb. var. *glabrescens* Nakai 的枝、叶、果。

生于山坡林中。分布于合江、筠连、南溪、宜宾、什邡、邛崃、大竹、通江、南江。

功效同粗糠树。又枝叶清热、解毒，用于腰疼、感冒（南溪）。根用于风寒咳嗽、淋巴结核（大竹）

厚壳树

厚皮树、冰粉树（威远）。

为紫草科植物 *Ehretia thyriflora*（Sieb. et Zucc.）Nakai 的枝、果。

生于海拔 300 ~ 1 700 m 的丘陵、山地林中。分布于合江、筠连、南溪、宜宾、什邡、邛崃、威远。

枝与果清热解毒、消食健腰。果实作为冰粉的原料（威远）。

中间鹤虱

赖毛子（阿坝州）。

为紫草科植物 *Lappula intermedia*（Ledeb.）M. Pop 的果实。

生于海拔 2 500 ~ 3 000 m 的草丛中。分布于若尔盖、阿坝、红原。

杀虫，用于虫积腹痛。

卵盘鹤虱

为紫草科植物 *Lappula redowskii*（Hornem.）Greene 的果实。

生于海拔 3 100 ~ 3 300 m 的草丛中。分布于阿坝州、德格。

杀虫，用于蛔虫病、蛲虫病、绦虫病、虫积腹痛。

紫草

山紫草。

为紫草科植物 *Lithospermum erythrorhizon* Sieb. et Zucc. 的根。

生于海拔 500 ~ 3 200 m 的向阳路旁、干旱山坡、林缘。分布于古蔺、茂县、汶川、九寨沟、若尔盖、红原、黑水、理县、峨边、马边。

根凉血、活血、清热、解毒透疹，用于温热斑疹、湿热黄疸、紫癜、吐、衄、尿血、淋浊、热结便秘、烧伤、湿疹、丹毒、痈疡。

注： 本品为国家三级保护植物。

梓木草

鬼灯笼（平昌）、伏地蜈蚣草（通江）。

为紫草科植物 *Lithospermum zollingeri* DC. 的果实、全草。

生于山坡、灌木丛、草丛中。分布于康定、平昌、巴中、通江。

温中健胃、消肿止痛、止血，用于疔疮、肿疡、胃胀泛酸、胃脘冷痛、吐血、跌打损伤、骨折。全草祛风除湿，用于风湿关节痛（通江）。

狼紫草

野旱烟。

为紫草科植物 *Lycopsis orientalis* L. 的叶。

生于海拔 2 000 ~ 3 000 m 的灌木丛中。分布于茂县、若尔盖、红原、阿坝、黑水。

消炎止痛，用于疮肿。

微孔草

梗哇恩保（藏名）。

为紫草科植物 *Microula trichocarpa*（Maxim.）Johust. /*M. sikkimensis*（C. B. Clarke）Hemsl. 的全草。

生海拔 2 700 ~ 4 700 m 的高原草坡或田边草地。分布于甘孜州、阿坝州、乐山、普格等地。

清热解毒、活血、凉血止血，用于痈肿疮毒、赤痢、小儿遗尿。

藏医：微苦、凉，清热解表。德格藏医用于伤风感冒。

密花滇紫草

为紫草科植物 *Onosma confertum* W. W. Smith 的根。

生于海拔 2 000 ~ 4 500 m 的高山灌木丛、砾石地中。分布于凉山州、攀枝花、泸定、康定、稻城、乡城、甘孜、木里。

清热解毒、凉血。

露蕊滇紫草

为紫草科植物 *Onosma exsertum* Hemsl. 的根。

生于海拔 3 400 ~ 3 500 m 的高山灌木丛、草地。分布于普格、德昌、盐边、米易、甘孜、石渠。

清热解毒、凉血。

小花滇紫草

则模（藏名）。

为紫草科植物 *Onosma farreri* Johnst. 的根。

生于高山荒坡、草丛、石灰质岩上。分布于道孚。

根苦、寒，凉血、活血、清热、解毒，用于温热斑疹、湿热黄疸、紫癜、吐血、衄血、尿血、淋浊、

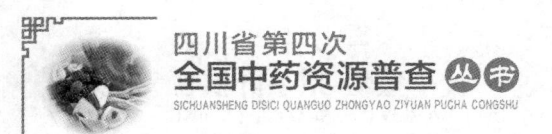

血痢、热结便秘、烧伤、湿疹、丹毒、痛痒。

藏医：甘、凉，清热凉血、养肺，治肺炎、空洞型结核病、多血症。

长花滇紫草

则模（藏名）。

为紫草科植物 *Onosma hookeri* Clarke. var. *longiflorum* Duthie 的根。

生于高野草丛中、石灰质岩上。分布于巴塘、汉源。

根苦、寒，凉血、活血、清热、解毒，用于温热斑疹、湿热黄疸、紫癜、吐血、衄血、尿血、淋浊、血痢、热结便秘、烧伤、湿疹、丹毒、痛痒。

藏医：甘、凉，清热凉血、养肺，治肺炎、空洞型结核病、多血症。

滇紫草

则模、孜察（藏名）。

为紫草科植物 *Onosma paniculatum* Bur. et Fr. 的根。

生于海拔 1 800~3 900 m 的高原草坡、林缘、山地、干燥山坡、灌木丛中。分布于德格、道孚、雅江、理塘、九龙、乡城、泸定、康定、攀枝花、乐山、洪雅、宁南、会东、喜德、普格、会理。

根苦、寒，清热凉血、止血、透疹解毒、消炎止痛、润肠通便，用于烧烫伤、解痘毒及各种疫症、预防麻疹、热病斑疹、黄疸、紫癜、吐血、衄血、尿血、血淋、血痢、热结便秘、湿疹。脾胃虚寒、大便泄泻者忌服。

藏医：甘、苦、凉，清热、止血、和血，治肺炎、肺痈、肺结核、咯血、高山多血症。

密叶滇紫草

为紫草科植物 *Onosma tsiangii* Jpohnst. 的根。

生于高山灌木丛中。分布于崇州、会东、会理。

清热解毒、凉血。

短蕊车前紫草

为紫草科植物 *Sinojohnstonia moupinensis*（Franch.）W. T. Wang 的全草、根。

生于山地林下阴湿处、草地上。分布于平武、天全。

清热凉血，外用于毒蛇咬伤。

车前紫草

为紫草科植物 *Sinojohnstonia plantaginea* Hu 的全草、根。

生于海拔 900 m 左右的灌木丛中。分布于什邡、甘洛。

清热利湿、散瘀止血。

紫筒草

白毛草、伏地蜈蚣草（阿坝州）。

为紫草科植物 *Stenosolenium saxatiles*（Pall.）Tarcz. 的全草。

生于海拔 1 000~1 300 m 的山坡、草地、田边。分布于九寨沟、茂县、汶川。

祛风除湿、止痛，用于关节痛。

聚合草

为紫草科植物 *Symphytum officinale* L. 的全草、根茎。

栽培。分布于泸定、中江、雷波等地。

全草外用治疗创伤、肠炎。根茎活血凉血、清热解毒。栽培作为猪饲料。

弯齿盾果草

为紫草科植物 *Thyrocarpus glochidiatus* Maxim. 的全草。

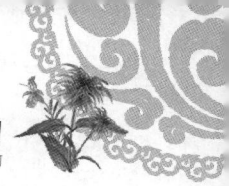

生于海拔 3 700～4 000 m 的灌木丛、荒坡草地、田边。分布于德格、甘洛、金阳、雷波、美姑、昭觉。

清热解毒、消肿。

盾果草

四季红（江安）。

为紫草科植物 *Thyrocarpus sampsonii* Hance 的全草。

生于海拔 3 700 m 以下的荒坡草地、石山灌木丛中。分布于古蔺、合江、江安、宜宾、纳溪、长宁、邛崃、什邡、阿坝州、乐山、洪雅、大竹、宣汉、通江、南江、宁南、甘洛、雷波、美姑、昭觉、峨边、马边。

清热解毒、活血消肿、凉血止血，用于痈疖疔疮、痈疽发背、石淋、痢疾、泄泻、咽喉痛。炖肉吃治吐血（江安），清热、化痰、止血（纳溪），解疮痈毒（筠连）。

西南附地菜

矮沱沱（洪雅）。

为紫草科植物 *Trigonotis cavaleriei*（Lévl.）Hand. et Mazz. 的全草。

生于海拔 1 000～2 000 m 的山地阴湿处、沟边、荒坡。分布于乐山、什邡、邛崃、洪雅、宁南、盐源、越西、喜德、雷波。

清热解毒、活血凉血、止血，用于痈肿疮毒、赤痢、小儿遗尿。

狭叶附地菜

为紫草科植物 *Trigonotis compressa* Johnston 的全草。

生于沟边、荒坡。分布于乐山、洪雅。

清热解毒、活血、凉血止血，用于痈肿疮毒、赤痢、小儿遗尿。

多花附地菜

为紫草科植物 *Trigonotis floribunda* Johnston 的全草。

生于沟边、荒坡。分布于洪雅。

清热解毒、活血、凉血止血，用于痈肿疮毒、赤痢、小儿遗尿。

秦岭附地菜

为紫草科植物 *Trigonotis giraldii* Brand 的全草。

生于沟边、荒坡。分布于崇州。

清热解毒、活血。

南川附地菜

为紫草科植物 *Trigonotis laxa* Johnston 的全草。

生于沟边、荒坡。分布于乐山、洪雅。

清热解毒、活血、凉血止血，用于痈肿疮毒、赤痢、小儿遗尿。

大叶附地菜

矮沱沱（叙永）。

为紫草科植物 *Trigonotis macrophylla* Vant. 的全草。

生于荒坡、灌木丛中。分布于古蔺、兴文、珙县、合江、筠连、叙永、长宁、阿坝州、洪雅、布拖、盐源、越西、喜德、雷波。

清热解毒、活血、凉血止血，用于痈肿疮毒、赤痢、小儿遗尿。

毛脉附地菜

为紫草科植物 *Trigonotis microcarpa*（A. DC.）Benth. ex C. B. Clarke 的全草。

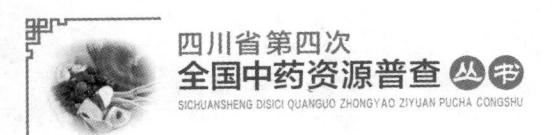

生于海拔 1 400～4 200 m 的山坡草地或杂草丛中。分布于凉山州、峨眉、泸定、稻城、雷波。
清热解毒、活血。

峨眉附地菜

为紫草科植物 *Trigonotis omeiensis* Matsuda 的全草。
生于海拔 3 000 m 以下的山坡草地、林缘。分布于峨眉、彭州、邛崃、洪雅、布拖、木里、盐源、雷波、普格。
清热解毒、活血祛瘀，用于痈肿疮毒、跌打损伤。

附地菜

耗子耳朵（古蔺）、鸡肠菜（洪雅）。
为紫草科植物 *Trigonotis peduncularis* (Trev.) Benth. ex Baker et Moore 的全草。
生于海拔 3 500 m 以下的山坡草地、林缘、田埂、路旁。分布于全川，如宜宾、合江、古蔺、崇州、什邡、九寨沟、茂县、汶川、理县、乐山、南充、眉山市、邻水、宣汉、巴中、万源、峨眉山、甘孜州、会东、金阳。
全草清热解毒、温中泄胃、消肿止痛、活血、凉血止血、祛风、镇痛，用于胸肋骨痛、遗尿、赤白痢、痈疽发背、热肿、手脚麻木、石淋、疮毒、胃痛、吐酸、吐血、跌打损伤、骨折、烫火伤。又治风湿（宜宾），筋骨疼痛（古蔺）。

马鞭草科 Verbenaceae

珍珠枫

金耳环（江安）、王母珠、鱼胆、七大伯（合江、峨眉）、紫珍珠、珍珠风、金菊风（南充）、乌木叶（开江）、紫珠（达州）、大叶紫珠（宣汉）。
为马鞭草科植物 *Callicarpa bodinieri* Lévl. 的根、叶、全株。
生于海拔 300～2 300 m 的灌木丛中、林下、路旁，分布于乐山、长宁、兴文、合江、筠连、古蔺、宜宾、江安、什邡、邛崃、崇州、南充市、眉山市、达州市、巴中市。
全株及根调经活血、通经、祛风胜湿、疏风定痛、解毒、杀虫，用于感冒风寒、月经不调、崩漏、带下、产后瘀血、腹痛、头痛身痛、四肢筋骨疼痛、偏正头痛、风湿疼痛、带状疱疹、漆疮、淋巴结核。又清热、凉血，用于各种出血，外敷或内服（古蔺）。用于头昏（江安）。

柳叶紫珠

小金条、岩芝草（长宁）、山黄荆（高县）、眉毛树（宜宾）。
为马鞭草科植物 *Callicarpa boninieri* Lévl. var. *iteophylla* C. Y. Wu/*C. salifolia* M. C. Fang 的根、叶。
生于海拔 1 000～1 500 m 的林中、灌木丛中，分布于成都、乐山、长宁、屏山、高县、筠连、宜宾。
根与叶活血通络、祛风除湿。全株舒筋活血、行气止痛，脘腹胀痛、月经不调，泡酒治风湿麻木（用1～2两泡酒半斤），配银花洗漆疮（宜宾）。

华紫珠

为马鞭草科植物 *Callicarpa cathayana* H. T. Chang 的根、茎、叶。
生于海拔 1 200 m 以下的山坡、杂木林与灌木丛中，分布于雷波、美姑、甘洛。
清热、凉血、止血，用于各种出血、痈疽肿毒。止血、散瘀、消炎（凉山州）。

老鸦糊

鱼胆、珍珠枫、大珍珠菜（筠连）。
为马鞭草科植物 *Callicarpa giraldii* Hesse ex Rehd. / *Callicarpa bodinieri* Lévl. var. *giraldii* (Rehd.) Rehd. 的全株、叶。

生于海拔 200～3 400 m 的疏林及灌木丛中。分布于平武、石棉、冕宁、筠连、泸县、南溪、洪雅、南江、布拖、越西、宁南、雷波、昭觉、德昌。

全株祛风除湿、散瘀解毒、活血通络，用于风湿关节痛、产后瘀血腹痛、跌打损伤、外伤出血、尿血、颈淋巴结结核。又治月经不调、虚劳、白带（泸县）。叶研末调菜油搽痔疮（南溪）。

毛叶老鸦糊

为马鞭草科植物 *Callicarpa giraldii* Hesse ex Rehd. var. *lyi*（Lévl.）C. Y. Wu 的叶、花。

生于海拔 2 300 m 以下的疏林及林缘。分布于叙永、屏山。

花及鲜叶用于外伤出血。叶用于内伤出血。

日本紫珠

为马鞭草科植物 *Callicarpa japonica* Thunb. 的根、果实、叶。

生于海拔 220～1 000 m 的低阴湿山坡、谷地、溪边及灌木丛中。分布于青川。

清热、凉血、止血、消炎，用于各种出血。

窄叶紫珠

为马鞭草科植物 *Callicarpa japonica* Thunb. var. *angustata* Rehd. 的根、果实、叶。

生于海拔 1 300 m 以下的山坡、谷地、溪边及灌木丛中。分布于四川省东部。

叶散瘀止血、祛风止痛，用于各种出血、痈疽肿毒、喉痹。

白毛长叶紫珠

为马鞭草科植物 *Callicarpa longifolia* Lam. var. *floccose* Schauer 的叶。

生于海拔 1 000 m 左右的山坡疏林、溪边及灌木丛中。分布于四川省东南部。

叶用于风湿头晕，外用于中耳炎。

尖尾凤

赤药子（洪雅）。

为马鞭草科植物 *Callicarpa longissima*（Hemsl.）Merr. 的全株。

生于海拔 1 200 m 以下的山坡疏林、溪边及灌木丛中。分布于洪雅、峨眉山。

散瘀止血、祛风除湿、行气活血、消肿止痛，用于咯血、呕血、产后风痛、四肢瘫痪、风湿痹痛、跌打损伤、外伤出血。

黄毛紫珠

山枇杷、长叶紫珠、野枇杷（阿坝州）。

为马鞭草科植物 *Callicarpa loureiri* Hook. et Arn. 的叶。

生于海拔 1 000～1 500 m 的灌木丛中，分布于茂县、汶川、理县、乐山、洪雅、峨眉山。

活血止痛、祛风除湿，用于风湿痛、风湿关节炎、风寒咳嗽、吐血、跌打损伤。

杜虹花

白毛紫、紫珠、止血草（阿坝州）。

为马鞭草科植物 *Callicarpa peduneulata* R. Br. 的叶。

生于海拔 1 300～2 000 m 的灌木丛中，分布于茂县、汶川、理县、金川、九寨沟。

清热解毒、止血、除热，用于吐血、咯血、衄血、便血、崩漏、创伤出血、痈疽肿毒、喉痹。

藤紫珠

为马鞭草科植物 *Callicarpa peii* H. T. Chang 的全株。

生于海拔 450～1 500 m 的山坡疏林、溪边及灌木丛中。分布于峨眉山。

用于泄泻、感冒发热、风湿痛。

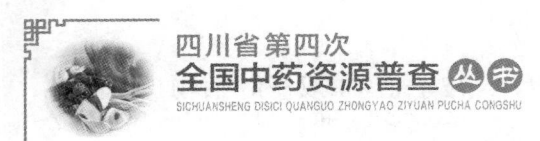

屏山紫珠

破骨风（高县）、珍珠柴（叙永）、牛屎柴（合江）。

为马鞭草科植物 *Callicarpa pingshanensis* C. Y. Wu 的全株。

生于山坡、林缘。分布于屏山、高县、叙永、合江、宜宾。

全株祛风、除湿、活血散瘀（高县），治风湿麻木、漆疮（宜宾），煎水服解暑热、止咳、化痰（叙永），外敷刀伤、接骨（屏山）。

红紫珠

饭巴团（古蔺）、风树节（宜宾）。

为马鞭草科植物 *Callicarpa rubella* Lindl. 的根、叶、嫩芽。

生于海拔 300~1 900 m 的山坡、河谷的灌木丛、青杠林中，分布于雷波、美姑、甘洛、长宁、珙县、合江、叙永、高县、筠连、古蔺、宜宾、屏山、彭州、崇州、乐山、洪雅、开江、达州、邻水、峨眉山、峨边。

根清热、止血、调经，用于月经不调、吐血、崩漏、白带、尿血、痔疮出血、外伤出血。叶清热、凉血、止血，用于各种出血症、妇女红白带症、接骨、跌打损伤、骨折（屏山、峨眉）。嫩芽揉烂搽癣（长宁）。根止血、散瘀、消炎（凉山州）。

狭叶红紫珠

为马鞭草科植物 *Callicarpa rubella* Lindl. var. *angustata* Pei 的根、叶。

生于海拔 750~3 500 m 的山坡林中、灌木丛中，分布于成都、盐边、盐源。

根与叶用于小儿惊风、咳嗽、外伤出血、疟疾、漆疮。叶清热解毒、止血。

金腺莸

为马鞭草科植物 *Caryopteris aureoglandulosa* (Vant) C. Y. Wu 的叶。

生于海拔 500~750 m 的林缘、灌木丛、草丛中。分布于四川省南部。

外用于骨折。

叉枝莸

为马鞭草科植物 *Caryopteris divaricata* (Sieb. et Zucc.) Maxim. 的全株。

生于海拔 600~2 900 m 的林缘、草丛中。分布于四川省。

消炎、止痛、止血，用于感冒、出血、风湿关节痛，外用于痈疮肿毒。

灰毛莸

白巴子、白叶莸（九龙）。

为马鞭草科植物 *Caryopteris forrestii* Diels 的根、叶。

生于海拔 1 700~3 600 m 的向阳灌木丛、山坡、荒地。分布于九龙、康定、巴塘、稻城、乡城、得荣、会东。

疏风、止咳、祛湿、行气。

小叶灰毛莸

为马鞭草科植物 *Caryopteris forrestii* Diels var. *minor* Pei et S. L. Chen et C. Y. Wu 的花。

生于海拔 2 000~3 900 m 的干热河谷、向阳灌木丛、山坡。分布于九龙、稻城、巴塘、乡城、得荣、雅江。

用于心脏病。

兰香草

普纳（藏名）、山薄荷、酒药草、莸、小六月雪、野金花、克马风（阿坝州）、土薄荷（大竹）。

　　为马鞭草科植物 *Caryopteris incana*（Thunb.）Miq. 的根及全草。

　　生于海拔 1 000～2 800 m 的干旱河边、田边、乱石堆中。分布于德格、道孚、甘孜、理塘、白玉、石渠、康定、小金、金川、壤塘、汶川、九寨沟、茂县、若尔盖、达州、大竹等地。

　　花枝，辛、温，疏风解毒、祛痰止咳、散瘀止痛，用于上呼吸道感染、百日咳、支气管炎、风湿关节痛、胃肠炎、跌打肿痛、产后瘀血腹痛、皮肤瘙痒。

　　藏医：苦、辛、凉，愈溃疡、干脓水，治传染病发烧、急性炎症、咽喉痛、炭疽臁疮。

蒙古莸

　　山狼毒、蓝花菜（阿坝州）。

　　为马鞭草科植物 *Caryopteris mongholica* Bunge 的全草。

　　生于海拔 1 500～2 000 m 的林下、灌木丛中。分布于汶川、茂县、黑水、理县。

　　消食理气、祛风湿，用于消化不良、腹胀、风湿性关节炎。

单花莸

　　边兰、野苋草。

　　为马鞭草科植物 *Caryopteris nepetaefolia*（Benth.）Maxim. 的全草。

　　生于阴湿的山坡、林缘、水沟边。分布于九龙、丹巴、康定。

　　祛暑解表、利尿解毒，用于中暑、尿路感染、白带、外伤出血。

锥花莸

　　为马鞭草科植物 *Caryopteris paniculata* C. B. Clarke 的根、叶。

　　生于海拔 600～2 300 m 的向阳灌木丛、山坡、荒地。分布于宝兴。

　　清热、止血、利湿，用于面赤目红、发热口渴、痢疾、吐血、下血。

光果莸

　　为马鞭草科植物 *Caryopteris tangutica* Maxim. 的全草。

　　生于海拔 1 000～2 500 米的干燥草坡、路旁。分布于茂县、汶川、理县、康定、丹巴、道孚、石渠、色达、甘孜。

　　调经活血、祛风湿，用于膝关节痛、月经不调、创伤出血、崩漏、带下。

三花莸

　　六月寒、风寒草、气草（青川）、路边稍、红花野芝麻、大风寒草、山卷帘、化骨丹（阿坝州）。

　　为马鞭草科植物 *Caryopteris terniflora* Maxim. 的全株

　　生于海拔 300～2 600 m 的向阳山坡、庭院、路旁、荒坡。分布于南充、茂县、汶川、九寨沟、金川、理县、小金、乐山、崇州、邛崃、彭州、苍溪、阆中、南部、西充、营山、蓬安、绵阳市、眉山市、大竹、平昌、巴中、万源、通江、南江、峨眉山、甘洛。

　　发表散寒、通宣理肺、活血调经、止咳、解毒，用于风寒感冒咳嗽、慢性支气管炎、目赤云翳、烫伤、痛经、小儿百日咳、淋巴结核、产后子宫收缩痛、刀伤、痈疽肿毒、毒蛇咬伤。

毛球莸

　　普纳（藏名）。

　　为马鞭草科植物 *Caryopteris trichosphaera* W. W. Smith 的地上部分。

　　生于海拔 2 800～4 000 m 的干旱山坡、田边、乱石堆中。分布于康定、理塘、巴塘、乡城、得荣、道孚、德格、白玉、石渠、炉霍、甘孜、阿坝州等地。

　　花枝，辛、温，疏风解毒、祛痰止咳、散瘀止痛，用于上呼吸道感染、百日咳、支气管炎、风湿关节痛、胃肠炎、跌打肿痛、产后瘀血腹痛、皮肤瘙痒。

　　藏医：苦、辛、凉，愈溃疡、干脓水，治传染病发烧、急性炎症、咽喉痛、炭疽臁疮。

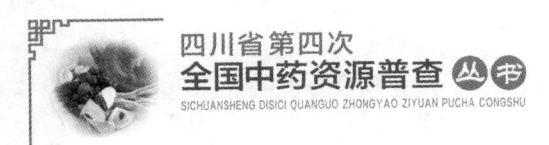

臭牡丹

矮桐子、臭梧桐（古蔺、宜宾）、臭八宝、大红花（阿坝州）。

为马鞭草科植物 *Clerodendrum bungei* Steud. 的根、茎、叶、花。

生于海拔 300～2 500 m 的肥沃湿润的竹林下、林缘、山坡、灌木丛中。分布于全川，凉山州、南充市、雷波、绵阳市、九寨沟、汶川、茂县、金川、理县、眉山市、达州市、巴中市、峨眉山、中江、泸定、康定、九龙、峨边、马边。

茎叶活血、散瘀、消肿、解毒，用于痈疽、疔疮、乳腺炎、关节炎、湿疹、牙痛、痔疮、脱肛。根行气健脾、补益中气、燥湿、祛风平肝、利水、消肿解毒，用于脾虚水肿、虚咳、气虚脱肛、小儿疳积、虚弱咳嗽、崩漏、白带、头晕、虚咳、高血压、麻木、风湿骨痛、脚气、荨麻疹、痈疽、痔疮。根清热解毒、治痢疾（普格）。叶用于疮痈肿毒、高血压。花用于头昏目眩。

灰毛大青

为马鞭草科植物 *Clerodendrum canescens* Wall. 的根。

生于海拔 300～880 m 的山坡路旁、疏林。分布于雷波、西昌。

养阴清热、宣肺祛痰、镇痛退热、凉血止痛，用于感冒高热、肺痨、痢疾、带下病、风湿痛、痛经，外用于乳疮。

大青

为马鞭草科植物 *Clerodendrum cyrtophyllum* Turcz. 的根、叶。

生于海拔 1 700 m 以下的林边路旁、溪边。分布于乐山、崇州。

根清热解毒、凉血利尿、利湿，用于感冒头痛、麻疹并发咳喘、痄腮、乳蛾、传染性肝炎、痢疾、淋证。叶清热凉血、解毒，用于流行性乙型脑炎、流感、痄腮、风热咳喘、急性肝炎、热病发斑、丹毒、疔疮肿毒、蛇咬伤。

贞桐

荷包花（合江、隆昌、绵阳）、龙船花（合江、江安）、百日红（高县、叙永）、赪桐。

为马鞭草科植物 *Clerodendrum japonicum* (Thunb.) Sweet 的根、花、叶。

生于海拔 200～1 600 m 的山谷、溪边、疏林，有栽培。分布于乐山、合江、长宁、南溪、宜宾、屏山、纳溪、高县、泸县、江安、叙永、邛崃、绵阳市、眉山市。

根与花健脾益气、宁心、止血，用于脾虚白带、痔疮下血、疝气、虚烦不眠（绵阳）。根活血散瘀、消肿。花捣汁搽涂痣。根与叶清热利湿、散瘀消肿、解毒排脓，用于肺热咳嗽、痔疮出血、痢疾、风湿骨痛、痈肿疮毒、乳腺炎、腰肌劳损、跌打损伤。又头皮长期闷痒用根配响铃草炖肉服（长宁）。花能明目（江安）。叶解毒排脓、捣敷痈疮（高县）。根驱虫，花治久咳（叙永）；花煎水洗面上雀斑（宜宾）。

广东赪桐

为马鞭草科植物 *Clerodendrum kwangtungense* Hand. et Mazz. 的根茎。

生于海拔 600～1 300 m 的林中、林缘、山沟路边。分布于乐山、洪雅。

清热利湿，用于肺热咳嗽、风湿痛、痔疮出血、腿脚乏力。

尖齿臭茉莉

为马鞭草科植物 *Clerodendrum lindleyi* Dence. ex Planch. 的全株。

生于海拔 2 800 m 以下的山坡、林中、林缘、山沟路边。分布于盐源、天全、九龙。

清热解毒、祛风除湿、消肿止痛，用于风湿痛、中耳炎、跌打损伤。

黄腺大青

为马鞭草科植物 *Clerodendrum luteopunctatum* Pei et S. L. Chen 的根茎。

生于海拔 600～1 200 m 的路旁、灌木丛中。分布于长宁、筠连、叙永、合江、宜宾、珙县、屏山。

祛风湿。

海通

矮桐子、大木通花（叙永）、灯台树（高县）。

为马鞭草科植物 *Clerodendrum mandarinorum* Diels 的根、枝叶。

生于海拔 250~2 200 m 的溪边、路边、山坡。分布于乐山、叙永、高县、合江、开江、达州、邻水、宣汉、雷波。

清热利湿、祛风利水，用于半边风及小儿麻痹、水肿、中风。又消炎、化痰止咳（高县）。

臭茉莉

冬地梅、老虎草、小将军（阿坝州）。

为马鞭草科植物 *Clerodendrum philippinum* Schauer/ *C. fragrans* Vent. 的根、叶。

生于海拔 1 000~2 000 m 的溪边、灌木丛中。分布于金川、小金、汶川、理县。

祛风除湿、活血消肿、化痰止咳，根用于风湿关节痛、脚气水肿、带下病、咳嗽痰喘。叶用于湿疹、皮肤瘙痒。

龙吐珠

为马鞭草科植物 *Clerodendrum thomsonae* Balf. 的全株。

栽培。分布于米易、金阳、峨边。

跌打损伤、慢性中耳炎。

海州常山

臭梧桐（峨眉）、臭牡丹（万源）、泡花桐（通江）。

为马鞭草科植物 *Clerodendrum trichotomum* Thunb. 的全草、根、果。

生于海拔 1 500~2 500 m 的灌木丛、阔叶混交林中。分布于美姑、雷波、兴文、古蔺、筠连、叙永、屏山、峨眉、崇州、什邡、洪雅、达州市、巴中市、泸定、康定、九龙、凉山州、雅安市、峨边、马边。

根祛风除湿、降血压、活血散瘀、调经止带，用于疟疾、风湿痹痛、高血压、食积饱胀、小儿疳积、跌打损伤、月经不调。嫩枝叶祛风湿、降血压，用于风湿痹痛、半身不遂、高血压、偏头痛、疟疾、痢疾、痔疮、痈疽疮癣。果祛风湿平喘。根、叶、花健脾利湿、调气消积（峨眉）。

滇常山

为马鞭草科植物 *Clerodendrum yunnanense* Hu ex Hand-azz. 的根皮、花、根、叶。

生于海拔 1 500~3 000 m 的疏林、杂木林与灌木丛中。分布于普格、洪雅、会东、昭觉、布拖、德昌。

根与叶祛风、截疟、行气、利水、止痛、降血压，用于风湿关节痛、腰腿痛、高血压、疟疾、支气管炎，外用于痔疮、脱肛。根皮、花顺气止痛，用于眩晕（普格）。

小叶石梓

矮子常山。

为马鞭草科植物 *Gmelina delavayana* P. Dop 的根。

生于山坡林中。分布于宁南。

健胃消食、理气镇痛、化痞截疟，用于食欲不振、食积腹胀、胃痛、久疟。

马缨丹

五色梅（宜宾）。

为马鞭草科植物 *Lantana camara* L. 的根、全株、花。

栽培。分布于全川，西昌、普格、金阳、宜宾。

嫩枝叶消肿解毒，祛风止痒，用于痈肿、湿度、疥癞、毒疮。花清凉解毒、凉血、止血，用于肺痨吐

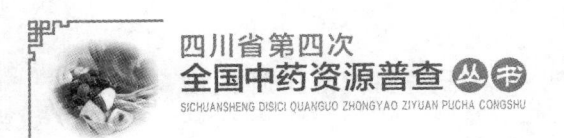

血，伤暑头痛、腹痛吐泻、阴痒、湿疹、跌打损伤。根活血祛风、利湿、清热解毒，用于风湿痹痛、脚气、颈淋巴结核、感冒、腮腺炎、痄腮、跌打损伤。退高烧、祛风湿（普格、金阳）。花清热解毒、止血消肿，用于湿疹、吐泻、肺痨咯血。

过江藤

天黄七（纳溪）、救命王、大二郎箭（长宁）、过江龙、水花生苗（大竹）。

为马鞭草科植物 *Phyla nodiflora*（L.）Rich. 的全草。

生于海拔 300～1 800 m 的田边、路旁、河滩。分布于纳溪、南溪、宜宾、长宁、高县、筠连、屏山、金阳、宁南、会东、西昌、德昌、雷波、甘洛、普格、洪雅、大竹、邻水、渠县、平昌、峨眉山。

全草止痢、祛风清热、散瘀消肿、解毒、止痛，用于咽痛、痢疾、乳蛾、痈疽、肿毒、热痢、淋病、芽疔、带状疱疹、缠腰火丹、慢性湿疹。又祛风除湿、破瘀生新、散瘀止痛、通利小便、止咳、止血，用于咳嗽、咽喉肿痛、吐血、血淋、乳蛾、痢疾、牙龈肿痛、跌打损伤（洪雅、峨眉、达州）。又治肾炎（高县）。

大二郎箭

过江龙、狮子草（南充）。

为马鞭草科植物 *Phyla nodiflora*（L.）Rich. var. *sarmentosa* Schou 的全草。

生于海拔 500～1 000 m 的沟边、河边。分布于乐山、南充市、眉山市。

全草活血祛瘀、祛风除湿、止咳平喘、止血，用于肺痨咳嗽、劳伤吐血、血淋、咳嗽吐血、白带。

尖齿豆腐柴

鸡眼睛。

为马鞭草科植物 *Premna acutata* W. W. Smith 的全株。

生于海拔 1 700～3 000 m 的向阳山坡、灌木林。分布于会东。

清肝明目。

臭黄荆

鬼见愁（合江）、短柄腐稗、臭豆腐干、斑鸠站、斑鹊子（阿坝州）。

为马鞭草科植物 *Premna ligustroides* Hemsl. 的根、叶、种子。

生于海拔 500～1 600 m 的山坡、草丛、荒坡、石缝。分布于全川，乐山、茂县、汶川、理县、九寨沟、金川、合江、古蔺、纳溪、青川、南充市、绵阳市、眉山市、渠县、巴中、峨眉山。

根与叶祛风除湿、清邪热、清热利湿、解毒消肿、活络止痛，用于虚肿、红白痢疾、久痢肿胀、内外痔疮、风热头痛、风湿痹痛、痈肿、瘰疬、脱肛、牙痛、疟疾、风火牙痛、肾炎水肿。种子除风止痛、消头面风，用于头痛。叶解毒消痈、化腐生肌，用于诸疮肿毒。

豆腐柴

凉粉草（纳溪）、腐稗、臭黄荆叶（达州）。

为马鞭草科植物 *Premna microphylla* Turcz. 的根、叶、茎。

生于林下、林缘、沟边潮湿处。分布于长宁、纳溪、崇州、彭州、乐山、洪雅、达州、南江、峨眉山。

清热解毒、消肿止痛、收敛止血、散结，用于肺热咳嗽、疟疾、阑尾炎、泻痢、痈疗、无名肿毒、创伤出血，外用于烧伤、烫伤、淋巴结炎。

长柄臭黄荆

妹妹柴（筠连）、皮桑（长宁）、臭黄荆、狐臭柴、臭老婆（达州）、斑鸠草（宣汉）、爬岩风（邻水）。

为马鞭草科植物 *Premna puberula* Pamp. 的根、叶。

生于海拔 700～1 800 m 的林中、路边灌木丛中。分布于乐山、筠连、长宁、屏山、叙永、兴文、合江、古蔺、崇州、邛崃、洪雅、大竹、邻水、宣汉、平昌、万源、通江。

叶与根清热解毒、消痈散结、调经，用于肺热咳嗽、无名肿毒、水肿、毒疮。根调经壮阳，用于月经不调、风湿关节炎、阳痿。又外用敷刀伤（长宁），骨节酸痛（屏山）。

接骨树

类梧桐。

为马鞭草科植物 *Premna szemaoensis* Pei 的全草。

生于山坡、林中。分布于宝兴。

用于骨折、跌打损伤。

假败酱

为马鞭草科植物 *Stachytarpheta jamaicensis*（L.）Vahl. 的全草。

生于山坡草地。分布于名山。

用于跌打损伤、疮肿、咳嗽、痢疾。

马鞭草

马鞭梢（峨眉）、铁马鞭、六月寒（合江、绵阳、南充）、铁马鞭梢（高县）、风颈草、铁扫帚、土荆芥（阿坝州）。

为马鞭草科植物 *Verbena officinalis* L. 的全草。

生于海拔 300～2 900 m 的荒地、路边、草丛、沟边。分布于全川，如凉山州、茂县、九寨沟、金川、若尔盖、松潘、马尔康、眉山市、达州市、巴中市、峨眉山、康定、泸定、丹巴、九龙、乡城、峨边、马边。

清热解毒、通经、活血散瘀、利水、消肿散结、通淋，用于肺热咳嗽、外感发热、湿热黄疸、湿热痢疾、疟疾、白喉、喉痹、淋病、经闭、月经不调、癥瘕、痈肿、疮毒、牙疳、肝硬化腹水、小儿白口疮、急性肝炎、肾炎水肿、无名肿毒、皮肤湿疹、跌打损伤。治疟疾、利尿、通经（昭觉）。

灰毛牡荆

为马鞭草科植物 *Vitex canescens* Kurz. 的果实、根。

生于海拔 200～1 500 m 的向阳山坡。分布于金阳。

根疏风、散热、平肝，用于外感风寒、疟疾、蛲虫病。果实用于胃病。

金沙荆

为马鞭草科植物 *Vitex duclouxii* P. Dop 的全草。

生于山坡、灌木丛中。分布于甘洛、美姑、布拖。

发表散寒、理气镇痛。

贵州牡荆

大黄荆（古蔺、达州）。

为马鞭草科植物 *Vitex kweichowensis* Pei 的全株。

生于海拔 900～1 200 m 的向阳山坡。分布于古蔺、达州、平昌。

全株治风寒感冒、头晕、头痛、夜盲（古蔺、达州）。

黄荆

五指风、布荆、山荆、七叶黄荆、土紫胡（阿坝州）。

为马鞭草科植物 *Vitex negundo* L. 的根、茎、叶、果。

生于海拔 1 500 m 以下的向阳山坡、灌木丛中。分布于全川。

果实清热、祛风、平肝熄风、除痰、镇咳、行气止痛、健脾消食、通经，用于气痛、胃脘胀满冒酸、感冒头痛、咳嗽喘逆、哮喘、风痹、疟疾、疝气、痔漏、疮疡久不愈、脾虚胀满、消化不良、胃脘痛、月经不调。叶解表散寒、清热、利湿、解毒，风寒感冒、中暑、吐泻、肠炎、痢疾、疟疾、黄疸、支气管炎、风湿、跌打肿痛、疮痈、疥癣，外用于湿疹、足癣、毒蛇咬伤。枝祛风、解表、消肿、解毒，用于感冒、咳嗽喉痹肿痛、牙痛、烫伤。根解毒、祛风湿、理气、止痛、截疟、驱虫，用于感冒咳嗽、风湿、胃痛、疝气腹痛、疟疾、蛲虫病。清热、止咳、平喘、止痛（金阳、布拖、雷波）。

白毛黄荆

为马鞭草科植物 *Vitex negundo* L. f. var. *alba* Pei 的种子。

生于海拔 1 200～2 500 m 的溪边、山坡灌木丛中。分布于会东、宁南、布拖。

镇痛、镇静、消炎、祛痰、止咳。

牡荆

黄荆子（达州）、七叶黄荆（渠县）、七星剑（达州）、黄荆树（万源）。

为马鞭草科植物 *Vitex negundo* L. var. *cannabifolia*（Sieb. et Zucc.）Hand. et Mazz. 的果实、全株。

生于海拔 1 000～2 500 m 的山坡灌木丛中。分布于全川，如乐山、合江、长宁、宜宾、屏山、高县、泸县、隆昌、古蔺、珙县、江安、什邡、崇州、洪雅、达州、邻水、渠县、平昌、万源、峨眉山、九龙、雅安。

果实祛风除湿、行气止痛、平肝熄风，用于胃脘胀痛、疝气腹痛、哮喘。全株祛风化痰、下气、止痛，用于咳嗽哮喘、中暑发痧、胃痛、疝气、带下、风湿关节痛

荆条

刻叶黄荆。

为马鞭草科植物 *Vitex negundo* L. var. *heterophylla*（Franch.）Rehd. 的果实、茎叶、枝、根。

生于海拔 1 200～1 500 m 的山坡、林缘、路旁。分布于康定、泸定、甘洛。

果实祛风、除痰、镇咳、行气止痛、健脾消食，用于气痛、胃脘胀满冒酸、感冒、咳嗽喘逆、哮喘、风痹、疟疾、疝气、痔漏、肋部疮疡久不愈、脾虚胀满、消化不良、胃脘痛。叶解表散寒、清热、利湿、解毒，风寒感冒、中暑、吐泻、肠炎、痢疾、疟疾、黄疸、支气管炎、风湿、跌打肿痛、疮痈、疥癣，外用于湿疹、足癣、毒蛇咬伤。枝祛风、解表、消肿、解毒，治感冒、咳嗽喉痹肿痛、牙痛、烫伤。根解毒、祛风湿、理气、止痛、截疟、驱虫，治感冒咳嗽、风湿、胃痛、疝气腹痛、疟疾、蛲虫病。

疏序黄荆

为马鞭草科植物 *Vitex negundo* L. *f. laxipaniculata* Pei 的叶、种子。

生于海拔 450～1 400 m 的河边林中、山坡灌木丛中。分布于四川省。

消炎镇痛、镇静、祛痰止咳。

小叶荆

为马鞭草科植物 *Vitex negundo* L. var. *microphylla* Hand. et Mazz. 的全株、果实、根、枝叶。

生于海拔 1 200～3 000 m 的河边灌木丛中。分布于九龙、巴塘、得荣、新龙。

全株散寒止咳、行气止痛。果实用于寒咳、哮喘、胃痛。根用于外感风寒、疟疾。枝叶用于风寒泄泻、皮肤瘙痒。

蔓荆

为马鞭草科植物 *Vitex trifolia* L. 的果实。

栽培。分布于绵阳、遂宁。

疏散风热、清利头目，用于风热感冒头痛、牙龈肿痛、目赤多泪、目暗不明、头晕目眩。

注： 本品为国家三级保护植物。

单叶蔓荆

蔓荆子。

为马鞭草科植物 *Vitex trifolia* L. var. *simplicifolia* Cham. /*V. rotundifolia* L. f. 的果实。

栽培。分布于宜宾、自贡、南溪、泸县、隆昌、长宁、江安。

疏散风热、清利头目，用于风热感冒、正偏头痛、齿痛、赤眼、目睛内痛、昏暗多泪、湿痹拘挛。叶捣烂冲酒服治跌打损伤；煎水服治头风。

注：本品为国家三级保护植物。

水马齿科 Callitrichaceae

沼生水马齿

为水马齿科植物 *Callitriche pulustris* L. 的全草。

生于溪流、沼泽、水田沟旁及林中湿地。分布于凉山州。

全草解毒、清热、利湿、消肿，用于目赤肿痛、水肿、小便淋痛，外用于烧伤。

唇形科 Labiatae

藿香

合香（古蔺）。

为唇形科植物 *Agastache rugosa*（Fisch. et Meyer）O. Kuntze 的全草。

生于海拔 2 100 m 以下的山地，多为栽培。分布于全川，九寨沟、汶川、茂县、理县、金川、眉山市、达州市、巴中市、峨眉山、泸定、康定、雅安、凉山州。

全草理气和中、燥湿化浊、止呕、芳香化湿、解暑避秽、祛湿、止痛，用于感冒暑湿、寒热、头痛、胸脘痞闷、发热呕吐、泄泻、疟疾、痢疾、口臭、中暑发热、寒湿浊气、中焦阻滞、胸闷倦怠、霍乱。外用于手足癣，叶用黄糖一起捣烂敷麻子（成都）。伏天泡茶喝解暑（岳池）。

九味一枝蒿

为唇形科植物 *Ajuga bracteosa* Wall. ex Benth. 的根。

生于海拔 1 500 ~ 3 000 m 的向阳山坡草地、肥沃土壤。分布于道孚、康定。

止血、消炎。

康定筋骨草

为唇形科植物 *Ajuga campylanthoides* C. Y. Wu et C. Chen 的全草。

生于海拔 2 200 ~ 3 600 m 的疏林、山坡草丛中。分布于康定、泸定、德昌、木里。

清热解毒、止血，用于肺热咯血、痢疾。

筋骨草

缘毛筋骨草、胜底、胜底卡涛（藏名）。

为唇形科植物 *Ajuga ciliata* Bunge 的全草。

生于海拔 1 200 ~ 2 500 m 的水边、地边、潮湿地。分布于巴塘、青川、道孚、新龙、理塘、稻城、雅江、九龙、乐山、广元、九寨沟、茂县、黑水、洪雅、达州、巴中、南江、峨边、马边。

清热解毒、凉血止血、退热消肿，用于肺热咯血、扁桃体炎、咽炎、喉炎，外用于跌打损伤。

藏医：极苦、寒，清热解毒，治流感、中毒性肝脏损伤、肝胃并病、血症、胆病、痢疾、一切热证、脑膜炎、咽喉炎。

微毛筋骨草

为唇形科植物 *Ajuga ciliata* Bunge var. *glabrescens* Hemsl. 的全草。

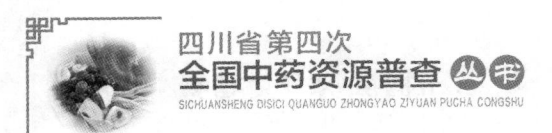

生于海拔 1 200 m 的山坡草丛中。分布于宝兴。

清热、凉血、消肿，用于肺热咯血、扁桃体炎、咽炎、喉炎，外用治跌打损伤。

长毛筋骨草

为唇形科植物 *Ajuga ciliata* Bunge var. *hirta* C. Y. Wu 的全草。

生于山坡草丛中。分布于什邡。

清热解毒、消肿止痛。

金疮小草

火串草（古蔺）、散血草、退血草（合江）、地龙胆（高县、眉山、峨眉）、鲫鱼胆（隆昌）。

为唇形科植物 *Ajuga decumbens* Thunb. 的全草。

生于海拔 2 500 m 以下的湿润而肥沃的荒山草地、路边、沟边、地边等潮湿处。分布于全川，古蔺、筠连、江安、合江、珙县、泸县、南溪、兴文、屏山、高县、隆昌、纳溪、宁南、盐源、会东、金阳、美姑、昭觉、成都、邛崃、什邡、彭州、崇州、乐山、茂县、汶川、理县、金川、小金、攀枝花、南充市、绵阳市、眉山市、达州市、巴中市、峨眉山等地。

全草止咳、化痰、清热解毒、凉血平肝、排脓生肌、消肿止痛、活血行瘀，用于肺热咯血、扁桃体炎、目赤肿痛、上呼吸道感染、湿热黄疸、气管炎、咳嗽气喘、吐血、衄血、赤痢、菌痢、淋病、咽喉肿痛、疔疮、痈肿疮毒、扭伤死血不散，外敷疮痈，搽小儿白秃、毒蛇咬伤。全草50 g煎水服用于高血压（南充、达州）。

止痢蒿

为唇形科植物 *Ajuga forrestii* Diels 的全草。

生于海拔 500 ~ 3 400 m 的荒山草地。分布于乐山、洪雅、泸定、丹巴、九龙、雅江、稻城、凉山州各县。

清热解毒、消炎、利尿通淋、散瘀镇痛、止痢、驱虫，用于痢疾、水肿、咽喉痛、肺热咳嗽、蛔虫、跌打损伤、痈疽、乳痈。

白苞筋骨草

忽布筋骨草、胜底贡嘎穷、生斗朵尔模（藏名）。

为唇形科植物 *Ajuga lupulina* Maxim. 的全草。

生于海拔 2 000 ~ 4 500 m 的向阳的田边、地埂、河谷、阶地、石缝。分布于道孚、色达、丹巴、德格、炉霍、新龙、石渠、白玉、若尔盖、九寨沟、金川、壤塘、红原、黑水、茂县、小金、马尔康、凉山州、什邡、盐源、木里、峨边。

清热解毒、消肿止痛、凉血、平肝，用于上呼吸道感染、扁桃体炎、咽炎、支气管炎、肺炎、肺脓疡、胃肠炎、肝炎、阑尾炎、乳腺炎、急性结膜炎、高血压，外用治跌打损伤、外伤出血、痈疖疮疡、烧烫伤、毒蛇咬伤。

藏医：极苦、寒，清热解毒，治流感、中毒性肝脏损伤、肝胃并病、血症、胆病、痢疾、一切热证、脑膜炎、咽喉炎。

短花白苞筋骨草

胜底、胜底喜嘎外登（藏名）。

为唇形科植物 *Ajuga lupulina* Maxim. *f. brevifolia* Sun ex C. H. Hu 的全草。

生于海拔 3 200 ~ 4 000 m 的林下、林缘、砂砾地。分布于康定、道孚、石渠、德格。

用于梅毒、炭疽病。

藏医：苦、辛、凉，清热解毒、镇痉，治癫痫、脑炎、炭疽、疔疮痈毒、流感、血症、咽喉炎、热证。

矮小筋骨草

胜底、胜底喜嘎外登（藏名）。

为唇形科植物 *Ajuga lupulina* Maxim. *f. humililis* Sun ex C. H. Hu 的全草。

生于海拔 3 000 ~ 4 000 m 的林下、草坡、砂砾地、村边湿润处。分布于甘孜、德格、九龙、乡城。

用于梅毒、炭疽病。

藏医：苦、辛、凉，清热解毒、镇痉，治癫痫、脑炎、炭疽、疗疮痈毒、流感、血症、咽喉炎、热证。

齿苞筋骨草

为唇形科植物 *Ajuga lupulina* Maxim. var. *major* Diels 的全草。

生于海拔 2 800 ~ 3 500 m 的林下、林缘、砂砾地。分布于都江堰、康定、色达、马尔康、红原、木里。

藏医：急性热病、流脑。

紫背金盘

胜底曼巴（藏名）、散瘀草（昭觉、美姑）、石灰菜、破血丹。

为唇形科植物 *Ajuga nipponensis* Makino 的全草。

生于海拔 2 000 ~ 3 800 m 的向阳林下、草地、山坡。分布于康定、泸定、乐山、金川、壤塘、马尔康、小金、凉山州各县。

清热解毒、消肿止痛、凉血、平肝，用于上呼吸道感染、扁桃体炎、咽炎、支气管炎、肺炎、肺脓疡、胃肠炎、肝炎、阑尾炎、乳腺炎、急性结膜炎、高血压，外用治跌打损伤、外伤出血、痈疖疮疡、烧烫伤、毒蛇咬伤。清热止血，治肺热咳血（美姑、昭觉）。

藏医：苦、凉，清热解毒，治多种炎症之高烧、痢疾、外敷乳腺炎、疮疖。

矮生紫背金盘

为唇形科植物 *Ajuga nipponensis* Makino var. *pallescens*（Maxim.）C. Y. Wu et C. Chen 的全草。

生于海拔 600 ~ 3 300 m 的向阳草地、路旁、干旱河谷。分布于全川。

散血、止痛、消肿，用于跌打损伤、痈疮肿毒及各种炎症。

圆叶筋骨草

为唇形科植物 *Ajuga ovalifolia* Bur. 的全草。

生于海拔 2 800 ~ 4 100 m 的灌木丛、荒坡草丛中。分布于什邡、康定、甘孜、德格、色达。

清热解毒、消肿止痛。

美花圆叶筋骨草

为唇形科植物 *Ajuga ovalifolia* Bur. et Franch var. *calantha*（Diels）C. Y. Wu et C. Chen 的全草。

生于海拔 3 000 ~ 3 800 m 的草地。分布于道孚、甘孜、丹巴、德格、炉霍、新龙、石渠、白玉。

活血祛瘀、消肿止痛，用于跌打损伤、骨折、腰部扭伤。

水棘针

为唇形科植物 *Amethystea coerulea* L. 的全草。

生于海拔 2 400 ~ 3 400 m 的田边、河岸、溪边。分布于泸定、乡城、巴塘、得荣、白玉、德格、稻城、凉山州。

发表散寒、祛风、解毒、炒炭止血，用于风寒感冒、疮痈初起、痘疹不透、咽喉肿痛、声哑、目赤、吐衄、便血、崩漏、产后发痉等症。

药水苏

为唇形科植物 *Betonica officinalis* L. 的根及根状茎。

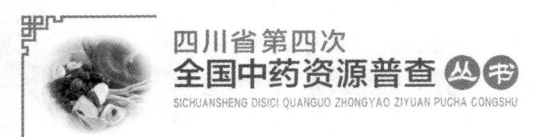

栽培。分布于全川。

用于提取水苏素与异水苏素。

毛药花

为唇形科植物 *Bostrychanthera deflexa* Benth. 的全草。

生于海拔 500～1 100 m 的密林阴湿处、荒坡草丛中。分布于成都。

祛风除湿、清热解毒、活血止痛，用于泄泻、风湿骨痛。

心叶石蚕

为唇形科植物 *Cardioteucris cordifolia* C. Y. Wu 的全草。

生于海拔 2 000～2 700 m 的林下、灌木丛、荒坡草丛中。分布于什邡、会理、德昌。

疏风解表、宣肺止咳、清热解毒、消肿。

肾茶

为唇形科植物 *Clerodendranthus spicatus*（Thunb.）C. Y. Wu ex H. W. Li 的全草。

栽培。分布于米易、石棉。

清热祛湿、排石利尿，用于水肿、小便涩痛、砂淋、风湿关节痛。

风轮菜

断血流、苦刀草、野凉粉草、红蛇上树（青川）、大风轮草、节节草、苦地胆、落地梅花（阿坝州）。

为唇形科植物 *Clinopodium chinense*（Benth.）O. Kuntze 的地上部分。

生于海拔 2 500 m 以下的山坡、草地、路边、沟边、灌木丛中。分布于青川、彭州、甘孜州、乐山、广元、若尔盖、九寨沟、茂县、松潘、黑水、马尔康、金川、绵阳市、眉山市、盐源、宁南、峨边。

发表散寒、活血散瘀、疏风清热、解毒消肿，用于风寒感冒发热、中暑、咽喉肿痛、白喉、急性胆囊炎、肝炎、肠炎、痢疾、菌痢、月经过多、血崩、乳腺炎、疔疮肿毒、过敏性皮炎、急性结膜炎、尿血、崩漏、牙龈出血、外伤出血、跌打损伤、痛经、疮痈肿毒。

邻近风轮菜

四季草、光风轮菜（达州）。

为唇形科植物 *Clinopodium confine*（Hance）O. Kuntze 的全草。

生于海拔 500 m 以下的荒坡草丛中。分布于什邡、崇州、邛崃、达州、开江。

清热解毒、疏风消肿、止血，用于痈疖、乳痈、无名肿毒、刀伤、瘾疹、过敏性皮炎。

细风轮菜

风轮草（古蔺、合江）、岩藕（合江）、鸡婆草（南溪）、瘦风轮、剪刀草（凉山州）。

为唇形科植物 *Clinopodium gracile*（Benth.）Matsum. 的全草。

生于海拔 700～2 400 m 的灌木丛、沟边、路旁草丛中。分布于乐山、古蔺、南溪、合江、筠连、美姑、什邡、开江、达州、大竹、邻水、宣汉、巴中、南江、泸定、雅江、峨边、马边。

祛风、散热、散瘀、消肿，用于感冒头痛、菌痢、肠炎、乳痈、疔疮、跌打损伤、血崩、荨麻疹。清热解毒、消肿止痛，用于白喉、咽喉肿痛、泄泻、痢疾、乳痈、感冒、产后咳嗽及雷公藤中毒（凉山州、达州）。

寸金草

灯笼花、盐烟苏。

为唇形科植物 *Clinopodium megalanthum*（Diels）C. Y. Wu & Hsuan ex H. W. Li 的全草、种子。

生于海拔 1 300～4 000 m 的灌木丛、草甸中。分布于乐山、昭觉、美姑、普格、什邡、邛崃、洪雅、康定、道孚、峨边。

清热平肝、消肿活血、解毒、避孕、凉血杀虫，用于黄疸、尿路结石、淋浊、牙痛、小儿疳积、风湿、跌打损伤。种子壮阳。

峨眉风轮菜

剪刀草。

为唇形科植物 *Clinopodium omeiense* C. Y. Wu et Hsuan 的全草。

生于海拔 1 700 m 以下的林下、荒坡草地。分布于峨眉。

清热解毒、健脾软坚、活血、散瘀。

附注：四川特有药用植物。

灯笼草

风寒草（屏山）、扬尘草（合江）、断血流、阴风轮。

为唇形科植物 *Clinopodium polycephalum* （Vaniot） C. Y. Wu 的全草。

生于海拔 500～3 400 m 的路边、灌木丛中。分布于兴文、屏山、合江、宜宾、古蔺、筠连、叙永、崇州、邛崃、达州市、巴中市、泸定、康定、丹巴、稻城、雅江、马边。

清热散寒、疏风消肿、凉血止血，用于急性胆囊炎、黄疸型肝炎、肠炎、痢疾、颈淋巴结核、各种出血、白喉、黄疸、感冒、腹痛、小儿疳积、疔疮肿毒、跌打损伤、蛇犬咬伤。疏风、散寒、解表（屏山），用于子宫出血（宜宾）、洗疥疮（叙永）。

麻叶风轮菜

风车草。

为唇形科植物 *Clinopodium urticifolium* （Hance） C. Y. Wu et Hsuan 的全草。

生于海拔 300～2 200 m 的路旁、林下、荒坡草丛中。分布于崇州、彭州、什邡、泸定、丹巴。

清热解毒、疏风消肿、止痢、活血止血，用于感冒、中暑、痢疾、肝炎、急性胆囊炎、疟腮、目赤红肿、疔疮肿毒、皮肤瘙痒、妇女各种出血、尿血、外伤出血。

五彩苏

为唇形科植物 *Coleus scutellarioides* （L.） Benth. 的叶。

栽培。分布于全川。

消炎、消肿、解毒，用于蛇伤。

美叶青兰

支羊故（藏名）。

为唇形科植物 *Dracocephalum calophyllum* Hand. et Mazz. 的全草。

生于海拔 3 000～3 500 m 的蒿类草坡、林缘。分布于德格、康定、稻城、石渠、白玉、新龙、得荣、色达、九龙、巴塘。

藏医：全草辛、甘、苦、寒，清肝胃热、止血、愈疮、干"黄水"，治胃炎、肝炎、头晕、神疲、关节炎、疮疖、成年男性之热、黄水类病、便血、疮口不愈。幼苗用于腹水、浮肿。

德格藏医开花前采收全草，治感冒、肠炎。

灰毛美叶青兰

支羊故（藏名）。

为唇形科植物 *Dracocephalum calophyllum* Hand. et Mazz. var. *cinereum* （Hand. et Mazz.） J. S. Yang et Y. Cao var. *comb.* （Rehd.） 的全草。

生于海拔 3 000～3 500 m 的高山多石灌木丛、草甸中。分布于石渠。

藏医：全草辛、甘、苦、寒，清肝胃热、止血、愈疮、干"黄水"，治胃炎、肝炎、头晕、神疲、关节炎、疮疖、成年男性之热、黄水类病、便血、疮口不愈。幼苗用于腹水、浮肿。德格藏医开花前采收全草，治感冒、肠炎。

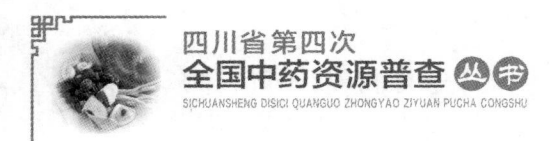

异叶青兰

白花栀子花、白花夏枯草（阿坝州）。

为唇形科植物 *Dracocephalum heterophyllum* Benth. 的全草。

生于海拔 3 000～3 700 m 的山坡草地。分布于若尔盖、红原、阿坝、黑水、理塘、德格、甘孜。

平肝、清肝热、散郁结，用于高血压、淋巴结炎、咳嗽痰喘、瘿瘤、瘰疬、口腔溃疡。

松叶青兰

支羊故（藏名）。

为唇形科植物 *Dracocephalum forrestii* W. W. Sm. 的全草。

生于海拔 2 300～3 500 m 的高山多石灌木丛、草甸中。分布于九龙、得荣。

藏医：全草辛、甘、苦、寒，清肝胃热、止血、愈疮、干"黄水"，治胃炎、肝炎、头晕、神疲、关节炎、疮疖、成年男性之热、黄水类病、便血、疮口不愈。幼苗用于腹水、浮肿。德格藏医开花前采收全草，治感冒、肠炎。

甘青青兰

唐古特青兰、支羊故（藏名）。

为唇形科植物 *Dracocephalum tanguticum* Maxim. 的全草。

生于海拔 1 900～4 200 m 的阳坡草原、灌木丛、松柏林间空地、路边。分布于康定、新龙、得荣、理塘、九龙、德格、色达、道孚、甘孜州、若尔盖、九寨沟、壤塘、茂县。

全草甘、苦、寒，和胃疏肝，用于胃炎、胃溃疡、肝炎、肝肿大等。镇咳平喘，用于慢性支气管炎（甘孜州）。

藏医：辛、甘、苦、寒，清肝胃热，治胃炎、肝炎、头晕、神疲、关节炎、疮疖、结血管、成年男性之热、黄水类病、便血、疮口不愈。幼苗用于腹水、浮肿。德格藏医开花前采收全草，治胃炎、肝炎、肠炎、感冒。

灰毛青兰

支羊故（藏名）。

为唇形科植物 *Dracocephalum tanguticum* Maxim. var. *cinereum* Hand. et Mazz. 的全草。

生于海拔 3 000 m 左右的阳坡、草原、灌木丛、路旁、草丛中。分布于德格、道孚。

甘、苦、寒，和胃疏肝，用于胃炎、胃溃疡、肝炎、肝肿大等。

藏医：辛、甘、苦、寒，清肝胃热，治胃炎、肝炎、头晕、神疲、关节炎、疮疖、结血管、成年男性之热、黄水类病、便血、疮口不愈。幼苗用于腹水、浮肿。德格藏医治胃炎、肝炎、肠炎、感冒。

矮生甘青青兰

为唇形科植物 *Dracocephalum tanguticum* Maxim. var. *manum* C. Y. Wu et W. T. Wang. 的全草。

生于向阳的山坡草丛中。分布于甘孜。

用于肝炎、头晕、神疲、关节炎及疥疮。

紫花香薷

高山香薷、吨冬葛玛（藏名）。

为唇形科植物 *Elsholtzia argyi* Lévl. 的全草。

生于海拔 500～3 700 m 的田边、路旁、石堆中。分布于得荣、新龙、白玉、稻城、冕宁。

发汗解暑、利尿、止吐泻、散寒湿，用于感冒、发热无汗、黄疸、淋证、带下、咳嗽、暑热口臭、吐泻。

藏医：辛、凉，清热解毒，用于感冒、发烧、胃病、疮疡、喉炎。德格藏医用于治疗鼻炎。

四方蒿

四棱蒿。

为唇形科植物 *Elsholtzia blanda*（Benth.）Benth. 的全草。

生于海拔 800 ~ 2 500 m 的林中空地、路旁、沟边、灌木丛中。分布于九龙、德昌。

清热解毒、止血、镇痛、发汗解表、利湿止痒，用于夜盲症、感冒、肠炎、痢疾肾炎、肾盂肾炎、湿疹、脚癣。

东紫苏

小苏荷（普格、昭觉）。

为唇形科植物 *Elsholtzia bodinieri* Voniot 的全草、嫩尖。

生于海拔 1 200 ~ 3 000 m 的山坡、灌木群落、较干燥环境。分布于普格、昭觉。

发散解表、清热利湿、理气和胃，用于感冒发热、头痛身痛、咽喉痛、虚火牙痛、乳蛾、消化不良、目赤红痛、尿闭、肝炎。嫩尖清热解毒。

香薷

席茹纳保（藏名）、牙刷草、野鱼香、半边苏、大胡麻（阿坝州）、土香薷（峨眉）、白花香薷（南充）。

为唇形科植物 *Elsholtzia ciliata*（Thunb.）Hyland. / *E. patrini* Garcke 的全草、地上部分。

生于海拔 500 ~ 4 000 m 的山坡、河岸、灌木丛、乱石堆。分布于全川，甘孜州、越西、邛崃、什邡、九寨沟、松潘、黑水、茂县、开江、宣汉、巴中、万源、通江、南江、峨眉山、南充、绵阳、峨边。

全草祛风发汗、利湿解表、清热祛暑、利水消肿、杀虫、理气止痛，用于暑热感冒、水湿浮肿、小便不利、烂脚丫、疮疖、皮肤瘙痒、瘫痪、劳伤吐血、感冒、月子病、疮毒。发表、清热、利湿（越西）。散寒解表、发汗、祛暑、化湿、健胃利尿，用于夏天乘凉饮冷、伤暑感冒无汗、恶寒身热、头重胸闷而无汗、伤暑头痛呕吐腹泻、胸痛、水肿、小便不利、肠炎、小便短赤、疔疮（南充）。

藏医：辛、涩、苦、凉（平），清热、防腐、生肌、止痒、止血，治培根病、脓症，外用治皮肤瘙痒。

木姜花

吉笼草。

为唇形科植物 *Elsholtzia communis*（Cloll. et Hemsl.）Diels 的全草。

生于海拔 300 ~ 1 200 m 的山地。分布于古蔺、雷波、汶川。

全草散寒、解表、清热、解毒，用于感冒头痛、发热、消化不良、乳蛾、鼻渊、疔疮。

臭香薷

瞌睡草。

为唇形科植物 *Elsholtzia cristata* Willd. 的全草。

生于沟边、路旁。分布于乐山、峨眉山。

祛风热、散寒湿、止吐。

草香薷

席茹巴、昌巴捂色（藏名）、野香草、野苏麻、木姜花、鱼香菜（阿坝州）。

为唇形科植物 *Elsholtzia cypriani*（Pavol）C. Y. Wu et S. Chow. 的全草。

生于海拔 400 ~ 3 200 m 的路旁、河岸、林缘。分布于稻城、九龙、泸定、九寨沟、汶川、金川、茂县、理县、小金、金阳、峨边。

地上部分辛、凉，清热解毒、解表，用于感冒、疔疮、鼻渊、喉蛾。

藏医：辛、寒，清热解毒、祛虫，治胃病、疥疮、梅毒性鼻炎、喉炎、虫症。

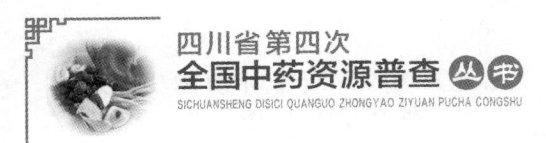

密花香薷

席茹萨、席茹赛保（藏名）。

为唇形科植物 *Elsholtzia densa* Benth. 的全草。

生于海拔 2 800～4 500 m 的田边、阴湿山坡、肥沃处。分布于甘孜州、若尔盖、壤塘、九寨沟、茂县、金川、木里、盐源、峨边、马边。

地上部分发汗、解暑、利湿、行水，用于伤暑感冒、肾炎、脓疮、皮肤病。

藏医：辛、涩、温、无毒，内服健胃，外用治皮肤瘙痒。

萼果香薷

矮株密花香薷、疾茹色尔布（藏名）。

为唇形科植物 *Elsholtzia densa* Benth. var. *calycocarpa*（Diels）C. Y. Wu Q. S. C. Huang 的全草。

生于海拔 2 200～3 400 m 的山坡、草地。分布于壤塘、金川、马尔康。

发汗解表、消暑化湿、利湿消肿，用于感冒伤暑、水肿，外用于脓疮、皮肤病。

细穗密花香薷

为唇形科植物 *Elsholtzia densa* Benth. var. *ianthina*（Maxim. ex Kanitz）C. Y. Wu Q. S. C. Huang 的全草。

生于海拔 1 000～3 000 m 的山坡、草地。分布于川北各地。

祛风发汗。

毛穗香薷

为唇形科植物 *Elsholtzia eriocalyx* C. Y. Wu et S. C. Huang 的全草。

生于海拔 3 000～4 000 m 的山坡草地。分布于德格、稻城、乡城、喜德。

清热解毒、发散解表，用于感冒，外用于皮肤瘙痒。

高原香薷

野木香叶。

为唇形科植物 *Elsholtzia feddei* Lévl. 的全草。

生于海拔 2 800～4 400 m 的林缘、路旁、林下、灌木丛、沟边。分布于康定、德格、稻城。

发汗解表、祛暑化湿，用于中暑感冒、发热头痛、腹痛、泄泻、水肿。

疏苞高原香薷

为唇形科植物 *Elsholtzia feddei* Lévl. f. *remotibracteata* C. Y. Wu et S. C. Huang 的全草。

生于海拔 2 500～3 000 m 的林缘、路旁、灌木丛中。分布于黑水、金川、壤塘、马尔康。

发汗解表、祛暑化湿、清热、利尿消肿，用于中暑感冒、发热头痛、腹痛、泄泻、水肿。

粗壮高原香薷

高山香薷、吨冬葛玛（藏名）。

为唇形科植物 *Elsholtzia feddei* Lévl. f. *robusta* C. Y. Wu ex S. C. Huang 的全草。

生于海拔 2 700～4 200 m 的灌木丛、林缘、乱石堆中。分布于甘孜、理塘、九龙、石渠、道孚、得荣、德格、白玉。

藏医：辛、凉，清热解毒，治感冒、发烧、胃病、疮疡、喉炎。德格藏医用于治疗鼻炎。

野苏子

为唇形科植物 *Elsholtzia flava*（Benth.）Benth. 的全草。

生于海拔 1 000～2 900 m 的耕地、路旁、灌木丛中。分布于汶川、天全、冕宁、峨边。

发表，作紫苏用。

鸡骨柴

柴油苏、双翔草、老妈妈果（阿坝州）、乌细、普芒拉刚（藏名）。

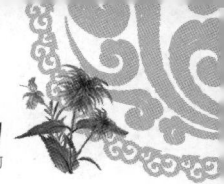

为唇形科植物 *Elsholtzia fruticosa*（D. Don）Rehd. 的根、全株、叶。

生于海拔 700~3 800 m 的林缘、阴坡、河谷。分布于甘孜州、金阳、凉山州、乐山、金川、壤塘、九寨沟、马尔康、松潘、南江、峨眉山、峨边、马边。

根温经通络、祛风除湿，用于风湿性关节疼痛。叶外敷脚癣、疥疮。全株祛风散寒止吐。

藏医：辛、温，治感冒。

光香薷

为唇形科植物 *Elsholtzia glabra* C. Y. Wu et S. C. Huang 的全草。

生于海拔 2 000~3 100 m 的林下、山坡、路旁。分布于得荣、稻城。

发汗解暑。

水香薷

为唇形科植物 *Elsholtzia kachinensis* Prain 的全草。

生于海拔 1 200~2 800 m 湿润的林缘、路旁、林下、灌木丛、沟边。分布于德昌、会理、西昌、米易。

用于跌打损伤。

紫香薷

席茹加故（藏名）。

为唇形科植物 *Elsholtzia longidentata* Sunined 的全草。

生于海拔 3 000 m 左右的田边、路旁、坡地、河谷。分布于甘孜州（巴塘）、峨眉山。

地上部分辛、温，发汗清暑、消肿、利尿、健胃止呕，用于暑热感冒、水肿、腹痛、水泻、呕吐。

藏医：辛、寒，治胃病、疥疮、梅毒性鼻炎、喉炎、驱虫。

淡黄香薷

为唇形科植物 *Elsholtzia luteola* Diels 的全草。

生于海拔 2 200~3 600 m 湿润的林缘、路旁、灌木丛、沟边。分布于木里、乡城。

清暑热、利小便、除胸满、理烦渴，用于中暑下痢、发热口渴、心烦肋痛、口臭、舌出血。

鼠尾香薷

为唇形科植物 *Elsholtzia myosurus* Dunn 的全草。

生于海拔 1 200 m 左右的路旁、草地。分布于崇州。

发汗解暑、利水。

长毛香薷

席茹巴、昌巴捂色（藏名）。

为唇形科植物 *Elsholtzia pilosa*（Benth.）Benth. 的全草。

生于海拔 2 300~3 900 m 的路旁、河岸、林缘、疏林中。分布于理塘、九龙、德昌、西昌、宁南、普格、喜德。

地上部分辛、凉，清热解毒、解表，用于感冒、疔疮、鼻渊、喉蛾。

藏医：辛、寒，清热解毒、祛虫，治胃病、疥疮、梅毒性鼻炎、喉炎、虫症。

野坝子

狗尾巴香、皱叶香薷、崩疮药（阿坝州）。

为唇形科植物 *Elsholtzia rugulosa* Hemsl. 的全草。

生于海拔 1 300~2 800 m 的山坡草丛、灌木丛中、路旁。分布于乐山、甘孜州、九寨沟、汶川、茂县、松潘、黑水、凉山州、南江、峨边、马边。

清热解毒、消食化积、利湿，用于伤风感冒、头痛、消化不良及腹痛、腹胀、急性胃肠炎、痢疾。发

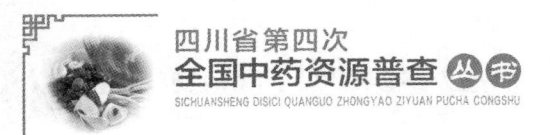

汗解表、理气消脓（金阳、普格、越西）。

岩生香薷

为唇形科植物 *Elsholtzia saxatilis*（Kom.）Nakai 的全草。

生于山坡、岩石上。分布于米易、甘孜、德格。

发散解毒、理气和胃。

川滇香薷

高山香薷、吨冬葛玛（藏名）。

为唇形科植物 *Elsholtzia souliei* Lévl. 的全草。

生于海拔 2 800～4 100 m 的灌木丛、林缘、荒地边。分布于炉霍、石渠、稻城、道孚、康定、巴塘、德格、喜德、会东。

藏医：辛、凉，清热解毒，治感冒、发烧、胃病、疮疡、喉炎。德格藏医用于治疗鼻炎。

海州香薷

蜜蜂草、紫花香薷（阿坝州）。

为唇形科植物 *Elsholtzia splendens* Nakai ex F. Maekawa 的全草。

生于海拔 1 200～3 800 m 的路边、草地。分布于乐山、若尔盖、红原、阿坝、攀枝花、理塘、九龙、石渠、木里。

发汗、解暑、散湿、行水、温胃调中，用于伤夏日感寒饮冷、头痛发热、恶寒无汗、胸痞腹痛、呕吐腹泻、水肿、脚气。

穗状香薷

为唇形科植物 *Elsholtzia stachyodes*（Link）C. Y. Wu 的全草。

生于海拔 1 200～3 400 m 的路边、草地。分布于邛崃、乡城、稻城、德格、木里、普格、攀枝花。

发汗、解暑、利水。

广防风

野苏麻（屏山）、野合香（江安）、血见愁（南溪）、秽草、防风草。

为唇形科植物 *Epimeredi indica*（L.）Rothm./*Anisomeles indica*（L.）O. Kuntze 的全草。

生于海拔 400～3 100 m 的河谷、山坡。分布于金阳、雷波、屏山、合江、江安、南溪、峨眉山、雅江、巴塘、洪雅、米易。

疏风散热、行气消滞，用于风湿骨痛、风寒感冒、呕吐腹泻、皮肤湿疹、蛇虫咬伤。又洗疮癣（江安）；散瘀、消肿、止痛、止血（南溪）。祛风解表、理气止痛，用于风湿骨痛（凉山州、峨眉山）

绵参

帮尘布茹、堆孜杠响（藏名）。

为唇形科植物 *Eriophyton wallichii* Benth. 的根。

生于海拔 2 400～5 300 m 的高山强度风化坍积形成的乱石堆、砂砾地。分布于德格、新龙、九龙、石渠、炉霍、甘孜、得荣、白玉、乡城、木里。

苦、寒，清热解毒，用于肺炎、痢疾、食物中毒、水草中毒。

藏医：苦、辛、凉，清热解毒、敛疮，治胸腔脓病、肌肉松弛、伤口溃烂、淋巴结核。

小野芝麻

地绵绵、蜘蛛草。

为唇形科植物 *Galeobdolon chinense*（Benth.）C. Y. Wu 的块根。

生于山坡、草地。分布于甘孜州各县、峨边。

用于外伤出血，捣烂敷患处。

鼬瓣花

野芝麻。

为唇形科植物 *Galeopsis bifida* Boenn. 的根、全草。

生于海拔 2 300 ~ 4 300 m 的林缘、路旁、田边、灌木丛、草地等空旷处。分布于甘孜州、阿坝州、越西、金阳、峨边、马边、峨眉山。

根止咳化痰（越西、金阳）。全草发汗解表、祛暑化湿、利尿。

狭萼透骨消

为唇形科植物 *Glechoma biondiana*（Diels）C. Y. Wu et C. Chen var. *angustituba* C. Y. Wu et C. Chen 的全草。

生于密林中。分布于四川省北部。

清热、消肿，用于筋骨痛、风湿疼痛。

管花活血丹

透骨消（普格）。

为唇形科植物 *Glechoma brevituba* Kupr Bot. Zhurn. 的全草。

生于杂木、灌木丛中。分布于普格。

活血通经、祛风湿（普格）。

活血丹

透骨消（高县）、见肿消（筠连）、半边钱（兴文、南充）、破铜莲、马蹄筋骨草、晕药、遍地香、九里香（阿坝州）。

为唇形科植物 *Glechoma longituba*（Nakai）Kupr. /*G. hederacea* L. 的全草。

生于海拔 300 ~ 3 000 m 的湿润、肥沃的荒山、杂木、田野、灌木丛中。分布于全川、彭州、崇州、什邡、邛崃、南充、绵阳市、茂县、汶川、理县、金川、达州市、巴中市、峨眉山、会东、普格、马边。

全株清热、利尿、镇咳、消肿、解毒、祛风止痛，用于黄疸、水肿、膀胱结石、疟疾、肺痈、咳嗽、吐血、淋浊、带下、风湿痹痛、肾炎、泌尿系统结石、急性黄疸型肝炎、肝胆结石、小儿疳积、惊痫、痈肿、疮癣、湿疹。活血通经、祛风除湿、续筋结骨，用于风湿关节痛、风湿骨痛、头晕、白带、外伤出血、痈肿、腮腺炎、骨折（南充、普格）。又全草祛风散寒、活血通络，用于风湿关节痛、跌打损伤、风寒感冒、疰腮、肺痈、疮痈肿毒。

四轮香

土白术（宜宾）、火汉草。

为唇形科植物 *Hanceola sinensis*（Hemsl.）Kudo 的全草、根。

生于海拔 1 400 ~ 2 200 m 的林中、路边潮湿处。分布于宜宾、兴文、珙县、长宁、筠连、邛崃、崇州、峨眉山。

全草清热、消肿、止痛、凉血、杀虫。根利湿健脾、清热、解毒（宜宾），代紫苏用（长宁）。

异野芝麻

为唇形科植物 *Heterolamium debile*（Hemsl.）C. Y. Wu 的全草。

生于海拔 1 700 m 以下的山坡、林下、路边。分布于成都、什邡。

用于疮毒。

细齿异野芝麻

荆芥（珙县）。

为唇形科植物 *Heterolamium debile*（Hemsl.）C. Y. Wu var. *cardiophyllum*（Hemsl.）C. Y. Wu. 的全草。

生于海拔 1 500 ~ 2 700 m 的林下、竹林、水沟、草坡。分布于珙县、峨边、马边。

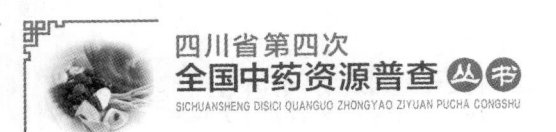

全草祛风、除湿、杀虫止痒（珙县），用于天花。

全唇花

为唇形科植物 *Holocheila longipedunculata* S. Chow 的全草、根。

生于海拔 1 600 ~ 2 200 m 的混交林、灌木丛、刺竹林下。分布于乡城、道孚、康定、新龙。

芳香化湿醒脾，用于霍乱、呕吐、风寒感冒。根用于风热咳嗽。

香薷状香简草

香薷状霜柱。

为唇形科植物 *Keiskea elsholtzioides* Merr. 的地上部分。

生于海拔 500 m 左右的丘陵草丛、树林下。分布于九龙。

祛风除湿、镇痛，用于风湿痹痛。

粉红动蕊花

为唇形科植物 *Kinostemon alborubrum*（Hemsl.）C. Y. Wu 的全草。

生于海拔 1 500 m 左右的灌木林中。分布于什邡、邛崃。

清热、凉血、杀虫。又用于劳伤、风湿骨痛。

动蕊花

野鸡翎（长宁）、红四方草、野紫苏（屏山）、红荆芥（长宁）。

为唇形科植物 *Kinostemon ornatum*（Hemsl.）Kudo 的全草。

生于海拔 700 ~ 2 500 m 的灌木林中。分布于长宁、屏山、叙永、宜宾、崇州、什邡、乐山、洪雅、宣汉、平昌、巴中、万源、通江、南江、峨眉山、峨边、马边。

清热解毒、凉血止血、杀虫，用于头痛、发热、肿瘤、肠痈、肝炎、肺痈咳嗽、咯血、衄血、劳伤吐血、痢疾、湿疹。又全草疏风、解表，用于感冒头痛，外洗疮疖作痒（长宁、宜宾）。

夏至草

白花夏枯草、小益母草。

为唇形科植物 *Lagopsis supine*（Steph.）Ik. – Gal. 的全草。

生于海拔 3 400 m 以下的水边、荒坡草丛中。分布于乐山、攀枝花、石渠、洪雅、峨眉山、德格、盐源、会东。

养血、止血、活血调经、催生下胎、祛瘀生新，用于产后子宫收缩痛、子宫出血、高血压、月经不调、失血头晕、血崩、崩漏、带下等。

独一味

打把巴（藏名）。

为唇形科植物 *Lamiophlomis rotata*（Benth.）Kudo 的根及全草。

生于海拔 2 700 ~ 4 500 m 的高山草甸、灌木丛中。分布于康定、九龙、稻城、乡城、甘孜、巴塘、白玉、石渠、德格、色达、理塘、若尔盖、阿坝、红原、乐山、洪雅、木里等地。

活血行瘀、止痛、行气、消肿、续筋接骨，用于跌伤筋骨及闪腰挫气等症。活血止血、祛风止痛，用于跌打损伤、外伤出血、风湿痹痛、黄水病（洪雅）。

藏医：甘、涩、苦、温，补髓、接骨、干黄水，用于浮肿后黄水、关节积黄水、骨质疏松发炎。

注：本品为川产道地药材，主产于石渠、色达。

短梗野芝麻

为唇形科植物 *Lamium album* L. 的全草、花。

生于海拔 1 500 ~ 2 400 m 的阴湿针叶林林缘、半阴坡草丛中。分布于茂县、九寨沟、汶川、黑水、理县。

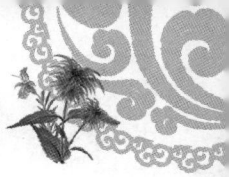

全草清热凉血、消肿止痛、活血祛瘀，用于跌打损伤、痛经、小儿疳积、带下、小便淋痛、子宫内膜炎。花用于子宫及泌尿系统疾患、白带、行经困难。

宝盖草

佛座草、樟嘎（藏名）、接骨草。

为唇形科植物 *Lamium amplexicaule* L. 的全草。

生于海拔 500～4 350 m 的荒坡草丛中、田地里、林下、半阴肥沃处。分布于甘孜州、雷波、昭觉、乐山、成都、金川、若尔盖、九寨沟、洪雅、达州、平昌、巴中、宣汉、万源、通江、峨眉山、昭觉、峨边等地。

清热利湿、活血、解表散寒、祛风通络、消肿解毒、止痛、接骨，用于黄疸型肝炎、淋巴结结核、高血压、面神经麻痹、半身不遂、筋骨疼痛、四肢麻木、跌打损伤、瘰疬、小儿惊风，外用治跌打伤痛、骨折、黄水疮。解表散寒、祛风解毒（昭觉）。

藏医：涩、酸、寒、无毒，治水肿、止血。

野芝麻

白花野芝麻、油芝麻（峨眉）。

为唇形科植物 *Lamium barbatum* Sieb. et Zucc. 的全草、根。

生于海拔 1 000～2 600 m 的溪边、路旁、高山草丛中。分布于峨眉山、洪雅、越西、青川、荣县、峨边。

全草清热解毒、凉血、散瘀、活血消肿、调经，用于肺热咳嗽、血淋、石淋。根清肝利湿、活血消肿，用于眩晕、肝炎、肺痨、水肿、带下、疳积、痔疮、肿毒。

薰衣草

为唇形科植物 *Lavandula angustifolia* Mill. 的全草。

栽培。分布于成都、松潘等地。

防腐、消炎、杀菌、驱虫，用于烫伤、烧伤、皮肤病、神经痛。

益母草

充蔚子、坤草、九重草、森蒂、傍玛（藏名）。

为唇形科植物 *Leonurus heterophyllus* Sweet/*L. japonicus* Houtt. 的全草、种子。

生于海拔 3 400 m 以下的山坡、草丛及溪边林湿润处，分布于全川，凉山州、壤塘、若尔盖、九寨沟、松潘、理县、茂县、汶川、金川、眉山市、达州市、巴中市、峨眉山、泸定、康定、德格、峨边。

全草清热解毒、活血祛瘀、调经、生新、利尿消肿、安胎、祛瘀，用于月经不调、闭经、痛经、产后瘀血腹痛、肾炎浮肿、小便不利、尿血、产后子宫收缩痛。泻血，痈肿疮疡。外用治疮痈肿毒、跌打损伤。清肝明目（昭觉、布拖、普格）。种子活血祛瘀、泻肝明目，用于肝热目赤肿痛、血灌瞳神、目生云翳、高血压、月经不调、产后瘀血腹痛。

藏医：甘、苦、辛、微寒，种子清肝明目，治陈旧性热病、心脏病、月经不调、闭经、痛经、腹中包块、产后瘀滞作痛、目赤肿痛、去翳、高血压。

注：本品为川产道地药材，主产于普格、会理、会东。

白花益母草

为唇形科植物 *Leonurus japonicus* Houtt. var. *albiflorus*（Migo）S. Y. Hu 的全草、种子。

生于山坡、草丛中。分布于冕宁、盐源。

功效同益母草。

大花益母草

为唇形科植物 *Leonurus macranthus* Maxim. 的全草、种子。

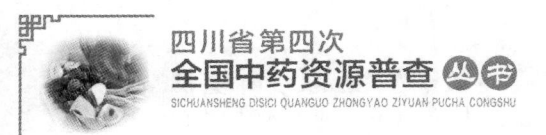

生于荒地中。分布于绵阳市。

功效同益母草。

錾菜

对月草。

为唇形科植物 *Leonurus pseud-acranthus* Kitag. 的全草。

生于海拔 200～1 700 m 的山坡、灌木丛、荒地中。分布于乐山、自贡、眉山市、峨眉山。

活血、补血、行气、调经、祛痰、破瘀、利尿，用于产后腹痛、难产、痛经、月经不调、水肿、淋证。

细叶益母草

四美草、风葫芦草（藏名）。

为唇形科植物 *Leonurus sibiricus* L. 的全草。

生于山坡、草丛中。分布于雅江、乡城、得荣、德格、道孚、白玉、会东。

功效同益母草。

绣球防风

紫花。

为唇形科植物 *Leucas ciliata* Benth. 的全草。

生于海拔 1 500～2 800 m 的山谷草地。分布于金川、茂县、汶川、理县、马尔康、黑水、雷波、会东、米易、会理。

破血通络、明目退翳、解毒消肿，用于风寒感冒、肝气郁结、风湿麻木疼痛、痢疾、小儿疳积、皮疹、脱肛。

白绒草

北风草。

为唇形科植物 *Leucas mollissima* Wall. 的全草。

生于海拔 750～2 000 m 的阳坡荒地、灌木丛、草丛中。分布于乐山、洪雅、邻水、平昌、峨眉山、盐边。

全草清热解毒、发表散寒、活血止痛、清肺止咳，用于伤暑头痛、呕吐、肺热咳嗽、咯血、胸痛、肾虚遗精、阳痿、腰痛、牙痛，外用于疔肿、乳痈、骨折、跌打损伤。

疏毛白绒草

大风寒草、一过风（古蔺）、九层塔（筠连）、钱串草、九服草（长宁）、土防风（兴文）、一扫光（高县）、白绒草。

为唇形科植物 *Leucas mollissima* Wall. var. *chinensis* Benth. 的全草。

生于海拔 750～2 700 m 的灌木丛、水沟边。分布于古蔺、筠连、长宁、兴文、高县、渠县、平昌、巴中、西昌、德昌、会东、安岳、龙泉。

疏风、散热、清肺止咳、解毒、驱寒、发表，用于肺热咳嗽、咯血、胸痛、乳腺炎、肝炎、疟疾（筠连），用于寒热咳嗽（寒咳冲酒服，热咳煎水服，长宁）。

米团花

为唇形科植物 *Leucosceptrum canum* Smith 的叶、皮。

生于海拔 1 000～1 900 m 的干燥开阔荒地、路旁、林缘、灌木丛中。分布于会东。

清热解毒、利湿消肿、止血，用于皮肤溃疡、外伤出血、无名肿毒、骨折、附骨疽、肝炎。

斜萼草

佛座。

为唇形科植物 *Loxocalyx urticifolius* Hemsl. 的全草。

生于海拔 1 200～2 700 m 的林下、荒坡草地等潮湿处。分布于乐山、洪雅、峨边、马边。

清热解毒、杀虫，用于痢疾腹痛、蛔虫病、风湿疼痛、痢疾。

小叶地笋

为唇形科植物 *Lycopus coreanus* Lévl. 的全草。

生于水边、沼泽等潮湿处。分布于开江、平昌、南江。

解表、祛湿、通淋（开江）。清热利尿，用于蛇咬伤、肠风下血（平昌）。

西南小叶地笋

为唇形科植物 *Lycopus coreanus* Lévl. var. *cavaleriei*（Lévl.）C. Y. Wu et H. W. Li 的根。

生于水边、沼泽等潮湿处。分布于甘孜州各县。

消肿。

地瓜儿苗

地笋子、四棱麻（古蔺）、佩兰（泸县）、红花泽兰（宜宾）、泽兰。

为唇形科植物 *Lycopus lucidus* Turcz. 的全草及根。

生于海拔 3 100 m 以下的沟边以及潮湿处。分布于全川，彭州、青白江、乡城、稻城、乐山、泸定、广元、泸州、绵阳市、眉山市、达州市、巴中市、峨眉山、宣汉、宁南、美姑。

根茎活血、健脾益气、消水，用于脾虚水肿、食欲不振、白带淋浊、吐血、衄血、产后腹痛、带下。全草活血、破血、祛风、行水、通经，用于经闭、癥瘕、产后腹痛、月经不调、痛经、身面浮肿、跌打损伤、刀伤、痈肿。又利尿、除湿、益肾补精、安神、解毒（泸县），炖肉服治血虚头昏，神经性头痛（叙永）。活血、通经、利尿（美姑）全草清热解毒、理气止痛，风寒咳嗽、跌打损伤（洪雅）。

硬毛地笋

地笋子、地蛹、地藕、地瓜儿苗（南充）。

为唇形科植物 *Lycopus lucidus* Turcz. var. *hirtus* Regel 的全草。

生于海拔 2 100 m 以下的沼泽、沟边阴湿处。分布于乐山、崇州、邛崃、泸定、南充市、邻水、洪雅、会理、宁南、喜德。

全草活血通经、祛痰、祛瘀消肿、利水通淋、利尿，用于月经不调、产前后诸症、腹痛、水肿、消渴、经闭、痛经、跌打损伤。根茎固肾止带、健脾利水，用于妇女体虚白带、脾虚水肿。根为消肿解毒，兼治风湿、蛇咬伤。

肉叶龙头草

恙汉花、水升麻。

为唇形科植物 *Meehania faberi*（Hemsl.）C. Y. Wu 的全草。

生于林下、灌木丛中。分布于达州、大竹。

清热解毒、消肿散结、止痒，用于痈肿疮毒、瘰疬、咽喉肿痛。

华西龙头草

恙汉花、水升麻。

为唇形科植物 *Meehania fargesii*（Lévl.）C. Y. Wu 的全草。

生于海拔 1 900～3 500 米针阔混交林、针叶林、灌木丛中。分布于乐山、洪雅、开江、邻水、宣汉、万源、峨眉山、泸定、会东、木里。

清热解毒、消肿散结、止痒，用于痈肿疮毒、瘰疬、咽喉肿痛。

梗花龙头草

为唇形科植物 *Meehania fargesii*（Lévl.）C. Y. Wu var. *pedunculata*（Hemsl.）C. Y. Wu 的全草、根、叶。

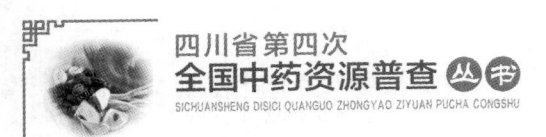

生于海拔 1 400~3 500 m 的混交林下阴湿处。分布于邻水。

根、叶用于牙痛。全草用于泄泻。

华西鲤鱼草

龙头茶、大毒茶（古蔺）、走茎龙头草。

为唇形科植物 Meehania fargesii（Lévl.）C. Y. Wu var. radicans（Vamiot）C. Y. Wu 的全草。

生于海拔 1 200~1 800 m 的混交林下阴湿处。分布于古蔺、屏山、邛崃、什邡、崇州。

清热解毒、止痒、发表散寒，用于风寒感冒，外敷痈疮肿毒（古蔺）。

龙头草

为唇形科植物 Meehania henryi（Hemsl.）Sun ex C. Y. Wu 的全草、根、叶。

生于低山的林下、灌木林中。分布于乐山、洪雅。

全草清热解毒，用于蚊虫咬伤。根泡酒服补血。叶外用于蛇咬伤。

蜜蜂花

鼻血草、血母草（古蔺、宜宾）、野荆芥（叙永）、山合香（珙县）、大腻菊草（长宁）、青四棱草（屏山）。

为唇形科植物 Melissa axillaris（Benth.）Bakh. f. 的叶。

生于海拔 600~2 800 m 的路旁、山坡、草地、向阳草丛或灌木丛中。分布于宜宾市、泸州、凉山州、屏山、邛崃、雷波、乐山、眉山市、开江、大竹、达州、宣汉、万源、通江、峨眉山、会东、西昌、盐边、会理、峨边。

清热解毒、凉血止血，用于风湿痹痛、麻木、麻风、吐血、鼻衄、皮肤瘙痒、疱疹、癫症、崩带。

香蜂花

为唇形科植物 Melissa officinalis L. 的全草。

栽培。分布于成都市。

全草用于头痛及牙痛。

云南蜜蜂花

为唇形科植物 Melissa yunnanensis C. Y. Wu et W. Y. Huang 的全草。

生于山坡、草丛中。分布于康定、稻城、乡城。

清热解毒，用于风湿麻木、大麻风、吐血、鼻出血、疮疹等。

假薄荷

为唇形科植物 Mentha asiatica Boriss. 的全草。

生于沟边、地旁、低洼潮湿处。分布于昭觉、得荣、茂县、道孚、乡城、屏山、金川、马尔康。

功效同薄荷。

薄荷

野薄荷、古底弄几（藏名）。

为唇形科植物 Mentha haplocalyx Briq. 的全草。

生于海拔 3 800 m 以下的沟边、地旁、低洼潮湿处，分布于兴文、屏山、宜宾、合江、高县、古蔺、纳溪、筠连、泸县、隆昌、丹巴、乡城、德格、昭觉、金阳、宁南、什邡、炉霍、得荣、九龙、道孚、甘孜、岳池、南充市、绵阳市、金川、若尔盖、茂县、汶川、理县、九寨沟、小金、马尔康、眉山市、达州市、巴中市、峨眉山、峨边。

全草疏风、清热、清利头目、解热、镇痛、利咽喉、避秽、发表透疹，用于外感风热、目赤头痛、咽喉肿痛、食滞气胀、口疮、牙痛、疮疖、麻疹不透、瘾疹（宜宾、泸州）。

藏医：活血、祛瘀，治一切血脉病、胆病、包块、创伤。

家薄荷

为唇形科植物 *Mentha haplocalyx* Briq. var. *piperascens*（Malinvand）C. Y. Wu et H. W. Li 的全草。

栽培。分布于乐山、泸州、眉山市、达州市、巴中市。

疏风、清热、解表，用于风热感冒、头痛、目赤、牙痛、食滞。

圆叶薄荷

青薄荷、留兰香。

为唇形科植物 *Mentha rotundifolia*（L.）Huds. 的全草。

生于荒坡草丛中，有栽培。分布于乐山、雅江、稻城、乡城、眉山市。

祛风、健脾、止呕、醒神、清热解表，用于外感风寒、胃气痛、头昏、头痛、咽喉肿痛、牙痛、食滞，外敷皲裂。

留兰香

鱼香草（叙永）、卜荷（长宁）。

为唇形科植物 *Mentha spicata* L. 的全草。

栽培或野生于海拔 500 m 左右的路边、草丛中。分布于全川，如叙永、长宁、普格、越西、道孚、松潘、茂县。

全草疏风、理气、止痛，用于感冒咳嗽、头痛、脘腹胀痛、痛经。祛风散寒、健胃止呕（普格、越西）。

姜味草

为唇形科植物 *Micromeria biflora* Benth. 的全草。

生于海拔 2 000 ~ 2 500 m 的石灰岩山地及开阔草地。分布于石渠。

理气、祛风解表、止痛，用于胃肠病、感冒咳嗽，并可预防痢疾。

冠唇花

野藿香。

为唇形科植物 *Microtoena insuavis*（Hance）Prain ex Dunn 的全草。

生于海拔 600 ~ 2 700 m 的林缘、灌木林中。分布于金川、九寨沟、茂县、汶川、小金、峨眉、洪雅、峨眉山。

芳香化浊、发表、散寒、温中、理气止痛、健胃，用于风寒感冒、咳喘气急、头痛、齿痛、消化不良、气胀腹痛、泄泻、痢疾。

峨眉冠唇花

四棱香（洪雅）。

为唇形科植物 *Microtoena omeiensis* C. Y. Wu. et Hsuan 的全草。

生于海拔 1 500 ~ 1 700 m 的草地、灌木林中。分布于什邡、峨眉、洪雅。

芳香化浊、理气止痛，用于风寒感冒、咳嗽、痰多、头痛、齿痛。

滇南冠唇花

野藿香。

为唇形科植物 *Microtoena patchouli*（C. B. Clarke）C. Y. Wu. et Hsuan 的全草。

生于海拔 1 100 ~ 2 000 m 的路边灌木林中。分布于乐山。

发汗、解毒、利消化、解暑、化湿、行气和胃，用于风寒感冒、喘咳气急、吐泻、头痛、腹痛、痢疾，外用于手足癣。

小花石荠苎

痱子草（南溪、筠连）、野荆芥（高县）、小花薄荷。

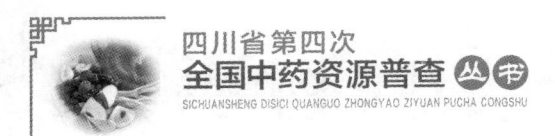

为唇形科植物 *Mosla cavaleriei* Lévl. 的全草。

生于海拔 1 800 m 以下的疏林、山坡草地。分布于古蔺、筠连、长宁、纳溪、高县、江安、兴文、泸县、南溪、隆昌、开江、大竹。

全草发汗解暑、健脾利湿、止痒、解蛇毒，用于感冒、中暑、急性胃肠炎、消化不良、水肿，外用于湿疹、疮疖肿毒、跌打肿痛。疏风散寒、镇咳（高县），清热、解暑、解毒（筠连、南溪）。

石香薷

小霸王（纳溪）、痱子草（宜宾、筠连）、小荆芥（合江）、蚊子草（洪雅）。

为唇形科植物 *Mosla chinensis* Maxim. 的全草。

生于海拔 1 400 m 以下的山坡荒地、草地、灌木丛中。分布于古蔺、兴文、纳溪、筠连、高县、合江、宜宾、长宁、叙永、眉山市、开江、达州、大竹、邻水、宣汉、平昌、巴中。

全草祛暑、发汗解表、活血、理气止痛、芳香化湿、利尿消肿，用于夏季感冒、中暑呕吐、腹痛泄泻、跌打瘀痛、中暑发热无汗、皮肤湿疹、水肿、瘙痒、多发性疖肿。煎水洗痱子（筠连）。

小鱼仙草

为唇形科植物 *Mosla dianthera* (Buch-am.) Maxim. 的全草。

生于海拔 2 300 m 以下的山坡、路旁、沟边。分布于邛崃、洪雅、开江、大竹。

祛风发表、利湿止痒，用于感冒头痛、乳蛾、扁桃体炎、中暑、溃疡病、痢疾，外用于湿疹、痱子、皮肤瘙痒、疮疖、蜈蚣咬伤。清热解毒、凉血，用于衄血、肠风下血、跌打损伤（洪雅）。

少花荠苎

土荆芥（筠连）。

为唇形科植物 *Mosla pauciflora* (C. Y. Wu) C. Y. Wu et H. W. Li 的全草。

生于海拔 1 000～1 350 m 的路旁、溪边、林缘。分布于筠连、古蔺、崇州、宣汉、万源。

全草发表散寒、清暑解表、止痒，外洗痱子（筠连、古蔺、达州）。

石荠苎

水荆芥、土香茹（宜宾）、土荆芥（珙县）、红痱子草（纳溪、隆昌）。

为唇形科植物 *Mosla scabra* (Thunb.) (C. Y. Wu) C. Y. Wu et H. W. Li/ *M. punctata* (Thunb.) Maxim. 的全草。

生于海拔 200～1 100 m 的山坡、路旁或灌木丛下。分布于筠连、长宁、纳溪、兴文、宜宾、高县、泸县、古蔺、珙县、隆昌、青川、眉山市、渠县、平昌、巴中、万源、通江、南江、峨眉山、宣汉。

全草清暑热、祛风湿、发表、消肿解毒、行气理血、利湿止痒，用于暑热痧证、暑日感冒、中暑、感冒头痛、咽喉肿痛、急性胃肠炎、湿疹、衄血、血痢、感冒咳嗽、慢性气管炎、痈疽、疮肿、风疹、热痱、痢疾、小便不利、肾炎水肿、白带。炒炭用于便血、子宫出血。外用于跌打损伤、外伤出血、麻子、皮炎、湿疹、脚癣、多发性疖肿、毒蛇咬伤。

猫薄荷

猫儿药（古蔺、叙永）、野藿香（古蔺）、荆芥、土荆芥、假荆芥（阿坝州）。

为唇形科植物 *Nepeta cataria* L. 的全草。

生于海拔 1 500～2 500 m 的荒地、草丛中。分布于乐山、广元、崇州、古蔺、叙永、金川、九寨沟、汶川、理县、小金、眉山市、达州市、巴中市。

全草祛风、发汗、散瘀消肿、解热、透疹、止血、止痛，用于伤风感冒、头痛、发热、怕冷、咽喉肿痛、结膜炎、麻疹不透、外伤出血、毒蛇咬伤、跌打损伤。碳炒后用于吐血、衄血、便血。

蓝花荆芥

垦梯那保（藏名）。

为唇形科植物 *Nepeta coerulescens* Maxim. 的全草。

生于海拔 3 300 ~ 4 400 m 的半阴山、地边、路旁、山坡上或石缝中。分布于道孚、色达、石渠、盐边、峨边。

消炎、止血、排脓、杀菌。

心叶荆芥

为唇形科植物 *Nepeta fordii* Hemsl. 的全草。

生于海拔 250 ~ 700 m 的灌木丛中。分布于乐山。

发表散寒、祛风解毒。

穗花荆芥

冬纳冬迟（藏名）。

为唇形科植物 *Nepeta laevigata*（D. Don）Hand. et Mazz. 的全草。

生于海拔 2 600 ~ 4 000 m 的河滩沟谷、坡地。分布于巴塘、道孚、甘孜、理塘、白玉、乡城等地。

解表。

藏医：苦、寒，消炎、止血、排脓、杀菌。

康藏荆芥

吉子切哇（藏名）、野藿香。

为唇形科植物 *Nepeta prattii* Lévl. 的全草。

生于海拔 1 900 ~ 4 300 m 的山坡草地、湿润处。分布于道孚、德格、甘孜、色达、新龙、石渠、九龙、稻城、金川、若尔盖、九寨沟、松潘、红原、峨边等地。

清热消炎、祛风发汗、解热透疹、止血，用于伤风感冒、头痛、发热怕冷、咽喉肿痛等症。散瘀消肿、止血、止痛，治跌打损伤、吐血、衄血、外伤出血、疔疮肿毒。

藏医：微苦、辛、凉，清热解毒、止痛，治伤风感冒、头痛、咽喉肿痛、结膜炎、麻疹不透。德格藏医治男性生殖器痛、溃疡。

狭叶荆芥

吉子切哇、尼不肯（藏名）。

为唇形科植物 *Nepeta souliei* Lévl. 的全草。

生于海拔 2 500 ~ 3 400 m 的山坡草地、疏林中。分布于白玉、九龙、康定、道孚、乡城、若尔盖、阿坝、红原、木里等地。

发表散寒、祛风解毒、散瘀消肿、止血、止痛，用于跌打损伤、吐血、衄血、外伤出血、疔疮肿毒。清肝热，用于口腔炎（阿坝州）

藏医：微苦、辛、凉，清热解毒、止痛，治伤风感冒、头痛、咽喉肿痛、结膜炎、麻疹不透。德格藏医治男性生殖器痛、溃疡。

多花荆芥

吉子切哇（藏名）。

为唇形科植物 *Nepeta stewartiana* Diels 的全草。

生于海拔 2 700 ~ 3 500 m 的山坡草地、林中。分布于丹巴、德格、石渠、乡城、盐源、盐边等地。

散瘀消肿、止血、止痛、解表，用于跌打损伤、吐血、衄血、外伤出血、疔疮肿毒。

藏医：微苦、辛、凉，清热解毒、止痛，治伤风感冒、头痛、咽喉肿痛、结膜炎、麻疹不透。德格藏医治男性生殖器痛、溃疡。

细花荆芥

吉子切哇（藏名）。

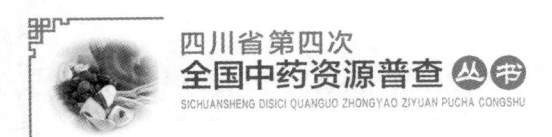

为唇形科植物 *Nepeta tenuiflora* Diels 的全草。

生于海拔 2 700～3 600 m 的山坡草地、灌木丛、松林边缘。分布于康定、稻城、乡城、木里、宁南、雷波等地。

散瘀消肿、止血、止痛，用于跌打损伤、吐血、衄血、外伤出血、疔疮肿毒。

藏医：微苦、辛、凉，清热解毒、止痛，治伤风感冒、头痛、咽喉肿痛、结膜炎、麻疹不透。德格藏医治男性生殖器痛、溃疡。

罗勒

木姜花（叙永）、味精草（泸县）、筋骨钻（绵阳）。

为唇形科植物 *Ocimum basilicum* L. 的全草。

生于丘陵地区的沟边、原野，有栽培。分布于泸县、叙永、绵阳市。

全草祛风除湿、理气、化湿、消食、活血止痛、解毒。用于外感头痛、风湿骨痛、瘫痪、食胀气滞、脘痛、泄泻、月经不调、跌打损伤、蛇虫咬伤、皮肤湿疹、隐疹、瘙痒。种子又名光明子，治目翳，并试用于避孕。

毛罗勒

为唇形科植物 *Ocimum basilicum* L. var. *pilosum*（Willd.）Benth. 的全草。

生于丘陵地区的沟边、原野，有栽培。分布于会东。

功效同罗勒。

圣罗勒

为唇形科植物 *Ocimum sanctum* L. 的全草。

生于干燥砂质草地上。分布于米易。

用于头痛、哮喘。叶可当茶饮。

牛至

香薷（南溪）、土香薷、聂杂（藏名）、滇香薷、满坡香、五香草、白花香薷、地胡（松潘）。

为唇形科植物 *Origanum vulgare* L. 的地上部分。

生于海拔 500～3 800 m 的阴山、半阴山、灌木丛下、地边肥沃处。分布于南溪、甘孜州、茂县、九寨沟、金川、汶川、理县、马尔康、松潘、黑水、凉山州、彭州、广元、绵阳、南充市、渠县、平昌、巴中、峨边、马边、雷波。

全草发汗解表、理气、清暑化湿、散寒、健胃利尿，用于伤风感冒、伤暑感冒、中暑、恶寒身热、头重胸闷而无汗、伤暑头痛、呕吐腹泻、水肿、发热无汗、小便短赤、呕吐、胸膈胀满、腹痛、腹泻、急性胃肠炎、黄疸、小儿疳积、疔疮。发汗解表、消暑化湿（凉山州）。

藏医：苦、寒，清热解毒、祛风湿，治关节炎、感冒发烧、咽喉炎、风疹瘙痒。松潘藏民晒干泡茶喝，消饱胀。

鸡脚参

为唇形科植物 *Orthosiphon wulfenioides*（Diels）Hand-azz. 的根。

生于海拔 1 200～2 900 m 的松林下或草坡。分布于昭觉、泸定、盐源、宁南、理县、成都、冕宁、金阳、布拖、普格、米易、会东、木里、石棉。

清肺润燥、益阴敛汗、祛风除湿、镇痛化积、接骨生肌，用于虚弱头晕（昭觉）。

鸡肝花

为唇形科植物 *Orthosiphon wulfenioides*（Diels）Hand-azz. var. *foliosus* Pete-tib. 的根。

生于海拔 830～2 300 m 的林下、草坡。分布于成都、汉源、雷波。

清肺润燥、益阴敛汗、祛风除湿、镇痛化积、接骨生肌，用于虚弱头晕（昭觉）。

纤细假糙苏

野木姜花（古蔺）。

为唇形科植物 *Paraphlomis gracilis* Kudo 的全草。

生于海拔 600～800 m 的林下阴湿处。分布于古蔺、叙永。

全草辛温解表，用于风寒感冒、头痛（古蔺）。

假糙苏

糙苏。

为唇形科植物 *Paraphlomis javanica*（Bl.）Prain /*P. rugosa*（Benth.）Prain 的全草。

生于海拔 300～2 000 m 的路边、灌木丛中。分布于洪雅、峨眉山。

滋阴、润肺、润燥、止咳化痰、补虚调经，用于感冒发热、肺痨咳嗽、劳伤、月经不调、水肿、骨哽喉、头晕。

小叶假糙苏

水苏麻（叙永）、小青叶（宜宾）、玫檀花、金槐、二十槐花（峨眉）。

为唇形科植物 *Paraphlomis javanica*（Bl.）Prain var. *coronata*（Vaniot）C. Y. Wu et H. W. Li 的全草。

生于海拔 400～2 000 m 的水沟边、林下、灌木丛中。分布于古蔺、合江、长宁、筠连、宜宾、洪雅、峨眉山。

滋阴、润肺、止咳化痰、解表发汗，用于肺痨咳嗽、头晕、月经不调、风寒感冒。清热、解毒（宜宾）。

紫苏

苏麻子（长宁）、白紫苏、山紫苏、家苏（阿坝州）。

为唇形科植物 *Perilla frutescens*（L.）Britt. 的全草、果实。

生于海拔 1 800 m 以下的向阳肥沃土地，多栽培。分布于全川。

果下气、消痰、润肺、宽胸、平喘，用于咳逆痰喘、痰涎壅盛、便秘、气滞。叶发表、散寒、理气、和营、安胎；用于感冒风寒、恶寒发热、咳嗽、气喘、胸腹胀满、干呕、胎动不安、解鱼蟹毒、治麻子。苏梗理气、舒郁、止痛、安胎，用于气滞、食滞、胸膈痞闷、脘腹疼痛、胎气不和。叶杀菌，用于预防泡菜生花。

尖紫苏

野生紫苏。

为唇形科植物 *Perilla frutescens*（L.）Britton var. *acuta*（Thunb.）Kudo 的叶

栽培。分布于乐山、成都、什邡、峨眉山。

发表散寒、下气、平喘、安胎、理气和营，用于风寒咳嗽、气喘、胎动不安。

回回苏

鸡冠回苏、苏子。

为唇形科植物 *Perilla frutescens*（L.）Britton var. *crispa*（Thunb.）Hand. et Mazz. 的叶、果实、梗。

生于海拔 2 500 m 以下的山地，多为栽培。分布于成都、乐山、筠连、合江、兴文、古蔺、江安、珙县、宜宾、高县、隆昌、金川、九寨沟、小金、汶川、眉山市、达州、邻水、平昌、宣汉、万源、通江、峨眉山、会理。

叶发表散寒、顺气消胀、理气和营，用于感冒风寒、恶寒发热、咳嗽、气喘、胸腹胀满、胎动不安、鱼蟹中毒。果实降气、消痰、止咳宽中，用于咳嗽、痰喘、气滞、呃逆。苏梗理气宽中、解郁安胎，用于胸闷不舒、气滞腹胀、妊娠呕吐、胎动不安。

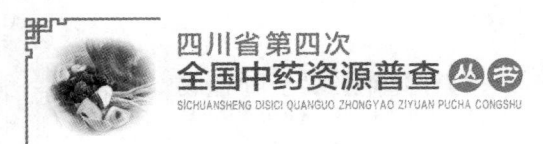

假秦艽

水苏糙苏（昭觉）

为唇形科植物 *Phlomis betonicoides* Diels 的根。

生于海拔 2 700～3 000 m 的高山草地、林间草地或林缘。分布于昭觉、理塘、盐源、木里、盐边、马尔康、理县。

清热滋阴、生津止渴（昭觉）。健胃，用于肚子胀（食物中毒）、肚痛、腹泻及风寒感冒（理塘）。

尖齿糙苏

信梯曲尼（藏名）。

为唇形科植物 *Phlomis dentosa* Franch. 的全草。

生于海拔 4 000 m 左右的阴坡、荒地。分布于道孚、德格、乡城、石渠、甘孜、稻城、康定。

根甘、平，镇咳化痰、清热凉血，用于感冒咳嗽、支气管炎、久疮不愈。

藏医：甘、苦、温、无毒。消炎止咳，治感冒、气管炎。

大花糙苏

老鼠刺，糙苏

为唇形科植物 *Phlomis megalantha* Diels 的全草。

生于海拔 2 000～4 200 m 的冷杉林下、灌木丛草坡、灌木林中。分布于乐山、成都、若尔盖、茂县、汶川、小金、马尔康、什邡、洪雅、峨眉山、雅江、甘孜、康定、凉山州、峨边、马边。

祛风除湿、清热解毒，用于麻风、痈肿、风湿骨痛、外感风寒。

美观糙苏

为唇形科植物 *Phlomis ornata* C. Y. Wu 的全草。

生于海拔 3 000～3 700 m 的灌木林中。分布于成都、什邡、康定、道孚、雅安、喜德。

祛风除湿、清热解毒。

具梗糙苏

为唇形科植物 *Phlomis pedunculata* Sun ex G. H. Hu 的全草。

生于灌木林中。分布于崇州、盐源、普格。

祛风除湿、清热解毒。

康定糙苏

为唇形科植物 *Phlomis tatsienensis* Bur. et Franch. 的全草。

生于海拔 2 400～3 500 m 的山坡草地。分布于康定、丹巴、九龙、得荣、道孚、甘孜、德昌、会理、美姑。

解表、祛风、止痛（美姑）。

糙苏

山苏子。

为唇形科植物 *Phlomis umbrosa* Turcz. 的全草、根。

生于海拔 2 200～3 300 m 的林下、林缘、路旁、灌木林中。分布于乐山、广元、绵阳、若尔盖、茂县、金川、汶川、小金、马尔康、洪雅、峨眉山、美姑、峨边、马边。

全草清热解毒、消肿散结，用于疮痈肿毒、无名肿毒。根祛风除湿，用于风湿麻木（峨眉）。

南方糙苏

大叶毛三七（屏山）。

为唇形科植物 *Phlomis umbrosa* Turcz. var. *australis* Hemsl. 的全草、根。

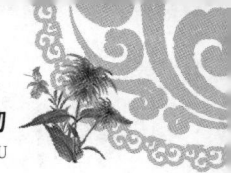

生于海拔 1 600～3 200 m 的山坡、草丛、沟边。分布于屏山、宣汉、万源、通江、南江。

根消炎、止咳，用于肺痨咳嗽、肺痈。全草消炎、止咳，用于吐泻、风热咳嗽、感冒。

根及全草清热、消肿；用于疮痈、肿毒（屏山）。根消肿、生肌、续筋接骨、补肝肾、强腰膝、安胎，用于跌打损伤、血瘀肿痛、肝肾虚弱、腰膝无力、胎动不安。

螃蟹甲

陆木尔（藏名）。

为唇形科植物 *Phlomis younghusbandii* Mukerj. 的块根。

生于海拔 2 500～4 600 m 的干燥山坡、灌木丛、田野。分布于理塘、乐山、壤塘、马尔康、金川、洪雅。

根甘、平，镇咳化痰、清热解毒、消肿散结，用于感冒咳嗽、支气管炎、咽喉肿痛。

藏医：甘、苦、温。润喉、托疮、生肌，治肺病、培根寒证、口疮、感冒咳嗽、疮疖、溃疡久不敛口、瘤子。

扭连钱

颖对哇（藏名）。

为唇形科植物 *Phyllophyton complanatum*（Dunn）Kudo 的全草。

生于海拔 4 100～5 200 m 的高山流石滩。分布于新龙、德格、白玉、得荣、九龙、乡城、石渠。

用于胃病。

藏医：全草辛、苦、气香、凉。清热、消炎、杀虫、止痛，治炎症、乳蛾、虫病、胸痛。

短冠刺蕊草

为唇形科植物 *Pogostemon brevicorollus* Sun ex C. H. Hu 的叶。

生于海拔 1 200～2 300 m 的山谷、林中。分布于雷波。

叶用于疮疡肿毒。

广藿香

为唇形科植物 *Pogostemon cablin*（Blanco）Benth. 的全草。

栽培。分布于宜宾、泸州、雷波、富顺。

解暑化湿、行气和胃，用于湿浊中阻、脘痞呕吐、暑湿倦怠、胸闷不舒。

大花夏枯草

为唇形科植物 *Prunella grandiflora*（L.）Scholler. 的根、茎。

生于路旁、林缘、山坡草地上。分布于会东。

解毒散结、祛风除湿。

硬毛夏枯草

夏枯措、夏苦措（藏名）。

为唇形科植物 *Prunella hispida* Benth. 的花穗及果穗。

生于海拔 1 500～3 900 m 的路旁、林缘、山坡草地上。分布于道孚、白玉、新龙、九龙、康定、眉山市、泸定、丹巴、稻城、宁南、西昌、德昌、峨边、马边。

全草寒、辛、苦，清肝、消肿、散结，用于痈肿、瘰疬、瘿瘤、乳痈、乳癌、目珠夜痛、羞明流泪、头目眩晕、口眼㖞斜、筋骨疼痛、肺结核、急性传染性黄疸型肝炎、血崩、带下。

藏医：全草辛、苦、寒，降肝火、止血，治肝炎、肝热、出血。

夏枯草

灯笼花（合江）、牛儿草（屏山）、六月干、白花草、大头花（阿坝州）。

为唇形科植物 *Prunella vulgaris* L. 的果穗及全草。

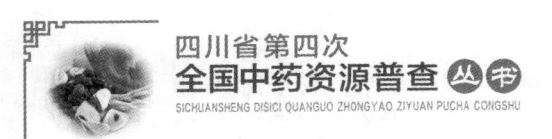

生于海拔 3 200 m 以下的向阳山坡草地、林缘、灌木丛中。分布于全川。

全草清肝明目、破癥散结、清热，用于瘰疬、疬瘤、乳痈、乳癌、颈淋巴结核、目珠夜痛、羞明流泪、头目眩晕、口眼㖞斜、筋骨疼痛、肺结核、急性传染性黄疸型肝炎、中心性视网膜炎、急性乳腺炎、腮腺炎、痈疖肿毒、血崩、带下、高血压、尿道炎、火眼、痛疽。

狭叶夏枯草

夏枯措、夏苦措（藏名）。

为唇形科植物 *Prunella vulgaris* L. var. *lanceolata*（Barton）Fernald 的全草。

生于海拔 500～3 200 m 的路旁、草坡、灌木丛、林缘。分布于巴塘、理塘、九龙等地。

清肝散结，用于瘰疬、瘿瘤、乳痈、乳癌、目珠夜痛、羞明流泪、头目眩晕、口眼㖞斜、筋骨疼痛、肺结核、急性传染性黄疸型肝炎、血崩、带下。

藏医：全草辛、苦、寒。降肝火、止血，治肝炎、肝热、出血。

腺花香茶菜

山紫苏（江安）。

为唇形科植物 *Rabdosia adenantha*（Diels）Hara 的根及地上部分。

生于海拔 1 600～2 300 m 的松林、栎树林、竹林、草地。分布于江安、南溪、长宁、九龙、德格、宁南、盐源、冕宁。

根健脾利湿、镇吐理气，用于上吐下泻、食欲不振、饱胀、痢疾。根治狂犬咬伤、肠胃炎、痢疾（宜宾市、泸州）。全草清热、解毒，用于无名肿毒、大头瘟。

白柔毛香茶菜

为唇形科植物 *Rabdosia albopilosa* C. Y. Wu & H. W. Li 的根。

生于草坡、灌木丛中，分布于会东、会理、德昌。

健脾利湿、镇吐理气，用于上吐下泻。

灰岩香茶菜

野黄荆。

为唇形科植物 *Rabdosia calcicola*（Hand. et Mazz.）Hara var. *subcalva*（Hand. et Mazz.）C. Y. Wu et H. W. Li 的全草。

生于山坡、灌木丛中。分布于屏山、会东。

全草清热、解毒，用于粪毒（屏山）。

细锥香茶菜

为唇形科植物 *Rabdosia coetsa*（Buch-am. ex D. Don）Hara 的全草、根。

生于海拔 650～3 700 m 的草坡、灌木林下，分布于彭州、泸定、得荣、会东、会理、荣县。

全草清热解毒、利湿，用于刀伤。根行血、止痛，用于跌打损伤、麻风。

道孚香茶菜

为唇形科植物 *Rabdosia dawoensis*（Hand. et Mazz.）C. Y. Wu et Hsuan 的地上部分。

生于海拔 2 800～3 800 m 的山坡、灌木丛、沟边。分布于甘孜、道孚、康定、炉霍。

清热解毒、活血化瘀。

紫毛香茶菜

黑头草。

为唇形科植物 *Rabdosia enanderiana*（Hand. et Mazz.）Hara 的根、叶。

生于海拔 700～2 500 m 的河谷干热地区的山坡、路旁。分布于凉山州。

平喘养心、镇静安神。

毛萼香茶菜

黑头草。

为唇形科植物 *Rabdosia eriocalyx*（Dunn）Hara 的根、叶。

生于海拔 750～3 000 m 的向阳山坡、灌木丛、荒地。分布于乐山、洪雅、峨眉山、泸定、康定、雅江、雅安、凉山州、峨边、马边。

根清热解毒、消炎、散结消肿、收敛，用于瘰疬、肠风下血、乳痈、痢疾、泄泻。叶除湿、杀虫，用于脚癣。

扇脉香茶菜

为唇形科植物 *Rabdosia flabelliformis* C. Y. Wu 的地上部分。

生于海拔 2 500～3 200 m 的林下、灌木丛、石缝。分布于道孚、炉霍、什邡、康定、九龙、阿坝州、凉山州。

粗齿香茶菜

苏麻子（纳溪）、野苏麻（合江）。

为唇形科植物 *Rabdosia grosseserrata*（Dunn）Hara 的果实。

生于山坡、灌木丛、。分布于纳溪、合江。

果降气止咳、发表散寒、行气宽胸（合江）、滋补肝肾（纳溪）。

鄂西香茶菜

野苏麻（叙永）。

为唇形科植物 *Rabdosia henryi*（Hemsl.）H. Hara 的全草、根。

生于海拔 500～2 600 m 的路旁、山坡、溪边。分布于珙县、叙永、普格、会理。

全草清热、解毒、发汗、止咳（叙永）。根健脾利湿、降逆。

毛叶香茶菜

为唇形科植物 *Rabdosia japonicus*（Burm. f.）Hara 的根、叶。

生于海拔 700～2 100 m 的山坡、路旁、荒地。分布于乐山、西昌、马边。

解毒、活血、健胃。

线纹香茶菜

小疙瘩。

为唇形科植物 *Rabdosia lophanthoides*（Buch-am.）Hara 的全草。

生于海拔 500～2 700 m 的溪边、林下、荒地。分布于乐山、崇州、洪雅、峨眉山、九龙、米亚、甘洛。

解毒祛风、清热利湿、祛风除湿、凉血散瘀、退黄、驱虫，用于风湿痹痛、风湿麻木、跌打损伤、黄疸、急性胆囊炎、咽喉肿痛、痢疾、泄泻，解乌头中毒。

显脉香茶菜

为唇形科植物 *Rabdosia nervosa*（Hemsl.）C. Y. Wu et H. W. Li 的全草。

生于海拔 300～600 m 的山谷、草丛、林下阴湿处。分布于万源、南江。

清热利湿、解毒，用于感冒、急性黄疸型肝炎、毒蛇咬伤、疮毒、湿疹、脓泡疮、皮肤瘙痒、痧证、烫伤。

叶穗香茶菜

为唇形科植物 *Rabdosia phyllostachys*（Diels）Hara 的根。

生于海拔 1 600～3 000 m 的灌木丛、草坡、荒地。分布于攀枝花、马尔康。

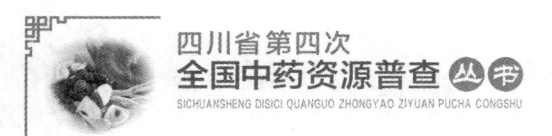
清热、收敛、止血，用于泄泻、痢疾、胃痛。

川藏香茶菜

为唇形科植物 *Rabdosia pseud-rrorata*（C. Y. Wu）Hara 的叶、花。

生于海拔 3 300～4 300 m 的碎石间、石岩上、草坡、灌木丛中。分布于冕宁。

用于驱蛔虫、祛翳。

瘿花香茶菜

野香薷。

为唇形科植物 *Rabdosia rosthornii*（Diels）Hara 的全草。

生于海拔 500～2 300 m 的山坡、灌木林下。分布于乐山、洪雅、邻水、万源、通江、峨眉山。

祛风除湿、辛温解表、止咳、清热化痰、消痈肿，用于风寒感冒、咳嗽、关节疼痛、跌打瘀肿。

碎米桠

破血丹。

为唇形科植物 *Rabdosia rubescens*（Hemsl.）Hara 的地上部分。

生于海拔 1 000～2 800 m 的山坡、林地、砾石地、灌木丛中。分布于泸定、九龙、乡城、康定、丹巴、甘孜、凉山州、米易、广元。

清热解毒、祛风除湿、活血止痛、抗癌、消炎、抗菌，用于咽喉肿痛、乳蛾、感冒头痛、咳嗽、慢性肝炎、风湿关节痛、蛇虫咬伤、癌症。

皱叶香茶菜

为唇形科植物 *Rabdosia rugosa*（Wall.）Codd. 的叶。

生于海拔 1 000～3 300 m 的山坡、路旁、沟边、灌木丛中。分布于木里。

解毒消炎、止血。

黄花香茶菜

烂脚草（洪雅）。

为唇形科植物 *Rabdosia sculponeatus*（Vaniot）Kudo 的全草、叶。

生于海拔 500～2 800 m 的灌木丛、荒坡草地。分布于乐山、洪雅、泸定、康定、九龙、稻城、美姑、宁南、冕宁、峨边、马边。

全草清热解毒、理气、利湿，用于痢疾、烂脚丫。叶用于脚癣。

溪黄草

下天梯（合江）、四楞麻（古蔺）、山黄桂（长宁）、大叒药、铁苏麻（兴文）、臭黄荆、山黄荆（泸县、江安）、白升麻（洪雅、峨眉）、溪沟草（峨眉）。

为唇形科植物 *Rabdosia serra*（Maxim.）Hara 的全草、叶、根。

生于海拔 1 800 m 的山坡、路旁、草丛、灌木林下。分布于泸县、江安、合江、古蔺、长宁、兴文、乐山、洪雅、德昌、会理。

清热解毒、利湿、活血散瘀，用于感冒咳嗽、急性胆囊炎、跌打瘀痛等症。又治肺痨吐血（合江），外伤出血（古蔺），治痢疾、痔疮脱肛、牙痛（泸县），小儿疳积、内伤咳嗽（江安），祛风止痒、治黄水疮（长宁、南溪）。

不育红

红都拉。

为唇形科植物 *Rabdosia yunnanensis*（Hand. et Mazz.）Hara/*Plectranthus yunnanensis* Hand. et Mazz. /*Isodon yunnanensis*（Hand. et Mazz.）Hara 的根状茎。

生于海拔 1 800～3 000 m 的松林下、草坡、灌木丛中。分布于米易、宁南、盐源、冕宁、木里。

舒筋活血、通经活络、消食理气、止痛、止痢，用于痛经、经闭、胃寒痛、狂犬咬伤、跌打损伤及妇女不育症。

钩子木

曲药（叙永）、阳树吊（屏山）、搬到甑（荥经）。

为唇形科植物 *Rostrinucula dependens*（Rehd.）Kudo 的全草。

生于海拔 2 500～3 900 m 的林下、灌木林下。分布于康定、炉霍、德格、叙永、屏山、荥经、什邡、邛崃。

根清热、解毒、散寒发表（叙永）；根皮煎水服治筋骨痛（荥经、雅安）。

橙色鼠尾草

大叶丹参、红秦艽。

为唇形科植物 *Salvia aerea* Lévl. 的根。

生于山坡草地。分布于攀枝花、金阳、宁南、冕宁、盐源。

清热凉血、活血调经、强筋壮骨、舒筋活络。

短唇鼠尾草

细提勒、兴提（藏名）。

为唇形科植物 *Salvia brevilabra* Franch. 的根。

生于海拔 3 000～3 900 m 的田间、荒地、灌木丛缘。分布于道孚、康定、西昌。

藏医：辛、苦、平、润，除翳障，治眼病、目翳。

钟萼鼠尾草

细提勒、兴提（藏名）。

为唇形科植物 *Salvia campanulata* Wall. 的根。

生于海拔 2 800～3 500 m 的田间、荒地、荒坡。分布于丹巴、会理、越西。

功效同丹参。

藏医：辛、苦、平、润，除翳障，治眼病、目翳。

栗色鼠尾草

细提勒、兴提（藏名）。

为唇形科植物 *Salvia castanea* Diels 的根。

生于海拔 2 600～3 700 m 的田间、荒地、草丛中。分布于九龙、雅江、丹巴、新龙、康定、乐山、木里。

活血、止血、凉血、调经，功效同丹参。

藏医：辛、苦、平、润，除翳障，治眼病、目翳。

贵州鼠尾草

破罗子（雷波）、反背红、心肺草（绵阳）。

为唇形科植物 *Salvia cavaleriei* Lévl. 的全草。

生于海拔 500～1 300 m 山区的林下阴湿处。分布于雷波、青川、彭州、乐山、绵阳市、洪雅、邻水、渠县、宣汉、平昌、巴中、通江、南江、峨眉山、金阳、米易、峨边。

清热解毒、利湿、凉血止血、活血，用于疮痈肿毒、丹毒、吐血、咯血、血痢、咳血、便血、血崩、鼻衄。止咳化痰、活血通经（雷波）。

紫背鼠尾草

为唇形科植物 *Salvia cavaleriei* Lévl. var. *erythrophylla* Stib. 的全草。

生于海拔 700～2 000 m 的林下阴湿处。分布于成都。

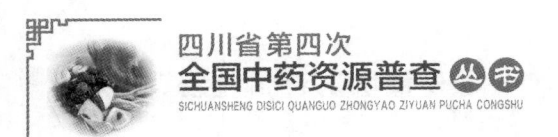

凉血、止血、活血，用于月经不调、痛经、闭经、肾虚腰痛、疟疾。

血盆草

反背红（古蔺）、大麻麻草、肺筋草（江安）、破锣子（屏山、泸县、宜宾、峨眉）、红孩儿（合江）、红肺经（泸县）、气喘药（叙永）、红薄洛（屏山）、天青地白（南充）。

为唇形科植物 *Salvia cavaleriei* Lévl. var. *simplicifolia* Stib. 的全草、根。

生于海拔450~2 700 m的山坡、沟边、灌木林下。分布于乐山、古蔺、江安、屏山、宜宾、泸县、峨眉、叙永、崇州、邛崃、彭州、南充市、洪雅、开江、达州、大竹、邻水、宣汉、万源、通江、金阳、峨边。

根宽胸行气、祛风湿、治疥疮。全草凉血、利湿、止咳、止血、清肺热、散瘀，用于肺热咳嗽、咳血、鼻血、小儿百日咳、咯血、血痢、血崩、痨伤吐血、崩漏、创伤出血。又治肺结核（珙县、屏山）、泡酒治风湿寒痛（长宁），治哮喘（江安）。

华鼠尾草

石见穿、紫参、小丹参、月下红（阿坝州）。

为唇形科植物 *Salvia chinensis* Benth. 的全草。

生于海拔200~500 m的山坡、林下、灌木林中。分布于乐山、成都、汶川、茂县、理县、洪雅、巴中、峨眉山。

凉血、止血、活血理气、止痛、利湿、止咳、清热解毒、化痰，用于急慢性肝炎、脘肋胀痛、湿热带下、乳痈、嗝噎、痰喘、疖肿、月经不调、经闭腹痛，又用于癌症、肾炎、白带、痛经、淋巴结核。外用于神经麻痹、乳腺炎、疖肿（巴中）。

毛地黄鼠尾

为唇形科植物 *Salvia digitaloides* Diels 的根。

生于海拔2 500~3 400 m的松林下、荒坡草地。分布于雷波、甘孜州、峨边、马边。

补中益气、调经止血，用于月经不调、阴挺、崩漏、带下、恶疮肿毒、痛经。

雪山鼠尾草

为唇形科植物 *Salvia evansiana* Hand. et Mazz. 的根。

生于荒地、草丛中。分布于昭觉。

活血、止血、凉血、调经，功效同丹参。

黄花鼠尾草

吉子色保（藏名）。

为唇形科植物 *Salvia flava* Forrest ex Diels 的全草。

生于海拔2 500~4 000 m的草坡、地边、林缘。分布于会理、道孚、稻城、乡城。

祛瘀生新、活血调经、清心除烦，用于月经不调、经闭腹痛、产后瘀血腹痛、神经衰弱、失眠、心烦、心悸、肝脾肿大、关节疼痛。

藏医：甘、涩、凉，清热解毒，治肝炎、牙痛。

异色鼠尾草

为唇形科植物 *Salvia heterochroa* Stib. 的根。

生于山坡、草地。分布于德格、炉霍、盐源、越西、普格。

功效同甘西鼠尾草。

瓦山鼠尾草

为唇形科植物 *Salvia himmelbaurii* Stib. et Act. 的根。

生于海拔3 000~3 300 m的山坡路边。分布于乐山、成都、阿坝州、洪雅。

清热解毒、祛风除湿。

柔毛荞麦地鼠尾草

吉子模保、吉子青模（藏名）。

为唇形科植物 *Salvia kiaometinsis* Lévl. f. *pubescens* Stib. 的根。

生于海拔 2 700～3 900 m 的田间、地边、林缘。分布于九龙、德昌。

功效同丹参。

藏医：甘、涩、温、无毒，止血、止痛，治胃出血、肺痨咯血、接续筋脉、发痧、肠热、外伤疼痛、经络瘀滞、愈合伤口、月经病。

鄂西鼠尾

红秦艽。

为唇形科植物 *Salvia maximowicziana* Hemsl. 的叶、根。

生于海拔 1 500～3 800 米 m 的路旁、草坡、林缘、山坡、林下。分布于泸定、得荣、德格、什邡、茂县、汶川。

叶清热解毒、散瘀消肿，外用于疮毒。根代秦艽用。

丹参

为唇形科植物 *Salvia multiorrhiza* Bunge 的根。

生于海拔 1 300 m 以下山坡、灌木林下。分布于长宁、南溪、宜宾、泸县、隆昌、兴文、江安、合江、什邡、南充市、峨眉山。栽培于中江、岳池、遂宁、雷波、会东、洪雅、达州市、巴中市等地。

祛瘀止痛、排脓、活血调经、安神宁心、清心除烦，用于心绞痛、骨节寒痛、惊悸不眠、疮疡肿痛、月经不调、血痢、胸痹、痛经、经闭、腹中包块、产后恶露不净、肝区疼痛、血瘀气滞、互结于中、胃脘疼痛。

注：本品为川产道地药材，主产于中江县石泉乡。

峨眉鼠尾草

白气草。

为唇形科植物 *Salvia omeiense* Stib. 的根。

生于海拔 2 200～3 200 m 的山坡草地。分布于峨眉、成都、阿坝州、越西、冕宁、峨边、马边。

清热解毒、祛风除湿。

荔枝草

癞疙宝草（纳溪、绵阳）、青蛙草（古蔺、昭觉）、野泽兰（筠连）、癞子草、雪见草。

为唇形科植物 *Salvia plebeia* R. Br. 的全草。

生于海拔 2 800 m 以下的阴湿地、田边、草地、河边、沟边。分布于全川。

全草清热解毒、凉血、化痰、利水通淋、杀虫、清肺热、除风湿、止血，用于肺热咳嗽、红白痢疾、红肿疮毒、风火牙疼、月家痨、咳血、吐血、咯血、尿血、崩漏、腹水、白浊、咽喉肿痛、痈肿、痔疮、痒疹、疮毒、石淋、血淋。并平喘止咳（古蔺），治跌打损伤（筠连），解蛇毒（合江），治牙痛（屏山）。清热解毒、祛风止咳（昭觉）。

长冠鼠尾草

紫参、活血草、四花菜叶丹参（阿坝州）。

为唇形科植物 *Salvia plectranthoides* Griff. 的根。

生于海拔 400～1 500 m 的草地。分布于九寨沟、理县、黑水、汶川、通江、南江、雷波、昭觉、布拖等地。

活血调经、补虚、温经通络，用于风寒湿痹、痨伤、虚弱、月经不调、痈疽疮毒、手足麻木、筋骨

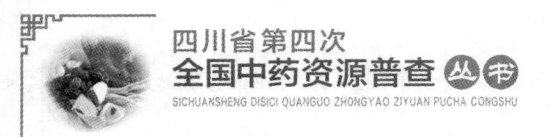

痛、半身不遂、痿软、流涎。

毛唇鼠尾草

吉子模保、吉子青模（藏名）。

为唇形科植物 *Salvia pogonochila* Diels 的根。

生于海拔 2 800～4 100 m 的田间、荒地、林缘。分布于乡城、康定、道孚。

藏医：甘、涩、温、无毒，止血、止痛，治胃出血、肺痨咯血、接续筋脉、发痧、肠热、外伤疼痛、经络瘀滞、愈合伤口、月经病。

洪桥鼠尾草

为唇形科植物 *Salvia potanina* Kryl. 的根。

生于海拔 4 000 m 左右的荒坡、地边。分布于越西。

活血。

康定鼠尾草

吉子模保、吉子青模（藏名）。

为唇形科植物 *Salvia prattii* Hemsl. 的全草。

生于海拔 2 800～4 800 m 的灌木丛、田间、林缘沃土中。分布于康定、德格、新龙、石渠、甘孜、白玉、什邡。

藏医：甘、涩、温、无毒，止血、止痛，治胃出血、肺痨咯血、接续筋脉、发痧、肠热、外伤疼痛、经络瘀滞、愈合伤口、月经病。

甘西鼠尾草

吉子青模（藏名）、红秦艽、大红花、山红萝卜、血参根（阿坝州）。

为唇形科植物 *Salvia przewalskii* Maxim. 的根。

生于海拔 2 000～4 000 m 的荒坡、地边、林下、灌木丛中。分布于乐山、甘孜州各县、阿坝州各县、凉山州、崇州、洪雅、峨眉山、会理、峨边、马边、雷波。

祛风除湿、祛瘀生新、活血调经、清心除烦、调经止痛，用于月经不调、经闭腹痛、产后瘀血腹痛、风湿骨痛、跌打损伤、经闭、神经衰弱、失眠、心烦、心悸、肝脾肿大、关节疼痛。祛风湿，用于慢性咳嗽（甘孜州）。

藏医：甘、涩、温、无毒，止血、止痛，用于胃出血、肺痨咯血、接续筋脉、发痧、肠热，外伤疼痛、愈合伤口。

褐毛鼠尾草

为唇形科植物 *Salvia przewalskii* Maxim. var. *mandarinorum*（Diels）Stib. 的根。

生于海拔 2 100～3 500 m 的荒坡、地边、林下、灌木丛中。分布于康定、巴塘、宁南、会东、布拖。

祛瘀止痛、活血通经、清心除烦。

黏毛鼠尾草

为唇形科植物 *Salvia roborowskii* Maxim. 的根、全草。

生于海拔 2 500～3 900 m 的山坡草地、沟边阴湿处、山脚。分布于甘孜州各县、马边。

根止血、活血、祛瘀。全草滋肝、明目，用于产后体虚、目赤肿痛。

地梗鼠尾草

为唇形科植物 *Salvia scapiformis* Hance 的全草。

生于山坡草丛中。分布于南江。

强筋壮骨、补虚益损，用于虚弱干病、头昏目眩。

橙香鼠尾草

吉子色保（藏名）。

为唇形科植物 *Salvia smithii* Stib. 的根。

生于海拔 2 800 ~ 3 900 m 的田间草坡、地边、林缘。分布于道孚、康定、丹巴。

苦、寒，祛瘀生新、活血调经、清心除烦，治月经不调、经闭腹痛、产后瘀血腹痛、神经衰弱、失眠、心烦、心悸、肝脾肿大、关节疼痛。

藏医：甘、涩、凉，清热解毒，治肝炎、牙痛。

西洋红

龙爪花（纳溪）、一串红（宜宾）。

为唇形科植物 *Salvia splendens* Ke-awl. 的全草。

栽培花卉。分布于全川。

清热解毒、活血化瘀、凉血消肿，用于跌打损伤（纳溪）、治红崩（宜宾）。

佛光草

蔓茎鼠尾、盐咳药（屏山、筠连）、麻麻草（长宁、江安）、盐购药（纳溪）、倒地抽（泸县、古蔺）、皱皮草（珙县）、哮喘药（江安）、晕药（隆昌）、购购药（叙永）。

为唇形科植物 *Salvia substolonifera* Stib. 的全草。

生于海拔 400 ~ 1 000 m 的向阳路边草丛、沟边、林下。分布于筠连、南溪、长宁、江安、屏山、纳溪、兴文、高县、泸县、古蔺、珙县、隆昌、叙永、崇州、什邡、彭州、眉山市、大竹、渠县、巴中、万源、通江、峨眉山。

清热解毒、凉血止血、止咳、平喘，用于肺热咯血、风热咳嗽、痰多气喘、吐血。全草治痧证、蜘蛛疮，治盐伤咳嗽（筠连、屏山、长宁、纳溪、高县），治妇女乳痈、哮喘（江安、纳溪），肺结核、咳嗽、咯血（南溪）。

三叶鼠尾草

紫丹参、小红丹参。

为唇形科植物 *Salvia trijuga* Diels 的根。

生于海拔 1 900 ~ 3 900 m 的山坡草地。分布于成都、攀枝花、九龙、得荣、稻城、木里、盐源。

祛瘀止痛、活血调经。活血祛瘀、安神宁心、排脓、止痛，用于心绞痛、月经不调、痛经、经闭、血崩带下、癥瘕、积聚、瘀血腹痛、骨节疼痛、惊悸失眠、恶疮肿毒（甘孜州）。

荫生鼠尾草

为唇形科植物 *Salvia umbratica* Hance 的全草、种子。

生于海拔 600 ~ 2 000 m 的路边、灌木丛中。分布于乐山、甘洛。

全草凉血、止血、活血。种子调经活血。

云南鼠尾草

为唇形科植物 *Salvia yunnanensis* C. H. Wright 的根。

生于海拔 1 800 ~ 3 000 m 的荒坡、地边、干旱林下。分布于稻城、宁南、冕宁、盐源、会东。

活血调经、清心除烦、行瘀止痛、安神，用于月经不调、跌打损伤、关节疼痛、腰痛、肝硬化、疮疡肿毒。

多裂叶荆芥

为唇形科植物 *Schizonepeta multifida*（L.）Briq. 的全草。

生于海拔 1 000 ~ 2 000 m 的山坡路旁。分布于九寨沟、汶川、茂县、黑水、理县。

发表祛风、凉血，用于感冒发热、头痛、咽喉肿痛、中风口禁、吐血、便血、崩漏、痈肿、疮疥，功

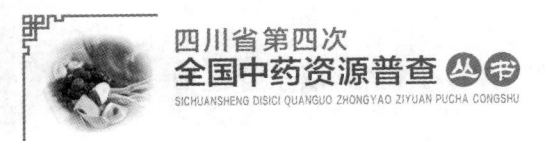
效同荆芥。

裂叶荆芥

荆芥（雷波）、小茴香。

为唇形科植物 *Schizonepeta tenuifolia*（Benth.）Briq. 的全草、花、果穗。

生于海拔 550～2 700 m 的山坡、路边、林缘，有栽培。分布于古蔺、叙永、纳溪、兴文、高县、泸县、合江、长宁、雷波、什邡、广元、乐山、南充市、眉山市、开江、达州、渠县、巴中、峨眉山、雅安、泸定。

全草清热、散瘀、利咽喉、发表散寒、理血、透疹、消疮、祛风解毒，用于感冒发热、风寒头痛、咽喉肿痛、中风口痉、目赤、衄血、吐血、便血、崩漏、产后血晕、疮疥、痈肿、瘰疬、痧证、荨麻疹、皮肤瘙痒、风疹、疮疡初起。碳炒止血。根治吐血、牙痛、瘰疬，又透发麻疹（泸县、雷波）。

四楞草

四楞筋骨草（合江）、四楞标（长宁）、方筋骨草（南充）。

为唇形科植物 *Schnabelia oligophylla* Hand. et Mazz. 的全草。

生于海拔 700～1 500 m 的荒坡林下、阴湿处、石灰岩上。分布于屏山、叙永、宜宾、高县、纳溪、筠连、合江、长宁、兴文、古蔺、隆昌、乐山、成都、南充、西充、阆中、苍溪、广安、岳池、洪雅、达州、大竹、邻水、平昌、南江、宝兴、峨眉山、都江堰。

全草祛风除湿、行血通络、散瘀止痛、舒筋活络，用于风湿痹痛、筋骨疼痛、风湿腰痛、四肢麻木、跌打损伤、胸胁闷胀、经闭。

四齿四棱草

箭羽草、箭羽舒筋草、筋骨草（阿坝州）。

为唇形科植物 *Schnabelia tetrodonta*（Sun）C. Y. Wu et C. Chen 的全草。

生于海拔 1 000～1 500 m 的林中。分布于邛崃、崇州、彭州、汶川、茂县、理县、九寨沟。

祛风除湿、舒筋活络，用于风湿筋骨疼痛、腰痛、四肢麻木、跌打肿痛、经闭。

滇黄芩

深孜穷哇（藏名）。

为唇形科植物 *Scutellaria amoena* C. H. Wright 的根。

生于海拔 1 300～3 500 m 的山坡草地、林下。分布于木里、普格等凉山州各县、理塘、乡城、泸定、红原、阿坝、马尔康、峨眉山、康定、九龙、稻城等地。

清热解毒、消炎。根苦、寒，泻实火、除湿热、止血、安胎，用于壮热烦渴、肺热咳嗽、湿热泻痢、黄疸、热淋、吐、衄、崩、漏、目赤肿痛、胎动不安、痈肿疔疮（甘孜州）。

藏医：苦、寒，泻火解毒、止泻，治风热咳嗽、湿热黄疸、目赤肿痛、疮毒。德格藏医治肝病。

灰毛黄芩

深孜穷哇（藏名）。

为唇形科植物 *Scutellaria amoena* C. H. Wright var. *cinerea* Hand. et Mazz. 的根。

生于海拔 1 300～2 700 m 的山坡向阳处、草地、云南松林下。分布于稻城、木里等地。

根苦、寒，泻实火、除湿热、止血、安胎，用于壮热烦渴、肺热咳嗽、湿热泻痢、黄疸、热淋、吐、衄、崩、漏、目赤肿痛、胎动不安、痈肿疔疮。

藏医：苦、寒，泻火解毒、止泻，治风热咳嗽、湿热黄疸、目赤肿痛、疮毒。德格藏医治肝病。

黄芩

为唇形科植物 *Scutellaria baicalensis* Georgi 的根。

生于海拔 600～3 500 m 的向阳山坡、草地。分布于丹巴、甘孜、凉山州、达州、万源、通江。

清热燥湿、解毒止血、安胎，用于高热发烧、感冒、目赤肿痛、吐血、衄血、肺热咳嗽、肝炎、湿热黄疸、高血压、头痛、肠炎、痢疾、胎动不安、痈疖疮毒、烧烫伤。预防猩红热。

注：本品为国家三级保护植物。

半枝莲

并头草（筠连）、赶山鞭（宜宾、屏山、绵阳）、牙刷草（古蔺、兴文）、龙张口（屏山），牙刷毛。

为唇形科植物 *Scutellaria barbata* D. Don 的全草。

生于海拔 300 ~ 2 500 m 的沟边、田埂、路旁。分布于古蔺、珙县、泸县、兴文、宜宾、筠连、屏山、长宁、隆昌、雷波、盐源、会理、成都、邛崃、新都、乐山、广元、南充、绵阳、眉山市、开江、大竹、邻水、巴中、峨眉山、中江、丹巴、名山、荥经、汉源、天全、雅安。

清热解毒、活血散瘀、行气、止血定痛、利尿消肿、抗癌，用于衄血、吐血、血淋、赤痢、黄疸、咽喉肿痛、肺痈、疔疮、瘰疬、疮毒、早期癌肿（肺癌、肝癌、直肠癌、子宫颈癌）、跌打损伤、蛇咬伤、阑尾炎、肝炎、尿路感染、小便淋痛，并治火烫伤（泸县）。

莸状黄芩

为唇形科植物 *Scutellaria caryopteroides* Hand. et Mazz. 的全草。

生于海拔 800 ~ 2 500 m 的河岸、向阳山坡。分布于得荣。

用于肾虚腰痛、慢性肝炎。

尾叶黄芩

大钓鱼竿（纳溪）。

为唇形科植物 *Scutellaria caudifolia* Y. Z. Sun ex C. H. Hu 的全草。

生于山坡、草丛中。分布于叙永、纳溪、合江、宜宾、筠连。

全草祛风、除湿（纳溪）。

野鸡黄

为唇形科植物 *Scutellaria caudifolia* Y. Z. Sun ex C. H. Hu var. *obliquifolia* C. Y. Wu et S. Chow 的全草。

生于海拔 1 200 m 左右的坡地灌木丛中。分布于兴文。

全草泡酒服治枯劳内伤（兴文）。

地盆草

为唇形科植物 *Scutellaria discolor* Wall. ex Benth. var. *hirta* Hand. et Mazz. 的全草。

生于海拔 2 000 m 左右的向阳荒坡草地、路边。分布于盐边。

用于筋骨伸缩不利。

岩藿香

红四草（屏山）、土紫苏（叙永）、犁头草（邛崃）。

为唇形科植物 *Scutellaria franchetiana* H. Lévl. 的全草。

生于海拔 850 ~ 1 500 m 的荒坡草地。分布于乐山、屏山、筠连、叙永、邛崃、达州市、都江堰。

祛风除湿、活血止痛，用于风寒咳嗽、周身疼痛。全草散寒解表（叙永）。清热解暑、解毒消肿，用于暑热表证、蜂螫伤、痱子。

连翘叶黄芩

川黄芩、深孜穷哇（藏名）。

为唇形科植物 *Scutellaria hypericifolia* Lévl. 的根。

生于海拔 900 ~ 4 500 m 的山坡草地、高山栎林缘。分布于甘孜州各县、若尔盖、壤塘、金川、凉山州、攀枝花。

根苦、寒，泻实火、除湿热、止血、安胎，用于壮热烦渴、肺热咳嗽、湿热泻痢、黄疸、热淋、吐、

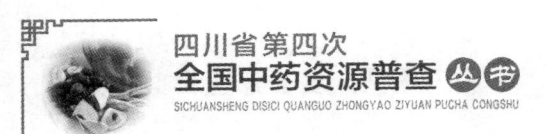

衄、崩、漏、目赤肿痛、胎动不安、痈肿疗疮。

藏医：苦、寒，泻火解毒、止泻，治风热咳嗽、湿热黄疸、目赤肿痛、疮毒。德格藏医治肝病。

多毛黄芩

深孜穷哇（藏名）。

为唇形科植物 *Scutellaria hypericifolia* Lévl. var. *pilosa* C. Y. Wu 的全草。

生于海拔 2 600～3 200 m 的山坡草地、高山栎林缘。分布于稻城、康定、道孚。

根苦、寒，泻实火、除湿热、止血、安胎，用于壮热烦渴、肺热咳嗽、湿热泻痢、黄疸、热淋、吐、衄、崩、漏、目赤肿痛、胎动不安、痈肿疗疮。

藏医：苦、寒，泻火解毒、止泻，治风热咳嗽、湿热黄疸、目赤肿痛、疮毒。德格藏医治肝病。

韩信草

耳挖草（金阳）、大叶半枝莲。

为唇形科植物 *Scutellaria indica* L. 的全草。

生于海拔 700～1 200 m 的河谷、荒地。分布于兴文、米易、乐山、南充市、眉山市、峨眉山、金阳。

清热解毒、止血定痛、舒筋活血、止咳、散瘀，用于风热、目雾、感冒头昏、肝热耳鸣、消痈肿毒、跌打损伤、喉蛾、疗疮、蛇虫咬伤、癌症、肿瘤，外敷刀伤出血。清热解毒、消炎（金阳）。

元元草

荔枝草。

为唇形科植物 *Scutellaria indica* L. var. *humilis* Mak. 的全草。

生于海拔 1 200 m 以上的荒坡。分布于乐山、洪雅。

泻火、清热解毒、安胎，用于湿热黄疸、肺热咳嗽。

长毛韩信草

小叶韩信草（平昌）。

为唇形科植物 *Scutellaria indica* L. var. *parvifolia*（Makino）Makino 的全草。

生于路边、林下、山坡、荒地。分布于平昌。

清热解毒、活血散瘀，用于肠炎、痢疾，外用于跌打损伤、蛇咬伤、疗疮、胸腹疼痛。

缩茎韩信草

为唇形科植物 *Scutellaria indica* L. var. *subacaulis*（Sun ex C. H. Hu）C. Y. Wu et S. Chew 的全草。

生于路边、林下、山坡、荒地。分布于平昌。

清热解毒、活血散瘀，用于肠炎、痢疾，外用于跌打损伤、蛇咬伤、疗疮、胸腹疼痛。

丽江黄芩

为唇形科植物 *Scutellaria likiangensis* Diels 的根。

生于海拔 2 500～3 100 m 的干燥灌木丛、荒坡草地。分布于会理。

清热燥湿、安胎止血。

钝叶黄芩

草黄芩。

为唇形科植物 *Scutellaria obtusifolia* Hemsl. 的全草。

生于海拔 400～1 400 米的荒坡。分布于乐山、洪雅、峨眉山。

泻火、清热解毒、安胎、燥湿、止血，用于肺热咳嗽、高热烦渴、血热吐衄、痈肿疮毒、胎动不安、湿热痞满。

峨眉黄芩

草黄芩。

为唇形科植物 *Scutellaria omeiensis* C. Y. Wu 的全草。

生于海拔 1 200～3 000 m 的荒坡。分布于崇州、什邡、峨眉、洪雅、万源。

泻火、清热解毒、安胎、燥湿、止血、祛风除秽，用于肺热咳嗽、高热烦渴、血热吐衄、痈肿疮毒、胎动不安、湿热痞满。

直萼黄芩

为唇形科植物 *Scutellaria orthocalyx* Hand. et Mazz. 的全草。

生于海拔 1 200～2 300 m 的荒坡。分布于乐山、洪雅、会东。

泻火、清热解毒、安胎、燥湿、止血，用于肺热咳嗽、高热烦渴、血热吐衄、痈肿疮毒、胎动不安、湿热痞满。云南玉溪用于癌症。

四裂花黄芩

四香花、土薄荷。

为唇形科植物 *Scutellaria quadrilobulata* Sun et C. H. Hu 的全草。

生于海拔 1 200～3 000 m 的荒坡、林下、草坡。分布于邛崃、洪雅、峨眉山、金阳、会理。

泻火、清热解毒、安胎、燥湿、止血，用于肺热咳嗽、高热烦渴、血热吐衄、痈肿疮毒、胎动不安、湿热痞满。

甘肃黄芩

为唇形科植物 *Scutellaria rehderiana* Diels 的根。

生于海拔 2 500～3 500 m 的山坡向阳处。分布于若尔盖、阿坝、九寨沟、红原、理塘。

泻实火、除湿热、止血、安胎，用于壮热烦渴、肺热咳嗽、湿热泻痢、黄疸、热淋、吐、衄、崩、漏、目赤肿痛、胎动不安、痈肿疔疮。治胃中热、小腹绞痛、小儿腹痛（阿坝州）。

并头黄芩

头巾草（阿坝州）。

为唇形科植物 *Scutellaria scordifolia* Fisch. ex Schrenk. 的根。

生于海拔 2 500～3 000 m 的山坡、草丛中。分布于若尔盖、阿坝、红原等地。

清热解毒、利尿。

无柄黄芩

石蜈蚣草、胡豆草、钓鱼竿（峨眉）。

为唇形科植物 *Scutellaria sessilifolia* Hemsl. 的全草。

生于海拔 1 200～2 000 m 的荒地、灌木丛、石上。分布于乐山、兴文、洪雅、峨眉山、古蔺、青城山。

清热解毒、凉血止血，用于肺热咳嗽、百日咳、肺痈。全草散风寒，除热毒，用于风热、目雾、感冒头昏、肝热耳鸣、消痈肿毒（兴文）。

展毛黄芩

深孜穷哇（藏名）、大黄芩。

为唇形科植物 *Scutellaria tenax* W. W. Smith var. *patentipilosa*（Hand. et Mazz.）C. Y. Wu 的全草。

生于海拔 1 600～2 800 m 的灌木丛、草坡。分布于泸定、德格、白玉、乡城。

根苦、寒，泻实火、除湿热、止血、安胎，用于壮热烦渴、肺热咳嗽、湿热泻痢、黄疸、热淋、吐、衄、崩、漏、目赤肿痛、胎动不安、痈肿疔疮。

藏医：苦、寒，泻火解毒、止泻，治风热咳嗽、湿热黄疸、目赤肿痛、疮毒。德格藏医治肝病。

红茎黄芩

草黄芩、多子草。

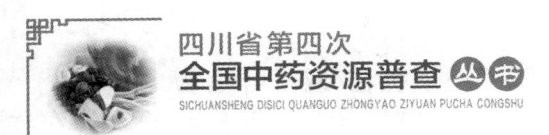

为唇形科植物 Scutellaria yunnanensis Lévl. 的全草。

生于海拔 900~1 200 m 的荒坡、林下、沟谷。分布于峨眉山、洪雅。

清热解毒、解暑、凉血止血，用于肺热咳嗽、百日咳、肺痈。

筒冠花

筒冠黄芩。

为唇形科植物 Siphocranion macranthum（Hook. f.）C. Y. Wu 的茎叶。

生于海拔 1 200~3 200 m 的林下、灌木林下。分布于峨眉山、筠连、洪雅、雷波、庐山、汉源、峨边。

茎叶清热解毒、消肿止痛，用于痈疮肿毒、肺热咳嗽、百日咳，外敷疮痈肿毒。

光柄筒冠花

拐脚风（高县）、鸡足杆、野板蓝（长宁）、灵仙（宜宾）、麻拐子防风（筠连）。

为唇形科植物 Siphocranion nudipes（Hemsl.）Kudo 的全草。

生于海拔 1 800~2 200 m 的山坡、林下。分布于叙永、珙县、高县、宜宾、筠连、长宁、江安、康定、泸定、峨边、马边。

全草祛风去湿、舒筋活络（高县），用于风湿关节炎（筠连）。

子宫草

为唇形科植物 Skapanthus oreophilus（Diels）C. Y. Wu et H. W. Li 的根。

生于山坡、林下。分布于喜德、冕宁。

用于月经不调。

签叶葶花

签叶子宫草。

为唇形科植物 Skapanthus oreophilus（Diels）C. Y. Wu et H. W. Li var. elongates（Hand. et Mazz.）C. Y. Wu et H. W. Li 的根。

生于松林下、林缘草坡。分布于木里。

调经，用于月经不调。

毛水苏

水薄荷。

为唇形科植物 Stachys baicalensis Fisch. 的全草。

生于海拔 2 000 m 的高山灌木丛下。分布于乐山、洪雅。

疏风理气、消炎止血、凉血，用于肺炎、咽喉肿痛、痢疾腹痛。

水苏

为唇形科植物 Stachys japonica Miq. 的全草。

生于水沟、河岸、湿地。分布于丹巴、新龙、九龙、甘孜、道孚。

发散风寒、理气宽胸、解郁化痰、安胎，用于外感风寒、胸闷呕吐、胎气不安、脚气、蟹中毒等症。

西南水苏

毛合香、抱竹莲（筠连）、野苏麻（叙永）、扇子草（高县）、土石蚕、冬虫草、野甘露。

为唇形科植物 Stachys kouyangensis（Vaniot）Dunn 的全草。

生于海拔 900~3 000 m 的灌木丛下、沟边潮湿处。分布于全川，如筠连、兴文、古蔺、叙永、高县、昭觉、若尔盖、阿坝、红原、眉山市、大竹、平昌、巴中、万源、通江、南江、巴塘、新龙、峨边。

全草清热解毒、和胃止呕、消炎、消痈散结、拔脓，用于风热感冒、暑湿泻痢、呕吐、腹胀、疥疮、骨髓炎，用鲜草捣敷患处。根治肺结核，并治头晕（筠连）。治疮疖、赤白痢、湿疹（昭觉）。

针筒菜

管格草（长宁）、地乡、地参（洪雅）。

为唇形科植物 *Stachys oblongifolia* Benth. 的全草。

生于海拔 250～2 500 m 的灌木丛下。分布于长宁、乐山、洪雅、邻水、宣汉。

清热解毒、消痈散结，用于骨髓炎、痤疮。全草或根补中益气、止血生肌、久痢虚弱及外伤出血。又治伤寒感冒（长宁），祛风解毒、止血、止痢，用于感冒、咽喉肿痛、吐血、崩漏、胃酸过多，外用于疮疖肿毒（达州）。

细柄针筒菜

为唇形科植物 *Stachys oblongifolia* Benth. var. *leptopoda* (Hayata) C. Y. Wu 的全草。

生于海拔 500～1 200 m 以下的干燥沙地及灌木丛下。分布于石棉。

用于小儿疳积、肺痨。

狭齿水苏

为唇形科植物 *Stachys pseudophlomis* C. Y. Wu 的全草。

生于海拔 800 m 以下的竹林或山坡湿地。分布于洪雅。

清热解毒。全草或根补中益气、止血生肌。

草石蚕

地扣子（筠连）、地捻（古蔺）、甘露子、土虫草、地蚕。

为唇形科植物 *Stachys sieboldii* Miq. 的块茎、全草。

生于海拔 4 000 m 以下的山地、沟边，有栽培。分布于乐山、若尔盖、金川、茂县、九寨沟、邻水、古蔺、筠连、南充市、眉山市、大竹、平昌、巴中、通江、南江、峨眉山、九龙、白玉、康定。

块茎及全草除风破血、散血止痛、清热养阴、滋补、强壮，用于风热感冒、虚劳咳嗽、小儿疳积。全草祛风除湿、活血、散瘀止痛，用于风湿筋骨痛、跌打损伤、疮痈肿痛（南充市）。用于黄疸、尿路感染、风热感冒、肺结核，外用于疮毒肿痛（巴中）

二齿香科科

白花石蚕。

为唇形科植物 *Teucrium bidentatum* Hemsl. 的全草、根。

生于海拔 900～2 000 m 的山地、灌木丛下。分布于峨眉山、洪雅、大竹、邻水、通江、南江、安岳。

全草清热解毒、祛风散寒、抗菌消炎，用于感冒头痛、痈疽肿毒、皮肤瘙痒。根健脾利湿，用于痢疾、白斑。

穗花香科科

水合香。

为唇形科植物 *Teucrium japonicum* Willd. 的全草。

生于海拔 500～1 500 m 的山地、灌木丛下。分布于峨眉山、洪雅、渠县、宣汉、芦山、青川。

解表透疹、发表散寒，用于外感风寒、感冒头痛、咽喉痛、麻疹不透。

崇明穗花香科科

为唇形科植物 *Teucrium japonicum* Willd. var. *tsungmingense* C. Y. Wu et S. Chew 的全草。

生于山地、灌木丛下。分布于巴中、南江。

解表透疹、发表散寒，用于外感风寒、感冒头痛、咽喉痛、麻疹不透。

峨眉香科科

峨眉石蚕。

为唇形科植物 *Teucrium omeiense* Sun ex S. Chow 的全草。

生于海拔 1 200 ~ 2 000 m 湿润林下。分布于峨眉、邻水。

清热解毒、消肿止痛、止泻、止血，用于毒蛇咬伤、疮疖红肿疼痛。

白花石蚕

水石蚕。

为唇形科植物 *Teucrium pernyi* Franch. 的全草。

生于海拔 250 ~ 1 100 m 的山地、林下路边草丛中。分布于乐山、洪雅、汉源。

健脾利湿、解毒退热，用于肺热咳嗽、痢疾、白斑、跌打损伤。

长毛香科科

野地纽（筠连）、臭合香（长宁）、四轮香（宜宾）、铁苏麻（长宁）。

为唇形科植物 *Teucrium pilosum* (Pamp.) C. Y. Wu et S. Chow 的全草。

生于海拔 340 ~ 2 500 m 的山坡、林缘、河边。分布于古蔺、高县、珙县、宜宾、叙永、筠连、兴文、长宁、开江、平昌、万源、通江、雷波。

全草健脾（高县），治小儿腹泻、治跌打损伤、外伤出血（长宁），治呕吐（叙永），利咽、化痰（高县）。疏风解毒，用于风热头痛（达州）。

香科科

为唇形科植物 *Teucrium simplex* Vaniot 的全草。

生于海拔 1 500 ~ 2 000 m 的林下、灌木丛下。分布于乐山、洪雅。

清热解毒、疏风解表、消痈散结，用于骨髓炎、疖疮。

血见愁

四轮香（宜宾）、野合香、山藿香（雷波），假紫苏（峨眉）。

为唇形科植物 *Teucrium viscidum* Bl. 的全草。

生于海拔 200 ~ 1 500 米的草坡、路边、林下阴湿处。分布于宜宾、纳溪、南溪、屏山、合江、泸县、筠连、江安、雷波、崇州、邛崃、乐山、洪雅、开江、大竹、宣汉、平昌、巴中、通江、南江、峨眉山。

清热解毒、凉血止血、散瘀消肿、消痈、解表止痛，用于风湿关节炎、跌打损伤、肺脓疡、急性胃肠炎、消化不良、冻疮痈肿、睾丸坠肿、吐血、衄血、肠风下血、跌打损伤、毒蛇咬伤、痔疮、疥肿，并发表散寒、治黄水疮（宜宾）。凉血、止血、消肿、止痛（雷波）。

光萼血见愁

为唇形科植物 *Teucrium viscidum* Bl. var. *leiocalyx* C. Y. Wu et S. Chow 的全草。

生于海拔 700 ~ 2 200 米的山地林下阴湿处。分布于邛崃、什邡。

用于胃气痛、吐血、吐泻、感冒。

长苞血见愁

为唇形科植物 *Teucrium viscidum* Bl. var. *longibracteatum* C. Y. Wu. et S. Chow 的全草。

生于山地林下阴湿处。分布于开江、巴中。

清热解毒、凉血止血、散瘀消肿、消痈、解表止痛，用于风湿关节炎、跌打损伤、肺脓疡、急性胃肠炎、消化不良、冻疮痈肿、睾丸坠肿、吐血、衄血、肠风下血、跌打损伤、毒蛇咬伤、痔疮、疥肿。

微毛血见愁

为唇形科植物 *Teucrium viscidum* Bl. var. *nepetoides* (Lévl.) C. Y. Wu 的全草。

生于海拔 700 ~ 2 200 m 的山地林下阴湿处。分布于邛崃、什邡。

用于胃气痛、吐血、吐泻、感冒。

透骨草科 Phrymaceae

透骨草

为透骨草科植物 *Phryma leptostachya* L. 的全草。

生于海拔 1 400 m 的杂木林中、灌木丛中。分布于雷波、越西、峨眉、南充市、木里、峨边、都江堰。

清热解毒、杀蛆，用于黄水疮、疥疮、顽癣。

透骨草亚种

皇果草（长宁）、一抹光（宜宾、高县）、一扫光、老婆子针线、一马光（阿坝州、达州）、水牛膝（开江）。

为透骨草科植物 *Phryma leptostachya* L. var. *asiatica* Hara 的全草。

生于海拔 2 700 m 以下的杂木林中、岩石上。分布于乐山、长宁、宜宾、高县、青川、邛崃、九寨沟、茂县、金川、理县、洪雅、达州市、巴中市、峨眉山、宁南、冕宁、雷波、甘洛、布拖、普格、越西、马边、都江堰。

全草清热解毒、杀虫，用于疥疮、黄水疮、疮毒、感染发烧。泡酒服治跌打损伤（长宁），止疮毒瘙痒（高县）。

茄科 Solanaceae

三分三

野烟。

为茄科植物 *Anisodus acutangulus* C. Y. Wu et C. Chen var. *breviflorus* C. Y. Wu et Chen 的根。

生于海拔 3 000 ~ 3 800 m 的荒坡、路边、田埂。分布于雅江、木里、会东。

镇静止痛、祛风祛瘀，用于胃痛、胆肾绞痛、肠痉挛、麻痹、风湿痹痛、骨折、跌打损伤。

山莨菪

三分三（凉山州）。

为茄科植物 *Anisodus luridus* Link et Otto 的根。

生于海拔 2 800 ~ 3 600 m 的荒坡、路边、田埂。分布于昭觉、美姑、布拖、稻城、石渠、康定、峨边、马边。

镇静止痛、祛风祛瘀，用于胃痛、胆肾绞痛、肠痉挛、麻痹、风湿痹痛、骨折、跌打损伤。

唐古特莨菪

甘青赛莨菪、山莨菪、唐冲那保（藏名）。

为茄科植物 *Anisodus tanguticus* (Maxim.) Pascher 的根、种子。

生于海拔 2 600 ~ 4 300 m 的山坡草地、农田、屋边、路边、沟边。分布于德格、巴塘、炉霍、白玉、石渠、道孚、新龙、若尔盖、金川、松潘、马尔康、黑水、茂县、凉山州。

苦、辛、温、有大毒，镇痛、解痉、麻醉、消肿、活血祛瘀、止血生肌，用于溃疡、急慢性胃肠炎、胃肠神经官能症、胆道蛔虫症、胆结石、跌打损伤、骨折、外伤出血。

藏医：甘、辛、温、有毒，根麻醉镇痛、镇惊、解痉，治病毒性恶疮；种子研末塞牙中治牙痛、胃肠炎、急性腹痛、炭疽病、胆道蛔虫、胆结石，内服宜慎。德格藏医用于杀虫，治虫牙、龋齿，与烟同吸入。

三分七

为茄科植物 *Anisodus tanguticus* (Maxim.) Pascher var. *breviflorus* C. Y. Wu et C. Chen 的根。

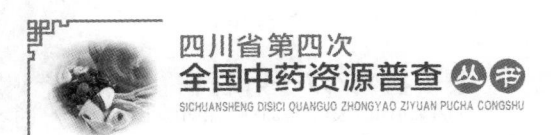
生于山坡、草地肥沃处。分布于雅江。

功效同三分三。

地海椒

为茄科植物 *Archiphysalis sinensis*（Hemsl.）Kuang 的全草。

生于海拔 1 200 ~ 1 400 米的山坡林下。分布于峨眉山、都江堰。

清热解毒，用于疗疮、消毒。

天蓬子

搜山虎。

为茄科植物 *Atropanthe sinensis*（Hemsl.）Pascher 的根。

生于海拔 1 300 ~ 3 000 m 的杂木林下、沟边。分布于通江、金阳。

祛风散寒、舒筋活络、止痛，用于风寒感冒、跌打损伤、风湿关节痛、瘫痪、破伤风。

木曼陀罗

为茄科植物 *Brugmansia arborea*（L.）Steud. 的叶、花、种子。

栽培。分布于全川低海拔地区。

麻醉、镇痛。

辣椒

为茄科植物 *Capcicum annuum* L. 的果实。

栽培。分布于全川。

果温中散寒、健胃消食、止呕，用于消化不良、冷骨风疼痛、风寒滞腹痛、胃气痛、呕吐血痢、冻疮、疥癣。根治手足无力、肾囊肿胀。茎除寒湿、逐冷痹、散瘀血与凝滞、治风湿冷痛、冻疮。祛风散寒、除湿止痛、杀虫止痒（凉山州）

樱桃椒

为茄科植物 *Capcicum annuum* L. var. *cerasiforme* Irish 的根、果实。

栽培。分布于全川。

根用于风湿痛；果实温中、散寒、开胃，用于脾胃虚寒、食欲不振。

朝天椒

指天椒。

为茄科植物 *Capcicum annuum* L. var. *frutescens* L. 的果实、根、枝。

栽培。分布于全川。

果实温中、散寒、开胃、健脾消食，用于胃寒疼痛、胃肠胀气、消化不良、风湿痛、腰肌劳损，外用于冻疮。根活血消肿，用于冻疮。茎除寒湿、逐冻痹、散瘀血，用于风湿冷痛、冻疮。

菜椒

为茄科植物 *Capcicum annuum* L. var. *grossum*（L.）Sendt. 的果实。

栽培于海拔 1 500 m 以下的地区。分布于全川。

温中、散寒、开胃。

小米辣

为茄科植物 *Capcicum frutescens* L. 的果实、根、叶。

栽培于海拔 2 500 m 以下的地区。分布于全川。

果实温中、散寒、开胃、止呕、解郁、解表，用于胃寒腹痛、呕吐、风湿痹痛、跌打损伤。根用于冻疮。

夜香树

夜来香。

为茄科植物 *Cestrum nocturnum* L. 的叶。

栽培于海拔 1 500 m 以下的地区。分布于全川低海拔地区。

清热消肿，用于乳痈、痈疮。

毛曼陀罗

闹羊花（珙县）、洋金花。

为茄科植物 *Datura innoxia* Mill. 的花、叶、种子。

栽培。分布于自贡、乐山、内江、珙县、什邡、开江、宣汉、峨眉山。

花、叶、种子定喘、行瘀、消肿、祛风、麻醉止痛，用于哮喘、慢性支气管炎、胃痛、牙痛、惊癫、风湿痹痛、脚气、疮疡、疼痛，并做外科手术麻醉剂。有毒植物，慎用。

白花曼陀罗

闹羊花（屏山）、洋金花（江安）。

为茄科植物 *Datura metel* L. 的花、种子、叶。

生于海拔 2 800 m 以下的荒地、路边。分布于成都、绵阳、内江、屏山、南溪、江安、峨边、马边。

花止咳平喘、止痛、解痉镇痛，用于哮喘、胃痛、风湿骨痛。种子平喘、祛风、止痛，治喘咳、惊癫、风寒湿痹、泻痢、脱肛、跌打损伤。叶治喘咳、痹痛、脚气、脱肛。根可治狂犬咬伤，又治牙痛（屏山），痈疮红肿（南溪）。有毒植物，慎用。

曼陀罗

洋金花（古蔺）、天茄子（叙永）、闹羊花、醉仙桃（峨眉）、醉心花、风麻花、关东大麻子花（阿坝州）。

为茄科植物 *Darura stramonium* L/ *D. tatula* L. 的花、叶、果、全草。

生于海拔 3 300 m 以下的山坡、草地。分布于全川，如凉山州、甘孜州、古蔺、合江、宜宾、筠连、泸县、叙永、峨眉、泸定、汶川、邛崃、乐山、绵阳、南充市、金川、茂县、九寨沟、理县、达州市、巴中市、峨边、马边。

花止咳平喘、止痛、解痉镇痛、麻醉，用于哮喘、慢性支气管炎、胃痛、风湿骨痛、神经性偏头痛、手术麻醉。祛风（宜宾、泸县、叙永），有毒植物，慎用。种子祛风胜湿、定喘消肿，用于风寒湿痹、关节肿痛、牙痛、惊痫、脱肛、跌打损伤及泻痢。叶镇痉、镇痛，用于支气管气喘及痉挛。

小天仙子

为茄科植物 *Hyoscyamus bohemicus* Schmidt. 的种子。

生于山坡、草丛中。分布于石渠、稻城、炉霍。

功效同天仙子。

天仙子

莨菪子、山烟、山大烟（阿坝州）、浪汤则（藏名）。

为茄科植物 *Hyoscyamus niger* L. 的种子

生于海拔 1 600~4 000 m 的屋边肥沃处、路边、地边。分布于甘孜州、若尔盖、茂县、黑水、九寨沟、松潘、金川、凉山州、南充、乐山、峨眉山。

有大毒，解痉镇痛、安神、定痫、止痛、止咳、平喘，用于胃肠痉挛、胃痛、腹泻、脱肛、神经痛、哮喘、癔病、癫狂，外用治痈疖疮疡、龋齿痛。

藏医：甘、辛、温、有毒，定惊、止痛、驱虫、解毒，治鼻疳、梅毒、头神经麻痹、皮肉生虫、虫牙、癫狂、疯癫、风湿痹痛、胃痛、咳喘不止、传染病。内服慎用。德格藏医用于杀虫，治虫牙肠道寄生

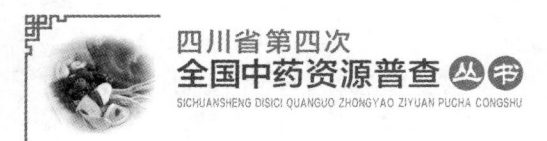

虫。

红丝线

野海椒（高县、筠连）、十萼茄、佛葵子。

为茄科植物 *Lycianthes biflora*（Lour.）Bitter 的全草。

生于海拔 2 000 m 以下的荒坡、路边。分布于乐山、高县、筠连、峨眉、洪雅、雷波。

全草清热解毒、止咳祛痰、补虚，用于肺热咳嗽、黄疸、痢疾，捣敷红肿，治狂犬咬伤。

单花红丝线

地海椒、反转望（古蔺）、藤香（叙永）、寒节风（长宁）、佛葵，胡葵（开江）、天海椒（平昌）。

为茄科植物 *Lycianthes lysimachioides*（Wall.）Bitter 的全草。

生于海拔 1 500～2 200 m 的荒坡、路边。分布于乐山、古蔺、合江、屏山、宜宾、筠连、叙永、长宁、兴文、洪雅、达州市、巴中市、峨眉山、雷波、峨边。

全草清热解毒、止咳祛痰、补虚、杀虫，用于肺热咳嗽、黄疸、痢疾、痈肿疮毒。

心叶单花红丝线

为茄科植物 *Lycianthes lysimachioides*（Wall.）Bitter var. *cordifolia* C. Y. Wu 的全草。

生于荒坡、路边。分布于乐山。

全草清热解毒、止咳。

紫花红丝线

为茄科植物 *Lycianthes lysimachioides*（Wall.）Bitter var. *purpuriflora* C. Y. Wu 的全草。

生于荒坡、路边。分布于乐山、邛崃。

全草清热解毒、止咳。

宁夏枸杞

庞庆（藏名）。

为茄科植物 *Lycium barbarum* L. 的果实。

生于海拔 1 500～3 500 m 的河滩、荒地、路边、草地，分布于德格、石渠。汉源、广元、绵阳均有栽培。

果实甘、平，滋补肝肾、益精明目，治肾虚精血不足、腰脊痛、神经衰弱、头目眩晕、视力减退。

藏医：甘、温，宁心、调经、催乳，治心悸、月经不调、乳汁不下。

枸杞

地骨皮、狗地芽（古蔺、南充）、庞庆（藏名）、红溜溜果（阿坝州）。

为茄科植物 *Lycium chinensis* Mill. 的果实、根、叶。

生于海拔 3 500 m 以下的荒野、地边、荒地向阳肥沃处。分布于全川，凉山州、古蔺、合江、兴文、江安、珙县、宜宾、筠连、长宁、高县、泸县、叙永、丹巴、泸定、康定、茂县、昭觉、青川、什邡、邛崃、南充、乐山、绵阳市、九寨沟、汶川、茂县、黑水、小金、理县、马尔康、眉山市、中江、峨眉山、峨边等地。

枸杞子补肝滋肾、润肺、益精、补血、滋阴明目，用于肝肾阴亏、腰膝酸软、腰脊痠痛、头晕、目眩、目昏多泪、虚劳咳嗽、烦渴、目赤昏痛、崩漏带下、热毒疮疖、视物不清、耳鸣、阳痿、潮热盗汗。又治骨蒸痨热、耳鸣（合江、筠连），糖尿病（珙县），虚火牙痛（叙永）。清热降压、益精明目（昭觉）。根凉血退热、清肺止咳、清肝肾虚热、降血压，用于虚劳咳嗽、肺热咳嗽、潮热盗汗、肺热咳喘、外阴痒肿、牙龈肿痛、喉结核、糖尿病、高血压。叶清热解暑、退虚火、生津止渴，用于暑天烦渴、小儿疳积、虚火牙痛、糖尿病消渴。

藏医：甘、温，宁心、调经、催乳，治心悸、月经不调、乳汁不下。

德格枸杞

庞庆（藏名）。

为茄科植物 *Lycium degenense* Y. Cao et D. P. Liu 的果实。

生于海拔 3 200 m 左右的路边、荒坡、屋边。分布于德格。

果实甘、平，滋补肝肾、益精明目，治肾虚精血不足、腰脊痛、神经衰弱、头目眩晕、视力减退。

藏医：甘、温，宁心、调经、催乳，治心悸、月经不调、乳汁不下。

茂汶枸杞

北方枸杞。

为茄科植物 *Lycium potaninii* Pojank 的果实。

生于海拔 1 100～2 400 m 的荒山坡。分布于茂县、汶川。

滋补肝肾、益精明目。

云南枸杞

庞庆（藏名）。

为茄科植物 *Lycium yunnanense* Kuang et A. M. Lu 的果实。

生于海拔 1 300～3 800 m 的河边潮湿处、荒地。分布于德格、石渠、普格。

果实甘、平，滋补肝肾、益精明目，用于肾虚精血不足、腰脊痛、神经衰弱、头目眩晕、视力减退。

藏医：甘、温，宁心、调经、催乳，治心悸、月经不调、乳汁不下。

番茄

西红柿。

为茄科植物 *Lycopersicun esculentum* Mill. 的果实、叶。

栽培。分布全川。

果生津止渴、健胃消食，用于口干舌燥、消渴、食欲不振、坏血病。叶灭孑孓。叶疏风止痒、消肿，用于皮肤瘙痒、无名肿毒（达州）。

茄参

唐冲嘎保（藏名）。

为茄科植物 *Mandragora caulescens* C. B. Clarke 的根。

生于海拔 2 500～4 500 m 的草甸、路旁、草丛中。分布于泸定、康定、九龙、雅江、得荣、甘孜、巴塘、德格、成都、峨边等地。

甘、微苦、温、有毒，镇痛、解痉，用于胃痛、腹痛、跌打损伤。

藏医：苦、寒、有毒，镇痛散肿，治毒疮、瘤癌、肺脓肿及皮肤病，内服宜慎。

假酸浆

冰粉子花（峨眉）、冰粉（屏山、宜宾）、冰籽（纳溪）、挂金灯、洋海椒（合江、珙县）、黄姑娘（开江）。

为茄科植物 *Nicandra physaloides*（L.）Gaertn. 的全草。

生于海拔 900～2 600 m 的耕地边、路边向阳处。分布于凉山州、普格、屏山、兴文、纳溪、高县、长宁、合江、宜宾、筠连、叙永、邛崃、攀枝花、眉山市、开江、渠县、峨眉山、泸定、康定、雅江。

全草治痧气、疥癣。又清热、解毒、利咽、化痰（屏山、纳溪、高县、泸县）。清热消痰、退火、解暑、利尿、祛风解毒（普格、峨眉）。镇静、祛痰，用于狂犬病、精神病、癫痫、风湿性关节炎、感冒、泌尿系统感染、疮疖（达州）。

黄花烟草

为茄科植物 *Nicotiana rustica* L. 的叶。

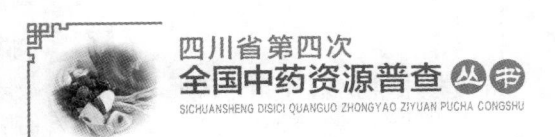

生于海拔1 100~3 000 m的山地，多为栽培。分布于乐山、茂县、九寨沟、汶川、理县、金川、小金、马尔康、崇州、什邡、石渠、泸定、喜德。

叶行气止痛、解毒杀虫，用于食滞饱胀、气滞疼痛、痈疽、疔疮、蛇、犬咬伤。

烟草

为茄科植物 *Nicotiana tabacum* L. 的叶。

栽培于海拔1 800 m以下的地区。分布于全川，主产于凉山州、西昌、攀枝花、什邡、眉山市等地。

叶行气、提神、止痛、镇静、解毒、杀虫，用于食积饱胀、毒蛇咬伤、疔毒、痧证、头疮、骨髓炎、气结疼痛、痈疽、疔疮、疥癣、犬咬伤，又治蛇伤、灭蝇、螺、杀鼠、杀蛆、避蚂蟥。

碧冬茄

为茄科植物 *Petunia hybrid* Vilm. 的种子。

栽培。分布于全川。

行气、杀虫，用于腹水、腹胀便秘、蛔虫病。

江南散血丹

为茄科植物 *Physaliastrum heterophyllum*（Hemsl.）Migo 的叶。

生于海拔500~1 200 m的林下。分布于古蔺。

全草清热、解毒、止咳，用于肺热咳嗽、瘰疬、痈疽肿毒。

酸浆

为茄科植物 *Physalis alkekengi* L. 的全草、花、种子。

生于海拔2 300 m以下的荒坡、路旁。分布于平武、大邑、泸定。

行水利湿、清热解毒，用于风湿关节痛、鼻渊、感冒、咽喉痛、咳嗽。果实利尿、退热、护肝。

挂金灯

红姑娘、天泡子（古蔺、峨眉）、沙灯笼（高县）、天泡果、天泡草（高县、叙永）、吾露（藏名）、酸浆、锦灯笼（成都）、灯笼泡、灯笼果（达州）。

为茄科植物 *Physalis alkekengi* L. var. *franchetii*（Mast.）Makino 的根、果实、全草、花。

生于海拔700~3 100 m的杂木林中、灌木丛下、荒坡、路旁。分布于凉山州、古蔺、南溪、隆昌、珙县、江安、屏山、兴文、纳溪、高县、长宁、合江、宜宾、筠连、叙永、金阳、美姑、彭州、崇州、什邡、乐山、眉山市、达州市、巴中市、峨眉山、泸定、九龙、峨边、马边。

果清热、解毒、利尿通淋、利湿祛痰，用于骨蒸劳热、肺热咳嗽、咽喉肿痛、黄疸、水肿、疔疮、丹毒。根清热利水，用于疟疾、黄疸、疝气。全草用于肺热咳嗽、咽炎、中耳炎、疮疖，外敷小儿湿疹、扁桃体炎、驱蛔、痔疮，咽喉肿痛、牙痛（高县）。根清热利咽、化痰利尿，用于疟疾、黄疸、疝气（凉山州、达州）。花用于天泡疮（达州）。

藏医：甘、酸、苦、凉，清热、止咳，治咳嗽、喉痛、失音。

苦蘵

灯笼草。

为茄科植物 *Physalis angulata* L. 的果、根。

生于海拔500~2 000 m的荒坡、路旁。分布于乐山、成都、泸州、眉山市、峨眉山、九龙、越西。

清热解毒、利尿、利湿、理气，用于瘰疬、痈肿疮毒、痢疾、白带。

小酸浆

灯笼泡（宜宾）、豆泡果（兴文）、黄姑娘、天泡草、天泡子（绵阳）。

为茄科植物 *Physalis minima* L. 的全草。

生于海拔1 000~3 000 m低山的荒地、田间、路旁，为常见杂草。分布于乐山、屏山、兴文、珙县、

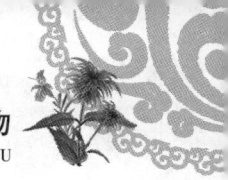

南充市、绵阳市、眉山市、康定、丹巴、雷波、普格。

全草清热解毒、除湿利尿、活血祛瘀，用于湿热黄疸型肝炎、天泡疮、湿热毒疮、黄水疮、火淋、咳嗽气喘、盆腔炎、痛经、跌打损伤。全草或果实渗湿、杀虫，治黄疸、小便不利、慢性咳喘、疳疾、瘰疬、天泡疮、痢疾、白带、湿疮（宜宾、眉山）。

灯笼草

响铃草。

为茄科植物 *Physalis peruviana* L. 的全草。

生于海拔 1 200~2 100 m 的荒地。分布于绵阳、广元、乐山、眉山市。

清热解毒、消肿散结、消炎利水，用于咽喉肿痛、疝气腹痛、睾丸炎。

毛酸浆

苦职、天泡子、锦灯笼、挂金灯（泸县）、锦铃草（洪雅）、天泡草（达州）、野辣子（渠县）。

为茄科植物 *Physalis pubescens* L. 的全草、根、果实。

生于海拔 1 200 m 的荒地。分布于乐山、叙永、江安、泸县、纳溪、合江、洪雅、达州、邻水、渠县、宣汉、平昌、巴中、南江。

全草清热、解毒、利尿、消肿散结，用于感冒、肺热咳嗽、咽喉肿痛、睾丸炎、疝气腹痛、腮腺炎、气管炎、肺脓痛、牙龈肿痛、湿热黄疸、痢疾、水肿、热淋、天泡疮、疔疮、小便不利，又消疬子，去骨蒸劳热（泸县）。

大叶酸浆

泡虫草、大叶泡囊草。

为茄科植物 *Physalis macrophylla* Bonatt 的根。

生于海拔 2 000~2 400 m 灌木丛中。分布于泸州、乐山、洪雅、峨眉山。

根活血祛瘀、行气止痛，用于风湿痹痛、跌打损伤。

云南散血丹

为茄科植物 *Physaliastrum yunnanense* Kuang et A. M. Lu 的全草。

生于海拔 1 600~2 500 m 的林缘石上。分布于布拖。

麻醉、镇痛、祛风、除湿。

马尿泡

羊尿泡（阿坝州）、唐传尕保（阿坝州）。

为茄科植物 *Przewalskia tangutica* Maxim. 的种子及根。

生于海拔 2 000~4 500 m 的路旁、草地。分布于若尔盖、松潘、红原、茂县、黑水、马尔康、石渠、稻城、德格、色达、甘孜。

藏医：用作镇痛药。镇痛、消肿、解痉、杀虫、消炎，用于胃肠痉挛疼痛、白喉、炭疽，外用治疮痔、皮肤瘙痒。

赛莨菪

为茄科植物 *Scopolia carniolicoides* C. Y. Wu et C. Chen 的根。

生于海拔 3 000~3 600 m 的草坡、灌木丛、疏林。分布于稻城、乡城、色达、康定、得荣、甘孜、新龙。

功效同三分三。

齿叶赛莨菪

为茄科植物 *Scopolia carniolicoides* C. Y. Wu et C. Chen var. *dentata* C. Y. Wu et C. Chen 的根。

生于海拔 3 000~3 600 m 的草坡、灌木丛、疏林。分布于木里。

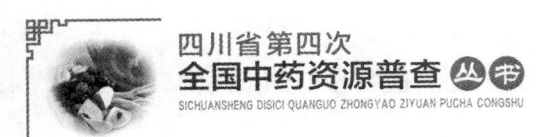

功效同三分三。

刺金瓜

醉仙桃。

为茄科植物 *Solanum aculeatissimum* Jacq. 的根、果实。

生于荒坡、草丛中。分布于南充市。

消水肿、退黄疸，用于水肿、黄疸、肠风下血、脱肛、痔疮。

毛叶冬珊瑚

野海椒。

为茄科植物 *Solanum capsicastrum* Link. ex Schauer 的根及全草。

生于海拔 2 000 m 的杂木林与灌木丛中。分布于雷波、普格、乐山、洪雅。

全草清热解毒、消积利膈，用于风湿痹痛、食积、脘腹胀满。根解毒止痛（凉山州）。

千年不烂心

为茄科植物 *Solanum cathayanum* C. Y. Wu et S. C. Huang 的全草。

生于海拔 530～2 800 m 的灌木丛、山谷、山坡。分布于凉山州、崇州、邛崃、什邡、康定、稻城。

清热解毒、除风湿、止痛。

欧白英

苦茄。

为茄科植物 *Solanum dulcamara* L. 的全草。

生于海拔 1 600～3 300 m 的屋边、灌木丛中。分布于乐山、洪雅、峨眉山、丹巴、九龙、道孚、康定、凉山州、米易。

祛风除湿、舒筋活络、利水消肿、镇痛、祛风，用于风湿麻木、崩带。

刺天茄

野颠茄（凉山州）、紫花茄、两面针（峨眉）。

为茄科植物 *Solanum indicum* L. 的根、全草、果实。

生于海拔 500～1 300 m 的路旁、草坡、灌木丛中。分布于古蔺、屏山、宜宾、雷波、金阳、彭州、乐山、洪雅、峨眉山、凉山州。

果、种子、叶清热解毒、祛风、止痛、除风邪，用于鼻渊头痛、牙痛、水臌积滞。叶治乳痈、溃疡、鼻渊。根清热、除湿、镇痛、散血、祛痰、消肿，用于风湿痹痛、痧气腹痛、头痛、牙痛、咽炎、扁桃体炎、疳积、跌打损伤、瘰疬。解毒消肿、祛瘀止痛（凉山州）。

红茄

为茄科植物 *Solanum integrifolium* Poir. 的全草。

生于山坡、草丛中。分布于甘洛。

活血散瘀、镇痛、麻醉。

野海茄

苦茄。

为茄科植物 *Solanum japonense* Nakai 的全草。

生于海拔 600～3 300 m 的荒坡、草丛中。分布于乐山、德格。

健胃、行气、消肿。

喀西茄

为茄科植物 *Solanum khasianum* C. B. Clarke et Laff. 的根、果实。

生于海拔 600 ~ 2 000 m 的荒坡、草丛中。分布于色达、泸定、米易。

消炎解暑、镇静止痛，用于风湿跌打疼痛、神经性疼痛、胃痛、牙痛、乳腺炎、胸腺炎，外用于疮毒。

白英

排风藤、毛秀才、白毛藤（巴中）、毛风藤、猫耳朵（南充）。

为茄科植物 *Solanum lyratum* Thunb. /*S. dulcamara* L. var. *lyratum* Sieb. 的全草、根、茎、花、果实。

生于海拔 500 ~ 2 800 m 的路边、杂木林、灌木丛中。分布于全川，茂县、九寨沟、金川、汶川、理县、小金、达州市、巴中市、峨眉山、巴塘、稻城、泸定、冕宁、普格、金阳、攀枝花、南充市、绵阳市、马边。

根、茎、花、全草清热解毒、祛风利湿、止泻、平喘、解表、活血消肿、止痛，用于黄疸、疟疾、水肿、淋病、风湿关节痛、子宫脱出、久痢、急性肝炎、丹毒、疔疮、慢性气管炎、急性肾炎。茎用于久咳、缩阴症。花用于急性肝炎、白带。根清热、活血、止痛，用于风火牙痛、风湿关节痛、头痛、瘰疬、痈肿、痔漏，又治咳嗽、小儿吐乳（筠连），治母猪疯（叙永），牙痛（高县）。全草清热解毒、除风湿、止痛、祛风镇惊，用于小儿风寒咳嗽、小儿发热惊风、黄疸、肺热咳嗽、瘰疬、盆腔炎、血崩、白带、惊风、大便起风泡泡、初生婴儿破伤风、风火牙痛、风寒湿痹痛。

茄

白茄子根（南充）。

为茄科植物 *Solanum melongena* L. 的根、果实、叶、花、蒂。

栽培于海拔 3 000 m 以下的地区。分布于全川。

果清热、活血、止血、止痛、消肿，用于肠风下血、热毒疮痈、皮肤溃疡。叶用于血淋、血痢、肠风下血、痈肿、冻伤。花治金疮牙痛。根祛风除湿、散寒止痛、收敛、利尿、清热、止血、止痛，用于湿热火痢、久痢、便血、脚气、齿痛、痢疾、冻疮。蒂（宿萼）治肠风下血、痈疽肿毒、口疮、牙痛。花用于金疮、牙痛。清热、祛风、利湿、止痛（凉山州）。用泡菜茄子外敷退钉子（南充）。其中的维生素 P，具有增加毛细血管的弹性，改善微循环的作用，对高血压、动脉硬化及坏血病者，均具有一定的预防作用。而茄子纤维中的皂草甙，具有降低胆固醇作用。

香瓜茄

人参果。

为茄科植物 *Solanum muricatum* Ait. 的果实。

引进新资源，栽培。分布于资中。

抗癌、抗衰老、降血压、降血糖、消炎、补钙、美容。

龙葵

野海椒（泸县、叙永、江安、南充）、天茄子（高县）、月经草（筠连）、龙珠、野茄子（宣汉）。

为茄科植物 *Solanum nigrum* L. 的全草。

生于海拔 3 200 m 以下的潮湿地、路边、耕地。分布于全川，峨边、马边。

全草清热解毒、利尿、醒睡、活血消肿、平喘、散瘀，用于感冒发热、肺热咳嗽、风湿疼痛、咽喉肿痛、淋浊、白带、神倦思睡、疔疮、疮痈肿毒、丹毒、跌打扭伤、慢性支气管炎、尿路结石、急性肾炎、火丹、妇女崩漏，又治胃痛（叙永），活血调经（筠连），咽喉肿痛（泸县），枯癌（古蔺），止咳平喘、抗癌解毒（凉山州）

少花龙葵

耳坠子、古纽菜、白花菜、扣子菜（阿坝州）。

为茄科植物 *Solanum photeinocarpum* Nakamura et Odashima /*S. nigrum* L var. *pauciflorum* Liou 的全草。

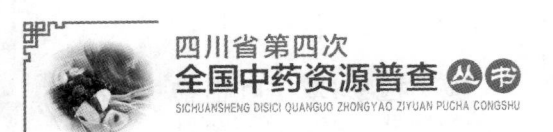

生于海拔 1 000～2 500 m 的溪边、密林、荒坡。分布于茂县、汶川、理县、九寨沟、乐山、洪雅、巴塘、得荣。

清热解毒、活血消肿、利尿，用于急性肾炎、风湿痛、肺热咳嗽、痢疾、淋病、目赤、喉痛、疔疮。

海桐叶白英

排风藤。

为茄科植物 Solanum pittosporifolium Hemsl. 的全草。

生于海拔 500～2 500 m 的路边、沟边、密林、荒坡。分布于峨眉山、洪雅、雷波。

祛风除湿、活血消肿、清热解毒、散瘀、抗癌，用于风湿痹痛、跌打损伤。

珊瑚樱

玉珊瑚、红金板（屏山）、佛顶珠（古蔺）、铁海椒（南溪）、麻海椒（高县）。

为茄科植物 Solanum pseud-apsicum L. 的根、果实。

栽培。分布于乐山、成都、洪雅、峨眉山、凉山州。

全草、果实、根补肾壮阳、止痛，用于痨伤、风湿麻木、瘫痪。根理气、止痛、生肌、解毒、消炎，用于腰肌劳损、牙痛、血热、水肿、疮疡肿毒。

珊瑚豆

玉珊瑚、红金板（屏山）、佛顶珠（古蔺）、铁海椒（南溪）、麻海椒（高县）。

为茄科植物 Solanum pseud-apsicum L. var. diflorum（Vell.）Bitter 的根、果实。

生于海拔 1 300～3 000 m 的田地、荒坡、草丛中。分布于乐山、成都、屏山、筠连、古蔺、南溪、宜宾、高县、大竹、巴中、泸定、康定、丹巴、九龙、得荣。

根消肿、解毒、止血，用于痈疽、瘰疬、咽肿、吐血、骨鲠、腰肌劳损（宜宾、达州），又叶外敷疥疮；果理气止痛（南溪），止咳（宜宾、高县）。

青杞

红葵子、野枸杞、蜀羊泉。

为茄科植物 Solanum septemlobum Bunge 的全草、果实。

生于海拔 900～3 500 m 的向阳山坡、路旁。分布于金川、九寨沟、若尔盖、马尔康、理县、小金、德格、雅江、巴塘、道孚。

清热解毒，用于咽喉肿痛、目赤目昏、皮肤瘙痒。

旋花茄

为茄科植物 Solanum spirale Roxb. 的全草。

生于海拔 500～1 900 m 的溪边、灌木丛、林下。分布于合江、德昌、盐源。

清热、解毒、利湿、健胃，用于热浊、腹泻、赤痢、小便结痛、疟疾、感冒发烧、喉痛、疮疡肿毒。

颠茄

洋茄子（古蔺）、天茄子（筠连、纳溪）、钉茄（宜宾）、洋海椒（叙永）、野颠茄、刺茄子（绵阳）。

为茄科植物 Solanum surattense Burm. f. 的根与全草、果实。

生于海拔 1 200 m 以下的荒坡、草地。分布于全川，大竹、甘洛、越西。

全株镇咳平喘、活血散瘀、散寒止痛、麻醉，用于牙龈肿痛、手足麻木、睾丸肿痛、哮喘、肺寒咳嗽、慢性支气管炎、胃痛、风湿骨痛、冻疮、瘰疬、寒性脓疡、跌打损伤。

马铃薯

洋芋、土豆。

为茄科植物 Solanum tubersum L. 的块茎、叶。

栽培于海拔 3 500 m 以下的地区。分布于全川。

块茎补气、健脾、消炎、用于脾虚泄泻、腮腺炎（磨醋搽）、刀伤、烫、烧伤（磨汁搽）。叶杀虫、止痒。

假烟叶

为茄科植物 *Solanum verbascifolium* L. 的根、叶。

生于海拔 700~1 400 m 的山坡、路边。分布于金阳、布拖、雷波等凉山州各县、屏山、乐山。

叶用于黄肿、痛风、血崩、跌打肿痛、牙痛、瘰疬、痈疮、湿疹、皮炎。消肿、止痛、行气、解毒、生肌收敛（凉山州）。

黄果茄

刺茄。

为茄科植物 *Solanum xanthocarpum* Schrad. et Wendl. 的根、种子。

生于海拔 800 m 以下的荒坡、灌木丛中。分布于峨眉山、洪雅、宁南、雷波、会东、金阳。

止咳平喘、散寒止痛、疏风解表、清热利湿、消炎，用于哮喘风湿、头痛、牙痛、瘰疬、跌打损伤。

龙珠

龙茄（珙县）。

为茄科植物 *Tubocapsicum anomalum*（Franch. et Sav.）Makino 的全草、果实、根。

生于山谷、水边、密林。分布于珙县、洪雅、雷波。

全草清热解毒，用于淋病、疔疮肿毒；果用于疔肿；根治痢疾。

玄参科 Scrophulariaceae

金鱼草

为玄参科植物 *Antirrhinum majus* L. 的全草。
栽培。分布于成都、西昌。
清热解毒、凉血消肿。

假马齿苋

为玄参科植物 *Bacopa monnieri*（L.）Wettst. 的全草。
生于水沟边。分布于金阳、布拖、雷波。
清热凉血、消肿解毒，外用敷疮毒（凉山州）。

钓鱼竿

为玄参科植物 *Botryopleuron stenostachyum* Hemsl. 的全草。
生于海拔 300~1 000 m 的荒坡。分布于南充。
清热解毒、止咳定喘。

来江藤

蜂糖花（古蔺、长宁）、岩蜂糖（长宁）、猫耳花（合江）、猫花、烧伤药（叙永）。
为玄参科植物 *Brandisia hancei* Hook. f. 的全草。
生于海拔 500~2 600 m 的灌木丛中、半阴的岩石缝、草丛中。分布于乐山、古蔺、长宁、合江、叙永、南充市、眉山市、开江、邻水、渠县、宣汉、万源、南江、峨眉山、会东、越西、西昌。
全株祛风除湿、清热解毒、利湿、补虚、止痛、止血，用于风湿、心惊眼跳、高烧不退、浮肿、泻痢、黄疸型肝炎、吐血、心悸、化脓性骨髓炎、风湿痹痛、骨膜炎。化脓性骨髓炎用根 50 g 泡酒 500 g，日服 2~3 次，每次 10 ml，又治烧伤、烫伤，全株研粉、调麻油搽（叙永）。

美穗草

为玄参科植物 *Calorhabdos brunoniana* Benth. 的根。

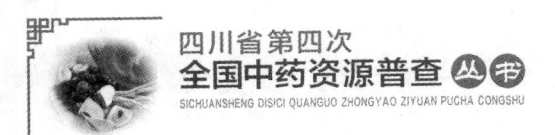
生于路边、杂木林中、灌木丛下。分布于金阳、布拖、雷波、普格、会理、喜德。

止咳化痰、降气平喘、止痛（凉山州）。

四方麻

八方剑、红钓鱼竿（屏山）、上天梯（合江）、散血旺、八块柴（高县）、四棱标（兴文、长宁）。

为玄参科植物 *Calorhabdos cauloptera* Hance 的全草。

生于山坡、草地。分布于屏山、合江、高县、长宁、叙永、江安、古蔺、宜宾、珙县、兴文、筠连、西昌。

全株清热、解毒、消肿、止痛，用于腮腺炎、咽喉炎、结膜炎、淋巴结核、痢疾、黄疸、尿血、湿疹、烫火伤、疔疮、蛇伤。又治跌打损伤（屏山、合江、高县、长宁），治腹水、血吸虫病（江安），痨伤吐血（合江）。

胡麻草

为玄参科植物 *Centranthera cochinchinensis*（Lour.）Merr. 的全草。

生于海拔 500～1 400 m 的路旁、草地。分布于德昌。

消肿散瘀、止血、止痛，用于咯血、吐血、跌打损伤、瘀血、风湿关节痛、小儿疳积。

西南胡麻草

为玄参科植物 *Centranthera cochinchinensis*（Lour.）Merr. var. *nepalensis*（D. Don）Merr. 的全草。

生于路旁、草地。分布于四川省。

消肿散瘀、止血、止痛，用于咯血、吐血、跌打损伤、瘀血、风湿关节痛、小儿疳积。

野胡麻

为玄参科植物 *Dodartia orientalis* L. 的根、全草。

生于海拔 300～1 400 m 的沙地山坡。分布于攀枝花、会理。

清热解毒、祛风止痒，用于上呼吸道感染、小儿肺炎、气管炎、扁桃体炎、乳腺炎、淋巴结核、尿道感染、荨麻疹、湿疹、皮肤瘙痒。

幌菊

为玄参科植物 *Ellisiophyllum pinnatum*（Wall.）Makino 的全草。

生于海拔 1 500～2 500 m 的田野、沟边、草地。分布于会东、峨边。

用于眩晕。

小米草

细提曲尼（藏名）。

为玄参科植物 *Euphrasia pectinata* Ten. 的全草。

生于海拔 2 500～3 500 m 的山坡、草地及灌木丛中。分布于道孚、康定、新龙、白玉、丹巴、石渠、阿坝州、万源、南江。

清热解毒、除烦、利尿，用于咽喉肿痛、肺炎咳嗽、口疮、热病口渴、头痛、小便不通。

藏医：寒、苦，清热，能降厌烦情绪（消除疲劳）、通利小便。

短腺小米草

细提曲尼（藏名）、腺毛小米草。

为玄参科植物 *Euphrasia regelii* Wettst. 的全草。

生于海拔 1 200～4 100 m 的山坡、草地及灌木丛。分布于白玉、德格、新龙、美姑、丹巴、理塘、稻城、乡城、甘孜、峨边。

全草苦、凉，清热、除烦、利尿，用于热病口渴、头痛、小便不通。

藏医：寒、苦，清热，能降厌烦情绪（消除疲劳）、通利小便。

四川小米草

细提曲尼（藏名）。

为玄参科植物 *Euphrasia sichuanica* Hong 的全草。

生于海拔 2 500 ~ 4 000 m 的山坡、草地及灌木丛中。分布于石渠、康定、丹巴。

全草苦、凉，清热、除烦、利尿，用于热病口渴、头痛、小便不通。

藏医：寒、苦，清热，能降厌烦情绪（消除疲劳）、通利小便。

芒叶小米草

心木涕区蕨（藏名）。

为玄参科植物 *Euphrasia tatarica* Fisch. 的全草。

生于海拔 2 400 ~ 3 200 m 的山坡、草地及灌木丛中。分布于茂县、汶川、九寨沟、壤塘、马尔康、理县、松潘、峨边。

全草苦、凉，清热、除烦、利尿，用于热病口渴、头痛、小便不通。

鞭打绣球

羊膜草（甘孜州）。

为玄参科植物 *Hemiphragma heterophyllum* Wall. 的全草及根。

生于海拔 2 300 ~ 4 200 m 的草坡、灌木丛、林下阴处、石缝。分布于雷波、昭觉、金阳、越西、叙永、什邡、乐山、洪雅、峨眉山、泸定、康定、九龙、雅江、巴塘、稻城、乡城、理塘、道孚、甘孜、白玉、得荣、峨边、马边等地。

益气止痛、祛瘀止血、除湿祛风、舒筋活血、调经，用于咳嗽吐血、神经衰弱、风湿腰痛、经闭腹痛、瘰疬、疮肿、疮毒、跌打损伤、破伤风。理气、活血、止痛、解毒（凉山州）。

藏医：治坐骨神经痛、风湿、神经衰弱、月经不调等。

革叶兔耳草

洪轮（藏名）。

为玄参科植物 *Lagotis alutacea* W. W. Smith 的带花全草。

生于海拔 3 600 ~ 4 800 m 的草坡、砾坡。分布于石渠、炉霍、新龙、木里、乡城。

全草苦、凉，清血、退赤巴高热、降血压、调经、解毒，用于绞肠痧、炭疽、刺痛、全身发热、肾炎、肺病、阴道流黄黑色液状物、高血压、动脉粥样硬化、月经不调、综合性食物中毒及"心热"。

裂唇革叶兔耳草

为玄参科植物 *Lagotis alutacea* W. W. Smith var. *rockii* (Li) Tsoong 的带花全草。

生于山坡、草地。分布于四川西南部。

清热解毒、凉血、行血调经，用于肝炎、高血压、乳腺癌。

短穗兔耳草

直打洒增（藏名）。

为玄参科植物 *Lagotis brachystachys* Maxim. 的带花全草。

生于海拔 3 000 ~ 4 500 m 的河滩、沼泽、路旁潮湿沙地上。分布于德格、石渠、乡城、道孚、甘孜、色达。

藏医：苦、温、散瘀、排脓，治血热性化脓症、肺胃瘀血、黄水病、脓疡。德格藏医用于祛内脏瘀血、内脏化脓、失枕。

短筒兔耳草

为玄参科植物 *Lagotis brevituba* Maxim. 的全草。

生于山坡、草丛、石砾地。分布于白玉、石渠、德格、阿坝县。

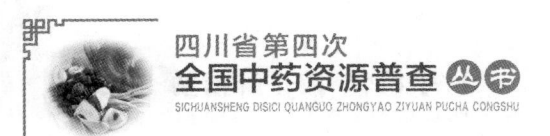

清热解毒、凉血、行血调经，用于肝炎、高血压、乳腺癌。清热解毒、平逆降压（甘孜州）。

厚叶兔耳草

为玄参科植物 *Lagotis crassifolia* Prain 的根。

生于山坡草地、灌木丛中。分布于乡城、石渠、理塘。

凉血解毒。

全缘兔耳草

洪轮（藏名）。

为玄参科植物 *Lagotis integra* W. W. Smith 的全草。

生于海拔 2 500～5 000 m 的向阳山坡、灌木丛下。分布于巴塘、康定、理塘、稻城、乡城、道孚、白玉。

全草苦、寒，清热解毒、行血调经，用于五脏有热、血分热毒、急慢性肝炎、月经不调。

大筒兔耳草

洪轮（藏名）。

为玄参科植物 *Lagotis macrosiphon* Tsoong et Yang 的带花全草。

生于海拔 4 600～4 800 m 的石堆上。分布于德格、白玉、九龙。

全草苦、凉，清血、退赤巴高热、降血压、调经、解毒，用于绞肠痧、炭疽、刺痛、全身发热、肾炎、肺病、阴道流黄黑色液状物、高血压、动脉粥样硬化、月经不调、综合性食物中毒及"心热"。

紫叶兔耳草

洪轮（藏名）、小兔耳草。

为玄参科植物 *Lagotis praecox* W. W. Smith 的带花全草。

生于海拔 4 500～5 200 m 的山坡、砾岩、流石滩。分布于道孚、稻城、乡城、康定。

全草苦、凉，清血、退赤巴高热、降血压、调经、解毒，用于绞肠痧、炭疽、刺痛、全身发热、肾炎、肺病、阴道流黄黑色液状物、高血压、动脉粥样硬化、月经不调、综合性食物中毒及"心热"。

圆穗兔耳草

洪轮（藏名）、藏黄连。

为玄参科植物 *Lagotis ramalana* Batalin 的根、全草。

生于海拔 3 500～5 500 m 的潮湿流石滩碎石坡下。分布于德格、炉霍、甘孜、九寨沟、若尔盖、松潘、红原、康定、石渠、巴塘、冕宁。

凉血解毒、清热健胃，用于高热惊痫、目赤、黄疸、伤寒、霍乱、自汗盗汗、小儿疳积。

藏医：全草苦、甘、寒，退烧、降血压、调经、解毒；治全身发烧、肾炎、肺病、阴道流黄黑色液状物、高血压、动脉粥样硬化、月经不调、综合性食物中毒及"心热"。德格藏医用于降血压、退烧，治感冒及流感。

箭药兔耳草

洪轮（藏名）。

为玄参科植物 *Lagotis wardii* W. W. Smith 的带花全草。

生于海拔 3 700～4 500 m 的草坡。分布于德格。

全草苦、凉，清血、退赤巴高热、降血压、调经、解毒，用于绞肠痧、炭疽、刺痛、全身发热、肾炎、肺病、阴道流黄黑色液状物、高血压、动脉粥样硬化、月经不调、综合性食物中毒及"心热"。

云南兔耳草

洪轮（藏名）。

为玄参科植物 *Lagotis yunnanensis* W. W. Smith 的带花全草。

生于海拔 3 300～4 700 m 的高山草地。分布于石渠、乡城、德格。

全草苦、凉，清血、退赤巴高热、降血压、调经、解毒，用于绞肠痧、炭疽、刺痛、全身发热、肾炎、肺病、阴道流黄黑色液状物、高血压、动脉粥样硬化、月经不调、综合性食物中毒及"心热"。

粗毛肉果草

巴亚、巴亚巴、罢亚杂哇（藏名）。

为玄参科植物 *Lancea hirsute* Bonati 的全草。

生于海拔 3 200～4 500 m 的草地、沟边、疏林。分布于炉霍、雅江、得荣、道孚、甘孜、康定。

全草用于肺热咳嗽、肺脓疡。果实治月经不调、下腹疼痛。

藏医：苦、寒，养肺排脓、清热止咳。根养肺、托引肺脓，治肺炎、肺脓肿、哮喘、咯血、咳嗽失音。花治风湿性关节炎、心脏病。叶治疮疖、刀伤。种子治心脏病。德格藏医用于排脓，治咳吐脓痰（效果佳）；果治心脏病、血瘤、肠绞痛、妇女癥瘕。

肉果草

巴丫（藏名）、兰石草。

为玄参科植物 *Lancea tibetica* Hook. f. et Thoms. 的全草。

生于海拔 1 700～4 600 m 的山坡、河滩、沟边、林缘、地边潮湿处。分布于甘孜州各县、若尔盖、红原、黑水、松潘、阿坝。

全草甘、苦、寒，清肺、祛痰、解毒，用于肺炎、肺脓疡、流感、咽喉肿痛。

藏医：苦、寒，根治肺炎、肺脓肿、哮喘、咯血、咳嗽失音。花治风湿性关节炎、心脏病。也治疮疖、刀伤。种子治心脏病。德格藏医用于排脓，治咳吐脓痰（效果佳）。种子治心脏病、心累。

大叶石龙尾

见肿消（高县）、小茴香。

为玄参科植物 *Limnophila rugosa*（Roth）Merr. 的全草。

生于海拔 800～1 200 m 的沟边、路旁。分布于南溪、合江、高县、纳溪、长宁、叙永、江安、古蔺、宜宾、珙县、兴文。

健脾利湿、理气化痰，用于水肿、胃痛、胸腹胀满、咳嗽、小儿乳积、疮疖。清热解表、祛风除湿、止咳止痛，用于感冒、咽喉肿痛、肺热咳嗽、支气管炎、胃痛。外用治天疱疮。

石龙尾

水柏香、水七（长宁）。

为玄参科植物 *Limnophila sessiliflora*（Vahl）Blume 的全草。

生于水田中。分布于乐山、长宁。

全株活血、散瘀，治跌打损伤（长宁）。

水茫草

为玄参科植物 *Limosella aquatica* L. 的全草。

生于海拔 1 700～2 400 m 的河岸、溪边、湿地。分布于若尔盖、稻城、道孚。

清热解毒、生津。

宽叶柳穿鱼

为玄参科植物 *Linaria thibetica* Franch. 的全草。

生于山坡、路旁、草原。分布于九龙、理塘、白玉、德格、康定、道孚、稻城、丹巴、乡城。

用于风湿性心脏病（甘孜州）。

长蒴母草

虾子草（南溪）、山海椒、陌上椒（长宁）、水辣椒（洪雅）。

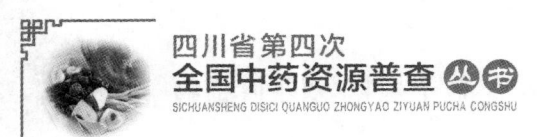

为玄参科植物 *Lindernia anagallis*（Burm. f.）Pennell 的全草。

生于海拔 500～1 600 m 的溪边、田野、地边。分布于乐山、长宁、珙县、兴文、南溪、宜宾、筠连、邛崃、洪雅、大竹、邻水、峨眉山、甘洛、峨边。

全株清热解毒、利尿通淋、和胃、祛瘀、利湿，用于黄疸、痢疾、急性胃肠炎、急性喉炎、扁桃体炎、跌打损伤、风热目痛、痈疽肿毒、白带、淋病、痢疾、小儿腹泻、小儿消化不良。

狭叶母草

为玄参科植物 *Lindernia angustifolia*（Burm. f.）Pennell 的全草。

生于海拔 1 500 m 以下的水田、溪边、地边。分布于邛崃、达州、邻水、西昌、布拖、雷波、德昌、冕宁、普格。

清热解毒、利水通淋、化瘀消肿，用于急性胃肠炎、痢疾、肝炎、喉炎、跌打损伤。

泥花草

水虾子草（南充）。

为玄参科植物 *Lindernia antipoda*（L.）Alston 的全草。

生于田边、沼泽、地边。分布于乐山、泸州、南充市、洪雅、开江、达州、大竹、渠县、宣汉、德昌、会东。

全草清热解毒、利水通淋、活血祛瘀、消肿，用于肺热咳嗽、喉炎、蛇咬伤、跌打损伤、扭伤、折伤、痈肿疮毒、淋病。

母草

蛇指头（隆昌）、四方草（高县）、合掌草（南溪）。

为玄参科植物 *Lindernia crustacea*（L.）F. Muell 的全草。

生于田边、沼泽、地边。分布于乐山、隆昌、高县、南溪、洪雅、峨眉山、甘洛。

全草清热、利湿、解毒、利尿通淋，用于感冒、急慢性菌痢、乳痈、肾炎、肝炎、肠炎、痈疽疔疮。全草活血调经、润肺止咳（峨眉）。

宽叶母草

地茴香（屏山）、开怀草（宜宾）、疔疮药（长宁）、疯狗草（巫溪）、五角苓（都江堰）。

为玄参科植物 *Lindernia nummularifolia*（D. Don）Wettst. 的全草。

生于海拔 1 100～2 800 m 的沟边、地边。分布于屏山、宜宾、长宁、兴文、合江、筠连、都江堰、邛崃、万源、南江、泸定、雷波、普格。

清热解毒、利水通淋。全草熬水服消炎止痢，治小儿肠炎（荥经），治耳鸣（都江堰）；全草煮糯米稀饭服治疯狗咬伤，全草烧炭存性，同酒服，用于咳嗽出血。

陌上菜

水虾草（古蔺）、扬狗屎（合江）、金灯笼（纳溪）。

为玄参科植物 *Lindernia procumbens*（Krock.）Philcox 的全草。

生于地边、水边及潮湿处。分布于乐山、古蔺、纳溪、合江、泸县、稻城、康定、道孚。

活血调经、通乳。全草清热、解毒，用于尿血（古蔺），温肾、缩尿（合江）。

旱田草

甲伏草（长宁）、龙牙草（纳溪）、天蓬草（高县）、地骨藤、枯痨草（江安）、蛇牙草（长宁）、调经草。

为玄参科植物 *Lindernia rullioides*（Colsm.）Pennell 的全草。

生于海拔 500 m 以上的草地、平原、水沟稻田边。分布于乐山、屏山、宜宾、长宁、兴文、合江、筠连、纳溪、江安、邛崃、眉山市、达州、宣汉、峨眉山、雷波。

清热解毒、止血、生肌、清肺热、除湿、温肾缩尿，用于湿热腰痛、皮肤湿疹、痢疾、口疮、热毒疮痛、烫火伤。全草活血调经、解毒、通乳，用于月经不调、痛经、闭经、痢疾、口疮、乳痈、瘰疬、乳癌、跌打损伤，又全草捣烂治犬咬伤，捣烂冲水服治腹痛（长宁），治牙痛（纳溪），补气壮阳、杀虫止痒（高县），治蛇咬伤（江安）。

纤细通泉草

为玄参科植物 *Mazus gracilis* Hemsl. 的全草。

生于湿润草坡、路旁、沟边。分布于宁南。

清热解毒、通乳。

通泉草

绿花草、绿兰花（泸县、合江）、脓泡花、半边莲。

为玄参科植物 *Mazus japonicus*（Thunb.）O. Kuntze 的全草。

生于海拔 3 000 m 以下的湿润的草坡、沟边、路旁及林缘、田坎。分布于全川。

全草清热解毒、消炎止痛、健胃，用于偏头痛、消化不良、脓泡疮、无名肿毒、溃疡久不收口、疮痈肿痛、乳腺炎、狗咬伤、慢性肝炎、痈疽、烫伤，外用于疔疮、脓泡疮。

莲座叶通泉草

为玄参科植物 *Mazus lecomtei* Bonati 的全草。

生于海拔 1 000～2 600 m 的湿润草坡、路旁、沟边。分布于普格。

清热解毒、润肺止咳，用于感冒头痛、鼻疳、黄疸、肺热咳嗽。

峨眉通泉草

岩白翠、石丹凤（峨眉）、红山青菜（筠连）。

为玄参科植物 *Mazus omeiensis* Li 的全草。

生于海拔 500～2 000 m 的阴湿沟边、岩壁上。分布于兴文、筠连、屏山、峨眉、洪雅、雷波。

清热解毒、消炎止痛，用于无名肿毒、溃疡久不收口、疯狗咬伤。全草治咽喉肿痛、心痛（屏山），治咳嗽（峨眉）。

美丽通泉草

为玄参科植物 *Mazus pulchellus* Hemsl. 的全草。

生于海拔 1 600 m 以下的阴湿岩缝、山坡林下。分布于峨眉山。

清热解毒，用于劳伤吐血、跌打损伤。

弹力子草

刀子草。

为玄参科植物 *Mazus stachydifolius*（Turcz.）Maxim. 的全草。

生于海拔 1 500 m 以下的沟边、岩壁。分布于乐山、洪雅。

清热解毒、消痈散结，用于毒蛇咬伤、疮痈肿毒。

山萝花

为玄参科植物 *Melampyrum roseum* Maxim. 的根。

生于山坡、草地。分布于布拖。

泡茶喝，清凉。

黑蒴

为玄参科植物 *Melasma arvens*（Benth.）Hand-azz. 的全草。

生于山坡、路旁、草地。分布于米易、冕宁。

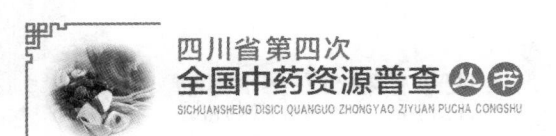

祛湿、平肝、散瘀活血，用于黄疸型肝炎、肝肿大、跌打损伤、瘀肿、痛经。

匐生沟酸浆

为玄参科植物 *Mimulus bodinieri* Vant. 的全草。

生于海拔 2 000 m 以下的林下、路旁、沟边。分布于雷波、什邡、邛崃、崇州。

收敛、止泻、止痛、解毒，用于湿热痢疾、脾虚泄泻及带下。

小苞沟酸浆

为玄参科植物 *Mimulus bracteosa* Tsoong 的全草。

生于海拔 1 500 ~ 3 100 m 的水田潮湿处。分布于崇州、泸定、康定。

清热解毒、收敛止泻。

柳生沟酸浆

为玄参科植物 *Mimulus bracteosa* Tsoong f. *salicifolia* Tsoong 的全草。

生于林下、路旁、沟边。分布于雷波。

收敛、止泻、止痛、解毒，用于湿热痢疾、脾虚泄泻及带下。

四川沟酸浆

为玄参科植物 *Mimulus szechuanensis* Pai 的全草。

生于海拔 2 000 m 以下的林下、路旁。分布于凉山州、什邡、九龙、稻城、乐山、洪雅、峨眉山、古蔺、越西、美姑、峨边、马边。

收敛、止泻、止痛、解毒、清热、利湿，用于湿热痢疾、脾虚泄泻及带下。

沟酸浆

为玄参科植物 *Mimulus tenellus* Bunge 的全草。

生于海拔 2 000 m 以下的林下、路旁、水田潮湿处。分布于凉山州、邛崃、崇州、九龙、雷波。

收敛、止泻、止痛、清热解毒，用于湿热痢疾、脾虚泄泻及带下。滋阴降火、除烦（九龙）

尼泊尔沟酸浆

荞子七、鸡眼七（古蔺）、大活儿草（叙永）、猫眼睛。

为玄参科植物 *Mimulus tenellus* Bunge var. *nepalensis*（Benth.）Tsoong 的全草。

生于林下阴湿处。分布于乐山、古蔺、叙永、洪雅、开江、达州、大竹、邻水、宣汉、万源、南江、峨眉山、昭觉。

全草收敛止泻、清热解毒、止痢、利湿，用于湿热痢疾、疮疖、肠炎、脾虚、泄泻、妇女白带。

宽叶沟酸浆

猫眼睛、南红藤。

为玄参科植物 *Mimulus tenellus* Bunge var. *platyphyllus*（Franch.）Tsoong 的全草。

生于海拔 1 900 ~ 2 200 m 的林下、路旁。分布于凉山州、乐山、洪雅。

收敛、止泻、止痛、清热解毒，用于湿热痢疾、脾虚泄泻及带下。

宽萼沟酸浆

高大沟酸浆。

为玄参科植物 *Mimulus tenellus* Bunge var. *procerus*（Grant）Hand. et Mazz. 的全草。

生于海拔 2 000 m 以下的林下、路旁、水田潮湿处。分布于凉山州、乐山。

收敛、止泻、止痛、清热解毒，用于湿热痢疾、脾虚泄泻及带下。

川泡桐

泡桐根。

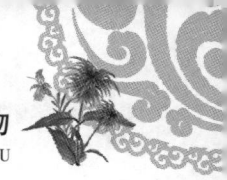

为玄参科植物 *Paulownia fargesii* Franch. 的根、花。

生于海拔 2 600 m 以下的林中。分布于全川，如什邡、隆昌、康定、成都、乐山、洪雅、宣汉、南江、峨眉山、雷波、布拖、甘洛、越西、美姑。

花除湿祛风止痛。根消肿、祛风除湿、解毒、活血止痛、清肠胃热毒（隆昌），用于风湿脚痛、腰痛、肠风下血、痔疮、跌打损伤等。

白花泡桐

为玄参科植物 *Paulownia fortunei*（Seem.）Hemsl. 的根、花、果实。

生于林中、山坡。分布于眉山市、宣汉、万源、通江、峨眉山、昭觉、马边。

花除湿祛风止痛。根祛风除湿、消肿、解毒、活血止痛、清肠胃热毒（隆昌），用于风湿脚痛、筋骨疼痛、红崩白带、腰痛、肠风下血、痔疮、跌打损伤等。果实化痰、止咳，用于气管炎。

光泡桐

为玄参科植物 *Paulownia tomentosa*（Thunb.）Steud. 的根、花、叶。

生于海拔 1 900 m 以下的林中。分布于全川，乐山、筠连、崇州、南充市、金阳、泸定、康定、丹巴。

祛风除湿、止痛。叶治痈疽、刀伤出血；皮治痔疮、淋病、丹毒、跌打损伤；根除风湿、清肠胃热毒、散瘀消肿、化腐生肌，用于跌打损伤、骨折、风湿麻木、肠风下血、痔疮。

阿拉善马先蒿

郎拉热（藏名）。

为玄参科植物 *Pedicularis alashanica* Maxim. 的全草。

生于海拔 3 000~4 500 m 的阴湿草地、灌木丛中。分布于壤塘、金川、马尔康、道孚、炉霍、甘孜、康定。

清肝火、散郁结、降压，用于淋巴腺炎。

西藏鸭首马先蒿

为玄参科植物 *Pedicularis anas* Maxim. var. *tibetica* Bonati 的花。

生于海拔 3 000~5 200 m 的湿草地、泸州、灌木丛中。分布于康定、理塘、稻城、道孚、甘孜、德格。

花利尿、平喘、止痛，用于水肿、尿少、气喘、营养不良、骨髓炎引起的刺痛。

腋花马先蒿

曲播巴、冷嘎则（藏名）。

为玄参科植物 *Pedicularis axillaris* Franch. ex Maxim. 的全草。

生于海拔 3 000~4 000 m 的河岸林下或草坡上。分布于道孚、泸定、丹巴、巴塘、乡城、得荣、新龙、白玉、雷波、甘洛、峨边。

藏医：治月经过多、淋病。

俯垂马先蒿

为玄参科植物 *Pedicularis cernua* Bonati 的根。

生于海拔 3 500~4 000 米的高山草丛中。分布于四川省西南部。

安胎、明目，用于胎动不安、目翳。

鹅首马先蒿

陆茹木保（藏名）。

为玄参科植物 *Pedicularis chenocephala* Diels 的花。

生于海拔 3 600~5 000 m 的河岸林下或沼泽性草地中。分布于德格、道孚、石渠、稻城、甘孜、康

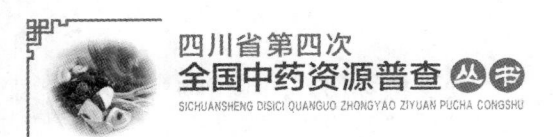

定、普格。

甘、平，健脾开胃、消食化积、利水、涩精，用于小儿疳积、食积不化、腹胀满、水肿、遗精、耳鸣。

藏医：甘、微苦、温，清热解毒、利尿、平喘、滋补，治热性腹泻、食物中毒、愈疮、水肿、黄水病、疮疖、气喘。

千里马先蒿

四叶马先蒿。

为玄参科植物 *Pedicularis comptoniifolia* Franch. ex Maxim. 的全草、根。

生于海拔 2 000 ~ 3 700 m 的林下、灌木丛、草丛中。分布于乐山、洪雅、泸定、炉霍、普格、布拖、昭觉、金阳。

全草清热解毒、利尿、消肿，用于淋证、肾结石、胆结石、肾炎水肿。根补中益气。

聚花马先蒿

陆茹木保（藏名）。

为玄参科植物 *Pedicularis confertiflora* Prain 的花。

生于海拔 2 700 ~ 4 400 m 的草地上。分布于德格、康定、巴塘、道孚、乡城、得荣。

甘、平，健脾开胃、消食化积、利水、涩精，用于小儿疳积、食积不化、腹胀满、水肿、遗精、耳鸣。

藏医：甘、微苦、温，清热解毒、利尿、平喘、滋补，治热性腹泻、食物中毒、愈疮、水肿、黄水病、疮疖、气喘。

长花马先蒿

浪娜赛保（藏名）、凸额马先蒿。

为玄参科植物 *Pedicularis cranolopha* Maxim. 的全草。

生于海拔 2 600 ~ 4 200 m 的高山草地、沼泽、溪流旁。分布于德格、雅江。

清热解毒、活血、固齿。

藏医：解热抗菌，治尿路感染、肺炎、肝炎、高热。德格藏医用于肝脏疾病、水土不和之胃痛、腹痛。

凹唇马先蒿

路茹赛保（藏名）。

为玄参科植物 *Pedicularis croizatiana* Li 的全草。

生于海拔 3 700 ~ 4 200 m 的松林和山坡草地中。分布于道孚、德格、白玉、甘孜、泸定、理塘、康定、稻城、石渠、木里。

甘、平，健脾开胃、消食化积、利水、涩精，用于小儿疳积、食积不化、腹胀满、水肿、遗精、耳鸣。

藏医：苦、寒，清热、利水、固精、续筋。治风热病、水肿、遗精、高烧、神昏谵语、肉食中毒。

扭盔马先蒿

大卫马先蒿、黑洋参、太白洋参（阿坝州）。

为玄参科植物 *Pedicularis davidii* Franch. 的全草、根。

生于海拔 3 000 ~ 4 000 m 的高山肥沃草坡。分布于九寨沟、茂县、汶川、金川、马尔康、理县、松潘、什邡、泸定、九龙、炉霍、盐源、冕宁、喜德、峨边、马边。

滋补肝肾、健脾和胃、补中益气、止痛，用于身体虚弱、阴虚潮热、关节疼痛、食欲不振。

美观马先蒿

为玄参科植物 *Pedicularis decora* Franch. 的全草。

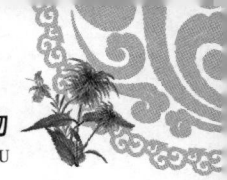

被子植物/双子叶植物
BEIZI ZHIWU / SHUANGZIYE ZHIWU

生于海拔2 800~4 300 m 的草地。分布于茂县、黑水、理县、松潘、汶川、康定、稻城、道孚、白玉、峨边。

补虚、健脾胃、消炎止痛，用于身体虚弱、阴虚潮热、关节疼痛、食欲不振。

极丽马先蒿

路茹木保、漏日木保（藏名）。

为玄参科植物 *Pedicularis decorissima* Diels 的全草。

生于海拔2 600~3 900 m 的阴坡灌木丛、河谷地。分布于德格、色达、炉霍、壤塘、金川、红原、马尔康、洪雅、康定、理塘、道孚、甘孜。

清热解毒、利尿、消肿，用于淋证、肾结石、胆结石、肾炎水肿。

藏医：淡、苦、微寒，清热解毒，治急性胃肠炎、食物中毒。

二歧马先蒿

软叶马先蒿、吉子玛保（藏名）。

为玄参科植物 *Pedicularis dichotoma* Bonati 的全草。

生于海拔2 700~4 300 m 的山坡或疏林中。分布于道孚、理塘、乡城、得荣。

甘、微苦、温，大补元气、生津安神、强心，用于气血虚损、虚劳多汗、虚脱衰竭、血压降低。

藏医：微苦、寒，清热、调经、活血、固齿。治肝炎、月经不调等症。

等鬣马先蒿

为玄参科植物 *Pedicularis dunniana* Bonati 的全草。

生于海拔3 000~3 700 m 的湿润草地。分布于道孚、康定。

补虚、健脾胃、消炎止痛，用于身体虚弱、阴虚潮热、关节疼痛、食欲不振。

华中马先蒿

为玄参科植物 *Pedicularis fargesii* Franch. 的全草。

生于海拔1 400~3 800 m 的石灰岩上及松林中。分布于青川、乐山。

清热、解毒、利尿、消炎、化石，用于泄泻、痢疾。

马先蒿

山萝卜菜。

为玄参科植物 *Pedicularis fortune* Hemsl. 的全草。

生于荒坡。分布于乐山、洪雅、峨眉山。

清热解毒、消肿、利尿、消炎，用于淋证、肾结石、胆结石、肾炎水肿。

江南马先蒿

凤尾参。

为玄参科植物 *Pedicularis henryi* Maxim. 的根。

生于草地、松林中。分布于邻水、宣汉、巴中、普格、雷波、美姑、雅安、石棉、汉源。

补气血、通经络、止咳平喘，用于头昏耳鸣、心慌气短、筋骨疼痛、支气管炎。

硕大马先蒿

曲颖巴（藏名）。

为玄参科植物 *Pedicularis ingens* Maxim. 的全草。

生于海拔3 300~4 400 m 以上的高山草坡中及石崖中。分布于德格、甘孜、巴塘、泸定、稻城、新龙、乡城、康定、石渠、美姑。

清肝火、散郁结。

藏医：花淡、甘、温，治遗尿。

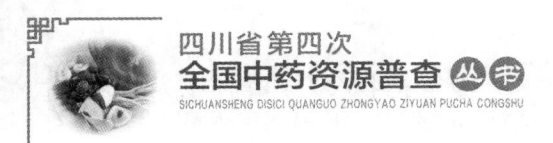
全缘马先蒿

浪娜美多、浪那（藏名）。

为玄参科植物 *Pedicularis integrifolia* Hook. f. 的花。

生于海拔 4 300～4 850 m 的高山阴坡草甸。分布于德格、白玉。

利水、滋补。

藏医：花甘、涩、温，利尿、平喘、滋补、愈疮，治水肿、体弱、黄水病、疥疮、气喘。

全缘全叶马先蒿

浪娜美多、浪那（藏名）。

为玄参科植物 *Pedicularis integrifolia* Hook. f. ssp. *integrrima*（Pennel et Li）的全草。

生于海拔 3 100～4 600 m 的山坡、草地、针叶林下。分布于道孚、雅江、乡城、稻城、新龙、康定、理塘、白玉、得荣。

藏医：花甘、涩、温，利尿、平喘、滋补、愈疮，治水肿、体弱、黄水病、疥疮、气喘。

甘肃马先蒿

吉子玛保（藏名）。

为玄参科植物 *Pedicularis kansuensis* Maxim. 的全草。

生于海拔 2 300～4 200 m 以上的阴坡、沼泽、溪流旁。分布于道孚、白玉、石渠、新龙、九龙、德格、乡城、泸定、康定、雅江、炉霍、甘孜、理塘、普格、美姑、喜德、布拖、昭觉等地。

清热解毒、抗菌、固齿。

藏医：微苦、寒，清热、解毒、燥湿、调经、活血、固齿，治肝炎、月经不调、肉食中毒。

白花甘肃马先蒿

为玄参科植物 *Pedicularis kansuensis* Maxim. *f albiflora* Li 的全草。

生于阴坡、沼泽、溪流旁。分布于四川省西部。

清热解毒、抗菌、固齿。

绒舌马先蒿

浪娜嘎保（藏名）。

为玄参科植物 *Pedicularis lachnoglossa* Hook. f. 的全草。

生于海拔 3 000～4 500 m 的高山草地、河滩、灌木丛下潮湿处。分布于道孚、德格、石渠、乡城、稻城、九龙、雅江、康定、甘孜、白玉、昭觉、马边。

藏医：甘、温、无毒，治水肿、疥疮、肉食中毒。

长管马先蒿

路茹赛保（藏名）、斑唇马先蒿（阿坝州）。

为玄参科植物 *Pedicularis longiflora* Rudolph. var. *tubiformis*（Klotz.）Tsoong 的花。

生于海拔 3 500～4 200 m 的山谷、草甸、溪流旁。分布于道孚、巴塘、德格、康定、雅江、新龙、稻城、炉霍、石渠、乡城、九寨沟、金川、理县、茂县、松潘、天全。

甘、平，健脾开胃、消食化积、利水、涩精，用于小儿疳积、食积不化、腹胀满、水肿、遗精、耳鸣。

藏医：苦、寒，清热、利水、固精、续筋，治风热病、水肿、遗精、高烧、神昏谵语、肉食中毒。

大管马先蒿

为玄参科植物 *Pedicularis macrosiphon* Franch. 的根。

生于海拔 2 000～3 900 m 的林下、灌木丛、高山草丛中。分布于泸定、康定、九龙、雅江、峨边。

安胎、明目，用于胎动不安、目翳。

硕花马先蒿

陆茹木保（藏名）、藏药马先蒿。

为玄参科植物 *Pedicularis megalantha* Don 的全草。

生于海拔 2 300～4 200 m 的溪边湿润处和路边草地。分布于新龙。

藏医：甘、微苦、温，清热解毒、利尿、平喘、滋补，治热性腹泻、食物中毒、愈疮、水肿、黄水病、疮疖、气喘。

藓生马先蒿

土人参（阿坝州）。

为玄参科植物 *Pedicularis muscicola* Maxim. 的根、全草。

生于海拔 1 700～5 300 m 的路边和山坡草地、林下。分布于美姑、越西、青川、九寨沟、黑水、松潘、茂县、乐山、康定、丹巴、稻城。

大补元气、生津安神、强心，用于气血虚损、虚劳多汗、虚脱衰竭、低血压、急性胃肠炎、食物中毒。又全草清热解毒、利尿消肿。

藓状马先蒿

为玄参科植物 *Pedicularis muscoides* Li 的根。

生于山坡草地、林下。分布于理塘、稻城。

大补元气、生津安神、强心，用于气血虚损、虚劳多汗、虚脱衰竭、低血压，

蓱莱叶马先蒿

为玄参科植物 *Pedicularis nasturtiifolia* Franch. 的全草。

生于海拔 2 000 m 以下的山坡林下、潮湿处。分布于什邡。

活血祛瘀、清热解毒，用于跌打损伤、筋骨痛。

华马先蒿

欧氏马先蒿。

为玄参科植物 *Pedicularis oederi* Vahl var. *sinensis*（Maxim.）Hurus. 的全草、花。

生于海拔 3 500～5 300 m 的山地湿润草丛及林下。分布于新龙、甘孜、稻城、德格、泸定、九龙、道孚、石渠、康定、炉霍、木里、宝兴。

全草祛风利湿、杀虫，用于风湿关节痛、砂淋、肝炎、小便不利。花用于肝炎，大补元气、生津安神、强心（宝兴）。

藏医：用于肉食中毒、胃病、固齿。

菊叶马先蒿

草茱萸。

为玄参科植物 *Pedicularis phaceliaefolia* Franch. 的全草。

生于草甸。分布于雷波、乐山、洪雅、峨眉山。

清热解毒、利尿、消肿，用于淋证、肾结石、胆结石、肾炎水肿。

皱褶马先蒿

路茹木保（藏名）。

为玄参科植物 *Pedicularis plicata* Maxim. 的全草。

生于海拔 2 800～4 600 m 的草地、林边、潮湿处。分布于德格、理塘。

藏医：苦、凉，清热解毒，治肉食中毒、胃溃疡、胃肠炎。德格藏医用于治疗胃溃疡、出血。

多齿马先蒿

为玄参科植物 *Pedicularis polyodonta* Li 的全草。

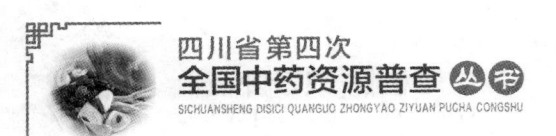

生于海拔 2 750~4 200 m 高山草原或疏林中。分布于什邡、邛崃、雅江、稻城、甘孜、巴塘、康定、新龙、德格、乡城。

解毒、利尿、消肿。清热解毒、燥湿（甘孜州）。

高超马先蒿

为玄参科植物 *Pedicularis princeps* Bux et Franch. 的全草。

生于海拔 2 400~3 400 m 的草甸。分布于康定、乐山、洪雅。

清热解毒、利尿、消肿，用于淋证、肾结石、胆结石、肾炎水肿。

青海马先蒿

冷格路茹赛保、路茹赛保（藏名）。

为玄参科植物 *Pedicularis przewalskii* Maxim. 的全草。

生于海拔 3 500~4 700 m 的阴坡或高山草地。分布于巴塘、成都、炉霍、白玉、德格、石渠。

藏医：苦、寒，清热，治肝炎、胆囊炎、水肿、遗精、小便带脓血。

南方青海马先蒿

陆茹木保（藏名）。

为玄参科植物 *Pedicularis przewalskii* Maxim. ssp. *australis*（Li）Tsoong 的花。

生于海拔 4 200~5 300n 的湿草甸上。分布于德格、白玉、乡城、稻城。

甘、平，健脾开胃、消食化积、利水、涩精，用于小儿疳积、食积不化、腹胀满、水肿、遗精、耳鸣。

藏医：甘、微苦、温，清热解毒、利尿、平喘、滋补，治热性腹泻、食物中毒、愈疮、水肿、黄水病、疮疖、气喘。

矮小青海马先蒿

路茹赛保（藏名）。

为玄参科植物 *Pedicularis przewalskii* Maxim. ssp. microphyton（Bur. et Franch.）Tsoong 的花。

生于海拔 3 000~5 500 m 的阳坡或高山草甸上。分布于道孚、壤塘、金川、马尔康、红原、康定、理塘。

健脾开胃、消食化积、清热、利水、涩精，用于小儿疳积、食积不化、腹胀满、水肿、遗精、耳鸣、肝炎、胆囊炎、小便带血。清热解毒、利尿（阿坝州）

藏医：苦、寒，清热、利水、固精、续筋，治风热病、水肿、遗精、高烧、神昏谵语、肉食中毒。

反顾马先蒿

马屎蒿（兴文）。

为玄参科植物 *Pedicularis resupinata* L. 的全草、茎叶、根。

生于海拔 300~2 300 m 的阴湿草地林缘。分布于泸州、兴文、宣汉、万源。

茎叶或根祛风、胜湿、利水，用于风湿关节痛、小便不利、尿路结石、妇女白带、疥疮。

粗茎反顾马先蒿

马屎蒿（兴文）。

为玄参科植物 *Pedicularis resupinata* L. subsp *crassicaulis*（Vaniot ex Bonati）Tsoong 的根。

生于山坡路旁、山坡草丛中。分布于兴文。

行气、止痛。

大王马先蒿

四方盒子草（昭觉、布拖）、单杆狼天草、五凤朝阳草。

为玄参科植物 *Pedicularis rex* C. B. Clarke 的全草。

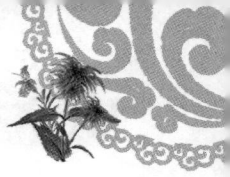

生于海拔 1 500 ~ 4 300 m 的针叶林下、山谷、空旷山坡草地。分布于昭觉、布拖、乡城、白玉、雅江、德格、攀枝花、康定、九龙、天全、峨边、马边。

全草祛风活络、清热解表、散寒止咳，用于风湿痛、虚劳咳嗽、麻疹。根补益气血、健脾利湿，用于阴虚潮热、风湿瘫痪、肝硬化腹水、慢性肝炎、小儿疳积、妇女乳汁少、宫寒不孕。清热解表、舒筋、活络（凉山州）。

大拟鼻花马先蒿

浪娜、路茹木保（藏名）。

为玄参科植物 Pedicularis rhinanthoides Schrenk ssp. labellata（Jacq.）Tsoong 的全草。

生于海拔 2 500 ~ 4 300 m 的河滩、山坡、草甸沼泽处。分布于巴塘、道孚、德格、炉霍、昭觉、布拖、美姑、成都、壤塘、金川、马尔康、康定、理塘、甘孜、白玉。

清热解毒、利湿，用于急性胃肠炎、食物中毒。

藏医：甘、微苦、温，清热解毒、利尿、平喘、滋补，治热性腹泻、食物中毒、愈疮、水肿、黄水病、疮疖、气喘。德格藏医淡、微寒，治急性胃肠炎、食物中毒。

聚齿马先蒿

为玄参科植物 Pedicularis roborowskii Maxim. 的全草、花。

生于湿润的草地。分布于小金、松潘、马尔康、金川、洪雅。

全草清热除湿。花利水、涩精。

草甸马先蒿

肉根马先蒿。

为玄参科植物 Pedicularis roylei Maxim. 的全草。

生于海拔 3 100 ~ 5 500 m 的草地。分布于乐山、洪雅。

补虚、健脾、消炎。清热解毒、利尿消肿，用于淋证、肾结石、胆结石、肾炎水肿（洪雅）。

粗野马先蒿

为玄参科植物 Pedicularis rudis Maxim. 的根茎。

生于海拔 1 800 ~ 4 300 m 的路旁、草地。分布于金川、九寨沟、茂县、汶川、理县、马尔康、青川、康定、道孚、炉霍、美姑。

滋阴补肾、补中益气、健脾和胃、止痛、祛风除湿，用于身体虚弱、阴虚潮热、关节疼痛、不思饮食、体虚头晕。

半扭卷马先蒿

为玄参科植物 Pedicularis semitorta Hemsl. 的全草、花、根。

生于海拔 2 500 ~ 3 900 m 的高山草地。分布于四川省北部。

根补肾活血、安胎，用于不育症。全草、花清热解毒、利湿退黄。

管花马先蒿

陆茹木保（藏名）、藏药马先蒿。

为玄参科植物 Pedicularis siphonantha Don 的全草。

生于海拔 3 200 ~ 4 860 m 的溪边湿润处和路边草地。分布于巴塘、白玉、乡城、九龙、稻城、德格、泸定、康定、丹巴、雅江、道孚。

藏医：甘、微苦、温，清热解毒、利尿、平喘、滋补，治热性腹泻、食物中毒、愈疮、水肿、黄水病、疮疖、气喘。

穗花马先蒿

为玄参科植物 Pedicularis spicata Pall. 的根。

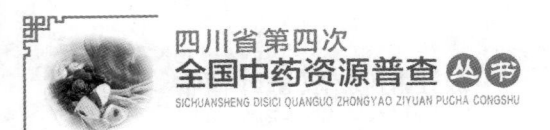

生于山坡草地、林下。分布于康定、平武、青川。

大补元气、生津安神、强心，用于气血虚损、虚劳多汗、虚脱衰竭、低血压。

红纹马先蒿

为玄参科植物 *Pedicularis striata* Pall. 的全草。

生于海拔 950 ~ 3 650 m 的山坡草地、草原及疏林中。分布于德格。

清热解毒、利水、涩精，用于水肿、遗精、耳鸣。

华丽马先蒿

曲播巴、冷嘎则（藏名）。

为玄参科植物 *Pedicularis superba* Franch. ex Maxim. 的全草。

生于海拔 2 800 ~ 3 900 m 的高山草坡或开阔山坡，有时也分布于林缘荫处。分布于道孚、康定、理塘、稻城、炉霍、德格、盐源、金阳、峨边。

清热解毒、利湿消肿。

藏医：治月经过多、淋病。

四川马先蒿

为玄参科植物 *Pedicularis szetschuanica* Maxim. 的花。

生于海拔 3 300 ~ 4 500 m 的阴湿草地、林缘、溪边。分布于康定、雅江、道孚、德格、炉霍。

清热解毒。

纤裂马先蒿

为玄参科植物 *Pedicularis tenuisecta* Franch. ex Maxim. 的根。

生于海拔 1 500 ~ 3 600 m 的阴湿草地、松柏林缘。分布于金阳、宁南、布拖、昭觉、雷波、越西、会理。

根益气补血、止咳祛痰，用于肾虚、病后体虚、虚寒咳嗽、哮喘、筋骨疼痛、虚热不退。

毛盔马先蒿

路茹木保（藏名）。

为玄参科植物 *Pedicularis trichoglossa* Hook. f. 的全草。

生于海拔 3 000 ~ 4 800 m 的山坡潮湿处阴坡。分布于德格、石渠、新龙、得荣、九龙、稻城、炉霍、盐源。

藏医：苦、凉，清热解毒，治肉食中毒、胃溃疡、胃肠炎。德格藏医用之治胃溃疡、出血。

蔓生马先蒿

地黄连（古蔺）。

为玄参科植物 *Pedicularis vagans* Hemsl. ex Forbes et Hemsl. 的全草。

生于海拔 800 m 的山坡草地。分布于筠连、古蔺、叙永、峨眉山。

全株清热、解毒、利尿，用于痈疖肿毒、风湿疼痛。

马鞭草叶马先蒿

为玄参科植物 *Pedicularis verbenaefolia* Franch. ex Maxim. 的全草。

生于海拔 3 100 ~ 4 000 m 的阴湿草地林缘、岩缝。分布于泸定、布拖、普格。

补虚弱。

轮叶马先蒿

软叶马先蒿、吉子玛保（藏名）。

为玄参科植物 *Pedicularis verticillata* L. 的根。

生于海拔 2 100 ~ 4 400 m 的湿润处、灌木丛中。分布于德格、九龙、什邡、九寨沟、壤塘、茂县、汶川、金川、马尔康、理县、松潘、康定、巴塘、道孚、炉霍、甘孜、石渠、越西、昭觉、峨边、马边。

大补元气、生津安神、强心、降压，用于气血虚损、虚劳多汗、虚脱衰竭、血压高。

藏医：微苦、寒，清热、调经、活血、固齿。治肝炎、月经不调等症。

唐古特轮叶马先蒿

为玄参科植物 *Pedicularis verticillata* L. subsp *tangutica*（Bonati）Tsoong 的根。

生于海拔 3 000 ~ 4 000 m 湿润的草地、灌木丛中。分布于康定、理塘。

大补元气、生津安神、强心、降压，用于气血虚损、虚劳多汗、虚脱衰竭、血压高。

拳喙马先蒿

象头马先蒿。

为玄参科植物 *Pedicularis vialii* Franch. ex Forb. et Hemsl. 的全草。

生于海拔 2 700 ~ 3 400 m 的高山草地、针叶林下。分布于乐山、泸定、九龙、白玉。

泻火、解毒、止血调经；

松蒿

黑茵陈（古蔺）、小苦蒿（叙永）。

为玄参科植物 *Phtheirospermum japonicum*（Thunb.）Kanitz 的全草。

生于海拔 200 ~ 1 900 m 的山坡、路旁。分布于古蔺、兴文、筠连、叙永、芦山、宝兴、荥经、石棉、凉山州、峨边。

全草清热、利湿，用于黄疸病、水肿、风热感冒、鼻若、口若、牙若。

细裂叶松蒿

松叶蒿、蜈蚣草、草柏枝。

为玄参科植物 *Phtheirospermum tenuisectum* Bur. et Franch. 的根、全草。

生于海拔 2 700 ~ 4 100 m 的向阳草坡。分布于昭觉、布拖、普格、泸定、康定、丹巴、九龙、雅江、稻城、乡城、得荣、甘孜、汉源、宝兴、石棉。

养心安神、止血，用于心脏衰弱、心悸、咳嗽。全草清热解毒、止痛，用于咽喉肿痛、蛇、犬咬伤、骨折疼痛。清热解毒、止痛（凉山州）。

胡黄连

为玄参科植物 *Picrorhiza scrophulariiflora* Pennell 的根状茎。

生于海拔 3 600 ~ 4 400 m 的高山草地、石堆。分布于四川省西部。

清湿热、除骨蒸、消疳热，用于湿热泻痢、黄疸、痔疮、骨蒸潮热、小儿疳积。

圆茎翅茎草

为玄参科植物 *Pterygiella cylindrica* Tsoong 的全草。

生于海拔 1 800 ~ 2 100 m 的草坡、路旁。分布于金阳。

利胆、退黄、清热消炎。

疏毛翅茎草

为玄参科植物 *Pterygiella duclouxii* Franch. 的根、全草。

生于海拔 1 000 ~ 2 800 m 的林缘、路旁。分布于布拖、越西、甘洛、美姑、喜德、雷波、会东、盐边、宁南、会理、盐源。

根破血杀虫。全草清热平肝、祛风湿、消肿止痛，用于肝炎、吐泻、口腔溃疡、咽喉肿痛、牙痛、风湿痛、蛇伤。

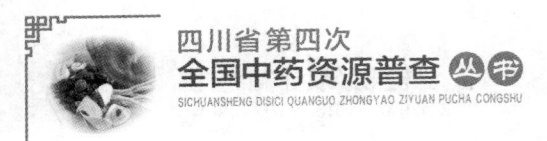
地黄

生地、山白菜、酒壶花、狗奶子（阿坝州）。

为玄参科植物 *Rehmannia glutinosa* (Gaertn.) Libosch. ex Fisch. et Mey. 的块根。

生于海拔 2 200 m 以下的山地沙质肥沃土壤，栽培。分布于高县、古蔺、隆昌、泸县、南溪、宜宾、长宁、兴文、合江、纳溪、江安、崇州、邛崃、什邡、绵阳、南充、茂县、汶川、理县、达州市、巴中市、峨眉山、康定、雷波、马边。

鲜地黄清热、泻火、滋阴补血、生津、凉血止血，用于热性病、热邪入营、温病伤阴、大热烦渴、舌绛口渴、神昏、斑疹、吐血、衄血、便血、虚劳骨蒸、阴虚内热、消渴、便秘、血崩、风火牙痛。熟地黄滋阴补血，用于阴虚潮热、阴虚血少、腰膝酸软、劳咳骨蒸、遗精、盗汗、崩漏、消渴、月经不调、尿频、耳聋、目昏。叶捣涂恶疮、手足癣。

细穗玄参

为玄参科植物 *Scrofella chinensis* Maxim. 的全草。

生于海拔 2 800 ~ 3 900 m 的草地、林缘。分布于若尔盖、红原、巴塘、平武、松潘。

清血热、泻肝胆。

大花玄参

叶兴巴（藏名）。

为玄参科植物 *Scrophularia delavayi* Franch. 的根。

生于海拔 2 800 ~ 3 500 m 的草地、灌木丛、山谷中。分布于德格。

大补元气、生津安神、强心，用于气血虚损、虚劳多汗、虚脱衰竭、血压降低。

藏医：全草甘、凉，解热、透疹，治麻疹、天花、水痘等高烧、口渴。

长梗玄参

鄂玄参（阿坝州）。

为玄参科植物 *Scrophularia fargesii* Franch. 的根。

生于海拔 2 000 ~ 3 800 m 的草地、灌木丛中，有栽培。分布于乐山、茂县、汶川、理县、黑水、松潘、峨眉山、稻城。

清热、滋阴降火、凉血、解毒、温补。

大山玄参

为玄参科植物 *Scrophularia kakudensis* Franch. 的根。

栽培。分布于乐山、洪雅、彭山、眉山、峨眉山。

清热、滋阴降火、凉血解毒、散结，用于热病伤阴、温毒发斑、痈肿疮毒。

大果玄参

为玄参科植物 *Scrophularia macrocarpa* Tsoong 的根。

生于海拔 2 200 ~ 3 000 m 的山坡林下。分布于甘洛、布拖。

外用于疮毒。

玄参

为玄参科植物 *Scrophularia ningpoensis* Hemsl. 的根。

栽培于石灰质土壤。分布于高县、叙永、泸县、古蔺、宜宾、长宁、兴文、合江、江安、筠连、屏山、雷波、甘洛、崇州、邛崃、什邡、彭州、雅安、绵阳、达州、巴中、峨眉山。

根滋阴降火、生津、凉血、除烦、清热解毒，用于温热病、热入营分、烦渴、发斑、骨蒸劳热、夜寐不宁、口渴烦热、神昏、自汗盗汗、津伤便秘、吐血、衄血、咽喉肿痛、痈肿、项下瘰疬。

小花玄参

叶兴巴（藏名）。

为玄参科植物 *Scrophularia souliei* Franch. 的根。

生于海拔 2 800～3 400 m 的草地、灌木丛、山谷中。分布于德格。

甘、微苦、温，大补元气、生津安神、强心，治气血虚损、虚劳多汗、虚脱衰竭、血压降低。滋阴降火除烦（德格）。

藏医：全草甘、凉，解热、透疹，治麻疹、天花、水痘、高烧、口渴。

阴行草

金钟茵陈（南溪）、黑茵陈（南充、绵阳、达州）。

为玄参科植物 *Siphonostegia chinensis* Benth. 的全草。

生于海拔 3 400 m 以下的向阳草地、灌木丛、山谷中。分布于屏山、南溪、金阳、宁南、美姑、昭觉、雷波、喜德、会理、金川、九寨沟、壤塘、马尔康、理县、汶川、南充市、绵阳市、达州市、巴中市、峨边。

全草清热利湿、活血祛瘀、止痛、退疸除黄，用于黄疸型肝炎、黄疸、急性肾炎、热淋、小便不利、水肿腹胀、跌打瘀痛、血痢、血淋、白带过多、月经不调、癥瘕积聚、产后血瘀腹痛、泌尿系统结石、肾炎水肿、肠炎、菌痢、烫火伤。

短冠草

为玄参科植物 *Sopubia trifida* Buch-am. ex D. Don 的全草。

生于海拔 1 600～2 100 m 的草坡、荒地。分布于雷波、汉源。

舒筋活络、温肾止痛，用于风湿骨痛、胃寒痛、肾虚腰痛、蛇伤。

独脚金

为玄参科植物 *Striga asiatica*（L.）O. Kuntze 的全草。

生于草坡、杂木林中。分布于西昌、美姑。

清肝、健脾、消食、杀虫。

大独脚金

小白花苏。

为玄参科植物 *Striga masuria*（Buch-am. ex Benth.）Benth. 的全草。

生于海拔 1 100～1 800 m 的草坡、杂木林中。分布于甘洛、泸定、会理、会东、美姑、普格、喜德、石棉。

润肺止咳、消食健脾、利尿，用于小儿疳积、食欲不振、水肿、黄疸、臌胀。

光叶蝴蝶草

土黄鸡婆、风马鞭（珙县）、蛇牙草（江安）、光叶翼萼。

为玄参科植物 *Torenia glabra* Osbeck 的全草。

生于海拔 300～1 700 m 的山坡、路旁阴湿处。分布于叙永、泸州、古蔺、长宁、兴文、合江、江安、筠连、屏山、珙县、什邡、邛崃、洪雅、开江、大竹、达州、邻水、宣汉、雷波、汉源、荥经、天全、雅安、名山。

全草清热解毒、利湿、活血化痰、凉血止咳，用于风热咳嗽、疮痈肿毒、蚊虫咬伤、黄疸、泻痢、疔疮、胃肠道出血、肠炎、痢疾、消化不良、痔疮、狂犬咬伤、跌打损伤，又解毒止痒（长宁），治黄水疮（屏山）。

紫色蝴蝶草

粪泡药（筠连）、山青药（江安）、紫色翼萼。

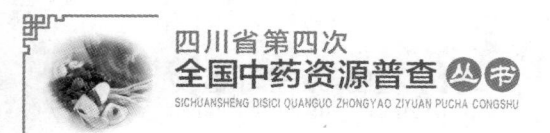

为玄参科植物 *Torenia violacea*（Azaola）Pennell 的全草。

生于海拔 200~2 000 m 的山坡草地、林下、田边。分布于珙县、长宁、兴文、合江、江安、筠连、达州、邻水、渠县、宣汉、平昌、巴中、南江、通江、雷波。

全草清热、利湿、止痒、化瘀，用于黄疸、血淋、风热咳嗽、腹泻、跌打损伤、蛇伤。捣敷痈疮肿痛、疥癣（江安）。

毛蕊花

色几泻玛曼巴（藏名）。

为玄参科植物 *Verbascum thapsus* L. 的全草、种子。

生于海拔 1 400~3 200 m 的荒坡、湿地及草地。分布于稻城、德格、白玉、康定、雅江、九龙、理塘、丹巴、普格、越西。

种子辛、苦、寒，清热解毒、止血化瘀，用于肺炎、慢性阑尾炎、疮毒、跌打损伤、创伤出血。

藏医：淡、凉，清热、利尿，治肾炎、水肿、尿涩。

北水苦荬

仙桃草、水仙桃（古蔺、合江、峨眉）、斜门草（合江）、九虫草（南充）、水苦荬、半边山、水菠菜（阿坝州）、肯热、曲仔嘎保（藏名）。

为玄参科植物 *Veronica anagalli-quatica* L. 的全草、具有虫瘿的全草。

生于海拔 4 000 m 以下的向阳潮湿的沟边、湿地及草地。分布于全川，凉山州、古蔺、宜宾、合江、长宁、甘孜州、青川、彭州、九寨沟、若尔盖、茂县、金川、壤塘、乐山、南充市、绵阳市、眉山市、达州市、巴中市、峨眉山。

全草清热解毒、利湿、止血、活血化瘀、消痈，用于肺胃出血、衄血、痈疽未溃、紫斑、感冒、喉痛、劳伤、咯血、痢疾、血淋、月经不调、疝气、疔疮、跌打损伤、外伤出血。具有虫瘿的植物名为仙桃草，虫瘿活血祛瘀、清热解毒、利湿、止血、化瘀，用于感冒、喉痹、跌打损伤、痨伤吐血、月经不调、疝气、产后乳少、痈肿疔疖，为枪伤要药。全草治感冒、胆囊炎、痨伤咯血（凉山州）。

藏医：酸、涩、温、无毒，治水肿、赤巴病、胆病。

直立婆婆纳

冬纳冬扯（藏名）。

为玄参科植物 *Veronica arvensis* L. 的全草。

生于海拔 2 700 m 以下的阴坡及灌木丛中。分布于泸定等地。

清热、除疟，用于疟疾。

藏医：苦、寒、无毒，清热解毒、止痛，治血热、肝胆火旺、疖肿、高血压，外用生肌愈创。

有柄水苦荬

为玄参科植物 *Veronica beccabunga* L. 的全草。

生于草地、沼泽、水边。分布于乡城、稻城、德格、木里。

清热利湿、止血化瘀。

两裂婆婆纳

仙桃草。

为玄参科植物 *Veronica biloba* L. 的全草。

生于海拔 800~3 600 m 的荒地、草原和山坡。分布于青川、什邡、邛崃、洪雅、白玉、德格。

功效同婆婆纳，清热凉血、止血、解毒，用于腰膝疼痛、疝气、白带、内伤吐血。

灰毛婆婆纳

西藏婆婆纳、青地蚕子（绵阳）。

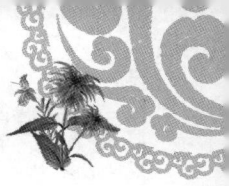

为玄参科植物 *Veronica canna* Wall. 的全草。

生于海拔 800～2 600 m 的荒地、草原和山坡。分布于雷波、乐山、绵阳市、洪雅。

清热解毒、凉血止血，用于带状疱疹（飞蛇丹）、疮痈肿毒、腰膝疼痛、疝气、白带、内伤吐血。

长果婆婆纳

冬纳冬扯、巴夏嘎（藏名）、纤毛婆婆纳。

为玄参科植物 *Veronica ciliata* Fisch. 的全草。

生于海拔 2 500～4 700 m 的高山草地、河滩、灌木丛中。分布于理塘、德格、九龙、道孚、新龙、白玉、得荣、乡城、石渠、茂县、九寨沟、壤塘、金川、理县、汶川、马尔康、凉山州、什邡、成都等地。

苦、涩、寒，清热解毒、祛风、利湿，用于肝炎、胆囊炎、风湿痛、荨麻疹。

藏医：苦、寒、无毒，清热解毒、止痛，治血热、肝胆火旺、疖肿、高血压，外用生肌愈创。

中甸婆婆纳

冬纳冬扯（藏名）。

为玄参科植物 *Veronica ciliata* Fisch. ssp. *zhongdianensis* Hong 的全草。

生于海拔 2 500～4 500 m 的高山草地、河滩、灌木丛中。分布于甘孜、白玉、石渠、道孚、巴塘、九龙。

苦、涩、寒，清热解毒、祛风利湿，治肝炎、胆囊炎、风湿痛、荨麻疹。

藏医：苦、寒、无毒，清热解毒、止痛，治血热、肝胆火旺、疖肿、高血压，外用生肌愈创。

拉萨婆婆纳

为玄参科植物 *Veronica ciliata* Fisch. subsp. *cephaloides*（Pennell）Hong 的全草。

生于山坡、草地。分布于德格。

清热解毒、祛风利湿。

婆婆纳

卵子草、双铜锤（绵阳）。

为玄参科植物 *Veronica didyma* Tenore/*V. agrestis* L. 的全草。

生于海拔 2 800 m 以下的湿润肥沃的荒坡、路旁、农田。分布于全川，凉山州、青川、成都、筠连、稻城、若尔盖、九寨沟、汶川、理县、茂县、金川、马尔康、小金、南充市、绵阳市、眉山市、开江、邻水、宣汉、巴中、南江、峨眉山、峨边、马边。

全草温肝肾、滋阴补肾、清热凉血、理气止痛、止血、益气、除湿、固肾，用于吐血、腹痛、疝气、睾丸肿痛、腰痛、白带、白浊、小便频数、遗精。用于膀胱疝气、白带、睾丸炎、腰痛、小儿膀胱疝气、小儿误吞铜钱（南充、达州）。

毛果婆婆纳

冬纳冬扯（藏名）。

为玄参科植物 *Veronica eriogyne* H. Winkl. 的全草。

生于海拔 2 500～4 500 m 的山坡、草地、河滩、灌木丛中。分布于甘孜州、马尔康、凉山州、彭州、普格等地。

活血、止血、解毒、消肿。

藏医：苦、寒、无毒，清热解毒、止痛、祛风利湿，治肝炎、高血压、血热、肝胆火旺。

华中婆婆纳

多花舌草（古蔺）。

为玄参科植物 *Veronica henryi* Yamazaki 的全草。

生于海拔 500～2 800 m 的阴湿处、路旁。分布于叙永、珙县、古蔺、兴文、什邡、邛崃、雷波。

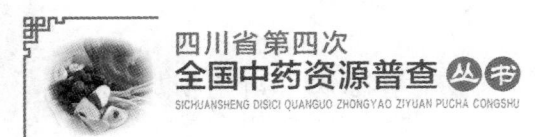

活血、止血、解毒、消肿。全草捣烂敷百会穴治小儿白口疮（古蔺）。

多枝婆婆纳

小败火草。

为玄参科植物 *Veronica javanica* Bl. 的全草。

生于海拔 2 300 m 以下的山坡、路旁。分布于德昌、石棉、雅安、汉源。

祛风散热、解毒消肿，用于乳痈、痢疾、跌打损伤、疮疖肿毒。

疏花婆婆纳

一扫光、对叶莲（筠连）、卵子草。

为玄参科植物 *Veronica laxa* Benth. 的全草。

生于海拔 1 500～3 100 m 的地边、路旁。分布于古蔺、叙永、兴文、屏山、筠连、青川、崇州、什邡、邛崃、阿坝州、乐山、眉山市、南江、泸定、康定、宁南、盐源、雷波、喜德、美姑、布拖、昭觉、金阳、峨边、马边。

全草清热、解毒、止血、调经、泻火，用于疝气、功能性子宫出血、月经不调、腰痛、白浊、白带、痈疮，内外服均可。清热解毒、除湿止痛（昭觉）。

水蔓青

为玄参科植物 *Veronica linariifolia* Pall. ex Link subsp. *dilatata*（Nakai et Kitag.）Hong 的全草。

生于山坡、路旁、草丛、河滩。分布于冕宁。

清热解毒、利尿、止咳化痰，用于咳嗽、肺痈、水肿、小便涩痛、疖肿，外用于痔疮、皮肤湿疹、风疹瘙痒。

蚊母草

为玄参科植物 *Veronica peregrine* L. 的带虫瘿的全草。

生于海拔 3 000 m 以下的山坡。分布于绵阳、广元、开江、宣汉、会东、雷波、越西、天全。

清热、止血、行血、消肿止痛，用于跌打损伤、劳伤腰痛、骨折、吐血、衄血、咳血、大便下血、胃痛、月经不调、闭经、痛经、咽喉肿痛、副鼻窦炎、贫血头昏、疝气、疮痈、无名肿毒。

阿拉伯婆婆纳

为玄参科植物 *Veronica persica* Poir. 的全草。

生于山坡、路旁。分布于越西。

清热毒，用于肾虚、风湿。

光果婆婆纳

冬纳冬扯（藏名）。

为玄参科植物 *Veronica rockii* Li 的全草。

生于海拔 1 400～4 000 m 的阴坡及灌木丛中。分布于甘孜州，理塘、德格、九龙、乡城。

藏医：苦、寒、无毒，清热解毒、止痛，治血热、肝胆火旺、疖肿、高血压，外用生肌愈创。

小婆婆纳

小仙桃、地涩涩、仙桃草（阿坝州）。

为玄参科植物 *Veronica serpyllifolia* L. 的全草。

生于海拔 1 450～3 500 m 的高山草甸、林缘、路旁、草坡。分布于九寨沟、汶川、茂县、理县、松潘、黑水、乐山、洪雅、峨眉山、泸定、康定、稻城、木里、冕宁、盐源、越西、雷波、甘洛、昭觉。

清热解毒、滋阴固肾、活血、凉血、收敛止血，用于疝气腹痛、腰痛、白浊、白带、跌打损伤、月经不调、创伤出血、口疮、烫火伤。

四川婆婆纳

为玄参科植物 *Veronica szechuanica* Batal. 的全草。

生于海拔 2 000 ~ 4 300 m 的沟边、路旁。分布于康定、雅江、得荣、道孚、成都、什邡、稻城、新龙、白玉、德格、乡城、普格、峨边。

活血、止血、解毒、消肿。

川陕婆婆纳

为玄参科植物 *Veronica tsinglingensis* Hong 的全草。

生于沟边、路旁。分布于崇州。

活血、止血、解毒、消肿。

水苦荬

仙桃草。

为玄参科植物 *Veronica undulata* Wall. 的全草。

生于沟边、路旁。分布于彭州、崇州、邛崃、雷波、美姑。

活血、止血、解毒、消肿。

爬岩红

钓鱼竿。

为玄参科植物 *Veronicastrum axilare*（Sieb. et Zucc.）Yamasaki 的全草。

生于林缘、林下、荒坡草地。分布于彭州。

利水消肿、散瘀解毒。

美穗草

腹水草。

为玄参科植物 *Veronicastrum brunonianum*（Benth.）Hong 的全草。

生于海拔 1 300 ~ 3 000 的荒坡草地。分布于乐山、崇州、洪雅、峨眉山。

清热解毒、止咳，用于肺痈咳嗽、烧伤、烫伤、跌打损伤。

四方麻

为玄参科植物 *Veronicastrum caulopterum*（Hance）Yamazaki 的全草。

生于海拔 2 000 m 以下的草丛、疏林。分布于雷波、古蔺。

清热解毒、消肿 止痛、生肌长肉，用于赤白痢疾、咽喉痛、目赤、黄肿、淋证、痈疽、烫伤。

宽叶腹水草

小钓鱼竿（屏山）、大散血草（筠连）、兄草（雷波），钓鱼竿（绵阳）。

为玄参科植物 *Veronicastrum latifolium*（Hemsl.）Yamazaki 的全草。

生于海拔 1 500 m 以下的林下及路旁。分布于筠连、高县、屏山、纳溪、古蔺、青川、邛崃、乐山、绵阳市、洪雅、巴中、万源、通江、峨眉山、雷波、宝兴、芦山、汉源、天全、名山、荥经。

清热解毒、止咳、利湿，行水、散瘀止痛、消肿，用于肺热咳嗽、毒蛇咬伤、水肿、小便不利、肝炎、月经不调、疔疮、痈肿、风湿腰痛、膀胱炎、跌打损伤、创伤出血、毒蛇咬伤、毒虫螫伤、烫火伤（宜宾市）。利尿消肿，治淋巴结核（雷波彝族）。

长穗腹水草

钓鱼竿（绵阳）。

为玄参科植物 *Veronicastrum stenostachyum*（Hemsl.）Yamazaki 的全草。

生于林下及路旁、石缝、竹林等阴湿处。分布于成都、乐山、南充市、绵阳市、眉山市、大竹、宣

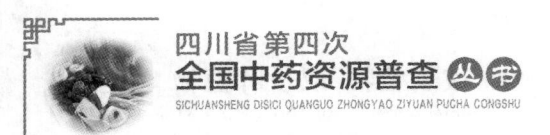

汉、平昌、峨眉山、马边。

清热解毒、利湿、止咳定喘、祛风除湿，用于风寒咳嗽、风湿痹痛、跌打损伤、肺热咳嗽、肝炎、毒蛇咬伤、烧伤、烫伤。

腋生腹水草

腹水草。

为玄参科植物 *Veronicastrum stenostachyum*（Hemsl.）Yamazaki ssp plukenetii Hong/*V. axilare*（Sieb. et Zucc.）Yamasaki subsp. *plukentii* Hong 的全草。

生于林下、林缘、灌木丛中。分布于成都、乐山、洪雅。

清热解毒、止咳。利水消肿、散瘀解毒，用于肺热咳嗽、水肿、跌打损伤（洪雅）。

细穗腹水草

钓鱼竿、弟草（雷波）。

为玄参科植物 *Veronicastrum stenostachyum*（Hemsl.）Yamazaki ssp *stenostachyum* Chyum 的全草。

生于海拔 1 500 m 以下的林下及路旁。分布于雷波、布拖、长宁、纳溪、屏山、宜宾、叙永、合江、眉山市、古蔺、兴文、崇州、什邡、乐山、开江、宣汉、巴中、万源。

清热解毒、止咳、利水，用于烧伤、烫伤。全草祛风、除湿（长宁），治牙痛（宜宾）。煎水洗疮或捣敷痈疮（长宁），创伤出血（叙永、纳溪），肝硬化腹水（叙永）。利尿消肿，治淋巴结核（雷波彝族）。

毛脉腹水草

为玄参科植物 *Veronicastrum veno-sum*（Hemsl.）Hong/*V. axilare*（Sieb. et Zucc.）Yamasaki subsp. *veno-sum*（Hemsl.）Hong 的全草。

生于湿润的沟谷、林下、草丛、荒坡草地。分布于乐山、青川、绵阳市、达州、通江、南江、洪雅。

清热解毒、利湿、利尿消肿，用于肺热咳嗽、肝炎、毒蛇咬伤、火烫伤、月经不通、淋病、疔疮、水肿、小便不利、跌打损伤。

云南腹水草

金钓莲。

为玄参科植物 *Veronicastrum yunnanensis*（W. W. Smith）Yamazaki 的全草。

生于湿润的灌木丛、林缘。分布于宁南、会东、德昌、会理。

清热解毒、消肿止痛、祛瘀生肌。

紫葳科 Bignoniaceae

凌霄花

紫葳、凌霄（峨眉）、藤萝、红藤萝（纳溪）、黑扁豆、地转风（高县）、酸草（江安）、接骨藤（兴文）。

为紫葳科植物 *Campsis grandiflora*（Thunb.）Loisel. et K. Schum. 的花、叶、根。

生于悬崖、树干上，多栽培。分布于纳溪、江安、叙永、合江、筠连、古蔺、兴文、峨眉、绵阳市、眉山市、达州市、巴中市。

花与叶清热解毒、活血、凉血、破血祛瘀，用于血滞经闭、癥瘕、乳痈、带下、血热风痒、酒糟鼻、跌打损伤、经闭、骨折。根凉血、祛风、行瘀、解毒消肿，用于风湿关节炎、急性胃肠炎、毒蛇咬伤、血热生风、身痒、风疹、腰脚不遂、痛风。

楸树

木桐。

为紫葳科植物 *Catalpa bungei* C. A. Mey. 的皮、叶、果。

生于肥沃的土壤，有栽培。分布于邛崃。

清热解毒、散瘀消肿、利尿。

灰楸

树豌豆、豇豆树（峨眉）。

为紫葳科植物 *Catalpa fargesii* Bureau 的根。

生于海拔 500～2 500 m 的河谷、山谷，有栽培。分布于峨眉山、洪雅。

根皮清热解毒、利尿消肿、除湿、消肿、止呕、杀虫，用于湿热黄疸、尿路感染、风热咳喘、小儿热疮、白浊、皮肤瘙痒、疥癣湿疹。

滇楸

为紫葳科植物 *Catalpa fargesii* Bur f. *duclouxii*（Dode）Gilmour 的根、叶、花。

生于海拔 900～2 800 米的屋边，有栽培。分布于汉源、峨眉山。

解毒、止痛、生肌，用于风湿痛、咳嗽、胃痛。

梓

木桐、树豇豆（洪雅）。

为紫葳科植物 *Catalpa ovata* G. Don 的根皮、叶、果。

生于海拔 500～1 600 m 的山坡，多栽培。分布于全川，如乐山、成都、九寨沟、南充市、绵阳市、眉山市、大竹、邻水、宣汉、通江、峨眉山、冕宁、峨边等地。

叶清热解毒、杀虫。根皮清热解毒、利尿消肿、除湿、止呕、杀虫，用于呕吐反胃、热毒疮肿、湿热黄疸、尿路感染、风热咳喘、白浊、小儿热疮、皮肤瘙痒、疥癣湿疹。果利尿消肿，用于水肿、小便不利、火淋、肾炎、膀胱炎。

高菠萝花

欧缺（藏名）、全缘角蒿。

为紫葳科植物 *Incarvillea altissima* G. Forrest 的花。

生于海拔 2 300～4 000 m 的高燥处、密林边。分布于道孚、稻城、新龙、阿坝州、雅安、凉山州。

藏医：苦、平，调经活血、祛风湿、消炎，引流黄水。治月经不调、风湿疼痛、气滞、耳病、泄泻膨胀、高血压。

毛子草

肝炎草（雷波）、唢呐花、炮仗花、金鸡豇豆、两头毛、黄鸡尾、羊奶子（阿坝州）、欧缺玛保（藏名）。

为紫葳科植物 *Incarvillea arguta*（Royle）Royle 的根状茎及全草、花、种子。

生于海拔 700～3 400 m 的干旱山坡、岩石、石壁上。分布于甘孜、汶川、理县、茂县、金川、小金、凉山州、乐山、洪雅、峨眉山、理塘、泸定、九龙、康定、道孚、丹巴、乡城、稻城、新龙、峨边。

祛风除湿、消炎止痛、活血散瘀、清热解毒、利水消肿，用于风湿骨痛、月经不调、肝炎、乳腺炎、肾炎、水肿、皮肤瘙痒、疥癣、痢疾，外用治疮疖、痈肿、骨折。清热解毒、杀虫，用于肝炎、扭伤（凉山州）。

藏医：种子苦、平，消食、利耳，治中耳炎、耳流脓、耳痛。根苦、温，滋补、益脉、止咳，治虚弱、头晕、胸闷、腹胀、咳嗽、月经不调。花甘、温，消膨胀、敛"黄水"，治黄水病、臌胀、气滞、消化不良。

四川菠萝花

欧缺（藏名）、角蒿。

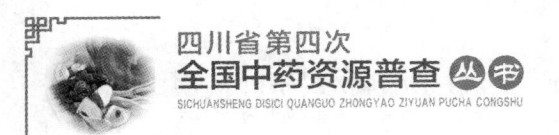

为紫葳科植物 *Incarvillea beresowskii* Batalin 的花、根。

生于海拔 3 000～3 600 m 的山坡、地边。分布于甘孜、德格、稻城、阿坝、凉山州。

藏医：苦、平，消食、利耳、调经、利肺、降血压，治胃病、黄疸、消化不良、中耳炎、耳流脓、耳聋、月经不调、高血压、肺出血、风湿疼痛。德格藏医食道疼痛之呕吐、食道癌，用花外敷治风湿痛。

密生菠萝花

欧缺（藏名）、全缘角蒿。

为紫葳科植物 *Incarvillea compacta* Maxim. 的花、种子、根。

生于海拔 3 000～4 500 m 的山地潮湿处。分布于德格、白玉、石渠、甘孜、道孚、乡城、新龙、若尔盖、九寨沟、壤塘、金川、马尔康、松潘、红原。

祛风、除湿、止痛，用于胃痛、黄疸、消化不良、耳流脓、耳聋、肺病出血。

藏医：苦、平，调经活血、祛风湿、消炎，引流黄水，治月经不调、风湿疼痛、气滞、耳病、泄泻膨胀、高血压。

鸡肉参

欧缺（藏名）、全缘角蒿、红菠萝花。

为紫葳科植物 *Incarvillea delavayi* Bur. et Franch. 的花、根。

生于海拔 2 400～3 700 m 的高山草坡。分布于宁南、木里、布拖、昭觉、德格、乡城、稻城、泸定、道孚、康定。

甘、淡、温，滋补强壮，用于产后乳少、久病虚弱、头晕、贫血。

藏医：苦、平，调经活血、祛风湿、消炎，引流黄水，治月经不调、风湿疼痛、气滞、耳病、泄泻膨胀、高血压。

单叶菠萝花

欧缺玛保（藏名）。

为紫葳科植物 *Incarvillea forrestii* Fletcher 的花、根、种子。

生于海拔 3 400～4 000 m 的多石草坡。分布于乡城、稻城。

藏医：种子苦、平，消食、利耳，治中耳炎、耳流脓、耳痛。根苦、温，滋补、益脉、止咳，治虚弱、头晕、胸闷、腹胀、咳嗽、月经不调。花甘、温，消膨胀、敛"黄水"，治黄水病、臌胀、气滞、消化不良。

黄菠萝花

欧缺（藏名）、全缘角蒿。

为紫葳科植物 *Incarvillea lutea* Bur. et Franch. 的花、根。

生于海拔 2 000～4 200 m 的高山草坡或杂木林下。分布于德格、巴塘、稻城、白玉、甘孜、雅江、理塘、炉霍、九龙、道孚、新龙、喜德、盐源。

根滋补，用于病后体虚。

藏医：苦、平，调经活血、祛风湿、消炎，引流黄水，用于月经不调、风湿疼痛、气滞、耳病、泄泻膨胀、高血压。

滇川鸡肉参

为紫葳科植物 *Incarvillea mairei* (Lévl.) Grierson 的根。

生于海拔 2 400～4 500 m 的高山草地。分布于九龙、巴塘、稻城、德格、石渠、乡城、炉霍、会理。

生用凉血生津、干用调血、熟用补血调经，用于骨折肿痛、产后少乳、久病体虚、头晕、贫血。

大花鸡肉参

欧缺折（藏名）。

为紫葳科植物 *Incarvillea mairei*（Lévl.）Grierson var. *grandiflora*（Wehrhahn）Grierson 的全草、根、种子。

生于海拔 2 500～5 000 m 的山坡、草地、林缘。分布于康定、雅江、德格、色达、道孚、九龙、稻城、理塘、新龙、金川、九寨沟、壤塘、凉山州等地。

根补血调经、凉血生津，用于产后乳少、体虚、久病虚弱、头晕、贫血。

藏医：苦、平，消食、利耳、调经、利肺、降血压，治胃病、黄疸、消化不良、中耳炎、耳流脓、耳聋、月经不调、高血压、肺出血、风湿疼痛。德格藏医食道疼痛之呕吐、食道癌，用花外敷治风湿痛。

多小叶鸡肉参

欧缺（藏名）、全缘角蒿。

为紫葳科植物 *Incarvillea mairei*（Lévl.）Grierson var. *multifoliolata* G. Y. Wu et W. Cyin 的花。

生于海拔 3 000～4 500 m 的山地潮湿处。分布于稻城、新龙、道孚、理塘。

甘、淡、温，滋补强壮，用于产后乳少、久病虚弱、头晕、贫血。

藏医：苦、平，调经活血、祛风湿、消炎，引流黄水，治月经不调、风湿疼痛、气滞、耳病、泄泻膨胀、高血压。

角蒿

欧缺玛保、木曲（藏名）、羊角蒿、羊角草、羊羝角棵。

为紫葳科植物 *Incarvillea sinensis* Lam. 的花、根、种子。

生于海拔 2 000～4 000 m 的砂质土壤上。分布于得荣、丹巴、德格、新龙、乡城、康定、茂县、九寨沟、汶川、理县、金川。

祛风除湿、止痛，用于皮疹、疥疮、风湿痹痛、筋骨疼痛。

藏医：种子苦、平，消食、利耳，治中耳炎、耳流脓、耳痛。根苦、温，滋补、益脉、止咳，治虚弱、头晕、胸闷、腹胀、咳嗽、月经不调。花甘、温，消膨胀、敛"黄水"，治黄水病、臌胀、气滞、消化不良。

丛枝角蒿

为紫葳科植物 *Incarvillea sinensis* Lam. var. *iabilis* Grierson 的全草。

生于海拔 2 200～3 500 m 的山坡、草丛中。分布于金川、九寨沟、茂县、汶川、理县。

用于口疮、湿疹、疥癣、牙龈溃烂、耳疮、阴道滴虫。

红花角蒿

欧缺玛保（藏名）。

为紫葳科植物 *Incarvillea sinensis* Lam. ssp *variabilis*（Batal.）Griers 的花、根、种子。

生于海拔 1 900～3 800 m 的阳坡、路旁。分布于得荣、康定、乡城、新龙。

藏医：种子苦、平，消食、利耳，治中耳炎、耳流脓、耳痛。根苦、温，滋补、益脉、止咳，治虚弱、头晕、胸闷、腹胀、咳嗽、月经不调。花甘、温，消膨胀、敛"黄水"，治黄水病、臌胀、气滞、消化不良。

藏菠萝花

角蒿。

为紫葳科植物 *Incarvillea younghusbandii* Sprague 的根、全草。

生于海拔 3 600～5 400 m 的向阳山坡、路旁、灌木丛中。分布于乐山、洪雅。

性温、味甘淡、滋补强壮，用于产后乳少、病后体虚。

蝴蝶

为紫葳科植物 *Oroxylum indicum*（L.）Vent. 的种子。

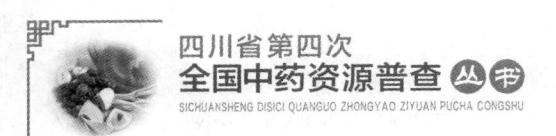

生于海拔 300~1 800 m 的山坡、溪边、河谷、林中。分布于凉山州、攀枝花、绵阳、南充。
润肺、疏肝、和胃。

爵床科 Acanthaceae

金蝉脱壳

老鼠筋、八角筋（峨眉）。

为爵床科植物 Acanthus montanus（Nees）T. Anders 的全草。

栽培。分布于乐山、峨眉山。

清热利湿、润肺、养阴，用于痨伤吐血。

穿心莲

一见喜。

为爵床科植物 Andrographis paniculata（Burm. f.）Nees 的全草。

生于阳光充足、温暖的砂质土壤，有栽培。分布于南溪、泸县、隆昌、米易、邛崃、南充市、眉山市、开江、达州、平昌、巴中、峨眉山、绵竹、普格、金阳。

全草清热解毒、凉血、利湿、消肿止痛，用于急性痢疾、胃肠炎、感冒、流脑、气管炎、肺炎、百日咳、上呼吸道感染、咽喉炎、扁桃体炎、肺结核、肺脓疡、胆囊炎、高血压、鼻衄、咽喉肿痛、疮疖肿毒、水火烫伤、毒蛇咬伤、外伤感染。

白接骨

水草（屏山、峨眉）、白牛膝（古蔺）、石苋菜（筠连）。

为爵床科植物 Asystasiella chinensis（S. Moore）E. Hossain 的叶与根状茎。

生于海拔 400~2 400 m 的阴湿沟谷、林中。分布于普格、雷波、长宁、屏山、珙县、叙永、筠连、古蔺、峨眉、邛崃、什邡、乐山、洪雅。

清热解毒、凉血止血、消肿，用于肺热咳嗽、便血、吐衄、跌打损伤，用于全身软弱无力（筠连）。

假杜鹃

大节节寒（屏山、峨眉）、大鸡蛋清（屏山）。

为爵床科植物 Barleria cristata L. 的全草。

生于海拔 1 900 m 以下的荒坡、草坡。分布于布拖、金阳、宁南、屏山、峨眉、康定、乐山、洪雅、泸定。

凉血、止血、调经、活络，用于月经不调、崩漏、便血。全株解毒、消肿，用于毒蛇咬伤、犬咬伤、关节痛。又祛风表寒，治感冒头痛（屏山）。消瘀止痒、祛风除湿（布拖、金阳）。清肺化痰、止血、截疟（康定）。

虾衣草

为爵床科植物 Callispidia guttata（Brand.）Bremek. 的全草。

栽培。分布于眉山市、新都。

清热解毒、凉血止血，用于月经不调、肺热咳嗽、跌打损伤。

中华赛爵床

杜根藤。

为爵床科植物 Calophanoides chinensis（Benth.）C. Y. Wu et H. S. Lo 的全草。

生于海拔 200~2 000 m 的路旁、山坡、草丛、林下。分布于宁南、会东、雷波、米易。

清热解毒、活血通络，用于蛇咬伤、肿毒。

滇鳔冠花

为爵床科植物 *Cystacanthus yunnanensis* W. W. Smith 的根、茎叶。

生于海拔 200 ~ 2 100 m 的灌木丛中。分布于宁南。

清热解毒、消炎止咳，用于咳嗽、崩漏。

印度狗肝菜

为爵床科植物 *Dicliptera bupleuroides* Nees/ *D. roxburghiana* Nees 的全草。

生于海拔 800 ~ 1 200 m 的林缘、路边草丛中。分布于甘洛。

清热、凉血、解毒、利尿。清热利尿、生津（甘洛）。

狗肝菜

为爵床科植物 *Dicliptera chinensis*（L.）Nees 的全草。

生于沟边、路旁。分布于洪雅、乐山、九龙。

清热解毒、利尿通淋、生津，用于热病斑疹、便血、溺血、小便不利、痈肿疮毒。

化痰清

九头狮子草（雷波）、九节兰、青泽兰（南充市）。

为爵床科植物 *Dicliptera crinita*（Thunb.）Nees 的全草。

生于阴湿的林下及沟边，有栽培，分布于雷波、广安、岳池、南充、西充、苍溪、绵阳市、达州市、巴中市。

清肺热、化痰止咳、养阴润肺、行气活血、解毒消肿、接骨止血，用于肺燥咳嗽、咳痰带血、热病口渴、支气管炎、痰吼哮喘、肺炎、肋膜炎、干咳、无名肿毒、扁桃体炎、小儿惊风、蛇伤。发汗解表、解毒消肿（雷波）。

优雅狗肝草

为爵床科植物 *Dicliptera elegans* W. W. Sm. 的全草。

生于海拔 1 600 ~ 3 000 m 的杂木林与灌木丛中。分布于越西、康定、甘洛、普格。

清热解毒、凉血利尿（越西）。

山一笼鸡

为爵床科植物 *Gutzlaffia aprica* Hance 的根。

生于海拔 200 ~ 2 000 m 的路旁、草丛、灌木丛中。分布于会东、喜德、普格。

发汗解表、清肺止咳，用于感冒发热、咳嗽、痢疾。

多枝山一笼鸡

为爵床科植物 *Gutzlaffia henryi*（Hemsl.）C. B. Clarke ex S. Moore 的全草。

生于海拔 1 100 m 的路旁、草丛中。分布于金阳、乐山、洪雅、会东、喜德、布拖。

清热解毒，用于跌打损伤。

水蓑衣

姑娘茶（江安）、水别子（纳溪）、青泽兰、泽兰（峨眉）。

为爵床科植物 *Hygrophila salicifolia*（Vahl）Nees 的全草。

生于灌木丛中。分布于乐山、成都、纳溪、合江、泸县、长宁、江安、宜宾、洪雅、峨眉山、富顺。

全株清热、解毒、活血通经、散瘀、消肿、止咳化痰，用于肺热咳嗽、口疮、咽喉炎、乳腺炎、接骨、跌打损伤、劳伤吐血、止咳、止痢、蛇伤。

三花刀枪药

为爵床科植物 *Hypoestes triflora* Roem. et Schult. 的全草。

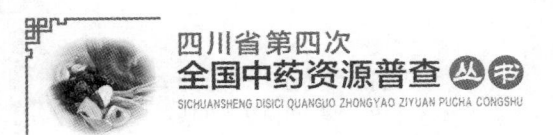

生于山坡、草地。分布于宁南。

清热解毒、止咳化痰、止血、生肌。

齿叶鳞花草

为爵床科植物 *Lepidagathis fasciculata* Nees 的全草。

生于灌木丛中。分布于邛崃。

化痰、止咳。

地皮消

五星草（屏山）、鞭穗地皮消（普格）。

为爵床科植物 *Pararuellia delavayana*（Baill.）E. Hossain 的全草。

生于海拔 1 500 m 的青杠林下。分布于普格、屏山、会东、宁南、喜德、雷波、西昌、德昌。

全草清热、解毒、散瘀、消肿，用于肺炎、扁桃体炎、腮腺炎、瘰疬、脓肿、疮毒、骨折、创伤感染。养心安神（屏山）。

观音草

九头狮子草、化痰清（洪雅）。

为爵床科植物 *Peristrophe bivalvis*（L.）Merr. 的全草。

栽培。分布于全川，洪雅、眉山。

清热解毒、消痈散结，用于风湿痹痛、痈肿疮毒、肺热咳嗽、尿路感染。

九头狮子草

化痰青（古蔺、峨眉）、青药（珙县）、观音草、青泽兰。

为爵床科植物 *Peristrophe japonica*（Thunb.）Yamazaki 的全草。

生于海拔 2 000 m 以下的山坡、草地、灌木丛、荒地下。分布于全川，包括康定、峨眉山、雷波。

全草祛风、化痰、解表发汗、清热、解毒、止咳，用于风热咳嗽、小儿惊风、喉痛、疔毒、乳痈。又治风痰咳嗽，煎水或用叶煎蛋汤服。

白鹤灵芝

为爵床科植物 *Rhinacanthus nastus*（L.）Kurz 的全草。

生于山坡、草地。分布于会东。

清肺止咳、利湿止痒。

爵床

节节寒（南溪、江安）、拐脚草、小青草（宜宾、纳溪）、三百棒（江安）、露水冬（珙县）、山海椒（江安）、观音草（长宁）、野万年青（绵阳）、兰花草、拐子草（峨眉）。

为爵床科植物 *Rostellularis procumbens*（L.）Nees 的全草。

生于海拔 2 500 m 以下的湿润肥沃的草坡、林下、屋边，有栽培。分布于全川，南溪、江安、兴文、纳溪、合江、宜宾、高县、长宁、泸县、珙县、叙永、筠连、古蔺、峨眉、邛崃、什邡、崇州、绵阳、乐山、南充市、眉山市、达州市、巴中市、峨眉山、凉山州、峨边、马边。

全草清热解毒、利湿、利尿消肿、活血通淋、止痛、祛风止咳、祛瘀、截疟，用于感冒发热、咳嗽、喉痛、头昏、风湿头痛、腰脊痛、痈肿、肾炎、肝炎、疟疾、痢疾、黄疸、肾炎浮肿、筋骨疼痛、小儿疳积、痈疽疔疮，外用于跌打损伤。

孩儿草

为爵床科植物 *Rungia pectinata*（L.）Nees 的全草。

生于海拔 200~1 500 m 的河边、疏林、草地、潮湿处。分布于雷波、普格。

清热利湿、消积导滞，用于小儿疳积、消化不良、肝炎、泄泻、感冒、咽喉痛、目赤、瘰疬、疖肿。

顶头马蓝

为爵床科植物 *Strobilanthes affinis* (Griff.) Y. C. Tang 的根、全草。

生于海拔 500~1 900 m 的山坡、草地、灌木丛中。分布于邛崃、雷波。

解毒、凉血，用于流感、流脑、乙脑、肺热咳嗽、丹毒、热毒发斑、神昏、吐血、蛇咬伤。全草外用于汗斑、蛇咬伤。

马蓝

大青叶（叙永、长宁、江安）、南板蓝根、青黛、板蓝。

为爵床科植物 *Strobilanthes cusia* (Nees) O. Kuntze 的根及根茎、叶、青黛。

栽培于海拔 2 100 m 以下的地区。分布于隆昌、江安、兴文、纳溪、合江、宜宾、高县、长宁、泸县、叙永、峨眉、新都、九龙、南充市、眉山、大竹、邻水、峨眉山、雷波。

叶清热解毒、凉血止血、消肿、避疫、活血化斑，用于流行性感冒、急性热病、流行性乙型脑炎、急性传染性肝炎、菌痢、急性胃肠炎、急性肺炎、丹毒、吐血、衄血、黄疸痢疾、喉痹、口疮、痈疽肿毒、疮疡、丹毒。根清热解毒、凉血，用于流感、流脑、乙脑、肺炎、伤寒、热毒、发斑、神昏、咽肿、痄腮、火眼、疮疹、急性扁桃体炎、流行性腮腺炎、急性肝炎。青黛清热解毒、凉血化斑，用于腮腺炎、血热吐血、感冒暑热、小便短赤、时行热毒、疔疮、痈肿、丹毒、疳蚀、天疱疮。

腺毛马蓝

绿升麻（叙永）、味牛膝（巫溪）、白牛膝（平武）。

为爵床科植物 *Strobilanthes forrestii* Diels 的根。

生于海拔 3 600 m 以下的山野路旁。分布于叙永、平武、普格。

行瘀血、消肿痛、强筋骨，用于风寒感冒、咳嗽。根配柴胡、鹿衔草表寒，配当归、白芷、北细辛煎水服治贫血（叙永）。

垂序马兰

红泽兰、水泽兰（古蔺）、小青药（高县、长宁）、化痰青（纳溪）、水别子（合江）、铁鱼鳅（南溪）、串毒蛇（高县）、青缎子、铁秤砣（江安）、金不换（泸县）、拐子草（叙永）、日本马蓝、日本黄猄草。

为爵床科植物 *Strobilanthes japonicus* (Thunb.) Miq. / *Championella japonica* (Thunb.) Bremek. 的根。

生于阴湿肥沃的林缘、沟边、屋边栽培。分布于全川，如古蔺、屏山、江安、兴文、纳溪、合江、宜宾、高县、长宁、泸县、筠连、新都、邛崃、绵阳市、眉山市、达州、大竹、邻水、渠县、宣汉、巴中、通江、南江。

根消瘀行水、活血消肿、止痛、调经、疏肝散郁，用于月经不调、盆腔炎、产后淋漓腹痛、血晕、癥瘕、风湿骨痛、疮痈肿毒、跌打损伤、身面浮肿。又单味煨水兑酒服治闪痰（叙永）。

少花马蓝

海椒草（长宁）、山海椒（兴文）。

为爵床科植物 *Strobilanthes oliganthus* Miq. 的全草。

生于林下等阴湿处。分布于长宁、兴文、九龙。

清热凉血，用于高热发狂。全草表寒、除风湿、止咳（长宁）。

球花马兰

土板蓝根（古蔺）、青泽兰（合江）、观音草、野绿兰子（屏山）、野板蓝（峨眉）、温大青、大青草。

为爵床科植物 *Strobilanthes pentstemonoides* (Nees) T. Anders. 的地上部分。

生于海拔 650~1 700 m 的沟边、灌木丛中。分布于古蔺、合江、屏山、峨眉、都江堰、邛崃、什邡、

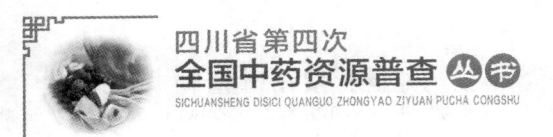

崇州、康定、乐山、洪雅、邻水、喜德。

清热解毒、凉血、散瘀消肿、避疫，用于肺热咳嗽、跌打损伤、疮痈肿毒。全草表寒、止咳（合江）；煎水服治跌打损伤、风寒成积（屏山）。祛风除湿、通经活络，用于风湿性关节炎、跌打损伤、中风瘫痪（邻水）。

四子马兰

拐子草、拐脚草（兴文）、山拐脚草、九把刀（高县）、节节寒（筠连）、铁秤砣（长宁）。

为爵床科植物 *Strobilanthes tetraspermus*（Champ. ex Benth.）Druce 的全草。

生于沟边、林下、灌木丛中。分布于珙县、兴文、南溪、隆昌、宜宾、高县、长宁、合江、泸县、筠连、彭州、乐山、眉山市、达州市、巴中市、峨眉山、雷波。

舒筋活络、止血生肌，用于风湿骨痛、跌打损伤、创伤出血、枪伤。全草止血、止咳（高县）、滋阴补肾（珙县）；嚼烂用酒或童便吞服治跌打损伤。又清热散寒、解毒，用于热证（长宁、峨眉）。

三花马兰

为爵床科植物 *Strobilanthes triflorus* Y. C. Tang 的全草。

生于林下、沟边。分布于乐山、洪雅、普格。

舒筋活络、止血生肌，用于风湿骨痛、跌打损伤、创伤出血。

云南马兰

滇紫云菜。

为爵床科植物 *Strobilanthes yunnanensis* Diels 的根及根茎、全草。

生于海拔 2 400 ~ 3 000 m 的杂木林下。分布于乐山、邛崃、得荣、九龙、洪雅、普格、甘洛。

清热解毒、凉血、止痛、消肿，用于温病发热、发斑、风热感冒、咽喉肿烂。舒筋活络、止血生肌，用于风湿骨痛、跌打损伤、创伤出血（洪雅）。

碗花草

老鸦嘴。

为爵床科植物 *Thunbergia fragrans* Roxb. 的根茎。

生于海拔 1 600 m 的杂木林下、灌木丛中。分布于金阳、宁南、雷波、西昌、冕宁、喜德、会东。

消食健胃、利尿（金阳）

胡麻科 Pedaliaceae

芝麻

纳、底纳（藏名）、巨胜子（洪雅）、黑芝麻。

为胡麻科植物 *Sesamum indicum* L. 的种子、叶、花。

栽培，分布于全川，中江、康定、内江、绵阳、成都、眉山市、达州市、巴中市、峨眉山、凉山州。

叶治风寒湿痹、崩中、吐血、阴部湿痒。花治秃发、冻疮。麻饼治哮喘、浮肿、聤耳出脓、痈疽溃烂、亦可固齿。黑芝麻补肝肾、润五脏，用于肝肾不足、虚风眩晕、风痹、瘫痪、大便燥结、病后虚弱、乳少、须发早白。又芝麻和砂糖嚼服治麻脚瘟（宜宾）。

藏医：甘、辛、温、重，提升胃温、祛风、补肝肾、润燥、舒心、润肌肤、生须发、壮阳、生精，治龙病、心烦、胃寒、脱发、阳痿、体虚便秘、头风眩晕。

苦苣苔科 Gesneriaceae

芒毛苣苔

为苦苣苔科植物 *Aeschynanthus acuminatus* Wall. 的全草。

生于海拔 2 400 m 以下的灌木林中。分布于峨眉山、洪雅、富顺、荣县。

清热解毒、祛风除湿，用于肺痨咳嗽、风湿骨痛、跌打损伤。

紫花直瓣苣苔

为苦苣苔科植物 *Ancylostemon lancifolius* Fr. Burtt 的全草。

生于灌木林中。分布于峨眉山、洪雅、峨边。

清热解毒、养阴、祛风除湿、润肺止咳，用于肺痨咳嗽、风湿骨痛、跌打损伤。

直瓣苣苔

为苦苣苔科植物 *Ancylostemon saxatilis*（Hemsl.）Craib 的全草。

生于海拔 1 300 ~ 2 100 m 的灌木林中。分布于乐山、洪雅。

清热解毒、祛风除湿，用于肺痨咳嗽、风湿骨痛、跌打损伤。

漏斗苣苔

白花大苞苣苔。

为苦苣苔科植物 *Anna ophiorrhizoides*（Hemsl.）Burtt et Davidson 的根。

生于海拔 850 ~ 1 200 m 的沟边、林下。分布于古蔺、叙永、纳溪、珙县、筠连、峨眉山、洪雅、沐川、邛崃。

止血、止咳、利湿、镇痛，用于咳血、风湿疼痛。

横蒴苣苔

水八角（叙永）、皱皮菜（古蔺）、岩虎耳草（长宁）、皱皮菜。

为苦苣苔科植物 *Beccarinda tonkinensis*（Pellegrin）Burtt 的全草。

生于林中石上。分布于叙永、长宁、古蔺、珙县。

全草利水、通淋（叙永）、凉血、止血，用于肺炎咳嗽（古蔺）。

旋蒴苣苔

岩青菜（宣汉）、地白菜（巴中）

为苦苣苔科植物 *Boea clarkeana* Hemsl. 的全草。

生于海拔 1 900 ~ 3 000 m 的林中石上。分布于宣汉、巴中、万源、南江、盐源。

止血、散血、消肿，用于外伤出血、跌打损伤。

厚叶旋蒴苣苔

岩菜（屏山）、苦苣苔。

为苦苣苔科植物 *Boea crassifolia* Hemsl. 的全草。

生于海拔 1 900 ~ 2 200 m 的林中石上。分布于乐山、屏山、洪雅、宁南、金阳。

清热凉血、消肿、祛风除湿、活血化瘀，用于虚弱头昏、劳伤咳嗽、吐血、咯血、淋浊、白带、肿毒。又滋阴补肾，用于头昏、头痛、五痨七伤（屏山）。

猫耳朵

岩青菜（宣汉）、地白菜（巴中）。

为苦苣苔科植物 *Boea hygrometrica*（Bunge）R. Br. 的全草。

生于海拔 300 ~ 1 200 m 的林中石上。分布于广元市、峨眉山。

止血、散血、消肿解毒，用于外伤出血、跌打损伤、吐泻、中耳炎、小儿疳积、食积、咳嗽、痰喘。

粗筒苣苔

苦苣苔。

为苦苣苔科植物 *Briggsia amabilis* Craib 的全草。

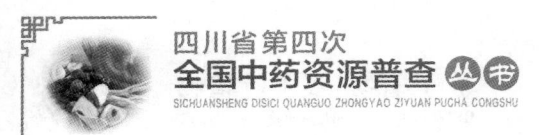

生于海拔 2 000 ~ 3 200 m 的林中石上。分布于乐山、洪雅、冕宁、峨边、马边。

祛风除湿、消肿散瘀、止血、活血，用于类风湿关节疼痛、跌打损伤、刀伤。

革叶粗筒苣苔

打不死（叙永）、六月生（古蔺）、肉血飞（古蔺）、铁蒲扇（合江）、白虎板（兴文）、石耗子。

为苦苣苔科植物 *Briggsia mihieri*（Franch.）Craib 的全草。

生于海拔 1 000 m 左右的林中石上。分布于叙永、合江、古蔺、兴文、筠连、邛崃、乐山、洪雅。

祛风除湿、活血化瘀，用于类风湿关节炎、跌打损伤、刀伤。全株活血、散瘀、补肺止喘。治跌打损伤（古蔺、叙永）、咳嗽、气喘（筠连）。

川鄂粗筒苣苔

为苦苣苔科植物 *Briggsia rosthornii*（Diels）Burtt 的全草。

生于海拔 1 400 ~ 2 000 m 的林中石上。分布于峨边、马边、峨眉山。

止咳润肺，用于跌打损伤。

牛耳朵

岩白菜（叙永、古蔺）、石蜂子（合江）、岩莴苣。

为苦苣苔科植物 *Chirita eburnean* Hance 的全草。

生于海拔 1 500 m 以下的林中石上。分布于叙永、合江、古蔺、兴文、邻水。

全草补脾除湿、补肝肾、清肺热、止咳化痰、散瘀、消肿，用于肺热咳嗽、阴虚咳嗽、水积腹痛、跌打损伤、吐血、红崩白带。

蚂蟥七

石蜈蚣。

为苦苣苔科植物 *Chirita fimbrisepala* Hand. et Mazz. 的根茎。

生于海拔 1 000 m 以下的林中石上。分布于乐山、洪雅。

清热解毒、止咳、止痛、活血止痛，用于肠炎痢疾、胃脘痛、疳积。

烟叶长蒴苣苔

岩白花。

为苦苣苔科植物 *Chirita heterotricha* Merr. 的根状茎、全草。

生于山坡、石上。分布于会东。

全草补脾除湿、补肝肾、清肺热、止咳化痰、散瘀、消肿，用于肺热咳嗽、阴虚咳嗽、水积腹痛、跌打损伤、吐血、红崩白带。

宽萼苣苔

山枇杷（古蔺）、岩枇杷（兴文）、石青菜。

为苦苣苔科植物 *Chlamydoboea sinensis*（Oliv.）Stapf. 的全草。

生于林中石上。分布于古蔺、叙永、兴文、万源。

全草疏风散热、凉血、清热利湿、止咳平喘，用于痢疾、哮喘、黄疸型肝炎、咳嗽、支气管炎、荨麻疹、外伤出血。

珊瑚苣苔

小石花（阿坝州）、虎耳还魂草（古蔺）、扎加哈窝（藏名）、还魂草（达州）。

为苦苣苔科植物 *Corallodiscus cordatulus*（Craib）Burtt 的全草。

生于海拔 700 ~ 3 800 m 的阴处石上、岩上、干旱岩壁。分布于甘孜州各县、古蔺、合江、昭觉、乐山、茂县、汶川、黑水、理县、洪雅、达州市、巴中市、峨眉山、会理、盐源、昭觉、芦山、石棉、雷波。

健脾、止血、止咳化痰、化瘀、调经、清热解毒，用于小儿疳积、肺热咳嗽、跌打损伤、刀伤。

藏医：苦、凉，解毒、强精、止泻，治中毒性疾病、热性疾病、肾病、热泻、创伤、疮疖。

石莲花

扎加哈保（藏名）、石花（金阳）、石胆草、石荷叶（甘孜州）。

为苦苣苔科植物 *Corallodiscus flabellatus* (Craib) Burtt 的全草。

生于海拔 1 700 ~ 3 600 m 的干燥的岩石缝或石上。分布于甘孜州各县、凉山州各县、彭州、汉源、宝兴。

苦、辛、寒、有小毒，活血、祛湿、止血、生肌、止痛，用于月经不调、白带过多、心悸、心口痛、湿热痹症、小儿疳积、疖肿、外伤出血（外用）。活血散瘀、行气消肿（金阳）。

藏医：解毒、止泻，治中毒性疾病、热性疾病、肾病。

卷丝苣苔

扎加哈窝（藏名）。

为苦苣苔科植物 *Corallodiscus kingianus* (Craib) Burtt 的全草。

生于海拔 2 900 ~ 4 900 m 的山坡石上、岩上。分布于稻城、道孚、乡城、理塘、康定、巴塘、得荣。

清热解毒、强肾、止血，用于解野菜、肉类及乌头中毒，用于热盛腹泻、阳痿早泄、月经失调、白带过多。全草淡、平，健脾、止血、化痰，用于小儿疳积、跌打损伤、刀伤（甘孜州）。

藏医：苦、凉，解毒、强精、止泻，治中毒性疾病、热性疾病、肾病、热泻、创伤、疮疖。

大叶锣

大一面锣。

为苦苣苔科植物 *Didissandra sesquifolia* Clarke 的全草。

生于海拔 1 500 m 左右的林中、岩石壁上。分布于崇州、洪雅、峨眉山、会东、乐山、峨边。

清热化痰、收敛止血、调经、利湿、止咳，用于月经不调、闭经、红崩白带、淋病、心痹、心痛。

无毛漏斗苣苔

红其马（长宁）、瓜云爪、岩白菜。

为苦苣苔科植物 *Didissandra sinica* (Chun) W. T. Wang 的全草。

生于林中、向阳岩石上。分布于珙县、筠连、长宁、叙永、绵阳市。

全草祛风除湿、养阴清热、活血止痛，用于痨伤咯血、血崩、跌打损伤、痛经。常配血藤、气藤、石楠藤为风湿酒（长宁）。

漏斗苣苔

野海椒（纳溪）、拐脚七（筠连）、水豇豆（叙永）、乌云爪（洪雅）。

为苦苣苔科植物 *Didissandra sinoophiorrizoides* W. T. Wang 的全草。

生于海拔 1 100 m 的灌木丛、林中。分布于峨眉山、洪雅、筠连、珙县、纳溪、叙永、青川。

全草清热、解毒、活血祛瘀、祛风除湿，用于咽喉肿痛、风湿痹痛、跌打损伤（纳溪）。

蒙自长蒴苣苔

为苦苣苔科植物 *Didymocarpus mengtze* W. W. Smith 的全草。

生于海拔 1 800 ~ 2 300 m 的林中、石壁上。分布于洪雅、德昌、西昌。

清热凉血、散瘀消肿，用于外伤出血、跌打损伤。

狭冠长蒴苣苔

为苦苣苔科植物 *Didymocarpus stenanthos* Clarke 的全草。

生于海拔 800 ~ 2 000 m 的林中、灌木丛、石上。分布于成都、九龙。

祛风活血、除湿化痰。

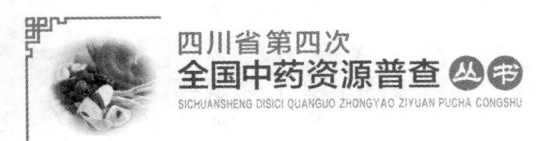

贵州半蒴苣苔

为苦苣苔科植物 *Hemiboea cavaleriei* Lévl. 的全草。

生于海拔 1 600 m 以下的林下、石壁、石缝等处。分布于古蔺、叙永、兴文、屏山、筠连。

清热解毒，用于跌打损伤、刀伤出血、腹水。

半蒴苣苔

为苦苣苔科植物 *Hemiboea henryi* Clarke 的全草。

生于海拔 2 100 m 的石壁、石缝等处。分布于开江、达州、邻水、宣汉、巴中、万源、南江。

活血祛瘀、清热利湿，用于跌打损伤、腰腿痛、黄疸型肝炎。

降龙草

石莴苣（筠连）。

为苦苣苔科植物 *Hemiboea subcapitata* Clarke 的全草。

生于海拔 2 100 m 以下的石壁、石缝等处。分布于南充市、叙永、筠连、宜宾、古蔺、屏山、兴文、宣汉、万源、通江。

全草清热解毒、活血、利尿、止咳、生津，用于伤暑、蛇咬、疮疖。

紫花金盏苣苔

为苦苣苔科植物 *Isometrum lancifolium*（Franch.）K. Y. Pan 的全草。

生于海拔 1 500 ~ 1 800 m 的岩石上、山地灌木丛中。分布于康定。

清热解毒、祛风除湿。

紫花苣苔

苦苣苔。

为苦苣苔科植物 *Loxostigma griffithii*（Wight）C. B. Clarke 的全草。

生于海拔 2 900 m 以下的林下岩石上或树干上。分布于崇州、邛崃、峨眉山、洪雅。

清热解毒、消肿散结、止痛、健脾燥湿，用于肺痈咳嗽、风湿痹痛、跌打损伤、骨折、消化不良、腹泻、菌痢、预防流行性感冒、流行性乙型脑炎，还可治咳血、风湿疼痛、支气管炎、哮喘、疟疾、贫血。

肉叶吊石苣苔

岩豇豆、蒙自吊石苣苔。

为苦苣苔科植物 *Lysionotus carnosa* Hemsl. 的全草。

生于海拔 700 ~ 2 400 m 的林中。分布于乐山、洪雅。

祛风、止咳化痰、健胃消食，用于支气管炎、瘰伤吐衄、小儿疳积。

异叶吊石苣苔

石吊兰（长宁）。

为苦苣苔科植物 *Lysionotus heterophyllus* Franch. 的全草。

生于海拔 700 ~ 2 300 m 的林中。分布于长宁、兴文、崇州、邻水、峨边、马边。

祛风、止咳、消食、健胃。又全草活血、祛瘀、祛风除湿，用于风湿骨痛、跌打损伤（长宁、邻水）。

吊石苣苔

石吊兰、石泽兰（屏山、峨眉）、石豇豆（古蔺、纳溪、南充、绵阳）、石芝麻（筠连）、石花（阿坝州）。

为苦苣苔科植物 *Lysionotus pauciflorus* Maxim. 的全草。

生于海拔 300 ~ 1 750 m 的阴湿的灌木丛、草坡、林中、陡峭岩壁上。分布于长宁、泸县、珙县、纳

溪、江安、叙永、筠连、宜宾、古蔺、屏山、兴文、峨眉、雷波、金阳、美姑、青川、彭州、什邡、峨眉山、崇州、南充市、绵阳市、九寨沟、汶川、茂县、洪雅、达州市、巴中市、峨眉山、宝兴、芦山、汉源、峨边、马边。

全草清肺消炎、凉血止血、生肌、利湿、止咳化痰、通络止痛、祛风除湿、祛瘀，用于肺热咳嗽、肺结核、吐血、崩漏、菌痢、疳积、风湿痹痛、风湿腰脊痛、跌打损伤、产后瘀血腹痛、痨伤咳嗽吐血、小儿食积、白带、淋浊、钩端螺旋体病。又祛风、止咳、健胃消食，用于支气管炎、痨伤吐衄、小儿疳积（洪雅）。祛痰止咳、活血调经，治哮喘、肺结核（凉山州）。

齿叶吊石苣苔

青竹标根。

为苦苣苔科植物 *Lysionotus serratus* D. Don 的全草。

生于山坡、林中。分布于名山。

凉血、止血、止咳、利湿。

川西吊石苣苔

石泽兰。

为苦苣苔科植物 *Lysionotus wilsonii* Rehd. 的全草。

生于林中。分布于峨眉山、洪雅、古蔺。

祛风除湿、生肌止血、利湿、止咳化痰、消食、健胃，用于支气管炎、痨伤吐衄、小儿疳积。

长瓣马兜铃苣苔

为苦苣苔科植物 *Oreocharis auricula*（S. Moore）Clarke 的全草。

生于海拔 400～1 600 m 的低山潮湿处。分布于洪雅、木里。

祛风胜湿、凉血止血，用于支气管炎、劳伤吐血、肺痈咳嗽。

黄花马兜铃苣苔

黄花岩白菜、小岩白菜（洪雅）。

为苦苣苔科植物 *Oreocharis flavida* Merr. 的全草。

生于海拔 1 600～1 800 m 的灌木丛、林下中。分布于乐山、洪雅。

清热润肺、凉血止血，用于肺虚火旺、肺痈、咳吐浓痰。

丽江马兜铃苣苔

为苦苣苔科植物 *Oreocharis forrestii*（Diels）Skan 的全草、根。

生于海拔 1 900～3 800 m 的山坡林下、岩石上。分布于理塘、九龙、泸定、丹巴、稻城、木里。

清肺止咳、平喘、止血，用于劳伤咳嗽、哮喘、吐血。根用于泄泻。

川滇马兜铃苣苔

岩青菜（屏山、峨眉）、毛岩白菜。

为苦苣苔科植物 *Oreocharis henryana* Oliv. 的全草。

生于海拔 650～3 200 m 的林中石上。分布于泸定、康定、稻城、屏山、峨眉、成都、洪雅、平昌、万源、宁南、会东、峨边。

全草清热润肺、祛风除湿、止咳、消肿、凉血止血，用于肺虚火旺、肺痈、劳伤咳嗽、吐血、咳吐浓痰、风湿痹痛、肺热咳嗽、跌打损伤（屏山）。

宽萼蛛毛苣苔

为苦苣苔科植物 *Paraboea sinensis*（Oliv.）Burtt 的全草。

生于海拔 900～2 200 m 的沟边、石上、陡崖。分布于雷波。

疏风清热、止咳、平喘、利湿，用于黄疸、咳喘、痢疾，外用于瘾疹、外伤出血。

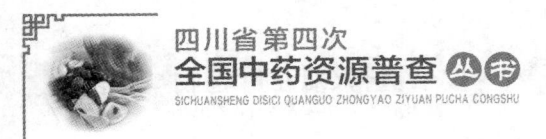

显脉石蝴蝶

为苦苣苔科植物 *Petrocosmea nervosa* Craib 的全草。

生于海拔 1 200 ~ 1 900 m 的山坡。分布于木里、会东。

清热解毒。

中华石蝴蝶

为苦苣苔科植物 *Petrocosmea sinensis* Oliv. 的全草。

生于海拔 1 500 ~ 2 200 m 的山坡石上。分布于会东、盐边。

清热解表、健脾和胃，用于感冒、小儿疳积。

全唇尖舌苣苔

为苦苣苔科植物 *Rhynchoglossum obliquum* Bl. var. *hologlossum*（Hayata）W. T. Wang 的根、全草。

生于山坡石上。分布于四川省西南部。

根软坚，用于瘿瘤。全草散瘀、解毒。

线柱苣苔

为苦苣苔科植物 *Rhynchotechum obovatum*（Griff.）Burtt 的全草、叶、花。

生于海拔 1 500 m 以下的山谷林下、溪边。分布于峨眉山。

全草清肝解毒，用于疮疥。叶、花用于咳嗽、烧烫伤。

短檐苣苔

为苦苣苔科植物 *Tremacron forrestii* Craib 的全草。

生于海拔 2 400 ~ 3 200 m 的石上、陡崖。分布于米易、德昌、西昌、冕宁、会东、盐边、盐源。

用于跌打损伤、咳嗽。

白花异叶苣苔

峨眉异叶苣苔。

为苦苣苔科植物 *Whytockia tsiangiana*（Hand. et Mazz.）A. Weber 的根状茎。

生于海拔 1 300 ~ 1 600 m 的石上、山谷阴湿处。分布于康定、峨眉山、雷波、凉山州。

外用于跌打损伤。

列当科 Orobanchaceae

丁座草

达玛娘铎、播锁卡、达玛拥朵（藏名）、千斤坠（金阳）、枇杷芋。

为列当科植物 *Boschniakia himalaica* Hook. f. et Thoms/*Xylanche himalaica*（Hook. f. et Thoms）G. Beck 的全草。

生于海拔 2 500 ~ 4 200 m 的杜鹃花属植物的根部与杂木林中。分布于九寨沟、茂县、松潘、黑水、理县、马尔康、炉霍、白玉、洪雅、通江、峨眉山、峨边、巴塘、金阳、凉山州各县。

辛、平、有小毒，温肾、止咳祛痰、消胀、理气止痛、祛风活络、消食健胃、杀虫、解毒，用于腹胀、胃痛、疝气、劳伤咳嗽、血吸虫病、腰膝酸软、阳痿、遗精、跌打损伤、风湿关节痛、月经不调、血吸虫、草乌中毒，外用于腮腺炎。补肾阳、活血（金阳）。

藏医：甘、温，止痛、壮阳、催吐、解毒，治腰酸腿疼、阳痿、中毒病。

草苁蓉

为列当科植物 *Boschniakia rossica*（Cham. et Schlecht.）Fedtsch. et Flerov. 的全草。

生于山坡、草地。分布于西昌、理塘、巴塘、乡城、德格。

补肾壮阳、润肠、止血，用于肾虚阳痿、腰膝冷痛、老年习惯性便秘、膀胱炎。

野菰

白毛花。

为列当科植物 *Christisonia indica* Roxb. / *Aeginetia indica* L. 的全草。

生于海拔 500～4 000 m 的灌木林中。分布于峨眉山、合江、邻水、泸定、甘孜、德格、美姑。

全草清热解毒、凉血止血、消肿，用于咽喉肿痛、肾炎、淋证、尿路感染、疔疮。用根或花捣烂外敷或用甘草为引煎水内服治骨髓炎（合江、邻水）。

川蕉寄生

为列当科植物 *Gleadovia lepoensis* Hu 的全草。

生于林下阴湿处或灌木丛中。分布于四川省。

清热、泻火、解毒，用于阴疳。

蕉寄生

为列当科植物 *Gleadovia ruborum* Gamble et Prain 的全草。

生于海拔 900～3 500 m 的林下阴湿处或灌木丛中。分布于宝兴、峨眉山、汶川。

用于梅毒。

豆列当

为列当科植物 *Mannagettaea labiata* H. Smith 的全草。

寄生于海拔 3 600 m 以下的锦鸡儿属植物根部。分布于崇州、白玉、康定。

用于无名肿毒、痈肿、泄泻。

列当

草苁蓉、花苁蓉（阿坝州）。

为列当科植物 *Orobanche coerulescens* Steph. 的全草。

生于海拔 500～4 400 m 的灌木丛中。分布于广元、茂县、九寨沟、汶川、金川、理县、峨眉山、稻城、宣汉、绵阳、洪雅、德格、凉山州。

补肾祛风、强筋壮骨、壮阳、润肠通便、除湿，用于腰膝冷痛、肾虚阳痿、遗精、耳鸣、大便结燥等。

黄花列当

为列当科植物 *Orobanche pycnostachya* Hance 的根及全草。

生于海拔 2 700～3 200 m 的草丛中。分布于壤塘、九寨沟、茂县、金川、小金、马尔康、理县、石渠、新龙。

补肾、强筋、壮骨，用于肾虚腰膝冷痛、阳痿、遗精。外用洗脚，用于小儿久泻。

四川列当

为列当科植物 *Orobanche sinensis* H. Smith 的全草。

生于海拔 1 600～2 700 m 的林下、高山灌木丛下。分布于洪雅、丹巴、康定。

补肾壮阳、强筋壮骨、祛风除湿、润肠通便，用于肾虚阳痿、遗精、腰膝冷痛、身体虚弱、白带、耳鸣、大便结燥等。

黄筒花

为列当科植物 *Phacellanthus tubiflorus* Sieb. et Zucc. 的全草。

生于草丛中。分布于峨眉山、白玉、得荣、洪雅。

温肾、强筋壮骨、祛风除湿、解毒消肿、消胀、止痛，用于肾虚阳痿、遗精、腰膝冷痛。

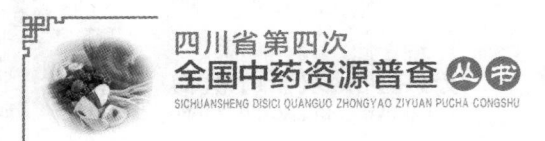

狸藻科 Lentibulariaceae

黄花狸藻

为狸藻科植物 *Utricularia aurea* Lour. 的全草。

生于海拔 4 000 m 以下的湖泊、沼泽。分布于若尔盖。

外用于目赤红肿。

挖耳草

为狸藻科植物 *Utricularia bifida* L. 的全草。

生于海拔 600~2 500 m 的水田、沟边、沼泽。分布于纳溪、合江。

全株治耳痛、麻子（纳溪）。

车前科 Plantaginaceae

车前

车前草、前仁、医马草、马蹄草、田菠菜（阿坝州）、塔尔仁（阿坝州）。

为车前科植物 *Plantago asiatica* L. 的种子、全草。

生于潮湿地、路边、向阳草地。分布于全川。

种子或全株清热明目、利水通淋、止泻、祛痰镇咳，用于小便不利、淋浊带下、尿血、黄疸型肝炎、肾炎水肿、热痢、泄泻、鼻衄、目赤肿痛、喉痹、乳峨、咳嗽痰多、皮肤溃疡。车前子用于高血压。

平车前

塔让（藏名）、蜞蚂叶（峨眉）。

为车前科植物 *Plantago depressa* Willd. 的全草、种子。

生于海拔 4 000 m 以下河滩、沟渠、路旁、草地。分布于全川。

种子清热利尿、祛痰、止咳、通淋、明目，用于泌尿系统感染、结石、肾炎水肿、小便不利、肠炎、细菌性痢疾、急性黄疸型肝炎、支气管炎、急性眼结膜炎。全草祛痰止咳、降火泻热，用于火眼、小儿食积。

藏医：甘、苦、寒，利尿通淋、清热明目、止泻，治肠热腹痛、腹泻、肾病、尿血、湿热阻滞、小便短小、淋漓、寒性痢疾。德格藏医止水泻，治水肿。

日本车前

大车前。

为车前草科植物 *Plantago japonica* Franch. et Sev. 的全草、种子。

栽培。分布于乐山、南充市、绵阳市、眉山市、峨眉山。

种子或全株清热明目、利水通淋、止泻、祛痰镇咳，用于小便不利、淋浊带下、尿血、肾炎水肿、黄疸型肝炎、热痢、泄泻、鼻衄、目赤肿痛、喉痹、乳峨、咳嗽痰多、皮肤溃疡。车前子用于高血压。

大叶车前

五股筋（古蔺）、车前草、塔让（藏名）。

为车前科植物 *Plantago major* L. 的全草、种子。

生于海拔 3 000 m 以下的山坡、路旁、田边潮湿处。分布于九寨沟、汶川、茂县、理县、金川、小金、古蔺、隆昌、筠连、叙永、屏山、江安、长宁、洪雅、峨眉山、泸定、康定、丹巴、德格、雅江、白玉。

全草或种子清热利水、通淋、祛风、止泻、利小便、明目、消水肿，用于肾炎。

藏医：甘、苦、寒，利尿通淋、清热明目、止泻、镇咳祛痰，用于肠热腹痛、腹泻、肾病、尿血、湿热阻滞、小便短小、淋漓、寒性痢疾。德格藏医止水泻，治水肿。

茜草科 Rubiaceae

鸡仔木

野香树皮。

为茜草科植物 *Adina racemosa*（Sieb. et Zucc.）Miq. 的茎、叶。

生于海拔 1 350～1 800 m 的山地林下或路旁、溪边水边。分布于西昌、米易。

茎清热解毒、杀虫，用于感冒发热、吐泻、痢疾、咳嗽痰喘、风火牙痛、湿疹、疮疖。叶散瘀活血、清热解毒、止痛，用于跌打损伤、扭伤、骨折、创伤出血、痈疽肿毒、皮肤湿疹。

细叶水团花

水杨梅（渠县）。

为茜草科植物 *Adina rubella* Hance 的全株、花、果实。

生于海拔 250～500 m 的山谷疏林下或山坡潮湿处、溪边水边的砂地上。分布于渠县。

全株、果实、花清热解毒、祛风解表、消肿止痛、利湿杀虫，用于风火牙痛、皮肤湿疹、痢疾、疮疖、稻田皮炎、吐泻、阴道滴虫病、跌打损伤、骨折、创伤出血。根清热解毒、散瘀止痛，用于感冒发热、痄腮、咽喉肿痛、肝炎、风湿疼痛、肺热咳嗽、小儿惊风、跌打损伤、疖肿、下肢溃疡。

丰花草

为茜草科植物 *Borreria pusilla*（Wall.）DC. 的全草。

生于海拔 1 400～2 000 m 的空旷地、草坡或路边。分布于四川省。

消炎止痛、散瘀活血，用于痈疽肿毒、跌打损伤、骨折、毒蛇咬伤。

虎刺

绣花针、山胡草、翻天云、山哑铃（兴文）、催生花（宜宾）、胖儿草。

为茜草科植物 *Damnacanthus indicus*（L.）Gaertn f. 的全草、根、花。

生于海拔 1 000～3 000 m 的灌木林中、竹林下、溪边疏林。分布于乐山、纳溪、宜宾、合江、长宁、兴文、泸县、洪雅、峨眉山。

全株或根祛风利湿、活血、消肿、止痛，用于痛风、风湿痹痛、风湿关节痛、感冒咳嗽、痰饮咳嗽、肺痈、水肿、痞块、黄疸、妇女经闭、小儿疳积、荨麻疹、跌打损伤、黄疸、肝脾肿大、龋齿痛。治犬咬伤（合江），催生（宜宾）。花祛风除湿、舒筋止痛，用于风湿痹痛、头痛、四肢拘挛。

柳叶虎刺

为茜草科植物 *Damnacanthus labordei*（Lévl.）H. S. Lo 的根。

生于海拔 1 900 m 以下的林中、山坡、林缘、溪边谷地灌木丛中。分布于高县、珙县、宜宾。

清热利湿、舒筋活血、祛风止痛。

四川虎刺

为茜草科植物 *Damnacanthus officinarum* Huang 的根。

生于山坡林中或灌木丛中。分布于什邡。

用于肾虚腰痛、头晕。

西南虎刺

为茜草科植物 *Damnacanthus tsaii* Hu 的根。

生于海拔 1 900 m 以下的山坡林下及灌木丛中。分布于天全。

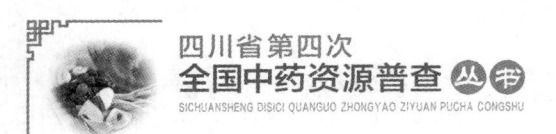
清热解毒、行血祛风、消肿利尿，用于咽喉肿痛、风湿痹痛、感冒咳嗽、肝炎、水肿、跌打损伤。

香果树

为茜草科植物 *Emmenopterys henryi* Oliv. 的根、树皮。

生于海拔 700~2 000 m 的山坡、路旁或疏林下的湿润肥沃壤土。分布于泸定、雅安、凉山州、乐山、达州、成都、布拖、普格。

用于反胃、呕吐。

注：本品为国家二级保护植物。

拉拉藤

为茜草科植物 *Galium aparine* L. 的全草。

生于路边、草地。分布于全川，乐山、眉山市。

清热解毒、凉血止血，用于淋浊、血淋、肠痈、中耳炎。

猪殃殃

小锯锯藤（屏山、筠连）、小红毛（筠连）。

为茜草科植物 *Galium aparine* L. var. *tenerum*（Gren. et Godr.）Rchb. 的全草。

生于海拔 3 000 m 以下的山坡、沟边、草丛、灌木丛中。分布于全川，甘孜州、金川、壤塘、马尔康、小金、凉山州、绵阳、宜宾、泸州、南充市、开江、宣汉、平昌、巴中、万源、峨眉山。

清湿热、散瘀、消肿解毒、止痛、利尿、凉血止血、利水通淋，用于感冒、小便涩痛、水肿、牙龈出血、血淋、尿路感染、急性阑尾炎、带下、痛经、淋浊、月经不调、乳腺癌、子宫颈癌、白血病、尿血、跌打损伤、肠痈、疖肿、中耳炎。止血、活血，治小儿疳积（屏山）、崩症（筠连）、腰折（宜宾）；跌打风湿配南藤、血藤泡酒服（长宁）。清热解毒、消肿、抗癌（凉山州）。外用于乳痈初起、痈疖肿毒、跌打损伤。

糙叶猪殃殃

为茜草科植物 *Galium asperifolium* Wall. 的全草。

生于山坡林下、灌木丛中、草地。分布于盐源。

清热解毒、活血散瘀、止血、利尿。

小叶八仙草

小叶葎。

为茜草科植物 *Galium asperifolium* Wall. var. *sikkimense*（Gandoger）Cuf. 的全草。

生于海拔 1 500~3 500 m 的山坡林下、灌木丛中、草地。分布于凉山州、稻城、乡城、丹巴、道孚。

清热解毒、利尿消肿、排脓生肌、止血。

滇小叶葎

为茜草科植物 *Galium asperifolium* Wall. var. *verrucifructum* Cuf. 的全草。

生于山坡林下、灌木丛中、草地。分布于昭觉、普格、甘洛、会理。

清热解毒、利尿止血、消食。

六叶葎

加拘玛（藏名）、土茜草。

为茜草科植物 *Galium asperuloides* Edgew. var. *hoffmeisteri*（Klotzsch）Hand. et Mazz. 的全草、根。

生于海拔 1 500~3 900 m 的农田、沟边、沙丘上、林下、沟边阴湿处。分布于甘孜州、阿坝州、凉山州、崇州、大竹、平昌、万源、通江等地。

清利湿热、散瘀、消肿、解毒，用于感冒、小儿口疮、淋浊、尿血、跌打损伤、肠痈、疖肿肿毒、中耳炎。又功效同猪殃殃。

藏医：苦、凉，清热止血、活血祛瘀；根主治吐血、衄血、便血、血崩、尿血（炒炭用）、月经不调、经闭腹痛、瘀血肿痛、跌打损伤、赤痢。全草治肺炎、肾炎、阴道滴虫病。德格藏医治外伤出血。

小叶葎

锯锯藤。

为茜草科植物 *Galium asperuloides* Edgew. var. *sikkimense* Guf. 的全草。

生于灌木丛、林下。分布于稻城、新龙、乡城、白玉、德格、康定。

功效同猪殃殃。

北方拉拉藤

砧草。

为茜草科植物 *Galium boreale* L. 的全草。

生于海拔 2 500～3 900 m 的山坡林下、沟谷岩石、草地、路旁、灌木丛中。分布于九寨沟、茂县、若尔盖、红原、汶川、理县、马尔康、乐山、甘孜、德格、色达。

清热解毒、利尿渗湿、活血止痛，用于瘰疬、肾炎水肿、风湿疼痛、风热咳嗽、皮肤病、带下病、经闭。凉血、止血，治肝炎（阿坝州）。

硬毛拉拉草

岗知嘎保。

为茜草科植物 *Galium boreale* L. var. *ciliatum* Nakai 的全草。

生于海拔 2 500～4 000 m 的山坡、田边、林下。分布于丹巴、色达、乡城、道孚、甘孜、会东、冕宁。

辛、微寒，清热解毒、利尿消肿、散痞块、干脓，治水肿、热淋、痞块、痢疾、跌打损伤、痈肿疔疮、蛇虫咬伤、癌肿、白血病、热证、眼目发黄。

四叶葎

红蛇儿（合江）、风车草、冷水丹、四方草（阿坝州）、八仙藤（开江）。

为茜草科植物 *Galium bungei* Steud. 的全草。

生于海拔 650～2 500 m 的山坡草地、路旁、林下、灌木丛、沟边、荒地。分布于九寨沟、金川、马尔康、理县、小金、汶川、茂县、乐山、成都、绵阳市、眉山市、开江、宣汉、平昌、巴中、南江、峨眉山、泸定、康定、得荣、昭觉、普格、甘洛、会理。

全草清热解毒、利尿、消肿、利水通淋、凉血止血、消食、熄风，用于吐血、咯血、鼻血、新生儿破伤风、风热咳嗽、小儿疳积、小便淋痛、尿路感染、赤白带下、肝炎腹水、痢疾、痈肿、跌打损伤。外用于蛇头疔、痈肿、皮肤溃疡、跌打损伤、骨折。通经活血、跌打损伤、妇女红崩、白带（宜宾）、牙痛（筠连），治感冒及吐血（长宁）。

毛四叶葎

为茜草科植物 *Galium bungei* Steud. var. *punduanoides* Cuf. 的全草。

生于路旁、田边、沟边、林下、山坡草地。分布于屏山、崇州、九龙、美姑、喜德、西昌。

清热、利尿、解毒、消肿、表寒、祛风、止血、消食、接骨，用于小便涩痛、风热咳嗽、小儿疳积、淋浊、尿路感染、赤白带下、痢疾、痈肿、跌打损伤。外用于痈疖疮肿、跌打损伤、骨折。

阔叶四叶葎

为茜草科植物 *Galium bungei* Steud. var. *trachyspermum* (A. Gray) Cuf. 的全草。

生于路旁、田边、沟边、林下、山坡草地。分布于会东。

清热解毒、利尿、消食，用于小便涩痛、风热咳嗽、小儿疳积、淋浊、带下。

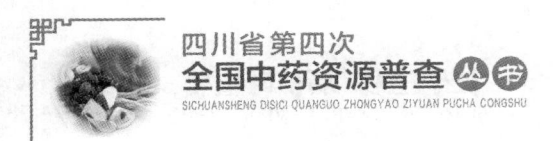
西南拉拉藤

为茜草科植物 *Galium elegans* Wall. ex Roxb. 的全草。

生于海拔 1 900~3 500 m 的山野、草地、田边、路旁、林下。分布于青川、九龙、德格、洪雅、开江、达州、泸定、稻城、甘孜、会东、德昌、会理、峨边。

舒筋活血、祛瘀生新、行气、通经、止痛，用于肺痨、内伤吐血、痰中带血、经闭、月经不调、带下、产后关节痛、风湿疼痛、跌打损伤、骨折。

毛拉拉藤

为茜草科植物 *Galium elegans* Wall. ex Roxb. var. *velutinum* Cuf. 的全草。

生于海拔 2 600 m 以下的空旷地、草地、田边、路旁。分布于达州。

消肿解毒、祛瘀生新，用于无名肿毒、痈疽、疮疖。

奇特猪殃殃

林猪殃殃。

为茜草科植物 *Galium paradoxum* Maxim. 的全草。

生于海拔 2 500~3 700 m 的山坡、林下湿地、田边、路旁。分布于稻城、乡城、得荣。

清热解毒、利尿、止血、消食。

少花拉拉藤

为茜草科植物 *Galium pauciflorum* Bunge 的全草。

生于山坡、灌木丛、空旷地、草地、田边、路旁。分布于四川省。

清热解毒、活血通络、利尿止血。

小叶猪殃殃

红丝线（纳溪）、三花拉拉藤。

为茜草科植物 *Galium trifidum* L. 的全草。

生于海拔 700~3 300 m 的山地林中、草丛湿地等阴湿处。分布于古蔺、南溪、合江、纳溪、泸县、筠连、稻城、西昌。

全草通经、活血、清热解毒、利尿、止血、消肿、安胎、抗癌，用于癌肿、胃脘痛、贫血、流产。用于疮痈、阑尾炎、筋骨痛（泸县），喉结肿痛（南溪）、跌打损伤（纳溪），尿路感染（筠连）。

蓬莱菜

蓬子菜、铁尺草、月经草、黄米花（阿坝州）、朴那（藏名）。

为茜草科植物 *Galium verum* L. 的全草、根。

生于海拔 600~3 300 m 的山坡草地、山谷、河滩、林缘、荒地、田边、路旁。分布于乐山、彭州、道孚、德格、稻城、甘孜、炉霍、茂县、壤塘、若尔盖、红原、金川、马尔康、眉山市、木里。

全草清热、解毒、利尿、通经、行血、凉血止痒、消肿、活血散瘀，用于肝炎、风热咳嗽、喉蛾肿痛、乳痈、水肿、稻田皮炎、疔疮疖肿、稻田皮炎、荨麻疹、跌打损伤、妇女气血痛、骨折、阴道滴虫病、蛇咬伤。根清热止血、活血祛瘀，用于吐血、衄血、便血、血崩、尿血、月经不调、腹痛、瘀血肿痛、跌打损伤、痢疾。

长叶蓬子菜

为茜草科植物 *Galium verum* L. var. *asiaticum* Nakai 的全草、根。

生于山坡草地、丘陵、砂质草地、草甸、河滩、林缘。分布于四川省。

清热解毒、利湿止痒，用于瘰疬、稻田皮炎、静脉炎、痈疖疔疮、肝炎、痄腮、跌打损伤、妇女血气痛。

栀子

黄栀子、山栀子。

为茜草科植物 *Gardenia jasminoides* Ellis 的果、叶、根、花。

栽培。分布于全川。主产于纳溪、宜宾、屏山、资中、泸县、江安、彭州、什邡、崇州、邛崃、南充市、眉山市、达州市、巴中市、峨眉山、泸定、康定、德昌、西昌、冕宁、雷波、甘洛等地。

果实清热泻火、凉血止血、消炎、利尿、散瘀，用于热病高烧、热扰胸腔、心烦不眠、黄疸、淋病、消渴、风火目赤肿痛、咽痛、吐血、衄血、血痢、尿血、热毒疮疡、扭伤肿痛、口舌生疮、流脑、小便短赤、尿路感染、跌打损伤、血瘀肿痛、黄疸型肝炎。外用于外伤出血、扭挫伤。花清热、渗湿、凉血，治伤风、肺热咳嗽、鼻衄。根清热、凉血、解毒，用于风火牙疼、感冒高热、黄疸型肝炎、吐血、鼻衄、菌痢、淋病、肾炎、水肿、疮痈肿毒。叶消肿解毒，用于跌打损伤。

注：本品为川产道地药材，主产于宜宾市、泸州市、资中市。

大花栀子

大栀子、水栀子（峨眉）。

为茜草科植物 *Gardenia jasminoides* Ellis var. *grandiflora* Nakai 的果实、根、叶。

栽培。分布于峨眉山。

果实清热解毒、泻火、凉血、利湿退黄、止血，用于热毒、扭伤、黄疸、痢疾、目赤肿痛、鼻血、肾炎水肿。根解热凉血、镇静止痛、疏风除湿，用于黄疸、关节痛、风火牙疼。叶消肿毒，用于跌打损伤。

狭叶栀子

水栀子。

为茜草科植物 *Gardenia jasminoides* Ellis var. *radicans* (Thunb.) Makino 的果实。

栽培。分布于峨眉山、眉山市。

清热解毒、解热、凉血、泻火、止血、利湿退黄、消炎，用于热毒、扭伤、黄疸、痢疾、目赤肿痛、鼻血、肾炎水肿。

耳草

为茜草科植物 *Hedyotis auricularia* L. 的全草。

生于草坡、林缘、山野、灌木丛中。分布于雷波、马边。

清热解毒、凉血消肿，用于感冒发热、肺热咳嗽、咽喉肿痛、便血、痢疾、小儿疳积、小儿惊风、湿疹、皮肤瘙痒、痈疮肿毒、蛇咬伤、跌打损伤。

金毛耳草

小花生草、草龙胆（筠连）、石打穿（宜宾）。

为茜草科植物 *Hedyotis chrysotricha* (Palib.) Merr. 的全草。

生于山谷林下岩石上、山坡路旁、溪边湿地或灌木丛中。分布于筠连、宜宾、长宁。

全草清热除湿、活血舒筋、消肿解毒，用于吐泻、外感风热、黄疸、水肿、乳糜尿、痢疾、腹泻、跌打损伤、无名肿毒、乳腺炎、急性肾炎、咽喉肿痛、小便淋痛、血崩、便血，外用于毒蛇、蜈蚣咬伤、跌打损伤、外伤出血、疔疮肿毒、骨折、刀伤。又治睾丸炎、风寒咳嗽（筠连），癌症（宜宾）。

伞房花耳草

为茜草科植物 *Hedyotis corymbosa* (L.) Lam. 的全草。

生于海拔 560 m 的河边沙地、荒坡、草地、灌木丛、草丛中。分布于金阳、乐山、洪雅、宁南、普格、喜德。

全草清热解毒、利水消肿、活血止痛、利尿、抗癌，用于咽喉肿痛、黄疸、恶性肿瘤、乳蛾、肝炎、小便淋痛、咽喉痛、肠痛、疟疾、跌打损伤，外用于疮疖痈肿、毒蛇咬伤、烫伤。

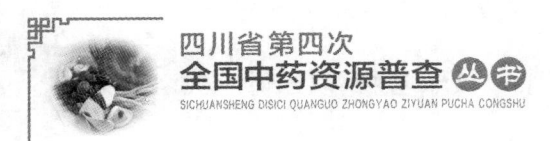

白花蛇舌草

为茜草科植物 *Hedyotis diffusa* Willd. 的全草。

生于旷野、路旁、沟边、草丛中。分布于米易、兴文、长宁、叙永、宜宾、南溪、筠连、邛崃、洪雅、德昌、西昌。

全株清热解毒、利湿消痈、活血止痛、抗癌，用于恶性肿瘤、肠痈、肺热、喘咳、扁桃体炎、咽喉炎、阑尾炎、痢疾、黄疸、小便不利、盆腔炎、附件炎、痈肿疔疮、毒蛇咬伤。治癌肿、蛇伤（长宁）。

粗叶耳草

麻糖草（合江、叙永）、节节花（珙县）、甜曲草（南溪、长宁、江安）、酒胡草（叙永、兴文）、甜酒草（长宁）。

为茜草科植物 *Hedyotis hispida* Retz. 的全草。

生于草丛、沟边、林下。分布于兴文、叙永、南溪、纳溪、隆昌、合江、珙县、长宁、江安、泸县。

全草清热解毒、消红肿毒疮，治蛇咬伤（南溪），止咳（纳溪），健脾消食（长宁），开胃健脾，加酒服治月经不调。

纤花耳草

松毛肺筋草（合江）、杉木草（长宁）、蛇牙草（兴文）、白花蛇舌草（峨眉）。

为茜草科植物 *Hedyotis tenelliflora* Bl. 的全草。

生于海拔 600～2 000 m 的旷野、路旁、山坡、草丛中。分布于全川，如兴文、纳溪、隆昌、合江、长宁、古蔺、屏山、江安、泸县、高县、筠连、宜宾、邛崃、眉山市、大竹、邻水、平昌、峨眉山、雷波。

全草清热解毒、消肿止痛、行气活血，用于癌症、咽喉肿痛、慢性肝炎、肺热咳嗽、肝硬化腹水、肠痈、疮痈肿毒、痢疾、小儿疝气、经闭、风湿关节痛、风火牙痛、跌打损伤、毒蛇咬伤、刀伤出血。治蛇伤、刀伤、小儿疳积（南溪）、癌症，用本品加青菜籽、鸡蛋清捣敷患处，治疝气、风火牙疼及妇女干痨症。

黄叶耳草

为茜草科植物 *Hedyotis xanthochroa* Hance 的全草。

生于杂木林中、灌木丛下、林缘、岩石旁。分布于普格。

祛风湿，用于风湿关节痛、骨痛、腰痛。

土连翘

为茜草科植物 *Hymenodictyon flaccidum* Wall. 的树皮。

生于海拔 1 300～3 000 m 的山地林中。分布于冕宁。

抗疟，用于疟疾。

龙船花

为茜草科植物 *Ixora chinensis* Lam. 的花、根、茎叶。

栽培。分布于米易、攀枝花。

花调经活血，用于月经不调、经闭、高血压。根行气止痛、活血通络，用于肺痨咯血、咳嗽、风湿关节痛、胃痛、跌打损伤。茎叶祛风活络、散瘀止痛，用于跌打损伤、瘀血疼痛、疮疖痈肿、湿疹。

云南钩毛草

为茜草科植物 *Kelloggia chinensis* Franch. 的全草。

生于海拔 2 800～4 500 m 的山地湿润草坡及高山草甸。分布于乡城、新龙、稻城、得荣。

清热解毒、散血。

云贵粗叶木

为茜草科植物 *Lasianthus biermannii* King ex Hook. f. 的全株、根。

生于海拔 400~2 000 m 的常绿阔叶林、杂木林下及灌木丛中。分布于乐山。

清热、消炎、止咳。根补肾活血、行气祛风，用于风湿腰痛。

西南粗叶木

青胡椒（江安）。

为茜草科植物 *Lasianthus henryi* Hutch. 的全株。

生于海拔 1 650 m 以下的杂木林下或灌木丛中。分布于乐山、合江、长宁、宜宾、筠连、江安、珙县、叙永。

清热、消炎、止咳，治肺结核、肺炎（江安）。

野丁香

薄皮木（美姑）。

为茜草科植物 *Leptodermis potanini* Batalin 的种子。

生于海拔 2 100~3 500 m 的向阳干旱山坡。分布于美姑、昭觉、德昌、泸定、康定、丹巴、九龙、新龙、得荣、雅江、峨边、马边。

用于心脏病（美姑）。

纤枝野丁香

为茜草科植物 *Leptodermis schneideri* H. Winkl. 枝叶、全株。

生于海拔 600~3 200 m 的山地、河边、林缘。分布于甘洛、九龙、泸定、康定、巴塘、得荣、马边。

祛风活血、舒筋活络。

毛野丁香

为茜草科植物 *Leptodermis tomentella* H. Winkl. 叶。

生于海拔 1 500~3 200 m 的疏林、灌木丛或草地。分布于昭觉、金阳、泸定、康定、丹巴、九龙、稻城。

祛风除湿，用于风湿骨痛。

巴戟天

为茜草科植物 *Morinda officinalis* How 的根、茎。

引种栽培。分布于泸县、南溪。

根补肝肾、壮筋骨、祛风湿，用于阳痿遗精、子宫虚冷、少腹冷痛、风寒湿痹、腰膝酸软。茎补肾壮阳、强筋骨，用于腰膝酸软、阳痿、早泄。

注：本品为国家三级保护植物。

羊角藤

土淮通（纳溪）、金沙藤、山海椒（江安）、土巴戟（长宁）。

为茜草科植物 *Morinda umbellata* L. 的根藤、根、根皮、全株、叶。

生于低山灌木丛、山坡、林缘中。分布于古蔺、长宁、叙永、合江、纳溪、江安、大竹、邻水、宣汉。

根祛风除湿、补肾、止痛、止血，用于风湿关节痛、肾虚腰痛、胃痛。根藤活血、理气、利水通淋（纳溪），用于头昏、支气管炎、经闭（江安）。全株有毒，清热泻火、解毒、引气止痛、止血、止咳，用于胃痛、急性肝炎、外伤出血。叶外用于创伤出血、蛇咬伤。

展枝玉叶金花

白常山。

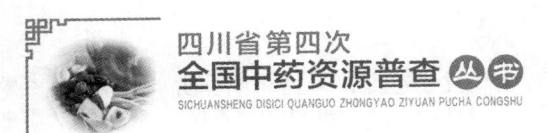
为茜草科植物 *Mussaenda divaricata* Hutch. 的根、茎叶。

生于海拔 1 100～1 800 m 的山坡、林缘、沟谷、灌木丛边。分布于乐山、洪雅。

根清热解毒、消痈散结、抗疟，用于咽喉肿痛、疟疾、毒蛇咬伤、劳伤。茎叶解表、消暑、利湿、活血。

楠藤

为茜草科植物 *Mussaenda erosa* Champ. 的茎叶。

生于海拔 600～2 000 m 的山坡、林缘、沟谷、灌木丛边。分布于峨眉、沐川。

清热解毒，用于疥疮、热积、疮疡肿毒、烧烫伤。

大叶白纸扇

玉叶金花、大叶满天星（渠县）。

为茜草科植物 *Mussaenda esquirolii* Lévl. 的根、茎叶。

生于山地林下或溪边灌木丛中。分布于开江、邻水、渠县、宣汉、平昌、巴中、南江、布拖、雷波、德昌、甘洛。

根祛风、降气、化痰、消炎、止痛，用于风湿关节痛、腰痛、咳嗽、毒蛇咬伤。茎叶清热解毒、消肿排脓、活血祛瘀，用于感冒、小儿高烧、小便不利、痢疾、无名肿毒。

毛玉叶金花

鸡良茶、白常山（叙永）、水锈草（纳溪）、鹅儿花、野黄桷（合江）、花上叶（筠连）、秤砣花（珙县）、小臭泡子（高县）、三白叶（古蔺）。

为茜草科植物 *Mussaenda hirsutula* Miq. 的根、叶及全株。

生于海拔 700 m 左右的林下、林缘或灌木丛边。分布于宜宾、泸州、乐山、雷波、眉山市等地。

全株煎水服清暑热（叙永）、清热、利湿（纳溪）、通经（筠连）、凉血解毒、清热、解暑（高县）。根、叶清热解毒、消痈散结、抗疟，用于咽喉肿痛、疟疾。并消食、祛痰（古蔺）。

疏花玉叶金花

白常山。

为茜草科植物 *Mussaenda parviflora* Miq. 的根、叶。

生于灌木丛边。分布于峨眉山、洪雅。

清热解毒、凉血止血、散寒、泻火、抗疟，用于咽喉肿痛、疮痈肿毒、疟疾。

玉叶金花

假忍冬、白常山（峨眉）。

为茜草科植物 *Mussaenda pubescens* Ait. f. 的根、茎叶。

生于海拔 1 200～1 500 m 的阴湿山坡、沟谷、溪边、灌木丛边。分布于成都、崇州、峨眉、雷波、洪雅、盐源等地。

清热解暑、凉血解毒、散寒泻火、止血、抗疟，用于中暑、感冒发热、咳嗽痰喘、乳蛾、咽喉肿痛、肾炎水肿、疟疾、疮痈肿毒、泄泻、崩漏、野菌中毒、烧烫伤、毒蛇咬伤。

单裂玉叶金花

为茜草科植物 *Mussaenda simpliciloba* Hand. et Mazz. 的藤、叶。

生于海拔 1 100 m 的杂木林中、灌木丛中。分布于金阳、普格、布拖、宁南、冕宁。

清热解表、解暑利湿（金阳）。

密脉木

为茜草科植物 *Myrioneuron faberi* Hemsl. 的全株。

生于海拔 480 m 以下的林下或灌木丛中。分布于邛崃、崇州。

用于跌打损伤。

薄叶假耳草

蚂蟥锈（屏山）、小走游草（高县）、鸭儿花（合江）。

为茜草科植物 *Neanotis hirsuta*（L. f.）Boerl./*Anotis hirsuta*（L. f.）Boerl. 的全草。

生于林下、山谷或溪边潮湿处。分布于古蔺、筠连、高县、合江、珙县、叙永、屏山、崇州、邛崃、开江、达州、邻水、宣汉、巴中、万源、德昌、雷波、什邡、绵竹。

全草清热解毒、利尿退黄、止痛，用于黄疸、肾炎水肿、毒蛇咬伤、发痧呕吐。

假耳草

一炷香。

为茜草科植物 *Neanotis ingrata*（Wall.）Hook. f/*Anotis ingrata*（Wall.）Hook. f. 的全草。

生于海拔 1 100～2 700 m 的灌木林中、路旁、山坡草地、林下阴湿处。分布于崇州、邛崃、乐山、洪雅、美姑、雷波、米易。

清热解毒、散瘀活血、消肿，用于赤眼红肿、无名肿毒、跌打损伤、蛇咬伤。

尾叶假耳草

黑脚杆、尖叶假耳草、蹄耳草。

为茜草科植物 *Neanotis urophylla* Wall. 的全草。

生于山坡林下、灌木林中、溪边阴湿处。分布于峨眉山、洪雅。

健脾利湿、消肿、消疳，用于小儿疳积、脾虚水肿、黄疸、疮毒。又清热解毒、散瘀消肿，用于目赤肿痛、无名肿毒。

西南假耳草

耳草。

为茜草科植物 *Neanotis wightiana* W. H. Lewis 的全草。

生于海拔 1 300～2 800 m 的路边、溪边阴湿处或林缘。分布于乐山。

清热解毒、散瘀活血，用于咽喉肿痛、风火牙疼、疔毒、痈疽、石淋、胆结石。

薄柱草

水晶草（叙永、屏山、筠连）、漂浮草（古蔺、长宁）、冷咳药（筠连）、水泽兰。

为茜草科植物 *Nertera sinensis* Hemsl. 的全草。

生于海拔 1 200～2 200 m 的密林下阴湿处或溪边、山谷、河边岩石上。分布于乐山、成都、屏山、筠连、宜宾、古蔺、长宁、合江、兴文、叙永、眉山市、峨眉山、雷波。

清热解毒、化痰止咳、活血祛瘀，用于感冒咳嗽、哮喘、水肿，外用于烧烫伤。又祛风、除湿，治跌打损伤（叙永），清肺热、治伤寒（屏山），外用消红肿（长宁），止咳（筠连）。

广州蛇根草

青姑娘（开江）。

为茜草科植物 *Ophiorrhiza cantoniensis* Hance 的根、全草。

生于海拔 1 700～2 700 m 的溪边、林下阴湿处、灌木林中。分布于乐山、合江、珙县、宜宾、叙永、筠连、洪雅、开江、达州、大竹、宣汉、平昌、巴中、万源、通江、南江、峨眉山、雷波、会东、越西、冕宁。

根清热解毒、消肿止痛，用于咽喉肿痛、无名肿毒、瘰疬、蛇虫咬伤、吐泻、月经不调、跌打损伤。全草活血补血、调经止痛、止咳，用于风湿筋骨痛、跌打损伤、痛经、咳嗽。

日本蛇根草

为茜草科植物 *Ophiorrhiza japonica* Bl. 的全草。

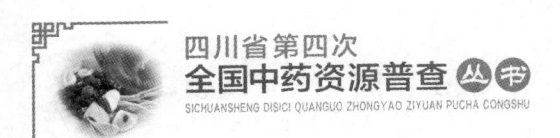

生于海拔 1 500～2 000 m 的山坡、沟谷岩石上、密林下、溪边。分布于屏山、古蔺、叙永、宜宾、都江堰、邛崃、什邡、崇州、雷波、甘洛。

全草止咳祛痰、活血调经、散瘀，用于肺痨咯血、劳伤吐血、咳嗽痰喘、大便下血、跌打损伤、月经不调。外用于扭挫伤。

阴生蛇根草

皱皮草。

为茜草科植物 *Ophiorrhiza umbricola* W. W. Sm. 的全草。

生于海拔 3 000 m 以下的山坡、草丛中。分布于南充市。

活血调经、益气止咳，用于气血不足、痨伤咳嗽、跌打损伤等症。

鸡矢藤

五香藤（泸县、峨眉）、臭藤。

为茜草科植物 *Paederia scandens* (Lour.) Merr. 的全草、汁液。

生于海拔 600～2 100 m 的山坡、灌木丛、河谷、路旁、荒山草地。分布于全川，如南充、泸州、绵阳市、眉山市、开江、邻水、渠县、宣汉、平昌、巴中、万源、通江、峨眉山、泸定、康定、凉山州、峨边、马边。

全草及根祛风利湿、活血止痛、散血气、补脾、补中益气、清热解毒、消食导滞、除湿消肿、止咳，用于肺结核咯血、脾胃虚弱、食欲不振、黄疸、食积饱胀、风湿疼痛、腹泻痢疾、脘腹疼痛、气虚浮肿、头昏食少、肝脾肿大、气虚浮肿、瘰疬、肠痈、无名肿毒、小儿疳积、跌打损伤。又治失眠、久咳、狂犬咬伤等（泸县）。外用于皮炎、湿疹、疮疡肿毒、毒蛇咬伤、毒虫蜇伤。汁液用于毒虫螫伤、冻疮。用于放化疗引起的白细胞减少症、农药中毒、黄疸型肝炎、淋巴结核、支气管炎、风湿筋骨痛、跌打损伤、外伤、肝胆痛、胃肠痛、白带、皮炎、湿疹、疮疡肿毒、烧烫伤、毒蛇咬伤（达州）。鸡矢藤炖肉吃健脾开胃（什邡）。

毛鸡矢藤

五香藤。

为茜草科植物 *Paederia scandens* (Lour.) Merr. var. *tomentosa* (Bl.) Hand. et Mazz. 的全草、根。

生于海拔 550～1 800 m 的山坡草地、路旁、灌木丛、荒坡、灌木林中、河边阴湿处。分布于全川，乐山、九寨沟、汶川、茂县、什邡、邛崃、崇州、南充市、眉山市、宣汉、平昌、巴中、万源、通江、南江、大竹、峨眉山、金阳、昭觉、宁南、会东、峨边。

全草清热解毒、消食导滞、祛风除湿、健胃利湿、补中益气、散血气，用于小儿脾虚、黄疸、痢疾、风湿关节疼痛、白带、小儿疳积、消化不良、食滞、腹痛、胆肾绞痛、外伤、骨折、手术后疼痛、神经痛。根消食、导滞、祛风、除血，用于黄疸食积饱胀、蛔虫腹痛、妇女血虚经少、胃气痛。

云南鸡矢藤

大鸡屎藤、白鸡屎藤（屏山）。

为茜草科植物 *Paederia yunnanensis* (Lévl.) Rehd. 的藤茎、根。

生于海拔 400～2 800 m 的林缘、路旁、灌木丛中、山坡草地。分布于屏山、邛崃、会东。

消炎止痛、消食、接骨，用于肝炎、消化不良、目赤红肿、骨折、跌打损伤。导滞、祛风、除血（邛崃）。全草治脾虚、面黄（屏山）。

柳叶山花

铁筷子、细叶倒水莲（高县）。

为茜草科植物 *Prismatomeris labordei* (Lévl.) Merr. 的全草。

生于山坡、草地、灌木丛中。分布于高县、宜宾、珙县。

全草活血、散瘀、通经、消肿止痛（高县）。

中华茜草

为茜草科植物 *Rubia chinensis* Regel et Maack 的根及根状茎。

生于海拔 2 000 ~ 3 400 m 的田边、路旁灌木丛中或山坡阔叶林下。分布于九寨沟、若尔盖、木里、雷波、盐源、美姑。

行血止血、通经活络、止咳祛痰，用于吐血、衄血、血崩、经闭、肿痛、跌打损伤。

茜草

锯锯藤（峨眉）、大红袍（叙永、高县）、活血丹、小锯藤（屏山、高县）、女儿红、小血藤（合江、大竹）、过山龙、活血丹、土丹参（阿坝州）、血见愁（通江）。

为茜草科植物 *Rubia cordifolia* L. 的根及根状茎、全草。

生于海拔 3 000 m 以下的山坡、路旁、沟谷、林缘、杂木林下、灌木丛中。分布于全川，广安、岳池、武胜、营山、仪陇、南部、阆中、苍溪、雅安、绵阳市、金川、若尔盖、茂县、汶川、红原、九寨沟、眉山市、汉源、大竹、邻水、宣汉、平昌、万源、通江、南江、峨眉山、凉山州、峨边等地。

根及根状茎清热、凉血止血、行血、通经、祛瘀止痛，用于内脏出血、黄疸、吐血、血崩、跌打损伤、风湿、腰痛、疮痈肿毒、疔肿、胃溃疡、红痢、痛经、风火牙痛、外伤出血。根行血、止血、通经、活络、止咳、祛痰，用于吐血、衄血、尿血、便血、血崩、经闭、风湿痹痛、跌打损伤、瘀滞肿痛、黄疸、慢性气管炎。全草清热、活血消肿、凉血止血、祛瘀、通经，用于吐血、血崩、白带、吐衄、跌打损伤、风湿痹痛、腰痛、痈疮疔毒。

革叶茜草

为茜草科植物 *Rubia cordifolia* L. var. *coriacea* Z. Y. Zhang 的根及根状茎。

生于海拔 1 200 ~ 2 700 m 的荒坡、沟边及桦木林下。分布于四川省。

清热解毒、活血通络、利湿止血、祛瘀生肌，用于吐血、内出血、月经不调、经闭、风湿骨痛、跌打肿痛。

狭叶茜草

为茜草科植物 *Rubia cordifolia* L. var. *stenophylla* Franch. 的根及根状茎。

生于山地林缘或灌木丛中。分布于彭州。

清热解毒、活血通经、利湿止血、祛瘀生新，用于衄血、吐血、便血、尿血、崩漏、月经不调、经闭腹痛、风湿关节痛、水肿、肠痈、肝炎、泄泻、痢疾。外用于跌打损伤、疖肿、神经性皮炎。全草用于风湿脚气。

长叶茜草

锯锯藤。

为茜草科植物 *Rubia lanceolata* Hayata/*Rubia cordifolia* L. var. *longifolia* Hand. et Mazz. 的根及根状茎。

生于海拔 600 ~ 2 600 m 的林下、灌木丛、荒坡、沟边及河滩草地。分布于乐山、木里、会理、雷波、米易、普格、昭觉、冕宁、彭州、洪雅、开江、达州、大竹、渠县、宣汉、巴中、通江、南江、峨眉山。

清热、活血、凉血止血、通经活络、止痛，用于吐血、血淋、白带、衄血、崩漏、经闭、月经不调、风湿骨痛、跌打损伤、牙痛。

大叶茜草

土茜草、茜草藤。

为茜草科植物 *Rubia leiocaulis* Diels/*R. schumanniana* Pritz. 的全草。

生于海拔 1 100 ~ 2 600 m 的草地、山坡、路旁、林中及灌木丛中。分布于雷波、泸定、青川、彭州、邛崃、九龙、乐山、洪雅、峨眉山、峨边、马边、丹巴。

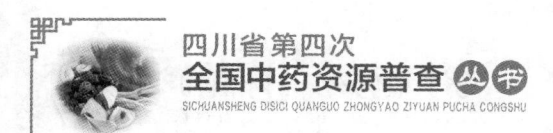

清热、凉血止血、通经、活血祛瘀、健胃，用于吐衄、崩漏、瘀阻经闭、关节麻痹、跌打损伤、外伤出血、小儿疳积。

大茜草

峨眉茜草。

为茜草科植物 *Rubia magna* Hsiao 的根及根状茎。

生于山坡、路旁、沟谷、田边、灌木丛、林缘。分布于天全、都江堰、峨眉、彭州。

凉血、止血、通经、祛瘀，用于吐血、衄血、崩漏下血、外伤出血、经闭瘀阻、关节痹痛、跌打肿痛。

小红藤

贵州茜草。

为茜草科植物 *Rubia maillardi* Lévl. et Van 的全草。

生于海拔 2 100 m 的草坡。分布于美姑、会东、西昌、甘洛、雷波、越西、普格、喜德、会理、宁南。

凉血止血、活血祛瘀（美姑）。

膜叶茜草

大茜草（古蔺、兴文）。

为茜草科植物 *Rubia membrandifolia*（Franch.）Diels 的根及根状茎。

生于海拔 1 500～3 300 m 的山坡、路旁、沟谷、田边、林下、灌木丛、草坡。分布于古蔺、兴文、美姑、雷波、昭觉。

行血、止血、通经活络、止咳祛痰，用于吐血、衄血、崩漏下血、外伤出血、经闭、关节疼痛、跌打损伤。

钩毛茜草

佐信巴（藏医）。

为茜草科植物 *Rubia oncotricha* Hand. et Mazz. 的全草及根。

生于海拔 1 800～3 500 m 的地边、荒坡、灌木丛中。分布于道孚、什邡、泸定、巴塘。

藏医：苦、甘、寒，清热、止血、活血祛瘀，治肺炎、肾炎、阴道滴虫、肺经之热传肾。根治吐血、便血、血崩、尿血（炒炭用）、月经不调、经闭腹痛、瘀血肿痛、跌打损伤、赤痢。

卵叶茜草

为茜草科植物 *Rubia ovatifolia* Z. Y. Zhang 的根及根状茎。

生于海拔 1 300～2 700 m 的山坡、路旁、沟谷、田边、灌木丛、林缘。分布于南江、安县、平武、峨眉山。

清热解毒、凉血止血、祛风除湿、活血祛瘀，用于痢疾、腹痛、泄泻、吐血、崩漏下血、外伤出血、风湿骨痛、跌打肿痛。

红花茜草

为茜草科植物 *Rubia podantha* Diels 的全草。

生于海拔 1 500～3 000 m 的沟边、荒坡、沟谷林中阴湿处及灌木丛中。分布于茂县、九寨沟、汶川、理县、乐山、洪雅、雅江、白玉、喜德、金阳、泸定、稻城。

清热解毒、凉血止血、行血、通经活络、活血祛瘀、祛风除湿、止咳祛痰，用于吐衄、崩漏、瘀阻经闭、关节麻痹、跌打损伤、外伤出血、痢疾、腹痛、泄泻、风湿骨痛。

小红参

滇紫参。

为茜草科植物 *Rubia yunnanensis* Diels 的根、根状茎及全草。

生于海拔 1 900～3 000 m 的山坡杂木林下、荒坡、沟边、路旁、灌木丛中。分布于乐山、木里、喜德。

通经、补血、活血、祛风、除湿、镇静、镇痛、软坚破积，用于月经不调、跌打损伤、风湿痹痛、胃痛、经闭、贫血、慢性胃脘痛、脂肪瘤。

六月雪

满天星（泸县、江安、合江）、惊风草（筠连）、路边鸡（绵阳）、鸡脚骨、路边姜（峨眉）。

为茜草科植物 *Serissa foetida*（L. f.）Comm. /*S. japonica*（Thunb.）Thunb. 的全株。

生于海拔 1 500 m 以下的石灰岩山坡、坡地、路边、灌木丛中，有栽培。分布于乐山、高县、南溪、江安、泸县、隆昌、筠连、宜宾、长宁、合江、兴文、叙永、南充市、绵阳市、眉山市、峨眉山、泸定、康定、布拖、金阳。

疏肝解郁、清热解毒、祛风利湿、消肿拔毒、止咳化痰，用于急慢性肝炎、风湿腰腿痛、痈肿恶疮、蛇咬伤、脾虚泄泻、带下病、目赤肿痛、痢疾、目翳、高血压头晕目眩、风火牙疼、头晕、头痛、肠痈、狂犬病。清火散热（泸县），小儿惊风（筠连），治吐血（宜宾），炖肉吃治红崩（江安），止咳、平喘、痨伤咳嗽（泸县、纳溪）。

白马骨

铁马草（宜宾）、迎风草（筠连）、六月寒（长宁）、满天星、鸡脚骨、路边鸡（绵阳）、月月有、朱米雪（阿坝州）。

为茜草科植物 *Serissa serissoides*（DC.）Druce 的全株、根。

生于海拔 800～1 900 m 的林缘、路旁、灌木丛中，有栽培。分布于泸县、筠连、宜宾、长宁、合江、兴文、金阳、崇州、乐山、九寨沟、汶川、金川、小金、绵阳市、眉山市、达州、开江、大竹、邻水、渠县、宣汉、平昌、巴中、峨眉山、冕宁、木里、金阳、峨边、马边。

全株祛风、清热解毒、利湿、疏风解表、舒筋活络、疏肝解郁，用于感冒、风湿腰腿痛、痢疾、水肿、目赤肿痛、喉痛、痢疾、齿痛、妇女白带、痈疽、瘰疬、乳蛾、急慢性肝炎、泄泻、小儿疳积、高血压头晕目眩、头痛、偏头痛、风湿关节痛。治小儿哮喘（筠连），感冒风寒、头痛、身痛、风火牙痛（长宁、绵阳），祛风散寒（筠连），肝炎（金阳）。外用洗痘疮（泸县）。根清热解毒，用于小儿惊风、带下病、风湿关节痛，解雷公藤中毒。

狗骨柴

为茜草科植物 *Tricalysia dubia*（Lindl.）Ohwi 的根。

生于山坡、沟谷疏林中或灌木丛中。分布于大竹、邻水、宣汉。

消肿排脓，用于淋巴结核、背痛、头疖。

毛狗骨柴

为茜草科植物 *Tricalysia fruticosa*（Hemsl.）K. Schum. 的根。

生于海拔 1 500 m 以下的山坡、沟谷疏林中或灌木丛中。分布于峨眉山。

益气养血、收敛止血，用于血崩、肠风下血、血虚、关节痛。

毛钩藤

鹰爪风（屏山、合江）。

为茜草科植物 *Uncaria hirsute* Havil. 的带钩茎枝、根。

生于海拔 1 600～1 800 m 的山谷、溪边疏林中及灌木林中。分布于凉山州、泸县、南溪、隆昌、屏山、宜宾、合江。

清热平肝、熄风定惊，用于头痛眩晕、感冒夹惊、小儿癫痫、妊娠子痫、高血压症。根用于风湿关节

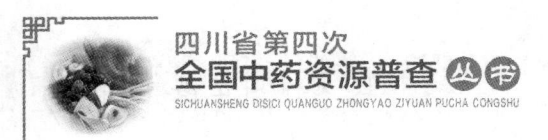

痛、腰腿痛。

钩藤

鹰爪风（兴文），倒钩藤（渠县）。

为茜草科植物 *Uncaria rhynchophylla*（Miq.）Jacks. 的带钩茎枝、根。

生于山谷、林缘、溪边疏林、灌木丛及杂木林中。分布于全川，凉山州、宜宾、兴文、屏山、高县、南溪、纳溪、江安、泸县、隆昌、筠连、长宁、合江、叙永、珙县、岳池、武胜、广安、苍溪、阆中、洪雅、开江、达州、大竹、邻水、宣汉。

钩清热、平肝、熄风定惊，用于小儿高热抽搐、寒热、夜啼及受惊、高血压、头痛、头风痛、头晕目眩、妊娠子痫。根舒筋活络、清热消肿，用于关节痛风、坐骨神经痛、半身不遂、癫痫、水肿、跌打损伤。清热平肝、祛湿通络（凉山州）

注：本品为川产道地药材，主产于昭化、屏山、筠连、旺苍。

攀茎钩藤

为茜草科植物 *Uncaria scandens*（J. Sm.）Hutch. 的带钩枝。

生于半阴湿的山地疏林、灌木林中。分布于绵阳市、洪雅、雷波。

清肝热、熄风定惊、解痉，用于小儿高热抽搐、高血压引起的头晕目眩、神经性头痛、失眠、小儿夜啼、妊娠子痫。

无柄果钩藤

白钩藤。

为茜草科植物 *Uncaria sessilifructus* Roxb. 的带钩枝。

生于半阴湿的山地疏林、灌木林中。分布于会东。

清热平肝、祛湿通络。

华钩藤

金钩藤（古蔺）、鹰爪风。

为茜草科植物 *Uncaria sinensis*（Oliv.）Havil. 的带钩枝。

生于海拔 800～2 900 m 的山地疏林、灌木林中。分布于全川，如宜宾、古蔺、屏山、叙永、筠连、彭州、什邡、邛崃、峨眉山、平昌、巴中、万源、通江、布拖、越西、雷波、甘洛、昭化。

清热平肝、熄风定惊、解痉、解郁、利湿，用于头痛眩晕、感冒夹惊、小儿癫痫、妊娠子痫、高血压症、小儿高热抽搐、高血压引起的头晕目眩、神经性头痛、失眠、小儿夜啼。根用于风湿关节痛、腰腿痛。

注：本品为川产道地药材，主产于昭化、屏山、筠连、旺苍。

忍冬科 Caprifoliaceae

六道木

交翅木。

为忍冬科植物 *Abelia biflora* Turcz. 的果实。

生于海拔 1 000～3 000 m 的灌木林中。分布于乐山、金川、九寨沟、汶川、茂县、洪雅、峨眉山、泸定、康定。

祛风除湿、解毒消肿、清热，用于风湿筋骨疼痛、痈毒红肿。

糯米条

为忍冬科植物 *Abelia chinenesis* R. Br. 的根、枝叶、花。

生于海拔 2 200 m 以下的山地、灌木丛、岩缝中。分布于峨眉山、峨边、雷波。

根用于牙痛。枝叶清热解毒、凉血止血，用于跌打损伤、疖腮、小儿口腔溃疡。花用于头痛、牙痛。

南方六道木

红丝线（古蔺）

为忍冬科植物 *Abelia dielsii* (Graebn.) Rehd. 的果实。

生于海拔 800 ~ 3 700 m 的灌木林中。分布于乐山、泸定、康定、丹巴、稻城、雅江、得荣、道孚、美姑。

清热、利湿、解毒、止痛。治肠绞痛（筠连）。

短枝六道木

红丝线（古蔺）、通花梗、紫荆丫、通天窍（南充）。

为忍冬科植物 *Abelia engleriana* (Graebn.) Rehd. 的果实、花、全株。

生于海拔 3 000 m 以下的灌木林中。分布于乐山、叙永、古蔺、苍溪、广安、岳池、洪雅、宣汉、平昌、巴中、万源、通江、南江、峨眉山、美姑、喜德、甘洛、峨边。

果实或花祛风湿、散寒、发表、解热毒、消肿，用于风湿筋骨疼痛、痈肿疮毒，又凉血、止血，活血祛瘀，治跌打损伤（古蔺）。全株祛风除湿、补气通窍，用于风湿筋骨疼痛、气虚耳鸣、乳痈红肿。

二翅六道木

为忍冬科植物 *Abelia macrotera* (Graebn. et Buchw.) Rehd. 的枝叶、果实。

生于海拔 950 ~ 1 500 m 的灌木林中。分布于乐山、崇州、什邡、邛崃、芦山、道孚、喜德。

祛风除湿、解毒消肿。

小叶六道木

鸡肚子、毛映山红（邻水）。

为忍冬科植物 *Abelia parvifolia* Hemsl. 的果实。

生于海拔 2 800 m 以下的灌木林中。分布于凉山州、乐山、开江、达州、邻水、巴中、泸定、康定、筠连、道孚、丹巴、峨边、马边。

祛风除湿、解毒消肿、活血祛瘀，用于跌打损伤、风湿骨痛、痈肿疮毒。

双盾木

为忍冬科植物 *Dipelta floribunda* Maxim. 的根。

生于海拔 650 ~ 2 200 m 的山坡、林下、灌木丛中。分布于九寨沟、汶川、理县、金川、会理、峨边。

散寒发汗，用于麻疹、痘毒。

云南双盾木

鸡骨柴。

为忍冬科植物 *Dipelta yunnanensis* (Graebn.) Rehd. 的根。

生于海拔 2 000 ~ 3 800 m 的山坡、林下、灌木丛中。分布于洪雅、南江、峨眉山、泸定、康定、筠连、稻城、雅安、阿坝州、凉山州、成都、金阳、马边。

散寒解表、祛风除湿，用于麻疹痘毒、湿热身痒、穿梁风。

鬼吹箫

为忍冬科植物 *Leycesteria formosa* Wall. 的全株。

生于山坡、林下、路旁。分布于德昌、会理、冕宁、金阳、峨边。

舒筋活血、祛风除湿、通淋利尿。

泡竹筒

炮掌筒。

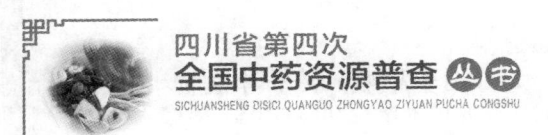

为忍冬科植物 *Leycesteria formosa* Wall. var. *glan-issima* Airy ex Shaw 的全草。

生于高山灌木丛中。分布于洪雅、峨眉山、马边。

清热除湿、活血通络、消肿解毒，用于风湿痹痛、跌打损伤。

狭萼鬼吹箫

为忍冬科植物 *Leycesteria formosa* Wall. var. *stenosepala* Rehd. 的全草。

生于海拔 1 600~3 500 m 的灌木丛中。分布于雷波等凉山州、泸定、金阳、九龙、康定、得荣、丹巴、筠连、巴塘、稻城、乡城、雅江、峨边、马边。

破血、祛风、平喘，用于哮喘、风湿性关节炎、月经不调、黄疸型肝炎、水肿，治跌打损伤、治膀胱炎（金阳）。

蓝锭果

为忍冬科植物 *Lonicera caerulea* L. var. *edulis* Turcz. ex Herd. 的花。

生于灌木林中。分布于峨边。

清热解毒。

距花忍冬

通骨藤（洪雅）、长距忍冬。

为忍冬科植物 *Lonicera calcarata* Hemsl. 的藤、花。

生于海拔 1 200~2 500 m 的灌木林中。分布于乐山、洪雅。

清热解毒、通经活络，用于风湿骨痛、跌打损伤、骨折。

金花忍冬

杯萼忍冬。

为忍冬科植物 *Lonicera chrysantha* Turcz. 的花蕾。

生于海拔 1 900~3 000 m 的沟谷、林下、灌木丛中。分布于稻城、康定、昭觉、九寨沟。

功效同忍冬。

华南忍冬

山银花。

为忍冬科植物 *Lonicera confusa* DC. 的花蕾。

生于杂木林、灌木林中。分布于乐山、凉山州、洪雅、汉源、峨眉山。

清热解毒、抗菌消炎，用于痈肿疮毒、丹毒、痢疾、温病、发热、瘰疬。

匍匐忍冬

为忍冬科植物 *Lonicera crassifolia* Batal. 的花蕾、嫩枝。

生于海拔 900~2 500 m 的溪边、岩壁、岩缝。分布于峨眉山、洪雅、天全、峨边、马边。

用于风湿关节痛。

微毛忍冬

忍冬果、庞玛（藏名）。

为忍冬科植物 *Lonicera cyanocarpa* Franch. 的果实。

生于海拔 3 500~4 300 m 的石灰岩石山脊、山坡林缘灌木丛中及多石草原上。分布于泸定、稻城、康定、新龙、石渠、德格、道孚。

藏医：果实，甘、温，宁心、调经、催乳，治心悸、月经不调、乳汁不通。

干萼忍冬

为忍冬科植物 *Lonicera deflexicalyx* Batal. 的花蕾。

生于灌木林中。分布于乐山、崇州、理塘、稻城、木里、峨边。

清热解毒。

锈毛忍冬

为忍冬科植物 *Lonicera ferruginea* Rehd. 的花蕾、嫩枝。

生于海拔 600～2 000 m 的疏林、灌木丛中。分布于雷波、马边。

花蕾清热解毒、利尿消炎。嫩枝舒筋活络。

苦糖果

为忍冬科植物 *Lonicera fragrantissima* Lindl. et Paxt. subsp. *standishii*（Carr.）Hsu et H. J. Wang 的根、嫩枝、叶。

生于海拔 900～2 700 m 的向阳林中、灌木丛、溪边。分布于宝兴、汶川、小金、马尔康、平武。

祛风除湿、清热止痛，用于风湿关节痛、劳伤、疔疮。

肚子银花

为忍冬科植物 *Lonicera fuchsioides* Hemsl. 的花蕾、藤茎。

生于荒坡、灌木林中。分布于洪雅、峨眉山。

清热解毒、通经络、抗菌消炎，用于痈肿疮毒、疮疡、丹毒、痢疾、温病、发热、瘰疬。

蕊被忍冬

为忍冬科植物 *Lonicera gynochlamydea* Hemsl. 的花蕾。

生于海拔 1 200～3 000 m 的山坡、疏林、灌木林中。分布于成都、什邡。

清热解毒、止痢。

淡红忍冬

柳叶忍冬、巴东忍冬、肚子银花、岩泡（叙永）、忍冬花、双花（阿坝州）。

为忍冬科植物 *Lonicera henryi* Hemsl. /*L. acuminata* Wall. 的茎、花。

生于海拔 500～3 200 m 的灌木丛中。分布于昭觉、会东、宜宾、屏山、叙永、崇州、邛崃、什邡、甘洛、茂县、汶川、九寨沟、金川、理县、大邑、宣汉、雅安、汉源、天全、石棉、芦山、宝兴、泸定、康定、九龙、峨边。

清热解毒、通经活络，用于风湿感冒发热、疼痛、喉痛、斑疹、脓疱疮、丹毒、急性乳腺炎、痢疾。功效同忍冬，为宜宾地区收购的中药材。

刚毛忍冬

为忍冬科植物 *Lonicera hispida* Pall. ex Roem. 的果实、花。

生于海拔 1 700～4 800 m 的灌木林中。分布于阿坝州、乐山、九龙、德格、石渠、道孚、甘孜、洪雅、泸定、康定、理塘、巴塘、稻城、乡城、得荣、道孚、冕宁、喜德、木里、峨边。

清热解毒、抗菌消炎，用于痈肿疮毒、丹毒、痢疾、温病、发热、瘰疬。

红腺忍冬

金银花（达州）、山银花（大竹）、菰腺忍冬。

为忍冬科植物 *Lonicera hypoglauca* Miq. 的花蕾。

生于海拔 1 500 m 以下的灌木林中。分布于绵阳、长宁、叙永、江安、达州、大竹。

清热解毒。

忍冬

银花、金银花。

为忍冬科植物 *Lonicera japonica* Thunb. 的花、茎叶。

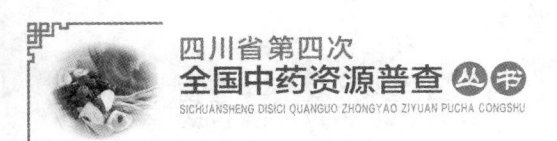

生于林边、灌木丛中，有栽培，分布于全川，如合江、泸县、大邑、通江、青川、巴中、崇州、彭州、南充市、绵阳市、眉山市、南江、达州、峨眉山、康定、泸定、盐源、金阳、普格等地有栽培。

花清热解毒、祛风散结、抗菌消炎，用于温病发热、风热感冒、肺炎、热毒、血痢、疮痈肿毒、咽喉肿痛、斑疹、丹毒、肾炎、肠炎、痢疾、皮肤炎症、黄疸型肝炎、肿毒、瘰疬、痔漏。忍冬藤清热解毒、通经活络，用于温病发热、热毒血痢、传染性肝炎、痈肿疮毒、筋骨疼痛、关节红肿热痛、风热痹痛。

注：本品为川产道地药材，主产于宜宾、南江。

黑果忍冬

柳叶忍冬、小叶金银花（阿坝州）。

为忍冬科植物 *Lonicera lanceolata* Wall. 的花蕾。

生于海拔 2 000～4 300 m 的高山灌木丛中。分布于壤塘、马尔康、小金、金川、德格、石渠、泸定、康定、九龙、雅江、稻城、乡城、得荣、道孚、炉霍、新龙、白玉、甘洛、峨边、马边。

清热解毒、通经活络，用于头痛、风湿疼痛。

亮叶忍冬

为忍冬科植物 *Lonicera ligustrina* Wall. subsp. *yunnanensis*（Franch.）Hsu et H. J. Wang 的花蕾。

生于海拔 1 600～3 000 m 的山谷林下。分布于泸定、康定、九龙。

清热解毒、截疟。

理塘忍冬

忍冬果、庞玛（藏名）。

为忍冬科植物 *Lonicera litangensis* Batal. 的果实。

生于海拔 3 000～4 700 m 的山坡林下和林缘空地、灌木丛、草地。分布于泸定、炉霍、理塘、雅江、稻城、巴塘、道孚、得荣。

藏医：果实，甘、温，宁心、调经、催乳，治心悸、月经不调、乳汁不通。

金银忍冬

鸡骨头树（阿坝州）。

为忍冬科植物 *Lonicera maackii* Maxim. 的花蕾、根。

生于海拔 1 400～2 300 m 的林下、灌木林中。分布于金川、茂县、马尔康、理县、都江堰、绵竹等地。

花蕾清热解毒；根杀菌截疟。

异毛忍冬

为忍冬科植物 *Lonicera macrantha*（D. Don）Spreng var. *heterotricha* Hsu et H. J. Wang 的花蕾、全株。

生于灌木林中。分布于南江、兴文。

花蕾清热解毒。全株镇惊、祛风、败毒、清热，用于小儿急惊风、疮毒。

灰毡毛忍冬

为忍冬科植物 *Lonicera macranthoides* Hand. et Mazz. 的花蕾。

栽培或生于海拔 500～1 800 m 的灌木林中。分布于全川，如古蔺、兴文、叙永、合江、泸县。

清热解毒。

小叶忍冬

庞玛（藏名）。

为忍冬科植物 *Lonicera microphylla* Roem. et Schult. 的花蕾。

生于海拔 1 100～4 000 m 的干旱多石山坡、疏林、林缘、灌木丛中。分布于乡城、德格、道孚、康定。

藏医：果实，甘、温，宁心、调经、催乳，治心悸、月经不调、乳汁不通。

短尖忍冬

忍冬果、庞玛（藏名）。

为忍冬科植物 *Lonicera mucronata* Rehd. 的果实。

生于海拔 800～3 500 m 的沟谷灌木林中。分布于德格。

藏医：果实，甘、温，宁心、调经、催乳，治心悸、月经不调、乳汁不通。

越橘叶忍冬

旁玛（藏名）。

为忍冬科植物 *Lonicera myrtillus* Hook. f. et Thoms. 的果实。

生于海拔 2 300～4 200 m 的云杉、桦木林和灌木丛中。分布于康定、德格、理塘、甘孜、阿坝州。

清心热、养血安神、调经活血，用于心脏病、月经不调、停经等。

短柄忍冬

贵州忍冬。

为忍冬科植物 *Lonicera pampaininii* Lévl. 的花蕾。

生于海拔 1 400 m 以下的灌木丛中、林下。分布于古蔺、南溪、筠连、江安、隆昌、纳溪、绵阳、青川。

清热解毒、舒筋通络、截疟，用于鼻衄、吐血、疟疾。

蕊帽忍冬

努兴权嘎、漆兴（藏名）。

为忍冬科植物 *Lonicera pileata* Oliv. 的花蕾、果实。

生于海拔 500～2 200 m 的山坡灌木丛、沟谷或林下。分布于道孚、宁南、峨边、马边。

清热解毒、截疟、补肾。

藏医：果实，治胃门病、托引。

云南毡毛忍冬

金银花、蕊帽忍冬

为忍冬科植物 *Lonicera pileata* Oliv. f. *yunnanensis* Rehd. 的花蕾。

生于灌木丛中。分布于乐山、洪雅、越西、雷波、甘洛、峨边。

清热解毒、抗菌消炎，用于痈肿疮毒、丹毒、痢疾、温病、发热、瘰疬。

岩生忍冬

西藏忍冬、忍冬果、庞玛、其兴（藏名）。

为忍冬科植物 *Lonicera rupicola* Hook. f. et Thoms /*L. tibetica* Bur. et Franch. 的花蕾、枝叶。

生于海拔 2 100～4 950 m 的高山灌木丛草甸、流石滩边缘、山坡灌木丛中和林缘河滩草地。分布于甘孜州、若尔盖、茂县、红原、马尔康、金川。

花蕾温胃止痛、清热解毒，用于胃寒、咳嗽、胸痛。枝叶解热、抗菌、祛风湿、通经络，用于肺炎、痢疾、疔疮肿毒。

藏医：果实，甘、温，宁心、调经、催乳，治心悸、月经不调、乳汁不通、肺病、眼病、培根病。

红花岩生忍冬

为忍冬科植物 *Lonicera rupicola* Hook. f. et Thoms var. *syringantha* (Maxim.) Zabel 的枝叶。

生于海拔 2 000～4 600 m 的高山灌木丛、林缘、溪边。分布于甘孜州、阿坝州。

枝叶强心消肿。

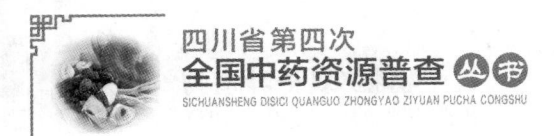

毛药忍冬

为忍冬科植物 *Lonicera serreana* Hand. et Mazz. 的花蕾。

生于海拔 800 ~ 2 800 m 的山坡、林中、灌木林中。分布于崇州。

清热解毒、截疟。

细苞忍冬

大花金银花（合江）、岩银花、细毡毛忍冬。

为忍冬科植物 *Lonicera similis* Hemsl. 的花蕾、全株、叶。

生于海拔 500 ~ 2 200 m 的山谷、溪边、灌木林中。分布于合江、兴文、叙永、青川、乐山、茂县、汶川、理县、洪雅、平昌、巴中、万源、通江、南江、峨眉山、石棉、芦山、名山、荥经。

清热解毒、通经络、杀菌、截疟、消炎，用于温病发热、热毒血痢、痈疡肿毒、瘰疬、痔漏。全株镇惊、祛风、败毒，用于小儿惊风、疮毒。叶用于蛔虫、寒热腹胀。

吊子银花

大金银花。

为忍冬科植物 *Lonicera similis* Hemsl. var. *delavayi*（Franch.）Rehd. 的花蕾、全草。

生于海拔 2 000 ~ 2 600 m 的林下、灌木林中。分布于乐山、九寨沟、松潘、茂县、黑水、绵阳、凉山州、达州、长宁、筠连、叙永、高县、南溪、屏山、宜宾、合江、彭州、洪雅、金阳。

清热解毒、抗菌消炎，用于痈肿疮毒、丹毒、痢疾、温病、发热、瘰疬。为宜宾地区收购的中药材。全草镇惊、祛风、败毒，用于小儿惊风、疮毒。

峨眉忍冬

为忍冬科植物 *Lonicera similis* Hemsl. var. *omeiensis* Hu et H. J. Wang 的花蕾、全草。

生于海拔 400 ~ 1 700 m 的山谷、林下、灌木林中。分布于乐山、峨眉山、洪雅。

清热解毒、抗菌消炎，用于痈肿疮毒、丹毒、痢疾、温病、发热、瘰疬。全草镇惊、祛风、败毒，用于小儿惊风、疮毒。

冠果忍冬

忍冬果、庞玛（藏名）。

为忍冬科植物 *Lonicera stephanocarpa* Franch. 的果实。

生于海拔 2 000 ~ 3 000 m 的山坡、沟谷林中或灌木丛中。分布于甘孜州（德格、乡城）。

藏医：果实，甘、温，宁心、调经、催乳，治心悸、月经不调、乳汁不通。

太白忍冬

忍冬果、庞玛（藏名）。

为忍冬科植物 *Lonicera taipeiensis* Hsu et J. Wang 的果实。

生于海拔 2 400 ~ 2 800 m 的山坡林下和林缘空地。分布于甘孜州（泸定、炉霍）。

藏医：果实，甘、温，宁心、调经、催乳，治心悸、月经不调、乳汁不通。

陇塞忍冬

傍折、傍玛娜保（藏名）、瓦山银花。

为忍冬科植物 *Lonicera tangutica* Maxim. 的花蕾、果实。

生于海拔 1 600 ~ 3 900 m 的林下和林缘空地。分布于德格、炉霍、康定、乐山、茂县、若尔盖、金川、马尔康、小金、洪雅、木里、冕宁。

花蕾清热解毒、调经通络、抗菌消炎，用于痈肿疮毒、丹毒、痢疾、温病、发热、瘰疬。

藏医：果实微甘、温、无毒，治心脏病、月经不调、心热病。德格藏医用于停经、月经不调。

华西忍冬

为忍冬科植物 *Lonicera tatsienensis* Franch. /*L. webbiana* Wall. ex DC 的花蕾、果实。

生于海拔 1 800～4 000 m 的林下、灌木丛和林缘空地。分布于德格、茂县、若尔盖、金川、马尔康、汶川、乐山、洪雅、冕宁。

花蕾清热解毒、抗菌消炎，用于上呼吸道感染、流感、扁桃体炎、急性乳腺炎、急性结膜炎、大叶性肺炎、细菌性痢疾、急性阑尾炎、痈肿疮毒、丹毒、温病发热、瘰疬。果实微甘、温、无毒，治心脏病、月经不调、心热病。德格藏医用于妇科病。

新疆忍冬

为忍冬科植物 *Lonicera tatarica* L. 的花蕾。

生于海拔 900～1 600 m 的山坡、林缘、灌木丛中。分布于德格、白玉、新龙。

清热解毒、通络。

盘叶忍冬

大金银花（绵阳）、土银花、肚银花（峨眉）。

为忍冬科植物 *Lonicera tragophylla* Hemsl. 的花蕾。

生于海拔 700～3 000 m 的林下、向阳灌木丛中。分布于全川，绵阳市、茂县、九寨沟、汶川、理县、洪雅、宣汉、平昌、万源、通江、南江、江油、峨眉山、康定、昭觉、甘洛。

清热解毒、抗菌消炎，用于痈肿疮毒、丹毒、痢疾、温病、发热、瘰疬。炒炭止血痢。明目（九寨沟）。

毛花银花

为忍冬科植物 *Lonicera trichosanthus* Bur. et Franch. 的花蕾。

生于海拔 2 600～4 100 m 的林下、灌木林、河边。分布于泸定、康定、稻城、道孚、炉霍、甘孜、新龙、白玉、德格、石渠、色达。

清热解毒、活血止痛。

长叶毛花银花

为忍冬科植物 *Lonicera trichosanthus* Bur. et Franch. var. *xerocalyx*（Diels）Hsu et H. J. Wang 的花蕾、枝条。

生于海拔 2 400～4 600 m 的林下、灌木林、河边。分布于康定、丹巴、九龙、雅江、理塘、稻城、乡城。

清热解毒，用于风热感冒、咽喉痛。

血满草

约兴纳保（藏名）、大血草。

为忍冬科植物 *Sambucus adanta* Wall. ex DC. 的全草、根。

生于海拔 1 500～4 000 m 的林缘、沟边、路边。分布于全川，包括甘孜州、成都、乐山、眉山市、宣汉、巴中、万源、峨眉山、凉山州、峨边、马边。

全草和根祛风、除湿、活血散瘀、利水、通络，用于风湿性关节炎、慢性腰腿痛、扭伤、瘀血、肿痛、肾炎、水肿；外用治骨折。根利水消肿、祛风活络、除湿、降气、健脾（昭觉、越西）。

藏医：果实，苦、甘、寒、小毒，外用治疥疮、神经性皮炎、小儿湿疹，内服治风湿关节炎。

接骨草

火草（古蔺）、苛草（宜宾）、臭果草（江安）、糯米珠、小染插泥、小金鸡、（合江）、蒴翟、陆英、约兴纳保（藏名）、马鞭三七、臭黄金、七叶麻（阿坝州）、接骨木（达州）、小臭草（邻水、宣汉）、臭草（万源、通江、屏山）、小臭牡丹（开江、达州、渠县）、过墙风（绵阳）。

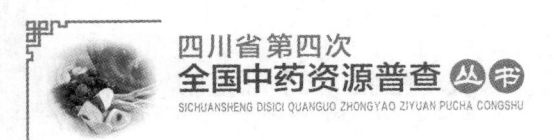

为忍冬科植物 *Sambucus chinensis* Lindl. 的全草与根、果实、花。

生于海拔 300～3 800 m 的山坡、林下、沟边和草丛中，分布于全川，茂县、汶川、理县、眉山市、达州市、巴中市、峨眉山、道孚、九龙、凉山州、阿坝州、雅安、布拖、越西、雷波、金阳、峨边、马边。

全草和根祛风除湿、活血散瘀、降气、健脾、利水消肿，用于风湿疼痛、肾炎水肿、脚气浮肿、痢疾、黄疸、慢性支气管炎、风疹瘙痒、肾炎、丹毒、疮肿、跌打损伤、骨折。果捣烂敷去疣。花用于骨间诸痹、四肢拘挛酸痛、风疹、皮肤恶痒、煎水洗。甘孜州：苦、辛、温，破气散结、疏肝止痛、消食化滞，治胸腹胀闷、胁肋疼痛、乳腺炎、疝痛。根利水消肿、祛风活络（普格）。

藏医：地上部分，苦、甘、寒、小毒，外用治疔疮、神经性皮炎、小儿湿疹，内服治风湿关节炎。

接骨木

懒泽莲、接骨风（泸县、南充）、铁骨（江安）、接骨丹（屏山、南充）、大叶接骨木、舒筋树、樟木树（阿坝州）。

为忍冬科植物 *Sambucus williamsii* Hance /*S. racemosa* L. 的根、茎枝、叶。

生于海拔 540～2 400 m 的向阳山坡、灌木丛、沟边、路旁、宅边等地。分布于全川，泸县、屏山、兴文、江安、珙县、筠连、普格、金阳、乐山、茂县、九寨沟、黑水、汶川、理县、南充市、眉山市、邻水、渠县、通江、南江、峨眉山、峨边、马边。

根或根皮（接骨木根）祛风活络、活血散瘀、止痛止血、利尿消肿、接骨逗榫，用于风湿疼痛、风湿关节炎、风湿骨痛、创伤出血、痰饮、肾炎水肿、泄泻、黄疸、热痢、跌打损伤、烫伤。茎枝祛风、利湿、活血、止痛，用于风湿筋骨痛、腰痛、水肿、风疹、瘾疹、产后血晕、跌打肿痛、骨折、创伤出血。叶（接骨木叶）：苦、凉，活血、行瘀、止痛。用于跌打骨折、风湿痹痛、筋骨疼痛。花（接骨木花）：发汗。活血、接骨、祛瘀（普格）

毛核木

为忍冬科植物 *Symphoricarpos sinensis* Rehd. 的全株。

生于海拔 610～2 200 m 的灌木林、荒坡。分布于成都、九龙。

清热解毒。

穿心莛子藨

达蝈、陆土嘎模、上天梯（雷波）、阴阳扇、通天七、对月草、包谷陀子（阿坝州）、吾落哈（羌语）。

为忍冬科植物 *Triosteum himalayanum* Wall. /*T. fargesii* Franch. 的全草。

生于海拔 1 800～4 600 m 的灌木丛、林缘、草地。分布于道孚、泸定、康定、丹巴、九龙、雅江、稻城、乡城、炉霍、白玉、阿坝州、凉山州、彭州、什邡、崇州、金川、茂县、黑水、汶川、理县、松潘、乐山、洪雅、万源、南江、峨眉山、峨边、马边。

利湿消肿、调经活血，用于水肿、小便不通、浮肿、月经不调、劳伤疼痛、跌打损伤。

藏医：酸、涩、寒，茎叶清热消炎、解百草中毒、药物中毒。果实润肺止咳，治肺充血。

莛子藨

五转七、天王七（阿坝州）。

为忍冬科植物 *Triosteum pinnatifidum* Maxim. 的根。

生于海拔 1 800～3 700 m 的灌木丛中阴湿处。分布于若尔盖、九寨沟、红原、松潘、甘孜、康定、炉霍、泸定、白玉、峨边。

祛风湿、理气活血、健脾胃、消炎镇痛、生肌，用于劳伤、风湿腰痛、跌打损伤、消化不良、月经不调、白带。

桦叶荚蒾

卵叶荚蒾、红对节子（阿坝州）。

为忍冬科植物 *Viburnum betulifolium* Batal. 的根。

生于海拔 900～3 700 m 的山坡、灌木丛中。分布于金川、茂县、汶川、理县、彭州、崇州、什邡、洪雅、宣汉、万源、通江、南江、峨眉山、泸定、康定、丹巴、九龙、稻城、木里、会东、金阳、越西、峨边、马边。

活血调经、收敛止血、涩精，用于月经不调、梦遗滑精、肺热口臭、白浊带下。清热解毒、凉血止血，用于风湿痹痛、赤白痢疾、跌打损伤（洪雅）。

短序荚蒾

山柿子（江安）、羊食条（筠连、江安）。

为忍冬科植物 *Viburnum brachybotryum* Hemsl. 的全株。

生于 600～1 900 m 的灌木丛中。分布于阿坝州、乐山、成都、长宁、屏山、宜宾、古蔺、江安、珙县、筠连、叙永、合江。

全株清热、解毒、凉血、止血。止痢（江安）。

金山荚蒾

羊食子（大竹、邻水）、羊屎条（达州）、黑汉条（巴中、渠县）、黑汉子（开江）。

为忍冬科植物 *Viburnum chinshanense* Graebn. 的全株。

生于海拔 400～1 900 m 的灌木丛中。分布于开江、达州、大竹、邻水、宣汉、巴中、万源、泸定、马边。

清热解毒、祛风除湿、活血止血，用于风湿痹痛、赤白痢疾、跌打损伤、刀伤、痔疮出血、流感。

心叶荚蒾

显脉荚蒾（洪雅）。

为忍冬科植物 *Viburnum cordifolium* Wall. /*C. nervosum* D. Don 的根。

生于海拔 1 800～4 500 m 的灌木丛中。分布于泸州、洪雅、峨边。

清热解毒、凉血止血，用于风湿痹痛、赤白痢疾、跌打损伤。

伞房荚蒾

为忍冬科植物 *Viburnum corymbifolium* Hsu et S. C. Hsu 的根、叶、种子。

生于海拔 800～1 700 m 的灌木丛中。分布于峨眉山、筠连、屏山、兴文、雷波。

捣烂外敷疮毒。

水红木

对节木（筠连）、抽刀红（合江）、灰面叶（古蔺）、吊白叶。

为忍冬科植物 *Viburnum cylindricum* Buch-am. ex D. Don 的叶、茎、皮、根、花。

生于海拔 500～3 600 m 以下的阔叶混交林中、灌木丛中。分布于布拖、雷波、长宁、兴文、高县、珙县、筠连、屏山、合江、古蔺、崇州、泸定、康定、九龙、稻城、乐山、洪雅、达州市、巴中市、峨眉山、雅安、凉山州、冕宁、会理、德昌、马边。

叶、根或花清热解毒、凉血、破血、通经、散瘀消肿、止血、化湿、通络，用于燥咳、痢疾、风湿疼痛、跌打损伤、疮疡、疥癣、赤白痢疾、水火烫伤、脓包疮。清热解毒、洗脓疮（凉山州）。

荚蒾

为忍冬科植物 *Viburnum dilatatum* Thunb. 的根、枝叶。

生于海拔 2 200～2 600 m 的灌木丛中。分布于屏山、崇州、九龙、雅安、凉山州、乐山、普格、冕宁、喜德、马边。

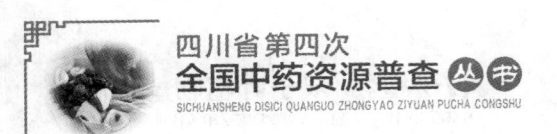

根清热解毒、凉血、止血。枝叶清热、解毒、疏风、解表，治感冒咳嗽、疔疮肿痛。

淡红荚蒾

为忍冬科植物 *Viburnum erubescens* Wall. 的根。

生于海拔 1 500～3 000 m 的灌木丛中。分布于邛崃、九龙、丹巴、金阳、峨边、马边。

清热解毒、凉血、止血。

紫药淡红荚蒾

为忍冬科植物 *Viburnum erubescens* Wall. var. *prattii*（Graebn.）Rehd. 的根及根皮。

生于海拔 1 400～3 500 m 的山谷溪边的林下、林缘、灌木丛中。分布于青川、泸定、丹巴、九龙、康定、峨边。

止咳化痰、消积破瘀、止痢、止血。

臭荚蒾

冷饭米、冷饭果。

为忍冬科植物 *Viburnum foetidum* Wall. 的根。

生于海拔 600～3 100 m 的灌木丛中。分布于乐山、洪雅、会东。

清热解毒、凉血止血，用于风湿痹痛、赤白痢疾、跌打损伤

珍珠荚蒾

冷饭果。

为忍冬科植物 *Viburnum foetidum* Wall. var. *ceanothoides* Hand. et Mazz. 的叶、果。

生于海拔 900～2 600 m 的灌木丛中。分布于乐山、洪雅、泸定、康定、美姑、金阳、雷波、马边。

清热解毒、凉血止血、止咳，用于风湿痹痛、咳嗽痰多、牙痛、胁肋胀痛、赤白痢疾、跌打损伤

直角荚蒾

酸五味（高县）、阳柿子（江安）、土五味子、通花（长宁）、小五味子。

为忍冬科植物 *Viburnum foetidum* Wall. var. *rectangulatum*（Graebn.）Rehd. 的叶、果。

生于海拔 600～2 400 m 的灌木丛中。分布于乐山、成都、纳溪、长宁、兴文、高县、筠连、珙县、叙永、屏山、合江、古蔺、冕宁、雷波、马边。

清热解毒、止咳。果敛肺、止泻、止汗、涩精（高县），治牙痛（江安），祛湿利水（纳溪）。

南方荚蒾

小柴树、满山红、苍拌木（阿坝州）。

为忍冬科植物 *Viburnum fordiae* Hance 的根。

生于海拔 1 300～2 000 m 的林下、灌木丛中。分布于茂县、理县、黑水、汶川。

祛风清热、散瘀活血，用于感冒发热、月经不调、风湿痹痛、跌打损伤、湿疹。

球花荚蒾

六股筋、兴山绣球、臭药（阿坝州）。

为忍冬科植物 *Viburnum glomeratum* Maxim. 的枝叶、根。

生于海拔 1 000～3 500 m 的林下、水沟边。分布于邛崃、得荣、康定、九寨沟、茂县、汶川、丹巴、九龙、金阳。

祛风清热、散瘀活血、消肿、止痛、接骨续筋，用于骨折、跌打损伤、外伤出血。

宜昌荚蒾

糯米条子。

为忍冬科植物 *Viburnum ichangense*（Hemsl.）Rehd/*V. erosum* Thunb. 的根、茎、叶。

生于海拔 2 800 m 以下的林下、灌木丛中。分布于宜宾、叙永、古蔺、长宁、达州、宣汉、平昌、万源、通江、南江、康定、九龙、金阳、峨边、马边。

茎叶祛风、散寒、祛湿、止痒，用于口腔炎、风寒湿痹、捣擦脚丫湿痒。

绣球荚蒾

木绣球。

为忍冬科植物 *Viburnum macrocephalum* Fort. 的茎。

生于灌木丛中。分布于乐山、洪雅。

清热解毒、清热除湿，用于风湿痹痛、皮肤疥癣。

鸡树条

为忍冬科植物 *Viburnum opupus* L. var. *calvescens*（Rehd.）Hara 的嫩枝、叶、根、果实。

生于海拔 1 000 ~ 1 650 m 的溪边、疏林、灌木丛中。分布于南江。

清热解毒、凉血止血，用于风湿痹痛、赤白痢疾、跌打损伤。嫩枝与叶通经活络、解毒止痒、活血消肿。根用于腰痛关节酸痛、跌打闪挫伤。叶用于疮疖、皮肤瘙痒、疥癣。果实止咳，用于咳嗽、痰喘。

卵叶荚蒾

毛荚蒾。

为忍冬科植物 *Viburnum ovatifolium* Rehd. 的根。

生于灌木丛中。分布于洪雅。

清热解毒、祛风除湿，用于风湿痹痛、皮肤疥癣。

蝴蝶荚蒾

毛荚蒾、蝴蝶戏珠花。

为忍冬科植物 *Viburnum plicatum* Thunb. *f. tomentosum* Rehd. 的根。

生于海拔 1 800 m 以下的灌木丛中。分布于峨眉山、洪雅、峨边。

清热解毒、健脾消食，用于小儿疳积、淋巴结肿大。

球核荚蒾

兴山绣球、六股筋、三条筋（南充）。

为忍冬科植物 *Viburnum propinguum* Hemsl. 的叶、全株、根。

生于海拔 500 ~ 1 300 m 的灌木丛中。分布于阿坝州、广安、岳池、苍溪、南充、达州市、巴中市等地。

接骨续筋、止血、消肿止痛，用于四肢筋骨疼痛、屈伸不利、跌打损伤、骨折。

鳞斑荚蒾

为忍冬科植物 *Viburnum punctatum* Buch-am. ex D. Don 的根。

生于海拔 700 ~ 1 900 m 的林下、灌木丛中。分布于泸州、洪雅。

清热解毒、凉血止血，用于风湿痹痛、赤白痢疾、跌打损伤。

枇杷叶荚蒾

山枇杷、皱叶荚蒾。

为忍冬科植物 *Viburnum rhytidophyllum* Hemsl. 的根、枝叶。

生于海拔 800 ~ 2 400 m 的灌木丛中。分布于乐山、九龙、峨边、马边。

清热解毒、祛风除湿、活血、止血。

毛叶荚蒾

为忍冬科植物 *Viburum sambucinum* Bl. var. *tomentosum* Hallier f. 的根、叶。

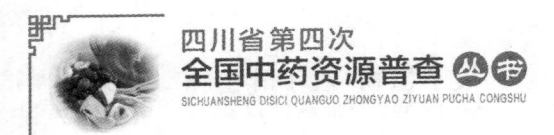

生于灌木丛中。分布于乐山。

清热解毒、止咳。

陕西荚蒾

为忍冬科植物 *Viburnum schensianum* Maxim. 的果实、全株。

生于海拔 700~2 200 m 的林下、灌木丛中。分布于松潘。

果实清热解毒、祛风消瘀。全株行气、消食、活血。

坚荚树

为忍冬科植物 *Viburnum sempervirens* K. Koch 的茎叶。

生于灌木丛中。分布于乐山、宜宾、九龙、雷波。

茎叶接骨、活血、消肿，治跌打损伤、风湿骨痛、疝气、驱绦虫。

茶荚蒾

汤饭子、甜茶。

为忍冬科植物 *Viburum setigerum* Hance 的根、茎叶。

生于海拔 1 650 m 以下的灌木丛中。分布于乐山、开江、大竹、邻水、宣汉、平昌、万源、通江、南江、宁南、峨边、马边。

清热生津、健脾利湿，用于脾虚消化不良、湿热泻痢、热病烦渴、疮痈肿毒、创伤出血。

合轴荚蒾

为忍冬科植物 *Viburnum sympodiale* Graebn. 的茎叶、根。

生于海拔 800~2 600 m 的灌木丛中。分布于古蔺、筠连、布拖、越西、喜德、美姑、雷波、甘洛。

茎叶调经通乳（古蔺）。根清热解毒、消积，外用于疮毒。

三叶荚蒾

野枇杷（达州）、大叶蜘蛛（达州）。

为忍冬科植物 *Viburnum ternatum* Rehd. 的枝叶。

生于海拔 650~1 400 m 的灌木丛中。分布于开江、达州、大竹、邻水。

清热解毒、活血消肿，用于风湿痹痛、赤白痢疾、跌打损伤

烟管荚蒾

羊舌子、扁蛋子（南溪）、羊屎条（合江、筠连、古蔺、绵阳市）、牛矢柴（长宁）、黑汉条、黑达子、黑条子（南充）、养食子根（绵阳、阿坝州）、冷饭团、羊舌条（阿坝州）。

为忍冬科植物 *Viburnum utile* Hemsl. 的全株及根、叶。

生于海拔 500~2 700 m 的山坡林缘或灌木丛中。分布于全川，龙泉、中江、南溪、隆昌、纳溪、泸县、宜宾、长宁、筠连、合江、古蔺、青川、康定、乐山、南充、绵阳市、九寨沟、茂县、汶川、金川、理县、小金、马尔康、眉山市、达州、邻水、宣汉、平昌、巴中、万源、通江、南江、峨眉山、金阳。

全株清热利湿、祛风活络、凉血止血，用于痢疾、痔疮出血、风湿筋骨疼痛、跌打损伤、瘀血肿痛。根、叶清热、祛风除湿、活血祛瘀、散结，用于痢疾、下血、痔疮、脱肛、风湿痹痛、胸肋胀痛、白带、湿毒、疮疡、瘀结、风湿筋骨疼痛、跌打损伤。

半边月

日本锦带花、水马桑。

为忍冬科植物 *Weigela japonica* Thunb. var. *sinica*（Rehd.）Bailey 的根。

生于海拔 450~1 800 m 的山坡林下、山顶灌木丛、沟边。分布于雷波等地。

理气健脾、滋阴补虚，用于食少气虚、消化不良、体质虚弱。枝叶用于疮疡肿毒。

败酱科 Valerianaceae

甘松

香松、榜贝（藏名）。

为败酱科植物 *Nardostachys chinensis* Batal. 的根状茎。

生于海拔 3 000～5 000 m 的草坡或疏林中。分布于甘孜州、茂县、若尔盖、壤塘、阿坝、红原、洪雅。

根状茎理气止痛、醒脾健胃，用于胃痛、胸腹胀满、头痛、癫病、脚气。

注：本品为川产道地药材，主产于康定、理县、松潘、九寨沟、平武。

匙叶甘松

甘松香、榜别（藏名）。

为败酱科植物 *Nardostachys jatamansi*（D. Don）DC. 的根、根状茎。

生于海拔 2 500～5 000 m 的高山草原地带或疏林中、沼泽草甸、河漫滩和灌木丛草坡。分布于甘孜州、阿坝州、凉山州（昭觉）。

根状茎甘、辛，温，理气止痛、醒脾健胃，用于胸腹胀痛、胃痛呕吐、食欲不振、消化不良、牙痛，外用适量熏烟可去秽气。

藏医：苦、甘、寒（热），清热、祛寒、解毒、接骨排脓，治流感、高烧、关节积黄水、食物中毒、狼毒中毒、久治不愈的热病、骨折，外用擦治皮肤疹子、突然红肿、熏香治昏厥、寒湿内阻、心腹胀痛、牙疳、龋齿、脚气浮肿、除陈热、中毒性发热、昏厥。

狭叶败酱

窄叶败酱。

为败酱科植物 *Patrinia angustifolia* Hemsl. 的全草。

生于海拔 1 400～2 000 m 的荒坡、路旁。分布于九寨沟、松潘、茂县、乐山、洪雅、开江、大竹、邻水、宣汉、巴中、峨眉山。

发表散寒、燥湿、消炎、理气，用于风寒感冒、疟疾、肠炎。

异叶败酱

箭头风（阿坝州）。

为败酱科植物 *Patrinia heterophylla* Bunge 的根、全草。

生于海拔 300～3 000 m 的灌木丛、草坡、路旁。分布于金阳、九寨沟、小金、金川、马尔康、达州市。

散寒、清热解毒、燥湿、止血、止痛、截疟，用于子宫颈糜烂、早期宫颈癌、崩漏、赤白带下、血痢、月经不调。

单蕊败酱

花斑升麻（南溪）、大青草（江安）、少蕊败酱。

为败酱科植物 *Patrinia monandra* C. B. Clarke 的全草、根。

生于海拔 1 800 m 以下的河滩、灌木丛中、荒坡、路旁。分布于越西、筠连、叙永、兴文、南溪、屏山、邛崃、什邡、崇州、彭州、九龙、阿坝州、乐山、眉山市、达州、大竹、宣汉、万源、通江、南江、峨眉山、泸定、康定、丹巴、峨边。

全草清热解毒、排脓破瘀、散结、活血，用于肠痈、痈肿疮毒、赤白带下。治痢疾（南溪），吐血（江安）。清热利湿、活血祛瘀（越西）。

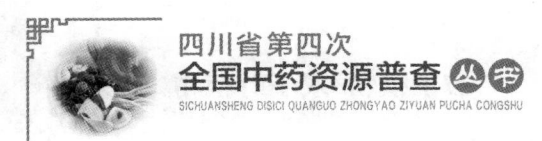
斑花败酱

为败酱科植物 Patrinia punctiflora Hsu et H. J. Wang 的全草、根。

生于海拔 1 600 m 以下的杂木林下、灌木丛中。分布于四川省。

根泡酒，用于跌打损伤。全草消肿、化瘀、排脓、利尿，用于跌打损伤。叶外敷疮毒

败酱

败酱草、黄花败酱、黄花龙芽、野黄花、黄花菜（阿坝州）。

为败酱科植物 Patrinia scabiosaefolia Fisch. ex Trev. 的全草。

生于海拔 2 800 m 以下的杂木林下、灌木丛中。分布于甘孜州、金川、汶川、马尔康、理县、凉山州、洪雅、开江、平昌、通江、南江、峨眉山。

清热解毒、排脓破瘀、散瘀消肿、散结，用于肠痈、疮痈肿毒、下痢、赤白带下、产后瘀滞腹痛、目赤肿痛、痈肿疥癣。清热利湿、活血祛瘀（凉山州）。

糙叶败酱

为败酱科植物 Patrinia scabra Bunge 的全草。

生于海拔 1 300~1 800 m 的灌木丛、荒坡、路旁。分布于九寨沟、汶川、茂县。

清热解毒、排脓破瘀，用于温疟、妇女崩中、赤白带下、跌打损伤。

白花败酱

苦斋公（长宁、合江、隆昌）、大青叶（纳溪）、牙火草（江安）、豆豉菜（泸县）、山青菜（高县）、攀倒甑。

为败酱科植物 Patrinia villosa Juss. 的全草。

生于海拔 2 000 m 以下的路旁、山坡、草坡、灌木丛中。分布于全川，如泸州、宜宾、隆昌、南充市、龙泉山、宣汉、平昌、峨边、马边。

清热解毒、活血、消痈、排脓破瘀，用于急性化脓性扁桃体炎、肺炎、肺脓痈、肝炎、肠痈、下痢、赤白带下、产后瘀滞腹痛、目赤肿痛、痈肿疥癣、肠痈、痔疮疼痛、肠风下血。外敷疮痈肿疖，治疗火牙、吐血（江安），血气心痛（泸县），肠炎痢疾（长宁）。

黑水缬草

甲别。

为败酱科植物 Valeriana amurensis Smirnov ex Komar 的全草。

生于海拔 2 500~3 200 m 的半阴坡或灌木丛中。分布于道孚、黑水。

辛、苦、温、微毒，安神镇静、祛风解痉、生肌止血、止痛，用于心神不安、胃弱、腰痛、月经不调、跌打损伤、关节炎、克山病、外伤出血。

藏医：辛、温，祛风、镇痛、解毒，治头痛、关节痛、时疫、肺痨脓肿、杨梅病、急腹症（发痧）、心悸、失眠、腰痛、腿疼、月经不调、漏经及漏经引起的体虚、食物中毒引起的发烧、扁桃体肿大、口蹄疫、疥疮、溃疡（藏医）。德格藏医用于治感冒日久不愈。

髯毛缬草

为败酱科植物 Valeriana barbulata Diels 的全草。

生于海拔 3 000~4 300 m 的山坡、石砾堆。分布于稻城亚丁。

活血调经。

瑞香缬草

为败酱科植物 Valeriana daphniflora Hand. et Mazz. 的全草。

生于海拔 2 600~4 000 m 的荒坡、草丛中。分布于洪雅、稻城、白玉、凉山州、攀枝花。

理气止痛、开郁醒脾、醒神，用于脘腹胀满、食欲不振、心神不安、月经不调。

全叶缬草

为败酱科植物 *Valeriana delavayi* Franch. 的根及根茎。

生于山坡、草丛中。分布于康定、德格。

功效同缬草。

新疆缬草

为败酱科植物 *Valeriana fedtschenkoi* Coincy 的根及根茎。

生于海拔 2 000 m 左右的山坡林下、山顶草地。分布于乡城。

功效同缬草。

柔垂缬草

缬草、岩边香（洪雅）。

为败酱科植物 *Valeriana flaccidissima* Maxim. 的根茎。

生于海拔 1 000 ~ 3 600 m 的灌木丛、草坡。分布于什邡、邛崃、崇州、南充市、洪雅、峨眉山。

全草兴奋、镇痉、收敛、行气止痛、散瘀、活血调经，用于心神不安、月经不调、神经衰弱、精神病、尿崩等症。

长序缬草

阔叶缬草（峨眉）、牙火草（兴文）、火草（江安）、节草（筠连）、舌头细辛、通经草（阿坝州）、甲比（藏名）。

为败酱科植物 *Valeriana hardwickii* Wall. 的根或全草。

生于海拔 1 000 ~ 4 000 m 的山间草丛中。分布于金川、马尔康、小金、壤塘、宜宾、筠连、兴文、合江、江安、屏山、九龙、乡城、峨边、马边。

活血调经、散瘀止痛、健脾消积、镇静安神、祛风解痉、生肌、止血、止痛，用于心神不安、胃弱、腰痛、痛经、闭经、血栓鼻塞性脉管炎、月经不调、风湿骨痛、小儿疳积、神经衰弱、跌打损伤。止牙痛（兴文、江安）。

毛缬草

为败酱科植物 *Valeriana infundibulum* Franch. 的根。

生于海拔 1 400 ~ 1 800 m 的杂木林下、灌木丛中。分布于凉山州。

清热利湿、活血祛瘀（凉山州）。

蜘蛛香

养血莲（峨眉、高县）、心叶缬草、霸王草（江安）、老虎七（南充）、土细辛（阿坝州）、养心莲（绵阳）。

为败酱科植物 *Valeriana jatamansi* Jones/*V. wallichii* DC. 的根或全草。

生于海拔 1 400 ~ 3 000 m 的杂木林下、灌木丛中、荒坡。分布于全川，如凉山州、宜宾、筠连、兴文、合江、江安、屏山、古蔺、高县、珙县、叙永、长宁、崇州、什邡、彭州、新都、乡城、苍溪、阆中、南部、岳池、广安、汶川、茂县、理县、小金、洪雅、达州市、巴中市、绵阳市、峨眉山、大邑。

全草与根茎行气散寒、活血调经、理气止痛、祛风解毒，用于心神不安、月经不调、精神失调、胃气痛、小儿消化不良与食积、风湿麻木、发痧脘腹胀痛、呕吐泄泻、肺气水肿、风寒感冒、伤口久溃不愈。根茎补肾壮阳、补血、和血，用于阳痿、早泄、头晕气短、腰膝酸软（珙县、峨眉、绵阳）；消食健脾、理气止痛、祛酒解毒（高县）；产后腹痛，胃气痛（古蔺）；头昏发烧、骨节痛（屏山）。根茎补肾壮阳、消食顺气（凉山州）。

小花缬草

为败酱科植物 *Valeriana minutiflora* Hand. et Mazz. 的根及根茎。

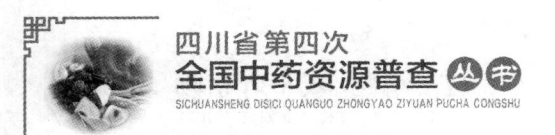

生于海拔 3 000～3 800 m 的林下、草地、沟边。分布于康定、稻城、乡城、道孚、石渠、白玉、九龙。

功效同缬草。

缬草

珍珠香、拔地麻、臭草（阿坝州）、甲别（藏名）、抓地虎（大竹、平昌）、大救驾（宣汉）、小救驾（渠县）。

为败酱科植物 *Valeriana officinalis* L. 的根或全草。

生于海拔 4 000 m 以下的山坡草地、林下、沟边、灌木丛中，分布于全川，甘孜州、茂县、汶川、若尔盖、九寨沟、松潘、黑水、理县、凉山州、什邡、洪雅、大竹、渠县、宣汉、平昌、南江、峨眉山、峨边、马边。

活血调经、散瘀、行气止痛、安神、理气，用于心神不安、神经衰弱、胃弱、腰痛、月经不调、跌打损伤、癔病、风湿关节痛、蜂螫伤、毒蛇咬伤、恶疮疔毒、癫痫。

藏医：辛、温，祛风、镇痛、解毒，治头痛、关节痛、时疫、肺痨脓肿、杨梅病、急腹症（发痧）、心悸、失眠、腰痛、腿疼、月经不调、漏经及漏经引起的体虚、食物中毒引起的发烧、扁桃体肿大、口蹄疫、疥疮、溃疡（藏医）。德格藏医用于治感冒日久不愈。

宽叶缬草

养血莲（开江）、爬地虎（达州、通江）、大救驾（宣汉、通江）。

为败酱科植物 *Valeriana officinalis* L. var. *latifolia* Miq. 的根或全草。

生于海拔 2 000～3 200 m 的杂木林中、灌木丛中、荒坡，分布于布拖、金阳、乐山、九寨沟、茂县、松潘、黑水。

活血调经、散瘀止痛、行气，用于发痧脘腹胀痛、呕吐泄泻、肺气水肿、风寒感冒、月经不调、劳伤咳嗽。安神、理气、止痛（凉山州）。

窄裂缬草

为败酱科植物 *Valeriana stenoptera* Diels 的根及根茎。

生于海拔 2 500～4 200 m 的林下、灌木丛、草地、沟边。分布于康定、雅江、得荣、新龙、巴塘、九龙。

功效同缬草。

川续断科 Dipsacaceae

川续断

川断、南草、续断、六汗（峨眉）、山萝卜（长宁）、和尚头（古蔺）、打锣锤（高县、珙县）、陆仔多俄（藏名）。

为川续断科植物 *Dipsacus asperoides* C. Y. Cheng et T. M. Ai/*D. asper* Wall. 的根。

生于海拔 700～4 500 m 的林边、灌木丛、草地、路旁、林缘、沟边、阔叶混交林。分布于全川，泸州、宜宾、甘孜州、阿坝州、凉山州、邛崃、彭州、南充市、洪雅、汉源、峨眉山、峨边、马边。

根补肝肾、强筋骨、续折伤、通经脉、利关节、止崩漏、止痛、安胎，用于腰膝酸软、肝肾不足、风湿痹痛、筋骨疼痛、崩漏、白带、胎漏、跌扑损伤。酒续断多用于风湿痹痛、跌扑损伤。盐续断多用于腰膝酸软。

藏医：苦、凉，清热祛风，用于瘟病时疫、新旧热、心热、血热、血机亢进（高山多血症）、风湿。

注：本品为川产道地药材，主产于木里、盐源、西昌、德昌。

大头续断

陆仔多俄（藏名）。

为川续断科植物 *Dipsacus chinensis* Batal. 的根。

生于海拔 700～3 900 m 的林边、草坡。分布于巴塘、道孚、稻城、甘孜、乡城、理塘、泸定、炉霍、康定、阿坝州、凉山州、峨边、马边。

根苦、辛、微温，调血脉、续筋骨、补肝肾，用于腰膝酸痛、足膝无力、胎漏带下、遗精、跌打损伤、金疮、痔漏、痈疽疮肿。

藏医：苦、凉，清热祛风，用于瘟病时疫、新旧热、心热、血热、血机亢进（高山多血症）、风湿。

日本续断

续断、六汗（甘孜州）、甲打斯哇（藏名）。

为川续断科植物 *Dipsacus japonicus* Miq. 的根。

生于海拔 2 000～3 600 m 的向阳土层深厚的肥沃山地、路旁、灌木丛中。分布于甘孜州、茂县、汶川、理县、若尔盖、九寨沟、小金、马尔康、金川、凉山州、什邡、崇州、乐山、绵阳、洪雅、峨眉山、峨边。

根补肝肾、强筋骨、利关节、安胎、通经活络、止痛、止崩漏、安胎，用于腰膝酸软、风湿痹痛、骨折、先兆流产、功能性子宫出血、肾虚腰痛、白带、遗精、尿频、跌扑损伤。

藏医：坚骨补肾、滋肝强肾、通利关节、暖宫止漏、止痛安胎，治风湿麻痹。

白花刺参

为川续断科植物 *Morina alba* Hand. et Mazz. /*M. nepalensis* D. Don var. *alba* （Hand. – Mazz.） Y. C. Tang 的全草。

生于海拔 2 500～4 200 m 的灌木丛、草地。分布于甘孜州、布拖、阿坝州、凉山州、峨边、马边。

催吐、健胃。德格藏医用于催吐或泻下。补虚弱（布拖）。

大花刺参

细叶魔岭草、刺参。

为川续断科植物 *Morina bulleyana* Forr/*M. nepalensis* D. Don var. *delavayi* （Franch.） C. H. Hsing/ *M. delavayi* Franch. 的全草。

生于海拔 2 500～3 500 m 的灌木丛、草地。分布于昭觉、茂县、汶川、理县、马尔康、金川、小金、黑水、松潘、乐山、洪雅、峨眉山。

补肝益肾、调经续骨、补气血，用于神经衰弱、腰膝酸软、咳嗽、跌打骨折、白带、阳痿、贫血、肺虚咳嗽。补中益气、健脾消食、生肌止痛（昭觉）。

圆萼刺参

华刺参、象泽（藏名）。

为川续断科植物 *Morina chinensis* （Botal ex Diels） Pai 的全草。

生于海拔 2 800～4 500 m 的高山草坡、灌木丛中、地边。分布于德格、康定、稻城、白玉、炉霍、丹巴、白玉、九寨沟、茂县、壤塘、金川、小金、理县等地。

全草（华刺参）：甘、苦、温，健胃、催吐、消肿，用于胃痛，外用于疮痛肿痛。捣敷治疮痛肿痛。果实：用于关节疼痛、小便失禁、腰痛、眩晕。

藏医：辛、温、无毒，催吐、健胃。德格藏医用于催吐或泻下。

绿花刺参

为川续断科植物 *Morina chloratha* Diels 的全草。

生于海拔 2 600～3 900 m 的林下、灌木丛、草地。分布于九龙、康定、道孚、凉山州。

功效同圆萼刺参。

青海刺参

响泽尔、西泽尔、江择嘎保（藏名）。

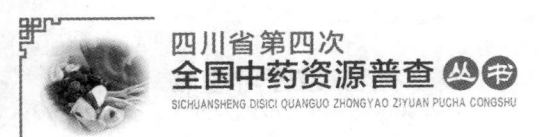
为川续断科植物 *Morina kokonorica* Hao 的根。

生于海拔3 000~4 900 m 的砂石质山坡、山谷草地和河滩上。分布于德格、道孚、理塘、炉霍、白玉、稻城、丹巴、甘孜、石渠等地。

藏医：辛、温、无毒，幼苗催吐医疮、健胃。根苦、温，消肿、托引疗疮，治水肿、疮痈。

刺参

响泽尔、西泽尔、江择嘎保、降扯（藏名）。

为川续断科植物 *Morina nepalensis* D. Don 的根。

生于海拔3 000~4 500 m 的高山草地、林下。分布于巴塘、丹巴、得荣、九龙、理塘、稻城、道孚、石渠、金川、茂县、马尔康、理县、汶川、乐山、什邡、洪雅、峨边等地。

催吐、健胃、消肿，用于胃痛。茎叶研末撒布，外用于化脓性创伤、疮痈肿毒。补肝益肾、调经续骨，用于神经衰弱、腰膝酸软、阳痿、白带、骨折（洪雅）。

藏医：辛、温、无毒，幼苗催吐医疮、健胃。根苦、温，消肿、托引疗疮，治水肿、疮痈。

小花刺参

为川续断科植物 *Morina parviflora* Kar. et Kir. 的全草。

生于山坡、草地、灌木丛、林下。分布于乡城、白玉、德格、石渠。

有小毒，催吐，茎叶捣烂敷治疗化脓性创伤。

裂叶翼首花

萝卜头。

为川续断科植物 *Pterocephalus bretschneideri*（Batal.）Pritz. 的根及全草。

生于海拔1 100~2 500 m 的山地岩石缝、林下、灌木丛或草坡。分布于泸定、石棉、西昌、青川、邛崃、稻城、康定、丹巴、九龙、巴塘、乐山、洪雅。

清热解毒、祛风除湿、活血祛瘀、止痛，用于外感风热、风湿痹痛、流感流脑、肺胃热盛。身体虚弱者和孕妇忌服。

匙叶翼首花

旁子夺吾（藏名）、狮子草（凉山州）、萝卜头。

为川续断科植物 *Pterocephalus hookeri*（C. B. Clarke）Diels 的根及全草。

生于海拔1 800~4 800 m 的山野草地、高山草甸及耕地附近。分布于甘孜州、壤塘、小金、金川、茂县、凉山州、乐山、洪雅。

根清热解毒、清心凉血、祛风除湿，用于感冒发热及各种温热病引起的发烧、虚劳咳嗽、风湿骨痛、心中烦热、咳血、吐血、尿血、便血。补肝肾、活血止痛（凉山州）。根补气壮阳、养心止血，用于阳痿、白带、风湿性心脏病、虚劳久咳、刀伤出血。

藏医：苦、辛、寒、小毒，清热解毒，祛风湿、止痛，治感冒发烧、肠炎、风湿性关节炎、心热、陈久发热、痢疾、血热、传染性热证。德格藏医用于流感、传染病、慢性病发烧、解食物中毒。

双参

肚拉（彝名）、西南囊苞花。

为川续断科植物 *Triplostegia glandulifera* Wall. 的根及全草。

生于海拔1 500~4 000 m 的林下、溪旁、山坡草地、草甸及林缘路旁。分布于屏山、布拖、美姑、雷波、邛崃、崇州、什邡、乐山、峨眉山、泸定、康定、稻城、乡城、新龙、白玉、荥经、芦山、汉源、石棉、峨边、马边。

块根补气、壮阳、养心、止血，用于阳痿、白带、风湿性心脏病、虚痨久咳、刀伤出血、肾虚腰痛、遗精、月经不调、经闭、不孕症。炖肉服或煎汤服。健脾益肾、活血调经、解乌头毒，用于腹泻（凉山

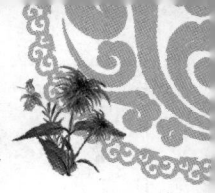

州、峨眉）。

大花双参

大花囊苞花、肚拉参（洪雅）、青羊参（峨眉）。

为川续断科植物 *Triplostegia grandiflora* Gagnep. 的块根。

生于海拔 1 500 ~ 3 500 m 的向阳草坡。分布于峨眉山、九龙、洪雅、得荣、天全、宝兴、峨边、马边。

补气健脾、养血通经、活血调经，用于肾虚腰痛、遗精阳痿、经闭腹痛、月经不调。

桔梗科 Campanulaceae

高山沙参

南沙参、泡参。

为桔梗科植物 *Adenophora alpina* Nannf. /*A. himalayana* Feer subsp. *alpine*（Nannf.）Hong 的根。

生于海拔 1 200 ~ 4 700 m 的林下、草地、灌木丛、山坡、林缘。分布于峨眉山、雷波、洪雅等地。

养阴清热、益胃生津、补肺、固正、健脾、祛痰止咳，用于肺热咳嗽、干咳痰稠、胃阴不足、食少呕吐、阴虚、烦热口渴。

川西沙参

为桔梗科植物 *Adenophora aurita* Franch. 的根。

生于海拔 2 000 ~ 3 800 m 的高山草地。分布于洪雅、九龙、泸定、稻城、康定、乡城、道孚。

功效同杏叶沙参。养阴清热、益胃生津、健脾、祛痰止咳，用于肺热咳嗽、干咳痰稠、胃阴不足、食少呕吐、阴虚、烦热口渴（洪雅）。

杏叶沙参

南沙参、泡参、挺枝沙参（阿坝州）。

为桔梗科植物 *Adenophora axilliflora* Borb. 的根。

生于海拔 2 500 ~ 3 000 m 荒坡、草丛、林缘、沟边。分布于茂县、汶川、小金、乐山、什邡、丹巴、开江、大竹、邻水、宣汉、万源、通江。

养阴清热、益胃生津、健脾、祛痰止咳，用于肺热咳嗽、肺肾虚热、气管炎、虚痨久咳、干咳痰稠、胃阴不足、食少呕吐、阴虚、烦热口渴。

丝裂沙参

线齿沙参。

为桔梗科植物 *Adenophora capillaries* Hemsl. 的根。

生于海拔 1 400 ~ 3 800 m 的林下、草地、荒坡、沟边。分布于乐山、叙永、古蔺、兴文、彭州、德格、道孚、泸定、康定、九龙、丹巴、洪雅、万源、南江、峨眉山、芦山、宝兴、峨边。

根养阴补肺、固正、祛痰、止咳，用于肺热咳嗽、虚痨久咳、阴伤咽干、喉痛、胃阴不足、食少呕吐。

细萼沙参

为桔梗科植物 *Adenophora capillaris* Hemsl. subsp. *leptosepala*（Diels）Hong 的根。

生于海拔 2 000 ~ 3 600 m 的山坡草地、路旁、林下、林缘、灌木丛中。分布于木里。

养阴清肺、祛痰止咳，用于咳嗽痰喘。

天蓝沙参

为桔梗科植物 *Adenophora coelestis* Diels 的根。

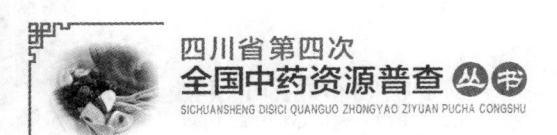

生于海拔 2 200～3 800 m 的林下、灌木丛、山坡、草地。分布于泸定、康定、道孚、白玉、稻城、乡城、得荣、阿坝州、雅安、凉山州。

养阴清肺、祛痰止咳，用于肺热咳嗽、干咳痰稠、胃阴不足、食少呕吐、阴虚、烦热口渴。

沙参

为桔梗科植物 *Adenophora confusa* Nannf. 的根。

生于山坡、草地。分布于九龙。

补气固正、生津止渴，用于脾胃虚弱、久咳肺痿、病后正气虚弱等症。

滇北沙参

为桔梗科植物 *Adenophora forrestii* Diels 的根。

生于山坡草地。分布于新龙、道孚、稻城、乡城。

清热养阴、润肺止咳。

狭叶沙参

柳叶沙参、泡参。

为桔梗科植物 *Adenophora gmelinii*（Spreng.）Fisch./*A. coronopifolia* Fisch. 的根。

生于山坡、草地。分布于新龙、甘孜、雷波、兴文、洪雅。

养阴清热、益胃生津、健脾、祛痰止咳，用于肺热咳嗽、干咳痰稠、胃阴不足、食少呕吐、阴虚、烦热口渴。

喜马拉雅沙参

为桔梗科植物 *Adenophora himalayana* Feer 的根。

生于海拔 1 200～4 700 m 的林下、草地、灌木丛、山坡、林缘。分布于白玉、康定、稻城、道孚、甘孜。

清肺养阴、生津止渴、化痰。

宽裂沙参

杏叶沙参。

为桔梗科植物 *Adenophora hunanensis* Nannf. 的根。

生于海拔 2 000 m 以下的山坡、荒坡、沟边。分布于绵阳、乡城、稻城、雅江、雷波。

养阴清热、润肺、生津、祛痰止咳。

甘孜沙参

漏都多吉印（藏名）。

为桔梗科植物 *Adenophora jasionifolia* Franch. 的根。

生于海拔 3 000～4 700 m 的草地或林缘。分布于道孚、康定、泸定、稻城、雅江、理塘、乡城等地。

清热养阴、润肺止咳，用于气管炎、百日咳、肺热咳嗽、咯痰黄稠。

藏医：苦、辛、涩、寒、无毒，润肺止咳、益气生津，治肺虚咳嗽、热证伤阴、口燥咽干。

云南沙参

重齿沙参。

为桔梗科植物 *Adenophora khasiana*（Hook. f. et Thoms.）Coll. et Hemsl./*A. diplodonata* Diels 的根。

生于山坡、草地。分布于理塘、九龙。

清热养阴、润肺止咳，用于贫血、咽喉痛、虚劳咳嗽。

川藏沙参

百合叶沙参、勒多道吉曼巴（藏名）。

为桔梗科植物 *Adenophora lilifolioides* Pax et Hoffm. 的根。

生于海拔 1 950～4 600 m 的灌木丛、草地、路旁、石缝和乱石中。分布于德格、炉霍、九龙、巴塘、道孚、石渠、色达、丹巴、稻城、甘孜、九寨沟、马尔康、金川、小金、峨边等地。

清热养阴、润肺止咳祛痰，用于气管炎、百日咳、阴虚肺热、咳嗽、咯痰黄稠、病后虚弱。

藏医：苦、辛、涩、寒、无毒，消炎散肿，治风湿关节炎、神经痛。德格藏医用于治风湿。

长萼沙参

泡参。

为桔梗科植物 *Adenophora longisepala* Tsoong 的根。

生于沟边、岩石上。分布于峨眉山。

补肺固正、止咳祛痰。

滇川沙参

为桔梗科植物 *Adenophora ornata* Diels 的根。

生于山坡、草地。分布于九龙、丹巴。

用于贫血、虚痨咳嗽。

细叶沙参

漏都多吉嘎保（藏名）、紫沙参。

为桔梗科植物 *Adenophora paniculata* Nannf. 的根。

生于海拔 1 100～3 400 m 的山地草地、石缝。分布于巴塘、九龙、茂县、黑水、理县、汶川、峨边。

养阴、清热、止咳、祛痰，用于肺阴虚之咳嗽、咯血、口渴咽干。又甘、平、补脾、益气、生津，治脾虚、食少便溏、四肢无力、心悸、气短、口干、自汗、子宫脱垂、脱肛。不宜与藜芦同用。

藏医：甘、平，益气强脾、生津止渴，治一切虚证、结核初期、糖尿病。

秦岭沙参

泡参。

为桔梗科植物 *Adenophora petiolata* Pax et Hoffm. 的根。

生于山坡草地，分布于青川县。

清热养阴、润肺止咳，用于气管炎、百日咳、肺热咳嗽、咯痰黄稠。

光萼沙参

石沙参。

为桔梗科植物 *Adenophora polyantha* Nakai 的根。

生于荒坡、沟边。分布于邛崃、彭州、甘孜、绵阳。

养阴、清热、祛痰、止咳。

山沙参

泡沙参、灯花草（洪雅）、泡参（巴中）。

为桔梗科植物 *Adenophora potaninii* Korsh. 的根。

生于海拔 1 250～3 800 m 的杂木林中、灌木丛下。分布于凉山州、峨眉、雷波、乐山、九寨沟、若尔盖、茂县、金川、马尔康、理县、小金、洪雅、巴中、通江、南江、九龙、道孚、巴塘、峨边、马边。

根滋阴清热、润肺止咳、补肺扶正、益气生津，用于气虚久咳、肺燥干咳、温病阴虚、咳嗽声低、咳嗽痰血、潮热、肺痿、痰少不利、病后体虚、体弱少食、口干口渴等。

湖北沙参

泡参、四季生（隆昌）。

为桔梗科植物 *Adenophora rupincola* Hemsl. 的根。

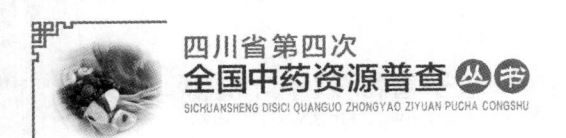

生于荒坡、沟边。分布于隆昌、筠连、合江、古蔺、江安、屏山、高县、珙县、叙永、长宁、九龙、石渠、雅江、绵阳、达州、万源、通江、汉源、峨眉山、宝兴、都江堰、青川。

根养阴补肺、祛痰、止咳、补气健脾，用于肺热燥咳、虚劳久咳、咽干、喉痛、脾虚食少。

长柱沙参

漏都多吉印（藏名）。

为桔梗科植物 *Adenophora stenanthina*（Ledeb.）Kitag. 的根。

生于海拔 3 000 ~ 3 500 m 的农牧区山坡及河岸灌木丛中。分布于德格、甘孜、理塘、雅江、乡城、泸定、茂县、若尔盖、九寨沟、汶川、理县、马尔康等地。

甘、凉，清热养阴、润肺止咳、益气生津，用于气管炎、百日咳、热病伤阴、肺热咳嗽、口干咽干、咯痰黄稠。

藏医：苦、辛、涩、寒、无毒，润肺止咳、益气生津，治肺虚咳嗽、热证伤阴、口燥咽干。

泡参

沙参。

为桔梗科植物 *Adenophora stricta* Miq. 的根。

生于荒坡、地边、沟边。分布于洪雅、峨边。

根养阴补肺、祛痰、止咳、补气健脾，治肺热燥咳、虚劳久咳、咽干、喉痛、脾虚食少。

无柄沙参

为桔梗科植物 *Adenophora stricta* Miq. subsp. *sessilifolia* Hong 的根。

生于荒坡、地边、沟边。分布于南江、通江、巴中、宣汉、遂宁、苍溪、剑阁、北川、简阳、青川、平武、九寨沟、汶川、甘孜、小金、天全、康定、泸定、汉源、石棉、甘洛、洪雅、冕宁、喜德、美姑、雷波、布拖、金阳、木里、普格。

根化痰益气、养阴清肺，用于肺热咳嗽、咽干口渴、干咳无痰、气阴不足。

轮叶沙参

南沙参、泡参（南充、绵阳）、挺枝沙参。

为桔梗科植物 *Adenophora tetraphylla*（Thunb.）Fisch. 的根。

生于海拔 600 ~ 3 500 m 的荒坡、沟边。分布于什邡、南充、广安、岳池、苍溪、阆中、南部、绵阳市、道孚、九龙、凉山州、洪雅。

养阴益气、清热、止咳祛痰、润肺，用于肺虚咳嗽、气短心累、肺痨潮热、咳嗽痰中带血、久咳痰多、肺痈肺痿、小儿百日咳。

聚叶沙参

为桔梗科植物 *Adenophora wilsonii* Nannf. 的根。

生于海拔 1 400 ~ 1 700 m 的荒坡、灌木丛、沟边岩石。分布于天全、泸定、康定。

根补虚、下乳。

球果牧根草

为桔梗科植物 *Asyneuma chinense* Hong 的根。

生于海拔 1 900 ~ 3 000 m 的山谷、山坡草地、林缘、灌木丛中。分布于泸定、九龙、稻城。

养阴清肺、清虚火、止咳，用于咳嗽、小儿疳积。

长果牧根草

西南牧根草（金阳、雷波）。

为桔梗科植物 *Asyneuma fulgens*（Wall.）Briq. 的根。

生于海拔 1 800 ~ 3 000 m 的山谷林缘草丛或山沟草地中。分布于金阳、雷波、洪雅。

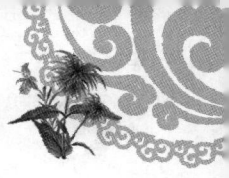

养阴清热、益胃生津、健脾、祛痰止咳，用于肺热咳嗽、干咳痰稠、胃阴不足、食少呕吐、阴虚、烦热口渴。

灰毛风铃草

田风铃草。

为桔梗科植物 *Campamnula aprica* Nannf. /*C. canna* Wall. 的根。

生于海拔 1 600 ~ 2 400 m 的山野及疏林。分布于新龙、峨边。

养血除风，用于风湿瘫痪、破伤风等。

西南风铃草

岩洋参（古蔺）。

为桔梗科植物 *Campanula colorata* Wall. 的根。

生于海拔 1 000 ~ 4 000 m 的杂木林中、灌木丛下。分布于普格、宜宾、筠连、古蔺、雷波、石渠、德格、乐山、洪雅、峨眉山、泸定、九龙、雅江、理塘、乡城、稻城、康定、巴塘、道孚、峨边。

根养血、除风利湿，用于肺痨咳嗽、高血压、风湿瘫痪、破伤风、虚痨咳血。

流石风铃草

为桔梗科植物 *Campanula crenulata* Franch. 的根。

生于海拔 2 600 ~ 4 300 m 的石上、石缝及草地。分布于木里、九龙、新龙、得荣、稻城。

用于肺痈、咳嗽痰喘、食欲不振、泄泻、崩漏。

大花金钱豹

土党参、奶参（绵阳）、土沙参（达州）、蛇参、野党参（大竹）。

为桔梗科植物 *Campanula javanica* Bl. 的根。

生于海拔 400 ~ 2 800 m 的林缘、灌木丛及疏林中。分布于青川、泸州、乐山、绵阳、崇州、眉山市、达州市、巴中市、峨眉山、泸定、九龙、彭山等地。

健脾胃、养血安神、下乳、补肺气、祛痰止咳，用于虚劳内伤、气虚乏力、食欲不振、气短心烦、痨伤咳嗽、热病伤阴、肺虚咳嗽、肺虚泄泻、乳汁不多、小儿疳积、遗尿。

金钱豹

土党参（江安）、奶浆藤（合江）。

为桔梗科植物 *Campanula javanica* Bl. var. *japonica* Makino 的根。

生于山坡草地、丛林、山谷。分布于筠连、合江、古蔺、江安、屏山、高县、宜宾、珙县、叙永、长宁、兴文、纳溪、彭州、什邡、南充市。

根健脾胃、补肺气、祛痰止咳、补虚润肺、益气生津，用于病后体虚、疲劳倦怠、多汗、食欲不振、心跳不宁、虚劳内伤、肺虚咳嗽、脾虚泄泻、乳汁不足、小儿疳积、遗尿。

剑叶金钱豹

肉算盘（宜宾）、钓鱼竿（南溪）、白水草（兴文）、壹瓶果（江安）、锅盖泡（合江）、香炉子（屏山）、龙泡草（古蔺）、蜘蛛果、山荸荠（达州）、野沙参（邻水）、长叶轮钟草。

为桔梗科植物 *Campanula lancifolia* (Roxb.) Merr. 的根、果、茎叶。

生于海拔 300 ~ 1 800 m 的林中、灌木丛、草坡或沟边。分布于宜宾、兴文、纳溪、南溪、筠连、合江、古蔺、江安、屏山、高县、珙县、叙永、长宁、邛崃、乐山、洪雅、达州、大竹、邻水、宣汉、平昌、巴中、峨眉山、天全、荥经、名山、都江堰、荣县、峨边。

根润肺、健脾、补气、补虚、祛瘀、止痛、止咳祛痰，用于肺热咳嗽、疳积、乳汁不足。用于烧伤（南溪）。果治小儿疝气（珙县、长宁、筠连），又用于治疗糖尿病（兴文）。全株治枯疮（古蔺）。根活血散瘀，用于跌打损伤（达州）。茎叶清肺止咳、行气通乳，用于肺结核咳嗽、咯血、崩漏带下、乳汁不

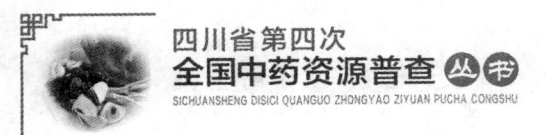

通、疝气等。

紫斑风铃草

为桔梗科植物 *Campanula punctata* Lam. 的全草。

生于海拔 1 000 ~ 2 800 m 的山野、林缘、灌木丛及疏林中。分布于南江、旺苍。

清热解毒、祛风除湿、止痛、平喘，用于咽喉炎、头痛、难产。

二色党参

为桔梗科植物 *Codonopsis bicolor* Nannf 的根。

生于海拔 3 100 ~ 4 200 m 的林缘、草地、山坡、灌木丛中。分布于松潘、平武、黑水、茂县、马尔康。

补气、益血、生津。功效同党参。

管钟党参

党参、鲁堆多吉、漏都多吉嘎保（藏名）。

为桔梗科植物 *Codonopsis bulleyana* Forrest ex Diels 的根。

生于海拔 3 300 ~ 4 200 m 的山地草地及灌木丛中。分布于九龙、理塘、稻城、乡城。

根甘、平、补脾、益气、生津，治脾虚、食少便溏、四肢无力、心悸、气短、口干、自汗、子宫脱垂、脱肛。不宜与藜芦同用。

藏医：甘、平，益气强脾、生津止渴，治一切虚证、结核初期、糖尿病。

灰毛党参

鲁堆多吉（藏名）、灰白叶党参。

为桔梗科植物 *Codonopsis canescens* Nannf. 的根。

生于海拔 2 800 ~ 4 200 m 的地边、石缝、草丛、灌木丛中。分布于德格、白玉、道孚、炉霍、石渠、雅江。

根甘、平、补脾、益气、生津，用于脾胃虚弱、四肢无力、心悸、自汗、气血两亏、体倦无力、食少便溏、口渴、子宫脱垂、脱肛。

藏医：甘、苦、涩、凉，滋补强壮、健脾胃、补气、干黄水、消肿，治风湿、麻风、神经麻痹、疮疖痈肿。

光叶党参

为桔梗科植物 *Codonopsis cardiophylla* Diels 的根。

生于海拔 2 000 ~ 2 900 m 的山谷、灌木丛、阴湿草丛、石崖。分布于南江、雅江。

补虚弱，用于病后体虚、自汗、盗汗。

绿钟党参

党参、鲁堆多吉、漏都多吉嘎保（藏名）。

为桔梗科植物 *Codonopsis cholorocodon* C. Y. Wu L 的根。

生于海拔 2 700 ~ 4 200 m 的向阳山坡草丛中或疏灌木丛中。分布于康定、理塘、稻城、乡城、得荣、道孚、雅江。

根甘、平、补脾、益气、生津，用于脾虚、食少便溏、四肢无力、心悸、气短、口干、自汗、子宫脱垂、脱肛。不宜与藜芦同用。

藏医：甘、平，益气强脾、生津止渴，治一切虚证、结核初期、糖尿病。

新疆党参

为桔梗科植物 *Codonopsis clematidea* (Schrenk) Clarke 的根。

生于海拔 2 500 ~ 3 200 m 的山谷、阴湿草丛中。分布于壤塘、小金、金川、乡城。

补脾胃、益气血、生津止渴，用于功能性子宫出血、体虚无力、食少便溏、胃下垂、风湿性心脏病。

鸡蛋参

补血草、牛尾草（阿坝州）、尼哇俄井（藏名）。

为桔梗科植物 *Codonopsis convolvulacea* Kurz. 的根。

生于海拔 2 000～4 000 m 以下的田埂、草坡、地边、栎树林中。分布于金阳、道孚、稻城、理塘、九龙、炉霍、金川、马尔康、壤塘、宁南、金阳、冕宁、米易。

补养气血、润肺生津、益肾，用于贫血、疝气、自汗、肺阴虚咳嗽、神经衰弱、疝气。补气血、养脾胃（金阳）

藏医：甘、涩、温、无毒，治感冒咳嗽、脾胃虚弱、营养不良性水肿。

大金线吊葫芦

鸡蛋参、鸡腰参。

为桔梗科植物 *Codonopsis convolvulacea* Kurz. var. *forrestii*（Diels）Tsoong 的根。

生于海拔 2 500～3 600 m 的草坡或灌木丛中。分布于壤塘、金川、马尔康、稻城、乡城、康定、丹巴、泸定、理塘、雷波。

补脾虚、补肺虚、止血、生肌，用于肺虚咳嗽。

毛叶鸡蛋参

为桔梗科植物 *Codonopsis convolvulacea* Kurz. var. *hirsuta*（Hand. et Mazz.）Nannf 的根。

生于草坡或灌木丛中。分布于会理。

滋补强壮，用于贫血、体弱。

松叶鸡蛋参

鸡肾参。

为桔梗科植物 *Codonopsis convolvulacea* Kurz. var. *pinifolia*（Hand. et Mazz.）Nannf /*C. graminifolia* Lévl. 的根。

生于海拔 2 800～3 300 m 的草坡或灌木丛中。分布于理塘、宁南、会东、会理、盐边、德昌。

滋补强壮，用于贫血、体弱。

薄叶鸡蛋参

辐冠党参。

为桔梗科植物 *Codonopsis convolvulacea* Kurz. var. *vinciflora*（Kom.）L. T. Shen 的根。

生于海拔 1 300～4 200 m 的草坡或灌木丛中。分布于泸定、九龙、理塘、稻城、康定、甘孜、丹巴、乡城、道孚、新龙。

滋补强壮，用于贫血、体弱，用于肺痨咳嗽、疝气等（甘孜州）。

三角叶党参

鲁堆多吉（藏名）、土党参、泡参。

为桔梗科植物 *Codonopsis deltoidea* Chipp. 的根。

生于海拔 1 500～3 800 m 的地边、灌木丛、草丛中。分布于色达、峨眉山、绵阳、洪雅。

根补脾、益肺、益气、养血生津、止渴，用于脾胃虚弱、四肢无力、心悸气短、自汗、气血两亏、体倦无力、食少便溏、口渴、子宫脱垂、脱肛。

藏医：甘、苦、涩、凉，滋补强壮、健脾胃、补气、干黄水、消肿，治风湿、麻风、神经麻痹、疮疖痈肿。

川鄂党参

为桔梗科植物 *Codonopsis henryi* Oliv. 的根。

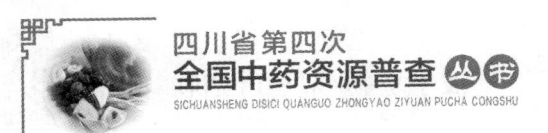

生于海拔 2 300 ~ 2 900 m 的山地草坡、林缘、灌木丛中。分布于泸定。

补中益气、和胃生津；又用于痢疾。

光萼党参

党参、鲁堆多吉、漏都多吉嘎保（藏名）。

为桔梗科植物 *Codonopsis levicalyx* L. T. Shen 的根。

生于海拔 2 800 ~ 3 800 m 的山地林下及灌木丛中。分布于德格、康定、丹巴。

补脾、益气、生津，用于脾虚、食少便溏、四肢无力、心悸、气短、口干、自汗、子宫脱垂、脱肛。不宜与藜芦同用。

藏医：甘、平，益气强脾、生津止渴，治一切虚证、结核初期、糖尿病。

大萼党参

为桔梗科植物 *Codonopsis macrocalyx* Diels 的根。

生于海拔 2 000 ~ 4 150 m 的草地、沟边、林缘、灌木丛中。分布于彭州、德格、冕宁、峨边。

补中益气、和胃生津，用于脾胃虚弱、慢性肾炎等。

小花党参

小花鸡蛋参（凉山州）。

为桔梗科植物 *Codonopsis micrantha* Chipp. 的根。

生于海拔 1 950 ~ 3 300 m 的山地灌木丛或阳山坡林下草丛中。分布于普格、泸定。

补中益气、止咳祛痰（普格）。

素花党参

西党参、刀党。

为桔梗科植物 *Codonopsis modesta* Nannf. 的根。

生于海拔 1 500 ~ 3 400 m 的林边或灌木丛中，或栽培。分布于九寨沟、松潘、若尔盖等地。

补中益气、生津、健脾益肺、祛痰止咳。

注：本品为川产道地药材，主产于九寨沟刀口坝、松潘。

脉花党参

鲁堆多吉（藏名）、柴党参。

为桔梗科植物 *Codonopsis nervosa* (Chipp.) Nannf. 的根、全草。

生于海拔 2 300 ~ 4 600 m 的山坡、地边、灌木丛中。分布于德格、巴塘、泸定、康定、丹巴、雅江、理塘、乡城、炉霍、甘孜、九龙、道孚、稻城、石渠、白玉、新龙、得荣、九寨沟、茂县、若尔盖、红原、马尔康、盐源、宁南、峨边。

根甘、平，补脾、益气、生津，用于脾胃虚弱、四肢无力、心悸、自汗、气血两亏、体倦无力、食少便溏、口渴、子宫脱垂、脱肛。全草祛风湿、解毒消肿，用于风湿性关节炎、疮疖痈肿（阿坝州）。

藏医：甘、苦、涩、凉，滋补强壮、健脾胃、补气、干黄水、消肿，治风湿、麻风、神经麻痹、疮疖痈肿。

大花党参

泡参。

为桔梗科植物 *Codonopsis nervosa* (Chipp.) Nannf. var. *macrantha* (Nannf.) L. T. Shen 的根、全草。

生于海拔 3 600 ~ 4 250 m 的山坡、地边、灌木丛中。分布于康定、泸定、稻城。

补中益气、和胃生津，功效同党参。

党参

潞党参（凉山州）、东党、台党（阿坝州）。

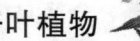

为桔梗科植物 *Codonopsis pilosula*（Franch.）Nannf. 的根。

生于海拔 1 500～3 800 m 的山坡灌木丛、林缘，多为栽培，分布于凉山州、筠连、合江、古蔺、叙永、泸县、屏山、长宁、什邡、崇州、邛崃、彭州、峨眉山、丹巴、乡城、金川、九寨沟、茂县、若尔盖、阿坝、小金、洪雅、汉源、石渠、甘孜、峨边。

根补中益气、健脾益肺、养血生津、止渴，用于脾胃虚弱、气血两亏、体倦无力、心悸、食少、口渴、久泻、脱肛、内热消渴。

闪光党参

为桔梗科植物 *Codonopsis pilosula*（Franch.）Nannf. var. *handeliana*（Nannf.）L. T. Shen 的根。

生于海拔 2 300～4 200 m 的山坡灌木丛、草地。分布于康定、道孚、丹巴。

止血、镇痛，用于外伤出血、内外伤疼痛。

缠绕党参

党参、鲁堆多吉、漏都多吉嘎保（藏名）。

为桔梗科植物 *Codonopsis pilosula*（Franch.）Nannf. var. *volurils*（Nannf.）L. T. Shen 的根。

生于海拔 1 800～2 900 m 的山地林边及灌木丛中。分布于乡城、炉霍。

根甘、平、补脾、益气、生津，用于脾虚、食少便溏、四肢无力、心悸、气短、口干、自汗、子宫脱垂、脱肛。不宜与藜芦同用。

藏医：甘、平，益气强脾、生津止渴，治一切虚证、结核初期、糖尿病。

球花党参

鲁堆多吉（藏名）、甘孜党参，蛇头党。

为桔梗科植物 *Codonopsis subglobosa* W. W. Smith 的根。

生于海拔 2 500～3 800 m 的林缘、灌木丛中。分布于道孚、理塘、泸定。

根甘、平、补脾、益气、生津，用于脾胃虚弱、四肢无力、心悸、自汗、气血两亏、体倦无力、食少便溏、口渴、子宫脱垂、脱肛。

藏医：甘、苦、涩、凉，滋补强壮、健脾胃、补气、干黄水、消肿，治风湿、麻风、神经麻痹、疮疖痈肿。

抽葶党参

为桔梗科植物 *Codonopsis subscaposa* Kom. 的根。

生于海拔 2 200～4 500 m 的山坡草地、疏林。分布于稻城、雅江、德格、乡城、康定、九龙、丹巴、巴塘、得荣、甘孜。

补中益气、和胃生津，功效同党参。

川党参

党参、鲁堆多吉、漏都多吉嘎保（藏名）。

为桔梗科植物 *Codonopsis tangshen* Oliv. 的根。

生于海拔 800～4 300 m 的湿润山地草地、林边、灌木丛中。分布于康定、丹巴、道孚、雷波、会理、绵阳、南充市、茂县、汶川、金川、理县、小金、红原、洪雅、达州市、巴中市、峨眉山、峨边、马边。

根甘、平、补脾、益气、养胃生津、止渴，用于脾虚、气虚乏力、贫血体弱、慢性泄泻、食少便溏、便血崩漏、四肢无力、食欲不振、热伤津液、心悸、气短、口干、自汗、子宫脱垂、脱肛。不宜与藜芦同用。

藏医：甘、平，益气强脾、生津止渴，治一切虚证、结核初期、糖尿病。

秦岭党参

为桔梗科植物 *Codonopsis tsinlingensis* Pax et Hoffm. 的根。

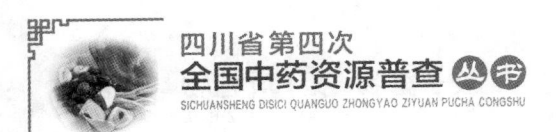
生于海拔 2 100~3 600 m 的高山、山坡灌木丛、林缘。分布于四川省西北部。

补中益气、生津止渴，用于脾胃虚弱、食欲不振、气虚体弱、慢性泄泻、贫血。

管花党参

白党、西昌党参、甜党。

为桔梗科植物 *Codonopsis tubulosa* Kom. 的根。

生于海拔 1 900~3 600 m 的山地灌木林下及草丛中。分布于金阳、昭觉、美姑、盐边、冕宁、木里、金川、壤塘、马尔康、马边。

补脾、补肾益气、生津止渴。

绿花党参

鲁堆多吉纳保（藏名）、灰白叶党参。

为桔梗科植物 *Codonopsis viridiflora* Maxim. 的根。

生于海拔 2 400~4 500 m 的山坡草地、石缝。分布于德格、甘孜、乡城、炉霍、雅江、越西。

根甘、平、补脾、益气、生津，用于脾胃虚弱、四肢无力、心悸、自汗、气血两亏、体倦无力、食少便溏、口渴、子宫脱垂、脱肛。

藏医：辛、苦、涩、凉，清热、祛湿、敛疮，治湿疹、疫疠、脑溢血、臁疮。

总花蓝钟花

为桔梗科植物 *Cyananthus argenteus* Marq. 的全草、根。

生于海拔 2 900~3 600 m 的山坡、沙丘、沙地。分布于泸定、木里。

健脾除湿，用于小儿泄泻、风湿关节痛、跌打损伤。

川西蓝钟花

为桔梗科植物 *Cyananthus dolichosceles* Marq. 的根及全草。

生于海拔 2 800~4 800 m 的林下、山坡草地、岩石上。分布于炉霍、德格、稻城、新龙、九龙、理塘、石渠、康定、道孚、白玉、得荣、乡城、阿坝州、凉山州。

补虚弱、催乳，功效同蓝钟花。

束花蓝钟花

为桔梗科植物 *Cyananthus fasciculata* Marq. 的全草。

生于海拔 2 400~3 600 m 的山地、林下、灌木丛、草坡。分布于盐源、木里、会东、米易。

用于小儿惊风。

美丽蓝钟花

喝布、恩布（藏名）。

为桔梗科植物 *Cyananthus formosus* Diels 的全草、根。

生于海拔 2 600~4 100 m 的向阳山坡、林下砂石地。分布于盐边、西昌、峨边、道孚。

根、全草利水、消肿。藏医：全草甘、淡、温、效轻，缓泻、干"黄水"、下引诸病，治黄水病、便秘。

蓝钟花

为桔梗科植物 *Cyananthus hookeri* Clarke 的根及全草。

生于海拔 2 800~4 700 m 的高山草地、灌木丛中。分布于石渠、甘孜、德格、乡城、炉霍、九龙、康定、阿坝州、凉山州等地。

健脾除湿、通经活络。

光茎蓝钟花

为桔梗科植物 *Cyananthus hookeri* Clarke var. *levicaulis* Franch. 的根及全草。

生于草地。分布于泸定。

功效同蓝钟花。

灰毛蓝钟花

喝布、恩布（藏名）。

为桔梗科植物 *Cyananthus incanus* Hook. f. et Thoms. 的全草。

生于海拔 3 100～4 800 m 的高山草地、灌木丛、林下、路边。分布于稻城、乡城、白玉、得荣、色达、德格、康定、道孚。

用于小儿体虚、劳伤疼痛。藏医：全草甘、淡、温、效轻，缓泻、干"黄水"、下引诸病，治黄水病、便秘。

胀萼蓝钟花

为桔梗科植物 *Cyananthus inflatus* Hook. f. et Thoms. 的根及全草。

生于海拔 1 900～4 900 m 的山坡灌木丛、草坡、草甸。分布于泸定、康定、稻城、道孚、德格、会东。

清热解毒、疏肝解痉，用于小儿惊风、风湿痹痛；功效同蓝钟花。

丽江蓝钟花

为桔梗科植物 *Cyananthus lichiangensis* W. W. Sm. 的根。

生于海拔 2 900～4 000 m 的高山山坡、草地。分布于德格、康定、丹巴、九龙、稻城、道孚、乡城。

功效同蓝钟花。

小菱叶蓝钟花

为桔梗科植物 *Cyananthus microrhombeus* C. Y. Wu 的全草。

生于海拔 3 800 m 的草坡、沟边。分布于美姑。

补虚、润肺、止咳（美姑）。

光萼小菱叶蓝钟花

为桔梗科植物 *Cyananthus microrhombeus* C. Y. Wu var. *leiocalyx* C. Y. Wu 的全草。

生于草坡、沟边。分布于木里、冕宁、盐源、米易、美姑。

补虚、润肺、止咳。

具柄蓝钟花

毛叶蓝钟花、夏朵打恶（藏名）。

为桔梗科植物 *Cyananthus petiolatus* Franch. 的根及全草。

生于海拔 3 000～4 800 m 的林下、灌木丛、草地。分布于道孚、白玉、得荣、乡城、康定、雅江、稻城、凉山州。

功效同蓝钟花。

藏医：全草甘、温，补虚扶正，治身体虚弱、纳差；德格藏医治久病体虚。

白异钟花

鸡汤菜（叙永、古蔺）、扭子菜。

为桔梗科植物 *Heterocodon brevipes* (Hemsl.) Hand. et Mazz. et Nannf. 的全草。

生于草坡、林中。分布于乐山、筠连、叙永、古蔺、邛崃、芦山、宝兴、名山、雅安。

全草清热、止咳，用于咳嗽、白口疮或口苦。并捣烂敷火烧伤、跌打损伤（叙永）。

同钟花

为桔梗科植物 *Homocodon brevipes* (Hemsl.) Hong 的全草。

生于海拔 1 000 ~ 2 900 m 的沟边、林下、灌木丛、山坡草地。分布于泸定、石棉。

清热解毒、降火止咳，用于白口疮、高热、风热咳嗽。

半边莲

细米草。

为桔梗科植物 *Lobelia chinensis* Lour. 的全草。

生于潮湿荒地、田坎、地边。分布于全川。

全草清热解毒、利水、利尿消肿、散结、止咳、平喘，用于蛇伤、泄泻、痢疾、膨胀、水肿、黄疸、疔疮、肿毒、湿疹、癣疾、跌打损伤、肿痛、肝硬化腹水、肾炎、皮肤瘙痒，用于肝炎（纳溪、江安），肝硬化腹水、大腹皮、铁马鞭、鳖甲、大枣。

江南山梗菜

节节花，山梗菜（峨眉）。

为桔梗科植物 *Lobelia davidii* Franch. 的全草。

生于海拔 2 300 m 以下的向阳山坡、草坡、灌木丛中。分布于凉山州、珙县、兴文、长宁、古蔺、屏山、叙永、峨眉山、洪雅、宣汉。

清热解毒、消肿散结、和胃散寒、补虚健脾，用于肝硬化腹水、虚弱、胃痛、疮毒、蛇虫咬伤、黄疸水肿、皮肤瘙痒。全草利尿、催生及治蛇伤（古蔺）。宣肺化痰、利尿消肿（凉山州）。

节节花

为桔梗科植物 *Lobelia davidii* Franch. var. *dolichothyrsa* E. Wimm/ *L. davidii* Franch. var. *sichuanensis* Lian 的全草。

生于山坡、路旁、草丛中。分布于西昌。

清热解毒、补虚健脾、利尿、催吐。

西南山梗菜

野烟（屏山）。

为桔梗科植物 *Lobelia seguinii* Lévl. et Vant. 的全草及根。

生于海拔 500 ~ 3 000 m 的阴湿灌木丛、荒坡地。分布于屏山、越西、金阳、木里、乐山、洪雅、峨边。

根或叶祛风除湿、清热解毒、止痛，用于咽喉肿痛、风湿性关节疼痛、跌打损伤、疔疮痈肿、腮腺炎、扁桃体炎，又治毒蛇咬伤、洗癞子、疮毒（屏山），消炎止痛、解毒杀虫（越西）。

山梗菜

为桔梗科植物 *Lobelia sessilifolia* Lamb. 的全草。

生于海拔 800 ~ 3 200 m 的沼泽地边。分布于甘洛、布拖、冕宁。

宣肺化痰、清热解毒，用于蛇伤（凉山州）。

袋果草

为桔梗科植物 *Peracarpa carnosa*（Wall.）Hooker f. et Thoms. 的全草。

生于海拔 500 ~ 3 000 m 的林下及沟边潮湿岩石上，分布于长宁、叙永、泸定、峨边。

全草治肋骨疼痛（叙永）。

桔梗

岩肋草。

为桔梗科植物 *Platycodon grandiflorus*（Jack.）A. DC. 的根。

生于海拔 400 ~ 2 200 m 的草坡、灌木丛、林边、沟边、石上，多为栽培。分布于全川，崇州、什邡、彭州、邛崃、达州、万源、宜宾、泸州、雅安、金阳、康定、苍溪、汶川、金川、洪雅、汉源、巴中市、

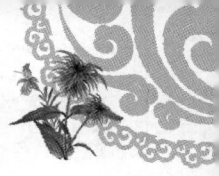

峨眉山、泸定、康定、丹巴、盐亭等地。

根宣肺气、利咽、止咳祛痰、排脓、止痛，用于感冒风寒、肺气郁塞胸中不畅、外感咳嗽、咽喉肿痛、肺痈吐脓、胸满协痛。芦头生用研末米汤调服可治上膈风热痰湿。叶煎蛋服治小儿百日咳（宜宾），根治筋骨疼痛（泸州）。

注：本品为川产道地药材，主产于梓潼、万源、盐亭。

铜锤玉带草

小铜锤、地茄子（泸县）、地滚子（宜宾）、地乌龟（南充）、茄儿草（绵阳）。

为桔梗科植物 *Pratia begoniifolia*（Wall.）Lindl. ╱ *P nummularia*（Lam.）R. Br. et Aschers. 的全草。

生于海拔 500~1 800 m 的阴湿肥沃的草坡、灌木丛、荒地。分布于全川，乐山、泸州、宜宾、洪雅、凉山州、绵竹、什邡、峨眉山、雅安、峨边、马边。

全草祛风利湿、行气活血、消积、散瘀、消肿、清热解毒、化痰，用于咽喉肿痛、风湿疼痛、胃痛、疝气、痛经、跌打损伤、乳痈、无名肿毒、肺热咳嗽、瘰疬、颈淋巴结核。果固精、理气化痰、消积散瘀，用于肺热咳嗽、遗精、白带、小儿疝气、小儿疳积、痈肿、金疮出血、月经不调、跌打损伤。又全草治腹膜炎（叙永），炖肉酒服治妇女乳疮（长宁），用于红崩、白带，煎蛋服治牙痛（宜宾、达州）。

蓝花参

细叶沙参、罐罐草、沙参草、沙罐草、鼓锤草（南充）。

为桔梗科植物 *Wahlenbergia marginata*（Thunb.）A. DC. 的根、全草。

生于海拔 500~3 900 m 的山坡、沟边、荒坡、灌木丛中。分布于布拖、昭觉、雷波等凉山州各县、邛崃、彭州、理塘、乡城、绵阳、泸州、南充、眉山、达州、巴中、石棉、中江、峨眉、康定、石渠、峨边、马边。

全草祛风除湿、活血通络、止痛，用于风湿痹痛、乳痈、跌打损伤。根解表清热、化痰止嗽，用于风热喘嗽、咳血、衄血、小儿惊风、跌打损伤。全草补虚痨、补脾胃、益肺肾、止盗汗、化痰、截疟、止咳、杀虫，用于伤风咳嗽、肺燥咳嗽、盗汗、心悸、白浊、泻痢、外伤出血、咯血、咳血、小儿疳积、肾虚腰痛、风湿麻木、瘰疬、荨麻疹（南充、雷波）。根用于小儿疳积、痰积、高血压等。

葫芦科 Cucurbitaceae

冬瓜

为葫芦科植物 *Benincasa hispida*（Thunb.）Cogn. 的种子、皮、叶。

栽培。分布于全川。

冬瓜子润肺化痰、清热渗湿、消肿、通淋、消积、排脓消痈、利水，用于肺热咳嗽、肺痈、肠痈、淋病、水肿、脚气、痔疮、鼻面酒皶。叶用于消渴、疟疾、蜂螫、肿毒。冬瓜皮健脾除湿、利水消肿，用于肾炎水肿、腹泻、痈肿。藤用于肺热、痰火、脱肛。瓤清热、止渴、利水、消肿，用于烦渴、水肿、淋病、痈肿。

节瓜

为葫芦科植物 *Benincasa hispida*（Thunb.）Cogn. var. *chiehpua* How 的皮、种子。

栽培。分布于乐山、洪雅。

润肺、化痰止咳、利水、消肿，用于肺热咳嗽、肺痈、淋病。

假贝母

土贝母。

为葫芦科植物 *Bolbostemma paniculatum* Franquet 的鳞茎。

生于海拔 700~1 300 m 的山地阴湿处，有栽培。分布于绵阳、汶川、苍溪、仪陇、西充。

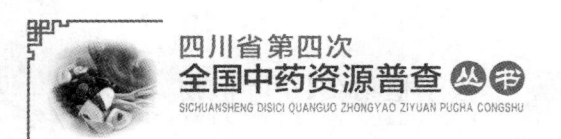

清热解毒、消肿散结，用于乳腺炎、颈淋巴结核、痈肿、瘰疬、附骨疽、蛇、虫咬伤、外伤出血。可代浙贝使用。不能代替川贝母使用。

西瓜

寒瓜（峨眉）。

为葫芦科植物 *Citrullus lanatus* (Thunb.) Mansfeld. 的果皮、果瓤。

生于向阳而肥沃的土壤，有栽培。分布于全川，峨眉、夹江、宜宾、乐山、泸州、隆昌、内江、南充、达州市、巴中市、泸定、康定、丹巴、九龙、巴塘、得荣等地。

果瓤清热、解暑、除烦、解渴、利小便，用于暑热烦渴、热盛伤津、小便不利、喉痹、口疮。西瓜皮（瓜翠）清暑解热、解毒、止渴、利小便，用于暑热烦渴、小便短少、水肿、口舌糜烂生疮、暑湿困脾、身倦苔腻、钩端螺旋体病，并与皮硝混合制成西瓜霜用于喉风、喉痹、口疮、牙疳、久咳咽痛。

甜瓜

苦丁香、香瓜。

为葫芦科植物 *Curcumis melo* L. 的种子、皮、瓜蒂、茎。

栽培。分布于全川。

果皮清暑热、解烦渴、利大便、通淋，用于暑热烦渴、小便不利；瓜子散结、消瘀、清肺、润肠，用于腹内结聚、肠痈、咳嗽口渴。茎用于鼻中息肉、鼻痈。根煎水洗风癞。瓜蒂（苦丁香）治痰涎宿食、风痰癫痫、湿热浮肿、黄疸。瓜蒂催吐、退黄疸，用于食积不化、食物中毒、痰多、急慢性肝炎、肝硬化。

越瓜

生瓜、菜瓜。

为葫芦科植物 *Curcumis melo* L. var. *conomon* (Thunb.) Mak 的果实、皮、藤茎。

栽培。分布于乐山、洪雅。

清热解毒、利水通淋，用于咽喉肿痛、目赤肿痛、烧伤、烫伤。

黄瓜

为葫芦科植物 *Cucumis sativus* L. 的果实、藤、叶、根。

栽培。分布于全川。

果实除热、利水、清热解毒、止渴，用于肺热咳嗽、支气管炎、烦渴、咽喉肿痛、火眼、烫火伤。茎用于腹泻、痢疾、黄水疮。藤、叶清热解渴、利尿、止痛，用于腹痛、血崩、腹胀腰痛。根开窍通气，用于鼻塞不通。

南瓜

为葫芦科植物 *Cucurbita moschata* Duch. 的种子、根、须、花、藤。

栽培。分布于全川。

果补中益气、消炎止痛、解毒、杀虫。种子清热解毒、驱虫、杀虫，用于肺热咳嗽、虫积腹痛、绦虫、蛔虫，对血吸虫有抑制和杀灭作用，和槟榔同用治绦虫。南瓜蒂外用治疔疮。瓜瓤治火药伤及烫火伤。花清湿热、消肿毒。南瓜须治妇人乳房剧烈疼痛。藤一把加食盐少许捣烂用开水泡服，用于肺结核、低烧。根清热通淋、渗湿，用于火淋、黄疸、牙痛、烫火伤、小便赤热涩痛（南充）。

西葫芦

西葫瓜。

为葫芦科植物 *Cucurbita pepo* L. 的果实、种子。

栽培。分布于成都、乐山、宜宾、内江。

果实用于咳喘。种子驱虫。

桃南瓜

金瓜。

为葫芦科植物 *Cucurbita pepo* L. var. *akoda* Mak. 的果实。

栽培。分布于乐山、洪雅、双流、大邑等地。

清热解毒、杀虫、止渴，用于肺热咳嗽、支气管炎。

金瓜

为葫芦科植物 *Gymnopetalum chinense*（Lour.）Merr. 的全草。

栽培。分布于崇州、大邑、双流。

用于瘰疬。

心籽绞股蓝

为葫芦科植物 *Gynostemma cardiospermum* Cogn. ex Oliv. 的根。

生于海拔 1 000 ~ 2 300 m 的荒坡、灌木丛、林下。分布于金阳、泸定。

清热利湿、解毒、镇痛，用于发痧、腹痛、吐泻、痢疾、牙痛、疔疮。

长梗绞股蓝

为葫芦科植物 *Gynostemma longipes* C. Y. Wu ex C. Y. Wu et S. K. Chen 的根、全株。

生于海拔 1 000 ~ 3 200 m 的沟边、林下。分布于都江堰、宝兴。

清热解毒。

绞股蓝

七叶胆。

为葫芦科植物 *Gynostemma pentaphyllum*（Thunb.）Makino 的全株。

生于海拔 3 200 m 以下的荒坡、灌木丛、林下。分布于全川，如都江堰、宜宾、江安、珙县、眉山市、开江、邻水、巴中、峨眉山、峨边、马边。

消炎、清热解毒、止咳、祛痰、益气安神、利水除湿，用于风湿疼痛、湿热黄疸、疮毒、痫症、气虚体弱、少气乏力、心悸失眠、肺虚咳嗽、慢性支气管炎，外用治瘰疬（江安）。

金盆

小蛇莲（稻城）、金龟莲、可爱雪胆、曲莲。

为葫芦科植物 *Hemsleya amabilis* Diels 的块根。

生于海拔 1 800 ~ 2 700 m 的灌木丛阴湿处。分布于乐山、南充、彭州、稻城、洪雅、峨眉山。

清热解毒、消肿散结、止痛、利喉，用于咽喉肿痛、牙痛、目赤肿痛、菌痢、肠炎、胃痛、肝炎、尿路感染、疔肿。

短柄雪胆

为葫芦科植物 *Hemsleya brevipetiolata* Hand. et Mazz. / *H. delavayi*（Gagnep.）C. Jeffrey ex C. Y. Wu et C. L. Chen 的块根、全草。

生于海拔 1 650 ~ 2 800 m 的林缘、灌木丛阴湿处。分布于米易、会理。

块根清热解毒、消肿止痛，用于发烧、咽喉痛、泄泻、痢疾、牙龈肿痛、咳嗽。全草用于疮毒。

雪胆

母猪藤（古蔺）、金龟莲、铜锣七。

为葫芦科植物 *Hemsleya chinensis* Cogn. ex Forbes et Hemsl. 的块根。

生于海拔 1 200 ~ 2 200 m 的混交林中。分布于全川，如雷波、金阳、甘洛、古蔺、宜宾、筠连、峨眉、彭州、洪雅、石棉、南江。

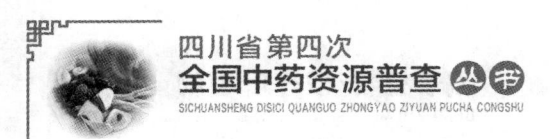

清热解毒、消肿散结、健胃、止痛、消肿利喉，用于胃痛、溃疡、菌痢、胃肠炎、牙痛、咽喉肿痛、上呼吸道感染、支气管炎、肺炎、泌尿系统感染、败血症、感染痈肿疮毒。

长果雪胆

为葫芦科植物 *Hemsleya dolichocarpa* W. J. Chang 的块根。

生于海拔 2 000 m 左右的灌木丛阴湿处。分布于彭州、绵阳、凉山州。

清热解毒、消肿止痛，用于胃痛、溃疡、菌痢、胃肠炎、牙痛、咽喉肿痛、上呼吸道感染、支气管炎、肺炎、泌尿系统感染、败血症、感染。

纤花雪胆

金龟莲、马铜铃。

为葫芦科植物 *Hemsleya graciliflora* Cogn. 的块根。

生于海拔 1 200 ~ 2 400 m 的灌木丛阴湿处。分布于彭州、绵阳。

清热解毒、消肿。

大籽雪胆

罗锅底、雪胆（叙永）、金龟莲、山糍粑（合江）。

为葫芦科植物 *Hemsleya macrosperma* C. Y. Wu. 的块根。

生于海拔 1 200 ~ 2 900 m 的灌木丛阴湿处。分布于乐山、叙永、合江、兴文、洪雅。

块根清热、解毒、消肿散结、止痛，用于咽喉肿痛、牙痛、目赤肿痛、菌痢、肠炎、胃痛、肝炎、尿路感染、疔肿。

峨眉雪胆

金龟莲、地乌龟。

为葫芦科植物 *Hemsleya omeiensis* L. T. Shen et W. G. Chang 的块根。

生于海拔 1 800 ~ 2 000 m 的灌木丛阴湿处。分布于峨眉、峨边、洪雅、绵阳、凉山州。

清热解毒、消肿，用于小儿咽喉肿痛。打粉，冲水喝，治胃火牙疼。

蛇莲

一颗珠、牛屎金盆（古蔺）、金龟莲。

为葫芦科植物 *Hensleya sphaerocarpa* Kuang et A. M. Lu 的块根。

生于海拔 800 ~ 2 900 m 的灌木丛阴湿处。分布于绵阳、屏山、叙永、合江、古蔺、崇州、什邡。

清热解毒、消肿。块根清肺热（屏山），治呃逆、牙痛、蛇咬伤（古蔺）。

华中雪胆

蛇莲。

为葫芦科植物 *Hemsleya sxechuenesis* Kuang et A. M. Li 的块根。

生于海拔 1 200 ~ 1 500 m 的灌木丛阴湿处。分布于彭州、洪雅、峨边。

清热解毒、消肿散结，用于咽喉肿痛、痢疾、痈肿疮毒。

波棱瓜

色麦、色吉美朵（藏名）。

为葫芦科植物 *Herpetospermum caudigerum* Wall. /*H. pedunculosum*（Ser.）C. B. Clarke 的种子。

生于海拔 2 100 ~ 3 800 m 的向阳山坡、湿润处。分布于炉霍、康定、德格、道孚、九龙，栽培于甘孜州泸定、康定。

种子苦、寒，清热解毒、柔肝，用于黄疸型传染性肝炎、胆囊炎、消化不良。

藏医：苦、寒，清脏腑热、清胆热、利六腑、解毒，用于胆囊炎、肠炎、胆囊疾患、除六腑之陈疾、瘀滞、消化不良、肝热、黄疸型传染性肝炎。德格藏医用之治黄疸型胆囊炎、胆结石、肝炎。

葫芦

为葫芦科植物 *Lagenaria siceraria*（Molina）Standl.／*L. lecucantha* Rosy. var. *macrocarpa* Makino 的果皮、种子。

栽培。分布于全川。

果利水通淋、消肿、解热除烦，用于咽喉肿痛、水肿、腹胀、黄疸、淋病、肝硬化腹水、慢性肾炎、腹水肿胀。种子治齿龈肿痛，加牛膝煎水含漱治齿摇疼痛，陈旧老熟果皮治水肿臌胀、痔漏下血、血崩带下。

瓠瓜

为葫芦科植物 *Lagenaria siceraria*（Molina）Standl. var. *depressa* Hara 的果皮。

栽培。分布于全川。

消肿，治腹胀。

瓠子

牛角葫。

为葫芦科植物 *Lagenaria siceraria*（Molina）Standl. var. *hispida*（Thunb.）Hara 的果实、种子。

栽培。分布于泸定、康定、宜宾、泸州。

果利水；种子煎汤治棒疮、跌打损伤，与生姜同服治咽喉肿痛。

小葫芦

瓠瓜。

为葫芦科植物 *Lagenaria siceraria*（Molina）Standl. var. *microcarpa* Hara 的果皮。

栽培。分布于全川。

清热除烦、利水通淋、消肿，用于咽喉肿痛、疮痈肿毒、腹胀。

棱角丝瓜

八棱瓜。

为葫芦科植物 *Luffa acutangula*（L.）Roxb. 的瓜络、叶、种子、果实。

栽培。分布于巴中、高县、宜宾。

功效同丝瓜。

丝瓜

烧瓜（峨眉）。

为葫芦科植物 *Luffa cylindrical*（L.）Roem. 的瓜络、叶、种子、果实。

栽培。分布于全川。

丝瓜络行血活络、清热化痰、散结、利水消肿、祛风止痛、止血，用于气血瘀滞的胸胁疼痛、睾丸肿痛、乳汁不通、风湿关节痛、月经不调、痔漏、水肿、乳痈初起。果清热、化痰、解毒、凉血，用于热病身热烦渴、痰喘、咳嗽、肠风痔漏、崩带、血淋、痔疮、乳汁不通。种子利水除热，治肢面浮肿、痔漏。叶治痈疽疔疮、蛇咬、烫火伤。花治肺热咳嗽、鼻窦炎、痔疮。根治偏头痛、乳腺炎。茎中水称天萝水，治双单蛾、肺痈、肺痿、酒中毒等。清热化痰、通经活络（凉山州）。藤通经活络、止咳化痰，用于腰痛、咳嗽、鼻炎、支气管炎。

茅瓜

杜瓜（金阳）。

为葫芦科植物 *Melothria heterophylla*（Lour.）Cogn. 的根。

生于海拔 550～1 100 m 的沟谷、草丛中。分布于金阳、什邡。

清热解毒、消肿散结（金阳）。

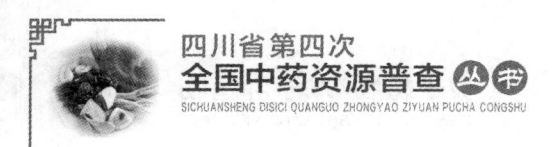

马绞儿

野黄瓜、玉纽子（峨眉）。

为葫芦科植物 *Melothria indica* Lour. 的根、全草、藤、果实。

生于海拔 300～1 600 m 的路旁、林下、灌木丛中。分布于全川，筠连、兴文、珙县、成都、乐山、眉山市、达州市、巴中市、峨眉山、马边。

消肿拔毒、除痰散结、清肝利水、清热利湿，用于肺热咳嗽、痈疮疖肿、皮肤湿疹、咽喉肿痛、目赤肿痛、痢疾腹痛、腮腺炎、尿路感染、结石、急性结膜炎、小儿疳积。

钮子瓜

鸡屎瓜（长宁）、野牡瓜。

为葫芦科植物 *Melothria maysorensis*（Wight et Arn.）Chang 的根与果实。

生于海拔 500～1 000 m 的荒坡、灌木丛中。分布于乐山、宜宾、筠连、长宁、合江、珙县、九龙、康定、稻城。

果实清热利湿化痰。根捣敷毒疮（长宁）。

苦瓜

癞瓜（眉山）、凉瓜（峨眉）。

为葫芦科植物 *Momordica charantia* L. 的果实。

栽培。分布于全川。

果清暑涤热、健胃、止痛、明目、泻火解毒，用于热病烦渴、中暑、暑热挟湿、牙痛、疗疖红肿、痢疾、赤眼疼痛、痈肿丹毒、恶疮。种子益气壮阳，并解食物中毒、擂水灌服。藤叶清热解毒，治痢疾疮毒。用于肺热咳嗽、咽喉肿痛、目赤肿痛、痢疾腹痛（洪雅）。

木鳖子

为葫芦科植物 *Momordica cochinensis*（Lour.）Spreng. 的种子。

栽培，分布于兴文、筠连、长宁、合江、江安、叙永、南溪、珙县、泸县、宜宾、屏山、崇州、什邡、眉山市、达州市、巴中市、峨眉山、都江堰、绵竹等地。

种子清热利湿、化痰、消肿、散结、祛毒、追风止痛、通经，用于痈肿、疗疮、瘰疬、化脓性炎症、肠炎、小儿疳积、乳腺炎、痔疮、淋巴结核症、无名肿毒、癣疮、风湿痹痛、经脉拘挛。根消炎、解毒、消肿止痛，治痈疮疗毒、无名肿毒、淋巴结炎。

湖北裂瓜

裂瓜子。

为葫芦科植物 *Schizopepon dioicus* Cogn. 的果实、根茎。

生于海拔 1 000～2 400 m 的荒坡灌木丛中。分布于丹巴、峨眉山、洪雅、宣汉、康定。

清热解毒、祛风除湿，用于肺热咳嗽、风湿痹痛。

佛手瓜

为葫芦科植物 *Sechium edule*（Jacq.）Swartz 的叶、果实。

栽培于丘陵、盆周山地。分布于全川。

叶用于疮疡肿毒。果实健脾消食、行气止痛，用于胃脘痛、消化不良。

川赤瓟

丝瓜南藤、王瓜根、气包、山屎瓜（阿坝州）。

为葫芦科植物 *Thladiantha davidii* Franch. 的根、果实。

生于海拔 1 300～1 700 m 的荒坡灌木丛中。分布于全川，雷波、康定、青川、崇州、什邡、邛崃、阿坝州、乐山、泸定、峨边、马边。

果实或块根清热利湿、散结消肿、利胆、通乳，用于产后气虚、骨折、热病伤阴、头昏晕、疮肿、热咳。果实降逆、理湿和瘀，用于黄疸、痢疾、咳嗽、反胃吐酸、咳血胸痛、腰部扭伤（阿坝州）。

齿叶赤瓟

为葫芦科植物 *Thladiantha dentata* Cogn. 的根。

生于海拔 500~2 100 m 的路旁、山坡、沟边、灌木丛中。分布于南江、都江堰、汶川。

生津开胃、健脾补虚。

光赤瓟

王瓜根。

为葫芦科植物 *Thladiantha glabra* Cogn. ex Oliv. 的根。

生于荒坡灌木丛中。分布于峨眉山、洪雅、通江、南江。

清热利湿、散结消肿、利胆、通乳、利大小便，用于黄疸、痢疾咳嗽、胸痛。

皱果赤瓟

王瓜根。

为葫芦科植物 *Thladiantha henryi* Hemsl. 的块根。

生于海拔 1 100~2 000 m 的山坡林下、灌木丛中。分布于乐山、邻水、万源、南江。

清热解毒、消炎止痛、败火、温补、调气。

喙赤瓟

为葫芦科植物 *Thladiantha henryi* Hemsl. var. *verrucosa*（Cogn.）A. M. Lu et Z. Y. Zhang 的全草。

生于海拔 1 100~1 800 m 的山坡林下。分布于乐山、邻水、万源、南江。

散热，用于头痛发热。

长叶赤瓟

王瓜根。

为葫芦科植物 *Thladiantha longifolia* Cogn. 的果。

生于海拔 1 000~2 200 m 的山坡林下、沟边、荒坡、灌木丛中。分布于成都、乐山、崇州、洪雅、天全、都江堰、九寨沟、米易、雷波、峨眉山。

清热利湿、散结消肿、利胆、通乳，用于黄疸、痢疾咳嗽、胸痛、头痛、发热、便秘、无名肿毒。

南赤瓟

王瓜根、老鼠拉冬瓜（开江）、野冬瓜（达州、大竹）、野黄瓜（邻水）、野南瓜（开江）。

为葫芦科植物 *Thladiantha nudiflora* Hemsl. 的根、果实。

生于海拔 900~2 900 m 的灌木丛中。分布于峨眉山、崇州、洪雅、达州市、巴中市、康定、阿坝州、凉山州、雅安、乐山、成都、绵阳、广元、北川、美姑、都江堰、古蔺。

根清热利湿、利大小便、散结消肿、利胆、通乳，用于乳汁不下、乳房胀痛、黄疸、痢疾咳嗽、胸痛。果实理气活血、祛痰利湿，用于跌打损伤、嗳气吐酸、黄疸、泄泻、痢疾、肺痨咯血。

鄂赤瓟

为葫芦科植物 *Thladiantha oliveri* Cogn. ex Mottet 的果实。

生于海拔 600~2 400 m 的林下、灌木丛中。分布于古蔺、高县、叙永、长宁、合江、筠连、宜宾、江安、阿坝州、雅安、凉山州、攀枝花、峨边、马边。

果用作泻下药（古蔺），泻火、解毒、止咳、化痰（高县）。

五叶赤瓟

为葫芦科植物 *Thladiantha pentadactyla* Cogn. 的根。

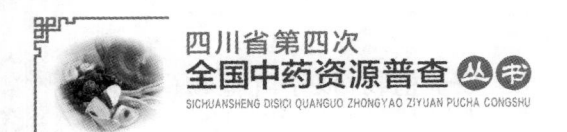
生于海拔 1 100 ~ 2 700 m 的沟边、林下，有栽培。分布于白玉、九龙。

润肺化痰、散结、解毒，用于痢疾、泄泻、咽喉痛。

短柄赤瓟

为葫芦科植物 *Thladiantha sessifolia* Hand. et Mazz. 的块根。

生于海拔 1 800 ~ 2 300 m 的山坡灌木丛、沟边阴湿处。分布于西昌、会理、米易、会东。

清热解毒。

蛇瓜

为葫芦科植物 *Trichosanthes anguina* L. 的根、种子。

栽培。分布于全川。

清热化痰、散结消肿、止泻、杀虫。果实用于消渴。

大苞栝楼

为葫芦科植物 *Trichosanthes bracteata* Voigt 的根、果。

生于海拔 1 750 m 的杂木林、灌木丛中。分布于纳溪、宜宾、筠连、珙县、屏山、南溪、美姑、乐山、成都、洪雅。

果开胸散结（纳溪）。清热、润肺祛痰、宽胸、滑肠散结、通便，用于肺热咳嗽、痰浊黄稠、胸痹心痛、痞满、乳痈、肺痈、肠痈、大便秘结（洪雅）。

川贵栝楼

为葫芦科植物 *Trichosanthes crenulata* C. Y. Cheng et Yueh. 的果。

栽培。分布于全川，如崇州、大邑、新都、简阳。

润肺化痰、散结。

王瓜

瓜蒌（古蔺）、白赖赛（江安）。

为葫芦科植物 *Trichosanthes cucumeroides*（Ser.）Maxim. 的果、种子、根。

生于海拔 1 700 m 以下的荒坡、草丛中。分布于古蔺、长宁、宜宾、江安、什邡、沐川、成都、洪雅、达州、邻水、宣汉、平昌、万源、通江、峨眉山。

果清热、生津、消瘀、通乳，用于消渴、黄疸、噎膈反胃、经闭、乳汁不通、痈肿、慢性咽喉炎。种子清热、凉血，用于肺痿吐血、黄疸、痢疾、肠风下血。根泻热、生津、破血、消瘀，用于热病烦渴、黄疸、热结便秘或小便不利、经闭、癥瘕、痈肿、毒蛇咬伤。果实清热、润肺祛痰、宽胸、滑肠散结、通便，用于肺热咳嗽、痰浊黄稠、胸痹心痛、痞满、乳痈、肺痈、肠痈、大便秘结（洪雅）。种子与根清心润肺、消肿排脓（峨眉）。

糙点栝楼

为葫芦科植物 *Trichosanthes dunniana* Lévl. 的根、种子。

生于海拔 900 ~ 1 900 m 的山谷密林、山坡疏林、灌木丛中。分布于布拖、汉源、峨眉山、雅安。

根外用于疮疡肿毒。种子润肺、化痰、滑肠，用于痰热咳嗽、燥结便秘、痈肿、乳少。

喜马拉雅栝楼

实葫芦（雷波）。

为葫芦科植物 *Trichosanthes himalensis* C. B. Clarke 的根。

生于山坡、草丛中。分布于雷波。

根祛瘀、解毒，用于跌打损伤、疮疖肿毒、睾丸炎。

长萼栝楼

湖北栝楼。

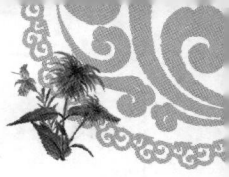

为葫芦科植物 *Trichosanthes laceribractea* Hayata/ *T. hupehensis* C. Y. Cheng et Yuel /*T. sinopunctata* C. Y. Cheng et C. H. Yueh 的根、果实、种子。

生于海拔 1 000 m 以下的山谷密林、山坡路旁、山谷阴湿处，有栽培。分布于成都。

根生津止渴、降火润燥。果实润肺、化痰、散结、滑肠，用于痰热咳嗽、结胸、消渴、便秘。种子用于燥咳痰黏、肠燥便秘。

栝楼

天花粉、瓜蒌。

为葫芦科植物 *Trichosanthes kirilowii* Maxim. 的根与果。

生于海拔 1 900 m 以下的杂木林中、灌木丛、阴湿处，有栽培。分布于全川，如南溪、纳溪、泸县、隆昌、凉山州、彭州、康定、峨眉山。栽培于中江、遂宁、岳池、眉山市、大竹、平昌等地。

果润肺、清热化痰、宽胸利气、散结、滑肠，用于痰热咳嗽、咳吐黄痰、胸痹、胁痛、结胸、肺痿咳血、消渴、黄疸、便秘、痈肿初起、乳腺炎。种子（楼仁）润肺、化痰、滑肠，治痰热咳嗽、燥结便秘、痈肿、乳少。根（天花粉）清心润肺、生津止渴、降火、润燥、排脓消肿、散结，治膈上热痰、热病口渴、消渴、口舌生疮、黄疸、肺燥咳血、痈肿疮毒、痔漏。

注：本品为川产道地药材，主产于广安市、南充市、德阳、简阳、绵阳、乐山、雅安。

喙果栝楼

为葫芦科植物 *Trichosanthes rostrata* Kitamura 的果实。

生于山坡、灌木丛中。分布于古蔺、高县、筠连、屏山、南溪。

果润肺、祛痰、滑肠、散结。根养胃、生津、解毒、消肿（高县）。

华中栝楼

为葫芦科植物 *Trichosanthes rosthornii* Harms 的果、种子、根、果皮。

生于海拔 400 ~ 1 800 m 的疏林中。分布于乐山、彭州、新都、洪雅。

清热、润肺祛痰、宽胸、滑肠散结、通便，用于肺热咳嗽、痰浊黄稠、胸痹心痛、痞满、乳痈、肺痈、肠痈、大便秘结。

多卷须栝楼

为葫芦科植物 *Trichosanthes rosthornii* Harms var. *multicirrata*（C. Y. Cheng. et Yueh）S. K. Chen 的果、种子、根、果皮。

生于海拔 600 ~ 1 500 m 的林下、灌木丛、林缘、疏林中。分布于筠连。

根用于热病烦渴、肺热燥咳、消渴、疮疡肿毒。果实用于肺热咳嗽、痰浊黄稠、胸痹心痛、结胸痞满、乳痈、肺痈、肠痈、大便秘结。种子用于燥咳痰黏、肠燥便秘。

双边栝楼

为葫芦科植物 *Trichosanthes uniflora* Hao 的果、种子、根。

栽培，分布于全川，如纳溪、兴文、高县、叙永、合江、宜宾、屏山、古蔺、江安、南溪、长宁、达州市、巴中市、峨眉山、都江堰。

果壳润肺、化痰、利气宽胸，用于痰热咳嗽、咽痛、胸痛、吐血、衄血、消渴、便秘、痈疮肿毒。茎叶治中热伤暑，煎汤服。种子滑肠散结、生津、解毒（峨眉）。

菊科 Compositae

高山蓍

为菊科植物 *Achillea alpina* L. 的地上部分。

生于海拔 800 m 以上的地边及灌木丛中。分布于成都、乐山。

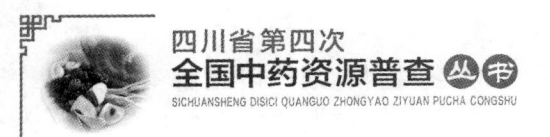

抗菌消炎、解毒、镇痛。

蓍

为菊科植物 *Achillea millefolium* L. 的全草。

生于海拔 600 ~ 2 700 m 以上的荒坡、地边及灌木丛中。分布于峨眉山、名山、松潘。

消肿止痛、止血，用于风湿关节痛、牙痛、经闭腹痛、泄泻、蛇伤、痈疖肿毒、跌打损伤。

云南蓍

飞天蜈蚣、（土）一枝蒿、蜈蚣草、白花一枝蒿、刀口药（阿坝州）、色日阿格鲁（藏名）。

为菊科植物 *Achillea wilsoniana* Heimerl 的全草。

生于海拔 600 ~ 3 200 m 的山坡草地及潮湿灌木丛中。分布于江安、珙县、泸县、屏山、合江、隆昌、南溪、古蔺、筠连、兴文、宜宾、高县、叙永、布拖、什邡、邛崃、崇州、乐山、茂县、九寨沟、马尔康、汶川、黑水、南充市、眉山市、达州市、巴中市、中江、峨眉山、宁南、布拖。

活血止痛、祛风、消肿散毒、解毒，用于跌打损伤、风湿疼痛、痞块、痈肿、胃痛、牙痛、经闭腹痛、急性乳腺炎、腹中包块、积滞、肠炎、痢疾、疔疮、肿痛、狗咬伤，解毒消肿、止痛、止血（布拖），清肺解热、利湿止咳，用于肺热咳嗽、尿路结石（洪雅），带状疱疹（蛇缠腰，绵阳）。外用治蛇虫咬伤（江安）。

和尚菜

土冬花（绵阳）、腺梗菜、笑龙七（万源）、大救驾（通江）。

为菊科植物 *Adenocaulon adhaerescens* Makino 的根、根茎。

生于海拔 3 400 m 以下的阴湿山坡草地、水沟。分布于绵阳市、万源、通江、南江。

活血行瘀、解毒消肿，用于产后腹痛、跌打骨折、疮痈肿毒。清肺热、除湿，用于头昏咳嗽痰多、淋浊、白带、久咳发肿等（巴中市）。

腺梗菜

和尚草、大冬苋、和尚菜、野南瓜、水南瓜（南充）。

为菊科植物 *Adenocaulon himalaicum* Edgew. 的全草、根。

生于海拔 1 000 ~ 1 800 m 的阴湿山坡草地、田坎、水沟、荒坡。分布于叙永、乐山、成都、南充市、峨眉山、昭觉、美姑、越西、布拖、雷波、甘洛、盐边、峨边。

全草清热、利湿、止咳平喘。根祛风散寒、行气利水、逐瘀生新，用于老人咳嗽浮肿、胃痛、吐酸嘈杂、白带、跌打损伤。根用于感冒咳嗽（叙永）。

下田菊

乳痈药、重皮冲（峨眉）。

为菊科植物 *Adenostemma lavenia*（Linn）O. Kuntze 的全草。

生于海拔 600 ~ 2 000 m 的荒坡、草丛中。分布于乐山、峨眉山、邛崃、崇州、眉山市、越西、峨边、马边。

祛风除湿、活血通乳，用于风湿骨痛、乳汁不通、乳痈。清热解毒、利湿，用于脚气病（峨眉）。

宽叶下田菊

皱皮葱、粪毒草、乳痈药。

为菊科植物 *Adenostemma lavenia*（L.）O. Kuntze var. *latifolium*（D. Don）Hand-azz. 的全草。

生于海拔 500 ~ 2 300 m 的路旁、荒地。分布于越西、珙县、叙永、筠连、纳溪、屏山、兴文。

全草祛风、除湿、活血、通乳、解毒，用于风湿骨节疼痛、外感。全草捣烂外敷治粪毒（屏山）。清热利湿、解毒消肿（越西）。

藿香蓟

胜红蓟、猫屎草（合江）。

为菊科植物 *Ageratum conyzoides* L. 的全草。

生于海拔 2 800 m 以下的路旁、荒地、灌木林下。分布于普格、合江、南溪、乐山、洪雅、峨眉山。

全草清热、解毒、利咽、消肿止痛，用于感冒发热、咽喉肿痛、痈疽疮疡、痈肿疮疖、外伤出血。

熊耳草

为菊科植物 *Ageratum houstonianum* Mill. 的全草。

栽培。分布于成都、乐山。

清热解毒，用于中耳炎。

心叶兔儿风

大一支箭、小接骨丹（阿坝州）。

为菊科植物 *Ainsliaea bonatii* Beauverd 的根。

生于海拔 1 700～3 400 m 以下的山野、林下。分布于丹巴、金川、马尔康、茂县、九寨沟、金阳等地。

用于筋骨风湿疼痛、跌打损伤。

杏香兔儿风

天青地白

为菊科植物 *Ainsliaea fragrans* Champ. 的全草。

生于海拔 1 000 m 的灌木林下。分布于崇州、峨眉山、洪雅、开江、大竹、邻水、渠县、宣汉、巴中、平昌、万源、甘洛、青川。

清热解毒、消积散结、消肿止痛、止咳、凉血止血、利湿，用于肺热咳嗽、上呼吸道感染、咽喉肿痛、痈肿疮毒、风湿、肺结核咯血、黄疸、小儿疳积、消化不良、乳腺炎，外用于中耳炎、毒蛇咬伤。

光叶兔儿风

心肺草、石凤丹。

为菊科植物 *Ainsliaea glabra* Hemsl. 的全草。

生于海拔 700～2 000 m 的灌木林下。分布于珙县、筠连、屏山、叙永、合江、兴文、古蔺、长宁、宜宾、乐山、成都、眉山市、开江、峨眉山、西昌、越西、布拖。

清热解毒、清肺散积、利尿、凉血止血、利湿、活血祛瘀，用于肺热咳嗽、咽喉肿痛、痈肿疮毒、风湿。全草养阴清肺。用于肺痨咳嗽、吐血、跌打损伤（宜宾、泸州、开江）。

粗齿兔儿风

光棍草。

为菊科植物 *Ainsliaea grossedentata* Franch. 的全草。

生于海拔 1 000～2 100 m 灌木林下。分布于峨眉山、成都、眉山市、邻水。

行气、活血、除湿、止痛、健脾、疏风、接骨，用于肺痨吐血、风湿痛、跌打损伤、感冒、尿路感染。

长穗兔儿风

为菊科植物 *Ainsliaea henryi* Diels 的全草。

生于海拔 800～4 000 m 的灌木林下。分布于乐山、筠连、古蔺、叙永、珙县、屏山、眉山市、邻水、宣汉、南江、万源、峨眉山、泸定、稻城、乡城、甘洛、喜德、普格、峨边。

全草清热解毒、凉血、止咳平喘、活血散瘀、利湿，用于肺热咳嗽、湿热黄疸、瘰疬、跌打损伤、毒蛇咬伤。用于小儿抽风（叙永）。

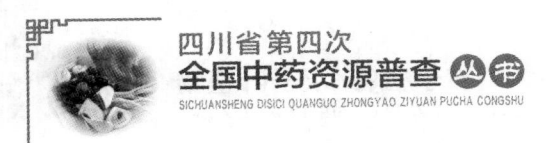

披针叶兔儿风

肺经草、毛叶石丹凤（峨眉）、长叶兔儿风。

为菊科植物 *Ainsliaea lancifolia* Franch. 的全草。

生于海拔 1 000~1 900 m 的潮湿、沟边、岩石上。分布于峨眉山、洪雅。

清热解毒、凉血、止咳化痰、止血、利湿，用于肺热咳嗽、湿热黄疸、瘰疬、吐血。

宽穗兔儿风

倒赤散、倒赤伞、三花兔儿风、长叶鹿衔莲、刀口药、白胡子狼毒、青皮草（阿坝州）。

为菊科植物 *Ainsliaea latifolia*（D. Don）Schbip. /*A. triflora*（Buch-am.）Druce 的全草。

生于海拔 700~3 500 m 的沟边、荒坡。分布于乐山、金川、汶川、理县、马尔康、茂县、洪雅、泸定、丹巴、布拖、金阳、什邡、峨眉山、攀枝花、马尔康、洪雅、开江、宣汉、平昌、通江、南江、峨边。

清热解毒、活血、化痰、凉血止咳、利湿、祛风散寒、止痢，用于肺热咳嗽、风寒咳嗽、劳伤吐血、骨折、经闭、肠炎、痢疾。止血生肌、祛风止痛，用于刀伤出血、疮口不收、头风牙痛、腰痛（达州）。

铁灯兔儿风

为菊科植物 *Ainsliaea macroclinidioides* Hayata 的全草。

生于海拔 1 200~2 100 m 的灌木林下。分布于平昌、通江。

清热解毒，用于鹅口疮。

叶下花

白叶兔儿风。

为菊科植物 *Ainsliaea pertyoides* Franch. 的全草。

生于海拔 1 400 m 以下的路旁、荒地、山坡、林下。分布于金阳。

祛风镇惊（金阳）。

白背兔儿风

叶下花。

为菊科植物 *Ainsliaea pertyoides* Franch. var. *alb-omentosa* Beauverd. 的全草。

生于海拔 700~2 700 m 以下的灌木林、荒地。分布于峨眉山、洪雅、会东、金阳。

凉血止咳、行气活血、除湿止痛、接骨、利湿、清热解毒、祛风散寒、止痢，用于肺热咳嗽、风寒咳嗽、劳伤吐血、骨折、经闭。

红背兔儿风

走马胎。

为菊科植物 *Ainsliaea rubrifolia* Franch. 的全草。

生于海拔 1 500 m 以下的灌木林中。分布于珙县、筠连、叙永、合江、兴文、古蔺、宜宾、隆昌、彭州、邛崃、乐山、洪雅、南江、峨眉山。

祛风除湿、活血祛瘀、舒筋活络、止咳、祛痰，用于风寒咳嗽、头风、风湿痹痛、疮疖肿毒、跌打损伤及小儿惊风。

红脉兔儿风

走马胎、青兔耳风、毛岩白菜（遂宁、蓬溪）。

为菊科植物 *Ainsliaea rubinervis* Chang 的全草。

生于海拔 500~1 500 m 的灌木林中。分布于成都、峨眉山、南充市、绵阳市、眉山市。

祛风除湿、清热止咳、活血祛瘀，用于感冒发热咳嗽、喉痛吐浓痰、癫痫、头风痛、跌打损伤、风湿骨痛。

云南兔儿风

为菊科植物 *Ainsliaea yunnanensis* Franch. 的全草。

生于海拔 1 800 ~ 3 600 m 的山坡草丛、杂木林中、灌木丛中。分布于普格、汶川、茂县、理县、九寨沟、攀枝花、泸定、宁南、冕宁、金阳、峨边。

清热消炎、祛风湿、舒筋、接骨，用于跌打损伤、骨折、风湿筋骨疼痛。解表、活血舒筋（普格）。

多花亚菊

看阿中（藏名）。

为菊科植物 *Ajania myriantha*（Franch.）Ling ex Shih 的全草。

生于海拔 2 500 ~ 3 700 m 的高山山坡草地、路旁。分布于康定、德格、阿坝州。

清热、止咳、化痰、润肺。

小花亚菊

看阿中（藏名）、束伞亚菊。

为菊科植物 *Ajania parviflora*（Grun.）Ling 的全草。

生于海拔 3 000 ~ 3 700 m 的高山山坡草地、路旁。分布于若尔盖、红原、阿坝。

清热消炎，用于肺炎。

柳叶亚菊

看阿中（藏名）。

为菊科植物 *Ajania salifolia*（Mattf.）Poljak. 的全草。

生于海拔 1 600 ~ 4 600 m 的山坡草地、林下、路旁。分布于四川省西北部。

清热消炎，用于肺炎。

细叶亚菊

肯阿崇（藏名）。

为菊科植物 *Ajania tenuifolia*（Jacq.）Tzvel. 的全草。

生于海拔 3 000 ~ 4 500 m 的荒地、肥沃半阴坡。分布于巴塘、红原、泸定、若尔盖、峨边。

藏医：苦、凉，解热、止咳，治感冒咳嗽、发烧、咽喉热毒、疼痛。

黄腺香青

香青（洪雅）。

为菊科植物 *Anaphalis aure-unctata* Lingelsh et Borza 的全草。

生于海拔 1 700 ~ 4 800 m 的灌木林下。分布于乐山、洪雅、泸定、康定、道孚、九龙、白玉、雅江、稻城、得荣。

活血散瘀、祛痰止咳，用于肺痈咳嗽、跌打损伤、外伤出血。

黑鳞黄腺香青

黑鳞香青。

为菊科植物 *Anaphalis aure-unctata* Lingelsh et Borza var. *atrata* Hand. et Mazz. 的全草。

生于海拔 1 000 ~ 4 450 m 的山坡草地。分布于万源、通江、木里、康定、稻城。

功效同珠光香青（达州万源、通江）。

车前叶黄腺香青

为菊科植物 *Anaphalis aureopunctata* Lingelsh et Borza var. *plantaginifolia* Chen 的全草。

生于山坡草地。分布于万源、南江、什邡。

功效同珠光香青（达州万源、南江）。

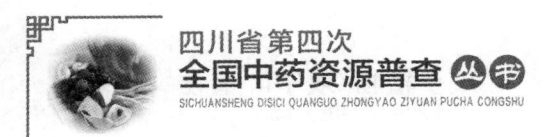

绒毛黄腺香青

为菊科植物 *Anaphalis aure-unctata* Lingelsh et Borza var. *tomentosa* Hand. et Mazz. 的全草。

生于海拔 2 100~3 800 m 的林下、山坡草地。分布于开江、宣汉、巴中、万源、通江、南江、康定、九龙、道孚。

功效同珠光香青（达州万源、南江）。

二色香青

三轮蒿、白头蒿。

为菊科植物 *Anaphalis bicolor*（Franch.）Diels 的全草。

生于海拔 2 000~4 200 m 的草地、林下、石砾地。分布于乡城、石渠、康定、稻城、德格。

清暑、镇痛、补虚，用于中暑腹痛、肺痨。

黏毛香青

野辣烟、午香草、昆明香青。

为菊科植物 *Anaphalis bulleyana*（J. F. Jeffr.）Chang 的全草。

生于海拔 1 100~3 300 m 的向阳草坡、灌木林下。分布于美姑、青川、崇州、丹巴、乐山、洪雅、康定、峨边、马边。

消痰、行气止痛、健胃、清热解毒、利湿、止咳、截疟，用于感冒、气管炎、扁桃体炎、百日咳、急性胃肠炎、膀胱炎、尿道炎、小儿疳积、疟疾。清热解毒（美姑）。

旋叶香青

为菊科植物 *Anaphalis contorta*（D. Don）Hook. f. 的全草。

生于海拔 1 800~2 900 m 的山坡、草丛中、高山草甸。分布于茂县、九寨沟、松潘、黑水、汶川、理县、马尔康、康定、峨边。

清热解毒。

淡黄香青

扎托巴曼巴（藏名）。

为菊科植物 *Anaphalis flavescens* Hand. et Mazz. 的全草。

生于海拔 2 100~4 700 m 的沟边、地旁、草坡、坪地、林下。分布于德格、泸定、雅江、甘孜、白玉、道孚、理塘、九龙、若尔盖、壤塘、金川、马尔康、红原、金阳、马边。

解毒、止咳，用于疮癣。

藏医：苦、平，清热解毒、止血，治流行性感冒、时疫、矿物药中毒、砒霜中毒、疔疮、肉瘤、出血。

纤枝香青

为菊科植物 *Anaphalis gracilis* Hand. et Mazz. 的全草。

生于山坡、路旁、草丛中。分布于理塘、雅江、金阳。

活血祛瘀。

糙叶纤枝香青

糙叶香青。

为菊科植物 *Anaphalis gracilis* Hand. et Mazz. var. *aspera* Hand. et Mazz. 的全草。

生于海拔 2 600~3 500 m 的高山草地。分布于稻城、甘孜、康定、泸定、壤塘、阿坝、红原。

活血、祛痰。

铃铃香青

枫得机梗打罢撒（藏名）。

为菊科植物 *Anaphalis hancockii* Maxim. 的全草。

生于海拔 2 000 ~ 4 000 m 的亚高山山顶、山坡草地。分布于康定、甘孜、白玉、巴塘、德格等地。

苦、微辛、凉，清热解毒、杀虫，治子宫炎、阴道滴虫。

藏医：淡、辛、凉，降血压、清热，德格藏医治高血压、血症。

乳白香青

登打浆打（藏名）、茅香艾。

为菊科植物 *Anaphalis lactea* Maxim. 的全草。

生于海拔 1 800 ~ 4 500 m 的亚高山、低山草地、针叶林下。分布于巴塘、道孚、九龙、泸定、理塘、康定、稻城、白玉、德格、青川、乐山、峨边等地。

活血散瘀、平肝潜阳、祛痰，用于血瘀包块、肝阳上亢、头眩晕、肺热咳嗽、创伤出血。

藏医：淡、辛、凉，降血压、清热解毒，治热性头痛、高血压头昏；德格藏医治头痛。

粉苞乳白香青

红花乳白香青、哇多罗（藏名）。

为菊科植物 *Anaphalis lactea* Maxim. *f. rosea* Ling 的全草。

生于海拔 2 800 ~ 3 200 m 的山坡草地、灌木丛中。分布于金川、若尔盖、红原、茂县、马尔康。

活血、散瘀、平肝潜阳、祛痰，用于止血、瘀血包块、创伤出血、肺热咳嗽。

宽翅香青

为菊科植物 *Anaphalis latialata* Ling et Y. L. Chen 的全草。

生于海拔 2 500 ~ 4 000 m 的路边、荒地。分布于乐山、道孚、白玉、雅江、九龙、泸定、理塘、稻城、洪雅、马边。

活血、散瘀、清热平肝，用于肝阳上亢、头眩晕、肺热咳嗽。

珠光香青

白头翁。

为菊科植物 *Anaphalis margaritacea*（L.）Benth. et Hook. f. 的全草。

生于海拔 2 000 ~ 4 100 m 的灌木林中阴湿处。分布于什邡、乐山、成都、攀枝花、洪雅、万源、泸定、康定、九龙、稻城、冕宁、越西、西昌、峨边。

清热解毒、泻火、燥湿、驱虫，用于牙痛、痢疾、风疹瘙痒、瘰疬、疮毒、跌打损伤、蛔虫病。活血、散瘀、清热平肝，用于肝阳上亢、头眩晕、肺热咳嗽（洪雅）。

黄褐珠光香青

乱风草、黄褐香青、褐毛香青、大火草、山萩、白头翁（峨眉）。

为菊科植物 *Anaphalis margaritacea*（L.）Benth. et Hook. f. var. *cinnamomea*（Wall.）Hand. et Mazz. 的全草。

生于海拔 500 ~ 3 200 m 的灌木林下阴湿处。分布于泸县、筠连、叙永、合江、兴文、古蔺、宜宾、江安、长宁、乐山、成都、洪雅、峨眉山、泸定。

清热、泻火、燥湿。全草止痢、敷刀伤（泸县），治牙痛、小儿流口水（屏山），祛风湿、治痢疾（江安）。活血散瘀、祛痰止咳，用于肺痈咳嗽、跌打损伤、外伤出血（洪雅）。消肿散毒，用于腹泻痢疾（峨眉）。

条叶珠光香青

一面青、大火草（阿坝州）、线叶香青、娃鲁嘎鲁（藏名）。

为菊科植物 *Anaphalis margaritacea*（L.）Benth. et Hook. f. var. *japonica*（Sc-ip）Makino 的根或全草。

生于海拔 500 ~ 3 500 m 的高山向阳山坡、草丛中。分布于纳溪、泸县、合江、珙县、兴文、古蔺、

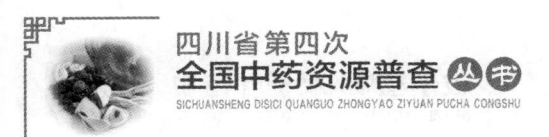
江安、长宁、九龙、阿坝州、泸定。

清热、泻火、燥湿、解毒、祛风通络，用于感冒、牙痛、吐血、痢疾、风湿性关节痛、蛔虫病，外用于刀伤、跌打损伤、颈淋巴结结核。清热、理气（纳溪），腹痛、止痢，并捣绒作灸条用（屏山）。

尼泊尔香青

打火草、香青、清明草。

为菊科植物 *Anaphalis nepalensis*（Spreng.）Hand-azz. 的全草。

生于海拔 1 000～4 500 m 的山坡、路旁、草丛中。分布于崇州、什邡、泸定、康定、丹巴、九龙、凉山州、雅江、理塘、稻城、道孚、德格、乡城、乐山、九寨沟、松潘、茂县、汶川、洪雅、峨眉山、峨边。

清热解毒、疏风、散热、解表、止咳定喘，用于感冒咳嗽、牙痛、急慢性气管炎、风湿性腿疼、高血压。

伞房香青

清明草。

为菊科植物 *Anaphalis nepalensis*（Spreng.）Hand. -Mazz. var. *corymbosa*（Franch.）Hand. -Mazz. 的全草。

生于海拔 2 600～4 000 米的向阳草坡。分布于凉山州各县、青川、康定、道孚、石渠、泸定、乡城、白玉、峨边。

清热解毒、止咳定喘，用于感冒咳嗽、急慢性气管炎、风湿性腿疼、高血压。镇咳（凉山州）。

单头清明草

为菊科植物 *Anaphalis nepalensis*（Spreng.）Hand. -Mazz. var. *monocephala*（D. C.）Hand. et Mazz. 的全草。

生于海拔 4 000～4 500 m 的灌木丛、草地、流石滩。分布于康定、德格。

清热解毒、止咳定喘，用于感冒咳嗽、急慢性气管炎、风湿性腿疼、高血压。

香青

为菊科植物 *Anaphalis sinica* Hance 的全草。

生于海拔 400～2 200 m 的山坡、草地、路旁。分布于崇州、九寨沟、汶川、茂县、马边。

镇咳、祛痰、平喘、消炎，用于风寒感冒、急慢性气管炎、痢疾、肠炎。

蜀西香青

为菊科植物 *Anaphalis souliei* Diels 的全草。

生于海拔 3 000～4 700 m 的高山草地、林下、灌木丛中。分布于理塘、巴塘、康定、九龙、雅江、道孚、白玉、甘孜、泸定。

活血散瘀、平肝潜阳、祛痰止咳。

萌条香青

为菊科植物 *Anaphalis surculosa*（Hand. et Mazz.）Hand. et Mazz. 的全草。

生于海拔 1 800～3 000 m 的空旷草地及灌木丛中。分布于泸定、康定。

用于感冒、头痛、急性吐泻。

西藏香青

扎哇、甘打巴扎（藏名）。

为菊科植物 *Anaphalis tibetica* Kitam. 的全草。

生于海拔 3 800～4 100 m 的林下、灌木丛、山坡阳地中。分布于道孚、九龙。

藏医：甘、平，祛风湿、消痞，治流行性感冒、培根病、痞块、风湿病、灰色水肿。

牛蒡

大力子、牛蒡子。

为菊科植物 *Arctium lappa* L. 的种子、根。

生于海拔 4 000 m 以下的山坡、草地；有栽培。分布于全川。

种子疏风散热、利咽散结、宣肺透疹、消肿解毒，用于风热表证、咳嗽、咽喉肿痛、斑疹不透、风疹作痒、痈肿疮毒、扁桃体炎、荨麻疹。根清热熄风、收敛止血，用于风毒面疮、头昏、咽喉面肿、齿痛、痒疹、咳嗽、消渴、痈疽疮疥、眼目昏花、脱肛、痔疮下血、白带、淋浊、久泻。

中亚苦蒿

小苦艾、秃子草（绵阳市）、洋艾。

为菊科植物 *Artemisia absinthium* L. 的花蕾、嫩枝叶。

生于向阳贫瘠、干旱的山坡、草地、路边。分布于绵阳市。

清热、止咳、止痛，用于肺热咳嗽、疮痈肿毒、头痛。

东北丝裂蒿

阿氏蒿、看阿中（藏名）。

为菊科植物 *Artemisia adamsii* Bess. 的全草。

生于海拔 3 600 ~ 4 000 m 的高山草地、山坡草丛中。分布于九寨沟、若尔盖、红原、松潘、黑水、茂县。

清热解毒、抗菌消炎，用于肺炎。

莳萝蒿

为菊科植物 *Artemisia anethoides* Mattf. 的全草。

生于海拔 3 300 m 以下的高山草地、山坡草丛中。分布于道孚、巴塘、小金、理县。

清热利湿、利胆退黄。

黄花蒿

青蒿、苦蒿。

为菊科植物 *Artemisia annua* L. 的全草。

生于海拔 3 700 m 以下的荒坡、路旁、田地、荒地。分布于全川，乐山、成都、南充、若尔盖、红原、阿坝、洪雅、邻水、中江、峨眉山、宁南。

全草清热退火、下气开胃、止血、解疟、祛风止痒、凉血透邪、退骨蒸潮热、解暑，用于小儿流行性乙型脑炎初起、伤暑低热无汗、疟疾、阴虚潮热、骨蒸盗汗、肺热吐血、衄血、妇女手足心发烧、小儿惊风、热泻、恶疮疥癣。

奇蒿

刘寄奴。

为菊科植物 *Artemisia anomala* S. Moore 的地上部分。

生于海拔 300 ~ 900 m 的荒坡、路旁。分布于南充。

清热解毒。

峨蒿

为菊科植物 *Artemisia anthricifolia* Chang 的全草。

生于荒坡、路旁、草地。分布于乐山。

清热解毒、杀虫。

青蒿

为菊科植物 *Artemisia apiacea* Hance /*A. caruifolia* Buch-am. 的全草。

生于海拔 400~2 800 m 的干燥、贫瘠的荒坡、地边、路旁。分布于凉山州、德阳、乐山、金川、壤塘、马尔康、绵阳市、眉山市、达州市、巴中市、峨眉山、什邡。

清热解毒、泻火、下气开胃、止血、祛风止痒、凉血、抗疟、退热解暑、除蒸、退疹，用于骨蒸潮热、吐血、暑天外感风热、小儿惊风、疟疾、痢疾、烦渴。

艾

陈艾、狼尾蒿子、黄草、野连头（阿坝州）。

为菊科植物 *Artemisia argyi* Lévl. et Vant. 的叶。

生于海拔 200~2 800 m 以下的山坡、路旁，多栽培。分布于全川，凉山州各县、金川、小金、理县、马尔康、眉山市、中江、达州市、巴中市、峨眉山、泸定、康定、丹巴、峨边、马边。

叶理气散血、逐寒湿、温经止痛、止血、安胎，用于心腹冷痛、泄泻转筋、久痢、吐衄、下血、月经不调、宫寒不孕、崩漏、带下、胎动不安、痈疡、疥癣、风湿麻木、鹤膝风、疮疖、湿疹、皮肤瘙痒、凉寒感冒。叶为灸条原料。

红陈艾

狭叶艾、刘寄奴（邻水）。

为菊科植物 *Artemisia argyi* Lévl. et Vant. var. *incana* Pamp 的全草。

生于海拔 350~1 000 m 的荒地、林缘；有栽培。分布于全川，纳溪、宜宾、兴文、古蔺、长宁、隆昌、屏山、叙永、珙县、江安、高县、南溪、开江、大竹、达州、邻水、渠县、平昌、巴中。

全草破血行瘀、下气通络、通经、敛疮消肿、调经止痛，用于经闭癥瘕、胸腹胀痛、产后血瘀、跌打损伤、痔疮出血、月经不调、大小便下血、刀伤、犬咬伤、痈毒燃肿。

暗绿蒿

为菊科植物 *Artemisia atrovirens* Hand. et Mazz. 的叶。

生于海拔 2 400 m 以下的草地、山坡、路旁。分布于峨眉山、资阳、昭化。

散寒、止痛、温经、止血。

岩蒿

山蒿。

为菊科植物 *Artemisia brachyloba* Franch. 的全草。

生于草地、山坡、路旁。分布于石棉。

清热燥湿、杀虫、排脓。

茵陈蒿

茵陈、白茵陈（南充）、绒蒿、细叶青蒿（阿坝州）。

为菊科植物 *Artemisia capillaris* Thunb. 的全草。

生于海拔 300~3 200 m 的干燥、瘦瘠的路边、草丛、荒坡。分布于乐山、金川、九寨沟、松潘、茂县、马尔康、理县、小金、长宁、屏山、彭州、新都、南充市、绵阳市、眉山市、开江、大竹、邻水、宣汉、万源、通江、南江、峨眉山、西昌、峨边。

幼嫩茎叶（茵陈蒿）清热利湿、散郁退黄、利胆，用于黄疸型肝炎、肝炎、肝肿大疼痛、胆结石、胆囊炎、膀胱湿热、热淋、肠炎腹泻、风痒疹毒、疮疥。

沙蒿

垦擦尔崩。

为菊科植物 *Artemisia desertorum* Spreng 的全草。

生于海拔 3 000~4 400 m 的田埂、草地、路旁。分布于康定、雅江、理塘、稻城、道孚、炉霍、德格、石渠。

苦、辛、寒、无毒，治气管炎、肺病。

侧蒿

为菊科植物 *Artemisia deversa* Diels 的全草。

生于海拔 1 000~2 300 m 的山谷、林下、林缘、坡地、河边。分布于南江、洪雅、米易。

清热解毒、止泻，用于热淋、泄泻。

狭叶青蒿

龙蒿。

为菊科植物 *Artemisia dracunculus* L. 的全草。

生于海拔 500~3 800 m 的荒坡、路旁、林缘。分布于乐山、洪雅、峨边。

清热解毒、利湿，用于湿热黄疸、小便不利、风痒疹毒。

牛尾蒿

为菊科植物 *Artemisia dubia* Wall. ex Bess. 的全草。

生于海拔 2 000~3 800 m 的高山草地、向阳山坡。分布于康定、丹巴、理塘、稻城、道孚、马边。

清热解毒、镇咳。

无毛牛尾蒿

为菊科植物 *Artemisia dubia* Wall. ex Bess. var. *subdigitata*（Mattf.）Y. R. Ling 的全草。

生于海拔 800~3 600 m 的石滩、石缝、草地、向阳山坡。分布于四川省。

止咳化痰、平喘，用于慢性咳嗽痰喘。

直茎蒿

为菊科植物 *Artemisia edgeworthii* Balakr. 的幼苗。

生于海拔 2 200~4 700 m 的山坡、草丛、河滩。分布于巴塘、康定、甘孜。

清热利湿。

峨眉蒿

为菊科植物 *Artemisia emeiensis* Y. R. Ling 的全草。

生于山坡、草丛、荒地。分布于峨眉山。

清热解毒、杀虫。

南牡蒿

为菊科植物 *Artemisia eriopoda* Bunge 的全草。

生于海拔 1 500~3 200 m 的林缘、山坡、草丛中。分布于康定、雅江。

祛风除湿、解毒，用于风湿关节痛、头痛、浮肿、毒蛇咬伤。

矮蒿

柳叶艾（巴中）、青蒿（大竹）、野艾（通江）。

为菊科植物 *Artemisia feddei* Lévl. et Vant. /*A. lancea* Vant. 的全草。

生于山坡、草丛中。分布于开江、达州、大竹、邻水、宣汉、巴中、通江、兴文、长宁、江安、高县、宜宾、南溪、筠连、合江。

全草清热、利湿、利胆、温经止血，用于月经不调、外伤出血、黄疸型肝炎。

东北蛔蒿

为菊科植物 *Artemisia finita* Kitag. 的叶。

生于草地、山坡、路旁。分布于天全、汉源、石棉。

用于黄疸型肝炎、传染性肝炎。

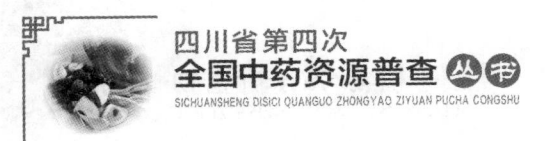

冷蒿

为菊科植物 *Artemisia frigida* Willd. 的全草。

生于山坡、草丛、草甸。分布于汉源。

功效同茵陈蒿。

细裂叶莲蒿

为菊科植物 *Artemisia gmelinii* Web. ex Stechm. 的全草。

生于海拔 1 500~4 900 m 的山坡、草丛、草甸。分布于阿坝、广元、康定。

清热解毒、凉血止血，用于泄泻、肠痈、小儿惊风、阴虚潮热、创伤出血。

臭蒿

桑子那保、桑子纳保（藏名）。

为菊科植物 *Artemisia hedinii* Ostenf. 的全草。

生于海拔 2 000~4 800 m 的高山草地、荒地、河滩、屋边。分布于巴塘、金川、若尔盖、红原、壤塘、阿坝、马尔康、康定。

消肿解毒、杀虫灭疥，用于毒蛇咬伤、恶疮痈肿。

藏医：地上部分辛、苦、寒、有小毒（无毒），清热、凉血、退黄、消炎，治胆囊炎、黄疸型肝炎、中暑。

五月艾

为菊科植物 *Artemisia indica* Willd. 的叶、全草。

生于山坡、草丛、荒野。分布于若尔盖、九寨沟、松潘、炉霍、木里。

叶理气血、逐寒湿、止血、温经、安胎，用于痛经、崩漏、胎动不安。全草利膈、开胃、温经、止血、敷疮毒，用于慢性咳嗽痰喘、风湿关节痛。

牡蒿

齐头蒿（珙县、凉山州、绵阳）、牛尿蒿，赤蒿（通江）、野蒿（南江）。

为菊科植物 *Artemisia japonica* Thunb. 的全草。

生于海拔 2 500 m 以下的山坡、路旁、草地。分布于全川，乐山、南充市、泸州、凉山州、攀枝花、绵阳市、眉山市、开江、邻水、宣汉、万源、通江、南江、中江、峨眉山、泸定、石棉、荥经、宝兴、天全、雅安、峨边、马边。

全草解表、清热解毒、退蒸、解暑、利尿、杀虫，用于感冒身热、劳伤咳嗽、肺热咳嗽、阴虚潮热、骨蒸盗汗、五劳七伤、伤暑烦渴、风火牙痛、牙龈肿胀、小便淋漓灼痛、小儿疳热、疟疾、口疮、疥癣、湿疹、乳痈。又治肝热、咳嗽、牙痛（珙县）；产后寒、喉炎（屏山）；治瘰疬，止血（江安）。清热凉血、解暑（凉山州）。解毒消肿，用于卵巢癌、乳腺增生、痛风（犍为黄方英）

木樨草牡蒿

齐头蒿。

为菊科植物 *Artemisia japonica* Thunb. f. *resedifolia* Takeda 的全草。

生于荒坡、路旁。分布于峨眉山、洪雅。

清热解毒、退热、杀虫，用于劳伤咳嗽、小儿疟疾、湿疹、五劳七伤。

白苞蒿

肺痨草（宜宾、泸州）、鸭脚艾、红艾叶、红菜五加、催情菜（南充）。

为菊科植物 *Artemisia lactiflora* Wall. 的叶。

生于海拔 400~3 000 m 的荒坡、路边，多为栽培，分布于全川，苍溪、西充、广安、眉山市、宣汉、万源、南江、丹巴、雅江、名山、汉源、峨边、马边。

全草祛风除湿、清肺止咳、活血通络、散瘀止血，用于痨伤、肺结核、痰血、头痛头晕、咳嗽、泄泻、便血、尿血、经闭、白带、月经不调、产后腹痛、阴疽、肿痛、跌打损伤、烫火、肺结核、肾虚、阳痿、早泄、疮毒、蛇伤、肾虚阳痿、早泄、子宫脱垂等，又调经活血，治妇科疾病及贫血（江安）。

蕲艾

野艾蒿。

为菊科植物 *Artemisia lavendulaefolia* DC. 的叶及嫩枝。

生于中、低海拔地区的荒坡、路边。分布于成都、南充市、安岳、马边、绵竹。

散寒除湿、温肺止血、温经，用于虚寒性崩漏下血、虚寒性月经不调、痛经、腹痛、胎动不安、湿疹瘙痒。

白叶蒿

为菊科植物 *Artemisia leucophylla*（Turcz. ex Bess.）C. B. Clarke 的叶。

生于海拔 4 000 m 以下的山坡、草丛中。分布于九寨沟、康定。

散寒除湿、温经止血、安胎。

黏毛蒿

为菊科植物 *Artemisia mattfeldii* Pamp. 的全草。

生于海拔 2 600 ~ 4 700 m 的山坡、草丛、河滩。分布于巴塘、道孚、石渠、阿坝州。

清肝利胆、消肿解毒。

蒙古蒿

为菊科植物 *Artemisia mongolica*（Fisch. ex Bess.）Nakai 的茎叶。

生于山坡、灌木丛、河谷、沙丘、草丛中。分布于泸定、雷波、乡城、理塘、九龙。

散寒除湿、温经止血、清热凉血、解暑。

小花球蒿

肯绞、肯穷（藏名）。

为菊科植物 *Artemisia moorcroftiana* Wall. 的全草。

生于海拔 2 000 ~ 5 000 m 的林缘、草地、灌木丛中。分布于道孚、泸定、康定、雅江、理塘、稻城、乡城、炉霍、德格、石渠。

藏医：苦、辛、凉，清热、止血、消肿、祛风、杀虫，治疮痒、肺病、外伤，煎水浴洗可柔和肢节。

多花蒿

为菊科植物 *Artemisia myriantha* Wall. ex Bess. 的全草。

生于海拔 1 000 ~ 2 800 m 的山坡、草丛、路旁。分布于甘孜州。

外用，作消炎剂。

西南牡蒿

为菊科植物 *Artemisia parviflora* Buch. -Ham. ex Roxb. 的全草。

生于山坡、草丛中。分布于理县、芦山、木里、越西、稻城。

清热解毒。

魁蒿

为菊科植物 *Artemisia princeps* Pamp. 的叶。

生于海拔 1 600 m 以下的林缘、灌木丛、山坡、草丛中。分布于洪雅、芦山、雷波、金川。

解毒消肿、散寒除湿、温经止血，用于月经不调、经闭腹痛、崩漏、产后腹痛、腹中寒痛、胎动不安、鼻衄、肠风出血、赤痢下血。

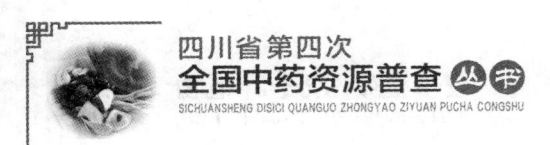

灰苞蒿

为菊科植物 *Artemisia roxburghiana* Bess. / *A. oriental-engduangensis* Ling et Y. R. Ling 的叶。

生于海拔 700～4 200 m 的荒坡、路边、灌木丛、荒地，分布于成都、康定、德格、石渠、宁南、峨边。

清热解毒、除湿、止血，用于痈疽疮毒。

白莲蒿

为菊科植物 *Artemisia sacrirum* Ledeb. 的全草。

生于低海拔的山坡、林缘、灌木丛中。分布于四川省。

清热解毒、凉血止血，用于肝炎、肠痈、小儿惊风、阴虚潮热、创伤出血。

猪毛蒿

为菊科植物 *Artemisia scoparis* Waldst. et Kit. 的全草。

生于海拔 300～3 900 m 的沙地、河岸、盐碱地。分布于九寨沟、汶川、茂县、内江、开江、达州、平昌、巴中、万源、丹巴、雅江、稻城、新龙、汉源、松潘、峨边。

清热利湿、利胆退黄，用于黄疸型肝炎、胆囊炎、尿少、湿疮瘙痒、风痒疥疮。

狭叶蒿

萎蒿、红陈艾。

为菊科植物 *Artemisia selegensis* Turcz. 的全草。

生于河边、沙地。分布于乐山、彭州、新都、南充市、眉山市。

破血行瘀、行气通络、通经、消肿止痛，用于产后瘀滞小腹胀痛、癥瘕、跌打损伤、瘀血肿痛、外伤、大小便下血、犬伤。

大籽蒿

堪穷色尔部（藏名）。

为菊科植物 *Artemisia sieversiana* Ehrhart ex Willd. 的全草。

生于海拔 500～4 100 m 的荒地、山坡、路旁。分布于阿坝州、泸定、稻城、炉霍、甘孜、新龙。

补中益气（阿坝州）。

球花蒿

为菊科植物 *Artemisia smithii* Mattf. 的全草。

生于海拔 3 200～4 600 m 的高山草地、草甸、山坡。分布于白玉、德格、石渠、道孚。

消肿解毒、杀虫。

牛尾蒿

银尔玛（藏名）。

为菊科植物 *Artemisia subdigitata* Mattf. 的全草。

生于海拔 1 500～3 500 m 的树荫、河滩、石缝、草地。分布于甘孜州（道孚）、阿坝州、乐山、洪雅、南江、峨眉山。

地上部分止咳、化痰、清热、平喘、止血，用于慢性支气管炎。破血行瘀、行气通络、通经、消肿止痛，用于产后瘀滞小腹胀痛、癥瘕、跌打损伤、瘀血肿痛（洪雅）。

藏医：苦、温，清热、解毒、利肺，治肺热咳嗽、咽喉肿痛、肺部疾病、气管炎。

阴地蒿

为菊科植物 *Artemisia sylvatica* Maxim. 的全草。

生于海拔 600～2 000 m 的林下、林缘、灌木丛等阴湿处。分布于都江堰、洪雅、北川、雷波、内江。

用于崩漏、带下、经闭、腹痛。

甘青蒿

为菊科植物 *Artemisia tangutica* Pamp. 的全草。

生于海拔 3 000～3 800 m 的荒坡、路旁。分布于彭州、泸定、康定。

平喘、退热。

绒毛甘青蒿

为菊科植物 *Artemisia tangutica* Pamp. var. *tomentosa* Hand. et Mazz. 的全草。

生于荒坡、路旁。分布于金阳。

清热、除风。

南艾蒿

为菊科植物 *Artemisia verlotorum* Lamotte 的根、叶。

生于海拔 2 800～3 500 m 的山坡、田边、路旁。分布于道孚。

散寒、止痛、止血，用于淋证。

毛连蒿

结血蒿、垦育拉。

为菊科植物 *Artemisia vestita* Wall. 的全草。

生于海拔 2 200～4 000 m 的山坡、地边、屋边。分布于康定、巴塘、稻城、乡城、得荣、甘孜、白玉、德格。

苦、寒，清虚热、健胃、祛风止痒，治瘟疫内热、四肢酸痛、骨蒸发热。又清虚热、健胃、祛风止痒，用于瘟疫内热、四肢酸痛、骨蒸发热。

藏医：全草甘、寒，抗菌、解毒，治疮疡之红肿疼痛（德格藏医）。

蜜腺毛蒿

其相。

为菊科植物 *Artemisia viscidissima* Ling et Y. R. Ling 的全草。

生于海拔 2 700～3 700 m 的草地旁。分布于巴塘。

藏医：淡、微寒，清热、止喘；德格藏医治气管炎、肺结核咳嗽。

艾蒿

野陈艾。

为菊科植物 *Artemisia vulgaris* L. 的叶及嫩枝。

生于海拔 500～2 500 m 的灌木丛、路边、草丛中。分布于成都、宜宾、泸州、南充市。

叶安胎、温经止血、止咳、散寒除湿，用于虚寒性崩漏下血、虚寒性月经不调、痛经、腹痛、胎动不安、湿疹瘙痒，用于妊娠腹痛、胎漏（合江），散寒除湿、温肺、调经止血（泸县），退黄疸、利水健脾、除湿（江安、合江）。

萎蒿

鸡脚蒿。

为菊科植物 *Artemisia vulgaris* L. var. *vulgatissima* Bess. 的全草。

生于荒坡、路旁。分布于成都、洪雅、峨眉山。

利膈、开胃、温经、祛风除湿、理气散寒，用于风湿痹痛、胃寒作呕、经闭腹痛。

三脉紫菀

山白菊、白马兰、红管药（达州、峨眉）。

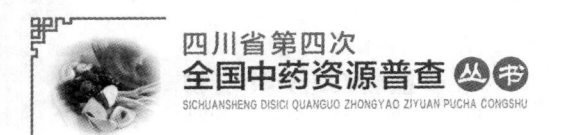

为菊科植物 *Aster ageratoides* Turcz. 的全草。

生于海拔 4 200 m 以下的水沟、路边、灌木丛中。分布于宜宾、筠连、高县、兴文、长宁、屏山、叙永、珙县、邛崃、乐山、阿坝州、眉山市、开江、渠县、宣汉、平昌、通江、南江、峨眉山、甘孜州、宁南、峨边、马边。

全草疏风、清热解毒、利湿、止血、祛痰镇咳，用于咳嗽痰喘、风热感冒、扁桃体炎、支气管炎、疗疮肿毒、蛇咬、蜂蜇；又治肝炎（叙永）。

异叶紫菀

为菊科植物 *Aster ageratoides* Turcz. var. *heterophyllus* Maxim. 的根。

生于海拔 2 000 m 以下的水沟、路边、灌木丛、林下。分布于四川省。

润肺、止咳、化痰，用于咳嗽痰喘、肺痈咯血。

宽伞紫菀

紫菀。

为菊科植物 *Aster ageratoides* Turcz. var. *laticorymbus*（Vant.）Hand. et Mazz. /*A. laticorymbus* Vant 的全草。

生于山坡。分布于四川省。

清热解毒、利尿、止血。

小花紫菀

为菊科植物 *Aster ageratoides* Turcz. var. *micranthus* Ling 的全草。

生于海拔 1 700~2 400 m 的山坡、沟边、路边、灌木丛、林下。分布于康定。

清热解毒、疏风。

卵叶紫菀

为菊科植物 *Aster ageratoides* Turcz. var. *oophyllus* Ling 的根、全草。

生于山坡、疏林、丘陵、水沟、路边、灌木丛、林下。分布于四川省。

清热解毒、理气止痛、凉血止血。

微糙紫菀

山白菊。

为菊科植物 *Aster ageratoides* Turcz. var. *scaberulus*（Miq.）Ling 的全草。

生于海拔 2 600~3 800 m 的山坡、荒山、水沟、路边、灌木丛、林下。分布于康定、泸定、稻城、峨边。

清热解毒、祛痰止咳、疏风，用于感冒发烧、头痛、蛇伤。

小舌紫菀

陆梅（藏名）、黄胆草。

为菊科植物 *Aster albescens*（DC.）Hand. et Mazz. 的全草、根与花。

生于海拔 500~4 000 m 的山坡、草地林缘、灌木丛中。分布于筠连、高县、兴文、长宁、合江、屏山、古蔺、珙县、道孚、乐山、洪雅、峨眉山、泸定、康定、九龙、雅江、理塘、乡城、巴塘、白玉、德格、峨边、马边等地。

全草清热、利湿消肿，用于湿热黄疸、血淋、月经不调、水肿。根苦、温，润肺、消痰、下气、止咳，治风寒咳嗽、气喘、虚劳咳吐脓血、喉痹、小便不利。花清热解毒，用于头痛、眼痛。全草疏风、散热（高县），平喘宜肺、利水，治肺气肿、止咳（古蔺）。根泡酒治风湿（长宁）。

藏医：苦、寒、无毒，清热解毒，治头痛、眼痛。

柳叶小舌紫菀

普尔模、普尔磨模保（藏名）。

为菊科植物 *Aster albescens*（DC.）Hand. et Mazz. var. *salignus* Hand. et Mazz. 的全草。

生于海拔 2 700~3 900 m 的山坡、草地林缘，分布于康定、巴塘、乡城、道孚、雅江等地。

藏医：苦、平，杀虫，敛溃疡、干"黄水"，治炭疽、咽喉疾病、干脓水、虫病、黄水病。

星舌叶紫菀

为菊科植物 *Aster asteroides*（DC.）O. Kuntze 的花序。

生于海拔 2 700~4 700 m 的草地、灌木丛、流石滩。分布于泸定、康定、巴塘、道孚、甘孜、白玉、阿坝州。

清热解毒、降血压。

耳叶紫菀

为菊科植物 *Aster auriculatus* Franch. 的根、全草。

生于海拔 1 500~3 000 m 的疏林、林缘、路边、灌木丛、林下。分布于九龙、雅安。

润肺、止咳、清热凉血，用于风热感冒、久咳、多汗、月经过多。全草解毒消肿，用于蛇伤。

巴塘紫菀

为菊科植物 *Aster batangensis* Bur. et Franch. 的根。

生于海拔 3 400~4 400 m 的森林、灌木丛、草地、石砾。分布于康定、理塘、稻城、乡城、道孚、雅江、巴塘、会理、盐边、宁南、盐源、木里、越西。

解毒，用于伤寒。

重冠紫菀

陆梅（藏名）、土紫菀。

为菊科植物 *Aster diplostephioides*（DC.）C. B. Clarke 的花、根。

生于海拔 1 000~4 500 m 的阴坡草地、河谷、灌木丛中。分布于道孚、色达、乐山、阿坝州、洪雅、康定、九龙、雅江、理塘、巴塘、稻城、炉霍、德格。

根温胃、润肺、消痰、下气、止咳，用于风寒咳嗽、气喘、虚劳咳吐脓血、喉痹、小便不利。花清热解毒。

藏医：苦、寒、无毒，清热解毒，治头痛、眼痛。

狭苞紫菀

陆穷（藏名）。

为菊科植物 *Aster farreri* W. W. Sm. et J. F. Jeffr. 的根、全草。

生于海拔 2 700~4 400 m 的山坡、草地林缘，分布于甘孜、道孚、新龙、德格、白玉、泸定、炉霍、石渠等地。

藏医：淡、凉，清热解毒、敛脓血，治流感、发烧、瘟病时疫、木保病、脉热。

女菀

羊须草。

为菊科植物 *Aster fastigiatus* Fisch. 的全草。

生于海拔 1 000 m 的潮湿沟边。分布于乐山、洪雅。

润肺、化痰止咳、利尿，用于咳嗽气喘、痢疾、石淋。

萎软紫菀

太白菊、紫菀千花、美多漏梅（藏名）、肺经草。

为菊科植物 *Aster flaccidus* Bunge 的全草。

生于海拔 1 800~4 200 m 的河滩、山坡草地、灌木丛下。分布于康定、泸定、九龙、稻城、石渠、道孚、乐山、阿坝州、洪雅。

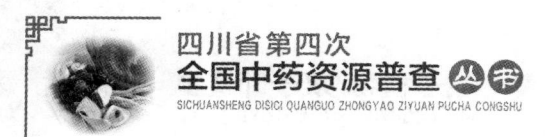

清热解毒、止咳，用于肺脓肿、肺炎、肺结核、百日咳。

藏医：淡、苦、寒，清热解毒、退烧、镇咳祛痰，治支气管炎、咳嗽气喘、咳吐脓血、小便短赤、流行性感冒、发烧、食物中毒。

褐毛紫菀

为菊科植物 *Aster fuscescens* Bur. et Franch. 的根。

生于海拔 1 500～4 200 m 的高山草坡、灌木丛、石砾、沟边。分布于泸定、康定。

润肺、化痰止咳。

毛茎马兰

青箭杆、土柴胡、大鱼鳅串、毛枝紫菀。

为菊科植物 *Aster lasiocladus* Hayata 的全草。

生于山坡林下、潮湿沟边、土坎。分布于乐山、南充、苍溪、阆中、武胜、岳池、广安、眉山市。

发汗解表、除湿化痰、理气止痛、解蛇毒，用于风热感冒、咳嗽痰多、周身疼痛、蛇咬伤。

石生紫菀

为菊科植物 *Aster oreophilus* Franch. 的花序。

生于海拔 2 300～4 000 m 的高山针叶林下、路旁。分布于盐源、冕宁、盐边、德格、美姑。

清热消肿，用于牙痛、咽喉痛、眼痛、口腔溃疡。

琴叶紫菀

为菊科植物 *Aster panduratus* Nees ex Walp. 的全草。

生于海拔 1 400 m 以下的灌木丛、草地、路旁、山顶、丘陵。分布于内江。

温中散寒、止咳、止痛，用于咳嗽痰喘、慢性胃痛、泄泻、消化不良、血崩。

灰枝紫菀

为菊科植物 *Aster poliothamnus* Diels 的全草。

生于海拔 1 800～3 400 m 的山坡草地或灌木丛中。分布于康定、丹巴、石渠、甘孜。

清热解毒、退烧、降血压。

千里光紫菀

黑根药、狗舌紫菀。

为菊科植物 *Aster senecioides* Franch. 的根、全草。

生于海拔 2 000～3 000 m 的山坡草丛、疏林下。分布于冕宁、宁南、会理、西昌、攀枝花。

根祛风除湿、散寒止痛。全草止血、生肌。

甘川紫菀

为菊科植物 *Aster smithianus* Hand. et Mazz. 的全草。

生于海拔 1 300～4 000 m 的沟边、草地、石砾、沼泽、田埂。分布于泸定、康定、新龙、金阳。

全草宣肺化痰、止咳、止痛，用于咳嗽痰喘。

缘毛紫菀

陆梅（藏名）。

为菊科植物 *Aster souliei* Franch. 的根。

生于海拔 1 800～4 800 m 的河滩、高山草甸、矮灌木丛缘。分布于康定、九龙、雅江、理塘、巴塘、道孚、炉霍、甘孜、德格、阿坝州、凉山州、攀枝花、峨边。

根苦、温，润肺、化痰、止咳，治支气管炎、咳喘、肺结核、咯血。

藏医：苦、寒、无毒，清热解毒、镇咳祛痰，治头痛、眼痛、支气管炎、咳嗽气喘、咳吐脓血、小便短赤。德格藏医用于偏瘫、肝炎、胃痛、尿道热痛。

钻形紫菀

土柴胡。

为菊科植物 *Aster subulatus* Michx. 的全草。

外来物种，生于海拔 1 000 m 左右的潮湿沟边、林下。分布于泸县、南溪、纳溪、高县、屏山、古蔺、江安、宜宾、乐山、洪雅、峨眉山。

理气止痛，用于慢性气管炎。全株清热解表、解毒、除湿、化痰，用于风寒感冒、发热、头痛、口渴、咳嗽痰多（南溪、洪雅）。

紫菀

广紫菀（峨眉）。

为菊科植物 *Aster tataricus* L. f. 的全草、根。

生于海拔 400～2 250 m 的山地，有栽培。分布于南溪、合江、宜宾、新都、乐山、凉山州、洪雅、峨眉山。

温肺、散寒润肺、化痰、下气、利湿、止咳平喘，用于风寒咳嗽、虚劳咳吐浓痰。根用于支气管炎、咳喘、肺结核咯血。

东俄洛紫菀

高山紫菀花、陆眉（藏名）。

为菊科植物 *Aster tongolensis* Franch. 的根。

生于海拔 2 800～4 300 m 的林下、水边、草地。分布于道孚、石渠、理塘、乡城、德格、新龙、稻城、阿坝州、凉山州、攀枝花、马边。

藏医：苦、寒、无毒，清热解毒、镇咳祛痰、解痉、干脓血，治头痛、眼痛、支气管炎、咳嗽气喘、咳吐脓血、小便短赤、瘟疫病、痉挛、癣、疮。德格藏医用之治疗偏瘫、肝炎、胃痛、尿道热痛。

滇藏紫菀

陆梅（藏名）。

为菊科植物 *Aster tsarungensis*（Griers）Ling 的花与根。

生于海拔 3 000～4 200 m 的阴坡草地、灌木丛中。分布于道孚、九龙、理塘、稻城、乡城、炉霍、阿坝州。

根苦、温，润肺、消痰、下气、止咳，治风寒咳嗽、气喘、虚劳咳吐脓血、喉痹、小便不利。

藏医：花苦、寒、无毒，清热解毒，治头痛、眼痛。

密毛紫菀

为菊科植物 *Aster vestitus* Franch. 的全草。

生于海拔 2 200～3 500 m 的林缘、山坡、草地、沙地、路旁。分布于理塘、凉山州。

散寒解表、活血舒筋。

云南紫菀

为菊科植物 *Aster yunnanensis* Franch. 的花序。

生于海拔 1 900～4 500 m 的高山灌木丛、草地、林缘、路旁。分布于康定、雅江、巴塘、稻城、乡城、道孚、炉霍、凉山州。

清热解毒、降血压。

苍术

北苍术、茅苍术。

为菊科植物 *Atractylodes chinensis*（DC.）Koidz. /*A. lancea*（Thunb.）DC. 的根茎。

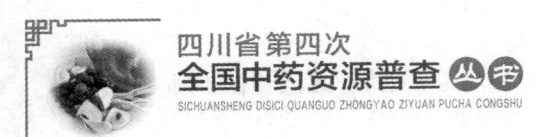

栽培于海拔600～2 000 m的山坡。分布于广元、德阳、甘洛、崇州、什邡、苍溪、万源。

燥湿健脾、明目、发汗宽中、祛风湿，用于中焦湿滞、食欲不振、消化不良、腹胀泄泻，风湿关节肢体疼痛、湿热下注、脚膝肿痛、湿热温病、周身疼痛自汗、感冒头痛、咳嗽、发热无汗、皮间风水肿。

白术

贡术。

为菊科植物 *Atractylodes macrocephala* Koidz. 的根、根状茎。

栽培于海拔400～1 800 m的山坡、土地，有栽培。分布于沙湾、宝兴、珙县、纳溪、宜宾、筠连、泸县、兴文、长宁、合江、屏山、古蔺、高县、雷波、彭州、什邡、南充市、洪雅、达州市、巴中市、峨眉山、康定。

根茎补脾、益气、固表止汗、健脾燥湿、发表、祛痰、利水、和中、安胎，用于脾胃气弱、不思饮食、倦怠少气、虚胀、虚寒泄泻、脾虚泄泻、痰饮咳嗽气喘、水湿停留胀满、水肿、黄疸、湿痹、小便不利、头晕、自汗、胎气不安。

云木香

木香、广木香。

为菊科植物 *Aucklandia lappa* Decne/*Saussurea lappa* Clarke 的根。

栽培于海拔900～3 500 m的向阳山坡。分布于宝兴、雷波、金阳、普格、美姑、彭州、邛崃、乐山、洪雅、开江、达州、宣汉、峨眉山等地。

根芳香行气、健脾和胃、调气解郁、止痛、安胎、温中，用于风湿痹痛、脘腹胀痛、食少呕吐、肝胆气滞引起的胁痛、腹痛、腹泻、里急后重。

雏菊

为菊科植物 *Bellis perenis* L. 的叶、花。

栽培。分布于全川。

叶止血消肿。花序祛痰镇咳。

鬼针草

豆渣菜（兴文）、黏连子（隆昌）、豆渣草、婆婆针。

为菊科植物 *Bidens bipinnata* L. 的全草。

生于海拔3 000 m以下的荒坡、路旁。分布于全川，乐山、阿坝州、兴文、隆昌、南溪、江安、眉山市、达州、宣汉、平昌、通江、峨眉山、泸定、丹巴、巴塘、稻城、甘孜、峨边。

清热解毒、活血散瘀、消肿，用于外感发热、上呼吸道感染、急性单纯性阑尾炎、疟疾、腹泻、痢疾、肝炎、急性肾炎、肠炎、胃痛、噎膈、肠痈、咽喉肿痛、疮痈肿毒、跌打损伤、蛇虫咬伤。

金盏银盘

为菊科植物 *Bidens biternata* (Lour.) Merr. et Sherff. 的全草。

生于荒坡、路边。分布于乐山、叙永、崇州、眉山市、达州、宣汉、南江、峨眉山、金阳、峨边。

清热解毒、活血散瘀、消肿，用于外感发热、急性单纯性阑尾炎、疟疾、腹泻、痢疾、肝炎、急性肾炎、肠炎、胃痛、噎膈、肠痈、咽喉肿痛、疮痈肿毒、跌打损伤、蛇虫咬伤。

柳叶鬼针草

为菊科植物 *Bidens cernua* L. 的全草。

生于海拔3 600 m以下的荒坡、路边。分布于乐山、眉山市、康定、甘孜、巴塘。

清热解毒、活血散瘀、消肿，用于外感发热、急性单纯性阑尾炎、疟疾、腹泻、痢疾、肝炎、急性肾炎、肠炎、胃痛、噎膈、肠痈、咽喉肿痛、疮痈肿毒、跌打损伤、蛇虫咬伤。

小花鬼针草

为菊科植物 *Bidens parviflora* Willd. 的全草。

生于海拔 500～3 200 m 的山坡、荒地。分布于全川，如邛崃、洪雅、开江、宣汉、巴中、万源、通江、南江、峨眉山、稻城、雅江。

清热解毒、活血散瘀、消肿，用于外感发热、急性单纯性阑尾炎、疟疾、腹泻、痢疾、肝炎、急性肾炎、肠炎、胃痛、噎膈、肠痈、咽喉肿痛、疮痈肿毒、冻疮、跌打损伤、蛇虫咬伤。

三叶鬼针草

豆渣菜（叙永）、鬼针头（高县）。

为菊科植物 *Bidens pilosa* L. 的全草。

生于海拔 500～3 200 m 的沟边、路旁、山坡、荒地。分布于全川，如叙永、高县、兴文、珙县、宜宾、筠连、纳溪、屏山、长宁、合江、古蔺、南溪、凉山州、崇州、彭州、什邡、邛崃、绵阳市、眉山市、达州市、巴中市、峨眉山、泸定、康定、丹巴、峨边。

全草疏表、清热解毒、活血、散瘀消肿，用于流感、乙脑、咽喉肿痛、肠炎、阑尾炎、腹泻、肺炎、鼻炎、痢疾、黄疸、痔疮、肠痈、小儿惊风、疳积、疮疖疥痔、疮痈肿毒、疟疾。外敷治蛇咬伤（纳溪）。清热解毒、祛风活血（凉山州）。

白花鬼针草

为菊科植物 *Bidens pilosa* L. var. *radiata* Sch-ip. 的全草。

生于山坡、荒地、路边、村边。分布于峨眉山、平武。

清热解毒、活血祛风，用于咽喉肿痛、吐泻、消化不良、风湿关节痛、疟疾、疮疖、毒蛇咬伤、跌打肿痛。

狼把草

对叉刺、小葵花（古蔺）。

为菊科植物 *Bidens tripartita* L. 的全草。

生于海拔 3 700 m 以下的沟边、路旁。分布于凉山州、叙永、筠连、长宁、古蔺、乐山、南充市、眉山市、达州市、巴中市、峨眉山、泸定、康定、九龙。

清热解毒、散瘀消肿、凉血、止咳，用于气管炎、肺结核、咽喉炎、扁桃体炎、痢疾、丹毒、癣疮、吐血、肺痨咳血、头昏、疟疾、疮痈肿毒、肠痈、肾炎、肠炎。治蛇伤（叙永），黄疸（古蔺）。清热解毒、养阳敛汗（凉山州）

矮狼把草

为菊科植物 *Bidens tripartita* L. var. *repens*（D. Don）Sherff. 的全草。

生于海拔 500～1 000 m 的水边或湿地。分布于古蔺、宁南、美姑、德昌、盐源、会东。

清热解毒、养阴敛汗。

异芒菊

百能葳。

为菊科植物 *Blainvillea acmella*（L.）Philipson 的全草。

生于疏林、山坡、路旁。分布于邛崃、青川。

全草用于肺痨咯血、扭伤、感冒。

馥芳艾纳香

为菊科植物 *Blumea aromatic* DC. 的全草。

生于低山林缘、荒坡、路旁。分布于四川省。

祛风湿、消肿、止血、止痒，用于风湿关节痛、湿疹、皮肤瘙痒、外伤出血。

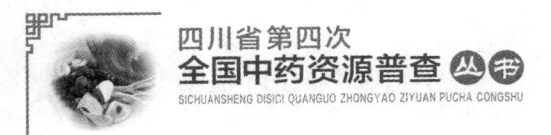

毛毡草

香草。

为菊科植物 *Blumea hieraciifolia*（D. Don）DC. 的全草。

生于海拔 450～1 600 m 的荒坡、路边。分布于峨眉山、洪雅。

芳香化浊、清热解毒，用于暑湿呕吐、胃痛、膀胱痛。

六耳铃

为菊科植物 *Blumea laciniata*（Roxb.）DC. 的全草。

生于海拔 300～800 m 的山坡、林缘、旷地、河边。分布于普格。

清热除湿、通经活络，用于风湿痹痛、头痛、跌打损伤、湿疹、毒蛇咬伤。

大头艾纳香

一扫光（合江）、火炭藤（纳溪）、东风草。

为菊科植物 *Blumea megacephala*（Randeria）Chang et Y. Q. Tseng 的全草。

生于灌木丛中、林缘、林缘灌木丛、路边水旁、丘陵向阳地、山谷、山脚向阳地、山坡、山坡草甸、山坡林缘、杂木林中。分布于合江、长宁、纳溪、屏山、峨眉山。

全株清热、解毒（合江）；治烧烫伤（长宁）。

柔毛艾纳香

红头小仙。

为菊科植物 *Blumea mollis*（D. Don）Merr. 的全草。

生于海拔 1 500～2 000 m 的田野、荒地、林缘、荒坡、路旁。分布于泸定、汉源、芦山。

止咳、消肿、解热，用于风热咳喘、咳嗽痰喘、乳痈。

兔耳风花蟹甲草

羊角天麻、八角香。

为菊科植物 *Cacalia ainsliaeflora*（Franch.）Hand. et Mazz. 的根。

生于海拔 1 000～2 600 m 的灌木林下、林缘、水边。分布于峨眉山、绵阳市、洪雅、邻水、宣汉、通江、南江。

祛风除湿、活血通络、化风痰、平肝风、解痉挛、理气止痛，用于眩晕、小儿惊风、癫痫、风湿骨痛、咳嗽痰多、痰厥头痛、关节屈伸不利、跌打损伤。解毒、杀虫，用于疮疖肿毒、头癣（巴中市）。

大卫蟹甲草

羊角参、三角天麻、双舌蟹甲草。

为菊科植物 *Cacalia davidii*（Fr.）Hand-azz. 的块根。

生于海拔 1 000～2 700 m 的山坡、林缘。分布于越西、彭州、崇州、什邡、邛崃、乐山、绵阳市、宣汉、平昌、巴中、万源、通江、南江、峨眉山、冕宁、金阳、峨边。

祛风除湿、消肿止痛、活血通络、理气通经、化风痰、平肝风、解痉挛，用于眩晕、小儿惊风、癫痫、风湿骨痛、咳嗽痰多、痰厥头痛、关节屈伸不利、跌打损伤。

三角叶蟹甲草

为菊科植物 *Cacalia deltophyllus*（Maxim.）Y. L. Chen 的根。

生于海拔 3 100～4 000 m 的山坡林下或山谷灌木丛中阴湿处，分布于青川、松潘、峨边。

镇痉熄风、养肝疗痹。

阔柄蟹甲草

帕宗（藏名）。

为菊科植物 *Cacalia latipes*（Franch.）Hand. et Mazz. 的全草。

生于海拔 1 500～3 200 m 的林缘、林下。分布于康定、雅江、巴塘、稻城、道孚、甘孜、理塘、乡城、喜德、昭觉、峨边等。

藏医：甘、平，祛风、镇静，治肝火之头晕、风热头痛、中风、惊痫、痹痛。

掌裂蟹甲草

羊角天麻。

为菊科植物 *Cacalia palmatisecta*（J. F. Jef.）Hand. et Mazz. 的根茎。

生于海拔 3 000～4 100 m 的冷杉林下、林缘、山坡。分布于泸定、乡城、道孚、乐山、阿坝州、喜德、甘洛、冕宁、越西、峨边。

祛风除湿、活血通络。

深山蟹甲草

为菊科植物 *Cacalia profundorum*（Dunn）Hand. et Mazz. 的全草。

生于林缘或山谷阴湿处。分布于宁南、雷波、会理、峨边。

用于无名肿毒、头癣、跌打损伤。

蛛毛蟹甲草

帕宗（藏名）。

为菊科植物 *Cacalia roborowskii*（Maxim.）Ling 的全草、根。

生于海拔 1 500～3 600 m 的沟边、林下、灌木丛中。分布于道孚、宣汉、泸定、康定、雅江、宁南、峨边等。

全草解毒、杀虫，用于疮疖肿毒、头癣（宣汉）。根镇痉熄风、养肝疗痹。

藏医：甘、平，祛风、镇静，治肝火之头晕、风热头痛、中风、惊痫、痹痛。

羽裂掌裂蟹甲草

羊角天麻。

为菊科植物 *Cacalia tangutica*（Franch.）Hand. et Mazz. 的根。

生于海拔 800～3 000 m 的灌木林下、山坡、草地、河边、林缘。分布于乐山、绵阳、阿坝州、苍溪、洪雅、宣汉、平昌、巴中、万源、通江、南江、峨眉山、冕宁。

祛风除湿、活血通络、舒筋、通经理气、平肝，用于风湿关节炎、头痛眩晕、风湿痹痛、关节屈伸不利、跌打损伤、月经不调、痛经、偏瘫、咳嗽痰多。

小金盏花

为菊科植物 *Calendula arvensis* L. 的全草、根、花序。

栽培于庭院。分布于松潘。

利尿、发汗、兴奋、缓下、通经，用于小便淋痛、月经不调。根用于疝气。花序用于肠风下血。

金盏菊

各贡麦朵（藏名）。

为菊科植物 *Calendula officinalis* L. 的根、花。

栽培于海拔 500～3 500 m 的庭院。分布于全川，道孚、甘孜、康定、新龙、白玉、稻城、泸定、石渠、达州市、巴中市等。

根行气、利尿、活血散瘀，用于胃寒疼痛、疝气癥瘕；花凉血、止血，用于肠风便血。

藏医：甘、苦、凉，清热、活血；八美藏医治肝病、肺病、口渴。

翠菊

为菊科植物 *Callistephus chinensis*（L.）Nees 的叶、花序。

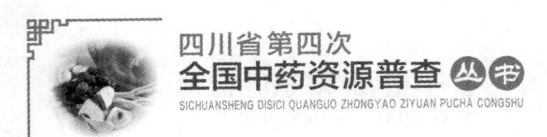

生于海拔 2 700 m 以下的疏林下阴湿处、山坡草地、水边。分布于金川、茂县、康定、丹巴。
清热凉血。

节毛飞廉

为菊科植物 *Carduus acanthoides* L. 的根、全草、果实。

生于海拔 2 700 ~ 4 000 m 的山坡、农田、河滩。分布于泸定、康定、色达、理塘。

根、全草散瘀止血、清热利湿，用于吐血、鼻衄、尿血、崩漏、带下、小便淋痛、膀胱湿热、痈疖、疔疮。果实利胆，用于黄疸、胆绞痛。

飞廉

丝毛飞廉、象泽尔（藏名）、刺巴草。

为菊科植物 *Carduus crispus* L. 的根或全草。

生于海拔 500 ~ 3 500 m 的山坡、农田、河滩。分布于凉山州、康定、德格、石渠、道孚、甘孜、彭州、巴塘、乐山、洪雅、峨眉山、峨边等。

全草散瘀止血、清热解毒、利湿、祛风、凉血散瘀，用于吐血、鼻衄、尿血、湿热黄疸、尿路感染、功能性子宫出血、白带、乳糜尿、跌打损伤，外用治痈疖、疔疮。

藏医：淡、平，催吐。德格藏医治胃病，幼苗用于催吐。

天名精

野烟、向露扪井、贡布美朵露梅（藏名）、鹤虱（彭州、达州）、蟾蜍兰、玉门精、挖耳草（绵阳）。

为菊科植物 *Carpesium abrotanoides* L. 的全草、根及茎叶、种子。

生于海拔 300 ~ 3 000 m 的山坡、路旁、草地。分布于宜宾、得荣、九龙、稻城、凉山州、彭州、什邡、邛崃、阿坝州、乐山、南充市、绵阳市、眉山市、达州市、巴中市、峨眉山、峨边、马边。

全草、根、茎叶祛痰止咳、清热解毒、截疟、破血、止血、止痛、杀虫，用于乳蛾、喉痹、疟疾、急性肝炎、急慢惊风、风火牙痛、虫积、血瘕、衄血、血淋、疔肿、湿疹、疥疮、疮毒、扁桃体炎、皮肤痒疹、癣癫、咽喉肿痛、疟疾、癥瘕腹痛。种子杀虫，用于虫积腹胀（宜宾、达州）。

藏医：甘、凉，清热解毒、消肿，治咽喉肿痛、疮肿。

挖耳草

烟管头草、烟袋草、倒提壶、杓儿菜（峨眉）。

为菊科植物 *Carpesium cernuum* L. 的全草。

生于海拔 600 ~ 3 300 m 的山坡、路边荒地及沟边。分布于长宁、合江、南溪、叙永、宜宾、筠连、屏山、高县、古蔺、兴文、珙县、稻城、巴塘、道孚、九龙、雅江、泸定、康定、新龙、凉山州、乐山、阿坝州、南充市、绵阳市、眉山市、峨眉山、峨边、马边。

清热解毒、消肿散结、止痛、杀虫，用于咽喉肿痛、疥疮、湿疹、癫癣、扁桃体炎、乳蛾、痄腮、风火牙痛、痈肿疮毒、疟疾。中耳炎（宜宾），堕胎（合江）。

毛烟管头草

兔儿风（南溪）。

为菊科植物 *Carpesium cernuum* L. var. *lanatum* Hook. f. 的全草。

生于山坡、丘陵、灌木丛中。分布于宁南、冕宁、古蔺、宜宾、兴文、泸县、南溪。

全草清热、解毒、祛痰、除疟（泸县），消肿（合江）、散寒、止咳（南溪）。

金挖耳

扑地菊。

为菊科植物 *Carpesium divaricatum* Sieb. et Zucc. 的全草。

生于海拔 300 ~ 2 400 m 的阴湿林地、草丛中、山坡。分布于凉山州、石渠、甘孜、德格、理塘、乐山、洪雅、马边。

清热解毒、消肿散结、止痛，用于感冒、头风、乳蛾、牙龈肿痛、泄泻、咽喉肿痛、赤眼、痈肿疮毒、痔核出血。

贵州天名精

为菊科植物 *Carpesium faberi* Winkl. 的全草。

生于海拔 700～1 900 m 的山坡、林缘、路旁、草丛中。分布于崇州、什邡。

用于跌打损伤、头痛、驱虫。

矮天名精

向露扪井、贡布美朵露梅（藏名）。

为菊科植物 *Carpesium humile* Winkl. 的全草。

生于海拔 2 800～3 700 m 的林缘、地边、草地。分布于新龙、石渠、九龙、康定、雅江、理塘、炉霍、德格、阿坝州。

根及茎叶祛痰、清热、破血、止血、解毒、杀虫，用于乳蛾、喉痹、疟疾、急性肝炎、急慢惊风、虫积、血瘕、衄血、血淋、疔肿、疮毒、皮肤痒疹。种子杀虫、主治虫积腹胀（宜宾）。

藏医：甘、凉，清热解毒、消肿，治咽喉肿痛、疮肿。

薄叶天名精

向露扪井、贡布美朵露梅（藏名）。

为菊科植物 *Carpesium leptophyllum* Chen et C. M. Hu 的全草。

生于海拔 2 000～2 700 m 的草坡、荒地、林缘。分布于康定、新龙、泸定。

根及茎叶祛痰、清热、破血、止血、解毒、杀虫，用于乳蛾、喉痹、疟疾、急性肝炎、急慢惊风、虫积、血瘕、衄血、血淋、疔肿、疮毒、皮肤痒疹。种子杀虫、主治虫积腹胀（宜宾）。

藏医：甘、凉，清热解毒、消肿，治咽喉肿痛、疮肿。

高山金挖耳

挖耳子草、贡布美朵露梅（藏名）、高山天名精。

为菊科植物 *Carpesium lipskyi* C. Winkl. 的全草、果实。

生于海拔 1 600～4 300 m 的路旁、山坡草地。分布于阿坝州、泸定、康定、九龙、道孚、白玉、德格、峨边、马边。

全草清热解毒、祛痰、截疟，用于牙痛、喉痛、疟疾。果实消积杀虫。

长叶天名精

马筋草。

为菊科植物 *Carpesium longifolium* Chen et C. M. Hu 的全草。

生于海拔 800～2 300 m 的山地、路边、灌木丛中。分布于乐山、崇州、古蔺、叙永、峨边。

清热解毒，用于感冒、咽喉痛、痈肿、疮毒、毒蛇咬伤、咳嗽痰喘。

大花金挖耳

香油罐、大烟锅草。

为菊科植物 *Carpesium macrocephalum* Franch. et Sav. 的全草。

生于海拔 3 000～3 600 m 的山坡林缘、灌木丛、山谷、路旁。分布于稻城、阿坝州。

全草凉血、散瘀、止血，用于跌打损伤、外伤出血、吐血、衄血。

小金挖耳

小野烟（珙县）。

为菊科植物 *Carpesium minus* Hemsl. 的全草。

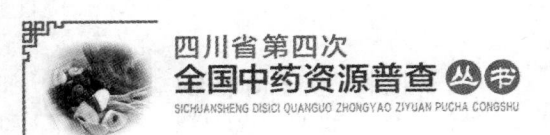

生于海拔 800～1 000 m 的山坡草丛、灌木丛、水沟边、路旁。分布于珙县、筠连、高县、叙永、青川、邛崃、石渠、德格、甘孜、乐山、成都、眉山市、金阳、峨边。

清热解毒、消肿散结、止痛，咽喉肿痛、乳蛾、牙龈肿痛。

绵毛天名精

为菊科植物 *Carpesium nepalense* Less. var. *lanatum* Hook. f. 的全草。

生于海拔 1 000～2 900 m 的荒坡、草地。分布于泸州、崇州、什邡。

全草清热、解毒、消肿止痛。

葶茎天名精

向露扪井、贡布美朵露梅（藏名）。

为菊科植物 *Carpesium scapiforme* Chen et C. N. Hu 的全草。

生于海拔 3 000～3 900 m 的高山草地、林缘。分布于乡城、得荣、炉霍、康定、稻城。

根及茎叶祛痰、清热、破血、止血、解毒、杀虫，治乳蛾、喉痹、疟疾、急性肝炎、急慢惊风、虫积、血瘕、衄血、血淋、疔肿、疮毒、皮肤痒疹。种子杀虫、主治虫积腹胀（宜宾）

藏医：甘、凉，清热解毒、消肿，治咽喉肿痛、疮肿。

四川天名精

大金挖耳草、红钓竿（屏山）。

为菊科植物 *Carpesium szechuanense* Chen et C. M. Hu 的全草。

生于海拔 1 400～2 500 m 的山坡林缘或草丛中、路边。分布于天全、峨眉山、屏山等处。

全草清热、解毒，用于风寒感冒（屏山）。

暗花金挖耳

东北金挖耳。

为菊科植物 *Carpesium triste* Maxim. 的全草。

生于海拔 2 100～3 300 m 的山地、路边。分布于乐山、崇州、九龙、泸定、乡城、稻城、道孚、白玉、康定。

全草清热、解毒、消肿止痛。

粗齿金挖耳

为菊科植物 *Carpesium trachelifolium* Less 的全草。

生于海拔 3 200 m 以下的山地、路边。分布于崇州、宝兴。

全草清热、解毒、消肿止痛。

红花

川红花，各贡、匝各贡、织让撒崩（藏名）。

为菊科植物 *Carthamus tinctorius* L. 的花。

生于海拔 200～2 800 m 的庭院、田圆。栽培于简阳、巴中、宜宾、泸州、甘孜、泸定、道孚、凉山州、什邡、邛崃、彭州、乐山、丹巴、稻城、南充、眉山市、峨眉山等地。

花活血、通经、祛瘀消肿、止痛、催生，用于痛经、经闭、血滞经闭、小腹包块、关节酸痛、难产、死胎、产后恶露不尽、瘀血作痛、痈肿、跌扑损伤、胸肋疼痛、妇女火盛倒经鼻衄。果实活血解毒，治痘出不快、妇女血气瘀滞、腹痛。

藏医：甘、辛、凉、重，清肝热、活血，治肝病、肺病、妇科病。

注：本品为川产道地药材，主产于简阳市。

葶菊

为菊科植物 *Cavea tanguensis*（J. R. Drumm）W. W. Smith et J. Small 的全草。

生于海拔 3 300～5 000 m 的高山雪线地带的砾石山坡、干燥沙地、河谷灌木丛中。分布于康定贡嘎山、稻城。

用于头痛。

矢车菊

蓝芙蓉。

为菊科植物 *Centaurea cyanus* L. 的全草、花。

栽培。分布于全川，包括石渠。

清热解毒、消肿活血。花利尿。

石胡荽

鹅不食草、地胡椒（叙永）、二郎箭。

为菊科植物 *Centipeda minima*（L.）A. Br. et Aschers. 的全草。

生于海拔 300～1 900 m 的阴湿而肥沃的路旁、荒野阴湿地、田坎。分布于全川，乐山、泸州、攀枝花、南充市、眉山市、峨眉山、泸定、凉山州。

散寒、胜湿、去翳、通关窍、祛风除湿、止咳平喘，用于感冒、寒喘、喉痹、百日咳、痧气腹痛、阿米巴痢、疟疾、疳泻、鼻渊、鼻息肉、头痛、急病关窍不通、牙关紧闭、慢性气管炎、跌打损伤、风湿筋骨疼痛、虚损劳伤腰痛。又治中风窍闭（泸县），心气痛、白内障（江安）。通窍散寒、祛瘀消肿（美姑）

茼蒿

为菊科植物 *Chrysanthemum coronarium* L. var. *spatiosum* Bailey 的全草、花序。

栽培。分布于全川。

健脾和胃、利二便、消痰饮、消瘟疫，用于肺热咳嗽、食谷不化、瘟疫。花祛风明目、镇痉、健胃、化痰。

瓜叶菊

为菊科植物 *Cineraria cruenta* Mass. ex L'Herit. 的全草。

栽培。分布于全川。

清热解毒，用于止泻。

罗平蓟

牛吞口（洪雅）。

为菊科植物 *Cirsium belingschanicum* Petr. 的全草。

生于荒坡、草丛中。分布于乐山、洪雅、凉山州。

凉血、止血、清热解毒，用于吐衄、湿热黄疸、痈疮肿毒。

总状蓟

恶鸡婆、灰蓟。

为菊科植物 *Cirsium botryodes* Petrak 的全草。

生于海拔 1 800～3 000 m 的荒坡、草丛中。分布于乐山、成都、长宁、宜宾、洪雅、峨眉山、金阳、雷波。

全草止血、凉血、清热解毒，用于吐衄、湿热黄疸、痈疮肿毒。根利湿、补虚，用作滋补药（宜宾）。

中国蓟

小蓟、绿蓟。

为菊科植物 *Cirsium chinensis* Gardn. et Chanp. 的全草。

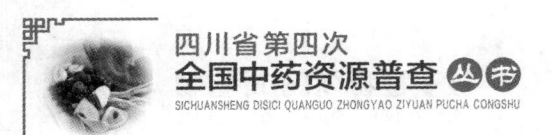

生于荒坡、草丛中。分布于乐山。

全草止血、凉血。

两面刺

大蓟、绿鳞蓟。

为菊科植物 *Cirsium chlorolepris* Petrak ex Hand. – Mazz. 的根或全草。

生于海拔 3 200 m 以下的路边。分布于昭觉、攀枝花、洪雅。

凉血止血、清热解毒，用于吐衄、湿热黄疸、痈疮肿毒。行瘀消肿（昭觉）。

贡山蓟

为菊科植物 *Cirsium eriophoroides*（Hook. f.）Petrak 的全草、根。

生于海拔 2 000～4 300 m 的山坡灌木丛、林缘、草地、草甸、河滩、水边。分布于冕宁、马边。

凉血、止血、散瘀消肿，用于吐血、鼻衄、尿血、崩漏、黄疸、疮痈。根清热凉血、利水、祛风。

莲座蓟

为菊科植物 *Cirsium esculentum*（Sievers）C. A. Mey 的全草。

生于海拔 1 500～3 200 m 的旷野、路旁、荒坡。分布于阿坝州。

散瘀消肿、排脓托毒、止血。

灰蓟

测崩相测（藏名）。

为菊科植物 *Cirsium griseum* L. 的全草。

生于海拔 2 800～3 500 m 的灌木丛、草地、路旁、荒地，分布于道孚、峨边、马边。

藏医：甘、寒，清热解毒、消肿，治坏血病、消肿块。

蓟

大恶鸡婆、大蓟、牛吞口。

为菊科植物 *Cirsium japonicum* Fisch. ex DC. 的根或全草。

生于海拔 300～3 200 m 以下的向阳、干燥、瘦瘠的山坡、草地、路旁、荒地，分布于全川，美姑、兴文、叙永、筠连、屏山、古蔺、彭州、南充、乐山、阿坝州、绵阳市、眉山市、大竹、宣汉、巴中、渠县、万源、通江、南江、峨眉山、泸定、康定、丹巴、峨边、马边。

根及全草清热解毒、利湿、凉血止血、祛瘀生新、祛痰、消痈肿，用于热证的吐血、衄血、咳血、尿血、血淋、血崩、带下、肠风、肠痈、疮疡肿毒、疔疮、慢性阑尾炎、肝炎、胆囊炎、外伤出血、月经过多。

魁蓟

大恶鸡婆（洪雅）。

为菊科植物 *Cirsium leo* Nakai et Kitag. 的全草。

生于海拔 700～3 400 m 的荒坡、草丛中。分布于乐山、洪雅、冕宁、泸定、石渠、阿坝州、峨边、马边。

止血、凉血、祛瘀、消肿，用于内外伤出血、月经过多、肠风下血、肠痈、肝炎。

条叶蓟

野红花（江安）、小蓟、线叶蓟。

为菊科植物 *Cirsium lineare*（Thunb.）Sch. – Bip. 的全草、根茎、花序。

生于海拔 200～1 700 m 的草丛中。分布于长宁、泸县、江安、隆昌、合江、高县、古蔺、越西。

凉血、行瘀、止血。根清热、凉血，代苦参、生地用（长宁），补虚清热、通经活血（古蔺），治血崩、烫伤（江安）。

野蓟

为菊科植物 *Cirsium maackii* Maxim. 的根、全草。

生于海拔 1 100 m 以下的山坡草地、林缘、草甸、路旁。分布于北川、木里、雷波。

凉血、行瘀、止血、破血。

烟管蓟

为菊科植物 *Cirsium pendulum* Fisch. 的全草。

生于海拔 2 200 m 以下的草丛中。分布于成都、什邡、芦山。

止血、凉血、祛瘀、消肿。

川蓟

测崩相测（藏名）。

为菊科植物 *Cirsium periacanthaceum* Shin. 的全草。

生于海拔 2 000～3 500 m 的灌木丛、草地、沟边、荒地，分布于道孚、康定、雅江、稻城、九龙、理塘、炉霍。

藏医：甘、寒，清热解毒、消肿，治坏血病、消肿块。

刺儿菜

小蓟、野红花、恶鸡婆、小恶鸡婆。

为菊科植物 *Cirsium setosum*（Willd.）MB. /*Cephalanoplos segetum*（Bunge）Kitam 的全草。

生于海拔 3 600 m 以下的山坡、丘陵、田野、路旁、草地。分布于全川，巴塘。

凉血、止血、行瘀、消肿，用于衄血、尿血、传染性肝炎、崩漏、外伤出血、痈疖疮疡。

聚头蓟

葵花大蓟。

为菊科植物 *Cirsium souliei*（Franch.）Mattf. 的全草。

生于海拔 1 900～4 800 m 的山坡路旁、林缘、荒地、河滩、田间、草原。分布于德格、石渠、康定、丹巴、道孚、炉霍。

消瘀散肿，用于吐血、鼻衄、尿血、子宫出血、黄疸、疮痈。

熊胆草

苦蒿、金龙胆草（凉山州）。

为菊科植物 *Conyza blinii* Lévl. 的根与全草。

生于海拔 1 800～3 600 m 的向阳草坡。分布于喜德、普格、宁南、盐源、木里、会理、西昌、越西、洪雅、泸定。

清热解毒、散瘀消肿，用于咽喉肿痛、中耳炎、目赤肿痛、牙龈肿痛，治支气管炎、哮喘（凉山州）。

香丝草

野塘蒿、火苗草（绵阳）。

为菊科植物 *Conyza bonariensis*（L.）Cronq. / *Erigeron bonariensis* L. 的全草。

生于海拔 3 000 m 以下的山坡路旁、河边、旷野、草丛中。分布于绵阳市、开江、达州、大竹、渠县、巴中、万源。

清热祛湿、行气止痛，用于感冒、疟疾、风湿关节痛、外伤出血。缓泻、行气消肿，用于大便燥结、气滞胀满（绵阳）。清热祛湿、行气止痛，用于感冒、疟疾、急性风湿性关节炎，外用于小面积创伤出血（达州）。

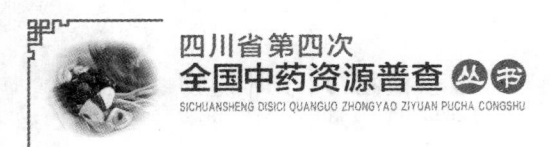

小白酒草

光绪草（兴文）、小飞蓬。

为菊科植物 *Conyza canadensis*（L.）Cronq. 的全草.

生于海拔 450～2 900 m 的路边、山坡、河滩、渠旁、草丛或田野，易形成大片群落。分布于兴文、宜宾、纳溪、长宁、泸县、合江、筠连、古蔺、邛崃、乐山、阿坝州、邻水、宣汉、平昌、巴中、万源、泸定、康定、盐源、冕宁、会东、西昌、峨边。

全草清热、解毒、消炎、祛风、止痒，用于口腔炎、中耳炎、眼结膜炎、肝炎、胆囊炎、牛皮癣、疮疖痈肿、跌打损伤、风火牙痛、风湿骨痛。并治痢疾、疟疾、牙龈炎（泸县）。

白酒草

石青菜（江安）、毛青菜（泸县）、毛柴胡（合江）、鱼腥草。

为菊科植物 *Conyza japonica*（Thunb.）Less. 的根及全草。

生于海拔 300～2 500 m 的山谷田边、山坡草地或林缘。分布于全川，如纳溪、长宁、筠连、江安、合江、泸县、屏山、什邡、崇州、康定、乐山、眉山市、开江、达州、邻水、宣汉、巴中、峨眉山、泸定、稻城、峨边。

清热解毒、消炎抗菌、利湿、镇痛、祛风化痰，用于中耳炎、目赤肿痛、风火牙疼、咽喉肿痛、胸膜炎、小儿肺炎、喉头炎、小儿惊风。全草舒筋活血（纳溪），治痢疾、凉咳、去风湿（江安），治肝热（合江）。

线叶金鸡菊

金鸡菊、剑叶金鸡菊。

为菊科植物 *Coreopsis lanceolata* L. 的全草。

栽培。分布于乐山、洪雅、达州市、巴中市、峨眉山。

清热解毒、消炎、消肿散结，用于痈肿疮毒、肺热咳嗽、咽喉肿痛、刀伤、无名肿毒。

波斯菊

秋英。

为菊科植物 *Cosmos bipinnatus* Cav. 的全草。

栽培。分布于甘孜州、凉山州、阿坝州、新都、成都、眉山市、达州市、巴中市等地。

清热解毒、明目、消肿化湿，用于急、慢性痢疾、风热感冒、目赤肿痛；外用治痈疮肿毒。

野茼蒿

为菊科植物 *Crassocephalum crepidioides* S. Moore 的全草。

生于海拔 300～2 400 m 的山坡路旁、水边、灌木丛中。分布于全川。

全草行气、利尿、健脾消肿、清热解毒；用于水肿、感冒发热、痢疾、肠炎、尿路感染、营养不良性水肿、乳腺炎。

狭叶垂头菊

垂头菊。

为菊科植物 *Cremanthodium angustifolium* W. W. Smith 的全草。

生于海拔 2 500～4 700 m 的高山草地。分布于乐山、阿坝州、乡城、稻城、理塘、康定、雅江、巴塘、道孚、新龙。

褐毛垂头菊

为菊科植物 *Cremanthodium brunne-ilosum* S. W. Liu 的全草。

生于海拔 4 100～4 300 m 的沼泽草甸、河滩、高山草甸、草地。分布于德格、石渠。

清热解毒。

仙客来垂头菊

为菊科植物 *Cremanthodium cyclaminanthum* Hand. et Mazz. 的全草。

生于沼泽草甸、河滩、高山草甸、草地。分布于西昌。

滋阴润肺、止咳。

喜马拉雅垂头菊

露肖（藏名）。

为菊科植物 *Cremanthodium decaisnei* C. B. Clarke 的全草。

生于海拔 3 700～5 500 m 的高山草地、沼泽、碎石堆。分布于德格、理塘、白玉、康定、巴塘、稻城、乡城、石渠、道孚、峨边。

藏医：全草酸、涩、温、无毒，健胃、止咳。

盘花垂头菊

欧曲得哇（藏名）。

为菊科植物 *Cremanthodium discoideum* Maxim. 的全草。

生于海拔 3 000～4 700 m 的高山草地、沼泽地。分布于德格、石渠、白玉、道孚。

用于中风。

藏医：花苦、凉；清热解毒。德格藏医治瘟疫、传染性疾病。

向日垂头菊

芒间纳保（藏名）。

为菊科植物 *Cremanthodium helianthus*（Franch.）W. W. Smith 的全草。

生于海拔 3 600～5 000 m 的高山洼地、沼泽地。分布于德格、九龙、石渠、金阳。

甘、苦、温，祛痰止咳、宽胸利气，治痰喘咳嗽、劳伤、老年虚弱头痛。

藏医：花苦、凉；清热解毒，止痛，治炭疽病、疔疮、肿毒、各部疼痛。

矮垂头菊

小垂头菊、芒间色尔保（藏名）。

为菊科植物 *Cremanthodium humile* Maxim. 的花序及全草。

生于海拔 3 700～5 000 m 的高山碎石带、河滩碎石间、草甸。分布于巴塘、石渠、德格、康定、乡城、道孚、白玉、理塘、木里。

藏医：花苦、辛、甘、淡、寒，清热、镇静、消肿、止痛，治"荷花"病、感冒、风湿引起的疼痛、全身肿。

条叶垂头菊

线叶垂头菊。

为菊科植物 *Cremanthodium lineare* Maxim. 的全草。

生于海拔 2 500～5 000 m 的高山草地、湿地、溪边、潮湿处。分布于新龙、泸定、巴塘、甘孜、乡城、石渠、洪雅、康定、道孚、理塘、雅江。

清热解毒、消肿散结，用于痈肿疮毒、肺热咳嗽、咽喉肿痛、高热引起的急惊痉挛、神志昏迷。

粉红花垂头菊

条叶垂头菊、芒间色尔保（藏名）。

为菊科植物 *Cremanthodium lineare* Maxim. var. *roseum* Hand. et Mazz. 的全草。

生于海拔 3 200～4 200 m 的沼泽、草甸边缘。分布于巴塘、新龙、道孚。

苦、寒，清热消肿，治高热引起的急惊痉挛、神志昏迷。

藏医：幼苗苦、辛、微甘、温、无毒，健胃、治呕吐。

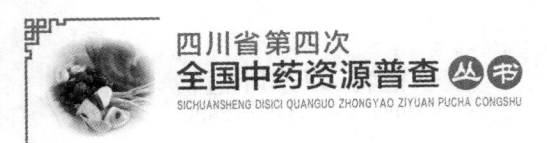
壮观垂头菊

芒间纳保（藏名）。

为菊科植物 *Cremanthodium nobile*（Franch.）Diels ex Lévl. 的全株。

生于海拔 3 200～4 100 m 的沟边、洼地、沼泽地。分布于九龙。

藏医：花苦、凉，清热解毒，止痛，治炭疽病、疔疮、肿毒、各部疼痛。

车前状垂头菊

芒间纳保（藏名）、点头菊。

为菊科植物 *Cremanthodium plantagineum* Maxim. 的全草、花。

生于海拔 3 500～4 200 m 的高山草地、沟边、沼泽地。分布于新龙、茂县、九寨沟、汶川、金川、金阳。

祛痰止咳、宽胸利气，用于痰喘咳嗽、劳伤、老年虚弱头痛。

藏医：花苦、凉，清热解毒、止痛，治炭疽病、疔疮、肿毒、各部疼痛。

侧茎垂头菊

为菊科植物 *Cremanthodium pleurocaule*（Franch.）Good 的全草。

生于海拔 3 100～4 000 m 的高山草地。分布于乡城、道孚、德格、白玉、炉霍、甘孜、理塘、巴塘、乐山、洪雅。

清热解毒、消炎、消痈散结，用于痈肿疮毒、肺热咳嗽、咽喉肿痛。

红花垂头菊

柱垂头菊。

为菊科植物 *Cremanthodium rhodocephalum* Diels 的全草、花序。

生于海拔 3 000～4 800 m 的高山草地。分布于崇州、九龙、昭觉、美姑、峨边。

清热消肿、止痛。

膜苞垂头菊

为菊科植物 *Cremanthodium stenactinum* Diels ex Limpr. 的全草。

生于海拔 3 000～4 500 m 的草地、沟边潮湿处。分布于道孚、巴塘、理塘。

清热解毒，用于痈疽肿毒、外伤感染、烧伤疼痛。

弯茎还阳参

为菊科植物 *Crepis flexuosa*（DC.）Benth. et Hook. f. 的花序。

生于高山草地、溪边、石缝隙。分布于九龙。

清热止血，用于肝炎、胃出血。

空洞参

管筒参。

为菊科植物 *Crepis hookeriana* C. B. Clarke 的全草。

生于荒坡地。分布于乐山、眉山市。

活血调经、通乳、止咳，用于月经不调、乳痈、白带。

绿茎还阳参

万丈深。

为菊科植物 *Crepis lignea*（Vaniot）Babcock 的根或全草。

生于海拔 1 000～3 000 m 的向阳山坡、杂木林中、灌木丛下。分布于普格、会东、冕宁。

清热解毒、润肺止咳。

滇川还阳参

为菊科植物 *Crepis rigrescens* Diels 的根或全草。

生于海拔 1 600~3 000 m 的杂木林中、灌木丛下。分布于普格、宁南、冕宁、泸定、稻城。

全草清热解毒。根补肾阳、养血气。

长茎还阳参

为菊科植物 *Crepis tibetica* Babc. 的根。

生于海拔 2 100 m 以下的山坡、田边、路旁、荒地。分布于四川省西部。

根补肾阳、益气血，用于肾虚阳痿、宫冷不孕、带下病、头晕耳鸣、心悸、小儿消化及营养不良。

芙蓉菊

为菊科植物 *Crossostephium chinense*（L.）Makino 的全草。

栽培。分布于新都。

全草辛、苦、微温，祛风除湿、解毒消肿、止咳化痰，用于胃痛、感冒、风湿关节痛、麻疹、百日咳、支气管炎、淋浊、腹泻、白带、乳腺炎、痈疽疔毒、蜂螫伤等症。

杯菊

为菊科植物 *Cyathocline purpurea*（Buch-am. ex De Don）O. Kuntze. 的全草。

生于海拔 2 600 m 以下的林下、山坡、草地、村舍路旁或池边水旁。分布于屏山。

清热、解毒、消炎、止血、除湿、利尿，用于急性胃肠炎、痧证、膀胱炎、尿道炎、咽喉炎、口腔炎、吐血、衄血、外伤出血。

大丽菊

苕花（泸县、宜宾）、家天麻（合江）、大丽花。

为菊科植物 *Dahlia pinnata* Cav. 的块根。

栽培，分布于全川。

清热解毒、消肿散结，用于目赤肿痛、痤疮肿毒、牙龈肿痛。块根补虚弱，炖鸡服治月经不调、行经腹痛（叙永）。

小红菊

为菊科植物 *Dendranthema erubescens*（Stapf）Tzvel. 的花序。

栽培。分布于新都。

清热解毒。

野菊

野菊花。

为菊科植物 *Dendranthema indicum*（L.）Des Moul. 的全草或花。

生于海拔 2 000 m 以下的路旁、荒地、屋边。分布于全川，邛崃、什邡、彭州、崇州、新都、兴文、隆昌、江安、泸县、宜宾、凉山州、南充市、成都、绵阳市、眉山市、达州市、巴中市、中江、峨眉山、峨边。

全草清热解毒、疏风消肿，用于流感、流脑、痈肿、疔疮、甲沟炎、毒蛇咬伤、目赤、瘰疬、天泡疮、湿疹。花疏风、清热解毒、消肿、平肝泻火，用于风热感冒头痛、目赤流泪、咽喉肿痛、痈疽疔毒、头晕、肺炎、百日咳、胃肠炎、高血压、疔痈、口疮、丹毒、湿疹、疔疮疖肿、腮腺炎、乳腺炎、天泡疮。

菊花

药菊花、茶菊、白菊花。

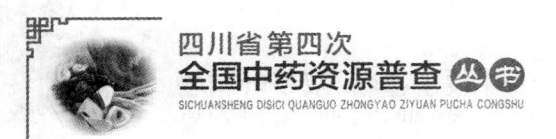

为菊科植物 *Dendranthema morifolium*（Ramat.）Tzvel. 的花序、叶。

栽培于海拔 3 300 m 以下的地区。分布于南充、纳溪、兴文、南溪、珙县、隆昌、长宁、泸县、合江、中江、邛崃、蒲江、九寨沟、汶川、茂县、理县、马尔康、眉山市、达州市、巴中市、峨眉山。

花疏风清热、平肝明目、解毒、降压镇痛、清凉，用于外感风热感冒、头痛、眩晕、目赤肿痛、心胸烦热、疔疮、肿毒、高血压。叶治疔疮、痈疽、头风、目眩。

鱼眼草

败毒草、粪泡草（高县）、胡椒菊，胡椒草、茯苓草（峨眉）。

为菊科植物 *Dichrocephala auriculata*（Thunb.）Druce 的全草。

生于海拔 300～2 700 m 的山坡、山谷阴处或阳处，或山坡林下，或平川耕地。分布于全川，如纳溪、古蔺、隆昌、长宁、合江、屏山、高县、泸县、彭州、什邡、崇州、凉山州、眉山、达州、渠县、巴中、宣汉、峨眉山、泸定、巴塘、马边。

清热解毒、消肿散结、利尿，用于咽喉肿痛、小儿生殖器官肿痛。全草加盐捣烂外敷疮毒（长宁）；和胃解毒（隆昌）。清热解毒、和胃止呕、截疟，用于妊娠呕吐、白带、狂犬咬伤、痈肿疮毒（凉山州、达州）。温中散寒、活血调经（峨眉）。

小鱼眼草

麻子草（兴文）、脓泡草（叙永）、白泡泡药（筠连）、鱼儿草（屏山）。

为菊科植物 *Dichrocephala benthamii* C. B. Clarke 的全草。

生于海拔 2 500 m 以下的山坡、路旁草丛中，分布于兴文、珙县、屏山、叙永、筠连、青川、邛崃、洪雅、峨眉山、泸定、九龙、凉山州、峨边、马边。

清热、解毒、利湿、止痛、消肿、祛翳，用于疟疾、痢疾、腹泻、肝炎、妇女白带、目翳、口疮、疮疡。花研细调麻油敷治脓泡疮（叙永），治肉刺（屏山）。

菊叶鱼眼草

为菊科植物 *Dichrocephala chrysanthemifolia*（Bl.）DC. 的全草。

生于海拔 2 900 m 的山坡、田边、路边。分布于乐山、彭州、洪雅、达州、平昌、南江、峨眉山、宁南、冕宁、盐源、会东、木里、峨边。

清热解毒、祛风明目、止痛、止泻，用于目疾、目翳、肝炎、疟疾、痢疾、小儿消化不良、小儿感冒高烧、肺炎、牙痛、夜盲症，外用于疮疡、蛇咬伤、皮炎、湿疹、子宫脱垂、脱肛。

重羽菊

为菊科植物 *Diplazoptilon picridifolium*（Hand. et Mazz.）Ling 的根。

生于海拔 3 600～3 800 m 的高山草地。分布于色达。

疏肝理气。

短冠东风菜

复占唐。

为菊科植物 *Doellingeria marchandii*（Lévl.）Ling 的根。

栽培或生于山谷、水边、田间、路旁，分布于宜宾、珙县、长宁、筠连、屏山、高县、兴文、乐山、洪雅。

根活血调经、生肌止痛，用于跌打损伤、肺热咳嗽、气喘，代三七用，叶切碎煎蛋服止咳（长宁）。

东风菜

复占唐。

为菊科植物 *Doellingeria scaber*（Thunb.）Nees 的根。

栽培或生于山谷、水边、田间、路旁，分布于峨眉山。

活血调经、止血生肌、消积。

阿尔泰多榔菊

太白菊、太白小紫菀（阿坝州）。

为菊科植物 *Doronicum altaicum* Pall. 的全草。

生于海拔 2 800～3 200 m 的山坡、灌木丛中。分布于壤塘、金川、马尔康、小金。

祛痰止咳、宽肠利气，用于痰喘咳嗽。

狭舌多榔菊

芒间色保（藏名）。

为菊科植物 *Doronicum stenoglossum* Maxim. 的全草。

生于海拔 2 500～4 000 m 的亚高山、高山草坡、林缘。分布于石渠、新龙、德格、巴塘、康定、雅江、稻城、道孚、理塘、甘孜。

清热、解毒、消炎、止血、除湿、利尿，用于急性胃肠炎、痧证、膀胱炎、尿道炎、咽喉炎、口腔炎、吐血、衄血、外伤出血。

藏医：苦、辛、甘、淡、寒，清热、镇静、消肿、止痛，治"荷花"病、感冒、风湿引起的疼痛、全身肿、疔痈、肿痛。

紫舌厚喙菊

为菊科植物 *Dubyaea atropurpurea* Stebb. 的花。

栽培于海拔 3 000～4 000 m 的高山草地。分布于乐山、洪雅。

清热解毒，用于目赤肿痛、头痛、疟疾。

鳢肠

旱莲草、墨斗草。

为菊科植物 *Eclipta prostrata*（L.）L. /*E. alba*（L.）Haask. 的全草。

生于海拔 1 800 m 以下的湿润肥沃的水边、水田、田埂。分布于全川，泸定、冕宁、宁南、会东、雷波、金阳。

全草滋阴补肾、固齿、收敛止血、通利小肠、清热解毒、益阴、凉血、止血、补血，用于妇女干病与经闭、红崩、尿血、吐血、咯血、衄血、便血、血痢、外伤出血、须发早白、头发早落、白喉、淋浊、带下、阴部湿痒、肝炎、肠炎、痢疾、小儿疳积、肾虚耳鸣、神经衰弱。外用于脚癣、湿疹、疮疡、创伤出血等。

小一点红

兔耳草（长宁）、千锤打、七星筒、牛舌片（合江）、肥草（筠连）、细红背叶。

为菊科植物 *Emilia prenanthoides* DC. 的全草。

生于海拔 550～2 000 m 的山坡路旁、疏林或林中潮湿处，分布于纳溪、兴文、珙县、叙永、合江、高县、古蔺、筠连、长宁、屏山、江安、南溪。

全草清热、利尿、凉血、解毒，用于痢疾、腹泻、便血、水肿、肠痈、聤耳、目赤、喉蛾、疔疮、肿毒。并治若虫（江安）。

一点红

空筒草、千日红（高县）、紫背地丁。

为菊科植物 *Emilia sonchifolia*（L.）DC. 的全草。

生于海拔 500～800 m 的沟边、路旁、荒地。分布于普格、甘洛、高县、筠连、长宁、古蔺、邛崃、乐山、内江、攀枝花、眉山市、峨眉山。

全草清热解毒、拔毒生肌、利水、散血消肿、止血、凉血、理气止痛，用于痢疾腹泻、便血、水肿、

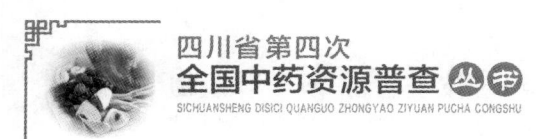

肠痈、聤耳、目赤止痛、痢疾、喉蛾、疔疮、肠痈、急性肠炎、肾炎、膀胱炎、咽炎、痈疽肿毒。并治狗咬伤（长宁）。清热解毒、消瘀散肿（凉山州）。

鹅不食草

苂芭菊、球菊。

为菊科植物 *Epaltes australis* Less. 的全草。

生于海拔 300～1 000 m 的荒地、草丛、路边。分布于乐山、邛崃、洪雅。

清热解毒、消痈散结、止痛、理气，用于跌打损伤、目赤肿痛、痈肿疮毒。

梁子菜

为菊科植物 *Erechtites hieracifolia* Raffm 的全草。

生于海拔 1 400～2 000 m 的林下、灌木丛、荒坡、田坎。分布于乐山、泸定、洪雅。

清热解毒、杀虫，用于痈肿疮毒、蛇虫咬伤、蚂蟥咬伤。

飞蓬

陆眉曼巴（藏名）。

为菊科植物 *Erigeron acer* L. 的花、全草、根。

生于海拔 1 700～4 000 m 的高山草甸、沟边草丛、灌木丛边缘。分布于甘孜州、金川、九寨沟、汶川、茂县、凉山州、峨边、马边。

全草与根甘、微苦、平，清热解毒、祛风止痒、消肿、活血，用于结核病、瘤型麻风、视物模糊。

藏医：苦、寒、无毒，清热解毒，治头痛、眼痛。

一年蓬

瞌睡草（宜宾）、白旋覆花（高县）、牙肿消。

为菊科植物 *Erigeron annuus*（L.）Pers. 的全草及根。

生于海拔 2 300 m 以下的山坡、路旁。分布于全川，如乐山、屏山、高县、筠连、宜宾、眉山市、达州市、巴中市、峨眉山。

全草及根清热、解毒、利湿、助消化，用于消化不良、肠炎腹泻、传染性肝炎、淋巴结炎、血尿。活血祛瘀、疏风除湿，用于风湿骨痛、跌打损伤（洪雅）。抗疟，用于疟疾（宜宾、达州）。外用于龋齿、蛇咬伤（达州）。

短葶飞蓬

罐儿草（长宁）、灯盏细辛。

为菊科植物 *Erigeron breviscapus*（Vant.）Hand-azz. 的全草。

生于海拔 1 200～3 500 m 的高山和亚高山开旷山坡，草地或林缘。分布于长宁、古蔺、什邡、宁南、盐源、木里、冕宁、会东、会理。

全草辛、微苦，温。散寒、解表、祛风除湿、活血、舒筋、止痛、消积。用于感冒头疼、鼻塞、风湿痹痛、瘫痪、急性胃炎、小儿疳积、跌打损伤。

长茎飞蓬

红兰地花、陆梅（藏名）。

为菊科植物 *Erigeron elongatus* Ledeb. 的花、全草、根。

生于海拔 2 500～4 200 m 的高山草甸、沟边草丛、河谷草甸、河滩灌木丛、开阔山坡、林缘、山坡草甸、山坡林缘、湿沙地。分布于道孚、壤塘、金川、理县、汶川、茂县、康定、峨边、红原。

根甘、微苦、平，解毒、消肿、活血，用于结核病、瘤型麻风、视物模糊。

藏医：苦、寒、无毒，清热解毒，治头痛、眼痛。

多舌飞蓬

为菊科植物 *Erigeron multiradiatus* Benth. 的全草。

生于海拔 2 500 ~ 4 000 m 的高山草甸、河谷草甸、河滩灌木丛中。分布于金川、壤塘、马尔康、茂县、九寨沟、松潘、红原、黑水、理县、汶川、甘孜、德格、康定、泸定、九龙、雅江、理塘、巴塘、道孚、石渠、宁南、峨边。

清热解毒、助消化，用于消化不良、肠炎腹泻、传染性肝炎、淋巴结炎、尿血。

华泽兰

兰草（绵阳）、大泽兰、三叶泽兰、搬到甑、多须公。

为菊科植物 *Eupatorium chinense* L. 的全草与根。

生于海拔 800 ~ 2 200 m 的湿润肥沃的山坡、路旁、池塘边。分布于广元、屏山、古蔺、南溪、长宁、江安、成都、绵阳市、平昌、邻水、万源、通江、南江、泸定、越西、峨边。

全草与根利咽化痰、祛风、消肿、清热解毒、行瘀、活血化湿、通经，用于白喉、乳蛾、咽喉红肿、扁桃体炎、感冒发热、麻疹、肺炎、支气管炎、风湿关节炎、痈疖肿毒、毒蛇咬伤、吐血、腹胀吐泻、痛经、月经不调、跌打损伤、血淋、外伤肿痛。

佩兰

山海椒（江安）。

为菊科植物 *Eupatorium fortunei* Turcz. 的全草。

生于路边灌木丛或溪边、山坡，有栽培。分布于全川，如宜宾、隆昌、纳溪、高县、兴文、珙县、合江、古蔺、长宁、屏山、江安、南溪、彭州、什邡、邛崃、眉山市、开江、达州、渠县、宣汉、平昌、万源、通江、宁南、金阳、雷波、峨边。

全草清暑、解热、芳香化湿、调经活络、醒脾，用于伤暑、寒热头痛、湿热内蕴、脘痞不饥、恶心呕吐、口甘苔腻、月经不调、急性胃肠炎、脘腹胀痛。

异叶泽兰

红升麻、攀倒甑、大泽兰（南充）。

为菊科植物 *Eupatorium heterophyllum* DC. 的全草、根。

生于海拔 1 600 ~ 3 100 m 向阳的山坡林下、林缘、草地及河谷中。分布于乐山、筠连、昭觉、布拖、崇州、南充市、金川、九寨沟、茂县、小金、开江、宣汉、峨眉山、泸定、巴塘、康定、稻城、乡城、峨边、马边。

全草活血调经、祛瘀、芳香化浊、祛风除湿、消肿止痛，用于睾丸炎、月经不调、血滞经闭、跌打损伤、癥瘕。根解表退热，用于感冒发热头痛、月经不调、腰痛、风湿痛。解表散寒、接骨（凉山州）

泽兰

白头婆、白鼓钉、搬到甑。

为菊科植物 *Eupatorium japonicum* Thunb. 的全草。

生于海拔 1 100 ~ 1 800 m 的草坡、杂木林中、灌木丛中。分布于泸县、合江、宜宾、纳溪、长宁、隆昌、兴文、金阳、雷波、乐山、广元、眉山市、峨眉山、越西、会理、峨边、马边。

全草发表散寒、解毒、透麻疹，用于脱肛、麻疹不透、寒湿腰痛、风寒咳嗽。醒脾、芳香化湿、祛风、活血、清暑（凉山州）。

三裂叶泽兰

三裂叶白头婆、土升麻（叙永）。

为菊科植物 *Eupatorium japonicum* Thunb. var. *tripartitum* Makino 的全草。

生于海拔 800 ~ 2 900 m 的路旁、沟边。分布于叙永、古蔺、珙县、筠连、合江、高县、长宁、屏山、

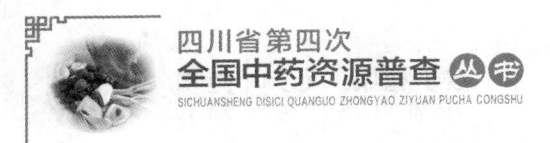

马边。

全草解表、活血、祛瘀（长宁），散瘀、止血（合江），疏风散热（高县）。

白鼓钉

野马追、佩兰、林泽兰。

为菊科植物 *Eupatorium lindleyanum* DC. 的全草、根。

生于海拔 2 000～2 400 m 的湿润山坡、草地、溪边，有栽培。分布于乐山、康定、九寨沟、汶川、茂县、眉山市、峨眉山、峨边。

全草芳香化湿、健脾开胃、活血、止呕，用于湿阻脾胃、呕吐吞酸。根用于感冒、疟疾、肠寄生虫病。

飞机草

香泽兰。

为菊科植物 *Eupatorium odoratum* L. 的全草。

生于海拔 600～1 500 m 的荒坡、地边。分布于乐山、凉山州、攀枝花、眉山市。

清热解毒、杀虫，用于痈肿疮毒、蛇虫咬伤、蚂蟥咬伤。

花佩菊

走马胎（屏山）、小霸王。

为菊科植物 *Faberia sinensis* Hemsl. 的全草。

生于岩壁阴湿处。分布于屏山、宜宾、乐山、洪雅、峨眉山、雷波。

活血、疏风除湿、止痛、祛瘀，用于风湿骨痛、跌打损伤。全草祛小肠湿热、健胃（屏山），清热解毒、截疟、治蛇伤（宜宾）。

辣子草

牛膝菊、水寒草（峨眉）。

为菊科植物 *Galinsoga parviflora* Cav. 的全草。

生于海拔 1 400～3 380 m 的路旁、荒地。分布于全川，凉山州、筠连、叙永、古蔺、屏山、什邡、崇州、九寨沟、壤塘、金川、茂县、汶川、理县、马尔康、小金、眉山市、泸定、康定、雅江、巴塘、丹巴、峨边、盐源。

全草凉血止血、疗伤、消炎、清热解毒、清肝明目，用于扁桃体炎、咽喉炎、急性黄疸型肝炎、外伤出血。

钩苞大丁草

一支箭、兔耳风、耳风。

为菊科植物 *Gerbera delavayi* Franch. 的全草。

生于海拔 500 m 以上的高山草地。分布于乐山、攀枝花、洪雅、金阳。

清热利湿、益肺止咳、平喘、行气、活络通经，用于哮喘、痈肿疮毒、经闭腹痛、食积腹胀。

毛大丁草

兔耳风、毛丁白头翁、一柱香。

为菊科植物 *Gerbera piloselleides*（L.）Cass. 的根或全草。

生于海拔 500～2 500 m 的林缘、草丛中或旷野荒地上。分布于全川，昭觉、屏山、兴文、筠连、古蔺、隆昌、彭州、崇州、邛崃、甘孜州、攀枝花、乐山、南充市、绵阳市、眉山市、开江、达州、渠县、平昌、巴中、通江、南江、峨眉山、泸定、凉山州。

宣肺止咳、祛风散寒、发汗、利水、行气活血、消积、止咳、解毒、通经活络，用于伤风、风寒咳嗽、百日咳、风湿骨痛、哮喘、水肿、胀满、小便不通、小儿食积、妇人经闭、跌打损伤、痈疽、疔疮、流注、慢性支气管炎、小儿咳嗽、风寒咳嗽、梦遗滑精、巴骨流痰、气虚耳鸣。根治痄腮、瘰疬结核、胸胁痞气、疝气、衄血、下血。清热解毒、止咳化痰（昭觉）。

宽叶鼠麹草

地膏药、老鸦绵。

为菊科植物 *Gnaphalium adnatum* Wall. 的叶与全草。

生于海拔 3 000 m 以下的山坡路旁草丛中。分布于泸县、珙县、南溪、长宁、江安、纳溪、兴文、彭州、九龙、稻城、乐山、眉山市、达州市、巴中市、峨眉山。

全草清热解毒、健胃消食、燥湿，用于风湿、痢疾、小儿惊风、小儿疳积、口疮、疮毒、外伤出血、瘰疬。叶消炎、消肿、止血，用于痈疮肿毒、刀伤出血（甘孜州）。

鼠麹草

粑粑草（屏山）、佛耳草、无心草、清明草。

为菊科植物 *Gnaphalium affine* D. Don/*G. multiceps* Wall. 的全草。

生于海拔 300～4 500 m 的田坎、路旁、荒地。分布于全川，如长宁、兴文、古蔺、合江、屏山、筠连、叙永、得荣、稻城、泸定、丹巴、雅江、九龙、康定、乡城、道孚、石渠、白玉、金川、茂县、九寨沟、理县、小金、汶川、眉山市、峨眉、木里、会东、越西、南充市、绵阳市、达州市、巴中市。

清热解毒、止咳化痰、胜湿散寒、止咳、明目、降压、祛风寒，用于咳嗽、气喘、感冒风寒、蚕豆病、筋骨疼痛、白带、痈疮、肠炎、痢疾、原发性高血压、眼目赤肿、云翳，外用于疮痈肿毒。

秋鼠麹草

等达夏扎色保（藏名）、下白鼠麹草、火草、白头翁（绵阳）、大叶青花、野大草、青节草（阿坝州）。

为菊科植物 *Gnaphalium hypoleucum* DC. 的全草。

生于海拔 3 800 m 以下的空旷沙地、山地路旁、草坡、地边。分布于全川，屏山、泸县、珙县、南溪、合江、隆昌、古蔺、筠连、道孚、凉山州、邛崃、炉霍、稻城、乡城、绵阳市、壤塘、金川、小金、马尔康、眉山市、达州、邻水、渠县、宣汉、平昌、巴中、通江、南江、峨眉山。

祛风止咳、清热利湿、明目、止痛、收敛、燥湿，用于感冒、湿热痢疾、瘰疬、肺热咳嗽、痢疾、淋巴结核，外用于下肢溃疡、湿疹、筋骨疼痛。全草祛风、宣肺、化痰止咳、消肿止痛、解湿毒，用于风寒感冒、咳嗽痰多、气喘、湿热痢疾、风火牙痛、支气管炎、痈肿疮毒、淋巴结核、咽炎、口腔炎、湿疹、下肢溃疡（泸州、宜宾、达州市）。又治牙痛。清热解毒、治痢（凉山州）。

藏医：甘、凉，降血压、清热解毒，治高血压之头痛、眩晕。德格藏医用之治热性疾病。

白背鼠麹草

天青地白（绵阳）、小火草、细叶鼠曲草。

为菊科植物 *Gnaphalium japonicum* Thunb. 的全草。

生于海拔 1 800 m 以下的荒地、山坡、路旁、林缘。分布于全川，古蔺、屏山、合江、叙永、泸县、珙县、南溪、隆昌、筠连、宜宾、兴文、江安、彭州、崇州、南充市、绵阳市、眉山市、达州市、巴中市、峨眉山、越西。

全草清热解毒、祛痰止咳、润肺、清肝明目、止痛、收敛、利尿、利湿，用于肺热咳嗽、痰多、感冒头痛、咽喉痛、牙痛、尿路感染、结膜炎、角膜白斑、目赤翳障、小便热闭、淋浊、白带、疮痈肿毒、疔疮、崩漏带下、遗精。

匙叶鼠麹草

为菊科植物 *Gnaphalium pensylvanicum* Willd. 的全草。

生于荒地。分布于崇州、什邡、邛崃。

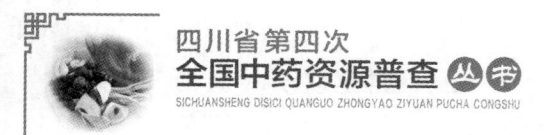

清热解毒、宣肺平喘，用于感冒。

裸菀

为菊科植物 *Gymnaster piccolii*（Hook. f.）Kitam. / *Miyamayomena piccolii*（Hook. f.）Kitam. 的根、花序。
生于海拔 2 000 m 以下的灌木丛、草地。分布于四川省。
清热泻火、解毒，用于牙痛。

红背菜

血皮菜、紫背天葵、观音苋、紫背菜。
为菊科植物 *Gynura bicolor* DC. 的全草。
栽培，分布于全川。
全草活血散瘀、收敛、凉血止血、清热解毒、消肿散结，用于肺热咳嗽、劳伤吐血、血气痛、痛经、血崩、咳血、创伤出血、月经不调、溃疡不收口。

牛舌三七

见肿消（洪雅）、紫背天葵。
为菊科植物 *Gynura bodinieri* Lévl. /*G. pseud-hina*（L.）DC. 的全草。
生于海拔 1 800～2 500 m 的山坡、疏林、石缝等潮湿处。分布于洪雅。
清热解毒、活血通经、消肿散结，用于无名肿毒、乳痈、疮毒、跌打损伤。

野茼蒿

革命菜。
为菊科植物 *Gynura crepidioides* Benth. 的全草。
生于荒坡、林缘、灌木丛中。分布于开江、达州、宣汉、平昌、巴中、通江、南江、邛崃、崇州。
消食行气、健脾强胃、利尿，用于消化不良、营养不良性水肿、毒蛇咬伤、喉炎。

叉花三七

白血皮菜、白子菜、降脂草（洪雅）。
为菊科植物 *Gynura divaricata*（L.）DC. 的全草。
生于海拔 300～1 800 m 的灌木丛、草坡。分布于越西、雷波、金阳、宜宾、兴文、江安、隆昌、高县、泸县、纳溪、成都。
根及根茎清热解毒、凉血、活血散瘀、消肿，用于支气管炎、肺结核、高血压、高血脂、崩漏、痈肿、烫伤、跌打损伤、刀伤出血。鲜叶用于便秘（特效，重庆市）。

白血皮菜

为菊科植物白子菜 *Gynura ovalis* DC. 的全草、叶。
栽培，分布于南充。
健脾除湿、止咳平喘，用于湿热带下、劳伤咳嗽、哮喘、刀伤、糖尿病等症。又清热凉血、活血止痛、止血，用于咳嗽、支气管炎、肺结核、疮疡、痈肿、烫伤、跌打损伤、风湿痛、崩漏、外伤出血。又舒筋，祛瘀，用于百日咳、骨折、创伤出血、痈肿疮疖。鲜叶用于便秘（重庆市）。

土三七

血当归、见肿消、破血丹（南充）。
为菊科植物 *Gynura pinnatifida*（L.）DC. 的根。
生于湿润肥沃的沟边、屋边。分布于南充市、绵阳市。
活血通经、消肿止痛，用于风湿骨痛、疮痈肿毒、经闭、吐血、肠风下血、扭挫伤。

三七草

见肿消、土三七（峨眉）、菊三七。

为菊科植物 *Gynura segetum*（Lour.） Merr. /*G. japonica*（L. f.） Juel. 的根、叶。

生于海拔 1 200～3 000 m 的山谷、山坡草地、林下或林缘，分布于眉山市、宜宾、泸州、邛崃、崇州、彭州、达州市、巴中市、峨眉山、泸定、稻城、美姑、雷波、峨边等地均有栽培。

叶或全草活血、止痛、清热解毒、消肿散结，用于跌打损伤、衄血、咳血、吐血、乳痈、无名肿毒、毒虫螫伤。根行气、破血、止血、解毒、凉血，用于外伤出血、咳血、吐血、衄血、跌打损伤、大骨节病、蛇伤、经闭、产后腹痛（巴中、达州）。

向日葵

太阳花、葵花根（南充市）。

为菊科植物 *Helianthus annuns* L. 的梗、花、籽、花托、籽壳、叶、茎髓。

栽培。分布于全川。

梗、花、籽、花托、籽壳行气止痛。叶抗疟、清热、止带、降压、利尿，用于崩漏、带下、小便不利、乳糜尿、高血压。花祛风、明目，用于头昏面肿、催生；果壳与花益气补肾、清热利水、补脾、润肠、生津止渴，用于头昏、胎肿、耳鸣、血痢。瓜子治血痢、透痈脓、癃闭。根行气止痛，用于胸胁胃脘作痛、气滞腹胀、二便不通、跌打损伤；根用于胃肠气痛。花托用于支气管炎、哮喘、头痛、目昏、牙痛、胃腹痛、月经痛、疮肿。茎髓治血淋、尿路结石、乳糜尿、小便不利。梗用于白带。

菊芋

洋姜、泽生姜、菊蕃。

为菊科植物 *Helianthus tuberosus* L. 的块根、茎叶。

栽培于海拔 2 600 m 以下的地区，分布于全川，九寨沟、金川、茂县、汶川、理县、眉山市、达州市、巴中市、凉山州、峨边。

块茎、茎叶清热凉血、消肿热病、接骨、生津止渴、益气补肾，用于热病消渴、脾胃虚弱、肠热出血、跌打损伤、骨折肿痛。根茎捣烂外敷治无名肿毒、腮腺炎。块茎治糖尿病（凉山州）。

泥胡菜

苦马菜（洪雅）、水金花（会东）。

为菊科植物 *Hemistepta lyrata* Bunge 的全草。

生于海拔 3 000 m 以下的山坡、田地、路旁。分布于邛崃、什邡、崇州、成都、双流、南充市、达州市、巴中市、峨眉山、会东、峨边、马边等地。

清热解毒、活血散结、利尿消肿、散瘀，用于乳痈、痈肿疮疹、风疹瘙痒、乳腺炎、颈淋巴结核、痔疮出血、外伤、骨折、牙口风（口噤）、疔疮、颈淋巴腺炎。

阿尔泰狗娃花

多叶狗娃花、铁杆蒿、其米。

为菊科植物 *Heteropappus altaicus*（Willd.） Novopokr. var. *millefolius*（Vant.） Hand. et Mazz. 的全草。

生于海拔 1 500～4 000 m 的草原、荒漠地、沙地及干旱山地、路边、草地、地边。分布于德格、道孚、金川、小金、汶川、泸定、巴塘、得荣、雅江。

苦、温，散寒润肺、降气化痰、止咳、利尿，用于阴虚咳血、慢性支气管炎。清热降火、排脓，用于传染性热病、肝胆火旺、疮疹疮疖（阿坝州）。

藏医：凉，杀虫、治痧证。德格藏医治胃病。

圆齿狗娃花

狗娃花、路旁菊、其米（藏名）。

为菊科植物 *Heteropappus crenatifolius*（Hand. et Mazz.） Griers. 的全草。

生于海拔 1 000～4 400 m 的山坡、林缘、路旁。分布于道孚、甘孜、白玉、康定、雅江、德格、巴塘、稻城、丹巴、石渠、壤塘、金川、若尔盖、马尔康、小金、红原。

苦、凉，解毒消肿、止咳，用于感冒咳嗽、咽痛、包肿、蛇咬伤。

藏医：苦、凉，杀虫、治痧证。德格藏医用之治胃痛。

狗娃花

其米（藏名）、斩龙戟。

为菊科植物 *Heteropappus hispidus*（Thunb.）Less. 的全草。

生于海拔 1 800 ~ 4 400 m 的草地、地边、路旁。分布于新龙、理塘、稻城、九龙、白玉、康定、甘孜、泸定、石渠、峨边。

苦、凉，解毒消肿，用于包肿、蛇咬伤。

藏医：苦、凉，杀虫、治痧证。德格藏医用之治胃痛。

山柳菊

为菊科植物 *Hieracium umbellatum* L. 的全草及根。

生于山坡、路旁、草丛中。分布于西昌。

清热解毒、利湿消积，用于痈肿疮疖、小便淋痛、腹痛积块、痢疾。

川滇女蒿

为菊科植物 *Hippolytia delavayi*（Franch. et W. W. Smith）Shih 的块根。

生于海拔 2 900 ~ 4 000 m 的高山草甸、林下。分布于木里、盐源、盐边、九龙。

止咳化痰、补肺，用于肺虚咳嗽痰喘、久咳不止。

欧亚旋覆花

为菊科植物 *Inula britannica* L. 的花、全草、根。

生于山坡、林缘、灌木丛、水边潮湿处。分布于丹巴。

花消痰、降气、软坚、行水，用于胸中痰结、胁下胀满、呃逆等。茎叶散风寒、化痰、消肿，用于咳嗽痰喘、胁下肿痛。根平喘镇咳，用于风湿痛、刀伤、疔疮。

少花旋覆花

为菊科植物旋覆花 *Inula britannica* L. var. *chinensis*（Rupr.）Reg. 的花、全草。

生于山坡、林缘、灌木丛、水边潮湿处。分布于苍溪、阆中、南部、西充、南充等地。

温肺止咳、降气止噫，用于感冒风寒、咳嗽喘气、慢性支气管炎、呃逆、呕吐、噫气胸闷。

全草祛风散寒、止咳的效果优于花。

羊耳菊

小毛香、铁毛盖（古蔺）、白牛胆（彭州）、小茅香（南充）。

为菊科植物 *Inula cappa*（Buch-am.）DC. 的全草。

生于海拔 300 ~ 3 200 m 的丘陵、灌木丛、草地、荒地、路旁。分布于古蔺、长宁、合江、高县、纳溪、兴文、江安、叙永、彭州、甘孜州、阿坝州、越西、宁南、南充市、洪雅、达州、邻水、峨眉山、丹巴。

全草祛风止痛、散寒解表、利湿、行气、化滞、止咳祛痰、舒筋活络，用于风寒咳嗽、劳伤咳嗽吐血、痰血、风湿关节疼痛、神经性头痛、胃痛、月经不调、跌打损伤、白带、血吸虫、胸膈痞闷、疟疾、泄泻、产后感冒、肝炎、痔疮、疥癣。治牙痛（长宁）。

土木香

为菊科植物 *Inula helenium* L. 的根。

生于山坡、荒地。分布于达州、万源、通江、康定。

行气止痛、解毒消肿、开胃、驱虫，用于胃痛、胃炎、胃肠功能紊乱、肝炎、高血压、风湿性关节

炎、肋间神经痛、胸部挫伤、蛔虫病、跌打损伤、咽喉肿痛、流行性腮腺炎，外用治牙痛、湿疹、毒蛇咬伤。

水朝阳花

旋覆花（普格、布拖）。

为菊科植物 *Inula helianthu-quatica* C. Y. Wu 的花、全草。

生于海拔 1 200～3 000 m 的林缘。分布于古蔺、长宁、珙县、筠连、兴文、江安、叙永、会东、西昌、会理、盐源、冕宁、普格、布拖。

花消痰、下气、软坚、行水，用于胸中痰结、胁下胀满、咳喘、呃逆、唾如胶漆、心下痞满、噫气不除、腹大水肿、头痛鼻渊、眼痛。化痰止咳、利水除湿（凉山州）。

旋覆花

为菊科植物 *Inula japonica* Thunb. 的花序。

生于海拔 2 400 m 以下的山坡路旁、湿润草地、河岸和田埂上。分布于宜宾、长宁、南溪、合江、筠连、纳溪、高县、泸县、金阳。

味苦、辛、咸、微温，入肺、胃、大肠经，消痰行水、降气止呕，用于咳喘痰黏、哕噫噫气、胸痞胁痛。

线叶旋覆花

为菊科植物 *Inula lineariifolia* Turcz. 的花序。

生于海拔 1 500～2 100 m 的山坡路旁、湿润草地、河岸和田埂上。分布于九寨沟、汶川、茂县、越西、古蔺。

味苦、辛、咸、微温，入肺、胃、大肠经，消痰、下气、软坚、行水、止呕，用于咳喘痰黏、噫气、胸痞胁痛、咳喘、呃逆、唾如胶漆、心下痞满、腹大水肿。

显脉旋覆花

为菊科植物 *Inula nervosa* Wall. 的根。

生于海拔 1 200～2 600 m 的山坡路旁、湿润草地、河岸和田埂上。分布于泸定。

祛风寒、消积滞、通经络，用于脘腹冷痛、食积腹胀、嗝噎、胃痛、体虚多汗、感冒咳嗽、风湿脚气。

翼茎羊耳菊

为菊科植物 *Inula pterocaula* Franch. 的根。

生于海拔 2 000～2 800 m 的灌木丛、林下、草地。分布于九龙。

清热解毒、止咳化痰、补虚、通经络、利水除湿，用于头晕、心慌、耳鸣、虚寒、感冒、咳嗽、痈疡、骨痨。

总状土木香

玛奴、麻拉八楂（藏名）、青木香（阿坝州）、藏木香。

为菊科植物 *Inula racemosa* Hook. f. 的根。

生于海拔 3 400～4 400 m 的山地，有栽培。分布于康定、道孚、德格、巴塘、色达、乡城、甘孜、茂县、九寨沟、若尔盖、松潘、黑水。

根辛、苦、温，健脾和胃、行气止痛，用于胸腹胀满疼痛、呕吐、泄泻、痢疾、疟疾。

藏医：温、苦、辛、糙、锐，理气健胃、和胃、解郁、止痛，治气滞腹痛、泻痢、呕吐、里急后重、慢性胃炎、胃肠机能紊乱、胸肋间痛、龙病发烧。

山苦荬

中华苦荬、小苦荬菜、匝赤（藏名）、活血草（阿坝州）、苦荬菜。

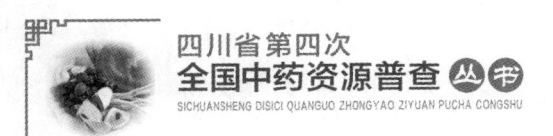

为菊科植物 *Ixeris chinensis*（Thunb.）Nakai 的全草。

生于海拔 4 000 m 以下的草坡、荒野、路旁。分布于古蔺、长宁、筠连、屏山、合江、德格、白玉、石渠、理塘、茂县、汶川、金川、眉山市、达州市、巴中市、金阳。

清热解毒、泻肺火、止血、止痛、调经、活血、化腐生肌、消肿散结，用于肺热咳嗽、肺结核、吐血、咯血、无名肿毒、肺炎、结膜炎、阑尾炎、腹腔脓肿、肠炎、痢疾、盆腔炎、乳痈、疮疖、跌打损伤、骨折、疮痈肿痛、阴囊湿疹。全草止血、消肿，治蛇伤、尿结石（泸州）。

藏医：苦、微甘、凉，清热利胆，治胆病、赤巴病、黄疸型肝炎、胆囊炎、脉病。

剪刀股

为菊科植物 *Ixeris debilis* A. Gray. 的全草。

生于荒坡、地边。分布于全川，凉山州。

清热解毒、止泻、消肿、凉血、利尿，用于无名肿毒、血痢。

齿缘苦荬菜

匝赤。

为菊科植物 *Ixeris dentata*（Thunb.） Nakai 的全草。

生于海拔 3 300 m 以下的山坡、地边、路旁。分布于纳溪、南溪、德格、邛崃、崇州。

全草清热、解毒，外敷痈疮（南溪）。

藏医：苦、微甘、凉，清热利胆，治黄疸型肝炎、胆囊炎、脉病。德格藏医用于清热解毒，治肝胆疾患、胆囊炎。

苦荬菜

苦荬地丁。

为菊科植物 *Ixeris denticulata*（Houtt.） Stebb. 的全草。

生于山坡、田坎、草丛中。分布于南充市、古蔺、青川、眉山市、开江、宣汉、万源、越西。

全草清热解毒、活血消肿、散瘀、止泻、止血、止带，用于子宫颈糜烂、白带过多、子宫出血、小腿淋巴管炎、无名肿毒、肺痈、乳痈、血痢、血淋、疖肿、阴道滴虫病、跌打损伤。

细叶苦荬菜

剪刀草（合江）、匝赤咸色（藏名）、苦麻菜（万源）、窄叶苦麻菜（巴中）、柳叶苦麻菜（宣汉）。

为菊科植物 *Ixeris gracilis* Stebb. 的全草。

生于海拔 500~3 500 m 的草地、荒坡、路旁。分布于合江、筠连、叙永、江安、长宁、兴文、道孚、甘孜、稻城、九龙、彭州、石渠、雅江、德格、理塘、白玉、康定、金川、小金、马尔康、茂县、眉山市、达州、邻水、渠县、宣汉、巴中、万源、南江、峨眉山、金阳、会东、盐源、峨边。

清热解毒、泻肺火、止血、止痛、调经、活血、化腐生肌、散瘀消肿，用于无名肿毒、湿疹、肺炎、黄疸型肝炎、结膜炎、疖肿、跌打损伤、骨折、结膜炎、乳痈、血淋、疖肿。全草清热、解毒、止呕、止泻（叙永）。

藏医：苦、微甘、凉，清热利胆，治胆病、赤巴病、黄疸型肝炎、胆囊炎、脉病。

平卧苦荬菜

为菊科植物 *Ixeris humifusa*（Dunn）Thunb. 的全草。

生于海拔 600~1 700 m 的草坡、荒野、路旁阴湿处。分布于天全、若尔盖、康定、峨眉山、阿坝。

清热解毒、消痈肿。

多头苦荬菜

为菊科植物 *Ixeris polycephala* Cass. 的全草。

生于山坡、路旁、草丛中。分布于洪雅、峨边、马边。

清热解毒，用于肺痈、乳痈、痈肿疮毒、血淋。

抱茎苦荬菜

为菊科植物 *Ixeris sonchifolia*（Bge.）Hance 的全草。

生于海拔 1 400～2 000 m 的山坡、路旁、溪边、草丛中。分布于茂县、九寨沟、汶川、小金、理县、松潘、金川。

全草清热解毒、排脓止痛，用于阑尾炎、各种炎症、吐血、衄血、头痛、牙痛、胸腹痛、黄水疮、痔疮、肠炎、痢疾。

马兰

鱼鳅串。

为菊科植物 *Kalimeris indica*（L.）Sch-ip. 的全草。

生于海拔 3 200 m 以下的低山区或平川的路旁、田边。分布于全川，金川、茂县、九寨沟、汶川、理县、小金、眉山市、峨眉山、凉山州、峨边、马边。

全草消食、健脾胃、除湿、利小便、理气、祛热、解毒、止咳、止血，用于脾胃虚弱、胃寒胀痛、小儿疳积、脾虚腹泻、痢疾、肠炎、紫斑、内脏出血、疮痈肿毒、毒蛇咬伤、外伤出血、急性肝炎、紫斑、妇女红崩。凉血、清热解毒、利湿、止泻、消肿，用于吐血、衄血、血痢、创伤出血、痢疾、黄疸、水肿、淋浊、咽痛、喉痹、痔疮、痈肿、丹毒、无名肿毒、蛇咬伤（阿坝州、洪雅）。

全叶马兰

铁蒿子（古蔺）。

为菊科植物 *Kalimeris integrtifolia* Turcz. ex DC. 的全草。

生于山坡、林缘、灌木丛、路旁，分布于古蔺、高县、宜宾、马边。

全草清热、解毒、散血、止痛（高县）。

山马兰

为菊科植物 *Kalimeris lautureana*（Debx.）Kitam. 的全草、根。

生于山坡、草原、灌木丛、草地、路旁。分布于邛崃。

清热、凉血、利湿、解毒。

蒙古马兰

为菊科植物 *Kalimeris mongolica*（Franch.）Kitam. 的全草、根。

生于海拔 3 000 m 以下的山坡、草原、灌木丛、草地、路旁。分布于邛崃、康定。

清热、凉血、利湿、解毒，用于吐血、衄血、血痢、创伤出血、疟疾、黄疸、水肿、淋浊、咽喉痛、痔疮、丹毒、蛇咬伤。

山莴苣

苦马地丁、败酱草（绵阳）、苦马菜（洪雅）。

为菊科植物 *Lactuca indica* L. 的全草。

生于山坡、草地、原野。分布于合江、筠连、长宁、兴文、隆昌、南溪、屏山、高县、古蔺、珙县、南充市、绵阳市、峨眉山。

清热解毒、活血散瘀、消肿排脓、开胃、消积、止血、凉血，用于肠痈腹痛、产后瘀血作痛、疮痈肿毒、肠风、痔疮下血、痢疾、黄疸、水肿，研粉涂擦可去疣瘤。根清热、凉血、消肿、解毒，用于扁桃腺炎、妇女血崩、疖肿、乳痈。

台湾莴苣

为菊科植物 *Lactuca formosana* Maxim. 的全草。

生于向阳山坡、路旁、荒地。分布于南充市。

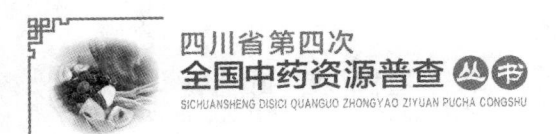

消肿解毒、补血调经，用于痈疮肿痛、疔疮、月经不调、小儿脱肛。

青甘莴苣

为菊科植物 *Lactuca roborowskii* Maxim. 的全草。

生于海拔 2 600~3 200 m 的山坡、路旁、田埂、草丛中。分布于金川、小金、壤塘、马尔康、德格、白玉。

清热解毒、祛风除湿、镇痛。

莴笋

为菊科植物 *Lactuca sativa* L. 的全草、种子。

栽培。分布于全川。

茎叶清热解毒、凉血，用于小便不利、尿血、乳汁不通。种子活血、祛瘀、下乳汁、通小便、用于阴肿、痔漏下血、伤损作痛。疮瘢瘢上不生髭发。先以竹刀刮损，以莴苣子和猢狲姜（骨碎补）末频搽（摘元方）。

六棱菊

臭灵丹。

为菊科植物 *Laggera alata* (D. Don) Sch-ip. ex Oliv. 的全草。

生于山谷疏林、草地。分布于会东。

散瘀止痛、消肿拔脓、止血生肌、补虚止咳。

翼齿六棱菊

臭灵丹。

为菊科植物 *Laggera pterodonta* (DC.) Benth. 的全草。

生于海拔 2 400 m 以下的山谷疏林、草地。分布于盐源、会东、汉源。

清热解毒、镇痛消肿，用于乳蛾、咽喉痛、口腔溃疡、咳嗽痰喘、疟疾、痈疮肿毒、毒蛇咬伤、跌打损伤。

无茎栓果菊

为菊科植物 *Launaea acaulis* (Roxb.) Babc. ex Kerr 的全草。

生于山坡草地、山野路旁。分布于西昌、普格。

清热解毒，用于消化不良、小便淋痛、肠痈、目赤红肿、痈疽疔疮、乳痈、痄腮。

大丁草

为菊科植物 *Leibnitzia anandria* (L.) Nakai 的全草、叶。

生于海拔 650~3 200 m 的山顶、山谷丛林、荒坡、沟边或风化的岩石上。分布于兴文、叙永、古蔺、德格、美姑、甘洛、西昌、白玉、乡城、九龙、九寨沟、金川、马尔康、小金、茂县、理县、眉山市、达州市、巴中市。

清热利湿、解毒消肿、止咳、止血，用于肺热咳嗽、肠炎、痢疾、乳腺炎、淋巴结核、蛇咬伤、外伤出血、肺热咳嗽、肠炎、痢疾、尿路感染、风湿关节痛，外用治乳腺炎、痈疖肿毒、臁疮、烧烫伤、外伤出血。熬水治风湿（叙永），煎水煮甜酒治哮喘、风寒咳嗽（兴文）。全草祛风除湿、清热解毒，用于风湿痹痛、肺痈、喘咳（洪雅）

德格藏医叶味苦、性寒，用于血热之出血、斑疹、皮下出血。

松毛火绒草

白茵陈。

为菊科植物 *Leontopodium andersonii* C. B. Clarke 的幼苗。

生于山坡草地、路旁。分布于西昌。

功效同茵陈。

艾叶火绒草

为菊科植物 *Leontopodium artemisiifolium*（Lévl.）Beauv. 的全草。
生于海拔 1 000 ~ 3 600 m 的林缘、山坡草地。分布于得荣。
用于乳蛾、咽喉痛。

美头火绒草

巴哇呷波（藏名）。
为菊科植物 *Leontopodium calocephalum*（Franch.）Beauv. 的全草。
生于海拔 2 800 ~ 4 700 m 的林缘、山坡草地。分布于若尔盖、红原、阿坝、泸定、康定、稻城、道孚、布拖、美姑、西昌、德昌、雷波、甘洛、峨边。
外用于湿气、风湿病。

湿生火绒草

为菊科植物 *Leontopodium calocephalum*（Franch.）Beauv. var. *uliginosum* Beauv. 的全草。
生于海拔 1 500 ~ 4 000 m 的林缘、山坡草地。分布于康定、雅江、巴塘、稻城、乡城。
清热凉血、利尿，外用于湿气、风湿病。

戟叶火绒草

为菊科植物 *Leontopodium dedekensii*（Bur. et Franch.）Beauv. 的全草。
生于海拔 1 400 ~ 4 200 m 的针叶林、林缘、灌木丛、草地、山坡向阳处。分布于德格、石渠、理塘、泸定、康定、雅江、道孚、炉霍、甘孜。
清热凉血、疏风解表。

坚杆火绒草

为菊科植物 *Leontopodium franchetii* Beauv. 的全草。
生于海拔 1 800 ~ 5 000 m 的高山山坡、草丛中。分布于若尔盖、九寨沟、红原、松潘、茂县、德格、康定、道孚、稻城、新龙、白玉。
止咳平喘、驱虫止泻，用于感冒咳嗽、哮喘、蛔虫、小儿腹泻。外用于创伤出血。

香芸火绒草

扎托巴（藏名）。
为菊科植物 *Leontopodium haplophylloides* Hand. et Mazz. 的全草。
生于海拔 2 600 ~ 4 500 m 的林缘、岩上。分布于道孚、洪雅、丹巴、理塘、凉山州各县。
清热解毒、凉血、消痈，用于痢疾腹痛、血淋、乳腺炎。
藏医：淡、微寒，治流行性感冒。

火绒草

扎托巴曼巴（藏名）。
为菊科植物 *Leontopodium leontopodioides*（Willd.）Beauv. 的地上部分
生于海拔 1 000 ~ 4 000 m 的干旱草原、黄土坡地、石砾地。分布于巴塘、德格、乡城、青川、马边。
清热凉血、益肾利尿，用于急性肾炎、尿血。
藏医：苦、淡、微寒，清热解毒、止血，治流行性感冒、时疫、疔疮、出血。

长叶火绒草

为菊科植物 *Leontopodium longifolium* Ling 的全草。
生于海拔 2 600 ~ 4 800 m 的林缘、山坡草地、灌木丛中。分布于康定、雅江、稻城、道孚、甘孜、峨

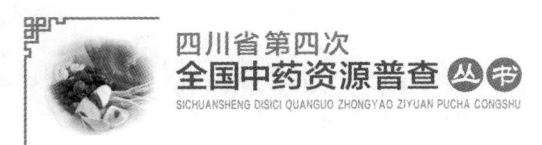

边。

清肺化痰、止咳。

矮火绒草

为菊科植物 *Leontopodium nanum*（Hook. f. et Thoms.）Hand. et Mazz. 的全草。

生于海拔 3 400 ~ 4 800 m 的湿润泥炭地、林缘、山坡草地、灌木丛中。分布于泸定、道孚、德格、石渠、雅江、理塘、巴塘。

清热凉血、止血、利尿、镇咳、降血压。

华火绒草

大火草（叙永）

为菊科植物 *Leontopodium sinense* Hemsl. 的全草。

生于海拔 1 600 ~ 3 400 m 的干旱山坡草地、灌木丛、林中、田边。分布于叙永、彭州、康定、泸定、冕宁、宁南。

全草清热解毒、消炎止痛，用于扁桃体炎、咽喉炎。全草治疗虫牙作痛，2 ~ 3 钱煎服，三次有效（叙永）。

川西火绒草

为菊科植物 *Leontopodium wilsonii* Beauv. 的全草。

生于海拔 2 000 ~ 3 000 m 的山谷、岩石上、林中。分布于四川省西部与西北部。

全草清热解毒、消炎止痛，用于扁桃体炎、咽喉炎。

褐毛橐吾

一碗水。

为菊科植物 *Ligularia achyrotricha*（Diels）Ling 的根。

生于海拔 3 000 m 以上的高山灌木丛、林缘、水沟等潮湿处。分布于德格、雅江、康定。

催吐，外用于疮疖。

齿叶橐吾

擦骨丹（古蔺）

为菊科植物 *Ligularia dentata*（A. Grey）Hara 的根。

生于海拔 1 500 ~ 3 000 m 的山坡、林缘、草地。分布于叙永、古蔺、珙县、甘孜、雅安、名山、天全、荥经、芦山。

根止咳、化痰，用于风寒咳嗽（叙永）。

网脉橐吾

为菊科植物 *Ligularia dictyoneura*（Franch.）Hand. et Mazz. 的根。

生于海拔 2 900 ~ 3 500 m 的山坡林下、草坡。分布于稻城、炉霍、德格、白玉、乡城、得荣、甘孜、木里、盐边、冕宁。

润肺、化痰、止咳，用于支气管炎、咳喘、肺结核、咯血。

大黄橐吾

脑顶须（洪雅）、大黄（松潘）。

为菊科植物 *Ligularia duciformis*（C. Winkl.）Hand. et Mazz. 的根。

生于海拔 2 000 ~ 4 000 m 的高山灌木丛中。分布于洪雅、什邡、九龙、道孚、稻城、万源、峨眉山、松潘、泸定、康定、乡城、雅江、峨边。

清热解毒、散风热、凉血、止痛，用于头晕、头痛、肺痿、咳嗽、劳伤吐衄。止咳平喘、活血解毒，用于毒蛇咬伤、跌打损伤、支气管炎、咳喘（万源）。

蹄叶橐吾

山紫菀（洪雅）、土紫菀（峨眉）、肾叶橐吾。

为菊科植物 *Ligularia fischeri*（Ledeb.）Turcz. 的全草、根、根状茎。

生于海拔 2 400 ~ 4 000 m 的山地沟边阴湿处。分布于金阳、洪雅、峨眉山、泸定、丹巴、康定。

润肺、止咳化痰、散寒、利湿、理气止痛，用于肺痈喘咳、劳伤吐衄、咯血。

隐舌橐吾

为菊科植物 *Ligularia franchetiana*（Lévl.）Hand-azz. 的根。

生于海拔 2 600 m 的林缘潮湿处。分布于美姑。

宣肺止咳、清热解毒。

鹿蹄橐吾

南瓜七（洪雅）。

为菊科植物 *Ligularia hodgsonii* Hook. 的根。

生于海拔 2 000 ~ 2 800 m 的沟边潮湿处。分布于洪雅、叙永、高县、宜宾、筠连、泸县、珙县、合江、长宁、屏山、古蔺、纳溪、江安、大邑、宣汉、巴中、万源、泸定、丹巴、康定、会理。

根活血化瘀、止咳化痰，用于劳伤吐血、咳喘痰多，用于支气管炎、肺结核（叙永）、疏风解毒、止咳（屏山）。

四川橐吾

南瓜七、马蹄当归、八角乌（阿坝州）、大冬汗（开江）、土紫菀（平昌、峨眉）。

为菊科植物 *Ligularia hodgsonii* Hook. var. *sutchuenensis*（Franch.）Henry 的根。

生于海拔 2 000 ~ 3 500 m 的高山山坡向阳处。分布于金川、壤塘、小金、马尔康、洪雅、开江、达州、平昌、巴中、通江、峨眉山、宁南。

活血祛瘀、清热润肺、散寒、利湿、止咳化痰，用于肺痿咳嗽、劳伤咳嗽、肺痨咳血、吐血、跌打损伤。

细茎橐吾

为菊科植物 *Ligularia hookeri*（C. B. Clarke）Hand-azz. 的根。

生于海拔 2 800 ~ 4 300 m 的杂木林中、灌木丛中。分布于金阳、丹巴、泸定、康定、九龙、稻城、白玉。

止咳化痰。

狭苞橐吾

为菊科植物 *Ligularia intermedia* Nakai 的根。

生于山坡、林缘、沟边、路旁。分布于康定、九龙、越西、芦山、雅安。

温肺、下气、消痰、止咳，用于风寒咳嗽、气喘、虚劳咳吐脓血、喉痹、小便不利。

酸模叶橐吾

大马蹄香、大独叶草、化血丹、牛蒡叶橐吾。

为菊科植物 *Ligularia lapathifolia*（Franch.）Hand. et Mazz. 的根、叶。

生于海拔 1 800 ~ 4 000 m 的山坡草丛中。分布于稻城、理塘、普格、西昌、汉源。

散瘀、活血、止痛，用于跌打损伤、瘀肿疼痛、风湿筋骨痛。

艾橐吾

卵叶橐吾。

为菊科植物 *Ligularia leesicotal* Kitam. 的根。

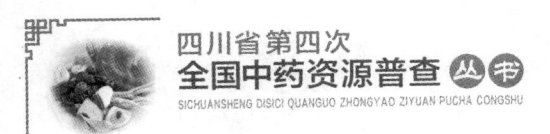
生于山坡草地、林缘。分布于德昌。

润肺降气、化痰止咳、利尿，用于风寒咳嗽、支气管炎、肺结核咳血、咽喉炎。

贵州橐吾

为菊科植物 *Ligularia leveillei*（Vant.）Hand. et Mazz. 的根。

生于山坡草地。分布于四川省南部。

温肺下气、祛痰止咳、通利水道，用于肺痈、风寒咳嗽、小便不利、水肿、淋浊。

川滇橐吾

甘孜橐吾。

为菊科植物 *Ligularia limprichtii*（Diels）Hand. et Mazz. 的根。

生于海拔 1 900~2 400 m 的针叶林林缘、溪边。分布于冕宁。

宣肺化痰、平喘、降气。

小头橐吾

为菊科植物 *Ligularia microcephala* Hand. et Mazz. 的根。

生于林缘、溪边、灌木丛中。分布于西昌。

宣肺止咳、消肿止痛。

莲叶橐吾

一碗水（阿坝州）。

为菊科植物 *Ligularia nelumbifolia*（Franch.）Hand. et Mazz. 的根。

生于海拔 3 000~4 300 m 的高山水沟阴湿处。分布于洪雅、九寨沟、黑水、松潘、得荣、泸定、峨眉山、康定、德昌、宝兴、峨边、马边。

止咳化痰、润肺、散寒、利湿、祛风，用于肺结核、风寒咳嗽。

侧茎橐吾

巴俄色布敞（藏名）。

为菊科植物 *Ligularia pleurocaulis*（Franch.）Hand. et Mazz. 的全草。

生于海拔 2 500~4 700 m 的高山草地、湖边、沼泽地。分布于巴塘、白玉、乡城、道孚、德格、炉霍、理塘、甘孜、康定、若尔盖。

藏医：苦、凉，清热解毒，治热性疾病、头痛、身痛、肺炎。德格藏用于医疮疡红肿疼痛。

掌叶橐吾

为菊科植物 *Ligularia przewalskii*（Maxim.）Diels 的根。

生于海拔 1 200~3 600 m 的山地、河边草地。分布于若尔盖、金川、茂县、九寨沟、什邡、康定、丹巴、道孚、冕宁、峨边。

温肺、下气、消炎、止咳，用于风寒咳嗽气喘、虚劳咳吐脓血、喉痹、小便不利。

箭叶橐吾

为菊科植物 *Ligularia sagitta*（Maxim.）Mattf. 的根、嫩叶、花序。

生于海拔 2 300~4 600 m 的高山灌木丛、林缘、草地、沼泽。分布于崇州、道孚、炉霍、德格、白玉、新龙、乡城、泸定、越西、雷波、昭觉、美姑、盐边、冕宁、甘洛、峨边、马边。

根润肺化痰、止咳。嫩叶催吐。花序清热利湿、利胆退黄。

橐吾

为菊科植物 *Ligularia sibirica*（L.）Cass. 的根。

生于灌木丛、林缘、草地、沼泽、河滩。分布于丹巴、乡城、越西、马边。

润肺、行气、消痰、止咳，用于风寒咳嗽气喘、虚劳咳吐脓血、喉痹，小便不利。

总序橐吾

为菊科植物 *Ligularia sibirica* Cass. var. *racemosa* Kitam. 的根。

生于海拔 2 300 m 的灌木丛中，分布于布拖、康定。

止咳化痰。

东俄洛橐吾

龙肖（藏名）。

为菊科植物 *Ligularia tongolensis* (Franch.) Hand. et Mazz. 的根、叶。

生于海拔 2 100～4 300 m 的高山山坡草地。分布于康定、雅江、巴塘、稻城、乡城、道孚、白玉、色达、冕宁、喜德。

藏医：辛、温，外用治溃疡；内服催吐，治赤巴病。

苍山橐吾

日肖（阿坝州）。

为菊科植物 *Ligularia tsangchanensis* (Franch.) Hand-azz. 的全草或根。

生于海拔 3 000～4 500 m 的草地。分布于德格、白玉、理塘、石渠、甘孜、泸定、九寨沟、金川、壤塘、小金、马尔康、松潘、金阳、宝兴。

散寒、润肺降气、化痰降气、止咳、利尿，用于风寒咳嗽、支气管炎、肺结核咳血、咽喉炎。润肺止咳化痰（金阳）。

离舌橐吾

为菊科植物 *Ligularia veitchiana* (Hemsl.) Greenm. 的根。

生于海拔 1 000～3 800 m 的山地、河边草地。分布于若尔盖、红原、松潘、黑水、茂县、九寨沟、南江、泸定、康定、马边。

温肺化痰、下气、消炎、止咳平喘，用于风寒咳嗽气喘、支气管炎、虚劳咳吐脓血、喉痹、小便不利。

绵毛橐吾

为菊科植物 *Ligularia vellerea* (Franch.) Hand. et Mazz. 的根。

生于海拔 2 000～3 600 m 的高山灌木丛、草地。分布于攀枝花、西昌。

温肺定喘、散瘀止痛。

黄帚橐吾

龙肖（藏名）。

为菊科植物 *Ligularia virgaurea* (Maxim.) Mattf. 的全草。

生于海拔 2 500～4 300 m 的高山草坡、沟边或沼泽地。分布于甘孜州、阿坝州、金阳、马边。

清热消炎，用于胆囊炎（金阳）。

藏医：辛、温，催吐、愈疮，治赤巴病，内服催吐，外用治溃疡。

川鄂橐吾

为菊科植物 *Ligularia wilsoniana* (Hemsl.) Greenm. 的根。

生于高山灌木丛、草地。分布于宁南。

润肺化痰、止咳。

母菊

为菊科植物 *Matricaria recutita* L. 的花序、全草。

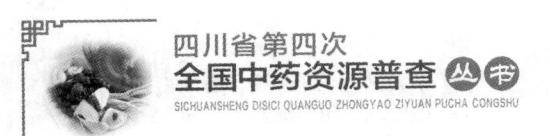

栽培。分布于木里、金川。

祛风解表，用于感冒、风热疼痛。

羽裂黏冠草

大泥鳅串（西昌）。

为菊科植物 *Myriactis delavayi* Gagnep. 的全草。

生于海拔 3 000 m 左右的山坡林下、草地。分布于西昌。

清热、利湿、解毒，用于牙痛。

尼泊尔齿冠草

无喙齿冠草、大鱼眼草、毛柴胡（邻水）。

为菊科植物 *Myriactis nepalensis* Less. 的全草。

生于海拔 1 800~2 700 m 的草坡、灌木丛中。分布于凉山州、崇州、彭州、什邡、邛崃、邻水、峨边。

清热解毒、消肿止痛，用于痢疾、肠炎、慢性中耳炎、牙痛、关节肿痛。

狭舌毛冠菊

为菊科植物 *Nannoglottis gynura*（C. Winkl.）Ling et Y. L. Chen 的全草。

生于海拔 1 800~3 900 m 的山顶草地、灌木丛、路旁。分布于康定、雅江、稻城、道孚、德格、色达、巴塘。

清热解毒。

栉叶蒿

为菊科植物 *Neopallasia pectinata*（Pall.）Poljak. 的全草。

生于海拔 3 400~4 000 m 的荒漠、沙地、草坡、石砾地及山坡荒地。分布于石渠。

清肝利胆、消肿止痛，用于急性黄疸、头痛、头晕。

假福王草

见肿消。

为菊科植物 *Paraprenanthes sororia*（Miq.）Chang/*Lactuca sororia* Miq. 的全草。

生于山坡林下、草丛中。分布于泸定、安县、天全、洪雅、万源、石棉、越西。

清热解毒、止泻、止咳、润肺，用于疮疖肿毒、骨痨、肺痨、外伤出血。

林生假福王草

为菊科植物 *Paraprenanthes sylvicola* Shih 的全草。

生于山坡林下、草丛、路旁。分布于平武、都江堰、万源、峨眉山。

清热解毒，用于疮疖肿毒、蝮蛇咬伤。

蜂斗菜

紫菀、马蹄草（屏山）、红川乌（叙永）、马蹄叶（古蔺）、土紫菀、野冬花（巴中）、白紫菀（峨眉）。

为菊科植物 *Petasites japonicas*（Sieb. et Zucc.）F. Schmidt 的根、全草。

生于海拔 3 900 m 以下的荒坡、沟边、阴湿处。分布于眉山市、古蔺、兴文、屏山、叙永、什邡、邛崃、石棉、汉源、巴中、峨眉山、泸定、乡城、甘孜、康定、道孚、白玉、普格、青川。

根解毒、活血、止咳，用于扁桃体炎、劳伤吐衄、肺痈、咳嗽、痈肿疔毒、毒蛇咬伤。治吐血（古蔺）；散寒、宣肺、止咳（屏山）；行气止痛、捣敷扭挫伤（叙永）。全草止咳祛痰、消肿止痛、解毒祛瘀，用于咳嗽痰多、跌打损伤、痈疖肿毒、毒蛇咬伤（巴中、峨眉）。

毛裂蜂斗菜

蜂斗叶、网丝皮。

为菊科植物 *Petasites tricholobus* Franch. 的全草及根状茎。

生于海拔 700 ~ 3 300 m 的山谷坡地、林缘、阴湿处。分布于彭州、德格、甘孜、九龙、白玉、乡城、理塘、泸定、康定、炉霍、石渠。

消肿、解毒、散瘀，用于毒蛇咬伤、痈疖肿毒、跌打损伤。

滇苦菜

为菊科植物 *Picris divaricata* Vant. 的全草。

生于海拔 1 800 ~ 3 000 m 的草坡、灌木丛、路旁。分布于红原、冕宁、康定。

清热解毒，用于感冒发热；外用于毒蛇咬伤、刀伤、无名肿毒。

褐毛毛连菜

为菊科植物 *Picris hieracioides* L. ssp. *fuscipilosa* Hand. et Mazz. 的花。

生于海拔 2 900 ~ 3 900 m 的松林、林缘、灌木丛中。分布于四川省。

花理肺止咳、化痰、平喘、宽胸，用于咳嗽、痰多、哮喘、嗳气、胸腹闷胀。全草泻火、解毒、祛瘀、止痛。

日本毛连菜

为菊科植物 *Picris hieracioides* L. ssp. *japonica* Krylov 的全草或花。

生于海拔 2 000 ~ 3 600 m 的草坡、灌木丛中。分布于筠连、凉山州、壤塘、金川、马尔康、丹巴、康定、甘孜、峨边。

花理肺止咳、化痰、平喘、宽胸，用于咳嗽、痰多、哮喘、嗳气、胸腹闷胀。全草泻火、解毒、祛瘀、止痛。

川滇盘果菊

为菊科植物 *Prenanthes henryi* Dunn 的全草。

生于海拔 2 900 m 以下的山坡林缘。分布于崇州。

清热解毒、散瘀止血，用于疮疖肿毒、蛇咬伤乳痈等

高大翅果菊

为菊科植物 *Pterocypsela elata*（Hemsl.）Shih 的根、全草。

生于山坡林下、灌木丛、阴湿处、路旁。分布于古蔺、天全、雷波、汉源、洪雅。

根止咳化痰、祛风，用于风寒咳嗽、肺痈。全草清热解毒、祛风除湿、镇痛。

台湾翅果菊

为菊科植物 *Pterocypsela formosana*（Maxim.）Shih 的全草、根。

生于山坡林下、灌木丛、阴湿处、路旁。分布于泸定、屏山、小金、石棉、天全。

清热解毒、祛风活血，用于疥癣、疔疮肿毒、蛇咬伤。

翅果菊

为菊科植物 *Pterocypsela indica*（L.）Shih 的全草、根。

生于海拔 700 ~ 2 500 m 的山坡林下、灌木丛、阴湿处、路旁。分布于绵阳、雷波、乐山、广汉。

根清热凉血、消肿解毒，用于乳蛾、妇女血崩、疖肿、乳痈。全草清热解毒、活血祛瘀，用于肠痈、乳痈、带下病、产后瘀血作痛、崩漏、痔疮下血、痈疖肿毒。

多裂翅果菊

为菊科植物 *Pterocypsela laciniata*（Houtt.）Shih 的根、全草。

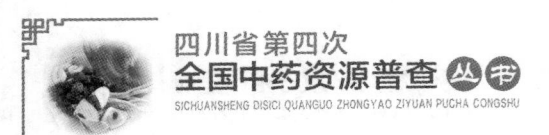

生于山坡林下、林缘、草地、路旁。分布于天全。

清热解毒、理气止血，用于暑热痧证、腹胀疼痛、带下病。

金线草

金仙草、金花蚤草。

为菊科植物 *Pulicaria chrysantha*（Diels）Ling 的花序。

生于海拔 2 200 ~ 3 000 m 的高山草地、林缘。分布于木里、茂县、汶川。

消痰、软坚、利水，用于感冒咳嗽、小儿风热咳喘、胸中痰结、胁下胀满、大腹水肿。

除虫菊

白花除虫菊。

为菊科植物 *Pyrethrum cinerariifolium* Trev. 的花、全草。

栽培。分布于邻水、合江、宜宾、邛崃。

花或全草杀虫，用于疥癣；又可治哮喘；研粉调香油涂擦手足皲裂（合江）。

川西小黄菊

塞尔卷、阿夏塞尔卷（藏名）、打箭菊。

为菊科植物 *Pyrethrum tatsienense*（Bur. et Franch.）Ling 的花。

生于海拔 3 500 ~ 5 000 m 的高山草地、灌木丛缘。分布于道孚、德格、阿坝、康定、雅江、理塘、巴塘、稻城、乡城、炉霍、甘孜、石渠、泸定等地。

苦、寒，活血、祛瘀、消炎、止痛，用于湿热、跌打损伤。

藏医：苦、寒、无毒，散瘀、止痛，治湿热、跌打损伤、疮疡、脑震荡、太阳穴头痛。德格藏医用之止痛，治肝炎、跌打损伤、伤口流黄水、黄水疮。

祁州漏芦

为菊科植物 *Rhapontioum uniflorum*（L.）DC. 的根。

生于海拔 2 300 ~ 2 800 m 的向阳山坡、草地、路边。分布于金川、小金、马尔康、汶川、理县。

清热解毒、消肿排脓、下乳、通筋脉，用于痈疽发背、乳房肿痛、乳汁不通、瘰疬、恶疮、湿痹筋脉拘挛、骨节疼痛、热毒血痢、痔疮出血。

秋分草

金柴胡（筠连）、大鱼鳅串（叙永）。

为菊科植物 *Rhynchospermum verticillatum* Reinw. 的全草。

生于海拔 400 ~ 2 500 m 的沟边阴湿处、林下。分布于眉山市、宜宾、纳溪、合江、筠连、南溪、屏山、高县、叙永、什邡、崇州、邛崃、峨眉山、峨边、剑阁。

全草清热除湿、解毒、止咳化痰，用于劳伤咳嗽、肺痈、跌打损伤。用于肝炎（叙永、纳溪）。

金光菊

太阳菊。

为菊科植物 *Rudbeckia laciniata* L. 的根、花序、叶。

栽培。分布于成都。

根用于跌打损伤。花序用于带下病、感冒、咳嗽、失眠、目赤红肿、咽喉痛、疔疮。叶清热解毒，用于急性吐泻、痈疮。

光叶风毛菊

破血丹（万源）。

为菊科植物 *Saussurea acrophila* Diels 的全草。

生于海拔 2 800 ~ 3 100 m 的山坡疏林下。分布于万源。

消肿散瘀，用于跌打损伤、经闭。

翅风毛菊

为菊科植物 *Saussurea alatipes* Hemsl. 的全草。

生于高山草地。分布于若尔盖、红原、阿坝。

活血化瘀、祛风除湿，用于风湿关节痛。

羽裂风毛菊

为菊科植物 *Saussurea bodinieri* Lévl. 的全草。

生于海拔 3 500 ~ 4 700 m 的山坡灌木丛、高山草甸。分布于普格、布拖、盐源。

祛风除湿、镇痛、解毒，用于风湿关节痛、麻风初起、咳嗽痰喘、无名肿毒、跌打损伤。

灰白风毛菊

衮巴告钦、贡巴告吉（藏名）。

为菊科植物 *Saussurea cana* Ledeb. 的全草。

生于海拔 2 700 ~ 3 500 m 的山顶、山谷、路旁、石缝中。分布于巴塘。

藏医：苦、凉，清解脉热，治外伤出血、疥疮、肉身中毒。

心叶风毛菊

为菊科植物 *Saussurea cordifolia* Hemsl. 的根。

生于海拔 1 000 m 以上的山坡、林缘、草地。分布于南江、都江堰、万源、九寨沟。

根散寒镇痛，用于关节痛、恶寒、头痛、劳伤、咳嗽。

三角叶风毛菊

山牛蒡子、野大力（高县、江安）、马耳朵（叙永）、响耳朵（长宁）。

为菊科植物 *Saussurea deltoidea*（DC.）C. B. Clarke 的根、全草。

生于海拔 800 ~ 2 600 m 的山坡、草地。分布于大竹、高县、叙永、江安、长宁、筠连、金阳。

根祛风散寒、镇咳（高县），清热解毒，治疗疔疮（叙永），治耳聋（长宁）。全草健脾消疳、催乳、祛风湿、通经络，用于产后乳少、白带过多、消化不良、腹胀、小儿疳积、骨折、病后体虚、风湿骨痛（大竹）。

北风毛菊

为菊科植物 *Saussurea discolor* DC. 的全草。

生于海拔 2 800 ~ 3 100 m 的林缘、河边、灌木丛中。分布于若尔盖、红原、阿坝。

祛风活血、散痹止痛。

长梗风毛菊

为菊科植物 *Saussurea dolichopoda* Diels 的根状茎。

生于海拔 2 700 ~ 3 600 m 的山坡路旁、山谷林下。分布于泸定。

清热解毒、消肿散瘀，用于痈肿疮疖、湿疹、毒蛇咬伤。

川西风毛菊

为菊科植物 *Saussurea dzeurensis* Franch. 的全草。

生于海拔 3 400 ~ 4 000 m 的高山草地。分布于康定、白玉、石渠、德格、峨边。

清肝明目，用于头晕。

灰毛风毛菊

柳兰叶风毛菊、优姑兴（藏名）。

为菊科植物 *Saussurea epilobioides* Maxim. var. *cana* Hand. et Mazz. 的全草。

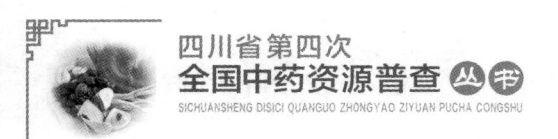

生于海拔 2 800～4 800 m 的山坡阴地、半阴坡草地、灌木丛中。分布于巴塘、德格、石渠、得荣、若尔盖、阿坝、红原。

藏医：微苦、平，镇痛、止血、解毒、愈创，用于刀伤、产后流血不止。

毛头雪莲花

为菊科植物 *Saussurea eriocephala* Franch. 的全草。

生于海拔 4 000～4 500 m 的高山草地、流石滩。分布于金川、茂县、理县、什邡。

补肾壮阳、调经止血，用于雪盲、牙痛、风湿性关节炎、阳痿、月经不调、崩漏、白带，外用于创伤出血。

奇形风毛菊

为菊科植物 *Saussurea fastuosa*（Decne.）Sch-ip. 的全草。

生于海拔 2 400～4 100 m 的高山山谷、林下、岩石上、林缘、河边、灌木丛中。分布于冕宁、峨边。

祛风活血、散痹止痛。

球花风毛菊

为菊科植物 *Saussurea globosa* Chen 的全草。

生于海拔 2 800～4 600 m 的高山草坡、草地。分布于什邡、甘孜、德格、道孚、泸定、康定、雅江、稻城、乡城、白玉、石渠。

清肝明目，用于头晕。

鼠鞠风毛菊

夏规松巴（藏名）。

为菊科植物 *Saussurea gnaphaloides*（Royle）Ostenf. 的全草。

生于海拔 2 300～4 800 m 的山顶碎石间、砾地。分布于德格、石渠、乡城、稻城、得荣。

藏医：苦、淡、湿（平），清热解毒、除风湿、通经络，治炭疽病、中风、风湿性关节炎、胞衣不下、头疮、皮肤病。

禾叶风毛菊

匝赤瓦莫卡、占车（藏名）、线叶风毛菊（阿坝州）。

为菊科植物 *Saussurea graminea* Dunn 的全草。

生于海拔 3 000～5 300 m 的草坡、草地、砂砾地、杜鹃丛。分布于德格、道孚、什邡、康定、得荣、泸定、新龙、茂县、九寨沟、松潘、黑水、理县、小金、稻城、炉霍、石渠、甘孜、米易。

微苦、凉、清热凉血，用于肝胆炎症、胃肠炎、内脏出血。

藏医：苦、寒，清热通经络，治胆病、赤巴病、经络病、发热。

长毛风毛菊

俄吉豆尔。

为菊科植物 *Saussurea hieracioides* Hook. f. 的全株。

生于海拔 3 200～4 800 m 的山顶草地、石堆处。分布于德格、巴塘、阿坝、康定、雅江、稻城、乡城、白玉、石渠、丹巴、甘孜。

藏医：苦、涩、寒、无毒，渗湿利尿，治各种水肿、腹水、膀胱炎、小便不利。德格藏医用于清热解毒、消炎、接骨，治跌打损伤。

风毛菊

八楞木、野大力子（宣汉）、六棱菊（巴中）。

为菊科植物 *Saussurea japonica*（Thunb.）DC. 的全草。

生于海拔 500～3 000 m 的沟边阴湿处。分布于洪雅、纳溪、屏山、古蔺、叙永、筠连、白玉、宣汉、万源、巴中、通江、南江、荥经、马边。

全草祛风、除湿、通经络、活血止痛，用于风湿痹痛、腰腿痛、跌打损伤、麻风。

拉萨风毛菊

为菊科植物 *Saussurea kingie* C. E. C. Fisch. 的全草。

生于海拔 3 800~4 200 m 的高山砂石滩。分布于九寨沟、松潘、茂县、德格。

除寒水饮、壮阳补血、温暖子宫，用于脾虚咳嗽、月经不调、崩带、阳痿、肾虚腰痛。

绵头雪兔子

夏规松巴、瞎尔古斯合（藏名）、大母花（茂县）。

为菊科植物 *Saussurea laniceps* Hand. et Mazz. 的全草。

生于海拔 4 200~5 200 m 的流石滩、石隙中。分布于德格、泸定、茂县、九寨沟、松潘、理县、金川、小金、冕宁。

甘、苦、温，除寒、壮阳、调经、止血，用于阳痿、腰膝酸软、崩带、月经不调、风湿性关节炎、外伤出血。

藏医：苦、淡、湿（平），清热解毒、除风湿、通经络，治炭疽病、中风、风湿性关节炎、胞衣不下、头疮、皮肤病。

绵毛风毛菊

为菊科植物 *Saussurea lanuginosa* Vant. 的根。

生于高山流石滩。分布于西昌、布拖、普格。

润肺止咳、解毒止痛。

川陕风毛菊

为菊科植物 *Saussurea licentiana* Hand. et Mazz. 的全草。

生于海拔 2 000~3 300 m 的山顶、山坡林下、路旁。分布于德格、峨边。

清热凉血、消肿破血。

丽江风毛菊

贡巴告吉（藏名）。

为菊科植物 *Saussurea likiangensis* Franch. 的全草。

生于海拔 3 500~5 500 m 的高山草地、灌木丛、乱石滩。分布于德格、甘孜、九龙、新龙、泸定、康定。

藏医：苦、凉，止血、清解脉热，外伤出血、疮疖、肉身中毒。

长叶风毛菊

为菊科植物 *Saussurea longifolia* Franch. 的全草。

生于海拔 2 300~5 000 m 的高山草地、灌木丛中。分布于道孚、得荣、稻城、德格。

清热解毒、消肿祛瘀。

大耳叶风毛菊

为菊科植物 *Saussurea macrota* Franch. 的全草。

生于海拔 2 200~2 900 m 的山坡路旁、杂木林下、阴湿处。分布于小金、马尔康、理县、茂县。

除寒、壮阳、调经、止痛。

水母雪莲花

恰羔素巴（藏名）。

为菊科植物 *Saussurea medusa* Maxim. 的全草。

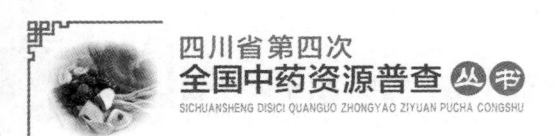

生于海拔 3 500～4 800 m 的高山流石滩、石砾地。分布于九寨沟、金川、茂县、松潘、理县、黑水、甘孜、巴塘、康定、稻城、乡城、白玉、德格、金阳。

清热解毒、除风湿、通经络、引产、强筋活络、补肾壮阳、通经活血，用于风湿关节炎、肾虚腰痛、阳痿、妇女小腹冷痛、闭经、胞衣不下、肺寒咳嗽、麻疹不透。

耳叶风毛菊

日雄（藏名）。

为菊科植物 *Saussurea neofranchetii* Lipsch. 的全草。

生于海拔 2 700～4 000 m 的山坡、林缘、石缝中。分布于道孚、稻城、崇州、什邡、九龙、峨边。

藏医：苦、平，清宿热、解毒、干"黄水"、愈疮，治培根病与赤巴病合病、中毒病、黄水病、疮疡。

紫苞风毛菊

瑞苓草、钝苞雪莲。

为菊科植物 *Saussurea nigrescens* Maxim. 的全草。

生于海拔 2 700～4 000 m 的林下、灌木丛、草地。分布于德格、新龙、道孚、理塘。

活血调经、祛风除湿、清热明目，用于月经不调、虚劳骨蒸、目疾。

苞叶风毛菊

为菊科植物 *Saussurea obovallata*（DC.）Edgew. 的全草。

生于海拔 3 500～5 000 m 的草甸、碎石滩。分布于茂县、九寨沟、黑水、松潘、德格、雅江、甘孜、乡城。

清热解毒、祛风，用于流感、食物中毒、咽喉肿痛、麻疹、荨麻疹。

少花风毛菊

为菊科植物 *Saussurea oligantha* Franch. 的根。

生于海拔 2 200～3 800 m 的山坡路旁、草丛中。分布于茂县、汶川、金川、平武。

用于泄泻。

褐花风毛菊

俄吉豆尔（藏名）。

为菊科植物 *Saussurea phaeantha* Maxim. 的全草、根。

生于海拔 3 800～4 800 m 的向阳山坡。分布于德格、泸定、康定、巴塘、稻城、道孚、炉霍。

德格藏医苦、凉，用于退烧、降血压，治背痛、感冒、头痛、胆囊炎、消化不良。

松林风毛菊

为菊科植物 *Saussurea pinetorum* Hand. et Mazz. 的全草。

生于海拔 2 600～3 800 m 的松林中。分布于泸定、康定、峨边。

祛风除湿、解毒，用于风湿关节痛、毒蛇咬伤。

多头风毛菊

为菊科植物 *Saussurea polycephala* Hand. et Mazz. 的全草。

生于海拔 1 800～2 500 m 的山谷、山坡、路旁。分布于康定、丹巴。

祛风除湿，用于风湿腰腿痛。

杨叶风毛菊

为菊科植物 *Saussurea populifolia* Hemsl. 的全草。

生于山坡、路旁。分布于松潘、若尔盖、九寨沟。

祛风除湿，用于风湿腰腿痛。

红毛雪兔子

为菊科植物 *Saussurea prexima* Diels 的全草。

生于高山流石滩。分布于四川省西部。

清热解毒。

槲叶雪莲花

为菊科植物 *Saussurea quercifolia* W. W. Smith 的全草。

生于海拔 3 500 ~ 4 500 m 的高山草甸、石砾地、山坡、路旁。分布于康定、稻城、乡城、木里。

补肾壮阳、通经活血。

鸢尾叶风毛菊

蛇眼草、雨过天晴。

为菊科植物 *Saussurea romuleifolia* Franch. 的全草。

生于海拔 2 100 ~ 4 500 m 的向阳草坡。分布于稻城、石渠、甘孜、德格、理塘、白玉、乡城、雅江、巴塘、得荣、道孚、昭觉、石棉。

解热、散瘀、止痛。

星状风毛菊

松觉底打（藏名）、匍地风毛菊（阿坝州）。

为菊科植物 *Saussurea stella* Maxim. 的全草。

生于海拔 2 450 ~ 4 700 m 的河滩、草甸、阴湿山坡。分布于泸定、康定、丹巴、雅江、巴塘、稻城、德格、洪雅、甘孜、若尔盖、金川、壤塘、小金、红原、马尔康、凉山州、雅安市、成都市、木里。

除湿通络、清热解毒、排脓消肿，用于风湿筋骨疼痛、痈肿疮毒、肺痨、风湿麻木。

德格藏医苦、微寒，治中毒性热证、骨折。德格藏医用之解毒，因误食毒物引起的食物中毒。

矮美丽风毛菊

漏子多吾（藏名）。

为菊科植物 *Saussurea superb* Anthony f. *pyqmaea* Anthony 的根。

生于高山脚下、草地、路旁。分布于白玉。

清热解毒、祛风，用于流感、咽喉肿痛、麻疹、荨麻疹。

松潘风毛菊

为菊科植物 *Saussurea sunpangensis* Hand. et Mazz. 的全草。

生于海拔 3 200 ~ 4 300 m 的山坡、路旁。分布于松潘。

清热解毒、镇静止痛。

蒲公英风毛菊

江托巴、洞杯柱（藏名）。

为菊科植物 *Saussurea taraxacifolia* Wall. ex DC. 的全草。

生于海拔 2 300 ~ 3 800 m 的林缘、乱石堆中、山坡。分布于道孚、甘孜、九龙、炉霍、新龙、石渠、白玉。

德格藏医辛、涩、寒，清热解毒，治食物中毒性（特效）。

山风毛菊

野谷香（藏名）。

为菊科植物 *Saussurea umbrosa* Kom. 的全草。

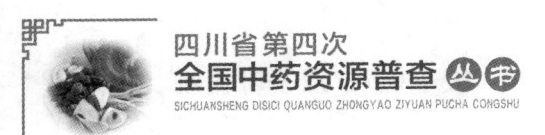

生于海拔 2 700 ~ 3 500 m 的山坡、路旁。分布于若尔盖、红原、阿坝。

抗菌消炎、行血祛瘀、镇痛，用于跌打骨折、感染化脓。

乌苏里风毛菊

山牛蒡（阿坝州）。

为菊科植物 *Saussurea ussurensis* Maxim. 的根。

生于海拔 2 500 ~ 3 200 m 的山坡、草地、灌木丛中。分布于壤塘、金川、马尔康、阿坝。

祛寒、散瘀、镇痛，用于感冒头痛、关节痛、劳伤。

毡毛风毛菊

为菊科植物 *Saussurea velutina* W. W. Smith 的全草。

生于海拔 3 300 ~ 5 500 米的高山石缝中。分布于稻城、色达。

祛风通络、散寒止痛。

华北鸦葱

毛草细辛（古蔺）、笔管草（彭州、崇州）、独脚茅草、柳叶防风、茅草连（南充）、仙茅参、箭头草、倒扎花（阿坝州）。

为菊科植物 *Scorzonera albicaulis* Bunge 的根。

生于海拔 2 200 m 左右的山坡、路旁、草丛中。分布于苍溪、阆中、南部、广安、岳池、古蔺、彭州、崇州、九寨沟、金川、茂县、小金、汶川、达州市、巴中市。

根祛风除湿、理气活血、调经、解毒、消肿散结，用于外感风寒、头痛眩晕、月经不调、风湿关节痛、瘰疬、发热头痛、久年哮喘、风湿痹痛、妇女倒经、跌打损伤、疔疮。

狭叶鸦葱

草防风（绵阳）。

为菊科植物 *Scorzonera radiata* Fisch. 的根。

生于山区向阳山坡、草丛中。分布于绵阳市。

发表散寒、祛风除湿，用于风湿、感冒引起的发烧、头痛、身痛、筋骨疼痛。

额河千里光

斩龙草、水清菜、羽叶千里光。

为菊科植物 *Senecio argunensis* Turcz. 的根及全草。

生于海拔 500 ~ 3 000 m 的向阳草坡、林边。分布于金阳、昭觉、越西、若尔盖、九寨沟、红原、阿坝、松潘、洪雅、峨眉山、会东。

清热解毒、除湿、止咳、止痛、活血祛瘀、消痈排脓，用于目赤肿痛、痢疾、瘰疬、急性结膜炎、咽喉炎、痈肿疮疖、湿疹、皮炎。

糙叶千里光

为菊科植物 *Senecio asperifolius* Franch. 的根。

生于海拔 700 ~ 2 600 m 的山坡、路旁、草地。分布于四川省。

健胃、消肿，用于咽喉痛、乳蛾、胃痛、腹胀；外用于湿疹、皮疹。

橙色千里光

阿加伍拉（藏名）。

为菊科植物 *Senecio aurantiacus*（Hoppe）Less. 的花。

生于海拔 2 500 ~ 3 500 m 的草甸、地边。分布于德格、道孚、色达。

藏医：淡、平，治头痛、神经痛。德格藏医用之治感冒、肝炎、止痛。

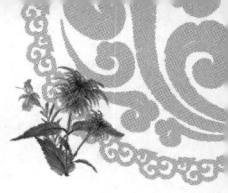

菊状千里光

山青菜（古蔺）、马耳朵（筠连）。

为菊科植物 *Senecio chrysanthemoides* DC. 的全草。

生于荒坡、地边。分布于洪雅、古蔺、珙县、兴文、长宁、叙永、筠连、峨眉山、会东。

全草或根清热解毒、活血消肿、明目，用于无名肿毒、痢疾、皮肤瘙痒、跌打损伤、瘀积肿痛、痈疮肿疡、乳痈，又治牙痛（筠连）、散寒解表（叙永）。

双花千里光

优姑兴嘎保（藏名）。

为菊科植物 *Senecio dianthus* Franch. 的全草。

生于半阴山灌木丛、草地边缘。分布于道孚、金阳、峨边。

苦、寒，清热解毒、祛风湿、止痒，用于急性结膜炎、疮疖、皮炎、跌打损伤。

藏医：苦、寒，愈伤、止痛、祛风止痒、清热解毒，治伤口发炎、肿胀、疼痛、急慢性结膜炎、皮炎、跌打损伤。

锦葵叶千里光

为菊科植物 *Senecio dryas* Dunn/*Sinosenocio dryas*（Dunn）C. Jeffrey et Y. L. Chen 的全草。

生于林缘、灌木丛、草坡。分布于四川省。

清热解毒、祛湿，用于肠胃病、跌打损伤、劳伤。

血当归

金毛草（洪雅）。

为菊科植物 *Senecio duclouxii* Dunn 的全草。

生于海拔 750 ~ 2 500 m 的荒地、灌木丛中。分布于洪雅。

活血祛瘀、止咳化痰，用于肺痨咳嗽、跌打损伤。

双花尾药千里光

红毛千里光。

为菊科植物 *Senocio erythropappa* Bur. et Franch. 的全草。

生于海拔 1 500 ~ 3 900 m 的林缘、灌木丛、山坡草地、溪边。分布于冕宁。

祛风除湿、清热解毒、止痒，用于急性目赤红肿、疮疖、皮炎、跌打损伤。

散生千里光

大白顶草（洪雅）。

为菊科植物 *Senecio exul* Hance 的全草。

生于海拔 600 ~ 2 700 m 的林缘、灌木丛、草坡、路旁、荒地。分布于洪雅、峨边。

清热解毒、散瘀消肿，用于小儿口腔溃疡、疔疮、无名肿毒、跌打损伤、肺痈咳嗽、皮肤瘙痒、疮疖肿毒。

峨眉千里光

大风草、山青菜、密花千里光。

为菊科植物 *Senecio faberi* Hemsl. 的花序。

生于海拔 950 ~ 3 400 m 的山坡林下、荒坡、地边。分布于洪雅、峨眉、泸定、宝兴、道孚、石渠、崇州、什邡、峨边、马边。

清热解毒、清肝明目、活血化瘀，用于肿痛、疮疖肿毒。

秃果千里光

为菊科植物 *Senecio globigerus*（Oliv.）Chang 的全草。

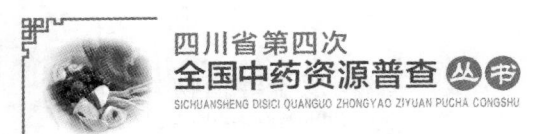

生于海拔 1 500～2 100 m 的山坡林下、水边、路旁。分布于邛崃、什邡。

清热解毒、化痰止咳，用于带下病、咽喉痛、风湿疼痛、跌打损伤。

纤花千里光

为菊科植物 *Senecio graciliflorus*（Wall.）DC. 的花序。

生于海拔 2 000～4 100 m 的山坡、林缘、山谷湿地、溪边、草地。分布于峨眉山。

清热解毒。

单头千里光

单头蒲儿根。

为菊科植物 *Senecio hederifolius*（Dunn）B. Nord. 的全草。

生于海拔 700～2 000 m 的林下、石灰岩。分布于四川省。

清热泻火、利湿，用于感冒发热、咽喉肿痛、白喉、黄疸、小便淋痛、水火烫伤。

长梗千里光

野青菜（峨眉）。

为菊科植物 *Senecio kaschkarovii* C. Winkl. 的花序。

生于荒坡、地边。分布于洪雅、白玉、甘孜、石渠、峨眉山。

活血化瘀、清热解毒、明目，用于肺痈、疮疖肿毒。

狗舌草

为菊科植物 *Senecio kirilowii* Turcz. 的全草。

生于山坡。分布于万源。

清热解毒、利尿，用于肺脓疡、尿路感染、小便不利、白血病、口腔炎、疖肿。

拿夏千里光

为菊科植物 *Senecio nagensium* C. B. Clarke 的全草、根。

生于海拔 2 000 m 的山坡、灌木丛、荒地、草地。分布于纳溪、兴文、高县、宜宾、叙永、筠连、长宁、隆昌、珙县、屏山、富顺、江安。

根或全草祛风清热、利尿，用于感冒发热、支气管炎、哮喘、肾炎水肿、急性膀胱炎，又治刀伤（南溪）、治牙痛（长宁）。

林荫千里光

为菊科植物 *Senesio nemorensis* L. 的全草。

生于海拔 700～3 100 m 的向阳山坡、河谷。分布于九寨沟、若尔盖、红原、松潘、茂县、黑水、峨边。

清热解毒，用于热痢、眼肿、痈疖疔毒。

紫背千里光

裸茎千里光。

为菊科植物 *Senesio nudicaulis* Buch-am. ex D. Don 的全草。

生于海拔 1 500～2 600 m 的山坡、草丛潮湿处。分布于泸定、雅安、凉山州。

清热、消肿、通经活络、利湿、调经，用于肝炎、水肿、小儿疳积、月经不调、带下、产后腹痛、跌打骨折。

钝叶千里光

为菊科植物 *Senesio obtusatus* Wall. ex DC. 的全草。

生于海拔 1 500～3 300 m 的山坡、灌木丛中。分布于四川省。

用于蛇咬伤。

蒲耳根

汤粑草、野冬苋菜（南充）、黄花草（峨眉）。

为菊科植物 *Senecio oldhamianus* Maxim. 的全草。

生于海拔 2 600 m 以下的山坡、草丛肥沃、阴湿处。分布于南充市、宜宾、合江、青川、邛崃、什邡、眉山市、开江、达州、渠县、宣汉、平昌、巴中、南江、峨眉山、泸定、康定、九龙、冕宁、峨边。

行血、解表、清热解毒、消肿散结，用于肺痈咳嗽、皮肤瘙痒、跌打损伤、痈肿疮毒，捣烂敷疮疡肿毒。

多翼千里光

野青菜（洪雅）。

为菊科植物 *Senecio pleopteris* Diels 的花序。

生于荒坡、地边。分布于洪雅。

清热解毒、散结消肿，用于肺痈咳嗽、皮肤瘙痒、疮疖肿毒。

红舌千里光

为菊科植物 *Senecio rufus* Hand. et Mazz. 的叶、花。

生于海拔 1 500～3 000 m 的向阳山坡、灌木丛中。分布于茂县、金川、壤塘、马尔康、小金、理县、会东。

清热退烧，用于肺热咳嗽、发烧。阿坝州代红花用。

千里光

千里明、九里光。

为菊科植物 *Senecio scandens* Buch. -Ham. 的全草。

生于海拔 3 500 m 以下的湿润的杂木林中、灌木丛、草坡、田坎。分布于全川，如叙永、高县、宜宾、筠连、泸县、珙县、合江、长宁、屏山、古蔺、纳溪、江安、青川、南充、绵阳市、金川、小金、九寨沟、壤塘、茂县、汶川、理县、黑水、马尔康、眉山市、达州市、巴中市、峨眉山、凉山州、峨边。

清热解毒、清肝明目、泻火、除湿、杀虫止痒、消肿、行血，用于感冒头痛、菌痢、眼雾、角膜云翳、目赤红肿、疮痈肿毒、败血症、皮肤瘙痒、肠炎、咽喉肿痛、小儿头部脓泡疮。外洗治瘰疬、疔疮、毒蛇咬伤、九子烂疮、一切皮肤痒疹、脚癣、梅毒疮、金疮。谚语："家有千里光，保你代代不生疮"。

深裂千里光

为菊科植物 *Senecio scandens* Buch. -Ham. var. *incisus* Franch. 的全草。

生于海拔 1 000～1 500 m 的河滩、林下、灌木丛、路旁。分布于茂县、汶川、理县、彭州、泸定、康定、丹巴、得荣、甘孜。

清热解毒、凉血消肿，用于上呼吸道感染、扁桃体炎、咽喉肿痛、肺炎、眼结膜炎。

岩穴千里光

白血风藤、大叶风沙藤（叙永）。

为菊科植物 *Senesio spelaeicolus*（Vant.）Gagnep. 的茎叶。

生于海拔 1 000～2 000 m 的溪边、山地林下。分布于叙永、长宁

根及茎祛风湿、行血、活血，泡酒服治风湿关节痛（叙永）。

紫毛华千里光

革叶蒲儿根。

为菊科植物 *Senecio subcoriaceus* C. Jeffrey et Y. L. Chen 的花序。

生于山坡、路旁、草地。分布于四川省。

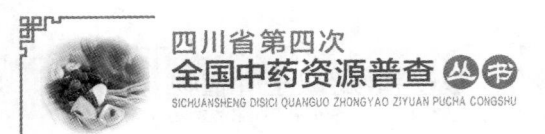

清热解毒、清肝明目。

天山千里光

为菊科植物 *Senecio thianschanicus* Regel 的全草。

生于海拔 2 500~5 000 m 的山谷、沟边。分布于德格、石渠、雅安、凉山州、乐山。

清热解毒、祛腐生肌、清肝明目。

欧千里光

为菊科植物 *Senesio vulgaris* L. 的全草。

生于海拔 2 300 m 以下的荒坡、地边。分布于甘孜州、洪雅、美姑、越西、雷波。

清肝明目、清热解毒、杀虫，用于感冒头痛、菌痢、痈肿疮毒、皮肤瘙痒、败血症。

岩生千里光

为菊科植物 *Senesio wightii*（DC.）Benth. ex C. B. Clarke 的全草、根。

生于海拔 1 100~3 000 m 的山坡灌木丛、路旁、沟边。分布于雅江、雅安、凉山州、乐山。

清热明目。

华麻花头

为菊科植物 *Serratula chinensis* S. Moore 的根。

生于海拔 1 100~3 500 m 的山坡草地、林缘、灌木丛中。分布于屏山、宜宾。

根发表、散寒，治头昏、头痛（屏山），消肿解毒，治毒蛇咬伤（屏山），又治发豆疹。

缢苞麻花头

为菊科植物 *Serratula strangulata* Iljin 的根。

生于海拔 1 300~3 500 m 的山坡、草地、路旁、田间。分布于雅江。

清热解毒。

虾须草

铁黄鳝（纳溪）、石龙胆（宜宾）、柳叶莲（筠连）。

为菊科植物 *Sheareria nana* S. Moore 的全草。

生于山坡、湿地、稻田、河边。分布于宜宾、纳溪、泸县、筠连。

全草清热、解毒、利水消肿，治感冒咳嗽、头痛、腹痛（筠连）。

毛梗豨莶

为菊科植物 *Siegesbeckia glabrescens* Makino 的全草。

生于海拔 1 000 m 以下的荒坡、草地。分布于洪雅、江安、隆昌、邛崃、峨眉山、金川、小金、汶川、理县、茂县。

祛风除湿、平肝镇静，用于风湿性关节炎、神经衰弱、高血压。

豨莶

肥猪苗。

为菊科植物 *Siegesbeckia orientalis* L. 的全草。

生于海拔 3 200 m 以下的路旁、荒野。分布于南充市、长宁、屏山、叙永、高县、宜宾、筠连、兴文、古蔺、南溪、江安、泸县、金川、壤塘、小金、马尔康、眉山市、达州、邻水、通江、峨眉山、泸定、康定、稻城、凉山州、峨边、马边、理塘。

祛风除湿、舒筋活络、降血压、利筋骨、止痛，用于风湿麻木、风湿关节痛、腰膝无力、疟疾、急性肝炎、高血压、神经衰弱、疔疮肿毒、外伤出血、肝肾虚损、须发早白、蛇咬伤、蜂螫。

腺梗豨莶

为菊科植物 *Sigesbeckia pubescens*（Makino）Makino 的全草。

生于海拔 300 ~ 3 400 m 的山坡、山谷林缘、灌木丛下的草坪中、河谷、溪边等地。分布于全川，绵阳市、九寨沟、松潘、黑水、茂县、洪雅、达州市、巴中市、峨眉山、康定、丹巴、雅江、美姑、越西、金阳、峨边。

祛风除湿、舒筋通络、降压、解毒、平肝，用于风湿痛、四肢麻木、半身不遂、急性黄疸型肝炎、湿疹、高血压、失眠，外敷毒蛇咬伤、疮痈肿毒。

水飞蓟

为菊科植物 *Silybum marianum*（L.）Gaertn. 的果实、全草。

栽培。分布于巴中、通江、中江、大邑等地。

清热解毒、保肝利胆、抗 X 射线，用于肝炎、肝硬化、中毒性肝损伤、砂淋。

双舌华蟹甲草

为菊科植物 *Sinacalia davidii*（Franch.）Hand. et Mazz. 的根状茎。

生于海拔 650 ~ 3 500 m 的山坡、林缘、灌木丛、草丛中。分布于南江、康定、泸定、都江堰、天全、越西。

祛风除湿、活血通络，用于风湿瘫痪、半身不遂、头疮白秃。

羽裂华蟹甲草

为菊科植物 *Sinacalia tangutica*（Maxim.）B. Nord. 的根状茎。

生于海拔 1 300 ~ 3 700 m 的山坡、林缘、灌木丛、草丛中。分布于泸定、康定、丹巴。

祛风、化痰、平肝，用于头痛眩晕、风湿关节痛、瘫痪、咳嗽痰喘。

雪莲果

为菊科植物 *Smallanthus sanchifalius*（Poepp.）H. Rob 的块根。

栽培于海拔 500 ~ 1 300 m 的山区。分布于石棉、什邡、彭州、崇州、洪雅、大邑、峨眉等地。

清热解毒、生津止渴、除寒痰水饮、壮阳、补血、温暖子宫，用于男子阳痿、女子月经不调及崩带、消渴、高血压、便秘。

一枝黄花

破布叶、黏糊菜、金柴胡。

为菊科植物 *Solidago decurrens* Lour. 的根及全草。

生于海拔 2 800 m 以下的山坡、草地、林缘、灌木丛、茅草坡。分布于长宁、兴文、筠连、泸县、南溪、合江、古蔺、纳溪、江安、隆昌、邛崃、德格、苍溪、广安、岳池、南充、达州市、巴中市、泸定、雅安、凉山州。

疏风清热、解毒消肿、清热解表、散结，用于伤风感冒、小儿痧疹不出、火眼、痔疮、刀伤出血、上呼吸道感染、创伤、扁桃体炎、咽喉肿痛、支气管炎、肺炎、肺结核咯血、急慢性肾炎。

苦荬菜

苣荬菜、牛舌头、奶浆菜。

为菊科植物 *Sonchus arvensis* L. 的全草。

生于海拔 500 ~ 3 500 m 的湿润肥沃的路边、田野、草地、灌木丛中。分布于全川，叙永、高县、宜宾、筠连、古蔺、合江、泸县、兴文、长宁、纳溪、江安、德格、九龙、巴塘、新龙、康定、石渠、白玉、乡城、南充市、绵阳市、壤塘、九寨沟、若尔盖、茂县、汶川、理县、金川、马尔康、小金、宣汉、道孚、泸定、凉山州。

苦、寒，清热解毒、消肿散结，用于急性咽炎、热毒痒疹、无名肿毒、黄疸型肝炎、阑尾炎、痢疾、痔疮、遗精、白浊、乳腺炎、疮痈肿毒、烫火伤。

全草，清热、解毒、补虚、止咳，用于急性细菌痢疾、急性喉炎、内痔出血（宜宾）。

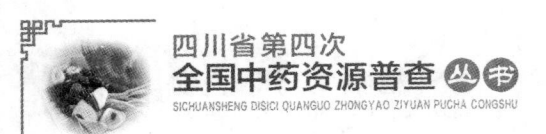

藏医：苦、寒，清热、健胃，治培根病、木布病、赤巴病、旧热、疗毒肿痛、肝胆病、血病。

续断菊

为菊科植物 *Sonchus asper* （L.）Hill 的全草。

生于海拔 400~2 000 m 的田野、路边。分布于崇州。

全草消肿止痛、祛瘀解毒，用于带下病、白浊、痈肿、痢疾、肠痈、目赤红肿、产后瘀血腹痛、肺痨咯血、小儿气喘。

苣荬菜

为菊科植物 *Sonchus brachyotus* DC. 的全草。

生于山坡路边荒野处。分布于大竹、万源。

清热解毒、凉血利湿，用于急性咽炎、急性菌痢、吐血、尿血、痔疮脱出等。

苦苣菜

牛舌片、苦荬菜（通江）。

为菊科植物 *Sonchus oleraceus* L. 的全草。

生于海拔 1 400~3 500 m 的山坡路边荒野处。分布于泸定、康定、道孚、德格、石渠、九寨沟、金川、壤塘、茂县、马尔康、小金、理县、黑水、达州、平昌、通江等地。

清热解毒、消炎止血、凉血，用于肠炎、痢疾、黄疸、血淋、痔漏、疗肿、毒蛇咬伤。

金沙绢毛菊

索贡（藏名）。

为菊科植物 *Soroseris gillii* （S. Moore）Stebb. 的花

生于海拔 3 000~4 700 m 的高山草甸、阴坡灌木丛中。分布于巴塘、德格、康定、泸定、雅江、理塘、道孚、金阳。

藏医：苦、寒，清热解毒、止痛，治咽喉肿痛、中毒发烧、头部创伤、骨裂、食物中毒。

团花绢毛菊

索贡、索贡巴（藏名）。

为菊科植物 *Soroseris glomerata* （Decne.）Stebb. 的花。

生于海拔 2 700~5 500 m 的高山石砾地、草地。分布于德格、石渠、白玉、得荣、稻城、乡城。

藏医：苦、凉，清热、解毒、止痛、疏通经脉、干"黄水"，治炎症发烧、虚热、咽喉肿痛、上半身疼痛、胸腔及四肢黄水病、头部受伤、食物中毒。

绢毛菊

索贡、索贡巴（藏名）。

为菊科植物 *Soroseris hookeriana* （C. B. Clarke）Stebb. 的花。

生于海拔 2 800~4 000 m 的高山草地、石砾地。分布于德格、石渠、白玉、巴塘、什邡、康定、稻城、色达。

苦、寒，清热解毒、利湿、止痛，用于跌打损伤、咽喉肿痛、风湿疼痛、炎症发烧。

藏医：苦、凉，清热、解毒、止痛、疏通经脉、干"黄水"，治炎症发烧、虚热、咽喉肿痛、上半身疼痛、胸腔及四肢黄水病、头部受伤、食物中毒。

糖芥绢毛菊

索贡、索贡巴、扫工色尔布（藏名）、皱叶绢毛菊。

为菊科植物 *Soroseris hookeriana* （C. B. Clarke）Stebb. ssp. *erysimoides* （Hand. et Mazz.）Stebb. 的全草。

生于海拔 2 500~5 000 m 的高山草地、石砾地。分布于理塘、乡城、白玉、九龙、炉霍、康定、石渠。

藏医：苦、凉，清热、解毒、利湿、止痛、疏通经脉、干"黄水"，用于炎症发烧、虚热、咽喉肿痛、跌打损伤、上半身疼痛、胸腔及四肢黄水病、头部受伤、食物中毒。

伞花绢毛菊

银吐巴（藏名）。

为菊科植物 *Soroseris umbrellata*（Franch.）Stebb. 的根。

生于海拔 3 400 ~ 5 100 m 的高山草地、石砾地、流石滩。分布于得荣、九龙。

甘、苦、温，补气血，用于身体虚弱、四肢无力。

藏医：苦、凉，清热、解毒，治痢疾、发烧，外用治皮肤病、瘊子。

漏芦

为菊科植物 *Stemmacantha uniflora*（L.）Dittrich 的根状茎。

生于海拔 300 ~ 2 700 m 的山坡草地、田埂、路旁、林下。分布于四川省。

清热解毒、消肿排脓、下乳、通经络，用于乳痈、乳汁不通、痄腮、疔肿、瘰疬、风湿关节痛、痔疮。

兔儿伞

铁箍散（南充）。

为菊科植物 *Syneilesis aconitifolia*（Bunge）Maxim. 的根。

生于阳坡林下及草丛中。分布于苍溪、古蔺、木里、布拖。

疏风活络、散瘀止痛，用于风湿麻木、跌打损伤、月经不调。

山牛蒡

为菊科植物 *Synurus deltoides*（Ait.）Nakai 的根、果实。

生于海拔 550 ~ 2 200 m 的山坡林下、林缘、草地。分布于泸定、九龙、普格。

清热解毒、消肿、利水散结，用于顿咳、妇女炎症、带下。果实用于瘰疬。

万寿菊

为菊科植物 *Tagetes erecta* L. 花、根、叶。

生于海拔 300 ~ 2 500 m 的路边、草甸。分布于全川。

花清热解毒、消肿、清肝明目、化痰止咳、止呕、止痛，用于目疾、小儿高热、目赤肿痛、迎风流泪、乳痈、痄腮、上呼吸道感染、百日咳、气管炎、结膜炎、咽炎、口腔炎、牙痛，外用于腮腺炎、乳腺炎、痈疮肿毒。根与叶解表消肿，用于痈疮、痄、疔、无名肿毒。

缎子花

藤菊、孔雀草。

为菊科植物 *Tagetes patula* L. 的全草。

栽培。分布于金川、茂县、小金、汶川、洪雅、凉山州等地。

清热平肝、利湿、止咳，用于咳嗽痢疾、小儿惊风、目赤肿痛、迎风流泪、乳痈、痄腮。

毛葶蒲公英

苦芒（藏名）。

为菊科植物 *Taraxacum eriopodum*（D. Don.）DC. 的全草。

生于海拔 2 800 ~ 3 900 m 的高山草地、地边、路旁。分布于新龙、德格、雅江、乡城、稻城。

甘、苦、寒，清热解毒、消痈散结，治上呼吸道感染、急性扁桃体炎、咽喉炎、眼结膜炎、流行性腮腺炎、急性乳腺炎、胃炎、肠炎、痢疾、肝炎、胆囊炎、急性阑尾炎、泌尿系统感染、盆腔炎、痈疥疔疮。

藏医：苦、微甘、寒、无毒，清热解毒，治培根病、木保病、赤巴病、肝胆病、溃疡、高烧、胃肠

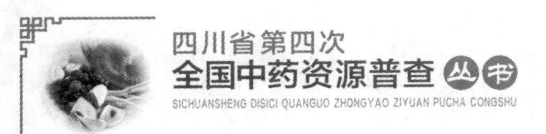

炎、胆囊炎、胆热病、高烧。德格藏医治乳腺炎、肺炎。

橡胶草

苦芒（藏名）。

为菊科植物 *Taraxacum kok-saghyz* Rodin 的全草。

生于海拔 500 ~ 3 600 m 的草甸、沼泽旁。分布于泸定、德格。

甘、苦、寒，清热解毒、消痈散结，治上呼吸道感染、急性扁桃体炎、咽喉炎、眼结膜炎、流行性腮腺炎、急性乳腺炎、胃炎、肠炎、痢疾、肝炎、胆囊炎、急性阑尾炎、泌尿系统感染、盆腔炎、痈疥疗疮。

藏医：苦、微甘、寒、无毒，清热解毒，治培根病、木保病、赤巴病、肝胆病、溃疡、高烧、胃肠炎、胆囊炎、胆热病、高烧。德格藏医治乳腺炎、肺炎。

白花蒲公英

出芒（藏名）。

为菊科植物 *Taraxacum leucanthum*（Ledeb.）Ledeb. 的全草。

生于海拔 2 500 ~ 4 500 m 的山坡湿润草地、沟谷、河滩草、草坡、路旁。分布于道孚、德格、巴塘。

清热解毒、消痈散结，治上呼吸道感染、急性扁桃体炎、咽喉炎、眼结膜炎、流行性腮腺炎、急性乳腺炎、胃炎、肠炎、痢疾、肝炎、胆囊炎、急性阑尾炎、泌尿系统感染、盆腔炎、痈疥疗疮。

藏医：苦、微甘、寒、无毒，清热解毒，治溃疡、高烧、胃肠炎、胆囊炎、胆热病。德格藏医用于清热解毒，治乳腺炎、肺炎。

川甘蒲公英

出芒。

为菊科植物 *Taraxacum lugubre* Dahlst. 的全草。

生于海拔 1 500 ~ 4 000 m 的山坡、路旁。分布于道孚、德格、巴塘、茂县、若尔盖、九寨沟、壤塘、金川、小金、马尔康、理县、汶川、丹巴、金阳、峨边。

清热解毒、消痈散结。功效同白花蒲公英。

川藏蒲公英

为菊科植物 *Taraxacum macrocarpum* Dahlst. 的全草。

生于海拔 3 000 ~ 4 600 m 的山坡、路旁、林缘、草坡、沟边。分布于四川省西部。

清热解毒、消肿散结。

灰果蒲公英

苦芒（藏名）。

为菊科植物 *Taraxacum maurocarpum* Dahlst. 的全草。

生于海拔 2 500 ~ 3 200 m 的草地、地边、路旁。分布于白玉、泸定、九龙、炉霍、甘孜、新龙、德格、康定、乡城、稻城、峨边。

甘、苦、寒，清热解毒、消痈散结，治上呼吸道感染、急性扁桃体炎、咽喉炎、眼结膜炎、流行性腮腺炎、急性乳腺炎、胃炎、肠炎、痢疾、肝炎、胆囊炎、急性阑尾炎、泌尿系统感染、盆腔炎、痈疥疗疮。

藏医：苦、微甘、寒、无毒，清热解毒，治培根病、木保病、赤巴病、肝胆病、溃疡、高烧、胃肠炎、胆囊炎、胆热病、高烧。德格藏医治乳腺炎、肺炎。

蒲公英

地丁、灯笼草、灯笼花（宜宾）、黄花地丁（绵阳）、黄花三七（阿坝州）。

为菊科植物 *Taraxacum mongolicum* Hand. -Mazz. 的全草。

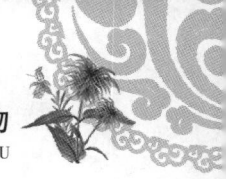

生于海拔 300～4 400 m 的向阳山坡、路旁、林缘。分布于全川，主产于南充市、绵阳市、阿坝州、甘孜州、凉山州、眉山市、都江堰、达州市、巴中市、峨眉山、康定、丹巴、稻城、石渠、色达、峨边。

清热解毒、消痈散结、利水，用于乳痈肿痛、急性乳腺炎、瘰疬、肺痈、痈疽、阑尾炎、黄疸型肝炎、扁桃体炎、疔肿疮疖、结膜炎、泌尿系统感染、盆腔炎、痈疖疔疮、感冒发烧、风火牙痛、胆囊炎。

东北蒲公英

苦芒（藏名）。

为菊科植物 *Taraxacum ohwianum* Kitam. 的全草。

生于海拔 2 100～3 200 m 的草地、地边、溪流旁。分布于新龙、石渠、道孚、德格、雅江、乡城、稻城、九龙。

甘、苦、寒，清热解毒、消痈散结，治上呼吸道感染、急性扁桃体炎、咽喉炎、眼结膜炎、流行性腮腺炎、急性乳腺炎、胃炎、肠炎、痢疾、肝炎、胆囊炎、急性阑尾炎、泌尿系统感染、盆腔炎、痈疥疔疮。

藏医：苦、微甘、寒、无毒。清热解毒，治培根病、木保病、赤巴病、肝胆病、溃疡、高烧、胃肠炎、胆囊炎、胆热病、高烧。德格藏医治乳腺炎、肺炎。

白缘蒲公英

为菊科植物 *Taraxacum platypecidum* Diels 的全草。

生于海拔 2 000～3 700 m 的山坡、路边、草丛中。分布于九寨沟、壤塘、金川、松潘、马尔康、茂县、汶川、什邡、炉霍。

清热解毒、利尿、缓泻，用于感冒发热、扁桃体炎、急性咽喉炎、急性支气管炎、淋巴腺炎、风火赤眼、胃炎、肝炎、骨髓炎。

狗舌草

为菊科植物 *Tephroseris kirilowii*（Turcz. ex DC.）Holub 的全草。

生于海拔 1 500 m 以下的山坡、林下、河边、路旁阴湿处。分布于若尔盖、越西、雷波、德格。

清热解毒、利水、杀虫，用于肺痈、小便淋痛、白血病、口腔溃疡、疖肿。

红舌狗舌草

为菊科植物 *Tephroseris rufa*（Hand. -Mazz.）B. Nord. 的全草、花序。

生于海拔 2 600～4 000 m 的高山草地、沟边潮湿处。分布于康定、道孚、甘孜、德格、色达、雅江、理塘。

清热解毒、利尿。

蒜叶婆罗门参

洋参（筠连）、土洋参。

为菊科植物 *Tragopogon porrifolius* L. 的根。

生于山坡、路旁。分布于筠连、泸定、会东。

根抗疲劳、补肝肾益脾胃，用于肾虚腰痛、耳鸣、脾虚、食少、泄泻。

女菀

为菊科植物 *Turczaninowia fastigiata*（Fisch.）DC. 的根、全草。

生于海拔 1 000 m 以下的山坡、荒地、路旁。分布于都江堰。

温肺化痰、和中、利尿，用于咳嗽气喘、泄泻、痢疾、小便淋痛。

款冬

冬花、八角乌、九九花（阿坝州）。

为菊科植物 *Tussilago farfara* L. 的花蕾。

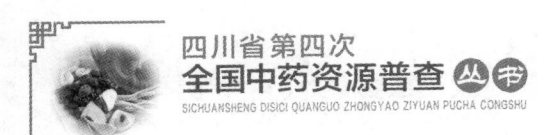

生于海拔 400 ~ 3 400 m 的沟边、路旁、山坡阴湿处。分布于美姑、合江、彭州、邛崃、什邡、泸定、苍溪、阆中、南部、九寨沟、汶川、茂县、眉山、大竹、巴中、万源、通江、南江、峨眉山、美姑。

花蕾润肺下气、化痰止咳、平喘，用于肺热咳嗽、痰稠、肺痿、肺结核咳痰吐血、咳逆喘息、喉痹、支气管炎。

毒根斑鸠菊

发痧藤。

为菊科植物 *Vernonia andersonii* Clarke 的茎、根。

生于荒坡、灌木丛中。分布于天全、芦山、宝兴、名山。

舒筋活血、祛风解表。

广西斑鸠菊

钓鱼竿。

为菊科植物 *Vernonia chingiana* Hand. et Mazz. 的全草。

生于海拔 400 ~ 600 m 的岩石上、荒坡、灌木丛中。分布于洪雅、峨眉山。

清热解毒、祛风除湿、利水解毒，用于肺热咳嗽、风湿痹痛。

夜香牛

为菊科植物 *Vernonia cinerea*（L.）Less. 的全草。

生于海拔 570 ~ 2 500 m 的田埂上。分布于筠连、合江、宜宾、南溪、古蔺、泸定、会东、金阳。

全草清热、除湿、解毒，用于外感发热、急性黄疸型肝炎、湿热腹痛、疔疮肿毒，又清肝退热、安神镇静（南溪）。疏风散热、凉血解毒（金阳）。

斑鸠菊

鸡菊花（洪雅）。

为菊科植物 *Vernonia esculenta* Hemsl. 的根、花、叶。

生于海拔 1 000 ~ 3 200 m 的杂木林中、灌木丛中。分布于洪雅、越西、康定、泸定、丹巴、九龙、稻城、巴塘、雅安、凉山州、攀枝花、邛崃、崇州、宁南、盐源、金阳、荣县。

根发表散寒。花与叶清热解毒、祛风除湿，用于肺热咳嗽、风湿痹痛。

大叶斑鸠菊

为菊科植物 *Vernonia volkameriaefolia*（Wall.）DC. 的根、全草。

生于海拔 800 ~ 4 000 m 的荒坡、路旁。分布于越西、普格。

发表散寒，用于风湿关节痛、小便脓血、小便淋痛。

越西木香

为菊科植物 *Vladimiria denticulata*（Ling）Shih 的根。

生于海拔 3 000 ~ 3 800 m 的草甸、灌木丛、山坡。分布于凉山州各县。

行气止痛、温中和胃。

菜木香

如打、如打纳保（藏名）。

为菊科植物 *Vladimiria edulis*（Franch.）Ling 的根。

生于海拔 2 900 ~ 4 100 米的草坡、灌木丛、疏林中。分布于九龙、乡城、攀枝花、金阳。

辛、苦、温，行气止痛、和胃止泻，治肝胃气痛、呕吐、腹泻、泄泻、痢疾、里急后重。

藏医：辛、苦、温，理气、长肉、止痛，治肝气胁痛、消化不良、呕吐泄泻、龙病、血病、白喉、肺炎、培根病发热、疮口不敛。德格藏医用之降血压。

具茎菜木香

为菊科植物 *Vladimiria edulis*（Franch.）Ling f. *caulescens*（Franch.）Ling 的根。

生于海拔 3 200 m 的草地、灌木丛中。分布于布拖、昭觉。

行气止痛、温中和胃。

膜缘川木香

为菊科植物 *Vladimiria forrestii*（Diels）Shih 的根。

生于海拔 3 000 ~ 4 100 m 的草坡、山谷、疏林中。分布于乡城。

行气止痛、温中和胃。

腺叶木香

为菊科植物 *Vladimiria georgii*（Anth.）Ling 的根。

生于草坡、山谷、疏林中。分布于西昌、会理。

行气止痒、温中和胃。

木里木香

如打、如打纳保（藏名）。

为菊科植物 *Vladimiria muliensis*（Hand. et Mazz.）Ling 的根。

生于海拔 2 500 ~ 3 800 m 的草坡、疏林中。分布于色达、木里。

辛、苦、温，行气止痛、和胃止泻，治肝胃气痛、呕吐、腹泻、泄泻、痢疾、里急后重。

藏医：辛、苦、温，理气、长肉、止痛，治肝气胁痛、消化不良、呕吐泄泻、龙病、血病、白喉、肺炎、培根病发热、疮口不敛。德格藏医用之降血压。

川木香

如打（藏名）、铁杆木香、槽子木香。

为菊科植物 *Vladimiria souliei*（Franch.）Ling 的根。

生于海拔 2 700 ~ 4 200 m 的阴山草坡。分布于德格、理塘、茂县、金川、松潘、九寨沟、理县、壤塘、康定、稻城、巴塘、凉山州、越西。

辛、苦、温，行气止痛、和胃止泻，用于肝胃气痛、呕吐、腹泻、泄泻、痢疾、里急后重。

藏医：辛、苦、平（温），温中和胃、行气、止痛，治中寒、气滞、胸腰胀痛、呕吐泄泻、龙病、血病、白喉、肺炎、疮口不敛、培根病发热。德格藏医用之行气消肿、降血压，治风湿疼痛、高血压、胃腹胀满、食欲不振、胃溃疡。

注：本品为川产道地药材，主产于甘孜州、阿坝州。

灰背木香

灰毛川木香、如打、如打纳保（藏名）。

为菊科植物 *Vladimiria souliei*（Franch.）Ling var. *cinerea* Ling/ *V. souliei*（Franch.）Ling var. *mirabilis*（Anth.）Shih 的根。

生于海拔 2 700 ~ 4 500 m 的草坡、灌木丛、疏林中。分布于白玉、巴塘、九龙、丹巴、炉霍、道孚、新龙。

行气止痛、和胃止泻，用于肝胃气痛、呕吐、腹泻、泄泻、痢疾、里急后重。

藏医：辛、苦、温，理气、长肉、止痛，治肝气胁痛、消化不良、呕吐泄泻、龙病、血病、白喉、肺炎、培根病发热、疮口不敛。德格藏医用之降血压。

注：本品为川产道地药材，主产于甘孜州、阿坝州。

蟛蜞菊

为菊科植物 *Wedelia chinensis*（Osbeck）Merr. 的根、全草。

生于山脚、湿润草地、河岸、田埂、沟边、路旁。分布于宜宾。

全草或根，清热、解毒、祛瘀、消肿，用于白喉、百日咳、痢疾、痔疮、跌打损伤。

麻叶蟛蜞菊

为菊科植物 *Wedelia urticaefolia*（Bl.）DC. 的根。

生于河岸、谷地、坡地、空旷草丛中。分布于四川省。

温经通络、养血补肾，用于肾虚腰痛、气血虚弱、跌打损伤。

山蟛蜞菊

为菊科植物 *Wedelia wallichii* Less. 的全草。

生于海拔 2 200～3 000 m 的溪边、路旁、沟谷。分布于九龙、泸定。

补血、活血，用于贫血、产后流血过多、子宫肌瘤、经闭。

苍耳

切才尔（藏名）。

为菊科植物 *Xanthium sibiricum* Patrin /*X. strumarium* L. / *X. japonicum* Widder 的果实、全草。

生于海拔 3 000 m 以下的地边、路旁、肥沃处。分布于全川。

祛风解毒、散风祛湿、发汗通窍、消炎镇痛、止痛、杀虫，用于风寒头痛、鼻塞流涕、齿痛、鼻窦炎、疟疾、风湿性关节炎、耳聋、耳鸣、湿热痒疹。全草治子宫出血、深部脓肿、麻风、皮肤湿疹。祛风热、解毒，用于头风痛、痔疮、全身风热瘙痒等症。苍耳梗中虫（白露节后采）入麻油中，加冰片三分，浸泡一周，取油搽疗疮、指头炎（达州）。

藏医：苦、寒、无毒，清热解毒，用于肾炎。

黄缨菊

九头妖魔（阿坝州）黄冠菊。

为菊科植物 *Xanthopappus subacaulis* C. Winkl. 的全草、根、种子。

生于海拔 2 700～4 000 m 的高山草丛中。分布于九寨沟、茂县、壤塘、德格、稻城、乡城、道孚、色达。

止血、催吐，用于吐血、子宫出血、食物中毒。

红果黄鹤菜

为菊科植物 *Youngia erythrocarpa*（Vant.）Babc. et Stebb. 的全草。

生于荒坡草丛、灌木丛中。分布于筠连、会东、西昌。

清热解毒、消肿止痛，外敷疮毒。

异叶黄鹤菜

空洞菜、黄狗头（合江）。

为菊科植物 *Youngia heterophylla*（Hemsl.）Babc. et Stebb. 的全草。

生于海拔 3 700 m 以下的山坡、草地。分布于合江、长宁、筠连、纳溪、泸定、康定、炉霍、冕宁、德昌、峨边、马边。

祛风、除湿、行气、活血、祛痰、止痛（纳溪）。

黄鹤菜

小剪刀草（筠连）、败酱草、地菠菜（南充市）、土芥菜（洪雅）。

为菊科植物 *Youngia japonica*（L.）DC. 的全草。

生于海拔 3 600 m 以下的山坡、田坎、路旁。分布于全川，主产于壤塘、金川、小金、马尔康、眉山市、宣汉、峨眉山、康定、丹巴、九龙、稻城、会东、峨边、马边。

全草清热解毒、活血排脓、消肿止痛、利尿，用于感冒咽痛、乳腺炎、阑尾炎、痢疾、肠炎、结膜炎、小便不利、肝硬化腹水、疮疖痈肿、尿路感染、白带、风湿关节炎。

川西黄鹌菜

为菊科植物 *Youngia prattii*（Babc.）Stebb. 的全草。

生于海拔 2 000 ~ 3 400 m 的岩石缝、湿草地。分布于泸定、康定、九龙、道孚、石渠、峨边。

外敷治火伤。

花葶黄鹌菜

石青菜（江安）、山莴苣（合江）、小苦荬菜（筠连）。

为菊科植物 *Youngia scaposa*（Chang）Babc. et Stebb. 的全草。

生于田野、草地。分布于古蔺、合江、江安、筠连、叙永、长宁。

全草清肺热、治吐血（古蔺）、痢疾（江安），散寒止咳（叙永）、捣敷疮毒（长宁）。

鱼尾菊

十样锦（南溪）、百日菊（什邡）。

为菊科植物 *Zinna elegans* Jacq. 的全草。

栽培。分布于全川，主产于南溪、什邡。

清热利尿，用于痢疾、淋症、乳头痈，外敷疮疖肿毒（南溪）

单子叶植物

泽泻科 Alismataceae

窄叶泽泻

大箭（叙永、南充）、水玉竹、筋骨草（合江）、长叶泽泻（古蔺）。

为泽泻科植物 *Alisma canaliculatum* A. Braun et Bouche 的全草。

生于水田、水沟等沼泽地。分布于南充市、纳溪、合江、宜宾、古蔺、叙永、眉山市、宣汉、万源、通江。

全草清热利湿、散毒、活血消肿，用于皮肤疱疹、跌打损伤、无名肿毒、小便不通、水肿、蛇咬伤。治狗咬伤（古蔺）。

泽泻

水玉簪（合江）、川泽泻。

为泽泻科植物 *Alisma plantago-aquatica* Linn 的根茎。

生于海拔 1 400 m 以下的湖泊、河湾、溪流、水塘的浅水带、沼泽、沟渠及低洼湿地，有栽培。分布于彭山、纳溪、泸县、合江、南溪、宜宾、古蔺、叙永、隆昌、凉山州、南充市、松潘、黑水、九寨沟、茂县、汶川、理县、金川、眉山市、达州、邻水、平昌、巴中、南江、峨眉山。

根茎利水、渗湿、泄热、化浊降脂，用于小便不利、水肿胀满、呕吐、泄泻、痰饮、脚气、淋病、尿血、痰饮眩晕、急性肠炎、热淋涩痛、高血脂症，治肾炎（叙永、达州）。利水消肿、止泻（凉山州）。

注：本品为川产道地药材，主产于彭山。

长叶慈姑

长叶泽泻。

为泽泻科植物 *Sagittaria aginashi* Makino 的球茎。

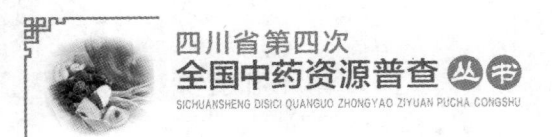

生于稻田、沼泽、湖边、浅水滩。分布于四川省。

利湿渗湿、泻热解毒，用于疮毒、毒蛇咬伤、蜂螫、赤眼、呕血、疳积、带下病、脱肛、痔疮。外用于骨痛。

弯喙慈姑

为泽泻科植物 *Sagittaria latifolia* Willd. 的球茎。

生于沼泽、湖边、浅水滩。分布于邛崃。

行血通淋。

矮慈姑

小箭（纳溪、南充）、鸦舌草（屏山、达州）、水海带（合江）、齿耙草（筠连）。

为泽泻科植物 *Sagittaria pygmaea* Miq. 的全草。

生于水田、沼泽地。分布于纳溪、宜宾、江安、兴文、屏山、叙永、长宁、古蔺、高县、筠连、合江、南充市、眉山市、达州市、巴中市、峨眉山、雷波。

全草清热解毒、行血、利湿渗湿，用于小便热痛、疮毒、蛇咬伤、牙痛、火烫伤、咽喉肿痛、外敷痈肿。

慈姑

剪刀草、水慈姑（泸县）。

为泽泻科植物 *Sagittaria sagittifolia* L. /*S. trifolia* L. var. *edulis*（Sieb. et Zucc.） Ohwi 的全草。

生于水田、沼泽、溪边。分布于纳溪、宜宾、江安、兴文、珙县、叙永、长宁、古蔺、筠连、合江、泸县、达州市、巴中市、峨眉山、凉山州。

全草解毒消肿，用于蛇咬伤、痈疮、蜂螫、疮毒、中暑等。

长瓣慈姑

剪刀草、慈姑草、白慈姑（屏山）、蛇吞口（高县）、三角风（达州）

为泽泻科植物 *Sagittaria sagittifolia* L. var. *longiloba* Turcz. 的全草。

生于水田、水沟等沼泽。分布于屏山、高县、纳溪、南充市、绵阳市、眉山市、达州、宣汉、平昌、巴中、万源、南江、越西。

全草清热解毒、消痈肿、凉血消肿、利湿渗湿、泄热，用于颈淋巴结核、虚弱症、小便不利、淋证、毒蛇咬伤、瘰疬、恶疮肿毒、红肿疮毒、蜂螫伤等症。

剪刀草

野慈姑。

为泽泻科植物 *Sagittaria trifolia* L. 的全草。

生于海拔 2 500～2 800 m 的沼泽、水田中。分布于凉山州。

清热止血、消肿解毒、利水、散结。

水鳖科 Hydrocharitaceae

有尾水筛

鸭舌草、错挂草（高县）、刷把草（泸县）。

为水鳖科植物 *Blyxa echinosperma*（C. B. Clarke）Hook. f. 的全草。

生于稻田、沼泽、阴湿地。分布于高县、泸县、古蔺。

全草清热、解毒、利湿，用于湿疹疮疡、蛇咬伤（高县）。

水鳖

天泡草（峨眉）。

为水鳖科植物 *Hydrocharis dubia*（Bl.）Backer 的全草。

生于沟渠、水田、沼泽地。分布于峨眉山。

解毒、收敛，用于天疱疮、白带。

水车前

水莴苣（高县、南溪、长宁、合江）、水白菜（纳溪）、水菠菜（宜宾）。

为水鳖科植物 *Ottelia alismoides*（L.）Pers. 的全草。

生于沼泽、稻田、水边。分布于眉山、高县、南溪、长宁、合江、纳溪、宜宾、兴文、平昌、峨眉山。

止咳、化痰、清热解毒、生津、益气、固胆、利尿、利水消肿，用于哮喘、咳嗽、水肿、烫伤、痈肿，又止血、止痢、消肿、清热（高县），利尿、通淋、消炎，治肠炎，外敷疥疮。

苦草

海带草。

为水鳖科植物 *Vallisneria spiralis* L. 的全草。

生于池塘、溪边、河边。分布于宜宾、泸州、西昌。

用于夜尿、面黄无力，并治嗜干茶叶。

水麦冬科 Juncaginaceae

海韭菜

那任姆、那冷门（藏名）。

为水麦冬科植物 *Triglochia maritimum* L. 的果实、地上部分。

生于海拔 2 800～4 700 m 的河边湿地、沼泽草甸和浅水中。分布于康定、九龙、道孚、稻城、德格、乡城、理塘、炉霍、白玉、甘孜、巴塘、喜德、壤塘、小金、马尔康、金川。

地上部分微甘、平，清热养阴、生津止渴。果实滋补、止泻、镇静，用于眼病。

藏医：苦、淡、温，滋补、止泻、镇静，治眼病，寒热两性的腹泻。

水麦冬

为水麦冬科植物 *Triglochia palustre* L. 的果实。

生于海拔 2 500～3 700 m 的山坡草地、河边湿地、沼泽草甸和浅水中。分布于九寨沟、松潘、红原、茂县、黑水、康定、雅江、甘孜、石渠、炉霍。

消炎、止泻，藏医用于眼病、腹泻。

眼子菜科 Potamogetonaceae

虾藻

菹草。

为眼子菜科植物 *Potamogeton crispus* L. 的全草。

生于水田、沼泽。分布于洪雅、眉山。

全草清热利水、止血、消肿，用于痢疾、黄疸、淋病、蛔虫病。

小叶眼子菜

水案板、案板草、案板叶、

为眼子菜科植物 *Potamogeton cristatus* Regel et Maack 的全草。

生于水田、沼泽。分布于南充市、江安、眉山市、峨眉山。

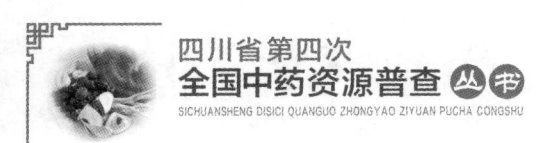

全草清热解毒、利尿、利水、消积、止咳、渗湿、通淋、止血、消肿、驱蛔，用于急性结膜炎、肺热咳嗽、风火牙痛、肠风下血、水肿、腰痛、疮疖、痢疾、黄疸、淋病、带下、血崩、痔血、蛔虫病、疮疡红肿。有全草杀虫，治支气管炎（江安）。

眼子菜

水案板、小黄瓜、黄瓜皮（合江）、水黄连、鸭吃草（阿坝州）。

为眼子菜科植物 *Potamogeton distinctus* A. Benn. 的全草。

生于海拔 3 700 m 以下的水田、沼泽。分布于全川，南充市、九寨沟、汶川、金川、眉山市、达州市、巴中市、峨眉山、理塘、甘孜、凉山州。

全草清热解毒、止咳、渗湿、通淋、利尿、消积、杀虫、利水通淋、开胃健脾、止血消肿，用于急性结膜炎、肺热咳嗽、风火牙痛、肠风下血、水肿、腰痛、小儿疳积、疮疖、黄疸、痢疾、淋病、蛔虫。

微齿眼子菜

为眼子菜科植物 *Potamogeton maackianus* A. Benn. 的全草。

生于水田、沼泽。分布于屏山。

清热利水、止血、消肿、利尿、消积，用于痢疾、黄疸、淋病、蛔虫病。

竹叶眼子菜

为眼子菜科植物 *Potamogeton malainus* Miq. 的全草。

生于水田、沼泽。分布于眉山市、南江、峨眉山、西昌。

全草清热利水、止血、消肿、利尿、消积，用于痢疾、黄疸、淋病、蛔虫病。

浮叶眼子菜

水案板、锁顿巴、锁顿（藏名）。

为眼子菜科植物 *Potamogeton natans* L. 的全草。

生于海拔 3 500 m 以下的水边、沼泽、稻田、沟边。分布于全川，甘孜、白玉、宁南。

清热、利水、止血、补虚、健脾，用于结膜炎、牙痛、水肿、黄疸、痔疮、蛔虫病、干血痨、小儿疳积。全草煎蛋服治蛔虫（宜宾、筠连、江安、长宁）。治红崩（纳溪）。

藏医：苦、寒，清热解毒，外用治烧伤，内服治炎症。

篦齿眼子菜

锁顿巴、锁顿（藏名）、龙须眼子菜、针线眼子菜（阿坝州）。

为眼子菜科植物 *Potamogeton pectinatus* L. 的全草。

生于海拔 3 600 m 以下的水边、沼泽、稻田、沟边。分布于德格、石渠、若尔盖、红原、阿坝、西昌。

全草微苦、凉，清热解毒、利尿、消积，用于肺炎、急性结膜炎、水肿、黄疸、白带、蛔虫病、小儿疳积。外用治痈疖肿毒。

藏医：苦、寒，清热解毒，外用治烧伤，内服治炎症。

百合科 Liliaceae

高山粉条儿菜

蛆儿草（叙永）。

为百合科植物 *Aletris alpestris* Diels 的全草、根。

生于海拔 1 500～4 200 m 的山坡、灌木丛中。分布于泸定、理塘、稻城、道孚、茂县、汶川、理县、叙永、合江、什邡、洪雅、雷波。

全草润肺止咳、消积、驱虫，用于肺热燥咳、小儿疳积、蛔虫腹痛。根驱蛔虫（叙永）、祛风止咳

（合江）。

头花粉条儿菜

为百合科植物 *Aletris capitata* Wang et Tang 的全草。

生于海拔 4 500 m 以下的山坡草地。分布于泸定、稻城、乡城。

功效同粉条儿菜。

灰鞘粉条儿菜

为百合科植物 *Aletris cinerascens* Wang et Tang 的全草。

生于海拔 2 700～3 100 m 的山顶草地、荒坡、草地、林下。分布于邛崃。

清热、润肺、止咳。

无毛粉条儿菜

地韭菜（阿坝州）、光叶肺筋草、

为百合科植物 *Aletris glabra* Bur. et Franch. 的根。

生于海拔 900～4 000 m 的高山草地、路旁。分布于金川、壤塘、小金、马尔康、理县、汶川、什邡、崇州、道孚、康定、稻城、丹巴、得荣、雅江、洪雅、万源、南江、西昌、越西、美姑、峨边。

清肺止咳、养心安神、消积驱蛔，用于肺热咳嗽、支气管炎、百日咳、经闭、乳痈、神经官能症、小儿疳积、蛔虫病。

疏花粉条儿菜

为百合科植物 *Aletris laxiflora* Bur. et Franch. 的全草。

生于海拔 1 300～3 700 m 的林下、岩石、荒坡草地。分布于什邡、泸定、康定、道孚、甘孜。

清热、润肺止咳。

少花粉条儿菜

为百合科植物 *Aletris pauciflora*（Klotz.）Franch. 的根、全草。

生于海拔 2 200～4 000 m 的高山草地、荒坡、灌木丛中。分布于崇州、泸定、九龙、稻城、乡城、凉山州各县。

根功效同粉条儿菜。全草补气、止血，用于体虚出汗、吐血、下血。

穗花粉条儿菜

为百合科植物 *Aletris paucifora*（Klotz.）Franch. var. *khusiana*（Hook. f.）Wang et Tang 的全草。

生于海拔 2 000～4 800 m 的草地、荒坡、灌木丛中。分布于泸定、康定、九龙、雅江、理塘、稻城、乡城、巴塘。

功效同粉条儿菜。

粉条儿菜

岩韭菜（珙县）、肺筋草（南充、宜宾）、小肺筋草（绵阳）、健儿草（潼南）、四季花、银针草（阿坝州）、蛆儿草（开江）、蛆儿草、肺心草（大竹）、土瞿麦（邻水、宣汉、万源）、一窝蛆（万源）、一炷香（峨眉）。

为百合科植物 *Aletris spicata*（Thunb.）Franch. 的根或全草。

生于海拔 400～3 400 m 的山坡、草坡、灌木丛上。分布于全川，古蔺、南溪、合江、兴文、长宁、叙永、泸县、纳溪、江安、屏山、宜宾、高县、青川、彭州、汶川、丹巴、南充市、绵阳市、九寨沟、若尔盖、红原、松潘、洪雅、达州市、巴中市、峨眉山、凉山州。

全草或根清肺、化痰、止咳、活血、杀虫、驱虫，用于风寒咳嗽、支气管炎、肺热咳嗽、燥咳、阴虚久咳、咳嗽吐血、百日咳、哮喘、肺痛、神经官能症、腮腺炎、牙痛、白带过多、乳痈、肠风便血、妇人乳少、经闭、小儿疳积、蛔虫。

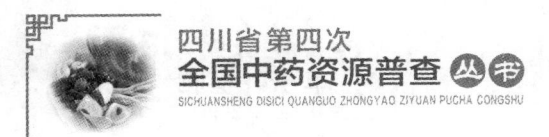

星花粉条儿菜

为百合科植物 *Aletris stelliflora* Hand. et Mazz. 的全草。

生于海拔 500～3 500 m 的草地、沼泽地、荒坡草丛中。分布于崇州、泸定、稻城。

清热润肺、止咳。

狭瓣粉条儿菜

瞿麦（渠县）、小肺筋草（平昌）、曲麦草（巴中）、肺筋草（通江）。

为百合科植物 *Aletris stenoloba* Franch. 的全草。

生于海拔 3 300 m 以下的山坡、林下、灌木丛中。分布于渠县、通江、平昌、巴中、南江、什邡、邛崃、泸定、丹巴、雷波、美姑。

清热利尿、破血通经、润肺止咳、养心安神。清热驱虫（巴中）。

火葱

胡葱（洪雅）、四季葱（达州）、香葱（峨眉）。

为百合科植物 *Allium ascalonicum* L. 的鳞茎。

栽培。分布于全川。

发汗解表、通阳止痛、温中散寒、理气，用于外感风寒发热头痛、肾虚、阳痿、遗精、跌打损伤、瘀血肿痛。

蓝花韭

细努果（藏名）。

为百合科植物 *Allium beesianum* W. W. Sm. 的全草。

生于海拔 3 000～4 200 m 的山坡、草坡。分布于新龙、九龙、稻城、喜德、美姑、木里、峨边。

藏医：辛，消食、杀虫、开胃。

洋葱

为百合科植物 *Allium cepa* L. 的鳞茎。

栽培，分布于全川。

用于创伤、溃疡、阴道滴虫、便秘。泡红酒服，治疗高血压（成都）。

昌都韭

架果（藏名）。

为百合科植物 *Allium changduense* J. M. Xu 的种子、全草。

生于海拔 3 200～4 500 m 的湿山坡、灌木丛中。分布于德格、九龙。

种子温、辛、咸，补肝肾、暖腰膝、壮阳固精，治阳痿梦遗、小便频数、遗尿、腰膝酸软冷痛、泻痢、带下、淋浊。根辛、温，温中行气、散瘀，治胸痹、食积腹胀、赤白带下、吐血、衄血、疮癣、跌打损伤。叶辛、温，温中行气、散血解毒，治胸痹、嗝噎、反胃、吐血、衄血、尿血、痢病、消渴、痔漏、脱肛、跌扑损伤、虫蝎螫伤、漆疮、风疹。

薤头

薤白、薤。

为百合科植物 *Allium chinense* G. Don 的鳞茎。

栽培。分布于全川，亦有野生。

鳞茎通阳散结、行气导滞、滑肠健胃、祛痰，用于胸部寒滞、胸闷、慢性胃炎、咳喘。

天兰韭

为百合科植物 *Allium cyaneum* Regel 的全草。

生于海拔 1 500～5 000 m 的高山草地、山坡、林下、林缘。分布于泸定、康定、道孚、甘孜、丹巴、九龙、雅江、炉霍、石渠。

发散风寒、通阳、健胃；用于风寒外感、阴寒腹痛、肢冷脉微、跌打损伤。

杯花韭

架果（藏名）。

为百合科植物 *Allium cyathophorum* Bur. et Franch. 的全草。

生于海拔 2 600～4 600 m 的山坡或草地。分布于甘孜、乡城、色达、得荣、德格、石渠、康定、稻城。

种子温、辛、咸，补肝肾、暖腰膝、壮阳固精，用于阳痿梦遗、小便频数、遗尿、腰膝酸软冷痛、泻痢、带下、淋浊。根辛、温，温中行气、散瘀，用于胸痹、食积腹胀、赤白带下、吐血、衄血、疮癣、跌打损伤。叶辛、温，温中行气、散血解毒，用于胸痹、嗝噎、反胃、吐血、衄血、尿血、痢病、消渴、痔漏、脱肛、跌扑损伤、虫蝎螫伤、漆疮、风疹。

粗根韭

夏果（藏名）。

为百合科植物 *Allium fasciculatum* Rendle. 的全草。

生于海拔 2 200～5 400 m 的山坡、草坡、河滩沙地。分布于雅江、德格、乡城、巴塘、丹巴、凉山州。

藏医：甘、微苦，治妇女病、虫病。

葱

种（藏名）、火葱、香葱。

为百合科植物 *Allium fistulosum* L. 的叶、全草、鳞茎。

栽培。分布于全川。

叶祛风发汗、通阳、解毒、利尿消肿，用于风寒感冒、头痛咳嗽、鼻塞、身热无汗、中风、面目浮肿、疮痈肿痛、跌打创伤、小便不利。葱白发表散寒、通阳、解毒，用于伤寒寒热头痛、阴寒腹痛、虫积内阻、二便不通、痢疾、痈肿、腰部软组织伤。葱花治心脾痛如刀绞。葱实温肾明目，用于阳痿、目眩。葱须治风寒头痛、喉疮冻伤。鳞茎通阳散结、行气导滞、滑肠健胃、祛痰，用于胸部寒滞、胸闷、慢性胃炎、咳喘。鳞茎发表和血、通乳解毒（凉山州）。

藏医：辛、热，增胃热、健胃、干黄水，治胃寒疼痛、黄水病。

梭砂韭

茹果（藏名）。

为百合科植物 *Allium forrestii* Diels 的全草。

生于海拔 2 700～4 600 m 的碎石坡、草坡。分布于白玉、德格、乡城、炉霍、石渠、理塘、稻城。

藏医：辛，提升胃温、止泻，治赤巴病、寒泻。

玉簪叶韭

鹿耳韭。

为百合科植物 *Allium funckiaefolium* Hand. et Mazz. 的全草。

生于海拔 2 300 m 以下的阴湿林下、灌木林中。分布于洪雅、康定、泸定、石棉等地。

祛风散寒、止痛，用于跌打损伤、瘀血肿痛。

疏花韭

为百合科植物 *Allium henryi* C. H. Wight 的全草。

生于山坡、林下。分布于乡城、九龙、石渠、白玉、雅江、德格。

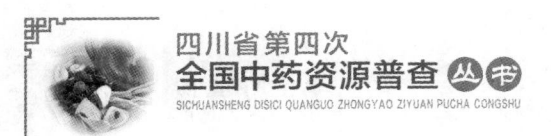

发散风寒、通阳、健胃，用于风寒感冒、阴寒腹痛、肢冷脉微、跌打损伤。

宽叶韭

大韭菜。

为百合科植物 *Allium hookeri* Thwaites 的全草。

生于海拔 1 500～4 000 m 的高山草地、草丛，有栽培。分布于丹巴、白玉、稻城、泸定、康定、理塘、汶川、九寨沟、茂县、松潘、马尔康、金川、理县、小金、洪雅、泸县、宜宾、峨眉山、雷波、峨边。

全株温中、活血调经、祛瘀消肿、通阳散结、行气止痛、化痰止血，用于寒凝气滞引起的心腹疼痛、脘痞不舒、跌打损伤、吐血、衄血、咯血、尿血。治跌打损伤、化铜（宜宾）。发汗、散寒（甘孜州）。

大白韭

扎果（藏名）、大花韭。

为百合科植物 *Allium macranthum* Baker 的全草。

生于海拔 2 700～5 000 m 的河滩、草坡、草甸。分布于白玉、理塘、丹巴、乡城、九龙、稻城、甘孜、金阳。

功效同太白韭。补肾壮阳。

藏医：辛，祛寒、杀虫。

小根蒜

苦藠、薤白。

为百合科植物 *Allium macrostemon* Bunge 的鳞茎、全草。

生于田地、田坎、山地干燥处，有栽培。分布于全川，如彭州、崇州、什邡、南充市、眉山市、达州市、巴中市、峨眉山、木里、普格、雷波、美姑、峨边。

鳞茎理气宽胸、温中、下气导滞、通阳散结，用于胸痹心痛彻背、脘痞不舒、咳喘痰多、慢性支气管炎、心绞痛、干呕、胃肠气滞、泻痢下重、疮疖、麻疹不透。叶煮水洗或捣敷疥疮，并外敷火烫伤（泸县）。

滇韭

谷巴柔巴。

为百合科植物 *Allium mairei* Lévl. 的全草。

生于海拔 1 200～4 200 m 的山坡灌木丛、高山草坡、林下。分布于巴塘、雅江、新龙、道孚。

辛、温，发汗、散寒、消肿，用于伤风感冒、头痛发烧、腹部冷痛、消化不良。外用加蜂蜜捣敷接骨。

藏医：涩、酸、温、无毒，治失眠。

峨眉韭

为百合科植物 *Allium omeiense* Z. Y. Zhu 的根、种子。

生于海拔 1 200 m 的山坡、灌木丛中。分布于峨眉、洪雅。

根通经活血、祛瘀消肿、止痛，用于跌打损伤、红肿、扭伤。种子固精、止带，用于带下病、淋证、阳痿、遗精。

卵叶韭

鹿耳韭（峨眉）。

为百合科植物 *Allium ovalifolium* Hand. et Mazz. 的鳞茎、全草。

生于海拔 1 500～4 200 m 的林下。分布于金川、九寨沟、茂县、松潘、汶川、小金、马尔康、什邡、崇州、丹巴、洪雅、宣汉、峨眉山、康定、九龙、稻城、道孚、泸定、宁南、美姑、昭觉、峨边。

活血通经、散瘀止痛、祛风镇痛、止血，用于胸胁胀痛、跌打损伤、风疹瘙痒、瘀血肿痛、衄血、漆疮等。

多叶韭

坭纳（藏名）。

为百合科植物 *Allium plurifoliatum* Rendle 的全草。

生于海拔 1 600～3 800 m 的山坡、林下、草地。分布于康定、泸定、炉霍、丹巴。

藏医：辛，气味浓烈，祛寒、杀虫、干黄水，治头虫。

太白薤

野蒜、鹿耳韭（阿坝州）、谷巴柔巴、夏弱格巴（藏名）。

为百合科植物 *Allium prattii* C. H. Wright 的全草。

生于海拔 2 000～4 900 m 的林间空地、灌木丛、草坡、沟边多石处。分布于道孚、德格、白玉、甘孜、九龙、泸定、康定、雅江、巴塘、稻城、乡城、新龙、崇州、邛崃、茂县、汶川、黑水、马尔康、理县、金阳、昭觉、布拖、木里、峨边。

辛、温，发汗、散寒止血、祛风镇痛、消肿，用于伤风感冒、头痛发烧、腹部冷痛、消化不良、跌打损伤、瘀血肿痛、衄血、漆疮。外用蜂蜜捣敷接骨。

藏医：辛、温，散寒、温胃，治感冒、失眠、消化不良、寒泻、木布病。

青甘韭

坭纳（藏名）。

为百合科植物 *Allium przewalskianum* Regel. 的全草。

生于海拔 2 000～4 800 的干旱山坡、石缝、灌木丛下或草坡。分布于石渠、巴塘、乡城、炉霍、甘孜。

活血祛瘀。

藏医：辛，气味浓烈，祛寒、杀虫、干黄水，治头虫。

野黄韭

夏果（藏名）。

为百合科植物 *Allium rude* J M. Xu 的全草。

生于海拔 3 000～5 000 m 的山坡、草坡、河滩、沙地。分布于丹巴、新龙、甘孜、稻城、道孚、德格、色达。

藏医：甘、微苦，治妇女病、虫病。

蒜

各巴、各枷（藏名）。

为百合科植物 *Allium sativum* L. 的鳞茎。

栽培。分布于全川。

鳞茎行滞气、暖脾胃、通阳、祛痰、消症积、解毒、杀虫，用于饮食积滞、虫积腹痛、脘腹冷痛、水肿胀满、泄泻、痢疾、疟疾、百日咳、肺结核、咳嗽、痰多不利、痈疽肿毒、蛲虫、白秃疮癣、蛇虫咬伤。叶醒脾、消谷食；但多食伤肝、昏眼目；蒜梗治疮肿湿毒、烧灰治疮成管、坐板疮。鳞茎健胃、止痢、止咳、杀菌（凉山州）。

藏医：辛、温、效重、润，白皮蒜兼缓，红皮蒜兼糙；祛风、提胃温、干“黄水”、解毒、杀虫、生血、和赤巴、止泻、止发；治一切风病、培根与龙合病、黄水病、瘤块、尿潴留、呃逆、痰喘、肺痨、胃寒、腹胀、泻痢、痔疮、痈疡、阴道滴虫。蒜炭（密封煅）治风温昏迷。

细香葱

北葱。

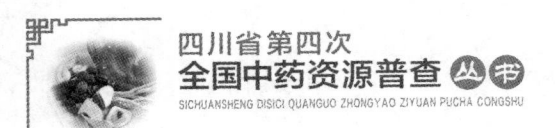

为百合科植物 *Allium schoenoprasum* L. 的全草。

生于高山向阳草坡。分布于洪雅。

散寒、解毒，用于感冒头痛，外敷痈肿疮毒。

高山韭

谷巴柔巴（藏名）。

为百合科植物 *Allium sikkimense* Baker 的全草。

生于海拔 2 400～5 000 m 的高山向阳草坡。分布于巴塘、道孚、色达、崇州、泸定、康定、丹巴、九龙、雅江、稻城、乡城、炉霍、甘孜、石渠、峨边、马边。

辛、温，发汗、散寒、消肿，用于伤风感冒、头痛发烧、腹部冷痛、消化不良。外用蜂蜜捣敷接骨。

藏医：涩、酸、温、无毒，治失眠。

韭

细韭菜。

为百合科植物 *Allium tuberosum* Rottl. /*A. odorum* Linn 的种子、全株、韭菜头。

栽培。分布于全川。

叶温中行气、散寒解毒、活血散瘀、消积健胃、降逆止呃、止血、止泻、杀虫、避孕，用于胸痹、嗝噎、反胃、吐血、衄血、尿血、痢病、消渴、痔漏、脱肛、跌扑损伤、虫蝎螫伤、漆疮、风疹、蛔虫、骨折，外用于漆疮。根温中、行气散瘀，用于胸痹、食积腹胀、赤白带下、自汗、盗汗、吐血、衄血、疮癣、跌打损伤。韭子补肝肾、暖腰膝、壮阳固精、通经活络、止带，用于阳痿、梦遗、小便频数、遗尿、腰膝酸软冷痛、泻痢、白带、淋浊、牙痛。外用于漆性皮炎。又根加酢浆草捣烂酒炒敷扭挫伤。韭菜头配竹沥、姜汁、肺筋草用于食道癌。

茖葱

为百合科植物 *Allium victorialis* L. 的全草、种子。

生于海拔 1 000～3 000 m 的山坡、草地、林下阴湿处。分布于金川、壤塘、马尔康、小金、九龙、稻城、通江、南江。

全草活血散瘀、解毒，用于跌打损伤、瘀血肿痛、风疹、漆疮。种子用于泄精。

多星韭

架果（藏名）。

为百合科植物 *Allium wallichii* Kunth 的全草、种子、根。

生于海拔 2 300～4 800 m 的湿润草坡、林缘、灌木丛下或沟边。分布于泸定、康定、稻城、九龙、色达、洪雅、普格、布拖、昭觉、美姑、会理、喜德。

韭子补肝肾、暖腰膝、壮阳固精，用于阳痿梦遗、小便频数、遗尿、腰膝酸软冷痛、泻痢、带下、淋浊。根温中、行气散瘀，用于胸痹、食积腹胀、赤白带下、吐血、衄血、疮癣、跌打损伤。全草温中行气、散血解毒，用于胸痹、嗝噎、反胃、吐血、衄血、尿血、痢病、消渴、痔漏、脱肛、跌扑损伤、虫蝎螫伤、漆疮、风疹。

川西韭

夏果（藏名）。

为百合科植物 *Allium xichuanense* J. M. Xu 的全草。

生于海拔 3 100～4 300 m 的山坡、草坡上。分布于甘孜、石渠、康定、道孚、炉霍。

藏医：甘、微苦，治妇女病、虫病。

芦荟

为百合科植物 *Aloe ferox* Mill. 的叶。

栽培。分布于全川。

杀虫、泻下通便、清热凉肝。又解毒消炎、健胃通便、扶正祛邪、美容护肤。

斑叶芦荟

油葱。

为百合科植物 *Aloe vera* L. var. *chinesis*（Haw.）Berger. 的叶。

栽培。分布于全川。

清热解毒、杀虫、利尿、泻下、消炎、健胃通便、扶正祛邪、美容护肤。

知母

为百合科植物 *Anemarrhena asphodeloides* Bge. 的根茎。

栽培。分布于达州、平昌。

清热除烦、泻肺滋肾，用于热性病高烧、口渴烦躁、肺热咳嗽、结核病、糖尿病、大便干燥。

天门冬

天冬、支毛冬（阿坝州）。

为百合科植物 *Asparagus cochinchinensis*（Lour.）Merr. 的块根。

生于海拔 3 300 m 以下的灌木丛、林下。分布于全川，金阳、布拖、甘洛等凉山州各县、宜宾、屏山、古蔺、高县、青川、乡城、稻城、眉山市、德格。栽培于内江、古蔺、邛崃、彭州、什邡、南充市、绵阳市、茂县、九寨沟、汶川、金川、壤塘、理县、小金、黑水、开江、大竹、达州、渠县、宣汉、峨眉山等地。

块根滋阴生津、清热凉血、润燥止咳、清肺、降火、宁心安神、渗利和中，用于肺燥阴虚发热、咳嗽吐血、阴虚内热、久咳、干咳、肺痿、肺痈、肺痨咳嗽吐血、咯血、热病伤津、咽喉肿痛、支气管炎、白喉、百日咳、消渴、便秘、热病后余热未清、神志恍惚、失眠、心悸、烦躁不安、糖尿病、大便燥结。外用于疮痈肿毒、蛇虫咬伤。

注：本品为川产道地药材，主产于内江市、古蔺、安岳。本品为国家三级保护植物。

羊齿天门冬

土百部、测麦德兴、啊学梗打（藏名）。

为百合科植物 *Asparagus filicinus* Buch. -Ham. ex D. Don 的块根。

生于海拔 1 200 ~ 4 000 m 的林缘灌木丛中。分布于道孚、甘孜、德格、巴塘、泸定、白玉、雅江、九龙、新龙、稻城、彭州、九寨沟、汶川、茂县、金川、理县、眉山市、万源、通江、峨眉山、金阳、布拖、甘洛、凉山州各县、峨边、绵竹、马边。

润燥止咳、活血止痛、解毒、杀虫，用于肺结核久咳、肺脓疡、百日咳、骨蒸劳热、蛔虫腹痛、咯痰带血、支气管哮喘。滋阴润燥、清热化痰（凉山州）。

藏医：苦、微温，镇咳平喘，用于肺痨久咳、骨蒸潮热、杀虫灭疥。

甘肃天门冬

业兴（藏名）。

为百合科植物 *Asparagus kansuensis* Wang et S. C. Chen 的块根。

生于海拔 2 000 ~ 3 500 m 的干旱山坡、林下、山谷、溪边。分布于白玉、得荣。

藏医：甘、苦、辛、温、涩，滋补延年、祛风、干"黄水"，治龙病、虚弱，黄水病、淋病、瘙痒、渗出性皮肤病。

短梗天门冬

三百棒（洪雅）、麦冬（开江）、串落珠（大竹）、叶下果（宣汉）、花椒铁棒锤（万源）。

为百合科植物 *Asparagus lycopodineus* Wall. ex Baker 的块茎。

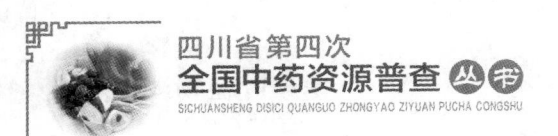

生于海拔450~3 000 m的山野、灌木丛、林下。分布于长宁、古蔺、珙县、筠连、合江、叙永、纳溪、屏山、兴文、高县、什邡、崇州、邛崃、洪雅、大竹、宣汉、平昌、万源、通江、南江、开江、峨眉山、金阳、布拖、甘洛、德昌、马边。

润燥止咳、清肺热、化痰、平喘、活血止痛、杀虫，用于肺结核久咳、肺脓疡、百日咳、骨蒸劳热、蛔虫腹痛。块茎治跌打损伤、风湿疼痛（叙永）。滋阴润燥、清热化痰（凉山州）。

密齿天门冬

业兴（藏名）。

为百合科植物 *Asparagus meioclados* Lévl. 的块根。

生于海拔1 300~3 500 m的山坡、林下、山谷、溪边。分布于得荣、雅安、布拖、越西、甘洛、米易、昭觉、攀枝花。

甘、苦、寒，滋补、润燥、清肺、降火，用于阴虚发热、咳嗽、吐血、肺痿、肺痈、咽喉肿痛、消渴、便秘。

藏医：甘、苦、辛、温、涩，滋补延年、祛风、干"黄水"，治龙病、虚弱，黄水病、淋病、瘙痒、渗出性皮肤病。

多刺天门冬

业兴（藏名）。

为百合科植物 *Asparagus myriacanthus* Wang et S. C. Chen 的块根。

生于海拔2 100~3 500 m的干旱山坡或干热河谷。分布于乡城、稻城、巴塘、得荣。

藏医：甘、苦、辛、温、涩，滋补延年、祛风、干"黄水"，治龙病、虚弱，黄水病、淋病、瘙痒、渗出性皮肤病。

新疆天门冬

业兴（藏名）。

为百合科植物 *Asparagus neglectus* Kar. et Kir. 的块根。

生于海拔2 100~3 200 m的干旱山坡或干热河谷。分布于稻城。

藏医：块根甘、苦、辛、温、涩，滋补延年、祛风、干"黄水"，治龙病、虚弱，黄水病、淋病、瘙痒、渗出性皮肤病。

石刁柏

水柏香（叙永）、小百部（洪雅）。

为百合科植物 *Asparagus officinalis* L. 的块茎。

生于海拔1 000 m的灌木丛中，多栽培。分布于洪雅、泸县、峨眉山。

根润肺镇咳、祛痰、杀虫，用于肺痨咳嗽、骨蒸劳热、蛔虫腹痛疳虫，外治皮肤疔癣及一切寄生虫。

文竹

蓬莱竹。

为百合科植物 *Asparagus plumosus* Bak. /*A. setaceus* (Kunth) Jessop 的全草、块根。

栽培。分布于全川。

全草清热解毒、凉血、通淋，用于肺热咳嗽、小便淋漓。块根润肺止咳，用于肺结核咳嗽、急性支气管炎、阿米巴痢疾。

丛生蜘蛛抱蛋

峨七（古蔺）。

为百合科植物 *Aspidistra caespitosa* C. Pei 的根茎。

生于海拔500~2 200 m的林下、竹林以下。分布于古蔺、江安、叙永、崇州、邛崃、泸定。

清热、解毒、活血散瘀，用于风湿、枯疮及无名肿毒（古蔺、叙永）。

蜘蛛抱蛋

九龙盘、青蛇莲、棕粑叶。

为百合科植物 *Aspidistra elatior* Bl. 的根茎。

生于山沟阴湿处及石缝中，有栽培。分布于叙永、崇州、广安、岳池、开江、达州、邻水、峨眉山。

根茎行气止痛、祛风、活血散瘀、接骨、补虚止咳、通络、泄热、利尿，用于肺虚咳嗽、咯血、胃脘疼痛、风湿关节痛、跌打损伤、腰痛、经闭、腹痛、头痛、牙痛、热咳、伤暑、泄泻、砂淋。又治肺病、磨雄黄搽蛇咬伤（叙永）。

九龙盘

小青蛇莲（古蔺）、棕粑叶（屏山）、千脚雷公（叙永）、铁连环、狼牙草。

为百合科植物 *Aspidistra lurida* Ker-Gawl. 的根茎。

生于海拔 600~1 700 m 的山坡林下、沟边。分布于筠连、江安、纳溪、屏山、长宁、古蔺、合江、南溪、叙永、兴文、高县、泸县、珙县、崇州、邛崃、岳池、武胜、广安、苍溪、阆中、宣汉、平昌、越西。

根祛风、清热解毒、散瘀止痛、通经络、散结，用于颈淋巴结核（南充）、阴道滴虫。治风湿、跌打损伤（古蔺）；烫火伤（筠连）；试用于绝育（珙县）。健胃止痛、续骨生肌，用于小儿消化不良、胃与十二指肠溃疡、骨折、刀伤、风湿骨痛、肾虚腰痛、跌打损伤（达州）。

小花蜘蛛抱蛋

剑叶青（长宁）、山杨柳、雪山草（筠连）、老蛇莲（合江、纳溪）。

为百合科植物 *Aspidistra minutiflora* Stapf 的根。

生于林下、灌木丛、路旁、石壁。分布于长宁、古蔺、合江、筠连、纳溪、兴文。

祛风祛湿（长宁）。消肿解毒（合江）。疗疮毒及毒蛇咬伤（纳溪）。

峨眉蜘蛛抱蛋

赶山鞭。

为百合科植物 *Aspidistra omeiensis* Z. Y. Zhu et J. L. Zhang 的根茎。

生于海拔 1 000 m 左右的山沟阴湿处及石缝中。分布于峨眉、洪雅。

活血通络、祛风除湿、行气、解毒、清热、通淋，用于跌打损伤、月经不调、经闭腹痛。

四川蜘蛛抱蛋

青蛇莲（洪雅）。

为百合科植物 *Aspidistra sichuanensis* K. Y. Lang et Z. Y. Zhu 的根茎。

生于海拔 1 000 m 左右的山沟阴湿处及石缝中。分布于洪雅、峨眉山。

活血通络、清热、通淋，用于跌打损伤、月经不调、经闭腹痛。

棕粑叶

为百合科植物 *Aspidistra zongbayi* K. Y. Lang et Z. Y. Zhu 的根茎。

生于海拔 1 000 m 左右的山沟阴湿处及石缝中。分布于洪雅、峨眉山。

活血通络、祛风燥湿、活血、清热、通淋，用于跌打损伤、月经不调、经闭腹痛、风湿麻木。

荞麦叶贝母

马兜铃。

为百合科植物 *Cardiocrinum cathayanum* (Wils.) Stearn 的果实。

生于山坡、草地。分布于彭州、南充。

清肺平喘、止咳化痰，用于肺热咳嗽、痰中带血等症。外用于痔疮及梅毒疮。

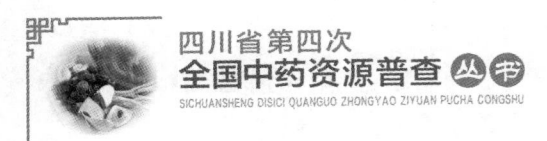

大百合

菠萝头（古蔺）、荞麦叶贝母。

为百合科植物 *Cardiocrinum giganteum*（Wall.）Makino 的鳞茎、果实。

生于海拔 1 000～3 600 m 的山坡、灌木丛中。分布于九寨沟、汶川、茂县、古蔺、兴文、合江、叙永、筠连、宜宾、长宁、邛崃、洪雅、达州市、巴中市、峨眉山、康定、泸定、九龙、金阳、峨边、马边。

鳞茎清热止咳、解毒消肿，用于肺结核、痰多气喘、肺炎、肺结核咯血、肺热咳嗽、中耳炎、小儿高烧，又用于止痢（叙永），治腹胀如鼓（筠连），捣烂敷毒疮（古蔺）。鳞茎用于鼻窦炎、中耳炎、痈疮肿毒、毒蛇咬伤、痔漏等。

金边吊兰

为百合科植物 *Chlorophytum capense* Kuntze 的全草。

栽培。分布于全川。

养阴清肺、润肺止咳，用于小儿高热、肺热咳嗽、声哑、吐血、跌打肿痛、痈疽肿毒、聤耳、牙痛。

银边吊兰

为百合科植物 *Chlorophytum capense* Kuntze var. *variegatum* Hort. 的全草。

栽培。分布于全川。

清热解毒、化痰止咳、活血散瘀，用于肺热咳血、咳嗽痰喘，外用于疔疮肿毒、痔疮肿痛、骨折、烧伤。

吊兰

落地参（南溪）、土人参（合江）、土洋参（纳溪）、八叶兰、兰草（阿坝州）、金边吊兰。

为百合科植物 *Chlorophytum comosum*（Thunb.）Baker 的全草、根。

生于阴湿处，多栽培。分布于南充市、成都、叙永、隆昌、合江、南溪、泸县、宜宾、兴文、高县、纳溪、若尔盖、茂县、九寨沟、金川、汶川、达州市、巴中市、峨眉山、泸定、康定、丹巴、九龙、乡城、得荣。

全株及根清热散瘀、止咳化痰、消肿解毒、补肺、止血、活血行气，用于肺虚咳嗽、肺痨咯血、阴虚骨蒸潮热、盗汗、声哑、吐血、经闭、跌打损伤、骨折、烧烫伤、痈疽肿毒、聤耳、疝气、痔疮肿痛、牙痛、痔疮。根补脾。

七筋姑

雷公七。

为百合科植物 *Clintonia udensis* Trautv. et Mey. 的全草。

生于海拔 1 600～4 000 m 的高山林下、灌木丛中。分布于九寨沟、若尔盖、汶川、茂县、黑水、崇州、什邡、丹巴、康定、得荣、洪雅、峨眉山、泸定、道孚、德昌、越西、木里、喜德、峨边、马边。

祛风除湿、败毒、舒筋、活血散瘀、消肿止痛，用于血滞经闭、痛经、跌打损伤、瘀滞肿痛、劳伤吐衄。

朱焦

为百合科植物 *Cordyline fruticoca*（L.）Acheval 的全草。

栽培。分布于全川。

清热解毒、活血散瘀、止血、凉血、止痛，用于痢疾便血、月经不调。

山菅

野兰花（兴文）、青射干（长宁）。

为百合科植物 *Dianella ensifolia*（L.）DC. 的根状茎。

生于海拔 1 700 m 以下的山坡、林下、灌木丛、石缝中。分布于长宁、兴文、泸县、叙永、纳溪、南溪、峨眉山、绵竹。

拔毒消肿，外用于瘰疬、痈疽疮癣、跌打损伤。

散斑假万寿竹

大玉竹（洪雅）、玉竹（达州）、玉竹参（邻水）、散斑竹根七。

为百合科植物 *Disporopsis aspera* (Hua) Engl. 的根。

生于海拔 1 100 ~ 2 900 m 的山区灌木丛潮湿处、山谷、路旁。分布于洪雅、兴文、高县、叙永、宜宾、长宁、珙县、崇州、什邡、丹棱、达州、邻水、峨眉山、康定。

养阴润肺、补中、润燥、生津止咳、除烦，用于肺痨咳嗽、月经不调、烫伤，外敷痈疮（叙永、宜宾），治遗尿（宜宾）。

假万寿竹

竹根七、石竹子（洪雅）。

为百合科植物 *Disporopsis fuscopicta* Hance 的根。

生于海拔 500 ~ 1 200 m 的山谷、山坡阴湿处、灌木丛潮湿处。分布于洪雅、叙永、屏山、高县、珙县、江安、合江、峨眉山、马边。

养阴润肺、补中、润燥、生津止咳、除烦，用于肺痨咳嗽、月经不调、烫伤。根治跌打损伤、堕胎（叙永），治刀伤出血（江安）。

深裂竹根七

竹林消（珙县）、肖玉竹（崇州）、玉竹（开江）、土玉竹（南江）、竹根假万寿竹。

为百合科植物 *Disporopsis pernyi* (Hua) Diels 的根。

生于海拔 500 ~ 2 700 m 的林下、灌木丛等潮湿处。分布于洪雅、叙永、纳溪、合江、珙县、古蔺、筠连、江安、兴文、崇州、开江、南江、峨眉山、康定。

养阴润肺、补中、润燥、生津止咳、除烦，用于肺痨咳嗽、月经不调、烫伤。根及根茎养阴清热（叙永），治蛇伤、跌打损伤、刀伤（江安），开胃、健脾、除湿（古蔺），泡酒服治痨伤（兴文、叙永），治风寒咳嗽、多尿遗精（叙永），堕胎（叙永）。

长蕊万寿竹

大玉竹（洪雅）。

为百合科植物 *Disporum bodinieri* (Lebl. etVant.) Wang et Y. C. Tang 的根。

生于海拔 400 ~ 3 000 m 的林下、灌木丛等潮湿处。分布于洪雅、叙永、纳溪、南溪、合江、珙县、古蔺、泸县、高县、筠连、江安、兴文、隆昌、彭州、泸定、稻城、金阳、峨边。

养阴润肺、生津止咳、除烦，用于肺痨咳嗽、月经不调。根平喘止咳（古蔺），治咳嗽、白带、头晕（南溪），妇女倒经（屏山），肺热咳嗽加肺筋草、观音草煎水服（叙永）。

短蕊万寿竹

为百合科植物 *Disporum brachystemon* Wang et Y. C. Tang 的根、叶、花。

生于海拔 1 700 ~ 3 000 m 的林下、灌木丛等潮湿处。分布于九龙、甘洛、会东、西昌、米易、木里。

根用于产后虚弱。叶、花用于泄泻。

距花万寿竹

狗尾巴参、倒竹散（阿坝州）。

为百合科植物 *Disporopsis calcaratum* D. Don 的根。

生于海拔 900 ~ 2 300 m 的草坡、竹林中。分布于洪雅、九寨沟、茂县、汶川、金川。

养阴润肺、生津益气、止咳祛痰，用于肺热咳嗽、骨蒸劳热、腰膝酸软、阴虚盗汗、淋浊白带。

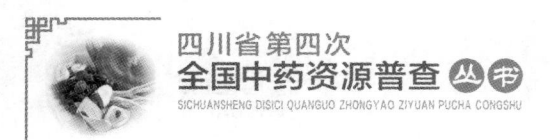

万寿竹

竹林消、土玉竹、石竹根、竹根七、山竹花（彭州）、竹叶七、白龙须、竹节参、一线香（阿坝州）、石韦根、玉竹参（宣汉）。

为百合科植物 *Disporopsis cantoniense*（Lour.）Merr. 的根。

生于海拔 3 300 m 以下的草坡、竹林中。分布于彭州、九寨沟、茂县、理县、汶川、洪雅、汉源、达州、宣汉、峨眉山、泸定、康定、九龙、德昌、美姑、昭觉、峨边。

止咳、补虚、健脾消食、舒筋活血、清火化痰、消气肿、清热解毒、养阴润肺，用于肺胃燥热、高热不退、肺结核咳嗽咯血、食欲不振、胸腹胀满、筋骨疼痛、腰腿痛、虚劳骨蒸、津液受伤、痈肿疮毒、咽干、咳嗽、痰吐不利、大便秘结、心累心跳、阴虚发热、阴虚盗汗、白带、腰膝无力，外用于烧烫伤、骨折，用于风湿寒痹、关节腰腿疼痛、痛经、月经过多、痈疽疮疖、跌打损伤、骨折（阿坝州）。

大花万寿竹

为百合科植物 *Disporum megalanthum* Wang et Y. C. Tang 的根。

生于海拔 2 000～3 000 m 山坡林下、灌木丛等潮湿处。分布于泸定、康定。

根用于劳伤、气血虚弱。

宝铎草

竹林消（绵阳）、石竹根（达州）、赤竹根（万源）。

为百合科植物 *Disporum sessile* D. Don 的根及根茎。

生于海拔 600～3 000 m 的潮湿林下、山坡、草丛中。分布于高县、筠连、江安、兴文、合江、长宁、宜宾、什邡、崇州、邛崃、彭州、康定、九龙、得荣、屏山、绵阳市、眉山市、达州市、巴中市、峨眉山、雷波。

根及根茎健脾消积、润肺止咳、清热化痰、补虚，用于肺热咳嗽、痨伤咯血、虚损、咳喘、痰中带血、肠风下血、食积胀满，治蛇伤（江安），炖肉服治小儿全身发黄（长宁），治痨伤咳嗽、清热解毒、舒筋活血，用于虚劳咳嗽、阴虚盗汗、风湿骨痛等。

鹭鸶草

土洋参（古蔺）。

为百合科植物 *Diuranthera major* Hemsl. 的根。

生于海拔 1 200～3 200 m 的山坡、林下草坡。分布于古蔺、兴文、长宁、筠连、泸定、稻城、乡城、巴塘、得荣、会理、雷波、会东、美姑。

清热解毒、健脾利湿，用于风湿、小儿疳积、乳腺炎、毒蛇咬伤，又炖肉吃补虚损。叶敷刀伤出血。

小鹭鸶草

为百合科植物 *Diuranthera minor*（C. H. Wright）Hemsl. 的根。

生于海拔 1 300～3 200 m 的山坡、林下、草坡。分布于盐源、乡城、巴塘。

清热解毒、健脾利湿，用于风湿、小儿疳积、乳腺炎、毒蛇咬伤，又炖肉吃补虚损。叶敷刀伤出血。

独尾草

龙须草（汶川）。

为百合科植物 *Eremurus chinensis* O. Fedtsch. 的根。

生于海拔 1 000～2 900 m 的林下、灌木丛、路旁。分布于汶川、九寨沟、金川、壤塘、茂县、黑水、康定、巴塘、乡城、得荣、稻城、会东、甘洛、雷波。

祛风除湿、补肾强身，用于灌耳心（中耳炎）。

川贝母

卷叶贝母、尼哇、阿皮卡咸巴（藏名）。

为百合科植物 *Fritillaria cirrhosa* D. Don 的鳞茎。

生于海拔 1 800~5 000 m 的山坡、草丛、灌木丛中。分布于甘孜州、普格、雷波、金阳、越西、茂县、金川、小金、松潘、九寨沟、洪雅。

清热润肺、止咳化痰、散结消肿，用于虚劳咳嗽、心胸郁结、肺痿、肺痈、瘰疬、乳痈、肺热咳嗽、久咳痰喘、咳嗽咯血、肺炎、急慢性支气管炎，忌与乌头、附子、天雄同用。

藏医：苦、寒，清热润肺、化痰止咳、补血，治气管炎、感冒、胃痛。叶治骨节积黄水。花籽治头痛、由高烧引起的神经症状或颅内并发症。德格藏医用于咳吐脓血。

注：本品为川产道地药材，主产于康定、甘孜、理塘、雅江、九龙、丹巴、稻城、得荣、乡城、木里、西昌、宝兴、小金、金川。本品为国家三级保护植物。

康定贝母

为百合科植物 *Fritillaria cirrhosa* D. Don var. *ecirrhosa* Franch. 的鳞茎。

生于海拔 3 200~4 000 m 的高山灌木丛、草丛中。分布于洪雅、茂县、康定、道孚、泸定、丹巴、甘孜。

清热润肺、止咳化痰、散结消肿，用于虚劳咳嗽、心胸郁结、肺痿、肺痈、瘰疬、乳痈、肺热咳嗽、久咳痰喘、咳嗽咯血、肺炎、急慢性支气管炎。

冲松贝母

尼哇露几（藏名）。

为百合科植物 *Fritillaria cirrhosa* D. Don var. *paohsinensis* S. C. Chen 的鳞茎。

生于海拔 4 000 m 左右的山坡、草丛、灌木丛中。分布于石渠县。

甘、苦、平，清热润肺、止咳化痰，治肺热咳嗽、久咳痰喘、咳嗽咯血、肺炎、急慢性支气管炎，忌与乌头、附子、天雄同用。

藏医：苦、寒，清热润肺、化痰止咳、补血，治气管炎、感冒、胃痛。叶治骨节积黄水。花籽治头痛、由高烧引起的神经症状或颅内并发症。德格藏医用于咳吐脓血。

粗茎贝母

尼哇。

为百合科植物 *Fritillaria crassicaulis* S. C. Chen 的鳞茎。

生于海拔 3 000~4 000 m 的草坡、林下。分布于泸定。

甘、苦、微寒，清热润肺、止咳化痰，治阴虚劳咳、咯痰带血。

藏医：苦、甘、凉，治胸急热痛、感冒、脉寒证。

米贝母

为百合科植物 *Fritillaria davidii* Franch. 的鳞茎。

生于海拔 1 800~2 300 m 的山坡林下、沟边、阴湿石缝。分布于彭州、宝兴。

清热润肺、化痰止咳。

梭砂贝母

尼哇

为百合科植物 *Fritillaria delavayi* Franch. 的鳞茎。

生于海拔 3 800~5 400 m 的雪线流石滩。分布于甘孜州、金川、茂县、黑水、红原。

清热润肺、止咳化痰，治肺热咳嗽、久咳痰喘、咳嗽咯血、肺炎、急慢性支气管炎，忌与乌头、附子、天雄同用。

藏医：苦、寒，清热润肺、化痰止咳、补血，治气管炎、感冒、胃痛。叶治骨节积黄水。花籽治头痛、由高烧引起的神经症状或颅内并发症。德格藏医用于咳吐脓血。

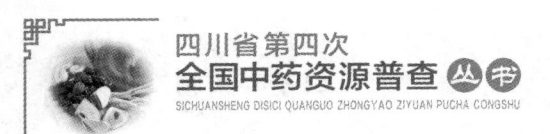

注：本品为川产道地药材，主产于石渠、德格、甘孜、白玉、色达、新龙、炉霍、道孚、理塘、阿坝、壤塘。本品为国家三级保护植物。

峨眉贝母

川贝母。

为百合科植物 *Fritillaria omeiensis* S. C. Chen 的鳞茎。

生于海拔 3 200～3 500 m 的山坡草丛、灌木丛中。分布于洪雅、峨眉。

清热润肺、止咳化痰、散结消肿，用于虚劳咳嗽、心胸郁结、肺痿、肺痈、瘰疬、乳痈、肺热咳嗽、久咳痰喘、咳嗽咯血、肺炎、急慢性支气管炎。

甘肃贝母

尼哇。

为百合科植物 *Fritillaria przewalskii* Maxim. ex Baker 的鳞茎。

生于海拔 2 700～4 500 m 的山坡草丛、灌木丛中。分布于甘孜州、九寨沟、金川、若尔盖、红原、小金、宝兴。

甘、苦、平，清热润肺、止咳化痰，用于肺热咳嗽、久咳痰喘、咳嗽咯血、肺炎、急慢性支气管炎，忌与乌头、附子、天雄同用。

藏医：苦、寒，清热润肺、化痰止咳、补血，治气管炎、感冒、胃痛。叶治骨节积黄水。花籽治头痛、由高烧引起的神经症状或颅内并发症。德格藏医用于咳吐脓血。

注：本品为川产道地药材，主产于康定、雅江、九龙、丹巴、壤塘、小金、金川、马尔康、汶川、茂县、理县、黑水、九寨。本品为国家三级保护植物。

太白贝母

为百合科植物 *Fritillaria taipaiensis* P. Y. Li 的鳞茎。

生于海拔 2 000～4 000 m 的山坡草丛或水边。分布于万源、金川、小金、壤塘、马尔康、若尔盖。

甘、苦、微寒，清热润肺、化痰、止咳，用于肺热咳嗽、阴虚肺燥、干咳无痰、瘰疬、痈疮肿毒、支气管炎、咳痰不利。

注：本品为珍稀濒危植物。

浙贝母

为百合科植物 *Fritillaria thunbergii* Miq. 的鳞茎。

引种栽培。分布于茂县、洪雅。

清热化痰、开郁散结，用于风火燥咳、痰火咳嗽、肺痈、乳痈、瘰疬、疮毒、心胸郁闷。

暗紫贝母

松贝。

为百合科植物 *Fritillaria unibracteata* Hsiao et K. C. Hsia 的鳞茎。

生于海拔 3 200～4 500 m 的高山草甸、林缘、灌木丛中。分布于松潘、若尔盖、红原、九寨沟、什邡、金川、茂县、黑水、阿坝。

润肺化燥、泄热解郁、止咳祛痰，用于咳嗽、肺痿、肺结核、吐血、瘿瘤节气、乳痈疮肿。脾胃虚寒、湿痰者慎用。

注：本品为川产道地药材，主产于若尔盖、松潘、红原、九寨沟、茂县、黑水、理县、平武、马尔康。本品为国家三级保护植物。

瓦布贝母

为百合科植物 *Fritillaria unibracteata* Hsiao et K. C. Hsia var. *wabuensis*（S. Y. Tang et S. C. Yue）Z. D. Liu, S. Wang et S. C. Chen 的鳞茎。

生于海拔 2 700～3 900 m 的高山草甸、林缘、灌木丛中。分布于松潘、茂县、黑水、汶川。

润肺化燥、泄热解郁、止咳祛痰，用于咳嗽、肺痿、肺结核、吐血、瘿瘤节气、乳痈疮肿。脾胃虚寒、湿痰者慎用。

黄花菜

绿春花（屏山）、金针花（古蔺）。

为百合科植物 *Hemerocallis citrina* Baroni 的根、花。

栽培于海拔 1 500 m 以下的地区。分布于全川。

根利水通淋、健脾、补虚、接骨、宁心安神、凉血、清热利湿、消肿解毒，用于水肿、小便不利、淋浊、带下、湿热、黄疸、白带、慢性肝炎、衄血、便血、崩漏、乳痈、腮腺炎、蛇虫咬伤。嫩苗利湿热、宽胸、消食、安神，用于神经衰弱、心烦失眠、胸膈烦热、黄疸、小便赤涩。花开胸利膈、除湿、安神，用于黄疸型肝炎、湿热小便不利、虚烦不眠。清热润肺、凉血、利胆、健脾，用于肺热咳嗽、淋浊带下、黄疸、乳痈（洪雅）。

西南萱草

为百合科植物 *Hemerocallis forrestii* Diels 的根。

生于海拔 2 000～3 100 m 的山坡草地。分布于南江、木里、茂县、米易。

利水消肿、润肺、凉血。

萱草

金针花、黄花根（南充）、野黄花（达州）。

为百合科植物 *Hemerocallis fulva* L. 的根、花。

生于海拔 2 400 m 以下的阴湿肥沃的林下。分布于全川，如布拖、彭州、什邡、邛崃、巴塘、南充市、绵阳市、眉山市、万源、南江、峨眉山、会东、宁南、盐源。

清热解毒、健脾利湿、补虚、接骨、消肿、宁心安神、利尿通淋、凉血止血，用于神经衰弱、虚烦不眠、黄疸、淋浊、水肿、遗精、白带、慢性肝炎、腮腺炎、小儿疝气、疮痈肿毒、膀胱炎、尿血、便血、小便不利、尿路结石、乳汁缺乏、月经不调、衄血。清热润肺、凉血、利胆、健脾，用于肺热咳嗽、淋浊带下、黄疸、乳痈（洪雅）。

北黄花菜

金针花（江安）、野黄花。

为百合科植物 *Hemerocallis lilio-asphodelus* L. 的根。

栽培。分布于达州、宣汉、巴中、万源、通江、筠连、泸县、叙永、江安、合江、兴文、纳溪、屏山、宜宾、长宁、隆昌、南溪。

根安神镇静、调经（合江），治小儿疝气、疮毒（宜宾），治咳嗽（江安），补气催乳（纳溪）。

大黄花菜

萱草。

为百合科植物 *Hemerocallis middendorffii* Trautv. et Mey 的根、根状茎。

栽培。分布于彭州。

利水、凉血，用于水肿、小便不利、淋浊、带下、黄疸、衄血、便血、崩漏、乳痈。

小黄花菜

萱草。

为百合科植物 *Hemerocallis minor* Mill. 的根、花。

生于海拔 2 600 m 以下的荒坡草地。分布于洪雅、什邡、峨眉山。

清热润肺、凉血、利胆、健脾除湿、补虚、接骨，用于肺热咳嗽、淋浊带下、黄疸、乳痈。

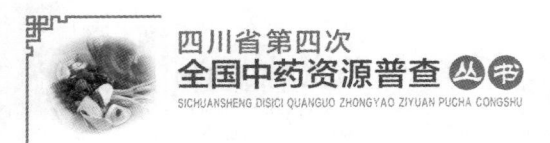

折叶萱草

为百合科植物 *Hemerocallis plicata* Stapf 的根。

生于海拔 1 200 ~ 3 200 m 的山坡、草丛、沟边，有栽培。分布于泸定、九龙、乡城、巴塘、甘洛、昭觉、冕宁、米易、美姑、喜德、木里。

养血平肝、利尿消肿，用于头晕、耳鸣、心悸、腰痛、吐血、衄血、大肠下血、水肿、淋病、咽痛、乳痈。

华肖菝葜

土茯苓（江安、达州）、老君须、白土茯苓（达州）。

为百合科植物 *Heterosmilax chinensis* Wang 的根茎。

生于海拔 300 ~ 2 100 m 的山谷密林中或灌木丛下。分布于屏山、合江、纳溪、江安、叙永、古蔺、高县、宜宾、邛崃、眉山市、开江、达州、大竹、邻水、渠县、宣汉、雷波、马边。

根茎清热解毒、软坚散结、化滞、除湿、宁神、镇痛、利小便，用于痈疽发背、肾炎水肿、淋巴结核。

肖菝葜

土萆薢、土茯苓（达州）。

为百合科植物 *Heterosmilax japonica* Kunth 的根茎。

生于海拔 500 ~ 1 800 m 的灌木林中、路边、路边杂木林中、密林中、热带林中。分布于长宁、九寨沟、金川、小金、汶川、开江、邻水、通江、南江、金阳、马边。

除湿、利尿、拔毒、降压，用于疮疡、小便淋漓、高血压、淋浊、白带、腹泻、腰膝痹痛、湿疹。

短柱肖菝葜

为百合科植物 *Heterosmilax yunnanensis* Gagnep. 的根茎。

生于海拔 700 ~ 3 000 m 的山坡密林中、河沟边或路边。分布于屏山、长宁、纳溪、珙县、叙永、茂县、松潘、九寨沟、黑水、雷波。

散寒通经、活血、透骨、解毒、利小便，用于白带、淋浊、肺病。清热利水（屏山），治风湿（纳溪），化痰止咳（叙永），皮肤风痒（屏山）。

玉簪

鱼鳔花（洪雅）、紫玉簪（开江）、慈姑、水慈姑（万源）。

为百合科植物 *Hosta plantaginea* (Lam.) Aschers. 的全草、根、花。

栽培于海拔 2 900 m 以下的地区。分布于全川，普格、叙永、合江、高县、珙县、南充市、绵阳市、眉山市、开江、邻水、渠县、宣汉、平昌、巴中、万源、通江、峨眉山。

花清热利湿、凉血、消肿镇痛，用于咽喉肿痛、小便不通、疮毒、烧伤。根消肿散结、清热解毒、利湿、凉血止血，用于咽喉肿痛、痈疽、瘰疬、烧伤、吐血、骨鲠、牙龈痛、乳痈、白带。清热消肿、活血调经（普格）。

粉叶玉簪

紫玉簪（洪雅）。

为百合科植物 *Hosta sieboldiana* Engl. 的根茎。

生于林下阴湿处，有栽培。分布于洪雅。

根消痈散结、清热解毒、利湿、止血，用于咽喉肿痛、疮痈肿毒、烧伤。

紫萼

蓝花玉簪（江安）、紫玉簪（雷波）、红鳔花（洪雅）。

为百合科植物 *Hosta ventriocsa* (Salisb.) Stearn 的全草、花、根。

生于海拔 2 200 m 以下的山坡、路旁、灌木丛、林下阴湿处，有栽培。分布于全川，雷波、古蔺、纳溪、筠连、合江、叙永、屏山、隆昌、江安、兴文、宜宾、泸县、青川、崇州、邛崃、彭州、泸定、南充市、绵阳市、达州、大竹、宣汉、万源、峨眉山、峨边。

根清热解毒、消肿、利湿、凉血、止血、止痛，用于妇女身体虚弱、白带、肺痨吐血、咽喉肿痛、牙龈痛、吐血、胃痛、血崩、白带、痈疽、瘰疬、乳痈。根又用于疮疖、化鱼骨（江安），花治遗精、吐血、气肿、白带、咽喉红肿。叶治崩漏、带下、溃疡。叶治乳腺炎（叙永），花煮甜酒服治妇女白带（屏山），叶捣敷可退竹木刺，根磨酒服治包块，中耳炎（宜宾）。清热消肿、活血调经（雷波）。

丽江山慈菇

老鸦瓣、光姑子、土贝母（凉山州）。

为百合科植物 *Iphigenia indica* Kunth 的鳞茎。

生于草丛中、岩石潮湿处。分布于越西、泸定、宁南、雷波等地。

清热解毒、消肿散结（越西）。

滇百合

打日麦朵（藏名）。

为百合科植物 *Lilium bakerianum* Coll. et Hemsl. 的鳞茎。

生于海拔 3 200 m 以下的向阳山坡、林缘。分布于理塘、九龙、稻城、喜德、会东、西昌、昭觉、木里、宁南、冕宁。

祛痰止咳、清心安神，用于肺痨久咳、咳唾痰血、热病后余热未清、虚烦惊悸、脚气浮肿、神志恍惚。

藏医：甘、涩、温，治肺病、咳嗽、体虚。

金黄花滇百合

黄花红百合。

为百合科植物 *Lilium bakerianum* Coll. et Hemsl. var. *aureum* Grove et Cotton 的鳞茎。

生于海拔 1 800 ~ 4 000 m 的山坡、林缘。分布于泸定、雅江、九龙、马边。

祛痰止咳、清心安神，用于肺痨久咳、咳唾痰血、热病后余热未清、虚烦惊悸、脚气浮肿、神志恍惚。

黄绿花滇百合

苍山百合。

为百合科植物 *Lilium bakerianum* Coll. et Hemsl. var. *delavayi* (Franch.) Wils. 的鳞茎。

生于海拔 2 100 ~ 3 800 m 的山坡、林缘。分布于稻城。

祛痰止咳、清心安神，用于肺痨久咳、咳唾痰血、热病后余热未清、虚烦惊悸、脚气浮肿、神志恍惚。

无斑红百合

无斑滇百合。

为百合科植物 *Lilium bakerianum* Coll. et Hemsl. var. *yunnanense* (Franch.) Sealy ex Woode et Stearn 的鳞茎。

生于山坡、林缘。分布于木里。

祛痰止咳、清心安神，用于肺痨久咳、咳唾痰血、热病后余热未清、虚烦惊悸、脚气浮肿、神志恍惚。

淡紫百合

野百合。

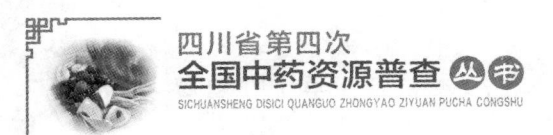

为百合科植物 *Lilium brownii* F. E. Brown ex Miellez. 的鳞茎。

生于山坡、路旁、草丛、灌木丛、岩石壁。分布于筠连、合江、隆昌、叙永、兴文、高县、宜宾、金阳。

鳞茎捣敷疖子疮及深部脓肿（宜宾）。鳞茎味苦不能鲜食只可提制淀粉。

黄百合

百合（宣汉）。

为百合科植物 *Lilium brownii* F. E. Brown ex Miellez. var. *colchesteri* Wils. 的鳞茎。

栽培。分布于宣汉、彭州。

润肺止咳、宁心安神，用于肺结核咳嗽、痰中带血、神经衰弱、心烦不安等。

百合

为百合科植物 *Lilium brownii* F. E. Brown ex Miellez. var. *viridulum* Baker 的鳞茎。

生于海拔 700～2 500 m 的山坡向阳处，岩石缝中。分布于全川，古蔺、筠连、珙县、纳溪、叙永、高县、宜宾、青川、崇州、邛崃、达州、邻水、宣汉、南江。

鳞茎烫后晒干为百合片；润肺止咳、清热安胎、清心安神、利尿，用于肺燥咳嗽、慢性支气管炎、肺结核咳血、虚烦不寐、热病后余热未尽、神志恍惚、惊悸、浮肿、小便不利、鼻衄、疔疮。鳞茎可鲜食或提制淀粉。

渥丹

山丹（洪雅）、红百合。

为百合科植物 *Lilium concolor* Salisb. 的鳞茎。

生于沟边、林下、石缝、灌木丛中。分布于洪雅。

清热宁心、润肺止咳，用于热病生津、劳伤咳嗽、除烦、吐衄、惊悸。

川百合

阿勃卡、辖坡子（藏名）。

为百合科植物 *Lilium davidii* Duchartre 的鳞茎、果实。

生于海拔 2 500～3 500 m 的向阳草丛、山岩、灌木丛缘。分布于巴塘、泸定、康定、丹巴、乡城、九龙、理塘、凉山州、若尔盖、金川、红原、马尔康、小金、壤塘、峨眉山、马边。

鳞茎甘、平，清热解毒、祛痰止咳、润肺、滋阴、宁心安神，用于肺结核咳嗽、痰中带血、神经衰弱、心烦不安、脚气浮肿、神志恍惚。果润肺止咳、清心安神。

藏医：苦、寒，润肺止咳、清热安神、利尿、接骨、愈创，治劳嗽咳血、虚烦惊悸、热病后精神不安、浮肿、小便不利、骨折、外伤。

宝兴百合

打日麦朵（藏名）。

为百合科植物 *Lilium duchartrei* Franch. 的鳞茎。

生于海拔 1 800～3 500 m 的高山草地、林缘、灌木丛中。分布于丹巴、泸定、康定、雅江、九龙、青川、宝兴、九寨沟、茂县、金川、汶川、理县、小金、洪雅。

祛痰止咳、清心安神、除烦，用于肺痨久咳、咳唾痰血、热病后余热未清、虚烦咳嗽、脚气浮肿、神志恍惚、惊悸、吐衄。

藏医：甘、涩、温，治肺病、咳嗽、体虚。

绿花百合

为百合科植物 *Lilium fargesii* Hemsl. 的鳞茎。

生于海拔 2 900～3 500 m 的山坡草丛、岩石缝中。分布于道孚、金川、九寨沟、壤塘、小金、理县、茂县。

润肺、清热解毒、消肿、祛痰止咳、清心、宁心、滋阴安神，用于肺痨久咳、咳唾痰血、热病后余热未清、虚烦惊悸、失眠。

湖北百合

老鸦瓣（屏山）。

为百合科植物 *Lilium henryi* Baker 的鳞茎。

生于山坡、灌木丛中。分布于宜宾、合江、屏山、筠连。

鳞茎捣敷无名肿毒（屏山）。

卷丹

山百合（江安）、米百合（古蔺）、夏颇啧啧（藏名）。

为百合科植物 *Lilium lancifolium* Thunb. 的鳞茎。

生于海拔 1 500～2 800 m 的杂木林中、灌木丛下。分布于美姑、茂县、江安、屏山、古蔺、长宁、泸县、九寨沟、汶川、松潘、理县、马尔康、金川、小金、达州市、巴中市。

鳞茎捣敷可鲜食或烫后晒干为百合片；润肺止咳、清热、宁心安神、利二便，用于虚劳咳嗽、吐血、痰中带血、神经衰弱、心烦不安、慢性支气管炎。补中益气（南川）。

麝香百合

川百合（洪雅）、老鸦花（峨眉）。

为百合科植物 *Lilium longifoflorum* Thunb. 的鳞茎。

生于山坡、草地、沟边、林下、灌木丛中。分布于南充市、洪雅、峨眉山、荥经、名山。

润肺止咳、清心安神、清热、滋阴，用于虚痨咳嗽、热病伤津、吐血、虚烦惊悸等症。

尖被百合

阿勃卡（藏名）。

为百合科植物 *Lilium lophophorum* (Bur. et Franch.) Franch. 的鳞叶。

生于海拔 2 700～4 200 m 的向阳草丛、灌木丛缘。分布于巴塘、稻城、白玉、九龙、炉霍、道孚、新龙、雅江、木里。

甘、平，祛痰止咳、宁心安神，用于肺结核咳嗽、痰中带血、神经衰弱、心烦不安、脚气浮肿、神志恍惚。

藏医：苦、寒，润肺止咳、清热安神、利尿、接骨、愈创，治劳嗽咳血、虚烦惊悸、热病后精神不安、浮肿、小便不利、骨折、外伤。

乳头百合

为百合科植物 *Lilium papilliferum* Franch. 的鳞茎。

生于山坡草丛、岩石缝中。分布于金川、九寨沟、壤塘、小金、理县、茂县。

润肺、清热解毒、消肿、祛痰止咳、清心、宁心、滋阴安神，用于肺痨久咳、咳唾痰血、热病后余热未清、虚烦惊悸、失眠。

细叶百合

山丹（阿坝州）、打日麦朵（藏名）、川百合。

为百合科植物 *Lilium pumilum* DC. 的鳞茎。

生于海拔 400～3 000 m 的山坡草地或林缘。分布于丹巴、炉霍、康定、九寨沟、茂县、金川、小金、若尔盖、洪雅、峨眉山。

润肺、清热解毒、消肿、祛痰止咳、清心、宁心、滋阴安神，用于肺痨久咳、咳唾痰血、热病后余热未清、虚烦惊悸、失眠、疮痈肿毒、天疱疮、脚气浮肿、神志恍惚。

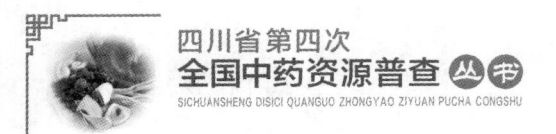

藏医：甘、涩、温，治肺病、咳嗽、体虚。

岷江百合

为百合科植物 *Lilium regale* Wilson 的鳞茎。

生于岷江流域海拔 800～2 500 m 的河谷与山腰的石缝中。分布于汶川、茂县、理县。

润肺止咳、宁心安神、美容养颜、防癌抗癌、止疼、清凉润肺、去火安神，用于阴虚久咳、润肺化痰、痰中带血、胃痛、虚烦惊悸、失眠多梦、精神恍惚。又调肺，用于肺燥嗽、肺虚咳嗽及肺癌吐血，用于咳嗽、眩晕、夜寐不安等功效。

通江百合

泸定百合。

为百合科植物 *Lilium sargentiae* Wilson 的鳞茎。

生于海拔 500～2 000 m 的山坡草丛中及灌木丛边。分布于通江、南江、泸定、雅安、凉山州、乐山、成都、绵阳、宜宾。

润肺止咳、宁心安神、美容养颜、防癌抗癌、止痛、清凉润肺、去火安神，用于阴虚久咳、润肺化痰、痰中带血、胃痛、虚烦惊悸、失眠多梦、精神恍惚。又调肺，用于肺燥嗽、肺虚咳嗽及肺癌吐血，用于咳嗽、眩晕、夜寐不安等功效。

蒜头百合

为百合科植物 *Lilium sempervivoideum* Lévl. 的鳞茎。

生于海拔 2 000～2 500 m 的山坡草丛、岩石缝中。分布于金川、九寨沟、壤塘、小金、理县、茂县。

润肺、清热解毒、消肿、祛痰止咳、清心、宁心、滋阴安神，用于肺痨久咳、咳唾痰血、热病后余热未清、虚烦惊悸、失眠。

淡黄花百合

为百合科植物 *Lilium sulphureum* Baker 的鳞茎。

生于山坡草丛、岩石缝中。分布于金川、九寨沟、壤塘、小金、理县、茂县。

润肺、清热解毒、消肿、祛痰止咳、清心、宁心、滋阴安神，用于肺痨久咳、咳唾痰血、热病后余热未清、虚烦惊悸、失眠。

大理百合

阿勃卡（藏名）、川百合。

为百合科植物 *Lilium taliense* Franch. 的鳞茎。

生于向阳山岩草丛、灌木丛缘。分布于道孚、洪雅。

祛痰止咳、宁心安神、除烦，用于肺结核咳嗽、痰中带血、神经衰弱、心烦不安、脚气浮肿、神志恍惚、吐衄。

藏医：苦、寒，润肺止咳、清热安神、利尿、接骨、愈创，治劳嗽咳血、虚烦惊悸、热病后精神不安、浮肿、小便不利、骨折、外伤。

禾叶山麦冬

大麦冬、麦门冬、禾叶麦冬（阿坝州）。

为百合科植物 *Liriope graminifolia* Baker 的块茎。

生于海拔 2 300 m 以下的林下、灌木丛阴湿处。分布于南充市、九寨沟、汶川、茂县、邻水、南江、雷波、峨边。

养阴清热、清心、润肺止咳，用于虚痨咳嗽、咳血、衄血、口干烦渴、便秘。

甘肃山麦冬

麦葱子（洪雅）、麦粽子（峨眉）。

为百合科植物 *Liriope kansuensis*（Batal.）C. H. Wight 的全草。

生于山坡、林下、灌木丛阴湿处。分布于洪雅、峨眉山。

养阴肺热、清心除烦、泻热、生津止咳、除湿，用于肺热咳嗽、肺痿、痈肿。

矮小山麦冬

为百合科植物 *Liriope minor*（Maxim.）Makino 的块根。

生于山坡、林下、灌木丛阴湿处。分布于越西。

清心润肺、养胃生津、化痰止咳。

阔叶山麦冬

麦粽子（洪雅）。

为百合科植物 *Liriope platyphylla* Wang et Tang 的块根。

生于山坡、林下、灌木丛阴湿处。分布于洪雅、峨眉山。

养阴肺热、清心除烦、除湿、泻热、清心止咳，用于肺热咳嗽、肺痿、痈肿。

山麦冬

为百合科植物 *Liriope spicata* Lour. 的块根。

生于山坡、林下、灌木丛阴湿处。分布于洪雅、通江、峨眉山、越西。

养阴润肺、生津止咳、清心除烦、除湿，用于肺燥咳嗽、吐血、咯血、肺痿、肺痈、虚劳烦热、消渴、热病伤津、咽干口燥、便秘。

湖北山麦冬

为百合科植物 *Liriope spicata* Lour. var. *prolifera* Y. T. Ma 的块根。

生于山坡、林下、灌木丛阴湿处，为引种栽培。分布于成都、峨眉、绵阳、三台等地。

养阴润肺、生津止咳、清心除烦、除湿，用于肺燥咳嗽、吐血、咯血、肺痿、肺痈、虚劳烦热、消渴、热病伤津、咽干口燥、便秘。

黄洼瓣花

杂阿哇（藏名）、洼瓣花。

为百合科植物 *Lloydia delavayi* Franch. 的全草。

生于海拔 3 300～3 800 m 的草坡或石坡上，分布于康定新都桥。

藏医：微甘、寒、无毒，治跌打损伤、沙眼。

紫斑洼瓣花

杂阿哇（藏名）、洼瓣花。

为百合科植物 *Lloydia ixiolirioides* Baker 的全草。

生于海拔 3 000～4 300 m 的山坡或草地，分布于康定新都桥、泸定、新龙。

藏医：微甘、寒、无毒，治跌打损伤、沙眼。

洼瓣花

杂阿哇（藏名）。

为百合科植物 *Lloydia serotina*（L）. Rchb. 的地上部分。

生于海拔 2 500～5 000 m 的高山草地上。分布于稻城、炉霍、白玉、泸定、康定、乡城、得荣、巴塘、德格。

藏医：微甘、寒、无毒，治跌打损伤、沙眼。

小洼瓣花

杂阿哇（藏名）、洼瓣花。

为百合科植物 *Lloydia serotina*（L）. Rchb. var. *parva*（Marq. et Shaw）Hara 的全草。

生于海拔 3 700 ~ 5 000 m 的高山草地上，分布于稻城、炉霍、理塘、得荣。

藏医：微甘、寒、无毒，治跌打损伤、沙眼。

西藏洼瓣花

扎阿哇曼巴（藏名）。

为百合科植物 *Lloydia tibetica* Baker 的鳞叶。

生于海拔 2 300 ~ 4 400 m 的阳坡、沟边草地。分布于德格、康定、道孚、白玉。

甘、微苦、平，祛痰止咳、消肿、止血，治咳嗽、哮喘、支气管炎，外用治痈肿、疮毒、外伤出血。

藏医：微甘、寒、无毒，治眼病、跌打损伤、沙眼。

二叶舞鹤草

为百合科植物 *Maianthemum bifolium*（L.）Baker 的根。

生于海拔 2 500 ~ 3 000 m 的高山林下。分布于九寨沟、松潘、茂县、黑水。

凉血、止血，用于外伤出血、吐血、衄血、尿血、月经过多。

假百合

打日麦朵银巴（藏名）、大白米（洪雅）。

为百合科植物 *Notholirion bulbuliferum*（Lingelsh.）Stearn 的鳞叶。

生于海拔 2 000 ~ 4 300 m 的山坡草地、针叶林下、高山草丛、灌木丛中。分布于道孚、色达、巴塘、白玉、甘孜、九龙、乡城、炉霍、丹巴、新龙、理塘、雅江、美姑、金川、壤塘、理县、马尔康、小金、洪雅。

宽胸理气、健胃、止咳止痛，用于心胃气痛、崩漏、血淋、痹痛、跌打损伤、胸闷、咳嗽、呕吐。健胃止血、宁心安神（美姑）。

藏医：甘、涩、温，治肺病、咳嗽、体虚。

太白米

为百合科植物 *Notholirion hyacinthinum*（Wils.）Stapf 的鳞茎。

生于山坡、草丛中。分布于冕宁、金阳、喜德、甘洛、木里、盐源、宁南、昭觉。

有小毒，宽胸顺气、健胃止呕、镇痛、止咳。

连药沿阶草

为百合科植物 *Ophiopogon bockianus* Diels 的全草。

生于海拔 900 ~ 1 300 m 的山谷阴湿处。分布于洪雅、峨眉山。

清热、润肺止咳、养阴生津，用于肺热咳嗽、肺痈、咳吐脓血。

短药沿阶草

为百合科植物 *Ophiopogon bockianus* Diels var. *angustifoliatus* Wang et Tang 的全草。

生于山谷阴湿处。分布于峨眉山。

清热、润肺止咳、养阴生津，用于肺热咳嗽、肺痈、咳吐脓血。

沿阶草

野麦冬（洪雅）。

为百合科植物 *Ophiopogon bondinieri* Lévl. 的全草。

生于海拔 1 800 ~ 3 400 m 的山坡、山谷阴湿处。分布于泸定、康定、稻城、丹巴、九寨沟、金川、松潘、茂县、黑水、什邡、崇州、邛崃、洪雅。

清热、润肺止咳、养阴生津，用于肺热伤阴、肺结核咳嗽、热病伤津、口渴咽干、肺痈、咳吐脓血。

长茎沿阶草

野麦冬（洪雅）。

为百合科植物 *Ophiopogon chingii* Wang et Yang 的全草。

生于海拔 1 000～2 100 m 的山谷阴湿处。分布于洪雅、邻水、峨眉山、峨边。

清热、润肺止咳、养阴生津，用于肺热咳嗽、肺痈、咳吐脓血。

异药沿阶草

为百合科植物 *Ophiopogon heterandrus* Wang et Dai 的块根。

生于海拔 1 200～1 500 m 的山谷阴湿处。分布于洪雅、邻水、峨眉山。

舒筋活络、止痛、消肿。

间型沿阶草

野麦冬（洪雅）。

为百合科植物 *Ophiopogon intermedius* D. Don 的块根。

生于海拔 1 000～3 000 m 的山坡、灌木丛、林下阴湿处。分布于泸定、康定、丹巴、得荣、稻城、理塘、洪雅、宣汉、平昌、巴中、万源、通江、南江、凉山州、青川。

清热、润肺止咳、养阴生津，用于肺热咳嗽、肺痈、咳吐脓血。

麦冬

麦门冬、沿阶草。

为百合科植物 *Ophiopogon japonicus*（L. f.）Ker-Gawl. 的块根。

生于海拔 4 000 m 以下的湿润肥沃的山坡林下。分布于全川，主要分布于九龙、泸定、丹巴、南充市、九寨沟、金川、茂县、小金、达州市、巴中市、金阳，栽培于三台、绵阳、眉山市、峨眉山、峨边、马边等地。

块茎养阴生津、润肺止咳、清心除烦、清热，用于肺燥咳嗽、小儿骨蒸劳热、咳嗽、自汗、阴虚痨嗽、喉痹咽痛、津伤口渴、内热消渴、心烦失眠、肠燥便秘、心阴不足、脉虚心悸、气短心烦、潮热盗汗。

注：本品为川产道地药材，主产于三台县。

西南野麦冬

为百合科植物 *Ophiopogon mairei* Lévl. 的块根。

生于海拔 800～1 800 m 的山坡、灌木丛、林下阴湿处。分布于洪雅。

润肺清心、养阴生津，用于肺热咳嗽、阴虚痨咳、喉痹咽痛、津伤口渴、内热消渴、心烦失眠、肺痈、咳吐脓血。

狭叶沿阶草

为百合科植物 *Ophiopogon stenophyllus*（Merr.）Rodrig. 的块根。

生于山谷、灌木丛、林下。分布于邛崃、什邡、崇州。

清热润肺、养阴生津、清心除烦。

多花沿阶草

为百合科植物 *Ophiopogon tonkinensis* Rodr. 的块根。

生于山坡、灌木丛、林下。分布于雷波。

润肺生津、止咳化痰。

五指莲

为百合科植物 *Paris axialis* H. Li 的根茎。

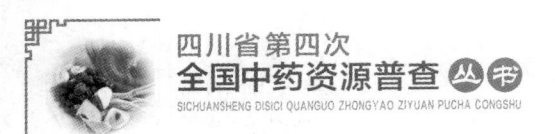

生于海拔 1 800 ~ 1 900（~ 2 500）m 的常绿阔叶林、苔藓林和针阔叶混交林下。分布于雷波、汶川、崇州、彭州等地。

用于疮毒、蛇咬伤、子宫出血。

巴山重楼

为百合科植物 *Paris bashanensis* Wang et Tang 的根状茎。

生于山坡林下及灌木丛阴湿处，分布于平武、汶川、茂县、宝兴。

用于头痛、蛇咬伤。

金线重楼

重楼。

为百合科植物 *Paris chinensis* Franch. 的根状茎。

生于山坡林下及灌木丛阴湿处，分布于洪雅。

清热解毒、消肿止痛、平肝定惊，用于痈肿疮毒、瘰疬、咽喉肿痛、蛇虫咬伤、惊风抽搐、跌打损伤。

球药隔重楼

为百合科植物 *Paris fargesii* Franch. 的根茎。

生于海拔 550 ~ 2 100 m 的灌木丛、林下阴湿处。分布于洪雅、合江、叙永、筠连、邛崃、崇州、峨眉山。

清热解毒、散结、消肿止痛、平肝定惊，用于痈肿疮毒、瘰疬、咽喉肿痛、蛇虫咬伤、惊风抽搐、跌打损伤。

具柄重楼

铁灯台（屏山）、卓智嘛（藏名）、具柄王孙（绵阳）、蚤休、七叶一枝花（宣汉）。

为百合科植物 *Paris fargegii* Franch. var. *petiolata*（Baker ex C. H. Wright）Wang & Tang Comb/*P. petiolata* Baker ex C. H. Wright 的根茎。

生于海拔 1 200 ~ 2 000 m 的山坡沟谷或林下。分布于屏山、叙永、古蔺、筠连、九龙、什邡、崇州、彭州、绵阳市、眉山市、宣汉、峨眉山、雷波。

根茎清热解毒、消痈散结、平喘止咳、熄风定惊，用于疮痈肿毒、咽喉肿痛、腮腺炎、肺热喘咳、痈肿、疔疮、瘰疬、喉痹、慢性气管炎、小儿惊风、抽搐、蛇虫咬伤。制作成膏药外用，治外伤肿毒。

藏医：凉、微苦、有小毒。康定藏医用于清热解毒、散结消肿。

七叶一枝花

蚤休、卓智嘛（藏名）、独灯台、九道箍（南充）。

为百合科植物 *Paris polyphylla* Sm. 的根状茎。

生于海拔 1 800 ~ 3 400 m 的山坡林下及灌木丛阴湿处。分布于叙永、兴文、屏山、古蔺、宜宾、合江、筠连、理塘、康定、泸定、九龙、青川、彭州、汶川、崇州、苍溪、广安、岳池、南充、绵阳市、九寨沟、茂县、金川、壤塘、小金、理县、马尔康、邻水、南江、峨眉山、昭觉、美姑、金阳、天全、芦山、荥经、雅安、名山、石棉、峨边。

根茎清热解毒、消肿散瘀、消痈散结、祛痰平喘，用于肺痨久咳、咽喉肿痛、哮喘、肺炎、喉炎、腮腺炎、颈淋巴结核、疟疾、疮痈肿毒、肺热喘咳、瘰疬、乳痈、癌症、跌打损伤、蛇虫咬伤、流行性脑脊髓膜炎、小儿麻疹并有肺炎、小儿惊风抽搐、肝炎、中耳炎。

藏医：凉、微苦、有小毒。康定藏医：清热解毒、散结消肿。

缺瓣重楼

为百合科植物 *Paris polyphylla* Smith var. *apetala* Hand. et Mazz. 的根状茎。

生于海拔 2 000~3 000 m 的沟边阔叶林下。分布于古蔺。

功效同七叶一枝花。

短梗重楼

重楼、卓智嘛（藏名）。

为百合科植物 *Paris polyphylla* Smith var. *appendiculata* Hara 的根状茎。

生于海拔 1 300~2 100 m 的林下或灌木丛中。分布于稻城等地。

根茎清热、解毒、消肿止痛，治流行性乙型脑炎、胃痛、阑尾炎、淋巴结结核、扁桃体炎、腮腺炎、乳腺炎、毒蛇、毒虫咬伤、疮疡肿毒。

藏医：凉、微苦、有小毒。康定藏医用于清热解毒、散结消肿。

华重楼

七叶一枝花（洪雅）、冷水七（大竹）。

为百合科植物 *Paris polyphylla* Smith *var chinensis*（Franch.）Hara 的根状茎。

生于海拔 600~2 500 m 的林下荫处或沟谷边的草丛中。分布于美姑、宜宾、叙永、纳溪、江安、古蔺、长宁、高县、筠连、崇州、眉山市、达州、大竹、平昌、泸定、康定、九龙。

清热解毒、消肿止痛、平肝定惊，用于痈肿疮毒、瘰疬、咽喉肿痛、蛇虫咬伤、惊风抽搐、跌打损伤。

注：本品为川产道地药材，主产于彭州、汶川、安县、崇州。

宽叶重楼

为百合科植物 *Paris polyphylla* Smith var. *latifolia* Wang 的根茎。

生于灌木丛下阴湿处。分布于于开江、大竹、渠县、宣汉、通江。

清热解毒、消痈散结、消肿止痛、止咳平喘、熄风定惊，用于疮痈肿毒、咽喉肿痛、腮腺炎、肺热喘咳痈疮、瘰疬、喉痹、慢性气管炎、小儿惊风、抽搐、蛇虫咬伤、跌打损伤。

狭叶重楼

重楼、卓智嘛（藏名）、蚤休、七叶一枝花（达州）、海螺七（万源）。

为百合科植物 *Paris polyphylla* Smith var. *stenophylla* Franch. 的根状茎。

生于海拔 1 000~3 400 m 的林下或草丛阴湿处。分布于古蔺、泸定、丹巴、康定、宝兴、崇州、彭州、安县、汶川、峨眉山、绵阳市、茂县、九寨沟、理县、黑水、洪雅、渠县、宣汉、巴中、万源、峨眉山、天全、芦山、昭觉、美姑、会理、越西、喜德、普格、宁南、峨边等地。

清热解毒、消痈散结、消肿止痛、止咳平喘、熄风定惊，用于疮痈肿毒、咽喉肿痛、腮腺炎、肺热喘咳痈疮、瘰疬、喉痹、慢性气管炎、小儿惊风、抽搐、蛇虫咬伤、跌打损伤。清热解毒、消肿止痛（美姑）。

藏医：凉、微苦、有小毒。康定藏医用于清热解毒、散结消肿。

长药隔重楼

为百合科植物 *Paris polyphylla* Smith var. *thibetica*（Franch.）Hara 的根茎。

生于海拔 1 500~3 100 m 的灌木丛下阴湿处。分布于洪雅、叙永、筠连、邛崃、峨眉山、峨边。

清热解毒、消肿止痛、平肝定惊，用于痈肿疮毒、瘰疬、咽喉肿痛、蛇虫咬伤、惊风抽搐、跌打损伤、淋巴结核。

宽瓣重楼

重楼、卓智嘛（藏名）、云南重楼。

为百合科植物 *Paris polyphylla* Smith var. *yunnanensis*（Franch.）Hand. et Mazz. 的根茎。

生于海拔 400~3 600 m 的林下或路边。分布于凉山州、米易、盐源、稻城、泸定、九龙、乡城、得

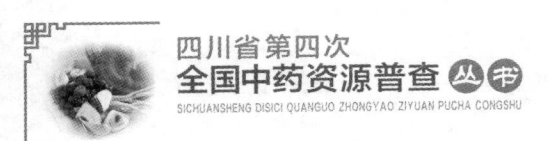

荣、理塘等地。

根茎清热、解毒、消肿止痛，用于流行性乙型脑炎、胃痛、阑尾炎、淋巴结结核、扁桃体炎、腮腺炎、乳腺炎、毒蛇、毒虫咬伤、疮疡肿毒。

藏医：凉、微苦、有小毒。康定藏医用于清热解毒、散结消肿。

注：本品为川产道地药材，主产于凉山州、攀枝花。

毛重楼

重楼、卓智嘛（藏名）。

为百合科植物 *Paris pubescens*（Hand. et Mazz.）Wang et Tang 的根茎。

生于海拔 900~3 300 m 的林下或高山草丛阴湿处。分布于稻城、九龙、泸定、康定、丹巴、木里、喜德等地。

根茎清热、解毒、消肿止痛，用于流行性乙型脑炎、胃痛、阑尾炎、淋巴结结核、扁桃体炎、腮腺炎、乳腺炎、毒蛇、毒虫咬伤、疮疡肿毒。

藏医：凉、微苦、有小毒。康定藏医用于清热解毒、散结消肿。

四叶王孙

重楼。

为百合科植物 *Paris tetraphylla* A. Gray 的根茎。

生于海拔 1 000~2 200 m 的林下或高山草丛阴湿处。分布于洪雅。

清热解毒、消肿止痛、平肝定惊，用于痈肿疮毒、瘰疬、咽喉肿痛、蛇虫咬伤、惊风抽搐、跌打损伤。

北重楼

朵的儿（藏名）。

为百合科植物 *Paris verticillata* M. Bieb. 的根状茎。

生于海拔 2 600~3 000 m 的高山山坡林下、林缘、草丛阴湿处或沟边。分布于九寨沟、若尔盖、松潘、茂县、黑水。

清热解毒、散瘀消肿，用于高热抽搐、咽喉肿痛、痈疖肿毒、毒蛇咬伤。

花叶重楼

为百合科植物 *Paris violacea* Lévl. /*P. marmorata* Stearn 的根状茎。

生于海拔 2 800~3 200 m 的高山及山坡林下。分布于会理、盐源、越西。

清热解毒、消肿止痛。

大盖球子草

船儿草（叙永）。

为百合科植物 *Peliosanthes macrostegia* Hance 的根茎、全草。

生于海拔 1 700 m 以下的山坡、草地。分布于叙永、古蔺、长宁、兴文、筠连、珙县、达州、大竹、邻水。

根茎活血祛瘀、解毒、止血，用于跌打损伤（达州）。全草止血、开胃、健脾、补气（古蔺），治跌打损伤（叙永），郁气伤肝煎水兑酒服（筠连）。

五叶黄精

为百合科植物 *Polygonatum acuminatifolium* Kom. 的根茎。

生于山坡草丛中。分布于崇州。

补气养阴、健脾、润肺、益肾，用于脾胃虚弱、体倦乏力、口干食少、肺虚燥咳、精血不足、内热消渴。

互卷黄精

拉尼尔、拉尼（藏名）、猫儿姜（川西）。

为百合科植物 *Polygonatum alternicirrhosum* Hand. et Mazz. 的根茎。

生于海拔 1 300~3 000 m 的阴湿草坡、灌木丛、林下。分布于宝兴、威远、筠连、屏山、叙永、彭山、三台、泸县、邛崃、泸定、康定、道孚、茂县、金川、马尔康、红原、峨眉山、甘洛、美姑、布拖、大邑、汉源、马边。

补中益气、润心肺、养阴、补虚，用于脾虚面黄、肺虚咳嗽、筋骨酸痹无力、产后气血虚弱。

藏医：甘、苦、涩、凉或平而效温，滋补、延年益寿、升胃温、干脓、舒身、开胃、清热，衰弱乏力、虚劳咳嗽、消化不良、脓疮、胎热、"培赤"合症。

棒丝黄精

为百合科植物 *Polygonatum cathcartii* Baker 的根茎。

生于海拔 2 400~2 900 m 的林下、灌木丛中。分布于雷波、南江、茂县、宝兴、理县。

补气养阴、健脾、润肺、益肾，用于脾胃虚弱、体倦乏力、口干食少、肺虚燥咳、精血不足、内热消渴。

卷叶玉竹

拉尼尔、拉尼（藏名）。

为百合科植物 *Polygonatum cirrhifolioides* D. M. Liu et W. Z. Zeng 的根茎。

生于海拔 1 600~3 500 m 的草坡、灌木丛、林下。分布于白玉、康定、德格、道孚、泸定、丹巴、稻城、巴塘、金川。

补脾润肺、养阴生津，用于肺结核干咳无痰、久病津亏口干、倦怠乏力、糖尿病、高血压。

藏医：甘、苦、涩、凉或平而效温，滋补、延年益寿、升胃温、干脓、舒身、开胃、清热，衰弱乏力、虚劳咳嗽、消化不良、脓疮、胎热、"培赤"合症。

卷叶黄精

拉尼尔、拉尼、（藏名）、老虎姜（峨眉）、鄂西黄精。

为百合科植物 *Polygonatum cirrhifolium*（Wall.）Royle 的根茎。

生于海拔 2 000~4 200 m 的阴湿肥沃的林间、草丛、乱石堆。分布于泸定、康定、丹巴、甘孜、九龙、雅江、石渠、理塘、乡城、白玉、得荣、炉霍、红原、德格、道孚、青川、江油、峨眉山、冕宁、布拖、美姑、喜德、盐边、金阳、广元、平武、汉源、天全、宝兴。

益气生津、润肺、补中益气、养阴、补虚，用于消渴、气短、肺燥咳嗽、病后脾胃虚弱、乳汁不足。

藏医：甘、平，祛寒、滋润心肺、补精髓、补中益气，治局部浮肿、寒湿引起的腰腿痛、瘙痒性和渗出性皮肤病及精髓内耗、衰弱无力、抗衰老，诸虚劳损、干咳口渴、黄水病。德格藏医用之补血、补阳。

垂叶黄精

弯花柱黄精、拉尼尔、陆你（藏名）。

为百合科植物 *Polygonatum curvistylum* Hua 的根茎。

生于海拔 1 100~4 100 m 的高山草丛、林下。分布于康定、雅江、白玉、色达、甘孜、德格、道孚、九龙、巴塘、什邡、茂县、松潘、理县、黑水、马尔康、金川、天全、宝兴、木里、峨眉、渠县、平昌、简阳、宣汉、巴中、达州、兴文、苍溪、筠连、青川。

功效同黄精。

藏医：甘、平，祛寒、滋润心肺、补精髓、补中益气，治局部浮肿、寒湿引起的腰腿痛、瘙痒性和渗出性皮肤病及精髓内耗、衰弱无力、抗衰老、诸虚劳损、干咳口渴、黄水病。德格藏医用之补血、补阳。

多花黄精

囊丝黄精。

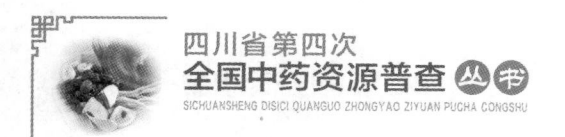

为百合科植物 *Polygonatum cyrtonema* Hua/*P. multiflorum* Linn 的根茎、花、果。

生于海拔 300~2 600 m 的山区林下半阴处。分布于全川，南充市、江安、隆昌、叙永、筠连、兴文、长宁、泸县、泸定、康定、九龙、眉山市、旺苍、青川、达州、大竹、渠县、宣汉、平昌、巴中、万源、通江、蓬溪、安岳、岳池、峨眉山、雷波、威远、简阳、宝兴、中江、富顺、荣县、都江堰、资中、营山、仪陇、峨边、马边。

根茎、花与果，补中益气、强筋骨、润心肺、补脾、补肾、滋阴生津、补虚，用于肾虚、白发、阴虚咳嗽、虚损烦热、肺痨烦热、肺痨咳血、病后体虚食少乏力、糖尿病、高血压、久病伤津口干、筋骨软弱、风癫癣疾，外用于脚癣。

注：本品为川产道地药材，主产于蓬溪、营山、武胜、岳池。

川滇黄精

为百合科植物 *Polygonatum delavayi* Hua 的根茎。

生于灌木丛中。分布于昭觉。

养阴生津、生津止咳。

距药黄精

为百合科植物 *Polygonatum franchetii* Hua 的根茎。

生于海拔 1 000~2 200 m 的林下、灌木丛中。分布于万源、南江、旺苍、苍溪、广元、绵竹、峨边、石棉。

补气养阴、健脾、润肺、益肾，用于脾胃虚弱、体倦乏力、口干食少、肺虚燥咳、精血不足、内热消渴。

独花黄精

为百合科植物 *Polygonatum hookeri* Baker 的根茎。

生于海拔 3 300~4 300 m 的林下、草地。分布于茂县、理县、松潘、红原、德格、道孚。

功效同黄精。

二苞黄精

小玉竹（阿坝）。

为百合科植物 *Polygonatum involucratum* Maxim. 的根茎。

生于海拔 1 500~2 000 m 的林下、山坡草地。分布于茂县、汶川、九寨沟、理县。

养阴、润燥、除烦、止渴，用于热病阳伤、咳嗽烦渴、虚劳发热、消谷易饥、小便频数。

滇黄精

老虎姜（叙永）、拉尼尔、拉尼（藏名）、猫儿姜（汉源）。

为百合科植物 *Polygonatum kingianum* Coll. et Hemsl. 的根状茎。

生于海拔 700~3 600 m 的阴湿草地、灌木丛、林下、岩石上。分布于叙永、兴文、屏山、古蔺、九龙、康定、凉山州、邛崃、洪雅、汉源、峨眉山、石棉、攀枝花。

补脾润肺、养阴生津、益肾、补中益气、补虚，用于肺结核干咳无痰、久病津亏口干、脾胃虚弱、胃阴不足、口干食少、痨咳吐血、精血不足、须发早白、腰膝酸软、倦怠乏力、糖尿病、高血压。宜宾地区功效同多花黄精。根茎肥厚，为黄精中质量最好的一种。补气润肺、生津止咳（凉山州）。

藏医：甘、苦、涩、凉或平而效温，滋补、延年益寿、升胃温、干脓、舒身、开胃、清热，衰弱乏力、虚劳咳嗽、消化不良、脓疮、胎热、"培赤"合症。

注：本品为川产道地药材，主产于凉山州、攀枝花。

大苞黄精

为百合科植物 *Polygonatum megaphyllum* P. Y. Li 的根茎。

生于山坡、灌木丛中。分布于四川省。

补气养阴、健脾、润肺、益肾，用于脾胃虚弱、体倦乏力、口干食少、肺虚燥咳、精血不足、内热消渴。

节根黄精

为百合科植物 *Polygonatum nodosum* Hua 的根茎。

生于海拔 800～2 600 m 的林下、灌木丛中。分布于康定、通江、汶川、石棉、宝兴。

补气养阴、健脾、润肺、益肾，用于脾胃虚弱、体倦乏力、口干食少、肺虚燥咳、精血不足、内热消渴。

玉竹

假洼（藏名）。

为百合科植物 *Polygonatum odoratum*（Mill.）Druce 的根茎。

生于海拔 500～3 000 m 林下或山野阴坡。分布于广元、平武、松潘、宝兴、喜德、峨眉、雷波、甘洛、昭觉、越西、彭州、康定、泸定、九寨沟、金川、若尔盖、汶川、壤塘、茂县、黑水、理县、洪雅、苍溪、仪陇、阆中、岳池、北川、剑阁、青川、旺苍、峨边、马边、美姑。

养阴润燥、除烦止渴、降血糖、清肺润燥，用于热病阴伤、咳嗽烦渴、虚劳发热、消谷易饥、小便频数、骨蒸盗汗、糖尿病、虚热津少、口干、自汗。

与桑叶合用用于高血压、高血糖、高血脂。

康定玉竹

玉竹（洪雅）。

为百合科植物 *Polygonatum prattii* Baker 的根茎。

生于海拔 1 700～3 900 m 的山坡、草丛、灌木丛中。分布于九寨沟、金川、小金、马尔康、壤塘、若尔盖、德格、稻城、九龙、乡城、得荣、新龙、泸定、康定、石渠、会东、洪雅、金阳、昭觉、美姑、雷波、喜德、布拖、普格、盐源、马边。

养阴清肺润燥、生津止渴，用于肺胃阴伤、咽干口渴、内热消渴、阴虚、多汗、燥咳肺痿。

点花黄精

树刁。

为百合科植物 *Polygonatum punctatum* Royle ex Kunth 的根状茎。

生于海拔 1 100～3 800 m 的常绿林树上、附生于石上、树上、林缘石上、林中、林中石上、山坡常绿林中、山坡林中、石灰岩山林中灌木丛、阴地。分布于洪雅、大竹、平昌、万源、泸定、通江、南江、峨眉山、雷波、屏山、峨边、马边、天全、宁南。

根茎清热解毒，外用于痈疽肿毒、疔疮发背、疮疡。用本品加黄丹、雄黄、龙衣、血余炭、蓖麻子、松香、黄蜡、铜绿熬膏药贴。疔疮用本品加蟾蜍捣涂患处。

黄精

玉竹黄精、鸡头参、山姜。

为百合科植物 *Polygonaturn sibiricum* Rehd. 的根茎。

生于海拔 1 100～3 500 m 的山坡、杂木林下。分布于茂县、道孚、汶川、若尔盖、壤塘、九寨沟、小金、马尔康、理县、黑水、洪雅、木里、越西、泸定、广元、雅安、宝兴、崇州、邛崃、马边。

补肾润肺、益气滋阴、健脾，用于脾胃气虚、体倦乏力、胃阴不足、口干食少、虚损寒热、肺痨咳血、病后体虚食少、筋骨软弱、风湿疼痛、精血不足、腰膝酸软、须发早白、内热消渴、风癞癣疾。

波叶黄精

拉尼尔、拉尼（藏名）。

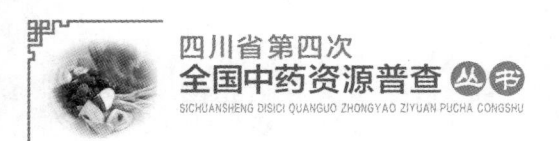

为百合科植物 Polygonatum undulatum Y. Cao et J. S. Yang 的根茎。

生于海拔 3 500 m 的草坡、林缘。分布于乡城、九龙、道孚。

藏医：甘、苦、涩、凉或平而效温，滋补、延年益寿、升胃温、干脓、舒身、开胃、清热，衰弱乏力、虚劳咳嗽、消化不良、脓疮、胎热、"培赤"合症。

轮叶黄精

羊角参、拉尼尔（藏名）、臭儿参、甘肃黄精。

为百合科植物 Polygonatum verticillatum（L.）All. 的根茎。

生于海拔 1 500～4 300 m 的高山草坡、林缘。分布于色达、崇州、泸定、康定、雅江、德格、石渠、甘孜、新龙、道孚、白玉、九龙、金川、九寨沟、壤塘、汶川、茂县、小金、雷波、德昌、普格、峨边、松潘、冕宁、木里、青川、洪雅、峨边、马边。

平肝熄风、养阴明目、清热凉血，用于头痛目疾、咽喉肿痛、牙龈肿痛、神经衰弱、高血压。

藏医：甘、平，祛寒、滋润心肺、补精髓、补中益气，治局部浮肿、寒湿引起的腰腿痛、瘙痒性和渗出性皮肤病及精髓内耗、衰弱无力、抗衰老、诸虚劳损、干咳口渴、黄水病。德格藏医用之补血、补阳。

湖北黄精

苦黄精。

为百合科植物 Polygonatum zanlanscianense Pamp. 的根茎。

生于海拔 3 300 m 以下的肥沃阴湿处。分布于泸定、康定、丹巴、九龙、洪雅、什邡、崇州、邛崃、蓬溪、彭州、峨眉、茂县、九寨沟、松潘、马尔康、汉源、天全、宝兴、雷波。

补气养阴、健脾、润肺、益肾，用于脾胃气虚、体倦乏力、胃阴不足、口干食少、肺虚燥咳、痨咳咯血、精血不足、腰膝酸软、须发早白、内热消渴。

吉祥草

节节寒、观音草（高县）。

为百合科植物 Reineckia carnea（Andr.）Kunth 的全草。

生于海拔 3 400 m 以下的潮湿山坡、路边、林下。分布于全川，如泸定、甘孜、普格、宁南、金阳、屏山、峨眉、邛崃、什邡、崇州、彭州、南充市、绵阳市、眉山市、达州市、巴中市、峨眉山、峨边、马边等。

清热润肺、生津止渴、泻火、止咳、理血、凉血、解毒、祛风、接骨，用于肺热咳嗽、虚痨咳嗽、百日咳、慢性肾盂肾炎、慢性气管炎、哮喘、风湿性关节炎、小儿疝气、妇女干病、吐血、衄血、便血、跌打损伤、骨折、疮毒、赤眼、疳积。

卵果吉祥草

观音草。

为百合科植物 Reineckia ovata Z. Y. Zhu et Z. R. Chen 的全草。

生于荒坡、沟边。分布于洪雅。

清热解毒、止咳凉血，用于肺热咳嗽、虚劳吐血、小儿疳积。

万年青

牛尾七、蛇包谷（合江）、包谷七、裹脚莲、山苞谷（达州）、竹根七（达州）、斩蛇剑（渠县）、老蛇莲（峨眉）。

为百合科植物 Rohdea japonica（Thunb.）Roth 的根及根茎、叶。

生于海拔 750～1 700 m 的阴湿肥沃的林下、山谷阴湿草地，有栽培。分布于宜宾、长宁、合江、泸县、南充市、绵阳市、彭州、九寨沟、汶川、洪雅、达州市、巴中市、峨眉山、越西、峨边。

清热解毒、除湿、强心利尿、止血、消肿，用于心脏病水肿、心痹、扁桃体炎、心力衰竭、咽喉肿痛、白喉、水肿、臌胀、咯血、吐血、便血、疮疡、丹毒、无名肿毒、蛇虫咬伤、烫伤。

绵枣儿

为百合科植物 *Scilla scilloidea*（Lindl.）Druce 的鳞茎、全草。

生于海拔 1 500～2 800 m 的山坡林下。分布于九寨沟、小金、马尔康、木里。

强心利尿、清热解毒、消肿止痛，用于跌打损伤、腰腿疼痛、筋骨痛、牙痛，外用于眼疾、乳腺炎、毒蛇咬伤。

高大鹿药

为百合科植物 *Smilacina atropurpurea*（Franch.）Wang et Tang 的根、根状茎。

生于海拔 2 400～3 600 m 的林下、灌木丛、山坡。分布于崇州、什邡、邛崃、泸定、康定、稻城、宁南、甘洛、美姑、昭觉、布拖、普格、木里、雷波、喜德、马边。

养阴润燥、除烦止渴、温补肾阳、祛风除湿、活血祛瘀、解表、止痛，用于劳伤咳嗽、阳痿、风湿痹痛、乳痈、跌打损伤。

兴安鹿药

为百合科植物 *Smilacina dahurica* Turcz. 的根、根状茎。

生于灌木丛、山坡。分布于四川省。

养阴润燥、除烦止渴。温补肾阳、祛风除湿、活血祛瘀、解表、止痛，用于劳伤咳嗽、阳痿、风湿痹痛、乳痈、跌打损伤。

管花鹿药

假黄精（洪雅）。

为百合科植物 *Smilacina henryi*（Baker）Wang et Tang 的根和根茎。

生于海拔 1 800～3 800 m 的灌木丛中。分布于泸定、康定、丹巴、九龙、稻城、得荣、雅江、理塘、道孚、洪雅、什邡、邛崃、白玉、万源、峨眉山、德昌、冕宁、越西、盐边、喜德、峨边、马边。

养阴润燥、除烦止渴、温补肾阳、祛风除湿、活血祛瘀、解表、止痛，用于劳伤咳嗽、阳痿、风湿痹痛、乳痈、跌打损伤（洪雅、万源）。

四川鹿药

土巴穷哇（藏名）、铁拐子。

为百合科植物 *Smilacina henryi*（Baker）Wang et Tang var. *szechuanica*（Wang et Tang）Wang et Tang 的根茎。

生于海拔 2 400～3 400 m 的河边及路旁。分布于康定、泸定、兴文、筠连、古蔺、叙永、屏山、道孚、巴塘。

甘、苦、温，补气益肾、祛风除湿、活血调经，用于痨伤、阳痿、偏正头痛、风湿骨痛、跌打损伤、乳痈、月经不调。根茎养阴生津（屏山），解表镇痛（古蔺），治枯痨内伤、咳嗽（叙永）。

藏医：甘、甜。滋肾脏、生血脉，治瘀血、除积水，治风湿性关节炎之痛。

鹿药

假黄精（洪雅）、苦黄精（叙永）。

为百合科植物 *Smilacina japonica* A. Gray 的根茎及根。

生于海拔 900～3 000 m 的林下、林缘、灌木丛和水旁湿地等阴湿处。分布于筠连、南充、金川、九寨沟、小金、松潘、茂县、洪雅、邻水、南江、峨眉山、峨边、马边、叙永。

补气益肾、祛风除湿、活血消肿、活血调经、解表、镇痛、壮筋，用于痨伤、阳痿、偏头痛、风湿疼痛、跌打损伤、月经不调、乳痈、神经性头痛，外用于乳腺炎、痈疖肿毒、跌打损伤。祛风活血、止痛，用于劳伤咳嗽、阳痿、风湿痹痛、乳痈（洪雅）。

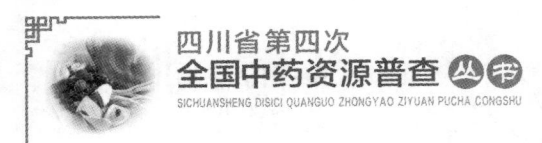

丽江鹿药

为百合科植物 *Smilacina lijiangensis* W. W. Smith 的根、根状茎。

生于灌木丛、山坡。分布于木里。

养阴润燥、除烦止渴。又温补肾阳、祛风除湿、活血祛瘀、解表、止痛，用于劳伤咳嗽、阳痿、风湿痹痛、乳痈、跌打损伤。

窄瓣鹿药

倒伞竹（筠连）、丝毛丁（古蔺）、苦俗巴（藏名）。

为百合科植物 *Smilacina paniculata*（Baker）Wang et Tang 的根和根茎。

生于海拔 1 500～3 700 m 的林缘及草坡。分布于兴文、筠连、古蔺、叙永、屏山、崇州、稻城、泸定、康定、九龙、道孚、洪雅、宣汉、峨眉山、木里、雷波、甘洛、越西、冕宁、马边。

祛风除湿、解表、活血、止痛，用于劳伤咳嗽、阳痿、风湿痹痛、乳痈。根茎养阴生津（屏山），解表镇痛（古蔺），治枯痨内伤、咳嗽（叙永）。

藏医：苦、凉，祛虫。德格藏医治虫毒或虫蛇咬伤。

紫花鹿药

为百合科植物 *Smilacina purpurea* Wall. 的根和根茎。

生于海拔 2 000～4 000 m 的山坡、草地。分布于泸定、丹巴、稻城、道孚、得荣、阿坝州、金阳。

温阳补肾、祛风除湿、活血祛瘀。

合瓣鹿药

为百合科植物 *Smilacina tubifera* Batal. 的根、根茎。

生于海拔 2 800～3 400 m 的山坡、草地。分布于什邡、康定、阿坝州、雅安、乐山、绵阳、马边。

养阴润燥、除烦止渴。温补肾阳、祛风除湿、活血祛瘀、解表、止痛，用于劳伤咳嗽、阳痿、风湿痹痛、乳痈、跌打损伤。

尖叶菝葜

光叶菝葜。

为百合科植物 *Smilax arisanensis* Hayata 的根状茎。

生于海拔 700～2 400 m 的林下、灌木丛、溪边阴湿处。分布于邛崃、崇州、青川、峨边。

清热利湿、活血，用于小便淋涩不利。

西南菝葜

金刚藤（洪雅）。

为百合科植物 *Smilax bockii* Warb. 的根茎。

生于海拔 600～2 900 m 的林下、灌木丛中。分布于九寨沟、茂县、金川、汶川、小金、眉山市、汉源。

祛风利湿、祛瘀、活血、清热解毒，用于风湿腰腿痛、跌打损伤、颈淋巴结核。

菝葜

金刚藤。

为百合科植物 *Smilax china* L. 的根茎、嫩叶。

生于海拔 800～2 000 m 的向阳干燥的林下灌木丛中、路旁、河谷或山坡上。分布于叙永、南溪、筠连、纳溪、隆昌、江安、泸县、高县、青川、什邡、乐山、绵阳市、眉山市、达州市、巴中市、峨眉山、越西、峨边、马边。

根茎祛风除湿、活血解毒、止痛、利小便、消肿毒，用于风湿筋骨、关节疼痛、麻木拘挛、泄泻、痢疾、水肿、淋病、疔疮、肿毒、瘰疬、痔疮、糖尿病、跌打损伤。嫩叶治下肢慢性溃疡、风肿、疥疮、肿毒、臁疮、烫伤。

银叶菝葜

草薢。

为百合科植物 *Smilax cocculoides* Warb. 的根茎。

生于灌木丛、林下荫蔽处，分布于洪雅、达州、峨眉山、马边。

祛风除湿、活血解毒、消肿止痛，用于关节酸痛、痢疾、淋病、瘰疬。

合蕊菝葜

草薢。

为百合科植物 *Smilax cyclophylla* Warb. 的根茎。

生于海拔 2 000～3 000 m 的灌木丛、林下荫蔽处，分布于洪雅、峨眉山、泸定、康定、丹巴、九龙、稻城、屏山、雷波、马边。

祛风除湿、活血解毒、消肿止痛，用于关节酸痛、痢疾、淋病、瘰疬。

托柄菝葜

土茯苓（洪雅）、金刚藤（宣汉）。

为百合科植物 *Smilax discotis* Warb. 的根茎。

生于海拔 650～2 100 m 的林下、灌木丛中或山坡阴处。分布于洪雅、兴文、什邡、邛崃、宣汉、峨眉山、石棉。

根茎清热、祛风利湿、活血解毒、补虚益损、活血止血，用于风湿、血崩、血尿。祛风除湿、消肿止痛，用于关节酸痛、痢疾、淋病、瘰疬（洪雅）。

长托菝葜

刺草薢、红草薢（洪雅）、金刚藤（达州）、冷饭团（达州）、钻骨风（达州）、金刚斗（宣汉）。

为百合科植物 *Smilax ferox* Wall. ex Kunth 的根茎。

生于海拔 900～3 400 m 的林下、灌木丛中或山坡荫蔽处，分布于洪雅、九龙、叙永、屏山、筠连、达州、大竹、邻水、宣汉、通江、南江、峨眉山、冕宁、天全、芦山、宝兴、雷波、峨边。

祛风利湿、活血、解疮毒，用于风湿筋骨疼痛、淋浊、梅毒、臁疮、皮肤过敏、湿疹。根茎泡酒，治跌打损伤（叙永）。祛风除湿、消肿止痛，用于关节酸痛、痢疾、淋病、瘰疬（洪雅）。

光叶菝葜

土茯苓、红土茯苓。

为百合科植物 *Smilax glabra* Roxb. 的根茎。

生于海拔 2 400 m 以下的林下、灌木丛或山坡阴处。分布于南溪、高县、合江、凉山州、江油、彭州、崇州、仪陇、广安、屏山、苍溪、阆中、岳池、眉山市、汉源、大竹、邻水、峨眉山、马边、剑阁等地。

根茎清热除湿、解毒散结、祛风、利关节、利筋骨，用于风湿痹痛、小便淋浊、白带、月经不调、梅毒、淋浊、筋骨挛痛、杨梅毒疮、钩端螺旋体病、湿热痒疹、脚气、疔疮、痈肿、瘰疬。祛风除湿、活血通络（凉山州）。

注：本品为川产道地药材，主产于剑阁等地。

兰果土茯苓

为百合科植物 *Smilax glabra* Roxb. var. *concolor*（C. H. Wright）Wang et Tang 的根茎。

生于林下、灌木丛或山坡阴处，分布于四川省。

根茎清热除湿、解毒散结、祛风、利关节、利筋骨，用于风湿痹痛、小便淋浊、白带、月经不调、梅毒、淋浊、筋骨挛痛、杨梅毒疮。

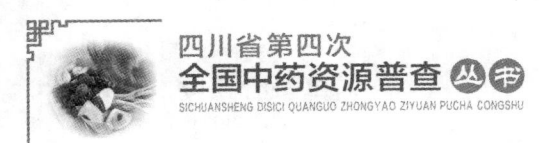

黑果菝葜

铁菱角（南充）、粉菝葜、金刚藤。

为百合科植物 *Smilax glauco-china* Warb. 的根茎和嫩叶。

生于荒坡、路旁、灌木丛等向阳处。分布于洪雅、九龙、泸定、南充市、峨眉山。

根茎清热、除风毒、祛风除湿、解毒、消肿散结，用于风湿关节痛、颈淋巴结核、血淋、崩带、血淋、瘰疬、跌打损伤。嫩叶用于臁疮。利湿祛浊、祛风除痹、解毒散瘀，用于风湿痹痛、小便淋浊、白带、月经不调、痈肿疮毒（洪雅）。

马甲菝葜

白土茯苓（南充）、土茯苓（达州）、冷饭团（巴中）。

为百合科植物 *Smilax lanceifolia* Roxb. ex A. DC. 的根茎。

生于海拔 600~2 000 m 的林下、灌木丛中或山坡阴处。分布于合江、筠连、仪陇、广安、屏山、苍溪、阆中、岳池、眉山市、开江、通江、巴中。

清热利湿、解毒散结，用于瘰疬疮肿、杨梅毒疮、湿热痒疹。根茎泡酒治筋骨疼痛（屏山）。利湿祛浊、祛风除痹、解毒散瘀，用于风湿痹痛、小便淋浊、白带、月经不调、痈肿疮毒（洪雅）。

暗色菝葜

土茯苓。

为百合科植物 *Smilax lanceifolia* Roxb. ex A. DC. var. *opaca* A. DC. 的根茎。

生于林下、灌木丛中或山坡阴处，分布于越西。

解毒、利关节，用于梅毒、恶疮。

粗糙菝葜

为百合科植物 *Smilax lebrunii* Lévl. 的根茎。

生于海拔 950~2 900 m 的林下、灌木丛中或山坡、路旁阴处，分布于筠连、崇州、什邡。

根茎祛湿、解毒、利水、通淋，治腰疼（云阳）。

大果菝葜

土茯苓。

为百合科植物 *Smilax macrocarpa* Bl. 的根茎。

生于灌木林中。分布于洪雅。

利湿祛浊、祛风除痹、解毒散瘀，用于风湿痹痛、小便淋浊、白带、月经不调、痈肿疮毒（洪雅）。

无刺菝葜

为百合科植物 *Smilax mairei* Lévl. 的根茎。

生于灌木林中。分布于洪雅、邛崃、什邡、昭觉、布拖、喜德、会东、米易、德昌、盐源。

利湿祛浊、祛风除痹、解毒散瘀，用于风湿痹痛、小便淋浊、白带、月经不调、痈肿疮毒（洪雅）。

防己叶菝葜

卵叶土茯苓、土茯苓（阿坝州）。

为百合科植物 *Smilax menispermoidea* A. DC. 的根茎。

生于海拔 1 500~3 400 m 的林下、灌木丛阴湿处。分布于茂县、九寨沟、理县、若尔盖、彭州、什邡、道孚、洪雅、峨眉山、泸定、康定、稻城、峨边、马边。

利湿祛浊、祛风除痹、清热解毒、散瘀，用于风湿痹痛、小便淋浊、白带、月经不调、痈肿疮毒、杨梅疮毒、痈肿疮疖、湿疹、牛皮癣。也可用于消化道癌症（阿坝州）。

小叶菝葜

大鸡骨头（达州）、地骨草、金刚藤（渠县）、碎骨子（巴中）、碎骨子刺（通江）。

为百合科植物 *Smilax microphylla* C. H. Wright 的根茎。

生于海拔 500 ~ 2 200 m 的灌木丛中。分布于茂县、金川、九寨沟、小金、理县、汶川、崇州、邛崃、开江、达州、渠县、宣汉、巴中、通江、南江、冕宁。

祛风除湿、活血通络、解毒镇痛，用于风湿腰腿痛、惊风、跌打损伤、红崩白带、瘰疬、疮毒等。又行气、利水、消肿，用于肝炎腹水。

黑叶菝葜

为百合科植物 *Smilax nigrescens* Wang et Tang 的根状茎。

生于灌木丛或山坡草丛中。分布于平武、泸定、万源。

祛风除湿、散瘀解毒，用于风湿腰腿痛、疮疖。

牛尾菜

草菝葜（洪雅）、竹根七、老君须、化药（邻水）、扁担藤（宣汉）、马尾伸筋（平昌）、冷饭团（通江）。

为百合科植物 *Smilax riparia* A. DC. 的须根及根茎。

生于海拔 600 ~ 2 000 m 的灌木林中。分布于洪雅、长宁、宜宾、兴文、筠连、屏山、叙永、崇州、邛崃、邻水、宣汉、平昌、万源、通江、南江、峨眉山、名山、天全、宝兴。

须根及根茎补气活血、舒筋通络、清热利湿、解毒，用于气虚浮肿、筋骨疼痛、偏瘫、头晕、头痛、咳嗽吐血、骨结核、白带。又治痨伤（叙永）。嫩枝为蔬菜。

黑刺菝葜

金刚刺（南充）、短梗菝葜（洪雅）、白胶木（渠县）、毕耘（宣汉）、金刚藤（万源）。

为百合科植物 *Smilax scobinicaulis* C. H. Wright 的根茎。

生于海拔 600 ~ 3 000 m 的山谷、灌木丛中。分布于苍溪、洪雅、渠县、宣汉、万源。

根茎活血止痛、祛风除湿，用于风湿关节痛、跌打损伤。

鞘柄菝葜

为百合科植物 *Smilax stans* Maxim. 的块茎及根。

生于海拔 400 ~ 3 200 m 的林下、灌木丛中或山坡阴处。分布于什邡、德格、道孚、稻城、丹巴、泸定、九龙、康定、得荣、雷波、茂县、汶川、理县、眉山市、峨眉山、冕宁、汉源、石棉、峨边、马边。

祛风除湿、活血理气、清热利湿、解毒、活络止痛，用于风湿疼痛、跌打损伤、外伤出血、鱼骨鲠喉、骨折。

糙柄菝葜

为百合科植物 *Smilax trachypoda* Nord. 的根及根茎。

生于山坡、灌木丛中。分布于彭州、丹巴、德格。

祛风除湿。

扭柄花

为百合科植物 *Streptopus obtusatus* Fassett 的根茎。

生于海拔 2 000 ~ 3 600 m 的山坡、灌木丛中。分布于康定、泸定、茂县、汶川、九寨沟、黑水、峨边。

清肺止咳、健脾和胃，用于五劳七伤、淋证。

小花扭柄花

高山竹林消（洪雅）。

为百合科植物 *Streptopus parviflorus* Franch. 的根。

生于海拔 2 000 ~ 3 500 m 的高山灌木林下。分布于洪雅、什邡、峨眉山、泸定、稻城、康定、雷波、

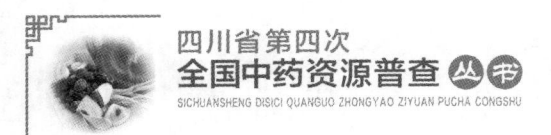

美姑、喜德、马边。

清热利湿、消食，用于风湿关节疼痛、全身浮肿、食积。

腋花扭柄花

竹林消。

为百合科植物 *Streptopus simplex* D. Don 的根。

生于海拔 1 000~4 000 m 的灌木林下。分布于洪雅、泸定、峨边。

清热解毒，用于肺热咳嗽、妇女血亏、行经腹痛。

叉柱岩菖蒲

九节莲。

为百合科植物 *Tofieldia divergens* Bur. et Franch. 的全草。

生于海拔 1 000~4 300 m 的草丛、灌木丛中。分布于九寨沟、茂县、黑水、汶川、理县、邛崃、泸定、九龙、乡城、康定、雅江、凉山州各县、马边。

利尿、调经、滋阴补虚，用于水肿、头晕、耳鸣、小儿营养不良、月经不调、小儿腹泻、胃痛。祛风除湿、活血散瘀（阿坝州）

岩菖蒲

箭草（古蔺）、芭叶莲、一根须（屏山）、岩知母（江安）。

为百合科植物 *Tofieldia thibetica* Franch. 的全草。

生于海拔 1 400~2 600 m 的灌木林下。分布于洪雅、古蔺、筠连、屏山、兴文、叙永、江安、邛崃、崇州、峨眉山、泸定、昭觉、峨边。

全草清热解毒，用于肺热咳嗽、疯狗咬伤。

云南岩菖蒲

为百合科植物 *Tofieldia yunnanensis* Franch. 的全草。

生于杂木林中、灌木丛下、沟边。分布于美姑、昭觉。

消食止痛、解毒消肿。

宽叶油点草

为百合科植物 *Tricyrtis latifolia* Maxim. 的根。

生于山坡林下。分布于四川省。

补虚止咳，用于肺痨咳嗽。

油点草

为百合科植物 *Tricyrtis macropoda* Miq. 的全草或根。

生于海拔 800~2 400 m 的山坡林下、竹林下、林缘或草丛中。分布于青川、峨边。

补虚止咳，用于肺痨咳嗽。

黄花油点草

黑点草（古蔺）、竹叶草（叙永）、沙浪草（筠连）、黄瓜香（屏山）。

为百合科植物 *Tricyrtis maculata* (D. Don) Machride/*T. bakeri* Koidz. 的全草、根。

生于海拔 2 300 m 以下的山坡草丛、灌木丛中。分布于九寨沟、金川、小金、汶川、茂县、古蔺、筠连、屏山、兴文、叙永、宜宾、长宁、青川、崇州、什邡、眉山市、峨眉山、金阳、越西、昭觉、甘洛、马边。

全草止咳，用于痢疾。外用全草敷疮（古蔺），治头昏、风沙眼（筠连）。根用于头晕。全草清热解毒、发表，用于肺热咳嗽、发痧、脱肛（洪雅、峨眉山）。

柔毛油点草

黄瓜菜（洪雅）。

为百合科植物 *Tricyrtis pilosa* Wall. 的全草。

生于山坡林下阴湿处。分布于洪雅、雷波、美姑。

清热解毒用于肺痨咳嗽、风疹、周身疼痛、浮肿。

延龄草

芋儿七（汶川）、头顶一颗珠（凉山州）、三叶一枝花（峨眉）。

为百合科植物 *Trillium tschonoskii* Maxim. 的根状茎、果。

生于海拔 1 600～3 800 m 的山地、阔叶林下。分布于洪雅、峨眉、金阳、甘洛、越西、康定、九寨沟、茂县、汶川、泸定等地。

祛风除湿、疏肝、活血止血、止痛，用于高血压、头昏头痛、跌打损伤、腰腿疼痛、外伤出血、骨折。清热解毒、散瘀止血、熄风解痛，用于热毒疮痈、跌打损伤、创伤出血、外感发热、咽喉肿痛、蛇虫咬伤、小儿惊风抽搐、眩晕。镇静止痛、止血解毒（金阳）。

开口箭

竹根七。

为百合科植物 *Tupistra chinensis* Baker 的根状茎、叶。

生于海拔 1 000～3 500 m 的潮湿地。分布于洪雅、昭觉、雷波、崇州、南充市、泸定、凉山州、峨边。

清热解毒、散瘀止痛、止咳、强心、利尿，用于肺热咳嗽、心脏病水肿。叶外用于烫火伤、蛇咬伤。清热泻火、祛风除湿，用于劳伤咳吐脓血、风湿痹痛、咽喉肿痛（洪雅）。

筒花开口箭

山包谷（屏山）。

为百合科植物 *Tupistra delavayi* Franch. 的全草。

生于海拔 1 000～2 500 m 的灌木丛中或杂木林下荫湿处。分布于古蔺、南溪、江安、合江、屏山、纳溪、兴文、叙永、崇州、什邡。

全草治咽喉肿痛、蛇伤（南溪），痨伤咳嗽、麻风（屏山），泡酒治枯痨内伤及风瘫病（叙永）。

剑叶开口箭

为百合科植物 *Tupistra ensifolia* Wang et Tang 的根茎。

生于灌木丛、草地。分布于九龙。

有毒，清热解毒、利尿消肿、活血止痛，用于喉炎、扁桃体炎、肾炎水肿。外用治骨折肿痛、疮疖、跌打损伤、腰痛。

齿瓣开口箭

开喉箭、须瓣开口箭。

为百合科植物 *Tupistra fimbrata* Hand. et Mazz. 的全草。

生于海拔 1 200～1 800 m 的灌木林。分布于洪雅、峨眉山。

清热解毒、消痈排脓、清肺热，用于肺痈咳嗽、咽喉肿痛、跌打损伤。

凉山开口箭

蜡烛棒（洪雅）。

为百合科植物 *Tupistra liangshanensis* Z. Y. Zhu 的根状茎。

生于海拔 2 800～3 500 m 的高山潮湿处。分布于洪雅、峨眉山、凉山州。

清热泻火、祛风除湿、活血祛瘀、解毒，用于劳伤咳嗽、脓血、风湿痹痛、咽喉肿痛。

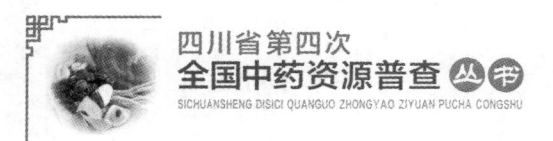

峨眉开口箭

竹节兰（洪雅）。

为百合科植物 *Tupistra omeiensis* Z. Y. Zhu 的全草。

生于海拔 2 800～3 500 m 的灌木丛潮湿处。分布于洪雅、峨眉。

祛风除湿、活血通络、解毒、祛痰、止血、止咳，用于中风瘫痪、风湿痹痛、癫痫。

碟花开口箭

小赶山鞭（洪雅）。

为百合科植物 *Tupistra tui*（Wang et Tang）Wang et Tang 的全草。

生于海拔 2 800～3 500 m 的高山灌木丛中。分布于洪雅、崇州、什邡、彭州、峨眉山、布拖。

祛风除湿、益气、活血、解毒、清肺热、通络，用于中风瘫痪、风湿痹痛、癫痫。

弯蕊开口箭

竹根七、万年青（古蔺）。

为百合科植物 *Tupistra wattii*（C. B. Clarke）Hook. f. 的全草。

生于海拔 800～3 000 米 m 的山间疏林阴湿处。分布于古蔺、叙永、筠连。

清热、解毒、止血、消肿，用于胃吐血、跌打损伤、目赤、眼雾、扁桃体炎、淋巴结炎。又涌吐祛痰（古蔺），外敷痈疮（筠连）。

毛叶藜芦

为百合科植物 *Veratrum grandiflorum*（Maxim.）Loes. f. 的根及根茎。

生于海拔 2 500～3 500 m 的林下、灌木丛草甸中。分布于洪雅、峨眉山、冕宁、会理、盐边、布拖、金阳、泸定、稻城、九龙。

祛痰、催吐、杀虫，用于风痰涌、风痫癫疾、黄疸、久泻、泻痢、头痛、喉痹、鼻息、疥癣、恶疮。

小藜芦

披麻草。

为百合科植物 *Veratrum mengtzeanum* Loes. f. 的根及根茎。

生于灌木丛草甸中。分布于盐源、甘洛。

祛痰、催吐、杀虫，用于风痰涌、风痫癫疾、黄疸、久泻、泻痢、头痛、喉痹、鼻息、疥癣、恶疮。

藜芦

人头发。

为百合科植物 *Veratrum nigrum* L. 的根。

生于海拔 1 200～3 500 m 的山坡林下或草丛中。分布于泸定、康定、宝兴、九寨沟、汶川、茂县、金川、理县、小金、马尔康、松潘、凉山州、彭州、什邡、崇州、南充市、眉山市、万源、通江、峨眉山、越西。

祛痰、催吐、杀虫、涌吐风痰、活血祛瘀、止痛，用于中风痰壅、癫痫、风湿痹痛、淋巴管炎、疟疾、乳腺炎、骨折、跌打损伤、头癣、疥疮等症，还可用于灭蛆、蝇等。嫩苗为野菜。

峨眉藜芦

人头发。

为百合科植物 *Veratrum omeiensis* Wang et Tang 的根。

生于海拔 2 800～3 500 m 的高山草丛中。分布于洪雅、峨眉。

祛风除湿、祛痰、活血行瘀、催吐，用于中风痰壅、癫痫、风湿痹痛。

狭叶藜芦

为百合科植物 *Veratrum stenophyllum* Diels 的根、鳞茎。

生于海拔2 000～4 000 m的山坡、草丛、路旁。分布于金川、九寨沟、茂县、黑水、九龙、泸定、稻城、南江、布拖、宁南、普格、木里、西昌、雷波。

散瘀消肿、镇痛止血、祛痰、开窍、催吐利水，用于跌打损伤、骨折、水肿、截瘫、癫痫、风湿疼痛、创伤出血。

大理藜芦

为百合科植物 *Veratrum taliense* Loes. f. 的根及根茎。

生于海拔2 200～2 400 m的灌木丛草甸中。分布于石棉。

祛痰、催吐、杀虫，用于风痰涌、风痫癫疾、黄疸、久泻、泻痢、头痛、喉痹、鼻息、疥癣、恶疮。

丫蕊花

为百合科植物 *Ypsilandra thibetica* Franch. 的全草。

生于海拔1 300～3 500 m的灌木丛下、林中、路边湿地、山坡林中、石壁。分布于叙永、雷波、崇州、邛崃、什邡、洪雅、大竹、邻水、峨眉山、泸定、峨边、汶川。

清热解毒、祛风除湿、利尿，用于痈肿疮毒、痈疽发背、淋证、水肿、肾炎。又全草煎水服治痔漏，并治淋巴结核。

宽叶丫蕊花

瓢儿七、石风丹（古蔺）、七叶草（筠连）。

为百合科植物 *Ypsilandra thibetica* Franch. var. *latifolia* Vant. 的全草。

生于灌木丛、林下、石壁。分布于古蔺、筠连。

全草祛风、除湿，治跌打损伤（古蔺），妇女肚痛（合江），泡酒治风湿麻木（长宁）。

百部科 Roxburghiaceae

蔓生百部

为百部科植物 *Stemona japonica* Miq. 的根。

生于山坡草丛中。分布于绵阳市、眉山市、峨眉山、凉山州、马边。

润肺止咳、止血、杀虫，用于虚热久咳、肺结核、百日咳、蛔虫腹痛、疥癣风湿，并能灭虱。

直立百部

为百部科植物 *Stemona sessielifolia*（Miq.）Franch. et Sav. 的块根。

生于山坡草丛、林下、竹林中。分布于成都市。

润肺止咳、止血、杀虫，用于虚热久咳、肺结核、百日咳、蛔虫腹痛、疥癣风湿，并能灭虱。

大百部

百辣虱（屏山、宜宾）、九重根（合江、泸县）、土百部（泸县）、对叶百部、九十九条根。

为百部科植物 *Stemoma tuberosa* Lour. 的根。

生于海拔1 500 m左右的灌木丛下、林中、山坡。分布于全川，布拖、雷波、金阳、峨眉山、南充市、绵阳市、眉山市、古蔺、宁南、普格。

根温润肺气、止咳、杀虫、止血、灭蛆，用于风寒咳嗽、痨热久咳、风湿、百日咳、肺结核、气管炎、老年咳喘、阿米巴痢疾、蛔虫、蛲虫，外用于皮肤疥癣、湿疹、虱子。

龙舌兰科 Agavaceae

龙舌兰

金边兰、金边莲（洪雅）。

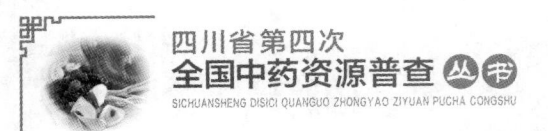

为龙舌兰科植物 *Agave americana* L. 的叶。

栽培。分布于全川。

清热解毒、养阴润肺、止咳平喘、化痰，用于虚劳咳嗽、肺燥咳嗽、气喘咳嗽、咳吐脓血、胃肠出血、乳痈。叶通淋、利湿。

金边龙舌兰

金边兰。

为龙舌兰科植物 *Agave americana* L. var. *variegata* Nichols. 的叶。

栽培。分布于全川。

清热解毒、养阴润肺、止咳平喘、化痰，用于虚劳咳嗽、肺燥咳嗽、气喘咳嗽、咳吐脓血、胃肠出血、乳痈。利湿、止血，用于心脏病（峨眉）。

马盖麻

狭叶龙舌兰。

为龙舌兰科植物 *Agave cantula* Roxb. 的叶。

栽培。分布于四川省。

用于提取皂苷。

狭叶龙舌兰

为龙舌兰科植物 *Agave rigida* Mill. 的叶。

栽培。分布于全川。

用于提取皂苷。

剑麻

为龙舌兰科植物 *Agave sisalana* Perr. ex Engelm. 的叶。

栽培。分布于全川。

凉血、止血、散瘀、排脓、止痛，用于肺痨咯血、痔疮出血、衄血、便血、痢疾、风湿跌打，外用于痈疖疮疡。

晚红玉

为龙舌兰科植物 *Polianthes tuberosa* L. 的根。

栽培。分布于全川。

清热解毒、消肿。

虎尾兰

为龙舌兰科植物 *Sansevieria trifasciata* Prain 的叶。

生于海拔 700 m 以上的灌木丛中，有栽培。分布于全川，洪雅。

清热解毒、祛腐生肌、消肿散结，用于感冒咳嗽、痰喘、跌打损伤、痈疮肿毒、毒蛇咬伤、乳癌、乳痈。

金边虎尾兰

为龙舌兰科植物 *Sansevieria trifasciata* Prain var. *laurentii* N. E. Br 的叶。

栽培。分布于全川。

清热解毒、祛腐生肌，用于感冒咳嗽、痰喘、跌打损伤、痈疮肿毒、毒蛇咬伤。

凤尾兰

为龙舌兰科植物 *Yucca gloriosa* L. 的花。

栽培。分布于康定等地。

花与紫苏叶熬水，用于咳嗽痰喘。

石蒜科 Amaryllidaceae

君子兰

为石蒜科植物 *Clivia miniata* Regel 的根。

栽培。分布于全川。

用于咳嗽痰喘。

文殊兰

扁担叶、蛇带草、大开喉箭（南充）。

为石蒜科植物 *Crinum asiaticum* L. var. *sinicum*（Roxb. ex Herb.）Baker 的叶。

生于温暖湿润处。栽培于全川。

叶清火解毒、散瘀消肿、活血、止痛，用于扁桃体炎、咽喉炎、咳肿、疮毒、跌打骨折、头痛、关节痛、带状疱疹、子宫脱出、痈疽肿毒、乳腺癌、关节脱臼、跌扑扭伤郁气、挫伤、皮肤溃疡、蛇咬伤。根治咳嗽、喉痛、跌打损伤、牙痛。

西南文殊兰

猪笭边、金腰带（长宁）、罗裙带（纳溪、宜宾）、铁打闪（兴文）。

为石蒜科植物 *Crinum latifolia* L. 的全草。

栽培。分布于长宁、兴文、纳溪、宜宾。

全草清热解毒、消肿（纳溪）。

朱顶红

为石蒜科植物 *Hippeastrum rutilum*（Ker-Gawl.）Herb. 的鳞茎。

栽培。分布于全川。

散瘀活血、解毒消肿，用于痈疮肿毒。

忽地笑

黄花石蒜、黄龙爪（阿坝州）、老虎蒜（邻水）、老鸦蒜（宣汉）、岩大蒜（峨眉、凉山州）。

为石蒜科植物 *Lycoris aurea*（L'Herit）Herb. 的鳞茎。

生于海拔 1 000～1 600 m 的阴湿岩石、崖壁肥沃处。分布于茂县、金川、汶川、理县、屏山、兴文、合江、珙县、筠连、隆昌、雷波、邛崃、眉山市、邻水、宣汉、通江、峨眉山、宁南、金阳。

解疮毒、消痈肿、杀虫、灭蛆、螺、鼠，用于痈肿、疔疮、淋巴结核、烫火灼伤、蛇虫咬伤。

石蒜

龙爪花（兴文）、红花石蒜、毒蒜（南充）、老鸦瓣（绵阳）、老鸦蒜（达州）。

为石蒜科植物 *Lycoris radiata*（L'Herit.）Herb. 的鳞茎。

生于阴湿的林下、沟边。分布于南充市、纳溪、兴文、古蔺、合江、什邡、绵阳市、眉山市、达州市、巴中市、峨眉山、南江。

鳞茎祛痰、利尿、清热解毒、消肿止痛、杀虫、催吐，用于喉风、伤寒身痛、骨髓炎、头疖、癣疗、无名肿毒、烫火伤、水肿、痈疽肿毒、疔疮、瘰疬、结核、恶疮肿毒、喉痹、乳痈、乳癌。

矮石蒜

为石蒜科植物 *Lycoris radiata*（L'Herit.）Herb. var. *pumila* Grey 的鳞茎。

生于阴湿的林下、沟边。分布于峨眉山报国寺等地

祛痰催吐、解毒散结，用于疔疮肿毒、食物中毒、痰涎壅塞、黄疸、水肿腹水。

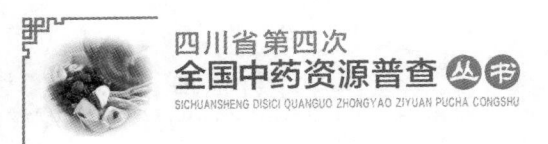

水仙

水仙花。

为石蒜科植物 *Narcissus tazetta* L. var. *chinensis* Roem. 的鳞茎。

生于水边、潮湿处，多为栽培。分布于全川。

清热解毒、散结消肿、活血调经、祛风，用于热疮肿毒、乳痈初起、腮腺炎、痈疽肿毒、月经不调。

玉帘

肝风草（洪雅）、葱莲。

为石蒜科植物 *Zephyrauthes candida* Herb. 的全草。

栽培花卉，分布于全川，什邡、洪雅、中江等地。

清热解毒、平肝熄风，用于小儿急惊风、羊痫风。

风雨花

韭莲（洪雅）。

为石蒜科植物 *Zephyranthes grandiflora* Lindl. 的全草。

栽培花卉，分布于全川，成都、洪雅、邛崃、中江、凉山州等地。

散热、清热解毒、消肿、活血、凉血、止血，用于跌打损伤、痈疽肿毒、跌打红肿、毒蛇咬伤、劳伤吐血、血崩、白带。

仙茅科 Hypoxidaceae

大叶仙茅

野棕、大地棕根（绵阳）、大仙茅、棕包脚（南充）、粑叶（峨眉山）。

为仙茅科植物 *Curculigo capitulata*（Lour.）O. Kuntze 的根茎、花。

生于海拔 850～2 200 m 的山野湿润肥沃处或栽培于屋边。分布于长宁、泸县、邛崃、彭州、南充市、绵阳市、眉山市、开江、达州、大竹、邻水、宣汉、峨眉山、雷波。

根茎补虚、益肾壮阳、固精气、清热解毒、利尿排石、祛风活络、消肿，用于体虚白带、虚劳咳嗽、肾虚气喘、腰脚酸软、食欲不振、红崩白带、风湿痹痛、骨蒸痨积、瘰疬、肾虚遗精、肾炎、水肿、肾结石、高血压、跌打损伤、蛇伤、疥疮。花调经、健脾（峨眉）。

疏花仙茅

大山棕（江安）、船船叶（高县、屏山）、丝帕叶（合江）。

为仙茅科植物 *Curculigo gracilis*（Kurz.）Hook. f. 的根茎。

生于海拔 1 000 m 左右的林下、山坡阴湿处。分布于珙县、古蔺、筠连、纳溪、叙永、屏山、江安、长宁、合江、高县、崇州。

功效同大叶仙茅。又治胃热头痛（纳溪）、吐血（古蔺），炖肉服补气血虚（长宁），止咳、化痰、利尿消肿（高县）。

仙茅

山棕（江安、南溪、叙永）、小地棕、小仙茅（南充）、独足丝茅（绵阳）。

为仙茅科植物 *Curculigo orchioides* Gaertn. 的根茎。

生于海拔 2 300 m 以下的向阳荒坡、山坡茅草及芒萁丛、草地、松林。分布于凉山州、泸州、宜宾、峨眉、隆昌、崇州、邛崃、南充市、绵阳市、金川、汶川、茂县、眉山市、达州、大竹、邻水、渠县、平昌、巴中、通江、富顺等地。

根茎温肾壮阳、温脾阳、强筋骨、祛寒除湿，用于心肾不交、肾虚精薄、阳痿、精冷、小便失禁、崩漏、心腹冷痛、胃寒腹痛、更年期高血压、牙痛、脾虚食少、腰脚冷痹、白带、尿频、瘰疬、肾虚腰痛、遗精、气血虚弱白发、虚寒咳喘，外敷疮毒、治蛇伤（隆昌）。补虚劳、利肝肾（凉山州）。

注：本品为川产道地药材，主产于宜宾。

小金梅草

土防风、地棕（高县）、血里风（万源）。

为仙茅科植物 *Hypoxis aurea* Lour. 的全草。

生于向阳的山地、草坡、灌木林下。分布于纳溪、高县、兴文、叙永、宜宾、崇州、万源、峨眉山、宁南、金阳、中江。

全草温肾、壮筋骨、调气，用于病后阴虚、肾虚腰痛、阳虚、疝气、阳痿遗精、小便频数、小便失禁、崩漏，又治跌打损伤（纳溪），煎水洗或外敷治无名肿毒（兴文），治阳痿、食少、步行无力（叙永）。

箭根薯科 Taccaceae

裂果薯

石猴孙（纳溪）。

为箭根薯科植物 *Tacca plantaginea*（Hance）Drenth 的根状茎。

生长在沟边、林中、路边、山谷、山坡溪边、水边、水边湿润地、田边潮湿地，分布于纳溪。

凉血、散瘀，用于消化道溃疡、肠炎、肺结核、百日咳、跌打损伤、刀伤出血、咽痛、痈肿、牙痛。又治疮毒及蛇虫咬伤（纳溪）。

薯蓣科 Dioscoreaceae

大薯

脚板薯、参薯、山药、白苕。

为薯蓣科植物 *Dioscorea alata* L. 的块根。

栽培。分布于全川，简阳、乐至、雷波、达州、巴中市等地。

块茎补脾肺、涩精气、消肿、止痛。研末治烫火伤及面部烂疮，配猪腱肉内服治眼珠突出，并有促进溃疡肉芽生长、收水生肌加快疮面结疤的作用。

蜀葵叶薯蓣

为薯蓣科植物 *Dioscorea althaeoides* R. Kunth/*D. altissima* Lam. 的根茎。

生于海拔 1 000～3 200 m 的山坡、杂木林中、灌木丛下。分布于凉山州、茂县、金川、小金、理县、康定、丹巴、泸定。

燥湿理脾、清热祛风、解毒消肿、止痛，用于风湿疼痛、肢体麻木、跌打损伤、食积腹胀。

黄独

零余薯、母猪苕、黄药子、药毛芋、棕斗苕（南充）。

为薯蓣科植物 *Dioscorea bulbifera* L. 的块茎。

生于海拔 700～2 800 m 的杂木林、灌木丛中。分布于全川，包括雅江、九龙、稻城、乐山、内江、广元、南充、广安、苍溪、阆中、眉山市、开江、达州、大竹、邻水、平昌、通江、峨眉山、凉山州。

块茎清热凉血、降火、消瘿抗癌、清热解毒、消肿、化痰散结，用于吐血、咯血、衄血、喉痹、瘿气、疔疮痈肿、瘰疬、风寒湿痹、毒疮痈肿、痈疽久不收口、鼻衄、外伤出血、避孕。零余子治百日咳头痛。又治急性扁桃体炎（纳溪），干用块茎三钱浸白酒 500 g，早晚饭后服一小杯，治甲状腺机能亢进或凸眼性甲状腺肿。用于食道癌、胃癌、直肠癌、子宫癌、食物中毒、无名肿毒、毒蛇咬伤、牛马炭疽病（达州市）。

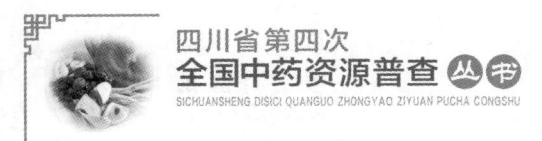

薯莨

血母（宜宾）、酱头、红孩儿。

为薯蓣科植物 *Dioscorea cirrhosa* Lour. 的块茎。

生于海拔 350～1 800 m 的疏林、草丛、山坡。分布于全川，乐山、泸州、眉山市、开江、达州、宣汉、峨眉山、富顺。

块茎清热、活血祛瘀、收敛、固精、止血、理气、止痛，用于产后腹痛、月经不调、崩漏、内伤吐血、风湿关节痛、痢疾、疮疖、蛇咬伤、外伤出血、跌打损伤。

叉蕊薯蓣

黄山药（叙永）、毛耳苕（古蔺）、粉草薢、牛毛苕（邻水）。

为薯蓣科植物 *Dioscorea collettii* Hook. f. 的块茎。

生于海拔 1 000～3 200 m 的河谷、杂木林中、灌木丛下。分布于凉山州、叙永、筠连、兴文、古蔺、崇州、泸定、丹巴、九龙、乐山、内江、洪雅、大竹、邻水、峨眉山。

块茎祛风利湿，用于风湿痹痛、腰膝疼痛、小便不利、淋浊、遗精、湿热疮毒。清热、凉血、解毒（凉山州、峨眉）

粉背薯蓣

粉草薢、黄草薢、

为薯蓣科植物 *Dioscorea collettii* Hook. f. var. *hypoglauca*（Palib.）Pei et C. T. Ting/*D. hypoglauca* Palib. 的根状茎。

生于海拔 200～1 300 m 的河谷、杂木林中、灌木丛下。分布于乐山、昭觉、喜德、雷波、金阳。

块茎祛风利湿，用于风湿痹痛、风湿关节炎、腰膝疼痛、小便不利、淋浊、遗精、湿热疮毒。

三角叶薯蓣

草薢。

为薯蓣科植物 *Dioscorea deltoidea* Wall. 的块茎。

生于海拔 1 700～4 000 m 的杂木林中、灌木丛下。分布于丹巴、九龙、康定、乐山、金川、小金、马尔康、洪雅、盐源、木里、美姑。

块茎祛风利湿、补肺益肾、健脾止泻、生津止渴、涩精，用于糖尿病、脾虚腹泻、肾虚遗精、白带、风湿痹痛、湿热疮毒。

圆果三角叶薯蓣

风车草、黄山药、

为薯蓣科植物 *Dioscorea deltoidea* Wall. var. *orbiculata* Prain et Bürkill 的根状茎。

生于海拔 2 000～3 100 m 的杂木林中、疏林、干旱河谷。分布于马尔康。

祛风除湿，用于心脏病、关节痛。

纤细薯蓣

为薯蓣科植物 *Dioscorea gracillima* Miq. 的根状茎。

生于海拔 2 200 m 以下的山坡、灌木丛中。分布于雅江、九龙、泸定、稻城、康定、得荣。

祛风利湿，治风湿痹痛、腰膝疼痛、小便不利、淋浊、遗精、湿热疮毒。

黏山药

为薯蓣科植物 *Dioscorea hemsleyi* Prain et Bürkill 的块茎。

生于海拔 1 400～3 100 m 的杂木林中、灌木丛下。分布于泸定、九龙、得荣、宁南、越西、甘洛、布拖、昭觉、喜德、冕宁、峨边。

润肺、益肾、健脾祛湿，用于肺痨、脾虚泄泻。

高山薯蓣

狗爪苕（兴文）、马齿苕（长宁）、野毛苕（古蔺）、毛狗苕。

为薯蓣科植物 *Dioscorea henryi*（Prain et Bürkill）C. T. Ting/*D. kamoonensis* Kunth var. *henryi* Prain et Bürkii 的块茎。

生于海拔 300～3 000 m 的林缘、山坡路旁、灌木丛下。分布于兴文、古蔺、长宁、筠连、叙永、高县、宜宾、珙县、九龙、理塘、稻城、泸定、凉山州各县。

块茎用于咳嗽、风湿痛。健脾止泻、补肺益肾，用于慢性肠炎。块茎清热、解毒、健脾开胃（叙永），外用敷疮、根滋补、代淮山用（长宁）。

日本薯蓣

野山药。

为薯蓣科植物 *Dioscorea japonica* Thunb. 的果实、块茎。

生于海拔 1 200 m 以下的山坡、林下。分布于乐山、叙永、珙县、宜宾、康定、泸定、眉山市、邻水、峨眉山、会理、会东、宁南、雷波、越西、甘洛。

块茎祛风利湿，用于风湿关节炎。又块茎健脾除湿，治食积（珙县）。果名风车儿，煎汤服治耳鸣。健脾润肺、固肾益精、益气，用于虚劳咳嗽、脾虚消渴、泄泻、遗精（洪雅、邻水、峨眉）。

毛芋头薯蓣

毛狗苕（南充）、复叶薯蓣。

为薯蓣科植物 *Dioscorea kamoonensis* Kunth 的块茎。

生于海拔 500～3 000 m 的林缘、山谷、杂木林中、灌木丛下。分布于邛崃、崇州、什邡、南充市、九龙。

祛风利湿、益气补肾、消肿解毒，用于肾虚遗精、缺乳、无名肿毒、风湿痹痛、湿热疮毒。

黑珠芽薯蓣

黑果儿。

为薯蓣科植物 *Dioscorea melanophyma* Prain et Bürkill 的根状茎。

生于海拔 1 900～2 700 m 的林缘、灌木丛中。分布于泸定、盐边、会东。

用于咽喉肿痛、痈肿热毒。

穿龙薯蓣

穿山龙、过山龙、地龙骨（平昌）、穿地龙（万源、通江）、柴酱子（万源）。

为薯蓣科植物 *Dioscorea nipponica* Makino 的块茎。

生于海拔 2 500 m 以下的山坡、河谷两侧的林缘或灌木丛中。分布于凉山州、青川、梓潼、剑阁、崇州、稻城、康定、乐山、九寨沟、茂县、黑水、汶川、理县、小金、苍溪、洪雅、汉源、石棉、宣汉等地。

祛风除湿、活血通络、消肿止痛、舒筋、祛痰截疟、止咳，用于风湿痹痛、风湿关节炎、消化不良、肢体麻木、大骨节病、咳嗽痰喘、胸痹心痛、慢性气管炎、跌打损伤、疟疾、痈肿疮毒。

柴黄姜

穿龙薯蓣、地龙骨（平昌）、穿地龙（万源、通江）、柴酱子（万源）。

为薯蓣科植物 *Dioscorea nipponica* Makino var. *rosthornii* Prain et Bürkill 的根茎。

生于山坡、河谷两侧的林缘或灌木丛中。分布于平昌、万源、巴中、通江、南江、宣汉、金阳等地。

祛风止痛、舒筋通络，用于风湿痹痛、风湿关节炎、大骨节病、气管炎、跌打损伤、过敏性紫癜、痈肿疮毒。

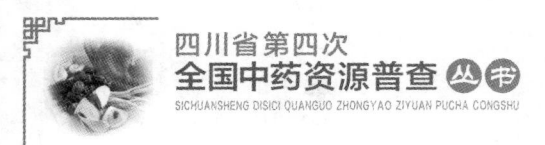

薯蓣

淮山、山药、毛条（合江）、金线吊葫芦（纳溪）、绵狗苕（凉山州）、野山药（南充）、白药子、土山药（阿坝州）、薯芋、野白苕（绵阳）。

为薯蓣科植物 *Dioscorea opposita* Thunb. / *D. batatas* Decne. 的块茎。

生于海拔 2 700 m 以下的向阳沟边、林缘、阳坡、竹林中，各地有栽培。分布于雷波、金阳、越西、冕宁、康定、泸定、九龙、乐山、广元、宜宾、南充、九寨沟、汶川、茂县、理县、眉山市、达州市、巴中市、峨眉山、绵阳市。

块茎清热解毒、健脾胃、补肺、固肾、益精、益气，用于脾虚、泄泻、久痢、虚劳咳嗽、内热消渴、遗精、带下、小便频数、盗汗、食少腹泻、夜尿、糖尿病，外用于毒蛇咬伤、乳腺炎、疮疖。零余子（珠芽）补虚强腰膝，晒干功效强于薯蓣。健脾止泻、补肺益肾（雷波）。

黄山药

白药子（雷波、美姑）、黄姜、老虎姜。

为薯蓣科植物 *Dioscorea panthaica* Prain et Bürkill 的根茎。

生于海拔 1 000～3 500 m 的山坡灌木丛、林缘、路旁、竹林中。分布于泸定、康定、雷波、美姑、会东、越西、普格、乐山、洪雅、峨边、马边。

清热解毒、散瘀消肿、凉血、止痛，用于痈肿疮毒、痈疽、吐血、衄血、血淋。

五叶薯蓣

为薯蓣科植物 *Dioscorea pentaphylla* Linn 的根茎。

生于海拔 500～2 400 m 的灌木丛、林缘。分布于彭州、九龙、荣县、洪雅。

清热解毒、散瘀消肿、止痛，用于痈疽、吐血、衄血。又补肾壮阳，用于肾虚、瘰疬、腹痛、痈肿疮毒。

毛胶薯蓣

黏山药（洪雅）、黏狗苕（峨眉）。

为薯蓣科植物 *Dioscorea subcalva* Prain et Bürkill 的块茎。

生于海拔 700～3 200 m 的灌木林中。分布于洪雅、九龙、泸定、得荣、乡城、理塘、稻城、峨眉山、普格。

健脾祛湿、补肺、固肾益精、生津止渴，用于脾虚食少、咳嗽、泄泻、消渴、肺结核、跌打损伤。收敛、生肌，用于脚裂口（峨眉）。

山萆薢

粉萆薢。

为薯蓣科植物 *Dioscorea tokoro* Makino 的根茎。

生于海拔 1 000 m 以下的灌木丛、林缘、竹林。分布于乐山。

利尿消肿，用于肾性水肿。

盾叶薯蓣

野苕、枕头根、水黄姜。

为薯蓣科植物 *Dioscorea zingiberensis* C. H. Wright 的块茎。

生于海拔 2 300 m 以下的杂木林、沟谷边缘、灌木丛中。分布于青川、南充市、金川、小金、汶川、洪雅、平昌、万源、通江、南江、峨眉山。

清热解毒、祛风、舒筋活络、除湿止痛、消食利水、理气、止痛，用于关节损伤、风湿关节炎、痈肿恶疮、胃气痛、脾虚泄泻、泌尿道感染、腰腿疼痛、痈疖早期未破溃、皮肤急性化脓性感染、跌打损伤、牛马炭疽病、软组织损伤、蜂螫虫咬。

雨久花科 Pontederiaceae

凤眼莲

水葫芦。

为雨久花科植物 *Eichhornia crassipes*（Mart.）Solms 的全草。

生于海拔 1 500 m 以下的水塘、沟渠及稻田中。分布于全川，南充市、绵阳市、古蔺、兴文、合江、长宁、眉山市、达州市、巴中市、中江、峨眉山、凉山州。

清热解毒、解暑、利尿消肿、除湿、祛风热、止痛、接骨，用于伤暑烦渴、喘息、吐血、泄泻、水积黄肿、无名肿毒、风湿、小便不利、肾炎水肿、跌打损伤，外敷热疮。又止血（合江），消肿（古蔺），治冬黄（拘体），煮水冲醪糟服（长宁）。

箭叶雨久花

为雨久花科植物 *Monochoria hastata*（L.）Solms 的全草。

生于沼泽、沟边、稻田中。分布于全川，金阳、成都。

清热解毒、定喘、消肿。

鸭舌草

瓢儿菜（古蔺）、母猪荷（叙永、长宁）、螺丝草（屏山）、水芋荷。

为雨久花科植物 *Monochoria vaginalis*（Burm. f.）Presl 的全草。

生于沼泽、沟边、稻田中。分布于全川，凉山州。

清热解毒、降火、散瘀止痛、消肿，用于肺热咳嗽、吐血、关节痛、跌打损伤、疮痈肿毒、牙龈肿痛、痢疾、肠炎、急性扁桃体炎、喉痛。又可配制拔牙药。

小花鸭舌草

水草荷（洪雅）。

为雨久花科植物 *Monochoria vaginalis*（Burm. f.）Presl var. *pauciflora*（Bl.）Merr. 的全草。

生于稻田中。分布于全川。

全草清热降火、散瘀止痛，用于跌打损伤、疮痈肿毒、牙龈肿痛。

鸢尾科 Iridaceae

射干

寸干、罢夺拉（藏名）、黄知母（南充）、开口箭（阿坝州）。

为鸢尾科植物 *Belamcanda chinensis*（L.）DC. 的根茎。

生于海拔 500～2 800 m 的林缘或山坡草地向阳处。分布于全川，包括凉山州、泸定、九寨沟、汶川、茂县、理县、马尔康、金川、泸州、乐山、南充市、眉山市、达州市、巴中市、峨眉山、马边。

根茎降火、清热解毒、散结、降气、消痰、消炎、利咽、活血散瘀，用于喉痹咽痛、腮腺炎、扁桃体炎、腮腺炎、支气管炎、牙痛、乳腺炎、肺热咳嗽、音哑、咳逆上气、肝脾肿大、痰涎壅盛、瘰疬、结核、妇女经闭、痈肿疮毒、小儿疳积，外用于稻田皮炎、跌打损伤、肿瘤。化痰止咳、消食（凉山州）。

藏医：甘、苦、辛、涩、气香、平、锐，杀虫、健胃，治虫病、食欲不振。

雄黄兰

土贝母（屏山、峨眉）、青皮子（长宁）、扇把草（宜宾）、细茅铜锤（高县）、美女过仙桥、妹妹洋参（筠连）、丝茅七。

为鸢尾科植物 *Crocosmia crocosmiflora* N. E. Br. 的球茎。

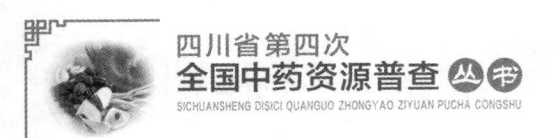

栽培。分布于长宁、屏山、宜宾、峨眉、高县、筠连、纳溪、北川、雷波等地。

清热、解毒、活血散瘀、解热退烧（长宁）、行气活血（纳溪）、散寒止咳，治跌打损伤、刀伤（屏山），磨酒搽或外敷手上起风包（宜宾）。

藏红花

卡青各贡（藏名）、番红花。

为鸢尾科植物 *Crous sativus* L. 的雌蕊柱头。

栽培。分布于雅江、洪雅、宣汉、乐山、峨眉山等地。

活血化瘀、散郁开结、凉血解毒、去腐生新，用于忧思郁结、癥瘕、胸膈痞闷、吐血、伤害发狂、惊怖恍惚、妇女经闭、产后瘀血腹痛、跌打肿痛。

藏医：甘、香、凉、效重，清肝热、培元健身、止血，治新老肝病、内外出血、身体虚弱，为治肝病良药。

香雪兰

小鸢尾。

为鸢尾科植物 *Freesia refracta* Klatt 的球茎。

栽培，分布于泸定、炉霍、雷波、乐山、洪雅、峨眉山、北川等地。

清热解毒、活血调经、祛瘀、凉血止血，用于忧思郁结、月经不调、血热、衄血、吐血、便血、崩漏、痢疾、疮肿、外伤出血、蛇伤。

唐菖蒲

土贝母、十三太保、平贝（达州）、小贝母（平昌）。

为鸢尾科植物 *Gladiolus gandavensis* Van Houtte. 的球茎。

栽培于海拔 1 000 m 以下的湿地、潮湿处。分布于全川，隆昌、古蔺、高县、泸县、雷波、会理、雅安、眉山市、达州、大竹、平昌、巴中、宣汉、万源、峨眉山、北川等地。

球茎清热解毒、活血散瘀、消肿止痛、滋阴，用于腮腺炎、跌打损伤、痈肿疮毒、咽喉肿痛、毒蛇咬伤、咽炎。又治痨伤（巫溪）；瘰疬、发汗、止咳、平喘（古蔺）。用黄豆大一块磨酒吞服治跌打损伤（雅安）。

金脉鸢尾

折玛、周玛、麻里折玛（藏名）、蝴蝶花、金纹鸢尾。

为鸢尾科植物 *Iris chrysographes* Dykes 的种子、根、花。

生于海拔 1 200 ~ 4 400 m 的山坡、草地、林缘、坟地，分布于石渠、泸定、丹巴、理塘、九龙、稻城、康定、白玉、若尔盖、松潘、黑水、红原、宁南、普格、金阳、马边。

种子甘、平，凉血、止血、清热利湿，用于吐血、衄血、功能性子宫出血、急性黄疸型肝炎、骨结核、小便不利、疝痛，外用治痈肿、外伤出血、气痛。根清热解毒。花清热凉血。

藏医：甘、淡、凉，退烧、解毒、驱虫，治阑尾炎、虫牙、蛔虫、蛲虫病、咽喉发炎、黄疸型肝炎、癌症。德格藏医用花、果、全草杀虫、祛消化道寄生虫、食物中毒引起的泻痢。

高原鸢尾

矮草兰花（凉山州）。

为鸢尾科植物 *Iris collettii* Hook. f. 的叶柄残基、根茎、叶。

生于海拔 1 600 ~ 4 000 m 的高山草地、向阳山坡、石隙。分布于泸定、康定、九龙、西昌、喜德、越西、盐源、木里、马边。

祛瘀、止血、止痛、通窍、杀蛆，用于跌打损伤、鼻塞不通、神经性牙痛，外用于外伤出血、疮毒生蛆。

扁竹兰

扁竹根。

为鸢尾科植物 *Iris confusa* Sealy 的根茎。

生于海拔 1 400 ~ 2 400 m 的草地、疏林、林缘、路边。分布于泸定、康定、冕宁、峨边。

清热解毒，用于急性乳蛾、急性咽喉痛、咳嗽痰喘，并解乌头、蓼类中毒。

尼泊尔鸢尾

为鸢尾科植物 *Iris decora* Wall. 的根茎。

生于海拔 1 200 ~ 3 100 m 的高山荒坡、草地、林缘、石隙。分布于九龙、稻城。

轻泻、利尿，外用于疔疮、伤肿。

野鸢尾

折玛、麻里折玛（藏名）、蝴蝶花。

为鸢尾科植物 *Iris dichotoma* Pall. 的种子、根茎、花。

生于海拔 2 700 m 以下的灌木丛、林缘、路边。分布于甘孜、理塘、九龙、稻城。

种子甘、平，凉血、止血、清热、利湿，用于吐血、衄血、功能性子宫出血、急性黄疸型肝炎、骨结核、小便不利、疝痛、外用治痈肿、外伤出血。

藏医：甘、淡、凉，退烧、解毒、驱虫，治阑尾炎、虫牙、蛔虫、蛲虫病、咽喉发炎、黄疸型肝炎、癌症。德格藏医用花、果、全草杀虫、祛消化道寄生虫、食物中毒引起的泻痢。

玉蝉花

马蔺、泼者（藏名）。

为鸢尾科植物 *Iris ensata* Thunb. 的种子、根、花。

生于海拔 1 900 ~ 4 400 m 的山坡、草地、林缘、坟地。分布于乡城、康定、道孚、甘孜、德格、茂县、九寨沟、若尔盖、红原、松潘、冕宁。

种子甘平，凉血、止血、清热、利湿，用于吐血、衄血、功能性子宫出血、急性黄疸型肝炎、骨结核、小便不利、疝气，外用治痈肿、外伤出血。根清热解毒。花清热凉血、利尿消肿。

锐果鸢尾

贡葛。

为鸢尾科植物 *Iris goniocarpa* Baker 的根、种子。

生于海拔 2 000 ~ 4 200 m 的林下、草丛、路边。分布于巴塘、康定、九龙、雅江、稻城、甘孜、白玉、德格、石渠、色达、九寨沟、汶川、马尔康、若尔盖、茂县、木里。

种子及根清热解毒、通便、利尿，用于咽喉肿痛、黄疸型肝炎。

藏医甘、淡、凉，退烧、清热解毒、驱虫，用于阑尾炎、虫牙、蛔虫、蛲虫病、咽喉发炎、黄疸型肝炎、抗癌。花、果、全草杀虫、祛消化道寄生虫、食物中毒引起的泻痢。

华鸢尾

红丝毛草（合江）。

为鸢尾科植物 *Iris grijsii* Maxim. 的根茎。

生于海拔 300 ~ 700 m 的山坡。分布于合江、泸县。

根茎治跌打损伤、止血（合江）。

蝴蝶花

豆豉叶（古蔺）、绿鸭儿花（兴文）、扁竹根、扇把叶（南充、绵阳）。

为鸢尾科植物 *Iris japonica* Thunb. 的全草、根茎。

生于海拔 300 ~ 3 000 m 的灌木丛、林缘、林下等阴湿处或为栽培。分布于全川，凉山州、泸定、康

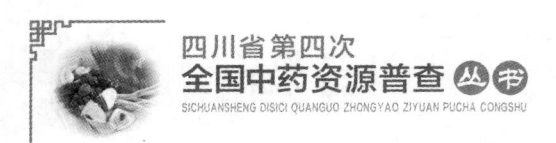

定、南充市、绵阳市、茂县、壤塘、金川、马尔康、小金、汶川、雷波、眉山市、达州市、巴中市、峨眉山、峨边、马边。

全草及根茎除湿、行气消积、清热解毒、消肿止痛、消痰散结、破积消滞、泻下通便、杀虫，用于肝炎、肝脾肿大、肝痛、咽喉痛、扁桃体炎、燥咳不止、燥咳失音、湿热黄疸、慢性胃痛、食积饱胀、蛲虫、蛔虫、喉蛾、喉症、跌打损伤、扭伤、毒蛇咬伤、狂犬咬伤。

库门鸢尾

土知母（绵阳）、玉蝉花。

为鸢尾科植物 *Iris kaempferi* Sieb. 的根茎。

生于低山湿润的坡地、草丛、水边。分布于绵阳市、乡城、九龙。

清热解毒、活血祛瘀，用于咽喉肿痛、闭经。

马蔺

折玛（藏名）。

为鸢尾科植物 *Iris lactea* Pall. /*I. pallasii* Fisch. var. *chinensis* Fisch. 的花、种子、根。

生于海拔 3 800 m 以下的河滩、水边、草地、路旁、灌木丛中。分布于德格、乐山、洪雅等地。

花清热凉血、利尿消肿，用于吐血、衄血、咯血、咽喉肿痛、小便不利、泌尿系统感染，外用治痈疖疮疡、外伤出血。种子凉血、止血、清热利湿、解毒，用于吐血、衄血、功能性子宫出血、急性黄疸型肝炎、骨结核、小便不利、疝气，外用治痈肿、外伤出血。根清热解毒，用于急性咽炎、传染性肝炎、痔疮、牙痛。

藏医：甘、淡、凉，退烧、解毒、驱虫，治阑尾炎、虫牙、蛔虫、蛲虫病、咽喉发炎、黄疸型肝炎、抗癌。德格藏医用花、果、全草杀虫，祛消化道寄生虫以及食物中毒引起的泻痢。

天山鸢尾

为鸢尾科植物 *Iris loczyi* Kanitz 的根、种子。

生于海拔 2 000 m 以上的高山向阳草地、溪边、湖边。分布于四川省。

消肿止痛。

黄菖蒲

为鸢尾科植物 *Iris pseudacorus* L. 的根。

生于海拔 1 500 m 以下的湿地、溪边、湖边，栽培。分布于成都、洪雅。

开窍化痰、宣气逐痰、解毒、杀虫。

细茎鸢尾

折玛、麻里折玛（藏名）、蝴蝶花。

为鸢尾科植物 *Iris ruthenica* Ker-Gawl. 的种子、根茎、花。

生于海拔 2 500～4 000 m 的山坡、林缘、荒坡等干旱土壤，分布于得荣、德格、泸定、新龙、乡城、雅江、炉霍、理塘、九龙、稻城、峨边。

种子甘、平，凉血、止血、清热利湿，用于吐血、衄血、功能性子宫出血、急性黄疸型肝炎、骨结核、小便不利、疝痛，外用治痈肿、外伤出血。

藏医：甘、淡、凉，退烧、解毒、驱虫，治阑尾炎、虫牙、蛔虫、蛲虫病、咽喉发炎、黄疸型肝炎、癌症。德格藏医用花、果、全草杀虫、祛消化道寄生虫、食物中毒引起的泻痢。

矮紫苞鸢尾

为鸢尾科植物 *Iris ruthenica* Ker-Gawl. var. *nana* Maxim. 的根茎、全草。

生于海拔 1 600～3 800 m 的高山草地、湿润山谷、林下。分布于稻城、理塘、康定、雅江、乡城、得荣、道孚、炉霍、甘孜、新龙。

根状茎活血祛瘀、接骨、止痛。全草用于疮疡肿毒。

小花鸢尾

六棱麻。

为鸢尾科植物 *Iris speculatrix* Hance 的根茎。

生于山坡、草丛中。分布于四川省。

活血祛瘀、镇痛，用于跌打损伤。

鸢尾

飞天鹅（江安）、土知母（古蔺）、折玛、麻里折玛（藏名）、蝴蝶花、射干（南充）、蛇头知母（阿坝州）、川射干。

为鸢尾科植物 *Iris tectorum* Maxim. 的根茎、种子。

生于海拔 400～3 200 m 的向阳林缘、灌木丛、路旁。分布于甘孜州、凉山州、金川、茂县、九寨沟、若尔盖、马尔康、黑水、小金、汶川、理县、南溪、古蔺、宜宾、江安、屏山、珙县、泸县、什邡、新都、广安、武胜、岳池、苍溪、阆中、仪陇、蓬安、营山、眉山市、达州市、巴中市、峨眉山。

根茎清热解毒、消积破瘀、调气、养阴、润肠、开胸消胀、行水解毒、祛痰、利咽，用于食积胀满、咽喉肿痛、癥瘕积聚、热毒痰火郁结、痰涎壅盛、咳嗽气喘、小儿疳积、胃痛、臌胀、肿毒、痔漏、跌打损伤、蛔虫、牙痛、喉蛾、大便不通（泸州、宜宾）。种子甘、平，凉血止血、清热利湿，用于吐血、衄血、功能性子宫出血、急性黄疸型肝炎、骨结核、小便不利、疝痛、外用治痈肿、外伤出血。活血、祛瘀、祛风、利湿（凉山州）。

藏医：甘、淡、凉，退烧、解毒、驱虫，治阑尾炎、虫牙、蛔虫、蛲虫病、咽喉发炎、黄疸型肝炎、癌症。德格藏医用花、果、全草杀虫、祛消化道寄生虫、食物中毒引起的泻痢。

注：本品为川产道地药材，主产于甘孜州、阿坝州、绵阳市。

细叶鸢尾

为鸢尾科植物 *Iris tenufolia* Pall. 的根、种子。

生于沙质壤土、砂砾地、草原。分布于石渠、理塘、白玉、康定、炉霍、雅江、道孚、丹巴、新龙。

根用于胎动、血崩。种子功效同马蔺子。

粗根鸢尾

折玛、麻里折玛（藏名）、蝴蝶花。

为鸢尾科植物 *Iris tigridia* Bunge 的种子、根茎、花。

生于海拔 500～3 500 m 的草地、林缘、灌木丛、砂砾地、沙丘。分布于稻城、九龙、乡城。

种子甘、平，凉血、止血、清热利湿，用于吐血、衄血、功能性子宫出血、急性黄疸型肝炎、骨结核、小便不利、疝痛、外用治痈肿、外伤出血。

藏医：甘、淡、凉，退烧、解毒、驱虫，治阑尾炎、虫牙、蛔虫、蛲虫病、咽喉发炎、黄疸型肝炎、癌症。德格藏医用花、果、全草杀虫、祛消化道寄生虫、食物中毒引起的泻痢。

黄花鸢尾

为鸢尾科植物 *Iris wilsonii* C. H. Wright 的根状茎。

生于海拔 1 800～3 200 m 的山坡草丛、林缘草地、河边湿地。分布于九龙、雷波、峨边。

用于咽喉肿痛。

肖鸢尾

为鸢尾科植物 *Moraea iridioides* L. 的根。

栽培。分布于成都市。

清热解毒。

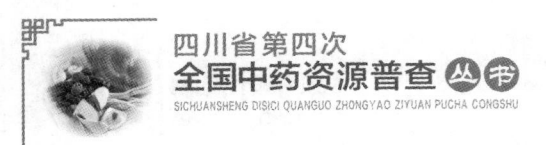
灯心草科 Juncaceae

翅茎灯心草

为灯心草科植物 *Juncus alatus* Franch. et Sav. 的全草。

生于海拔 2 000 ~ 4 100 m 的水边、草丛、潮湿处。分布于崇州、稻城、阿坝州、雅安、乐山、峨边、马边。

清热、通淋、止血，用于心烦口渴、口舌生疮、淋症、小便涩痛、带下病。

葱状灯心草

阿达架考哇、圣途吨进雀（藏名）。

为灯心草科植物 *Juncus allioides* Franch. 的全草。

生于海拔 1 800 ~ 4 200 m 的水边潮湿处，分布于道孚、泸定、康定、稻城、乡城、雅江、甘孜、峨边、马边。

清热、利尿、通淋、止血。

藏医：全草平、淡，清心利尿、用于膀胱积热、热病烦渴、喉炎咳嗽、小儿烦躁多啼。

走茎灯心草

为灯心草科植物 *Juncus amplifolius* A. Camus 的根茎。

生于海拔 2 700 ~ 4 300 m 的高山湿地、林缘。分布于泸定、乡城、稻城、康定、理塘、得荣、道孚、甘孜、德格、石渠。

理气止痛、调经活血，用于肝郁气滞、胸胁疼痛、月经失调、崩中带下。

小花灯心草

为灯心草科植物 *Juncus articulates* L. 的全草。

生于海拔 2 000 ~ 3 300 m 的水边、荒坡、沟边等潮湿处。分布于稻城、得荣、道孚、康定、阿坝州、雅安、绵阳。

清热利尿、除烦。

小灯心草

为灯心草科植物 *Juncus bufonius* L. 的全草。

生于海拔 300 ~ 3 700 m 的潮湿处。分布于全川，洪雅、崇州、康定、泸定、巴塘、稻城、乡城、甘孜、马边。

利尿通淋、安神，用于宿食内停、小便赤涩、尿路感染。

星花灯心草

螃蟹脚（洪雅）、扁杆灯心草。

为灯心草科植物 *Juncus diastrophanthus* Buchen. 的全草。

生于潮湿处。分布于洪雅、邛崃、美姑。

清热利尿，用于淋病、水肿、黄疸。

灯心草

水灯心。

为灯心草科植物 *Juncus effusus* L. 的茎髓或全草。

生于海拔 3 200 m 以下的河边、水田、水沟、沼泽。分布于什邡、邛崃、南充市、绵阳市、九寨沟、汶川、茂县、理县、黑水、眉山市、开江、大竹、平昌、巴中、万源、峨眉山、泸定、康定、昭觉、峨边、马边。

清热、清肺降火、利尿通淋、安神、利水渗湿、清肝明目、通便，用于咽肿咳嗽、流感、麻疹、高血压头痛、急性眼结膜炎、角膜溃疡、青光眼、大便秘结、痈疖疮疡、热淋、湿热口疮、水肿、牙痛、小儿夜啼、心烦不寐、五淋白浊、喉痹、小儿流口水、鼻衄、虚烦不眠、创伤、赤白痢疾、乳腺炎、黄疸等症。退热利尿、清心安神（昭觉）。

细灯心草

为灯心草科植物 *Juncus gracillimus*（Buch.）V. Krecz. et Gontsch. 的全草。

生于湖边、沼泽、河滩、浅水滩。分布于泸定、九龙、稻城。

清热、通淋、利水祛湿。

片髓灯心草

为灯心草科植物 *Juncus inflexus* L. 的全草。

生于山谷、河滩等潮湿处。分布于彭州、西昌、万源、宝兴、雷波。

清热利尿、镇静。

江南灯心草

羊角草、螃蟹脚（屏山、长宁、兴文）。

为灯心草科植物 *Juncus leschenaultii* Gay 的全草。

生于潮湿的草地上。分布于屏山、长宁、兴文、合江、筠连、叙永、邛崃、盐源、德昌、会东、峨边。

全草清心降火、利尿通淋，用于淋病、水肿、小便不利、湿热黄疸、心烦不寐、小儿夜啼、喉痹、创伤。

多花灯心草

为灯心草科植物 *Juncus modicus* N. E. Br. 的全草。

生于海拔 3 000 m 以下的潮湿地、沼泽边缘、林间水草地。分布于什邡。

清热、通淋、止血。

水灯心草

野灯心草、铁灯心、水灯心（宜宾市、达州市）。

为灯心草科植物 *Juncus setchuensis* Buchen. 的全草。

生于海拔 300～3 300 m 的潮湿地、沼泽。分布于泸定、九寨沟、汶川、茂县、纳溪、高县、隆昌、江安、宜宾、泸县、南溪、珙县、屏山、长宁、兴文、合江、筠连、叙永、青川、什邡、彭州、丹巴、眉山市、达州市、巴中市、峨眉山、凉山州、峨边、马边。

全草利尿通淋、泄热、清心降火、宁心安神，用于小儿高热、风火牙疼、小便赤涩、热淋、肾炎水肿、头昏、齿痛、小儿夜啼、衄血、咽痛、黄疸、心烦失眠、消渴、梦遗。止血、降火、消肿、利水（峨眉）。

拟灯心草

龙须草（洪雅）。

为灯心草科植物 *Juncus setchuensis* Buchen. var. *effusoides* Buchen. 的全草。

生于水沟、潮湿地、沼泽，有栽培。分布于洪雅。

全草利尿通淋、泄热安神、清心降火，用于小儿高热、小便赤涩、热淋、肾炎水肿、头昏、齿痛、衄血、咽痛、黄疸、心烦失眠、消渴、梦遗。

展苞灯心草

野灯心草。

为灯心草科植物 *Juncus thomsonii* Buchen. 的全草。

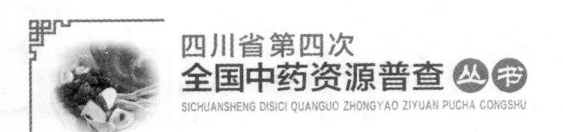

生于海拔 2 800 ~ 4 200 m 的草地等潮湿处。分布于泸定、康定、稻城、乡城、道孚、德格、色达。

清热、利尿、凉血。

三头小灯心草

为灯心草科植物 *Juncus triceps* Rostk. 的全草。

生于潮湿草地等潮湿处。分布于四川省。

清热利尿，用于热病烦渴、咽喉痛、咳嗽、小儿烦躁、多啼。

散序地杨梅

为灯心草科植物 *Luzula effusa* Buchen. 的全草。

生于海拔 1 500 ~ 3 600 m 的灌木丛、疏林等潮湿处。分布于泸定、康定、洪雅、什邡、崇州、邛崃。

清热、利尿通淋，用于肺热咳嗽、小便淋涩。

多花地杨梅

为灯心草科植物 *Luzula multiflora*（Retz.）Lej. 的全草。

生于海拔 800 ~ 4 900 m 的灌木丛、疏林等潮湿处。分布于洪雅、泸定、康定、丹巴、峨边。

清热解毒、消痈、利尿通淋，用于肺热咳嗽、小便淋涩、肺痈、乳痈。

羽毛地杨梅

为灯心草科植物 *Luzula plumose* E. Mey. 的全草。

生于海拔 2 200 ~ 3 600 m 的灌木丛、疏林等潮湿处。分布于洪雅、什邡、泸定、康定。

清热、利尿通淋，用于肺热咳嗽、小便淋涩。

鸭跖草科 Commelinaceae

饭包草

圆叶竹根菜（邻水）。

为鸭跖草科植物 *Commelina bengalensis* L. 的全草。

生于海拔 2 300 m 以下的荒坡、地边。分布于邻水、通江、南江、泸定。

清热解毒、利水消肿，用于小便短赤涩痛、赤痢、疔疮。

竹叶菜

鸭跖草（昭觉、雷波）。

为鸭跖草科植物 *Commelina communis* L. 的全草。

生于海拔 2 300 m 以下的山坡、河边、潮湿处。分布于全川，泸定、康定、昭觉、雷波、九龙、绵阳市、汶川、理县、茂县、九寨沟、眉山市、达州市、巴中市、峨眉山、凉山州、峨边、马边。

全草清热解毒、润肺、凉血、利水、止咳、利尿、行气，用于水肿、脚气、小便不利、感冒、丹毒、腮腺炎、黄疸、肝炎、热痢、热淋、扁桃体炎、肠炎、痔疮、肺热咳嗽、疟疾、鼻衄、尿血、血崩、白带、咽喉肿痛、痈疽疔疮、痈疽未溃；又治毒蛇咬伤、筋骨疼痛、跌打损伤（泸县、南溪）。

大苞鸭跖草

竹叶菜（屏山）、竹叶柴胡（长宁）、鸭舌草（阿坝州）。

为鸭跖草科植物 *Commelina paludosa* Bl. 的全草。

生于海拔 300 ~ 2 700 m 的水沟、路旁、林下等阴湿处。分布于汶川、小金、金川、理县、纳溪、屏山、长宁、隆昌、什邡、雷波。

利水消肿、清热解毒，用于扁桃体炎、咽喉炎、心性和肾炎水肿、尿路感染、肠炎、痢疾、痔疮、丹毒疮疡、关节肿痛。全草润肺、止咳、解毒（纳溪），疏风散寒（南溪）。

鸡冠参

蓝耳草。

为鸭跖草科植物 *Cyanotis vaga*（Lour.）Schultes. et J. H. Schultes 的根。

生于山坡、草地阴湿处。分布于宁南、冕宁、木里、普格、金阳、越西、会东、布拖、喜德、峨边、马边。

祛风、活络、利湿消肿、退虚热。

聚花草

竹叶菜（南溪）、马耳草、水连草（叙永）。

为鸭跖草科植物 *Floscopa scandens* Lour. 的全草。

生于海拔 1 700 m 以下的山谷、沟边、路旁、凉血。分布于南溪、叙永。

全草利水、消肿、清热、解毒（南溪）。

紫背鹿衔草

竹叶参。

为鸭跖草科植物 *Murdannia divergens*（C. B. Clarke）Bruckn. 的根或全草。

生于山坡、草地、林缘。分布于稻城、九龙。

根补肺、健脾、益肾，用于气虚咳嗽、头晕耳鸣、吐血、外伤骨折。全草清肺、解毒。

裸花水竹叶

红黄草（筠连）、红毛草（屏山、筠连、合江、泸县）、鸭屎寒（泸县）、地韭菜（峨眉）、水竹叶菜（达州）。

为鸭跖草科植物 *Murdannia nudiflora*（L.）Brenan/*Commelina nudiflora*（L.）Brenan 的全草。

生于沟边、耕地、荒地、林下。分布于筠连、高县、合江、长宁、宜宾、屏山、纳溪、南溪、峨眉山、名山、天全、雅安、洪雅、邛崃、达州、大竹、邻水、富顺。

清热解毒、润肺止咳、消肿散结，用于肺热咳嗽、吐血、肿毒、乳痈、肺痈。又治蛇咬伤、狗咬伤，配血皮菜、红苕藤捣敷。

细叶竹叶菜

细竹蒿草。

为鸭跖草科植物 *Murdannia simplex*（Vahl）Brenan 的全草。

生于海拔 500 ~ 2 000 m 的林下、地边潮湿处。分布于普格、会东、西昌、喜德、昭觉。

凉血、止血、健脾，用于热证、小儿惊风、肺热咳嗽、吐血、目赤肿痛、痈疮肿毒。

水竹叶

鸡舌草（洪雅）。

为鸭跖草科植物 *Murdannia triguetra*（Wall.）Bruckn. 的全草。

生于水田边、草丛、水边、荒坡、地边潮湿处。分布于洪雅。

清热解毒、润肺止咳、消肿散结，用于肺热咳嗽、乳痈、肺痈。

杜若

竹叶知母（筠连）、竹叶莲（达州）。

为鸭跖草科植物 *Pollia japonica* Thunb. 的全草与根茎。

生于疏林、沟边、阴湿处。分布于洪雅、筠连、大竹、邻水、宣汉、峨眉山、荥经、雅安、芦山、古蔺。

补肾、壮阳、止痛，用于肾虚腰疼、跌打损伤，又捣敷蛇伤，泡酒治腰疼。理气止痛、疏风消肿、散寒、祛湿、益精、明目，用于胸胁气痛、胃痛、腰痛、头痛、流泪，外用于毒蛇咬伤（达州）。

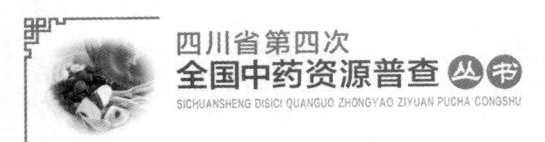

川杜若

竹叶兰（屏山、峨眉）、踏潮珠（长宁）、扇子草（叙永）。

为鸭跖草科植物 *Pollia omeiensis* Hong 的全草和根。

生于海拔 500～1 800 m 的灌木丛、疏林、沟边、阴湿处。分布于洪雅、叙永、长宁、筠连、古蔺、屏山、江安、珙县、合江、邛崃、得荣、大竹、峨眉山、雷波。

理气止痛、疏风消肿。全草散寒、祛湿、益精明目、温中、解表，用于头晕、眼花（宜宾市、大竹）。晕病煮鸡蛋服（叙永），煎水服避孕（筠连）。全草补肾、壮阳、止痛，用于肾虚腰疼、跌打损伤（洪雅）

伞花杜若

为鸭跖草科植物 *Pollia subumbellata* C. B. Clarke 的全草与根茎。

生于海拔 600～1 600 m 的沟谷、疏林、林下。分布于四川省。

解毒消肿、补肾壮阳。

竹叶吉祥草

千针万线草（叙永）、野节参（古蔺）、竹叶藤参（兴文）、珊瑚草。

为鸭跖草科植物 *Spatholirion longifolium* (Gagnep.) Dunn 的根、花。

生于溪边、山谷林下、阔叶林中。分布于普格、叙永、古蔺、兴文、筠连、盐源、德昌、石棉。

止咳、止痛、调和气血。

竹叶子

玉荷叶（长宁）、螺丝菜（宜宾）、露水草（屏山）、笋壳菜（古蔺、屏山）、藤竹叶菜（邻水）、大竹叶菜（宣汉）。

为鸭跖草科植物 *Streptolirion volubile* Edgew. 的全草。

生于海拔 3 200 m 以下的山谷、林下、疏林、沟边、阴湿处。分布于洪雅、兴文、长宁、宜宾、屏山、古蔺、珙县、崇州、彭州、什邡、达州市、巴中市、泸定、康定、丹巴、雅江、稻城、乡城、道孚、凉山州各县、峨边。

全草清热解毒、利湿、利水消肿，用于肺热咳嗽、小便淋涩，加盐捣敷痈疮肿毒（古蔺）。健脾强胃、补肾助阳，用于脾胃虚弱、消化不良、胃痛、肾虚、头昏目眩、蛇咬伤等（达州）。

红毛竹叶子

为鸭跖草科植物 *Streptolirion volubile* Edgew. var. *khasianum* C. B. Clarke 的花序。

生于山谷、林下、草地。分布于康定、理塘、乡城、九龙、稻城、雅江。

清热解毒、镇惊。

紫鸭跖草

紫草露、紫罗兰。

为鸭跖草科植物 *Tradescantia virginana* L. / *Commelina purpurea* C. B. Clarke 的全草。

栽培。分布于达州市、巴中市。

活血止血、解蛇毒，用于蛇泡疮、疮疡、毒蛇咬伤、跌打损伤、风湿等。

谷精草科 Eriocaulaceae

谷精草

铜锤草（兴文）。

为谷精草科植物 *Eriocaulon buergerianum* Koern. 的花或全草。

生于海拔 3 000 m 以下的沟边、田边、沼泽。分布于布拖、普格、雷波、德昌、兴文、宜宾、筠连、叙永、古蔺、纳溪、南溪、邛崃、南充市、若尔盖、红原、阿坝、松潘、黑水、眉山市、开江、邻水、宣汉、通江、峨眉山。

清热、疏风、散热、明目退翳、止痛，用于目翳雀盲、眼结膜炎、夜盲症、视网膜脉络膜炎、小儿疳积、头痛、齿痛、喉痹、鼻衄。

异花谷精草

为谷精草科植物 *Eriocaulon heteranthum* Benth. 的全草。

生于沟边、田边、沼泽。分布于四川省。

清肝明目。

白珠谷精草

为谷精草科植物 *Eriocaulon nudicuspe* Maxim. 的花或全草。

生于沟边、田边、沼泽。分布于南充市、绵阳市、眉山市、雅安。

清肝泻热、祛风、明目退翳，用于目赤翳障、咽喉肿痛、头痛、头风风火牙疼、眉棱骨痛。

华南谷精草

为谷精草科植物 *Eriocaulon sexangulare* L. 的花或全草。

生于沟边、田边、沼泽。分布于西昌、普格。

清肝泻热、祛风、明目退翳，用于目赤翳障、咽喉肿痛、头痛、头风风火牙疼、眉棱骨痛。

白药谷精草

为谷精草科植物 *Eriocaulon sieboldianum* Sieb. et Zucc. 的花或全草。

生于沟边、田边、沼泽。分布于南充市、绵阳市、眉山市、达州、巴中、大竹、峨眉山、布拖、普格、雷波。

清肝泻热、祛风、明目退翳、止痛，用于目赤翳障、咽喉肿痛、头风、头痛、风火牙疼、眉棱骨痛、眼结膜炎、夜盲症、视网膜脉络膜炎。

凤梨科 Bromeliaceae

水塔花

为凤梨科植物 *Billbergia pyramidalis* Lindl. 的叶。

栽培。分布于全川。

清热解毒、消痈排脓，用于无名肿毒、疮痈肿毒。

禾本科 Gramineae

醉马草

为禾本科植物 *Achnatherum inebrians*（Hance）Keng 的全草。

生于海拔 3 000 ~ 3 400 m 的干旱草原、沟谷、河床。分布于甘孜、石渠、德格、道孚。

清热解毒，用于疮疡肿毒、疟腮、关节疼痛。

芨芨草

为禾本科植物 *Achnatherum splendens*（Trin.）Nevski 的茎基部及花、根状茎。

生于海拔 2 700 ~ 3 400 m 的干旱、半干旱草甸。分布于巴塘、石渠、雅江、新龙、稻城、乡城、德格、道孚。

根状茎与茎基部利尿、清热；花止血，用于尿道炎。

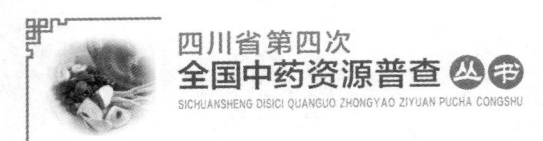
獐毛

为禾本科植物 *Aeluropus littoralis* Parl. var. *sinensis* Debeaux 的全草。

生于盐碱地、盐湖周围。分布于四川省。

清热利尿、退黄，用于黄疸、胆囊炎、肝硬化腹水。

剪股颖

为禾本科植物 *Agrostis matsumurae* Hack. ex Honda 的全草。

生于海拔 1 700 m 以下的草地、路边、林下、田野等地。分布于盐源、木里、马边。

用于咳嗽。

看麦娘

为禾本科植物 *Alopecurus aequalis* Sobol. 的全草。

生于海拔 3 600 m 以下的水田中、沟边。分布于全川。

清热解毒、消肿、利水。

水蔗草

为禾本科植物 *Apluda mutica* L. 的全草。

生于海拔 2 100 m 以下的旷野、河堤、林缘、路旁。分布于冕宁、木里、盐源。

清热解毒、祛腐生肌，用于毒蛇咬伤、阳痿。

荩草

鸡窝草、小马胡草、地马胡（合江）。

为禾本科植物 *Arthraxon hispidus*（Thunb.）Makino 的根、全草。

生于山坡、林下、草丛中。分布于全川，合江、邛崃、新龙、乡城、九龙、开江、宣汉、平昌、凉山州、峨边、马边。

清热、降逆、止咳平喘、解毒、祛风湿，用于肝炎、久咳气喘、咽喉炎、口腔炎、鼻炎、淋病腺炎、乳腺炎，外用于疥癣、皮肤瘙痒。全草止咳、定喘、杀虫。全草压汁可作黄色染料（合江）。

匿芒荩草

为禾本科植物 *Arthraxon hispidus*（Thunb.）Makino var. *cryptatherus*（Hack）Honda 的根、全草。

生于山坡、旷野、阴湿处。分布于邛崃、峨眉、北川、万源。

用于肺痨。

茅叶荩草

为禾本科植物 *Arthraxon prionodes*（Steud）Dandy. 的全草。

生于山坡、旷野、阴湿处。分布于邛崃、峨边。

止咳定喘、杀虫。

野古草

为禾本科植物 *Arundinella hirta*（Thunb.）C. Tanaka 的全草。

生于海拔 2 000~3 500 m 的山坡草地、林下、湿地。分布于泸定、峨边。

清热凉血。

芦竹

芦竹根。

为禾本科植物 *Arundo donax* L. 的根茎、嫩笋芽。

生于海拔 2 500 m 以下的潮湿的沟边、路旁、屋边。分布于全川，如彭州、崇州、成都、雷波、屏山、合江、南溪、兴文、高县、古蔺、长宁、隆昌、泸县、绵阳市、眉山市、汉源、邻水、渠县、宣汉、平昌、巴中、通江、峨眉山、宁南、德昌。

根茎清热、生津止渴、利水、退火、渗湿，用于热病烦渴发狂、肺痈咳嗽、虚痨骨蒸、火淋、小便不利、潮热、膀胱炎、风火牙痛。芦竹笋清热泻火，用于肺热吐血、骨蒸潮热、头晕热淋、聤耳、牙痛、秃头。芦竹沥治小儿高烧惊风。芦竹箨主刀伤、生肌、灭瘢。清热生津、止呕除烦。

莜麦

为禾本科植物 *Avena chinensis*（Fisch. ex Roem. et Schult.）Metzg. 的种子。

生于山坡路旁、高山草甸、湿地。分布于美姑、宝兴。

下气宽中、补虚益气、除湿发汗、止泻。

野燕麦

浮小麦（泸县）。

为禾本科植物 *Avena fatua* L. 的花穗、茎叶、全草。

生于海拔 3 500 m 以下的荒地、边地、麦田中。分布于全川，如宜宾、泸县、合江、彭州、邛崃、稻城、理塘、德格、乡城、道孚、白玉、康定、丹巴、南充、茂县、汶川、理县、黑水、松潘、九寨沟、金川、马尔康、小金、眉山市、开江、达州、达州、宣汉、凉山州、峨边、马边。

全草止血、健脾开胃、温补、补虚损、消食积、止汗，用于阴虚盗汗、虚劳吐衄、吐血、骨折瘀热、白带、妇女红崩、小儿食积、腹泻、淋浊、消化不良等症。茎叶补虚损，用于吐血、出虚汗及妇女红崩。花穗补肾收汗、祛风利湿（凉山州）。

光稃野燕麦

为禾本科植物 *Avena fatua* L. var. *glabrata* Peterm. 的全草。

生于海拔 1 300～3 800 m 的荒地、边地、麦田中。分布于甘孜、阿坝州、南充市。

补虚损，用于吐血、虚汗、崩漏。

光轴野燕麦

为禾本科植物 *Avena fatua* L. var. *mollis* Keng 的全草。

生于荒地、边地、麦田中。分布于成都市。

补虚损，用于吐血、虚汗、崩漏。

油麦

为禾本科植物 *Avena nuda* L. 的种仁。

栽培。分布于全川。

降气、宽中、强筋壮骨，用于虚汗骨蒸、风湿痹痛。

燕麦

为禾本科植物 *Avena sativa* L. 的种子。

栽培。分布于稻城、九龙、康定、理塘、乡城、泸定。

退虚热、益气、止汗、解毒。

菵草

郎布嘎拿（藏名）。

为禾本科植物 *Beckmannia syzigachne*（Steud.）Fernald 的全草。

生于海拔 2 000～4 200 m 的高山草地、草丛中。分布于若尔盖、壤塘、红原、阿坝、松潘、稻城、甘孜、德格、理塘。

藏医：清热，用于肺热、肝热、脉热、骨热。

毛臂形草

为禾本科植物 *Brachiaria villosa*（Lam.）A. Camus 的全草。

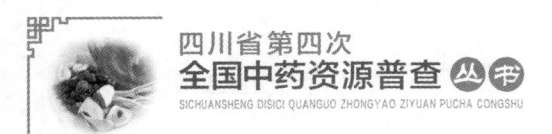
生于海拔 800~2 400 m 的田野、山坡草地。分布于泸定、巴塘。

用于大便秘结、小便短赤。

雀麦

为禾本科植物 *Bromus japonicus* Thunb. 的全草。

生于海拔 1 600~3 600 m 的田地、山坡。分布于开江、大竹、万源、乡城、新龙、德格、色达、炉霍。

止汗滑肠，用于汗出不止。

沿沟草

为禾本科植物 *Catabrosa aquatia*（L.）Beauv. 的全草。

生于海拔 3 600~4 400 m 的沼泽、草甸、河沟边。分布于德格、新龙、稻城。

消炎退烧，用于肺炎、肝炎等症。

虎尾草

为禾本科植物 *Chloris virgata* Sw. 的全草。

生于海拔 1 500~3 800 m 的田间、荒野、路旁、堤岸、墙上。分布于泸定、雅江、巴塘、稻城、乡城、得荣、道孚、德格。

清热除湿、杀虫、止痒。

薏苡

川谷、尿珠子根（屏山）、五谷子根、打碗子根（南充）。

为禾本科植物 *Coix lachrymal-jobi* L. 的根及根茎、种仁。

生于湿润肥沃的水边、沟边、原野。分布于全川，米易、西昌。

种仁清热利湿、润肺健脾、解毒散结，用于水肿、脚气、小便不利、脾虚泄泻、肺痈、肠痈、湿痹、癌症。根清热除湿、行气、消食、镇痛、利尿消肿、健脾、杀虫，用于黄疸型肝炎、尿路感染、尿路结石、湿热黄疸、淋浊、小便灼热疼痛、肾炎腰痛、水肿、淋病、白带、疝气、经闭、带下、虫积腹痛、蛔虫病。

薏米

苡仁、川谷、播德哲（藏名）、尿珠子。

为禾本科植物 *Coix lachryma jobi* L. var *ma-yuen*（Roman）Stapf 的种子。

生于海拔 2 400 m 以下的温暖潮湿、肥沃土中，分布于全川，屏山、合江、叙永、宜宾、江安、纳溪、康定、泸定、九龙、甘洛、普格、南充市、绵阳市、开江、达州、大竹、邻水、渠县、宣汉、巴中、通江、峨眉山、凉山州。

种子健脾利湿、补肺、清热排脓、利水渗湿、驱蛔虫，用于脾虚泄泻、湿痹、经脉拘挛、屈伸不利、水肿、脚气、白带、淋浊、肠痈、肺痈、肺痿、肺脓肿、宫颈癌、胃癌、绒毛膜上皮癌等症。疏风解表、祛风通络，用于感冒头痛、胃脘痛、风湿痹痛、支气管炎（洪雅）。

藏医：甘、平，催产、清热，治淋病、泻痢、难产。

香茅

五香草（古蔺）、香巴茅（南充）、药巴茅（绵阳）。

为禾本科植物 *Cymbopogon citratus*（DC.）Stapf 的全草。

生于灌木丛、草坡。分布于越西、金阳、古蔺、合江、南溪、纳溪、宜宾、长宁、隆昌、南充市、绵阳市、青神、丹棱、洪雅、峨眉山、宁南、会东、会理。

全草祛风除湿、消肿、散寒、降气平喘、祛瘀通络、镇咳、宁心、疏风解表，用于风寒感冒、头风痛、心胃气痛、胃脘痛、泄泻、中耳炎、跌打损伤、月经不调、筋骨疼痛、风湿骨痛、风湿麻木、心悸、咳嗽气喘、气管炎、水泻。又止咳、止痛、祛风、利湿（凉山州）。

芸香草

臭茅草、香茅筋骨草（南充）、臭草（绵阳）、细叶茅草、茅草筋骨（阿坝州）。

为禾本科植物 *Cymbopogon distans*（Nees）A. Camus 的全草。

生于海拔 1 400～3 200 m 的山坡草地。分布于泸定、康定、雅江、纳溪、兴文、邛崃、什邡、南充市、绵阳市、茂县、黑水、汶川、九寨沟、金川、洪雅、峨眉山、宁南、会东、会理、越西、金阳、木里。

全草疏风解表、祛瘀通络、止咳平喘、舒筋活络、解表利湿，用于感冒头痛、伤暑感冒、支气管炎、消化不良、咳嗽、虚寒胃痛、泄泻、淋病、风湿痹痛、风湿筋骨疼痛、跌打损伤、产后腹痛。

桔草

香茅草。

为禾本科植物 *Cymbopogon goeringii*（Steud）A. Camus 的全草。

生于海拔 900～3 000 m 的山坡草地。分布于德昌。

平喘止咳、止痛、止泻、止血，用于咳嗽。

扭鞘香茅

为禾本科植物 *Cymbopogon tortilis*（Presl）A. Camus 的全草。

生于海拔 300～2 700 m 的山坡草地、林缘。分布于金阳、金川。

用于瘴气、水土不服、风热暑湿、胸膈膨胀、呕吐水泻。

狗牙根

铁线草、铁马鞭（兴文）、

为禾本科植物 *Cynodon dactylon*（L.）Pers. 的全草。

生于灌木丛、路旁、草坡、田坎。分布于全川。

全草祛风活络、清热利尿、化积活络、解热、止血散瘀、生肌，用于肺胃出血、鼻衄、臁疮长期不愈、风湿痿痹拘挛、风湿筋骨疼痛、肝炎、痢疾、泌尿系统感染、咯血、呕血、便血、脚气水肿、荨麻疹、半身不遂、手脚麻木、外伤出血、劳伤吐血、水肿、跌打损伤、刀伤出血、火烫伤、蛇咬伤、狗咬伤、小腿溃疡。

止血马唐

为禾本科植物 *Digitaria ischaemum*（Schreb.）Schreb. ex Muhl. 的全草。

生于河边、田埂、荒野湿润处。分布于都江堰、康定、昭觉、金川。

凉血、止血、收敛。

马唐

为禾本科植物 *Digitaria sanguinalis*（L.）Scop. 的全草。

生于山坡草地、田野路旁。分布于都江堰、平武、攀枝花、天全、泸定、康定、峨边。

明目、润肺。

油芒

为禾本科植物 *Eccoilopus cotulifere*（Thunb.）A. Camus 的全草。

生于旷野、山谷草地。分布于成都、峨眉山。

用于痢疾。

光头稗子

为禾本科植物 *Echinochloa colonum*（L.）Link 的根、全草。

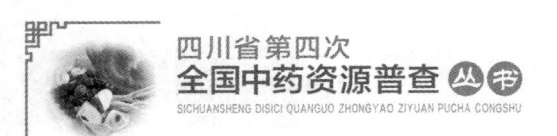

生于海拔3 300 m以下的高山草地、沼泽。分布于壤塘、金川、马尔康、小金、阿坝、稻城、道孚、理塘、康定、达州。

利尿、止血，用于水肿、腹泻、咯血。

穇子

红粟（兴文）。

为禾本科植物 *Echinochloa coracana*（L.）Gaertn. 的果实。

栽培。分布于全川，宣汉、筠连、兴文。

种仁补中益气、厚肠胃。研磨细煮糊服治胃痛、心跳气累，蒸为粑敷痛风（筠连）。

稗

为禾本科植物 *Echinochloa crusgalli*（L.）Beauv. 的全草、根。

生于海拔2 700 m以下的水田、沟边。分布于全川，包括稻城、康定、泸定、丹巴、眉山市、峨边。

全草清热解毒、活血散瘀，用于跌打损伤、金疮出血。根及苗叶用于刀伤止血、捣敷或研米掺之。

无芒稗

为禾本科植物 *Echinochloa crusgalli*（L.）Beauv. var. *mitis*（Pursh）Peterm. 的全草。

生于水田、湿地。分布于邛崃。

止血、生肌，用于金疮、损伤出血、麻疹。

锡兰稗

为禾本科植物 *Echinochloa crusgalli*（L.）Beauv. var. *zelayensis*（H. B. K.）Hitch. 的全草。

生于水田、湿地。分布于通江、剑阁、合江、马边、峨眉山、彭山、资阳、隆昌、成都、金川。

止血、生肌，用于金疮、损伤出血、麻疹。

牛筋草

蟋蟀草、牯牛草、官司草（合江）。

为禾本科植物 *Eleucine indica*（L.）Gaertn. 的全草。

生于向阳的灌木丛、山坡、草丛中。分布于全川。

全草清热解毒、利湿退黄，用于伤暑、发热、小儿急惊、黄疸、痢疾、淋病、小便不利，并能防治乙脑。又治疝气坠胀、乳房红肿（泸县）。清热利尿、活血、凉血，用于牙痛、鼻衄、黄疸、淋浊、乳痈、乙脑、外伤出血、跌打损伤（凉山州、达州市）。全草祛风除湿、活络止痛，用于风湿关节炎、跌打损伤。

大画眉草

为禾本科植物 *Eragrostis cilianensis*（All.）Link 的全草。

生于海拔1 500～2 600的荒坡、旷野。分布于全川，丹巴、泸定、巴塘、稻城、乡城。

清热解毒、凉血止血，用于金疮出血、跌打损伤。

知风草

为禾本科植物 *Eragrostis ferruginea*（Thunb.）Beauv. 的全草。

生于海拔3 000 m以下的荒坡、地边。分布于洪雅、宣汉、巴中、万源、峨眉山。

祛风除湿、舒筋通络、散瘀，用于风湿痹痛、跌打损伤。

黑穗画眉草

露水草（洪雅）。

为禾本科植物 *Eragrostis nigra* Nees 的全草。

生于海拔1 500～3 300 m的荒坡、地边。分布于洪雅、什邡、康定、丹巴、巴塘、得荣、德格、石渠、炉霍。

清热解毒、止咳祛痰，用于百日咳、流感、头痛身热。

画眉草

为禾本科植物 *Eragrostis pilosa*（L.）Beauv. 的全草、花序。

生于海拔 2 000 m 以下的田野、旷地、路边。分布于泸定、丹巴、九龙、凉山州、邛崃、峨边。

疏风清热、利尿，用于砂淋、石淋、水肿。花序解毒、止痒，用于黄水疮。

无毛画眉草

为禾本科植物 *Eragrostis pilosa*（L.）Beauv. var. *imberbis* Franch. 的全草、花序。

生于田野、旷地、路边。分布于四川省。

疏风清热、利尿，用于砂淋、石淋、水肿。花序解毒、止痒，用于黄水疮。

小画眉草

为禾本科植物 *Eragrostis poaeoides* Beauv. 的全草、花序。

生于田野、草地、路边。分布于金阳、遂宁。

疏风清热、利尿，用于目赤、砂淋、石淋、水肿脓泡疮。

鲫鱼草

须须草（洪雅）、乱草。

为禾本科植物 *Eragrostis tenella*（L.）Beauv. 的全草。

生于荒坡、草地。分布于洪雅。

清热解毒、凉血止血，用于肺热咯血、劳伤吐衄。

假俭草

为禾本科植物 *Eremochloa ophiuroides*（Munro）Hack. 的全草。

生于山坡、旷野、湿地。分布于雅安、青神。

用于劳伤腰痛，骨节酸痛。

蔗茅

为禾本科植物 *Erianthus rufipilus*（Steud.）Griseb. 的根。

生于海拔 1 000 ~ 3 700 m 的山坡、草地、疏林、河边。分布于乡城、泸定、康定、九龙、马边。

清热解毒。

野黍

为禾本科植物 *Eriochloa villosa*（Thunb.）Kunth 的全草。

生于田边、路旁、旷野、山坡、潮湿处。分布于西昌、雷波、越西、万源。

用于目赤。

拟金茅

梭草（泸县）、蓑草（南充）。

为禾本科植物 *Eulaliopsis binata*（Retz.）C. E. Hubb. 的全草、嫩根。

生于海拔 2 600 m 以下的山坡、草坡。分布于南充市、泸县、洪雅、达州、大竹、平昌、巴中、峨眉山、泸定、九龙。

嫩根行气破血，用于妇女癥病、经停及潮热。全草清热解毒、通络、行气破血、平肝明目，用于妇女闭经、风湿骨节痛、病后体虚、月经不调。

扭黄茅

黄茅。

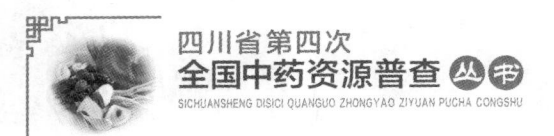

为禾本科植物 *Heteropogon contortus*（L.）Beauv 的全草。

生于海拔 2 500 m 以下的干旱草坡。分布于凉山州、南溪、宜宾、九寨沟、茂县、松潘、黑水、汶川、金川、泸定、稻城。

根及全草清热止渴、祛风除湿，用于热病、消渴、咳嗽、吐泻、关节疼痛。清热利尿、凉血透疹（凉山州）

大麦

麦芽。

为禾本科植物 *Hordeum vulgare* L. 的果实、幼芽。

栽培。分布于全川。

果和胃宽肠、行气、消积、利水，用于食滞、泄泻、小便淋漓、水肿、烫火伤。

青稞

裸麦、乃（藏名）。

为禾本科植物 *Hordeum vulgare* L. var. *nudum* Hook. f. 的种子所发幼芽。

生于海拔 3 000 m 以上的地区，多为栽培。分布于甘孜州、阿坝州、木里、峨边等地。

种子发芽和胃、宽肠、利水，用于食积停滞、小儿乳积、乳汁胀满疼痛。

藏医：甘、凉、重，强壮、消炎、清肺热与胃火，治小儿肺炎（嫩青稞）、胃炎、胃灼痛、大便多。

白茅

茅根、丝茅草、白茅根。

为禾本科植物 *Imperata cylindrica*（L.）Beauv. var. *major*（Nees）C. E. Hubb 的根、花。

生于海拔 2 500 m 以下的干燥向阳的草坡、路旁、荒地。分布于全川，泸定、丹巴、德格、石渠、九龙、雅江、理塘、凉山州、峨边。

根与花凉血止血、清热利尿，用于热病烦渴、肺热喘咳、内脏出血、咳血、牙龈出血、尿血、吐血、衄血、胃热、秽逆、小便不利、淋病、水肿、黄疸型肝炎、过敏性紫癜、肾炎水肿、泌尿系统感染、高血压。花烧成灰外敷，用于外伤出血。阴桃草为白茅根的花茎近地被虫蛀的部分，取带虫的茎，滴入少量白酒，至虫死后，晒干打粉，开水送服，可治脑震荡。

阔叶箬竹

为禾本科植物 *Indocalamus latifolius*（Keng）McClure 的叶。

生于海拔 1 000 m 以下的山坡阴湿处。分布于宣汉。

清热解毒、止血，用于喉痹、失音。

大节竹

竹黄、天竺黄、率居枫（藏名）。

为禾本科植物 *Indosasa crassiflora* McClure 的竹节中的片状或颗粒状凝块。

生于海拔 2 000 m 左右的山坡、庭院。分布于康定。

甘、寒，清热豁痰、宁心定惊，用于热病神昏、谵语、中风痰壅、小儿惊风、抽搐。

藏医：涩、寒、润，清热、润肺，治眼黄病、肺热、肺部疾病。

柳叶箬

为禾本科植物 *Isachne globosa*（Thunb.）O. Kuntze 的全草。

生于稻田、湿地、浅水中。分布于广汉、新都、成都、青神、峨眉山、彭山、洪雅、名山、天全、三台、峨边。

用于小便淋痛、跌打损伤。

游草

过江草、游丝草。

为禾本科植物 *Leersia hexandra* Swartz 的全草。

生于沟边、沼泽、水田边。分布于全川。

散寒解表、疏风、清热利湿、通络活络、止痛、利尿，用于外感风寒、风湿筋骨疼痛、小便灼痛、疟疾、白带、牙痛、牙龈发炎。

假稻

油草（纳溪）。

为禾本科植物 *Leersia japonica* Makino 的全草。

生于海拔 1 000 m 左右的山谷、水边湿地。分布于全川。

全草利湿利水、解表散寒、通经络，用于感冒头痛、疟疾、痹痛、麻木、白带。

千金子

为禾本科植物 *Leptochloa chinensis* (L.) Nees 的全草。

生于山坡、河谷、湿地。分布于成都、内江。

行水、破血、攻积聚，用于癥瘕、久热不退。

赖草

为禾本科植物 *Leymus secalinus* (Georgi) Tzvel. 的根、菌穗。

生于海拔 3 200～4 000 m 的山坡草地、绿地、沙地。分布于道孚、石渠

根清热止血、利尿，用于感冒、衄血、哮喘、痰中带血、水肿。菌穗清热利湿，用于淋证、带下病。

淡竹叶

为禾本科植物 *Lophatherum gracile* Brongn. 的叶、全草、块根。

生于低山、丘陵、林下潮湿处。分布于全川，雷波、金阳、甘洛、康定、新龙、泸定、九龙、南充市、眉山市、开江、达州、大竹、邻水、渠县、平昌、巴中、通江、峨眉山、绵竹、峨边、泸县、荣县。

全草清心火、除烦热、清热、解毒、利小便、通淋，用于热病口渴、心烦、小便赤涩、灼痛、喉痛、伤风感冒、淋浊、口糜舌疮、牙龈肿痛。淡竹箬去目翳，功效同熊胆。块根清血利尿、滑胎催生，用于发热心烦、口渴。

五节芒

为禾本科植物 *Miscanthus floridulus* (Labill.) Warb. ex Schum. et Lauterb. 的根状茎内部的虫瘿。

生于海拔 1 700 m 以下的山地、草地和荒坡原野。分布于遂宁、筠连、洪雅、峨眉山、天全、峨边。

理气、发表、散瘀，用于小儿疝气、小儿疹发不畅、月经不调。

芒

巴茅、气笋子（峨眉）。

为禾本科植物 *Miscanthus sinensis* Anderss. 的茎、气笋子。

生于海拔 3 000 m 以下的山地、丘陵和荒坡原野。分布于全川。

幼茎散血去毒、利尿、清热解毒，用于风邪、咳嗽、淋病、妇女干病。气笋子调气、补肾、生精。

类芦

为禾本科植物 *Neyraudia reynaudiana* (Kunth) Keng et Hitchc. 的幼茎、嫩叶。

生于海拔 1 200～2 600 m 的河边、草地、石山上。分布于泸定、康定、雅江、阿坝州、雅安。

清热利湿、消肿解毒，用于水肿。嫩叶用于毒蛇咬伤、竹木刺入肉。

求米草

马乳草（叙永）。

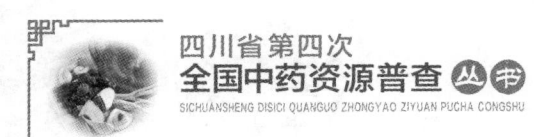

为禾本科植物 *Oplismenus undulatifolius*（Arduino）Roem. et Schult. 的鲜叶。

生于海拔 2 000～3 000 m 的山坡、草地。分布于达州、大竹、邻水、宣汉、万源、通江、南江、叙永、高县、什邡、邛崃、泸定、丹巴、九龙、马边。

鲜叶止血，捣烂敷外伤出血。

稻

水稻、糠谷老、谷芽。

为禾本科植物 *Oryza sativa* L. 的果实、全草、虫害而形成的白穗、再生稻苗、陈仓米（种子）、谷芽。

栽培。分布于全川，泸定、九龙。

茎叶宽胸利膈、健脾开胃、下气、温中、消积滞、化痰。糯稻杆烧灰浸水饮可治跌打损伤、消渴，淋汁浸痔疮。谷芽助消化、健脾开胃、消积、理脚气，用于食积消化不良、脚气病。虫害而形成的白穗（糠谷老）渗利湿热，用于尿道炎、小便热痛、体虚浮肿、疮疖、湿疹。再生稻苗（怀胎草）健脾开胃、和中消食，用于脾虚腹胀、消化不良、食欲不振、呕吐腹泻、痢疾。陈仓米养胃暖脾、补中益气、消食，用于诸虚亏损、身体虚弱、脾虚泄泻、久痢肠癖等症。谷芽健脾开胃、和中消食、暖脾，用于脾胃虚弱、食积不消等。

糯稻

酒米、酒谷。

为禾本科植物 *Oryza sativa* L. var. *glutinosa* Matsum. 的须根及杆基部、再生稻苗、种子。

栽培于水田中。分布于全川。

须根及杆基部健脾益气、安神、除湿、止带、养阴止汗，用于神经衰弱、盗汗失眠、自汗、肝炎、胃虚弱食少、脾肾虚寒引起的白带、风湿关节痛、产后腹痛、扭伤。种子养胃暖脾、补中益气、滋阴、安胎、和胃、除风湿、消食，用于诸虚亏损、身体虚弱、脾虚泄泻、久痢肠癖等症。再生稻苗（怀胎草）健脾开胃、和中消食，用于脾虚腹胀、消化不良、食欲不振、呕吐腹泻、痢疾。

黍

为禾本科植物 *Panicum miliaceum* L. 的种子。

生于海拔 2 900 m 以下的山地，为栽培。分布于全川，如金川、汶川、茂县、小金、巴塘、道孚、康定、雅江、乡城。

益气补中、止烦渴，用于泻痢、烦渴、吐逆、除热。茎用于小便不利、水肿、妊娠尿血。

圆果雀稗

砖子苗、玛玛机机（藏名）。

为禾本科植物 *Paspalum orbiculare* G. Forst. 的全草。

生于海拔 1 000～2 800 m 的山坡草地及旷野。分布于道孚、邛崃、泸定、康定。

清热利尿。

藏医：平、苦、辛，止咳，治顽痰、洁净呼吸道、开通呼吸道而止咳。

雀稗

为禾本科植物 *Paspalum thunbergii* Kunth ex Steud. 的全草。

生于山坡草地、湿地。分布于金阳、峨边。

用于目赤肿痛、风热咳喘、肝炎、跌打损伤。

狼尾草

狗尾草。

为禾本科植物 *Pennisetum alopecuroides*（L.）Spreng. 的全草、根。

生于田边、山坡、荒地。分布于眉山市、叙永、泸县、高县、宣汉、达州、平昌、巴中、万源、通江、峨眉山、德昌、峨边。

全草清热解毒、明目、散血，用于目赤肿痛。根清肺止咳、解毒、明目、通经络，用于肺热咳嗽、疮毒、火眼。

白草

独尔洼、扯巴加巴（藏名）。

为禾本科植物 *Pennisetum flaccidum* Griseb. 的全草。

生于海拔 500～2 500 m 的山坡、地边、河边干燥之处，是地边、苗圃常见杂草。分布于道孚、九龙、理塘、白玉、炉霍、泸定、越西。

甘、寒，清热凉血、利尿，用于急性肾炎、尿血、鼻衄、肺热咳嗽、胃热烦渴。解毒、滋补（越西）。

藏医：甘、凉，解毒、通闭、延年益寿，治蚊虫蝎咬中毒、食物中毒、尿闭不通、虚弱。

岩高粱

显子草（洪雅）。

为禾本科植物 *Phaenosperma globosa* Munro 的全草。

生于河边 1 500～3 400 m 的山坡林下、荒坡、岩坎。分布于洪雅、什邡、屏山、泸定、理塘。

活血调经、健脾养胃，用于大病体虚、脾胃虚弱、月经不调。

虉草

为禾本科植物 *Phlalaris arundinacea* L. 的全草。

生于海拔 700～3 400 m 的林下、湿地、水边。分布于都江堰、马尔康、红原、松潘。

用于带下病、月经不调。

蜡烛草

假看麦娘。

为禾本科植物 *Phleum paniculatum* Huds. 的全草。

生于海拔 800～2 000 m 的耕地、路旁潮湿处。分布于苍溪、南部、阆中。

清热利尿，用于顿咳、跌打损伤、狂犬咬伤。又活血止痛、祛风除湿，用于跌打损伤、风湿关节痛。

芦苇

芦根。

为禾本科植物 *Phragmites communis* Trin. 的根茎、幼芽。

生于海拔 2 500 m 以下的河边、沼泽等潮湿处。分布于全川，南充市、新龙、炉霍、泸定、稻城、康定、九龙、雅江、绵阳市、九寨沟、壤塘、金川、茂县、汶川、理县、眉山市、开江、达州、大竹、巴中、通江、南江、峨眉山。

清热生津、止呕除烦、止渴利尿、通淋、除邪，用于反胃、肺热咳嗽、肺炎、气管炎、肺痈、传染性肝炎、呕秽、热病烦渴、牙龈出血、鼻衄、黄疸、胆结石、尿结石、小便不利、小便短涩。

大芦

卡开芦。

为禾本科植物 *Phragmites karka* (Retz.) Trin. 的根茎。

生于海拔 1 900 m 以下的山坡、溪边。分布于大竹、宣汉、宜宾、江安、珙县、筠连、峨眉山。

清热利尿、止呕，用于大热证发狂及热泻。

桂竹

刚竹、斑竹根（绵阳）。

为禾本科植物 *Phyllostachys bambusoides* Sieb. et Zucc. 的根、壳、花。

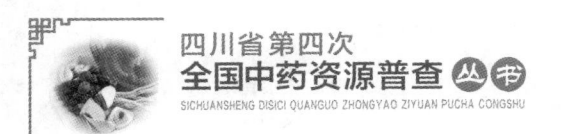

生于低山坡。分布于青川、绵阳市、眉山市、达州市、巴中市。

根祛风除湿、清热平喘、通经络、止血，用于气喘咳嗽、肺痿咳嗽、四肢顽痹、四肢麻木、筋骨疼痛。壳清血热、透斑疹、妇女血崩。花用于烂喉疫痧。

水竹

为禾本科植物 *Phyllostachys heteroclada* Oliv. 的根、叶。

生于海拔 2 400 ~ 2 800 m 的河堤、湖北、山坡、灌木丛中。分布于康定。

清热、凉血、化痰。

毛竹

为禾本科植物 *Phyllostachys heterocycla*（Carr.）Mitford *cv. pubescens* 的幼苗、叶、根状茎。

生于海拔 400 ~ 1 200 m 的酸性土地。分布于全川，主产于长宁、宜宾。

幼苗解毒，用于小儿痘疹不透。叶清热、利尿、活血、祛风，用于烦热、消渴、小儿发热、高热不退、疳积。根状茎用于风湿关节痛。

箖竹

白夹竹。

为禾本科植物 *Phyllostachys nidularia* Munro 的叶。

生于向阳山坡及开阔山地，分布于全川，青川、峨边等地。

清热利尿。

紫竹

黑竹。

为禾本科植物 *Phyllostachys nigra*（Lodd.）Munro 的根茎。

栽培。分布于眉山市、泸定、大竹、成都、达州市、巴中市、峨眉山。

祛风除湿、行气、清肝经风热、破瘀、清热解毒，用于肺痿咳嗽、四肢顽痹、风湿痹痛、经闭、癥瘕、狂犬咬伤。

淡竹

水竹、白夹竹、毛金竹。

为禾本科植物 *Phyllostachys nigra*（Lodd.）Munro var. *henonis*（Mitf.）Stapf. ex Rendle 的竹茹、竹心、竹笋、箨、根、花。

生于海拔 2 100 m 以下的山坡、沟边，有栽培。分布于古蔺、泸县、隆昌、屏山、叙永、兴文、宜宾、汶川、南充市、眉山市、大竹、通江、峨眉山、泸定、郫县、都江堰。

根除烦热。笋消痰、除狂热、壮热头痛、头风、孕妇头眩颠仆、惊悸、瘟疫、迷闷、小儿惊癎。自然枯死的幼茎秆称仙人杖，用于反胃、吐乳、水肿、脚气、疟疾、痔疮、下鱼骨鲠。竹衣（竹内衣膜）治声哑劳咳。竹沥清热痰滑、镇惊利窍，治中风痰迷、肺热痰壅、惊风癫痫、烦渴、破伤风。竹茹清热、凉血、化痰、除烦止吐，烦热呕吐、呃逆、喘热咳喘、吐血、衄血、崩漏、恶阻、胎动、惊癎。竹心清心安神，用于热淋心烦、小便短赤、热扰心营、烦躁不安、吐衄发斑。

叶清心热、解毒、化痰止咳、祛风，用于烦热吐衄、哮喘、头昏、温病初起、咽喉肿痛。花治痨伤吐血。竹茹清热凉血、除烦止呕、化痰，治胃热呕逆、上焦烦热、吐衄、崩中及胎动不安、肺热咳嗽、咳吐黄痰、痰热郁结、烦闷不安、癫痫、失眠。根下乳。竹笋烧灰研细，搽小儿肥疮。箨烧灰调油搽小儿头上烂疮。阴笋清热解毒、止血，治消渴、小便热痛、脱肛、子宫脱出、崩带、滴虫小儿头身热疮、刀伤。竹沥清热降气、涤痰镇惊，用于痰热互蒙蔽清窍之咳逆短气、神昏谵语。花避孕。

楠竹

为禾本科植物 *Phyllostachys pubescens* Mazel ex H. de. Lahaie 的叶、笋。

栽培。分布于全川，达州市、巴中市、长宁、江安。

毛竹笋消痰、滑肠、透毒、解酒、发豆疹。叶清热、利尿，用于烦热口渴、小儿发烧。

黄皮绿筋竹

为禾本科植物 *Phyllostachys viridis*（Young）McClure cv. *Robert* 的竿内薄膜（竹衣）。

栽培。分布于四川省。

用于喑哑、劳咳。

苦竹

竹衣（洪雅）。

为禾本科植物 *Pleioblastus amarus*（Keng）keng 的嫩叶、衣膜。

栽培于向阳山坡、山谷、平原。分布于眉山市、江安、南溪、泸县、纳溪、长宁、峨眉山、天全、荥经。

叶清热解毒、除烦、明目、化痰、利窍、杀虫，用于消渴烦热、不寐、目赤肿痛、咳嗽、咽喉炎、口疮、失音。竹沥消火、消痰、明目、利九窍。笋清热、除湿、利水、明目，用于消渴、面目黄、脚气。

白顶早熟禾

为禾本科植物 *Poa acroleuca* Steud. 的全草。

生于海拔 2 700～4 000 m 的高山草丛中。分布于阿坝、红原、若尔盖、壤塘、黑水、马尔康、泸定、九龙、稻城、炉霍。

清热解毒、利尿、止痛，用于小便淋涩。

早熟禾

为禾本科植物 *Poa annua* L. 的全草。

生于海拔 4 000 m 以下的路边、田野、草地。分布于全川，马边。

用于咳嗽、湿疹、跌打损伤。

草地早熟禾

为禾本科植物 *Poa pratensis* L. 的全草。

生于海拔 2 300～4 100 m 的山坡、路旁、草地。分布于德格、康定、白玉、色达、理塘、巴塘、稻城、乡城、道孚、炉霍、甘孜、石渠、峨边、马边。

用于消渴。

金丝草

兔儿毛（长宁）。

为禾本科植物 *Pogonatherum crinitum*（Thunb.）Kunth 的全草。

生于山坡、路旁、旷野、田间、草地。分布于长宁、彭州、崇州、邛崃、南充市、眉山市、达州、邻水、宣汉、平昌、峨眉山、盐源、峨边。

全草清热解毒、凉血、利水通淋，用于尿路感染、中暑、肾炎水肿、感冒高热、热病烦渴、泄泻、黄疸型肝炎、糖尿病、淋浊、尿血、小便不利。

金发草

为禾本科植物 *Pogonatherum paniceum*（Lam.）Hack. 的全草。

生于山坡、石缝、河岸湿地。分布于都江堰、宜宾、屏山、绵阳。

清热利尿，用于黄疸、脾脏肿大、消化不良、小儿疳积、消渴。

棒头草

为禾本科植物 *Polypogon fugax* Nees ex Steud. 的全草。

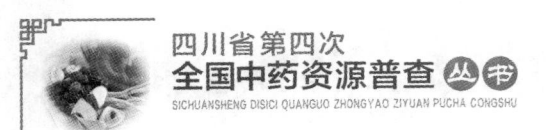

生于海拔 1 700~3 900 m 的林下、灌木丛、草地、平原水边。分布于泸定、康定、稻城、九龙、峨边。

用于关节痛。

鹅观草

为禾本科植物 *Roegneria kamoji* Ohwi 的全草。

生于海拔 3 800 m 以下的山坡、路旁、林下、湿润处。分布于全川，马边。

清热、凉血、镇痛，用于咳嗽痰中带血、劳伤疼痛、丹毒。

黑药鹅观草

为禾本科植物 *Roegneria melanthera* Keng 的全草。

生于海拔 3 000~3 500 m 的高山草丛中。分布于红原、阿坝、若尔盖、壤塘。

清热、凉血、镇痛。

钙生鹅观草

为禾本科植物 *Rottboellia calcicoal* Keng 的全草。

生于海拔 1 600~2 000 m 的石灰岩土上或潮湿向阳处。分布于四川省。

清热凉血、化瘀止痛，用于劳伤咳血、麻疹、丹毒、劳伤疼痛。

筒轴茅

为禾本科植物 *Rottboellia exaltata*（L.）L. f. 的全草。

生于田野、旷地、疏林。分布于攀枝花、米易、金阳、彭山。

用于小便淋痛不利。

斑茅

为禾本科植物 *Saccharum arundinaceum* Retz 的根。

生于海拔 2 300 m 的山坡、溪边、河岸。分布于资阳、天全、遂宁、广元、成都。

通窍、利水、破血、通经，用于跌打损伤、筋骨疼痛、经闭、水肿臌胀。

红甘蔗

果蔗、印度甘蔗。

为禾本科植物 *Saccharum officinalum* L. 的茎秆。

栽培于海拔 1 200 m 以下的地区。分布于西昌、会理、会东、盐源、宁南、攀枝花、峨眉山、泸定。

清热生津、解热和中、下气、润燥，用于虚痨咳嗽、小儿脱肛、热病伤津、心烦口渴、反胃呕吐、肺燥咳嗽、大便燥结，并解酒毒。皮烧灰治小儿口疳、秃疮、坐板疮。

甘蔗

竹蔗。

为禾本科植物 *Saccharum sinensis* Roxb. 的茎秆。

栽培。分布于全川，主产于内江、泸定。

清热生津、解热和中、下气、润燥，用于虚痨咳嗽、小儿脱肛、热病伤津、心烦口渴、反胃呕吐、肺燥咳嗽、大便燥结，并解酒毒。皮烧灰治小儿口疳、秃疮、坐板疮。

甜根子草

为禾本科植物 *Saccharum spontaneum* L. 的根茎。

生于海拔 500~3 300 m 的山坡、地边。分布于南充市、得荣。

清热生津、止渴除烦、利尿、止呕，用于反胃、干呕、肺脓肿、传染性肝炎、小便不通、小便短涩。

囊颖草

为禾本科植物 *Sacciolepis indica*（L.）A. Chase 的全草。

生于稻田、湿地、水边。分布于西昌、普格、叙永。

用于疮疡、跌打损伤。

大狗尾草

为禾本科植物 *Setaria faberii* Herrm. 的根。

生于山野、荒坡。分布于天全、泸定、成都。

清热、消疳、杀虫止痒，用于小儿疳积、风疹、牙痛。

金色狗尾草

为禾本科植物 *Setaria glauca*（L.）Beauv. 的全草。

生于海拔 4 300 m 以下的湿润、肥沃的路旁、荒地。分布于全川，峨眉山、泸定、丹巴、巴塘、峨边。

清热明目、止泻，用于目赤红肿、痈疔。

小米

粟。

为禾本科植物 *Setaria italica*（L.）Beauv. 的发芽种子。

栽培于海拔 2 800 米以下的地区。分布于乡城、大竹、九龙、康定等。

种仁温中益肾、除热、解毒，用于脾胃虚热、反胃呕吐、消渴泄泻。

棕叶狗尾草

为禾本科植物 *Setaria palmifolia*（Koen.）Stapf 的根。

生于海拔 2 300 m 以下的山谷、林下、山坡阴湿处。分布于古蔺、康定、都江堰。

用于脱肛、阴挺。

皱叶狗尾草

地棕（南充）。

为禾本科植物 *Setaria plicata*（Lam.）T. Cooke 的全草。

生于海拔 2 300 m 以下的湿润、肥沃的路旁、荒地。分布于全川，如古蔺、纳溪、崇州、什邡、邛崃、凉山州、峨边。

全草解毒、杀虫、化腐肉、祛风，用于铜钱癣、发丹。清心除烦、利尿（凉山州）。疏风清热解毒，用于风热表证、目赤疼痛、疮痈毒热等症。

狗尾草

光明草。

为禾本科植物 *Setaria viridis*（L.）Beauv. 的全草。

生于海拔 3 500 m 以下的农区草地的路旁杂草地上、亦为田间杂草。分布于全川，马边。

祛风、清热明目、退翳、消炎利尿、除热、祛湿、消肿，用于风热感冒、目赤肿痛、眼雾羞明、睫毛倒拳、小儿疳积、小儿发热、牙痛、腮腺炎、疮癣、痈疮、黄疸肝炎、小便不利，外用治颈淋巴结结核。全草除热、祛湿、消肿，用于痈肿、疮癣、赤眼、年高眼目不明、蒸羊肝服（宜宾）。

藏医：平、淡，主治目赤肿痛、眼睑翻卷、睫毛倒卷。

川华箬竹

鄂西箬竹。

为禾本科植物 *Sasamorpha nubigena*（Keng f.）Keng. f. /*Indocalamus wilsoni*（Rendle）C. S. Chao 的根。

生于海拔 1 700 ~ 2 400 m 的山顶空地。分布于纳溪、通江。

根治痨伤吐血、崩症、咳嗽。

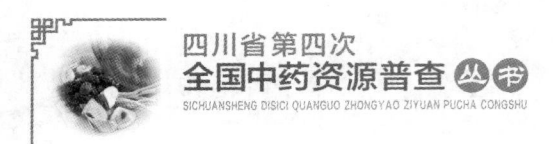

箭竹

律嗯测哇（藏名）。

为禾本科植物 *Sinarundinaria nitida*（Mitford.）Nakai/ *Fargesia spathacea* Franch. 的根、嫩叶芯、竹茹。

生于海拔 1 000～3 000 m 的山坡、林缘。分布于汶川、平武、宝兴、马边、泸定、理塘、卧龙、青川、康定、雷波、雅安。

甘、凉，清热豁痰，用于中风痰壅、肺热咳嗽、热病烦躁、口渴、小便短少黄赤，其竹叶卷心、竹茹亦入药。

藏医：甘、凉，清旧热、固肾，治胸腔疮热、妇科病旧热、肾气不固。

慈竹

律嗯测哇（藏名）。

为禾本科植物 *Sinocalamus affinis*（Rendle）McClure/ *Bambusa emeiensis* Chia et H. L. Fung/ *Lingnaria affinis*（Rendle）Keng f. / *Neosinocalamus affinis*（Rendle）Keng f 的竹茹、竹心、竹笋、箨、根、花、阴笋子。

栽培。分布于全川，泸定、康定、凉山州。

叶清心热、下乳、祛风，用于头昏、温病初起、咽喉肿痛。花治痨伤吐血。竹茹清热凉血、除烦止呕、化痰，治胃热呕逆、上焦烦热、吐衄、崩中及胎动不安、肺热咳嗽、咳吐黄痰、痰热郁结、烦闷不安、癫痫、失眠。根下乳。竹笋烧灰研细，搽小儿肥疮。箨收敛止血，用于吐血、咳血、犬伤，烧灰调油搽小儿头上烂疮。阴笋清热解毒、止血，治消渴、小便热痛、脱肛、子宫脱出、崩带、滴虫小儿头身热疮、刀伤。竹心清心安神、清热解暑、利尿通淋、除烦，用于热淋、血淋、肺燥、咳嗽、心烦、热病烦渴、淋浊、小便短赤、热扰心营、烦躁不安、吐衄发斑、口舌生疮。竹沥清热降气、涤痰镇惊，用于痰热互蒙蔽清窍之咳逆短气、神昏谵语。花避孕。阴笋子（病死幼笋）解毒、滋阴、敛汗，用于盗汗、虚汗、肠炎腹泻、脱肛。

藏医：甘、凉，清旧热、固肾，治胸腔疮热、妇科病旧热、肾气不固。

凤尾竹

为禾本科植物 *Sinocalamus glaucescens*（Willd.）Sieb. ex Munro cv. *fernleaf*（Young）Young/ *Bambusa glaucescens*（Willd.）Sieb. ex Munro cv. *fernleaf*（Young）Young 的叶。

栽培。分布于四川省。

清热、除烦、利尿。

车角竹

为禾本科植物 *Sinocalamus sinospinosa* McClure/ *Bambusa sinospinosa* McClure 的幼苗。

生于向阳山坡、河岸。分布于四川省。

竹笋清热、凉血、止痢，用于小儿高热、风热感冒、小便淋痛、鼻衄、消化不良、痢疾，外用于竹木刺入肉。

青皮竹

为禾本科植物 *Sinocalamus textilis* McClure/ *Bambusa textilis* McClure 的竿内分泌物。

栽培。分布于四川省。

清热豁痰、清心定惊，用于热病神昏、中风痰迷、小儿痰热惊痫、抽搐、夜啼。

青杆竹

为禾本科植物 *Sinocalamus tuldoides* Munro/ *Bambusa tuldoides* Munro 的茎的中间层（竹茹）。

栽培。分布于四川省。

清热化痰、除烦止呕，用于痰热咳嗽、胆火挟痰烦热呕吐、惊悸失眠、中风痰迷、舌强不语、胃热呕吐、妊娠恶阻、胎动不安。

密节竹

佛肚竹。

为禾本科植物 *Sinocalamus ventricosa* McClure/*Bambusa ventricosa* McClure 的嫩叶。

栽培，分布于成都、什邡、大竹等地。

清热除烦。

黄金间碧竹

金镶玉竹。

为禾本科植物 *Sinocalamus vulgaris* Schrad. ex Wendland var. *vittata*（A. et C. Riviere）Gamble / *Bambusa vulgaris* Schrad. ex Wendland var. *vittata*（A. et C. Riviere）Gamble 的叶。

栽培。分布于成都等地。

清凉解热。

拟高粱

为禾本科植物 *Sorghum propinquum*（Kunth）Hitchc. 的根状茎。

生于河岸、草地。分布于达州、大竹、邻水。

清肺热、益气血，用于劳伤咳嗽、吐血。

高粱

蜀黍。

为禾本科植物 *Sorghum vulgare* Pers. 的种子与根、火焰包。

栽培于海拔 1 600 m 以下的地区。分布于全川。

果温中、健脾、涩肠胃、止霍乱、益中、利气、止泄、去客风顽痹、祛湿热，用于霍乱痢疾、湿热、小便不利。根平喘利尿、止血，用于咳嗽喘满、胃气疼痛、血崩、产后出血。火焰包止血，用于热咳吐血、红崩。

鼠尾粟

为禾本科植物 *Sporobolus fertilis*（Stend.）W. D. Clayt. 的全草。

生于海拔 1 000 ~ 2 500 m 的田野、路旁、山坡草地。分布于泸定。

清热解毒、凉血，用于伤暑烦热、痢疾、热病便秘、尿血。

苞子草

为禾本科植物 *Themeda caudate*（Nees）A. Camus 的果芒。

生于海拔 1 800 m 以下的山坡、旷野、河边。分布于盐源、米易。

用于阳痿。

黄背草

为禾本科植物黄背草 *Themeda triandra* Forsk. var. *japonica*（Willd.）Makino/*T. japonica*（Willd.）Tanaka 的全草。

生于草地、田地、山坡。分布于大竹、达州、邻水、宣汉、平昌、万源、通江、盐源、木里、宁南、南充市。

活血调经、祛风除湿，用于经闭、风湿疼痛，又用于竹签刺伤不出、风湿疼痛，用量 15 ~ 25 g。

菅

为禾本科植物 *Themeda villosa*（Poir.）Camus 的根。

生于山坡草地。分布于雅安、木里、广元。

解表散寒、祛风除湿，用于风寒感冒、风湿麻木、淋证、水肿。

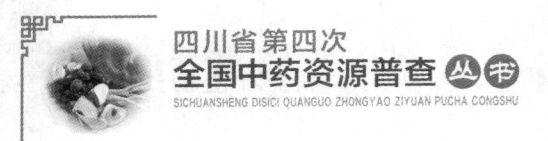

小麦

浮小麦。

为禾本科植物 *Triticum aestivum* L. 的轻浮瘪瘦的果实。

栽培。分布于全川。

浮小麦养胃、敛汗、益气、除湿、镇心安神、止虚汗、退劳热、除烦，用于骨蒸痨热、泄泻、阴虚盗汗、产后虚汗不止、自汗、失眠、脏燥等。

玉蜀黍

玉米、包谷须、苞庐。

为禾本科植物 *Zea mays* L. 的果实的须与果轴。

栽培于海拔 3 000 m 以下的地区。分布于全川。

轴（苞谷芯）健脾利湿、利小便、降压、清血热，用于小便不利、水肿、脚气、泄泻。玉米须健脾利湿、清热凉血、利尿、泄热、平肝利胆、降压，用于急慢性肾炎水肿、脚气、黄疸型肝炎、高血压、胆囊炎、胆结石、糖尿病、吐血、红崩、衄血、鼻渊、乳痈、鼻窦炎、尿路结石、胆结石、习惯性流产。

茭笋

菰、茭白。

为禾本科植物 *Zizania latifolia* (Griseb.) Stapf H. -M. 的笋、菰米。

栽培。分布于全川。

笋解热毒、清热、除烦渴、利二便，用于烦热、消渴、黄疸、痢疾、解酒毒、二便不利、乳汁不通。菰米清热除烦、生津止渴，用于心烦、口渴、大便不通、小便不利。菰根清热解毒，用于消渴、烫火伤。

棕榈科 Palmae

假槟榔

为棕榈科植物 *Archontophoenix alexandrae* Wendl. et Drude 的叶鞘纤维煅炭。

栽培。分布于成都。

止血，用于外伤出血。

槟榔

为棕榈科植物 *Areca catechu* L. 的种子

栽培。分布于金阳。

种子杀虫、消积、行气、利水（金阳）。

鱼尾葵

为棕榈科植物 *Caryota ochlandra* Hance 的根。

栽培。分布于全川。

活血祛瘀、强筋壮骨，用于腰膝酸软、风湿痹痛。

蒲葵

扇叶葵（洪雅）。

为棕榈科植物 *Livistona chinensis* (Jacq.) R. Br. 的果实、根。

栽培。分布于全川。

果实清热解毒、凉血止血，用于癌肿、白血病。根用于哮喘、功能性子宫出血。

伊拉克蜜枣

铁树（南溪）、无漏子、海枣。

为棕榈科植物 *Phoenix dactylifera* L. 的果实、叶。

栽培。分布于南溪、岳池等地。

果温中益气、除痰饮、补虚损、消食、止咳嗽。又叶与金钱草、车前草、大枣配方治肝炎（南溪）。

刺葵

为棕榈科植物 *Phoenix hanceana* Naud 的根皮。

栽培。分布于全川。

清热、凉血、止血、破癥瘕，用于便血、下痢、血崩、白带、劳伤吐衄、血淋。

棕竹

箭头竹。

为棕榈科植物 *Rhapis excelsa* (Thunb.) Henry ex Rehd. 的根、叶鞘纤维。

栽培于海拔 1 500 m 以下的地区。分布于全川。

活血祛瘀、止血，用于痨伤吐血、血淋、产后血崩、血痢。叶鞘纤维用于鼻衄、咯血、产后血崩。

棕榈

棕树（峨眉）、棕树子（兴文）。

为棕榈科植物 *Trachycarpus fortunei* (Hook.) H. Wendl. / *T. wagnerianus* Becc. 的根、根皮、茎髓、茎皮、花、叶柄及陈旧的叶柄、叶鞘纤维、果实。

生于海拔 2 600 m 以下的山地，为栽培。分布于什邡、邛崃、彭州、茂县、汶川、九寨沟、金川、眉山市、达州市、巴中市、峨眉山、普格、雷波、甘洛、宁南、兴文、长宁、泸县、合江、筠连、南溪、纳溪、珙县、高县。

棕树根止血、祛湿、破瘀、收敛、养血、消肿、解毒，用于吐血、便血、血淋、血崩、带下、痢疾、关节痛、水肿、瘰疬、流注、跌打损伤。棕树心为强壮剂，用于心悸、头昏。种子涩肠、止泻痢、肠风、崩中、带下、养血。叶治吐血、劳伤、虚弱。棕树皮收涩、止血，用于吐血、衄血、便血、血淋、尿血、血崩、带下、金疮、疥癣。花用于泻痢、肠风、血崩带下、瘰疬。根皮清热凉血、止血、破癥瘕，用于便血、下痢、血崩、白带、痨伤吐血、血淋。叶柄及陈旧的叶柄、叶鞘纤维用于吐血、鼻衄、便血、功能性子宫出血、带下（达州）。果收敛止血、消肿散结。根配黄桷树根、慈竹根治各种血症（泸县）。根止血破瘀，治衄血、吐血、肠风下血（南溪、纳溪、高县）。

天南星科 Araceae

菖蒲

水菖蒲、藏菖蒲、需达纳保、泥冒（藏名）、大叶菖蒲、土菖蒲（阿坝州）。

为天南星科植物 *Acorus calamus* L. 的根茎。

生于海拔 2 800 m 以下的沼泽、浅水中。分布于全川，稻城、九龙、康定、泸定、丹巴、乡城、泸县、南溪、高县、兴文、长宁、屏山、邛崃、芦山、石棉、都江堰、彭州、雷波、金川、茂县、九寨沟、汶川、理县、马尔康、小金、黑水、眉山市、达州市、巴中市、中江、峨眉山、宁南、盐源、木里、布拖、越西、西昌、米易。

根茎豁痰开窍、健脾利湿、温胃除风、醒神益智、开胃，用于癫痫、惊悸、健忘、神志不清、癫痫、湿滞痞胀、泄泻痢疾、风湿疼痛、痈肿疥疮、食积腹痛、耳鸣耳聋、心悸不眠、心胃痛、湿疹、瘙痒。祛风开窍、解毒止血（雷波）。五月初五端阳节门口挂菖蒲驱邪。

藏医：辛、温、锐、燥、糙，温胃、化食、祛风，增强记忆、引"黄水"、止溃疡，治胃寒、消化不良、腹痛、关节炎、乳蛾、溃疡、健忘。

金钱蒲

随手香、石菖蒲、九节菖蒲、需达嘎保（藏名）。

为天南星科植物 Acorus gramineus Soland. 的全草或根茎。

生于海拔 2 500 m 以下的水边湿地、石上、乱石堆中。分布于全川，包括稻城、泸定、雷波、德昌、会东、盐边、普格、崇州、邛崃、南充、绵阳市、眉山市、汉源、石棉、达州市、巴中市、峨眉山。

根茎豁痰开窍、健脾利湿、和中化湿、温胃除风、醒神益智、开胃，用于湿痰蒙窍、癫痫、惊悸、健忘、神志不清、湿滞痞胀、泄泻痢疾、风湿疼痛、腰腿痛、咳嗽失音、风湿性关节炎、痈肿疥疮、食积腹痛、耳鸣耳聋、心悸不眠、心胃痛、热病神昏、多梦、耳聋、胸腹胀闷、疮疖。全草除湿化痰（泸州、宜宾），叶洗疥疮、大风疮（泸州、宜宾）。行气、止痛、开窍（雷波）。

藏医：甘、辛、苦，湿，滋补、益智、生肌，升胃温、化食，治消化不良、胃寒、神衰、疮口不敛。

细叶菖蒲

钱蒲、石菖蒲、随手香（峨眉）、小石菖蒲（绵阳）、钱菖蒲（达州）。

为天南星科植物 Acorus gramineus Soland. var. pusillus（Sieb.）Engl. /A. pusillus Sieb. 的根茎。

生于水边湿地、石上、乱石堆中。分布于峨眉山、南充、绵阳市、达州、开江、平昌、宣汉、万源。

根茎豁痰开窍、健脾利湿、温胃除风，用于癫痫、惊悸、健忘、神志不清、胃痛、消化不良、风湿性关节炎、腰腿痛、咳嗽失音、热病神昏、湿滞痞胀、泄泻痢疾、风湿疼痛、痈肿疥疮、食积腹痛、耳鸣耳聋、心悸不眠、心胃痛。

石菖蒲

为天南星科植物 Acorus tatarinowii Schott 的根茎。

生于海拔 2 600 m 以下的水边湿地、石上、乱石堆中。分布于全川，大邑。

根茎开窍豁痰、理气、活血、散风、祛湿，治癫痫、痰厥、热病神昏、健忘、气闭耳聋、心胸烦闷、胃痛、腹痛、风寒湿痹、痈疽肿毒、跌打损伤。花调经、行血。

注： 本品为川产道地药材，主产于雅安、荥经、洪雅、峨眉。

香叶菖蒲

随手香（洪雅）。

为天南星科植物 Acorus xiangyera Z. Y. Zhu 的全草、根茎。

生于山沟、水边岩石上。分布于洪雅。

开窍豁痰、化湿开胃、醒神益智，用于神昏癫痫、健忘失眠、耳鸣耳聋、脘痞不饥、噤口痢。

尖尾芋

假海芋、独角芋（洪雅）。

为天南星科植物 Alocasia cucullata（Lour.）Schott 的根茎。

生于海拔 2 000 m 以下的温暖、湿润处，有栽培。分布于南充市、纳溪、长宁、兴文、合江、江安、南溪、高县、珙县、简阳、眉山市、平昌、峨眉山。

根茎清热解毒、消肿散结、拔毒去腐、止痛、生肌，用于流感高烧、中暑、钩端螺旋体病、肠伤寒、支气管炎、肺结核、瘰疬、痈疽、疥疮、痰核、一切毒疮初起、毒蛇咬伤、蜂窝织炎。

海芋

虎芋、独脚莲（雷波）。

为天南星科植物 Alocasia macrorrhiza（L.）Schott/A. odora（Roxb.）C. Koch 的根茎。

生于海拔 1 700 m 以下的热带、亚热带沟谷雨林，有栽培。分布于全川，宜宾、纳溪、雷波、峨眉山、普格。

根茎清热解毒、散瘀消肿、去腐生肌，用于瘰疬、疟疾、痰核、急剧吐泻、肠伤寒、风湿痛、疝气、赤白带下、痈疽肿毒、萎缩性鼻炎、瘰疬、疔疮、疥癣、蛇犬咬伤。消肿拔毒、止痛（雷波）。

魔芋

花杆莲、灰菜（南充）、磨芋。

为天南星科植物 *Amorphophallus rivieri* Durieu 的球茎、花。

栽培于海拔 2 700 m 以下的地区。分布于全川。

球茎化痰、散结、行瘀、解毒消肿、消痈、化积止咳、止带，用于痰咳、颈淋巴结核、疮痈肿毒、积滞、疟疾（间日疟）、脑瘤、血管系统肿瘤、手脚抽搐、经闭、跌闪挫伤、痈肿、疔疮、丹毒、毒蛇咬伤、腹中痞块、瘰疬、烫火伤，又具有降血脂、降血压、减肥、美容、排毒等功效。消肿止痛（金阳）。花用于疝气、疔毒、败血症。

注： 本品为川产道地药材，主产于安县、雷波、芦山。

刺柄南星

为天南星科植物 *Arisaema asperatum* N. E. Br. 的块茎。

生于海拔 1 300~2 900 m 的山坡、灌木丛、林下阴湿处。分布于什邡。

祛风除湿、祛痰止咳、镇痛，用于劳伤，外敷疥疮、痈疽。

长耳南星

半夏。

为天南星科植物 *Arisaema auroculatum* Buchet 的块茎。

生于海拔 2 100~3 100 m 的竹林、林下阴湿处。分布于邛崃。

燥湿化痰、祛风止痉、散结消肿。

银南星

麻芋子、半夏。

为天南星科植物 *Arisaema bathycoleum* Hand. et Mazz. 的块茎。

生于海拔 1 600~3 400 m 的路边、草地、疏林。分布于九龙、康定、道孚。

燥湿化痰，代半夏用。

短柄南星

为天南星科植物 *Arisaema brevipes* Engl. 的块茎。

生于海拔 1 000 m 左右的山沟中。分布于万源。

燥湿化痰、祛风止痉、散结消肿。

白苞南星

为天南星科植物 *Arisaema candidissimum* W. W. Smith 的块茎。

生于海拔 2 700~3 300 m 的栎树林下、河谷灌木丛、岩石缝。分布于木里、会理。

燥湿化痰、祛风止痉、散结消肿。

天南星

一把伞南星、蛇包谷（叙永）、夺哇、夺羔（藏名）、白南星（峨眉）、紫苞南星。

为天南星科植物 *Arisaema consanguineum* Schott /*A. erubescens*（Wall.）Schott 的块茎、胆南星。

生于海拔 3 900 m 以下的灌木丛、林地边、河滩潮湿处。分布于全川，甘孜州、阿坝州、凉山州、兴文、宜宾、叙永、屏山、筠连、布拖、昭觉、苍溪、阆中、仪陇、广安、岳池、南充、眉山市、汉源、开江、达州、邻水、渠县、宣汉、平昌、万源、峨眉山、峨边、崇州、邛崃、什邡、马边等。

块茎燥湿化痰、祛风定惊、消肿散结、镇痉。用于中风痰壅、口眼㖞斜、半身不遂、手足麻痹、风痰眩晕、癫痫、小儿惊风、破伤风、风痰眩晕、喉痹、痈肿、瘰疬、跌扑折伤、蛇虫咬伤、破伤风、下肢静脉曲张。胆南星熄风化痰定惊，用于痰热癫痫、小儿惊搐。

藏医：苦、辛、温、微毒，燥湿化痰、祛风定惊、消肿散结、杀虫、消炎解毒，治鼻息肉、鼻肿瘤、中风痰壅、口眼㖞斜、癫痫、半身不遂、破伤风、骨质增生、外用消痈肿。

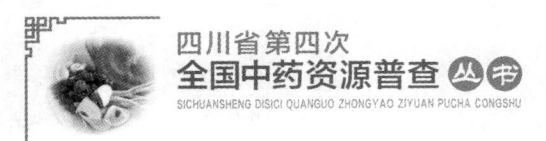

大理天南星

为天南星科植物 *Arisaema delavayi* Buchet 的块茎。

生于林下阴湿处。分布于西昌。

有毒，燥湿、化痰、消肿、止痛。

象南星

为天南星科植物 *Arisaema elephas* Buchet 的块茎。

生于海拔 1 800 ~ 4 000 m 的山坡、草丛中。分布于九寨沟、汶川、茂县、泸定、稻城、九龙、乡城、西昌、峨边、马边。

功效同天南星，用于破伤风、小儿惊风。

圈药南星

为天南星科植物 *Arisaema exappendiculatum* Hara 的块茎。

生于海拔 900 ~ 2 500 m 的山坡草地、林下。分布于青川。

化痰散积、行瘀解毒。

螃蟹七

大半夏（万源）、红南星。

为天南星科植物 *Arisaema faregesii* Buchet 的块茎。

生于海拔 900 ~ 1 600 m 的林下或灌木丛内多石处。分布于昭觉、万源、盐源。

化痰止咳、消肿止痛、散瘀解毒，用于胃痛、乳腺炎、疮痈肿毒、颈淋巴结核、毒蛇咬伤。

黄苞南星

达果（藏名）。

为天南星科植物 *Arisaema flavum*（Forsk.）Schott 的块茎。

生于海拔 2 000 ~ 4 000 m 的山野、草地、路旁。分布于金川、马尔康、理县、小金、德格、稻城、丹巴、白玉、乡城、得荣。

燥湿、化痰散结，用于慢性气管炎、支气管扩张、破伤风、口禁强直、小儿惊风、癫痫。

紫盔天南星

象头花、红南星、大半夏（阿坝州）。

为天南星科植物 *Arisaema franchetianum* Engl./*A·purpureogaleatum* auct. non Engl. 的块茎。

生于海拔 900 ~ 3 000 m 的草丛、林下。分布于金川、马尔康、理县、汶川、小金、康定、泸定、九龙、稻城、乡城、雅安、凉山州各县。

有大毒，散瘀解毒、消肿止痛，用于胃痛、乳腺炎、疮疖肿毒、颈淋巴结核、毒蛇咬伤。

异叶天南星

虎掌天南星、白南星（洪雅）。

为天南星科植物 *Arisaema heterophyllum* Bl. 的块茎。

生于海拔 2 700 m 以下的阴湿林下、灌木丛中。分布于眉山市、古蔺、叙永、纳溪、筠连、宜宾、南溪、合江、长宁、都江堰、崇州、邛崃、峨眉山、达州、大竹、邻水、宣汉、平昌、南江、越西、马边。

燥湿化痰、祛瘀、祛风定惊、消肿，用于中风瘫痪、半身不遂、肿痛、瘰疬。功效与天南星相同。

注：本品为川产道地药材，主产于宜宾、乐山、雅安、成都市等盆地周围山区。

土半夏

为天南星科植物 *Arisaema intermedium* Bl. 的块根。

生于山区阴湿的坡地、林缘。分布于洪雅。

燥湿化痰、祛风止咳、散结消肿，用于顽痰咳嗽、风痰眩晕、中风痰壅、口眼㖞斜、半身不遂、癫痫、惊风、破伤风。

日本天南星

南星。

为天南星科植物 *Arisaema japonica* Bl. 的块根。

生于山区阴湿的坡地、林缘。分布于绵阳市、雷波、甘洛、布拖。

燥湿化痰、祛风解痉，用于寒湿痰饮、中风口眼㖞斜、破伤风。

花南星

浅裂天南星（峨眉）。

为天南星科植物 *Arisaema lobatum* Engl. 的块茎。

生于海拔 3 000 m 以下的林下阴湿处。分布于古蔺、叙永、屏山、江安、筠连、宜宾、合江、长宁、崇州、什邡、邛崃、峨眉、九龙、泸定、九寨沟、汶川、茂县、理县、金川、小金、松潘、黑水、马尔康、眉山市、邻水、峨眉山、雷波、峨边、马边。

块茎燥湿化痰、祛风定惊、消肿散结、止痉，用于咳嗽气喘、慢性气管炎、中风痰壅、口眼㖞斜、半身不遂、手足麻痹、风痰眩晕、癫闲、惊风、破伤风、顽痰咳嗽、喉痹、痈肿、瘰疬、跌扑折伤、蛇虫咬伤。

偏叶天南星

为天南星科植物 *Arisaema lobatum* Engl. var. *rosthornianum* Engl. 的块茎。

生于林下阴湿处。分布于万源、彭州。

块茎燥湿化痰、祛风定惊、消肿散结、止痉，用于咳嗽气喘、慢性气管炎、中风痰壅、口眼㖞斜、半身不遂、手足麻痹、风痰眩晕、癫闲、惊风、破伤风、顽痰咳嗽、喉痹、痈肿、瘰疬、跌扑折伤、蛇虫咬伤。

顶刷南星

天南星（洪雅）、画笔南星。

为天南星科植物 *Arisaema penicillatum* N. E. Br. 的块根。

生于山区阴湿的坡地、林缘。分布于洪雅。

块茎燥湿化痰、祛风定惊、消肿散结、止痉，用于中风痰壅、口眼㖞斜、半身不遂、手足麻痹、风痰眩晕、癫痫、惊风、破伤风、顽痰咳嗽、喉痹、痈肿、瘰疬、跌扑折伤、蛇虫咬伤。

雪里见

烂屁股（洪雅）。

为天南星科植物 *Arisaema rhizomatum* C. E. Fisch. 的块茎。

生于海拔 650～2 800 m 的林下阴湿处、石缝、石上、岩坡。分布于洪雅、邻水、峨眉山。

块茎燥湿化痰、祛风除湿、解毒止痛、定惊、消肿散结、止痉，用于中风痰壅、口眼㖞斜、半身不遂、手足麻痹、无名肿毒、劳伤疼痛、风湿麻木、风痰眩晕、癫闲、惊风、破伤风、顽痰咳嗽、喉痹、痈肿、瘰疬、跌扑折伤、蛇虫咬伤。

黑南星

为天南星科植物 *Arisaema rhombiforme* Buchet 的块茎。

生于海拔 2 100～3 000 m 的林下、灌木丛中。分布于丹巴、康定。

功效同天南星。

普陀南星

狗爪南星、油跋。

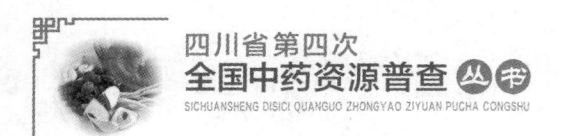

为天南星科植物 *Arisaema ringens*（Thunb.）Schott 的块根。

生于山坡、林下潮湿处。分布于越西、洪雅、峨眉山。

块茎燥湿化痰、祛风定惊、解毒止痛、除湿、消肿散结、止痉，用于中风痰壅、口眼㖞斜、半身不遂、手足麻痹、风痰眩晕、癫闲、惊风、破伤风、顽痰咳嗽、喉痹、痈肿、瘰疬、跌扑折伤、蛇虫咬伤。

岩生南星

麻芋子。

为天南星科植物 *Arisaema saxatile* Buchet 的块茎。

生于海拔 1 600～2 800 m 的河谷草坡、灌木丛中。分布于稻城、盐源、攀枝花。

接骨续筋、消肿生肌、止痛。

灯台莲

为天南星科植物 *Arisaema sikokianum* Franch. et Sav var. *serratum*（Makino）Hand. et Mazz. 的块茎。

生于海拔 650～1 500 m 的山坡林下阴湿处、沟谷岩石上。分布于通江。

散瘀消肿、镇痛解毒、祛痰镇咳，用于跌打损伤、风湿疼痛、咳嗽浓痰、疮痈肿毒、结核性溃疡等症。

网檐南星

为天南星科植物 *Arisaema utile* Hook. f. 的块茎。

生于山坡阴湿处、林下。分布于天全。

功效同天南星。

多疣天南星

南星、黑南星（洪雅）、疣柄南星。

为天南星科植物 *Arisaema verrucosum* Schott/*A. griffithii* Schott var. *verrucosum*（Schott）Hara 的块根。

生于海拔 2 700～3 700 m 的山区阴湿的坡地、林缘。分布于绵阳市、洪雅、青川。

块茎燥湿化痰、祛风定惊、消肿散结、止痉，用于中风痰壅、口眼㖞斜、半身不遂、手足麻痹、风痰眩晕、癫闲、惊风、破伤风、顽痰咳嗽、喉痹、痈肿、瘰疬、跌扑折伤、蛇虫咬伤。

川中南星

黑南星。

为天南星科植物 *Arisaema wilsonii* Engl. 的块茎。

生于山坡阴湿处、林下。分布于峨眉、九龙、泸定、天全、康定、雅江。

功效同天南星。

山珠南星

山珠半夏、刀口药、滇南星。

为天南星科植物 *Arisaema yunnanense* Buchet 的块茎。

生于海拔 700～3 200 m 的荒野山坡、路旁、疏林、灌木丛中。分布于九龙、泸定、稻城、道孚、米易、宁南、盐边、会东、西昌、德昌、昭觉、会理。

功效同半夏。

芋

为天南星科植物 *Colocasia esculenta*（L.）Schott 的块茎、花、叶柄。

栽培于海拔 1 500 m 以下的地区。分布于全川。

块茎消痈散结、破气、除烦止痒、解毒止痛，用于瘰疬、颈淋巴结核、赘疣、乳腺炎、疔疮、神经痛、羊毛疔、肿毒、腹中痞块、牛皮癣、烫火伤。芋荷杆（叶柄）治痢疾、肿毒。花升阳举陷，用于胃痛、吐血、子宫脱垂、痔疮、脱肛。

— 952 —

野芋

芋。

为天南星科植物 *Colocasia esculenta*（L.）Schott var *antiquorum*（Schott）Hout et Rehd. /*C. antiquorum* Schott 的块茎。

栽培。分布于全川，达州、大竹、峨眉山、盐源、西昌、甘洛、越西、喜德、米易。

块茎消痈散结、解毒、止痛、消肿，用于瘰疬、肿毒、腹中痞块、蚊虫咬伤。功效同芋。

大野芋

天魔芋（简阳、资中、安岳）。

为天南星科植物 *Colocasia gigantea*（Bl.）Hook. f. 的块茎、全草。

栽培。分布于会东、会理、米易、西昌、盐边、盐源、金阳、雷波、屏山、宜宾、兴文、叙永、古蔺、合江、筠连。

解毒、消肿止痛、祛痰镇痉，外用于疮疡肿毒。用于结肠癌、乳腺癌（简阳），内服需去皮，熬24小时以上。其他还可用于甲状腺癌、胃贲门癌、淋巴瘤、腮腺癌、鼻咽癌。

紫芋

为天南星科植物 *Colocasia tonoimo* Nakai 的块茎。

栽培。分布于筠连、长宁、泸县、古蔺、兴文、金阳。

根茎清热解毒、外敷疮毒（筠连）。

雷公莲

软筋藤（达州）。

为天南星科植物 *Epipremnopsis sinensis*（Engl.）H. Li 的全株。

附生于海拔 550～1 100 m 的常绿阔叶林中树干上或石崖上。分布于筠连、长宁、叙永、兴文、开江、达州、大竹、邻水、宣汉。

全株续筋接骨、润肺止咳、通经活络，治跌打损伤（古蔺），祛风除湿、活血祛瘀、止痛，用于风湿关节痛、筋骨挛缩、屈伸不利、骨折、胃气痛（叙永、达州），腹肿（叙永）。

麒麟叶

龟背竹。

为天南星科植物 *Epipremnum pinnatum*（L.）Engl. 的根、茎叶。

栽培。分布于全川。

清热润肺、消肿解毒、舒筋活络、散瘀止痛，用于发热、顿咳、伤寒、跌打损伤、骨折、风湿痹痛、目赤、鼻衄；外用于痈疽疮疖、毒蛇咬伤、阴囊红肿、乳疮。

附子七

为天南星科植物 *Gonatanthus sarmentosus* Klotzsch 的块根。

生于水边、林下阴湿处。分布于西昌。

有小毒、逐寒、消肿。

心叶半夏

滴水珠。

为天南星科植物 *Pinellia cordata* N. E. Br. 的块茎。

生于海拔 800 m 的灌木丛、屋边。分布于洪雅。

燥湿化痰、降逆止咳，用于痰饮、喘咳。

石蜘蛛

白铃子。

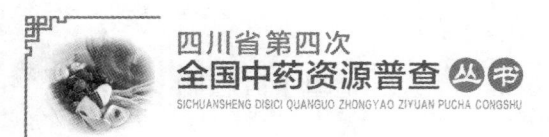
为天南星科植物 *Pinellia integrifolia* N. E. Br. 的块茎。

生于山坡林下阴湿处。分布于纳溪、叙永、长宁、合江、兴文。

块茎行瘀、消肿、解毒，用于头痛、胃痛、腹痛、腰痛、跌打损伤、乳痈、肿毒。

掌叶半夏

狗爪半夏、虎掌。

为天南星科植物 *Pinellia pedatisecta* Schott 的块茎。

生于海拔 3 200 m 以下的山坡、荒地、田边、石缝、路旁。分布于邛崃、古蔺、高县、合江、筠连、兴文、珙县、九龙、稻城、阿坝州、凉山州、眉山市、峨眉、开江、大竹、巴中、通江、金阳、峨边。

块茎燥湿化痰、降逆、止呕、止咳、除痰，用于痰饮、慢性气管炎、头痛、恶心呕吐、梅核气、瘰疬、癣、急性胃炎、喘咳、肿毒、毒蛇咬伤。

藏医：辛、温，有小毒，消炎、解毒，治鼻息肉、鼻炎。

半夏

麻芋子、达蛔（藏名）、三步跳、三叶半夏、麻芋果（阿坝州）。

为天南星科植物 *Pinellia ternata*（Thunb.）Breit. 的块茎。

生于海拔 3 500 m 以下的阴湿的山坡、荒地、田边、石缝、路旁。分布于全川，茂县、九寨沟、金川、黑水、汶川、理县、小金、眉山市、汉源、峨眉山，主产于南充、阆中、岳池、达州市、巴中市、雷波、甘洛、布拖、越西、木里、金阳、峨边。

块茎镇咳、燥湿化痰、降逆止呕、消痞散结，用于痰多咳喘、湿痰冷饮、痰饮眩悸、头晕不眠、痰厥头痛、呕吐反胃、胸膈胀满、胸脘痞闷、梅核气，生用外治痈肿。

藏医：辛、温，有小毒；消炎、解毒，治鼻息肉、鼻炎。

注：本品为川产道地药材，主产于南充市、岳池。

大薸

水葡萄花（纳溪）、水白菜（长宁）、水浮萍（洪雅）。

为天南星科植物 *Pistia stratiotes* L. 的全草。

生于沼泽。分布于眉山市、宜宾、泸县、江安、纳溪、南溪、长宁、兴文、达州、大竹、邻水、宣汉、平昌、通江、峨眉山、米易、宁南、会东。

全草凉血、祛风、发汗、利水解毒、活血、利尿消肿、除湿，用于荨麻疹、丹毒、水臌、湿疮、跌打损伤、无名肿毒，又治咳嗽、感冒、肝炎（南溪）。

紫苞石柑

石气柑（洪雅）。

为天南星科植物 *Pothos cathcartii* Schott 的全草。

生于海拔 500～1 800 m 的潮湿的树上、岩石上。分布于洪雅、峨眉山。

行气、活血、消积、止咳，用于风湿骨痛、跌打损伤、气痛。

藤桔

石气柑（洪雅）。

为天南星科植物 *Pothos chinensis*（Raf.）Merr. 的全草。

生于海拔 2 400 m 潮湿的树上、岩石上。分布于洪雅、叙永、南溪、高县、合江、宜宾、筠连、兴文、古蔺、纳溪、泸县、江安、长宁、屏山、石棉、邛崃、崇州、广安、岳池、南充、仪陇、达州、大竹、邻水、渠县、雷波、富顺。

全草消食、止咳、理气活血、止痛、祛风湿，用于风寒咳嗽、内伤咳嗽气喘、小儿疳积、心胃气痛、疝气、脚气、风湿骨痛、跌打损伤。

百足藤

为天南星科植物 *Pothos repens*（Lour.）Druce 的全草、茎叶。

生于海拔 900 m 以下的林下石上、灌木丛阴湿处。分布于峨眉山、雷波。

祛风湿、消肿止痛，用于跌打损伤、劳伤、骨折、痈肿疮毒、眼生翳膜。叶用于吐血、胃脘胀痛、风湿痹痛。

螳螂跌打

为天南星科植物 *Pothos scandens* L. /*P. calamus* L. 的茎叶。

生于潮湿的树上、岩石上。分布于名山。

舒筋活络、接骨续筋、散瘀消肿、祛风湿。

裂叶崖角藤

老蛇头（兴文）、蛇床子（长宁）、爬树龙。

为天南星科植物 *Rhaphidophora decursiva*（Roxb.）Schott 的根、茎。

生于海拔 2 800 m 以下的阴湿密林、灌木丛中。分布于兴文、屏山、长宁、康定、巴塘、西昌。

根及茎活血散瘀、除湿、消肿，用于骨折、跌打损伤、风湿性腰腿痛、痈疥疮肿、感冒、咽喉肿痛，并治腮腺炎、蛇咬伤（长宁）。

大叶崖角藤

青竹标、蛇莲（叙永）、大岩藤、毛过山龙。

为天南星科植物 *Rhaphidophora hookeri* Schott 的全株。

生于海拔 2 200 m 以下的山谷密林、阴湿山坡、沟边、灌木丛中。分布于叙永。

全株清热、解毒，用于毒蛇咬伤，捣烂敷伤处（叙永）。

岩角藤

软筋藤、大叶南苏。

为天南星科植物 *Rhaphidophora peepla*（Roxb.）Schott 的全草。

生于海拔 1 800～2 800 m 的沟谷之陡岩及峭壁上。分布于广安、岳池。

祛风除湿、活血止痛，用于风湿关节痛、筋骨挛缩屈伸不利、骨折、胃气痛。

高山犁头尖

为天南星科植物 *Typhonium alpinum* C. Y. Wu ex H. Li 的块茎及全草。

生于高山草地、林下。分布于理塘。

解毒散结。

藏南犁头尖

为天南星科植物 *Typhonium austro-tibeticum* Engl. 的块茎及全草。

生于高山草地、林下。分布于得荣、雅江、道孚、稻城、乡城、新龙。

解毒散结。

单籽犁头尖

为天南星科植物 *Typhonium calcicolum* C. Y. Wu et H. Li 的块茎。

生于山坡草地、林下。分布于四川省。

解毒消肿、散结、止痛。

犁头尖

土半夏（峨眉）、老鼠尾巴、一脉线（合江）、猪兰（长宁）。

为天南星科植物 *Typhonium divaricatum*（L.）Decne 的块茎和全草。

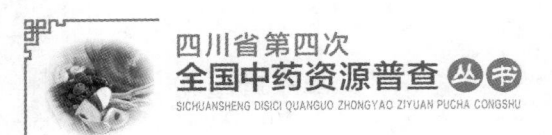
生于海拔 3 700 m 以下的田地、路旁、屋边、低洼湿地、杂草丛中。分布于全川,主产于眉山市、叙永、南溪、高县、合江、隆昌、宜宾、筠连、兴文、纳溪、泸县、江安、长宁、屏山、石棉、九龙、峨眉山、会理、西昌等地。

散瘀消肿、止血、解毒、燥湿化痰,用于跌打损伤、湿痢、外伤出血、乳痈、疔疮、瘰疬、疥癣,又祛风、解毒(合江),治蛇毒(南溪),单用研末外敷疔疮(长宁)。

高原犁头尖

为天南星科植物 *Typhonium diversifolium* Wall. ex Schott 的块茎。

生于海拔 2 900 ~ 4 000 m 的高山草地、山坡、耕地、林下。分布于九龙、理塘、乡城、道孚、康定、雅江、巴塘、稻城、甘孜、白玉、德格、石渠。

祛风痰、逐寒湿。

独角莲

白附子。

为天南星科植物 *Typhonium giganteum* Engl. 的块茎。

生于海拔 2 500 m 以下的山坡阴湿处、荒地、路旁、林下。分布于九寨沟、汶川、茂县、彭州、炉霍、得荣、理塘、南江、金阳、中江、金堂、宜宾、乐山、青川。

有毒,祛风痰、逐寒湿、镇痉、止痛,用于中风口眼㖞斜、面神经麻痹、三叉神经痛、偏头痛、破伤风、淋巴结核、痈肿、毒蛇咬伤、瘰疬、跌打损伤,外用适量,捣烂敷或研末调敷。孕妇忌服,生者内服宜慎。化包块,用于扁桃体炎、乳腺炎、甲状腺炎(彭州)。

洪雅犁头尖

土半夏。

为天南星科植物 *Typhonium hongyanense* Z. Y. Zhu 的块茎。

生于田地、山坡林下。分布于洪雅。

散瘀消肿、解毒、散结止痛、燥湿化痰,用于跌打损伤、湿痢、乳痈。

西南犁头尖

为天南星科植物 *Typhonium omeiense* H. Li 的块茎。

生于高竹林下、杂草中。分布于峨眉山、会东。

消肿、散瘀、止血,用于毒蛇咬伤、乳痈、疔疮。

三叶犁头尖

范半夏、代半夏。

为天南星科植物 *Typhonium trifoliatum* Wang et Lo ex H. Li 的块茎。

生于丘陵、田边、村边。分布于稻城。

功效同半夏。

马蹄莲

为天南星科植物 *Zantedeschia aethiopica* (L.) Spreng 的根茎。

栽培。分布于全川。

消积散结,用于瘰疬、肿毒疮毒、乳痈。

浮萍科 Lemnaceae

青萍

为浮萍科植物 *Lemna minor* L. 的全草。

生于水田、水塘、水沟中。分布于全川。

全草发汗解表、透疹、利湿、祛风、利尿、消肿，用于感冒发热、麻疹不透、风疹不透、水肿、小便不利、风火瘾疹。

紫萍

为浮萍科植物 *Spirodela polyrhiza*（L.）Schleid. 的全草。

生于水田、水塘、水沟中。分布于全川，攀枝花、凉山州、乐山、成都、筠连、合江、绵阳市、南充市、眉山市、峨眉山。

全株发汗解表、透疹、祛风、行水消肿、清热解毒、通经络，用于风热头痛、时行热病、斑疹不透、风热瘾疹、皮肤瘙痒、风湿初起、麻疹、湿疹、口舌生疮、水肿、癃闭、疮癣、丹毒、烫伤、急性肾炎初起、荨麻疹、小便不利。祛风解表、利尿消肿（凉山州）。

黑三棱科 Sparganiaceae

黑三棱

三棱。

为黑三棱科植物 *Sparganium stoloniferum*（Graebn.）Buch. -Ham. ex Juz. 的块茎。

生于海拔 2 800 m 以下的湖泊、河沟、沼泽、水塘边浅水处。分布于南充市、绵阳市、九寨沟、汶川、茂县、小金、松潘、洪雅、大竹、渠县、巴中、通江、峨眉山。

破瘀、行气、消积散结、止痛、通经下乳，用于癥瘕积聚、气血凝滞、心腹疼痛、胁下胀疼、血瘀经闭、腹中包块、产后瘀血腹痛、瘰疬、跌打损伤、疮肿坚硬、肝脾肿大。

荆三棱

为黑三棱科植物 *Scirpus yagara* Ohwi /*Sparganium yagara* Ohwi 的块茎。

生于湖泊、河沟、沼泽、水塘边浅水处。分布于绵阳市。

破瘀、行气、消积散结、止痛、通经下乳，用于癥瘕积聚、气血凝滞、心腹疼痛、胁下胀疼、血瘀经闭、腹中包块、产后瘀血腹痛、跌打损伤、疮肿坚硬、肝脾肿大。

香蒲科 Typhaceae

长苞香蒲

水蜡。

为香蒲科植物 *Typha angustata* Bory et Chaub. 的全草、花粉、果穗。

生于河流两岸、池沼等地水边。分布于四川省。

干燥花粉清热凉血、利水消肿，用于孕妇劳热、胎动下血、消渴、口疮、热痢、淋证、带下病、水肿、瘰疬。全草用于小便不利、水肿。果穗用于外伤出血。

水烛

蒲黄、香蒲、水蜡烛、毛蜡烛（南充）。

为香蒲科植物 *Typha angustifolia* L. 的果穗、花粉。

生于河流两岸、池沼等地水边。分布于全川，普格、雷波、冕宁、宁南、木里、泸县、纳溪、江安、石棉、屏山、南充市、绵阳市、九寨沟、峨眉山等地。

干燥花粉收敛、凉血止血、活血散瘀、通淋，用于咳血、尿血、便血、吐血、衄血、咯血、崩漏下血、内脏出血、外伤出血、肝胃气痛、经闭、痛经、脘腹刺痛、跌打肿痛、血淋湿痛、瘀滞诸痛。

宽叶香蒲

蒲黄。

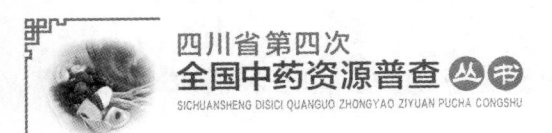

为香蒲科植物 *Typha latifolia* L. 的干燥花粉。

生于沟边、湿地。分布于洪雅、峨眉山。

止血、凉血、活血散瘀、通淋，用于咳血、吐血、衄血、咯血、崩漏下血、外伤出血、经闭、痛经、脘腹刺痛、跌打肿痛、血淋湿痛。

小香蒲

为香蒲科植物 *Typha minima* Funk-Hoppe 的花粉、全草。

生于河滩、沟渠、湖边、沼泽。分布于越西、木里。

功效同水烛。

东方蒲黄

水蜡烛、蒲黄。

为香蒲科植物 *Typha orientalis* Presl 的花粉、根。

生于海拔 1 200 m 以下的沼泽、溪边等潮湿处。分布于达州市、巴中市、兴文、合江、纳溪、珙县、高县、屏山、古蔺、泸定、九寨沟、都江堰。

干燥花粉凉血、止血、活血、散瘀，生用治经闭腹痛、产后瘀阻作痛、跌扑血闷、疮疖肿毒。炒黑止吐血、衄血、崩漏、泻血、尿血、血痢滞下；外用于重舌、口疮、聤耳流脓、耳中出血、阴下湿痒。根行血止痛、消水肿、水积、止痛，用于白带、月经不调、牙痛。

莎草科 Cyperaceae

丝叶球柱草

见面子草（屏山）。

为莎草科植物 *Bulbostylis densa*（Wall.）Hand. et Mazz. 的全草。

生于海拔 3 700 m 以下的河边、荒坡、路旁、松林下。分布于屏山、长宁、珙县、合江、筠连、叙永、泸定、道孚、雅江。

全草发表、散寒，治风寒咳嗽（叙永）、疝气（屏山）。

高杆苔草

为莎草科植物 *Carex alta* Boott 的根。

生于海拔 2 000 m 以下的水边、山坡湿地。分布于汶川。

祛风除湿。

浆果苔草

山稗子、山高粱。

为莎草科植物 *Carex baccans* Nees 的全草、果实。

生于海拔 2 200～2 700 m 的路旁、河边、潮湿灌木丛下。分布于洪雅、峨眉山、泸定、乡城、康定、冕宁、宁南、德昌、普格。

补中益气、活血调经、凉血止血，用于月经不调、消化道出血。果实透表、止咳、补中利水、止血、调经。

亚大苔草

为莎草科植物 *Carex brownie* Tuck. 的根。

生于林下、山坡、路旁、灌木丛中。分布于威远。

理气止痛、祛风除湿，用于小儿夜啼、风湿骨痛。

栗褐苔草

为莎草科植物 *Carex brunnea* Thunb. 的全草。

生于林下、灌木丛、山坡阴湿处。分布于天全、昭化、内江。
收敛、止痒。

中华苔草

为莎草科植物 *Carex chinensis* Retz. 的全草。
生于林下。分布于平武、都江堰、理县、天全、峨边。
理气止痛。

皱苞苔草

为莎草科植物 *Carex chungii* C. P. Wang 的全草。
生于山坡、草地、林下。分布于四川省。
凉血、止血、解表透疹，用于痢疾、麻疹不透、消化不良。

十字苔草

为莎草科植物 *Carex cruciata* Wahlenb. 的全草。
生于山坡草地、林下、灌木丛、水边。分布于邛崃、泸县、峨边。
凉血、止血、解表透疹，用于痢疾、麻疹不透、消化不良。

长芒苔草

为莎草科植物 *Carex davidii* Franch. 的全草。
生于山地、路旁。分布于泸定、峨眉。
用于风湿筋骨疼痛、半身不遂。

芒尖苔草

为莎草科植物 *Carex doniana* Spreng. 的全草。
生于海拔 1 600~2 300 m 的山坡草丛中。分布于茂县、汶川、理县、九寨沟、金川、什邡、邛崃、崇州、峨边。
收敛、止痒，用于湿疹、黄水疮。

亮绿苔草

为莎草科植物 *Carex finitima* Boott 的全草。
生于海拔 1 900~3 400 m 的杂木林下。分布于泸定、康定。
行气、止痢、活血祛瘀。

穹窿苔草

为莎草科植物 *Carex gibba* Wahlenb. 的全草。
生于山坡草地、路边。分布于茂县、宝兴、石棉、峨边。
用于风湿关节痛。

尖叶苔草

点叶苔草。
为莎草科植物 *Carex hancockiana* Maxim. 的全草。
生于海拔 3 200~3 800 m 的山坡、草地、灌木丛中。分布于什邡、炉霍、乡城。
凉血、止血、解表透疹，用于痢疾、麻疹不透、消化不良。

日本苔草

野毛稗（叙永）。
为莎草科植物 *Carex japonica* Thunb. 的全草。
生于山坡、草地、灌木丛中。分布于叙永、屏山。

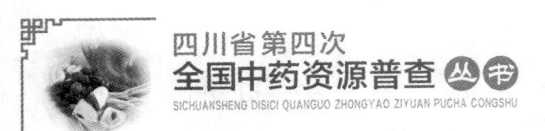

全草消食化积（叙永）。用根50g煮甜酒吃能堕胎，但副作用大（屏山）。

砂钻苔草

师实、砂贡子。

为莎草科植物 *Carex kobomugi* Ohwi 的果实。

生于山坡、草地。分布于石渠、新龙、稻城。

补虚、涩肠、止呕逆、久食健人，用于虚赢乏损。

披针叶苔草

为莎草科植物 *Carex lanceolata* Boott 的全草。

生于荒坡、灌木丛中。分布于洪雅。

凉血止血，用于湿疹、黄水疮、小儿羊须疮。

膨囊苔草

为莎草科植物 *Carex lehmanii* Drejer 的全草。

生于海拔 2 900 ~ 4 100 m 的山坡、草地、灌木丛中。分布于什邡、泸定、白玉、康定、丹巴、雅江、理塘、巴塘、稻城、乡城、炉霍、甘孜、德格、色达。

凉血、止血、解表透疹，用于痢疾、麻疹不透、消化不良。

青绿苔草

为莎草科植物 *Carex leucochlora* Bunge 的全草。

生于山坡、山谷路边。分布于红原、昭化、马边。

用于肺热咳嗽、咳血、哮喘、顿咳。

舌叶苔草

为莎草科植物 *Carex lingulata* Nees 的全草。

生于海拔 1 800 ~ 2 000 m 的林下、山坡灌木丛中。分布于崇州、什邡、泸定。

凉血、止血、解表透疹，用于痢疾、麻疹不透、消化不良。

密叶苔草

为莎草科植物 *Carex maubertiana* Boott 的全草。

生于林下、水边。分布于平武、天全。

清热、利尿，用于淋证、烧烫伤。

宝兴苔草

为莎草科植物 *Carex moupinensis* Franch. 的全草。

生于海拔 2 100 ~ 3 000 m 的山坡、草地、灌木丛中。分布于邛崃、康定、泸定、巴塘、峨边、宝兴。

凉血、止血、解表透疹，用于痢疾、麻疹不透、消化不良。

云雾苔草

为莎草科植物 *Carex nubigena* D. Don 的全草。

生于海拔 2 000 ~ 3 700 m 的林下、河边、潮湿草地。分布于泸定、九龙、雅江、乡城、康定、丹巴、石渠。

用于痛经、经闭。

镜子苔草

红苞苔、三棱草（洪雅）。

为莎草科植物 *Carex phacota* Spr. 的全草。

生于路旁、水旁、荒地。分布于洪雅、宝兴。

解表、催生、解表，用于难产、小儿瘰疬。

白颖苔草

为莎草科植物 *Carex rigescens*（Franch.）V. Krecz. 的种子。

生于山坡、路旁、荒地。分布于四川省。

用于小儿秃疮、黄水疮。

大理苔草

为莎草科植物 *Carex rubro-brunnea* C. B. Clarke var. *taliensis*（Franch.）Kukenth. 的全草。

生于疏林、水边、路边。分布于四川省。

清热利湿、消疮止痒。

花葶苔草

为莎草科植物 *Carex scaposa* C. B. Clarke 的全草。

生于山坡草地、灌木丛中。分布于崇州、邛崃。

凉血、止血、解表透疹，用于痢疾、麻疹不透、消化不良。

三穗苔草

为莎草科植物 *Carex tristachya* Thunb. 的全草。

生于山坡、草地。分布于邛崃。

凉血、止血、解表透疹，用于痢疾、麻疹不透、消化不良。

风车草

为莎草科植物 *Cyperus alternifolius* L. subsp. *flabelliformis*（Rottb.）Kukenth. 的茎叶。

栽培于河边、湖边、沼泽。分布于全川。

行气活血、退黄解毒，用于瘀血作痛、蛇虫咬伤。

扁穗莎草

为莎草科植物 *Cyperus compressus* L. 的全草。

生于旷野荒地。分布于什邡。

养心、调经行气，用于跌打损伤。

长尖莎草

为莎草科植物 *Cyperus cuspidatus* Kunth 的全草。

生于旷野荒地。分布于邛崃。

养心、调经行气，用于跌打损伤。

异型莎草

王母钗（洪雅）。

为莎草科植物 *Cyperus difformis* L. 的全草。

生于海拔 2 000 m 以下的荒坡、草地、稻田。分布于洪雅、长宁、泸定、宁南。

全草行气止痛、活血通经、通淋、利小便，用于热淋、小便不通、跌打损伤、吐衄。

畦畔莎草

为莎草科植物 *Cyperus haspan* L. 的全草。

生于山坡草地、田边、水田、池塘。分布于四川省。

用于婴儿破伤风。

碎米莎草

三棱草（洪雅）。

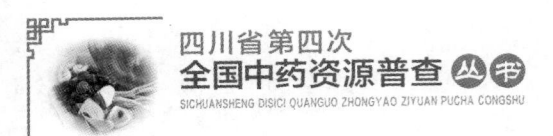

为莎草科植物 *Cyperus iria* L. 的根、全草。

生于海拔 3 300 m 以下的湿润肥沃的水边、沙地。分布于眉山市、绵阳市、宜宾、高县、泸县、南溪、长宁、隆昌、达州市、巴中市、峨眉山、泸定、康定。

根行气、破血、消积止痛，用于慢性子宫炎、经闭、产后腹痛、消化不良。全草活血调经、止痛、除风湿、利尿，用于月经不调、痛经、经闭、风湿筋骨疼痛、跌打损伤（眉山、达州）。

短叶茳芏

蒲草、席草（青川）、咸水草（洪雅）。

为莎草科植物 *Cyperus malaccensis* Lam. var. *brevifolius* Bocklr. 的根及根状茎、花。

生于河边、沟边、近水处或栽培。分布于青川、绵阳市、洪雅、峨眉山。

根与根茎清热利尿、凉血、止血、顺气调经、解痉，用于肝气郁结、月经不调、吐血、尿血、风火牙痛、小便不利、经闭、急惊风。花清热解毒，用于疮痈肿毒、睾丸炎。

旋颖莎草

护心草、旋鳞莎草。

为莎草科植物 *Cyperus michelianus*（L.）Link 的全草。

生于潮湿空旷处或水边。分布于全川，南充市、眉山市。

全草养血、行气止痛、调经，用于痛经、月经不调。

具芒碎米莎草

为莎草科植物 *Cyperus microiria* Steud. 的全草。

生于旷野荒地、河边、草原湿地。分布于古蔺、乡城、通江。

利湿通淋、行气活血。

三轮草

为莎草科植物 *Cyperus orthostachyus* Franch. et Sav. 的根、全草。

生于水边。分布于四川省。

根用于妇科病。全草祛风止痛、清热泻火，用于感冒、咳嗽、疟疾。

毛轴莎草

为莎草科植物 *Cyperus pilosus* Vahl 的全草、花序。

生于田边、水边、草地潮湿处。分布于金阳。

全草用于浮肿、跌打损伤。花序用于水肿。

香附子

为莎草科植物 *Cyperus rotundus* L. 的块茎、茎叶。

生于海拔 2 100 m 以下的向阳干燥的路旁、荒地。分布于全川，屏山、长宁、珙县、合江、筠连、叙永、江安、宜宾、隆昌、高县、兴文、泸县、甘洛、青川、南充市、绵阳市、九寨沟、汶川、茂县、金川、小金、眉山市、达州市、巴中市、峨眉山、泸定、雷波、金阳、峨边。

块根理气、疏肝解郁、止血、活血调经、止痛、健胃，用于肝郁气滞、肝胃不和、气郁不舒、胸腹胁肋胀痛、痰饮痞满、胸闷、呕吐吞酸、腹痛、肝痛、胃气痛、月经不调、崩漏带下、痛经。茎叶行气、开郁、祛风，用于胸闷不舒、皮肤风痒、痈肿。

荸荠

慈姑。

为莎草科植物 *Eleocharis dulcis*（Burm. f）Trin. ex Henschel/ *E tuberosa*（Roxb.）Rexs 的块茎、全草。

栽培于水田、池塘中，分布于全川。

块茎清热、化痰、化积、凉血解毒、生津止渴、止咳、消饮、降血压，用于温病消渴、黄疸、热淋、痞积、目赤红肿、咽喉肿痛、螯疣、热病伤津烦渴、高血压。又开胃解毒、消宿食、建肠胃、清热、明目退翳、化痰。地上部分称为通天草，清热化湿、利小便、通淋，用于呃逆、小便不利、烧伤、烫伤。

少花荸荠

为莎草科植物 *Eleocharis pauciflora* Link 的全草。

生于水田、池塘中，分布于洪雅。

清热解毒、活血调经，用于风湿痹痛、跌打损伤、月经不调。

透明鳞荸荠

为莎草科植物 *Eleocharis pellucida* Presl 的全草。

生于池塘、水田及沼泽地。分布于邛崃。

清热化痰、消积，用于目赤、夜盲症、小儿疳积、头痛、疮疖。

龙须草

龙师草。

为莎草科植物 *Eleocharis tetraqueter* Nees 的全草。

生于海拔 2 000～2 800 m 的草丛中。分布于金川、马尔康、小金。

清热止渴、利尿。

牛毛毡

牦毛毡（洪雅）。

为莎草科植物 *Eleocharis yokoscensis*（Fret. Sac）Tang et Wang 的全草。

生于水田、池塘、沟边。分布于洪雅、达州市、巴中市、峨眉山。

发表散寒、祛痰平喘、除烦、消胀，用于风寒感冒、咳嗽、痰多气喘、胸腹烦闷、扭伤、食积胀满。

丛毛羊胡子草

马尾草（南溪）、岩梭（绵阳）、牦毛毡（洪雅）。

为莎草科植物 *Eriophorum comosum* Nees 的全草、花。

生于海拔 3 000 m 以下的湿润石缝中、田边、荒地。分布于绵阳市、南溪、屏山、高县、洪雅、开江、达州、渠县、宣汉、平昌、巴中、泸定、凉山州、马边。

全草清热解毒、祛风除湿、止咳、止血、舒筋活络，用于风湿骨痛、痈肿疮毒、跌打损伤、肝炎、肠炎。花止咳平喘，用于喘咳、感冒、咳嗽。

夏飘拂草

牛毛毡（泸县）。

为莎草科植物 *Fimbristylis aestivalis*（Retz.）Vahl 的全草。

生于海拔 1 800～2 000 m 的荒地、稻田、路边、荒地。分布于眉山市、珙县、泸县、长宁、兴文、泸定。

全草清热解毒、祛风除湿，用于痈肿疮毒、风湿骨痛。止牙痛（长宁）

复序飘拂草

多序飘拂草。

为莎草科植物 *Fimbristylis bisumbellata*（Forssk.）Bubani 的全草。

生于山坡湿地、河边、路旁、溪边、沙地、沼泽。分布于宁南、金阳。

祛痰定喘、止血消肿。

扁鞘飘拂草

虱子草（南溪）。

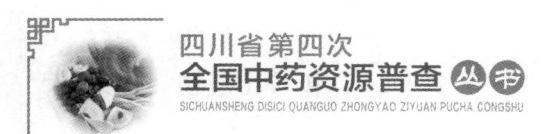

为莎草科植物 *Fimbristylis complanata*（Retz.）Link 的全草。

生于海拔 500～3 000 m 的草地、溪边、山谷阴湿处。分布于南溪。

全草清热解毒，用于流感、咳嗽（南溪）。

两歧飘拂草

为莎草科植物 *Fimbristylis dichotoma*（L.）Vahl 的全草。

生于海拔 2 000 m 以下的空旷草地、田野、稻田。分布于长宁、泸定、天全、名山、汉源、峨边。

全草清热、利小便，用于小便不利、瘰疬、小儿胎毒。

水虱草

豆腐脑（筠连）、鹅草（洪雅）。

为莎草科植物 *Fimbristylis miliacea*（L.）Vahl 的全草。

生于海拔 2 500 m 以下的溪边草地、沼泽、水田、荒坡草地。分布于洪雅、南溪、珙县、筠连、高县、康定、得荣、大竹、宣汉、平昌、巴中、通江、南江、宁南、天全、汉源、荥经。

清热利尿、解毒消肿、祛痰、平喘、活血，用于暑热少尿、支气管炎、尿赤、胃肠炎、小腿劳伤肿痛、劳伤咳嗽、跌打损伤、小便不利。全草祛风解痉，治小儿惊风（宜宾）。

结状飘拂草

为莎草科植物 *Fimbristylis rigidula* Nees 的根。

生于海拔 2 850 m 以下的山坡、路旁、林下、草地。分布于巴中、石棉。

滋阴润燥、补虚益损，用于肺痨、盗汗、久咳、虚弱头昏。

水莎草

为莎草科植物 *Juncellus serotinus*（Rottb.）C. B. Clarke 的全草。

生于浅水、水边沙地、潮湿地。分布于南溪。

全草清热，用于感冒发烧（南溪）。

水蜈蚣

散寒草、水香附子、单铜锤（青川）、九节龙（射洪）、库鞠恣托（藏名）。

为莎草科植物 *Kyllinga brevifolia* Rottb. 的全草或根。

生于海拔 2 900 m 以下的潮湿地、沟边。分布于全川，包括泸定、稻城、乡城、德格、南充市、绵阳市、九寨沟、汶川、金川、眉山市、达州市、巴中市、中江、峨眉山、凉山州、峨边、马边。

全草疏风解表、发散、清热解毒、利湿、止咳化痰、祛瘀消肿、止痛，用于感冒无汗、风寒、寒热头痛、身痛、风湿筋骨疼痛、咳嗽、百日咳、疟疾腹痛、黄疸、痢疾、疮疡肿毒、跌打损伤、荨麻疹、皮肤瘙痒。外用于毒蛇咬伤。

光鳞水蜈蚣

为莎草科植物 *Kyllinga brevifolia* Rottb. var. *leiolepis*（Franch. et Sav.）Hara 的全草。

生于田边、水边、溪边、路旁。分布于崇州、邛崃。

全草疏风解表、发散、清热解毒、利湿、止咳化痰、祛瘀消肿、止痛。

单穗水蜈蚣

为莎草科植物 *Kyllinga nemoralis*（J. R. Forster & G. Forster）Dandy ex Hutch. & Dalziel/*K. cororata*（L.）Druce 的全草。

生于山坡林下、沟边、田边、旷地。分布于屏山、珙县、合江、兴文、南溪、叙永、江安、长宁、筠连、宜宾、隆昌、高县、泸县、乡城、金阳。

全草疏风清热、止咳、截疟、散瘀、消肿，用于感冒咳嗽、百日咳、咽喉肿痛、痢疾疟疾、跌打损伤、皮肤疮肿。

密穗砖子苗

大香附子、大三棱草（洪雅）。

为莎草科植物 *Mariscus compactus*（Retz.）Druce 的全草。

生于田边、沼泽地。分布于四川省。

止咳化痰、宣肺解表，用于风寒感冒、咳嗽痰多。

三棱草

为莎草科植物 *Mariscus cyperoides* Urb 的全草。

生于田边、沼泽地。分布于宁南、冕宁、木里。

祛风除湿、调经镇痛、止痒。

砖子苗

大香附子、三棱草、大三棱草（洪雅）。

为莎草科植物 *Mariscus sumatrensis*（Retz.）T. Koyama/*M. umbellatus*（Lour.）Makino 的全草、根。

生于向阳山坡、林缘、路旁草丛、溪边、松林下。分布于米易、洪雅、合江、长宁、南溪、筠连、叙永、什邡、彭州、邛崃、泸定、丹巴、九龙、稻城、康定、开江、达州、大竹、邻水、渠县、宣汉、平昌、峨眉山、峨边。

根祛风止痒、化痰、解郁、调经止痛、行气解表、除湿，用于感冒、子宫内膜炎、皮肤瘙痒、月经不调、血崩、产后腹痛、跌打损伤、风湿关节炎。全草祛风止痒、解郁调经，用于皮肤瘙痒、月经不调、血崩。

展穗砖子苗

为莎草科植物 *Mariscus sumatrensis*（Retz.）T. Koyama var. *evolutior*（C. B. Clarke）C. Y. Wu 的全草或根状茎。

生于向阳山坡、林缘、路旁草丛、溪边、松林下。分布于四川省。

根状茎调经止痛、行气解表，用于感冒、月经不调、慢性子宫内膜炎、产后腹痛、跌打损伤、风湿关节痛。全草祛风止痒、调经解郁，用于皮肤瘙痒、月经不调、血崩。

球穗扁莎草

为莎草科植物 *Pycreus globosus*（All.）Reichb 的全草。

生于海拔 3 100 m 以下的田边、沟边、草甸、湿沙地。分布于邛崃、稻城。

破血行气、止痛，用于小便不利、跌打损伤、吐血、风寒感冒、咳嗽、百日咳。

红鳞扁莎草

为莎草科植物 *Pycreus sanguinolentus*（Vahl）Nees 的全草、根。

生于海拔 3 300～3 600 m 以下的向阳山谷、田边、河边、浅水边。分布于甘孜。

根用于肝炎。全草清热解毒、除湿退黄。

细鳞扁莎

为莎草科植物 *Pycreus uinolentus* Nees 的块茎。

生于沼泽。分布于洪雅。

破血、行气止痛，用于月经不调、闭经、跌打损伤。

刺子莞

成妖精、锣锤草、三角草（合江）、大香附（长宁）。

为莎草科植物 *Rhynchospora rubra*（Lour.）Makino 的全草。

生于海拔 1 500 m 以下的山坡草地、沼泽地。分布于合江、兴文、长宁、泸县、宜宾、南溪。

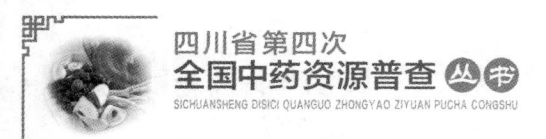

全草祛风热、治腰疼（合江）。

萤蔺

野马蹄草（达州）。

为莎草科植物 *Schoenoplectus juncoides*（Roxb.）Palla/*Scirpus juncoides* Roxb. 的全草。

生于山谷、水边湿地、浅水滩。分布于洪雅、大竹、平昌。

清热解毒、凉血、利尿、开胃消积，用于肺痨咳嗽、风火牙疼、白带、目赤肿痛、尿路感染、腹胀、食积。

水毛花

水菖蒲、席草、蒲草、丝毛草、三角草（阿坝州）。

为莎草科植物 *Schoenoplectus mucronatus*（L.）Palla /*Scirpus triangulatus* Roxb. 的根。

生于海拔 2 800 m 以下的潮湿的灌木丛、沟边、沼泽。分布于雷波、宁南、叙永、兴文、筠连、南充市、茂县、汶川、理县、黑水、眉山市、宣汉、峨眉山。

全草清热解毒、行气、润肺止咳、利尿通淋、凉血止血、镇痛，用于红崩、吐血、风火牙疼、白带、牙龈肿痛、外感恶寒、发热、肺痨咳嗽、泌尿系统感染。

水葱

冲天草、翠管草（阿坝州）。

为莎草科植物 *Schoenoplectus tabernaemontani*（C. C. Gmelin）Palla / *Scirpus validus* Vahl 的全草。

生于海拔 2 000 ~ 3 000 m 的池沼、水塘、溪边。分布于九寨沟、松潘、黑水、茂县、大竹、通江、宝兴。

利水渗湿、除湿利尿，用于水肿胀满、小便不利。

藨草

为莎草科植物 *Schoenoplectus triqueter*（L.）Palla /*Scirpus triqueter* L. 的根。

生于溪边、河岸。分布于洪雅、崇州。

和胃理气，用于食积气滞、呃逆饱胀、经前腹痛、风湿关节痛，又清热解毒，用于热淋、白带。

庐山藨草

为莎草科植物 *Scirpus asiaticus* Beehe 的根、种子。

生于溪边、路旁、草丛、山脚旷地等潮湿处。分布于昭觉、越西、美姑。

活血化瘀、清热利尿、止血。

扁杆藨草

水莎草、三棱草（阿坝州）。

为莎草科植物 *Scirpus planiculmis* Fr. ex Schmidt 的块茎。

生于海拔 1 000 ~ 1 500 m 的山谷、水边湿地、浅水滩。分布于九寨沟、小金、金川、盐源。

止咳、祛痰、通经、行气、消积、止痛，用于慢性气管炎、癥瘕积聚、产后瘀阻腹痛、消化不良、经闭、瘀血、胸腹胁疼痛。

百球藨草

马草、拌桶草（叙永）。

为莎草科植物 *Scirpus rosthornii* Diels 的全草。

生于海拔 600 ~ 2 400 m 的林下、山坡、路旁、溪边、潮湿处。分布于眉山市、叙永、崇州、邛崃、什邡、盐源、马边。

清热解毒、凉血、利尿，用于肺痨咳嗽、风火牙疼、白带，祛风除湿、治胃病（叙永）。

细杆藨草

为莎草科植物 *Scirpus setaceus* L. 的根。

生于海拔 2 000 ~ 3 800 m 的山坡、草地、岩石上。分布于道孚、稻城。

清肝明目。

类头状花序藨草

为莎草科植物 *Scirpus subscapitatus* Thw. 的全草、根。

生于海拔 700 ~ 2 300 m 的林缘、溪边石缝、山坡、路旁、灌木丛中。分布于四川省东部。

利尿通淋、清热安神，用于淋证、消渴、失眠、目赤肿痛。

猪毛草

水灯心（南溪）。

为莎草科植物 *Scirpus wallichii* Nees 的全草。

生于水边潮湿处。分布于南溪、兴文、高县。

全草清热利尿（南溪）。

毛果珍珠茅

为莎草科植物 *Scleia laevis* Retz. 的全草、根。

生于山坡、草地、林下、灌木丛潮湿处。分布于四川省。

全草清热、祛风湿、通经络。根消肿解毒，用于痢疾、咳嗽、消化不良、毒蛇咬伤。

高杆珍珠茅

为莎草科植物 *Scleia elata* Thw. 的全草。

生于海拔 2 000 m 以下的山坡、草地。分布于达州、大竹、渠县、宣汉、平昌、万源、峨边。

祛风湿、通经络，用于风湿筋骨痛、瘫痪、跌打损伤。

芭蕉科 Musaceae

芭蕉

为芭蕉科植物 *Musa basjoo* Sieb. et Zucc. 的花、根茎、叶。

栽培于温暖湿润的地区。分布于全川，泸州、宜宾、乐山、攀枝花、隆昌、凉山州、南充市、眉山市、开江、达州、平昌、南江、峨眉山、泸定、九龙、金阳、雷波、普格等地。

根茎清热解毒、消肿止痛、补心、凉血、平肝定喘、止咳、强心利尿、安胎，用于天行热病、头晕目眩、感冒头痛、哮喘、烦闷、消渴、黄疸、水肿、脚气、血淋、血崩、痈肿、疔疮、丹毒、梦遗滑精、中耳炎、高血压、心胃气痛、腹胀胸闷、吐泻、内伤咳嗽、胎动不安、外伤、烫火伤。叶清热、利尿、解毒，用于热病、中暑、脚气、痈肿热毒、烫伤、预防瘟疫。花化痰软坚、平肝、和瘀、通经，治胸膈饱胀、脘腹痞疼、吞酸反胃、呕吐痰涎、头目昏眩、心痛怔忡、妇女经行不畅、胃痛、心累、心跳。清热凉血、解毒散瘀（雷波、金阳、普格）。

香蕉

为芭蕉科植物 *Musa paradisiacal* L. var. *sapientum* O. Kuntze 的果实。

栽培。分布于热带地区，乐山、攀枝花、凉山州等地。

清热、润肺、解毒。

地涌金莲

金莲焦。

为芭蕉科植物 *Musella lasicarpa* （Fr.） C. Y. Wu ex H. W. Li 的根茎。

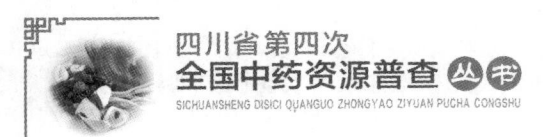

栽培。分布于热带地区，乐山、眉山市、成都、攀枝花、峨眉山。

清热解毒、通淋降压、祛风，用于高血压、肺痈、痈肿疮毒、小便短赤、黄疸。

姜科 Zingiberaceae

箭杆风

华山姜（宜宾、峨眉、雷波）、土良姜、水良姜（南充）、箭杆风（达州）。

为姜科植物 *Alpinia chinensis*（Retz.）Rosc. 的根茎。

生于海波 1 000～2 500 m 的灌木丛、沟边、山谷。分布于宜宾、高县、筠连、乐山、自贡、南充市、开江、达州、大竹、宣汉、平昌、巴中、南江、雷波。

根茎温胃散寒、消食止痛、暖胃、疏风活络、理气定喘，用于胃气痛、胃痛胀闷、噎膈、呕逆、腹痛、泄泻，风湿关节冷痛、骨折、咳喘。

红豆蔻

大高良姜。

为姜科植物 *Alpinia galanga* Willd. 的果实。

生于海波 1 300 m 以下的山坡、草丛、林下、潮湿处。分布于邛崃、米易。

燥湿散寒、醒脾消食。

山姜

土砂仁、箭杆风（绵阳）、九节莲（峨眉）。

为姜科植物 *Alpinia japonica*（Thunb.）Miq. 的种子、全株、根茎。

生于阴湿肥沃的灌木丛、沟边。分布于屏山、古蔺、长宁、纳溪、叙永、泸县、筠连、南溪、合江、江安、兴文、珙县、乐山、绵阳市、眉山市、峨眉山、马边。

全株温中散寒、祛风除湿、平喘、止痛，用于脘腹冷痛、风湿痹痛。根及果行气止痛、祛风除湿、祛瘀、解毒，用于风湿骨痛、胃痛、跌打损伤、牙痛、痛经、痈疽肿毒、劳伤吐血、月经不调、无名肿毒。

草豆蔻

草蔻。

为姜科植物 *Alpinia katsumadai* Hayta 的种子。

栽培。分布于南溪、攀枝花。

燥湿健脾、温胃止呕。

高良姜

为姜科植物 *Alpinia officinarum* Hance 的根茎。

栽培。分布于乐山、眉山市。

温胃散寒、消食、行气、止痛、祛风除湿，用于脘腹冷痛、风湿痹痛、月经不调。

益智

为姜科植物 *Alpinia oxyphylla* Miq. 的果实。

引种栽培。分布于南溪、泸州。

温脾止泻、摄唾、暖肾固精、缩尿。

四川山姜

箭杆风。

为姜科植物 *Alpinia sichuananensis* Z. Y. Zhu 的全株。

生于阴湿肥沃的灌木丛、沟边、山坡林下。分布于峨眉山龙门洞等地。

祛风除湿、散寒解表、健脾消积，用于外感头痛、周身疼痛、食积不化、脾胃虚弱。

箭杆风

山姜（洪雅）。

为姜科植物 *Alpinia stachyoides* Hance 的根茎。

生于阴湿肥沃的灌木丛、沟边。分布于洪雅、峨眉山。

温中散寒、止痛、平喘、祛风除湿，用于脘腹冷痛、风湿痹痛、月经不调。

艳山姜

土砂仁。

为姜科植物 *Alpinia zerumbet*（Pers.）Burtt. et Smith／*A. speciosa*（Wendl.）K. Schum 的果实。

生于屋边、灌木丛下、沟边。分布于乐山、自贡、筠连、江安、长宁、合江、泸县、宜宾、兴文、眉山市、邻水、峨眉山、金阳、雷波、布拖、屏山。

果实温中散寒、祛风止痛、芳香化湿、开胃、温脾止泻、理气安胎，用于湿浊中阻、脾胃虚寒、心腹痛、胸腹胀满、消化不良、呕吐泄泻、妊娠恶阻、胎动不安。种子燥湿祛寒、除痰截疟、健脾暖胃，用于心腹冷痛、胸腹胀满、痰湿积滞、消化不良、呕吐腹泻。

草果

为姜科植物 *Amomum tsao* Crevost et Lemarie 的果实。

栽培。分布于米易。

燥湿散寒、祛痰截疟、消食化积，

用于脘腹冷痛、反胃呕吐、疟疾、痰饮、泻痢、食积。

阳春砂

砂仁。

为姜科植物 *Amomum villosum* Lour. 的果实。

栽培。分布于金阳、米易、布拖、南溪、泸县。

果健胃止呕、行气消食、安胎、止痛，用于食欲不振、腹胀腹痛、胎动不安、妊娠呕吐等。

行气宽中、健胃消食（凉山州）。

大苞姜

为姜科植物 *Caulokaempferia yunnanensis*（Gagnep.）R. M. Smith 的根状茎。

生于海拔 1 500 ~ 2 800 m 的山地密林中。分布于盐边、木里。

止血、消肿，用于跌打损伤、骨折、吐血、衄血、崩漏、外伤出血。

郁金

黄姜（兴文）。

为姜科植物 *Curcuma aromatica* Salisb. 的块根、根茎、块茎。

栽培。分布于乐山、兴文、崇州、南充市、眉山市、峨眉山、米易。

块茎作姜黄用，块根作郁金用，根茎作莪术用。

块茎行气化瘀、活血止痛、凉血、清心解郁、利胆退黄，用于气滞血瘀、胸满肋痛、胃痛、腹痛、血热瘀滞、乳房胀痛、热病神昏、癫痫发狂、黄疸尿赤、吐血、衄血、尿血、传染性肝炎、痰浊蒙闭清窍、神志不清。

黑心姜

绿心七（江安）。

为姜科植物 *Curcuma caesia* Roxb. 的块茎。

栽培。分布于江安。

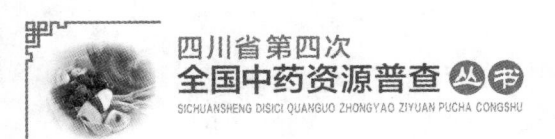
块茎祛风行气、活血止血，用于风湿痹痛、跌打损伤、产后瘀积腹痛、感冒、疮毒。

姜黄

黄丝郁金。

为姜科植物 *Curcuma longa* L. / *C. domestica* Valet. 的块茎。

生于海拔 1 000 m 以下的向阳深厚砂质土壤，有栽培。分布于沐川、犍为、屏山、崇州、双流、米易、筠连、兴文、南溪、宜宾、泸县、纳溪、合江、江安、遂宁、南充市、眉山市、峨眉山。主产于犍为、沐川、宜宾、达州、大竹、邻水、平昌、巴中、宁南。

块茎为姜黄，破血行气、除痃破瘀、通经止痛、解郁、凉血，用于心腹痞满胀痛、臂痛、风湿痹痛、黄疸水肿、痈疽肿毒、妇女血瘀经闭、产后瘀停腹痛、跌扑损伤、痈肿、血积腹痛、慢性肝炎、胆囊炎、月经不调、脐腹刺痛、癥瘕痞块。块根为郁金，行气解郁、凉血破瘀，用于胸腹胁肋诸痛、失心癫狂、热病神昏、吐血、衄血、尿血、血淋、妇女倒经、黄疸，又姜黄切碎煎鸡蛋汤服，治黄疸肝炎（纳溪、米易）。

注：郁金为川产道地药材，主产于双流县、崇州市。姜黄为川产道地药材，主产于犍为县。

川郁金

土文术、白丝郁金。

为姜科植物 *Curcuma sichuanensis* X. X. Chen 的块根。

生于向阳、肥沃的山坡土地。分布于崇州。

行气化瘀、清心解郁、利胆退黄，用于经闭痛经、胸腹胀痛、刺痛、热病神昏、癫痫发狂、黄疸尿赤。

莪术

芋儿七（江安）、文术（南充）、绿丝郁金。

为姜科植物 *Curcuma zedoaria*（Berg.）Rosc 的根茎、块根。

生于林边及屋边肥沃处，有栽培。分布于金阳、布拖、叙永、长宁、宜宾、屏山、泸县、合江、江安、兴文、新都、南充市、眉山市、峨眉山。主产于双流、崇州县。

根茎为莪术，活血祛瘀、破血消积、解郁、凉血、行气止痛，用于癥瘕积聚、痞块、胸痹心痛、心腹胀痛、积聚、食积不消、妇女血瘀经闭、跌打损伤作痛、呕吐。块根亦作郁金使用。

注：本品为川产道地药材，主产于双流县、崇州市。

苞谷姜

黄姜活（长宁）、野阳藿。

为姜科植物 *Globba bulbosa* Gagnep. 的根茎。

生于灌木丛、林下、草丛等阴湿处。分布于长宁、宜宾、高县、叙永、屏山、合江、珙县、邛崃、崇州、雷波、盐源、资中、峨眉山。

根茎开胃健脾、消肿止痛、发表散寒（叙永）。炖肉吃治小儿尿频（屏山）。外敷疮毒、消肿止痛、敛口生肌（高县）。

峨眉舞花姜

为姜科植物 *Globba omeiensis* Z. Y. Zhu 的全草。

生于海拔 800 m 左右的灌木丛、沟边等阴湿处。分布于峨眉、洪雅。

散寒止痛、行气开胃，用于胃寒作痛、食积。

舞花姜

为姜科植物 *Globba racemosa* Smith 的根状茎、果实。

生于海拔 1 400 m 以下的林下阴湿处。分布于峨眉山、都江堰。

用于急性水肿、崩漏、劳伤、咳嗽痰喘、腹胀。果实健胃。

姜花

良姜笋（宜宾）、水姜活、水良姜（合江）、土羌活、路边姜（绵阳）。

为姜科植物 *Hedychium coronarium* Koen. 的根茎。

生于丘陵、坝区，有栽培。分布于古蔺、长宁、宜宾、屏山、合江、新都、绵阳市、峨眉山、雷波、德昌。

根茎祛风除湿、散寒、止痛、解表发汗，用于感冒头痛、身痛、风湿筋骨疼痛及跌打损伤。

黄姜花

为姜科植物 *Hedychium flavum* Roxb. 的根茎、花油。

生于海拔 900～1 200 m 的灌木林下、沟边。分布于天全、普格、峨眉。

花油芳香健胃。根状茎用于咳嗽。

圆瓣姜花

为姜科植物 *Hedychium forrestii* Diels 的根茎。

生于海拔 2 100 m 以下的灌木林下、沟边。分布于都江堰、雷波。

用于血崩、月经不调。

峨眉姜花

为姜科植物 *Hedychium omeiense* Z. Y. Zhu 的根茎。

生于海拔 800 m 左右的灌木林下、沟边，有栽培。分布于峨眉、洪雅。

散寒、止痛、行气、开胃，用于胃寒作痛、食积。

盘珠姜花

野姜花（洪雅）。

为姜科植物 *Hedychium panzhuum* Z. Y. Zhu 的根茎。

栽培。分布于乐山、洪雅。

温中散寒、行气、止痛、止呕，用于风寒感冒、脘腹冷痛、呕吐。

长穗姜花

土良姜、草果药。

为姜科植物 *Hedychium spicatum* Ham ex Smith 的根茎、种子。

生于海拔 1 000～2 900 m 的林中。分布于攀枝花、达州、大竹、泸定、九龙、凉山州各县。

散瘀消肿、理气消食、温中散寒、止痛，用于胃寒痛、呕吐、消化不良、疝气、膝关节痛。

沙姜

山奈。

为姜科植物 *Kaempferia galanga* L. 的根茎。

栽培。分布于泸县、攀枝花。

根茎行气、温中、消食、止痛，用于心腹冷痛、停食不化、跌打损伤、牙痛。

藏象牙参

鸡爪参（布拖、普格）。

为姜科植物 *Roscoea tibetica* Bat. /*R. intermedia* Gagnep. 的根。

生于海拔 2 100～4 000 m 灌木丛、草甸、林下。分布于布拖、普格、九龙、雅江、巴塘、稻城、乡城、理塘。

补肾、活血、消肿（凉山州）。

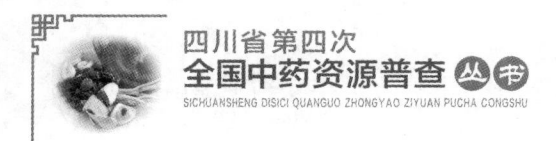
匙苞姜

地莲花（洪雅）。

为姜科植物 Zingiber cochleariforme D. Fang 的全株。

生于潮湿的林下。分布于乐山、洪雅。

温中散寒、止呕开胃、行气，用于老年痰多咳嗽、风寒感冒、脘腹冷痛、月经不调。

蘘荷

阳霍、洋霍、晕药、路边姜（纳溪）、累心花（峨眉）。

为姜科植物 Zingiber mioga（Thunb.）Rosc. 的根茎。

生于潮湿的山地、林下、沟边及低山竹林下。分布于全川，南充市、绵阳市、峨眉山、越西、峨边。

根茎活血镇痛、通经、镇咳祛痰、平喘、消肿解毒，用于妇女月经不调、老年咳嗽、疮肿、瘰疬、目赤、喉痛、支气管炎、牙痛、产后瘀血作痛、睾丸炎，又治头昏，泡酒服治肋间痛（宜宾），治喘咳、心跳、心累（峨眉）。根催产（古蔺），又补肾助阳、纳气固精、收敛，用于虚喘、咳嗽、阳痿、遗尿、虚寒白带、月经不调（峨眉）。解乌头中毒。

姜

干姜、生姜、白姜。

为姜科植物 Zingiber officinale Rosc. 的根茎。

栽培于海拔 1 600 m 以下的地区。分布于全川，泸定、九龙、汶川、普格、雷波、眉山市、达州市、巴中市。主产于犍为、沐川、屏山、宜宾、泸县、峨眉山较多。

根茎温中、回阳通脉、发表散寒、止呕、开胃、开痰，用于风寒感冒、胃寒呕吐、痰饮喘咳、胀满泄泻，用于风寒感冒、胃寒腹痛、恶心呕吐。解半夏、天南星、鱼蟹、鸟兽肉毒。姜皮行水消肿，治水肿胀满、小便不利。姜汁化痰止呕，用于中风痰迷、口噤不语。煨姜温中散寒，用于胃寒腹痛。发表散寒、祛风健胃（普格、雷波）。干姜温中、回阳、逐寒，用于胃腹冷痛、虚寒吐泻、手足厥冷、痰饮咳嗽。炮姜温经止痛，用于虚寒性吐血、便血、功能性子宫出血、痛经、消化不良。

藏医：辛、甘、温、效糙，化味甘、苦、凉，提升胃温、提引肺脓、壮阳、止泻、舒胸、止呕、开胃，治培根病、龙与培根合病、胃寒、食欲不振、肺病、呕吐。

注：本品为川产道地药材，主产于犍为县。

峨眉姜

地莲花、累心花。

为姜科植物 Zingiber omeiense Z. Y. Zhu 的全株。

生于潮湿的林下。分布于峨眉。

温中散寒、止呕开胃、止咳平喘、养心润肺，用于心累、心跳。

阳荷

为姜科植物 Zingiber striolatum Diels 的根茎。

生于海拔 3 000 m 的次生林下、溪边。分布于宁南、西昌、甘洛、喜德、木里、峨眉山、洪雅、雅安市、大邑。

根茎活血调经、镇咳祛痰、消肿解毒、消积健胃，用于便秘、糖尿病等，又用于泄泻、痢疾。

团聚姜

莲花姜。

为姜科植物 Zingiber tuanjuum Z. Y. Zhu 的根茎。

生于潮湿的林下。分布于峨眉山、洪雅。

活血调经、止咳祛痰、平喘、养心润肺，用于老年肺热咳嗽、月经不调、心累、心跳。

美人蕉科 Cannaceae

焦芋

为美人蕉科植物 *Canna edulis* Ker-Gawl. 的根、花。

栽培。分布于宜宾、乐山、泸州等地。

根清热利湿、凉血解毒、滋补。花止血。

美人蕉

白状元红（纳溪）、小芭蕉头、状元红。

为美人蕉科植物 *Canna indica* L. 的花与根状茎。

栽培于海拔 1 500 m 以下的地区。分布于全川，如康定、泸定、纳溪、叙永、长宁、隆昌、筠连、南溪、泸县、合江、江安、雷波、甘洛、宁南、邛崃、南充市、眉山市、达州市、巴中市、峨眉山。

根清热解毒、凉血、利湿、安神、补脾、固肾、降压、止血消肿，用于黄疸性肝炎、神经官能症、虚肿、高血压、红崩白带、急性肝炎、久痢、咯血、血崩、遗尿、遗精、白带、久痢、月经不调、疮毒、痈肿。花止血，用于刀伤及其他外伤出血。益气、健脾、补肾、解毒、利湿、止带（凉山州、峨眉山）。

和兰昙花

白状元。

为美人蕉科植物 *Canna patens* Rosc. 的根茎。

栽培。分布于乐山、眉山市、峨眉山。

清热解毒、凉血止血，用于黄疸型肝炎、久痢、白带。健脾益气、补肾、解毒、止带（峨眉）。

紫叶美人蕉

状元红（叙永）、红芭蕉（兴文、南溪、高县、屏山）、红玉簪花（达州）、姜藕（大竹）。

为美人蕉科植物 *Canna warszewiczii* A. Dietr. 的根茎、花。

栽培于海拔 1 500 m 以下的地区。分布于全川，泸定、康定、叙永、合江。

清热解毒、凉血止血，用于黄疸型肝炎、久痢、白带。健脾、消积益气、补虚弱、祛风除湿、活血散瘀，用于泻泄、虚肿、心跳、心累，用于跌打损伤（叙永）、急性黄疸型肝炎（兴文）。花治吐血、衄血（兴文、南溪、高县）。

兰科 Orchidaceae

四裂无柱兰

为兰科植物 *Amitostigma basifoliatum* (Finet) Schlecht. 的全草。

生于海拔 1 800 ~ 4 100 m 的高山草地、岩石上。分布于成都、茂县、黑水、松潘、理县、什邡、得荣、道孚、越西、布拖。

解毒、止血。

无柱兰

为兰科植物 *Amitostigma gracile* (Bl.) Schlecht. 的全草、块茎。

生于海拔 1 800 ~ 2 800 m 的山坡、林下、岩石上。分布于泸定、冕宁。

解毒、消肿、止血，用于跌打损伤、吐血、毒蛇咬伤、无名肿毒。

一花无柱兰

为兰科植物 *Amitostigma monanthum* (Finet) Schlecht. 的块茎。

生于海拔 2 300 ~ 4 000 m 的高山草地、山坡灌木丛中。分布于康定、泸定。

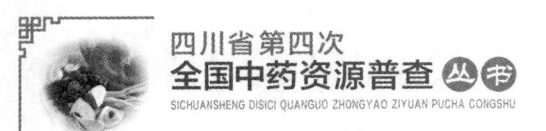
解毒、消肿、止血，外用于无名肿毒、跌打损伤、蛇虫咬伤。

峨眉金线兰

蛇皮兰、金线莲。

为兰科植物 *Anoectochilus emeiensis* K. Y. Lang 的全草。

生于海拔 900 ~ 1 500 m 的路旁、灌木丛中。分布于峨眉山。

清热解毒，用于蛇虫咬伤。

艳丽开唇兰

为兰科植物 *Anoectochilus moulmeinensis*（Parish et Reichb. f.）Seidenf. 的全草。

生于海拔 2 200 m 以下的山地阔叶林中、灌木丛中。分布于峨眉山。

清热解毒、凉血消肿。

花叶开唇兰

蛇皮兰。

为兰科植物 *Anoectochilus roxburghii*（Wall.）Lindl. 的全草。

生于蛇皮阔叶林下、灌木丛中。分布于峨眉山、洪雅。

清热解毒、散结、消肿、润肺止咳，用于咯血、咳嗽痰喘、小便涩痛、消渴、乳糜尿、小儿急惊风、对口疮、心脏病、痈肿疮毒、蛇虫咬伤。

筒瓣兰

小白及。

为兰科植物 *Anthogonium gracile* Wall. ex Lindl. 的根。

生于海拔 1 500 ~ 3 300 m 的山坡、路旁、林下、灌木丛、草地。分布于冕宁。

清热、止咳、补肝，用于肺热咳嗽、肝炎。

竹兰

为兰科植物 *Arundina chinensis* Blume 的全草。

生于林缘草丛中、河谷阴坡、林中空地。分布于德昌。

清热解毒、祛风除湿、消炎、利尿，用于风湿腰痛、胃痛、尿路感染、脚气肿、食物中毒。

禾叶竹叶兰

野兰花、石螃蟹（合江）。

为兰科植物 *Arundina graminifolia*（D. Don）Hochr. 的全草。

生于海拔 500 ~ 2 400 m 的林缘草丛中、河谷阴坡、林中空地。分布于江安、纳溪、合江、宜宾、富顺、叙永。

全草或根茎清热、解毒，祛风湿、消炎、利尿，用于风湿性腰腿痛、胃痛、尿路感染、脚气水肿、食物中毒，又治内伤、咳喘、跌打损伤（纳溪）。

小白及

为兰科植物 *Bletilla formosana*（Hayata）Schltr. /*B. yunnanensis* Schlecht. 的块茎。

生于海拔 500 ~ 3 400 m 的山坡、草丛、沟谷。分布于全川，金川、小金、马尔康、理县、汶川、泸州、洪雅、峨眉山、泸定、康定、丹巴、九龙、稻城、金阳、甘洛、喜德、布拖、德昌、西昌、冕宁、会东。

收敛止血、补肺、生肌止痛、消肿，用于肺结核咯血、吐血、衄血、外伤出血、疮疡肿毒、支气管扩张、皮肤皲裂。

黄花白及

为兰科植物 *Bletilla ochracea* Schlecht. 的块茎。

生于海拔 3 000 m 以下的山坡、草丛、沟谷、岩石上。分布于全川，包括泸州、屏山、洪雅、通江、渠县、宣汉、平昌、南江、泸定、康定、雷波、喜德、昭觉、美姑、布拖。

收敛止血、补肺、生肌止痛、消肿，用于肺结核咯血、吐血、衄血、外伤出血、疮疡肿毒、支气管扩张、皮肤皲裂。

白及

红花白及、白鸡儿、白鸡母（南充）、猫姜（通江）。

为兰科植物 *Bletilla striata* (Thunb.) Reichb. f. 的块茎。

生于海拔 3 200 m 以下的山坡、草丛、石灰石崖壁、杂木林中。分布于全川，凉山州、合江、屏山、叙永、江安、青川、邛崃、彭州、什邡、崇州、汶川、九龙、泸定、丹巴、康定、稻城、九寨沟、茂县、金川、南充市、绵阳市、眉山市、达州市、巴中市。

块茎补肺、敛肺止血、消肿、生肌敛疮，用于肺结核咳嗽咯血、咳血、衄血、金疮出血、痈疽肿毒、胃溃疡出血、溃疡疼痛、带状疱疹，外敷烫火伤、手足皲裂。

注：本品为川产道地药材，主产于我省丘陵地区，内江、剑阁。

石枣子

麦斛。

为兰科植物 *Bulbophyllum inconspicum* Maxim. 的全草。

生于阴湿处岩石或老树上。分布于绵阳、广元、荥经、叙永。

养阴退热、润肺化痰、祛风除湿、活血、活络、行气止痛，肺燥咳嗽、肺痨咯血、热病烦渴、骨蒸潮热、劳伤跌损。

广东石豆兰

为兰科植物 *Bulbophyllum kwangtungense* Schlecht. 的全草。

生于阴湿树干、岩石上。分布于乐山。

祛风、除湿、活络、行气止痛。

密花石豆兰

果上叶（洪雅）、石鸭子、一匹草（峨眉）。

为兰科植物 *Bulbophyllum odoratissimum* Lindl. 的全草。

生于海拔 800～2 300 m 的阴湿树干、岩石上。分布于内江、屏山、洪雅、峨眉山。

祛风除湿、润肺化痰、活络、行气止痛、活血祛瘀、健脾，用于肺结核、肺痈咳嗽、咽喉肿痛、疝气腹痛、咯血，治慢性支气管炎、咽炎、疝气痛、月经不调、骨折（屏山）。

石枣子

石豆兰。

为兰科植物 *Bulbophyllum radiatum* Lindl. 的全草。

生于灌木丛、阴湿处岩石上。分布于洪雅、石棉。

祛风除湿、活血止痛，用于风湿痹痛、跌打损伤、骨折。

泽泻虾脊兰

九子连环草（屏山）、肉连环（兴文）、棕兜莲、马鞭莲。

为兰科植物 *Calanthe alismaefolia* Lindl. 的全草、根茎。

生于海拔 700～2 100 m 的山坡林下、岩石上。分布于乐山、屏山、兴文、珙县、叙永、苍溪、广安、岳池、眉山市、峨眉山。

祛风除湿、清热解毒、散结消肿、活血止痛，用于瘰疬、淋巴结核、风湿痹痛、跌打损伤、骨折。

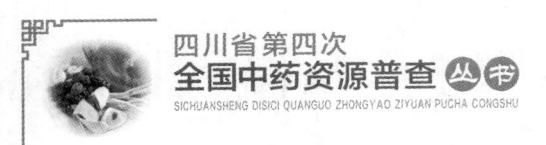

剑叶虾脊兰

线叶九子连环草（合江）、野兰花（长宁）、马牙七。

为兰科植物 *Calanthe davidii* Franch. 的全草、根。

生于海拔 1 400～3 300 m 的山地林下阴湿处。分布于合江、长宁、屏山、康定、洪雅、南江、峨眉山、泸定、丹巴、九龙、雷波、木里、喜德。

清热解毒、散瘀止痛、活血化瘀、消肿散结，用于胃溃疡、胃热、急性胃扩张、慢性肝炎、腰痛、腹痛、颈淋巴结核、慢性咽炎、慢性肝炎、腹痛、牙痛、砂淋、闭经、关节痛、蛇咬伤、跌打损伤等症。祛风除湿、活血通络，用于风湿痹痛、乳痈、喉痹、瘰疬、多发性脓肿（洪雅）。

少花虾脊兰

肉连环、九子连环草（合江）。

为兰科植物 *Calanthe delavayi* Finet 的全草。

生于海拔 1 800～3 400 m 的沟边潮湿处、山地林下。分布于泸定、康定、峨边、马边。

活血化瘀、消肿散结，用于痈肿疮毒。

密花虾脊兰

肉连环、九子连环草（合江）。

为兰科植物 *Calanthe densiflora* Lindl. 的全草与根。

生于海拔 1 700～3 000 m 的山地林下。分布于合江。

活血化瘀、消肿散结，用于痈肿疮毒。根枯疮、解毒（合江）。

虾脊兰

九子连环草（绵阳）。

为兰科植物 *Calanthe discolor* Lindl. 的全草及根茎。

生于海拔 2 700 m 以下的山地林下肥沃处、灌木丛阴湿处。分布于兴文、纳溪、叙永、宜宾、青川、崇州、绵阳市、眉山市、泸定、越西。

全草或根茎消痈散结、解毒、活血化瘀、舒筋，用于瘰疬、风湿骨痛、结核、疮痈肿毒、扁桃体炎、痔疮、跌打损伤。祛风除湿、活血通络，用于风湿痹痛、乳痈、喉痹、瘰疬、多发性脓肿（洪雅）。

流苏虾脊兰

马牙七、九子连环草（峨眉）。

为兰科植物 *Calanthe fimbriata* Franch. 的全草。

生于海拔 1 900～4 000 m 的山地林下。分布于彭州、洪雅、九寨沟、茂县、松潘、黑水、汶川、达州、峨眉山、冕宁、美姑、喜德、金阳、越西、雷波、普格、峨边、马边。

活血化瘀、消肿散结、清热解毒，用于痈肿疮毒、胃热、胃溃疡、急性胃扩张、慢性肝炎、腰痛、腹痛、颈淋巴结核、慢性咽炎、牙痛、砂淋、经闭、关节痛、蛇咬伤、跌打损伤。祛风除湿、活血通络，用于风湿痹痛、乳痈、喉痹、瘰疬、多发性脓肿（洪雅）。

钩距虾脊兰

为兰科植物 *Calanthe hamata* Hand. et Mazz. /*C. graciliflora* Hayata 的全草。

生于海拔 1 700～2 400 m 的山坡林下潮湿处、溪边湿地。分布于九龙、泸定、丹巴。

清热解毒、滋阴润肺、活血祛瘀、消肿止痛、止咳。

叉唇虾脊兰

为兰科植物 *Calanthe hancockii* Rolfe 的全草。

生于海拔 1 400～3 600 m 的山坡林下、灌木丛阴湿处。分布于古蔺、筠连、合江、道孚。

全草清热解毒、软坚散结，用于瘰疬、痈疮、咽喉肿痛、毒蛇咬伤。解毒、枯疮（合江）。

肾唇虾脊兰

九子连环草（洪雅）。

为兰科植物 *Calanthe lamellosa* Rolfe/*C. brevicornum* Lindl. 的全草。

生于海拔 2 400～2 800 米的山地林下、灌木丛阴湿处。分布于邛崃、洪雅、宣汉、南江、峨眉山。

活血化瘀、清热、镇痛、祛风、散寒、消肿散结，用于痈肿疮毒。祛风除湿、活血通络，用于风湿痹痛、乳痈、喉痹、瘰疬、多发性脓肿（洪雅）。

细花虾脊兰

铁连环。

为兰科植物 *Calanthe mannii* Hook. f. 的全草。

生于海拔 2 000～2 400 m 的山坡杂木林下。分布于筠连、雷波、峨眉、马边、峨边。

清热解毒、软坚散结、祛风镇痛，用于痰喘、瘰疬、风湿疼痛、疮疖痈肿、痔疮、咽喉肿痛。

镰叶虾脊兰

为兰科植物 *Calanthe puberula* Lindl. ex Wall. 的全草。

生于海拔 2 000～2 400 m 的山坡杂木林下。分布于马边、雷波、峨眉。

清热解毒、软坚散结、祛风镇痛。

反瓣虾脊兰

为兰科植物 *Calanthe reflex* Maxim. 的全草。

生于海拔 1 500～2 900 m 的山地林下、灌木丛阴湿处。分布于古蔺、屏山、崇州、泸定、雷波、布拖。

活血化瘀、消肿散结，用于痈肿疮毒。全草通经活血，捣烂调菜油敷九子烂疡（古蔺、屏山）。

三棱虾脊兰

九子连环草（洪雅）、肉连环、铁连环（峨眉）。

为兰科植物 *Calanthe tricarinata* Lindl. 的全草或根茎。

生于海拔 1 000～3 500 m 的阴湿山地林下。分布于洪雅、什邡、邛崃、九龙、泸定、康定、九寨沟、金川、小金、峨眉山、会理、宁南、会东、木里、甘洛、盐源、普格、金阳、越西、盐边、峨边、马边。

活血化瘀、清热解毒、舒筋活络、镇痛、祛风、散寒、消肿散结，用于劳伤咳嗽、风湿性关节炎、无名肿毒、喉炎、牙龈肿痛、类风湿关节痛、腰肌劳损、胃痛、痈肿疮毒、瘰疬、扁桃体炎、痔疮、跌打损伤。

四川虾脊兰

为兰科植物 *Calanthe whiteana* King et Pantl. 的全草。

生于海拔 1 000～1 800 m 的山坡林下、灌木丛阴湿处。分布于峨眉山。

清热解毒、祛风镇痛、散瘀。

银兰

白花草。

为兰科植物 *Cephalanthera erecta*（Thunb.）Bl. 的全草。

生于海拔 1 000～2 800 m 的路旁草坡。分布于峨眉山、洪雅、泸定、雷波。

祛风除湿、活血通络，用于风湿痹痛、跌打损伤。清热利湿、解毒（峨眉）。

金兰

停子七（长宁）、黄花草（峨眉）。

为兰科植物 *Cephalanthera falcata*（Thunb.）Bl. 的全草。

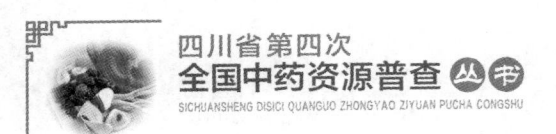

生于海拔 1 000 ~ 3 000 m 的路旁草坡。分布于长宁、峨眉山、洪雅、泸定、稻城、雷波。

全草祛风除湿、活血通络、清热、解毒，用于风湿痹痛、跌打损伤、风湿麻木。

豆瓣兰

卷瓣兰。

为兰科植物 *Cephalanthera henryi* Rolfe 的全草。

生于海拔 700 ~ 1 200 m 的路旁草坡。分布于洪雅、石棉、芦山、宝兴、荥经、汉源、天全。

全草祛风除湿、活血止痛，用于风湿痹痛、肺痨咳嗽、月经不调。

长叶头蕊兰

头蕊兰。

为兰科植物 *Cephalanthera longifolia*（L.）Fritsch 的全草。

生于海拔 1 300 ~ 3 800 m 的山坡林下、路旁草坡、河滩草地。分布于康定、九龙、稻城、泸定、道孚、白玉、布拖、甘洛、宁南、峨边。

用于咽喉肿痛、鹅口疮、痈疖肿毒、跌打损伤。

独花兰

为兰科植物 *Changnienia amoena* Chien 的全草与根。

生于山坡、林缘阴湿处。分布于巴中、通江。

清热、凉血、解毒，用于咳嗽、痰中带血、热疖疔疮，外用鲜根捣烂敷患处。

注：本品为二级保护植物。

梳帽卷瓣兰

一匹草。

为兰科植物 *Cirrhopetalum andersonii* Hook. f. ∕ *Bulbophyllum andersonii*（Hook. f.）J. J. Smith 的全草。

生于海拔 1 400 ~ 2 000 m 的岩石上、树上。分布于峨眉山、宁南、会理、甘洛、布拖。

祛风除湿、活血解毒、健脾、止咳，用于肺痨咳嗽、月经不调、风湿。

西藏卷瓣兰

一匹草、石果叶（屏山）。

为兰科植物 *Cirrhopetalum tibeticum*（Rolfe）Tang et Wang 的全草。

生于树上、岩石上。分布于屏山。

全草治跌打损伤、提气补虚（屏山）。

大序隔距兰

为兰科植物 *Cleisostoma paniculatum*（Ker-Gawl.）Garay 的全草。

生于海拔 800 ~ 2 400 m 的阔叶林树上。分布于屏山、泸定。

全草润肺止咳、舒筋活血（屏山）。

凹舌兰

旺拉、旺保拉巴（藏名）。

为兰科植物凹舌兰 *Coeloglossum viride*（L.）Hartm. var. *bracteatum*（Willd.）Richter 的块根。

生于海拔 1 200 ~ 4 300 m 的山坡、草地、林下、林缘湿地。分布于泸定、康定、稻城、九龙、巴塘、石渠、雅江、乡城、茂县、黑水、理县、若尔盖。

补气益气、生津止渴、益肾精、理气止痛，用于病后体弱、肺虚咳嗽、阳痿、久泄、白带、跌打损伤、瘀血肿痛、体虚、失血、乳汁不足。

藏医：甘、温、效润，富有养分，生精壮阳、增加体力、滋补、调经、止痛，治气血亏虚、肺痨咳嗽、肾虚腰痛、阳痿、遗精、妇女白带、月经不调、产后腹痛。

须唇贝母兰

为兰科植物 *Coelogyne barbata* Griff 的全草。

生于山地林中、溪边岩石、树上。分布于盐源、西昌。

清热生津、镇咳止痛。

杜鹃兰

毛慈姑、肉连环（南充）、玉儿七（达州）、泥鞭子（峨眉）。

为兰科植物 *Cremastra appendiculata*（D. Don）Makino 的假鳞茎。

生于海拔 800～2 000 m 的阴湿的山坡、林下。分布于乐山、邛崃、什邡、广安、岳池、武胜、苍溪、仪陇、阆中、南部、洪雅、邻水、巴中、峨眉山、越西。

清热解毒、消肿散结、行瘀、杀虫消痈，用于痈疽发背、淋巴结核、毒蛇咬伤、瘰疬、喉痹、癌肿。

冰球子

杜鹃兰。

为兰科植物 *Cremastra variabilis*（Bl.）Nakai 的假鳞茎。

生于海拔 1 200 m 以上的阴湿的山坡、林下。分布于洪雅。

清热解毒、消肿散结、行瘀、杀虫消痈，用于痈疽发背、瘰疬、喉痹、癌肿。

建兰

野吊兰（长宁）、红丝毛草（合江）、毛草莲（邻水）。

为兰科植物 *Cymbidium ensifolium*（L.）Sw. 的花、叶、根。

生于海拔 500～3 300 m 的山坡、林下。分布于长宁、纳溪、兴文、宜宾、筠连、叙永、合江、高县、屏山、江安、青川、邛崃、乐山、眉山市、邻水、宣汉、巴中、平昌、南江、峨眉山、泸定、康定。

叶清热凉血、祛风理气、收敛、止血、利湿，用于咳嗽、肺痈、吐血、咯血、白带、白浊、疮毒、疔肿。花理气、宽中、明目，用于久咳失音、胸闷、脘腹胀满、腹泻、青盲内障。根顺气、和血、利湿、消肿，用于咳嗽吐血、肠风、血崩、淋病、白浊、白带、跌打损伤、痈肿。根治乳腺炎（屏山），鲜根250 g 炖肉吃打蛔虫（宜宾）。

惠兰

长叶兰。

为兰科植物 *Cymbidium faberi* Rolfe 的根。

栽培。分布于乐山、洪雅、越西。

润肺止咳、杀虫，用于咳嗽、蛔虫、腹痛。

多花兰

为兰科植物 *Cymbidium floribundum* Lindl. 的根、全草。

生于海拔 1 200～2 500 m 的山坡、林下、岩石上。分布于峨边。

全草清热解毒、滋阴润肺、化痰止咳，用于瘰疬、石淋、小儿夜啼、淋浊、带下病、疮疖。根用于风湿痹痛、肺痨咯血。

春兰

兰草、山兰草、兰草花（开江、万源）、九子兰（邻水）。

为兰科植物 *Cymbidium goeringii*（Rchb. f.）Rchb. f. 的根。

生于海拔 500～2 550 m 的山坡、林下。分布于乐山、兴文、邛崃、洪雅、开江、邻水、平昌、巴中、万源、通江、南江、峨眉山、泸定、康定。

润肺、止咳、杀虫，用于咳嗽、蛔虫、腹痛。根利湿，治妇女白带（兴文）。根顺气、和血、利湿、消肿，用于咳嗽吐血、肠风、血崩、淋病、白浊、白带、跌打损伤、痈肿（达州）。根祛风、理气、收

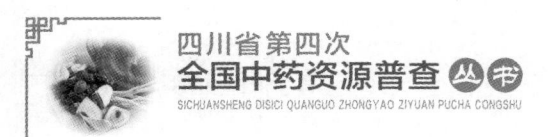

敛、止带（峨眉）。

大花蕙兰

虎头兰、石兰花（叙永）、刀草（宜宾）、蝉兰（洪雅）。

为兰科植物 *Cymbidium grandifolium* Griff 的根。

附生于树上、林下岩石上，有栽培。分布于洪雅、叙永、屏山、宜宾、珙县、南溪、雷波。

清热除湿、消肿止痛，用于风湿骨痛，外敷痈肿疮毒。根炖鸡服治风湿，服 1～2 次有效（宜宾），治肺热咳嗽、感冒、头晕（南溪）。

虎头兰

青蝉、蝉兰。

为兰科植物 *Cymbidium hookerianum* Rchb. f. 的根。

生于海拔 1 100～2 700 m 的山坡、林下、岩石上。分布于泸定。

根外用于疮疖肿毒。全草清肺、止咳、祛风，用于肺热咳嗽、痰中带血、风湿痹痛。

黄蝉兰

为兰科植物 *Cymbidium iridioides* D. Don 的根。

生于海拔 1 100～2 400 m 的山坡、林下、岩石上。分布于成都。

根消肿、收敛、活血、止痛。全草清肺、止咳。

兰花双叶草

扇子七（南充）。

为兰科植物 *Cymbidium japonicum* Thunb. 的全草。

生于杂木林内阴湿处。分布于苍溪、阆中、广安、岳池。

祛风解毒、理气镇痛、截疟，用于皮肤瘙痒、无名肿毒、外伤感染、疟疾。

寒兰

为兰科植物 *Cymbidium kanran* Makino 的根。

附生于海拔 1 200～2 000 m 的树上、林下岩石上，有栽培。分布于洪雅。

祛风除湿、消肿止痛，用于风湿骨痛、痈肿疮毒、跌打损伤。

兔耳兰

搜山虎、宽叶兰（洪雅）。

为兰科植物 *Cymbidium lancifolium* Hook. f. 的全草。

生于海拔 300～2 200 m 的疏林下、竹林下、林缘、阔叶林下或溪谷旁的岩石上、树上或地上。分布于叙永、宜宾、筠连、合江、邛崃、乐山、洪雅、邻水、峨眉山。

祛风、除湿、活血消肿、利尿、祛瘀、止痛、润肺、续筋，用于风湿关节炎、跌打损伤、筋骨疼痛。

夏兰

兰草。

为兰科植物 *Cymbidium pumilum* Rolfe 的全草。

生于海拔 1 000 m 以上的山坡林下。分布于乐山、洪雅。

祛风除湿、消肿止痛，用于风湿关节炎、跌打损伤。

墨兰

为兰科植物 *Cymbidium sinense*（Andr.）Willd. 的全草。

生于山坡林下、草丛中。分布于洪雅。

理气、活血、止痛，用于风湿痹痛、跌打损伤。

无苞杓兰

为兰科植物 *Cypripedium bardolphianum* W. W. Smith et Farrer 的根状茎。

生于海拔 2 300 ~ 3 600 m 的林下、林缘中。分布于松潘。

活血、祛风、调经止痛、利尿，用于水肿、风湿骨痛、带下、经闭、疮痈肿毒。全草用于目赤肿痛、水肿、疮疖。

对叶杓兰

二叶兰。

为兰科植物 *Cypripedium debile* Rchb. f. 的全草。

生于海拔 2 300 ~ 3 500 m 的林下、林缘中。分布于峨眉山、洪雅、泸定、康定、峨边。

活血祛瘀、消肿止痛、行水消痰，用于劳伤咳嗽、跌打损伤、风湿痹痛、淋证。

毛瓣杓兰

花叶两块瓦。

为兰科植物 *Cypripedium fargesii* Franch. 的全草、根茎。

生于海拔 2 000 ~ 3 200 m 的林下、林缘、山坡。分布于康定、九龙。

全草补肝肾、明目、利尿、解毒、活血，用于目赤肿痛、水肿、角膜云翳、夜盲、白浊、疮痈肿毒。根状茎补气、壮阳。

大叶杓兰

敦盛草、蜈蚣七。

为兰科植物 *Cypripedium fasciolatum* Franch. 的全株。

生于海拔 1 600 ~ 3 800 m 的草坡、林下、疏林中。分布于泸定、丹巴、康定、德格、道孚、乡城、稻城、乐山、成都、洪雅、峨眉山、宁南、木里、宝兴、天全。

活血祛瘀、利尿消肿、镇痛、行水消痰，用于劳伤咳嗽、跌打损伤、风湿痹痛、淋证。

藏医：苦、温（平），利尿消肿、通经络，治胸中水肿、淋病、白带、风湿、跌打损伤。

黄花杓兰

口袋花、敦盛草、客心扎、洞布相曲（藏名）。

为兰科植物 *Cypripedium flavum* Hunt et Summerh. 的全株

生于海拔 2 200 ~ 3 800 m 的山坡、疏林、灌木丛中。分布于泸定、康定、稻城、乡城、道孚、甘孜、金川、茂县、汶川、若尔盖、布拖、峨边。

活血、祛瘀、行水、强心利尿、活血调经。

藏医：苦、温（平），利尿消肿、通经络，治胸中水肿、淋病、白带、风湿、跌打损伤。

毛杓兰

为兰科植物 *Cypripedium franchetii* Wils. 的全株。

生于海拔 1 500 ~ 4 000 m 的草坡、林下、疏林中。分布于九寨沟、茂县、松潘、黑水、德格、色达、峨边。

理气、止咳、止痛，用于气滞咳嗽、胸胁疼痛。

紫点杓兰

小口袋花、洞布相曲（藏名）。

为兰科植物 *Cypripedium guttatum* Sw. 的全株。

生于海拔 2 500 ~ 4 200 m 的草坡、林下、疏林中。分布于康定、九龙、甘孜、白玉、德格、道孚、乡城、稻城、乐山、洪雅、木里。

活血祛瘀、行水消痰，用于劳伤咳嗽、跌打损伤、风湿痹痛、淋证。

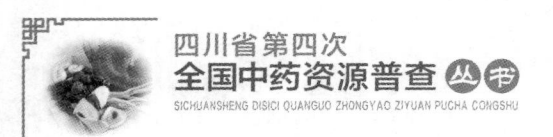

藏医：苦、温（平），利尿消肿、通经络，治胸中水肿、淋病、白带、风湿、跌打损伤。

绿花杓兰

口袋花、洞布相曲（藏名）、敦盛草、火烧兰、灯盏七（南充）。

为兰科植物 *Cypripedium henryi* King ex Rolfe 的根、全株。

生于海拔 1 800～3 500 m 的湿地、林下、草地。分布于邛崃、崇州、什邡、乐山、成都、洪雅、巴中、通江、峨眉山、康定、泸定、越西、普格、宝兴、峨边、马边。

根、根茎理气行血、消肿止痛、活血祛瘀、行水消痰，用于劳伤咳嗽、风湿痹痛、淋证、胃寒腹痛、腰腿疼痛、跌打损伤。

藏医：苦、温（平），利尿消肿、通经络，治胸中水肿、淋病、白带、风湿、跌打损伤。

扁脉杓兰

扁子七（达州）、铁扇子（宣汉）、一把伞（南江）。

为兰科植物 *Cypripedium japonicum* Thunb. 的全株、根。

生于海拔 1 000～2 000 m 的林下或草丛中。分布于邻水、宣汉、万源、通江、南江。

祛风解毒、理气止痛、活血调经、截疟，用于皮肤瘙痒、无名肿毒、间日疟、月经不调、子宫内膜炎、毒蛇咬伤、跌打损伤。

大花杓兰

敦盛草（峨眉）。

为兰科植物 *Cypripedium macranthum* Sw. 的全草、根。

生于阴湿山坡、林缘。分布于峨眉山、金阳、昭觉、普格、冕宁、木里、布拖、喜德、天全。

利尿、消肿、活血祛瘀、镇痛。

斑叶杓兰

为兰科植物 *Cypripedium margaritaceum* Franch. 的全草。

生于海拔 2 000～3 500 m 的阴湿山坡、林缘。分布于若尔盖、黑水、红原、茂县、汶川、马尔康、九龙、康定、丹巴、宁南、布拖、汉源。

补肝肾、利尿、除湿、止痛、和气血、利小便，用于目赤肿毒、云翳遮睛、夜盲症、水肿、气肿、血肿、白浊、疮痈肿毒。

西藏杓兰

口袋花、洞布相曲、郭木卜江区（藏名）、敦盛草。

为兰科植物 *Cypripedium tibeticum* King ex Rolfe 的根状茎、花、全株。

生于海拔 2 500～4 200 m 的草坡、林下。分布于泸定、康定、道孚、德格、雅江、炉霍、九龙、新龙、理塘、稻城、石渠、若尔盖、红原、黑水、茂县、汶川、马尔康。

苦、辛、温，有小毒，利尿、消肿、活血祛瘀、祛风镇痛，用于全身浮肿、下肢水肿、小便不利、白带、风湿腰腿疼痛、跌打损伤。

藏医：苦、温（平），利尿消肿、通经络，治胸中水肿、淋病、白带、风湿、跌打损伤。

黑节草

石斛。

为兰科植物 *Dendrobium candidum* Wall. ex Lindl. 的全草。

附生于海拔 2 100～2 500 m 的石壁或树上。分布于绵阳、金阳。

生津养胃、滋阴清热。

注：本品为国家三级保护植物。

束花石斛

黄草。

为兰科植物 *Dendrobium chrysanthum* Wall. ex Lindl. 的全草。

附生于海拔 700 ~ 2 500 m 的石壁或树上。分布于绵阳。

生津养胃、滋阴清热。

注：本品为国家三级保护植物。

迭鞘石斛

黄草（石棉、夹江）。

为兰科植物 *Dendrobium denneanum* Kerr. 的茎。

附生于海拔 600 ~ 2 700 米的石壁或树上，有栽培。分布于石棉、夹江、洪雅、峨眉山、盐源。

清热养阴、生津益胃、止咳，用于热病伤津、口干烦渴、胃阴不足、食少干呕、病后虚热、阴伤目暗、阴虚火旺、骨蒸劳热、筋骨痿软。

注：本品为川产道地药材，主产于夹江县、石棉县。

套叶石斛

布泻哲（藏名）。

为兰科植物 *Dendrobium equitans* Rronzl. 的茎。

生于海拔 3 100 m 以下的山地，附生树干上、石上。分布于康定、泸定。

甘、淡、微寒，清热养阴、生津益胃，用于热病伤津、口干烦渴、病后虚热、阴伤目暗。

藏医：甘、凉、轻，清脾胃热、止吐，治培根病发烧、消化不良、胃溃疡、咽痛、痔疮。

流苏石斛

为兰科植物 *Dendrobium fimbriatum* Hook. 的茎。

附生于海拔 600 ~ 1 600 m 的杂木林中树上、石壁。分布于四川省。

益胃生津、滋阴清热，用于阴伤津亏、口干烦渴、食少干呕、病后虚热、目暗不明。

细叶石斛

小黄草、布泻哲（藏名）。

为兰科植物 *Dendrobium hancockii* Rolfe 的茎。

附生于海拔 700 ~ 3 000 m 的树上、岩石上。分布于古蔺、康定、道孚、泸定、乐山、茂县、汶川、九寨沟、理县、洪雅、大竹、平昌、万源、宁南、布拖、金阳、普格、昭觉。

清热养阴、生津益胃，用于热病伤津、口干烦渴、胃阴不足、食少干呕、病后虚热、阴伤目暗、阴虚火旺、骨蒸劳热、筋骨痿软。全草滋阴除湿、止渴生津，为收购药材（古蔺）。

藏医：甘、凉、轻，清脾胃热、止吐，治培根病发烧、消化不良、胃溃疡、咽痛、痔疮。

网脉石斛

重唇石斛。

为兰科植物 *Dendrobium hercoglossum* Rchb. f. 的茎。

附生于海拔 600 ~ 2 400 m 的石壁或树上。分布于彭州。

生津养胃、滋阴清热。

矩唇石斛

布泻哲（藏名）。

为兰科植物 *Dendrobium linawianum* Rchb. f. 的茎。

生于海拔 3 000 m 以下的山地，附生树干上、岩石上。分布于泸定、九龙。

甘、淡、微寒，清热养阴、生津益胃，治热病伤津、口干烦渴、病后虚热、阴伤目暗。

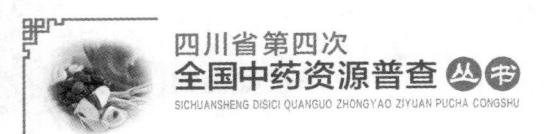

藏医：甘、凉、轻，清脾胃热、止吐，治培根病发烧、消化不良、胃溃疡、咽痛、痔疮。

美花石斛

为兰科植物 *Dendrobium loddigesii* Rolfe 的茎。

附生于海拔 400～2 700 m 的石壁或树上。分布于邛崃。

生津养胃、滋阴清热。

注： 本品为国家三级保护植物。

罗河石斛

黄草（合江）、黄花石斛。

为兰科植物 *Dendrobium lohohense* Tang et Wang 的茎。

生于海拔 400～1 300 米的岩石上，分布于合江、叙永。

生津养胃、滋阴清热。

细茎石斛

布泻哲（藏名）、黄草（峨眉）。

为兰科植物 *Dendrobium moniliforme*（L.）Sw. 的茎。

生于海拔 500～3 100 m 的山地，附生树干上、石上、河边崖上。分布于康定、泸定、马边、汶川、乐山、内江、绵阳、广元、峨眉山、盐边。

清热养阴、生津益胃、止咳，用于热病伤津、口干烦渴、胃阴不足、食少干呕、病后虚热、阴伤目暗、阴虚火旺、骨蒸劳热、筋骨痿软。

藏医：甘、凉、轻，清脾胃热、止吐，治培根病发烧、消化不良、胃溃疡、咽痛、痔疮。

石斛

吊兰花、栽秧花、取丝花（峨眉）、金钗石斛。

为兰科植物 *Dendrobium nobile* Lindl. 的茎。

附生于海拔 2 000 m 以下的树上或石上。分布于全川，合江、宜宾、筠连、江安、叙永、纳溪、长宁、泸县、富顺、苍溪、眉山市、峨眉山、泸定、康定。

清热养阴、生津益胃、止咳，用于热病伤津、口干烦渴、胃阴不足、食少干呕、病后虚热、阴伤目暗、阴虚火旺、骨蒸劳热、筋骨痿软。又用叶吞酒服止咳（江安）；治虚火牙痛（江安）。

注： 本品为川产道地药材，主产于合江、泸县。本品为国家三级保护植物。

铁皮石斛

小石斛、石枣子（绵阳）。

为兰科植物 *Dendrobium officinale* Kimura et Migo. 的茎。

栽培于海拔 300～1 800 m 的树皮、树干、石头、石壁上。分布于绵阳市、甘洛，栽培于崇州、绵竹、郫县、金堂、双流、石棉。

益胃生津、滋阴清热，用于阴伤津亏、口干烦渴、食少干呕、病后虚热、目暗不明。生津养胃、滋阴清热、润肺化痰、活血止痛，养阴肺燥咳嗽、肺痨咯血、热病烦渴、骨蒸潮热、劳伤跌损（绵阳市）。

注： 本品为川产道地药材，主产于金堂、崇州。本品为国家三级保护植物。

梳唇石斛

为兰科植物 *Dendrobium strongylanthum* Rchb. f. 的茎。

附生于石壁或树上。分布于金阳。

生津止渴、清内热、养胃。

广东石斛

为兰科植物 *Dendrobium wilsonii* Rolfe 的茎。

附生于海拔 1 000～1 600 m 的石壁或树上。分布于乐山。

生津养胃、滋阴清热。

合柱兰

为兰科植物 *Diplomeris pulchella* D. Don 的全草。

生于海拔 1 100～2 600 m 的山坡林下阴湿处岩石上。分布于康定。

补肾气，用于肾气虚弱。

单叶厚唇兰

石枣子。

为兰科植物 *Epigeneium fargesii*（Finet）Gagnep. 的全草。

生于海拔 900～1 300 m 的树上、岩石上。分布于越西。

用于跌打损伤、腰肌劳损、骨折。

小花火烧兰

野竹兰、竹兰。

为兰科植物 *Epipactis helloborine*（L.）Crantz 的根或全草。

生于海拔 700～3 900 m 的林下、草丛中。分布于白玉、泸定、德格、得荣、石渠、稻城、理塘、道孚、炉霍、康定、新龙、乡城、乐山、壤塘、金川、马尔康、洪雅、峨眉山、普格、西昌、雷波、峨边。

清肝肺热、理气活血、消肿解毒、止咳化痰，用于肺热咳嗽、痰浓、咽喉肿痛、声哑、牙痛、眼痛。清热养阴、生津益胃，用于热病伤津、口干烦渴、胃阴不足、食少干呕、病后虚热、阴伤目暗、阴虚火旺、骨蒸劳热、筋骨痿软（洪雅）。

大叶火烧兰

竹兰、兰竹参（巴中）、鸭脚板草（万源）。

为兰科植物 *Epipactis mairei* Schltr. 的根和全草。

生于海拔 1 100～3 300 m 的林下草坡上，分布于什邡、邛崃、康定、巴塘、稻城、乡城、道孚、新龙、九龙、白玉、泸定、乐山、茂县、九寨沟、松潘、金川、小金、洪雅、巴中、万源、南江、峨眉山、宁南、木里、越西、马边。

理气、舒筋活络、清热解毒、润肺止咳、活血祛瘀、消肿止痛，用于热病伤津、肺热咳嗽、胃阴不足、阴虚劳热、气滞胸痛、风湿痹痛、肢体麻木、关节屈伸不利、疮疡肿毒、跌打损伤。

裂唇虎舌兰

为兰科植物 *Epipogium aphyllum*（Schm.）Sw. 的全草。

生于海拔 2 400～3 600 m 的山坡、林下。分布于康定、德格、得荣、炉霍、道孚。

活血散瘀，用于崩漏、带下病。

半柱毛兰

为兰科植物 *Eria corneri* Rchb. f. 的全草。

生于海拔 700～1 500 m 的树上、岩石上、山谷阴湿处。分布于屏山。

全草清凉解毒、润肺消肿，用于痨咳、瘰疬、疥疮。

指叶毛兰

为兰科植物 *Eria pannea* Lindl. 的全草。

生于树上、岩石上、山谷阴湿处。分布于西昌。

活血散瘀、清热解毒，用于跌打损伤、骨折、疔疮疖肿、烫火伤（孕妇禁用）。

马齿毛兰

为兰科植物 *Eria szetschuanica* Schlecht. 的全草。

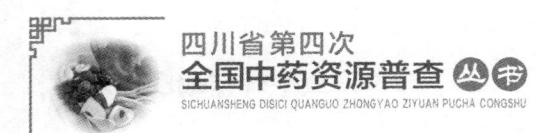

生于海拔 1 400～2 300 m 的岩石上。分布于四川省。

清肝明目、生津止渴、润肺。

山珊瑚

公子天麻。

为兰科植物 *Galeola faberi* Rolfe 的全草。

生于海拔 1 000～2 300 m 的灌木丛、荒坡。分布于峨眉山、洪雅、马边。

祛风除湿、利水通淋，用于风湿骨痛、肺痿咳嗽、小便淋涩。

毛萼山珊瑚

公子天麻。

为兰科植物 *Galeola lindleyana* (Thoms.) Rchb. f. 的全草。

生于海拔 800～2 100 m 的灌木丛、荒坡。分布于峨眉山、洪雅、雷波、峨边。

祛风除湿、利水通淋，用于风湿骨痛、肺痿咳嗽、小便淋涩。

天麻

洞朋（藏名）、明麻、梦麻、赤箭。

为兰科植物 *Gastrodia elata* Bl. 的块茎。

生于海拔 3 000 m 以下的阴湿混交林中。分布于全川，叙永、古蔺、屏山、宜宾、康定、石棉、都江堰、九龙、丹巴、泸定、雷波、越西、美姑、金阳、甘洛、冕宁、青川、邛崃、崇州、什邡、彭州、苍溪、广安、金川、九寨沟、汶川、茂县、理县、小金。栽培于平武、苍溪、荥经、汶川、青川、丹巴、眉山市、达州市、巴中市、峨眉山。

块茎熄风、定惊、平肝抑阳、益气、镇痉祛风、祛风通络、滋补、养肝止晕，用于抽搐惊痫、手足不能动、肝风内动所致的头痛眩晕、眼黑、破伤风、头风、头痛、肢体麻木、半身不遂、腰膝疼痛、神经性头痛、小儿惊风、癫痫等症。

藏医：甘、平，镇静定惊、降压、熄风，治眩晕眼黑、头痛、龙病、小儿惊风、癫痫。

注：本品为川产道地药材，主产于平武、荥经、青川等地。本品为三级保护植物。

大花斑叶兰

斑叶兰。

为兰科植物 *Goodyera biflora* (Lindl.) Hook. f. 的全草。

生于海拔 2 000～2 400 m 的路边、林下潮湿处。分布于峨眉山、洪雅。

祛风除湿、养血舒筋、清热解毒、行气活血，用于风湿关节痛、半身不遂、跌打损伤。

短苞斑叶兰

为兰科植物 *Goodyera brachystegia* Hand. et Mazz. 的全草。

生于海拔 2 000 m 以下的石灰岩疏林、路旁、林下潮湿处。分布于峨眉山、洪雅。

祛风除湿、养血舒筋、清热解毒、行气活血，用于风湿关节痛、半身不遂、跌打损伤。

多叶斑叶兰

石凤丹。

为兰科植物 *Goodyera foliosa* (Lindl.) Benth. 的全草。

生于海拔 1 700～2 800 m 的常绿阔叶林、林下阴湿处。分布于邛崃。

祛风除湿、养血舒筋。

光萼斑叶兰

为兰科植物 *Goodyera henryi* Rolfe 的全草。

生于海拔 2 700 m 以下的山坡阔叶林下。分布于宝兴。

清热解毒、润肺化痰，用于肺痨、肺热咳嗽。

高斑叶兰

石凤丹（长宁、宜宾、合江、富顺、屏山、绵阳）、水芭蕉（屏山）。

为兰科植物 *Goodyera procera* (Ker-Gawl.) Hook. 的全草。

生于海拔 500~2 600 m 的林下、岩石等阴湿处。分布于乐山、长宁、筠连、高县、富顺、屏山、纳溪、宜宾、南溪、江安、合江、都江堰、绵阳市、眉山市、峨眉山。

全草祛风除湿、养血疏肝、活血通经、止痛、舒筋，风湿骨痛、风寒湿痹、半身不遂、跌打损伤。

小斑叶兰

斑叶兰、蛇皮兰、小钓鱼竿（峨眉）。

为兰科植物 *Goodyera repens* (L.) R. Br. 的全草。

生于海拔 2 400~3 800 m 的林下阴湿处。分布于峨眉山、绵阳、广元、眉山市、泸定、康定、道孚、宁南、峨边。

清热解毒、活血止痛，祛风除湿、养血舒筋，用于蛇伤、风湿关节痛、半身不遂、跌打损伤（洪雅）。

大斑叶兰

金线盘（筠连、宜宾、屏山）、猪屎草（合江）、青竹标（古蔺）、银线盘（洪雅）、蛇皮兰、小钓鱼竿（峨眉）。

为兰科植物 *Goodyera schlechtendaliana* Rchb. f. 的全草。

生于海拔 2 100~2 800 m 的林下阴湿处。分布于长宁、叙永、宜宾、古蔺、筠连、兴文、屏山、合江、峨眉山、洪雅、丹巴、宁南、峨边。

全草祛风除湿、清热解毒、活血止痛、养血舒筋，用于风湿骨痛、半身不遂、跌打损伤、毒蛇咬伤。风湿麻木（叙永）。

绒叶斑叶兰

金线莲、金线盘。

为兰科植物 *Goodyera velutina* Maxim. 的全草。

生于海拔 1 200~1 850 m 的林下阴湿处。分布于峨眉山、洪雅、峨边。

清热解毒、活血止痛。祛风除湿、养血舒筋，用于风湿关节痛、半身不遂、跌打损伤（洪雅）。

手参

旺拉、旺保拉巴（藏名）、佛掌参。

为兰科植物 *Gymnadenia conopsea* (L.) R. Br. 的块茎。

生于海拔 2 600~4 500 m 的林下、草地。分布于康定、泸定、理塘、稻城、乡城、道孚、炉霍、什邡、崇州、乐山、绵阳、广元、南充市、洪雅、阿坝、峨眉山、凉山州。

补中益气、补肾、散瘀消肿、生津止渴、止咳、补血养气，用于肺痿咳嗽、中气不足、脾虚泄泻、乳少、肾虚腰痛、阳痿遗精、老人尿频、毒蛇咬伤等症。

藏医：甘、温、效润，富有养分，生精壮阳、增加体力、滋补、调经、止痛，治气血亏虚、肺痨咳嗽、肾虚腰痛、阳痿、遗精、妇女白带、月经不调、产后腹痛。

短距手参

粗脉手参、佛手参。

为兰科植物 *Gymnadenia crassinervis* Finet 的块茎。

生于海拔 3 000 m 以上的林下、草地。分布于洪雅。

补中益气、补肾、散瘀消肿、生津止咳，用于肺痿咳嗽、中气不足、脾虚泄泻、乳少。

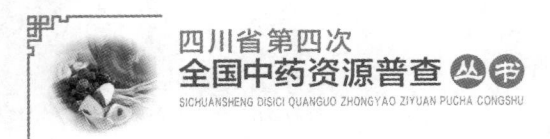

峨眉手参

为兰科植物 *Gymnadenia emeiensis* K. Y. Lang 的块茎。

生于海拔 3 000 ~ 3 100 m 的灌木丛、草地。分布于峨眉山。

补气、养血、生津止渴。

西南手参

旺拉、旺保拉巴（藏名）、佛掌参。

为兰科植物 *Gymnadenia orchidis* Lindl. 的块茎。

生于海拔 2 800 ~ 4 200 m 的向阳山坡、林下、草坡。分布于泸定、康定、德格、九龙、巴塘、新龙、乡城、白玉、色达、道孚、石渠、什邡、金阳、冕宁、盐源、宁南、会理、九寨沟、金川、茂县、小金、理县、马尔康、绵阳、峨眉山、洪雅、峨边。

滋补气血、健胃润肺、补中益气、生津止渴、止咳，用于肺虚咳嗽、跌打损伤、筋骨酸痛、中气不足、脾虚泄泻、乳少。

藏医：甘、温、效润，富有养分，生精壮阳、增加体力、滋补、调经、止痛，治气血亏虚、肺痨咳嗽、肾虚腰痛、阳痿、遗精、妇女白带、月经不调、产后腹痛。

落地金钱

一面锣。

为兰科植物 *Habenaria aitchisoni* Rchb. f. 的全草、块茎。

生于海拔 2 100 ~ 4 300 m 的灌木丛或河谷草丛中。分布于泸定、康定、九龙、稻城、乡城、得荣、道孚、丹巴、荥经、巴塘、甘孜、新龙、白玉、石渠、会理、普格。

块茎用于胃痛、肺痨、肿瘤。全草补肾壮阳。

玉凤花

鸡肾草。

为兰科植物 *Habenaria bensa* Wall. 的全草、块茎。

生于灌木丛或草丛中。分布于洪雅。

补肾壮阳，用于肾虚腰痛、血虚白带。

毛葶玉凤花

双肾草。

为兰科植物 *Habenaria ciliolaris* Kranzl. 的块茎。

生于海拔 400 ~ 2 100 m 的山坡、灌木丛或沟边林下阴处。分布于邛崃、乐山、绵阳市、洪雅、峨眉山。

补肾壮阳、固精、解毒消肿，用于阳痿、遗精、肾虚腰痛、血虚白带、小便涩痛、疝气、淋浊、虚喘，外用于毒蛇咬伤。根甘、温，补血、补气，用于妇女产后血虚。

长距玉凤花

双肾草。

为兰科植物 *Habenaria davidii* Franch. 的块茎。

生于海拔 1 000 ~ 3 400 m 的杂木林下、灌木丛或草丛中。分布于峨眉山、彭州、稻城、九龙、康定、洪雅、泸定、宁南、盐边、盐源、会理、峨边。

补肾壮阳，用于肾虚腰痛、血虚白带。

厚瓣玉凤花

鸡肾草。

为兰科植物 *Habenaria delavayi* Finet 的块茎。

生于海拔 1 500～3 200 m 的林下、灌木丛或草丛中。分布于乐山、新龙、洪雅、泸定、九龙、稻城、乡城、宁南、盐源。

壮阳补肾、利水、消炎解毒，用于肾虚腰痛、神经官能症、肾炎、血虚白带等。

鹅毛玉凤花

鸡儿花（宜宾）、鸡肾草（富顺）。

为兰科植物 *Habenaria dentata*（Sw.）Schltr. 的块茎。

生于海拔 800～2 700 m 的林下、灌木丛、草丛中。分布于洪雅、宜宾、富顺、屏山、雷波、峨眉山、泸定、德昌、宁南、冕宁、米易。

全草补肾壮阳，用于肾虚腰痛，治阳痿、小儿膀胱疝气（富顺），小儿走子（宜宾）。清热解毒、利尿通淋，用于肺虚咳嗽、肾炎水肿、睾丸炎（洪雅）。

双角玉凤花

双肾草（美姑、金阳）、疝气草。

为兰科植物 *Habenaria diceras* Schltr. 的根。

生于混交林、灌木丛、草地。分布于金阳、德昌、甘洛。

平肝镇静、熄风解痉。

粉叶玉凤花

双叶兰、鸡肾草。

为兰科植物 *Habenaria glaucifolia* Bur. et Franch. 的块茎。

生于海拔 2 000～4 300 m 的山坡草丛中。分布于茂县、九寨沟、黑水、理县、马尔康、新龙、道孚、德格、稻城、甘孜、炉霍、白玉、乡城、九龙、理塘、得荣、喜德、越西。

补肾健脾、行气活血，用于肾虚腰痛、遗精、脾虚、腹泻、病后体虚、疝气痛、睾丸肿痛、胃脘疼痛、月经不调、神经衰弱、夜卧不宁。

舌唇兰

为兰科植物 *Habenaria japonica* Thunb. ex A. Marray 的全草。

生于山坡林下、荒坡草丛中。分布于雷波、昭觉、越西。

润肺、止咳、祛痰，用于肺热咳嗽、痰喘气。

宽药隔玉凤花

为兰科植物 *Habenaria limprichtii* Schltr. 的块茎。

生于海拔 1 200～3 500 m 的山坡林下、荒坡草丛中。分布于九龙、泸定、稻城、乡城、康定、会东、普格、喜德、木里、米易。

补肺肾、利尿，用于肾盂肾炎。

披兰

坡参、汪拉曼巴（藏名）。

为兰科植物 *Habenaria linguella* Lindl. 的块茎。

生于海拔 900～2 800 m 的高山阴坡肥沃处。分布于巴塘、泸定、德昌、米易、西昌、甘洛、喜德、雷波。

大补元气、安神强智，用于阳痿不举。

棒距玉凤花

川滇玉凤花。

为兰科植物 *Habenaria mairei* Schltr. 的块茎。

生于海拔 1 800～3 400 m 的山坡林下、荒坡草丛中。分布于丹巴、稻城。

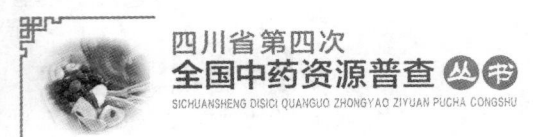
补肺肾、利尿，用于肾盂肾炎。

峨眉玉凤花

鸡肾草。

为兰科植物 *Habenaria omeiensis* Rolfe 的块茎。

生于荒坡草丛中。分布于峨眉山、洪雅。

清热解毒、利尿通淋，用于肺虚咳嗽、肾炎水肿、睾丸炎（洪雅）。补肾壮阳，用于肾虚腰痛（峨眉）。

裂瓣玉凤花

为兰科植物 *Habenaria petelotii* Gagnep. 的块茎。

生于海拔 300～1 200 m 的山坡林下、荒坡草丛中。分布于九龙、泸定。

补肺肾、利尿，用于腰痛、水肿。

橙黄玉凤花

鸡肾草。

为兰科植物 *Habenaria rhodocheila* Hance 的全草、块茎。

生于海拔 1 500 m 以下的丘陵地区向阳的山坡。分布于南充市、彭州、绵阳市。

全草补肾壮阳、纳气止喘，用于阳痿早泄、肾虚喘咳、疝气腹痛、虚喘、虚寒白带。块茎滋阴补肺、止咳、消肿，用于咳嗽、跌打损伤、疮疡肿毒。

四川玉凤花

为兰科植物 *Habenaria szechuensis* Schltr. 的块茎。

生于山坡林下、荒坡草丛中。分布于四川省。

补肝肾、调经，用于阳痿、遗精、滑精、淋证、不孕症。

西藏玉凤花

为兰科植物 *Habenaria tibetica* Schltr. 的块茎。

生于海拔 2 200～4 000 m 的山坡林下、荒坡草丛中。分布于康定、巴塘、稻城、乡城。

补肾壮阳、调和气血，用于阳痿、遗精。

舌喙兰

为兰科植物 *Hemipilia cruciata* Finet 的全草或块茎。

生于海拔 1 300～3 500 m 的潮湿的山坡、路旁。分布于泸定、九龙、稻城、新龙、九寨沟、茂县、阿坝、若尔盖、木里、盐源、喜德、美姑、会东。

补肺益肾、清热止血，用于病后体虚、肺肾不足喘咳、腰膝疼痛、遗精、白浊、疝气痛、胃痛，外用于中耳炎、外伤出血。

扇叶舌喙兰

单肾草。

为兰科植物 *Hemipilia flabellata* Bur. et Franch. 的全草。

生于海拔 1 700～3 200 m 的林下、林缘、石灰岩石缝等潮湿处。分布于美姑、昭觉、宁南、布拖、道孚、泸定、九龙、乡城、康定、丹巴。

滋阴润肺，用于虚弱低热、肺燥咯腥臭、痰多。补肾、凉血、平喘（凉山州）。

五角唇舌喙兰

一面锣、单肾草（屏山）。

为兰科植物 *Hemipilia quingqularis* Tang et Wang 的叶。

生于山坡草地。分布于屏山。

叶捣烂敷蜂螫伤。

裂瓣角盘兰

鸡肾草（洪雅）。

为兰科植物 *Herminium alaschanicum* Maxim. 的块茎。

生于海拔 1 800~4 500 m 的林下、山坡灌木丛、草地。分布于理塘、得荣、道孚、石渠、甘孜、九龙、乡城、炉霍、康定、乐山、洪雅。

祛风、补肾壮阳，用于肾虚、遗尿。除湿、利尿（乐山）。清热解毒、利尿通淋，用于肺虚咳嗽、肾炎水肿、睾丸炎（洪雅）。

狭叶矮角盘兰

为兰科植物 *Herminium angustifolium* Benth. var. *longicruris* Mak. 的全草。

生于林下、山坡灌木丛、草地。分布于南充市。

滋阴补肾，用于膀胱疝气、睾丸结核、白带等症。

条叶角盘兰

为兰科植物 *Herminium bulleyi* (Rolfe) Tang et Wang 的全草。

生于海拔 2 400~3 300 m 的山坡草地。分布于德昌、木里、普格。

滋阴益肾、生津止渴。

宽唇角盘兰

为兰科植物 *Herminium josephii* Rolfe. f. 的块茎。

生于海拔 3 000~3 600 m 的山坡草地、砾石地。分布于四川省。

滋阴补肾，用于肾虚腰痛。

叉唇角盘兰

双肾草（叙永）、首参（大竹）、珠子参（邻水）、米洋参（渠县）、卵子参（万源）、青一支箭（万源）。

为兰科植物 *Heminium lanceum* (Thunb.) Vuijk 的块根、全草。

生于海拔 1 300~4 000 m 的高山草地。分布于茂县、九寨沟、金川、理县、马尔康、叙永、古蔺、兴文、大竹、邻水、渠县、万源、泸定、雅江、稻城、乡城、道孚、色达、康定、丹巴、九龙、会理、冕宁、会东、金阳、喜德、盐边、木里、西昌、昭觉、峨眉山、洪雅。

块根强壮补肾、滋阴、清热解毒、利尿通淋，用于肾虚腰痛、肺虚咳嗽、肾炎水肿、睾丸炎（洪雅）。全草补肾，用于小儿疝气、遗精、睾丸炎（古蔺、叙永）。

角盘兰

人参果。

为兰科植物 *Herminium monorchis* (L.) R. Br. 的带根全草。

生于海拔 500~4 250 m 的山坡草地、沟边。分布于德格、巴塘、色达、理塘、甘孜、石渠、新龙、九龙、白玉、康定、九寨沟、汶川、茂县、金川、小金、乐山、宁南。

滋阴补肾、生津止渴、补脾健胃、养胃、调经和血、强壮，用于神经衰弱、头晕失眠、烦躁口渴、食欲不振、须发早白、月经不调。

藏医：甘、温、效润，富有养分，生精壮阳、增加体力、滋补、调经、止痛，治气血亏虚、肺痨咳嗽、肾虚腰痛、阳痿、遗精、妇女白带、月经不调、产后腹痛。

川滇角盘兰

宽萼角盘兰。

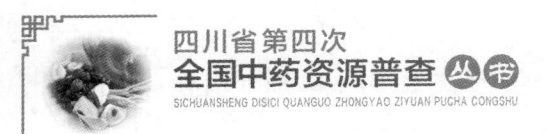

为兰科植物 *Herminium souliei* Rolfe 的块茎。

生于海拔 2 800 ~ 4 200 m 的高山林下、山坡草地。分布于稻城、康定、雅江、乡城、道孚、炉霍。

补肾壮阳。

峨眉槽舌兰

松针兰。

为兰科植物 *Holcoglossum omeiense* X. H. Jin & S. C. Chen 的全草。

生于阔叶林中树上、树枝上。分布于峨眉山。

养阴润肺、利水渗湿、祛风除湿，用于口干咽燥、肺热久咳、湿热水肿、肝气郁结、气血不调、关节疼痛。

槽舌兰

绿叶冬青。

为兰科植物 *Holcoglossum quasipinifolium*（Hayata）Schltr. 的全草。

生于海拔 800 ~ 1 000 m 的林中树上、岩石上、荒坡、草丛中。分布于峨眉山、洪雅。

强壮补肾、祛风除湿、清热解毒、利尿通淋，用于肺虚咳嗽、关节痛、肾炎水肿、睾丸炎（洪雅）。

瘦房兰

石海椒、石枣子。

为兰科植物 *Ischnogyne mandarinanum*（Kranzl.）Schlecht. 的全草。

生于海拔 1 000 ~ 1 500 m 的山坡林下岩石上、树上。分布于邛崃、泸定、喜德、峨边。

舒筋活血、止咳化痰，用于咳嗽、跌打损伤。

镰翅羊耳蒜

石扣子（长宁）、小箭（江安）、石苦蕒、吊气芋（叙永）。

为兰科植物 *Liparis bootanensis* Griff. 的全草。

附生于海拔 800 ~ 1 700 m 的树上、山谷岩石上。分布于乐山、叙永、长宁、珙县、古蔺、屏山、江安、合江、高县、富顺、纳溪。

全草清热解毒、祛瘀，捣敷背痈（长宁），熬水兑酒服治风瘫病（屏山）、止哮喘（合江），泡酒服治蛇伤（江安），治九子烂疡及腹痛（叙永、古蔺），润肺止咳（富顺）。

大花羊耳蒜

为兰科植物 *Liparis distans* C. B. Clarke 的全草。

附生于海拔 800 ~ 1 500 m 的阴湿林下、树上、山谷岩石上。分布于峨眉山。

消肿、生津、养阴，用于肺热咳嗽、酒精中毒。

大唇羊耳蒜

见血清（邻水、万源）、羊耳蒜（达州）。

为兰科植物 *Liparis dunnii* Rolfe 的全草。

附生于石缝中、阴湿林下、山谷岩石上。分布于达州、邻水、宣汉、万源、通江。

清热解毒、补肺止血、凉血，用于肺热咳嗽、吐血。

小羊耳蒜

见血清。

为兰科植物 *Liparis fargesii* Finet 的全草。

附生于海拔 800 ~ 1 500 m 的阴湿林下、树上、山谷岩石上。分布于茂县、汶川、理县、峨眉山、洪雅、越西、布拖、甘洛。

祛风除湿、活血调经、止血止痛、清热、润肺止咳，用于肺结核咳嗽、风湿痹痛、产后腹痛、崩漏带

下、风热咳嗽、百日咳。健脾消积，用于小儿疳积（峨眉）

羊耳蒜

鸡心七、见血清（渠县）、百合箭（巴中）。

为兰科植物 *Liparis japonica*（Miq.）Maxim. 的全草。

附生于海拔 800~2 700 m 的山坡、沟边、山谷岩石上。分布于叙永、古蔺、兴文、乐山、茂县、汶川、理县、眉山市、渠县、巴中、万源、峨眉山、泸定、峨边。

祛风除湿、活血调经、止血止痛、清热、润肺止咳，用于肺结核咳嗽、风湿痹痛、产后腹痛、崩漏带下、外伤急救、急性胃肠炎、白带、风热咳嗽、百日咳。

见血清

矮儿胖（筠连）、脉羊耳蒜、肉螃蟹（南充）。

为兰科植物 *Liparis nervosa*（Thunb.）Lindl. 的全草。

附生于海拔 500~1 000 m 的阴湿的山谷岩石上、灌木林下。分布于乐山、叙永、长宁、珙县、古蔺、屏山、江安、合江、高县、富顺、纳溪、邛崃、广安、岳池、武胜、营山、眉山市、邻水、峨眉山、德昌、米易、越西、雷波。

全草凉血、止血、清热解毒、消痈排脓，用于肺结核咯血、吐血、衄血、肠风下血、外伤出血、产后腹痛、血崩、小儿惊风、热毒疮疡、蛇咬伤、燥热咳嗽。又全草揉烂塞鼻内治鼻炎（古蔺）

香花羊耳蒜

见血清（洪雅）。

为兰科植物 *Liparis odorata*（Willd.）Lindl. 的全草。

附生于海拔 1 600~3 200 m 的林下、灌木丛、山谷岩石上。分布于峨眉山、洪雅、泸定、西昌、青川。

全草凉血、止血、清热解毒、消痈排脓、收敛止带，用于肺结核咯血、吐血、衄血、肠风下血、外伤出血、产后腹痛、血崩。

倒苞羊耳蒜

羊耳蒜（洪雅）。

为兰科植物 *Liparis olivacea* Lindl. 的全草。

生于海拔 550~1 100 m 的杂木林下、灌木丛、草丛阴湿处。分布于峨眉山、洪雅、西昌、米易。

全草凉血、止血、清热解毒、消痈排脓、收敛止带，用于肺结核咯血、吐血、衄血、肠风下血、外伤出血、产后腹痛、血崩。

长茎羊耳蒜

石枣子（屏山）、九子连环草（兴文）。

为兰科植物 *Liparis viridiflora*（Bl.）Lindl. 的根、根状茎、全草。

生于海拔 800~3 300 m 的山坡常绿阔叶林中树上、山谷岩石上。分布于屏山、纳溪、兴文、长宁、筠连。

治跌打损伤（屏山），肺热咳嗽（纳溪）。

大花对叶兰

为兰科植物 *Listera grandiflora* Rolfe 的全草。

生于海拔 2 600~3 000 m 的山坡林下阴湿处。分布于泸定、汶川、雷波。

全草补中益气，用于麻疹、肺炎、神经衰弱。

短柱对叶兰

为兰科植物 *Listera mucronata* Panigrohi et J. J. Wood 的全草。

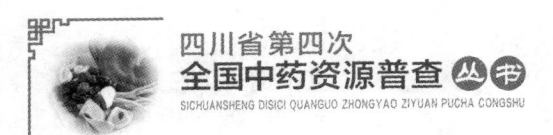

生于海拔 700 ~ 2 300 m 的山坡林下、林缘、荒地。分布于洪雅、天全、峨眉。

全草清热解毒、润肺止咳。

峨眉对叶兰

对叶草（叙永）。

为兰科植物 *Listera omeiensis* Tang et Chen 的全草。

生于荒山林下。分布于峨眉、古蔺、叙永、屏山。

全草清热、止咳。煎水服治咳嗽（叙永）。

钗子股

为兰科植物 *Luisia morsei* Rolfe 的根、全草。

生于山坡、林下。分布于石棉、汉源。

催吐、解毒、祛风利湿。

圆柱钗子兰

为兰科植物 *Luisia teres*（Thunb. ex A. Marray）Bl. 的全草。

生于山坡、林下。分布于金阳。

鲜品咀嚼后用白酒吞服，用于腰痛。

渐尖叶沼兰

冰球子、小见血清（屏山）、石里香（珙县）。

为兰科植物 *Malaxis acuminata* D. Don 的全草。

生于海拔 1 500 ~ 2 100 m 的灌木丛、山坡林下。分布于屏山、珙县。

全草清热解毒。功效同见血清而药力较强（珙县）。

沼兰

一叶兰、二匹一条枪、鹿耳草。

为兰科植物 *Malaxis monophyllos*（L.）Sw. 的茎与全草。

生于海拔 900 ~ 4 100 m 的林下、灌木丛或草丛中。分布于峨眉山、白玉、洪雅、泸定、康定、丹巴、稻城、白玉、理塘、石渠、冕宁、木里、昭觉、布拖。

清热解毒、利水消肿，用于风湿骨痛、肾炎水肿。

云南沼兰

二匹一条枪。

为兰科植物 *Malaxis yunnanensis*（Schltr.）Tong et Wang 的全草。

生于海拔 800 ~ 4 100 m 的灌木丛或草丛中。分布于峨眉山、石渠、白玉、洪雅。

清热解毒、利水消肿，用于风湿骨痛、肾炎水肿。

葱叶兰

为兰科植物 *Microtis uniflora* Reichb. f. 的全草。

生于海拔 300 ~ 750 m 的山坡草地、荒坡草丛中。分布于四川省东南部。

健脾益肾、行气除湿，用于脾虚食少、带下病、肾虚腰痛、疝气疼痛。

大花兜被兰

为兰科植物 *Neottianthe camptoceras*（Rolfe）Schltr. 的块茎、全草。

生于海拔 1 300 ~ 3 100 m 的山坡松林下、沟谷石缝、荒地。分布于康定、道孚。

用于小儿腹痛、跌打损伤。

兜被兰

百步还阳丹。

为兰科植物 *Neottianthe cucullata*（L.）Schltr. 的全草。

生于海拔 1 200～4 500 m 的山坡、林下、灌木丛、河谷岩石上。分布于丹巴、九龙、乡城、道孚、康定、雅江、理塘、稻城。

醒脑回阳、活血散瘀、接骨生肌，用于外伤疼痛性休克、跌打损伤、骨折。

芋兰

为兰科植物 *Nervilia aragoana* Gaud. 的块茎。

生于海拔 1 300～2 800 m 的林下、灌木丛阴湿处。分布于泸定。

清热解毒、补肾、利尿、消肿、止带、杀虫，用于红崩、淋病、白浊、白带等症。

毛唇芋兰

为兰科植物 *Nervilia fordii*（Hance）Schlecht. 的全草。

生于海拔 800～1 500 米的林下、灌木丛、田边、沃土。分布于泸定。

清肺止咳、健脾消积、镇静止痛、清热解毒、散瘀消肿，用于肺痨咳嗽、咯血、痰喘、小儿疳积、小儿肺热咳嗽、胃痛、精神病、跌打肿痛、口疮、咽喉肿痛、水肿、疮毒。

毛叶芋兰

地莽子（宜宾）、红耗儿（屏山）、一面锣、青天葵（峨眉）。

为兰科植物 *Nervilia plicata*（Andr.）Schlecht. 的球茎。

生于海拔 600 m 以上的灌木丛、路旁、林下等阴湿处。分布于乐山、洪雅、宜宾、屏山、彭州、崇州、邛崃、峨眉山。

清热解毒、活血消肿、止带，用于肺痛咳嗽、月经不调、跌打损伤。全草治跌打损伤及蜜蜂螫伤（屏山）。利水及小儿走子（宜宾）。润肺止咳、益肾、解毒止痛，用于白浊（峨眉）。

西藏芋兰

白铃子。

为兰科植物 *Nervilia tibetensis* Rolfe 的块茎。

生于林下、灌木丛阴湿处。分布于康定、会东。

用于红崩、淋病、白浊、白带等症。

狭叶鸢尾兰

五爪金叉。

为兰科植物 *Oberonia caulescens* Lindl. 的全草。

生于海拔 1 200～3 700 m 的常绿阔叶林中树上、铁杉林下石上。分布于天全。

散瘀止血，外用于骨折、外伤出血。

棒叶鸢尾兰

五爪金叉。

为兰科植物 *Oberonia myosurus*（Forst. f.）Lindl. 的全草。

生于常绿阔叶林中树上、林下石上。分布于金阳。

收敛，外敷消肿散结。

西南唇齿兰

为兰科植物 *Odontochilus elwesii* C. B. Clarke 的全草。

生于海拔 800～1 800 m 的山坡林下。分布于都江堰、峨眉山。

消肿、止痛，用于跌打损伤。

广布红门兰

汪拉（藏名）。

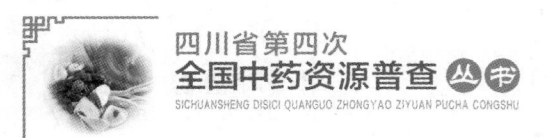
为兰科植物 *Orchis chusua* D. Don 的块茎。

生于海拔 2 300～4 500 m 的半阴山草坡、灌木丛中。分布于乐山、色达、乡城、德格、稻城、九龙、康定、丹巴、雅江、道孚、炉霍、石渠、甘孜、白玉、洪雅、峨眉山、会理、盐源、宁南、喜德、越西、布拖、普格。

块茎强心、补肾、益气、生津、止渴、健脾胃，用于烦躁口渴、不思饮食、月经不调、虚劳贫血、头昏、眼花、白浊。又清热解毒、活血消肿、止带，用于肺痈咳嗽、跌打损伤。

藏医：微甘、温，补脑、壮阳，治阳痿、遗精。

二叶红门兰

为兰科植物 *Orchis diantha* Schlecht. 的块茎。

生于海拔 2 500～4 500 m 的灌木丛或草丛中。分布于成都、什邡、泸定、康定、九龙、雅江、道孚、稻城、德格、冕宁、会理。

清热解毒、消肿止带。

宽叶红门兰

汪拉（藏名）。

为兰科植物 *Orchis latifolia* L. 的块茎。

生于海拔 2 500～4 100 m 的高山半阴山草坡、石隙中。分布于泸定、理塘、德格、甘孜、新龙、石渠、道孚、色达、乡城、稻城、得荣、九龙、九寨沟、若尔盖、松潘、红原。

块根甘、平，强心、补肾、生津、止渴、健脾胃，用于烦躁口渴、不思饮食、月经不调、虚劳贫血、头昏、眼花、久病体虚、阳痿、失血、久泄。

藏医：微甘、温，补脑、壮阳，治阳痿、遗精。

华西红门兰

为兰科植物 *Orchis limprichtii* Schlecht. 的块茎、全草。

生于海拔 1 800～3 600 m 的阴湿岩石上。分布于泸定、雅江、道孚、新龙、康定、理塘、巴塘、稻城、乡城。

清热解毒、补肾壮阳，用于肾虚、阳痿、遗精。

北方红门兰

为兰科植物 *Orchis roborowskii* Maxim. 的根状茎。

生于海拔 3 800～4 800 m 以下的山地林下、灌木丛、草甸。分布于康定、稻城。

清热解毒、消肿。

长叶山兰

为兰科植物 *Oreorchis fargesii* Finet. 的假鳞茎。

生于海拔 2 000～2 500 m 的山林下、灌木丛、沟谷湿地。分布于泸定。

清热解毒、散瘀，用于痈疖疮毒、蛇虫咬伤。

小山兰

为兰科植物 *Oreorchis foliosa* (Lindl.) Lindl. 的假鳞茎、全草。

生于海拔 2 200～3 700 m 的山坡、山谷灌木丛、混交林。分布于雷波、九龙、马尔康、峨边、马边。

清热解毒、消肿散结，用于痈疖肿毒、瘰疬、喉痹肿痛、蛇虫咬伤、狂犬咬伤。全草滋阴清肺、化痰止咳。

山兰

山慈菇、冰球子。

为兰科植物 *Oreorchis patens* (Lindl.) Lindl. 的假球茎、全草。

生于海拔 1 000 ~ 3 800 m 的灌木丛阴湿处。分布于乐山、眉山市、成都、什邡、道孚、丹巴、峨眉山、泸定、康定、稻城、普格、雷波、天全、荥经、宝兴、芦山、峨边。

清热解毒、活血、消肿散结、化痰、止带，用于肺痈咳嗽、月经不调、跌打损伤、痈疽疔肿、瘰疬、喉痹肿痛、蛇、虫、狂犬咬伤。全草滋阴清肺、化痰止咳。

单叶曲唇兰

石苦草（富顺）。

为兰科植物 *Panisea cavaleriei* Schltr. 的全草。

生于山坡草地阴湿处。分布于富顺。

全草润肺止咳、祛风除湿（富顺）。

龙头兰

鹅毛白碟花、兔耳草。

为兰科植物 *Pecteilis susannae*（L.）Raf. 的块茎、全草。

生于海拔 1 550 ~ 2 500 m 的山坡、沟边、疏林潮湿处。分布于泸定、康定、普格。

块茎温肾壮阳、健脾，用于肾虚腰痛、阳痿、遗精、滑精、寒疝、水肿、脾胃虚弱。全草清热解毒，用于子痫。

凸孔阔蕊兰

为兰科植物 *Peristylus coeloceras* Finet 的块茎。

生于海拔 2 700 ~ 4 500 m 的灌木丛、林下阴湿处。分布于康定、稻城、乡城、得荣、道孚、丹巴、巴塘、新龙、德格、喜德、美姑、布拖、雷波、昭觉、越西。

补肾壮阳、润肺抗痨，外用于止血。

一掌参

为兰科植物 *Peristylus forceps* Finet 的块茎。

生于海拔 1 200 ~ 3 400 m 的灌木丛、林下阴湿处。分布于泸定、九龙。

滋阴补肾。

阔蕊兰

绿花阔蕊兰。

为兰科植物 *Peristylus goodyeroides*（D. Don.）Lindl. 的全草。

生于海拔 1 100 ~ 2 300 m 的山坡、林下阴湿处。分布于泸定、德昌、西昌、金阳。

清热消肿、补肾壮阳、利尿，用于眩晕、乳痈、阳痿、遗精、小儿疝气、劳伤。

小花阔蕊兰

鸡肾草。

为兰科植物 *Peristylus sampsonii* Hance/*P. affinis*（D. Don）Seidenf. 的块茎。

生于海拔 1 000 ~ 3 000 m 的灌木丛、林下阴湿处。分布于乐山、泸定、九龙、德格、新龙、洪雅、峨眉山。

补肾壮阳、活血止血、止痛，用于肾虚腰痛、肺痈肺痿。

斑叶鹤顶兰

九子莲、黄花鹤顶兰。

为兰科植物 *Phaius flavus*（Bl.）Lindl. /*P woodfordie*（Hook.）Merr. 的假鳞茎。

生于海拔 1 000 ~ 2 200 m 以上的山谷、溪边、林下、灌木丛阴湿处。分布于峨眉山、洪雅。

清热解毒、生肌止血、收敛，用于痈肿疮毒、瘰疬、蛇虫咬伤。

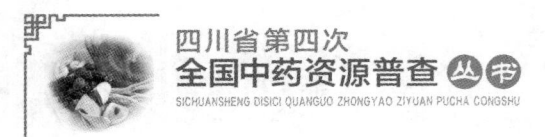

蝴蝶兰

碟兰、捆仙绳。

为兰科植物 *Phalaenopsis wilsonii* Rolfe 的全草。

生于海拔 1 900 ~ 2 700 m 的林下石上、河谷、石上。分布于泸定、木里。

用于感冒发热、头痛、小儿疳积、风湿关节痛。

石仙桃

石枣子（南充）。

为兰科植物 *Pholidota chinensis* Lindl. 的假鳞茎。

附生于海拔 1 000 ~ 2 100 m 的阴湿的树上或石上。分布于乐山、彭州、南充市、会理、西昌。

清热解毒、祛风利湿、养阴润肺，用于咳嗽吐血、风热咳嗽无痰、虚咳、久咳、阴囊潮湿、跌打损伤。

云南石仙桃

石风子、石枣子、石海椒（屏山）。

为兰科植物 *Pholidota yunnanensis* Rolfe 的假鳞茎。

附生于海拔 2 400 m 以下的树上或石上。分布于乐山、屏山、叙永、兴文、长宁、宜宾、古蔺、江安、合江、纳溪、眉山市、开江、达州、大竹、渠县、巴中、通江、南江、峨眉山、泸定、雷波。

假鳞茎清热解毒、滋阴、解表、润肺止咳、健脾、祛风利湿、疏风止痛，用于肺结核咯血、胃及十二指肠溃疡、急性乳腺炎、消化不良、腹痛、痈疮肿痛、风湿肿痛、跌打损伤。又养阴清肺、利湿、消瘀，治眩晕、头痛、咳嗽、吐血、梦遗、痢疾、白带、疳积。

二叶舌唇兰

土白及、盘龙七（邻水）、蛇儿参（峨眉）。

为兰科植物 *Platanthera chlorantha* Cust. ex Reichb. f. 的块茎。

生于海拔 400 ~ 3 500 m 的林下阴湿处。分布于崇州、洪雅、金川、理县、汶川、茂县、峨眉山、邻水、宣汉、康定。

补肺益气、止咳化痰、活血化瘀、镇静安神、健脾、理气止痛、止血、化腐生肌，用于肺痨咳血、吐血、衄血、瘰疬、疮痈肿毒、烫伤、创伤、病后体虚、神经衰弱、失眠多梦、阳痿、久泻、白带、跌打损伤、瘀血肿痛。

舌唇兰

蛇儿参（古蔺）、猪尿参（峨眉）、龙爪参。

为兰科植物 *Platanthera japonica*（Thunb.）Lindl. 的全草、根。

生于海拔 800 ~ 3 500 m 的林下阴湿处、草丛、沟谷阴湿处。分布于峨眉山、叙永、古蔺、洪雅、宣汉、万源、通江、南江、泸定、越西、昭觉、雷波。

润肺、止咳、化痰散结、补气益血、止血，用于肺热咳嗽、劳伤咯血、气血虚弱、痈疽、烫伤、痰喘气壅。

尾瓣舌唇兰

为兰科植物 *Platanthera mandarinorum* Reichb. f. 的块根。

生于海拔 600 ~ 1 700 m 的林下阴湿处或山坡草地。分布于乐山、泸州。

全草润肺、止咳、化痰。

小舌唇兰

猪獠参、佛手参（叙永）、蛇尾草（屏山）、观音竹、猪獠苓，鸡参七（万源）。

为兰科植物 *Platanthera minor*（Miq.）Reichb. f. 的全草。

生于海拔 400~3 000 m 的林下或草地。分布于若尔盖、红原、阿坝、松潘、乐山、叙永、长宁、古蔺、江安、屏山、合江、眉山市、万源。

清热润肺、养阴、益气生津、止咳化痰，用于肺热咳嗽、肾虚腰痛、咳嗽喘气及头昏身软、咽喉肿痛、病后虚弱、神经衰弱、遗精。又治疝气、遗精（江安、屏山）。

独蒜兰

果上叶、山慈菇（古蔺）、冰泥子（叙永）、山糍粑（屏山）、冰球子（屏山）。

为兰科植物 *Pleione bulbocodioides* (Franch.) Rolfe 的球茎。

生于海拔 600~3 600 m 的林下、石壁、草地。分布于阿坝州、凉山州、乐山、兴文、屏山、古蔺、长宁、叙永、宜宾、康定、泸定、稻城、丹巴、九龙、洪雅、宣汉、万源、峨眉山、峨边。

消肿散结、止咳化痰、清热解毒，用于肺痿咳嗽、痈肿疔毒、淋巴结核炎、结核、瘰疬、喉痹、蛇虫咬伤。全草散瘀、消肿，治跌打损伤、五痨内伤、肺病（兴文、屏山）。捣敷足跟皲裂（叙永）。治风湿（宜宾）。

毛唇独蒜兰

为兰科植物 *Pleione hookeriana* (Lindl.) O. Kuntze 的假鳞茎。

生于海拔 1 500~3 100 m 的山坡树上、岩石上腐殖土中。分布于稻城、康定、泸定。

清热解毒、消肿散结、润肺、化痰止咳、生肌，用于痈肿疔毒、瘰疬、蛇咬伤。

云南独蒜兰

为兰科植物 *Pleione yunnanensis* (Rolfe) Rolfe 的球茎。

生于海拔 1 200~2 800 m 的林下或草地。分布于乐山、邛崃、什邡、西昌。

消肿散结、化痰解毒。

朱兰

一支箭、开喉箭（古蔺）、青蛇箭。

为兰科植物 *Pogonia japonica* Rchb. f. 的球茎。

生于海拔 400~3 000 m 的草丛阴湿处。分布于乐山、筠连、叙永、兴文、屏山、古蔺、长宁、宣汉、万源、南江、冕宁、雷波。

全草清热、解毒，用于蛇咬伤、蜂螫、肿毒。

缘毛鸟足兰

为兰科植物 *Satyrium ciliatum* Lindl. 的块茎。

生于海拔 2 000~4 200 m 的山坡林下、草丛阴湿处。分布于道孚、泸定、康定、九龙、稻城、乡城、丹巴、理塘、凉山州、峨边、马边。

块茎壮腰益肾、养血安神，用于肾虚腰痛、水肿、面足浮肿、心脏病、头晕目眩、遗精、阳痿、疝气痛。

鸟足兰

为兰科植物 *Satyrium nepalense* D. Don 的根。

生于海拔 600~3 200 m 的松林下、草坡。分布于金阳、布拖。

壮阳补肾、纳气固精。

云南鸟足兰

旺拉嘎保（藏名）。

为兰科植物 *Satyrium yunnanense* Rolfe 的全草。

生于海拔 2 000~3 500 m 的林下、灌木丛或高山草地。分布于巴塘、泸定、稻城。

藏医：甘、微苦、温，大补元气、安神增智，用于阳痿不举。

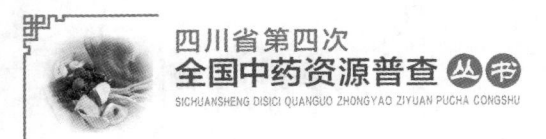
苞舌兰

冰梨子（高县）、黄花白及、土白及。

为兰科植物 *Spathoglottis pubescens* Lindl. 的假鳞茎。

生于海拔 1 400 ~ 2 700 m 的山坡岩石上、路旁、田野。分布于高县。

全草补肺、止血；消肿生肌（高县）。

绶草

猪獠参（叙永）、龙抱柱（长宁）、盘龙参、小猪獠参（南充）、滚龙抱柱（宣汉）、红蛇儿上树（达州）、盘龙七（大竹、渠县）。

为兰科植物 *Spiranthes sinensis* (Pers.) Ames 的全草。

生于海拔 400 ~ 3 800 m 的向阳阴湿肥沃的山坡林下、灌木丛下、草地或河滩沼泽草甸中。分布于叙永、长宁、筠连、宜宾、古蔺、凉山州、甘孜州、青川、洪雅、什邡、邛崃、崇州、彭州、金川、汶川、茂县、若尔盖、九寨沟、松潘、小金、马尔康、南充市、眉山市、达州市、巴中市、峨眉山、峨边、马边、盐亭。

补肾壮阳、滋阴、凉血、清热、润肺止咳、补中益气、生津、收敛精气，用于病后虚弱、气虚心跳、神经衰弱、阴虚内热、咽炎、咳嗽吐血、头晕、脾胃虚弱、肾虚腰酸、遗精、淋浊带下、疮疡肿毒、老人大便坠胀带血、白带、毒蛇咬伤。又治跌打损伤，研粉用酒吞服治蛇咬伤。滋阴凉血、益气生津（凉山州）。益气养阴、涩精、解毒，用于病后气、阴两虚、少气无力、气虚白带、阴虚火旺的遗精、失眠、燥咳、咽病、蛇伤、疮肿（绵阳）。用于糖尿病（达州、巴中）。

小叶白点兰

飞天草。

为兰科植物 *Thrixspermum japonicum* (Miq.) Reichb. f. 的全草。

生于海拔 1 500 ~ 1 800 m 的林中树上。分布于康定。

用于肺痨、劳伤，外用于刀伤出血。

笋兰

为兰科植物 *Thunia alba* (Lindl.) Reichb. f. 的全草。

生于海拔 1 500 ~ 2 300 m 的阔叶林下岩石上、沟边。分布于冕宁。

活血祛瘀、接骨、生肌，用于跌打损伤、骨折、刀枪伤。

短穗竹茎兰

竹根七（纳溪）。

为兰科植物 *Tropidia curculigoides* Lindl. 的全草。

生于海拔 1 000 m 以下的林下、溪边。分布于纳溪、宜宾。

活血、祛瘀，用于跌打损伤、风湿疼痛（纳溪）。

蜻蜓兰

为兰科植物 *Tulotis asiatica* Hara 的根茎。

生于海拔 500 ~ 3 500 m 的高山山坡、林下。分布于九寨沟、若尔盖、红原、松潘、阿坝、道孚、新龙、色达、德格、康定、炉霍。

补肾、益精，用于腰膝酸软、病后体虚、阳痿遗精。

小花蜻蜓兰

盘龙参（古蔺）、半春莲。

为兰科植物 *Tulotis ussuriensis* (Regel et Maack) H. Hara 的根及全株。

生于海拔 400 ~ 2 800 m 的山坡林下、林缘或沟边。分布于古蔺、叙永、新龙、炉霍。

根解毒消肿，用于鹅口疮，外用治痈疥肿毒、跌打损伤。全株补肾壮阳，治疝气、遗精、腰膝酸痛（古蔺）。

琴唇万带兰

树兰。

为兰科植物 *Vanda concolor* Bl. ex Lindl. 的全草。

附生于海拔 1 000 ~ 2 100 m 的树上或石上。分布于峨眉山、洪雅、泸定。

祛风除湿、止咳化痰，用于肺虚咳嗽、风湿麻木。

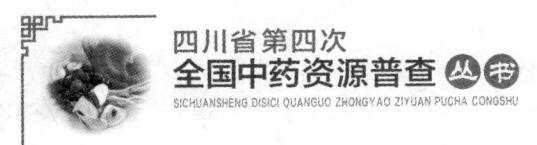
药 用 动 物

无脊椎动物

草履虫科 Pararneciidae

草履虫

大草履虫

草履虫。

为草履虫科动物 *Paramecium caudatum* Ehrenberg 的全体。

生于腐殖质丰富的淡水中。分布于全川。

用于消化系统及女性生殖系统肿瘤的诊断。

小草履虫

为草履虫科动物 *Paramecium multimironucleatum* Pawers et Michell 的全体。

生于腐殖质丰富的淡水中。分布于全川。

用于消化系统及女性生殖系统肿瘤的诊断。

简骨海绵科 Haploscleridae

紫梢花

淡水海绵。

为简骨海绵科动物 *Spongilla fragilia* Lecidy 的全体。

生于清流或流水中,附生于石头、树枝、水草上。分布于全川。

补肾、益精、壮阳,用于阳痿、遗精、白浊、带下、小便不利禁。

湖针海绵

紫梢花、淡水海绵。

为简骨海绵科动物 *Spongilla Lacustris*(Linnaeus)的全体。

生于清流或流水中,附生于石头、树枝、水草上。分布于四川省。

补肾、益精、壮阳,用于阳痿、遗精、白浊、带下、小便不禁。

环口螺科 Cyclophoridae

褐带环口螺

为环口螺科动物 *Cyclophorus martensianus* Moellendorff 的去壳全体。

生于石灰岩丘陵的灌木丛、草丛、腐殖质处。分布于四川省。

补中益气、收敛止痢，用于尿频、红白痢疾、小儿夜尿。

田螺科 Viviparidae

中国圆田螺

螺丝，田螺。

为田螺科动物 *Cipangopaludina chinensis*（Gray）的去壳全体、壳。

生于湖泊、水库、河沟、池塘、水田。分布于全川。

田螺清热利水，用于小便不通、黄疸、脚气、消渴、痔疮、便血、目赤肿痛、疔疮肿毒。田螺壳和胃、止泻、止血、化痰，用于反胃吐食、胃脘疼痛、泄泻、便血、小儿惊风、脓水湿疮。田螺厣用于目翳。

长螺旋圆田螺

田螺。

为田螺科动物 *Cipangopaludina longispira*（Heude）的肉、壳。

生于湖泊、水库、河沟、池塘、水田。分布于全川。

肉用于痢疾、脱肛、小便不通、狐臭。壳用于胃痛、婴儿湿疹。

补中益气、收敛止痢，用于尿频、红白痢疾、小儿夜尿。

胀肚圆田螺

田螺。

为田螺科动物 *Cipangopaludina ventricosa*（Heude）的肉、壳。

生于湖泊、水库、河沟、池塘、水田。分布于全川。

肉用于痢疾、脱肛、小便不通、狐臭。壳用于胃痛、婴儿湿疹。

补中益气、收敛止痢，用于尿频、红白痢疾、小儿夜尿。

蛞蝓科 Limacidae

野蛞蝓

玄哒虫、蛞蝓。

为蛞蝓科动物 *Agriolimax agrestis*（Linnaeus）的全体。

分布于阴暗潮湿的温室、地窖、屋边、草丛中。分布于全川。

清热祛风、消肿解毒、破瘀通经，用于中风喎斜、筋脉拘挛、惊痫、喉痹、丹毒、痈肿、经闭、蜈蚣咬伤。

巴蜗牛科 Bradybaenidae

江西巴蜗牛

蜗牛。

为巴蜗牛科动物 *Bradybaena kiangsiensis*（Marters）的全体。

生于潮湿、阴湿坡地、草丛、石缝隙、树干。分布于全川。

功效同灰巴蜗牛。

灰巴蜗牛

蜗牛。

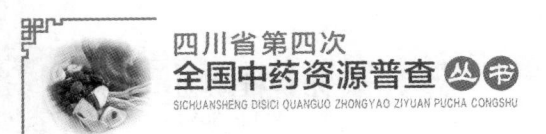

为巴蜗牛科动物 *Bradybaena rivida*（Benson）的全体。

生于潮湿、阴湿坡地、树干、草丛、石缝隙、树干。分布于全川。

清热解毒、镇惊、消肿，用于风热惊痫、消渴、喉痹、痔疮、脱肛、胃溃疡、疟腮、瘰疬、痈肿、蜈蚣咬伤。壳用于小儿疳积、面上赤疮、酒糟鼻、牙病、脱肛。

同型巴蜗牛

蜗牛。

为巴蜗牛科动物 *Bradybaena similaris*（Ferussae）的全体。

生于潮湿、阴湿坡地、草丛、石缝隙、树干。分布于全川。

功效同灰巴蜗牛。

蚬科 Corbiculidae

河蚬

为蚬科动物 *Corbicula fluminea*（Muller）的壳、肉。

生于河流、水田。分布于盆地与丘陵地区。

壳软坚散结、制酸止汗，用于颈淋巴结核、胃酸过多、久泻、汗多、久咳不止。肉清热、利湿、解毒，用于消渴、目黄、湿毒脚气、疔疮痈肿。

蚌科 Unionidae

蚌

为蚌科动物 *Anodonta pacifica*（Heude）的壳与肉。

生于河流、水田。分布于盆地与丘陵地区。

软坚化积、制酸止汗。壳用于肝脾肿大、胃酸过多、自汗、盗汗。肉能清热除湿，用于崩漏带下、痔疮肿痛。

无齿蚌

帆蚌、三角蚌。

为蚌科动物 *Anodonta woodiana*（Lea）的贝壳粉。

生于湖泊、水田的泥底、沙底。分布于四川省。

化痰消积、清热燥湿，用于痰饮咳嗽、胃痛、反酸、带下、痈肿、湿疮。

圆顶珠蚌

珍珠母。

为蚌科动物 *Unio douglasiae*（Gray）的经过煅烧的贝壳珍珠层。

生于湖泊、水田的泥底、沙底。分布于四川省。

平肝潜阳、定惊明目。

川南珠蚌

珠蚌、土牡蛎、土贝壳。

为蚌科动物 *Unio sp.* 的贝壳。

生于湖泊、水田的泥底、沙底。分布于四川省。

固精敛汗、散结软坚，用于盗汗遗精、带下、瘰疬、虚热外浮、头晕烦躁。

矩蚓科 Megascolecidae

参环毛蚓

广地龙。

为矩蚓科动物 *Pheretima aspergillum*（Perrier）的除内脏的全体。

生于腐殖质土壤中。分布于全川。

清热定惊、通络、平喘、利尿，用于高热神昏、惊痫抽搐、关节痹痛、肢体麻木、半身不遂、肺热咳嗽、尿少水肿、高血压。

白颈环毛蚓

地龙、蚯蚓、蛐蟮。

为矩蚓科动物 *Pheretima californica*（Kinberg）的干燥个体。

生于腐殖质土壤中。分布于全川。

清热、镇痉、活络利尿、平喘降压，用于热性病、高血压、支气管哮喘、风湿关节疼痛、肢体屈伸不利、脑淤血所致半身不遂、小便不利、水肿、龟头肿胀。

秉氏环毛蚓

地龙、蚯蚓、蛐蟮。

为矩蚓科动物 *Pheretima carnosa*（Goto et Hatui）的干燥个体。

生于腐殖质土壤中。分布于全川。

功效同白颈环毛蚓。

壮伟环毛蚓

地龙、蚯蚓、蛐蟮。

为矩蚓科动物 *Pheretima cobusta*（E. Perrier）的干燥个体。

生于腐殖质土壤中。分布于全川。

功效同白颈环毛蚓。

湖北环毛蚓

地龙、蚯蚓、蛐蟮。

为矩蚓科动物 *Pheretima hupeiensis*（Michaelsen）的干燥个体。

生于腐殖质土壤中。分布于全川。

功效同白颈环毛蚓。

日本杜拉蚓

地龙、蚯蚓、蛐蟮。

为矩蚓科动物 *Pheretima japonicus* Michaelsen 的干燥个体。

生于腐殖质土壤中。分布于全川。

功效同白颈环毛蚓。

秉前环毛蚓

地龙、蚯蚓、蛐蟮。

为矩蚓科动物 *Pheretima praepinguis* Gates 的干燥个体。

生于腐殖质土壤中。分布于全川。

功效同白颈环毛蚓。

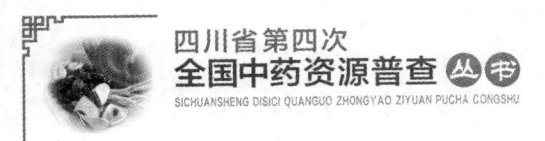

正蚓科 Lumbricidae

背暗异唇蚓

土地龙。

为正蚓科动物 *Allolobophora caliginose*（Ant. Duges）的全体。

生于潮湿、有机质丰富的泥土中。分布于四川省。

清热定惊、通络、平喘、利尿。

赤子爱胜蚓

蚰蟮。

为正蚓科动物 *Eisenia foetida*（Savigay）的全体。

生于厩肥、烂草堆、污泥、垃圾场。分布于四川省。

用于慢性肾炎水肿、高热烦躁、半身不遂、咳嗽喘急、小儿惊风、高血压、疮毒、烫烧伤。

医蛭科 Hirudinidae

日本医蛭

水蛭、蚂蟥。

为医蛭科动物 *Hirudo nipponica* Whitman 的全体。

生于海拔 2 500 m 以下的水田、池沼。分布于全川。

全体破瘀血、通经、消胀除积，用于症瘕痞块、血瘀经闭、跌扑损伤、小腹胀满、癥瘕积聚、痔疮肿痛。

尖细金线蛭

柳叶蚂蟥、水蛭、蚂蟥。

为医蛭科动物 *Whitmania acranulata*（Whitman）L. 的全体。

生于海拔 2 500 m 以下的水田、池沼。分布于全川。

功效同日本医蛭。

细齿金线蛭

水蛭、蚂蟥。

为医蛭科动物 *Whitmania edentula*（Whitman）的全体。

生于海拔 2 500 m 以下的水田、池沼。分布于全川。

功效同日本医蛭。

金线蛭

水蛭、蚂蟥。

为医蛭科动物 *Whitmania laevis*（Bard）的全体。

生于海拔 2 500 m 以下的水田、池沼。分布于全川。

功效同日本医蛭。

宽体金线蛭

水蛭、蚂蟥。

为医蛭科动物 *Whitmania pigra*（Whitman）的全体。

生于海拔 2 500 m 以下的水田、池沼。分布于全川。

功效同日本医蛭。

山蛭科 Haemadipsidae

日本山蛭

山蚂蟥。

为山蛭科动物 *Haemadipsa japonica* Whitman 的全体。

生于山区草丛、灌木上。分布于雷波、青川、峨边等地。

用于血瘀经闭、跌打损伤。

钳蝎科 Buthidae

东亚钳蝎

蝎子、问荆蝎。

为钳蝎科动物 *Buthus martensii* Karsch 的全体。

生于山坡石块、落叶、土穴、荒地等处。分布于四川省。

熄风镇痉、攻毒散结、通络止痛，用于小儿惊风、抽搐痉挛、中风口㖞、半身不遂、破伤风、风湿顽痹、偏正头痛、疮疡、瘰疬。

壁钱科 Urocteidae

华南壁钱

壁钱、蜘蛛蒙蒙。

为壁钱科动物 *Uroctea compactilis*（L. Koch）的鲜活个体和蜘蛛网、卵囊。

生于住宅墙壁、屋顶、门后。分布于全川。

祛风解毒、止血，用于小儿惊风、风湿关节痛、外伤出血、乳蛾、口舌糜烂、鼻衄、痔疮。蜘蛛网止血。卵囊用于喉痹、喉痧、乳蛾、牙痛、痔疮。

圆蛛科 Araneidae

大腹圆蛛

蜘蛛。

为圆蛛科动物 *Aranea ventricosa*（L. Koch）的全虫、蜘蛛网。

生于林间、屋檐、墙角。分布于全川。

祛风、消肿、解毒，用于狐疝偏坠、中风口㖞、小儿慢惊、口噤、疳积、水肿、瘰疬、疮疡、蝎蜂蜈蚣螫伤。蜘蛛网用于金疮出血、吐血、毒疮。蜘蛛壳用于龋齿、牙疳。

漏斗网蛛科 Agelenidae

迷路草蛛

为漏斗网蛛科动物 *Agelena labyrinthica* Clerck 的全虫。

生于草丛、灌木丛、地面、林间、屋檐、墙角。分布于全川。

解毒，用于疔肿恶疮。

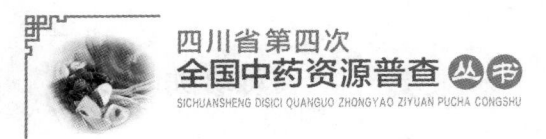

黄金蛛科 Argiopidae

横纹金蛛

为黄金蛛科动物 *Agiope bruennichii*（Scopoli）的全虫。

生于向阳草丛、潮湿带。分布于四川省。

解毒，用于瘰疬、疮肿、毒蛇咬伤。

跳蛛科 Salticidae

浊斑扁蝇虎

为跳蛛科动物 *Menemerus confusus*（Boes et Str）. 的全虫。

生于稻田、门窗、墙角。分布于全川。

活血祛瘀，用于跌打损伤。

地蛛科 Atypidae

异囊地蛛

灰兜巴。

为地蛛科动物 *Atypus heterothecus* Zhang. 的出入地表的蜘蛛网。

生于茶树林中地下。分布于峨眉山等地。

灰兜巴益气健脾，滋补肾阴、消除、缓解糖尿病症状。

注：峨眉山特产。

平甲虫科 Armadillidae

平甲虫

鼠妇。

为平甲虫科动物 *Armadillidum vulgara*（Latreille）的全体。

生于阴暗、潮湿的环境。分布于全川。

破血、利水、解毒、止痛、平喘，用于小便不通、经闭癥瘕、口齿疼痛、鹅口诸疮、哮喘、痰湿、血淋、堕胎，解蜘蛛毒及蚰蜒入耳。

长臂虾科 Palaemonidae

日本沼虾

虾子。

为长臂虾科动物 *Macrobrachium nipponense*（De Haan）的肉、全体。

生于淡水、湖泊、池塘。分布于全川。

补肾壮阳、通乳、托毒，用于阳痿、乳汁不下、丹毒、痈疽、臁疮。

秀丽长臂虾

为长臂虾科动物 *Palaemon modestus*（Heller）的肉、全体。

生于淡水湖泊、河流。分布于全川。

用于肾虚阳痿、半身不遂、筋骨疼痛。

溪蟹科 Potamidae

锯齿溪蟹

螃蟹。

为溪蟹科动物 *Potamon denticulatum*（H. Milne-Edwards）的全体。

生于河流、湖泊、水田、溪流中。分布于全川。

软坚散结、接骨，用于跌打损伤、骨折、癥瘕积聚。

华溪蟹科 Sino-potamidae

锯齿华溪蟹

为华溪蟹科动物 *Sinopotamon denticulatum*（Milne-Edwards）的全体。

生于河流、湖泊、水田、溪流中。分布于全川。

软坚散结、清热消肿、止咳、接骨。

蜈蚣科 Scolopendridae

少棘巨蜈蚣

蜈蚣、雷公虫。

为蜈蚣科动物 *Scolopendra subspinipes mutilans* L. Koch 的干燥体。

生于树枝、腐木、石隙、墙隙、阴湿地。分布于全川。

镇痉熄风、解毒，用于热性病、破伤风引起的四肢抽搐、口噤项强、角弓反张、中风半身不遂、口眼歪斜、瘰疬、巴骨流痰、疮、疥等。

球马陆科 Glomeridae

日本球马陆

滚山珠。

为球马陆科动物 *Glomeria nipponica* Kishida 的全虫。

生于山坡潮湿的枯枝腐叶及山沟石头下。分布于全川，青城山药王山。

舒筋活血、祛风除湿、接骨止痛，用于风湿、骨折、跌打损伤、阴挺、脱肛、疮肿。用于拔子弹（屏山）。

宽帯陇马陆

马陆。

为球马陆科动物 *Kronopolites svenhendii*（Verhoeff）的全虫。

生于阴暗潮湿的腐殖质草丛、树荫下。分布于全川。

解毒、镇痛、和中开胃，用于疮疖、乳痈、肝炎、胃脘胀痛。

山蛩科 Spirobolidae

约安山蛩

为山蛩科动物 *Spiroblus joannisi*（Brolemann）的全虫。

生于阴暗潮湿、多腐殖质的地方。分布于全川。

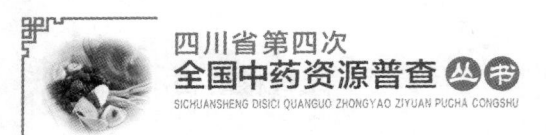

破积活血、祛风、解毒，用于痈肿、毒疮、癥瘕、痞满、麻风、风湿痛。

衣鱼科 Lepismatidae

衣鱼

为衣鱼科昆虫 *Lepisma saccharina* Linnaeus 的全虫。

生于树叶、石块、青苔下等潮湿处，房屋、厨房、书籍中也有。分布于全川。

利尿、通淋、祛风、解毒，用于小便不利、淋证、小儿惊痫、疮疖、目翳。

蜓科 Aeshnidae

蜻蜓

丁丁猫。

为蜓科昆虫 *Aeschna melanictera* Selys 的全体。

生于原野、村庄、庭院、水边。分布于全川。

益肾滋阴、清热解毒、止咳，用于肾虚阳痿、遗精、咽喉肿痛、顿咳、中风惊痫、目翳、尿血、小便不利。

大蜻蜓

蜻蜓、丁丁猫。

为蜓科昆虫 *Anax parthenope* Selys 的全体。

生于原野、村庄、庭院、水边。分布于全川。

益肾滋阴、清热解毒、止咳，用于肾虚阳痿、遗精、咽喉肿痛、顿咳、中风惊痫、目翳、尿血、小便不利。

蜻科 Corduliidae

红蜻

丁丁猫。

为蜻科昆虫 *Crocothemis servilia* Drury 的成虫全体。

生于沼泽、水边。分布于全川。

补肾益精、解毒消肿、润肺止咳，用于阳痿遗精、咽喉肿痛、顿咳。

黄蜻

丁丁猫。

为蜻科昆虫 *Pantala flavescens* Fabricius 的成虫全体。

生于田野。分布于全川。

用于阳痿遗精、咽喉肿痛、贫血性头痛、头晕。

姬蠊科 Blattellidae

德国小蠊

蟑螂、偷油婆。

为姬蠊科昆虫 *Blattela germanica*（Linnaeus）的干燥个体。

生于工厂、商店、仓库、旅馆、火车、轮船、厨房、浴室、书籍、纸张等地。分布于全川。

活血散瘀、消疳解毒、利水消肿，用于癥瘕积聚、小儿疳积、脚气水肿、疔疮肿毒、蛇咬伤。

蜚蠊科 Blattidae

美洲大蠊

蟑螂、偷油婆。

为蜚蠊科昆虫 *Periplaneta americana* Linnaeus 的干燥个体。

生于厨房、碗柜、灶头等地。分布于全川。

散瘀、消积解毒，用于癥瘕积聚、小儿疳积、喉蛾、蛇虫咬伤、大小便不通、无名肿毒、阴疮。

鳖蠊科 Corydidae

中华真地鳖

土鳖虫、土元。

为鳖蠊科昆虫 *Eupolyphaga sinensis*（Walker）的干燥雌性成虫。

生于阴暗潮湿、腐殖质丰富的松土、枯枝落叶下、石头下、房屋、仓库、柴草垛等地。分布于全川。

破瘀血、续筋骨，用于筋骨折伤、瘀血闭经、癥瘕痞块。

螳螂科 Mantidae

巨斧螳螂

桑螵蛸。

为螳螂科昆虫 *Hierodula patellifera*（Serville）的成虫、产卵后的卵囊。

生于海拔 300～1 500 m 的树上、草丛、田圆、灌木丛中。分布于四川盆地、丘陵地区与盆周山区，泸县、合江、叙永、遂宁。

益肾固精、缩尿、止浊，用于遗精、滑精、遗尿、尿频、小便白浊。成虫除热定惊、化积通便、散毒祛瘀，用于小儿惊痫、咽喉肿痛、痔疮。

薄翅螳螂

桑螵蛸。

为螳螂科昆虫 *Mantis religiosa*（Linnaeus）的成虫、产卵后的卵囊。

生于海拔 300～1 500 m 的树上、草丛、田圆、灌木丛中。分布于四川盆地、丘陵地区与盆周山区。

功效同巨斧螳螂。

螳螂

桑螵蛸。

为螳螂科昆虫 *Paratenodera sinensis* Saussure 的成虫、产卵后的卵囊。

生于海拔 300～1 500 m 的树上、草丛、田圆、灌木丛中。分布于四川盆地、丘陵地区与盆周山区。

功效同巨斧螳螂。

小刀螳螂

桑螵蛸。

为螳螂科昆虫 *Statilia maculata*（Thunberg）的成虫、产卵后的卵囊。

生于海拔 300～1 500 m 的树上、草丛、田圆、灌木丛中。分布于四川盆地、丘陵地区与盆周山区，泸县、纳溪。

功效同巨斧螳螂。

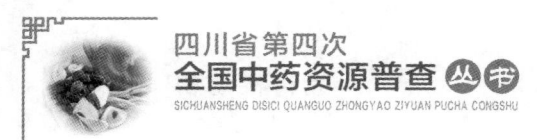

大刀螳螂

桑螵蛸。

为螳螂科昆虫 *Tenodera aridifolia* Saussure 的成虫、产卵后的卵囊。

生于海拔300~1 500 m的树上、草丛、田圆、灌木丛中。分布于四川盆地、丘陵地区与盆周山区。

功效同巨斧螳螂。

中华螳螂

桑螵蛸

为螳螂科昆虫 *Tenodera sinensisi* Saussure 的成虫、产卵后的卵囊。

生于海拔300~1 500 m的树上、草丛、田圆、灌木丛中。分布于四川盆地、丘陵地区与盆周山区，泸县、合江、叙永、遂宁。

功效同巨斧螳螂。

鼻白蚁科 Rhinotermitidae

家白蚁

白蚁。

为鼻白蚁科昆虫 *Coptotermes formosanus* Shiraki 的成虫。

生于林地、庭院、木材、家具中。分布于全川。

滋补强壮，用于年老体衰、久病虚弱。

黑翅土白蚁

大白蚁。

为白蚁科昆虫 *Odontotermes formosanus* Shiraki 的成虫。

生于林地、庭院、木材、家具中。分布于全川。

滋补强壮，用于年老体衰、久病虚弱。

螽斯科 Tettigoniidae

纺织娘

为螽斯科昆虫 *Mecopoda elongata*（Linnaeus）的成虫。

生于夏秋之季的草丛中。分布于全川。

熄风镇惊，用于小儿惊风、痉挛抽搐。

蝗科 Acrididae

东亚蚱蜢

为蝗科昆虫 *Acrida cinerea*（Thunberg）的全体。

生于稻田、玉米地、高粱地、草丛中。分布于全川。

镇咳平喘、祛风镇痉，用于支气管哮喘及痉挛性咳嗽、小儿百日咳、止喘平喘、定惊熄风、清热解毒，用于咳嗽痰喘、顿咳、小儿惊风、冻疮。

黄脊竹蝗

为蝗科昆虫 *Ceracris kiangsu* Tsai 的成虫。

生于稻田、玉米地、竹林、草丛中。分布于全川。

止咳平喘、滋补强壮、止痛、解毒透疹，用于小儿惊风、咽喉肿痛、疹出不畅、顿咳、咳嗽痰喘、中耳炎、痢疾、泄泻、瘰疬、肾虚、小儿食积。

棉蝗

为蝗科昆虫 *Chondracris rosea*（De Geer）的成虫。

生于棉花地、玉米地、草丛中。分布于全川。

止咳平喘、滋补强壮、止痛、解毒透疹，用于小儿惊风、咽喉肿痛、疹出不畅、顿咳、咳嗽痰喘、中耳炎、痢疾、泄泻、瘰疬、肾虚、小儿食积。

云斑车蝗

为蝗科昆虫 *Gastrimargus marmoratus*（Thunberg）的成虫。

生于稻田、玉米地、竹林、草丛中。分布于全川。

止咳平喘、滋补强壮、止痛、解毒透疹，用于小儿惊风、咽喉肿痛、疹出不畅、顿咳、咳嗽痰喘、中耳炎、痢疾、泄泻、瘰疬、肾虚、小儿食积。

二齿稻蝗

稻蝗。

为蝗科昆虫 *Oxya bidentata* Willemse 的成虫。

生于稻田、玉米地、高粱、甘蔗、草丛中。分布于全川。

用于小儿惊风、顿咳、冻疮、斑疹不出。

稻蝗

为蝗科昆虫 *Oxya chinensis*（Thunberg）的成虫。

生于稻田、玉米地、高粱、甘蔗、草丛中。分布于全川。

用于小儿惊风、顿咳、冻疮、斑疹不出。

小稻蝗

为蝗科昆虫 *Oxya hyla intricata*（Stal）的成虫。

生于稻田、玉米地、高粱、甘蔗、草丛中。分布于全川。

止咳平喘、镇惊止痉、解毒透疹、消肿止痛，用于咳嗽痰喘、小儿惊风、顿咳、咽喉肿痛、中耳炎、斑疹不出。

长翅稻蝗

为蝗科昆虫 *Oxya veolox*（Fabricius）的成虫。

生于稻田、玉米地、高粱、甘蔗、草丛中。分布于全川。

用于小儿惊风、顿咳、冻疮、斑疹不出。

日本黄脊蝗

为蝗科昆虫 *Patanga japonica*（I. Bolivear）的成虫。

生于稻田、玉米地、草丛中。分布于全川。

止咳平喘、滋补强壮、止痛、解毒透疹，用于小儿惊风、咽喉肿痛、疹出不畅、顿咳、咳嗽痰喘、中耳炎、痢疾、泄泻、瘰疬、肾虚、小儿食积。

蟋蟀科 Gryllidae

花生大蟋

蟋蟀。

为蟋蟀科昆虫 *Brachytrupes portentosus* Lichtenstein 的全体。

生于潮湿耕地、溪边、乱石堆、草丛中，分布于全川。

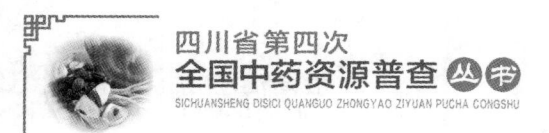

利尿、催生、透发豆疹，用于小儿遗尿、疹透不畅、水肿、尿闭、阳痿、妇女宫缩无力性难产。

中华蟋蟀

蟋蟀。

为蟋蟀科昆虫 *Gryllulus chinensis*（Weber）的全体。

生于潮湿耕地、溪边、乱石堆、草丛中。分布于全川。

利尿、破血，用于小便不通、水肿、尿路结石、肝硬化腹水。

大扁头蟋

蟋蟀、棺头蟋。

为蟋蟀科昆虫 *Loxoblemmus doenitzi* Stein 的全体。

生于潮湿耕地、溪边、乱石堆、草丛中，分布于全川。

利尿、催生、透发豆疹，用于小儿遗尿、疹透不畅、水肿、尿闭、阳痿、妇女宫缩无力性难产。

长颚蟋

蟋蟀。

为蟋蟀科昆虫 *Scapsipedus aspersus*（Walker）的成虫。

生于潮湿耕地、溪边、乱石堆、草丛中，分布于全川。

功效同大扁头蟋。

斗蟋

蟋蟀。

为蟋蟀科昆虫 *Scapsipedus nicado* Saussure 的成虫。

生于潮湿耕地、溪边、乱石堆、草丛中，分布于全川。

功效同大扁头蟋。

蝼蛄科 Gryllotalpidae

非洲蝼蛄

蝼蛄、土狗。

为蝼蛄科昆虫 *Gryllotalpa africana* Palisot de Beauvois 的干燥全体。

生于稻麦田中、湿润土壤中。分布于全川。

通窍、利尿消肿、退刺，用于小便不利、水肿、刺入肉中、石淋、大便密结、跌打损伤。

大蝼蛄

蝼蛄、土狗。

为蝼蛄科昆虫 *Gryllotalpa unispina* Saussure 的干燥全体。

生于稻麦田、湿润土壤中。分布于全川。

通窍、利尿消肿、退刺，用于小便不利、水肿、刺入肉中、跌打损伤。

华北蝼蛄

蝼蛄、土狗、大蝼蛄。

为蝼蛄科昆虫 *Gryllotalpa unispina* Saussure 的干燥全体。

生于稻麦田、湿润土壤中。分布于全川。

通窍、利尿消肿、退刺，用于小便不利、水肿、刺入肉中、石淋、大便密结、跌打损伤。

蝉科 Cicadidae

蚱蝉

蝉蜕。

为蝉科昆虫 *Cryptotympana atrata* Fabricius 蜕的皮壳、全虫。

生于海拔 300~2 500 m 的山野、林中。分布于四川盆地、丘陵地区与盆周山区。

蝉蜕祛风热、透疹、止痒、退翳、解痉，用于风热感冒、咽哑、麻疹不透、目翳、抽搐、破伤风。全虫清热、熄风、镇惊，用于小儿惊风、癫痫、夜啼、三叉神经痛。

华南蚱蝉

蝉蜕。

为蝉科昆虫 *Cryptotympana mandarina* Distant 蜕的皮壳、全虫。

生于海拔 300~2 500 m 的山野、林中。分布于四川盆地、丘陵地区与盆周山区。

功效同蚱蝉。

鸣鸣蝉

昼鸣蝉、蛁蟟。

为蝉科昆虫 *Oncotympana maculaticollis*（Motschulsky）蜕的皮壳、全虫。

生于海拔 300~2 500 m 的山野、林中。分布于四川盆地、丘陵地区与盆周山区。

功效同蚱蝉。

黑翅红娘子

红蝉、红姑娘。

为蝉科昆虫 *Huechys sanguinea*（De Geer）蜕的成虫。

生于海拔 300~2 500 m 的山野、林中。分布于四川盆地、丘陵地区与盆周山区。

强阴益精、行瘀活血、通经、解毒，用于瘀血腰痛、月经停闭、阳痿、瘰疬、翳障、疥癣恶疮。

绵蚜科 Eriosomatidae

铁倍花蚜

五倍子蚜、角倍蚜。

为绵蚜科昆虫 *Floraphis meitanensis* Tsai et Tang 寄生于漆树科植物 *Rhus chinensis* Mill 的虫瘿。

生于海拔 2 500 m 以下的向阳的沟边、林中。分布于全川，崇州、什邡、彭州、峨眉、甘洛、雷波、金阳、泸定、康定、稻城、南充、绵阳市、茂县、汶川、理县、眉山市、达州市、巴中市、凉山州、马边、峨边。

虫瘿（五倍子）收敛、止泻、润肺、止血、涩肠，用于肺虚久咳、虚汗、盗汗、消渴、久泻之痢、便血、滑精、遗尿、子宫脱垂、脱肛、便血、血崩，外用于口腔溃疡、烧烫伤、外伤出血、脱肛、痔疮。

枣倍花蚜

五倍子蚜、角倍蚜。

为绵蚜科昆虫 *Kaburagia ensigallis*（Tsai et Tang）寄生于漆树科植物 *Rhus chinensis* Mill 的虫瘿。

生于海拔 2 500 m 以下的向阳的沟边、林中。分布于全川，崇州、什邡、彭州、峨眉、甘洛、雷波、金阳、泸定、康定、稻城、南充、绵阳市、茂县、汶川、理县、眉山市、达州市、巴中市、凉山州、马边、峨边。

功效同铁倍花蚜。

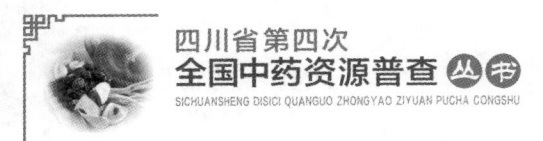

蛋倍花蚜

五倍子蚜、角倍蚜。

为绵蚜科昆虫 *Kaburagia ovogallis*（Tsai et Tang）寄生于漆树科植物 *Rhus chinensis* Mill 的虫瘿。

生于海拔 2 500 m 以下的向阳的沟边、林中。分布于全川，崇州、什邡、彭州、峨眉、甘洛、雷波、金阳、泸定、康定、稻城、南充、绵阳市、茂县、汶川、理县、眉山市、达州市、巴中市、凉山州、马边、峨边。

功效同铁倍花蚜。

红小铁枣倍蚜

五倍子蚜、角倍蚜。

为绵蚜科昆虫 *Meitanaphis elongallis*（Tsai et Tang）寄生于漆树科植物 *Rhus chinensis* Mill 的虫瘿。

生于海拔 2 500 m 以下的向阳的沟边、林中。分布于全川，崇州、什邡、彭州、峨眉、甘洛、雷波、金阳、泸定、康定、稻城、南充、绵阳市、茂县、汶川、理县、眉山市、达州市、巴中市、凉山州、马边、峨边。

功效同铁倍花蚜。

五倍子蚜

角倍蚜。

为绵蚜科昆虫 *Melaphis chinensis*（Bell）寄生于漆树科植物 *Rhus chinensis* Mill 的虫瘿。

生于海拔 2 500 m 以下的向阳的沟边、林中。分布于全川，崇州、什邡、彭州、峨眉、甘洛、雷波、金阳、泸定、康定、稻城、南充、绵阳市、茂县、汶川、理县、眉山市、达州市、巴中市、凉山州、马边、峨边。

功效同铁倍花蚜。

倍蛋蚜

五倍子蚜、角倍蚜。

为绵蚜科昆虫 *Melaphis peitan* Tsai et Tang 寄生于漆树科植物 *Rhus chinensis* Mill 的虫瘿。

生于海拔 2 500 m 以下的向阳的沟边、林中。分布于全川，崇州、什邡、彭州、峨眉、甘洛、雷波、金阳、泸定、康定、稻城、南充、绵阳市、茂县、汶川、理县、眉山市、达州市、巴中市、凉山州、马边、峨边。

功效同铁倍花蚜。

冠倍样蚜

五倍子蚜、角倍蚜。

为绵蚜科昆虫 *Nurudeopsis shiraii*（Matsumura）寄生于漆树科植物 *Rhus chinensis* Mill 的虫瘿。

生于海拔 2 500 m 以下的向阳的沟边、林中。分布于全川，崇州、什邡、彭州、峨眉、甘洛、雷波、金阳、泸定、康定、稻城、南充、绵阳市、茂县、汶川、理县、眉山市、达州市、巴中市、凉山州、马边、峨边。

功效同铁倍花蚜。

蚧科 Coccidae

虫白蜡

为蚧科昆虫 *Ericerus pela*（Chavannes）的分泌物。

生于海拔 700～2 900 m 的山坡、沟谷、林下的木樨科植物白蜡树 *Fraxinus chinensis* Roxb 上。分布于宜宾、泸州、峨眉山、乐山、雷波、峨边、美姑、邛崃、彭州、南充市、洪雅、开江、平昌、巴中、通江、泸定、康定、丹巴、九龙、雅江、道孚、新龙、盐源、德昌、宁南、普格、石棉、荥经、雅安、宝兴、名山等地。

止血、生肌、定痛，用于金疮出血、尿血、下血、疮疡久溃不敛、下痢。

胶蚧科 Lacciferidae

紫胶蚧

紫草茸。

为胶蚧科昆虫 *Kerria lacca*（Kerr）分泌在树上的胶质。

生于榕属、黄檀属、合欢属、金合欢属、木豆属植物的树干上。分布于米易、凉山州。

清热、凉血、行瘀、祛风、解毒，用于血热生风、身痒、风疹、麻疹、斑疹不透、产后血晕、带下病、疥疮。

蝽科 Pentatomidae

黑蝽

九香虫、打屁虫、屁吧虫。

为蝽科昆虫 *Aspongopus chinensis* Dallas 的越冬期成虫。

生于海拔 300～700 m 的温暖湿润处或群居河岸石头下。分布于四川盆地与丘陵地区。

理气止痛、疏肝、温中助阳，用于胃脘痛、肾虚腰膝无力、消化性溃疡、气滞胁痛、老年尿多。

黄黑龟虫

九香虫、打屁虫、屁吧虫。

为蝽科昆虫 *Cordius chinensis* Dallas 的越冬期成虫。

生于海拔 300～700 m 的温暖湿润处或群居河岸石头下。分布于四川盆地与丘陵地区。

功效同黑蝽。

小皱蝽

九香虫、打屁虫。

为蝽科昆虫 *Cyclopelte parva* Distant 的越冬期成虫。

生于海拔 300～700 m 的温暖湿润处或群居河岸石头下。分布于四川盆地与丘陵地区。

功效同黑蝽。

稻绿蝽

九香虫。

为蝽科动物 *Nezara viridula*（Linnaeus）的越冬期成虫。

生于海拔 300～700 m 的温暖湿润农田、菜圆、果圆。分布于四川盆地与丘陵地区。

活血散淤、消肿，用于跌打损伤、瘀血肿痛。

步甲科 Carabidae

大步甲

行夜。

为步甲科昆虫 *Carabus smaragdinus* Fischer/*Coptolabrus smaragdinus* Fischer 的成虫。

生于田间、石块下、朽木下。分布于全川。

活血化淤、消积止痛，用于血滞经闭腹痛、癥瘕、跌打损伤作痛。

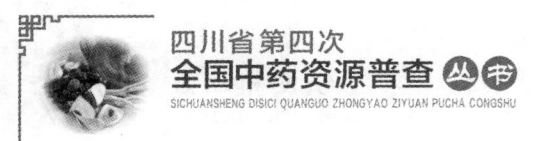
爪哇屁步甲

行夜。

为步甲科昆虫 *Pheropsophus javanus* （Dejean） 的成虫。

生于田间、石块下、朽木下。分布于全川。

活血化淤、消积止痛，用于血滞经闭腹痛、癥瘕、跌打损伤作痛。

虎斑步甲

行夜。

为步甲科昆虫 *Pheropsophus jessoensis* Morawitz 的成虫。

生于田间、石块下、朽木下。分布于全川。

活血化淤、消积止痛，用于血滞经闭腹痛、癥瘕、跌打损伤作痛。

龙虱科 Dytiscidae

三星龙虱

龙虱。

为龙虱科昆虫 *Cybister tripunctatus orientalis* Gschwendtner 的成虫。

生于池塘、水田、河流，善游泳、入夜能飞行。分布于全川。

补肾、活血；用于小便频数、小儿遗尿、面黯。

豉甲科 Gyrinidae

豉虫

为豉甲科昆虫 *Gyrinus curtus* Motschulsky 的成虫。

生于旋涡中或深水中，夜间飞出。分布于全川。

蚀息肉、敷恶疮。

隐翅虫科 Staphylinidae

隐翅虫

花蚁虫。

为隐翅虫科昆虫 *Paederus densipennis* Bernhauer 的鲜成虫。

生于田边、沟边、玉米根周围。分布于全川。

杀虫、解毒、止痒，用于神经性皮炎、癣疮、息肉。

萤科 Lampyridae

萤火虫

为萤科昆虫 *Luciola vitticollis* Kies. 的成虫。

生于水边草丛，昼伏夜出。分布于全川。

用于青盲、小儿火创伤。

叩头虫科 Elateridae

大叩甲

叩头虫。

为叩头虫科昆虫 *Agrypnus politus* Candeze 的成虫。

生于农田、菜地、棉田。分布于全川。

强身健骨、除疟，用于四肢痿痹、筋骨酸痛、疟疾。

褐纹梳爪叩头虫

叩头虫。

为叩头虫科昆虫 *Melanotus caudex* Lewis 的成虫。

生于农田、菜地、棉田。分布于全川。

强身健骨、除疟，用于四肢痿痹、筋骨酸痛、疟疾。

吉丁虫科 Buprestidae

日本吉丁虫

吉丁虫。

为吉丁虫科昆虫 *Chalcophora japonicus* Schauffuss 的成虫。

生于向阳的丛林中。分布于全川。

祛风、杀虫、止痒，用于疥癣、皮肤痛痒、风疹斑块。

芫菁科 Meloidae

长毛芫菁

葛上亭长。

为芫菁科昆虫 *Epicauta apicipennis* Tan 的成虫。

生于农田、菜圆。分布于全川。

逐瘀、破积，用于经闭、癥瘕、积聚、瘰疬、瘘肿、疥癣。

豆小翅芫菁

葛上亭长。

为芫菁科昆虫 *Epicauta aptera*（Kaszab）的成虫。

生于农田、菜圆。分布于全川。

逐瘀、破积，用于经闭、癥瘕、积聚、瘰疬、瘘肿、疥癣。

豆芫菁

葛上亭长。

为芫菁科昆虫 *Epicauta gorhami* Marseul 的成虫。

生于农田、菜圆。分布于全川。

逐瘀、破积，用于经闭、癥瘕、积聚、瘰疬、瘘肿、疥癣。

大头豆芫菁

葛上亭长。

为芫菁科昆虫 *Epicauta megalocephala* Gebler 的成虫。

生于农田、菜圆。分布于全川。

逐瘀、破积，用于经闭、癥瘕、积聚、瘰疬、瘘肿、疥癣。

毛角芫菁

葛上亭长。

为芫菁科昆虫 *Epicauta ruficeps* Illigor 的成虫。

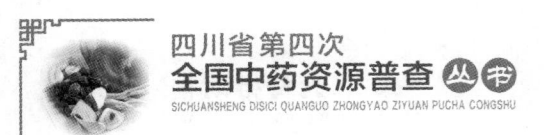

生于农田、菜圆。分布于全川。

逐瘀、破积，用于经闭、癥瘕、积聚、瘰疬、瘘肿、疥癣。

黑豆芫菁

葛上亭长。

为芫菁科昆虫 *Epicauta taishoensis* Lewis 的成虫。

生于农田、菜圆。分布于全川。

逐瘀、破积，用于经闭、癥瘕、积聚、瘰疬、瘘肿、疥癣。

胸腺芫菁

葛上亭长。

为芫菁科昆虫 *Epicauta tentusi*（kaszab）的成虫。

生于农田、菜圆。分布于全川。

逐瘀、破积，用于经闭、癥瘕、积聚、瘰疬、瘘肿、疥癣。

眼斑芫菁

斑蝥。

为芫菁科昆虫 *Mylabris cichorii*（Linnaeus）的成虫。

生于海拔 500~1 500 m 的豆田、瓜果田中。分布于四川盆地、丘陵地区与盆周山区，古蔺、合江。

消肿解毒，用于瘰疬、狂犬病、疮癣瘙痒、恶疮中毒等。攻毒、破血、引赤发泡，用于狂犬病、肝癌（泸州）。

大斑芫菁

大斑蝥。

为斑蝥科昆虫 *Mylabris phalerata* Pallas 的全体。

生于海拔 500~1 500 m 的豆田、瓜果田中。分布于四川盆地、丘陵地区与盆周山区，古蔺、合江。

功效同眼斑芫菁。

粉蠹科 Lyctidae

褐粉蠹

竹蠹虫。

为粉蠹科昆虫 *Lyctus brunneus*（Stephens）的幼虫。

生于各种家具、建材、竹制品。分布于全川。

幼虫用于小儿头癣。蛀屑（竹蠹虫粉末）用于中耳炎、烧烫伤、湿毒臁疮。

金龟子科 Scarabaeidae

蜣螂

屎秃螂、推屎爬。

为金龟子科昆虫 *Catharsius molossus* Linnaeus 的干燥全体。

生于山野兽粪堆中。分布于全川。

除热定惊、化积通便、散毒破癥，用于大小便不通、小儿惊风、小腹坚症、小儿疳积。

犀金龟科 Dynastidae

双叉犀金龟

双叉独角仙。

为犀金龟科昆虫 *Allomyrina dichotoma*（Linnaeus）的成虫。

生于桑、榆、无花果及瓜类上。分布于全川。

解毒、消肿、通便，用于疮疡肿毒、痔漏、便秘。

鳃金龟科 Melolonthidae

大黑鳃角金龟

为鳃金龟科昆虫 *Holotrichia diomphalia*（Bates）的幼虫。

生于菜圆、果圆、农田上。分布于全川。

破血、行瘀、通乳，用于折损瘀痛、喉痹、破伤风、目翳、丹毒、痈疽、痔漏。

暗黑鲶金龟

蛴螬。

为鳃金龟科昆虫 *Holotrichia parallela*（Motschulsky）的幼虫。

生于菜圆、果圆、农田上。分布于全川。

破血、行瘀、通乳，用于折损瘀痛、喉痹、破伤风、目翳、丹毒、痈疽、痔漏。

爬皱鲶金龟

蛴螬。

为鳃金龟科昆虫 *Trematodes potanini*（Semenov）的幼虫。

生于菜圆、果圆、农田上。分布于全川。

破血、行瘀、通乳，用于折损瘀痛、喉痹、破伤风、目翳、丹毒、痈疽、痔漏。

丽金龟科 Rutelidae

铜绿异丽金龟

金龟子。

为丽金龟科昆虫 *Anomala corpulenta* Motschulsky 的幼虫。

生于菜圆、果圆、农田上。分布于全川。

破瘀血、消肿止痛、明目，用于丹毒、痈肿、痔漏、目翳。

红脚丽金龟

金龟子。

为丽金龟科昆虫 *Anomala cupripes* Hope 的幼虫。

生于菜圆、果圆、农田上。分布于全川。

破瘀血、消肿止痛、明目，用于丹毒、痈肿、痔漏、目翳。

沟胫天牛科 Lamiidae

星天牛

天牛。

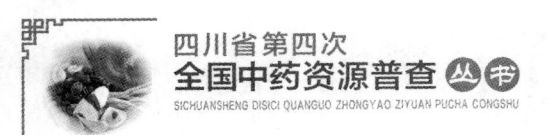

为沟胫天牛科昆虫 *Anoplophora chinensis*（Forster）的成虫、幼虫。

生于柑橘、苹果、枇杷、柳、桑等树上。分布于全川。

熄风镇惊、活血祛瘀，用于小儿惊风、跌打损伤、瘀血作痛、乳汁不下、恶疮。幼虫活血、祛瘀、通经，用于劳伤瘀血、血滞经闭、腰背疼痛、崩漏、带下病。

桑天牛

天晴昂昂。

为沟胫天牛科昆虫 *Apriona germari*（Hope）的成虫、幼虫。

生于柑橘、苹果、枇杷、柳、桑等树上。分布于全川。

功效同星天牛。

云斑天牛

为沟胫天牛科昆虫 *Batocera horsfieldi*（Hope）的成虫、幼虫。

生于柑橘、苹果、枇杷、柳、桑等树上。分布于全川。

功效同星天牛。

麻天牛

黄麻梗虫。

为沟胫天牛科昆虫 *Thyestilla gebleri*（Faldermann）的幼虫。

生于麻茎内。分布于全川盆地与丘陵地区。

用于疔疮。

桃红颈天牛

天牛。

为天牛科昆虫 *Aromia bungii*（Faldermann）的成虫。

生于桃、杏、樱桃、郁李等树上。分布于全川。

用于小儿惊风、跌打损伤、瘀血作痛、恶疮。

桃褐天牛

天牛。

为天牛科昆虫 *Nadezhdiella aurea* Gressitt 的成虫。

生于桃、杏、樱桃、郁李等树上。分布于全川。

用于小儿惊风、跌打损伤、瘀血作痛、恶疮。

橘褐天牛

天牛。

为天牛科昆虫 *Nadezhdiella cantori*（Hope）的成虫。

生于橘、杏、樱桃、郁李等树上。分布于全川。

用于小儿惊风、跌打损伤、瘀血作痛、恶疮。

象甲科 Curculionidae

直锥象

为象甲科昆虫 *Cyrtotrachelus longimanus* Fabricius 的成虫。

生于竹笋、竹叶或杂草上。分布于盆地与丘陵地区，主产于宜宾、泸州、乐山。

祛风湿、止痹痛，用于风寒腰腿疼痛。

蚁蛉科 Myrmeleontidae

蛟蜻蛉

地牯牛。

为蚁蛉科昆虫 *Euroleon sinicus* Navas 的幼虫。

生于山地悬崖斜坡、屋檐、墙角等砂土、细土中。分布于全川。

平肝熄风、解热镇痉、清热利湿、拔毒消肿，用于高血压、中风、小儿高热、惊厥、疟疾、小便淋痛、骨折、中耳炎、痈疮、无名肿毒。

石蛾科 Phryganeidae

石蛾

为石蛾科昆虫 *Phryganea japonica* Mac Lachlan 的幼虫。

生于水中草木上、石头上。分布于全川。

除热、利水、坠胎。

蝙蝠蛾科 Hepialidae

虫草蝠蛾

绿蝙蝠蛾。

为蝙蝠蛾科昆虫 *Hepialus armoricanus*（Oberthur）的被冬虫夏草菌感染的幼虫。

生于海拔 3 000 ~ 4 700 m 的山区、草原、河谷。分布于甘孜州、阿坝州。

冬虫夏草补虚损、益精气、止咳化痰，用于痰饮喘咳、虚喘、痨喘、咯血、自汗盗汗、阳痿遗精、腰膝酸痛、病后久不康复。

蓑蛾科 Psychidae

台湾大蓑蛾

为蓑蛾科昆虫 *Cryptothelea formosicloa* Strand 的幼虫。

生于树木、蓖麻等树枝上。分布于全川。

清热解毒、生肌敛疮、消肿止痛。

刺蛾科 Limacodidae

黄刺蛾

为刺蛾科昆虫 *Cnidocampa flavescens* Walker 的虫茧。

生于柿、油桐、乌桕等树枝上。分布于全川。

清热定惊，用于小儿惊风、脐风、痢疾、乳蛾、喉痹。

草螟科 Crambidae

高粱条螟

为草螟科昆虫 *Proceras venosatum*（Walker）的幼虫。

生于高粱、玉米、粟、麻、甘蔗等植物上。分布于全川。

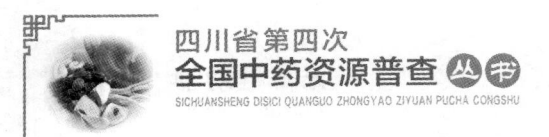

凉血、解毒，用于便血。

野螟科 Pyraustidae

亚洲玉米螟

为野螟科昆虫 *Ostrinia furnacalis* Guenee 的幼虫。

生于高粱、玉米、谷子、大麻等植物上。分布于全川。

凉血止血、清热解毒。

天蚕蛾科 Saturniidae

柞蚕

为天蚕蛾科昆虫 *Antheraea pernyi* Geurin-Meneville 的茧蛹。

生于海拔 300～2 500 m 的温暖湿润地区栎树上。分布于四川盆地、丘陵地区与盆周山区。

生津止渴、消食理气、镇痉，用于消渴、臌胀、淋证、癫痫。

蓖麻蚕

为天蚕蛾科昆虫 *Philosamia cynthia ricina* Donovan 的幼虫或茧蛹。

生于海拔 300～2 500 m 的温暖湿润地区蓖麻、木薯、臭椿、乌桕、马桑树上。分布于四川盆地、丘陵地区与盆周山区。

祛风湿、止痹痛，用于风湿关节痛。

家蚕蛾科 Bombycidae

家蚕

僵蚕、蚕砂。

为家蚕蛾科昆虫 *Bombyx mori* Linnaeus 的粪便、僵蚕、卵、茧壳、蚕蜕、蛹、孵化后的卵壳、丝绵。

家养于海拔 300～2 500 m 的温暖湿润地区。分布于四川盆地、丘陵地区与盆周山区。

蚕砂（粪便）祛风利湿、明目，用于风湿、消渴、风痹、斑疹及肠鸣。僵蚕祛风化痰、镇痉消炎，用于肝风头痛、眩晕、抽搐、淋巴结核、急性喉炎、腮腺炎、风热、热痰、肺热喘息。卵（原蚕子）用于热淋、倒产难生。雄性成虫（原蚕蛾）补肝益肾、壮阳涩精，用于阳痿、遗精、白浊、尿血、创伤、溃疡、烫伤。蚕茧用于便血、尿血、血崩、消渴、疳疮、痈肿。蚕蜕用于崩漏、带下、痢疾、吐血、衄血、便血、牙疳、口疮、喉风、目翳。蚕蛹用于小儿疳积、消瘦、消渴。孵化后的卵壳（蚕退纸）用于吐血、衄血、便血、崩漏、带下、喉风、喉痹、牙疳、牙痛、疔肿、疮疡。丝绵用于吐血、衄血、便血、血崩、痔漏、外伤出血、冻疮、中耳炎。

凤蝶科 Papilionidae

菜粉蝶

茴香虫。

为凤蝶科昆虫 *Papilio macaon* Linnaeus 的幼虫。

生于伞形科植物，如胡萝卜、茴香。分布于全川。

止痛，用于胃痛、噎嗝、疝气。

花椒粉蝶

柑橘粉蝶。

为凤蝶科昆虫 *Papilio xuthus* Linnaeus 的成虫。

生于伞形科植物，如胡萝卜、茴香。分布于全川。

止痛，用于胃痛、噎嗝、疝气。

绢蝶科 Parnassiidae

绢蝶

为绢蝶科昆虫 *Parnassius mperator* Oberthur 的成虫。

生于高山草甸。分布于甘孜州、阿坝州。

用于吞咽困难、咽喉痛。

虻科 Tabanidae

复双斑黄虻

虻虫、牛蚊子、骚扰黄虻。

为虻科昆虫 *Atylotus bivittateinus* Takahashi/ *A. miser*（Szilady）的雌成虫。

寄生于海拔 300～1 200 m 的牛身体上。分布于四川盆地、丘陵地区与盆周山区。

破血逐瘀、通经、消结，用于经闭、瘀血痛、跌打损伤疼痛、癥瘕积聚、坠胎。

中华斑虻

虻虫、牛蚊子。

为虻科昆虫 *Chrysops sinensis* Walker 的雌成虫。

寄生于海拔 300～1 200 m 的牛身体上。分布于四川盆地、丘陵地区与盆周山区。

功效同复双斑黄虻。

江苏虻

虻虫、牛蚊子。

为虻科昆虫 *Tabanus kiangsuensis* Krober 的雌成虫。

寄生于海拔 300～1 200 m 的牛身体上。分布于四川盆地、丘陵地区与盆周山区。

功效同复双斑黄虻。

复带虻

华虻、虻虫、牛蚊子。

为虻科昆虫 *Tabanus mandarinus* Schiner 的雌成虫。

寄生于海拔 300～1 200 米的牛身体上。分布于四川盆地、丘陵地区与盆周山区。

功效同复双斑黄虻。

峨眉山虻

虻虫、牛蚊子。

为虻科昆虫 *Tabanus omeishanensis* Xu 的雌成虫。

寄生于海拔 300～1 200 m 的牛身体上，分布于四川盆地、丘陵地区与盆周山区。

功效同复双斑黄虻。

山崎虻

虻虫、牛蚊子。

为虻科昆虫 *Tabanus yamasakii* Ouchi 的雌成虫。

寄生于海拔 300～1 200 m 的牛身体上，分布于四川盆地、丘陵地区与盆周山区。

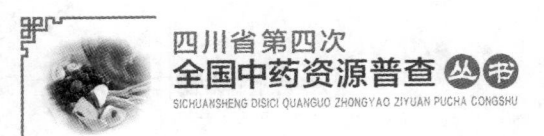

功效同复双斑黄虻。

食蚜蝇科 Syrphidae

长尾食蚜蝇

为食蚜蝇科昆虫 *Eristalis tenax*（Linnaeus）的幼虫。
成虫生于花丛中，幼虫生于粪坑、污水中。分布于全川。
消食积、健脾胃，用于消化不良、脘腹胀满、体倦乏力。

丽蝇科 Calliphoridae

大头金蝇

五谷虫。
为丽蝇科昆虫 *Chrysomyia megacephala*（Fabricius）的幼虫。
生于厕所、垃圾场、家中。分布于全川。
清热、消滞，用于疳积腹胀、热病神昏谵语。

蝇科 Muscidae

舍蝇

苍蝇。
为蝇科昆虫 *Musca domestica civina* Macquart 的幼虫。
生于厕所、粪堆、垃圾场、家中。分布于全川。
用于疳积腹胀、消化不良。

蚁科 Formicidae

丝光褐林蚁

黑蚂蚁。
为蚁科昆虫 *Formica fusca* Linnaeus 的干燥全体。
生于土中。分布于全川。
清热解毒，用于蛇咬伤、疔毒肿痛等症。

蜾蠃科 Eumenidae

黄盾华丽蜾蠃

细腰蜂。
为蜾蠃科昆虫 *Delta campaniformis gracilis*（Saussure）的成虫。
生于山谷及屋檐、树枝。分布于全川。
降逆止呕、清肺止咳，用于咳嗽、呕逆、痈肿、蜂螫。

胡蜂科 Vespidae

中华马蜂

露蜂房。

为马蜂科昆虫 *Polistes chinensis* Fabricius 的巢、幼虫。

生于山林与灌木丛中。分布于盆地与丘陵地区。

蜂房祛风、攻毒、杀虫，用于惊痫、风痹、瘾疹、瘙痒、乳痈、疔毒、瘰疬、痔漏、风火牙疼、头癣、蜂螫肿痛。幼虫（大黄蜂子）用于胸腹胀痛、干呕、面疮、雀斑。

长足胡蜂

露蜂房。

为胡蜂科昆虫 *Polistes herbaeus* Fabr 的巢。

生于、屋檐下、树枝及灌木丛中。分布于盆地与丘陵地区。

祛风、杀虫、解毒，用于痫症、牙痛、鼻炎、风湿关节痛、皮肤顽癣、疮疡肿毒、乳痈、瘰疬、顿咳、头风痛、蜂螫肿痛。

日本马蜂

蜂房。

为马蜂科昆虫 *Polistes japonicus* Saussure 的巢。

生于山林与灌木丛中。分布于盆地与丘陵地区。

用于龋齿牙痛、疮疡肿毒、乳痈、瘰疬、皮肤顽癣、鹅掌风。

柑马蜂

露蜂房。

为马蜂科昆虫 *Polistes mandarinus* Saussure 的巢、幼虫。

生于山林与灌木丛中。分布于盆地与丘陵地区。

功效同中华马蜂。

大胡蜂

露蜂房。

为胡蜂科昆虫 *Vespa magnifica* Smith 的巢。

生于、屋檐下、树枝及灌木丛中。分布于盆地与丘陵地区。

功效同长足胡蜂。

金环胡蜂

露蜂房。

为胡蜂科昆虫 *Vespa mandaripina* Smith 的巢。

生于、屋檐下、树枝及灌木丛中。分布于盆地与丘陵地区。

功效同长足胡蜂。

果马蜂

露蜂房。

为马蜂科昆虫 *Polistes olivceous*（De Geer）的巢。

生于山林与灌木丛中。分布于盆地与丘陵地区。

用于龋齿牙痛、疮疡肿毒、乳痈、瘰疬、皮肤顽癣、鹅掌风。

木蜂科 Xylocopidae

灰胸木蜂

为木蜂科昆虫 *Xylocopa phalothorax*（Lepeletier）的成虫。

生于山野崖隙中。分布于全川。

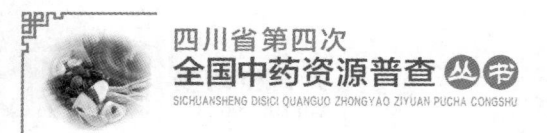

解毒、消肿、止痛，用于包疖红肿作痛。

中华木蜂

为木蜂科昆虫 *Xylocopa sinensis* Smith 的成虫。

生于山野崖隙中。分布于全川。

解毒、消肿、止痛，用于包疖红肿作痛。

蜜蜂科 Apidae

中华蜜蜂

蜂、中蜂。

为蜜蜂科昆虫 *Apis cerana* Faber L. 的蜂蜜、蜂胶、蜂蜡、蜂毒、蜂王浆、幼虫。蜂蜜为蜜蜂从植物的花中采取含水量约为75%的花蜜或分泌物。

生于树洞、岩洞、墙壁、屋檐，有家养。分布于阿坝州、甘孜州、凉山州。

蜂蜜滋阴润燥、解毒，用于肺燥干咳、肠燥便秘。蜂胶用于恶性肿瘤、鸡眼、寻常疣。蜂蜡（黄蜡）润臟腑、补中益气、续绝伤，用于赤白下痢、疼痛、产后下痢、臁疮、金疮。幼虫（蜂子）祛风、解毒、杀虫，用于头风、麻风、丹毒、风疹、虫积腹痛、带下。蜂王浆滋补、强壮、益肝、健脾，用于病后体虚、小儿营养不良、年老体衰、传染性肝炎、高血压、风湿关节痛、胃病。工蜂尾刺的有毒液体（蜂毒）用于咳嗽痰喘、瘿瘤、高血压、风湿性关节痛。

意大利蜂

为蜜蜂科昆虫 *Apis mellifera* Linnaeus 的蜂蜜、蜂胶、蜂蜡、蜂毒、蜂王浆、幼虫。

生于树洞、岩洞、墙壁、屋檐，有家养。分布于阿坝州、甘孜州、凉山州。

功效同中华蜜蜂。

脊椎动物

鲟科 Acipenseridae

中华鲟

为鲟科鱼类动物 *Acipenser sinensis* Gray 的肉、鳔。

生于长江，有养殖。分布于乐山、宜宾、泸州、汶川、崇州等地。

肉益气补虚、活血通淋。鳔补肾益精、滋养筋脉、止血、散瘀、消肿，用于肾虚滑精、产后风痉、破伤风、吐血、血崩、创伤出血、痔疮。

鲤科 Cyprinidae

斑条鱊

为鲤科鱼类动物 *Acheilognathus taenianalis*（Gunther）的肉。

生于江河、湖泊、池塘中。分布于全川。

益脾健胃、补肾壮阳，也用久病体虚。

鲫

鲫鱼。

为鲤科鱼类动物 *Carassius auratus*（Linne）的肉、卵、骨、胆、脑、鳔、鳞。

生活在淡水中。分布于盆地与丘陵地区。

鱼肉温中健胃、滋阴补肾，用于胃痛作吐、消化不良、头目昏闷、脾虚腹泻、便中带血、肺结核、产后腹痛。卵调中、补肝，用于翳障。鱼头用于咳嗽、痢疾、小儿口疮。鱼骨用于匿疮。鱼胆解毒、消肿，用于痔疮、骨鲠、竹刺不出、白喉。鱼脑用于耳聋。鱼鳔用于疝气。

金鱼

为鲤科鱼类动物 *Carassius auratus* Linnaeus 的鲜活个体。

生活在淡水中。分布于盆地与丘陵地区。

清热、利水、解毒，用于水臌、黄疸、咳嗽。

短鳍近红鲌

为鲤科鱼类动物 *Ancherythroculter wangi*（Tchang）的肉。

生于水草多的淡水中。分布于四川省。

利水消肿，用于消瘦浮肿、产后抽搐。

红鳍鲌

为鲤科鱼类动物 *Culter erythropterus* Basilewsky 的肉。

生于水草多的淡水中。分布于全川。

利水消肿，用于消瘦浮肿、产后抽搐。

鲤

鲤鱼。

为鲤科鱼类动物 *Cyprinus carpio* Linne 的鲜活个体（肉）、眼睛、皮、肠、血、齿、胆、脂肪、脑、鳞、骨。

生活在淡水中。分布于盆地与丘陵地区。

鲤鱼肉开胃健脾、消水肿，用于胃溃疡、十二指肠溃疡、胸前胀痛、消化不良、久咳、老年心累、妊娠期水肿。目（鲤鱼眼睛）除肉中刺，用于中风水肿。皮用于鱼鲠、瘾疹。鲤鱼血用于口眼歪斜、小儿丹肿及疮。鲤鱼肠解毒、杀虫，用于小儿肌疮、聤耳、痔瘘。鲤鱼齿用于淋证、小便不通。鲤鱼胆清热明目、散翳消肿，用于目赤肿痛、青盲翳障、咽痛喉痹。鲤鱼脂肪用于小儿痫疾、惊悸。鲤鱼脑用于耳聋、青盲。鲤鱼鳞散血、止血，用于吐血、衄血、崩漏带下、瘀滞腹痛、痔漏。鱼鳔用于疝气。骨利湿、解毒，用于带下、阴疽。

戴氏红鲌

为鲤科鱼类动物 *Erythroculter dabryi*（Bleeker）的肉。

生于水草多的淡水中。分布于全川。

开胃健脾、消食行水，用于胃气不降、水肿。

翘嘴红鲌

为鲤科鱼类动物 *Erythroculter ilishaeformis*（Bleeker）的肉。

生于水草多的淡水中。分布于全川。

开胃健脾、消食行水，用于胃气不降、水肿。

拟尖头红鲌

为鲤科鱼类动物 *Erythroculter oxycephaloides*（Kreyenbery et Pappenheim）的肉。

生于水草多的淡水中。分布于全川。

开胃健脾、消食行水，用于胃气不降、水肿。

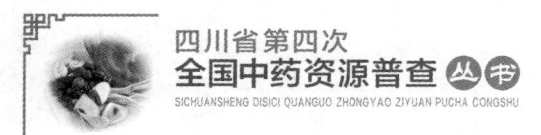

尖头红鲌

为鲤科鱼类动物 *Erythroculter oxycephalus*（Bleeker）的肉。

生于水草多的淡水中。分布于全川。

开胃健脾、消食行水，用于胃气不降、水肿。

嘉陵颌须鮈

为鲤科鱼类动物 *Gnathopogon herzensteini*（Gunther）的肉。

生于流水石隙。分布于嘉陵江。

补虚、健脾、益胃、下乳。

花斑裸鲤

为鲤科鱼类动物 *Gymnocypris eckloni* Herzenstein 的肉。

生于高原湿地河流。分布于阿坝州、甘孜州。

用于吐泻。

厚唇裸重唇鱼

为鲤科鱼类动物 *Gymnodiptychus pachycheilus* Herzenstein 的肉、骨、胆。

生于高原湿地河流。分布于阿坝州、甘孜州。

肉祛瘀、排脓、消炎，用于吐泻、疮疖化脓。骨消肿，用于水肿。胆清热、消翳障，用于疮疡热痛、白内障，外用于烧伤。

唇鲭

为鲤科鱼类动物 *Hemibarbus labeo*（Pallas）的肉。

生于湍急的河流。分布于全川。

补益脾肾、祛风湿、强筋骨，用于腰背疼痛、腿膝酸木。

花鲭

为鲤科鱼类动物 *Hemibarbus maculata* Bleeker 的肉。

生于湍急的河流。分布于全川。

补益脾肾、祛风湿、强筋骨，用于腰背疼痛、腿膝酸木。

油鱼

为鲤科鱼类动物 *Hemiculter bleekeri* Warpachowsky 的肉。

生于淡水中。分布于全川。

暖胃，用于冷泻。

鱼

白条鱼。

为鲤科鱼类动物 *Hemiculter leucisculus*（Basilewsky）的肉。

生于淡水中。分布于全川。

暖胃，用于冷泻。

鲢

白鲢。

为鲤科鱼类动物 *Hypophthamichthys molitrix*（Cuvier et Valenciennes）的肉。

生于淡水中。分布于全川。

温中益气、利水、泽肤，用于久病体虚、水肿。

鳊

为鲤科鱼类动物 *Parabramis pekiensis*（Basilewsky）的肉。
生于淡水中。分布于全川。
调胃健脾，用于消化不良、胸腹胀痛。

鲈鲤

为鲤科鱼类动物 *Percocypris pingi*（Tchang）的肉。
生于淡水中。分布于全川。
祛痰、止血、镇静，用于咳嗽痰喘、胃溃疡出血、凉血、衄血、崩漏、癫痫、失眠、月经过多。

麦穗鱼

为鲤科鱼类动物 *Pseudorasbora parva*（Temminck et Schlegel）的肉。
生于淡水中。分布于全川。
补中益气、滋补强壮。

彩石鳑鲏

为鲤科鱼类动物 *Rhodeus lighti*（Wu）的肉。
生于江河、湖泊、池塘中。分布于全川。
益脾健胃、补肾壮阳，也用久病体虚。

黑鳍鳈

为鲤科鱼类动物 *Sarcocheilichthys nigripinnis*（Gunther）的肉。
生于河流石隙中。分布于全川，盐亭。
强健脾胃、通利小便、清热解毒，用于水肿胀满、黄疸、疮毒。

华鳈

为鲤科鱼类动物 *Sarcocheilichthys sinensis* Bleeker 的肉。
生于河流石隙中。分布于全川，盐亭。
强健脾胃、通利小便、清热解毒，用于水肿胀满、黄疸、疮毒。

黄河裸裂尻鱼

为鲤科鱼类动物 *Schizopygopsis pyizovi* Kessler 的肉。
生于缓流或静水中。分布于黄河上游，若尔盖。
用于淋证。

齐口裂腹鱼

为鲤科鱼类动物 *Schizothrax yunnanensis* Norman 的肉。
生于缓流或静水的低层。分布于长江上游、岷江、大渡河。
滋补、止血、解毒，用于妇人劳损、崩漏、小儿痰热风病、丹毒。

泉水鱼

为鲤科鱼类动物 *Semilabeo prochilus*（Sauvage et Dabry）的肉。
生于江河的流水石头上。分布于长江上游及其支流。
益补元气、止血、止痢，用于泄痢、吐血、崩漏。

华鲮

为鲤科鱼类动物 *Sinilabeo rendahli*（Kimura）的肉。
生于湍急的河流石头上。分布于长江上游及其支流。
益气和中、除湿气，用于久病体虚、腰腿疼痛。

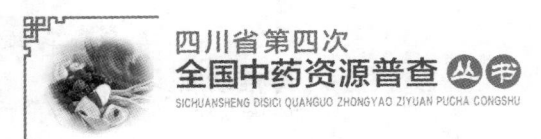
中华倒刺鲃

为鲤科鱼类动物 *Spinibarbus sinensis*（Bleeker）的肉。

生于湍急的河流石隙中。分布于长江上游及其支流。

补中壮阳，用于腰膝酸软。

多鳞铲颌鱼

为鲤科鱼类动物 *Varicorhinus*（*Scaphesthes*）*macrolepis*（Bleeker）的肉。

生于水质清澈的砂石河流中。分布于长江上游及其支流。

补虚、壮阳、催乳。

白甲鱼

为鲤科鱼类动物 *Varicorhinus*（*Onychostorna*）*simus*（Sauvage et Dabry）的肉。

生于水质清澈的砂石河流中。分布于长江上游及其支流。

补益强壮、清热、下乳。

圆吻鲴

为鲤科鱼类动物 *Distoechodon tumirostris* Peters 的肉。

生于宽阔的缓流中。分布于长江上游及其支流。

温中止泻，用于胃寒泄泻。

鳅科 Cobitidae

长薄鳅

为鳅科动物 *Leptobotia elongata*（Bleeker）的肉。

生于河流底层。分布于长江上游。

补中、益气、壮阳。

泥鳅

为鳅科动物 *Misgurnus anguillicaudatus*（Cantor）的鲜活个体、皮肤分泌黏液。

生于淡水泥土中。分布于盆地与丘陵地区。

健脾除湿、补中益气、清热解毒、消肿止渴，用于湿热皮肤起疹发痒、痔疮下坠，小便不通、热淋、瘟病大热、神昏口渴、水气浮肿、黄疸、肝炎、疥癣痔疮。皮肤中分泌的黏液用于小便不通、热淋、痈肿。

短体副鳅

为鳅科动物 *Paracobitis potanini*（Gunther）的除去内脏的全体。

生于岩缝、石隙、多巨石的洄水湾处。分布于长江上游。

补虚弱、清湿热。

红尾副鳅

为鳅科动物 *Paracobitis varigatus*（Sauvage et Dabry）的除去内脏的全体。

生于岩缝、石隙、多巨石的洄水湾处。分布于长江上游。

补虚弱、清湿热。

大鳞副泥鳅

泥鳅。

为鳅科动物 *Paramisgurnus dabiyanus* Sauvage 的鲜活个体、皮肤分泌黏液。

生于淡水泥土中。分布于盆地与丘陵地区。

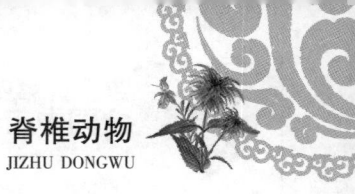

功效同泥鳅。

安氏高原鳅

为鳅科动物 *Triplophysa*（Triplophysa）*anglei*（Fang）的除去内脏的全体。
生于岩缝、石隙、多巨石的洄水湾处。分布于雅砻江流域。
补虚弱、清湿热。

平鳍鳅科 Balitoridae

似原吸鳅

为平鳍鳅科动物 *Paraprotomyzon multifasciatus* Pellegrin et Fang 的肉。
生于湍急的溪流岩石上。分布于长江上游地区。
清热、健脾、暖胃。

鲇科 Siluridae

鲇

鲶。
为鲇科鱼类 *Silurus asotus* Linnaeus 的肉、目、尾。
生于河流、湖泊底层。分布于全川。
滋阴开胃、催乳利尿，用于虚损不足、乳汁少、水气浮肿、小便不利。目用于刺伤中毒。尾用于口眼
喎斜。皮肤分泌物用于消渴。

胡鲇科 Clariidae

胡鲇

为胡鲇科鱼类 *Clarias batrachus*（Linnaeus） 的肉。
生于河流、湖泊、稻田、沼泽的黑暗洞穴内。分布于全川。
补血、补肾、调中，用于腰膝酸痛、久疟体虚、小儿疳积、衄血、黄疸。

鲿科 Bagridae

长须黄颡鱼

为鲿科鱼类 *Pelteobagrus eupogon*（Boulenger） 的肉、皮肤分泌物、颊骨。
生于河流、湖泊的底层。分布于全川。
肉祛风、解毒、利水，用于水肿、小儿豆疹、瘰疬。皮肤分泌物用于消渴。颊骨用于喉痹。

黄颡鱼

为鲿科鱼类 *Pelteobagrus fulvidraco*（Richardson） 的肉、皮肤分泌物、颊骨。
生于河流、湖泊的底层。分布于全川。
功效同长须黄颡鱼。

光泽黄颡鱼

为鲿科鱼类 *Pelteobagrus nitidus* Sauvage et Dabry 的肉、皮肤分泌物、颊骨。
生于河流、湖泊的底层。分布于全川。
功效同长须黄颡鱼。

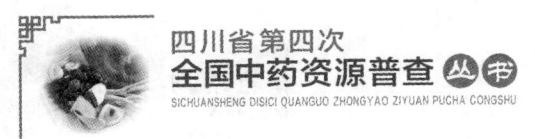
细体拟鲿

为鲿科鱼类 *Pseudobagrus pratti*（Gunther）的肉。

生于河流中。分布于全川。

滋补强壮、健胃。

切尾拟鲿

为鲿科鱼类 *Pseudobagrus truncatus*（Regan）的肉。

生于河流中。分布于全川。

滋补强壮、健胃。

钝头鮠科　Amblycipitidae

白缘鮠

为钝头鮠科鱼类 *Liobagrus marginatus*（Gunther）的全体。

生于山区溪流的石砾底质的急流中。分布于长江上游。

补虚、清热、催乳。

黑尾鮠

为钝头鮠科鱼类 *Liobagrus nigricauda* Regan 的全体。

生于山区溪流的石砾底质的急流中。分布于长江上游。

补虚、清热、催乳。

鮡科 Sisoridae

青石爬鮡

为鮡科鱼类 *Euchiloglanis davidi*（Sauvage）的胆、肉、骨粉。

生于湍急的石上、石隙。分布于青衣江上游。

胆消肿解毒、明目退翳，用于疮疡热痛、白内障、烧伤。肉开胃健脾、消肿利水，用于吐泻、疮疖。骨粉用于水肿。

合鳃鱼科 Synbranchidae

黄鳝

鳝鱼。

为合鳃鱼科动物 *Monopterus albus*（Zuiew）的鲜活个体、头、皮、血、骨。

生于淡水泥穴中，夏出冬蛰。分布于盆地与丘陵地区。

全体补虚损、强筋骨、健脾除湿，用于湿热身痒、营养不良性水肿、虚劳咳嗽、肺结核、身体消瘦、痔漏、口㖞、带状疱疹。头用于痢疾、消渴、耳疾、肠痈。皮用于乳痈。血祛风、活血，用于口眼歪斜、耳痛、鼻衄、癣、瘘。骨用于风热痘疹。

鮨科 Serranidae

鳜

母猪壳、桂鱼、鳜鱼。

为鮨科鱼类动物 *Siniperca chuatsi*（Basilewsky）的肉。

生于缓流或静水的低层。分布于全川，盐亭特产。

补气血、益脾胃，用于虚劳羸瘦、肠风泻血。胆用于骨鲠、竹木签刺喉中。

斑鳜

为鮨科鱼类动物 *Siniperca scherzeri* Steindachner 的肉。

生于缓流或静水的低层。分布于全川。

补气血、益脾胃，用于虚劳羸瘦、肠风泻血。胆用于骨鲠、竹木签刺喉中。

鰕虎鱼科 Gobiidae

波氏栉鰕虎鱼

为鰕虎鱼科鱼类 *Ctenogobius cliffordpopei*（Nicols）的除内脏的全体。

生于溪流中的砂砾石河段。分布于长江上游。

补虚、清热、滋阴。

斗鱼科 Belontiidae

圆尾斗鱼

为斗鱼科鱼类 *Macropodus chinensis*（Bloch）的全体。

生于小溪岸边杂草中。分布于全川。

清热解毒，用于疮毒。

叉尾斗鱼

为斗鱼科鱼类 *Macropodus opercularis*（Linnaeus）的肉。

生于水田、池塘、溪流。分布于全川。

清热解毒，用于眼翳、疮痈。

乌鳢科 Ophiocephalidae

乌鳢

乌鱼。

为乌鳢科动物 *Ophicephalus argus* Cantor 的鲜活个体、血、肠、胆、头、骨。

生于淡水水底。分布于丘陵与盆地。

肉补脾、利尿、消肿、解毒祛热，用于风湿水肿、脚气、贫血性水肿、痔疮下血、大小便不利、疥癣。血利关节、活脉络。肠用于痔漏。胆泻火，用于喉痹、目翳、白秃疮。头通经活血，用于月经错乱、经闭。骨用于抽搐麻木。

小鲵科 Hynobiidae

角鞘山溪鲵

羌活鱼。

为小鲵科动物 *Batrachuperus pinchonii*（David）的全体。

生于海拔 1 500～3 900 m 的山区溪流中。分布于甘孜州、阿坝州、凉山州、龙门山区等地。

行气止痛、补血健脾，用于肝胃气痛、血虚脾弱、面色萎黄。

北方山溪鲵

羌活鱼。

为小鲵科动物 *Batrachuperus tibetanus* Schmidt 的全体。

生于海拔 3 400 m 左右的山区溪流中。分布于甘孜州、阿坝州、凉山州、龙门山区等地。

祛风湿、通经络、止痛、定惊。

巴鲵

为小鲵科动物 *Liua shihi*（Liu）的全体。

生于潮湿近水源的泥地上。分布于四川省。

祛瘀止痛、续经接骨。

秦巴北鲵

为小鲵科动物 *Ranodon tsinpaensis* Liu et Hu 的全体。

生于潮湿近水源的泥地上。分布于四川省。

祛瘀止痛、续经接骨。

隐鳃鲵科 Cryptobrachidae

大鲵

娃娃鱼。

为隐鳃鲵科动物 *Andrias davidianus*（Blanchard）的全体。

生于山区的清澈溪流石穴中，昼伏夜出。分布于全川之山区。

补气、截疟、滋补强壮，用于病后虚弱、贫血、疟疾、痢疾。

注：本品为国家二级保护动物。

蝾螈科 Salamandridae

大凉疣螈

羌活鱼、杉木鱼。

为蝾螈科动物 *Tylototriton taliangensis* Liu 的全体。

生于海拔 1 300 – 3 000 m 的植被丰富、潮湿的山间凹地、高山溪中或林下阴湿处，分布于汉源、石棉、冕宁、美姑、昭觉、峨边。

行气止痛，用于肝胃气痛、胃病血虚、跌打损伤。

注：本品为国家二级保护动物。

蟾蜍科 Bufonidae

中华大蟾蜍

大蟾蜍。

为蟾蜍科动物 *Bufo bufo gargarizans* Cantor 的耳后腺所分泌物（蟾酥）、干燥去除内脏个体、胆、皮、头、舌。

生于海拔 300 ~ 1 800 m 的泥土、草丛中，分布于四川盆地、丘陵地区与盆周山区。

蟾酥强心镇痛、回苏抗毒，用于中寒所致的吐泻腹痛、昏迷不醒，外用解毒、消肿、止痛，用于痈疽、疔毒、咽喉肿痛。蟾蜍全体用于支气管哮喘。胆用于咳嗽哮喘。肝用于痈疽疔毒。皮清热解毒、利水消肿，用于痈疽、肿毒、瘰疬、肿瘤、疳积腹胀、慢性咳嗽哮喘。头用于小儿疳积。舌用于拔疔。

注：本品为国家三级保护动物。本品为川产道地药材，主产于南充市。

黑眶蟾蜍

蟾蜍。

为蟾蜍科动物 *Bufo melanostictus* Schneider 的耳后腺所分泌物（蟾酥）、干燥去除内脏个体、胆、皮、头、舌。

生于海拔 300~1 800 m 的泥土、草丛中，分布于四川盆地、丘陵地区与盆周山区。

功效同中华大蟾蜍。蟾蜍皮用于治疗食道癌（盐亭县）。

注：本品为国家三级保护动物，川产道地药材，主产于会理、攀枝花、屏山。

西藏蟾蜍

蟾蜍。

为蟾蜍科动物 *Bufo tibetanus* Zarevski 的耳后腺所分泌物（蟾酥）、干燥去除内脏个体、胆、皮、头、舌。

生于海拔 2 200 m 以上的泥土、草丛中，分布于甘孜州、阿坝州。

功效同中华大蟾蜍。

雨蛙科 Hylidae

华西雨蛙

金蛤蟆。

为雨蛙科动物 *Hyla annectans*（Jerdon）的全体。

生于灌木丛、树林之石隙中。分布于全川。

生肌、止血、止痛，用于跌打损伤、骨折、外伤出血。

无斑雨蛙

为雨蛙科动物 *Hyla arborea immaculata* Boettger 的全体。

生于稻田、沼泽、灌木丛、石隙中。分布于全川。

解毒、杀虫，用于湿癣。

秦岭雨蛙

为雨蛙科动物 *Hyla tsinlingensis* Liu et Hu 的全体。

生于灌木丛、树林之石隙中。分布于全川。

生肌、止血、止痛，用于跌打损伤、骨折、外伤出血。

蛙科 Ranidae

棘腹蛙

为蛙科动物 *Rana boulengeri* Guenther 的肉。

生于山区瀑布边、石头上。分布于全川。

滋补强壮、去疳，用于小儿痨瘦、疳积、病后体弱。

中国林蛙

田鸡、青蛙。

为蛙科动物 *Rana chensinensis* David 的输卵管、雌蛙。

生于水田、草丛、山坡。分布于全川。

输卵管补肾益精、养阴润肺，用于身体虚弱、病后失调、精神不足、心悸失眠、盗汗不止、痨咳嗽血。雌蛙养肺滋肾，用于虚痨咳嗽。

注：本品为国家三级保护动物。

沼蛙

为蛙科动物 *Rana guentheri* Boulenger 的肉。

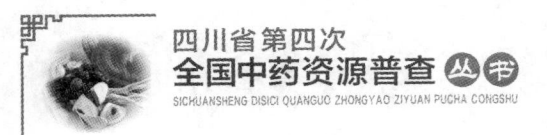

生于池塘、稻田。分布于全川。

活血消积，用于疳积。

泽蛙

青蛙。

为蛙科动物 *Rana limnocharis* Boie 的全体、皮、肝、胆、脑、蝌蚪。

生于田野、池塘附近。分布于全川。

全体清热解毒、健脾消积，用于痈肿、热疖、口疮、瘰疬、泄泻、疳积。皮用于疖肿、瘰疬。肝用于蛇咬伤、白屑疮、疔疮。胆用于小儿失音不语。脑明目，用于青盲。蝌蚪用于热毒疮肿。

黑斑蛙

青蛙。

为蛙科动物 *Rana nigromaculata* Hallowell 的全体、胆、输卵管、蝌蚪。

生于田野、池塘附近。分布于盆地、丘陵地区。

全体利水消肿、止咳解毒，用于水肿、咳喘、麻疹、月经不调。胆清热解毒，用于咽喉肿痛、风热痰喘。蝌蚪用于热毒疮肿。输卵管用于体虚、精力不足。

双团棘腹蛙

为蛙科动物 *Rana phrynoides* Boulenger 的肉。

生于山区瀑布边、石头上。分布于全川。

滋补强壮、去痨，用于小儿痨瘦、疳积、病后体弱。

隆肛蛙

为蛙科动物 *Rana quadranus* Liu，Hu et Yang 的肉。

生于山区瀑布边、石头上。分布于全川。

滋补强壮、去痨，用于小儿痨瘦、疳积、病后体弱。

花臭蛙

为蛙科动物 *Rana schmackeri* Beettger 的全体、胆、输卵管、蝌蚪。

生于田野、池塘附近。分布于盆地、丘陵地区。

功效同黑斑蛙。

树蛙科 Rhacophoridaae

经甫树蛙

树蛙。

为树蛙科动物 *Rhacophorus chenfui* Liu 的全体。

生于稻田、玉米地、树林中。分布于丘陵山区。

用于外伤出血、跌打损伤、骨折。

大树蛙

为树蛙科动物 *Rhacophorus dennysi* Blanford 的全体。

生于稻田、玉米地、树林中。分布于丘陵山区。

用于外伤出血、跌打损伤、骨折。

斑腿树蛙

树蛙。

为树蛙科动物 *Rhacophorus leucomystax*（Gravenhorst）的全体。

生于稻田、玉米地、树林中。分布于丘陵山区。

用于外伤出血、跌打损伤、骨折。

姬蛙科 Microhylidds

饰纹姬蛙

为姬蛙科动物 *Microhyla ornata*（Dumeril et Bibron）的全体。

生于水边、田地、土洞等处。分布于全川。

祛风、活血、祛瘀生新、壮筋骨，用于风湿骨痛、腰扭伤痛、跌打骨折。

小弧斑姬蛙

为姬蛙科动物 *Microhyla pulchra*（Hallowell）的全体。

生于水边、田地、土洞等处。分布于全川。

祛风、活血、祛瘀生新、壮筋骨，用于风湿骨痛、腰扭伤痛、跌打骨折。

龟科 Emydidae

乌龟

为龟科动物 *Chinemys reevesii*（Gray）的背甲及腹甲、肉、血、胆汁、雄性生殖器（龟鞭）。

生于海拔 800 m 的河边、溪边。分布于四川盆地与盆周山区，古蔺、叙永。

龟板滋阴潜阳、益肾健胃、补肾健骨，用于阴虚潮热、盗汗、结核病、肾阴不足、骨蒸劳热、吐血、衄血、久咳、遗精、崩漏、带下、腰痛、骨痿、阴虚风动、久疟、久痢、痔疮、小儿卤门不合。龟板胶滋阴、补血、止血，用于阴虚血亏、劳热骨蒸、吐血、衄血、烦热惊悸、肾虚腰痛、脚膝痿弱、崩漏、带下。肉益阴补血，用于劳伤骨蒸、久咳咯血、久疟、血痢、肠风痔血、筋骨疼痛。血用于脱肛。胆汁用于痘后目肿、闭经。龟鞭滋补强壮。

鳖科 Trionychidae

中华鳖

鳖、团鱼。

为鳖科动物 *Trionyx sinensis* Wiegmann 的背甲、头、血、卵、胆、脂肪、胶。

生于海拔 300~800 m 的河中。分布于四川盆地、丘陵地区与盆周山区，泸县、纳溪、合江、古蔺。

鳖甲滋阴退热、软坚散结，用于阴虚潮热、盗汗、热病、经闭。

鳖血滋阴退热，用于口眼歪斜、虚劳潮热、脱肛。鳖肉滋阴凉血，用于骨蒸劳热、久疟、久痢、崩漏、带下、瘰疬。鳖胆用于痔漏。鳖卵用于久痢、久疟。鳖胆用于痔漏。鳖头养阴补气，用于久痢、脱肛、阴挺、阴疮。鳖脂肪滋阴养阳，用于白发、睫毛倒毛。鳖胶滋阴、补血、退热、消瘀，用于阴虚潮热、久疟不愈、癥瘕、痔核肿痛。

鬣蜥科 Agamidae

草绿龙蜥

四脚蛇。

为鬣蜥科动物 *Japalura flaviceps* Barbour et Dunn 的全体。

生于山坡、路旁的草丛、乱石中。分布于全川。

用于瘿瘤、瘰疬、溃疡。

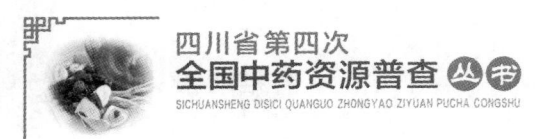

丽纹龙蜥

四脚蛇。

为鬣蜥科动物 *Japalura splendida* Barbour et Dunn 的全体。

生于山坡、路旁的草丛、乱石中。分布于全川。

用于瘿瘤、瘰疬、溃疡。

壁虎科 Gekkonidae

多疣壁虎

壁虎、守宫。

为壁虎科爬行动物 *Gekko japonicus*（Dumeril et Bibron）的干燥全体。

生于海拔 300 ~ 2 800 m 的屋边。分布于四川盆地、丘陵地区与盆周山区。

补肺益肾、定喘助阳，用于气短、咯血、阳痿。又祛风、活络、散结、破积，用于瘫痪走痛、风湿关节痛、附骨疽、瘰疬、历节风、破伤风。

蹼趾壁虎

无疣壁虎、守宫。

为壁虎科爬行动物 *Gekko subpalmatus* Gunther 的干燥全体。

生于海拔 300 ~ 2 000 m 的屋边。分布于四川盆地、丘陵地区与盆周山区。

功效同多疣壁虎。

石龙子科 Scincidae

石龙子

蜥蜴。

为石龙子科动物 *Eumeces chinensis*（Gray）的全体。

生于山野草丛中。分布于全川。

破结、行水，用于小便不利、石淋、恶疮瘰疬、臁疮。

蓝尾石龙子

蜥蜴。

为石龙子科动物 *Eumeces elegans* Boulenger 的全体。

生于山野草丛中。分布于全川。

破结、行水，用于小便不利、石淋、恶疮瘰疬、臁疮。

黄纹石龙子

蜥蜴。

为石龙子科动物 *Eumeces xanthi* Guenther 的全体。

生于山野草丛中。分布于全川。

破结、行水，用于小便不利、石淋、恶疮瘰疬、臁疮。

蝘蜓

蜥蜴。

为石龙子科动物 *Lygosoma indicum*（Gray）的全体。

生于山野草丛中。分布于全川。

破结、行水，用于小便不利、石淋、恶疮瘰疬、臁疮。

蜥蜴科 Lacertidae

北草蜥

为蜥蜴科动物 *Takydromus septentrionalis* Guenther 的全体。

生于山坡、盆地草丛中。分布于全川。

消瘿散瘰，用于瘰疬、癫痫、小便不通、咳嗽痰喘。

白条草蜥

为蜥蜴科动物 *Takydromus wolteri* Fischer 的全体。

生于山坡、盆地草丛中。分布于全川。

消瘿散瘰，用于瘰疬、癫痫、小便不通、咳嗽痰喘。

细脆蛇蜥

脆蛇。

为蛇蜥科爬行动物 *Ophisaurus gracilis*（Gray）的全体。

生于海拔 300~1 500 m 的潮湿林中、草丛中。分布于盆周山区，古蔺。

祛风湿、消肿、祛瘀、舒筋活络，用于跌打损伤、骨折、痈肿、风湿疼痛、头晕目眩。

脆蛇蜥

脆蛇。

为蛇蜥科爬行动物 *Ophisaurus harti* Boulenger 的全体。

生于海拔 300~1 500 m 的潮湿林中、草丛中，分布于盆周山区，古蔺。

功效同细脆蛇蜥。

游蛇科 Colubridae

黑脊蛇

白线蛇。

为游蛇科动物 *Achalinus spinalis* Peters 的全体、蛇蜕、蛇胆。

生于丘陵地区。分布于全川。

全体祛风湿，用于风湿关节痛、麻木不仁。蛇蜕用于小儿惊风、抽搐痉挛、角膜出翳、喉痹、皮肤瘙痒。蛇胆用于小儿风热咳喘、咳嗽痰喘、痰热惊厥、急性风湿性关节痛。

赤练蛇

为游蛇科动物 *Dinodon rufozonatum*（Cantor）的全体、蛇蜕、蛇胆。

生于丘陵地区、屋边。分布于全川。

功效同黑脊蛇。

双斑锦蛇

为游蛇科动物 *Elaphe bimaculata* Schmidt 的全体、蛇蜕、蛇胆。

生于丘陵地区、屋边。分布于全川。

功效同黑脊蛇。蛇蜕祛风、定惊、解毒、退翳，用于小儿惊风、抽搐痉挛、角膜出翳、喉痹、皮肤瘙痒。

王锦蛇

为游蛇科动物 *Elaphe carinata*（Guenther）的全体、蛇蜕、蛇胆。

生于丘陵地区、屋边。分布于全川。

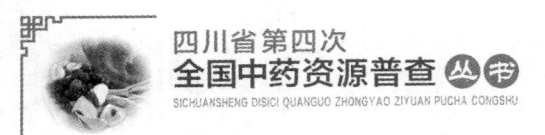

功效同双斑锦蛇。

白条锦蛇

为游蛇科动物 *Elaphe davidi*（Sauvage）的全体、蛇蜕、蛇胆。

生于丘陵地区、屋边。分布于全川。

功效同双斑锦蛇。

玉斑锦蛇

黄蟒蛇。

为游蛇科动物 *Elaphe mandarina*（Cantor）的全体、蛇蜕、蛇胆。

生于丘陵地区、屋边。分布于全川。

功效同双斑锦蛇。

黑眉锦蛇

菜花蛇。

为游蛇科动物 *Elaphe taeniura* Cope 的全体、蛇蜕、蛇胆、骨、头。

生于丘陵地区、屋边、菜圆。分布于全川。

功效同双斑锦蛇。

翠青蛇

为游蛇科动物 *Entechinus mojor*（Guenther）的全体、蛇蜕、蛇胆。

生于丘陵地区、屋边。分布于全川。

功效同双斑锦蛇。

紫灰锦蛇

为游蛇科动物 *Elaphe porphyracea*（Cantor）的全体、蛇蜕、蛇胆。

生于丘陵地区、屋边。分布于全川。

功效同双斑锦蛇。

双全白环蛇

为游蛇科动物 *Lycodon fasciatus*（Anderson）的全体、蛇蜕、蛇胆。

生于丘陵地区、屋边。分布于全川。

功效同双斑锦蛇。

锈链游蛇

为游蛇科动物 *Natrix carspegaster*（Boulenger）的全体、蛇蜕、蛇胆。

生于丘陵地区、屋边。分布于全川。

功效同双斑锦蛇。

颈槽游蛇

为游蛇科动物 *Natrix nuchalis*（Boulenger）的全体、蛇蜕、蛇胆。

生于丘陵地区、屋边。分布于全川。

功效同双斑锦蛇。

丽纹游蛇

为游蛇科动物 *Natrix optata* Hu et Zhao 的全体、蛇蜕、蛇胆。

生于丘陵地区、屋边。分布于全川。

功效同双斑锦蛇。

乌游蛇

为游蛇科动物 *Natrix percarinata*（Boulenger）的全体、蛇蜕、蛇胆。
生于丘陵地区、屋边。分布于全川。
功效同双斑锦蛇。

虎斑游蛇

为游蛇科动物 *Natrix tigrina*（Boie）的全体、蛇蜕、蛇胆。
生于丘陵地区、屋边。分布于全川。
功效同双斑锦蛇。

平鳞钝头蛇

为游蛇科动物 *Pareas boulengeri*（Angel）的全体、蛇蜕、蛇胆。
生于丘陵地区、屋边。分布于全川。
功效同双斑锦蛇。

钝头蛇

为游蛇科动物 *Pareas chinensis* Barbour 的全体、蛇蜕、蛇胆。
生于丘陵地区、屋边。分布于全川。
功效同双斑锦蛇。

福建颈斑蛇

为游蛇科动物 *Plagiopholis styani*（Boulenger）的全体、蛇蜕、蛇胆。
生于丘陵地区、屋边。分布于全川。
功效同双斑锦蛇。

斜鳞蛇

为游蛇科动物 *Pseudoxenodon careps*（Blyth）的全体、蛇蜕、蛇胆。
生于丘陵地区、屋边。分布于全川。
功效同双斑锦蛇。

滑鼠蛇

为游蛇科动物 *Ptyas mucosus*（Linnaeus）的全体、蛇蜕、蛇胆。
生于丘陵地区、屋边。分布于全川。
功效同双斑锦蛇。

黑头剑蛇

为游蛇科动物 *Sibynophis chinensis*（Guenther）的剥皮并除内脏的全体、蛇蜕、蛇胆。
生于丘陵地区、屋边。分布于全川。
功效同双斑锦蛇。

乌梢蛇

为游蛇科动物 *Zaocys dhumnades*（Cantor）的全体、卵、脂肪、蛇皮、蛇蜕、蛇胆。
生于海拔 300～1 200 m 的山野中、草丛中，分布于四川盆地、丘陵地区与盆周山区。
功效同双斑锦蛇。
注：本品为国家二级保护动物。

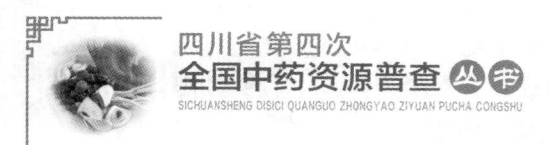

眼镜蛇科 Elapidae

银环蛇

白花蛇。

为眼镜蛇科动物 *Bungarus multicinctus* Blyth 除去内脏的幼体、成体、蛇蜕、蛇胆、蛇毒。

生于田野、村庄、坟地等水边附近，分布于盆地与丘陵地区。

除内脏幼体（金钱白花蛇）祛风、通络、止痉，用于风湿顽痹、麻木拘挛、中风口㖞、半身不遂、抽搐痉挛、破伤风、麻风疥癣、瘰疬恶疮。除内脏成体祛风湿、通经络、止痉，用于中风半身不遂、口眼歪斜、抽搐痉挛、风湿顽痹、麻木拘挛、破伤风、麻风疥癣、瘰疬、恶疮。蛇胆清热解毒、化痰镇痉，用于小儿风热咳喘、咳嗽痰喘、痰热惊厥、急性风湿性关节痛。蛇蜕祛风、定惊、解毒、退翳，用于小儿惊风、抽搐痉挛、角膜出翳、喉痹、皮肤瘙痒。蛇毒逐痹、镇痛，用于风湿关节痛、癫痫、心脏病。

注：本品为国家二级保护动物。

眼镜蛇

为眼镜蛇科动物 *Naja naja*（Linnaeus）的除去内脏全体、蛇蜕、蛇胆、蛇毒。

生于海拔 1 000 m 以下的丘陵、平原、山区。分布于攀枝花等地。

全体祛风湿、通经络、止痉，用于中风半身不遂、口眼歪斜、抽搐痉挛、风湿顽痹、麻木拘挛、破伤风、麻风疥癣、瘰疬、恶疮。蛇胆清热解毒、化痰镇痉，用于小儿风热咳喘、咳嗽痰喘、痰热惊厥、急性风湿性关节痛。蛇蜕祛风、定惊、解毒、退翳，用于小儿惊风、抽搐痉挛、角膜出翳、喉痹、皮肤瘙痒。蛇毒逐痹、镇痛，用于风湿关节痛、癫痫、心脏病。

蝰科 Viperidae

尖吻蝮

五步蛇。

为蝰科动物 *Agkistrodon acutus*（Guenther）的头部、眼睛、除去内脏全体、蛇胆、蛇毒。

生于山区森林、水涧石上。分布于盆地周围山区。

全体祛风湿、通经络、止痉，用于中风半身不遂、口眼歪斜、抽搐痉挛、风湿顽痹、麻木拘挛、破伤风、麻风疥癣、瘰疬、恶疮。蛇胆清热解毒、化痰镇痉，用于小儿风热咳喘、咳嗽痰喘、痰热惊厥、急性风湿性关节痛。蛇毒逐痹、镇痛，用于风湿关节痛、癫痫、心脏病。

蛇头用于麻风癫疾。眼睛用于小儿夜啼。

注：本品为国家三级保护动物。

蝮蛇

草上飞。

为蝰科动物 *Agkistrodon halys*（Pallas）的骨、脂肪、蛇蜕、除去内脏全体、蛇胆、蛇毒。

生于平原、丘陵地带。分布于盆地及周围山区。

全体祛风湿、通经络、止痉，用于中风半身不遂、口眼歪斜、抽搐痉挛、风湿顽痹、麻木拘挛、破伤风、麻风疥癣、瘰疬、恶疮。蛇毒逐痹、镇痛，用于风湿关节痛、癫痫、心脏病。骨用于赤痢。胆用于褥疮、诸漏、下部虫。脂肪用于耳聋、肿毒。蛇蜕用于身痒、疮、疥、癣。

高原蝮

为蝰科动物 *Agkistrodon strauchii* Bedriaga 的除去内脏全体、蛇胆、蛇毒。

生于海拔 3 000 m 左右的高原地区。分布于甘孜州、阿坝州、凉山州。

全体祛风、解毒。蛇胆清热解毒、化痰镇痉，用于小儿风热咳喘、咳嗽痰喘、痰热惊厥、急性风湿性关节痛。蛇毒逐痹、镇痛，用于风湿关节痛、癫痫、心脏病。

菜花烙铁头

菜花蛇。

为蝰科动物 *Trimeresurus jerdonii* Guenther 的全体、蛇毒。

生于海拔 3 100 m 以下的山区石堆、杂草中。分布于全川。

全体祛风、明目。蛇毒痹、镇痛，用于风湿关节痛、癫痫、心脏病。

山烙铁头

菜花蛇。

为蝰科动物 *Trimeresurus monticola* Guenther 的全体、蛇毒。

生于海拔 3 100 米以下的山区石堆、杂草中。分布于全川。

全体祛风、明目。蛇毒痹、镇痛，用于风湿关节痛、癫痫、心脏病。

烙铁头

菜花蛇。

为蝰科动物 *Trimeresurus mucrosquamatus*（Cantor）的全体、蛇毒。

生于海拔 3 100 m 以下的山区石堆、杂草中。分布于全川。

全体祛风、明目。蛇毒痹、镇痛，用于风湿关节痛、癫痫、心脏病。

竹叶青

为蝰科动物 *Trimeresurus stejnegeri* Schmidt 的全体、蛇毒。

生于海拔 3 100 m 以下的山区溪边灌木丛中。分布于全川。

全体祛风、止痛。蛇毒痹、镇痛，用于风湿关节痛、癫痫、心脏病。

鸊鷉科 Podicedidae

凤头鸊鷉

为鸊鷉科动物 *Podiceps cristatus*（Linnaeus）的肉。

生于江河、湖泊、池塘。分布于全川。

补中益气、收敛止痛，用于遗尿、脱肛、痔疮。

小鸊鷉

为鸊鷉科动物 *Podiceps ruficollis*（Pallas）的肉。

生于江河、湖泊、池塘。分布于全川。

补中益气、收敛止痛，用于遗尿、脱肛、痔疮。

鹈鹕科 Pelecanidae

斑嘴鹈鹕

为鹈鹕科动物 *Pelecanus philippensis* Gmelin 的脂肪油、羽毛和皮、嘴。

生于水边湿地，养殖。分布于成都、绵阳、内江等地。

脂肪油通经活络、通窍，用于痹症、肿毒、耳聋。羽毛和皮用于反胃呕吐。嘴用于痢疾。

鸬鹚科 Phalacrocoracidae

鸬鹚

鱼鹰。

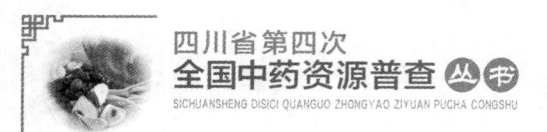

为鸬鹚科动物 *Phalacrocorax carbo* Linnaeus 的肉、骨、涎、嗉囊、翅羽。

生于溪流、河岸，有饲养。分布于盆地与丘陵地区，马边。

肉利水消肿，用于腹胀水肿。骨用于雀斑、鱼骨鲠。涎用于顿咳、鱼刺鲠咽喉。嗉囊用于鱼刺及麦芒鲠喉。翅羽用于鱼骨鲠。

鹭科 Ardeidae

苍鹭

为鹭科动物 *Ardea cinerea* Linnaeus 的肉。

生于江河、湖泊、池塘、水田。分布于全川、马边。

活血、利水、止痛，用于骨折、水肿。

草鹭

为鹭科动物 *Ardea purpurea* Linnaeus 的全体。

生于江河、湖泊、池塘、水田。分布于全川。

补肺气、止咳喘、消痰积。

池鹭

为鹭科动物 *Ardeola bacchus*（Bonaparte）的肉。

生于江河、湖泊、池塘、水田。分布于全川，峨边。

解毒，用于鱼虾中毒。

绿鹭

为鹭科动物 *Butorides striatus* Linnaeus 的肉。

生于江河、湖泊、池塘、水田。分布于全川，峨边。

补气、益脾、解毒。

大白鹭

为鹭科动物 *Egretta alba*（Linnaeus）的肉。

生于人烟稀少的江河、湖泊、池塘、水田。分布于全川。

解毒，用于痔疮、痈肿。

白鹭

为鹭科动物 *Egretta garzetta* Linnaeus 的肉。

生于江河、湖泊、池塘、水田。分布于全川，峨边、成都、马边。

益脾补气、解毒，用于虚弱、疔疮痈肿。

中白鹭

为鹭科动物 *Egretta intermedia*（Wagler）的肉。

生于江河、湖泊、池塘、水田。分布于全川。

益脾补气、解毒，用于虚弱、疔疮痈肿。

栗苇鳽

为鹭科动物 *Ixobrychus cinnamomeus*（Gmelin）的全体。

生于水田附近的灌木上。分布于全川。

益气健脾、利水渗湿、祛风解毒。

鸭科 Anatidae

鸳鸯

为鸭科动物 *Aix galericulata*（Linnaeus）的肉。

养殖于动物圆。分布于成都、绵阳、乐山等地。

清热解毒，用于痔疮、疥癣。

针尾鸭

为鸭科动物 *Anas acuta* Linnaeus 的肉、羽毛。

生于水田、沼泽、湿地。分布于全川。

肉补中益气、消食和胃、利水、解毒，用于病后虚弱、食欲不振、水气浮肿、热毒疮疖。羽毛解毒退火，用于溃疡及烫伤。

绿翅鸭

为鸭科动物 *Anas creacca* Linnaeus 的肉。

生于湖泊、河流、水库静流处。分布于全川，马边。

补中益气，用于脾胃虚弱、脱肛、阴挺。

琵嘴鸭

为鸭科动物 *Anas clypeata* Linnaeus 的肉、羽毛。

生于水田、沼泽、湿地。分布于全川。

功效同针尾鸭。

罗纹鸭

为鸭科动物 *Anas falcata* Georgi 的肉、羽毛。

生于水田、沼泽、湿地。分布于全川。

功效同针尾鸭。

花脸鸭

为鸭科动物 *Anas formosa* Georgi 的肉、羽毛。

生于水田、沼泽、湿地。分布于全川。

功效同针尾鸭。

赤颈鸭

为鸭科动物 *Anas penelope* Linnaeus 的肉、羽毛。

生于水田、沼泽、湿地。分布于全川。

功效同针尾鸭。

绿头鸭

为鸭科动物 *Anas platyrhynchos* Linnaeus 的肉、羽毛、嗉囊内壁（鸭内金）。

生于水田、河流、湖泊。分布于全川，马边。

肉补中益气、消食和胃、利水、解毒，用于病后虚弱、食欲不振、水气浮肿、热毒疮疖。羽毛解毒退火，用于溃疡及烫伤。鸭内金健胃、消食、固摄肾气，用于食欲不振、积滞腹胀、小儿疳积、遗尿遗精、胆结石、肾结石。

家鸭

为鸭科动物 *Anas platyrhynchos domestica*（Linnaeus）的肉、头、嗉囊内壁、血、卵（鸭蛋）、脂肪油、胆、涎、鸭蛋腌制品（皮蛋）。

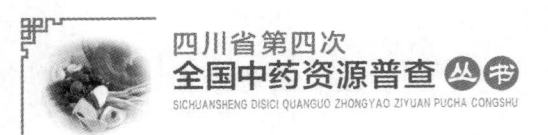

生于水田、河流、湖泊，养殖。分布于全川。

肉滋阴养胃、利水消肿，用于痨热骨蒸、咳嗽、水肿。鸭头用于阳水暴肿、面赤、烦躁、喘急、小便涩痛。鸭血补血、解毒，用于劳伤吐血、中风、痢疾。鸭蛋滋阴、清肺，用于膈热、咳嗽、咽喉痛、齿痛、泄痢。脂肪油用于水肿、瘰疬、蚯蚓瘘。胆清热解毒，用于痔疮、目赤初起。涎用于小儿惊风、阴肿、谷芒刺喉。嗉囊内壁用于骨鲠、噎嗝反胃。皮蛋泻肺热、醒酒、去大肠火，用于泄泻。

斑嘴鸭

为鸭科动物 *Anas poecilorhyncha* Forster 的肉。

生于湖泊、河流、水库静流处。分布于全川，峨边。

补中益气，用于脾胃虚弱、脱肛、阴挺。

豆雁

为鸭科动物 *Anser fabalis*（Latham）的肉、脂肪。

生于湖泊、沼泽。分布于全川，马边。

肉祛风壮骨，用于顽麻风痹。脂肪活血祛风、清热解毒，用于气血不足、痈肿疮毒、中风偏枯、手足拘挛、心胸结热、痞寒呕逆、疮痈、肾虚脱发。

斑头雁

为鸭科动物 *Anser indicus*（Latham）的肉、脂肪。

生于湖泊、沼泽。分布于全川。

功效同豆雁。

鹅

为鸭科动物 *Anser cygnoides orientalis*（Linnaeus）的肉、嗉囊内壁（鹅内金）、血、尾肉、脂肪油、胆、涎、咽喉、胫跗骨、羽毛、鹅蛋壳、粪便。

生于水田、河流、湖泊，养殖。分布于全川。

鹅肉益气补虚、和胃止渴，用于虚瘦、消渴。鹅血解毒，用于噎嗝反胃、血吸虫病。脂肪油润皮肤、消痈肿，用于皮肤皲裂。鹅胆解热解毒、止咳，用于痔疮初起、咳嗽气喘。涎用于稻刺塞喉、小儿鹅口疮。嗉囊内壁健脾止痢、助消化。鹅蛋壳用于无头痈疽。咽喉用于喉痹、哮喘、带下病。胫跗骨用于犬咬伤。尾肉用于聤耳、耳聋、手足皲裂。羽毛用于痈肿疮毒、疥癣、瘰疬、噎嗝、惊痫。粪便用于预防蛇入侵。

大天鹅

为鸭科动物 *Cygnus cygnus*（Linnaeus）的脂肪油、绒毛。

生于水边，养殖于动物园。分布于成都、乐山、绵阳等地。

脂肪油用于痈肿、小儿耳疖。绒毛用于刀杖金疮、刀伤出血。

疣鼻天鹅

为鸭科动物 *Cygnus olor*（Gemlin）的脂肪油、绒毛。

生于水边，养殖于动物园。分布于成都、乐山、绵阳等地。

脂肪油用于痈肿、小儿耳疖。绒毛用于刀杖金疮、刀伤出血。

斑头秋沙鸭

为鸭科动物 *Mergus albellum*（Linnaeus）的骨、肉。

生于水边、沼泽、湿地。分布于全川。

肉清热解毒、镇痉，用于发热头痛、痉挛抽搐。骨解毒、利水，用于全身性水肿、药物及食物中毒。

普通秋沙鸭

为鸭科动物 *Mergus merganser* Linnaeus 的骨、肉。

生于水边、沼泽、湿地。分布于全川。

功效同斑头秋沙鸭。

中华秋沙鸭

为鸭科动物 *Mergus squamatus* Gould 的骨、肉。

生于水边、沼泽、湿地。分布于全川。

功效同斑头秋沙鸭。

赤麻鸭

为鸭科动物 *Tadorna ferruginea*（Pallas）的肉。

生于水边、沼泽、湿地岩石、峭旁。分布于全川，峨边、马边。

补中益气、补肾壮阳，用于脾胃虚弱、脱肛、阴挺、体虚、阳痿、疮肿、风湿痛。

鹰科 Accipitridae

苍鹰

为鹰科动物 *Accipiter gentilis*（Linnaeus）的头、骨骼、眼睛、嘴与爪。

生于森林乔木上。分布于全川，马边。

头祛风解毒，用于头目眩晕、痔疮。骨骼续筋骨、祛风湿，用于损伤骨折、筋骨疼痛。眼睛明目、退翳。嘴和爪用于痔疮。

雀鹰

为鹰科动物 *Accipiter nisus*（Linnaeus）的头、骨骼、眼睛、嘴与爪。

生于森林乔木上。分布于全川，峨边、马边。

功效同苍鹰。

松雀鹰

为鹰科动物 *Accipiter viragatus*（Temminck）的头、骨骼、眼睛、嘴与爪。

生于森林乔木上。分布于全川，峨边。

功效同苍鹰。

秃鹫

鹰。

为鹰科动物 *Aegypius monachus*（Linnaeus）的肉、骨骼。

生于海拔 2 000 ~4 000 m 的高原山区。分布于甘孜州、阿坝州、凉山州。

肉滋补养阴，用于肺痨。骨软坚散结，用于瘿瘤。

金雕

为鹰科动物 *Aquila chrysaetos*（Linnaeus）的骨骼。

生于海拔 2 000 ~4 000 m 的荒原、湖畔。分布于甘孜州、阿坝州、凉山州。

骨骼活血止痛，用于跌扑骨折。

普通鵟

为鹰科动物 *Buteo buteo*（Linnaeus）的羽毛、粪便、卵。

生于山顶、湖畔、稀疏针叶林中。分布于全川，峨边、马边。

羽毛用于妇女脸肿、贫血、小便涩痛。粪便解毒拔脓。卵用于阴茎红肿脓血。

白尾鹞

为鹰科动物 *Circus cyaneus*（Linnaeus）的头、肉、翅骨。

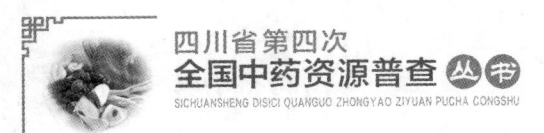

生于开阔地带。分布于全川。

头用于头风眩晕、痫疾。肉用于癫痫、食积。翅骨用于鼻衄不止。

胡兀鹫

为鹰科动物 *Gypaetus barbatus*（Linnaeus）的肉。

生于海拔 2 000～4 000 m 的高原山区。分布于甘孜州、阿坝州、凉山州。

肉镇静、消肿、化积，用于癫痫、癫狂、肺痈、泄泻、食积。

玉带海鹏

为鹰科动物 *Haliaeetus leucogaster*（Gmelin）的肉。

生于开阔的高山湖泊附近的林木上。分布于甘孜州、阿坝州、凉山州。

肉镇静安神，用于惊痫、癫狂、失眠。

鸢

为鹰科动物 *Milvus korschus*（Gmelin）的脑髓、脚爪、骨、脂肪油、胆、嘴。

生于山野及城镇边。分布于全川。

脑髓止痛解毒，用于头风、痔疮。脚爪清热镇惊、强筋壮骨，用于小儿惊风、头昏晕、痔漏、跌打损伤。骨活血止痛，用于跌打骨折。脂肪油用于癫癣。胆用于心胃气痛。嘴用于小儿惊风。

鹗

为鹰科动物 *Pandion haliaetus* Linnaeus 的骨骼。

生于江河、湖泊、湿地。分布于全川。

活血止痛，用于跌打骨折。

雉科 Phasianidae

棕胸竹鸡

竹鸡。

为雉科动物 *Bambusicola fytchii* Anderson 的肉。

生于丘陵地区的林内、灌木丛中。分布于全川。

补中、杀虫，用于久病虚损。

灰胸竹鸡

竹鸡。

为雉科动物 *Bambusicola thoracica*（Temminck）的肉。

生于丘陵地区的林内、灌木丛中。分布于全川，峨边、马边。

补中、杀虫，用于久病虚损。

白腹锦鸡

为雉科动物 *Chrysolophus amherstiae*（Leadbeater）的肉或全体。

生于多岩石山地的矮竹林、灌木丛中。分布于全川，峨边、马边。

止血解毒，用于血痔、痈疮肿毒。

红腹锦鸡

锦鸡。

为雉科动物 *Chrysolophus pictus*（Linnaeus）的肉。

生于高山灌木丛和密林中。分布于盆地周围山区、甘孜州、阿坝州、凉山州。

温中补虚、益肝和血。

鹌鹑

为雉科动物 *Coturnix coturnix*（Leadbeater）的肉、蛋。

生于溪边、杂草丛、灌木丛中。分布于全川。

补中气、止泻、止咳，用于小儿疳积、泄泻、顿咳、湿痹。鹌鹑蛋用于胃病、肺痨、肾虚、肋膜炎。

藏马鸡

为雉科动物 *Crossoptilon crossoptilon*（Hodgson）的肉、头。

生于高山地区林中。分布于甘孜州、阿坝州、凉山州。

肉镇静、健胃。头用于惊厥、抽搐、癫痫。

鹧鸪

为雉科动物 *Francolinus pintadeanus*（Scopoli）的肉或全体、血、脂肪、爪。

生于山坡、灌木丛中。分布于盆地周围山区，屏山、理县。

肉或全体利五脏、益心肺、补中、消痰，用于胃病、失眠、下痢、小儿疳积、顿咳。血用于便血。脂肪用于痹证。爪用于中耳炎。

家鸡

鸡。

为雉科动物 *Gallus gallus domsetica* Brisson 的沙囊内壁（鸡内金）、蛋壳内膜（凤凰衣）、鸡蛋、头、肉、血、肠、肝、胆、脑、嗉囊、蛋白、蛋黄（鸡子黄）、鸡屎白（粪便上的白色部分）、翅羽、雄性的涎。

养殖。分布于全川。

鸡内金健胃、消食、固摄肾气、涩精止遗，用于食欲不振、积滞腹胀、小儿疳积、呕吐、腹泻、遗尿遗精、胆结石、肾结石。凤凰衣理肺气、消翳障、养阴，用于久咳气急、失音、瘰疬、溃疡不敛、目中生翳、小儿疳积。鸡蛋滋阴润燥、养血安胎，用于热病烦闷、燥咳声哑、目赤咽痛、胎动不安、产后口渴、下痢、烫伤。鸡头养肝益肾、宣阳助阴、通络活血、堕死胎、安生胎，用于小儿痘疹不透、时疹毒疮。鸡肉温中、益气、补精、添髓，用于虚劳羸瘦、中虚胃呆食少、泄泻、下痢、消渴、水肿、小便频数、崩漏、带下、产后乳少、病后虚弱。鸡血祛风、活血、通络，用于小儿惊风、口面㖞斜、痿积、妇女胎漏。鸡肠用于遗尿、遗精、白浊、痔疮。鸡胆清热、止咳、祛毒、明目，用于顿咳、咳嗽痰喘、小儿痢疾、砂淋、目赤流泪、耳后湿疮、痔疮。脑用于小儿癫痫、难产。嗉囊用于噎嗝不通、小便不禁、背痈疽肿毒。鸡子白润肺利咽、清热解毒，用于咽喉痛、目赤、咳逆、下痢、疟疾、烧伤、热毒肿痛。蛋壳用于停饮脘痛、反胃、小儿佝偻病、出血症、目翳、疔疮、聤耳流脓。鸡子黄滋阴润燥、养血熄风，用于心烦不眠、热病痉、虚劳吐血、呕逆、下痢、胎漏下血、烫伤、热疮、湿疹、小儿消化不良。鸡屎白利水、泄热、祛风、解毒，用于臌胀积聚、黄疸、淋证、风痹、破伤风、筋脉挛急。翅羽破瘀消肿，用于血闭、小便不禁、痈疽、阴肿、骨鲠。雄性的涎用于蜈蚣咬伤。

乌骨鸡

为雉科动物 *Gallus gallus nigrosceus* Brisson 的肉。

养殖。分布于全川。

补肝肾、益气养血、退虚热、调经止带，用于虚损诸病、崩中带下、腰腿酸痛、遗精、消渴、久痢。

白鹇

为雉科动物 *Lophura nycthemera*（Linnaeus）的肉。

生于山区林地。分布于全川，峨边、马边。

补中益肺、解毒，用于虚痨发热、咳嗽。

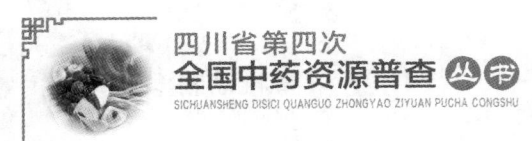
绿孔雀

孔雀。

为雉科动物 *Pavo muticus*（Linnaeus）的肉、粪便、羽毛。

养殖。分布于成都、西昌等地。

肉解毒，用于痈肿、食物及药物中毒。粪便利水解毒，用于带下病、小便不利、恶疮。羽毛消肿排脓。

高原山鹑

为雉科动物 *Perdix hodgsoniae*（Hodgson）的肉或全体。

生于半荒漠草原的山坡。分布于四川高原地区。

滋补、收敛、生肌、祛风湿。

环颈雉

为雉科动物 *Phasianus colchicus* Linnaeus 的肉、脑、头、肝、尾羽。

生于河边灌木丛、草丛、苇塘、林缘。分布于全川，峨边、马边。

肉补中益气、止泻，用于脾虚泄泻、胸腹胀满、下痢、消渴、小便频数。脑用于冻疮。头用于丹毒。肝用于小儿疳积。尾羽用于丹毒、中耳炎。

环颈雉川南亚种

为雉科动物 *Phasianus colchicus elegans* Elliot 的肉、脑、头、肝、尾羽。

生于河边灌木丛、草丛、苇塘、林缘。分布于四川省南部。

功效同环颈雉。

白冠长尾雉

为雉科动物 *Syrmaticus reevesii*（J. E. Gray）的肉。

生于海拔 600～1 800 m 的山区。分布于全川。

肉补中益气、平喘，用于久病虚损、咳喘。

淡腹雪鸡四川亚种

为雉科动物 *Tetraogallus himalayensis* G. R. Gray 的肉。

生于高原裸岩带。分布于四川高原地区。

滋补壮阳、镇痉、解毒，用于久病虚弱、癫痫、狂犬咬伤。

淡腹雪鸡

为雉科动物 *Tetraogallus tibetanus*（Gould）的肉。

生于高原裸岩带。分布于四川高原地区。

滋补壮阳、镇痉、解毒，用于久病虚弱、癫痫、狂犬咬伤。

三趾鹑科 Turnicidae

黄脚三趾鹑

为三趾鹑科动物 *Turnix tanki* Blyth 的肉。

生于山坡、草丛、灌木丛中。分布于全川。

清热解毒，用于诸疮阴若。熟食可去热。

鹤科 Gruidae

灰鹤

为鹤科动物 *Grus gurs*（Linnaeus）的肉、骨骼、脑髓。

养殖。分布于成都。

肉补气、止渴。骨骼补益、除痹、壮骨、解毒。脑髓明目。

丹顶鹤

为鹤科动物 *Grus japonensis*（P. L. S. Muller）的肉、骨骼、脑髓。

养殖。分布于成都。

肉补气、止渴。骨骼补益、除痹、壮骨、解毒。脑髓明目。

黑颈鹤

为鹤科动物 *Grus nigricollis*（Przevalski）的骨、肉。

生于草原、沼泽。分布于全川。

肉解热，用于发热头痛、骨热痨蒸。骨骼利尿通淋。

秧鸡科 Rallidae

黑水鸡

为秧鸡科动物 *Gallinula chloropus*（Linnaeus）的肉。

生于沼泽、溪边、稻田的灌木丛、芦苇。分布于全川。

滋补强壮、开胃消食，用于脾虚泄泻。

普通秧鸡

为秧鸡科动物 *Rallus aquaticus* Linnaeus 的肉。

生于溪边、稻田的灌木丛中。分布于全川。

杀虫、解毒、补中益气，用于瘰疬、脾胃虚弱、食欲不振。

鹬科 Scolopacidae

白腰杓鹬

为鹬科动物 *Numenius madagascariensis*（Linnaeus）的肉。

生于稻田、湿地、池塘、河流。分布于全川。

滋养补虚、开胃健脾、益精明目，用于久病虚损。

白腰草鹬

为鹬科动物 *Tringa ochropus* Linnaeus 的肉。

生于稻田、河边、湿地。分布于全川。

清热解毒、补虚，也用于麻疹。

青脚鹬

为鹬科动物 *Tringa nebularia*（Gunnerus）的肉。

生于稻田、湿地、沼泽、河流。分布于全川。

滋养补虚、开胃健脾、益精明目。

红脚鹬

为鹬科动物 *Tringa totanus*（Linnaeus）的肉。

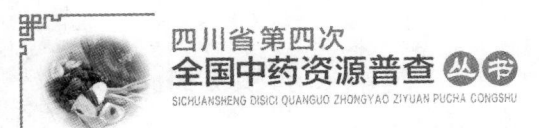

生于稻田、湿地、沼泽、河流。分布于全川。

滋养补虚、开胃健脾、益精明目。

鸥科 Laridae

海鸥

为鸥科动物 *Larus canus* Linnaeus 的肉。

生于湖泊中。分布于全川。

养阴润燥、除烦止渴。

普通燕鸥

为鸥科动物 *Larus hirundo* Linnaeus 的肉。

生于河流、湖泊、水田中。分布于全川。

养阴润燥、除烦止渴。

红嘴鸥

为鸥科动物 *Larus ridibundus* Linnaeus 的肉。

生于河流、湖泊、水田中。分布于全川，马边。

养阴润燥、除烦止渴。

鸠鸽科 Columbidae

家鸽

为鸠鸽科动物 *Columbe livia domestica*（Linnaeus）的肉、卵。

家养，分布于全川。

肉健脾除湿、补肝肾、益气，用于妇女干血痨、经闭、肠风下血、慢性肾炎、头眩晕、小儿疳积。卵益气、解毒，用于恶疮疥癣、痘疹不透。

点斑林鸽

为鸠鸽科动物 *Columbe hodgsonii* Vigors 的肉。

生于山谷、丘陵，分布于四川省北部，峨边、马边。

肉祛风、补益。

岩鸽

为鸠鸽科动物 *Columbe rupestris* Pallas 的肉。

生于山区岩壁附近，分布于全川，峨边。

肉祛风、补益。

火斑鸠

为鸠鸽科动物 *Oenopopelis tranquebarica*（Harmann）的肉、粪便。

生于丘陵、盆地、农田，分布于全川，马边。

肉益气、明目、强筋壮骨，用于久病虚损、气虚、呃逆。粪便用于中耳炎。

珠颈斑鸠

为鸠鸽科动物 *Streptopelia chinensis*（Scopoli）的肉、粪便。

生于丘陵、盆地、农田，分布于全川，马边。

功效同火斑鸠。

山斑鸠

为鸠鸽科动物 *Streptopelia orientis*（Latham）的肉、粪便。

生于丘陵、盆地、农田，分布于全川，峨边。

功效同火斑鸠。

鹦鹉科 Psittacidae

灰头鹦鹉

为鹦鹉科动物 *Psittacula himalayana*（Lesson）的肉。

生于深山密林中。分布于四川省甘孜州、凉山州。

滋补，用于体虚咳嗽。

杜鹃科 Cuculidae

小鸦鹃

为杜鹃科动物 *Centropus toulou*（P. L. S. Muller）的全体、骨。

生于林缘灌木丛、芦苇丛。分布于全川。

全体（去毛、去内脏）滋补强壮、调经通乳、祛风湿，用于妇女产后头风痛、手足麻痹、乳汁少、跌扑损伤。骨强筋壮骨，用于风湿骨痛、跌打伤积。

大杜鹃

为杜鹃科动物 *Cuculus canorus* Linnaeus 的全体。

生于密林中。分布于全川，峨边、马边。

功效同小鸦鹃。

四声杜鹃

为杜鹃科动物 *Cuculus micropterus* Gould 的全体。

生于密林中。分布于全川，峨边。

功效同小鸦鹃。

小杜鹃

为杜鹃科动物 *Cuculus poliocephalus* Latham 的全体。

生于杂木林中。分布于全川，峨边、马边。

功效同小鸦鹃。

中杜鹃

为杜鹃科动物 *Cuculus saturatus* Blyth 的全体。

生于密林中。分布于全川，峨边、马边。

功效同小鸦鹃。

鸱鸮科 Strigidae

长耳鸮

猫头鹰、鬼东哥。

为鸱鸮科动物 *Asio otus*（Linnaeus）的全体。

生于树洞中，夜间活动。分布于全川，峨边。

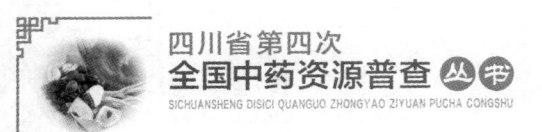

定惊、解毒，用于瘰疬、噎膈、癫痫。

鸱鸮

猫头鹰、鬼东哥、夜食鹰。

为鸱鸮科动物 *Bubo bubo*（Linnaeus）的全体。

生于树洞中，夜间活动。分布于全川，峨边。

定惊、解毒，用于瘰疬、噎膈、癫痫。

领鸺鹠

猫头鹰、鬼东哥、夜食鹰。

为鸱鸮科动物 *Glaucidium brodiei*（Burton）的骨骼、肉、舌。

生于树洞中，夜间活动。分布于全川，峨边。

祛风镇静、健脾、散结，用于眩晕、哮喘、癫痫、慢性惊风、胃癌、瘰疬。

斑头鸺鹠

猫头鹰、鬼东哥、夜食鹰。

为鸱鸮科动物 *Glaucidium cuculoides*（Vigors）的骨骼、肉、舌。

生于树洞中，夜间活动。分布于全川，峨边、马边。

祛风镇静、健脾、散结，用于眩晕、哮喘、癫痫、慢性惊风、胃癌、瘰疬。

红脚鸮

为鸱鸮科动物 *Otus scops*（Linnaeus）的骨、肉。

生于树洞中，夜间活动。分布于全川，峨边。

祛风、定惊、解毒，用于眩晕、瘰疬、疟疾、噎膈、癫痫。

夜鹰科 Caprimulgidae

普通夜鹰

为夜鹰科动物 *Carpimulgus indicus* Latham 的脂肪。

生于山区林缘、灌木丛中。分布于全川，峨边。

滋补益阴，用于肢体倦怠、妇女不育。

雨燕科 Apodidiae

楼燕

为雨燕科动物 *Apus apus*（Linnaeus）的肺。

生于古塔及高楼隐蔽处。分布于全川。

清热消痈。

短嘴金丝燕

为雨燕科 *Collocalia brevirostria*（Mcclelland）的巢窝。

生于山区岩洞内。分布于全川，峨边。

巢窝（土燕窝）养肺阴、开胃、止血，用于肺痨吐血、体弱遗精、咳嗽痰多、小便频数。全体滋阴润燥。

翠鸟科 Alcedinidae

普通翠鸟

为翠鸟科动物 *Alcedo atthis*（Linnaeus）的肉、全体。
生于溪边、水田边的岩石上。分布于全川，峨边、马边。
止痛、解毒、定喘、通淋，用于痔疮、淋证、鱼骨鲠喉。

冠鱼狗

为翠鸟科动物 *Ceryle lugubris*（Temminck）的肉、全体。
生于溪边、水田边的岩石上。分布于全川。
止痛、解毒、定喘、通淋，用于痔疮、淋证、鱼骨鲠喉。

蓝翡翠

为翠鸟科动物 *Halcyon pileata*（Boddaert）的肉。
生于树丛或沼泽附近。分布于全川，峨边。
利小便，用于水肿、小便不利。

白胸翡翠

为翠鸟科动物 *Halcyon smyrnensis*（Linnaeus）的肉。
生于树丛或沼泽附近。分布于全川。
利小便，用于水肿、小便不利。

戴胜科 Upupidae

戴胜

为戴胜科动物 *Upupa epopa* Linnaeus 的全体。
生于田野、村庄旁。分布于全川，峨边、马边。
柔肝熄风、镇心安神，用于癫痫、癫狂、疟疾。

啄木鸟科 Picidae

蚁䴕

为啄木鸟科动物 *Jynx torquilla* Linnaeus 的肉或全体。
生于丘陵、盆地的树上。分布于全川，峨边。
滋养补虚、解毒止痛，用于虚痨、小儿疳积。

星头啄木鸟

为啄木鸟科动物 *Dendrocopos canicapillus*（Blyth）的肉或全体。
生于丘陵、盆地的树上。分布于全川，马边。
补虚、解郁、平肝，用于虚痨、嗝噎、癫痫、痔疮、疳积。

赤胸啄木鸟

为啄木鸟科动物 *Dendrocopos cathpharius*（Blyth）的肉或全体。
生于丘陵、盆地的树上。分布于全川。
功效同星头啄木鸟。

棕胸啄木鸟

为啄木鸟科动物 *Dendrocopos hyperythrus*（Vigors）的肉或全体。

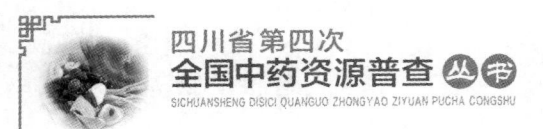

生于丘陵、盆地的树上。分布于全川、马边。

功效同星头啄木鸟。

白背啄木鸟

为啄木鸟科动物 *Dendrocopos leucotos*（Bechstein）的肉或全体。

生于丘陵、盆地的树上。分布于全川，马边。

功效同星头啄木鸟。

斑啄木鸟

为啄木鸟科动物 *Dendrocopos major*（Linnaeus）的肉或全体。

生于丘陵、盆地的树上。分布于全川，峨边。

功效同星头啄木鸟。

姬啄木鸟

为啄木鸟科动物 *Picumnus innominatus* Burton 的肉或全体。

生于丘陵、盆地的树上。分布于全川，峨边、马边。

功效同星头啄木鸟。

黑枕绿啄木鸟

为啄木鸟科动物 *Picus canus* Gmelin 的肉或全体。

生于丘陵、盆地的树上。分布于全川，峨边、马边。

功效同星头啄木鸟。

百灵科 Alaudidae

小云雀

为百灵科动物 *Alauda arvensis* Linnaeus 的去内脏全体、脑。

生于丘陵、盆地、草地等开阔处。分布于全川，峨边、马边。

解毒、缩小便，用于赤痢、肺痨、胎毒、遗尿。脑滋补、壮阳。

燕科 Hirundinidae

毛脚燕

为燕科动物 *Delichon urbica*（Linnaeus）的全体。

生于高山峡谷。分布于甘孜州、阿坝州、凉山州。

用于风湿痛。

金腰燕

为燕科动物 *Hirundo daurica* Linnaeus 的卵、巢、肉。

生于村庄、房前屋后，为夏鸟。分布于全川，峨边、马边。

卵用于水肿。巢清热解毒，用于风瘙瘾疹、湿疮、丹毒、口疮。肉用于顿咳。

家燕

为燕科动物 *Hirundo rustica* Linnaeus 的卵、巢、肉。

生于村庄、房前屋后，为夏鸟。分布于全川，峨边、马边。

卵用于水肿。巢清热解毒，用于风瘙瘾疹、湿疮、丹毒、口疮。肉用于顿咳。

灰沙燕

为燕科动物 *Riparia riparia*（Linnaeus）的全体、巢、卵。

生于河流与湖泊附近的沙滩、岩石上。分布于全川。
全体清热解毒、活血消肿。巢清热解毒，用于湿疹、恶疮、丹毒。卵用于疮肿。

鹡鸰科 Motacillidae

白鹡鸰

为鹡鸰科动物 *Motacilla alba* Linnaeus 的全体。
生于河流与湖泊附近的沙滩、岩石上。分布于全川，峨边、马边。
补益脾肾、利水消肿。

黄鹂科 Oriolidae

黑枕黄鹂

为黄鹂科动物 *Oriolus chinensis* Linnaeus 的肉。
生于丘陵、盆地的树林中。分布于全川，峨边。
补气壮阳、温脾，用于肢体倦怠、脾胃虚寒、泄泻。

鹊色黄鹂

为黄鹂科动物 *Oriolus mellianus* Stressemann 的肉。
生于丘陵、盆地的树林中。分布于全川。
补气壮阳、温脾，用于肢体倦怠、脾胃虚寒、泄泻。

椋鸟科 Sturnidae

八哥

为椋鸟科动物 *Acridotheres cristatellus* Linnaeus 的肉。
生于丘陵、盆地的村庄、农田、庭院。分布于全川，马边。
下气、止血，用于久咳、呃逆、痔疮出血。

鹩哥

为椋鸟科动物 *Gracula religiosa* Linnaeus 的肉。
养殖。分布于盆地、丘陵地区。
滋补强壮。

灰椋鸟

为椋鸟科动物 *Sturnus cineraceus* Temminck 的肉。
生于丘陵、盆地的村庄、农田、庭院。分布于全川，峨边。
下气、止血，用于久咳、呃逆、痔疮出血。

鸦科 Corvidae

渡鸦

老鸹。
为鸦科动物 *Corvus corax*（Linnaeus）的肉。
生于开阔地、林缘、河边、村镇。分布于全川。
祛风散寒。

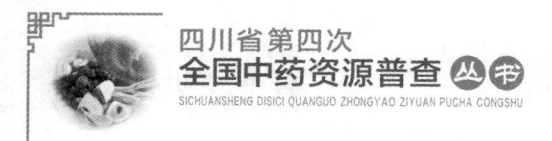
小嘴乌鸦

老鸹。

为鸦科动物 *Corvus corone*（Linnaeus）的肉。

生于田野、村庄附近。分布于全川，峨边。

滋补强壮。

秃鼻乌鸦

老鸹。

为鸦科动物 *Corvus frugilegus* Linnaeus 的肉、头、胆、翅羽。

生于田野、村庄附近，筑巢于树顶上。分布于全川。

肉祛风镇惊、益气补中，用于小儿疯狂、老人头风、头目晕黑、劳伤吐血。头用于痔疮、烂眼边。胆用于风眼红烂。翅羽活血祛瘀，用于跌扑瘀血、破伤风。

大嘴乌鸦

老鸹。

为鸦科动物 *Corvus macrorhynchos* Wagler 的肉、头、胆、翅羽。

生于田野、村庄附近，筑巢于树顶上。分布于全川，峨边、马边。

功效同秃鼻乌鸦。

寒鸦

为鸦科动物 *Corvus monedula* Linnaeus 的肉、胆。

生于山崖、田野、村庄附近，筑巢于土洞、树洞。分布于全川。

肉补气、强壮，用于骨蒸羸弱、咳嗽。胆明目解毒，用于烂弦风眼、翳障。

白颈鸦

老鸹。

为鸦科动物 *Corvus torquatus* Lesson 的肉。

生于农田、竹林、灌木丛、林缘。分布于全川。

肉消食散结。

松鸦

为鸦科动物 *Garrulus glandarius*（Linnaeus）的全体。

生于树顶上。分布于全川，峨边、马边。

补肝肾、壮筋骨、益气力。

喜鹊

鸦雀。

为鸦科动物 *Pica pica*（Linnaeus）的肉。

生于山野、田野、村庄附近，筑巢于树上。分布于全川，峨边、马边。

肉清热、散结、通淋、止渴，用于石淋、胸膈痰结、肺痨发热、消渴、鼻衄。

褐背拟地鸦

为鸦科动物 *Pseudopodoces humilis*（Hume）的肉。

生于草原、荒漠、高原。分布于甘孜州、阿坝州、凉山州。

肉祛风活血、熄风镇惊。

红嘴山鸦

为鸦科动物 *Pyrrhocorax pyrrhocorax*（Linnaeus）的肉、血。

生于山谷、村庄附近庄稼地。分布于全川。

滋养补虚，用于虚劳发热、咳嗽。血避孕。

河乌科 Cinclidae

河乌

为河乌科动物 *Cinclus cinclus*（Linnaeus）的肉。

生于高海拔地区的溪流、岩石、浅滩。分布于甘孜州、阿坝州、凉山州、峨边、马边。

清热解毒、消肿散结，用于瘰疬。

褐河乌

为河乌科动物 *Cinclus pallasii* Temminck 的肉。

生于溪流、岩石、浅滩。分布于全川，峨边、马边。

清热解毒、消肿散结，用于瘰疬。

鹪鹩科 Troglodytidae

鹪鹩

为鹪鹩科动物 *Troglodytea troglodytea*（Linnaeus）的去除内脏全体。

生于高山密林灌木丛中。分布于四川盆周山区、青藏高原，峨边、马边。

补脾、益肺、滋肾，用于肺虚泄泻、肺虚喘咳。

鹪鹩四川亚种

为鹪鹩科动物 *Troglodytea troglodytea szetschuanus* Hartert 的去除内脏全体。

生于高山密林灌木丛中。分布于四川盆周山区、青藏高原。

补脾、益肺、滋肾，用于肺虚泄泻、肺虚喘咳。

鹟科 Muscicapidae

鹊鸲

为鹟科动物 *Copsychus saularis*（Linnaeus）的肉。

生于村庄附近的田圆、篱笆、小树林中。分布于全川，峨边、马边。

清热消痔。

紫啸鸫

为鹟科动物 *Myiophoneus caeruleus*（Scopoli）的肉、胃内壁。

生于多石的山涧溪流边，厕所附近。分布于全川，峨边、马边。

肉滋养补虚，用于肾虚。胃内壁消食，用于消化不良。

北红尾鸲

为鹟科动物 *Phoenicurus auroreus*（Pallas）的全体。

生于村庄附近的灌木丛、屋脊、小树林中。分布于全川，峨边、马边。

补肾缩尿。

寿带鸟

为鹟科动物 *Terpsiphone paradisi*（Linnaeus）的去内脏全体。

生于山区阔叶林带的乔木林中。分布于全川山区，马边。

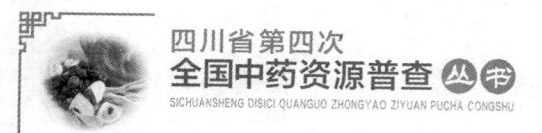

解毒杀虫、止血，用于痔疮、龋齿。

乌鸫

为鸫科动物 *Turdus merula* Linnaeus 的肉、巢、粪。
生于林区、小镇、乡村的林间。分布于全川，峨边、马边。
肉用于血虚头晕、胃痛、小儿语迟。
巢及粪用于诸虫咬伤。

乌鸫四川亚种

为鸫科动物 *Turdus merula sowerbyi* Deignan 的肉、巢、粪。
生于林区、小镇、乡村的林间。分布于全川。
肉用于血虚头晕、胃痛、小儿语迟。
巢及粪用于诸虫咬伤。

斑鸫

为鸫科动物 *Turdus naumanni* Temminck 的肉。
生于松林、杂木林、灌木丛中。分布于全川，峨边、马边。
肉活血、消肿、止痛。

灰头鸫

为鸫科动物 *Turdus rubrocanus* G. R. Gray 的肉。
生于田野、林间。分布于全川，峨边、马边。
肉补虚益气、镇静。

虎斑地鸫

为鸫科动物 *Zoothera dauma*（Latham）的肉。
生于松、杉林区、灌木丛、农田。分布于全川，峨边。
肉补气益脾。

山雀科 Paridae

大山雀

为山雀科动物 *Parus major* Linnaeus 的全体。
生于山区阔叶林与针叶林间。分布于四川省山区，峨边、马边。
滋阴补肾、强腰壮膝。

鸭科 Sittidae

普通鸭

为鸭科动物 *Sitta europaea* Linnaeus 的全体。
生于山区林中。分布于全川，峨边、马边。
润肺止咳。

绣眼鸟科 Zosteropidae

暗紫绣眼鸟

为绣眼鸟科动物 *Zosterops japonica* Temminck et Schlegel 的肉和骨。

生于山区、田野、村庄附近的高大乔木上。分布于四川省山区，马边。

强心利水，用于水肿、心脏病。

纹鸟科 Ploceidae

麻雀

为纹鸟科动物 *Passer montanus* （Linnaeus）的全体、卵、脑髓、头部血液、粪便。

生于村庄、农田附近。分布于全川，峨边、马边。

全体壮阳益精、暖腰膝、缩小便，用于阳虚羸瘦、阳痿、疝气、小便频数、崩漏、带下。卵补肾阳、益精血、调冲任，用于男子阳痿、妇女血枯、崩漏、带下。脑髓用于聤耳、冻疮。头部血液用于雀盲。粪便化积、消翳，用于疝痕、症癖、目翳、胬肉、龋齿。

山麻雀

为纹鸟科动物 *Passer rutilanus* （Temminck）的全体、卵、脑髓、头部血液、粪便。

生于村庄、农田附近。分布于全川，峨边、马边。

功效同麻雀。

雀科 Paridae

金翅雀

为雀科动物 *Carduelis sinica* （Linnaeus）的全体。

生于针叶林带、村庄与路旁的树上。分布于全川，峨边、马边。

养心安神。

锡嘴雀

为雀科动物 *Coccothraustes coccothraustes* （Linnaeus）的全体。

生于针叶林带、针阔混交林中。分布于全川。

解毒、敛疮。

黄胸鹀

为雀科动物 *Emberiza aureola* Pallas 的肉或全体。

生于灌木丛、荆棘中。分布于全川。

滋补、解毒，用于酒中毒、蘑菇中毒、阳痿。

黄喉鹀

为雀科动物 *Emberiza elegans* Temminck 的肉。

生于林区、灌木丛、草地。分布于全川，马边。

补中益气、祛风湿、壮筋骨。

黄喉鹀西南亚种

为雀科动物 *Emberiza elegans* elegantula Swinhoe 的肉。

生于林区、灌木丛、草地。分布于全川。

补中益气、祛风湿、壮筋骨。

灰头鹀

为雀科动物 *Emberiza spodocephala* Pallas 的肉或全体。

生于灌木丛、荆棘中。分布于全川，马边。

滋补、解毒，用于酒中毒、蘑菇中毒、阳痿。

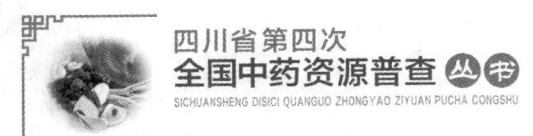
黑尾蜡嘴雀

为雀科动物 *Eophona migratoria* Hartert 的肉。

生于混交林与杂木林中。分布于全川。

用于虚损羸瘦。

黑头蜡嘴雀

为雀科动物 *Eophona personata* （Temminck et Schlegel） 的肉。

生于混交林与杂木林中。分布于全川。

用于虚损羸瘦。

猬科 Erinaceidae

刺猬

为猬科动物 *Erinaceus europaeus* Linnaeus 的皮刺、胆、脂肪油、脑、心肝、肉。

生于山地、丘陵、平原的田野、灌木丛、果圆。分布于全川，峨边黑竹沟、马边。

皮刺降气、定痛、凉血、止血，用于反胃吐食、腹痛疝气、肠风痔漏、遗精。胆清热、明目、解毒。脂肪油用于皮肤病、维生素缺乏症。脑用于狼瘘。心与肝用于瘰疮、瘰疬恶疮。肉用于胃脘痛、痔瘘。

鼹鼠科 Talpidae

白尾鼹

为鼹鼠科动物 *Euroscaptor leucura* Blyth 的肉。

生于山谷、丘陵的常绿阔叶林、灌木丛、农田、菜圆。分布于全川。

解毒、止血，用于刀伤、溃疡。

长吻鼹

为鼹鼠科动物 *Euroscaptor longirostris* Milne-Edwards 的肉。

生于山谷、丘陵的常绿阔叶林、灌木丛、农田、菜圆。分布于全川，峨边黑竹沟、马边。

解毒、止血，用于刀伤、溃疡。

蝙蝠科 Pteropodidae

亚洲阔耳蝠

为蝙蝠科哺乳类动物 *Barbstella darjielingensis* Dobson 的粪便（夜明砂）、全体。

生于屋檐、房梁、石缝、岩洞等阴暗处。分布于全川。

粪便清肝明目、散血消积，粪便用于肝经热盛翳障、夜盲、瘀血、瘰疬、疳积、疟疾。全体用于久咳、疟疾、淋证、惊风、目翳、瘰疬、金疮。

阔耳蝠

为蝙蝠科哺乳类动物 *Barbstella leucomelas* （Cretzeschmar） 的粪便（夜明砂）、全体。

生于屋檐、房梁、石缝、岩洞等阴暗处。分布于全川，峨边黑竹沟。

功效同亚洲阔耳蝠。

北棕蝠

为蝙蝠科哺乳类动物 *Eptesicus nilssoni* Keyserling et Blasius 的粪便（夜明砂）、全体。

生于屋檐、房梁、石缝、岩洞等阴暗处。分布于全川。

功效同亚洲阔耳蝠。

南蝠

为蝙蝠科哺乳类动物 *Iaio* Thomas 的粪便（夜明砂）、全体。

生于屋檐、房梁、石缝、岩洞等阴暗处。分布于全川。

功效同亚洲阔耳蝠。

长翼蝠

为蝙蝠科哺乳类动物 *Miniopterus screibersi*（Kuhl）的粪便（夜明砂）、全体。

生于海拔 300 ~ 1 000 m 的屋檐、房梁、石缝、岩洞等阴暗处。分布于全川。

功效同亚洲阔耳蝠。

大管鼻蝠

为蝙蝠科哺乳类动物 *Murina leucogaster* Milne-Edwards 的粪便（夜明砂）、全体。

生于屋檐、房梁、石缝、岩洞等阴暗处。分布于全川，马边。

功效同亚洲阔耳蝠。

西南鼠耳蝠

为蝙蝠科哺乳类动物 *Myotis altarium* Thomas 的粪便（夜明砂）、全体。

生于屋檐、房梁、石缝、岩洞等阴暗处。分布于全川。

功效同亚洲阔耳蝠。

大鼠耳蝠

为蝙蝠科哺乳类动物 *Myotis myotis*（Borkhausen）的粪便（夜明砂）、全体。

生于屋檐、房梁、石缝、岩洞等阴暗处。分布于全川。

功效同亚洲阔耳蝠。

须鼠耳蝠

为蝙蝠科哺乳类动物 *Myotis mystacinus* Kuhl 的粪便（夜明砂）、全体。

生于屋檐、房梁、石缝、岩洞等阴暗处。分布于全川。

功效同亚洲阔耳蝠。

山蝠

为蝙蝠科哺乳类动物 *Nyctalus noctula*（Schreber）的粪便（夜明砂）、全体。

生于屋檐、房梁、石缝、岩洞等阴暗处。分布于全川。

功效同亚洲阔耳蝠。

家蝠

为蝙蝠科哺乳类动物 *Pipistrellus abramus*（Temminck）的粪便（夜明砂）、全体。

生于屋檐、房梁、石缝、岩洞等阴暗处。分布于全川。

功效同亚洲阔耳蝠。

长耳蝠

为蝙蝠科哺乳类动物 *Plecotus auritus* Linnaeus 的粪便（夜明砂）、全体。

生于屋檐、房梁、石缝、岩洞等阴暗处，分布于全川。峨边黑竹沟、马边。

功效同亚洲阔耳蝠。

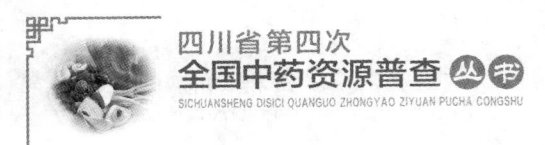

狐蝠科 Pteropodidae

犬蝠

为狐蝠科动物 *Cynopterus sphinx*（Vahl）的粪便、肉。

生于海拔 850 m 左右的闷热、潮湿热带雨林中。分布于泸州、宜宾、攀枝花。

粪便用于青盲雀目、翳障、瘰疬、疳积、疟疾。肉用于疟疾、惊风、淋证、目翳、瘰疬、金疮。

菊头蝠科 Rhinolophidae

中菊头蝠

岩老鼠。

为菊头蝠科动物 *Rhinolophus affinis* Horsfield 的粪便。

生于洞穴、坑道内。分布于全川。

用于青盲雀目、翳障、瘰疬、疳积、疟疾。

小菊头蝠

岩老鼠。

为菊头蝠科动物 *Rhinolophus cornutus* Temminck 的粪便。

生于洞穴、坑道内。分布于全川。

用于青盲雀目、翳障、瘰疬、疳积、疟疾。

马铁菊头蝠

岩老鼠。

为菊头蝠科动物 *Rhinolophus ferrumequinum*（Schreber）的粪便。

生于洞穴、坑道内。分布于全川。

用于青盲雀目、翳障、瘰疬、疳积、疟疾。

短翼菊头蝠

岩老鼠。

为菊头蝠科动物 *Rhinolophus lepidus* Blythi 的粪便。

生于洞穴、坑道内。分布于全川，马边。

用于青盲雀目、翳障、瘰疬、疳积、疟疾。

皮氏菊头蝠

岩老鼠。

为菊头蝠科动物 *Rhinolophus pearsoni* Horsfield 的粪便。

生于洞穴、坑道内。分布于全川，马边。

用于青盲雀目、翳障、瘰疬、疳积、疟疾。

鲁氏菊头蝠

岩老鼠。

为菊头蝠科动物 *Rhinolophus rouxi* Temminck 的粪便。

生于洞穴、坑道内。分布于全川，马边。

用于青盲雀目、翳障、瘰疬、疳积、疟疾。

蹄蝠科 Hipposideridae

大蹄蝠

岩老鼠。

为蹄蝠科动物 *Hipposideros armiger*（Hodgson）的粪便。

生于洞穴、坑道内。分布于全川，峨边黑竹沟。

明目退翳、活血消积，用于夜盲、疳积、小儿惊风。

普氏蹄蝠

岩老鼠。

为蹄蝠科动物 *Hipposideros patti* Thomas 的粪便。

生于洞穴、坑道内。分布于全川。

明目退翳、活血消积，用于夜盲、疳积、小儿惊风。

猴科 Cercopithecidae

猕猴

为猴科动物 *Macaca mulatta* Zimmermann 的骨（猴骨）、粪尿混合物（猴结）、肉、胆、血、脂肪、阴茎与睾丸（猴肾）。

生于海拔 800～1 200 m 的山林或灌木丛中。分布于古蔺、合江、叙永、峨眉、大邑、壤塘、峨边、马边。

猴骨祛风除湿、镇惊、通经络、截疟，用于风寒、湿痹、四肢麻木、惊痫、疟疾。猴结用于干血痨、贫血。肉用于诸风劳、久疟。胆清热解毒、明目退翳。血消疳化积。脂肪敷疮。猴肾壮阳。

金丝猴

为猴科动物 *Rhinopithecus roxellanae*（Milne-Edwards）的脂肪、血肉。

生于海拔 2 800～4 300 m 的阔叶林、混交林中。分布于甘孜州、凉山州、马边。

用于五痔。

穿山甲科 Manidae

穿山甲

鲮鲤。

为穿山甲科动物 *Manis pentadactyla* Linnaeus 的鳞片（穿山甲）、肉。

生于丘陵山地的灌木丛、草莽中。分布于米易、泸州、峨边。

穿山甲消肿溃痈、搜风活络、通经下乳，用于痈疽疮肿、风寒湿痹、月经停闭、乳汁不通，外用于出血。肉杀虫、行血、攻坚散瘀。

注：本品为国家二级保护动物。

鼠兔科 Ochotonidae

间颅鼠兔

为鼠兔科动物 *Ochotona cansus*（Lyon）的粪便（草灵脂）。

生于高山的草地、灌木丛、草甸。分布于甘孜州、阿坝州、凉山州，峨边黑竹沟、马边。

通经、祛瘀，用于月经失调、产后腹痛、跌打损伤、瘀血积滞。

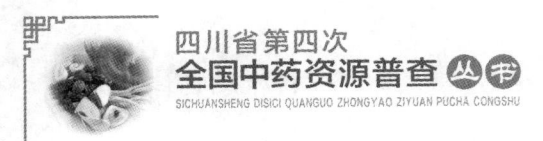
黑唇鼠兔

为鼠兔科动物 *Ochotona curzoniae*（Hodgson）的粪便（草灵脂）。

生于高山的草地、灌木丛、草甸。分布于甘孜州、阿坝州。

通经、祛瘀，用于月经失调、产后腹痛、跌打损伤、瘀血积滞。

红耳鼠兔

为鼠兔科动物 *Ochotona erythrotis* Buchner 的粪便（草灵脂）。

生于高山的草地、灌木丛、草甸。分布于甘孜州、阿坝州。

通经、祛瘀，用于月经失调、产后腹痛、跌打损伤、瘀血积滞。

灰鼠兔

为鼠兔科动物 *Ochotona roylei*（Ogilby）的粪便（草灵脂）。

生于高山的草地、灌木丛、草甸。分布于四川省西南部。

通经、祛瘀，用于月经失调、产后腹痛、跌打损伤、瘀血积滞。

藏鼠兔

为鼠兔科动物 *Ochotona thibetana* Milne-Edwards 的粪便（草灵脂）。

生于高山的草地、灌木丛、草甸。分布于甘孜州、阿坝州、凉山州，峨边黑竹沟、马边。

通经、祛瘀，用于月经失调、产后腹痛、跌打损伤、瘀血积滞。

藏鼠兔峨眉亚种

为鼠兔科动物 *Ochotona thibetana sacraria* Milne-Edwards 的粪便（草灵脂）。

生于高山的草地、灌木丛、草甸。分布于甘孜州、阿坝州、凉山州、峨眉。

通经、祛瘀，用于月经失调、产后腹痛、跌打损伤、瘀血积滞。

兔科 Leporidae

草兔

望月砂。

为兔科动物 *Lepus capensis* Linnaeus 的粪便（望月砂、野兔屎）、肉、肝、骨、脑、血、皮毛、头骨。

生于海拔 500~2 000 m 的草丛、山野、岩石洞穴。分布于全川，峨边、马边。

望月砂明目杀虫、解毒，用于目赤翳障、痔漏、心胃气痛、痨病等。肉养阴补虚、凉血解毒，用于消渴羸瘦、胃热呕吐、便血。肝补肝、明目，用于肝虚眩晕、目暗昏花、目翳、目痛。骨用于消渴、头昏眩晕、疥疮。脑用于胎产不利、冻疮、火伤、皮肤皲裂。血凉血、活血、解胎中热毒、催生易产。皮毛用于久疮不敛、烫伤。头骨用于头痛眩晕、消渴、难产、恶露不下、小儿疳积、痈疽疮毒。

灰尾兔

为兔科动物 *Lepus oiostolus* Hodgson 的脑。

生于高原的草原、荒漠、农田、灌木丛中。分布于甘孜州、阿坝州、凉山州。

脑用于痢疾、肠痛、乳汁不足、眼疾。

家兔

为兔科动物 *Oryctolagus cuniculus domestica*（Gmelin）的肉、肝、骨、脑、血、皮毛、头骨。

家养。分布于全川。

肉养阴补虚、凉血解毒，用于消渴羸瘦、胃热呕吐、便血。肝补肝、明目，用于肝虚眩晕、目暗昏花、目翳、目痛。骨用于消渴、头昏眩晕、疥疮。脑用于胎产不利、冻疮、火伤、皮肤皲裂。血凉血、活血、解胎中热毒、催生易产。皮毛用于久疮不敛、烫伤。头骨用于头痛眩晕、消渴、难产、恶露不下、小儿疳积、痈疽疮毒。

松鼠科 Sciuridae

赤腹松鼠

松鼠。

为松鼠科动物 *Callosciurus erythraeus*（Pallas）的骨。

生于山区常绿阔叶林、灌木丛中。分布于全川，峨边黑竹沟、马边。

活血祛瘀，用于跌打损伤。

珀氏长吻松鼠

为松鼠科动物 *Dremomys pernyi*（Milne-Edwards）的骨。

生于山区常绿阔叶林、灌木丛中。分布于全川，峨边黑竹沟、马边。

活血祛瘀，用于跌打损伤。

红颊长吻松鼠

为松鼠科动物 *Dremomys rufigenis*（Blanford）的骨。

生于山区常绿阔叶林、灌木丛中。分布于全川，马边。

活血祛瘀，用于跌打损伤。

岩松鼠

为松鼠科动物 *Sciurotamina davidianus*（Milne-Edwards）的骨。

生于山区常绿阔叶林、灌木丛中。分布于全川，峨边黑竹沟、马边。

活血祛瘀，用于跌打损伤。

隐纹花松鼠

为松鼠科动物 *Tamiops swinhoei*（Milne-Edwards）的骨。

生于山区常绿阔叶林、灌木丛中。分布于全川，峨边黑竹沟、马边。

活血祛瘀，用于跌打损伤。

草原旱獭

雪猪。

为松鼠科动物 *Marmota bobak*（Muller）的肉、油、骨。

生于海拔 2 800～4 200 m 的高山草甸。分布于甘孜州、阿坝州、凉山州。

雪猪肉用于风湿痹痛、脚膝肿痛、痔瘘。雪猪油祛风除湿、解毒，用于风湿肿痛、痒疹疮毒、臁疮久烂。雪猪骨除风湿，用于筋骨疼痛、四肢麻木。

喜马拉雅旱獭

雪猪。

为松鼠科动物 *Marmota himalayana*（Hodgson）的肉、油、骨。

生于海拔 2 800～4 200 m 的高山草甸。分布于甘孜州、阿坝州、凉山州。

功效同草原旱獭。

花鼠

为松鼠科动物 *Tamias sibiricus* Laxmann 的全体、脑。

生于山区林中、灌木丛中。分布于全川。

全体理气、调经，用于肺痨、肋膜炎、月经不调、痔疮。脑降压，用于高血压。

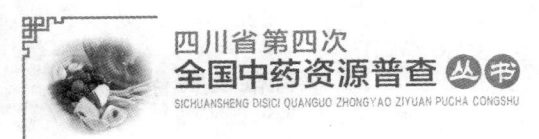

鼯鼠科 Petauristidae

毛耳飞鼠

飞鼠。

为鼯鼠科动物 *Belomys pearsoni*（Gray）的粪便。

生于海拔 1 000～3 300 m 的深山密林及岩洞中。分布于乐山、宜宾、泸州。

活血散瘀、止痛，用于心腹血气诸痛、经闭、产后淤血作痛、腰痛、跌打损伤。外用于蛇、蝎、蜈蚣咬伤。炒用止血，用于血崩、带下病。

黑白鼯鼠

飞鼠。

为鼯鼠科动物 *Hylopetes alboniger* Hodgson 的粪便。

生于海拔 1 000～3 300 m 的深山密林及岩洞中。分布于乐山、宜宾、泸州。

功效同毛耳飞鼠。

红白鼯鼠

飞鼠。

为鼯鼠科动物 *Petaurista alborufus* Milne-Edwards 的粪便。

生于海拔 1 000～3 300 m 的深山密林及岩洞中。分布于乐山、宜宾、泸州。

功效同毛耳飞鼠。

棕鼯鼠

飞鼠。

为鼯鼠科动物 *Petaurista petaurista*（Pallas）的全体。

生于亚热带常绿阔叶林、热带雨林中。分布于四川省乐山、宜宾、泸州。

用于坠胎。

复齿鼯鼠

飞虎。

为鼯鼠科动物 *Trogopterus xanthipes* Milne-Edwards 的粪便（五灵脂）。

生于海拔 1 000～3 300 m 的深山密林及岩洞中。分布于合江、古蔺、叙永、甘孜州、阿坝州、凉山州、峨边黑竹沟、马边。

功效同毛耳飞鼠。

豪猪科 Hystricidae

豪猪

刺猪。

为豪猪科动物 *Hystrix hodgsoni*（Gray）的肉、肚、毛刺。

生于丘陵、草丛、灌木丛、阔叶林中。分布于全川，峨边、马边。

肉利大肠。肚清热利湿，用于黄疸、水肿、脚气。毛刺行气、止痛，外用拔竹签刺和枪弹片。

竹鼠科 Rhizomyidae

中华竹鼠

为竹鼠科动物 *Rhizomys sinensis* Gray 的肉、竹鼠科子牙、脂肪油。

生于山坡竹林中。分布于宜宾、泸州、峨边、马边。

肉益气养阴、解毒，用于痨瘵、消渴。子牙用于小儿破伤风。脂肪油解毒排脓、生肌止痛，用于烫伤、无名肿毒、拔取异物。

中华竹鼠四川亚种

为竹鼠科动物 *Rhizomys sinensis vestitus* Milne-Edwards 的肉、竹鼠科子牙、脂肪油。

生于山坡竹林中。分布于宜宾、泸州、乐山。

功效同中华竹鼠。

仓鼠科 Circetidae

中华仓鼠

为仓鼠科动物 *Myospalax fontanieri* Milne-Edwards 的干燥全体。

生于农田、草原、丘陵、草甸。分布于全川。

清热解毒、活血祛瘀，用于红斑狼疮、慢性肝炎、胃溃疡。

鼠科 Muridae

小家鼠

为鼠科动物 *Mus musculus* Linnaeus 的肉、皮、肝、肾、脂肪油、粪便。

生于房屋及耕地、草丛中。分布于全川，峨边、马边。

肉用于虚劳羸瘦、臌胀、小儿疳积、烫伤、折伤、冻疮、疮肿。皮用于痈疽、骨疽疮。肝用于难产。肾用于小儿惊风、疝气。胆用于青盲、雀目、聤耳。脂肪油用于烫、烧伤。雄鼠粪便导浊行滞、清热通瘀，用于伤寒劳复发热、疝瘕、腹痛、淋浊、闭经、疳积、乳痈、瘰疬、疔肿。

黄胸鼠

为鼠科动物 *Rattus flavipectus* Milne-Edwards 的肉、皮、胆、肝、肾、脂肪油、粪便。

生于房屋及耕地、草丛中。分布于全川，峨边、马边。

功效同小家鼠。

褐家鼠

为鼠科动物 *Rattus norvegieus* Barkenhout 的肉、皮、胆、肝、肾、脂肪油、粪便。

生于房屋及耕地、草丛中。分布于全川，峨边、马边。

功效同小家鼠。

鼠海豚科 Phocaenidae

江豚

为鼠海豚科动物 *Neophocaena phocaenoides*（G. Cuvier）的脂肪。

生于河流中。分布于长江流域，乐山、宜宾。

用于烧伤、烫伤。

犬科 Canidae

家犬

狗。

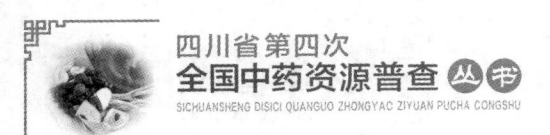

为犬科动物 *Canis familiaris* Linnaeus 的胃结石（狗宝）、肾、阴茎与睾丸（狗鞭）、骨骼、肉、心、肝、胆、脑、血、四足、牙齿、毛、头骨、乳汁。

家养。分布于全川。

狗宝降逆气、开痰结、解毒，用于噎嗝反胃、痈疽、疔疮。狗肾用于妇女产后肾劳。狗鞭补命门、暖冲任，用于阳痿、带下病。骨骼健脾活络、活血生肌，用于风湿痛、腰膝无力、四肢麻木、久痢、疮瘘。狗肉补中益气、温肾助阳，用于脾肾气虚、胸腹胀满、臌胀、浮肿、腰膝软弱、寒疝、败疮久不收敛。心用于狂犬病、除邪气、风痹、鼻衄、下部疮。肝用于脚气、下痢腹痛。胆清肝明目、止血消肿，用于风热眼痛、目赤涩痒、吐血、鼻衄、聤耳、疮疡。脑用于头风痹痛、下部若疮、鼻息肉。血用于虚劳吐血、疔疮恶肿。四足用于癫狂病、下乳汁。牙齿用于癫痫、痘疹发背。毛用于难产、热油烫火伤。头骨用于久痢、崩中带下、头风目眩、创伤出血、瘘疮。乳汁用于青盲。

狼

毛狗。

为犬科动物 *Canis lupus* Linnaeus 的脂肪、甲状腺体、肉、骨、粪便。

生于山地、草原、森林。分布于甘孜州、阿坝州、凉山州，石渠、峨边、马边。

脂肪祛风补虚、润肤，用于风痹、肺痨、年迈咳嗽、皮肤皲裂、秃疮。甲状腺体用于噎嗝。肉补五脏、厚肠胃，用于虚劳、冷积。骨用于眩晕、神经痛。粪便用于瘰疬。

豺

为犬科动物 *Cuon alpinus* Pallas 的肉、脾、胃。

生于山地、草原、森林。分布于甘孜州、阿坝州、凉山州，峨边黑竹沟、马边。

肉滋补行气。皮用于冷痹脚气、疳痢。胃消食化积。

豺川西亚种

为犬科动物 *Cuon alpinus fumosus* Pocock 的肉、脾、胃。

生于山地、草原、森林。分布于甘孜州、阿坝州、凉山州。

肉滋补行气。皮用于冷痹脚气、疳痢。胃消食化积。

貉

为犬科动物 *Nyctereutes procyonoides* Gray 的肉。

生于山地、草原、森林。分布于盆地丘陵地区及川西高原，峨边黑竹沟、马边。

肉滋补强壮，用于虚劳。

貉西南亚种

为犬科动物 *Nyctereutes procyonoides oreates* Thomas 的肉。

生于山地、草原、森林。分布于盆地丘陵地区及川西高原。

肉滋补强壮，用于虚劳。

藏狐

狐狸。

为犬科动物 *Vulpes ferrilata* Hodgson 的肉、心、肝、肺、胆、肠、头、四足。

生于山地、草原、森林。分布于甘孜州、阿坝州。

肉补虚暖中、解疮毒，用于虚劳、健忘、惊痫、水积黄肿、疥疮。心补益、镇痉，用于癫痫。肝用于破伤风、中风瘫痪、癫痫、心气痛。肺补肺、化痰、定喘。胆用于癫痫、心气痛、疟疾。肠止痛，用于心胃气痛。头用于瘰疬、头晕。四足用于痔漏下血。

赤狐

狐狸、毛狗

为犬科动物 *Vulpes vulpes* Linnaeus 的肉、心、肝、肺、胆、肠、头、四足。

生于丘陵、山地、草原、森林、盆地。分布于全川，峨边黑竹沟、马边。

功效同藏狐狸。

熊科 Ursidae

黑熊

熊胆。

为熊科动物 *Selenaretos thibetanus* G. Cuvier 的胆囊与胆汁（熊胆）、骨骼、肉、脂肪油、脑髓、足掌（熊掌）、肌腱。

生于阔叶林与针阔混交林中，有养殖。分布于盆地周围山区，屏山、都江堰、峨边、马边。

熊胆清热、镇痉、明目杀虫，用于暑泻、小儿惊痫、疳积、蛔虫痛、目翳、喉痹、鼻蚀、疔痔恶疮。骨骼祛风除湿，用于风湿骨节痛。肉补虚损、强筋骨，用于脚气、风痹、手足不遂、筋脉挛急。脂肪油补虚损、强筋骨、润肌肤，用于风痹不仁、筋脉挛急、虚损羸瘦、头癣、白秃、臁疮。脑髓用于白秃风屑、耳鸣耳聋。熊掌除风湿、健脾胃，用于脾胃虚弱、风寒湿痹及诸虚损症。肌腱壮筋强力、搜风壮骨。

注：本品为国家二级保护动物。

黑熊四川亚种

熊胆。

为熊科动物 *Selenaretos thibetanus mupinensis* Heude 的胆囊与胆汁（熊胆）、骨骼、肉、脂肪油、脑髓、足掌（熊掌）、肌腱。

生于阔叶林与针阔混交林中。分布于盆地周围山区，宝兴。

功效同黑熊。

注：本品为国家二级保护动物。

棕熊

熊胆。

为熊科动物 *Ursus arctos* Linnaeus 的胆囊与胆汁（熊胆）、骨骼、肉、脂肪油、脑髓、足掌（熊掌）、肌腱。

生于高原地区的阔叶林与针阔混交林中。分布于甘孜州、阿坝州。

功效同黑熊。

注：本品为国家二级保护动物。

鼬科 Mustelidae

猪獾

为鼬科动物 *Arctonyx collarix* F. Cuvier 的肉、脂肪油、四肢骨。

生于丘陵与山区的洞穴、岩石裂缝、树洞中。分布于全川，峨边黑竹沟、马边。

肉补脾胃、利水道、止痛，用于高血压、头痛、疝气、腹痛、风湿腿痛。脂肪油降气、解毒消肿、润燥，用于咳逆上气、秃疮、顽癣、痔疮、臁疮。外用于烧、烫伤。四肢骨祛风、镇痛、止咳，用于咳嗽、风湿筋骨痛、皮肤湿热发痒。

水獭

为鼬科动物 *Lutra lutra* Linnaeus 的肝、骨骼、胆、四肢、皮毛、肉。

生于海拔 500~700 m 的林下溪边、湿地。分布于盆地与丘陵地区，古蔺、叙永、合江、峨边、马边。

水獭肝补肝益肾、杀虫退蒸、益阳止咳，用于肺结核、蛊毒、咳嗽咯血、肝胃气痛。骨骼用于水积黄

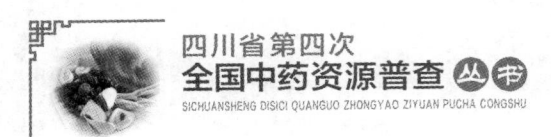

肿、无名恶疮、鱼鲠。胆用于眼翳黑花、结核瘰疬。四肢用于手足皲裂、痨瘵虫积。皮毛用于阴黄。肉用于虚劳骨蒸、水肿胀满、二便秘涩、经闭。

注：本品为国家二级保护动物。

艾鼬

为鼬科动物 *Martela eversmanni* Lesson 的肉。

生于海拔 3 200 m 以下的山地、草原、森林、灌木丛、村庄。分布于全川。

用于癫痫。

青鼬

黄喉貂。

为鼬科动物 *Martes flavigula* Boddaert 的肉。

生于海拔 3 500 m 以下的森林、灌木丛、荒野、荒原、村庄、河谷。分布于全川，峨边黑竹沟、马边。

解毒、杀虫、涩尿。

狗獾

獾子。

为鼬科动物 *Meles meles* Linnaeus 的肉、脂肪油。

生于森林、灌木丛、荒野、沙丘。分布于全川，峨边黑竹沟。

肉补中益气、杀蛔虫，用于小儿疳瘦。脂肪油用于中气不足、阴挺、咳血、痔疮、疳疮、疥癣、白秃、烫伤、冻疮。

鼬獾

獾子。

为鼬科动物 *Melogale moschata* Gray 的肉、脂肪油。

生于森林、灌木丛、荒野、沙丘。分布于全川，峨边黑竹沟、马边。

功效同狗獾。

香鼬

为鼬科动物 *Mustela altaica* Pallas 的肉。

生于海拔 3 000 m 以下的森林、灌木丛、荒野、荒原。分布于全川。

用于肉食中毒、药物中毒。

黄腹鼬

为鼬科动物 *Mustela kathiah* Hodgson 的肉。

生于海拔 3 500 m 以下的森林、灌木丛、荒野、荒原、村庄、河谷。分布于全川，峨边黑竹沟、马边。

解毒、杀虫、涩尿。

黄鼬

为鼬科动物 *Mustela sibirica* Pallas 的肉。

生于海拔 3 500 m 以下的森林、灌木丛、荒野、荒原、村庄、河谷。分布于全川，峨边黑竹沟、马边。

解毒、杀虫、涩尿。

黄鼬东南亚种

为鼬科动物 *Mustela sibirica moupinesis* Milne-Edwards 的肉。

生于海拔 3 500 m 以下的森林、灌木丛、荒野、荒原、村庄、河谷。分布于全川。

解毒、杀虫、涩尿。

灵猫科 Viverridae

花面狸

果子狸。

为灵猫科动物 *Paguma larvata* Hamilton-Smith 的骨、脂肪油、肉。

生于林中洞穴内。分布于盆地周围山区，峨边黑竹沟、马边。

骨祛风除湿、舒筋、活络，用于风湿关节痛。脂肪油润肤。肉滋补。

花面狸西南亚种

果子狸。

为灵猫科动物 *Paguma larvata intrudens* Wroughton 的骨、脂肪油、肉。

生于林中洞穴内。分布于盆地周围山区。

骨祛风除湿、舒筋、活络，用于风湿关节痛。脂肪油润肤。肉滋补。

大灵猫

为灵猫科动物 *Viverra zibetha* Linnaeus 的肉、香腺分泌物（灵猫香）。

生于林中洞穴内。分布于盆地周围山区，峨边黑竹沟、马边。

肉滋补、暖胃。灵猫香避秽、行气、止痛，用于心腹卒痛、疝痛。

注：本品为国家二级保护动物。

猫科 Felidae

豹猫

狸猫。

为猫科动物 *Felis bengalensis* Kerr 的肉、骨骼（野猫骨）。

生于山区、灌木丛近水处，有养殖。分布于盆地周围山区与丘陵，峨边黑竹沟、马边。

肉补中益气，用于肠风下血、痔漏、瘰疬。骨骼除风湿、开郁结、杀虫、镇心安眠，用于关节痛、噎嗝、疳积、瘰疬、痔瘘、恶疮、失眠心悸。

注：本品为国家二级保护动物。

猫

为猫科动物 *Felis libyca* domestica Brisson 的肉、头、脂肪油、肝、皮毛、胎盘。

家养。分布于全川。

肉滋补、解毒、祛风、健脾燥湿、消肿散结，用于虚劳、风湿痹痛、颈淋巴结核、哮喘、瘰疬、恶疮、烫伤。头用于瘰疬、痈疽、恶疮、痔疾。脂肪油用于烧伤。骨骼消肿、解毒、杀虫，用于瘰疬、水肿、虫积。肝杀虫，用于喘息、痨瘵。皮毛用于瘰疬、疮疡。胎盘用于噎嗝反胃、胃脘痛。

猞猁

为猫科动物 *Lynx lynx* Linnaeus 的肠。

生于林下石缝、树洞。分布于甘孜州、阿坝州。

用于泄泻。

注：本品为国家二级保护动物。

云豹

为猫科动物 *Neofelis nebulosa* Griffith 的骨、肉。

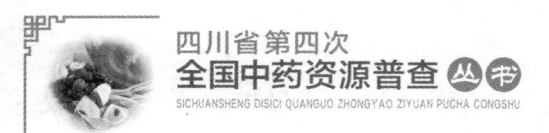

生于海拔 1 600 ~ 3 000 m 的山林。分布于马边。

肉补肾、益气、强筋骨。骨骼强筋骨、祛风湿、止痛，用于风寒湿痹、筋骨疼痛、腰膝无力。髌骨药效最佳。

注：本品为国家一级保护动物。

豹

金钱豹。

为猫科动物 *Panthera pardus* Linnaeus 的骨、肉。

生于海拔 500 ~ 3 800 m 的山林。分布于古蔺、叙永、峨边、马边。

肉补肾、益气、强筋骨。骨骼强筋骨、祛风湿、止痛，用于风寒湿痹、筋骨疼痛、腰膝无力。髌骨药效最佳。

注：本品为国家一级保护动物。

虎

扁担花。

为猫科动物 *Panthera tigris* Linnaeus 的肉、骨骼（虎骨、髌骨、虎骨胶）、胃、眼睛、胆、肾、肌腱、牙齿、爪、脂肪油、阴茎与睾丸（虎鞭）。

生于森林、灌木丛中，养殖。分布于成都。

肉补脾胃、益气力、壮筋骨，用于脾胃虚弱、腰痛寒痛、疟疾。虎骨追风定痛、健胃、镇惊，用于历节风痛、四肢拘挛、腰脚不随、惊悸癫痫、痔漏脱肛。髌骨药效最佳。虎骨胶补益气血、强健筋骨，用于中风瘫痪、筋骨拘挛、四肢麻木、不能屈伸及痿痹。虎鞭补虚、壮阳。胃用于反胃吐食。眼睛镇惊、明目，用于惊悸、癫痫、目翳。胆用于小儿惊痫、疳痢、跌打损伤。肾用于瘰疬。肌腱用于风湿关节痛。牙齿杀痨虫，用于狂犬伤发狂，男子阴头疮及疽瘘。爪用于脱骨疽。脂肪油用于反胃、头疮白秃、痔疮下血。

注：本品为国家一级保护动物。

金猫

为猫科动物 *Profelis temmincki* Vigors et Horsfield 的骨骼、全体、头骨。

生于温带、热带林区。分布于宜宾、泸州、攀枝花、峨边、马边。

骨骼祛风、散寒。全体用于久病体弱、风湿关节痛。头骨用于瘰疬。

注：本品为国家二级保护动物。

雪豹

为猫科动物 *Uncia uncia* Schreber 的骨骼、毛、脂肪油、齿。

生于海拔 3 000 ~ 5 000 m 的高原空旷岩石处。分布于甘孜州、阿坝州。

骨骼追风定痛、强筋壮骨。毛用于鼻衄。脂肪油用于癫痫。齿固齿，用于牙痛。

注：本品为国家一级保护动物。

象科 Elephantidae

亚洲象

为象科动物 *Elephas maximus* Linnaeus 的牙齿、皮、肉、骨、胆。

养殖。分布于成都。

象牙清热镇惊、解毒生肌，用于痫病惊悸、骨蒸痰热、痈肿疮毒、痔漏。皮止血、敛疮，用于外伤出血及一切创伤、溃疡久不收口。肉用于秃疮。骨解毒。胆清肝明目、消肿，用于目生翳障、疳积、疮肿。

马科 Equidae

驴

为马科动物 *Equus asinus* Linnaeus 的皮熬制成的胶（阿胶）、肉、乳汁、驴鞭、头、骨骼、脂肪、毛、蹄。

饲养。分布于盆地地区、甘孜州、阿坝州、凉山州。

阿胶补血滋阴、润燥、止血，用于血虚萎黄、眩晕心悸、肌痿无力、心烦不眠、虚风内动、肺燥咳嗽、痨嗽咯血、吐血、尿血、便血崩漏、妊娠胎漏。肉补血、益气，用于劳损、风眩、心烦。乳汁用于消渴、黄疸、小儿惊痫、风热赤眼。驴鞭益肾强筋，用于阳痿不举、筋骨酸软、骨痨、骨髓炎、气血虚亏、乳汁不足。头用于头风头眩、消渴、黄疸。骨骼用于消渴、历节风。脂肪用于咳嗽、疟疾、耳聋、疮疥。毛用于头中风。蹄用于疟疾、毒疮。

骡

为马科动物 *Equus asinus* X *Equus caballus* 的胃结石、蹄甲。

养殖。分布于盆地周围山区。

胃结石定惊解毒、清热化痰，用于小儿急惊风、痰热内蕴及癫狂谵语。蹄甲祛风、镇痛、活络。

马

为马科动物 *Equus caballus* Linnaeus 的胃肠与膀胱结石（马宝）、肉、乳汁、肝、牙齿、皮、心、骨骼、鬃毛或尾毛（马鬃）、胎盘、雄性外生殖器（白马阴茎）、蹄甲、项上的脂肪（马鬃膏）。

饲养。分布于全川。

马宝镇惊化痰、清热解毒，用于惊痫癫狂、痰热内盛、神志昏迷、吐血、衄血、恶疮肿毒。肉除热下气、强腰脊。乳汁补血润燥、清热止渴，用于血虚烦热、虚劳骨蒸、消渴、牙疳。肝用于妇女月经不调、心腹滞闷、四肢疼痛。牙齿用于惊痫、疔疮、牙痛。皮用于小儿秃疮、牛皮癣。心用于心昏多忘。骨骼用于头疮、耳疮、阴疮、瘰疬。马鬃用于妇女崩中、带下、疮、痈。胎盘用于妇女天癸不通。白马阴茎补肾益气，用于阳痿精衰、虚弱羸瘦。蹄甲用于崩漏带下、牙疳、秃疮、疥癣、脓疱疮。马鬃膏用于面黑干、手足皲裂。

犀科 Rhinocerotidae

印度犀

犀牛。

为犀科动物 *Rhinoceros unicornis* Linnaeus 的肉、角、皮。

饲养。分布于成都。

肉主瘴气、除客热头痛及五痔诸血痢。犀角清热、凉血、定惊、解毒，用于伤寒瘟疫、热入血分、惊狂、烦躁、谵妄、斑疹、吐血、衄血、下血、痈疽肿毒。皮祛风活血。

猪科 Suidae

野猪

为猪科动物 *Sus scrofa* Linnaeus 的肉、胆、脂肪、蹄甲、头骨、睾丸、胆结石。

生于山区灌木丛、林中。分布于盆地周围山区、峨边、马边。

野猪肉用于虚弱羸瘦、便血、痔疮下血。胆清热解毒，用于疔疮肿毒、痈疽、烧烫伤。脂肪催乳，用于风肿毒疮。蹄甲祛风治痹，用于漏疮。头骨用于积年下血。睾丸用于崩中带下、肠风泻血、血痢。胆结

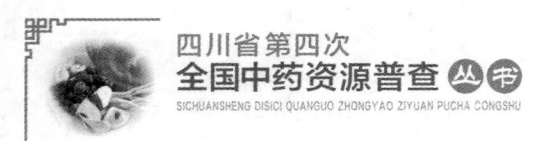

石用于癫痫、惊风、血痢、金疮。

猪

为猪科动物 *Sus scrofa domestica* Brisson 的胆、肾、脑髓、肝、心、肉、肺、血、皮肤、胃、肠、毛、骨、甲状腺体、膀胱、脊髓与脑髓、脾、胰腺、四足、睾丸、脂肪油（猪油）、肾精子（膀胱结石）、腿腌制品（火腿）。

养殖家畜。分布于全川。

胆清心热、凉肝火、止咳，用于目暗不明、慢性气管炎、小儿疳积、百日咳。肾滋补强壮，用于肾虚腰痛、身面水肿、遗精、盗汗、老人耳聋。肝补肝、养血、明目利水，用于血虚痿黄、夜盲、目赤、浮肿、脚气。心补心血、定惊悸，用于心悸怔忡、血虚自汗、心气痛。猪肉滋阴润燥，用于热病伤津、消渴羸瘦、燥咳、便秘。血用于头风眩晕、中满腹胀、宫颈糜烂。肺补肺，用于风寒久咳、肺虚咳喘、肺痨吐血。猪脑补骨髓、益虚劳，用于神经衰弱、老人头眩耳鸣，外用于冻疮、皲裂。皮肤用于咽喉痛。胃补虚损、杀痨虫、止痢、健脾胃，用于虚劳羸弱、泄泻、下痢、消渴、小便频数、小儿疳积。肠用于便血、血痢、痔疮、脱肛。甲状腺体用于项下瘿气。猪毛用于崩漏、烫伤。骨用于下痢、疮癣。膀胱用于遗尿。脊髓与脑髓补阴益髓，用于骨蒸劳热、消渴、疮疡。脾健脾胃、助消化，用于脾胃虚热、气弱、脾积痞块。胰腺益肺、补脾、润燥，用于肺损咳嗽、咯血、肺胀喘急、脾虚气弱、乳汁不通、手足皲裂。四足（猪蹄）补血、通乳、托疮，用于妇女乳少、痈疽、疮毒。蹄甲用于咳嗽喘息、痔疮、白秃、冻疮。睾丸补肾纳气、止痛利尿，用于哮喘、疝气、少腹急痛、癃闭。猪油补虚、润燥、解毒，用于脏腑枯涩、大便不利、燥咳、皮肤皲裂。膀胱结石利尿通淋。火腿健脾开胃、生津益血，用于虚劳怔忡、胃口不开、虚痢、久泻。

鹿科 Cervidae

狍

狍子。

为鹿科动物 *Capreolus capreolus* Linnaeus 的未骨化的幼角（狍茸）、角、肝、血。

生于丘陵灌木丛、草丛中。分布于四川省。

狍茸、角功效同鹿茸、鹿角。肝解毒，用于肺痈。血调经，用于月经过多。

注： 本品为国家二级保护动物。

白唇鹿

梅花鹿。

为鹿科动物 *Cervus albirostris* Przewalski 的鹿茸、鹿角、鹿角胶、鹿角霜、睾丸与阴茎（鹿鞭）、胎兽及胎盘（鹿胎）、四肢肌腱（鹿筋）、尾巴、肉、血、皮、胆、齿、骨骼、脂肪油、脊髓与脑髓、甲状腺体、头肉、蹄肉。

生于山区灌木丛、林中。分布于盆周山区与甘孜州、阿坝州。

功效同梅花鹿。

注： 本品为国家一级保护动物。

马鹿

为鹿科动物 *Cervus elaphus* Linnaeus 的鹿茸、鹿角、鹿角胶、鹿角霜、睾丸与阴茎（鹿鞭）、胎兽及胎盘（鹿胎）、四肢肌腱（鹿筋）、尾巴、肉、血、皮、胆、齿、骨骼、脂肪油、脊髓与脑髓、甲状腺体、头肉、蹄肉。

生于山区灌木丛、林中。分布于盆周山区与甘孜州、阿坝州。

功效同梅花鹿。

注：本品为国家二级保护动物。

白臀鹿

为鹿科动物 *Cervus macneilli* Lydekker 的鹿茸、鹿角、鹿角胶、鹿角霜、睾丸与阴茎（鹿鞭）、胎兽及胎盘（鹿胎）、四肢肌腱（鹿筋）、尾巴、肉、血、皮、胆、齿、骨骼、脂肪油、脊髓与脑髓、甲状腺体、头肉、蹄肉。

生于山区灌木丛、林中。分布于甘孜州、阿坝州。

功效同梅花鹿。

注：本品为国家二级保护动物。

梅花鹿

为鹿科动物 *Cervus nippon* Temminck 的鹿茸、鹿角、鹿角胶、鹿角霜、睾丸与阴茎（鹿鞭）、胎兽及胎盘（鹿胎）、四肢肌腱（鹿筋）、尾巴、肉、血、皮、胆、齿、骨骼、脂肪油、脊髓与脑髓、甲状腺体、头肉、蹄肉。

饲养。分布于龙泉驿、都江堰等地。

鹿茸壮元阳、补气血、益精髓、强筋骨、调冲任、托疮毒，用于虚劳羸瘦、精神倦乏、畏寒、眩晕、耳聋、目暗、腰膝酸痛、筋骨痿软、阴疽疮疡、乳痈初起、瘀血肿痛、阳痿、滑精、子宫虚冷、崩带下。鹿角温肾阳、强筋骨、行血消肿，用于阳痿遗精、阴疽疮疡、乳痈初起、瘀血肿痛、腰脊冷痛。鹿角胶温补肝肾、益精养血，用于阳痿滑精、血虚头晕、腰膝酸冷、虚劳消瘦、崩漏下血、便血、尿血、阴疽肿毒。鹿角霜温肾助阳、收敛止血，用于脾肾阳虚、食少吐泻、白带过多、遗尿尿频、崩漏下血、疮疡不敛、痈疽痰核。鹿鞭补肾精、壮肾阳、益精、强腰膝，用于肾虚劳损、腰膝酸痛、耳聋耳鸣、阳痿遗精、早泄、宫冷不孕、阴痿。鹿胎益肾壮阳、补虚生精，用于虚损劳伤、精血不足、妇女虚寒、崩漏带下。鹿筋壮筋骨，用于劳损、风湿关节痛、转筋。鹿尾暖腰膝、益肾精、滋补，用于腰脊疼痛、肾虚遗精、阳痿、头昏耳鸣。鹿肉补五脏、调血脉，用于虚劳羸瘦、产后缺乳。鹿血补虚和血，用于虚损腰痛、心悸失眠、肺痿吐血、崩中带下。鹿皮补气、涩滑，用于带下、血崩、肾虚滑精，外敷漏疮。胆消散肿毒。齿用于鼠瘘及疮毒。骨补虚羸、强筋骨，用于风湿四肢痛、筋骨冷痛。脂肪油用于痈肿死肌、四肢不随、疱疮。脊髓与骨髓补阳益阴、生精润燥，用于虚劳羸弱、肺痿咳嗽、阳痿、血枯。甲状腺体用于瘿病。头肉补气益精，用于虚劳、消渴。蹄肉用于风寒湿痹、腰腿酸痛。

注：本品为国家一级保护动物。

水鹿

为鹿科动物 *Cervus unicolor* Kerr 的鹿茸、鹿角、鹿角胶、鹿角霜、睾丸与阴茎（鹿鞭）、胎兽及胎盘（鹿胎）、四肢肌腱（鹿筋）、尾巴、肉、血、皮、胆、齿、骨骼、脂肪油、脊髓与脑髓、甲状腺体、头肉、蹄肉。

生于山区灌木丛、林中。分布于盆周山区与甘孜州、阿坝州、峨边、马边。

功效同梅花鹿。

注：本品为国家二级保护动物。

赤麂

麂子。

为鹿科动物 *Muntiacus muntjak* (Zimmermann) 的肉。

生于山区灌木丛、林中。分布于盆周山区与甘孜州、阿坝州。

补气、暖胃、祛风、化湿，用于腰腿痛、胃痛。

注：本品为国家二级保护动物。

小麂

麂子。

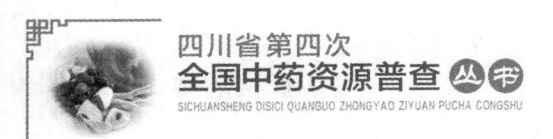

为鹿科动物 *Muntiacus reevesi* Ogilby 的肉。

生于山区灌木丛、林中。分布于盆周山区与甘孜州、阿坝州、峨边。

补气、暖胃、祛风、化湿，用于腰腿痛、胃痛。

注：本品为国家三级保护动物。

麝科 Moschidae

麝

獐子、麝香。

为麝科动物麝 *Moschus berezovskii* Flerov 雄体香囊的干燥分泌物（麝香）、香囊外壳（麝香壳）、肉。

生于海拔 800~4 200 m 的林下、灌木丛中，分布于古蔺、合江、叙永、马尔康、理县、康定、德格、峨边、马边等地。

麝香开窍醒神、活血通络、散结止痛，用于热病惊风、中风痰厥、神志昏迷、气郁暴厥、经闭、癥瘕、难产死胎、心腹暴痛、痈肿瘰疬、咽喉肿痛、跌扑伤痛、痹痛麻木。麝香壳通关利窍、消肿解毒，用于疔毒肿痛、痈肿久烂、疮疖硬痛，外敷痈肿硬痛。肉用于腹中症积。

注：本品为川产道地药材，主产于马尔康、红原、康定、理县。本品为国家二级保护动物。

马麝

獐子、麝香。

为麝科动物 *Moschus sifanicus* Buchner 雄体香囊的干燥分泌物（麝香）、香囊外壳（麝香壳）、肉。

生于海拔 800~3 500 m 的林下、灌木丛中。分布于古蔺、合江、叙永、马尔康、理县、康定、德格等地。

功效同麝。

注：本品为川产道地药材，主产于马尔康、红原、康定、理县。本品为国家一级保护动物。

牛科 Bovidae

牦牛

为牛科动物 *Bos grunniens* Linnaeus 的角、脂肪油（酥油）、胆结石。

生于高原、高山草地。分布于甘孜州、阿坝州、凉山州、平武、宝兴、崇州等地。

牦牛角清心解热、镇静镇痉，用于惊痫、高热神昏、谵语、热毒、斑疹、痈疡吐血、衄血。酥油补五脏、益气血，用于肺痿咳喘、止血、止消渴、缩小便、润肌肤。胆结石用于惊痫癫狂。

中国水牛

黄牛、牛黄。

为牛科动物 *Bostaurus domesticus* Gmelin 的胆结石、胆汁、胃内的草结块（牛草结）、肉、血、脂肪、肝、胃、脑髓、肾、乳汁（牛奶）、脾、肺、骨骼、肌腱、鼻、甲状腺体、肠、蹄、脊髓与脑髓、齿、唾涎、角中的髓、胎盘、喉咙、蹄甲、皮所熬的胶（黄明胶）、牛乳制成的食用脂肪（醍醐）、肉熬制成的膏（霞天膏）、睾丸和阴茎（牛鞭）、牛乳加工制成品（乳腐）。

养殖。分布于全川。

牛黄清心、豁痰、开窍、凉肝、熄风、解毒、镇痛，用于热病、高热神昏、咽喉肿痛、中风痰迷、惊痫抽搐、癫痫发狂、口舌生疮、痈肿疔疮。胆汁清肝明目、利胆通肠、解毒消肿，用于风热目疾、黄疸、便秘、消渴、小儿惊风、痈肿、痔疮。牛草结降逆止呕、镇静，用于噎嗝反胃、吐酸、胃溃疡、胃痛、晕车、晕船呕吐。牛肉补脾胃、益气血、强筋骨，用于虚损羸瘦、消渴、脾弱不运、痞积、水肿、腰膝酸软。血理血、补中，用于便血、血痢、经闭、血虚羸瘦。脂肪用于诸疮、疥癣、白秃。肝养血、补肝、明目，用于血虚痿黄、虚劳羸瘦、青盲、雀目。胃用于头风眩晕、消渴、痞气。肾补肾气、益精、祛湿痹，用于五劳七伤、阳痿气乏。牛奶补虚损、益肺胃、生津润肠，用于虚弱劳损、反胃噎嗝、消渴、便秘。脾健脾消积，用于脾胃失健、消化不良、食积痞满。肺补肺、止咳逆。骨骼用于吐血、崩中、带下、泻血。肌腱（牛筋）补肝强筋、益气力、续绝伤。鼻用于消渴、妇女无乳。甲状腺体用于喉痹、气瘿。肠用于肠风痔漏。蹄用于水气浮肿、肚腹胀满、小便涩少、崩中、带下。脊髓与骨髓润肺、补肾、填髓，用于虚劳羸瘦、精血亏损、消渴、跌扑损伤、手足皲裂。齿用于小儿癫痫、背疮肿痛、诸恶疮不合。唾涎用于反胃吐食。蹄甲用于癫痫、臁胫烂疮、损伤骨折、小儿夜啼。黄明胶滋阴润燥、止血消肿，用于虚劳肺痿、咳嗽咯血、吐衄、崩漏、跌扑损伤、痈肿、烫伤。醍醐滋阴、润燥、止渴，用于虚劳肺痿、咳唾脓血、消渴、便秘、风痹、皮肤瘙痒。霞天膏补气益气、健脾安中，用于虚劳羸瘦、中风偏废、脾虚痞积、消渴。睾丸和阴茎用于疝气。乳腐润五脏、利大小便，用于赤白痢。

水牛

牛黄。

为牛科动物 *Bubalus bubalis* Linnaeus 的角、角的浓缩粉、皮、尾。

养殖。分布于全川。

角及角的浓缩粉：清热、解毒、凉血、止血、定惊，用于温病高热、神昏谵语、发斑疹、吐血、衄血、惊风、癫狂、流行性乙型脑炎。皮、尾用于浮肿、小便涩少。

羚牛

牛羚。

为牛科动物 *Budorcas taxicolor* Hodgson 的角、睾丸。

生于海拔 2 000 m 以上的高山丛林与竹林中。分布于青川、峨边、马边等地。

解热、镇惊。睾丸壮阳，用于肾虚小腹疼痛。

山羊

羊子。

为牛科动物 *Capra hircus* Linnaeus 的血、胆结石、胆、肝、脂肪油、心、脑、肾、乳汁、甲状腺体、羊胎、胰腺、皮、胃、肺、骨骼、膀胱、须、蹄肉、骨髓与脊髓、睾丸、胃中的草结、公羊角、肉、羊毛脂。

养殖。分布于全川。

羊血止血、祛瘀，用于吐血、衄血、肠风痔血、妇女崩漏、产后血晕、外伤出血、跌打损伤。胆结石清热解毒、明目退翳、通窍、镇惊，用于雀盲、风热眼翳、食道结核、风痰闭窍、痰火昏迷、热病谵语、小儿惊痫。胆结石又名羊衰（遂宁），降胃气、解百毒，用于反胃吐食、噎嗝（遂宁）。胆清火、明目、解毒，用于风热目赤、青盲、翳障、肺痨吐血、喉头红肿、黄疸、便秘、热毒疮疡。肝益血、补肝、明目，用于血虚痿黄羸瘦、肝虚目暗昏花、雀目、青盲、翳障。脂肪油补虚、润燥、祛风、化毒，用于虚劳羸瘦、肌肤枯憔、久痢、丹毒、疮癣。心解郁、补心，用于胸闷、惊悸。脑润皮肤、去黑干黑曾，用于风寒入脑、头痛久不愈、损伤、丹瘤、肉刺。羊肾补肾气、益精髓，用于肾虚劳损、腰脊疼痛、足膝痿弱、耳聋、消渴、阳痿、尿频、遗尿。乳汁温润补虚，用于虚劳羸弱、消渴、反胃、呃逆、口疮、漆疮。甲状腺体用于气瘿。羊胎调补肾虚羸瘦。胰腺用于久咳、带下病。皮补虚劳、祛风，用于肺中虚风、蛊毒下血。胃补虚、健脾胃，用于虚劳羸瘦、消渴、盗汗、尿频。肺补肺气、通水道，用于肺痿咳嗽、消渴、小便不利。骨骼补肾、强筋骨，用于虚劳羸瘦、腰膝无力、筋骨挛痛、白浊、淋证、泄泻。蹄肉补肾益精，用于肾虚劳损。骨髓与脊髓益阴补髓、润肺泽肌，用于虚劳羸弱、肺痿、骨蒸、咳嗽、消渴、皮肤憔悴、痛疽、疮疡、目赤、目翳。睾丸补肾、益精、助阳，用于肾虚腰痛、遗精、带下、阳痿、消渴、小便频数、子痫。胃中的草结、解草药毒，用于噎嗝反胃。公羊角清热、镇惊、明目、解毒，用于小儿惊痫、风热头痛、烦闷、吐血、青盲、肿毒。肉益气补虚、温中暖下，用于虚劳羸瘦、腰膝酸软、产后虚冷、腹

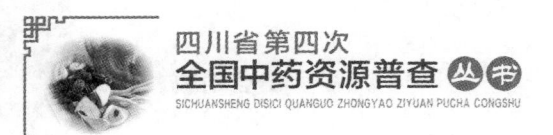

痛、寒疝、中虚反胃。羊毛脂用于软膏基质，生产胆固醇和羊毛醇。

绵羊

为牛科动物 *Ovia aries* Linnaeus 的血、胆结石、胆、肝、脂肪油、心、脑、肾、乳汁、甲状腺体、羊胎、胰腺、皮、胃、肺、骨骼、膀胱、须、蹄肉、骨髓与脊髓、睾丸、胃中的草结、公羊角、肉、羊毛脂。

养殖于高寒山区。分布于甘孜州、阿坝州、凉山州。

功效同山羊。

苏门羚

鬣羚。

为牛科动物 *Capricornis sumatraensis*（Bechstein）的骨（山驴骨）。

生于高山岩石上，偶尔在草原上活动。分布于古蔺、叙永、峨边、甘孜州、阿坝州、凉山州、马边。

祛风除湿，用于风湿四肢酸痛、麻木不仁、腰腿疼痛。体实有热者慎用。

斑羚

青羊。

为牛科动物 *Naemorhedus goral* Hardwicke 的肉、血、肝、角、油。

生于高山无人区的山顶及岩石处。分布于甘孜州、阿坝州、凉山州、峨边、马边。

肉补虚助阳，用于虚劳内伤、筋骨痹弱、腰脊酸软、阳痿、带下、不孕症。血活血、散瘀、通络、解毒，用于跌打损伤、筋骨疼痛、吐血、衄血、便血、尿血、痈肿。肝用于夜盲症。角镇静、退热、明目、止血，用于小儿惊痫、头痛、产后腹痛、痛经。油用于心疝、诸疝。

盘羊

为牛科动物 *Ovis ammon* Linnaeus 的角、肺、睾丸。

生于无林的山顶及山崖。分布于甘孜州、阿坝州、凉山州。

角解热，用于瘟病发烧。肺调经止痛，用于痛经。睾丸滋补、壮阳，用于体虚肾虚、阳痿。

藏原羚

为牛科动物 *Procapra picticaudata* Hodgson 的角。

生于高原地区的荒漠及草原。分布于甘孜州、阿坝州。

清热解毒、平肝熄风，用于痫证、中风、小儿惊风、温热。

岩羊

为牛科动物 *Procapra picticaudata* Hodgson 的角。

生于海拔 2 000 m 以上的高原地区的山谷草地。分布于甘孜州、阿坝州、凉山州、峨边、马边。

清热解毒，用于高烧、脓肿。

岩羊四川亚种

为牛科动物 *Procapra picticaudata szechuanensis* Rothschild 的角。

生于海拔 2 000 m 以上的高原地区的山谷草地。分布于甘孜州、阿坝州、凉山州。

清热解毒，用于高烧、脓肿。

人　类

紫河车

为产妇生产婴儿后遗下的胎盘。

补气血、益虚损，用于虚损劳伤、神经衰弱、阳痿、妇女不孕、久病体弱、支气管哮喘、乳汁不足、麻疹。

血余炭

为人头发烧成的灰。

通关利窍、止血、活血、祛瘀，用于吐血、鼻血、尿血、便血、子宫出血、慢性咽炎、声音嘶哑、咳嗽吐血、血崩。

童子尿

为10岁以下儿童的尿。

降火，用于头痛、咽痛、腹痛、发热、肺痿咳嗽、痔疮。

人中黄

为甘草粉置竹筒内，于人粪坑中浸渍一定时间后的制成品。

分布于全川。

清热凉血、泻火解毒，用于天行热病、温病发斑、大热烦渴、痘疮血热、丹毒、疮疡。

人中白

为健康人尿自然沉淀结的固体物。

清热降火、止血化瘀，用于肺痿劳热、吐血、衄血、喉痹、牙疳、口舌生疮、诸湿溃烂、烫火伤。

秋石

为人中白和食盐的加工品，古代亦有用人尿、秋露水和石膏等加工制成。

固气涩精，明目清心，用于气弱骨蒸、小便不利、虚劳羸瘦、骨蒸劳热、咳嗽、咳血、咽喉肿痛、遗精、尿频、白浊、带下。

淋石

为患石淋人溺中出者的石头状物。

通淋、止吐，用于石淋、噎膈吐食。

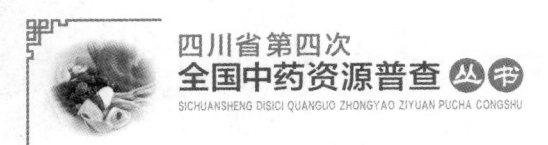
药 用 矿 物

一、铁化合物类

黄铁矿 Pyritum

产于热液作用沉积矿层及变质作用形成的矿床中。分布于四川省。

矿物（自然铜）散瘀、接骨、止痛，用于跌打肿痛、筋骨折伤、瘀血胀痛。黄铁矿结核（蛇含石）安神镇惊、止血定痛，用于惊风、癫痫、骨节酸痛。

褐铁矿 Limonitum

产于风化地壳中，为含铁矿物经氧化分解、胶溶凝聚而成。分布于四川省，凉山州。

多矿物集合体（禹余粮）涩肠止血，用于泄泻、崩漏、带下、痔漏。褐铁矿结核（蛇含石）安神镇惊、止血定痛，用于心悸惊痫、肠风血痢、心痛、骨节酸痛。

赤铁矿 Hematitum

产于沉积铁矿床、沉积变质铁矿床、火成岩、接触变质矿床、热液矿脉及金属矿床的铁帽中。分布于四川省。

矿物（赭石、代赭石）平肝潜阳、降逆、止血，用于眩晕、耳鸣、呕吐、噫气、呃逆、喘息、吐血、衄血、崩漏下血。

铁 Ferrum

由赤铁矿、褐铁矿冶炼而成。分布于四川省。

钢飞炼而成的粉末或生铁打碎成粉，用水漂出的细粉（铁粉）平肝镇心，用于惊痫、发狂、脚气冲心、疔疮。

铁浆为生铁浸于水中生锈后形成的溶液，镇心定痛、解毒敛疮，用于癫痫狂乱、疔疮肿毒。铁落为生铁煅至赤红，外层氧化时被锤落的铁屑，平肝镇惊，用于癫狂、热病谵妄、心悸、易惊善怒、疮疡肿毒。

二、镁化合物

滑石 Talum

生于海拔 600 ~ 800 m 的白云质石灰岩边。分布于全川，叙永、古蔺。

清热、渗湿、利窍，用于暑热烦渴、小便不通。

角闪石石棉 Asbestos hornblendum

产于变质岩中。分布于四川省。

清热、除烦、利尿，用于肺热咳嗽、咽喉肿痛、烦热内热、小便不利、热痱。

三、钙化合物类

石膏 Gypsum

生于海拔 600 m 的石灰岩下沉积岩中。分布于全川，叙永、古蔺、洪雅。

石膏清热降火、止渴、生津，用于阳病实热、烦渴、肺热咳喘、胃火亢盛、头痛、牙痛、外感热证。寒水石为粉红色扁平块状矿物，凉血降火、解毒。玄精石为青白色龟背状矿物，滋阴、降火、软坚、消痰，用于壮热烦渴、头风脑痛、目赤翳障、咽喉生疮。

透石膏 Selenitum

生于湖泊中形成沉积岩中。分布于四川省。

长石为透明或近透明的矿物晶体，利小便、通血脉、明目去翳。

纤维石膏 Gypsum fibrosum

生于石灰岩下沉积岩中。分布于四川省。

锂石清热、除烦、止咳、开胃解烦、益精明目、破击、驱虫。

钙芒硝 Glauberitum

为盐湖中沉积物。分布于四川省。

玄精石滋阴、降火、软坚、消痰，用于壮热烦渴、头风脑痛、目赤翳障、咽喉生疮。

方解石 Calcitum

寒水石。

产于内生热液矿脉或石灰岩、大理岩溶洞、裂隙的沉积物中。分布于四川省。

方解石用于胸中留热、黄疸热甚。寒水石凉血、降火、解毒。

石灰岩 Limestonum

产于内生热液矿脉或石灰岩、大理岩溶洞、裂隙的沉积物中。分布于四川省。

石灰为经煅烧的石灰岩，燥湿、杀虫、止血、定痛、蚀恶肉，用于疥癣、湿疮、创伤出血、烧烫伤、痔疮、脱肛、鳖疣。

钟乳石 Stalactitum

生于海拔700~1 000 m的石灰岩溶洞或裂隙中。分布于全川，古蔺。

温肺、益肾、壮阳、下乳，用于咳嗽、腰膝无力、胃酸过多、阳痿、腰脚冷痹、乳汁不通。

蛇纹石大理岩 Ophicalcitum

生于煤系地层中，为石灰岩在高温高压下重结晶物。分布于四川省。

复矿岩（花蕊石）化瘀、止血，用于吐血、衄血、便血、崩漏、产妇血晕、死胎、胞衣不下、金疮出血。

四、钾化合物类

硝石 Nitrum

产于干燥土壤、岩石表面、洞穴及地表沉积物中。分布于四川省。

破击散积、利尿泻下、解毒消肿，用于瘀胀、心腹疼痛、吐泻、黄疸、淋证、目赤、喉痹、疔毒、痈肿。

五、钠化合物类

硼砂 Borax

产于干涸的含硼湖中。分布于四川省。

清热消痰、解毒防腐，用于咽喉肿痛、口舌生疮、目赤翳障、骨鲠、噎嗝、咳嗽痰稠。

食盐 Sal communis

井盐。

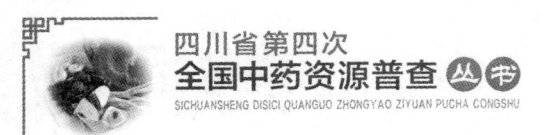

产于盐井、盐池、盐泉中。分布于自贡、遂宁。

胆水用于疥、癣、瘘。食盐加工品（咸秋石）滋阴降火，用于骨蒸劳热、咳嗽、咳血、咽喉肿痛、噎食反胃、遗精、白浊、淋病、带下。光明盐祛风明目。

盐水 Salinus

产于盐井、盐池、盐泉中。分布于自贡、遂宁。

涌吐、清火、凉血、解毒，用于食停上脘、心腹胀痛、胸中痰癖、二便不通、咽喉痛、牙痛、目翳、疮疡、毒虫螫伤。

盐卤 Bittenn

胆巴。

产于盐井、盐池、盐泉中。分布于自贡、遂宁。

用于克山病、大骨节病、瘿瘤、高血压、风湿性心脏病、慢性咳嗽痰喘、风热赤眼。

六、汞化合物类

汞 Hydrargyum

产于辰砂（硫化汞）矿脉的氧化带，呈小球状存在于矿脉及岩石的洞隙内及浮土中。分布于四川省。

水银杀虫、攻毒，用于疥癣、梅毒、恶疮、痔漏。轻粉为汞加工而成的氯化亚汞结晶，杀虫、攻毒、利水、通便，用于疥癣、瘰疬、梅毒、下疳、皮肤溃疡、水肿、大小便闭。白降丹为汞加工而成的二氯化汞与氯化亚汞结晶，败毒消肿、化腐生肌，用于痈疽发背、疔毒恶疮。

辰砂 Cinnabaris

朱砂。

产于近代火山岩及温泉沉积附近的矿脉中或在石灰岩、白云岩中与方解石、白云石共生。分布于四川省。

清心镇惊、安神解毒，用于心悸、失眠多梦、癫痫发狂、小儿惊风、视物昏花、口疮、喉痹、疮疡肿毒。

七、砷化合物类

雄黄 Realgar

产于低温热液矿脉中、温泉及火山附近也有分布。分布于四川省。

燥湿、祛风、杀虫、解毒，用于疥癣、秃疮、痈疽、走马牙疳、缠腰火丹、破伤风、蚊虫螫伤、腋臭、腋疮、哮喘、喉痹、惊痫、痔疮。

雌黄 Auripigmentum

产于低温热液矿脉中，常与雄黄共生。分布于四川省。

燥湿、杀虫、解毒，用于疥癣、恶疮、蚊虫螫伤、癫痫、塞痰咳喘、虫积腹痛。

八、硅化合物类

蛭石 Vermiculitum

产于蚀变的含黑云母或金云母的矿脉中，为黑云母或金云母变化的产物。分布于四川省。

镇惊安神、明目祛翳，用于目疾翳障、心悸怔忡、夜不安眠。

高岭石 Kaolinitum

白鳝泥。

产于沉积岩系或煤层中或岩浆岩、变质岩等热液蚀变产物中。分布于四川省。

涩肠、止血，用于久泻、久痢、崩漏带下、遗精。

玉髓 Chalcedony

玛瑙。

产于喷出岩空洞、热液脉或温泉沉积中，由低温热液而成。分布于雷波、峨边等地。

玛瑙清热明目，外用于眼生翳障、目赤红肿、视物不清。

黑云母片岩 Biotite schist

青礞石。

产于变质岩地带。分布于四川省。

青礞石坠痰、消食、下气、干肝，用于玩痰癖积、宿食癥瘕、癫狂惊痫、咳嗽喘急、痰涎上壅。

井底泥 Shaft bottom clay

为井底淤积的灰黑色泥土。分布于全川。

清热解毒，用于妊娠热病、胎动不安、头风热痛、天疱疮、热疖。

地浆 Earth mud

产于黄土水坑中。分布于四川省。

清热解毒、和中，用于中暑烦渴、伤食吐泻、脘腹胀痛、痢疾、食物中毒。

灶心土 Terra flava usta

伏龙肝。

为灶底经柴草熏烧的土块（伏龙肝）。分布于全川。

伏龙肝温中燥湿、止呕止血，用于呕吐反胃、腹痛泄泻、吐血、衄血、便血、尿血、妊娠恶阻、崩漏带下、痈肿溃疡。

九、有色金属化合物类

自然金 Aurum Natura

产于高、中、温热液成因的含金石英矿脉中或火山岩系里，与火山热液作用有关的热液矿床中。分布于九寨沟、色达、理塘、康定等地。

金箔镇心、安神、解毒，用于惊痫、癫狂、心悸、疮毒。

自然银 Argentum Natura

产于热液矿床或其氧化带内。分布于四川省。

银箔安神、镇惊，用于惊痫、癫狂、心悸恍惚、夜不安眠寐。

菱锌矿 Smithsonitum

产于原生铅锌矿的氧化带中。分布于四川省。

炉甘石去翳退赤、收湿敛疮，用于目赤翳障、烂弦风眼、溃疡不敛、皮肤湿疹。

软锰矿 Pyrolusitum

生于海拔 1 000 m 左右的褐铁矿、锰矿边。分布于全川，泸县、古蔺。

活血止血、接骨续筋、除湿、消肿生肌、祛瘀止痛，用于跌打损伤、痈疽肿毒。

方铅矿 Galenitum

密陀僧。

产于热液矿床中，常与闪铅矿共生。分布于四川省。

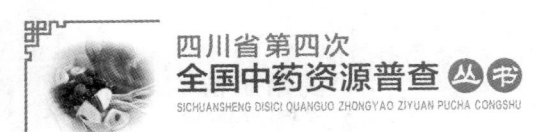

密陀僧为用铅炼制的氧化铅，消积杀虫、收敛防腐、坠痰镇惊，用于痔疮、肿毒、溃疡、狐臭、创伤、久痢、惊痫。铅丹为用铅制成的四氧化三铅，解毒、生肌、坠痰镇惊，用于痈疽、溃疡、金疮出血、口疮、目翳、烫火灼伤、惊痫、癫狂、疟疾、痢疾、吐逆反胃。

十、古动物化石类

古脊椎动物化石 Fossil paleovertebrales

为古代哺乳动物象、犀牛、三趾马类等动物化石（龙骨）。分布于四川省。

龙骨为骨骼化石镇惊安神、敛汗固精、止血涩肠、生肌敛疮，用于癫狂、怔忡健忘、失眠多梦、自汗、盗汗、遗精淋浊、吐衄便血、崩漏带下、泻痢脱肛、溃疡久不收口。龙齿为牙齿化石，镇惊安神、除烦热，用于惊痫癫狂、烦热不安、失眠多梦。龙角为角骨化石，用于惊痫癫狂、身热、腹坚、热泄。

古腕足类动物化石 Fossil paleobrachiopod

石燕。

为古代腕足类石燕子科动物中华弓石燕及其近缘种的化石（石燕）。分布于四川省。

石燕除湿热、利小便、退目翳，用于淋证、小便不利、带下、尿血、肠风痔漏、眼目翳障。

十一、其他矿物类

自然硫　硫黄 Sulphur

产于火山作用形成的矿床和沉积岩层中。分布于四川省。

生于山坡岩石中。分布于全川，叙永、古蔺。

硫黄壮阳、杀虫，用于阳痿、虚寒泻痢、大便冷秘。外用于湿疹、疥癣、癫疮。又活血止血、接骨续筋、除湿（泸州）。小灵丹为与雄黄经升华制成的砷硫化物，散寒止痛，用于脾虚久泻、胃寒腹痛、妇女血寒、行经腹痛、肾寒疝气。

矿泉水 Maifanitum

产于地下水源矿脉，露出地表成为泉水。分布于全川。

用于胃溃疡、心血管病、风湿、皮肤病及癌症。

寒水石

为三方晶系矿物方石。

生于海拔 1 000 m 左右的山区盐齿地带。分布于全川。

清热降火、除烦止渴，用于热病烦渴。

白矾

为三方晶系矿物矾石。

生于山坡。分布于全川，叙永、古蔺。

消痰、燥湿、止泻，用于癫痫、肝炎。

四川省中药资源名录汉语检字表

一画

一

二画

二 丁 十 七 卜 人 八 九 刁 了 刀 力

三画

三 干 土 工 下 寸 大 万 上 小 口 山 千 乞 川 久 及 广 丫 卫 子 女 飞
习 叉 马 丰

四画

王 井 开 天 元 无 云 扎 木 五 支 不 太 犬 友 车 巨 牙 互 切 瓦 止 少
日 中 内 冈 水 贝 见 午 手 牛 毛 气 升 长 片 化 爪 反 分 公 仓 月 风
丹 乌 凤 勾 六 文 方 火 斗 心 丑 孔 巴 双 书

五画

玉 击 打 巧 正 扑 去 甘 艾 古 节 术 可 匝 左 石 布 龙 平 东 卡 北 凸
占 业 旧 叶 甲 电 田 只 兄 叩 叫 四 凹 生 矢 禾 仙 们 白 瓜 丛 令 用
甩 印 外 冬 鸟 包 主 市 立 玄 闪 兰 半 头 汉 宁 它 写 让 永 尼 民 出
辽 奶 奴 尕 加 皮 边 发 圣 对 台 矛 母 丝

六画

动 吉 扣 托 老 扩 扪 扫 地 扬 耳 芋 芍 芨 芒 亚 芝 芎 朴 过 再 西 有
百 夺 灰 达 列 死 成 夹 邪 毕 贞 师 尖 劣 光 当 早 吓 虫 曲 团 同 吊
帆 回 岂 则 刚 网 肉 年 朱 舌 竹 乔 伍 伏 优 延 华 仿 自 伊 血 向 似
行 关 全 会 合 伞 肋 朵 杂 各 多 色 壮 冲 冰 刘 齐 交 衣 决 充 问 羊
并 约 米 灯 江 池 汝 汤 兴 守 安 祁 寻 那 异 阳 收 阴 防 如 羽 观 红
纤 纹 驴 纽

七画

寿 弄 麦 玛 吞 远 扶 抠 扯 走 贡 赤 折 抓 坟 护 壳 块 扭 把 报 拟 芙
芜 芫 芸 苣 芽 苋 花 芹 芥 苍 茺 芳 苎 芦 克 芭 苏 苋 杜 杏 杉 呃 巫
杓 围 李 串 吹 别 束 吾 豆 两 丽 医 辰 还 来 连 步 肖 旱 伯 里 呆 余 辛 陆
希 间 含 灶 弟 肝 岗 针 钉 牡 乱 利 秃 秀 兵 冻 何 佐 伸 作 疔 佛 近 序 辛 陆
间 阿 孜 陇 羌 灶 陈 附 汪 陀 努 龟 沙 角 沟 鸠 汶 条 没 卵 迎 饭 良 状 君 灵 库 层 疗 尿 庐 迟 张 驴 纽

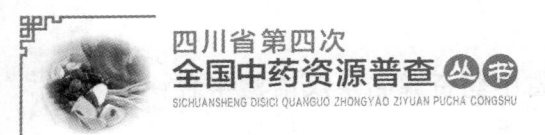
八画

环 武 青 玫 规 拔 坤 抽 拐 拖 顶 拥 抱 拉 拦 拌 坻 坡 披 其 取 茉 苦
苛 芏 若 茂 苹 刺 英 苘 茑 苞 直 茗 茄 苔 茅 林 枝 杯 枇 板 松 枫 构
杭 杰 枕 画 卧 具 昙 雨 郁 矿 奇 明 欧 苕 转 斩 轮 软 到 鸢 非 歧 肯
齿 卓 虎 肾 旺 垂 牦 味 果 昆 奔 秉 固 顷 呼 鸣 咖 岩 罗 帕 迥 岷 败
购 钓 钗 知 迭 周 昏 牧 刮 和 昌 狗 使 呷 侧 佩 依 爬 舍 金 乳 念 肤
肺 肢 肿 胀 肥 浅 法 鱼 兔 狐 委 泡 狍 例 呼 京 庞 夜 底 疝 疙 充 净
刻 育 闹 卷 单 房 河 泸 油 陌 忽 降 泻 饰 变 波 泼 泽 学 宝 宗 宜 官
空 穹 实 郎 戾 建 帚 刷 沿 妹 姑 虱 线 细 经

九画

贯 春 帮 珀 珍 珊 毒 挂 垮 城 挡 挺 指 垫 挖 荆 革 茜 荚 荛 荜 带 草
茼 茵 茚 荘 茯 荇 茶 荞 荬 茬 茫 荤 胡 荫 荏 荬 茹 荞 荃 栓 药 柑
枯 柈 柄 柘 柚 枳 栀 柏 栎 背 点 栅 柳 柿 柠 枷 禺 胃 树 咸
威 歪 砖 厚 砒 砂 耐 鸥 鸦 咬 咳 炭 虐 省 钙 映 钟 钩 畏 钮 看 矩 胃
贵 虹 虾 虹 蚁 思 复 品 响 哈 皇 泉 鬼 骨 盾 显 钝 须 叙 剑 迷 盆 胆 胜
毡 牯 香 胴 狭 狮 独 急 俄 信 将 亮 麻 疣 追 待 姜 浓 类 穿 窃 首 炮 扁
胖 脉 胎 洱 重 洒 浊 洪 洞 弯 测 活 皇 染 疯 养 恰 绒 突 结 客 统
烂 洼 洁 洱 退 昼 屏 屎 费 眉 孩 除 娃 架 贺 蚤 柔 恒 绛 冠 绞 络
祖 神 祝 垦

十画

耕 耗 耙 艳 秦 珙 珠 素 匿 蚕 栽 捕 赶 盐 捆 都 热 壶 埃 聂 莕 莽 莱
莲 莳 莫 莴 莪 珐 莓 莜 荼 莰 恶 莎 哥 真 莼 桂 桔 桠 桢 桠 梏 株 栝
桦 栓 桧 桃 桐 格 栘 桩 核 菝 根 莎 速 蚔 倒 栗 贾 翅 峨 砧 砾 破 钻
套 烈 顿 柴 秤 党 积 哮 鸭 晕 蚍 蚊 蚓 唢 恩 啊 罢 峻 徐 豺 豹 翁
铁 铃 缺 胸 胶 秧 脑 称 脓 透 笔 笑 蚪 留 俯 倍 健 射 浆 席 疳 疾
胰 胭 脆 旁 羞 积 羔 鸥 羔 鸬 狼 粉 鸳 皱 饿 凌 栾 郭 浮 流 疥 离 涩
衾 唐 凉 案 朗 诸 羔 瓶 扇 调 拳 陵 姬 粑 益 通 预 桑 绢 绣 继 浪
宽 家 窄 朗 展 展

十一画

球 菌 琉 排 堆 推 掐 接 探 基 勘 菝 菱 菥 菘 堇 勒 黄 菲 菽 菖 萌 萝
菌 茵 菱 草 菜 菔 菟 菊 探 萍 菹 波 莕 菅 菰 梦 梗 梧 梓 梅 梏 蛇 蛉
桫 梭 救 硕 雪 崖 雀 常 匙 眼 悬 野 曼 冕 晚 啄 距 蛆 蚱 蚯 蛇 蛉
累 鄂 患 喝 啤 鸽 崩 崇 婴 圈 铜 银 铐 猕 畦 犁 秽 偷 偏 旋
假 阎 船 斜 彩 领 脚 脱 象 淋 猪 猫 猗 麻 甜 梨 袋 停 旌 弹
率 阉 着 羚 盖 粗 断 剪 清 巢 渐 淫 淡 深 婆 梁 惊 寄 商 宿 随
蛋 隆 隐 颈 续 维 绵 绥 绿

十二画

琵 琴 斑 琛 款 堪 塔 越 博 喜 插 搜 壹 葫 散 葛 葭 萼 葎 葡 葱 葶 萎

落　萱　蒿　韩　戟　朝　葵　棒　楮　棱　棋　森　椅　椒　楞　棉　棕　棕　棺　椰　棣　椭　惠
逼　粟　棘　酢　硬　硝　硫　雁　裂　雄　雅　翘　紫　辉　棠　掌　晴　量　晶　喇　遏　景　遗
蛙　蛭　蛐　蛔　蛛　蜓　蛞　蛴　蛟　喉　喀　喙　帽　黑　铺　锁　锅　锈　锉　锐　短　鹅　黍
等　筛　筒　筋　焦　傍　皖　蛟　舒　番　腊　腋　鲁　犸　猴　然　装　蛮　敦　痞　痢　痧　童
阔　普　粪　尊　道　湖　渣　湿　温　滑　渡　游　滋　渥　愉　寒　窝　遍　裤　禅　犀　强　疏
隔　登　缎　骚　缘

十三画

瑞　塌　鼓　搬　摇　塘　蒜　蓍　鹊　蓝　蓖　蓟　蓬　蓑　蔌　蒴　蒲　蒙　蒸　楔　椿　楠　楚
楝　楷　楸　毂　槐　榆　楤　楼　桦　赖　碓　硼　碎　碗　鹤　雷　零　雾　辐　虞　睫　睡　暖
暗　照　跳　路　蜈　蜗　蛾　蜂　蜕　蜕　蛹　腰　腹　幌　错　锚　锡　锣　锥　锥　锯　矮　雉
稜　稗　稠　签　简　鼠　催　魁　微　貉　腰　腹　蜀　腺　鲇　颖　解　锦　雏　痱　麂　新
意　慈　满　滇　溪　滚　滨　塞　褚　裸　福　群　辟　鼐　缠　叠　缢

十四画

碧　墙　嘉　截　撇　掺　聚　蔷　慕　蔓　蔗　薄　蓼　榛　模　榉　榜　槟　榨　酸　碟　碱　稀
需　辖　雌　嘎　蜻　蟖　蜡　蜥　蝾　蜘　蝉　鹗　寥　舞　算　笋　管　鼻　膜　膀　鲜　鲟
獐　裏　豪　腐　瘦　辣　端　粽　漆　漂　滴　漏　赛　寡　察　蜜　褐　翠　熊　骡　缩　缲

十五画

耧　髯　撒　撬　播　蕨　蕺　蕃　蕲　蕊　横　槽　槭　樗　樱　橡　槲　樟　橄　敷　豌　飘　鹛
醉　震　瞎　暴　瞎　踏　蟒　蝴　螟　蛏　蝌　蝮　蝗　蝼　蝙　橼　嘿　镊　稻　黎　箸　箭　僵
德　鹩　膝　鲢　鲤　卿　瘤　鹊　糍　潮　潼　澜　澄　额　鹤　劈　缬

十六画

鞘　燕　蕹　蕗　薯　薏　蕹　薄　颠　薅　橙　橘　橐　瓢　醒　蹄　螃　鹦　黔　镜　穆　穆　篦
篱　衡　膨　鲮　鲶　鸥　磨　瘿　糙　糖　潞　懒　褶　壁

十七画

戴　擦　藏　薰　藓　薹　檬　檑　檀　鹩　霜　螳　螺　蟋　蟑　穗　黏　簇　繁　鹔　爵　臁　鳋
鳃　鳄　鳅　编　鲵　鲐　螽　糠　臂　翼　鹬　骤

十八画

鞭　藜　矗　藤　薰　檫　覆　瞿　鹭　蟛　蟠　镰　馥　鼬　翻　鹰　癫

十九画

藿　蘖　蘑　藻　攀　鼙　蹼　蟾　蟹　癣　麒　瓣　鳌　爆

二十画

襄　鼯　鳜　鳝　鳞　鰕　獾　魔　糯

二十一画

霸　露　霹　鳢　麝

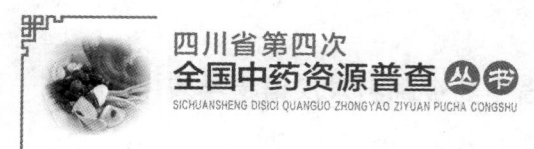

二十二画

囊 鲼

二十三画及以上

罐 鼹 蠵 鹳 鬣

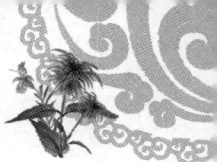

四川省中药资源志要中药资源中文笔画索引

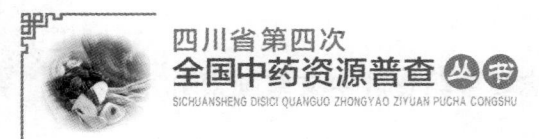

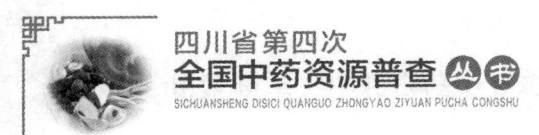

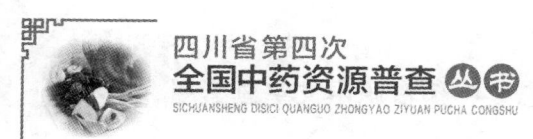

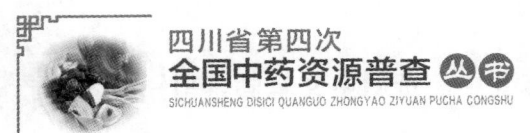

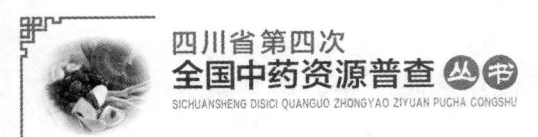

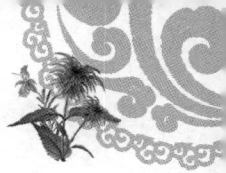

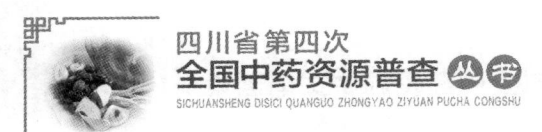

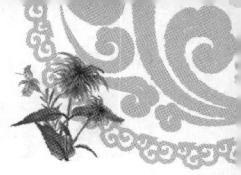

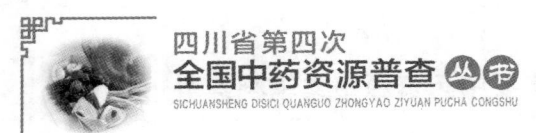

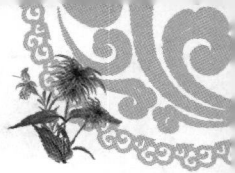

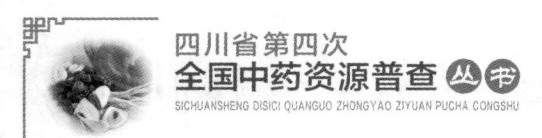

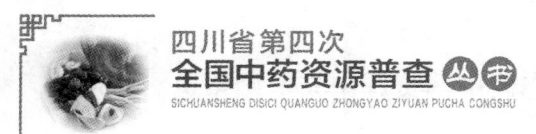

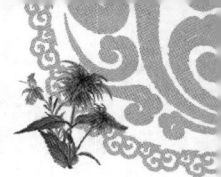

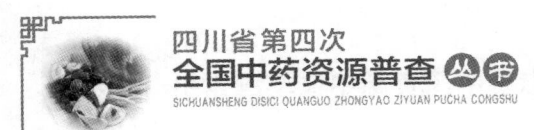

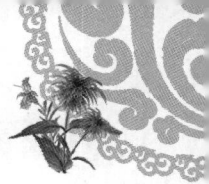

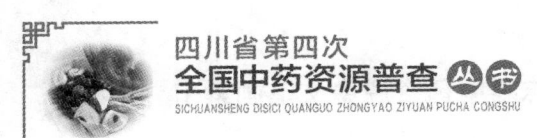

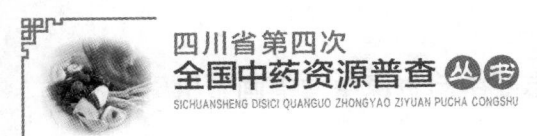

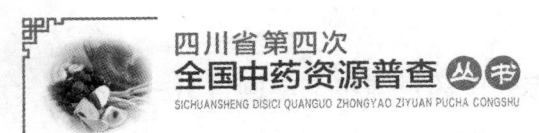

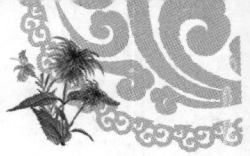

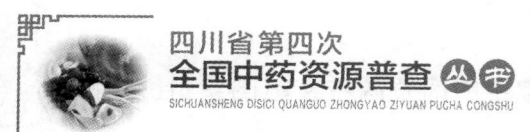

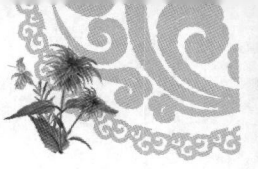

迭鞘石斛　983
牦牛　1080
牧地香豌豆　378
和兰昙花　973
和尚菜　798
委陵菜　326
秉氏环毛蚓　1005
秉前环毛蚓　1005
使君子　511
侧丝膜菌　20
侧茎垂头菊　828
侧茎橐吾　846
侧柏　92
侧蒿　807
佩兰　833
依兰　250
爬山虎　463
爬岩红　727
爬岩榕　120
爬皱鲶金龟　1021
爬藤榕　119，120
舍蝇　1026
金山五味子　248
金山莢蒾　767
金毛耳草　749
金毛狗　50
金毛铁线莲　200
金毛裸蕨　60
金爪儿　586
金凤花　361
金叶羊蹄甲　359
金叶柃　482
金瓜　791
金兰　977
金边龙舌兰　912
金边吊兰　882
金边虎尾兰　912
金发草　941
金发藓　34
金丝刷　27
金丝带　27
金丝草　941
金丝桃　484
金丝海棠　485
金丝梅　486
金丝猴　1067
金耳　6

金光菊　850
金色狗尾草　943
金花小檗　234
金花忍冬　760
金花茶　480
金佛铁线莲　202
金沙荆　655
金沙绢毛菊　862
金沙翠雀花　210
金鸡脚　81
金环胡蜂　1027
金顶侧耳　17
金鱼　1029
金鱼草　705
金鱼藻　179
金刷把　26
金线吊乌龟　241
金线草　145，850
金线重楼　896
金线蛭　1006
金荞麦　145
金柑　405
金挖耳　820
金星蕨　66
金钟花　519
金钩如意草　266
金盆　791
金脉鸢尾　920
金疮小草　658
金珠柳　580
金盏菊　819
金盏银盘　816
金莲花　225
金翅雀　1063
金钱草　370，584
金钱豹　781
金钱菌　19
金钱蒲　947
金铁锁　175
金黄花滇百合　889
金银忍冬　762
金猫　1076
金粟兰　184
金缕梅　312
金锦香　515
金腰燕　1058
金腺莸　650

金蝉脱壳　732
金樱子　337
金雕　1049
金翼黄芪　356
金露梅　319
乳儿绳　627
乳毛费菜　289
乳凹青荚叶　536
乳白香青　803
乳头凤丫蕨　59
乳头百合　891
乳突梾木　534
乳浆大戟　418
念珠冷水花　130
肺衣　29
肢节蕨　75
肿足蕨　65
胀肚圆田螺　1003
胀萼蓝钟花　787
肥肉草　514
肥皂荚　374
肥皂草　175
鱼子兰　183
鱼尾菊　869
鱼尾葵　946
鱼眼草　830
兔儿伞　863
兔耳风花蟹甲草　818
兔耳兰　980
兔尾草　391
狐尾藻　521
忽地笑　913
狗牙根　933
狗爪豆　383
狗爪猕猴桃　478
狗爪腊梅　251
狗舌草　858，865
狗肝菜　733
狗尾草　943
狗骨柴　757
狗娃花　838
狗脊蕨　67
狗筋蔓　172
狗獾　1074
狍　1078
饰纹姬蛙　1039
变叶海棠　324

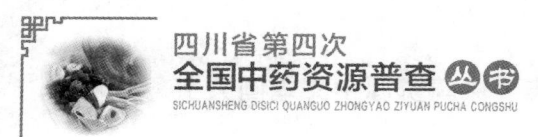

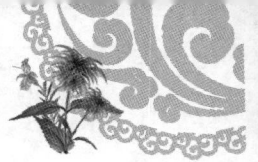

九画

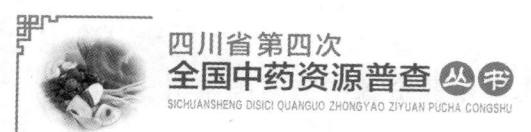

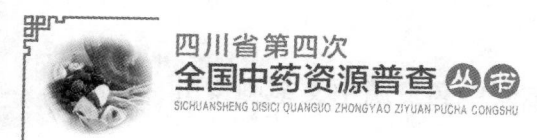

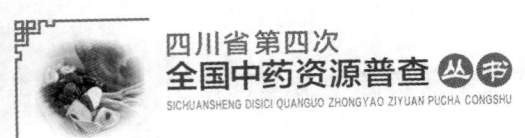

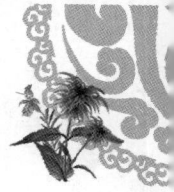

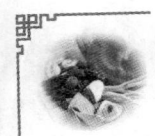

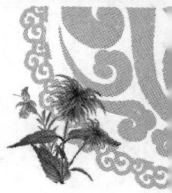

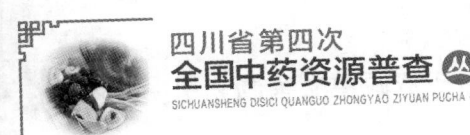

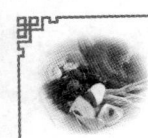

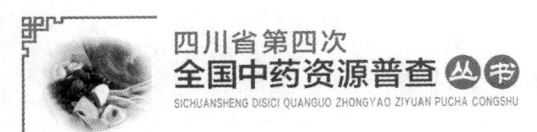

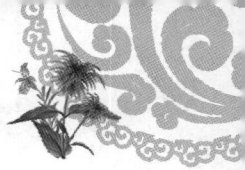

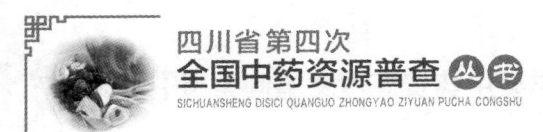

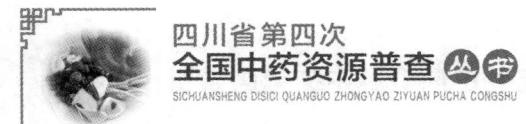

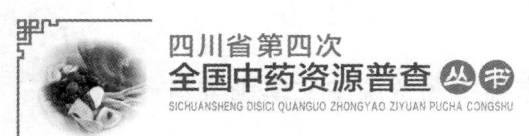

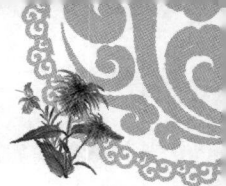

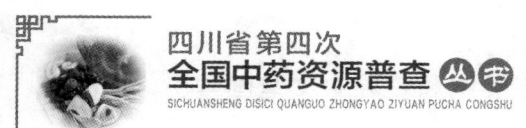

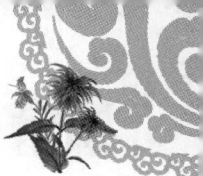

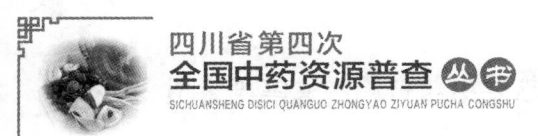

四川省中药资源志要中药资源拉丁名索引

A

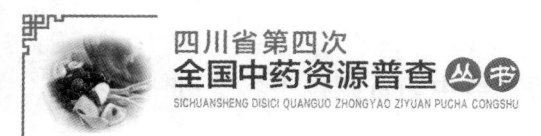

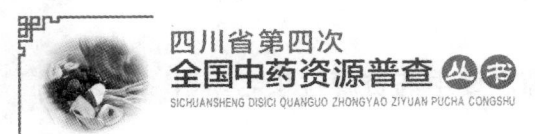

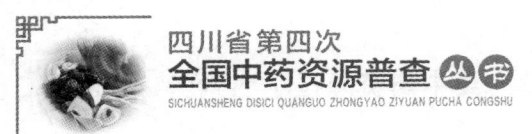

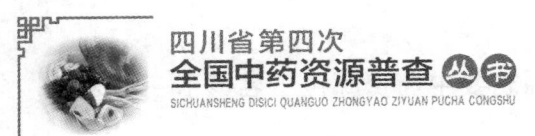

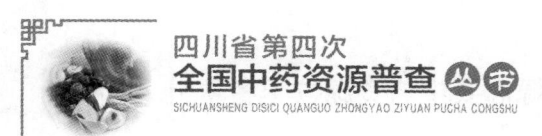

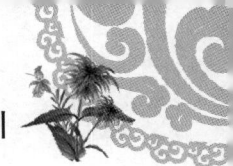

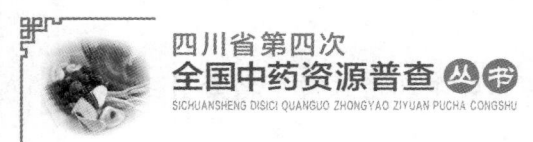

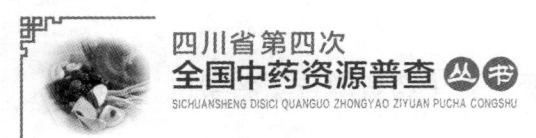
C

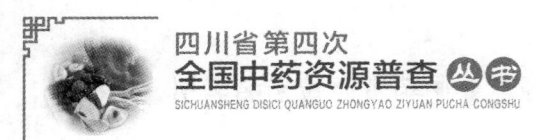

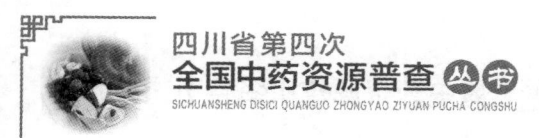

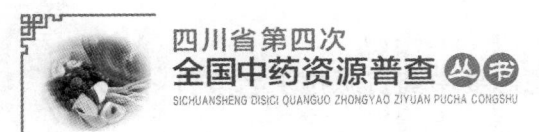

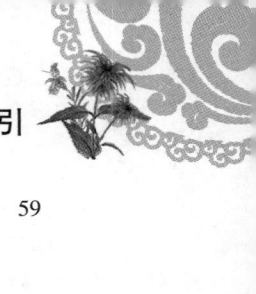

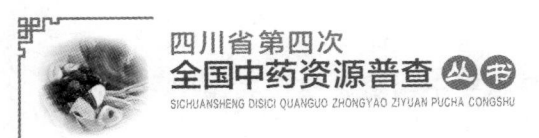

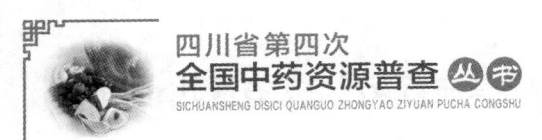

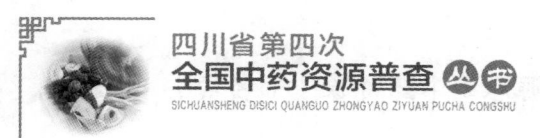

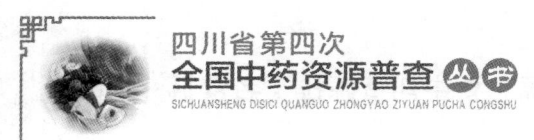
E

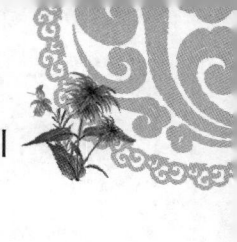

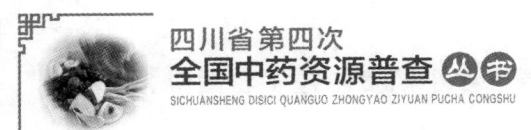

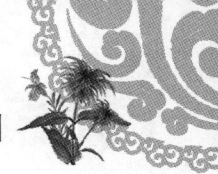

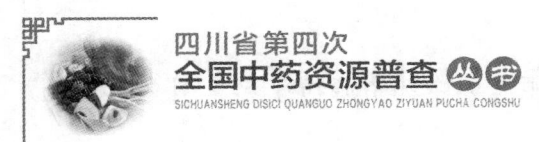

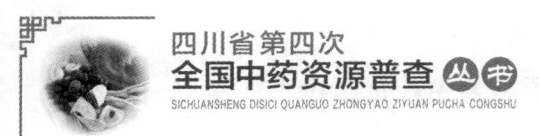

H

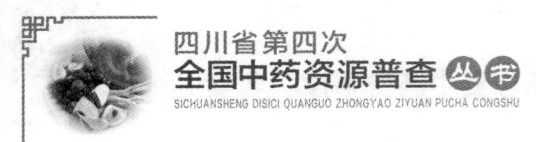

I

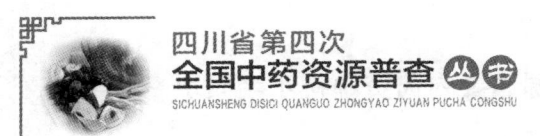

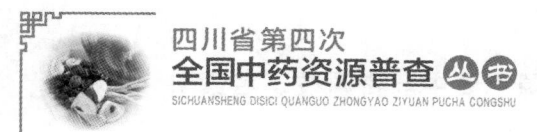

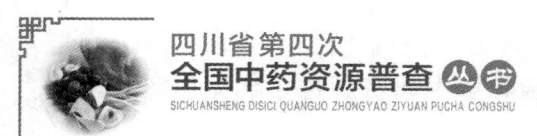

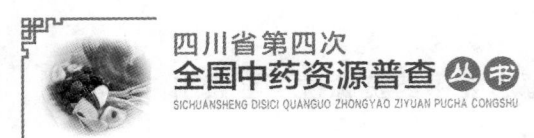

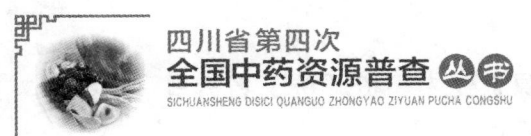

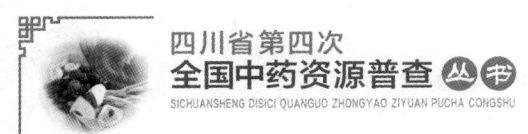

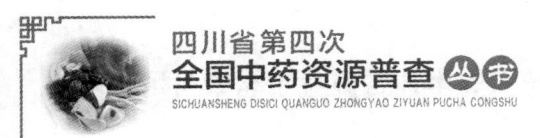

P

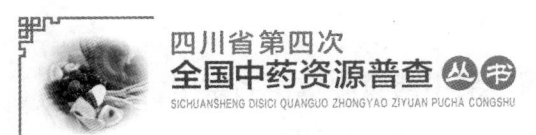

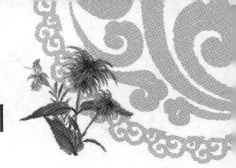

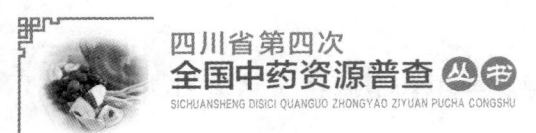

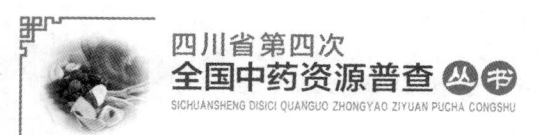

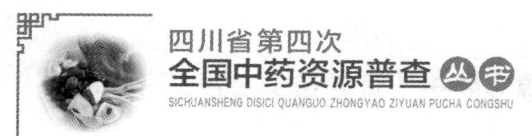

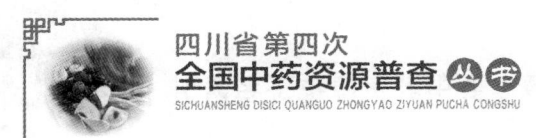

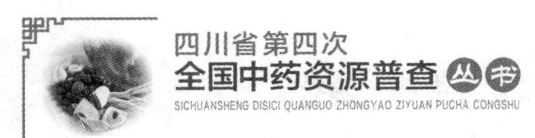

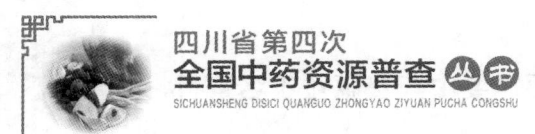

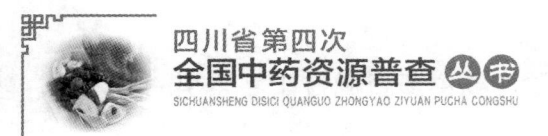

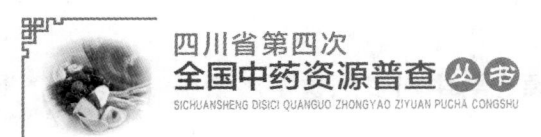

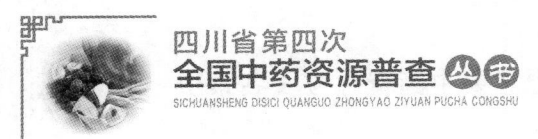

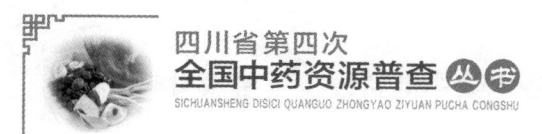

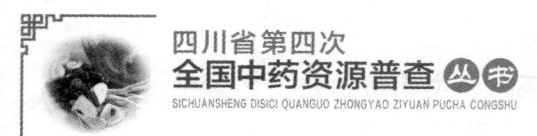

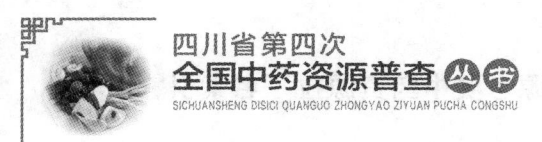

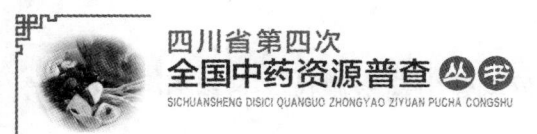

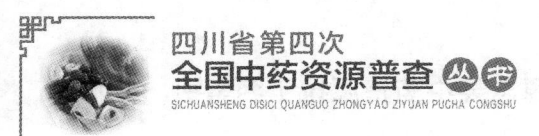

本书参考的主要书目

[1]中国药材公司.中国中药资源志要[M].北京:科学出版社,1994.

[2]四川省中药研究所,凉山州卫生局.凉山彝族自治州中草药资源普查名录.1981.

[3]温江地区药品检验所.温江地区中草药植物资源普查名录.1981.

[4]四川省西部地区植被协作组,四川省凉山彝族自治州科委.凉山彝族自治州植被专辑.1986.

[5]泸州市中药资源普查办公室.泸州市药用植物名录.1986.

[6]戴贤才,李泰辉等.四川省甘孜州菌类志[M].成都:四川科学技术出版社,1994.

[7]四川省中药学校.峨眉山药用植物研究.1981.

[8]宜宾市药检所.宜宾市中药资源名录.1985.

[9]四川省甘孜藏族自治州药检所.甘孜藏族自治州中药资源名录.1986.

[10]阿坝藏族羌族自治州药检所.阿坝藏族羌族自治州中药资源名录.1986.

[11]达州市药检所.达州市中药资源名录.1986.

[12]四川大学.四川峨边黑竹沟自然保护区植物名录.2008.

[13]四川大学.四川峨边黑竹沟自然保护区大型真菌名录.2008.

[14]四川大学.四川峨边黑竹沟自然保护区哺乳动物名录.2008.

[15]四川大学.四川峨边黑竹沟自然保护区鸟类名录.2008.

[16]四川大学.四川马边大风顶自然保护区资源植物名录.2010.

[17]四川大学.四川马边大风顶自然保护区鸟类名录.2010.

[18]四川大学.四川马边大风顶自然保护区兽类名录.2010.